四肢骨与软组织肿瘤外科学

胡永成　于秀淳　主编

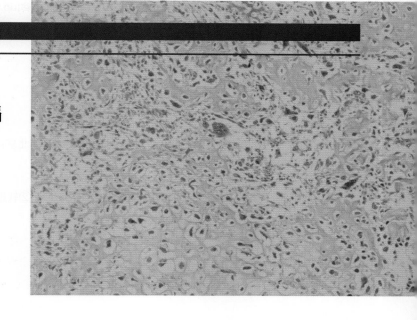

清华大学出版社

北京

内容提要

本书第一章从病理、影像两方面入手阐述了四肢骨与软组织肿瘤的诊断要点，概述了主要的骨与软组织肿瘤的分类、分期及临床疗效评价体系，介绍了肿瘤患者的情绪评估和医患沟通技巧；第二章对骨肿瘤的外科治疗进行了详细的阐述，同时对四肢骨肿瘤假体的设计特点和应用进行了总结；第三章概述了软组织肿瘤的外科治疗，并对腘窝软组织肿瘤的处理进行了详细说明；第四章对化疗、放疗、靶向治疗、介入治疗等辅助治疗方法进行了详尽的介绍。

图书在版编目（CIP）数据

四肢骨与软组织肿瘤外科学 / 胡永成，于秀淳主编 . — 北京：清华大学出版社，2020.12
ISBN 978-7-302-56787-5

I. ①四… II. ①胡… ②于… III. ①骨肿瘤—外科手术 ②软组织肿瘤—外科手术 IV. ① R738.1

中国版本图书馆 CIP 数据核字（2020）第 217742 号

责任编辑：孙　宇
封面设计：吴　晋
责任校对：李建庄
责任印制：沈　露

出版发行：清华大学出版社
　　　　　网　　　址：http：//www.tup.com.cn，http：//www.wqbook.com
　　　　　地　　　址：北京清华大学学研大厦 A 座　邮　　编：100084
　　　　　社 总 机：010-62770175　　　　邮　　购：010-62786544
　　　　　投稿与读者服务：010-62776969，c-service@tup.tsinghua.edu.cn
　　　　　质量反馈：010-62772015，zhiliang@tup.tsinghua.edu.cn
印 装 者：三河市龙大印装有限公司
经　　销：全国新华书店
开　　本：210mm×285mm　　　**印　张：**78.5　　　**字　数：**2144 千字
版　　次：2020 年 12 月第 1 版　　　**印　次：**2020 年 12 月第 1 次印刷
定　　价：728.00 元

产品编号：090688-01

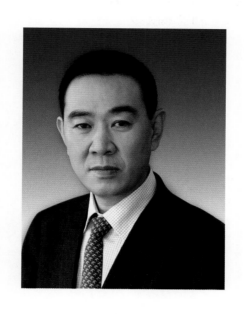

　　胡永成　1962 年 8 月出生于辽宁省盘锦市。1986 年毕业于大连医学院，1995 年毕业于解放军进修学院，获得博士学位。现任天津市天津医院骨与软组织肿瘤科主任，主任医师，教授，博士研究生导师，《中华骨科杂志》副主编兼编辑部主任、《Orthopaedic Surgery》副主编。任中华医学会骨科学分会委员、中华医学会肿瘤学分会骨与软组织学组副组长、中华医学会骨科学分会骨肿瘤学组委员、中华医学会骨科学分会基础学组委员、天津医学会骨科分会肿瘤学组组长等 18 个省级、国家级职务。

　　胡永成教授从事骨科工作 30 余年，从事骨与软组织肿瘤专业 20 余年，对疾病的发生、诊断及治疗进行了深入的研究。率先在国内开展微波热疗技术治疗骨与软组织肿瘤；针对国内外骨肿瘤假体的不足，率先开展肿瘤膝关节假体及骨干假体的研究，临床效果显著，获得多项专利。牵头组织国内多家骨肿瘤治疗中心建立中国骨巨细胞瘤协作组及中国脊柱转移瘤协作组，通过多中心合作，对疾病的诊断及治疗进行了深入研究，相关成果发表学术论文 90 余篇。

　　主编 / 译《骨科疾病疗效评价标准》《骨科疾病的分类与分型标准》《儿童骨肿瘤》等骨科专著，参编《临床骨科学》《骨肿瘤影像诊断学图谱》等骨科专著，发表学术论文 300 余篇，荣获天津市科技进步二等奖、三等奖等各省市级科技奖励 20 余项。

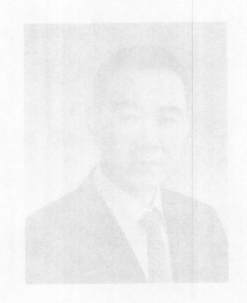

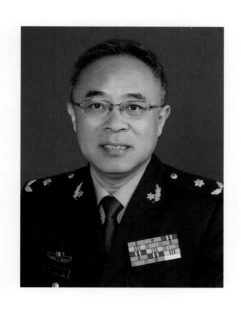

于秀淳 1965 年 12 月生于山东省临沂市。1987 年 7 月毕业于泰山医学院医疗系，获学士学位；1990 年毕业于山东医科大学研究生院，获骨科学硕士学位；2004 年毕业于第二军医大学研究生院，获骨科学博士学位。现任解放军九六〇医院骨科主任，主任医师，教授，博士研究生导师。技术三级，文职二级，享受国务院政府特殊津贴。任中国医师协会骨科医师分会委员、中国抗癌协会肉瘤专业委员会常务委员、中华医学会骨科学分会骨肿瘤学组委员、全军骨科专业委员会委员、全军骨科专业委员会骨肿瘤分会副主任委员等职务，并担任《中华骨科杂志》《中国矫形外科杂志》《中国骨与关节杂志》《The Chinese-German Journal of Clinical Oncology》《生物骨科材料与临床》《肿瘤防治研究》等杂志编委。

于秀淳教授长期从事骨科临床、科研及教学工作，擅长骨与软组织肿瘤、脊柱及关节疾病的诊断与治疗，尤其对骨与软组织肿瘤的诊治方面有深入的研究；先后主编出版了《骨肿瘤诊治纲要》《实用骨肿瘤手术学》《骨科常用临床查体》3 部学术专著，参编专著 5 部，发表论文 260 余篇，获得山东省科技进步一等奖 1 项，二等奖 3 项，军队医疗成果二等奖 2 项；2001 年被济南军区授予专业技术拔尖人才，2002 年被授予山东省中青年科技奖获得者荣誉称号。

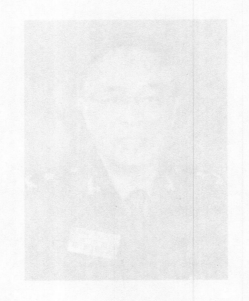

编委会

序　一

　　天津医院是中国近代西医骨科的发源地，是中国第一个骨科医生培养基地。时至今日，天津医院已举办了 50 余期骨科高级医师进修班，成为了中国骨科医生的摇篮；该院创办的《中华骨科杂志》是反映我国骨科发展水平的权威期刊之一，推动着我国骨科医学事业的蓬勃发展；2009 年，该院又创办了我国第一本骨科学英文 SCI 期刊《Orthopaedic Surgery》，更是将我国骨科医学事业与世界研究接轨。近年来，在天津医院院长马信龙教授的领导下，该院对国家临床重点专科的骨科各亚专业进一步细化调整，这使得各专业都取得了长足发展，受到国内外同行关注。其中，骨与软组织肿瘤亚专业涉及病理、生理、心理学、影像学、分子生物学、基因工程等多个学科和领域，其诊疗水平的进步最能体现骨科的发展。《四肢骨与软组织肿瘤外科学》作为四肢骨与软组织肿瘤诊疗领域的鸿篇巨著，书中介绍的知识和技术必将推动和引领中国骨科的发展。

　　本书主编胡永成教授，师从著名骨科专家卢世璧院士，自博士学习始即从事骨肿瘤方面研究，首次报道了骨肿瘤的微波热疗方案，获得业界认可；除临床工作外，胡永成教授还兼任《中华骨科杂志》和《Orthopaedic Surgery》杂志编辑部主任；另一主编于秀淳教授也长期从事骨与软组织肿瘤的一线临床和科研工作。两位主编经验丰富，先后主编或参编过多本骨肿瘤专著，他们时刻掌握着骨科研究的最新动态，对本书的内容进行了严格把关。

　　本书在编写过程中汇聚了国内众多骨肿瘤专家及其团队，从病理、影像和临床三结合的角度详尽地讲解了骨与软组织肿瘤病变的特征及治疗方案，对诊疗过程中的新技术、新进展，如骨与软组织肿瘤的基因诊断及生物标记物等也进行了详细的介绍；除了临床知识和技巧的介绍，编委会成员也注重医学人文学理念的贯彻，提出肿瘤患者情绪对治疗的影响，对肿瘤患者的医患沟通技巧进行了叙述，指导读者关注临床治疗的同时也要关注患者的心理变化。本书编者从丰富的临床病例中精选出 700 余组图片、手术示意图及手术教学视频，大量的图文资料使读者更容易掌握各肿瘤病变的特点、治疗要点及最新进展。本书始终贯彻普及与提高并重的方针，不仅适合骨肿瘤外科医师阅读，对一般骨科医师及影像、病理、放疗等相关辅助科室医师也具有借鉴和指导意义。

　　本书的问世是对骨肿瘤外科领域和骨科领域的重大贡献，必将对骨肿瘤外科专业的医疗、教学和科研起到指导作用，也一定会收到读者的好评。最后预祝本书出版成功！

中国工程院院士

中国医学科学院学部委员

中国医师协会副会长

中华医学会骨科学分会第十一届委员会主任委员

序 二

骨科是天津医院的特色和重点发展学科，从方先之教授创立开始，已走过了 70 余年光辉岁月。纵观我院发展史，除医院扩建、设备更新等硬件的升级改造外，"教育观提升医院软实力"的观念始终是我院坚持发展的核心，主要体现在以下方面：首先是医学专著的编写，自方先之教授首创骨关节结核病灶清除疗法，并编写《骨关节病灶清除疗法》引起世界轰动以来，我院先后出版了《临床骨科学 - 创伤、结核、肿瘤、骨病》四分册、《中西医结合治疗骨折》等多部骨科专著，为骨科医师提供了高水平的临床及教学参考书。其次是骨科进修班的举办，自 1953 年卫生部委托我院成立国内第一个骨科高级医师进修班至今，毕业学员已遍布全国各地，多人成为了当地医院骨科建设的中流砥柱，为我国骨科发展做出了巨大贡献。最后是骨科杂志的创办，我院于 1957 年创办了《骨科进修班通讯》(今《中华骨科杂志》的前身)，并承办了《Orthopaedic Surgery》骨科 SCI 杂志，两本杂志构建了我国骨科专业的学术阵地，为全国和全世界骨科专业的研究人员提供了学术交流平台。《四肢骨与软组织肿瘤外科学》这本书也正是我院教育观的体现，有利于我国骨与软组织肿瘤专业的发展和进步。

我院发展的另一个创新是专科细化，专科细化有利于疾病诊疗的规范和技术的提高；有利于科研的聚焦，避免精力分散，达到事半功倍的效果。骨与软组织肿瘤科是我院重要的亚专科之一，也是国内最早开展骨肿瘤基础研究和治疗的科室之一，先后涌现了方先之、李瑞宗、孙鼎元、朱任东等一大批国内外著名骨科、病理科专家，他们对骨肿瘤的分类、病理学机制和特点等方面有独到见解，建树颇丰。近年来，胡永成教授更是带领骨与软组织肿瘤科在临床、科研、学术方面取得了长足进步；牵头国内多家骨肿瘤治疗中心，成立中国骨巨细胞瘤协作组和脊柱转移瘤协作组，与骨与软组织肿瘤的诊疗机构进行多中心合作。如今，面对四肢骨与软组织肿瘤、骨转移瘤患者逐年增多，但在疾病的诊断及治疗方面，国内外没有形成统一的标准和共识的境况，我院有责任、有义务、有信心出版一本四肢骨与软组织肿瘤诊疗专著。我们结合自己的优势和特色，积极组织、用心筹备，汇聚多方力量编写了此书，为指导、帮助全国骨科临床医生开展工作提供一本优秀的实用宝典。

胡永成教授和于秀淳教授是骨肿瘤专家，长期从事骨与软组织肿瘤的诊疗工作，发表过大量论文，出版过多部相关专著，积累了丰富的经验。他们主编的《四肢骨与软组织肿瘤外科学》从病理学、影像诊断学、外科及辅助治疗等方面入手，对骨与软组织系统常见肿瘤研究和诊疗的最新进展进行了详细的介绍；在国内首次提出有关患者情绪评价及医患沟通的医学人文内容，强调了情绪管理对肿瘤患者预后的影响。

本书从临床实际工作出发，全面、系统、形象地介绍常见的骨与软组织肿瘤的诊疗经验，书中介绍的治疗方法多数为编者创造，并经过了实际临床工作的验证。我深信本书的出版，对广大骨与软组织肿瘤工作者开展工作将大有裨益。期待本书的顺利出版，能为从事骨与软组织肿瘤诊疗的专业人员和我国众多骨科病患带来福音。

是为序。

天津市天津医院党委书记、院长
中华医学会骨科学分会常务委员
中国医师协会骨科医师分会副会长

前 言

随着我国整体医疗水平的提高及人口老龄化的加重，近年来骨与软组织肿瘤发病人数明显增多。肿瘤的诊疗复杂、困难，涉及病理学、分子生物学、影像学、外科学等多学科，是当今临床医学的巨大挑战。得益于马信龙院长对骨科各亚专业进行的细化调整及医院软硬实力的整体提升，我院骨与软组织肿瘤诊疗工作更加系统、全面，这有利于经验的积累和分享。书是人类进步的阶梯，编者从事相关专业多年，日积月累，有所感悟，谋划出版专著已有 10 余年，但碍于平时临床工作纷繁复杂，难有时间。恰逢开科之际，张英泽院士提出"高起点的科室，应该有本专著。"这也促使编者静下心来，付于笔端，对自己多年来的工作做一个总结，也为自己提供一个系统化的学习机会。

骨与软组织肿瘤的早期诊断是治疗的关键，但多数肿瘤的诊断较为复杂，单纯从病理或影像方面均较难确诊，需强调病理、影像、临床三结合的综合诊疗理念。近年来，随着新诊疗技术的不断出现，基因诊断和计算机导航等技术被应用于骨与软组织肿瘤的诊疗，这就需要我们对现有专著进行更新，以便更好地服务于我国骨科临床工作者。

与临床中同类型专著相比，本书具有以下特色：一是汇聚了国内众多骨肿瘤专家及团队在临床工作中积累的第一手资料，病例资料翔实；介绍了国内外关于骨与软组织肿瘤研究的最新进展。二是在第一章病理与影像诊断章节，统计了天津医院多年来常见骨与软组织肿瘤的病变特点与表现，并对基因诊断技术进行了介绍。这部分内容有助于读者更好地掌握常见骨与软组织肿瘤的诊断技巧，可以更好地指导临床医师选择下一步的治疗方案。三是在第一章后三节提出了肿瘤患者的情绪评估和医患沟通技巧，强调我国骨与软组织肿瘤专业人员应关注患者情绪对预后的影响。四是在第二章中，除对骨肿瘤的外科治疗进行了详细的阐述外，还对国人好发的骨巨细胞瘤的诊疗进行了详细介绍，同时对四肢骨肿瘤假体的设计特点和应用进行了总结，有助于临床医师更好地掌握假体重建的技术，更好地选择重建假体。五是在第四章中，对化疗、放疗、靶向治疗、介入治疗等辅助治疗进行了详尽的介绍，有助于临床医师准确地选择辅助治疗方案。六是本书还搭载了数字资源，在书中加入了手术视频，介绍了肿瘤假体重建术、异体骨-假体复合重建术、微波灭活术等手术操作，更有利于指导临床医师掌握手术的操作技巧。扫描下方二维码即可观看。

《四肢骨与软组织肿瘤外科学》数字资源

本书既对骨与软组织肿瘤常见病进行了阐述，又对疾病诊疗的新进展进行了介绍，适合从事骨与软组织肿瘤诊疗工作的医务工作者阅读、参考，对病理科和影像科医师而言也具有很强的实用性。

"群贤毕至，修禊事也"，感谢徐瑾、王林森两位教授在病理学及影像学内容编写过程中的辛勤付出！感谢我的学术挚友蔡郑东、叶招明、杨志平、王臻、沈靖南、方斌、秦泗河、方志伟、陈勇、姚伟涛、吴苏稼、陶惠民、关勇、陈德生、李振峰等诸位专家及其团队的鼎力支持！

本书以作科室周年纪念，亦不辜负张英泽院士的嘱托，亦是马信龙院长对骨与软组织肿瘤专业发展的期望。应该指出，骨与软组织肿瘤外科学是一门跨多种专业、内容广博的学科，要在一本著作中详尽介绍每一分支是不能完全做到的。由于编者才疏学浅，行文仓促，本书的内容和编写难免会有疏漏和欠妥之处，敬请读者指正和赐教。

天津医院骨与软组织肿瘤科主任
《中华骨科杂志》编辑部主任
中华医学会骨科学分会委员

中国人民解放军联勤保障部队第九六〇医院骨科主任
中国医师协会骨科医师分会委员
中华医学会骨科学分会骨肿瘤学组委员

目　录

第一章　诊断学

第一节　病理诊断学

一、组织学分类与分布

（一）骨组织的结构

人类的骨骼系统由 206 块骨组成，骨属于人体重要的器官之一，骨对其他器官起支撑和保护作用，同时参与人体钙、磷代谢以及造血等。正常成人骨骼占体重的 15%，若除去其中的水和脂肪，则不到 10%。

按照形状不同骨可分为：

1. **长管状骨**　主要包括四肢骨，如股骨、胫骨、腓骨、肱骨、尺骨等，这类骨中间是长骨干，两端是干骺端，由致密的皮质骨及其中间包绕的骨髓腔构成。儿童时期骨骺和骨干之间有一层软骨生长板，称为骺板，随着骨骼的发育成熟，骺板逐渐骨化、闭合。

2. **扁骨**　包括肋骨、颅骨、胸骨等，由内外两层骨板（密质骨）和中间一层板障（松质骨）构成。

3. **短管状骨**　足部和手部的骨都属于短管状骨。

4. **不规则骨**　包括椎骨、腕骨等，由松质骨和表面覆盖的一层密质骨构成。

5. **籽骨**　是在关节周围的肌腱处存在的一些圆形或扁圆形的游离骨骼，是人体胚胎发育的结果，髌骨是人体最大的籽骨。

骨由胶原及嵌在其中的磷灰石结晶构成。胶原是骨的主要细胞外基质，其为钙羟基磷灰石结晶的形成提供支架，并通过它的抗张强度抗衡矿物质的脆性，这种结构形成了骨特有的硬度和弹性特征。胶原广泛存在于结缔组织中，使骨组织具有多种生物力学活动能力及其他功能。现已发现 30 余种胶原的同型异构体，但在骨的结构中仅存在少数几种功能明确的胶原（表 1-1-1）。

表 1-1-1　骨和软骨内的主要胶原

胶原类型	存在部位与功能
I 型	骨基质中最丰富的胶原，占有机骨基质的 90%，也存在于皮肤、筋膜、肌腱、韧带和牙本质中
II 型	软骨和软骨膜中的主要胶原，呈纤维网络结构，与蛋白多糖共同决定关节软骨的拉伸强度
III 型	存在于肉芽组织，骨折骨痂的血管壁
V 型	存在于滑膜中
IX 型	存在于关节软骨中，可以修饰 II 型胶原
X 型	存在于肥大的软骨和钙化的软骨区
XI 及 XIII 型	存在于透明软骨中

骨中矿物质占65%～70%，矿物质主要成分为钙和磷（分别占38%和18%），比例接近2∶1，无论是密质骨还是松质骨（皮质骨或小梁骨），该比例基本不变。有机质为30%～35%，有机质中大部分是由胶原、非胶原化的骨基质和蛋白质（如骨涎酸蛋白、骨连接素、骨钙素、蛋白多糖）及其他组织成分构成。

骨的形成通过软骨内成骨和膜内成骨联合完成。人体的四肢骨、脊椎骨和部分颅骨等都以软骨内成骨的方式发生。即在预先形成的软骨雏形的基础上使软骨逐步被替换为骨。有证据显示软骨到骨的关键性转化至少包括软骨细胞凋亡（程序性细胞死亡）或存在软骨细胞与成骨细胞间的转化。关键步骤在于软骨基质被血管和骨髓成分替代，并有新骨在部分吸收的软骨组织框架中沉积。膜内成骨主要见于颅骨、肩胛骨、髂骨、锁骨等扁骨胚胎期的骨生成。在将要成骨的部位，间充质首先分化为原始结缔组织膜，然后间充质细胞分化为骨祖细胞，骨祖细胞进一步分化为成骨细胞，成骨细胞在此生成骨组织。两种成骨方式并非截然分开，而是协同配合。典型的管状骨，通过软骨内成骨（生长板生长）长度增加，但其外周形态的形成是通过骨膜（膜内成骨）生成新骨。在生命过程中，在压应力及张应力作用下骨不断进行着成形和改建（塑形），它是由成骨细胞和破骨细胞相耦联的活动（再塑形）构成的。影响骨再塑形的因素有甲状旁腺激素、局部的细胞活动及组织因子如细胞因子、趋化因子、基质金属蛋白酶以及一些配体，甚至静电都是重要的调节因子。

在胶原纤维基质中嵌有骨形成蛋白、骨相关蛋白以及血液和间叶来源的细胞，它们分别分化为成骨细胞（来源于骨髓间质细胞）和破骨细胞（来源于骨髓造血细胞）。除了骨性组织本身，与骨密切关联的软组织如脂肪性或造血性骨髓、骨膜、肌腱、韧带、滑膜及关节囊，与骨共同构成了复杂的、具有机械、生物电生理生化活动的器官。

骨膜及髓腔内的干细胞（骨祖细胞或称骨原细胞）在受到生长、改建或骨折等刺激时，会加速分化为成骨细胞。成骨细胞多位于骨表面，静歇时呈扁平状稀疏匍匐于骨表面，功能活跃时呈立方或上皮样密集排列在骨表面，胞质丰富并分泌嗜伊红色骨样基质或称类骨质（osteoid），自身逐渐埋在其内，转变为骨细胞，形成编织骨小梁的雏形。成骨细胞通过分泌各种细胞因子调节骨的形成和吸收，促进骨组织矿化。类骨质矿化（类骨质形成后约2周发生）后才成为坚硬的骨质。

破骨细胞通常较少，散在分布于骨组织边缘，是一种体积较小，核数量较少的多核巨细胞，具有很强的溶骨和吸收功能，常在骨表面留下明显的吸收陷窝（Howship陷窝）。正常情况下，骨吸收期一旦完成，就立即转换至形成期，这个中间期或反转期表现为一条嗜碱性线称为黏合线。伴随着骨吸收的失活，骨形成开始发生，成骨细胞增生，产生并沉积骨样基质。紧接着是休眠期，在此期仍存在细胞活动，但代谢不十分活跃，矿化也发生，但无明显的光镜下特征，而通过四环素标记可以进行测定（图1-1-1）。骨样基质经过矿化，形成黏合线后成为了骨单位的完整结构。破骨与成骨相辅相成，参与骨的生长改建。病理状态下，如甲状旁腺功能亢进或畸形性骨炎早期，破骨细胞骨吸收功能亢进，细胞数量明显增加，体积增大。但是，大多数骨代谢性病变是骨吸收和形成不平衡的结果，并不存在骨吸收或骨形成的单一活动形式。

软骨细胞来源于软骨膜中间充质细胞的分化，先分化为前成软骨细胞，再分化为成软骨细胞和软骨细胞，软骨细胞分泌软骨基质（主要为II型胶原、蛋白多糖及非胶原性蛋白质），细胞自身被包埋其中，于是形成透明软骨。软骨内部不含血管，靠软骨膜的血管、关节液通过基质弥散提供营养。软骨细胞成熟并分泌碱性磷酸酶，软骨基质钙化，营养供应阻断，软骨细胞就进入退化坏死过程，钙化的基质崩溃溶解，血管和大量生骨细胞侵入，就此进入了骨化的进程。

无论骨的大小和形状有多大差异，所有骨的组成成分均相似。骨膜和骨内膜位于骨皮质表面，骨皮质本身由密质骨构成，髓腔内含有不同数量的松质骨（又称小梁骨或海绵骨）以及脂肪骨髓、造血骨髓、血管和神经。对骨来说，密质骨和松质骨的数量及排列方式直接与生物力学需要有关（Wolff 定律）。各种反应性成骨（骨折骨痂、骨膜感染）和肿瘤性骨的主要成分多为编织骨。编织骨属于不成熟骨，无板层结构，富含细胞，骨细胞及其陷窝体积大，骨细胞长轴与邻近胶原纤维的方向平行并随机排列（图 1-1-2）。编织骨虽矿物含量比板层骨高，但 50% 以上沉积于胶原纤维外，其形成、矿化和再吸收都很快速，因此强度低、易变形。

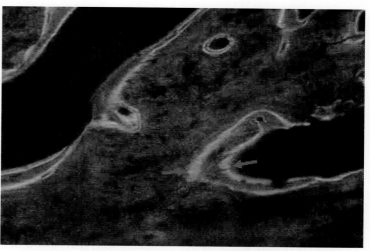

图 1-1-1　活体四环素荧光双标记显示骨小梁表面两次标记（箭头所指为双荧光线）期间所形成的骨量，可以定量测定

编织骨和骨样组织见于任何骨重建活跃的部位，如骨折和生骨性良恶性肿瘤。成熟的骨为板层骨，同一骨板内的纤维相互平行，相邻骨板的纤维则相互垂直，这种结构形式有效地增加了骨的强度，分布在骨的表层，构成骨密质。骨细胞胞质有许多的突起，借由骨陷窝周围的骨小管与其它骨细胞发生联系。当机体原有的板层骨（宿主骨）被肿瘤组织包绕，常提示该肿瘤呈浸润性生长的生物学行为，是恶性肿瘤的证据之一。

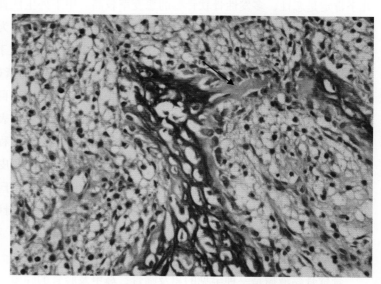

图 1-1-2　骨折后骨痂形成，成排的骨母细胞形成嗜伊红色的骨样组织（如箭头所示），随即埋于基质，成为骨细胞，基质矿化形成编织骨。属于不成熟骨，无板层结构，富于细胞，骨细胞及其陷窝体积大，骨细胞长轴与邻近胶原纤维的方向平行、随机排列

由环骨板的破骨性吸收而形成的哈弗系统（Haversian system）又称骨单位，每个哈弗系统是一个相对独立的代谢单元。与骨长轴垂直或呈一定角度的破骨性吸收形成的管道称 Volkmann 管。管道内为疏松结缔组织，其中含有血管、神经和间叶细胞（包括干细胞）。不同类型骨板中的骨小管互不相通。成熟生长板分为软骨的储备区、增生区、肥大区和矿化区。初级骨小梁垂直排列，支撑生长板的基底部。

（二）关节与韧带的结构

人体关节有三种：可动关节、微动关节和不动关节。可动关节最常见，为两个骨之间有腔的可动连接单位（可动关节的关节面被覆透明软骨，但胸锁关节和颞颌关节例外，两者被覆纤维软骨）。关节囊分内、外两层，外层为致密结缔组织，在与腱和韧带的相连处增厚，内层较疏松，称滑膜。滑膜衬覆在关节囊的内表面及其他所有关节内结构的表面，但关节软骨和半月板除外。黏液囊及腱鞘也衬有滑膜。滑膜衬覆细胞主要有两种类型，A 型细胞具有吞噬细胞的特征，约占 25%，吞噬由关节各个部分产生的废物；B 型细胞约占 75%，富含粗面内质网，具有高尔基体及胞饮小泡，分泌滑液透明质酸，调节溶质、电解质和蛋白质从毛细血管向滑液的流动，以满足关节软骨细胞的代谢需求，维持基质的稳定。

韧带是连接两个相邻骨的结构，主要由胶原构成。韧带内的胶原纤维在进入骨组织处发生钙化，钙化部分以与钙化软骨相同的方式交错锁定在骨组织上。肌腱是特化的结缔组织，可起到集中或延伸肌肉的功能。肌腱插入骨时发生钙化，与韧带钙化部分相邻。

骨关节的代谢、功能变化等生物学调节机制远比我们能观察到的外形结构改变复杂得多，随着研究手段的进步发展，将会发现更多更接近骨关节生物学本质的知识。

（三）骨肿瘤组织学分类与分布

本书对第五版（2020 年）WHO 骨肿瘤分类进行了详细的解读，详细内容陈列于第一章第三节第五部分，本部分仅对未列入的内容进行介绍。

在软骨源性肿瘤中，骨软骨瘤是最常见的骨肿瘤，多发生于 30 岁以内的成人，软骨下骨髓与附着骨的髓腔相通，纤维膜下透明软骨帽 < 1cm。当软骨帽 > 1cm 时应考虑恶性软骨瘤的可能，若 > 3cm 时几乎肯定是恶性，多发性骨软骨瘤的恶变率较高。甲下外生性骨疣位于甲下指（趾）骨表面，纤维膜下为增生活跃的成纤维细胞并向其下面的纤维软骨过渡，再成熟为骨小梁，缺乏透明软骨帽。奇异性骨旁骨软骨瘤样增生（Nora 病），好发于 20 ～ 40 岁的成人，多位于小骨，也见于长骨，髓腔可不与附着骨相通，呈杂乱的富含细胞的骨与软骨增生，软骨呈现较深的紫蓝色（图 1-1-3），切除后易复发。内生软骨瘤（单发、多发）、骨膜软骨瘤及软组织软骨瘤等都属于良性透明软骨肿瘤，组织学表现相似，肿瘤性软骨呈分叶状结构。发生于手足短骨的内生软骨瘤组织学表现为软骨细胞比较活跃，不能轻易诊断为恶性。而发生于扁骨和长管状骨的内生软骨瘤，细胞的丰富程度即使与手足短骨相似，也应诊断为中间型（非典型软骨样肿瘤或软骨肉瘤 I 级），尤其出现髓腔及皮质浸润的影像学和组织学表现，是比细胞学的不典型性更可靠的恶性标志，总之恶性多于良性。发生于颅底和胸骨的内生软骨瘤几乎都是恶性。软骨基质广泛黏液样变性也是恶性的表现特征。多发性内生软骨瘤，且有单侧肢体受累倾向，称 Ollier 病；若多发性内生软骨瘤病合并皮肤、皮下或软组织的血管瘤时，称 Maffucci 综合征。Ollier 病及 Maffucci 综合征均可发生恶变，恶变率大于 20%。

骨软骨黏液瘤是一种罕见的累及筛骨、鼻甲及胫骨的肿瘤，划归为良性，约 1% 的 Carney 综合征会发生该肿瘤。影像学既可呈现良性表现，又可呈现侵袭性表现。组织学呈现丰富的细胞外基质和稀疏或小灶聚集的不规则形状的肿瘤细胞。肿瘤切除不彻底会局部复发，甚至有死亡的报道。软骨黏液样纤维瘤 ICD-O 编码虽然为 0 却划归于局部侵袭性的中间型一类肿瘤中，好发于长骨干骺端，高峰年龄 10 ～ 29 岁，镜下呈分叶状结构，含软骨、黏液和纤维三种成分。

软骨母细胞瘤是一种由软骨母细胞、软骨样基质以及散在破骨样多核巨细胞构成的原发性骨肿瘤，好发于 10 ～ 20 岁，男性多于女性，男女比例为 2：1，多位于长

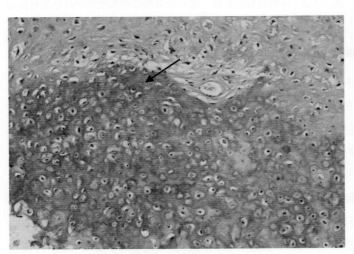

图 1-1-3　奇异性骨旁骨软骨瘤样增生（Nora 病），发生于 9 岁男孩的踇趾，呈杂乱的富含细胞的软骨增生，软骨呈现较深的紫蓝色（如箭头所示）。本图为第一次复发，一年后再次复发

骨骺及骨突部，镜下特点为带有核沟且境界清楚的软骨母细胞（S-100 阳性）、破骨细胞样多核巨细胞、可以钙化的软骨基质（窗格状钙化）等（图 1-1-4）。免疫组化 H3F3B、DOG-1、S-100、SOX-9 阳性表达，与骨巨细胞瘤相比，软骨母细胞瘤缺乏 H3.3G34W 突变，而 70% ~ 100% 的病例存在 chr17 编码组蛋白 H3.3 的 H3F3B（K36M）基因的突变，其中约 96% 的病例免疫组化 H3F3B 弥漫性核表达，这一特点有助于与骨巨细胞瘤鉴别。

软骨肉瘤（图 1-1-5）Ⅰ ~ Ⅲ级包括原发和继发性变型及骨膜软骨肉瘤，分级根据分叶结构多少、分化程度、多形性、细胞核染色质及核仁情况，以及双核细胞、瘤巨细胞、核分裂像、钙化、陷窝、黏液变和坏死的有无及多少共分为 Ⅰ ~ Ⅲ级。当原有长期存在的低级别软骨性肿瘤突然迅速发展时，应考虑去分化的可能。研究证实，IDH1 或 IDH2 突变存在于大多数软骨源性肿瘤中，其突变率分别为：散发型内生软骨瘤（52%），软骨瘤病（87%）；原发性中央型软骨肉瘤（50% ~ 78%）；去分化软骨肉瘤（< 20%）；骨膜软骨肉瘤（100%）。除 IDH 基因突变外，约 44% 的软骨肉瘤存在 COL2A1 基因突变。而骨软骨瘤、间叶性软骨肉瘤、透明细胞软骨肉瘤、软骨黏液样纤维瘤以及软骨母细胞瘤中则缺乏 IDH1/2 基因突变。

骨源性肿瘤以肿瘤组织可以生骨为特征。骨瘤是指突出于膜性骨表面的良性瘤样增生性骨病变，由致密板层骨构成。而内生骨疣又称髓内骨瘤或骨岛，为髓内板层状皮质骨构成的球状结节。骨样骨瘤好发于青少年，表现为疼痛剧烈，多位于骨皮质，影像学见瘤巢，镜下见成骨细胞产生骨样组织（图 1-1-6），边缘骨硬化。骨母细胞瘤有类似骨样骨瘤的组织学表现，体积更大（常 > 2cm），倾向于进展性生长，周边无硬化。SATB2 阳性对判断生骨性肿瘤有帮助，而阴性有助于排除骨原发性纤维性肿瘤，但不包括纤维结构不良。

普通型骨肉瘤（conventional osteosarcoma）指由髓内发生的高度恶性成骨性肉瘤，由肉瘤细胞及其直接产生的骨样基质构成，分为成骨细胞型（硬化型）、成软骨细胞型和成纤维细胞型三种基本类型，八种组织学亚型为骨母

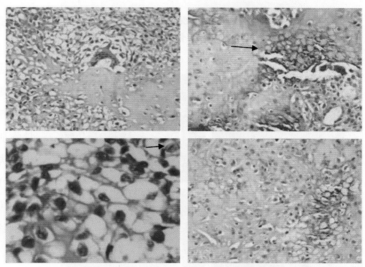

图 1-1-4 软骨母细胞瘤可见丰富带有核沟的软骨母细胞（左下图箭头所示），细胞境界清楚，含有基质，一般都可见到成熟度不一的软骨组织，较多的多核巨细胞，右侧显示典型的窗格样钙化（右上图箭头所示），细胞间基质钙化，其中的软骨母细胞变性、坏死消失

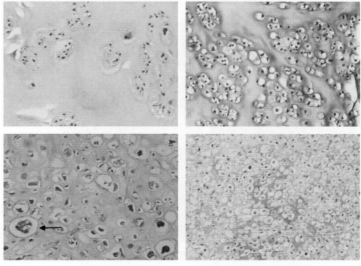

图 1-1-5 软骨肉瘤不同级别的镜下表现，需参考多种因素进行分级，左上图、右上图及左下图分别为软骨肉瘤Ⅰ级、Ⅱ级和Ⅲ级（箭头所指软骨肉瘤细胞呈显著异型性）。右下图为透明细胞软骨肉瘤

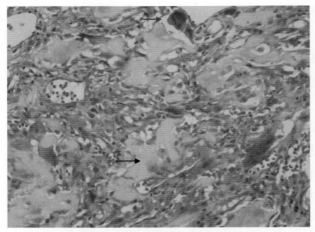

图 1-1-6　骨样骨瘤瘤巢的组织学表现为成骨细胞产生骨样组织(如黑色箭头所示)，并有破骨细胞 (如绿色箭头所示) 和较丰富的血管

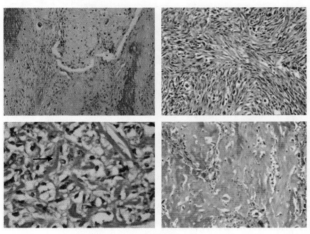

图 1-1-7　普通型骨肉瘤部分组织学亚型：左上为成软骨细胞型，左下为透明细胞亚型（箭头所指为粉染蕾丝样骨样基质），右上为成纤维细胞型，右下为骨母细胞型（硬化型）

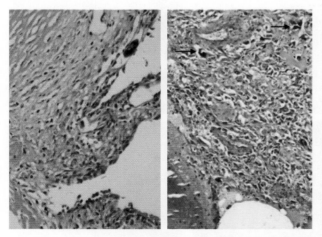

图 1-1-8　左图为动脉瘤样骨囊肿，囊壁由成熟的纤维组织及部分骨样组织形成，可见破骨细胞。右图为毛细血管扩张型骨肉瘤，在囊壁有间变的肉瘤细胞（如箭头所示）并可直接生成骨样组织，细胞异型显著，可有病理性核分裂像

细胞瘤样型、富于巨细胞型、透明细胞型、上皮样型、软骨母细胞瘤样型、毛细血管扩张型、小细胞型和软骨黏液样纤维瘤样型（图 1-1-7）。骨肉瘤是最常见的骨原发性恶性骨肿瘤之一，好发于长骨干骺端，90% 发生于 25 岁以下青少年，而发生于 40 岁以后的骨肉瘤以继发性骨肉瘤和长骨干骺端以外的不典型部位多见。低级别中央型骨肉瘤和骨旁骨肉瘤中存在超额环状和巨大标记的染色体，约 85% 以上的病例都有 chr 12q13-15 上 MDM2 和 CDK4 基因扩增，且两者即使发生去分化以后，这种基因改变依然存在。免疫组化染色 MDM2 和 CDK4 可阳性表达，但敏感性不高，FISH 检测 MDM2 存在扩增。而普通型骨肉瘤和骨膜骨肉瘤并无 MDM2 基因的扩增。毛细血管扩张型骨肉瘤与动脉瘤样骨囊肿鉴别点在于前者囊壁具有间变的肉瘤细胞、病理性核分裂像并可直接生成骨样组织（图 1-1-8），而原发性动脉瘤样骨囊肿存在 t（16；17）（q22；p13），CDH11-USP6 融合有助于鉴别诊断。小细胞性骨肉瘤的诊断需密切结合临床、影像学及病理特征，需与发生于骨的多种其他类型的小细胞恶性肿瘤鉴别，以组织学见到肿瘤细胞直接生骨为重要鉴别点。很多疾病可能导致继发性骨肉瘤，如骨 Paget 病、骨损伤、辐射伤、梗死、肿瘤的去分化及某些肿瘤的恶性变等。由于多药新辅助化疗的应用，高级别骨肉瘤约 70% 的患者能长期生存，预后已大为改善。

Paget 病是一种临床、影像和病理都具有特征性改变的骨病变，其特征是成骨细胞和破骨细胞的高度活性导致的骨重建紊乱。发病率约 1% ~ 2%，男女比例大约为 2∶1。扁骨和股骨最常受累，最常见于北欧人群。临床表现碱性磷酸酶升高、骨痛等。有研究者认为 Paget 病病因可能与副黏病毒抗原包括麻疹病毒和呼吸道合胞病毒（RNA 病毒）有关，在过去的半个世纪，Paget 病发病率明显降低，推测可能与麻疹疫苗的接种有一定关系。

继发于 Paget 病的肉瘤以骨肉瘤最多见，其次包括纤维肉瘤、多形性未分化肉瘤，软骨肉瘤和淋巴瘤也有报道。肉瘤的发生率在 Paget 病患者中接近 1%。常发生于 70 岁左右的老年人。多骨性 Paget 病比单骨性 Paget 病更容易继发骨肉瘤。骨肉瘤常继发于 Paget 病累及的骨骼，但脊柱除外，脊柱为 Paget 病的常见部位，而不是 Paget 肉瘤的常见部位。继发性 Paget 骨肉瘤镜下表现为多形性、异型性的肿瘤细胞及其产生的骨样基质以及破骨细胞样的巨细胞。研究证实，在 Paget 骨肉瘤中 myc 基因扩增比原发性骨肉瘤更常见，且 myc 基因扩增与患者预后差相关。此外，miR-16 在 Paget 骨肉瘤中存在高表达。总体预后差，患者 2.5 年生存率为 14%。

骨内的纤维性肿瘤没有纯良性分类，至少是具有局部侵袭性的骨韧带样纤维瘤。一般非骨化性纤维瘤（nonossifying fibroma，NOF）位于青少年四肢长骨干骺端，尤其股骨远端及胫骨近、远端。当病变局限于骨皮质时称为纤维性皮质缺损（fibrous cortical defects，FCD），而病变较大累及髓腔时称为 NOF，对于年龄偏大（30 ~ 60 岁）、疼痛明显、位于长骨骨干或骨盆等扁骨的病变，可能是良性纤维组织细胞瘤，三者镜下表现几乎完全相同，需要结合患者年龄、部位以及临床影像学来加以区分（图 1-1-9）。穿刺活检诊断良性纤维组织细胞瘤和血管外皮瘤要慎重，因为这两种肿瘤在骨内发生很少见，而其他很多肿瘤都可以出现类似形态学结构。

骨巨细胞瘤（giant-cell tumor of bone，GCT）是一种局部侵袭性、具有低度恶性潜能的原发性骨肿瘤，由单核间质细胞及反应性破骨细胞样多核巨细胞构成，病变中单核间质细胞是其肿瘤性成分，女性更为常见，发生于骨骼发育成熟后的成年人，年龄 20 ~ 45 岁，75% 发生于长骨骨端。肿瘤具有局部侵袭性，切除术后复发比例高达 40% ~ 50%。组织学上可发生良性肺转移，完全手术切除是治疗的首选。免疫组化：单核基质细胞 H3F3A、P63 及 SATB-2 阳性表达，破骨样多核巨细胞

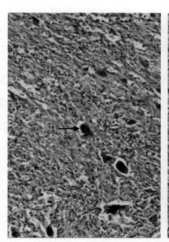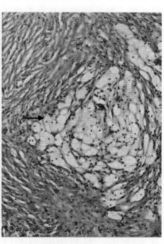

图 1-1-9　非骨化性纤维瘤、纤维性皮质缺损及良性纤维组织细胞瘤，镜下表现均相同，难以区分，需结合临床及影像信息加以鉴别，左图箭头所指为破骨样多核巨细胞；右图箭头所指为泡沫细胞

CD68 阳性，细胞增殖指数 Ki67 一般小于 30%，若 Ki67 高于 30% 则需与恶性骨巨细胞瘤鉴别，应仔细寻找是否有恶性成分。近年研究证实，约 92% 的骨巨细胞瘤存在 H3F3A 基因突变，大约 85% 的病例中发现 H3.3.G34W 突变，约 91% 的病例 H3F3A 免疫组化染色弥漫核阳性，在其他富含巨细胞的骨肿瘤中不表达，对骨巨细胞瘤的诊断具有较高的特异性和敏感性。除 G34W 外还有 G34V、G34R、G34M 或 G34L 等多个位点的突变，因此，当针对 G34W 的免疫组化 H3F3A 阴性时，并不能完全排除骨巨细胞瘤的诊断，基因组测序（Sanger 法或二代测序法）可用于检测其他潜在位点的突变，有助于诊断。

骨巨细胞瘤偶可发生恶性变，此症状称为骨巨细胞瘤内的恶性（图 1-1-10）。镜下 GCT 可见核分裂及瘤体内部的脉管瘤栓，但这并不是诊断恶性的必要条件。骨巨细胞瘤内的恶性容易与富于巨细胞的骨肉瘤混淆。在非典型部位诊断巨细胞瘤一定要慎重，因为许多骨肿瘤和瘤样病变都可见到多量的破骨样巨细胞，对于骨巨细胞瘤内的恶性的诊断，临床、影像及病理学三项结合诊断的原则显得尤为重要，而免疫组化标记对诊断的帮助有限。

良性脊索细胞肿瘤又称巨大脊索残余，常因影像学检查而意外发现，多无特征性的症状和体征。发

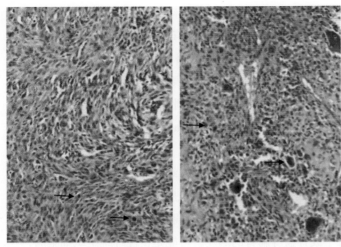

图 1-1-10　所谓骨巨细胞瘤内的恶性，左图为镜下呈肉瘤形态学改变的表现，肿瘤细胞呈梭形，核大深染，具有非典型性，核分裂多见（箭头所指为核分裂像），并有病理性核分裂像。右图为尚存的骨巨细胞瘤的组织学表现，基质细胞丰富，多核巨细胞大小不太一致，箭头所指分别为基质细胞及多核巨细胞

生于腰椎者可有腰背不适。良性脊索细胞肿瘤与脊索瘤的镜下区别：境界清楚，无分叶状结构、纤维条带、细胞外黏液性基质、脉管系统和坏死，瘤细胞无异型性，胞质呈空泡状，核圆形或卵圆形，居中或偏位，有小核仁，部分细胞胞质内可能有玻璃样变小球，瘤细胞相似于成熟的脂肪细胞，无核分裂像，骨髓岛可陷入肿瘤内，病变周围呈现骨硬化。应注意分辨是否合并脊索瘤，可能代表了脊索瘤中的良性成分。免疫表型：与脊索瘤一样，可表达 S-100 蛋白、上皮细胞膜抗原（EMA）、CK（AE1/AE3）、CAM5.2 等，临床呈良性经过。

骨的上皮样血管瘤是一类具有内皮细胞表型、上皮样形态的局部侵袭性血管性肿瘤。该类肿瘤与软组织的上皮样血管瘤的 ICD-O 编码不同，生物学行为亦不相同。其生物学行为是低度／潜在恶性，是一种局部侵袭性的骨原发性肿瘤。发生部位：长骨约 40%、下肢 18%、扁平骨 18%、脊柱 16%、短管状骨约 8%。一般在同一解剖区域内，影像学表现为界限清楚的溶骨性病变，累及干骺端和骨干。儿童病例可累及骨骺，骨扫描表现为高摄取。此外，亦可发生于头颈部、躯干、四肢和深部软组织，成年人多见。通常表现为边界清楚的分叶状肿块。组织学上，肿瘤细胞为上皮样、鞋钉样特征的内皮细胞并突向管腔（"墓碑石"样），肿瘤为分叶状，小叶中心可见到受挤压的血管，瘤细胞异型性不明显，胞浆丰富，嗜酸性，核分裂像罕见。约 25% 的上皮样血管瘤表现为多灶性，较少形成管腔结构，实性成分更多见，有时很难与恶性血管肿瘤鉴别。血管标记物如 CD31、CD34、ERG、Fli-1 呈阳性表达，可表达 CK、EMA，部分病例可表达 FOSB。59% ~ 71% 的病例显示 FOSB 融合基因，常见由 t（19；19）（q13.2；q13.2）易位导致的 ZFP36-FOSB 基因融合，以及由 t（3；19）（q25；q12）易位导致的 WWTR1-FOSB 基因融合。约 30% 的病例可以局部复发，一般不发生远处转移。

上皮样血管内皮瘤（epithelioid hemangioendothelioma）是一种低度恶性血管肿瘤，常与静脉有关，好发于四肢软组织，但也见于肺、肝和骨，肿瘤常为多灶性。组织学特征是上皮样内皮细胞的增殖，细胞胞浆丰富，嗜酸性，常可见胞浆内空泡，肿瘤细胞排列成短索状和小巢状，基质呈浅蓝色黏液样至透明或胶原基质，可伴有钙化或骨化。肿瘤细胞表达血管标记物，如 CD31、CD34 和 ERG，25% ~ 30% 的病例表达上皮性标记物 CK 或 EMA。分子遗传学方面，约 90% 的病例存在由于 t（1；3）（p36.3；q25）易位导致的 WWTR1-CAMTA1 融合，大多数病例显示免疫组化染色 CAMTA1 弥漫核阳性，CAMTA1 是上皮样血管内皮瘤较为敏感及特异的免疫标记物。此外，有少数病例（约 5%）缺乏 WWTR1-CAMTA1 基因融合，而表现为 t（X；11）（p11；q22）易位导致的 YAP1-TFE3 融合，CAMTA1 的免疫组化染色常为阴性，而 TFE3 呈弥漫性核着色。发生于软组织者，局部复发率为 10% ~ 15%，远处转移率为 20% ~ 30%，死亡率为 10% ~ 20%。

纤维结构不良（fibrous dysplasia，FD）发病率高，与 GNAS1 基因激活性突变有关。女性多见，疼痛较明显，往往累及多骨，形态学表现为纤维背景下字母形的骨小梁，周边无骨母细胞（图 1-1-11）；

McCune-Albright 综合征是一种罕见的鸟嘌呤核苷酸结合蛋白（G 蛋白）病，临床以多发性骨的纤维结构不良、皮肤斑片状色素沉着及性早熟为最常见症状。口腔颌面部常可表现为骨组织的病变和面部畸形。有些患者伴有唇颊黏膜色素沉着、牙齿提前萌出等症状。当骨的纤维结构不良和肌肉黏液瘤见于同一患者时被称为 Mazabraud 综合征。而骨性纤维结构不良（bone fibrous dysplasia，OFD）相对罕见，部分与釉质瘤相关，男女比例相当，疼痛轻，有自限倾向，具有特征性的发病部位（胫、腓骨骨干前方的骨皮质内），组织学表现显示纤维背景内不规则骨小梁周围可见增生活跃的骨母细胞（图 1-1-11），且越向周边骨小梁越多并逐渐成熟。

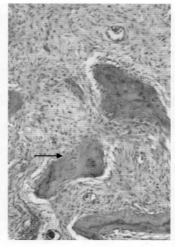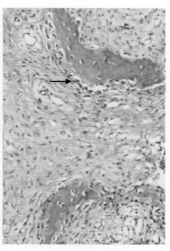

图 1-1-11　左图为纤维结构不良（FD），纤维背景下字母形的骨小梁，箭头所指为骨小梁，周围缺乏骨母细胞；右图为骨性纤维结构不良（OFD），纤维背景内不规则骨小梁周围可见增生活跃的骨母细胞，箭头所指为骨母细胞

朗格汉斯细胞组织细胞增生症（langerhans cell histiocytosis，LCH）是朗格汉斯细胞（langerhans cell）克隆性增生性病变，病因不明，可能与免疫调节功能紊乱有关，可引起孤立性或多发性骨质破坏，偶可累及其他脏器。LCH 好发于儿童及年轻成人，约 50% 发生于 10 岁以下，少数发生于 30 岁以上。任何骨均可受累，20 岁以前好发于股骨、颅骨、蝶鞍、椎骨和盆骨，20～30 岁好发于肋骨、下颌骨。长骨病变通常位于骨干，骨骺很少受累。孤立性骨病约为多发性骨病的 2 倍。近年来我院 LCH 发病部位前三位依次为椎骨、股骨、肋骨。男女比例约 2∶1（3∶2），我院 LCH 患者平均发病年龄 19.9 岁，男女比例为 1.2∶1。研究证实，朗格汉斯细胞的增生是单克隆性，提示 LCH 属于真性肿瘤。LCH 主要由多种炎细胞组成，包括嗜酸性粒细胞、淋巴细胞、浆细胞、普通组织细胞、多核巨细胞、泡沫细胞和特征性的朗格汉斯细胞。免疫组化：CD1a、S-100、CD68、Langerin 阳性表达。电镜下：朗格汉斯细胞中可见 Birbeck 颗粒，呈杆状或球拍状。35%～60% 的 LCH 患者存在 BRAF V600E 的突变，BRAF 基因突变可能驱动 LCH 发生、发展，且与其临床化疗反应及预后相关，同时也是 LCH 靶向治疗的分子遗传学基础。LCH 中亦存在 PD-L1 过表达。此外，小于 2% 的 LCH 患者存在 P53 和 RAS 基因突变。

局限型腱鞘滑膜巨细胞瘤（tenosynovial giant cell tumour，localized type）是起自指（趾）骨旁腱鞘滑膜或关节滑膜的良性肿瘤，部分位于大关节旁。病理特征为分叶状结构，附着于肌腱或关节滑膜，单核间质细胞丰富，有核分裂，无不典型性，有向组织细胞和成纤维细胞双向分化倾向，分别具有吞噬脂质形成泡沫细胞和产生胶原的表现，并有数量不定的多核巨细胞。

弥漫型（diffuse type）腱鞘滑膜巨细胞瘤 / 色素沉着绒毛结节性滑膜炎是起自大关节滑膜、滑囊或腱鞘滑膜的浸润性生长肿瘤，ICD-O 编码为 1。最常见于膝关节、踝关节等处，常反复复发。组织学表现类似局限型腱鞘巨细胞瘤，但间质细胞生长更活跃，可有坏死和滑膜裂隙，可侵蚀关节软骨和软骨下骨。

恶性腱鞘滑膜巨细胞瘤同时具有典型腱鞘滑膜巨细胞瘤和间变性肉瘤两种成分（图 1-1-12）。它可能曾经有经过病理证实的腱鞘滑膜巨细胞病史，复发后变为恶性肉瘤，文献报道以继发性恶性腱鞘滑膜巨细胞瘤为多。

起自滑膜的软骨肉瘤常继发滑膜软骨瘤，此病罕见。滑膜脂肪瘤病是指滑膜间质内分化成熟的脂肪细胞瘤样增生，多见于膝关节，又称 Hoffa 病。关节旁黏液瘤或半月板旁囊肿是黏液瘤或腱鞘囊肿的一种，丰富的黏液样基质中可见梭形和星状成纤维细胞。大量黏液的集聚形成滑膜囊肿或腱鞘囊肿。滑膜血管瘤为滑膜间质内血管组织的肿瘤样增生，可分为海绵状血管瘤、分叶状毛细血管瘤或动静脉血管瘤等。

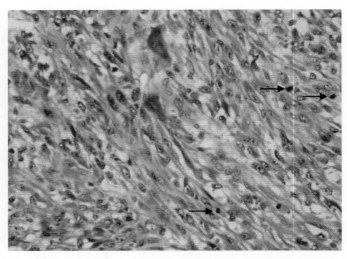

图 1-1-12　恶性腱鞘滑膜巨细胞瘤，同时具有典型腱鞘滑膜巨细胞瘤和间变性肉瘤两种成分，可见梭形细胞肉瘤组织中仍有多核巨细胞散在，肿瘤细胞核分裂多见，并有非典型核分裂。箭头所指为核分裂像

（四）软组织肿瘤的新分类

本书同样对第五版（2020 年）WHO 软组织肿瘤分类进行了详细的解读，详细内容陈列于第一章第三节第五部分，本部分仅对未列入的内容进行介绍。

非典型脂肪瘤 / 高分化脂肪肉瘤 atypical lipoma/well-differentiated liposarcoma（ALT/WDL）是一种由近似成熟的脂肪细胞形成的肿瘤，可见到核深染的异型梭形细胞和脂肪母细胞，在组织学上与分化良好的脂肪肉瘤完全一致，属于中间型局部侵袭性的脂肪细胞肿瘤。多见于老年人，好发于大腿、腹膜后和睾丸旁。组织学上，其分型为脂肪细胞瘤样型、硬化性、炎症性及梭形细胞亚型。免疫组化：S-100 阳性表达，MDM2 和 CDK4 在 ALT/WDL 和去分化脂肪肉瘤中的表达率分别为 97% 和 92%，远高于良性脂肪肿瘤的 5% 和 2%，有助于鉴别诊断。分子遗传学方面：ALT/WDL 具有超额环状染色体和巨大标记的染色体，其内含有扩增的 12q13-15 区域，包含 MDM2、CDK4、HMGA2 和 CHOP 基因，表现为 MDM2、CDK4 和 HMGA2 基因的高表达。ALT/WDL 梭形细胞亚型在形态上与非典型梭形细胞脂肪瘤有一定的重叠，但 MDM2 和 CDK4 高表达及无 RB1 的缺失表达，有助于与后者进行鉴别诊断。

假肌源性血管内皮瘤（pseudomyogenic hemangioendothelioma）是一种罕见的中间型血管内皮瘤。第四版（2013 年）WHO 软组织肿瘤分类将其作为一个独立亚型归入血管内皮瘤。此病好发于青壮年，病变多位于肢体浅表或深部组织，可累及骨骼。在组织学上，肿瘤具有上皮样血管内皮瘤和上皮样肉瘤的部分特点。肿瘤细胞中的上皮样细胞，胞浆明显嗜酸性，散在横纹肌母样细胞形态排列成束状，常伴有中性粒细胞浸润。免疫组化：血管内皮的标记物 CD31、ERG、CD34 阳性表达，同时表达 FOSB 和 CK。最近研究证实，t（7；19）（q22；q13）导致的 SERPINE-FOSB 融合是假肌源性血管内皮瘤的一个特征性表现，因此有约 90% 以上病例免疫组化 FOSB 呈阳性表达。

NTRK 重排的梭形细胞肿瘤，是一组由分子事件定义的实体肿瘤，好发于儿童和青少年，成年人也有报道，无明显性别差异，可发生于浅表及深部软组织、骨组织、内脏器官等。组织形态谱系广泛、多样，一般表现为梭形细胞及多少不等的间质透明变性，呈浸润性生长。随着二代测序等技术的进展，目前认为 NTRK 重排可发生于一组软组织肿瘤，包括婴儿 / 成人纤维肉瘤、脂肪纤维瘤病样的神经肿瘤、低级别纤维母细胞肉瘤、婴儿原始黏液样间叶性肿瘤以及梭形细胞横纹肌肉瘤等。免疫组化：CD34、S-100 均呈阳性表达，此外 pan-TRK 也呈阳性。分子遗传学表现为 NTRK 基因的融合，经典的 ETV6-NTRK3 基因融合首先被报道发生于婴儿型纤维肉瘤，后研究发现在先天性中胚层肾瘤（cellular congenital mesoblastic nephroma）及其他一些肿瘤中也存在 ETV6-NTRK3 融合，提示这一组肿瘤具有组织遗传学方面的相关性。由于原肌球蛋白受体激酶（tropomyosin receptor kinase，TRK）抑制剂对该类肿瘤疗效很好，因此准确诊断该类肿瘤的意义重大。然而，其组织形态学的多样性对于病理医师来说极具挑战性，可借助免疫组化及分子检测手段明确诊断。

滑膜肉瘤好发于青壮年，占软组织肉瘤的 5%～10%，多位于四肢大关节附近，常与腱鞘、滑囊及关节囊紧密相关。组织学上主要分为双相型和单相型。双相型滑膜肉瘤含有比例不等的上皮样细胞和梭形细胞成分（图 1-1-13）；单

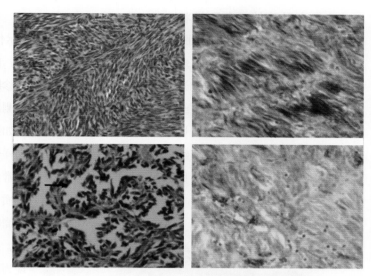

图 1-1-13　双相型滑膜肉瘤组织学表现及免疫组化表达。左上为滑膜肉瘤梭形细胞成分呈编织状密集排列，细胞丰富；左下为上皮样细胞区域呈乳头样排列，形成较多裂隙（如箭头所示），局部与梭形细胞区移行。右上为 CD99 阳性表达，右下为 EMA 灶性阳性表达

相型滑膜肉瘤又分为单相纤维型和单相上皮型，单相上皮型和低分化滑膜肉瘤是诊断的难点。95% 以上的滑膜肉瘤存在 t（X；18）（p11；q11）平衡易位，导致第 18 号染色体上 SYT（SS18）基因与 X 染色体上 SSX 基因（SSX1、SSX2、SSX4）产生融合。一些研究发现融合类型和肿瘤组织学相关，大多数携带 SYT-SSX2 的肿瘤为单相型滑膜肉瘤，而双相型滑膜肉瘤则多为 SYT-SSX1 融合。

二、大体病理改变与组织学表现

（一）大体形态学观察

大体标本的检查是标本送到病理科的第一步，对最终准确的病理诊断起到至关重要的作用。检查标本步骤包括：①一看：病变部位、大小、颜色、表面情况以及与周围组织的关系；②二摸：了解病变的性质（实性、囊性或囊实性）、是否有包膜、触摸质地（软、韧、硬），切忌用力挤压标本；③三切：沿最大面将标本剖开，仔细检查病变范围、颜色、质地、结节、囊实性、囊性（囊内容物的性状、囊内壁是否光滑等），与周围正常组织的关系（界限是否清晰）；④四取：高度可疑恶性病变区域要重点取材，取材病理医生的"火眼金睛"很重要。

骨肿瘤的标本大致分为以下几类：①穿刺活检标本：通常为条索样骨组织，常可见血凝块，要尽可能全部取材包埋；②冷冻活检标本：冷冻活检诊断风险性高，检材有限。要在短时间内观察到全面的病变组织，可以加用穿刺活检（开放式）取得尽量多的不同区域的组织，使冷冻活检病理诊断更加接近病变本质；③手术刮除标本：通常为质碎、无结构组织。最常见的肿瘤包括骨巨细胞瘤、内生软骨瘤、纤维结构不良、骨囊肿、动脉瘤样骨囊肿等。肉眼诊断价值有限，这时应该尽可能不同区域多取材；④瘤段截除标本：通常为术前穿刺活检明确诊断的中间性或恶性肿瘤，也可见于伴有病理性骨折的其他肿瘤；⑤截肢标本：通常为恶性肿瘤复发，如骨肉瘤、多形性未分化肉瘤及恶性外周神经鞘膜瘤等。

（二）肿瘤的颜色和性状

肿瘤的颜色和性状对判断肿瘤的性质具有非常重要的提示作用。如脂肪瘤通常为灰黄色结节状肿物，包膜完整，切面实性、质软；多形性肉瘤一般大体呈鱼肉状，应仔细观察颜色不同的区域，如果局部呈现灰黄色、脂肪样，则有助于光镜下做出去分化脂肪肉瘤的诊断，这时应在不同质地、不同色泽的区域取材，必要时应留取冻存新鲜组织，以便做分子遗传学的检测和诊断；发生在椎管内的神经鞘瘤，可呈哑铃形、结节状，包膜完整，切面实性或囊实性，灰白色，如继发出血、坏死，可呈灰黄、灰红色；骨巨细胞瘤大体通常为灰黄、灰红色，质软，常可继发动脉瘤样骨囊肿；软骨源性肿瘤，一般为灰白色、半透明状，如果组织完整，可见分叶状结构；内生软骨瘤通常为灰白色的碎组织，局部膨胀，可侵蚀骨

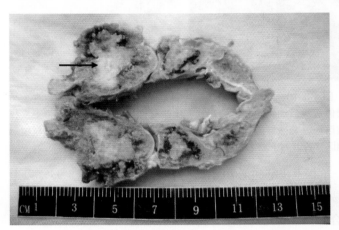

图 1-1-14　同侧掌骨、指骨多发内生软骨瘤（Ollier 病）的截指标本剖面，可见白色软骨性瘤（如箭头所示）体位于髓腔中，造成骨皮质膨胀，局部侵蚀骨皮质

皮质（图 1-1-14）。当内生软骨瘤恶变为软骨肉瘤时，可见肿瘤组织侵破骨皮质达周围软组织，恶变区域的软骨基质可黏液样变，镜下表现为肿瘤细胞异型性显著，组织学表现为软骨肉瘤 3 级（图 1-1-15）。

毛细血管扩张型骨肉瘤大体类似动脉瘤样骨囊肿，呈纯溶骨性表现，髓腔内呈充满血液的多房囊腔结构，很难看到鱼肉样典型的实性肉瘤区域。镜下：低倍镜下亦类似动脉瘤样骨囊肿，组织广泛出血、坏死；高倍镜下囊壁中细胞具有显著异型性，血管丰富，可见粉染的、纤细的骨样基质形成（图 1-1-16）。

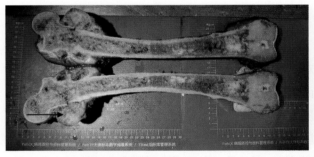

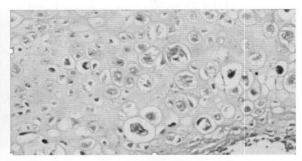

图 1-1-15　股骨内生软骨瘤恶变为软骨肉瘤，病变累及股骨全长，局部侵出骨皮质达周围软组织（左图箭头所示），肿瘤组织灰白色，半透明，局部黏液样；右图为镜下软骨肉瘤表现，组织学 3 级

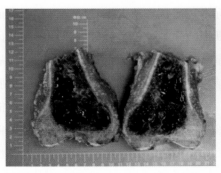

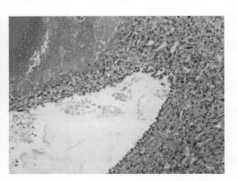

图 1-1-16　毛细血管扩张型骨肉瘤大体表现，可见充满血液的囊腔结构，多房；镜下表现为出血，囊壁内衬细胞明显异型性，局部可见骨样基质形成

纤维结构不良病理组织以膨胀为主，类似松质骨组织，切之有砂砾感，偶可伴发病理性骨折。骨样骨瘤要仔细查找瘤巢，痛风石大体表现为白垩状结节状沉积物，表面及切面可见白垩状物沉积，镜下经固定脱水溶解后成为无定形的基质，局部呈放射状，周围被单核细胞和巨细胞包裹，形成特征性的肉芽肿性炎症（图1-1-17）；假痛风（双水焦磷酸钙结晶沉积症）大体观察在半月板和滑膜、韧带等组织表面呈白色的白垩状结晶，显微镜下呈灶性紫蓝色沉积物，其中可见长斜方形的结晶，结晶在偏光显微镜下呈菱形、双折光性结晶（图1-1-17）。

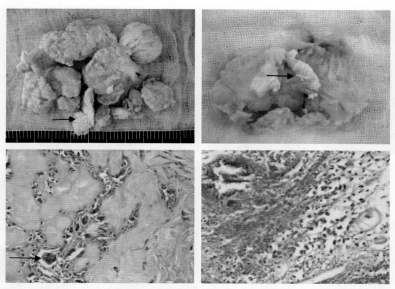

图1-1-17　左上图为痛风的大体外观及镜下表现，大体表现为白垩状结节状沉积物（如箭头所示）。左下图镜下可见粉染无定形基质，周围被单核细胞和巨细胞（如箭头所示）围绕，形成特征性的肉芽肿性炎症；右上图为二水焦磷酸钙结晶沉积症（假痛风）的表现，组织表面呈白色的白垩状结晶（如箭头所示）。右下图镜下呈灶性紫蓝色沉积物，其中可见长斜方形的结晶

滑膜软骨瘤病是良性肿瘤性软骨细胞的增生，开始埋于滑膜中，逐渐结节脱离滑膜成为游离体，数量从数个到数百个，大小从一毫米至数厘米不等。镜下为分叶状增生的软骨细胞，细胞排列杂乱丰富，可不规则钙化、骨化，有一定的非典型性（图1-1-18），但诊断恶性要慎重。

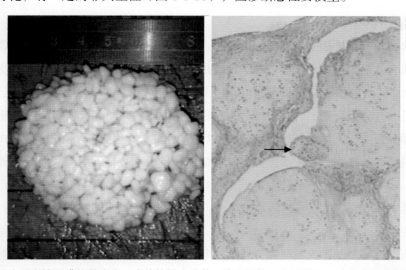

图1-1-18　左图为原发性滑膜软骨瘤病形成的软骨瘤结节，达上百枚；右图镜下：肿瘤成分为分叶状增生的肿瘤性软骨细胞（如箭头所示），细胞丰富，排列杂乱，细胞可具有一定的非典型性

退行性关节病（也称骨性关节炎）和类风湿关节炎，是非常常见的关节病变。骨性关节炎的滑膜组织呈不同程度的增生，但相对轻微，偶尔会明显增生，炎细胞少而散在（图1-1-19）。类风湿关节炎大体滑膜增生显著，紫红色，可见白色米粒样体，镜下可见纤维蛋白渗出，淋巴细胞、浆细胞的弥漫及灶性浸润，甚至形成淋巴滤泡（图1-1-19）。关节软骨溶解是继发病变，最终导致软骨剥脱；在慢性病情况下则出现继发性退行性变。软骨溶解和骨质疏松为类风湿关节炎的特征，实验室检查与退行性关节病差别明显。

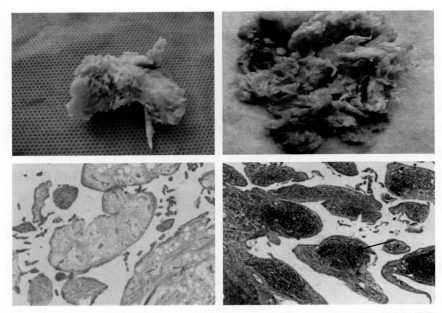

图1-1-19　左上图及左下图分别为骨性关节炎的滑膜病变大体及镜下改变，滑膜组织增生相对轻微，炎细胞少而散在；右上图及右下图分别为类风湿关节炎的滑膜病变，绒毛状增生的滑膜更长，呈现紫红色，并常附有白色米粒样体，镜下为纤维素样坏死物，滑膜间质可见大量浆细胞、淋巴细胞灶性聚集（如箭头所示）

三、骨与软组织肿瘤的病理诊断原则

（一）骨肿瘤活体组织检查

骨肿瘤病理诊断一直以来都是病理学的诊断难点，在骨肿瘤的诊断中必须坚持病理、临床及影像学三结合的原则才能有效避免误诊。骨科病理学诊断是病理医师应用病理学知识、相关技术和个人专业实践经验，对送检的骨科标本（或称检材，包括活体组织、细胞等）进行病理学检查，并结合有关临床资料、影像学表现，通过综合分析后做出的关于该标本病理变化性质的判断和具体疾病的诊断。骨科病理学检查是骨科临床医师、影像学医师与病理医师诊断疾病的合作行为，相当于一种特殊形式的会诊。最终病理学诊断为临床医师诊断疾病、制定治疗方案、评估疾病预后和总结诊治疾病经验等提供重要的（有时是决定性的）依据。详实的临床资料提供是准确进行病理诊断的第一步，是临床骨科医师不可推卸的责任。病理报告一般包括病史或临床信息（包括术式等）、大体描述、镜下描述、诊断（包括分子检测结果），根据需要可外加注释或评论。

病理标本是病理医师及技术人员研究分析的对象，它通常采自患者病变处的活体组织，应以尽可能小的创伤，获得足以诊断的标本。采集部位需准确，能够反映病变的真实病理表现。标本要及时固定，固定的作用在于：保持细胞与活体时的形态相似，防止自溶与腐败；保持细胞内特殊的成分如蛋白质等可沉淀或凝固，使其定位在细胞内的原有部位，有利于后续观察研究物质的确切定位。对于不同的物质应选用不同的固定剂和固定方法。

1. 细胞学标本的获取

细针穿刺活检如果仅抽吸出液体或血液，所获标本不足以制成组织学切片时，抽取液体中含有或多或少的细胞成分，应在病理医师的指导下进行涂片、晾干并及时固定在 95% 的乙醇中，经苏木素—伊红染色，进行细胞学病理诊断。此诊断方法常涉及关节液、空腔病变等的穿刺活检。冷冻活检时，新鲜组织的印片常能获得较好的细胞学标本。尤文氏肉瘤、恶性淋巴瘤等小圆细胞恶性肿瘤穿刺活检时常常容易造成肿瘤组织的挤压变形，细胞结构难以辨认，而细胞学涂片或印片则能够较好地显示肿瘤细胞的结构。细胞学标本的缺点是无法观察病变的组织学结构。因此在临床病理实践中，穿刺活检和冷冻活检时常规加做细胞学检查很有必要，可以为诊断提供更多的信息和依据。

2. 穿刺活体组织标本的采取

若术前穿刺活检能明确诊断，医师就能够快速选择正确的治疗方法和手术方式，并为术中冷冻活检诊断提供极有价值的参考，降低了冷冻诊断的风险。

在超声、CT 等影像学引导下经皮穿刺活检，优点是损伤小、安全、操作简单，诊断符合率可达 70%～98%，是临床常用的方法。取得的标本应避免用力钳夹，造成组织挤压变形，制片后观察困难，不能准确诊断。穿刺组织应及时固定于 10% 的中性福尔马林溶液中（固定液与组织标本的比例不少于 20∶1）送检。穿刺活检诊断符合率较高的是骨转移性癌、高级别的骨原发性肉瘤（普通型骨肉瘤、软骨肉瘤及小细胞肉瘤）和形态学表现单一而临床、影像学表现具有特征性的肿瘤，如骨巨细胞瘤、脊索瘤、非骨化性纤维瘤及纤维结构不良等。由于穿刺活检的缺点是标本量少，一些空腔性囊性病变、血管源性肿瘤伴出血、低度恶性肿瘤及肿瘤异质性高、成分复杂而分布不均或伴大量坏死的肿瘤，常出现因诊断标本不足，难以进行准确的病理诊断而造成诊断符合率低。而高度钙化、致密的成骨性病变穿刺常较困难且不能冷冻切片。当穿刺活检病理诊断与临床、影像学不相符时，应与病理医师沟通并且再进行穿刺取材、切开活检或做术中冷冻活检。

3. 术中快速冷冻活检

术中冷冻切片诊断是手术中即刻（半小时）获得组织病理诊断的特殊方法，为即将进行的手术方案提供病理学依据。由于此方法对组织固定、脱水不够彻底，不能良好地显示肿瘤组织的详细结构，钙化骨组织和骨髓脂肪组织难以冷冻制片，观察欠全面，因此冷冻活检报告主要目的是确定性质，可以区分感染还是小圆细胞恶性肿瘤（尤文氏肉瘤、浆细胞骨髓瘤及淋巴瘤等），或将增生活跃的肉芽组织与梭形细胞肿瘤区分开来，还可对切除范围进行评估，对协助外科医生进行决策起到重要作用。随着植入材料使用的不断增加，当假体植入治疗失败而进行清理翻修时，区分感染和异物反应尤其重要。在临床怀疑病理性骨折的情况下，冷冻活检通常可以鉴别肿瘤、炎症或坏死组织。

术中冷冻活检诊断的缺陷是组织数量不够，不能代表整个病变组织，组织处理时间短，结构显示欠佳，影响观察。其局限性和风险还在于：骨肿瘤发病率低、形态多样复杂、病理医师的诊断经验不易积累、病理医师术前术中与临床和放射科医师沟通不够、病理报告未提示手术医师应重取活检。某些恶性骨肿瘤具有假良性形态学改变，又与良性、交界性肿瘤石蜡切片的表现不符，当要进行人工关节置换、同种异体骨移植和肿瘤刮除后生物重建术时，存在一定的风险。

对于影像学提示有恶性征象，而组织形态学显示为高分化肿瘤者，术前应进行多学科诊疗模式（MDT）讨论，如果术中冷冻活检有局限性，应提示临床多取材。冷冻活检对一些肿瘤（如多形性肉瘤）只能定性而不能分型，但并不影响治疗原则。对于需要依赖免疫组织化学染色来进行分类的小圆细胞恶性肿瘤，应尽量提前做穿刺活检，以区分出淋巴造血系统肿瘤（恶性淋巴瘤、浆细胞性骨髓瘤等）及非淋巴造血系统肿瘤（转移性小细胞癌、尤文氏肉瘤、小细胞性骨肉瘤、间叶性软骨肉瘤），这两类肿瘤在治疗上有区别。冷冻活检难以确诊的良、恶性肿瘤有高分化软骨性、成骨性、具有上皮样分化及梭形细胞的肿瘤等。

冷冻活检标本应避免钳夹、挤压，应当放在干纱布上并立即送到病理科，不能放进任何液体中，以免冷冻时出现冰晶影响观察。

4. 切取活检

切取活检的优点是取材准确，取材量大，诊断相对准确，为后续工作（免疫组化染色，分子病理检测等）准备充足的标本；缺点是损伤大，尤其对于深部病变。对位于四肢长骨的骨肉瘤，目视下粗针穿刺活检（多点足够的取材量）已逐渐代替切开活检。当穿刺活检诊断失败，肿瘤含有较多骨及钙化，术中冷冻活检难以切片时，应在手术室麻醉下切开组织，直视下选择病变显著区域切取合适大小的病变组织，及时固定送检。若病变较小且表浅，可进行切除活检。

5. 手术切除标本

手术切除得到的标本包括所有的病变及病变周围组织，包括局部切除标本、局部扩大切除标本、根治性切除标本以及截肢标本等多种类型。使用石蜡包埋切片，耗时较长，观察更精细，诊断更准确。病理报告一般包括骨关节病变的解剖学位置、大体外观检查、肿瘤侵及范围、断端及肿瘤周围安全边界是否充分，经过化放疗后的肿瘤坏死率评估、炎症及肿瘤分类分型、肿瘤分级。疑难病例还需进行免疫组化及分子病理学检测，它是骨关节疾病的最终诊断，为后续治疗提供了依据。骨科临床手术治疗时切除的所有组织应送病理检查，这是规范也应成为习惯，以避免误诊、漏诊，使术后治疗有据可依。石蜡切片诊断是各种标本都要进行的步骤。

（二）骨肿瘤细胞的超微结构

应用电子显微镜研究骨肿瘤已有半个多世纪的历史。电子显微镜可从细胞、亚细胞的形态结构上阐明疾病的发生、发展及转归规律，丰富了传统病理学的知识；通过对亚细胞结构和病原体的观察，可诊断肿瘤疾病、肾小球疾病与其他一些细菌、病毒和寄生虫疾病。同时，电镜对于我们了解各类骨肿瘤的亚细胞水平结构有很大帮助。掌握电子显微镜下恶性骨肿瘤的诊断首先要了解正常细胞的超微结构。

1. 细胞膜

细胞膜也称生物膜，是一切细胞最基本的结构和功能成分，是细胞与外界环境相隔的原生质膜。细胞膜由三层结构组成：内外两层电子密度较高，中间密度较低，基本结构是液态脂类双分子层间镶嵌许多球形蛋白质。主要功能是直接或间接地参与细胞代谢、物质交换、受体和细胞免疫。细胞膜表面的特殊分化有几种形式，如微绒毛、泡饮、皱襞、伪足、内褶等。

2. 细胞质

细胞质内有各种细胞器、包涵物和无定形的细胞基质。线粒体为供能站和细胞呼吸中心，是细胞活动中能量的主要来源，也是各种酶和辅酶的分布所在；粗面内质网，除红细胞外人体所有细胞均有粗面内质网。分化越成熟、功能越活跃的细胞，粗面内质网越发达，其主要参与蛋白质合成的作用；滑面内质网与细胞内类固醇、脂质和糖原的代谢有关；高尔基复合体与蛋白质和脂质的加工包装，运输有关，在高分化的肿瘤细胞中最发达；溶酶体是人体防御系统的重要组成部分，具有溶化、防御及消除异物的作用；核蛋白体参与机体蛋白质的合成；细胞骨架包括三种类型纤维，即微管系统、微丝系统和中间丝系统。

3. 细胞核

包括核膜、染色质、核仁、核液及其包涵物。细胞核由核酸组成，是所有真核细胞都具有的细胞器，是生物遗传结构的功能单位，是合成 DNA 和 RNA 的部位，还是基因的复制场所，它控制着细胞结构和生命功能。核膜为双膜结构，两层间为核周间隙，与内质网囊泡相通，是细胞核和细胞膜之间物质交换的通道；核染色质在核内分为常染色质和异染色质，由于 DNA 螺旋化和折叠化不同引起两者形态和功能的不同。代谢活跃的细胞和幼稚细胞的常染色质丰富，反之异染色质丰富；核仁主要为 RNA，并含有少量 DNA，核仁功能是制造 rRNA 的细胞器；核液是细胞核的液体部分，成分为水、酶和无机盐；其他包涵物包括糖原、脂类、晶体、血红蛋白等。

由于骨肿瘤细胞一般具有来源细胞的超微结构，肿瘤细胞分化愈好，这种特征越明显。但无论肿瘤细胞分化多好，均与来源的正常组织的细胞有不同程度的差异，这就是异形性。异形性小者，分化程度高；异形性越明显，分化程度愈差。因此，肿瘤细胞的异形性是区分良、恶性肿瘤的组织学标准。间变则是指肿瘤细胞缺乏分化状态。间变细胞的细胞膜中细胞联结减少，细胞间距加大，有利于肿瘤细胞的浸润性生长和转移。多数肿瘤细胞质内细胞器减少，出现异常细胞器。细胞核增大、核染色质不规则浓染、核仁体积增大、数目增多，都是恶性骨肿瘤细胞核的特征。

对某些在光镜下难以鉴别及判断细胞来源的肿瘤，通过分析其超微结构，可以明确细胞来源。如恶性小圆细胞肿瘤是骨肿瘤中最常遇到且需要鉴别的一类肿瘤，而光镜下往往难以鉴别，在电镜下可以观察到各种不同恶性小圆细胞肿瘤所具备各自特有的超微结构特征；尤文氏肉瘤细胞内含有大量的糖原颗粒；神经母细胞有树突样突起，细胞内有微管及神经内分泌颗粒；恶性淋巴瘤无糖原颗粒、内分泌颗粒，而有各阶段的淋巴细胞的超微结构特征；浆细胞骨髓瘤细胞内有大量的粗面内质网；低分化癌有时可见细胞连接器；朗格汉斯细胞组织细胞增生症，电镜下可见富于溶酶体的朗格汉斯组织细胞和嗜酸性粒细胞，朗格汉斯组织细胞中可见杆状和网球拍状 Birbeck 小体；胚胎性横纹肌肉瘤细胞质内有肌丝、Z 带和结构发育不良的肌节等，均有助于鉴别诊断。

（三）特殊染色及其他病理技术在骨肿瘤诊断中的应用

骨与软组织肿瘤的病理组织学诊断，除常规 HE 染色观察外，骨与软组织肿瘤细胞或间质内中常常含有一些特殊物质，包括黏液、脂滴、糖原、分泌颗粒、网状纤维等，常需要进行特殊染色来做鉴别诊断。

1. 胶原纤维染色

常用染色法为苦味酸 - 酸性品红染色（Van Gieson，VG）法和 Masson 改良染色法等，主要用于鉴别肌组织与纤维组织等间叶性来源的肿瘤。VG 染色结果：胶原纤维呈鲜红色，肌纤维、细胞质和红细胞呈黄色，细胞核呈蓝褐色。Masson 改良染色结果：胶原纤维呈蓝色，肌纤维呈红色，细胞核呈蓝色。

2. 弹力纤维染色

最常用的是 Gomori 醛复红染色法，主要用于软组织弹力纤维瘤、老年性弹性纤维增多症、乳腺癌时导管及血管壁周围弹性纤维的增生等的诊断与鉴别诊断。结果：弹性纤维呈紫红色，背景呈橘黄色。

3. 网状纤维染色

常用的染色方法为 Gordon-Sweets 银氨染色法，网织纤维为黑色细丝状，细胞核呈红色，胶原纤维呈黄棕色，细胞核呈淡红色（伊红液复染），可用于鉴别肿瘤的性质和来源，如癌组织仅在癌巢周围有网织细胞包绕，巢内细胞之间无网状纤维，而肉瘤细胞之间可见不等量的网状纤维分散包绕单个肉瘤细胞。还可用于恶性淋巴瘤或组织细胞肉瘤，肝组织的网状支架塌陷破坏或增生情况，对肝细胞癌的诊断有重要的提示作用。

4. 脂肪染色

常用油红 O 和苏丹 III 等，脂肪染色采用新鲜组织冷冻切片，主要用于脂肪肉瘤的鉴别诊断。

5. 过碘酸雪夫染色（PAS）

主要用于糖原、中性黏液、基底膜等的染色。在骨尤文氏肉瘤、脊索瘤和软骨肉瘤的细胞内均含有糖原。PAS 染色还可用于鉴别细胞内的空泡状变性。此外，PAS 黏液染色还有助于含中性黏液的腺癌、骨的黏液瘤、软骨黏液样纤维瘤等的诊断。PAS 染色结果：糖原和黏蛋白呈紫红色，细胞核呈蓝色，霉菌呈紫红色。

6. 磷钨酸苏木素（PTAH）染色法

主要用于诊断和鉴别诊断横纹肌肉瘤和含有成肌细胞的混合性中胚叶肿瘤等。PTAH 染色的阳性率较低，故 PTAH 染色出现横纹者即可肯定诊断，但阴性结果不能排除横纹肌肉瘤的诊断。

7. 淀粉样物质染色

淀粉样物质是蛋白质变性所致，又称为淀粉样变性。显示淀粉样变性的方法较多，常用的是刚果红和甲基紫法，可同时做两种方法进行对照观察。淀粉样物质染色在临床诊断的应用比较广泛，在骨肿瘤方面常用于多发性骨髓瘤的诊断。

8. 黑色素染色 Masson-Fontana 法

常用于黑色素瘤、色素性神经鞘瘤等病变。在骨肿瘤方面，黑色素染色主要用于转移性恶性黑色素瘤与其他肿瘤的鉴别诊断。

此外，针对骨和软骨还有一些特殊的染色方法。如针对软骨的酸性品红、油红 O、甲苯胺蓝染色和针对不脱钙骨的 Von Kossa 染色等都在临床骨科病理诊断和科研中常常用到（图 1-1-20）。

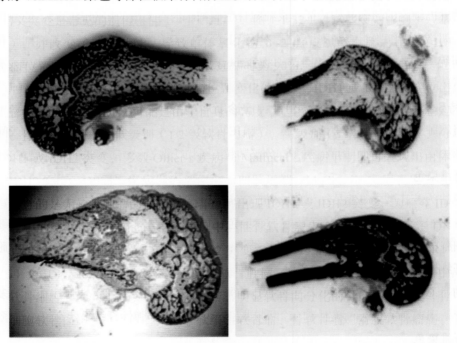

图 1-1-20　在大鼠骨质疏松模型的研究中，股骨远端的不脱钙切片的 Von Kossa 染色，黑色为钙化骨质，红色为软骨及未钙化骨样组织。左上为正常骨表现。右上为骨质疏松表现。尤以松质骨小梁稀疏、断续为显著。左下为模型采用第一代双膦酸盐大剂量治疗后表现为“骨软化”。右下为经重组人甲状旁腺激素 1-34（rhPTH1-34）治疗后骨小梁密度增加及矿化增强，导致“骨硬化”

由于骨关节病理标本常含骨及钙化组织，普通切片机无法切片，因此需要对组织进行脱钙处理。相应的含骨及钙化成分的病理报告发出会延迟。应尽量使用既迅速又能最大限度减少对组织破坏的脱钙剂进行脱钙，临床病理常用的是 5%～8% 的硝酸水溶液（需 1～3 天）和甲酸为主的混合脱钙液（需 2～5 天）。增加微波磁力搅拌技术能够加快脱钙过程。乙二胺四乙酸（EDTA）是一种良好的脱钙螯合剂，是骨组织科研中最为理想的脱钙剂。

在骨科领域中形态学研究的定量方法——骨组织形态计量学在研究骨的代谢性疾病方面取得了很大成果。具体涉及活体标记与不脱钙切片的制作技术，骨组织形态计量与计算机图像分析技术等。

四、免疫组织化学与基因诊断

（一）免疫组织化学技术在骨与软组织肿瘤中的应用

免疫组织化学（immunohistochemistry，IHC）是基于抗原 - 抗体相互识别，在光学显微镜的水平上利用抗体特异性结合，对组织或细胞内的特异性抗原进行定位的一种方法。表 1-1-2 为常见的骨与软组织肿瘤免疫组化标记物。其在软组织肿瘤诊断和鉴别诊断中起着非常重要的作用，且在指导靶向治疗或预测肿瘤的生物学行为方面也有广阔的应用前景。尽管如此，免疫组化只是一种辅助性手段，有着自身的局限性，并不能代替传统的组织形态学检查，后者才是病理学诊断的基础。当然，随着分子遗传学的不断发展，越来越多的肿瘤中存在特定的基因异常，分子检测等手段可以弥补免疫组化的不足，有助于肿瘤的诊断以及鉴别诊断。以下介绍几种骨与软组织肿瘤常用的免疫标志物。

表 1-1-2 骨与软组织常见肿瘤免疫组化标记物

肿瘤名称	免疫标记
骨巨细胞瘤	H3F3A、P63、SATB-2
软骨母细胞瘤	H3F3B、DOG-1、S-100、SOX-9
脊索瘤	Brachury、Ckpan、S-100、EMA
尤文氏肉瘤	CD99，bcl-2、NKX2.2、PAX-7、NSE、Syn
滑膜肉瘤	CK19，EMA，CD99、BCL-2、TLE-1
血管源性肿瘤	CD31、CD34、ERG、Fli-1、SMA
软骨肉瘤	S-100、SOX-9、P53
骨肉瘤	SATB-2、P53、Vimentin
神经鞘瘤或恶性外周神经鞘膜瘤	S-100、SOX-10、P53、H3K27me3（可缺失表达）
横纹肌肉瘤	desmin、MyoD1、Myogenin、Myoglobin
平滑肌瘤 / 平滑肌肉瘤	SMA、caldesmon、desmin
孤立性纤维性肿瘤	CD34、STAT6、Bcl-2、CD99、SMA
朗格汉斯组织细胞增生症	CD1a、S-100、CD68、langerin、CyclinD1
浆细胞骨髓瘤	CD38、CD138、κ、λ、CD79a、CD56
腺泡状软组织肉瘤	TFE3、MyoD1、MSA、desmin
上皮样肉瘤	AE1/AE3、CAM5.2、EMA、CD34、actins、Vimentin、INi-1（缺失）
促结缔组织增生性小圆细胞肿瘤	Desmin、Vimentin、CD99、AE1/AE3、NSE、Leu 7、WT-1
多形性未分化肉瘤	CD68、AACT、Lysozme、desmin
高分化脂肪肉瘤	S-100、MDM2、CDK4
软组织透明细胞肉瘤	S-100、HMB45、Melan-A、PNL2

1. 骨与软组织肿瘤常用的免疫标志物

（1）波形蛋白（vimentin）：名字来源于拉丁语 vimentum，用于描述一排有弹性的杆子。该蛋白是中间丝的其中一种蛋白，参与细胞骨架和胞膜的形成，分子量为 50KD，是正常间叶源性细胞及其肿瘤的敏感性标记物，但特异性较差，在间叶来源的梭形细胞肿瘤的鉴别诊断中意义不大，但可以作为"对照标记物"判断组织固定及处理是否良好。在某些上皮细胞及其来源的肿瘤中，如子宫内膜癌、肾透明细胞癌可同时表达波形蛋白和细胞角蛋白。因此，波形蛋白可与其他抗体联合使用，对骨转移癌的诊断也有一定的提示意义。

（2）结蛋白（desmin）：是一种胞浆中间丝蛋白，特征性的表达于肌源性或相关肿瘤，如大多数的横纹肌肉瘤、平滑肌瘤、平滑肌肉瘤等，也可表达于促结缔组织增生性小圆细胞肿瘤、上皮样肉瘤、恶性外周神经鞘膜瘤等恶性肿瘤。

（3）角蛋白（CK）：作为上皮细胞及上皮源性肿瘤的特异性标记，对于恶性肿瘤中癌的诊断具有非常重要的作用。此外部分间叶来源的肿瘤，如上皮样肉瘤、上皮样血管内皮瘤、脊索瘤及滑膜肉瘤等，也可以表达角蛋白，且表达谱较广。CK7、CK19、CK8/18 等在滑膜肉瘤均可呈阳性表达。在少部分骨肉瘤中也可以有少量细胞的阳性表达。

（4）上皮细胞膜抗原（EMA）：是一种分子量为 400KD 的跨膜糖蛋白，是应用比较广泛的上皮性标记，在软组织肿瘤中，常用于标记具有上皮分化的肿瘤，如滑膜肉瘤、上皮样肉瘤及上皮样血管内皮瘤等，也可用于标记神经束膜瘤、异位脑膜瘤等。

（5）α-平滑肌肌动蛋白（α-SMA）：是一种平滑肌肌动蛋白，分子量 42KD，用于标记平滑肌肿瘤、血管球瘤、球周皮细胞肿瘤及其他具有肌纤维母细胞分化的肿瘤，如结节性筋膜炎、增生性筋膜炎及炎性肌纤维母细胞瘤等。

（6）肌红蛋白（myoglobin）：是一种肌发育的基本调节蛋白，主要用于标记横纹肌肉瘤及含有横纹肌成分的肿瘤（外胚层间叶瘤），阳性反应定位在细胞核，在成熟的骨骼肌及促结缔组织增生性小圆细胞肿瘤中不表达。

（7）S-100 蛋白：是一种具有雪旺细胞分化的标志物，在人体组织中广泛分布，包括神经节、软骨细胞、脂肪细胞、雪旺细胞、黑色素细胞、脊索、表皮朗格汉斯细胞、树突状细胞等。在软组织肿瘤中，表达 S-100 的肿瘤通常提示肿瘤具有雪旺细胞分化或黑色素细胞分化。S-100 在周围神经肿瘤包括神经鞘瘤、颗粒细胞瘤中呈弥漫强阳性表达；S-100 在恶性周围神经鞘膜瘤中阳性率降低或阴性；S-100 在软组织透明细胞肉瘤、软骨样脂肪瘤、软组织骨化性纤维黏液样肿瘤以及间叶性软骨肉瘤等肿瘤中也呈不同程度阳性表达。此外，约 30% 的滑膜肉瘤表达 S-100，应注意不要误诊为恶性周围神经鞘膜瘤。

（8）内皮细胞标记物

1）CD34：也称为人类造血祖细胞抗原，除造血干细胞外，在血管内皮细胞、胃肠道卡哈尔细胞（Cajal cell）以及皮肤附件周围等部位也有表达。在软组织肿瘤中，主要用于标记血管源性肿瘤，常与 CD31 联合使用。此外，CD34 在一些梭形细胞肿瘤中也有阳性表达，如隆突性皮肤纤维肉瘤、孤立性纤维性肿瘤、胃肠道间质瘤、树突状纤维黏液脂肪瘤以及浅表性 CD34 阳性纤维母细胞性肿瘤等。

2）CD31：也称为血小板内皮细胞黏液分子-1，主要用于标记血管内皮细胞和造血细胞。在软组织肿瘤中，主要用于标记血管源性肿瘤。在良性血管瘤、上皮样血管内皮瘤、卡波西肉瘤等肿瘤中均可呈阳性表达，并有很好的敏感性。

3）ERG：在血管内皮细胞中高表达，特异性及敏感性均较强，是诊断血管源性肿瘤的一个非常重要的特异性标记物。

（9）CD99：一种分子量 20-30KD 的跨膜蛋白，主要表达于尤文氏肉瘤、间叶性软骨肉瘤、滑膜肉瘤、孤立性纤维性肿瘤以及促结缔组织增生性小圆细胞肿瘤等。具有特异性差、敏感性高的特点。

（10）H3F3A：位于 1 号染色体编码组蛋白 H3F3A 基因突变是骨巨细胞瘤较特征性的改变，69%～92% 骨巨细胞瘤存在 H3F3A 基因突变，免疫组化 H3F3A 可以很好地与软骨母细胞瘤及其他富于巨细胞的病变相鉴别，但并不能区分骨巨细胞瘤的良、恶性。

（11）H3F3B：位于 17 号染色体编码组蛋白 H3F3B 基因突变是软骨母细胞瘤的特征性分子改变，免疫组化染色 H3F3B 蛋白定位于细胞核，其阳性有助于软骨母细胞瘤的诊断与鉴别诊断。

（12）Brachury：是一种对脊索瘤高度敏感和特异性的标记物，有助于与副脊索瘤、骨外黏液样软骨肉瘤、富含黏液的软骨肉瘤等相鉴别。

（13）SATB-2：是一种核基质相关蛋白，促进基因重组和染色质重塑，调控基因表达，在真核生物的发育、免疫调节、凋亡调控、肿瘤发生及转移以及成骨细胞分化中发挥重要作用。SATB-2 在 90.4% 的骨肉瘤中表达，可用于骨肉瘤的诊断，但并不特异，在骨巨细胞瘤及其他一些成骨性肿瘤中均可呈阳性表达。

（14）组织细胞及树突状细胞标记物

1）CD68：是一种溶酶体蛋白，标记组织细胞、单核细胞、破骨样多核巨细胞以及骨髓细胞。常用在纤维组织细胞性肿瘤中，如黄色瘤、多形性未分化肉瘤、非骨化性纤维瘤（纤维组织细胞瘤）等。也表达于颗粒细胞瘤、部分癌以及肉芽肿性病变中的上皮样细胞及多核巨细胞。

2）CD163：是清道夫受体超家族重要成员，主要表达于单核细胞和巨噬细胞表面，比 CD68 更特异，可表达于组织细胞肉瘤、朗格汉斯细胞组织细胞增生症以及腱鞘巨细胞瘤中。此外，CD163 在骨巨细胞瘤中的单核基质细胞中可表达，而在破骨样多核巨细胞及肉芽肿性病变的上皮样细胞中不表达。

3）S100：蛋白可在朗格汉斯细胞组织细胞增生症以及 Rosai-Dofman 病中阳性表达。

4）CD1a：最常作为朗格汉斯细胞组织细胞增生症特异性标记，与 S-100、CD68、langerin 等联合使用。

5）溶菌酶（lysozyme）：是组织细胞及其来源肿瘤的标记物。该抗体与 CD68、AACT 等联合使用，用于多形性未分化肉瘤（恶性纤维组织细胞瘤）的诊断。

（15）细胞周期蛋白

1）细胞周期素（Cyclin）：是周期素依赖激酶的调节因子，主要用于恶性肿瘤的基础研究。其中 Cyclin A 的表达与肿瘤侵袭性相关，Cyclin D1 的过度表达提示肿瘤预后不佳，在套细胞淋巴瘤中呈特异性阳性表达。最新研究证实，Cyclin D1 在反应性增生的朗格汉斯组织细胞中不表达，而在朗格汉斯细胞组织细胞增生症中则呈阳性表达，此研究有助于两者的鉴别诊断。

2）MDM2：是分子量 90KD 的磷酸化蛋白同源物，广泛存在于人体正常组织中，能与突变型和野生型 P53 结合，抑制 P53 介导的反式活化作用，使 P53 失活。MDM2 扩增与肿瘤转移密切相关，在高分化脂肪肉瘤、去分化脂肪肉瘤、低级别中央型骨肉瘤等肿瘤中可呈阳性表达。

3）CDK4：是哺乳类细胞中 Cyclin D 的主要催化亚单位，其编码基因位于染色体 12q13。该蛋白在整个细胞周期中持续表达，CDK4 基因在分化较好的脂肪肉瘤及低级别中心型骨肉瘤中常有扩增。

4）P53（TP53）：是一种抑癌基因，包括野生型和突变型，广泛应用与骨与软组织恶性肿瘤的基础研究中。

5）Ki-67：是病理科日常工作中使用最多的一个抗体，表达于细胞周期的所有活动阶段（G1、S、

G2 和 M 期），但不存在于静止期细胞（G0 期）。Ki-67 表达的高低与肿瘤分化程度以及预后密切相关。

（16）其他常用的标记物

1）TFE3：是 Xp11 易位的肾细胞癌最敏感和最特异的标记物，也可用于腺泡状软组织肉瘤的诊断，定位于细胞核。

2）CD38：是一种 II 型跨膜蛋白，表达于浆细胞、胸腺细胞、前 T 和 B 细胞、单核细胞等，用于浆细胞骨髓瘤及自身免疫性相关疾病的诊断，此外也可作为生发中心 B 细胞的一种选择性标记。

3）CD138：是一种跨膜蛋白，表达于正常淋巴细胞的不同分化阶段，如 B 细胞、未成熟 B 细胞及浆细胞，同时还表达于一些上皮细胞、内皮细胞等。最常用于浆细胞骨髓瘤的诊断。

4）Kappa：可与人免疫球蛋白的 κ 链反应，标记带有 κ 链的 B 淋巴细胞、浆细胞和免疫母细胞。主要用于淋巴瘤和淋巴结反应性增生的鉴别诊断。

5）Lambda：可与人免疫球蛋白的 λ 链反应，标记带有 λ 链的 B 淋巴细胞、浆细胞和免疫母细胞。主要用于浆细胞骨髓瘤及其他淋巴造血来源的肿瘤的诊断与鉴别诊断。

6）CD56：是一组相关的细胞表面糖蛋白，在胚胎发育以及神经细胞的相互联系中发挥重要作用。CD56 抗原主要表达于神经元、星形胶质细胞、雪旺细胞、NK 细胞和小部分活化的 T 细胞。该抗体常用于神经外胚层肿瘤、小细胞肺癌和 NK 细胞淋巴瘤的诊断及研究。在浆细胞骨髓瘤中常可阳性表达，但不能将其作为确定浆细胞骨髓瘤中具独特临床病理学特点亚群的标记，可作为一个预后提示因子。研究表明，CD56 阳性的浆细胞骨髓瘤患者的整体生存时间和无疾病生存时间长于 CD56 阴性患者。

7）STAT6：在孤立性纤维性肿瘤（SFT）细胞核中的表达具有较高的灵敏度和特异度，远高于 CD34、CD99、bcl-2 这 3 种常用临床标志物，可作为临床诊断 SFT 的又一个有用标记物，具有重要的临床诊断和鉴别诊断价值。

8）WT-1 基因：定位于染色体 11p13，其编码蛋白主要表达于中胚层起源的泌尿生殖道组织、间皮组织及良恶性间皮瘤、肾母细胞瘤（Wilm's 瘤）、促结缔组织增生性小圆细胞瘤（DSRCT）及一些白血病中。可用于鉴别促结缔组织增生的小圆细胞瘤（WT-1 阳性）和尤文氏肉瘤或原始神经外胚层肿瘤。

（二）免疫组化在骨转移癌中的应用

骨转移性癌是最常见的累及骨的恶性肿瘤，骨是继肺和肝脏之后第 3 个常见的转移部位。最常发生骨转移的癌症是前列腺癌、乳腺癌、肺癌、肾癌和甲状腺癌等，上述癌症种类占骨转移性癌的 80%。肿瘤大多导致骨溶解，少许引起成骨性转移（前列腺癌）。有 15% 的患者原发肿瘤不明，20% 的患者以骨转移为首发症状。随着某些具有器官特异性及胚胎发育指向的免疫组化抗体的使用，原发灶的发现变得更加可期待。成骨性转移（前列腺癌）是指前列腺癌转移至骨组织内，一方面引起骨组织溶骨性破坏，另一方面刺激成骨细胞生成骨样基质并钙化，形成编织骨小梁，因此诊断中应仔细辨认其中的癌细胞，避免误诊为生骨性肿瘤，免疫组织化学染色前列腺癌特异性抗体 P504S 阳性可明确诊断（图 1-1-21）。乳腺癌最常见的转移部位是肺，其次为骨，骨组织中可见肿瘤细胞呈巢状、条索或单个细胞散在分布，可伴有生骨。乳腺癌特异性的标记如 Mammaglobin、GCDFP-15 常呈阳性表达（图 1-1-22）。表 1-1-3 为骨转移性肿瘤中常用的免疫组化标记物，常常需要几种标记物联合使用。此外，脱钙后的组织有可能会影响免疫组化染色结果，所以在日常工作中要准备掌握骨组织脱钙时间，尽可能在转移病灶中切取质软组织（不需要脱钙），有利于后续免疫组化染色及分子检测。

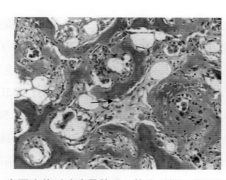
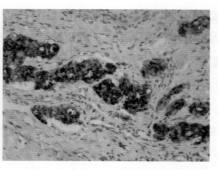

图 1-1-21　左图为前列腺癌骨转移，箭头所指为癌细胞。右图为第 6 胸椎椎体骨转移性前列腺癌免疫组织化学染色前列腺癌特异性抗体 P504S 阳性（箭头所示为肿瘤细胞，胞浆呈阳性表达）

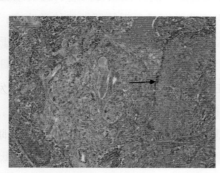
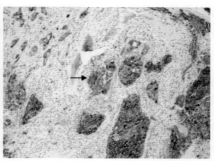

图 1-1-22　左图为乳腺浸润性导管癌骨转移，癌细胞呈巢状分布（如箭头所示）。右图为免疫组织化学染色乳腺癌特异性抗体 Mammaglobin 阳性（箭头所示为肿瘤细胞，胞浆呈阳性表达）

表 1-1-3　骨转移性肿瘤中常用的免疫组化标记物

肿瘤名称	免疫标记
乳腺癌	ER、PR、C-erbB-2（HER-2）、Mammaglobin、GCDFP-15、GATA-3、E-cadherin、P120
前列腺癌	P504s、PSA、CK7、PSAP
肺腺癌	TTF-1、CK7、NapsinA、CK8/18
肺小细胞癌	Syn、CD56、CgA、TTF-1、Ki67
鳞状细胞癌	CK、CK5/6、CK10/13、P40、P63、CK34βE12
胃肠道腺癌	CK7、CK20、Villin、CDX-2、CEA、EMA、SATB-2
肾细胞癌	CD10、Vimentin、CAIX、PAX-8、CK8/18
肝细胞癌	CK8/18、GPC-3、Hsp70、Hepatocyte
甲状腺癌	TG、TTF-1、PAX-8、CK19、Galectin-3、MC、BRAF V600E、CyclinD1
黑色素瘤	HMB-45、S-100、Malan-A、MiTF

（三）骨与软组织肿瘤的基因诊断

骨肿瘤的诊断主要依据组织学、免疫组化染色和临床影像特点做出诊断。随着现代基因遗传学研究的不断进展，许多骨肿瘤被发现具有频发性、非随机性遗传学改变。其中大多数为获得性突变，只有少数肿瘤为胚系突变引起的的家族性癌症综合征。目前，分子遗传学已越来越广泛地被应用于骨肿瘤的诊断、分类、预后判断以及治疗方案的选择中。分子遗传学常用技术包括经典细胞遗传学（即传统的染色体核型分析）、分子细胞遗传学［包括光谱核型分析、原位杂交（FISH 与 CISH）、比较基因组杂交（CGH）］、PCR/RT-PCR（加测序）、甲基化分析、二代测序（NGS）。基因突变的类型包括缺失突变、点突变、插入突变、混合突变。具体的突变类型已达 800 余种。随着分子生物学研究的进展，目前针对骨与软组织肿瘤的诊断越来越多的依赖于分子检测，且相关结果对临床诊疗及预后判断具有重要意义。病理医师要不断深入学习掌握相关肿瘤的分子遗传学特征，为选择更有效的个体化治疗方式提供准确诊断及精准的分子检测报告。

1. 骨与软组织肿瘤的基因改变

（1）软骨源性肿瘤的基因改变：研究证实，大多数软骨源性肿瘤中都存在 IDH1 或 IDH2 突变，其突变率分别为：散发型内生软骨瘤（52%），软骨瘤病（87%），原发性中央型软骨肉瘤（50%～78%），去分化软骨肉瘤（<20%），骨膜软骨肉瘤（100%）。除 IDH 基因突变外，约 44% 的软骨肉瘤存在 COL2A1 基因突变。以上这两种基因的突变不能区分软骨性肿瘤的良恶性，但可用于其与软骨母性骨肉瘤和软骨样脊索瘤的鉴别诊断。

部分软骨源性肿瘤缺乏 IDH1/2 基因突变，如骨软骨瘤、间叶性软骨肉瘤、透明细胞软骨肉瘤、软骨黏液样纤维瘤以及软骨母细胞瘤。透明细胞软骨肉瘤非常罕见，无特征性遗传学改变；软骨母细胞瘤存在 chr17 编码组蛋白 H3.3 的 H3F3B（K36M）基因的突变；软骨黏液样纤维瘤中，位于 chr 6q24 上的 GRM1 通过与多个配对基因融合而导致肿瘤发生；骨软骨瘤中，大多数散发性或遗传性骨软骨瘤的软骨帽中位于 chr 8q24 上的 EXT1 基因或 11q11-12 上的 EXT2 基因的等位基因失活。

（2）骨源性肿瘤的基因改变：大多数骨肉瘤存在复杂的染色体畸变，而非单一改变。P53 基因突变是骨肉瘤最常见的基因异常之一，并存在于一些易患骨肉瘤的临床综合征中，如 Rothmund-Thomson 综合征、Li-Fraumeni 综合征、Werner 综合征和视网膜母细胞瘤综合征等。骨旁骨肉瘤和低级别中央型骨肉瘤中存在环状染色体，约 85% 以上的病例都有 chr 12q13-15 上 MDM2 和 CDK4 基因扩增，骨旁骨肉瘤和低级别中央型骨肉瘤即使发生去分化以后，这种基因改变依然存在。而普通型骨肉瘤和骨膜骨肉瘤并无 MDM2 基因的扩增。在继发于 Paget 病的骨肉瘤中 myc 基因扩增比原发性骨肉瘤更多见，且 myc 基因扩增的患者预后差。另有研究发现，miR-16 在 Paget 骨肉瘤中存在高表达。

（3）富于破骨细胞性巨细胞肿瘤的基因改变：原发性动脉瘤样骨囊肿（aneurysmal bone cyst，ABC）存在 t（16；17）（q22；p13），CDH11-USP6 融合，而继发性 ABC 则无 USP6 基因重排。"小骨的巨细胞病变"中，67% 病例显示 USP6 重排，在新分类作为相关术语归入 ABC，即所谓的"实体型 ABC"。目前证实，存在 USP 基因重排的肿瘤包括骨化性肌炎、结节性结膜炎、富于细胞性腱鞘纤维瘤、指趾纤维骨性假瘤等。

骨巨细胞瘤（GCT）存在 chr1 编码组蛋白的 H3.3G34W 基因突变，该基因突变是 GCT 较特征性的改变，可与软骨母细胞瘤及其他富于巨细胞的病变相鉴别，但并不能区分骨巨细胞瘤的良恶性。

（4）小圆细胞肿瘤的基因改变：分子遗传学上，尤文氏肉瘤家族肿瘤的定义性特征是染色体存在非随机易位，多涉及位于 22q12 位点的 EWSR1 基因与转录因子 ETS 家族基因（FLI1、ERG、ETV1、ETV4、FEV、ZEG）之一的融合，其中以 t（11；22）（q24；q12）形成的 EWSR1-FLi-1 最多见，约占 90%；其余 5%～10% 为 t（21；22）（q12；q12）涉及 EWSR1-ERG 基因融合，另 3%～5% 由 EWSR1 与其他基因融合。

CIC-DUX4 肉瘤中因 t（4；19）（q35；q13）或 t（10；19）（q26；q13）易位引起 CIC-DUX4 的基因改变占 95%，其它融合基因伴侣包括 FOXO4、NUTM1 等。大多数 BCOR-CCNB3 肉瘤中存在 chr-X 臂内倒位，导致 BCOR-CCNB3 基因融合，此外还包括 BCOR-MAML3 以及 BCOR-ITD 等其他分子伴侣。

（5）具有 SMARCB1 缺失的一类肿瘤：近年研究发现，具有 SMARCB1（INI1）缺陷性肿瘤的生物谱系越来越多，其中包括良、恶性间叶源性肿瘤以及几种罕见的上皮源性肿瘤，如恶性横纹肌样瘤、上皮样肉瘤、上皮样神经鞘瘤、上皮样恶性周围神经鞘膜瘤、分化差的脊索瘤、肌上皮癌、肾髓质癌、骨外黏液样软骨肉瘤等。恶性横纹肌样瘤是一种好发于婴幼儿和儿童的高度恶性小圆细胞肿瘤，80% 的病例显示 22q11.2-12.2 缺失，SMARCB1 在肿瘤细胞中缺失表达。大多数上皮样肉瘤都存在 SMARCB1 基因失活，90% 的病例中 miR-206、-381 和 671-5p 的纯合子的缺失或上调与 SMARCB1 表达缺失有关。此外，10% ~ 40% 的肌上皮肿瘤（主要见于儿童）存在 SMARCB1 缺陷。几乎所有的肾髓质癌均存在因平衡易位干扰 SMARCB1 引起的 SMARCB1 丢失。最新研究证实，42% 的上皮样神经鞘瘤、67% 的上皮样 MPNST 中均存在 SMARCB1 表达缺失；分化差的脊索瘤和骨外黏液性软骨肉瘤也存在 SMARCB1 基因缺失。尽管有共同的 SMARCB1 缺陷，上皮样神经鞘瘤、上皮样 MPNST 和低分化脊索瘤等肿瘤的临床表现及预后均存在较大差异，因此，SMARCB1 缺陷性肿瘤的诊断与鉴别诊断极具挑战性，准确的病理诊断对于 SMARCB1 缺失的各种类型肿瘤的治疗至关重要。

（6）其他肿瘤的基因改变

朗格汉斯细胞组织细胞增生症（LCH）以及 Erdheim-Chester 病（ECD）中均存在 BRAF V 600E 基因突变。研究表明，35% ~ 60% 的 LCH 患者存在 BRAF V600E 的突变，与其临床化疗反应及预后相关，同时也是 LCH 靶向治疗的分子遗传学基础。LCH 中亦存在 PD-L1 过表达。小于 2% 的 LCH 患者存在 P53 和 RAS 基因突变。

上皮样血管内皮瘤（EHE）存在 t（1；3）（p36；q25）WWTR1-CAMTA 基因融合，另一特殊亚型为 t（x；11）（p11.2；q22）YAP1-TFE3 基因融合，可与上皮样血管肉瘤相鉴别。上皮样血管瘤中 59% ~ 71% 的病例显示 FOSB 融合基因，常见的有由 t（19；19）（q13.2；q13.2）易位导致的 ZFP36-FOSB 基因融合，以及由 t（3；19）（q25；q12）导致的 WWTR1-FOSB 基因融合。假肌源性血管内皮瘤，大多数病例存在 t（7；19）（q22；q13）导致的 SERPINE-FOSB 融合，是假肌源性血管内皮瘤的一个特征性表现。

对于纤维结构不良（FD）和 McCune-Albright 综合征（MAS），有研究表明，FD 是在胚胎早期编码 GNAS 基因发生突变所引起，GNAS 位于 20q13，编码 G- 蛋白；McCune-Albright 综合征临床表现的严重程度取决于携带 GNAS 蛋白突变细胞的数量和类型。

滑膜肉瘤存在 t（X；18）（p11；q11）平衡易位，导致第 18 号染色体上 SYT（SS18）基因与 X 染色体上 SSX 基因（SSX1、SSX2、SSX4）产生融合。一些研究发现融合类型和肿瘤组织学相关，大多数携带 SYT-SSX2 的肿瘤为单相型滑膜肉瘤，而双相型滑膜肉瘤则多为 SYT-SSX1 融合。

非典型脂肪瘤 / 高分化脂肪肉瘤（ALT/WDL）、去分化脂肪肉瘤存在超额环状染色体或巨染色体，其内含有扩增的 12q13-15 区域，12q13-15 区域内包含 MDM2、CDK4、HMGA2 和 CHOP 基因等，表现为 MDM2、CDK4 及 HMGA2 基因的高表达。MDM2 和 CDK4 基因的编码蛋白参与细胞周期的调节，可通过 FISH 和 CGH 检测。FISH 检测 MDM2 基因呈 "火焰般" 扩增（图 1-1-23）。ALT/WDL 梭形细胞亚型在形态上与非典型梭形细胞脂肪瘤有一定的重叠，但前者 MDM2、CDK4 高表达且 RB1 无缺失表达，有助于与后者进行鉴别诊断。

腺泡状软组织肉瘤是一种分化方向不明确的恶性肿瘤，具有特异性的染色体易位 der（17）t（X；17）（p111.2；q25），产生 TFE3-ASP-SCR1 基因重排。可通过 FISH 或 RT-PCR 检测（图 1-1-24）。

2. 骨与软组织肿瘤基因诊断中的主要分子技术

（1）骨肿瘤样本脱钙的注意事项：评估骨肿瘤样本的基因改变首先需要从样本中提取细胞 DNA 或 RNA 进行分子分析。但对于骨肿瘤存在一个特殊性问题，即其组织通常需要进行脱钙处理，以保证能够获取 DNA 或 RNA 进行后续检测。脱钙通常使用的是酸剂，尽管酸脱钙法会保存足够的蛋白质而不影响免疫组化结果，但是酸性物质在一定程度上会水解 DNA 或 RNA 而影响分子检测。酸性脱钙试剂

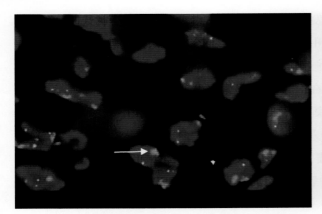

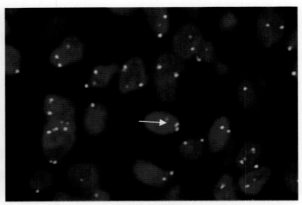

图 1-1-23　高分化脂肪肉瘤 FISH 检测 MDM2 基因扩增（箭头所指红色区域为扩增信号）

图 1-1-24　腺泡状软组织肉瘤 FISH 检测 TFE3 基因断裂重排（箭头所指为分离信号）

中，强酸和弱酸均可通过水解与裂解核苷酸对 DNA、RNA 造成损害。例如硝酸等强无机酸可以迅速脱钙，但由于核苷酸收到严重破坏，致使分子病理检测无法进行；而使用酸性较弱的甲酸可以较好地控制脱钙程度和减少核酸的损伤，且不影响分子检测。在理想状态下，如果利用甲酸脱钙后能保存足够的 DNA 或 RNA，PCR 引物设计不大于 150bp，此时分子检测成功率较高，目前已有较多研究使用甲酸脱钙后利用 RT-PCR 进行分子检测。在螯合剂类脱钙试剂中，EDTA 是最温和的钙离子吸附剂，非常适合分子病理检测中的脱钙程序，但 EDTA 具有脱钙时间较长的局限性，这使得 EDTA 不适用于临床中常规病理脱钙。因此在进一步进行分子分析之前，弱有机酸常被用来脱钙，降低核酸降解的程度，由此提高分析检测进行的可能性。

（2）荧光原位杂交：荧光原位杂交（fluorescence in situ hybridization，FISH）的基本原理是组织切片中核酸分子单链之间有互补的碱基序列，将被荧光标记的探针与核苷酸结合成专一的杂交分子，从而使目标基因可视化的核酸分子原位杂交技术。FISH 检测可以方便地应用于被福尔马林石蜡包埋的组织，因此 FISH 已经在临床中被广泛应用。尽管脱钙可导致核酸降解而影响 FISH 检测结果，但研究表明 5% 甲酸脱钙后保存的核酸足够用于 FISH 检测且不影响检测结果。

在骨肿瘤的分子诊断中，FISH 通过分离探针与融合探针被广泛用于检测基因异位。在基因混杂情况下，首选分离探针，例如尤文氏肉瘤中的 EWSR1；在基因出现融合时，首选融合探针，例如上皮样血管内皮瘤病中出现融合的 WWTR1 与 CAMTA1。当使用分离探针检测混杂基因时（例如 EWSR1、FUS），应注意融合基因不会被检测，这可能会影响最终的诊断结果。例如尤文氏肉瘤、肌上皮瘤及骨外黏液样软骨肉瘤均可表现出圆形细胞瘤形态，并且免疫组化结果类似，仅针对 EWSR1 使用分离探针并不能完全鉴别。因为 3 种肿瘤均存在该基因的异位现象（表 1-1-4），而融合探针可以特异性的揭示其不同。ETS 家族成员参与了尤文氏肉瘤的基因易位，而在肌上皮肿瘤中 EWSR1 经常与 POU5F1、PBX1、ZNF444 异位，在骨外黏液样软骨肉瘤中 EWSR1 经常与 NR4A3 异位。FISH 检测也可用于基因扩增检测，例如在腮腺骨肉瘤中特征性改变是 12q13-15 区域扩增，其中包括 MDM2 与 CDK4 基因。在非肿瘤性病变的分子检测中，FISH 并非首选方法，例如动脉瘤样骨囊肿的病理改变中，USP6 基因重排现象出现在梭形肿瘤细胞，而在动脉瘤样骨囊肿的其他细胞成分中并未发现 USP6 异常现象。由于在动脉瘤样骨囊肿中，肿瘤细胞出现的概率为 7% ~ 82%，因此在梭形肿瘤细胞含量较低的样本中，FISH 检测出现假阴性结果的概率较高，这易造成病理诊断结果的错误。

FISH 检测结果可能会因样品中分裂信号的丢失或存在大量的 5' 端着丝粒及 3' 端端粒信号而变得解读困难。Vargas 等将 135 例骨肿瘤样品利用 FISH 检测观察 EWSR1 重排现象，结果表明融合基因与分裂基因分别存在于 16%、24% 细胞核中，出现非典型分裂的细胞核中 56% 出现重排现象。结合边界重排现象的截断值，模糊的 FISH 的结果可能会造成临床医生的误解。在一些病理样品中，5' 端信号大量扩增形成的非典型 FISH 结果，可能提示着确切的肿瘤类型，例如 EWSR1-NFATC2 重组肿瘤中出现大量融合基因的扩增。

表 1-1-4　骨圆形细胞瘤的分子改变类型

肿瘤类型	分子改变
尤文氏肉瘤	EWSR1/FUS-ETS 家族成员
EWSR1-NonETS 重组圆形细胞肉瘤	EWSR1-NFATc2
	EWSR1-SP3
	EWSR1-SMARCA5
	EWSR1-PATZ1
CIC 重组圆形细胞肉瘤	CIC-DUX4
	CIC-FOXO4
	CIC-NUTM1
BCOR 重组圆形细胞肉瘤	BCOR-CCNB3
	BCOR-MAML3
	ZC3H7B-BCOR
非霍奇金淋巴瘤	依亚性而定
滑膜肉瘤	SS18-SSX
间叶性软骨肉瘤	HEY1-NCOA2
骨外黏液性软骨肉瘤	EWSR1-NR4A3
	TAF15-NR4A3
	TFG-NR4A3
	TCF12-NR4A3
肌上皮肿瘤	EWSR1-POU5F1
	EWSR1-PBX1
	EWSR1-ZNF444

（3）RT-PCR：RT-PCR（reverse transcription-polymerase chain reaction，RT-PCR）是将 RNA 的逆转录反应与 PCR 反应联合，从样本中获得目的基因以及对 RNA 进行定性及半定量分析的有效办法。RT-PCR 是一项非常敏感的检测致病性基因异位的技术，甚至只要少量的肿瘤细胞也可达到较好的检测效果。融合基因形成后，转录产物即可证实融合基因异位，但从 RT-PCR 的技术细节而言，样本被福尔马林固定石蜡包埋后，被降解的 RNA 可能存在多个不同断点，形成多个转录嵌合体，因此临床诊断中引物设计困难是 RT-PCR 被广泛应用的限制之一。此外，某些肿瘤存在交替融合基因，例如约 85% 的尤文氏肉瘤出现 EWSR1-FLI1 融合，但少数 EWSR1 可被 FUS 取代，甚至 EWSR1 还可与 ETS 家族基因融合，因此在该类型肿瘤中进行 RT-PCR 测试需要设计多重引物。由于近些年新的分子诊断技术的不断出现，RT-PCR 检测有逐渐退出实验研究与临床诊断的迹象。

（4）新一代测序技术：测序是确定 DNA 分子内核苷酸顺序的过程，尽管传统的 Sanger 测序在过去被广泛的使用，但新一代测序技术（next generation sequencing，NGS）可以进行高通量测序，产生大量数据，从而解开了多种骨肿瘤的分子图谱。通过全基因组测序结果，可以发现软骨黏液样纤维瘤中 GRM1 出现重组现象，骨巨细胞瘤与成软骨细胞瘤中分别出现 H3F3A 与 H3F3B 点突变。此外，NGS 对相似骨肿瘤的鉴别起到一定作用，通过观察到骨上皮样血管瘤中 FOS 重组现象及上皮样血管内皮瘤中的 WWTR1-

CAMTA1 融合现象，可轻易对形态重叠的血管性肿瘤进行鉴别，并根据不同肿瘤的生物学潜能和临床进程而加以区分（表 1-1-5）。

表 1-1-5　常见骨肿瘤的分子亚分类

分子机理	种类	分子改变
简单核型		
转录异常		
异位致转录基因异常	尤文氏肉瘤	EWSR1-FLI1
		EWSR1-ERG
		EWSR1-ETV1
		EWSR1-ETV4
		FUS-FEV
		FUS-ERG
	上皮样血管内皮瘤	WWTR1-CAMTA1
基因点突变	成软骨细胞瘤	H3F3B
	骨巨细胞瘤	H3F3A
	内生软骨瘤	IDH1/IDH2
功能改变		
异位致蛋白结构改变	上皮样血管瘤	FOS 缺失
信号改变		
异位致基因过表达	动脉瘤样骨囊肿	CDH11-USP6
		TRAP150-USP6
		ZNF9-USP6
		OMD-USP6
		COL1A1-USP6
		E1F1-USP6
		RUNX2-USP6
		PAFA1BA-USP6
		CTNNB-USP6
		SEC31A-USP6
		FOSL2-USP6
		STAT3-USP6
	软骨黏液样纤维瘤	COL12A1-GRM1
		TBL1XR1-GRM1
		BCLAF1-GRM1
	非典型上皮样血管瘤	ZFP36-FOSB
基因扩增	低级别骨肉瘤	12q13-15（MDM2、CDK4）
激活突变	骨纤维异常增殖症	GANS
	朗格汉斯细胞组织细胞增多症	BRAF、ARAF、MAP2K1、MAP3K1
复杂核型		
多步进展	软骨肉瘤	非特殊性改变
染色体碎裂	骨肉瘤	非特殊性改变
	脊索瘤	非特殊性改变

　　虽然全基因组测序、全外显子组测序及全转录组测序已经成为研究工具而被广泛应用，但在临床日常实践中对大量复杂基因组进行整体测序尚不可行。因此在测序准备过程中使用富集策略，只有少数目标基因被测序。该富集策略可用于检测特异性点突变，例如中央软骨肉瘤中 IDH1/IDH2 点突变、纤维异

常增生中的 GANS 点突变、朗格汉斯细胞增多症中的 BRAF 点突变。为检测基因易位，一种新型的靶向富集方法已经被开发并使用，即锚定多重 PCR 技术。此技术在样品基因融合情况未知时即可检测样品中基因排列顺序。锚定多重 PCR 技术已经在日常的骨与软组织肿瘤的分子诊断中得到应用，研究表明诊断性能明显优于 RT-PCR 及 FISH，通过该方法还发现了原发性动脉瘤样骨囊肿和结节性筋膜炎中新的 USP6 融合现象。锚定多重 PCR 技术的局限性是在检测中难以发现选择性捕获基因区域之外的融合基因。

（5）免疫组织化学分析：免疫组织化学分析（immunohistochemistry，IHC）指利用免疫学原理中抗原与抗体专一性结合反应，结合荧光将细胞或组织中抗原可视化的半定量染色分析方法。此方法操作相对简单、价格低廉且可应用于脱钙样品。虽然免疫组化通常不被认为是分子病理学技术，但从广义而言，其依旧是通过对病变组织中分子进行检测及表征，以更好地理解疾病病理过程的技术。因此，免疫组化被认为是分子病理学重要技术之一。随着基于 DNA 和 RNA 分子分析技术的发展，免疫组化越来越多的被应用到检测核酸转录因子（多数基于基因改变而异常调控或表达）。

常规 IHC 因缺乏特异性，在骨肿瘤病理分析中价值有限。但随着突变特异性抗体的发现，突变特异性 IHC 迅速被应用于骨肿瘤的病理诊断。例如，钙调素转录激活因子 1（CAMTA1）的核染色可作为上皮样血管内皮瘤的典型诊断标记物；三氟乙醇 3 核染色可提示罕见的形态变异的上皮样血管内皮瘤病（特征是 YAP1-TFE3 融合）；H3F3A G34W 特异性点突变抗体提示骨巨细胞瘤；H3F3B K36M 特异性点突变抗体提示成软骨细胞瘤。由于蛋白质过表达可以由基因突变引起，但也可以由正常的生理现象引起，因此对于免疫组化在骨肿瘤分子诊断中的应用，需要谨慎解释结果。

在当前的临床诊断工作中，根据肿瘤中基因改变使肿瘤细胞表面的分子变化而研制的抗体，仍有一定的诊断价值（表 1-1-6）。

表 1-1-6 骨肿瘤基因诊断中特异性抗体

肿瘤类型	抗体类型
骨巨细胞瘤	H3F3A G34W
软骨母细胞瘤	H3 K36M
脊索瘤	Brachyury
骨肉瘤	STAB2
骨旁骨肉瘤	MDM2/CDK4
髓内高分化骨肉瘤	MDM2/CDK4
炎性肌纤维母细胞瘤	ALK
上皮样纤维组织细胞瘤	ALK
腺泡状横纹肌细胞瘤	ALK
血管瘤样纤维组织细胞瘤	ALK
低度恶性纤维黏液样肉瘤	MUC4
硬化性上皮样纤维肉瘤	MUC4
孤立性纤维性肿瘤	STAT6
尤文氏肉瘤	NKX2.2/PAX7
尤文氏肉瘤	Fil1（不特异）
脂肪纤维瘤病样神经肿瘤	NTRK
脂肪母细胞瘤	PLAG1
上皮样血管内皮瘤	TFE3

3. 常见骨肿瘤的病理诊断

（1）成骨性肿瘤

1）骨纤维异常增殖症：骨纤维异常增殖症（fibrous dysplasia，FD）是一种原因不明的缓慢进展的自限性良性骨纤维组织疾病，可为单细胞或多细胞形态。从组织形态学上看，FD 的特征性改变是网状骨小梁的大小、形状和分布不一，并存在大量均质梭形纤维细胞。病变可随病程发展变化，细胞显著减少，出现出血、黏液样变性、泡沫状巨噬细胞聚集、细胞间质胶原化等，可对诊断形成一定的困扰。以流行病学为基础，FD 的鉴别诊断主要包括低级别骨肉瘤、骨纤维发育不良（位于胫腓骨）、骨化性纤维瘤（位于颌骨）、Paget 骨病。单细胞或多细胞型骨纤维发育不良是由 GNAS 基因密码子 201 与 227 错义突变所致（见图 1-1-25），因此在病理样本中检测 GNAS 突变有助于鉴别诊断。为了研究 GANS 突变对 FD 的诊断意义，Idowu 在 2007 年对 1997—2002 年间 32 例、2003—2006 年间 28 例 FD 患者病变组织进行 GANS 突变检测，结果显示 GANS 突变率分别为 75% 及 93%。Idowu 认为 GANS 突变对 FD 的分子诊断具有重要辅助意义，并建议在 EDTA 脱钙固定时间 48h 内进行检测。Lee SE 在 2012 年对 203 例 FD 患者的病理样本进行检测分析，结果发现 FD 中 GANS 突变阳性率为 71.9%，其中 GANS 基因密码子 201 错义突变占总体的 66.4%。Lee SE 认为检测 GANS 突变对诊断 FD 具有较好的辅助诊断价值。

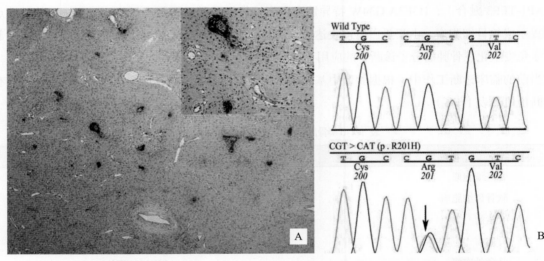

图 1-1-25　A 骨纤维异常增殖症的组织形态学特征，低倍镜下显示纤维间质内小而圆且不相连的骨生成，与正常骨相比纤维间质更丰富（×40）；高倍镜下可见骨表面存在大量成骨细胞（×200）。B PCR 扩增产物序列显示 Arg201 密码子突变，CGT > CAT（p.R201H）

在骨纤维异常增殖症中，基于 PCR 的检测方法特异性较高，但可能由于突变浓度较低，该方法敏感性过低。当前已有多种方法被用来提高检测敏感性，例如肽核酸钳位和焦磷酸测序，或者结合 CDK4 和 MDM2 扩增检测可能有助于鉴别低级别中心型骨肉瘤。

2）高级别中心型骨肉瘤：多数高级别中心型骨肉瘤（high-grade central osteosarcomas）不会引起鉴别诊断困难，尤其是在患者同时进行组织学活检和影像学检查之后。一般认为在经典的高级别中心型骨肉瘤中并无基因的异位、扩增或者点突变，而新一代测序工具却显示病理样品中出现了聚集性且复杂的基因重排现象，表明这是由单一基因突变所致，存在局部染色体碎裂或错误的重组，即在一个单一的灾难性事件中，一条染色体片段会经历大规模的重新排布，以至于染色体区域片段会碎裂成为更小的片段并重新排列连接产生新的基因组配置。这种现象被称为染色体碎裂现象。目前此现象在其他类似肿瘤中已经得到了验证。这种突发式的基因改变与常规恶性肿瘤渐进式基因改变获得恶性表型的概念相反，染色体碎裂提供了肿瘤发生的另一种概念，可以解释当前没有逐步发生前期遗传事件的恶性肿瘤的发生机制。高级别中央型骨肉瘤中染色体变化的具体部位目前尚不清楚，其变化机制与影响预后的因素仍需要进一步研究。

一些高级别中心型骨肉瘤仍需要通过进行分子病理检查以确定病理诊断。某研究对小细胞骨肉瘤进行分子病理检查，显示存在 EWSR1 重排现象。Debelenko 报道了一例 12 岁多发骨肉瘤女性患者（右髋部、左肩胛、下背部），组织形态学显示肿瘤细胞小而圆，与尤文氏肉瘤相似；vinmentin 与 SMA 染色阳性，而 MSA、CD99、CD45、CD43、ALK、CD1A，CD34、CD30、CD56、EMA、S100、HMB-45、keratins、chromogranin、GFAP、CD117、CEA、AFP 染色均为阴性，ki67 增殖指数约为 20%；RT-PCR 结果显示 EWSR1-FLI1、EWSR1-ERG 和 EWSR1-WT1 融合转录本均为阴性；但随后检测发现并确认 EWSR1 与 CREB3L1 融合形成了 EWSR1-CREB3L1 融合变异（见图 1-1-26）。Debelenko 认为这一单一 EWSR1-CREB3L1 融合阳性病例表明 FISH 对于检测 EWSR1 重排并不能区分尤文氏肉瘤和小细胞成骨肉瘤，临床诊断中仍应结合组织形态学、分子病理学以及临床表现进行充分考虑。

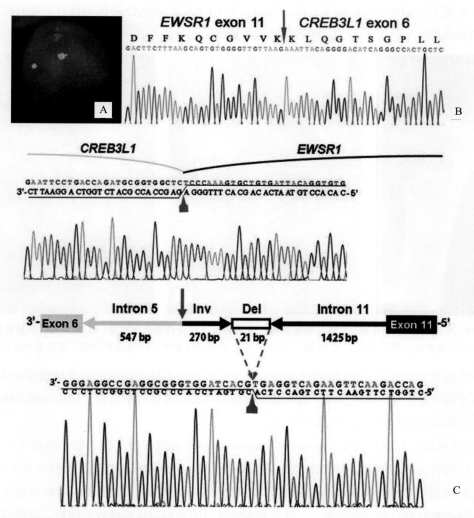

图 1-1-26　EWSR1-CREB3L1 融合肉瘤中的 EWSR1 基因重排。A 中间型荧光原位杂交（双色 EWSR1 断裂重排探针，放大倍数 ×1000），显示肿瘤细胞与正常骨细胞在 9、12 点钟方向出现杂交信号；B 基因断点区域融合转录序列片段，EWSR1 外显子 11 的后 30 个核苷酸与 CREB3L1 外显子 6 前 30 个核苷酸融合；C 基因融合图示，反向显示，以对比从反义 DNA 链获得的原始断点序列；嵌合内含子包括来自 EWSR1 内含子 11 的 1695bp，CREB3L1 内含子 5 的 547bp，在箭头处链接，表现为 EWSR1 内含子序列由反向 CREB3L1 内含子延续，该序列中 21bp 缺失

少数情况下成骨细胞骨肉瘤与成骨细胞瘤相似，软骨母细胞骨肉瘤可能与间充质骨肉瘤类似，软骨肉瘤去分化型可能表现为典型的高级别骨肉瘤。因此在类似病理样品中，检测 HEY1-NCOA2 突变（间充质软骨肉瘤）与 IDH2 突变（去分化软骨肉瘤）有助于高级别中心型骨肉瘤的鉴别诊断。

3）低级别中心性骨肉瘤：低级别中心型骨肉瘤（low-grade central osteosarcoma，LCOS）是一种少见的、生长缓慢的骨肉瘤，组织形态学特征是在肿瘤组织骨小梁中出现散在的梭形细胞，出现细胞核型变化的细胞较少。肿瘤组织在板层骨周围浸润性生长是其典型表现之一，但由于病理活检中可能无法展现，因此在组织形态学上诊断 LCOS 非常困难。鉴别诊断包括纤维异常增殖症、增生性纤维瘤、低级别纤维肉瘤。在分子病理学角度上，LCOS 在环状染色体中出现含有 MDM2 与 CDK4 的 12q 区域扩增（见图 1-1-27、图 1-1-28），这为免疫组化的检测提供了基础。研究表明，依赖免疫组化可以有效且可靠地区分低级别中心性骨肉瘤与其他类骨肉瘤的良性肿瘤。Jeon 研究了 16 例 LCOS 患者病理样本中 CDK4 和 MDM2 表达情况，并探究了 CDK4 和 MDM2 表达情况与影像学表现的相关性，其中 8 例（50%）患者病理样本 CDK4 呈现弥漫性染色。在此 8 例患者中有 3 例患者样本 MDM2 染色阳性，并且该 8 例患者在影像学表现上与 LCOS 高度相关。Jeon 认为虽然 CDK4 及 MDM2 染色阴性并不能排除 LCOS，但 CDK4 及 MDM2 阳性染色可做为 LCOS 诊断的重要依据。

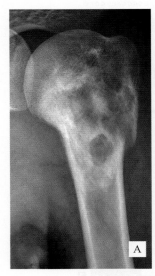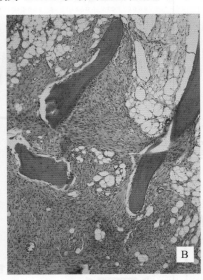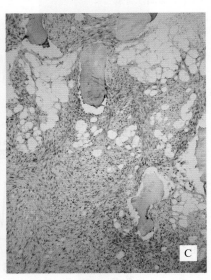

图 1-1-27　A 患者，女，19 岁，X 线片显示肱骨近端溶骨性及硬化性混合型改变；B 低级别骨肉瘤典型骨肉瘤组织学表现，骨小梁被梭形细胞间质渗透（HE 染色，×100）；C 免疫组化显示 CDK4 染色阳性，呈弥漫性分布（×200）

此外，检测效果更好的 FISH 检测已开始应用在低级别中心性骨肉瘤的分子病理诊断中。12q 区域的扩增在高级别中心性骨肉瘤中少见，如果其在高级别中心性骨肉瘤中出现，则提示该高级别中心性骨肉瘤可能是由低级别中心性骨肉瘤发展而来的。

4）骨旁骨肉瘤：骨旁骨肉瘤（parosteal osteosarcomas）起源于骨周围骨膜，向骨外生长但趋向于包绕骨干，以股骨远端后侧为好发部位。男女发病率相似，可见于任何年龄，但约半数大于 30 岁。骨旁骨肉瘤与低级别中心型骨肉瘤类似，梭形细胞围绕在骨小梁周围，约有 50% 病例肉瘤表面可见明显软骨成分。因细胞形态、成分高度不一，骨旁骨肉瘤通过组织形态学诊断较为困难。该病应与骨化性肌炎、奇异性骨旁骨软骨瘤样增生、纤维异样增殖症相鉴别。在分子病理诊断中，骨旁骨肉瘤与低级别中心性骨肉瘤相似，67% ~ 100% 的骨旁骨肉瘤存在 MDM2 与 CDK4 的扩增（见图 1-1-29、图 1-1-30），因此免疫组化有助于鉴别诊断。为探究 CDK4 和 MDM2 在骨旁骨肉瘤中的表达情况，Wunder 对 24 例

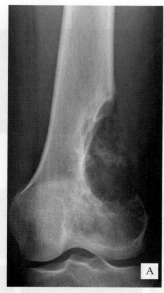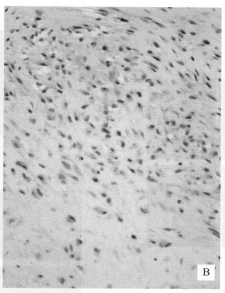

图 1-1-28　A 患者，男，20 岁。X 线片显示股骨远端溶骨性改变，影像学上应与骨肉瘤、纤维肉瘤、软骨肉瘤、巨细胞瘤伴动脉瘤性骨囊性变鉴别诊断；B 免疫组化显示 MDM2 染色阳性，呈弥漫性、点状分布

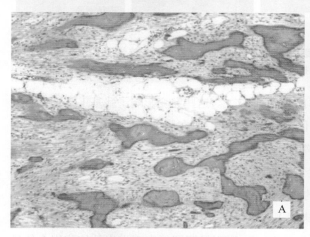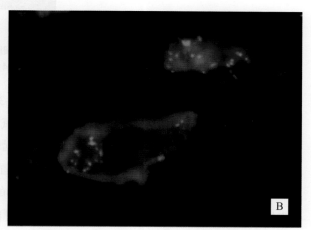

图 1-1-29　A 骨旁骨肉瘤组织形态学显示吻合良好的骨小梁，间质中含有少量梭形细胞；B FISH 显示含有 MDM2 区域（绿色信号）的 12q 染色体相对于 12 染色体（红色信号）大量扩增

原发性骨旁骨肉瘤患者病理组织进行了免疫组化检测，结果显示所有患者病理均出现了 CDK4 的扩增表达，90% 患者出现 MDM2 表达，表明 MDM2 与 CDK4 的扩增表达检测有助于骨旁骨肉瘤的病理诊断。Duhamel 对 24 例骨旁骨肉瘤患者病理进行了分子技术检测，结果发现其中 20 例（80%）出现 MDM2 扩增。MDM2 扩增与患者年龄、性别的相关性目前仍存争议。

5）进展性低级别中心性骨肉瘤：低级别中心性骨肉瘤与骨旁骨肉瘤分别有 35%、25% 的概率发展为高级别骨肉瘤。研究表明，当肿瘤的低级别组织形态特征不明显时，对高级别成分（即 MDM2 和 CDK4）进行免疫组化检查有助于病理诊断。Righi 回顾性评估了 33 例首次诊断为低级别中心性骨肉瘤患者病理样本，其中 20 例（61%）分子诊断结果显示 MDM2 和 CDK4 扩增，提示为高级别骨肉瘤，其中 13 例病理超过 50% 为高级别骨肉瘤。Righi 认为分子诊断技术有助于提示临床医生为患者提供更合适的手术方式，使患者获得更高的生存率。

（2）软骨性肿瘤

1）中心性骨膜骨软骨瘤：在内生软骨瘤、骨膜骨软骨瘤、低级别 / 高级别软骨肉瘤中，IDH1 或

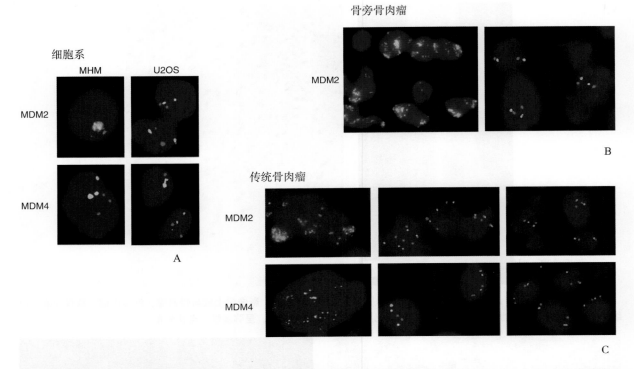

图 1-1-30   A 由 FISH 显示的 MDM2 和 MDM4 对照细胞系；B 骨旁骨肉瘤患者扩增及二倍体扩增；C 传统骨肉瘤扩增、非倍数扩增及二倍体扩增；以上图中 MDM2 及 MDM4 探针为绿色，CEN12 及 1p12 探针为红色

IDH2 的杂合错义突变是常见的遗传事件（见图 1-1-31、图 1-1-32）。这些突变影响了残基 132（IDH1）和 172（IDH2），并改变了残基功能，导致单体氧化物 δ-2-羟戊二酸在胞内积累。IDH1 或 IDH2 突变概率随着肿瘤位置变化而变化，肿瘤位于四肢远端时为 90%，位于长骨时为 53%，位于扁平骨时为 35%。在其他肿瘤中也观察到了突变概率随肿瘤位置变化的现象。IDH1 或 IDH2 突变也出现在急性髓系白血病与胶质瘤中，IDH1 或 IDH2 可能是由于自身的高度甲基化而导致其表观遗传不稳定。在良性肿瘤（内生软骨瘤、骨膜软骨瘤）、低级别（1/2 级软骨肉瘤）、高级别（3 级软骨肉瘤、去分化软骨肉瘤）中都发现了 IDH1 或 IDH2 突变；多数 Ollier's 疾病与 Maffucci's 疾病早期即可表现出由体细胞嵌合体导致的 IDH1 或 IDH2 突变；Ollier's 疾病发病部位多为四肢远端，Maffucci's 疾病表现为梭形细胞伴血管瘤。而且值得注意的是无软骨肿瘤的血管瘤患者也可出现 IDH1 或 IDH2 突变。为探究 IDH1 及 IDH2 在中心性骨软骨瘤中的突变情况，Amary 对 145 例中心性骨软骨瘤患者病理样品进行了 DNA 测序，结果显示 81 例（56%）患者样品出现了 IDH1 或 IDH2 突变，其中 74 例（51%）为 IDH1 R132 区域突变，其余 7 例（5%）为 IDH2 R172 区域突变。在其他软骨肿瘤、成软骨肿瘤或软骨样肿瘤中尚未发现 IDH 突变，例如成软骨细胞瘤、软骨黏液样纤维瘤、带有明显软骨向分化的骨肉瘤（骨膜外骨肉瘤、骨膜骨肉瘤）、透明细胞软骨肉瘤、软骨样脊索瘤、软组织软骨瘤、骨软骨瘤、滑膜软骨瘤病、间充质软骨肉瘤、骨外黏液样软骨肉瘤。新一代测序发现骨软骨瘤中其他基因改变会影响 COL2A1、RB1 通路的成分与 Hedgehog 信号。Damato 对 101 例软骨肿瘤患者（软骨黏液样纤维瘤 19 例、成软骨细胞瘤 31 例、软组织软骨瘤 19 例、滑膜软骨瘤 18 例、间充质软骨瘤 9 例、透明细胞软骨肉瘤 5 例）病理样本进行回顾性研究，结果显示 IDH1 突变只会发生在中心性骨膜骨软骨瘤中。因此 Damato 认为 IDH1 突变检测具有重要诊断意义。

一般而言，骨软骨瘤与其相似肿瘤的鉴别诊断较为容易，但是如果影像学资料中特征不显著、活检样本有限，IDH 突变检测可作为有效的辅助诊断手段，例如区分出去分化的软骨肉瘤与高级别未分化肉瘤。

IDH1 R132H 突变在神经胶质瘤中较常见，免疫组化检查是最常用的方法。由于在软骨肿瘤中 IDH1 R132H 突变概率远低于神经胶质瘤，因此在软骨肿瘤中，DNA 检测或直接测序是更有效的方法。

2）骨软骨瘤：骨软骨瘤（osteochondroma）是最常见的骨表面软骨性肿瘤，具有显著的组织学及影像学特征，对大多数患者诊疗中无需行进一步病理诊断。从组织形态学上看，存在平滑透明的软骨帽，软骨细胞呈线性排列，核无多形性，可出现双核，骨小梁间隙中充以脂肪或骨髓造血成分。少数骨软骨瘤患者病理样本显示软骨帽细胞内 EXT1 基因出现双等位缺失现象，而多数患有遗传性多发性外生骨疣或骨软骨瘤病的患者病理样本在 EXT1 或 EXT2 中存在基因种系的突变，第二等位基因体细胞的失活导致多发性软骨增生形成多发性外生性骨疣。为了研究 EXT1 或 EXT2 基因种系在骨软骨瘤患者样本中的突变情况，Santos 对 153 例多发性骨软骨瘤患者病理样品进行 DNA 测序，结果发现 57 例（37%）出现 EXT1 变异，70 例（46%）出现 EXT2 变异，在所有出现基因变异的患者中 112 例（88%）为 EXT

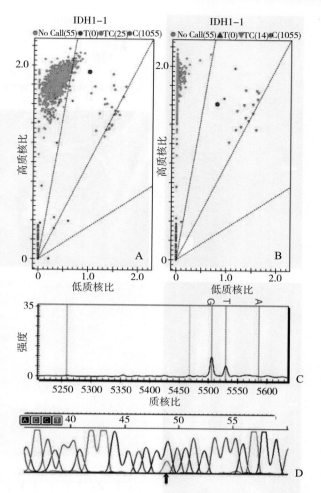

图 1-1-31　IDH1 突变 MassArray 聚类图。A 1035 例软骨肿瘤样本聚类图，其中 25 个样本出现 IDH1 R132C 突变；B 1035 例软骨肿瘤样本聚类图，其中 14 个样本出现 IDH1 R132G 突变；C 1 例出现 R172S 突变肿瘤样本的光谱图；D 测序可直接验证 IDH1 突变（黑色箭头）

片段功能缺失。Ishimaru 对 71 个家族（112 例多发性骨软骨瘤患者）病理样本进行 DNA 测序，29 个家族（40.8%）表现为 EXT1 突变，15 个家族（21.1%）表现为 EXT2 突变，3 个家族（4.2%）同时表现出 EXT1 及 EXT2 突变，但 24 个家族（33.8%）在 EXT1 或 EXT2 上均出现突变。Ishimalu 认为 EXT1、EXT2 突变检测对骨软骨瘤的诊断具有实际临床意义。

由于骨软骨瘤具有非常典型的影像学和组织学特征，通常不需要常规 EXT1 缺失突变检测，此外并非所有继发于骨软骨瘤的软骨肉瘤都出现 EXT1 缺失，因此 EXT1 缺失突变检测不应作为继发性软骨肉瘤病理诊断辅助方法。

3）奇异性骨旁骨软骨瘤样增生：奇异性骨旁骨软骨瘤样增生（bizarre parosteal osteochondromatous proliferation，BPOP）是一种罕见的疾病。其是骨表面性疾病，最常见于手足的趾骨。从组织学上看，病变组织为骨与纤维血管结缔组织混合，未成熟骨组织与软骨细胞增生紊乱，表现为轻度的细胞异型性，但无明显的不典型增生，在 HE 染色下出现不规则的钙化基质（即"蓝色骨"），外周型病灶边界清晰。该病有局部复发的可能性，但向恶性进展较少见。细胞遗传学研究与 FISH 检测已经在少数 BPOP 患者病理样本中发现了 t（1；17）异位（见图 1-1-33），这可能是导致 BPOP 中分子改变与复发的主要原因，

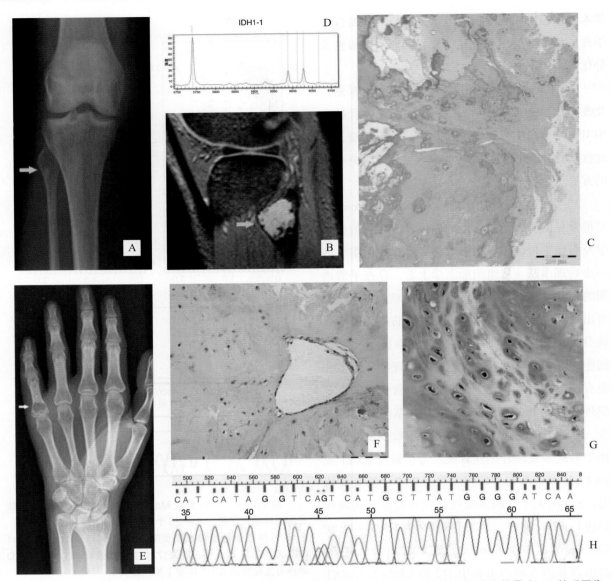

图 1-1-32　IDH1 突变的软骨肿瘤的影像学及组织学表现 患者 1，A X 线片显示腓骨近端内生软骨瘤；B 核磁图像；C 组织形态学特征；D 该肿瘤样本 DNA MassArray 聚类图（R132G 突变）；患者 2，E X 线片显示近端指骨第 5 节内生软骨瘤；F 组织形态学特征（HE 染色）；G 免疫组化显示 IDH1 R132H 染色阳性；H 测序结果，显示内生软骨瘤中存在杂合的 R132H 突变等位基因

目前为止尚未发现基因的融合转录行为。Nilsson 对 5 例 BPOP 患者病理样品进行了 FISH 检测，位于手指者 4 例，脚趾 1 例。5 例样品均出现 1q32 区域断裂情况，4 例患者样品出现 17q21 区域断裂。Nillsson 认为 t（1；17）（q32；q21）区域（或涉及 1q32 区域）突变异位是 BPOP 形成及复发的关键。然而当前在实际临床病理诊断过程中，FISH 检测较少用于 BPOP 的病理诊断。

4）间叶性软骨肉瘤：间叶性软骨肉瘤（mesenchimal chondrosarcoma，MC）常发生于青少年与青壮年。从组织形态学上看，由小圆形到略呈梭形细胞组成的高度富于细胞的区域中可见透明软骨岛，软骨区域大小不等，可能会出现钙化甚至骨化；高倍镜下细胞丰富区有一致的细胞学特征—圆形或卵圆形，具有一致的圆形或卵圆形细胞核。仅从组织形态学上看，间叶性软骨肉瘤与尤文氏肉瘤、软骨肉瘤、软骨母细胞骨肉瘤难以区分。在许多间叶性软骨肉瘤系列病例中发现复发性 HEY1-NCOA2 融合转录本（见图 1-1-34），并且在单一 HEY1-NCOA2 融合阴性的间叶性软骨肉瘤患者病理样本中发现存在 IRF2BP2-

CDX1 融合转录。因此在没有典型影像学或组织形态学特征的病理样本中，HEY1-NCOA2 融合转录检测有助于病理诊断。Fritchie 对 13 例间叶性软骨肉瘤患者、18 例脑膜血管外皮细胞瘤、15 例对照患者病例样品本（3 例成软骨细胞瘤、2 例软骨黏液样纤维瘤、5 例尤文氏肉瘤、5 例滑膜肉瘤）进行了 RT-PCR 检测，其中 7 例间叶性软骨肉瘤患者病理样本因 RNA 降解导致无法完成检测，其余 6 例间叶性软骨肉瘤患者病理样本中均检测到了 HEY1-NCOA2 融合现象，而脑膜血管外皮细胞瘤及对照组病理样本均为阴性。Fritchie 认为对于对活检标本进行 HEY1-NCOA2 融合测验，有助于间叶性软骨肉瘤的准确病理诊断。

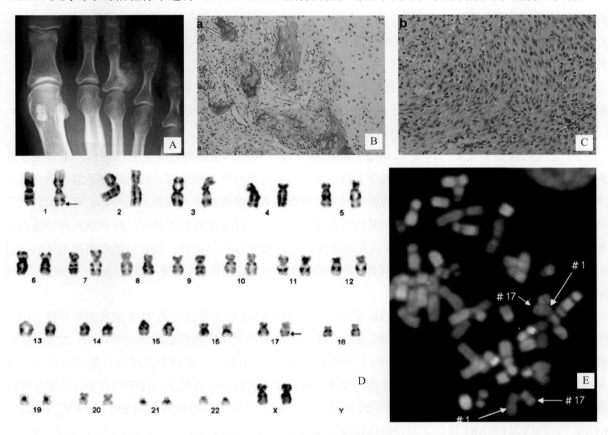

图 1-1-33　患者，女，39 岁。踢球后右脚疼痛。A 影像学显示右脚第三趾骨基部外侧椭圆形肿块边缘清晰，不均匀斑片状影；B 软骨与骨界面不规则骨化，骨小梁为蓝色（HE 染色，×100）；C 梭形细胞增殖但并无异型性（HE 染色，×200）；D 染色体核型显示存在 t（1；17）（q42；q23）异位；E FISH 检测显示 t（1；17）（q42；q23）异位，染色体 1、17 分别为灰色及浅蓝色显示

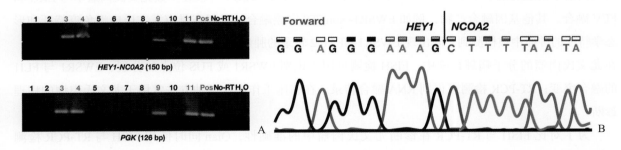

图 1-1-34　利用 RT-PCR 鉴定间叶性软骨肉瘤中 HEY1-NCOA2 融合变异。A 病例 3、4、9 及 11 均有 RNA 扩增，并表现为 HEY1-NCOA2；B 病例 9 中 HEY1-NCOA2 融合转录本的部分序列

5）骨性黏液软骨样肉瘤：骨性黏液软骨样肉瘤（osseous myxochondroid sarcoma，OMC）是骨外黏液样软骨肉瘤（extraskeletal myxoid chondrosarcoma，EMC）的骨性对应肿瘤。骨性黏液软骨样肉瘤组织

形态学上表现为黏液基质中呈索状、巢状、长条状的小细胞或中细胞的单调增生。OMC 可能会被误认为是转移癌、软骨黏液样肉瘤、软骨黏液样纤维瘤、脊索瘤、肌上皮瘤。OMC 在细胞类型上要与软骨黏液样肉瘤、尤文氏肉瘤、软骨母细胞骨肉瘤区分。在软组织中，EMC 已发现有多个基因变异，包括 NR4A3 与 EWSR1 融合、NR4A3 与 TAF15 融合、NR4A3 与 TVF12 融合、NR4A3 与 TFG 融合，并且在一个 OMC 系列病例中，FISH 检测到了 EWSR1 或 NR4A3 基因断裂的现象。Demicco 对 5 例骨性黏液软骨肉瘤患者病理样品进行了分子检测，FISH 检测发现 4 例患者 EWSR1 呈阳性，1 例患者 EWSR1 阴性；而 NR4A3 重排检测发现 4 例呈阳性，其中包括 EWSR1 呈阴性的患者；3 例患者还表现出了 NR4A3 位点典型分裂信号。鉴于临床中骨性黏液软骨样肉瘤的诊断困难，作者认为 NR4A3、EWSR1 检测有助于骨性黏液软骨样肉瘤的诊断。

由于 OMC 在组织形态学上与其他软骨样实体肉瘤重叠较大，单纯依赖组织形态学特征难以区分，需要对 EWSR1 或 NR4A3 的断裂进行 FISH 检测或针对基因融合转录本分子进行 RT-PCR 检测才能确诊。

（3）软组织和骨未分化小圆细胞肉瘤

1）尤文氏肉瘤：尤文氏肉瘤（ewing's sarcoma，ES）是小圆细胞的低分化恶性肿瘤，是好发于儿童及青少年的常见肿瘤之一。组织形态学上观察为小圆形或椭圆形细胞肿瘤，几乎没有胞间基质，呈弥漫性浸润性生长，在一些高度蜂窝状的肿瘤间可见纤维条索；细胞核多为圆形或椭圆形，有着精致的均匀分散开的染色质；大部分肿瘤细胞胞浆内可见糖原（PAS 阳性及淀粉酶敏感），肿瘤缺乏网硬蛋白及基质产物。免疫组化显示 CD99 膜性表达为强阳性，FLI1 细胞核抗体阳性；同时可能有多种抗体表达呈阳性，例如细胞角蛋白，但并不具有特异性，易在病理诊断中形成误导，需要进一步进行分子病理诊断（例如尤文氏肉瘤与尤文样肉瘤）。

几乎所有的尤文氏肉瘤都存在基因易位性突变，这使 RNA 结合蛋白中的 TET 家族成员与转录因子中的 ETS 家族成员结合表达产生致癌融合蛋白，其中约 85% 的尤文氏肉瘤呈现典型的 t（11；22）（q24；q12）易位，产生 EWSR1-FLI1 融合蛋白（见图 1-1-35、图 1-1-36）。在两个基因融合断点的变异性及多样性可以导致多个 EWSR1-FLI1 融合蛋白变体，但是在当前的治疗方案下，这些融合蛋白的多样性没有对患者预后产生影响。FLI1 片段属于转录因子中的 ETS 家族，其他成员包括 ERG、FEV、ETV1、ETV4，它们均为 EWSR1 提供了融合替代片段。

尤文氏肉瘤中第二常见的易位融合基因片段是 EWSR1 与 ERG［t（21；22）（q22；q12）］，约在 10% 的尤文氏肉瘤中出现（见图 1-1-35）；EWSR1-ETV1、EWSR1-ETV4 及 EWSR1-FEV 基因融合在尤文氏肉瘤中出现的概率小于 1%；另一个 TET 家族成员 FUS（TLS）片段在少数尤文氏肉瘤中与 ERG 和 FEV 融合。其他基因融合产物，例如 EWSR1-NonETS 家族融合，已经在具有尤文氏肉瘤免疫特征和形态学特征的肿瘤中被检测到；除出现 EWSR1-NFATc2 转录的肿瘤，这些肿瘤均位于软组织而非骨骼中。在尤文氏肉瘤的分子病理诊断中，FISH 检测可用于识别 EWSR1 或 FUS 位点的分裂、EWSR1 与 FLI1 的融合突变；RT-PCR 检测可识别 RNA 融合转录。在临床工作中这两种方法常用于尤文氏肉瘤的病理诊断。

为了对比 FISH 与 RT-PCR 在诊断尤文氏肉瘤中的准确性，Qian 同时使用 FISH 与 RT-PCR 检测了 18 例尤文氏肉瘤患者病理样品。RT-PCR 结果显示 13 例（72%）患者出现 EWSR1-FLI1 融合，2 例（11%）患者出现 EWSR1-EGR 融合，其余 3 例因管家基因磷酸甘油酸激酶扩增失败未能完成检测；FISH 结果显示 15 例（83%）患者出现异常现象，3 例患者 FISH 与 RT-PCR 结果不一致。Qian 认为对于尤文氏肉瘤而言，RT-PCR 与 FISH 结合使用可能是一种更好的诊断方法，可以提高诊断的灵敏度与特异性。Bridge 在一个纳入 27 例尤文氏肉瘤患者病例系列研究中对比了 FISH 与 RT-PCR 的诊断效果，FISH 结果显示 20 例（74%）患者为阳性，RT-PCR 结果显示 15 例（56%）患者为阳性。Bridge 认为虽然 RT-PCR 能够提供更多信息，但 FISH 应在临床病理诊断中被推广使用。

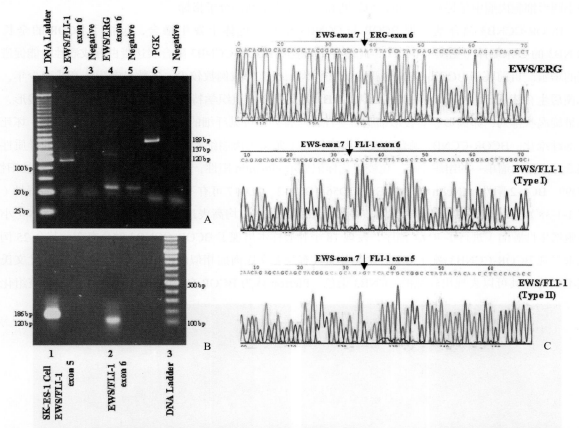

图 1-1-35 RT-PCR 检测 EWSR1-ERG 及 EWSR1-FLI1 融合转录 A 泳道 1 为 DNA 分子量标准，泳道 2 为 EWSR1-FLI1 融合转录本（120bp），泳道 4 为 EWSR1-ERG 外显子 6（137bp），泳道 6 为 PGK（189bp），泳道 3、5、7 为阴性对照带；B 泳道 1 为携带 EWSR1 异位 t（11；22）的 SK-ES-1 细胞系，显示为 EWS-FLI-1 外显子 5（186bp），泳道 2 为 EWS/FLI-1 外显子 6（120 bp），泳道 3 为 DNA 分子量标准；C 由对 RT-PCR 产物的测序证实融合变异分别发生在 EWSR1 外显子 7 与 ERG 外显子 6 之间、EWSR1 外显子 7 与 FLI-1 外显子 6 之间、EWSR1 外显子 7 与 FLI-1 外显子 5 之间

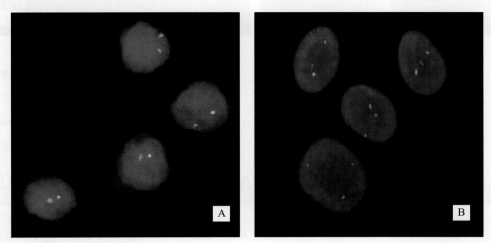

图 1-1-36 利用细胞间期荧光原位杂交分析普通组织与尤文氏肉瘤组织（福尔马林固定石蜡包埋）A 正常组织中午 EWSR1 异位，细胞间期细胞核并置显示为绿色与红色信号融合；B 尤文氏肉瘤组织中 EWSR1 异位的肿瘤细胞核中出现绿色与红色信号分离，提示 EWSR1 基因分裂

2）伴有 BCOR 遗传学改变的肉瘤：尤文样肉瘤属于低分化且高度恶性的小圆细胞肉瘤，与尤文氏肉瘤有相似的镜下形态和免疫组化标记。尤文样肉瘤临床少见，误诊率高，侵袭性强，预后差。近些年研究已经证实，在大多数小圆形细胞肉瘤中存在特异性染色体易位和融合基因，这些易位与融合在不同的小圆形细胞肉瘤中呈特异性分布，为诊断和分类提供了新的分子指标。

BCOR-CCNB3 融合基因即 BCOR 与 CCNB3 在 X 染色体上发生融合，包括了 BCOR 的全长和 CCNB3 的 C 末端体（见图 1-1-37），此外有研究表明 BCOR-CCNB3 融合表达蛋白有成瘤性，能促进肿瘤的增殖。目前关于 BCOR-CCNB3 融合尤文样肉瘤报道的病例数较少，多数患者为儿童或青少年，总体预后生存率优于尤文氏肉瘤。BCOR-CCNB3 尤文样肉瘤组织学特点：肿瘤细胞呈圆形、短梭形，局部呈旋涡状排列；卵圆形、短梭形细胞呈实性片状排列；可见纤细的毛细血管结构；可见出血、坏死，局部纤维化。BCOR-CCNB3 融合尤文样肉瘤相比于尤文氏肉瘤细胞核大小和形态具有更大的异质性，缺乏尤文氏肉瘤单一的组织形态。免疫组化标记显示 vimentin 阳性，约有 90% 患者 EMA 阳性或灶阳性，CD99、BCL-2 阳性，Cyclin D1、TLE1、CD56、BCL-2、CD117 可有不同程度的表达，无明显特异性（见图 1-1-38）。BCOR、CCNB3 的细胞核呈弥漫阳性，mRNA 均高表达。Pierron 对 43 例肿瘤样本（小圆细胞增生性肿瘤）进行了 RNA 测序，发现 18 个肿瘤样本出现了 BCOR-CCNB3 融合突变，其余 25 例肿瘤未发现 BCOR-CCNB3 融合突变。此类肿瘤具有与尤文氏肉瘤相似的组织形态学特征，但与尤文氏肉瘤不同的是其可以表现出较强的 CCNB3 染色。Pierron 认为 BCOR-CCNB3 融合基因相关的免疫组化特

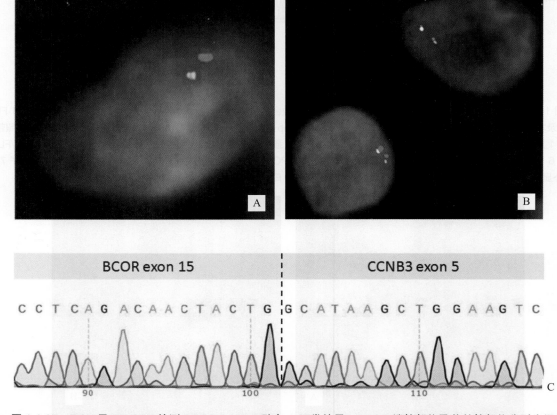

图 1-1-37　FISH 及 RT-PCR 检测 BCOR-CCNB3 融合 A 正常结果，BCOR 端粒部位及着丝粒部位分别为绿色与黄色信号探针，CCNB3 两侧均为红色信号；B FISH 结果异常，绿色与黄色信号分裂，红色信号分裂为两个（代表着丝粒与端粒的 CCNB3 信号），当黄色信号（着丝粒端 BCOR）与其中一个红色信号结合时，既代表着 BCOR-CCNB3 融合；C 对 RT-PCR 产物进行 Sanger 测序结果显示 BCOR 外显子 15 与 CCNB3 外显子 5 融合

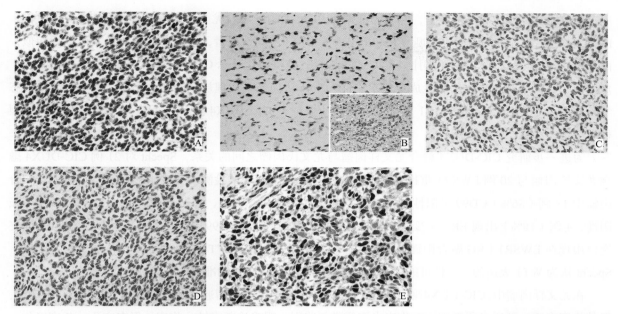

图 1-1-38　BCOR-CCNB3 融合肿瘤组织免疫组化结果 A BCOR 染色呈现典型的弥漫性分布，定位于细胞核；B 病例 7 化疗后切除样本显示 90% 肿瘤坏死，残留活瘤细胞灶，并保留 BCOR 染色；C SATB2 染色阳性；D TLE1 染色阳性；E cyclin 染色阳性

征可以为该类型肿瘤的病理诊断提供帮助。为了探究 BCOR-CCNB3 融合尤文样肉瘤与尤文氏肉瘤的区别，Puls 对 10 例 BCOR-CCNB3 融合肿瘤样本进行了分子病理学检测，免疫组化显示 CCNB3 阳性（100%）、BCL-2 阳性（90%）、CD99 阳性（60%）、CD117 阳性（60%）；在可提取 RNA 扩增的 9 例中 BCOR-CCNB3 融合突变均为阳性。虽然当前认为 BCOR-CCNB3 融合尤文样肉瘤与尤文氏肉瘤 5 年、10 年生存率无统计学差异，但 Puls 认为仍应结合免疫组化与 RT-PCR 以对 BCOR-CCNB3 融合尤文样肉瘤进行明确诊断。

综上，BCOR、CCNB3 可作为筛选该类肿瘤的标志物，确诊则需要 RT-PCR 检测证实融合基因的转录本。由于 BCOR、CCNB3 基因均位于 X 染色体上且位置较近，FISH 检测不易判读其断裂情况。

3）CIC 重排肉瘤：尤文样肉瘤中约有 2/3 存在 CIC-DUX4 基因融合的染色体改变，导致 t（4；19）（q35；q13）或 t（10；19）（q26；q13）分别于 CIC-DUX4 和 CIC-DUX4L 融合（见图 1-1-39）。在组织学特征、临床表现或预后方面，携带 t（4；19）、t（10；19）的 CIC-DUX4 和 CIC-DUX4L，其差异无显著性。CIC-DUX4 基因融合尤文样肉瘤组织学形态与尤文氏肉瘤十分相似，好发于儿童及青少年，男性多于女性，镜下见肿瘤细胞由一致的幼稚小圆细胞组成，弥漫片状或小叶片状分布，小叶间有纤维组织形成。免疫组化显示肿瘤细胞大多数 WT-1 细胞核呈弥漫阳性，CD99 细胞膜染色弱，不表达淋巴、上

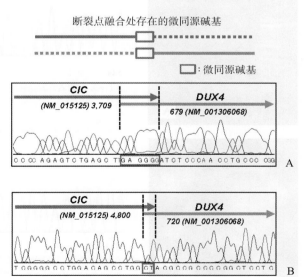

图 1-1-39　Sanger 测序发现 CIC-DUX4 融合 在断点链接处发现同源序列，A 病例 2 存在 CIC-DUX4 融合变异；B 病例 3 存在 CIC-DUX4 融合变异

皮、横纹肌及神经内分泌标志物，但均无特异性。CIC-DUX4 融合尤文样肉瘤只有通过特殊免疫组化、FISH、RT-PCR 等方法以明确诊断。Tang 报告了一例 13 岁女性患者，组织形态学与尤文氏肉瘤相似，而 FISH 检测显示 EWSR1 重排阴性，CIC 重排阳性；免疫组化显示 CD99、WT1、vimentin 蛋白阳性，角蛋白、肌间线蛋白、肌细胞生成素显示阴性。Tang 认为当某病理初步诊断为尤文氏肉瘤但组织形态学不典型，而 FISH 检测 EWSR1 重排阴性时，应及时对 CIC-DUX4 融合进行检测，以明确肿瘤亚型种类。

为进一步研究 CIC-DUX4 融合尤文样肉瘤与尤文氏肉瘤之间的关系，Specht 对 21 例 CIC-DUX4 融合尤文样肉瘤与 20 例 EWSR1 重排尤文氏肉瘤进行了分子病理学检测。免疫组化显示 CIC-DUX4 融合肉瘤中 18 例（86%）CD99 呈阳性，仅 5 例（24%）CD99 呈弥漫性，在所有病例中 WT1、FLI1 均呈强阳性，4 例（18%）出现 ERG 突变；在所有尤文氏肉瘤病例中，CD99、FLI1 均呈现强阳性，而 ERG 突变仅出现在 EWSR1-ERG 融合阳性尤文氏肉瘤中，值得注意的是 WT1 在所有尤文氏肉瘤中均为阴性。Specht 认为 WT1 表达的一致性可能为 CIC-DUX4 融合尤文样肉瘤的准确诊断提供帮助。

在尤文样肉瘤中，CIC-DUX4 融合肉瘤与 BCOR-CCNB3 融合肉瘤通常被看作同一类型肿瘤两种亚型，但其临床表现、预后有所区别。在临床中需要进行鉴别，明确诊断需结合临床、形态变化、免疫组化、分子检测等技术。

（4）血管源性肿瘤：骨血管瘤（vascular tumours of bone）是一种呈瘤样增生的血管组织，掺杂于骨小梁之间，从组织学上可分为海绵状血管瘤及毛细血管瘤。前者多见于脊柱、颅骨，后者多见于扁骨和长管状骨干骺端。镜下可见大的海绵状血管腔或毛细血管腔；内衬薄层内皮细胞的血管管腔是血管瘤的特点；细胞核小而深染。在软组织和骨骼的上皮样血管内皮瘤中已经发现存在 WWTR1-CAMTA1 融合易位。融合位点发生在 WWTR1 的外显子 2、3、4 区域和 CAMTA1 的外显子 8、9 区域，这使

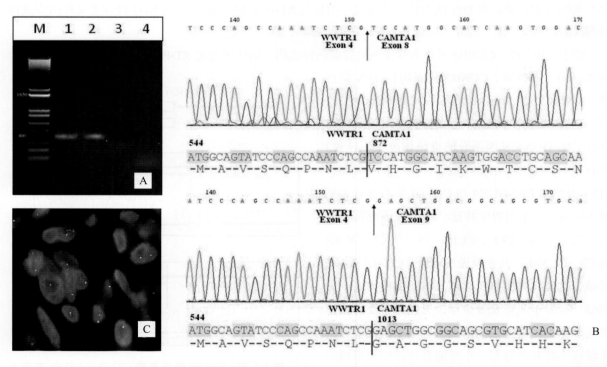

图 1-1-40　RT-PCR 及 FISH 检测 WWTR1-CAMTA1 融合变异　A 泳道 M 为 DNA 分子量标准，泳道 1、2、3 为扩增产物，泳道 4 为阴性对照条带；B 对 3 种扩增产物进行测序发现 2 类分子变异，即 WWTR1 外显子 4 与 CAMTA1 外显子 8 融合、WWTR1 外显子 4 与 CAMTA1 外显子 9 融合；C FISH 结果验证了融合信号，WWTR1 端粒短与 CAMTA1 着丝粒端融合

CAMTA1 的转录激活区域处于 WWTR1 启动子的控制之下（见图 1-1-40）。利用基因融合转录的特异性对骨血管瘤进行病理诊断已经在临床中得到了验证，例如上皮样血管瘤、上皮样血管肉瘤、软骨黏液样纤维瘤等。通过 RT-PCR 检测 WWTR1-CAMTA1 融合或 WWTR1 裂解是最有效的诊断方法。YAP1-TFE3 融合已经在骨骼和软组织的血管肿瘤亚群中被发现，虽然 YAP1-TFE3 阳性肿瘤被归为上皮样血管内皮瘤，但其形态学特征略有不同，如逆反排列的血管腔形成、假性肺泡腔、无黏液透明质间质。临床医生需注意这种新描述的血管肿瘤亚群应从上皮样血管瘤中分离出来，而且只有轻度到中度的细胞异型性才能区分。YAP1-TFE3 易位上皮样血管内皮瘤表达血管标志物和 TFE3，使其能够在免疫组织化学上与传统的上皮样血管内皮瘤和上皮样血管瘤区分。

为研究 t（1；3）（p36.3；q25）在上皮样血管瘤中的染色体易位情况，Errani 对 17 例上皮样血管内皮瘤样本进行了分子检测，其中包括软组织肿瘤 7 例（躯干 5 例及四肢 2 例）、胸廓内 7 例、肝内 2 例及下颌骨 1 例。FISH 检测结果表明所有的上皮样血管瘤均是由于 1p36.3 和 3q25 异位导致。其中 CAMTA1 位于 1p36.23，而 WWTR1 位于 3q25.1。在其他血管肿瘤、血管肉瘤中均未发现 CAMTA1-WWTR1 融合现象；RT-PCR 结果表征了 CAMTA1-WWTR1 融合产物。Errani 认为 CAMTA1-WWTR1 融合检测对于骨与软组织血管瘤的病理诊断能够提供较大价值。

为了明确 WWTR1-CAMTA1 融合基因、YAP1-TFE3 融合基因在诊断上皮样血管内皮瘤的价值，Flucke 对 39 例上皮样血管内皮瘤进行了分子检测，其中包括头颈部 8 例、躯干 5 例、上肢 3 例、下肢 2 例、纵隔 1 例、淋巴结 1 例、乳腺 1 例、皮肤 2 例、骨骼 6 例、肺脏 7 例及肝脏 2 例。免疫组化显示 ERG 染色阳性 21 例（100%），FLI1 阳性 5 例（100%），CD31 阳性 39 例（100%），CD34 阳性 25 例（81%），D2-40 阳性 5 例（71%），角蛋白阳性 11 例（31%），CK8.18 局部免疫反应 5 例（25%），EMA 阳性 1 例（9%），S100 阳性 2 例（18%），值得注意的是 TFE3 阳性 24 例（88%）；完成 FISH 检测的肿瘤样本共 26 例，其中 23 例（88%）存在 WWTR1-CAMTA1 融合基因，3 例（12%）存在 YAP1-TFE3 融合基因。Flucke 认为 FISH 与 RT-PCR 在上皮样血管内皮瘤诊断中均有较高价值。

（5）动脉瘤样骨囊肿：动脉瘤样骨囊肿（aneurysmal bone cyst，ABC）是一种良性单发骨肿瘤，呈局部侵袭性，常位于长骨干骺端、骨干或脊柱后侧。从组织形态学上看，肿瘤内部可见多发空洞被血液填充；肿瘤壁由包含纺锤样纤维细胞、多核巨细胞及薄层骨；缺乏内皮层。在其他骨肿瘤中也可以发现类似变化，例如巨细胞肿瘤与成软骨细胞瘤，这两种也被称为继发性动脉瘤样骨囊肿。多数原发性 ABC 通常都有 t（16；17）易位（见图 1-1-41）；CDH11-USP6 融合突变不会产生相应蛋白，但会导致原发性 ABC（非继发性 ABC）中梭形细胞内 CDH11 启动子控制下的 USP6 异常表达。研究表明其他基因易位突变也可以通过启动子交换的机制引起 USP6 的异常表达。此外，在以未成熟的间充质细胞为特征的软组织结节性筋膜炎中发现，通过启动子交换引起的 MYH9- USP6 基因融合也可以引起 USP6 的异常表达。

为明确新一代测序工具对 ABC 诊断的优势，Guseva 对 13 例原发性 ABC、1 例复发 ABC 及 9 例骨巨细胞瘤病理样本进行了病理检测。新一代测序结果显示 13 例（100%）原发性 ABC 均出现了 USP6 融合变异，最常见的 USP6 融合变异为 CDH11-USP6 融合变异（5 例，38%），其次分别为 RUNX2-USP6（2例，15%）、PAFA1B1-USP6（1 例，8%）、CTNNB1-USP（1 例，8%）、SEC31A-USP6（1 例，8%）、EIF1-USP6（1 例，8%）、FOSL2-USP6（1 例，8%）、STAT3-USP6（1 例，8%），而在骨巨细胞瘤与复发 ABC 病例中未能观察到任何 USP6 融合变异。Guseva 认为相比于 FISH 及 RT-PCR，新一代测序在对动脉瘤样骨囊肿的诊断上可以提供更多突变信息。

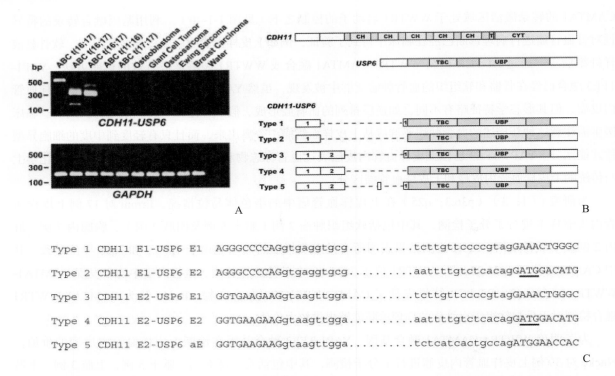

图 1-1-41　A 电泳条带上，RT-PCR 结果显示只有 t（16；17）（q22；p13）异位的 ABC 才会出现 CDH11-USP6 融合转录本；电泳条带下为甘油醛 -3- 磷酸脱氢酶（GAPDH）的 RT-PCR 结果作为 RNA 完整性对照条带；B CDH11 与 USP6 融合转录结构图，白色区域为非编码外显子，灰色区域为编码序列，浅灰色为蛋白质结构域包括 CH（钙粘蛋白结构域）、T（跨膜结构域）、CYT（钙粘蛋白 COOH 末端细胞质区域；）、TBC、UBP（泛素蛋白酶结构域），框内编号表示 CDH11 和 USP6 的外显子编号，Type 5 中融合白色矩形为 USP6 上游外显子 1 的备选外显子；C CDH11-USP6 融合基因的剪接接头

在实际临床诊断中，除与毛细血管扩张性骨肉瘤（囊壁及间隔内含间变性恶性肿瘤细胞以及病理性核分裂像、偶见骨样组织）进行鉴别外，分子病理诊断很少被用以确认或排除 ABC 的情况。此外，由于易位的多样性，ABC 在与巨细胞瘤、低级别中心性骨肉瘤鉴别诊断时，可利用 FISH 对 USP6 是否存在点突变进行检测。

（6）脊索瘤：脊索瘤（chordoma）是一种好发于脊柱骶尾部、颅底骨的恶性肿瘤，少见于非中轴骨骼与软组织，肿瘤倾向于有良好的边界，甚至会出现分叶。从组织形态学上看，肿瘤细胞常以特殊的形状排列于小叶中（细胞排列为弦状、条索状），由纤维将小叶分隔；条索间有着丰富的胞间黏液基质，条索中细胞间边界不清，形成合胞体；细胞中有着丰富的囊泡细胞（嗜伊红空泡样基质）。在蝶枕部时脊索瘤与软骨肉瘤（如软骨瘤样脊索瘤）的组织学表现非常类似，难以分辨。

基因芯片表达分析首次发现在脊索瘤中 T 基因的转录因子 Brachyury 过表达（见图 1-1-42），Brachyury 在脊索瘤的形成中扮演了重要角色——当 Brachyury 表达被关闭时，脊索瘤细胞系的生长出现了停滞现象。在脊索瘤家族性病例中发现含有 Brachyury 区域的扩增与脊索瘤患病的风险增加相关，在脊索瘤单发病例中约有 7% 患者出现该区域扩增。此外，新一代测序工具在脊索瘤中发现一种可以导致 Brachyury-DNA 结合区域中甘氨酸与天冬氨酸互换的单核苷酸多样性位点（SNP），该 SNP 过表达进而使 Brachyury 基因及其目的靶基因在脊索瘤中过表达，提示该 SNP 位点可能是脊索瘤形成的关键因素。对 Brachyury 区域进行免疫组化检查对于中轴、轴外脊索瘤的确诊是一种非常有价值的辅助诊断手段。在部分良性脊索瘤中也发现了 Brachyury 区域的扩增。

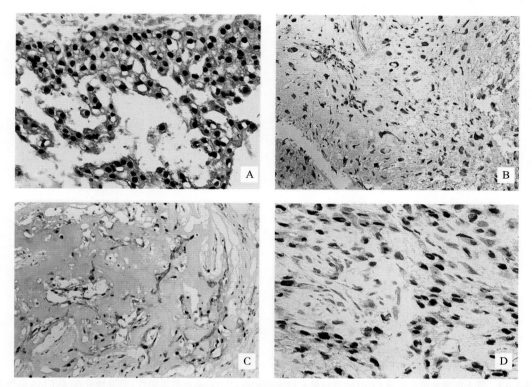

图 1-1-42 脊索瘤中 Brachyury 阳性及其组织形态学表现 A 脊索瘤肿瘤细胞的 Brachyury 表达阳性，细胞质阳性程度中等；B 黏液样软骨肉瘤细胞质阳性，Brachyury 表达阴性；C 脊索轴外肿瘤 Brachyury 表达阳性，细胞质阳性；D 另一软组织肌上皮瘤 Brachyury 表达阳性

为了探究 Brachyury 染色在脊索瘤诊断中的特异性，Miettinen 对 5229 例肿瘤样本进行了免疫组化检测，以评估在不同肿瘤中 Brachyury 染色阳性率。结果显示 76 例脊索瘤中 75 例 Brachyury 染色阳性（99%）。Miettinen 认为 Brachyury 是脊索瘤病理诊断中具有较高敏感性及特异性指标，在脊索瘤的诊断中应注意 Brachyury 表达情况。为探究脊索瘤分子变化与组织形态学的相关性，Sun 将 14 例脊索瘤患者病理样品依靠是否具有侵袭性分为 2 组并进行了免疫组化检测，侵袭组（n=5）与良性组（n=9）中分别存在 1 例 Brachyury 染色为阴性，总体 Brachyury 染色阳性率为 85.7%，而两组患者在组织形态学染色强度上并无统计学差异（46% *vs.* 48%）。Sun 认为 Brachyury 阳性可作为脊索瘤病理诊断标志，但对组织形态学染色强度的影响并无特异性。

（7）骨肌上皮瘤：肌上皮瘤（myoepithelioma）是一种发病率较低的软组织良性肿瘤，常位于头颈部、上颌、髂骨及胫骨。从组织形态学上看，良性者边界清楚，无浸润性生长方式，肿瘤细胞呈实性、结节状、网状、或纹状排列；细胞多呈现梭形、上皮样、圆形伴嗜酸性或透明包浆，无坏死及不典型性细胞，核分裂像罕见；细胞外基质呈胶原样、透明样或黏液样。当肿瘤细胞具有明显的核异型性和有丝分裂活跃倾向时应被标记为肌上皮癌或恶性肌上皮瘤。

几乎所有的肌上皮肿瘤都表达 S100 及 vimentin，部分表达 EMA 及 SMA，有时肿瘤可能不表达角蛋白、CD34、P63、desmin、GFAP 等（见图 1-1-43）。在一项肌上皮瘤系列病例中发现，约 45% 的肌上皮瘤存在涉及 EWSR1 的融合变异（见图 1-1-43），其余多为 POU5F1、PBX1、ZNF444。此外，约有 71% 的原发性骨肌上皮瘤存在 EWSR1 断裂变异，对 EWSR1 断裂进行检测对诊断原发性骨肌上皮瘤有帮助。但应注意的是 EWSR1 是一个混杂基因，涉及许多间充质肿瘤，其中一些可能需要与肌上皮瘤进行鉴别诊断，如骨黏液样软骨肉瘤、血管瘤样纤维组织细胞瘤、尤文氏肉瘤。

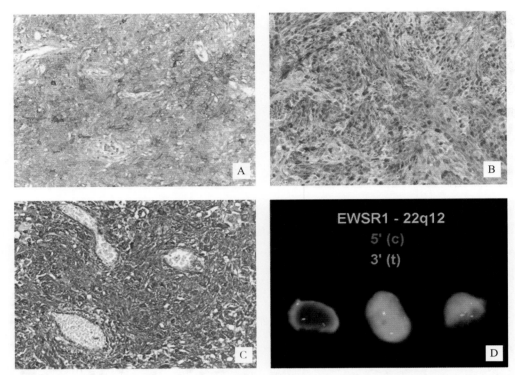

图1-1-43　肌上皮瘤免疫组化及FISH检测结果 A 肿瘤细胞中，S100染色弥呈阳性，弥漫性分布; B EMA染色呈阳性; C 多数肿瘤细胞SMA染色层强阳性; D FISH检测结果表明存在EWSR1断裂重组信号

　　Kurzawa报道了8例原发骨肌上皮瘤，其中包括髂骨3例，胫骨2例，上颌骨、骶骨、腰1椎体各一例。免疫组化结果显示8例（100%）样本vimentin、S100染色均呈阳性，7例样本EMA表达阳性，3例样本中SMA表达阳性，4例样本中P63核染色阳性所有病例中均未观察到角蛋白阳性；FISH检测结果显示5例（71%）样本中EWSR1重排阳性（EWSR1-PBX1融合）。Kurzawa认为免疫组化及FISH有助于骨肌上皮瘤的准确诊断，可在术前提供重要信息，有助于术者制定更合适的手术方案。Puls报道了1例54岁男性骶骨肌上皮瘤病例，FISH检测并未发现EWSR1重排变异，而提示FUS-POU5F1融合现象。Puls认为除EWSR1之外，FUS-POU5F1也应被认为是骨肌上皮瘤中基因变异标记。

　　病理诊断需要不断总结和积累经验，即便如此，病理医师还要经常面临新的未知的挑战。随着现代分子遗传学的不断发展，人们对疾病的认识在不断更新，不断会有新的病种或分子亚型被报道。因此我们需要在临床实践工作中将临床、影像和病理相结合，在基于传统组织病理形态学的基础上，辅以免疫组化染色及分子检测等手段，从而使病理诊断的准确性不断提高，更好地为患者精准医疗提供服务。

五、骨与软组织肿瘤活检方法

　　骨与软组织肿瘤活检对于骨肿瘤科医师而言是一项重要的技术，主要应用于骨肿瘤、软组织肿瘤和骨病的诊断和鉴别诊断。骨和软组织病变的原因有创伤、感染、代谢性骨病、骨循环异常、滑膜疾病等。部分患者需要采用非手术治疗方案，而这部分患者更需要行活检术来明确诊断。在患者提供病史、临床表现和影像学检查后，骨肿瘤科医生需要使用活检技术，获取病变组织的足量典型标本送病理检查，获得准确的临床诊断后制订周密的治疗计划。

　　如果活检计划或方法不合适，活检并发症往往会对患者的诊断及治疗产生影响，甚至造成非计划手术、延误治疗、误诊误治等严重后果。所以骨肿瘤科医生应当严格遵守活检原则和程序，慎重选择时机、地点、麻醉方式、活检种类、操作技术、引导技术、部位、标本和标本的保存方式。医生在获得诊断结果后，需确认诊断是否符合患者的临床表现和影像学检查以及患者是否需要再次活检。

活检的适应证：原则上讲，所有就诊患者都应当进行活检术。然而在实际临床工作中，某些良性骨与软组织病变如骨囊肿、脂肪瘤的患者，若病史、临床症状和影像学检查均为典型表现，则可以不进行活检术，但不排除出现误诊的情况。如患者有特殊要求，临床和影像学表现为侵袭性、恶性或诊断不明确的时候，强烈建议活检以明确疾病诊断和分类，确定综合治疗方案。活检的相对禁忌证有严重的脑心肺等功能不全、出血性疾病等。

活检应当在能够进行根治性治疗、有多学科治疗团队的外科治疗中心进行，由有经验的骨肿瘤外科医生操作。部分患者病情甚至需要外科医生、肌肉骨骼放射科医生和骨病理医生之间进行适当沟通和讨论，确定可能的疾病诊断和活检部位。

活检前的准备应包括全面的疾病病史采集、发生发展和演变过程分析，以及完善必要的、全面的影像学检查，甚至需要全身 PET-CT 检查，综合评判。

活检需要引导技术和设备。临床疼痛、肿块和骨性解剖标志能够粗略定位引导；超声、X 线能够完成绝大多数软组织和骨组织肿瘤的引导；CT 能够完成绝大多数的深部骨组织和软组织肿瘤的精确定位引导，可提高穿刺准确度并降低并发症；少部分患者需要核磁共振的引导。目前已经出现机器人导航技术，能够更加精准定位深部组织病灶和小病灶。

活检部位的选择是依据典型的临床表现和影像学检查来确定的。正确的活检位置应位于最终手术路径线上。如果肿瘤为恶性肿瘤需要广泛切除时，就可以切除活检路径。由于目前保肢手术的广泛应用，活检位置的选择就更加关键。当活检位置在肿瘤切除范围之外时，会导致不必要的切除和重建，因此活检部位的选择一定要建立在考虑到几种可能术式的基础之上。手术方案的制定主要依据活检前的鉴别诊断及决定肿瘤切除范围的肿瘤分期。在活检前，医生应了解患者可能的诊断和肿瘤范围，并预估初步的手术方案。如果医生只关注于取得一块组织以供诊断而忽略了可能的最终手术过程，很可能会选错切口位置，做了非计划手术，从而威胁到保肢手术的可行性甚至患者的存活，即使转诊后也会给骨肿瘤专家的进一步治疗带来巨大的困难。肢体的横切口通常为禁忌，因其很难与骨或肌腱膜间室等纵向结构一同被切除，因此肢体活检通常采取纵切口。医生应避开主要的神经血管结构，因为活检时的污染可能导致这些结构在广泛切除时需要一并切除。活检通道也不应穿过正常的间室结构或关节，这样在手术时就不会导致正常间室被切除。

患者如果有多个部位的病变，应该选择高代谢、容易定位、操作简单、成功率高、并发症概率低的部位。血肿、骨折、坏死、渗出、黏液样变性等都会造成肿瘤细胞不典型甚至缺乏，所以活检应当避免此类区域和组织。由于肿瘤表层组织生长活跃，中心部位大多血供缺乏、坏死、囊性变液化，造成组织不典型，所以活检部位多选择病变表层。部分肿瘤取材应包括肿瘤表层组织及紧邻正常组织，这样才能确定肿瘤是否有侵袭性。部分患者需要功能影像学检查才能确定高代谢部位取材。

活检标本应当具有足够的标本量，以供进行免疫组化和详尽的切片观察。医生需要捡取固态标本送检，液态组织液可以送涂片检查。活检过程中应当仔细观察标本的颜色、质地、性状等改变，判断是否为典型的肿瘤标本，是否符合术前诊断疾病的肿瘤性状预估。

活检标本的保存一般采用足量福尔马林固定。如果行分子检测、肿瘤动物接种和组织库保存，则需要一定离体时间内的新鲜组织。

活检并发症包括肿瘤刀口种植、活动性出血造成的血肿和休克、邻近重要组织的压迫、感染等。穿刺活检针道种植率较低（0.8% ~ 1.1%），切开活检种植率可达 32%。针对不同病变可能出现的并发症，应当采取不同的措施。如使用套管针操作、明胶海绵封堵以减少出血、污染和种植；对于肝癌、肾癌转移瘤和其他血供丰富的肿瘤，可采取迷路穿刺、不要过度切削肿瘤组织和抽吸、及时封堵、延长压迫时间、适度加压、延缓抗凝药物使用时间来减少出血，密切观察局部出血情况和血流动力学，避免休克的发生；尽量避免紧邻脊髓、血管神经等重要组织结构操作，减少污染和损伤；对于肿瘤表层软组织薄弱、容易污染、抗感染能力差的活检部位区域，尤其是经口鼻的寰枢椎前路活检手术，需要在手术室进行手术，采取尖刀刺破、迷路穿刺、严格止血、缝合穿刺口、延长观察天数、肠外营养支持的措施。

活检方法总的来说可分为闭合活检和开放活检，其中闭合活检又分为针吸穿刺活检和套管针穿刺活检，开放活检分为切开活检、切除活检和冷冻活检。如果病变位置深，手术操作前无法活检，应当术中送冷冻活检。如果采取切除手术治疗，术后应当送常规病理检查。

（一）针吸穿刺、套管针穿刺

闭合活检是指不需要切口而通过活检针穿刺取材的方法。穿刺技术包括针吸穿刺（细针穿刺活检术，FNAB）和套管针穿刺。目前绝大多数骨肿瘤骨病患者均可采用闭合活检取材。对于软组织病损特别是位置较深的病变、溶骨性肿瘤和需要脱钙的成骨肿瘤多使用闭合活检，可以减少活检成本、减少误诊、提高准确率并节约诊断时间。

针吸穿刺活检使用较细针头（直径 0.7mm），将细针穿刺至病变部位，吸取少量病变组织。20 世纪初 Mixter 首先报道了软组织肿物穿刺，1912 年 Ward 报道了淋巴结细针穿刺。自 1926 年开始病理科 Martin 和 Ellis 对 60 例软组织肿瘤和 5 例骨肿瘤行细针穿刺活检术，发表文章并详细介绍了穿刺取材器械、步骤、适应证和局限性。使用器械包括：长度 5 ~ 10cm 的 18G 穿刺针、20ml 注射器、玻片。具体步骤为：经过定位、消毒、局麻后，使用 Bard Parker 2 号手术刀刺破皮肤，紧密套接空针的穿刺针穿过浅层组织到预估肿块位置，经过触诊感知穿刺针的突破感后，使用空针抽吸维持负压，依据肿瘤大小穿刺进针 1 ~ 3cm 后，退针至包膜行多点穿刺 2 ~ 3 次，缓慢回落活塞达到压力平衡，避免组织散落喷溅，拔针收集标本。观察标本性状，使用 10% 福尔马林标本瓶储存送检。该文章认为针吸活检的局限性在于组织细小，可能缺乏典型病变组织。1931 年，纽约纪念医院骨肿瘤医生 Coley 介绍了 35 例骨肿瘤患者的细针穿刺经验，认为应当选择骨质薄弱区域，需要充分麻醉。但是细针穿刺不适合成骨性、纤维性肿瘤，必要时行涂片检查，可以使用纱布过滤血液来筛选肿瘤组织。

细针穿刺因为获得的组织量少且组织结构被破坏，多数无法行免疫组化检查，所以肿瘤类型和组织分级的诊断准确率很低，国内外指南很少推荐应用于骨和软组织肉瘤的细针穿刺活检。但是细针穿刺对于诊断局部软组织肿物是否复发及淋巴结转移较有价值。

套管针穿刺活检是目前临床医生主要使用的活检方法。套管针主要有工作套筒和标本取材针芯两件器械。套管针穿刺技术是在针吸穿刺应用基础之上发展而来，在套筒直径、套筒锥度、附带环钻、针芯性状、取材方式、引导技术、稳定装置、并发症防范等方面，临床医生不断设计、改进和创新。我国学者在套管针穿刺器械创新方面也有所建树。1983 年国内报道了黄承达教授的齿咬式套管针，1988 年报道了李建民教授的螺旋刃穿刺针（图 1-1-44）。此后，国内相继报道了套管针、齿咬式套管针、

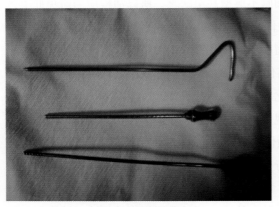

图 1-1-44　穿刺针

螺旋刃活检针、三爪形套管活检针、自动活检枪、含标本槽套管针的发明。

目前国内使用较多的为德国巴德（Angiomed）ostycut 骨活检针、美国 Ackenmann 骨活检针、美国 Cook 公司 Qick-core 活检枪、意大利 Gallini 穿刺活检针。现在主流骨穿刺针多为环钻型套筒，附带锯齿样、螺旋样或标本夹的针芯。意大利 Gallini 穿刺针附带活检钳（图 1-1-45）。软组织穿刺针多为有套筒的、带有标本槽的半自动或手动活检针。

对穿刺针直径的研究也是热点之一。1983 年英国 Fyfe 医生报道使用 Craig 方法行脊椎穿刺，使用直径 2mm 以下穿刺针穿刺的 48 例患者诊断明确率为 50%，而使用直径 2mm 以上穿刺针穿刺的 52 例患者诊断明确率为 90%。1996 年有研究报道 0.7mm 细针穿刺准确率达 90%，带标本槽的套管针准确率达 96%。1996 年瑞典报道的一项纳入 70 例骨肿瘤患者的研究发现，直径 3.5mm 穿刺针较 2mm 的穿刺针更能得到满意的病变组织。2001 年英国报道使用带标本槽的活检针行 570 例软组织肿瘤活检，诊断敏感度 99.4%，特异性 98.7%。2015 年意大利 Rizzoli 医院报道汇总 1993—2013 年间 21 篇关于骨和软组织肿瘤的活检技术文章，套管针较细针穿刺活检的敏感度和特异性均高。目前多使用 3mm 内径骨肿瘤活检针，软组织活检针多使用带标本槽的 2mm 内径的活检针。

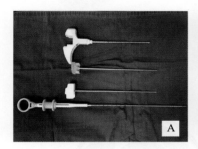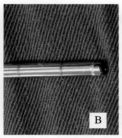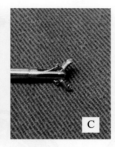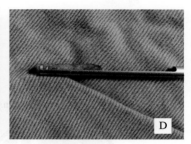

图 1-1-45　A-C 活检针；D 活检取出的组织

影像学引导技术的发展也为穿刺技术的进一步成熟创造了条件。1940 年，美国 Christiansen 报道 X 线引导下四肢骨肿瘤穿刺活检（FNAB）；1981 年，菲律宾医生 Adapon 报道了 CT 引导下 22 例脊柱肿瘤患者的穿刺活检，18 例获得明确诊断；1992 年，台湾医师报道超声引导肋骨和肩胛骨的穿刺活检；1994 年，意大利医生报道 30 例浅表溶骨破坏超声引导的穿刺活检；1994 年，日本开始实时 CT（real time CT）引导下的穿刺活检。2002 年，美国斯坦福大学医学中心报道第一代开放式实时磁共振引导下 55 名骨肿瘤患者的穿刺活检，同年开始机器人引导下的骨穿刺活检术。

对于脊柱穿刺活检的最早报道是 1932 年美国 Robertson 和 Ball 的 5 例脊柱肿瘤患者无影像引导的细针穿刺。1939 年，Valls 和 Ottolenghi 完成 86 例脊柱椎体、椎管内肿瘤穿刺活检。1949 年有研究报道了经脊椎椎弓根入路穿刺活检（图 1-1-46）。2000 年有研究报道了 CT 引导下腰椎侧方入路的穿刺活检。

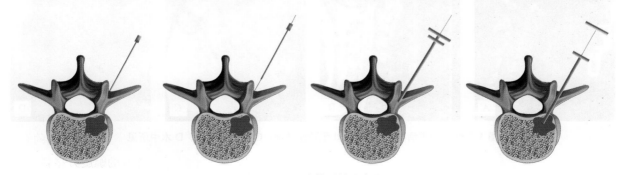

图 1-1-46　脊椎活检示意图

穿刺活检术发展至今，在引导、穿刺、取材等方面形成了整套的成熟技术。穿刺进针有同轴操作、并列引导和瘤壁进入技术。同轴操作是使用套筒建立工作通道，从而保证了一次穿刺同一通道，实现了多点取材、穿刺稳定，减少了污染范围，提供了补救通道。2003 年，以色列医生报道了反向同轴技术，并列引导技术减少了穿刺针进入时损伤周围组织的几率。瘤壁进入技术包括锤击进入、环钻及电动开孔。菲薄的骨肿瘤瘤壁可以使用锤子轻敲骨穿刺针或旋转骨穿刺针进入；较厚的瘤壁可以使用环钻、大直径电钻开孔进入（图 1-1-47、图 1-1-48、图 1-1-49）。

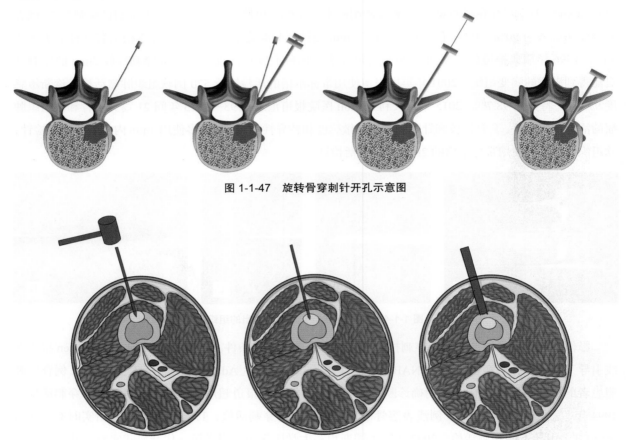

图 1-1-47 旋转骨穿刺针开孔示意图

图 1-1-48 锤子轻敲和电钻开孔活检示意图

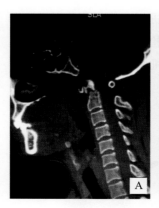
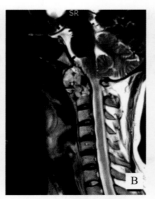
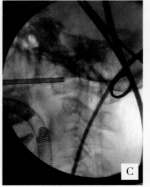
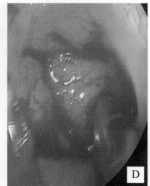

图 1-1-49 颈椎活检。A、B MRI 示颈椎肿物；C 引导下穿刺；D 术中所见

引导技术包括体表标志、X线、CT、超声、内镜、机器人、穿刺针刻度、突破感等。体表标志包括肿块、压痛、骨性解剖标志。文章报道大约 90% 患者能够通过体表标志完成引导；X线能够引导绝大多数四肢骨肿瘤的穿刺，也能完成颈、胸、腰、骶椎的大部分穿刺引导；CT引导能够显著提高穿刺定位的准确率，但是增加了射线辐射量，不过对于初学者和年轻医生是很好的选择；超声定位能够很好的定位深部、小体积的软组织肿瘤，在骨肿瘤方面，也有应用的报道；特殊部位可以使用内镜，已有经鼻窦椎穿刺应用报道；导航和机器人辅助在特殊情况可以使用。穿刺针刻度可以在穿刺过程中为定位引导提供辅助，减少透视辐射，穿刺手感同样也可以为定位提供有效的参考（图 1-1-50）。

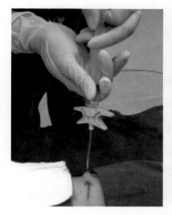
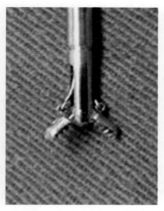
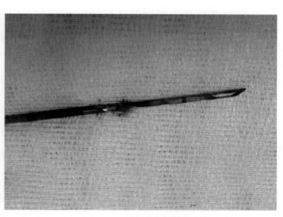
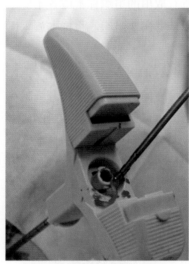
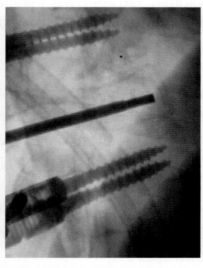
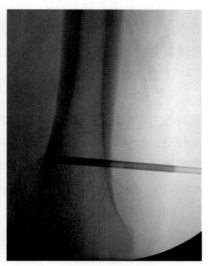
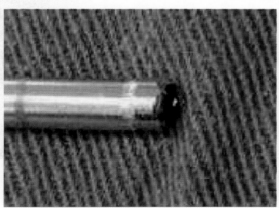
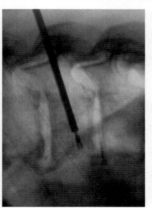

图 1-1-50 穿刺活检操作技术

取材技术包括五种方式：抽吸术、提取器术、贯通术、切刮术和联合应用。抽吸是依靠负压，用含适量盐水的空针抽吸，空针内尽量不要有空气，空气抗抽吸的功效较低。提取器术是使用标本钳、标本爪、标本夹、带标本槽的针芯取材。贯通术是依靠套筒穿刺进入，贯穿肿瘤，到达对侧瘤壁，切取标本。切刮术是依靠套筒尖端环钻的切缘在肿瘤内和瘤壁内侧切刮，切取瘤壁组织。术前依据病史和影像学检查做出初步诊断，依据预估的肿瘤性状选择不同方法。如骨性和纤维性肿瘤可以使用切刮、贯通、提取器；溶骨性肿瘤可以使用提取器、切刮、抽吸术；囊性肿瘤可以使用切刮、提取器和抽吸术；软组织肿瘤多使用提取器术。

穿刺活检前应当制备详尽的穿刺计划，完成充分的影像学检查，依据影像学、功能影像学明确活检部位，确定路径、入针点、方向、安全深度、有效活检范围，设计引导计划和各种方案的取材方式，对大体标本初步评判，预防出血、种植等并发症。

穿刺活检均应在手术室进行，部分特殊部位和较小的肿瘤可在 CT 室局麻下进行。术前行静脉全麻或局麻，局部麻醉应当按顺序充分阻滞皮肤、皮下组织、肌肉、骨膜，同时简单定位。根据术前制定的取材部位、途径进行取材。穿刺时，穿刺孔及针道应位于手术切口上，便于日后进行手术治疗时能将穿刺污染区完整切除。穿刺针道尽可能与肢体长轴平行，通过肌肉而不通过肌间隙取材，避免肿瘤局部扩散。拔除穿刺针后按压取材部位数分钟止血以减少污染范围，特别应避免污染重要的血管神经束。

脊椎病变通常在 CT 或 "C" 型臂引导下经椎弓根进入取材，以减少出血及对周围正常组织的污染。固定套管，将带有标本的针芯从病灶取出后，用针芯逆行将标本推出。所有取出的组织标本应置于肝素盐水中，洗去血块，先肉眼判断能够是有效标本。可多次取材，确保获取足够病变组织。将标本放入甲醛溶液中固定，避免挤压标本，送病理学检查。

（二）切开活检

切开活检是传统的取材方法，能在直视下切取肿瘤组织，获得准确、可靠的病理诊断。切开活检可获得相对较大量的标本组织，从而使医生能做出准确的诊断。同时开放活检也可以减少经验不足的医生取材错误的概率，但是此方法污染范围大、并发症高。开放活检更易造成术后血肿、肿瘤细胞扩散、术后感染等，所以目前多数指南推荐穿刺活检。但是当穿刺活检未能得到准确的诊断或者因解剖部位复杂，难以再次穿刺活检时，应行切开活检。

四肢肿瘤切开活检的切口设计应沿肢体纵轴进行，便于手术时切除。切口长度在满足获取足够标本的基础上尽可能小。肿瘤切除部位应该是紧邻肿瘤假包膜内有代表性的肿瘤组织。切除适当组织后，可以缝合包膜，减少污染。尽量避免夹取标本组织。

切开活检的部位应该选择平片、CT、核磁共振所显示的最低分化、血供丰富和钙化最少的部位，这些部位通常最具代表性。避免在 Codman 三角区进行活检，因为有可能把反应骨误认为骨肉瘤。软骨肉瘤患者应当切取肿瘤与骨交界区组织，需要包含部分骨组织以便观察对骨的侵袭性。如果有可能是恶性肿瘤血供丰富，应该使用切口引流或者引流管。引流管与切口线一致，同时不能太远，缝合边距尽可能缩小，甚至皮内缝合，以便最终手术时方便广泛切除活检部位。

恶性肿瘤切开活检时是否使用止血带尚无定论。虽然未经证实，反对者认为使用止血带会使静脉血淤滞，导致松开止血带时发生瘤栓的危险性增高。但是如果肿瘤血供极为丰富，应当应用球囊阻断或使用止血带，甚至需要术前栓塞。止血带使用前不能压迫驱血，另外手术完成后需放开止血带进行压迫和电凝止血，减少血供丰富的假包膜和肿瘤出血。

（三）切除活检

如果术前诊断肯定，或者肿瘤体积小，放射学检查也提示是良性肿瘤，则可以行切除活检；或者既往四肢恶性肿瘤病史的复发患者，影像学检查符合复发诊断，也可以直接切除活检，可以达到诊断和治疗的双重目的。骨样骨瘤和骨软骨瘤的诊断通常都是基于切除活检的结果。

决定软组织肿瘤行切除活检是一个复杂的过程。对倾向良性的皮下小肿块通常采用切除活检术，但对直径大于 5cm 的深筋膜下软组织肿瘤一般建议穿刺活检术，避免切除活检肿瘤时出现污染造成手术困难。如果切除活检的病理结果提示为恶性肿瘤，应评估切除的边界是否符合恶性肿瘤的切除边界，如果不够则应行扩大切除术。

（四）冷冻活检

冷冻活检是术中即刻获得病理诊断的快速方法，其适应证包括切缘检测和术中需要决定下一步治疗方案时。冷冻活检对于标本和病理科医生都有较高的要求。从肿瘤反应区、骨痂、坏死组织和正常组织取得标本进行冷冻活检将无法得到正确的结果。当冷冻活检诊断与临床诊断矛盾时，应结合临床和影像学检查结果进行讨论，不能强行做出诊断，特别是要根据冷冻结果做破坏性手术时更应慎重。

快速冷冻切片在骨与软组织肿瘤诊治中的应用价值尚存在争议。冷冻切片的显微镜检查是常用的病理学评估技术。相对于石蜡切片需要 3 ~ 7 天的诊断时间，冷冻切片能在较短时间内（一般 30min 左右）基本确定肿瘤的良恶性。在骨与软组织肿瘤诊治过程中主要用于以下几方面：①判断是否获取具有诊断意义的组织。在切开活检时肉眼不能确定是肿瘤反应区还是肿瘤组织，尤其在高度恶性肿瘤中往往不能确定是活性肿瘤组织还是坏死肿瘤组织时，行快速冰冷切片有助于区分组织的性质，从而提高阳性率。②最终治疗前的术中确诊。如临床及影像无法确定病变的良恶性，术中冷冻切片有助于明确病变性质。③手术切缘的评估。在切除恶性骨肿瘤时，可刮取长骨残端髓腔内容物进行切缘活检，并采用冷冻切片检查确定肿瘤是否有残余。④肿瘤播散的评估。冷冻切片有助于确定可疑病变的性质，如是否是肿瘤卫星灶或是肿大淋巴结，并进一步区分淋巴结是炎症还是肿瘤累及，为确定下一步治疗方案提供依据。

冷冻切片检查可以协助明确诊断，评估切缘和肿瘤范围，然而该检查也具有一定局限性，并不适用于所有的骨与软组织肿瘤。如单纯骨硬化性病变，矿化好的骨组织难以切割、制片。脂肪瘤与低度恶性脂肪肉瘤本身亦难以区分。与石蜡切片相比，快速冷冻切片在对骨与软组织肿瘤诊断的完全符合率上仍有统计学差异，可能的影响原因如下：①临床医生取材局限，有时仅取部分小块组织，或没有取到病变组织，影响诊断结果的准确性。②冷冻切片质量差，对有些假象不熟悉者，难以正确辨认。如染色欠佳、细胞结构模糊、辨认困难；细胞境界不清、体积胀大、易拉长、变形等；胞浆境界不清、多核巨细胞难辨认、细胞浆内嗜酸性颗粒不清楚；细胞内出现空泡，易误认为是黏液或脂类物质；含水分多的组织易形成冰晶，在制片过程中溶解形成空泡；血管丰富的组织或肿瘤，在冷冻切片上呈空白区。③病理科医生专业训练不够，经验不足，很难在短时间内做出诊断。④疑难病例和交界性病例，石蜡切片诊断都很困难，快速冷冻切片诊断就更加困难，常需做免疫组化等观察，需要延缓诊断，否则容易发生误诊。

这四种活检方式各有优缺点，需要结合患者病史、影像学检查慎重选择。无论采取何种活检方式，其原则是：通过最小的创伤、最直接的路线、良好的疼痛控制，获得有代表性的足量标本，减少肿瘤污染，避免影响将来的手术。

（徐瑾，赵紫琴，李振峰，冯江涛）

参考文献

［1］AMARY F, BERISHA F, YE H, et al. H3F3A (Histone 3.3) G34W immunohistochemistry: a reliable marker defining benign and malignant giant cell tumor of bone ［J］. Am J Surg Pathol, 2017, 41(8): 1059-1068.

［2］AMARY M F, BACSI K, MAGGIANI F, et al. IDH1 and IDH2 mutations are frequent events in central chondrosarcoma and central and periosteal chondromas but not in other mesenchymal tumours ［J］. J Pathol, 2011, 224(3): 334-343.

［3］AMARY M F, BERISHA F, MOZELA R, et al. The H3F3 K36M mutant antibody is a sensitive and specific marker for the diagnosis of chondroblastoma ［J］. Histopathology, 2016, 69(1): 121-127.

［4］ANTONESCU C R, LE LOARER F, MOSQUERA J M, et al. Novel YAP1-TFE3 fusion defines a distinct subset of epithelioid hemangioendothelioma ［J］. Genes Chromosomes Cancer, 2013, 52(8): 775-784.

［5］BADALIAN-VERY G, VERGILIO J A, DEGAR B A, et al. Recurrent BRAF mutations in Langerhans cell histiocytosis ［J］. Blood, 2010, 116(11): 1919-1923.

［6］BAUMHOER D, AMARY F, FLANAGAN A M. An update of molecular pathology of bone tumors. Lessons learned from investigating samples by next generation sequencing ［J］. Genes Chromosomes Cancer, 2019, 58(2): 88-99.

［7］BEHJATI S, TARPEY P S, PRESNEAU N, et al. Distinct H3F3A and H3F3B driver mutations define chondroblastoma and giant cell tumor of bone ［J］. Nat Genet, 2013, 45(12): 1479-1482.

［8］BRIDGE J A. Reverse transcription-polymerase chain reaction molecular testing of cytology specimens: pre-analytic and analytic factors ［J］. Cancer Cytopathol, 2017, 125(1): 11-19.

［9］BROWN R S, EDWARDS J, BARTLETT J W, et al. Routine acid decalcification of bone marrow samples can preserve DNA for FISH and CGH studies in metastatic prostate cancer ［J］. J Histochem Cytochem, 2002, 50(1): 113-115.

［10］DAMATO S, ALORJANI M, BONAR F, et al. IDH1 mutations are not found in cartilaginous tumours other than central and periosteal chondrosarcomas and enchondromas ［J］. Histopathology, 2012, 60(2): 363-365.

［11］DEBELENKO L V, MCGREGOR L M, SHIVAKUMAR B R, et al. A novel EWSR1-CREB3L1 fusion transcript in a case of small cell osteosarcoma ［J］. Genes Chromosomes Cancer, 2011, 50(12): 1054-1062.

［12］DOYLE L A, FLETCHER C D, HORNICK J L. Nuclear expression of CAMTA1 distinguishes epithelioid hemangioendothelioma from histologic mimics ［J］. Am J Surg Pathol, 2016, 40(1): 94-102.

［13］DUHAMEL L A, YE H, HALAI D, et al. Frequency of Mouse Double Minute 2 (MDM2) and Mouse Double Minute 4 (MDM4) amplification in parosteal and conventional osteosarcoma subtypes ［J］. Histopathology, 2012, 60(2): 357-359.

［14］DUJARDIN F, BINH M B, BOUVIER C, et al. MDM2 and CDK4 immunohistochemistry is a valuable tool in the differential diagnosis of low-grade osteosarcomas and other primary fibro-osseous lesions of the bone ［J］. Mod Pathol, 2011, 24(5): 624-637.

［15］ERRANI C, ZHANG L, SUNG Y S, et al. A novel WWTR1-CAMTA1 gene fusion is a consistent abnormality in epithelioid hemangioendothelioma of different anatomic sites ［J］. Genes Chromosomes Cancer, 2011, 50(8): 644-653.

［16］GISSELSSON D, PåLSSON E, HöGLUND M, et al. Differentially amplified chromosome 12 sequences in low- and high-grade osteosarcoma［J］. Genes Chromosomes Cancer, 2002, 33(2): 133-140.

［17］GUSEVA N V, JABER O, TANAS M R, et al. Anchored multiplex PCR for targeted next-generation sequencing reveals recurrent and novel USP6 fusions and upregulation of USP6 expression in aneurysmal bone cyst［J］. Genes Chromosomes Cancer, 2017, 56(4): 266-277.

［18］HAMEED M. Clinical applications of molecular markers in bone tumors［J］. Adv Anat Pathol, 2015, 22(6): 337-344.

［19］HISAOKA M, HASHIMOTO H. Extraskeletal myxoid chondrosarcoma: updated clinicopathological and molecular genetic characteristics［J］. Pathol Int, 2005, 55(8): 453-463.

［20］HUANG S C, ZHANG L, SUNG Y S, et al. Frequent FOS gene rearrangements in epithelioid hemangioma: a molecular study of 58 cases with morphologic reappraisal［J］. Am J Surg Pathol, 2015, 39(10): 1313-1321.

［21］IDOWU B D, AL-ADNANI M, O'DONNELL P, et al. A sensitive mutation-specific screening technique for GNAS1 mutations in cases of fibrous dysplasia: the first report of a codon 227 mutation in bone［J］. Histopathology, 2007, 50(6): 691-704.

［22］JANKNECHT R. EWS-ETS oncoproteins: the linchpins of Ewing tumors［J］. Gene, 2005, 363: 1-14.

［23］JEON D G, KOH J S, CHO W H, et al. Clinical outcome of low-grade central osteosarcoma and role of CDK4 and MDM2 immunohistochemistry as a diagnostic adjunct［J］. J Orthop Sci, 2015, 20(3): 529-537.

［24］KANSARA M, TENG M W, SMYTH M J, et al. Translational biology of osteosarcoma［J］. Nat Rev Cancer, 2014, 14(11): 722-735.

［25］KERR D A, LOPEZ H U, DESHPANDE V, et al. Molecular distinction of chondrosarcoma from chondroblastic osteosarcoma through IDH1/2 mutations［J］. Am J Surg Pathol, 2013, 37(6): 787-795.

［26］LAM S W, CLETON-JANSEN A M, CLEVEN A H G, et al. Molecular analysis of gene fusions in bone and soft tissue tumors by anchored multiplex PCR-based targeted next-generation sequencing［J］. J Mol Diagn, 2018, 20(5): 653-663.

［27］LAM S W, VAN I D G P, CLETON-JANSEN A M, et al. Molecular pathology of bone tumors［J］. J Mol Diagn, 2019, 21(2): 171-182.

［28］LEE S E, LEE E H, PARK H, et al. The diagnostic utility of the GNAS mutation in patients with fibrous dysplasia: meta-analysis of 168 sporadic cases［J］. Hum Pathol, 2012, 43(8): 1234-1242.

［29］MACIEJOWSKI J, LI Y, BOSCO N, et al. Chromothripsis and kataegis induced by telomere crisis［J］. Cell, 2015, 163(7): 1641-1654.

［30］NORD K H, LILLJEBJöRN H, VEZZI F, et al. GRM1 is upregulated through gene fusion and promoter swapping in chondromyxoid fibroma［J］. Nat Genet, 2014, 46(5): 474-477.

［31］OLIVEIRA A M, PEREZ-ATAYDE A R, INWARDS C Y, et al. USP6 and CDH11 oncogenes identify the neoplastic cell in primary aneurysmal bone cysts and are absent in so-called secondary aneurysmal bone cysts［J］. Am J Pathol, 2004, 165(5): 1773-1780.

［32］PRICHARD J W. Overview of automated immunohistochemistry［J］. Arch Pathol Lab Med, 2014, 138(12): 1578-1582.

［33］PULS F, NIBLETT A J, MANGHAM D C. Molecular pathology of bone tumours: diagnostic implications［J］. Histopathology, 2014, 64(4): 461-476.

［34］RIGHI A, PAIOLI A, DEI TOS A P, et al. High-grade focal areas in low-grade central osteosarcoma: high-grade or still low-grade osteosarcoma?［J］. Clin Sarcoma Res, 2015, 5: 23.

［35］SCHAEFER I M, HORNICK J L. Diagnostic immunohistochemistry for soft tissue and bone tumors: An update［J］. Adv Anat Pathol, 2018, 25(6): 400-412.

［36］SCHRIJVER W A, VAN DER GROEP P, HOEFNAGEL L D, et al. Influence of decalcification procedures on immunohistochemistry and molecular pathology in breast cancer［J］. Mod Pathol, 2016, 29(12): 1460-1470.

［37］SHING D C, MCMULLAN D J, ROBERTS P, et al. FUS/ERG gene fusions in Ewing's tumors［J］. Cancer Res, 2003, 63(15): 4568-4576.

［38］SINGH V M, SALUNGA R C, HUANG V J, et al. Analysis of the effect of various decalcification agents on the quantity and quality of nucleic acid (DNA and RNA) recovered from bone biopsies［J］. Ann Diagn Pathol, 2013, 17(4): 322-326.

［39］STEPHENS P J, GREENMAN C D, FU B, et al. Massive genomic rearrangement acquired in a single catastrophic event during cancer development［J］. Cell, 2011, 144(1): 27-40.

［40］SZUHAI K, CLETON-JANSEN A M, HOGENDOORN P C, et al. Molecular pathology and its diagnostic use in bone tumors［J］. Cancer Genet, 2012, 205(5): 193-204.

［41］SZUHAI K, IJSZENGA M, DE JONG D, et al. The NFATc2 gene is involved in a novel cloned translocation in a Ewing sarcoma variant that couples its function in immunology to oncology［J］. Clin Cancer Res, 2009, 15(7): 2259-2268.

［42］TANAS M R, SBONER A, OLIVEIRA A M, et al. Identification of a disease-defining gene fusion in epithelioid hemangioendothelioma［J］. Sci Transl Med, 2011, 3(98): 98ra82.

［43］THWAY K, FISHER C. Myoepithelial tumor of soft tissue: histology and genetics of an evolving entity［J］. Adv Anat Pathol, 2014, 21(6): 411-419.

［44］VAN DIJK E L, AUGER H, JASZCZYSZYN Y, et al. Ten years of next-generation sequencing technology［J］. Trends Genet, 2014, 30(9): 418-426.

［45］VAN I D G, DE JONG D, ROMAGOSA C, et al. Fusion events lead to truncation of FOS in epithelioid hemangioma of bone［J］. Genes Chromosomes Cancer, 2015, 54(9): 565-574.

［46］VARGAS A C, SELINGER C I, SATGUNASEELAN L, et al. Atypical Ewing sarcoma breakpoint region 1 fluorescence in-situ hybridization signal patterns in bone and soft tissue tumours: diagnostic experience with 135 cases［J］. Histopathology, 2016, 69(6): 1000-1011.

［47］WANG H L, KIM C J, KOO J, et al. Practical immunohistochemistry in neoplastic pathology of the gastrointestinal tract, liver, biliary tract, and pancreas［J］. Arch Pathol Lab Med, 2017, 141(9): 1155-1180.

［48］WUNDER J S, EPPERT K, BURROW S R, et al. Co-amplification and overexpression of CDK4, SAS and MDM2 occurs frequently in human parosteal osteosarcomas［J］. Oncogene, 1999, 18(3): 783-788.

［49］YOSHIDA A, USHIKU T, MOTOI T, et al. Immunohistochemical analysis of MDM2 and CDK4 distinguishes low-grade osteosarcoma from benign mimics［J］. Mod Pathol, 2010, 23(9): 1279-1288.

［50］ZHANG P, SAMUEL G, CROW J, et al. Molecular assessment of circulating exosomes toward liquid biopsy diagnosis of Ewing sarcoma family of tumors［J］. Transl Res, 2018, 201: 136-153.

［51］ZHENG Z, LIEBERS M, ZHELYAZKOVA B, et al. Anchored multiplex PCR for targeted next-generation sequencing［J］. Nat Med, 2014, 20(12): 1479-1484.

第二节　影像诊断学

对于骨肿瘤的诊断应该坚持两个"三结合"的诊断原则，即临床、影像、病理三结合；X 线、CT、MRI 影像的三结合，充分利用各种影像学检查技术的特点进行优势互补，为临床提供早期诊断、准确诊断，在评价治疗效果以及随访观察中发挥最佳效用。

影像学表现在骨肿瘤诊断方面是非常重要的客观指标。现代影像学要求对骨肿瘤的诊断要做到定位、定性、定量诊断。肿瘤的定位诊断要求提供肿瘤准确的解剖学位置，骺板、骨骺是否受累，肿瘤与邻近韧带、血管、神经、肌肉组织的关系等。肿瘤的定性诊断要求根据肿瘤的影像学变化，尽可能准确地鉴别出肿瘤性或非肿瘤性、良性或恶性；原发性肿瘤或继发性肿瘤等。肿瘤的定量诊断要求精确地提供肿瘤在髓腔内、外的浸润范围，肿瘤的大小、直径以及与关节面的距离等。

一、骨与软组织肿瘤的基本 X 线征象

虽然随着 MRI 等先进影像学技术应用于临床后使骨肿瘤的诊断准确性明显提高，但是 MRI 仍有其局限性。比如恶性肿瘤往往导致骨髓和软组织水肿，MRI 可能显示不清肿瘤的基质和边缘，甚至高估肿瘤侵犯范围。因此，传统 X 线平片在骨肿瘤诊断方面仍然是首选和重要的检查手段。由于 X 线的空间分辨率高，显示肿瘤的整体情况优于 CT 或 MRI，因此骨肿瘤的定位是 X 线检查的优势所在。根据 X 线表现可以明确肿瘤发生的部位，骨破坏的类型，骨皮质完整性，肿瘤病灶边缘（病灶边缘清晰或有硬化缘、肿瘤与正常骨质间移行带较窄，则提示良性肿瘤或非侵袭性病灶可能性大；反之病灶边缘模糊、肿瘤与正常骨质间移行带较宽，则提示恶性肿瘤或侵袭性病灶可能性大），病变内有无残留骨、瘤软骨钙化、肿瘤骨形成，有无骨膜反应及判断骨膜反应类型，病变区周围软组织改变（弥漫性软组织肿胀或局限性软组织肿块）等征象，鉴别骨病变为肿瘤性或非肿瘤性、良性或恶性、原发性或继发性等病变。X 线平片的密度分辨率较低，对于溶骨性骨质破坏，尤其发生于松质骨区域的溶骨破坏，一般当骨小梁消失 30% ~ 50% 以上时，X 线平片才能发现病灶。由于传统 X 线检查是将三维立体结构投射在二维的影像学胶片上，透射的人体结构重叠在一起，因此难以发现骨破坏病灶内部细微结构变化，难以准确地进行肿瘤定量诊断。对于儿童骨肿瘤而言，儿童骺板不是光滑的平面而呈凹凸不平的锯齿状线，加之 X 线平片的密度分辨率较差，因此难以准确判断肿瘤早期是否侵犯骺板和骨骺，同样也不能准确评估肿瘤在髓腔内的真实侵犯范围。所以 X 线平片在骨肿瘤的诊断方面提供的是"宏观"的影像学变化，而细小的或"微观"的影像学改变则需要 CT 或 MRI 来提供。阅读骨肿瘤 X 线平片时应注意下列问题：发病部位，单发或多发，肿瘤的大小，骨破坏的形式，破坏区内有无肿瘤骨或瘤软骨钙化，残留骨、反应骨、骨皮质是否累及，有无骨膜反应，骨膜反应的类型，骨骺及骺板是否受累，病变区软组织改变等。

（一）发病部位

骨肿瘤的类型广泛，涵盖良性、恶性肿瘤以及各种"肿瘤样"病变。患者年龄和发病部位是骨肿瘤诊断中重要的临床因素，因为不同肿瘤有其特定的高发年龄段和好发部位。小于 20 岁年龄段者好发的良性骨肿瘤或肿瘤样病变包括纤维性骨皮质缺损、骨囊肿、非骨化性纤维瘤、动脉瘤样骨囊肿、软骨母

细胞瘤、纤维结构不良、骨纤维结构不良等，恶性骨肿瘤包括尤文氏肉瘤、白血病、骨肉瘤、神经母细胞瘤、横纹肌肉瘤；20 ～ 40 岁年龄段好发的骨肿瘤或肿瘤样病变包括骨软骨瘤、骨母细胞瘤、骨巨细胞瘤、骨肉瘤、骨样骨瘤、内生软骨瘤、骨纤维结构不良、骨旁骨肉瘤、造釉细胞瘤等；40 岁以上年龄段好发的骨肿瘤多为恶性肿瘤，最常见的是骨转移瘤，其次多发性骨髓瘤，以及多形性未分化肉瘤、淋巴瘤、软骨肉瘤、继发骨肉瘤，以及肿瘤样病变 Paget 病等。

在 X 线上需要观察病变累及的是长骨、扁平骨还是中轴骨，应注意病变侵犯的是骨干、骨端还是干骺端，病变是否累及关节面。大部分骨肿瘤都有其好发部位。例如骨巨细胞瘤好发于骨骺闭合后长骨的骨端，尤其是膝关节周围；而软骨母细胞瘤好发于儿童长骨的骨骺；骨肉瘤、内生软骨瘤好发于长骨的干骺端髓腔内；纤维性骨皮质缺损、非骨化性纤维瘤和骨样骨瘤则好发于长骨干骺端的骨皮质；尤文氏肉瘤好发于儿童长骨骨干；骨瘤好发于颅骨（图 1-2-1）。知晓患者的年龄和骨肿瘤的起源部位可以明显缩小鉴别诊断的范围。

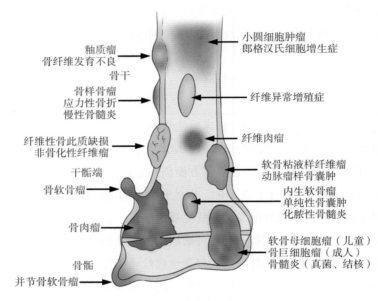

图 1-2-1　骨肿瘤的好发部位

（二）单发或多发

大多数良性或原发性恶性骨肿瘤均为单发，少数良性或原发性恶性骨肿瘤为多发，而转移性骨肿瘤、骨髓瘤（图 1-2-2）、淋巴瘤往往为多发性病灶。而某些多发病灶的良性骨肿瘤也可以出现恶性变倾向，比如多发性内生软骨瘤病也称为 Ollier 病，可以恶变成软骨肉瘤。有报道称手部的 Ollier 病恶变率约为15%，而当病灶位于长骨或中轴骨时恶变概率更高。遗传性多发外生骨疣也称为家族性骨软骨瘤病（图 1-2-3），是一种常染色体遗传性疾病，据报道其恶变率为 3% ～ 5%，因此对该病患者需要定期临床和影像学监测以便观察畸形的进展以及是否出现恶变。有些肿瘤样病变也可以为多发病灶，如甲状旁腺功能亢进症导致的纤维囊性骨炎（棕色瘤）、多骨型骨纤维异常增殖症（图 1-2-4）等。

（三）骨肿瘤的大小

骨肿瘤的大小往往也有助于鉴别诊断。骨样骨瘤和成骨细胞瘤在病理学上是相似的病变，而两种肿瘤的大小却存在一定程度的差异，骨样骨瘤的瘤巢直径一般小于 1.5cm（图 1-2-5），而成骨细胞瘤的瘤巢直径一般大于 1.5cm。发生于长骨骨皮质透亮的低密度影伴边缘硬化、直径小于 3cm 时诊断为纤维性骨皮质缺损，而当病灶直径大于 3cm 时应诊断为非骨化性纤维瘤（图 1-2-6）。长骨骨端髓腔内软骨源性肿瘤、直径为 1 ~ 2cm 时，应考虑为内生软骨瘤，而当病灶直径大于 5cm 时则应考虑低级别的软骨肉瘤（图 1-2-7）。

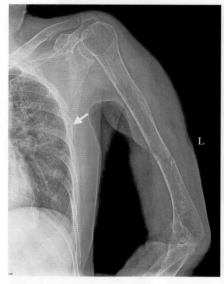

图 1-2-2 多发性骨髓瘤，左侧肱骨、肩胛骨、锁骨、肋骨及左侧尺桡骨近端多发穿凿样骨质破坏伴肋骨病理性骨折（箭头）

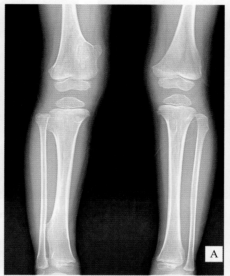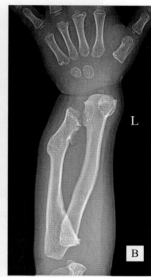

图 1-2-3 遗传性多发外生骨疣。A 双侧股骨远端及胫腓骨近端、远端多发骨软骨瘤；B 与 A 图同一患者。左尺桡骨多发骨软骨瘤

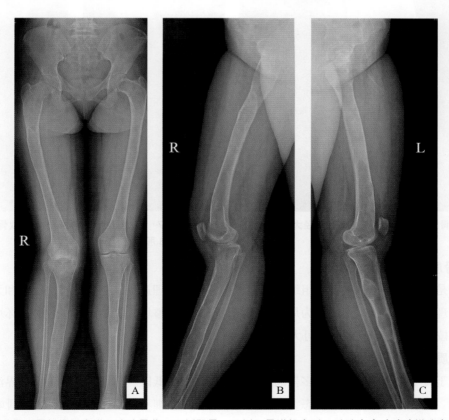

图 1-2-4 多骨型骨纤维异常增殖症（骨盆、双侧股骨、双侧胫骨增粗变形，髓腔内磨砂玻璃样改变）。A 双侧下肢全长像；B 右下肢侧位；C 左下肢侧位

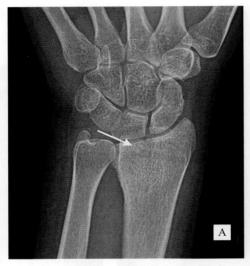
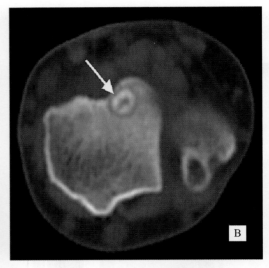

图 1-2-5　A 桡骨远端骨样骨瘤（箭头），直径大约 1.0cm；B CT 显示骨样骨瘤瘤巢

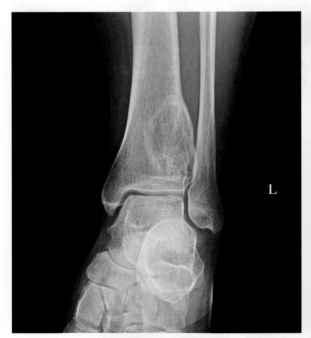

图 1-2-6　胫骨远端非骨化性纤维瘤，直径大于 3cm

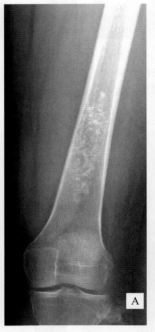
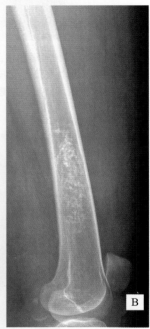

图 1-2-7　病变直径达 10cm 的 I 级软骨肉瘤。A 股骨远端正位；B 股骨远端侧位

（四）骨质破坏的形式

骨质破坏是指正常骨结构被肿瘤组织或其他组织替代的病理过程，是骨的有机成分和无机成分被溶解、吸收的病理现象。骨质破坏通常为局部性破坏，很少出现整块骨骼的破坏，骨质破坏可发生于骨皮质或骨松质，按其形态学表现的不同可大致分为下列四种类型。

1. 囊性骨质破坏

病灶可位于骨中央或偏侧部位，多呈圆形、卵圆形密度减低区。病灶与正常骨质分界清晰，边缘可有硬化带围绕。骨皮质完整，骨的形态无变化。病灶内可见粗细不均、大小不等的残留骨嵴，病灶内缘可光滑或呈分叶状压迹。见于大多数良性肿瘤或肿瘤样病变，如内生软骨瘤、骨化性纤维瘤、骨囊肿等（图 1-2-8、图 1-2-9）。

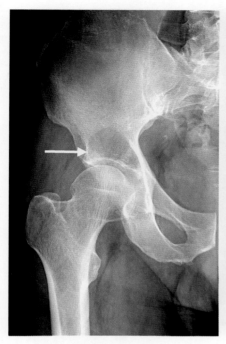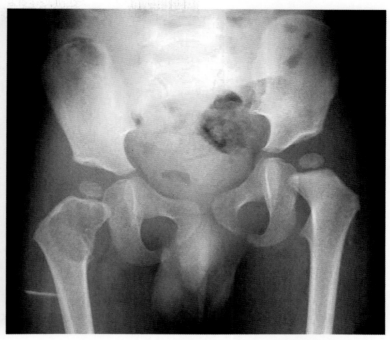

图 1-2-8　右侧髋臼囊性骨质破坏（箭头）　图 1-2-9　患者，男，15 岁。右侧股骨近端骨囊肿，股骨近侧囊性骨质破坏

2. 囊性膨胀性骨质破坏

病灶居于骨中央或偏心生长，呈圆形、卵圆形等密度减低区。多数病灶与正常骨分界清晰，边缘可有硬化带围绕。病灶膨胀情况各异，严重者骨皮质膨胀变薄呈"气球样"改变。病灶内可见残留骨嵴影，少数病例残留骨嵴呈肥皂泡样（图 1-2-10、图 1-2-11）。由于病变膨胀骨皮质明显变薄，典型病灶骨皮质呈"蛋壳样"改变。当骨皮质破坏中断时局部可见骨膜反应或软组织肿胀。常见于良性骨肿瘤、肿瘤样病变（如动脉瘤样骨囊肿）、少数原发性恶性骨肿瘤和转移性骨肿瘤等。

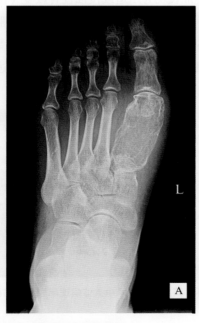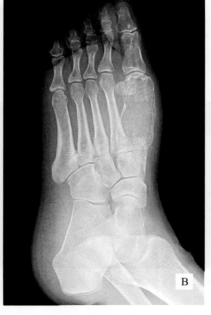

图 1-2-10　左足第一跖骨干膨胀性骨质破坏，病灶内部呈丝瓜瓤样改变，骨皮质变菲薄但未破坏中断（动脉瘤样骨囊肿）。A 左足正位；B 左足斜位

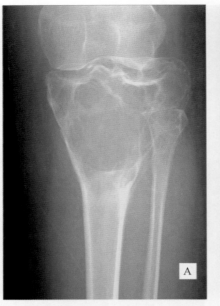
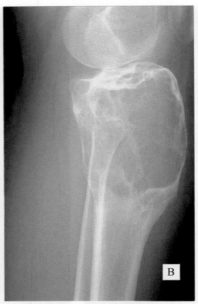

图 1-2-11　左胫骨近端骨巨细胞瘤，病灶囊性膨胀性骨质破坏。A 左膝正位；B 左膝侧位

3. 溶骨性破坏

病变为大小不等、形态各异的密度减低区。病变区与正常骨之间界限模糊，两者之间移行带较宽。少数病例也可伴有轻度膨胀性。病灶往往突破骨皮质，并出现骨膜反应和软组织肿块，甚至病理性骨折。主要见于原发性恶性骨肿瘤、转移性骨肿瘤和少数肿瘤样病变（图 1-2-12 ～图 1-2-14）。

4. 压迫性骨缺损

因骨皮质局部受压，致使骨萎缩以致缺损、消失。例如，邻近骨表面的软组织肿瘤压迫骨质而出现碟形的骨质缺损；又如，两骨并存的部位，一骨发生肿瘤可直接压迫邻近骨而产生骨缺损。一般情况下，骨缺损的边缘都清晰锐利且与正常骨质间的界限明显，常表现为压迫或侵蚀性骨改变（图 1-2-15）。

通常情况下，恶性骨肿瘤的骨破坏区边缘不规则，与正常骨界限不清。而良性骨肿瘤或肿瘤样病变骨破坏区周围有宽窄不一的硬化带环绕，病变界限清晰（图 1-2-16）。但是也有少数例外，如果肿瘤累及扁平骨的菲薄部分（髂骨翼或肩胛骨体），此时不论良、恶性病变的骨破坏边缘都可能非常清楚。

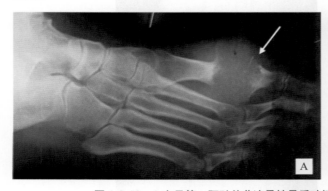
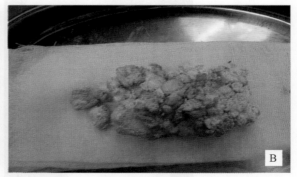

图 1-2-12　A 左足第一跖趾关节溶骨性骨质破坏（箭头）；B 术中大体病理示尿酸盐结晶

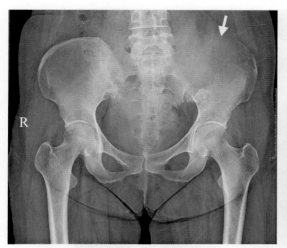

图 1-2-13　左侧髂骨多形性未分化肉瘤，髂骨翼大片溶骨性骨质破坏（箭头）

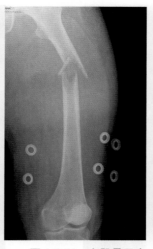

图 1-2-14　左股骨干中段溶骨破坏伴病理性骨折（肺癌骨转移）

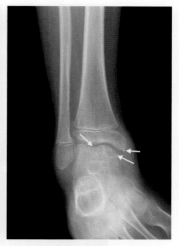

图 1-2-15　踝关节色素沉着绒毛结节性滑膜炎，内、外踝及距骨穹窿部压迫性骨质缺损（箭头）

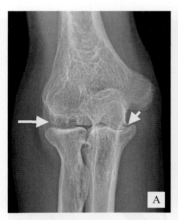
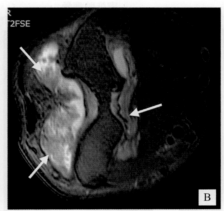
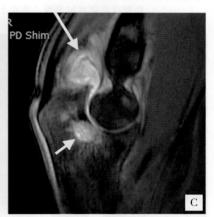

图 1-2-16　右肘关节色素沉着绒毛结节性滑膜炎。A 肱骨小头（长箭头）及肱骨滑车压迫性骨侵蚀（短箭头）；B 横断位 T$_2$ 抑脂像示肘关节囊内绒毛状增殖的滑膜组织（箭头）；C 矢状位 T$_2$ 抑脂像示肘关节囊后方团状增殖的肥厚滑膜组织（长箭头），肱骨滑车压迫性骨侵蚀（短箭头）

（五）肿瘤骨

肿瘤骨是由肿瘤细胞形成的骨组织。肿瘤骨与正常骨组织不同，是一些排列紊乱、生长无定向、组织分化较差的骨组织。它既可见于良性又可见于恶性骨肿瘤。肿瘤骨是诊断骨源性肿瘤的可靠依据。肿瘤骨常见下列四种形式：

1. 均匀性絮状密度增高影

均匀性絮状密度增高影多见于长骨骨干髓腔内，肿瘤骨向髓腔两端扩展，边缘不清晰。该型肿瘤骨往往出现在生长较活跃的肿瘤区。由于骨小梁较纤细和分散，故其 X 线平片上不会显示大片硬化，而只表现为均匀性絮状密度增高影（图 1-2-17）。

2. 斑片状骨硬化

斑片状骨硬化多见于肿瘤中心的髓腔内或软组织肿块内。病变区的骨髓腔或骨松质内有瘤细胞浸润，正常骨小梁大部分被破坏，由肿瘤骨所代替。斑片状硬化的肿瘤骨多为分化良好、较成熟的肿瘤性骨小梁，但细胞排列紊乱（图 1-2-18 ～图 1-2-20）。

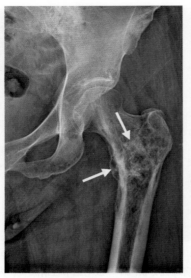

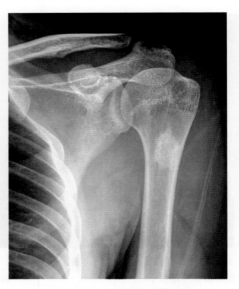

图 1-2-17　左股骨近侧髓腔内片絮状高密度肿瘤骨（箭头）

图 1-2-18　左肱骨近侧髓腔内斑片状高密度肿瘤骨

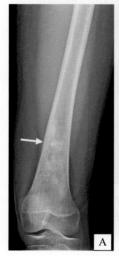
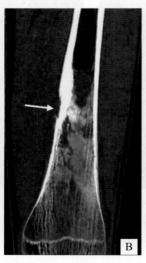

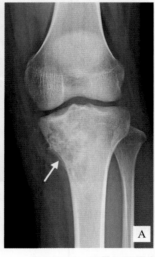
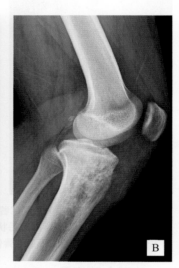

图 1-2-19　股骨远端骨肉瘤。A 股骨远端髓腔内斑片状骨化影；B CT 显示股骨髓腔内斑片状肿瘤骨及骨皮质破坏

图 1-2-20　胫骨近端骨肉瘤。A 膝关节正位：胫骨髓腔内斑片状骨化影，胫骨内侧平台骨皮质破坏伴骨膜反应（箭头）；B 膝关节侧位

3. 放射针状肿瘤骨

放射针状肿瘤骨常为恶性肿瘤骨的类型。肿瘤性新生骨经由骨皮质的管道系统向外伸展，形式特殊，呈"毛刷状"或"日光样"与骨皮质密切相连。组织学上针状瘤骨出现在分化较差的肿瘤细胞区，骨小梁基质钙化不均匀，大部分呈栅栏状排列，参差不齐，很少相连，骨小梁间有血管分布与之平行。北京积水潭医院王云钊教授曾观察到针状瘤骨和髓腔内的瘤骨相连续，故认为它是由骨内向骨外生长的，而非骨膜新生骨（图 1-2-21）。

4. 皮质骨硬化

皮质骨硬化系因肿瘤沿 Haversian 管浸润，并在 Haversian 管内形成瘤骨所致。这种瘤骨与髓腔内形成的肿瘤骨融合在一起，而显示骨皮质硬化征象（图 1-2-22、图 1-2-23）。

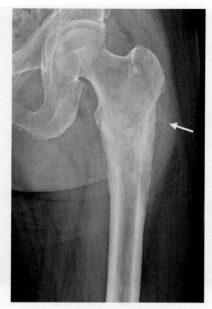

图 1-2-21　左股骨近端骨肉瘤。股骨近端骨质破坏，软组织肿块内放射针状肿瘤骨

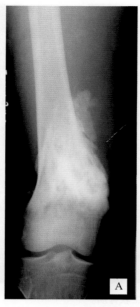
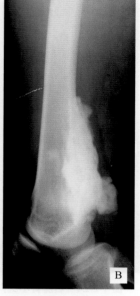

图 1-2-22　左股骨远端骨旁骨肉瘤。A 股骨远端骨皮质象牙样高密度肿瘤骨；B 股骨远端后侧骨皮质局部隆起象牙状肿瘤骨

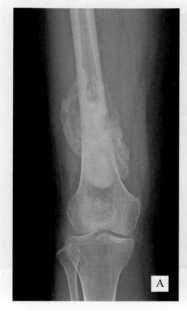
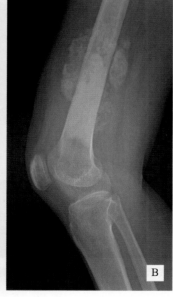

图 1-2-23　A、B 右股骨干髓腔内高密度肿瘤骨伴骨皮质硬化、骨外包绕环状致密肿瘤骨

（六）瘤软骨

当瘤软骨钙化时可在 X 线平片上显示为环形、新月形或斑点状钙化影。瘤软骨的钙化是以软骨小叶为单位，成团的软骨细胞形成软骨小叶，外层的肥大软骨细胞坏死钙化所致。良性骨肿瘤的瘤软骨生长缓慢，细胞分化良好，血液供应充分，钙盐沉积较多，钙化环边缘清晰，密度较高（图 1-2-24）；恶性骨肿瘤的瘤软骨生长快，细胞分化差，血供不良，钙化环残缺不全，密度不均，边界不清（图 1-2-25）。

（七）残留骨

残留骨是指正常骨组织被肿瘤组织破坏后残存下来的骨组织。溶骨性破坏的肿瘤区内常见残留骨，骨松质区的残留骨可见遗留的小梁痕迹呈较细腻的骨小梁结构，但边缘模糊，密度较低（图 1-2-26）。而骨皮质区的残留骨则显示为密度较高的条片状影，类似"死骨"。

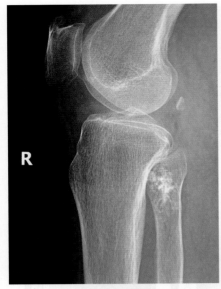

图 1-2-24　右腓骨小头内生软骨瘤。
腓骨小头髓腔内爆米花样瘤软骨钙化

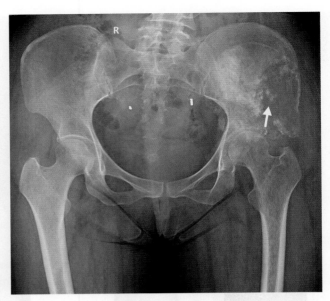

图 1-2-25　左侧髂骨翼软骨肉瘤。左侧髂骨翼骨质破坏区
内斑点状、弧线状瘤软骨钙化（箭头）

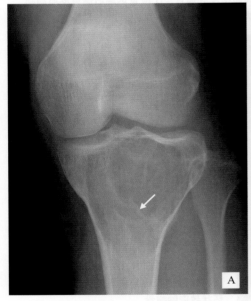

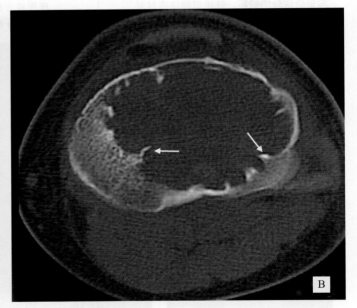

图 1-2-26　左胫骨近端骨巨细胞瘤。Ａ X 线示胫骨近端溶骨性骨质破坏，骨髓腔内不规则线条致密影（箭头）；
Ｂ CT 证实为髓腔内残留的骨嵴影（箭头）

（八）反应骨

反应骨是病变周围正常骨组织遭到肿瘤破坏后的反应性增生，它并非骨肿瘤的特有征象，在骨创伤、骨感染时均可见到（图 1-2-27）。囊性或囊性膨胀性骨质破坏的边缘显示宽窄不等的反应性硬化带，使正常骨与病变骨形成明显的分界（图 1-2-28）。溶骨性病变的周围有时可见断续的或斑片状反应性硬化，但大多数溶骨性病变的周围显示的是虫蚀样或筛孔样大小不等的密度减低区，为恶性肿瘤向周围浸润的重要征象。在分析骨肿瘤的平片时应仔细观察每种征象，严格区分肿瘤骨、瘤软骨钙化、残留骨和反应骨，对骨肿瘤的定性诊断、分析组织来源有重要意义。

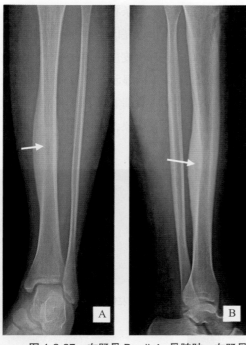

图 1-2-27 左胫骨 Brodie's 骨脓肿。左胫骨干内后侧灶状低密度影（箭头），周围骨皮质梭形反应性骨硬化。A 左小腿正位像；B 左小腿侧位像

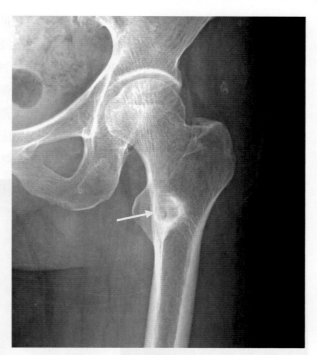

图 1-2-28 左股骨软骨黏液纤维瘤。左股骨小转子水平骨髓腔内类圆形低密度骨质破坏（箭头）伴周围环状反应骨形成

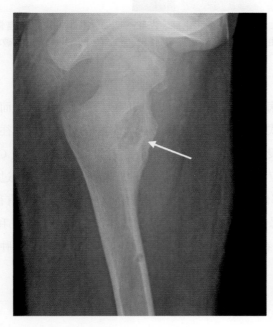

图 1-2-29 右股骨小转子骨母细胞瘤，瘤巢（箭头）周围反应性骨硬化

（九）骨皮质受累情况

图像清晰且随病程演进拍摄的系列化 X 线平片，将有助于判断骨肿瘤破坏区的骨皮质是否受累，以及骨破坏的范围与程度，对于判断良、恶性肿瘤和推测骨肿瘤的预后方面有非常重要的意义。除了某些起源于骨皮质的骨肿瘤外，起源于髓腔、骨膜或周围软组织的肿瘤也可以累及骨皮质。一般而言，囊性或囊性膨胀性骨破坏，骨皮质仅显示膨胀变薄而无破坏中断时（病理性骨折除外），通常考虑为良性病变；反之无论有无囊性或囊性膨胀性骨破坏，骨皮质破坏中断、消失或突破骨皮质形成软组织肿块，则应考

虑为恶性骨肿瘤。恶性骨肿瘤的骨皮质破坏一般多见下列三种形式：①骨皮质细条状或筛孔样透亮区。早期见于肿瘤中心，晚期则表现在肿瘤两端向周围浸润的部位，骨皮质的条状透亮区是肿瘤浸润破坏了Volkmann管的组织结构（图1-2-30）。②骨皮质虫蚀样侵蚀（图1-2-31）。③骨皮质局部缺损，骨皮质中断。由于肿瘤沿着骨皮质内的管道系统浸润、扩张所形成的骨皮质破坏，平片显示为骨皮质内线状低密度区或骨皮质表面凹凸不平、残缺不全，甚至大范围骨皮质破坏缺损伴病理性骨折（图1-2-32）。就肿瘤的整体征象而言，在判断良、恶性肿瘤方面，应重视骨皮质断裂、消失等征象，并结合分析病变区有无肿瘤骨、有无软组织肿块、肿瘤增大的速度等资料综合分析。

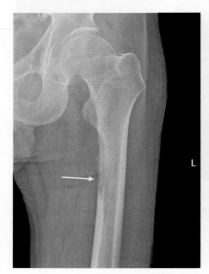

图1-2-30　肺癌骨转移瘤。左股骨干上段内侧骨皮质细条状骨质破坏（箭头）

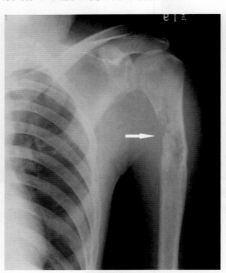

图1-2-31　多形性未分化肉瘤。左肱骨上段骨皮质虫蚀样骨破坏伴病理骨折（箭头）

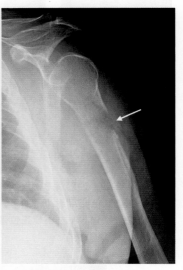

图1-2-32　肾癌骨转移。左肱骨上段外侧骨皮质破坏伴局部缺损（箭头）

（十）骨膜反应

正常骨膜在X线平片上不显影。当骨膜受病变组织刺激后，其内层的成骨细胞增生活跃而形成骨膜新生骨，即骨膜反应。在X线平片上，可见形式各样的骨膜反应。坚实而致密的骨膜反应往往多是良性病变；层状或"洋葱皮"样骨膜反应则可能是侵袭性病变；而"针状"、"日光放射状"或Codman三角骨膜反应提示恶性肿瘤的可能。有时骨膜反应也是肿瘤病灶发生病理性骨折的继发修复性过程，比如单纯性骨囊肿的病理骨折。因此，骨膜反应的部位、形状、范围对骨肿瘤的定位、定性诊断有很大帮助。

X线检查可以清晰显示骨膜反应，是检测恶性肿瘤骨膜反应类型的最佳方法。因为MRI和CT往往具有误导性，尤其是增强MRI的T_1加权序列，在这方面的帮助很少。但MRI是观察软组织肿块最好的检查方式。

按骨膜反应的形态将其分为下面几类：

1. 层状（葱皮状）骨膜反应

骨膜增生沿骨皮质外缘呈平行的层状密度增高影，骨膜反应的范围因病变的严重程度而定，外伤、感染、肿瘤均可出现层状骨膜反应。外伤性、感染性或良性骨肿瘤的层状骨膜反应，因病变生长缓慢，其层状骨膜反应的最外层密度较高且均匀，内层与骨皮质之间的密度减低带均匀一致，通常情况下骨皮质边缘光滑整齐无侵蚀现象（图1-2-33）；恶性肿瘤的层状骨膜增生由于肿瘤生长较快而且不同部位生长速度不一致，造成骨皮质与层状骨膜反应内层之间的密度减低带宽窄不一，同时往往可见到骨皮质边缘的侵蚀破坏（图1-2-34）。

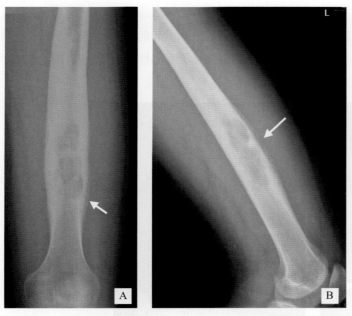

图 1-2-33 左股骨骨髓炎。A、B 股骨干中下段骨髓腔骨质破坏伴周围反应骨形成，骨膜反应完整（箭头）

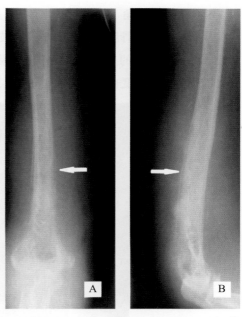

图 1-2-34 右肱骨尤文氏肉瘤。A、B 肱骨干下段骨质破坏伴层状骨膜反应（箭头）

2. 花边状骨膜反应

骨皮质外缘可见边缘不规则的花边状密度增高影，多见于外伤性骨膜增生，因骨膜下的新生骨骨化时期不同，故呈凹凸不平的花边状。骨膜反应边缘光滑、整齐，其内缘与皮质间的界限也比较清楚；花边状骨膜反应也见于感染性骨膜增生，因感染部位常同时存在成骨及破骨反应，故其边缘不规则，密度不均且模糊。少数的良、恶性骨肿瘤也可出现花边状骨膜反应（图 1-2-35）。

3. 日光放射状骨膜反应

日光放射状骨膜反应是肿瘤组织沿 Haversian 系统向骨外浸润蔓延，形成与骨皮质相垂直的"毛刷状"或"日光样"骨针的骨膜反应。其与骨皮质密切相连，多为恶性骨肿瘤的影像学表现（图 1-2-36）。

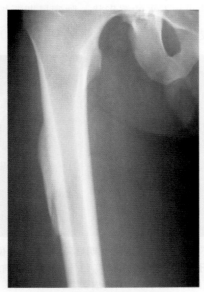

图 1-2-35 右股骨干外侧花边样骨膜反应（外伤后骨膜反应）

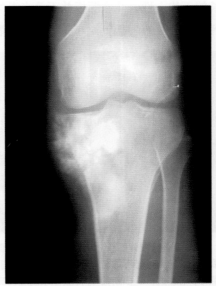

图 1-2-36 左胫骨骨肉瘤。胫骨近端骨质破坏伴胫骨内侧"毛刷状"或"日光样"骨膜反应

4. Codman 三角

层状或花边状骨膜增生的中心部被破坏后，肿瘤的上、下端骨皮质和掀起的骨外膜之间形成三角形隆起，该部位形成的三角形或袖口状骨膜增生，称为 Codman 三角，常为骨恶性肿瘤的表现，但是有时候骨髓炎等良性病变也可以出现（图 1-2-37）。

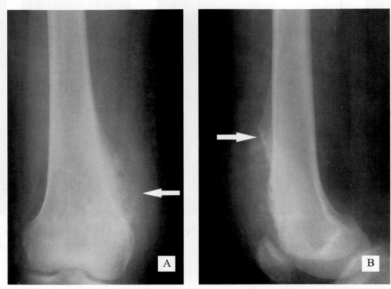

图 1-2-37　右股骨远端骨肉瘤。A、B 右股骨远端骨质破坏并形成 Codman 三角（箭头）

（十一）骨肿瘤对骨骺与骺板的影响

儿童骨肿瘤及肿瘤样病变的发病率较低，其发病率和肿瘤好发部位与成人比较有一定差异。X 线检查对于儿童骨肿瘤诊断也有重要作用。儿童骺板通常对骨肿瘤的生长有一定阻挡作用。良性骨肿瘤一般不侵及骺板或突破骺板，而恶性骨肿瘤则常侵袭骺板而累及骨骺。由于 X 线平片的密度分辨率较差，X 线平片对骨肿瘤早期是否侵犯骺板有较大局限性，其显示的肿瘤在髓腔内浸润范围并不可靠。由于正常儿童骺板生长的不均一性，儿童骺板并不是光滑的水平面而呈凹凸不平的锯齿状，肿瘤早期骺板的侵蚀很难在 X 线平片上被发现。因此对于骨病变早期骺板与骨骺侵犯主要依靠 MRI 诊断（图 1-2-38）。

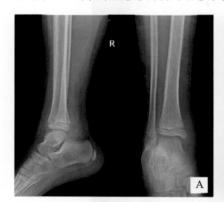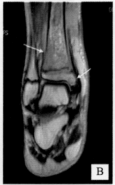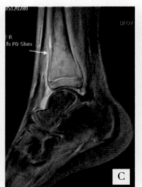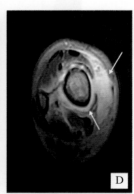

图 1-2-38　儿童胫骨远端骨髓炎。A X 线上右胫骨远侧干骺端密度不均匀，骨骺骺板未见明显异常；B 冠状位 T_1 像上右胫骨远侧干骺端、骨骺内信号不均匀；C 矢状位质子抑脂像示胫骨远侧干骺端、骨骺弥漫长 T_2 信号，胫骨远端前缘骨膜反应（箭头），踝关节滑膜炎；D 横断位 T_2 抑脂像示髓腔内高信号，骨膜反应伴骨膜下积脓并形成软组织脓肿（箭头）

（十二）软组织变化

骨肿瘤伴随的软组织改变可以提供很多诊断线索。软组织异常征象包括肿瘤部位软组织密度增高、软组织内钙化或骨化、软组织内积气或含脂肪组织、周围肌肉肿胀隆起或肌筋膜的模糊和移位等（图1-2-39）。当骨肿瘤突破骨皮质并形成软组织肿块时，常提示为恶性肿瘤。良性骨肿瘤或肿瘤样病变往往不会破坏骨皮质并使之中断，也不会形成软组织肿块。而骨髓炎等感染性疾患常可以导致周围肌肉弥漫肿胀、肌肉筋膜模糊，而无软组织肿块形成。对于骨肿瘤伴随的软组织改变，X线提供的诊断信息有限，而CT的密度分辨率明显高于X线，显示骨肿瘤的软组织改变明显优于后者。而MRI是显示软组织改变最理想影像学诊断方法。

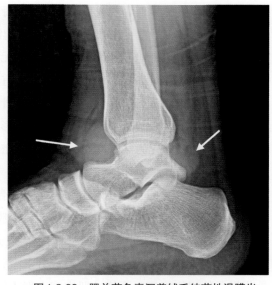

图1-2-39 踝关节色素沉着绒毛结节性滑膜炎。踝关节侧位X线片显示踝关节前、后方软组织肿物（箭头）

（十三）X线平片在软组织肿瘤诊断中的应用及限度

软组织肿瘤（soft tissue tumor）是来源于间叶组织的类型多样的一组肿瘤的总称，种类繁多，名称复杂，临床中以良性肿瘤多见。

软组织恶性肿瘤仅占所有恶性肿瘤的0.8%～1.0%。软组织肿瘤分布范围广、无定处，常发生于肢体、躯干和腹膜后间隙，以下肢最多见。四肢软组织肿瘤多位置较深，一般呈无痛性肿块或钝痛，如若肿瘤累及邻近神经，就会产生明显的疼痛。

虽然相较于其他肿瘤发病率较低，但多数软组织肿瘤临床症状不明显，对该类肿瘤的识别、定性敏感度不高，且定性难度较大，因此临床容易发生漏诊与误诊。采取医学影像技术确定肿瘤的位置、性质、累及范围、组织学特点等可为肿瘤的鉴别与治疗提供影像学依据。与骨肿瘤及肿瘤样病变不同，软组织肿瘤缺少特异性影像学征象。其中X线平片在软组织肿瘤的诊断与鉴别中作用非常有限，其密度分辨力低且组织结构重叠，主要用于观察骨骼的整体形态学改变，并不是诊断软组织肿瘤的主要方法，但仍可作为软组织肿瘤的一种简便的常规筛查手段（图1-2-40）。

（十四）常见软组织肿瘤平片表现及鉴别

X线平片对观察病变是起源于骨骼还是软组织的作用很大。部分由骨骼异常引起的肿块在触摸时类似软组织肿块，如骨骼的骨软骨瘤（外生骨疣），平片即可明确诊断；而软组织肿块也可为原发性骨

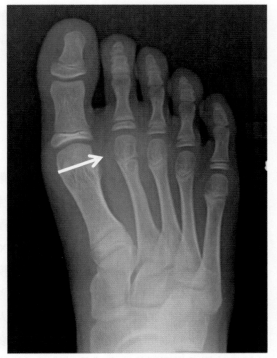

图1-2-40 患者，男，11岁。右足正位平片示右足背腱鞘巨细胞瘤（箭头）

肿瘤或炎性病变的早期表现或伴随表现，如骨的尤文氏肉瘤或原发性淋巴瘤，当有骨质破坏且周围有较大软组织肿块时，平片可比较明确判断病变起源于骨骼而非软组织。

平片也可较清楚地显示软组织肿块内有无钙化或骨化（但因平片密度分辨力低，易漏诊病变内的细小钙化或骨化），对病变的诊断及鉴别诊断有一定作用，有时甚至有特异性。如平片可显示血管瘤或血管瘤病内的钙化静脉石、骨化性肌炎的成熟骨化、滑膜软骨瘤病的关节周围的骨软骨块等。滑膜软骨瘤病多表现为关节腔内数目不等、大小不一、形态多样的骨软骨小体即游离体，部分融合成团块状。典型游离体为不规则钙化的高密度影，中心部为密度较低的松质骨。部分病变可见邻近骨质受侵蚀，骨皮质增厚。

肿瘤内的钙化和骨化还对滑膜肉瘤、软骨肉瘤、骨肉瘤等恶性病变的诊断及鉴别很有帮助。玉米花样钙化提示软组织软骨瘤或软骨肉瘤。滑膜肉瘤表现为靠近关节的软组织肿块，可引起邻近骨质的溶骨性破坏，20%～30%患者肿块内可出现无定形钙化灶，多为不规则斑点状，并可见葱皮状、放射状或不规则骨膜反应。脂肪和实质成分混杂，并可见成骨，多提示脂肪肉瘤。边界不清，不均质模糊骨化提示软组织肉瘤。而横纹肌肉瘤一般无钙化或骨化，平片价值非常有限，可见软组织内略高密度肿块，边界不清，可侵犯邻近骨质及引起骨膜反应。

良性肿瘤韧带样瘤X线平片也无特异性，仅可表现为软组织肿块影，很少侵及骨骼，但可压迫邻近骨骼，相应骨质可见弧形压迹，边缘可硬化。X线平片可以较好评价软组织病变对骨骼的压迫或者侵蚀，例如可显示骨骼的压迹、塑形、骨质硬化、骨膜反应或明显的骨质破坏等。平片见到脂肪成分则提示脂肪瘤（图1-2-41）。平片对囊肿、神经鞘瘤、神经纤维瘤、组织细胞瘤等病灶内没有钙化或骨化且一般不侵犯骨质的良性肿瘤的诊断帮助不大。

需要注意的是，软组织肿瘤的生长速度和对邻近骨骼的影响不能作为评价其生物学行为的指标。例如一个生长缓慢的软组织肿块，虽可引起邻近骨骼的塑形，出现有明显硬化边缘的骨质塌陷区，但在组织学上可以是高度恶性肿瘤。

二、CT在骨肿瘤诊断中的应用

（一）检查方法和基本原理

随着硬件的高速发展，目前CT均采用螺旋扫描方式进行数据采集。CT的基本结构包括高压发生器、X线管、探测器、机架、机床等。在CT成像过程中，首先由高压发生器轰击X线管产生多光子X线，X线经人体后产生衰减，剩余X线由探测器接收并进行模数转换，经处理后产生CT断层图像。在CT设备上，首先测量发射X线（源射线）的数量和强度，并测量经人体组织衰减后剩余光子的数量，得到通过人体的射线衰减值，由计算机计算后得到图像。衰减是射线通过物体后强度的减弱，在射线通过物体时，一部分光子被吸收，一部分

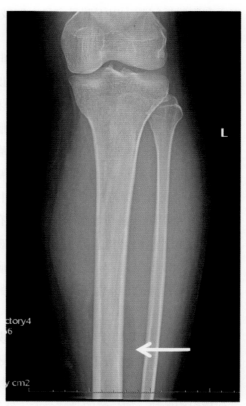

图1-2-41   患者，男，43岁。左小腿正位片示小腿远段软组织脂肪瘤（箭头）

被散射，衰减的多少主要与通过物质的原子序数，即密度有关。原子序数越大，密度越高，衰减越多，通过人体后剩余的光子数越少。

与CT有关的几个基本概念包括：①像素（pixel），是医学数字图像中的最小单位，大小为单幅CT图像的面积除以图像矩阵；②体素（voxel），是体积单位，为CT图像的厚度乘以像素大小所得的体积；③重组（reformation），是应用CT横断面图像重新构建其他平面或容积成像图像的过程；④窗宽（window width，WW），图像所显示像素值的范围，窗宽越大，组织层次越丰富，组织间对比小，窗宽越小，组织间层次少、对比大；⑤窗位（window level，WL），图像显示时图像灰阶的中心值；⑥CT值，以水为0，其他物质相对于水的衰减值，以HU为单位，CT值越大，组织的密度越大。

（二）骨肿瘤CT扫描方法与CT征象

1. 扫描方法

（1）常规扫描方法：①注意事项：检查前，去除被检查者身上的金属物品，以免产生金属伪影；对于不能配合的患者，如婴幼儿或躁动患者，可提前给予镇静剂以避免扫描时出现运动伪影；四肢关节常需双侧对比扫描，要求患者扫描期间保持体位不动；扫描颈椎时避免吞咽；在扫描过程中做好患者和陪伴人员的防护。②脊柱（颈、胸、腰、骶尾椎）：患者呈仰卧位，扫描颈椎时双臂下垂置于身体两侧，扫描胸椎及腰骶椎时双臂上举置于头侧。身体位于检查床中间保持不动，头先进，采用螺旋CT方式扫描。扫描范围包括全病变结构，层厚0.625mm，层距0mm，120kV，250～300mAs，使用骨窗和软组织窗重建算法。③四肢关节：患者呈仰卧位，扫描肩部及上肢时双臂下垂、手心向上置于身体两侧；扫描肘关节及上臂时还可将患肢上举与身体呈双90°，手心向上平放于检查床；扫描腕关节及手部时，采用俯卧位，患臂上举平伸，手心向下置于头部侧边；扫描骨盆、髋关节及大腿时，双侧大腿内旋、足尖并拢，双臂上举。身体位于检查床中间保持不动，头先进；扫描膝关节、小腿及踝关节时，双腿伸直并拢；扫描膝关节时膝关节下方稍垫高，膝关节屈曲25°～30°，足先进；扫描足部时，患者端坐于检查床上，膝关节弯曲，双脚靠拢平放于检查床上，足先进。所有检查采用螺旋CT方式扫描，扫描范围包全病变结构，层厚0.625mm，层距0mm，120kV，80～150mAs，使用骨窗和软组织窗重建算法。

（2）多平面及三维重组：螺旋CT方式容积扫描后，可对获得的横断面图像进行多平面重组、最大密度投影、表面遮盖、容积重建等图像后处理以更好地显示骨肿瘤的部位、数量、形态、大小、内部结构、骨质破坏和软组织肿块，结合增强检查还可定量评价肿瘤与邻近血管的关系，为手术做充分准备。其中，多平面重组可在任意平面清晰、准确地显示骨肿瘤的范围、骨质破坏情况、骨膜反应和软组织肿块、最大密度投影、表面遮盖和容积重建可将骨肿瘤制成三维图像显示，并结合血管增强检查立体观察肿瘤与邻近血管的关系。三维重建图像可重建清晰、逼真、立体感强的骨肿瘤三维图像，为临床提供清晰而丰富的立体诊断信息，为制定手术方案提供影像学支持。

（3）增强检查：CT增强检查主要针对溶骨性破坏的病变和软组织肿块。增强检查可显示肿瘤的实性成分，明确肿瘤血供是否丰富，在肿瘤强化最明显的部位进行穿刺效果最佳，肿瘤内的囊变、坏死、出血则无强化。增强检查还可显示骨肿瘤的软组织侵袭范围，为制定手术方案提供支持。增强检查前，应仔细询问患者有无碘对比剂等过敏史，有无肾功能不全、肾衰竭等病史，慎重检查。增强检查使用含碘的CT对比剂，对比剂用量为80～100ml，流速为3～4ml/s，扫描时间为注射对比剂后20～40s。

2. 骨肿瘤CT基本征象

骨肿瘤的CT基本征象与X线平片所见基本相同，但CT检查最重要意义在于发现细微的骨质破坏、瘤软骨钙化或被骨质硬化包埋的骨破坏区，如骨样骨瘤的瘤巢。其次CT检查显示病变区结构无重叠，可观察病变区真实情况。利用 CT 的窗技术、CT 值观察肿瘤组织的密度变化、组织成分帮助诊断及鉴别诊断。其他主要征象如下：

（1）骨质破坏：正常骨质结构消失，代之以异常低密度的病灶（图 1-2-42 ~ 图 1-2-44）。

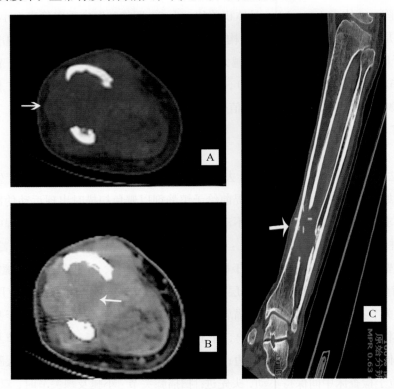

图 1-2-42　右胫骨中下段血管肉瘤，可见胫骨骨质破坏、软组织肿块形成，累及邻近腓骨。A 骨窗；B 软组织窗；C 斜矢状位骨窗

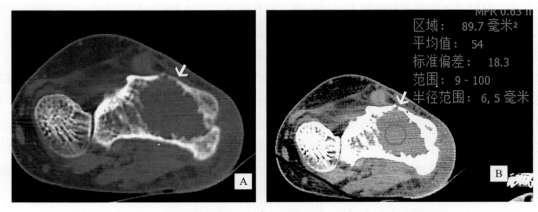

图 1-2-43　左跟骨滑膜肉瘤，可见骨质破坏。A 骨窗；B 软组织窗

（2）肿瘤骨：骨肿瘤自身可以成骨，肿瘤内可见异常骨化，甚至可见骨髓，提示肿瘤为骨源性或含有骨质成分（图 1-2-45 ~ 图 1-2-47）。

（3）残存骨：骨肿瘤内残存的正常骨质（图 1-2-48）。

（4）钙化：骨破坏区内环形、半环形、斑片状或沙砾状极高密度影，提示肿瘤为软骨源性或具有软骨成分（图 1-2-49、图 1-2-50）。

（5）硬化缘：良性骨肿瘤周围可形成环状骨质硬化边，提示肿瘤生长缓慢，正常骨质可反应性成骨，包裹肿瘤（图 1-2-51）。

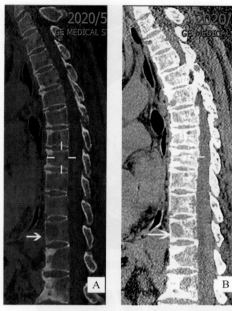

图 1-2-44 胸椎多发性骨髓瘤，可见胸椎椎体骨质弥漫破坏。A 骨窗；B 软组织窗

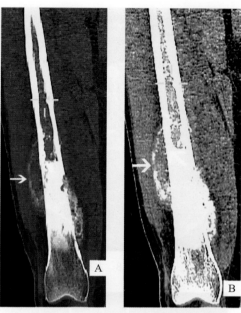

图 1-2-45 右股骨远端骨肉瘤，可见股骨远端骨质破坏、肿瘤骨形成、骨膜反应及软组织肿块。A 骨窗；B 软组织窗

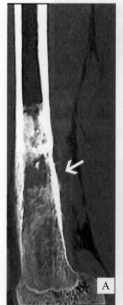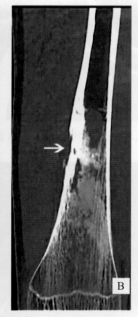

图 1-2-46 左股骨远端骨肉瘤，可见股骨远端骨质破坏、肿瘤骨形成、骨膜反应及软组织肿块。A 骨窗；B 软组织窗

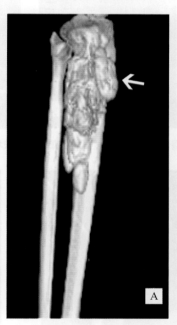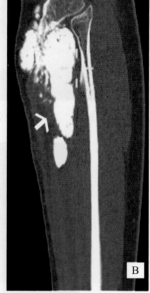

图 1-2-47 左胫骨近段皮质旁骨肉瘤，可见胫骨旁弥漫肿瘤骨形成。A 斜矢状位三维重组图像；B 骨窗

（6）骨皮质侵犯：良性骨肿瘤可有骨皮质受压变薄、扇贝样改变，中间型和恶性骨肿瘤可有骨皮质中断、破坏、消失等（图 1-2-52）。

（7）骨膜反应：CT 较 X 线能更清晰地显示细微的骨膜反应。其中良性骨肿瘤的骨膜反应可呈环绕性、花边状和层状，而恶性骨肿瘤的骨膜反应包括针状、Codman 三角等（图 1-2-53）。

（8）软组织肿块：恶性骨肿瘤可突破骨皮质形成软组织肿块（图 1-2-54）。

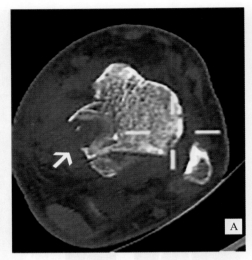
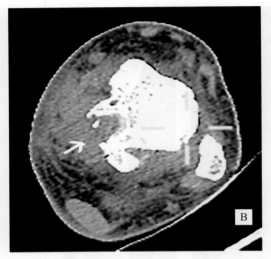

图 1-2-48　左距骨内缘软骨肉瘤，肿块内可见残存骨。A 骨窗；B 软组织窗

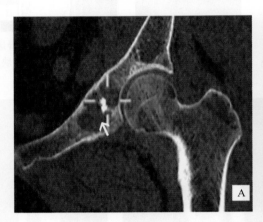
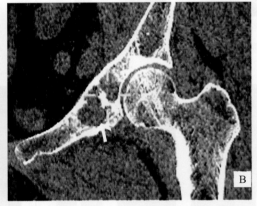

图 1-2-49　左侧髋臼软骨肉瘤 I 级，左髋臼内卵圆形骨质破坏区，内可见斑片状钙化灶。A 骨窗；B 软组织窗

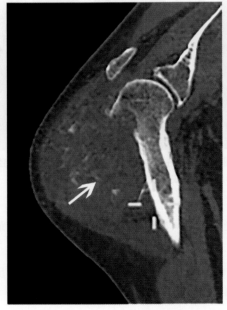
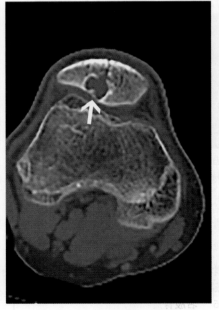

图 1-2-50　右肱骨近端外缘软骨肉瘤，内可见斑片状钙化（箭头）

图 1-2-51　右髌骨软骨母细胞瘤，周围可见硬化缘

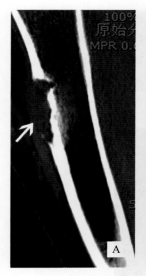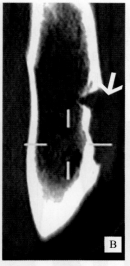

图 1-2-52　右胫骨中上段前部骨性纤维结构不良，可见骨皮质侵蚀、中断（箭头）。A 矢状位图像；B 冠状位图像

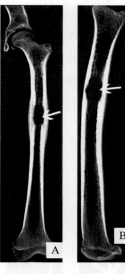

图 1-2-53　左股骨中上段嗜酸性肉芽肿，周围可见层状骨膜反应（箭头）

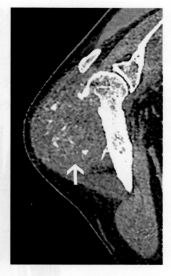

图 1-2-54　右肱骨近端外侧软骨肉瘤，可见巨大软组织肿块（箭头）

（三）骨肿瘤 CT 诊断的临床应用价值及进展

1. 骨肿瘤 CT 诊断的临床应用价值

CT 对骨肿瘤的诊断和鉴别诊断、不同部位骨肿瘤的显示、良恶性鉴别、术前评估和制定手术方案、手术、放化疗及用药后效果评价等方面有较大的应用价值。

（1）骨肿瘤的诊断和鉴别诊断：有些骨肿瘤可有比较典型的 CT 表现，对肿瘤的正确诊断有较大价值。如骨软骨瘤表现为背离关节生长的骨性隆起；内生软骨瘤多发生于手足等短管状骨，表现为骨髓腔内膨胀性溶骨性骨质破坏灶，边缘硬化，内可见环形钙化灶；单纯性骨囊肿为长管状骨干骺端及骨干处膨胀性溶骨性骨质破坏，内可见囊状低密度，如有病理骨折可发现"骨片陷落征"（图 1-2-55）；骨样

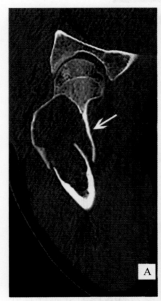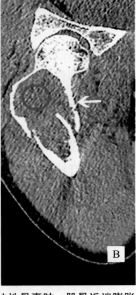

图 1-2-55　右股骨近端单纯性骨囊肿，股骨近端膨胀性溶骨性骨质破坏、骨皮质中断，可见"骨片陷落征"（箭头）。A 骨窗；B 软组织窗

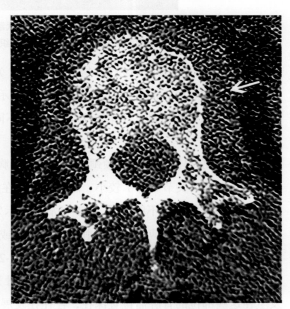

图 1-2-56　腰椎多发性骨髓瘤，椎旁软组织肿块（箭头）

骨瘤为直径小于 1.5cm 的病灶，边缘明显反应性骨质增生、硬化；骨肉瘤为青少年最常见的恶性骨肿瘤，常发生于长管状骨干骺端，可有骨质破坏、肿瘤骨、骨膜反应及软组织肿块；骨巨细胞瘤常发生于膝关节周围、桡骨远端和骶骨上部，横向生长，周围形成骨包壳，内无钙化或骨化（图 1-2-56），伴有动脉瘤样骨囊肿时病灶内可见液平面；脊索瘤好发于颅颈交界区或骶尾椎，为膨胀性溶骨性病灶，可见较大软组织肿块，内可见大片状骨化影（图 1-2-57）。

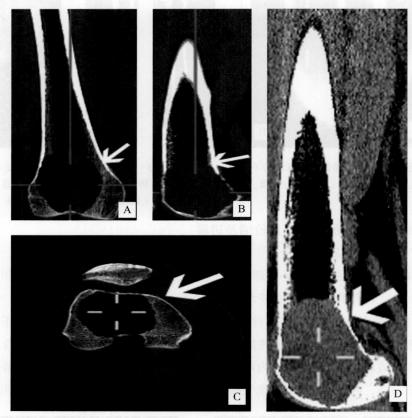

图 1-2-57　右股骨远端骨巨细胞瘤，股骨远端团状溶骨性骨质破坏，未见明显骨质硬化及骨膜反应（箭头）。A 冠状位骨窗；B 矢状位骨窗；C 横断位骨窗；D 矢状位软组织窗

（2）不同部位骨肿瘤的 CT 检查方法：CT 为横断位图像，并可通过任意平面图像重组、三维重建、增强检查等方式对不同部位骨肿瘤进行清晰显示，对明确肿瘤部位、数量、大小、良恶性、肿瘤结构特点、骨膜反应及软组织肿块等有较高诊断价值。不同部位骨肿瘤使用的 CT 后处理方法有所区别，现简述如下：

1）颅颈交界区及脊柱：颅颈交界区和颈、胸、腰、骶椎位置深在，结构复杂，椎体及附件结构（包括横突、棘突、关节突等）较小。因此，发生在颅颈交界区和脊柱的骨肿瘤在 X 线上往往显示不清，甚至因邻近组织的遮挡不能显示。CT 可清晰显示发生在这些部位的骨肿瘤，可发现肿瘤内部特征和有无骨皮质破坏、骨膜反应及软组织肿块。沿椎体或肿瘤进行冠、矢状位的 CT 重组图像对明确肿瘤位置和对邻近结构的侵犯范围至关重要（图 1-2-58，1-2-59）。

2）肢带骨：肩胛骨和骨盆等上、下肢带骨为不规则骨，这些骨的骨质形态不规则，多数呈扁骨。发生在这些部位的骨肿瘤位置深在，往往在发展为较大的肿瘤后才被发现，且多为软骨肉瘤等恶性骨肿瘤（图 1-2-60）。CT 对显示肩胛骨和骨盆的骨肿瘤有较大的优势，横断位原始图像结合冠、矢状位重组图像可显示完整肿瘤边界、内部特征和侵犯邻近关节的情况。三维重建图像可直观、立体显示肿瘤部位和大小，结合 CT 血管造影检查可明确肿瘤与邻近大血管的关系，为手术入路和方法的选择提供影像学依据。

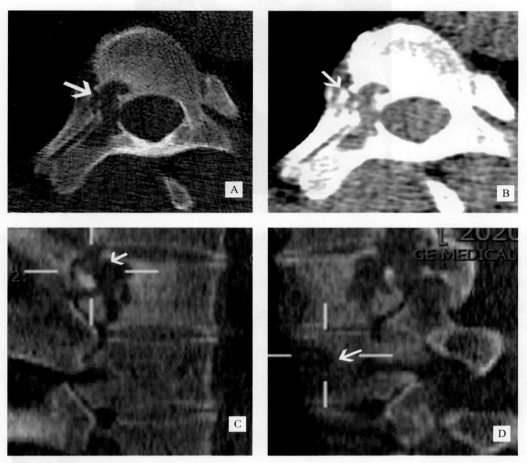

图 1-2-58　胸椎椎体及右侧附件区嗜酸性肉芽肿。A 斜横断位骨窗；B 斜横断位软组织窗；C 斜冠状位骨窗；D 斜矢状位骨窗

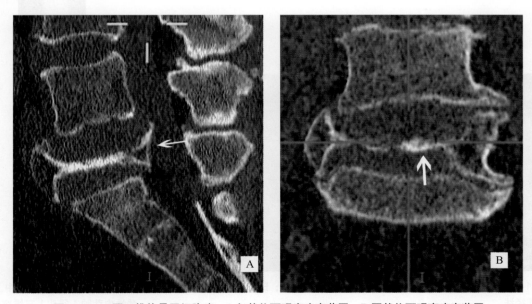

图 1-2-59　腰 5 椎体骨巨细胞瘤。A 矢状位可观察病变范围；B 冠状位可观察病变范围

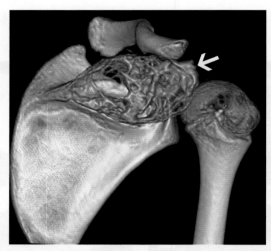

图 1-2-60　右肩胛冈软骨黏液样纤维瘤（箭头）三维容积重建

3）手足骨：发生于手、足的骨肿瘤往往体积较小、形态多样，而手足骨质多为短管状骨或不规则骨，因此 X 线往往对手足等部位的骨肿瘤显示欠佳。而 CT 可观察冠、矢、轴等任意方向肿瘤特征，且 CT 图像为薄层、亚毫米级，密度分辨率高，在发现小肿瘤并显示肿瘤内部特点和观察骨皮质的侵犯程度等方面有很大优势（图 1-2-61）。

4）四肢长骨：发生在四肢长骨的骨肿瘤数量较多、种类复杂，多发生于长骨干骺端，有些发生于骨端（骨骺）或骨干/干骺端交界区。CT 可通过任意平面二维重建和三维重建图像清晰显示肿瘤范围和特点，可提示肿瘤是否侵犯骺板或累及关节，结合 CT 血管造影可在术前对肿瘤与邻近大血管的关系进行评价（图 1-2-62）。

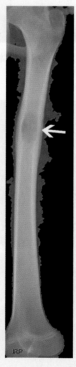

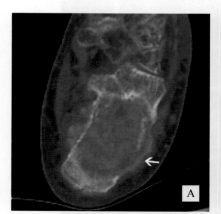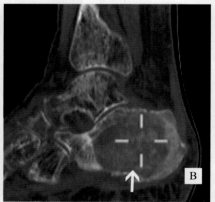

图 1-2-61　左跟骨骨转移瘤（箭头）。A 横断位图像；B 矢状位重组图像，可显示肿瘤径线

图 1-2-62　左股骨中上段嗜酸性肉芽肿（箭头）三维容积透明重建

（3）骨肿瘤的良恶性鉴别：对一些 X 线无法明确诊断的骨肿瘤，CT 检查可帮助区分肿瘤的良恶性，这对于术前正确诊断、决定是否穿刺活检有重要价值。良性骨肿瘤一般体积较小（最大径线＜5cm），移行带窄，边缘硬化，骨皮质未见破坏，无恶性骨膜反应及软组织肿块；而恶性骨肿瘤体积较大，移行带宽，边界不清，形态不规则，骨皮质侵蚀、破坏、消失，可见放射状、针状、Codman 三角等骨膜反应，可有软组织肿块。

（4）术前准备：对于拟行手术治疗的患者，CT 检查及三维重建可在术前明确肿瘤的部位、大小、形态、骨皮质侵犯和软组织肿块等信息，结合增强检查，可发现肿瘤的实质成分和血供最丰富的部位，可在 CT 引导下进行肿瘤穿刺活检，明确肿瘤性质和恶性程度。CT 血管造影检查可在术前明确肿瘤与邻近大血管的关系，帮助手术医师制定手术方案。对拟行放疗的患者，CT 可在术前对肿瘤进行准确定位。目前，3D 打印已广泛应用于骨肿瘤的术前评估、假体置换等方面，而 CT 可为 3D 打印提供准确的容积扫描数据。

（5）疗效评价：骨肿瘤切除后，定期进行 CT 随访可发现肿瘤是否残存、复发或转移。放化疗术后进行 CT 检查可评价放化疗的效果，如果治疗有效，肿瘤的坏死范围应大于 90%，肿瘤体积明显缩小，溶骨性骨破坏区内可见成骨，肿瘤边缘硬化等。

2. 骨肿瘤 CT 诊疗的新进展

随着软硬件系统的更新发展，越来越多的 CT 检查新技术应用于骨肿瘤的诊断、术前评估、预后等方面。其中，CT/MRI 图像融合技术是应用特殊软件将骨肿瘤病变的 CT 和 MRI 图像进行配准、融合在一起而形成新的图像，图像兼有显示骨质破坏、骨膜反应、肿瘤骨、钙化等的 CT 图像特征和显示肿瘤实质、出血、坏死、囊变和软组织肿块范围的 MRI 图像特征。CT/MRI 融合的图像可用于术前穿刺定位、术中导航、治疗前后病变范围比较等。CT/MRI 图像融合技术可更好地显示肿瘤实质成分，提高穿刺成功率，可辅助手术中避开肿瘤邻近大血管，以免造成大出血，辅助术者进行肿瘤整块切除，切缘达到阴性以尽量减少肿瘤复发可能。能谱 CT 是基于高低管电压切换得到 40 ～ 140keV 的单能量图像的新一代 CT 检查技术，可提供物质分离及定量、能谱曲线测定、单能量分析等定量检查方法，用于骨肿瘤良、恶性鉴别、发现成骨性转移瘤、区分软组织肿块和肿胀等方面。最新一代的能谱 CT 具有多物质分离的功能，可提示肿瘤内某些特定成分是否存在及含量。影像组学是采用高通量的影像学数据特征提取算法，对影像图像进行定量分析的一种组学方法，可对 CT 中的图像信息进行数据分析、提炼和量化，充分挖掘分析隐含在图像中的信息，筛选最有价值的影像组学特征来解析临床信息，指导疾病诊疗，如预测骨肉瘤患者的 5 年生存率、鉴别脊索瘤和其他肿瘤、预测骨盆软骨肉瘤是否复发等。

（四）软组织肿瘤扫描方法与 CT 征象

基于 CT 的高密度分辨率和空间分辨率，通过 CT 检查可有效显示肿瘤所处位置及其密度、形态、包膜、边缘等（图 1-2-63）。常规 CT 平扫可有效检出大部分软组织肿瘤，且对于软组织钙化、皮质侵袭破坏及骨化等具有较好的显示效果。CT 亦可初步判断软组织病变内的组织成分。通过观察病变的密度和 CT 值，对病变的实质性、脂肪性、液性、气体、钙化、骨化等成分的确定都有很大作用，其中 CT 对显示病变内细微的钙化和骨化明显优于 X 线平片及 MRI，以上这些对判断肿瘤的起源及定性均有较大价值。然而，由于目前临床主要依赖于肿瘤 CT 值对其进行定性判断，部分软组织肿瘤 CT 值缺乏特异性，且混合能量射线的传统 CT 检查病灶 CT 值测量并不准确（能谱 CT 的单能量成像测量病灶 CT 值更加精准），因此仅依赖 CT 值往往无法对全部软组织肿瘤作出有效的良、恶性判断。现今在评价软组织肿瘤方面，CT 因软组织分辨力低于 MRI，已基本被 MRI 代替，且软组织肿瘤若与骨骼邻近，CT 骨性伪影可影响软组织结构的观察。但 CT 的显著优势在于显示细微的骨质改变、病灶内细微的骨化及钙化等，这对于肿瘤的诊断及鉴别意义重大。

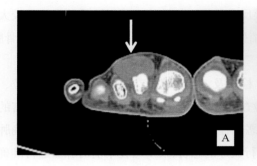 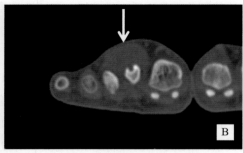

图 1-2-63　患者，男，11 岁。右足 CT 平扫示右足背腱鞘巨细胞瘤（箭头）

　　带状钙化对早期骨化性肌炎的诊断非常重要，在 CT 上可显示，但在平片上却不具特征性甚至可完全不显示。病变内的积气（外伤后或炎症病变内等）、钙化及骨化在 MRI 上经常难以确定，但在 CT 上非常有特征性；并且 CT 可清楚观察软组织病变邻近区域非常细微的骨质改变（图 1-2-64）、骨膜反应（图 1-2-65）、骨质的塑形和侵蚀破坏等，效果明显优于 X 线平片及 MRI；此外 CT 也可判断软组织肿瘤是否复发，尤其是可明确肺内有无转移。

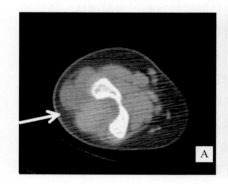 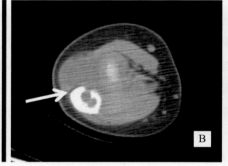 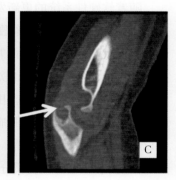

图 1-2-64　患者，女，3 岁。CT 平扫及矢状位重组示右肘关节后方滑膜血管瘤（箭头）

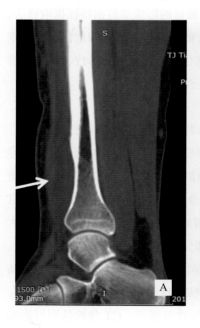 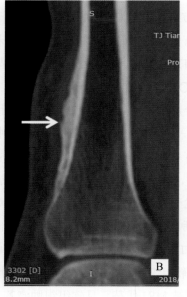

图 1-2-65　患者，男，36 岁。CT 矢状位重组示右小腿远端（胫骨远端前方）软组织血管纤维瘤（箭头），邻近胫骨前缘骨皮质增厚、毛糙（箭头）

与 X 线平片相比，CT 的软组织分辨力明显提高，可显示大部分软组织肿瘤的范围。特别是 CT 增强检查可增加肿瘤与周围组织的密度差、明显提高病灶的显示率，且可清晰显示病灶周围血管，同时结合 CT 图像的三维后处理技术能够更清楚判断软组织肿瘤是在筋膜下、肌间隙或肌肉内（图 1-2-66），了解肿瘤与神经血管束和骨骼的三维空间解剖关系。

常用 CT 三维后处理技术有以下几种：① 多平面重组（multiple planar reconstruction，MPR）（图 1-2-64 ～ 图 1-2-66），是最基本的"三维"重建成像方法，是二维图像。MPR 适用于任一平面的结构成像，以任意角度观察正常组织器官或病变，可以评价血管受侵情况，真实地反映器官间的解剖位置关系

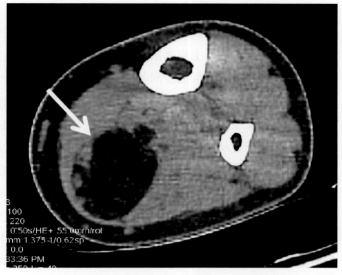

图 1-2-66 患者，男，43 岁。与图 1-2-41 为同一患者，左小腿 CT 平扫轴位像示小腿远段软组织脂肪瘤（箭头）

等。②最大密度投影（maximal intensity projection，MIP），是将一定厚度（即 CT 层厚）中最大 CT 值的体素投影到背景平面上，以显示所有或部分的强化密度高的血管和（或）器官，图像中血管连续性更好。由于这种技术显示的是一定层厚图像中 CT 值最高的体素，所以变化层厚会对图像产生影响。③表面阴影遮盖显示（shaded surface display，SSD），是将操作者的眼睛作为假设光源方向，投射到 CT 值在设定阈值以上的体素上，仅呈现所有表面体素的集合立体图形。SSD 适用于显示 CT 值与其他结构相差较大的组织结构成像，临床上主要用于显示骨骼病变或结肠 CT 重建。④曲面重建技术（curved planar reconstruction，CPR），是在一个维度上选择特定的曲线路径，将该路径上的所有体素在同一平面上进行显示，可以一次性评价走行曲度较大的结构如血管、输尿管、脊柱等的全长情况。CPR 可以观察管腔结构的腔壁病变（如斑块、狭窄等），也可以观察管状结构与周围结构的位置关系，但 CPR 所显示的不是正常的解剖结构和关系（它是把管状结构拉直，致使周围解剖结构不同程度变形），同时需要多个角度曲面重建以完整评价病变。⑤容积再现技术（volume rendering technique，VRT），功能强大，加上伪彩，形态及色彩逼真，类似解剖结构图，可以对动脉、静脉血管、软组织及骨结构等进行立体塑形成像，对于复杂结构的成像有一定优势。VRT 图像直观、立体、生动，并可任意角度旋转图像、不同角度观察病变与周围结构的关系，便于与临床医师及患者沟通交流病情。VRT 图像的伪彩设置很重要，不恰当的伪彩设置会将血管外层像素过滤掉，显示的血管狭窄的程度会比真实情况严重。

在软组织肿瘤手术前，临床医生急需了解肿瘤毗邻血管受侵情况，CT 血管成像在显示瘤体、血管细节及三维空间关系方面具有独特的优势。通过 MIP、任意斜面的 MPR、VRT 等后处理技术，可显示肿瘤供血动脉数目、走行及来源，管壁有无浸润，肿瘤导致的血管狭窄受侵及血栓形成等细节，同时可任意角度旋转，充分显示血管与瘤体的关系。SSD、VRT 等三维后处理技术还可对瘤体进行伪彩染色，近似大体解剖结构图，直观、立体地显示瘤体与周围肌肉、骨骼及血管的三维空间解剖关系，肿瘤的供血动脉以及血供情况，并可显示不同平面的详细血管结构，一些肿瘤供血动脉的异常扩张也能够被发现，从而避免术中触碰一些由于血管扩张所致菲薄管壁破裂而引起严重出血。VRT 及 CPR 在评价血管纵轴受累程度以及显示受累血管的完整性上具有优势。三维后处理图像还可与原始图像融合，能够更加立体、

直观地显示肿瘤与神经血管束和骨骼的三维空间解剖关系。

　　软组织肿瘤特别是四肢软组织肿瘤，治疗及预后的关键不仅在于早期准确诊断，手术方案的选择也密切相关。为帮助临床上患者制定个性化治疗方案，医生需要尽可能进行准确的术前影像分期，即术前通过影像手段准确评估肿瘤浸润范围及其与周围肌肉、骨骼、血管的关系，对最大限度切除肿瘤、防止复发、保留肢体功能尤为重要。CT 增强和（或）CT 血管成像（CT 动脉血管成像 CTA 及静脉血管成像 CTV）为一种安全、快速的无创检查，空间分辨率高、扫描速度快（患者易于配合）、操作简单、适应证广，除了清晰显示肿瘤内的骨化和钙化并可有效评价骨质破坏之外，由于对比剂注入增加了软组织肿瘤与周围组织的密度差使得肿瘤的检出率明显提高，特别是在显示肿瘤血供方式（强化方式）、供血动脉及与周围结构关系方面具有明显优势，为临床提供一种有效的、简便易行的检查方法和术前评估手段。以上这些 CT 三维后处理图像使影像医生更易于与临床医生沟通，也有助于对患者及家属进行术前解释及沟通，对术前肿瘤评估及制订个性化手术方案具有重大指导意义，有利于手术入路及切除范围的确定，保护重要组织结构以免不必要的损伤，对患者预后及术后肢体功能恢复、提高患者术后生存质量亦有重大作用，具有广阔的应用前景。

（五）常见软组织肿瘤的 CT 表现及鉴别诊断

　　良性软组织肿瘤一般肿块较小、边界清晰、可有包膜、不易侵犯邻近骨质等。例如血管瘤 CT 多表现为密度不均匀的结节状、索条状或分叶状肿块，无包膜。肿瘤内可见静脉石的圆形钙化灶，此为其特征性表现，增强扫描多呈明显强化，边界清晰；囊肿表现为类圆形水样密度灶，包膜完整，边界清晰，可经 CT 检查明确诊断；纤维脂肪瘤典型 CT 表现为边缘光整的极低密度区，多呈分叶状，有包膜，内部可有分隔，增强扫描包膜及分隔可有强化；脂肪瘤 CT 可见多边形或圆形、具有完整包膜、边界清楚的低密度影，密度较均匀，CT 值分布在 -120 ~ -80HU 范围内，可通过 CT 值对其进行定性诊断（图 1-2-66）；韧带样瘤 CT 表现复杂，可显示软组织肿块的范围，其内密度尚均匀，边界欠清晰（图 1-2-67），增强扫描后病灶中度强化；色素沉着绒毛结节性滑膜炎增生的绒毛结节在 CT 上呈中等密度，密度往往

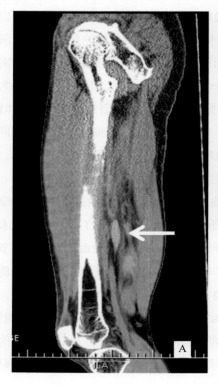

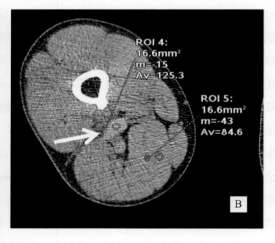

图 1-2-67　患者，女，29 岁。CT 矢状位重组及轴位像示右大腿中下段后侧韧带样纤维瘤病（箭头）

可高于周围软组织密度，甚至可呈磨玻璃样高密度及钙化影像；滑膜骨软骨瘤病表现为关节腔内数目不等、大小不一、形态多样的骨软骨小体（即游离体），部分融合成团块状，典型游离体为不规则钙化的高密度影，中心部为密度较低的松质骨，部分病变可见邻近骨侵蚀，骨皮质增厚；软组织软骨瘤可见玉米花样钙化；神经鞘瘤表现为密度不均匀的软组织肿块，其密度从接近于肌肉到水的密度不等，病灶内可有坏死、出血、囊变等，边界整齐，有包膜，增强后呈不均匀明显强化或环形强化；神经纤维瘤平扫多为神经走行区的密度较均匀软组织肿块，病灶内一般不易出现坏死、出血、囊变等，病灶无包膜，增强扫描较均匀明显强化，边界清晰；组织细胞瘤多呈混杂密度，其内可见分隔样改变，边界清晰，周围骨质未见破坏及骨膜反应。

　　而恶性软组织肿瘤肿块一般较大，因易出现坏死、囊变、出血而使病灶内密度不均匀（图1-2-68），边界不清，无包膜，可侵犯邻近骨质引起骨质破坏及骨膜反应，增强扫描肿块明显不均匀强化等。脂肪肉瘤可见密度各异的软组织肿块，病灶内可见成骨，其密度取决于肿瘤内脂肪细胞分化程度及与纤维组织或黏液组织的混合程度。如果其分化较为复杂，肿瘤脂肪成分少，肿块密度高，恶性程度亦高，反之亦然。分化程度差的脂肪肉瘤密度更混杂，甚至可完全无脂肪密度，病灶内如无成骨仅通过CT扫描多无法做出有效判断；横纹肌肉瘤表现为密度不均匀肿块，边界尚清晰，可侵犯周围骨质、血管及神经，增强扫描肿瘤明显不均匀强化；滑膜肉瘤表现为靠近关节的软组织肿块，伴邻近骨质的溶骨性破坏，20% ~ 30% 患者肿块内可出现玉米花样、不规则斑点状或无定形钙化灶，并可见葱皮状、放射状或不规则骨膜反应。生长缓慢的滑膜肉瘤与周围组织分界清晰，有时可见假包膜形成，呈结节状

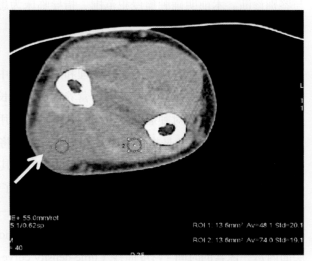

图1-2-68　患者，女，63岁。右前臂CT平扫示软组织多形性未分化肉瘤（箭头）

或分叶状，多数肿瘤与周围肌腱、关节囊相连，而生长快的肿瘤与周围组织分界不清，肿瘤大小一般为3 ~ 5cm，最大者可达15cm左右；软组织软骨肉瘤可出现玉米花样钙化。边界不清、不均质的模糊骨化提示软组织骨肉瘤；恶性神经鞘瘤为软组织密度肿块，肿瘤内可有坏死、囊变、钙化，增强扫描呈明显不均匀强化，病变有沿着神经分布走行的特点；淋巴瘤多呈中等密度软组织肿块，密度尚均匀，边界欠清晰，肿块内坏死囊变少见，动态增强为进行性延迟强化，强化程度为轻至中度强化。

　　软组织肿瘤侵犯骨质时需与骨病灶累及软组织鉴别，以明确起源，一些影像学特点有助于确定。原发软组织肿瘤肿块中心一般位于骨皮质之外，而原发骨肿瘤肿块中心位于骨内。原发软组织肿瘤肿块与皮质夹角指向骨，而原发骨肿瘤肿块与皮质夹角指向软组织。一般情况下，大的软组织病灶伴小的骨侵蚀多提示骨骼为继发受侵。但尤文氏肉瘤骨破坏可很小而软组织肿块很大。有软组织肿块却不伴骨膜反应的骨破坏，多为原发于软组织的病变局部骨破坏。而原发骨肿瘤细胞破坏骨皮质进入软组织时，通常产生骨膜反应。但以上标准并非一成不变。

（六）软组织肿瘤CT诊断的局限性及进展

　　放射科医生的任务并不是做出特异性诊断，而是首先确定病灶起源，判断是原发软组织肿瘤侵及骨，还是原发骨肿瘤侵及皮质外软组织；其次是显示软组织肿瘤病灶范围、邻近结构受侵犯情况，进而判断

肿瘤是良性或恶性。术前影像评估是避免不恰当治疗的基础。增强 CT 及 CTA（CTV）与 CT 平扫相比可增加肿瘤与周围组织的密度差，提高肿瘤的显示率，同时显示肿瘤的血供方式、肿瘤的供血血管、肿瘤与邻近骨骼及大血管的三维立体解剖关系。CT 因空间分辨力高及其强大的三维后处理功能对肿瘤的定位显示能力较强，但因其软组织分辨力低，对软组织边界不敏感，边界显示不清晰，且许多软组织肿瘤 CT 表现缺乏特异性，采用单一 CT 检查对软组织肿瘤进行类型区分与良恶性判断具有一定困难。CT 诊断与病理学诊断结果相符合率也较低，许多文献报道甚至低于 50%。只有少数软组织肿瘤如脂肪瘤、血管瘤、囊肿等肿瘤成分较为单一，边界清楚，采用 CT 可予以确诊；但大部分软组织肿瘤分化程度不一，特别是分化程度差的肿瘤呈混杂密度，CT 难以准确诊断。

能谱 CT 与传统 CT 相比可明显提高密度分辨力及空间分辨力，其中能谱 CT 的单能量成像可使病变内 CT 值测量更精准，且提高小病灶的检出能力，同时可进行物质定性分离及定量测定，对肿瘤的诊断与鉴别诊断、术前明确肿瘤侵犯范围、指导临床为患者制定个性化治疗方案、监测治疗随访、估计预后等具有重要意义。

（七）骨与软组织肿瘤 CT 灌注征象

多年来研究表明，血管生成在生理和病理过程中均发挥重要作用。肿瘤是一种血管依赖性疾病，丰富的血管网为肿瘤细胞提供了充足的营养物质及生长因子等。肿瘤血管生成是指从已存在的血管形成新生毛细血管的过程，对肿瘤的生长起到关键性的作用，所以血管生成能力被认为是肿瘤侵袭性的标志之一。灌注（perfusion）是指血流通过毛细血管网，将携带的氧和营养物质输送给组织细胞的重要功能，在一定程度上反映了组织器官的血流动力学状态及其功能情况。

1979 年，Axel 率先倡导从动态增强 CT 资料中了解组织的血流灌注情况，开创了功能性 CT 成像的先河。CT 灌注成像（CT perfusion imaging，CTPI）是一种功能成像方法，于 1991 年由 Miles 首先提出，是指在静脉团注对比剂时，对选定的感兴趣区域（region of interest，ROI）进行连续多次同层扫描，获得该层面内每一像素的时间 - 密度曲线（time-density curve，TDC），来反映对比剂在器官内的浓度变化，间接反映组织器官灌注量的变化。根据该曲线利用不同的数学模型计算出血流量（blood flow，BF）、血容量（blood volume，BV）、对比剂的平均通过时间（mean transit time，MTT）、毛细血管通透性（permeability surface，PS）、对比剂峰值时间（time to peak，TTP）、血流灌注量（perfusion，PF）等灌注参数及彩色函数图，以此来评价组织器官的灌注状态。在伪彩功能图像中，肿瘤组织的红色区域代表血流灌注丰富区，称为高灌注。

血流量（BF，单位是 $ml \cdot min^{-1} \cdot 100g^{-1}$），指单位时间内流经定量组织的血流量；血容量（BV，单位是 $ml \cdot 100g^{-1}$），指表现局部区域组织血管内的血流量；达峰时间（TTP，单位是 S），为定量组织血管内部对比剂强度达到 TDC 的峰值的所需要时间；表面通透性（PS，单位是 $ml \cdot min^{-1} \cdot 100g^{-1}$），反映肿瘤内部所有血管的通透性情况，也反映了对比剂经由毛细血管内皮进入细胞间隙的单向传输速率；TDC 曲线（TDC），TDC 横坐标为时间，纵坐标为注药后增加的 CT 值，反映的是组织灌注量的变化；对比剂的平均通过时间（MTT），指血液流经血管结构时，包括动脉、毛细血管、静脉窦、静脉，所经过的路径不同，其通过时间也不同，因此用平均通过时间表示，主要反映的是对比剂通过毛细血管的时间（s）。灌注参数的计算方法主要包括非去卷积法（斜率法、瞬间法）、去卷积法，目前应用最广泛的计算方法是去卷积法。CTPI 技术的理论基础为核医学的放射性示踪剂稀释原理和中心容积定律（central volume principle）：BF=BV/MTT。

肿瘤是血管生成依赖性疾病，血管生成之后，肿瘤生长速度明显加快，并且具有了转移能力，血管生成对肿瘤的发生、发展起到关键性作用。微血管密度（micro vessel density，MVD）计数是血管生成量化的标准，所以肿瘤血管情况是评价肿瘤生长、转移、良恶性的重要指标。血管生成能力被认为是肿瘤侵袭性的标志之一，CTPI可以反映活体内肿瘤血管生成的微血管变化。

目前，CT灌注成像的临床应用主要在急性脑缺血和肿瘤学的研究方面。CT灌注应用于脑缺血的研究是最早开展的。脑缺血病变局部血流较少，CT灌注的目的是了解缺血的程度。多年研究表明CT灌注成像在诊断急性脑梗死、短暂性脑缺血发作、评估缺血半暗带范围、评估梗死后脑组织的代偿能力、判断溶栓治疗后血管再通的效果等方面的作用已经越来越明显。

获得可靠的灌注值，需要长达48秒的持续扫描时间。数据采集时间的漫长会导致患者受到较高的X线照射，过高的辐射剂量可能会增加癌症和白内障的风险，近年来此问题已经受到广泛关注。由于当前医学影像技术日新月异的发展，成像技术有了很大的发展，减少辐射剂量的方法包括低管电压、低管电流及减少扫描时间，除了切换模式和降低采样频率外，还使用了迭代重建和反卷积模型。有研究显示，高迭代重建进行低剂量肝脏CT灌注成像，辐射暴露减少一半，血流值也不会受到影响。目前，CTPI已经被广泛应用于人体颅脑、鼻咽部、食管、胃、肝脏、胰腺、肾脏、结直肠、肺部、子宫等多个部位肿瘤的评价。CTPI在骨肿瘤方面的应用主要是显示肿瘤的血供特点及内部的血流状态、评估骨肌肿瘤的微血管分布模式、鉴别肿瘤的良恶性、对病变进行分期及分级、评价骨肿瘤新辅助化疗疗效等方面。

骨肿瘤病变表现复杂多样。有的因肿瘤性质、生长部位、时间不同而有不同的影像学表现，有的病变性质不稳定，良性骨肿瘤或肿瘤样病变可能会演变成恶性，如内生软骨瘤、骨软骨瘤、骨纤维结构不良可演变为软骨肉瘤。X线平片、CT、MR在诊断骨肿瘤方面提供了形态学的许多信息。但有些骨肿瘤具有侵袭性，可见于恶性病变，也可见于良性病变。不同病理组织类型的肿瘤，可显示为相似的影像学表现。CT灌注检查能通过评价肿瘤血管灌注状态，为骨肿瘤的手术、化疗效果评价提供非常多的信息。

肿瘤的生长与血管的生成是相关的，且良、恶性骨肿瘤的血管生长方式是不同的。早在1971年，Folkman就证实肿瘤在缺乏血管生成的条件下仅能生长2～3mm，提出了肿瘤的生长依赖血管的形成。当足够数量的肿瘤细胞血管化时，肿瘤即可快速生长，转移也将发生。Blankenberg等研究认为内皮细胞的迁移促进肿瘤细胞的增殖，是血管形成的基础。新生的肿瘤血管是肿瘤快速生长的基础，肿瘤必须通过血管的生成，诱导邻近血管向肿瘤发出新的血管。随着恶性肿瘤的生长，肿瘤血管的分布变得不均匀，病灶周围的血管比中心的血管丰富，一方面是因为恶性骨肿瘤的血管生长类型是以边缘快速发展为主，另一方面是因为恶性骨肿瘤侵犯周围组织，在各种血管生成因子的诱导下，使宿主的血管也参与肿瘤血管的形成，肿瘤组织进入快速生长阶段。恶性骨肿瘤血管化程度往往很高，而良性骨肿瘤的生长过程不触发血管生成机制，所以良性骨肿瘤没有丰富的周围血管。

良恶性骨肿瘤及肿瘤样病变的CT灌注参数特征是不同的，根据其灌注特点，我们可以将骨肿瘤分为高灌注的良性骨肿瘤及肿瘤样病变、低灌注的良性骨肿瘤及肿瘤样病变、高灌注的恶性骨肿瘤、低灌注的恶性骨肿瘤。

1. 高灌注的良性骨肿瘤及肿瘤样病变

相对于血管丰富的恶性骨肿瘤，CT灌注检查呈高灌注的良性骨肿瘤及肿瘤样病变仅占少部分，包括I型骨巨细胞瘤、动脉瘤样骨囊肿、骨嗜酸性肉芽肿等。骨巨细胞瘤的瘤组织呈红褐色，血供丰富，常伴出血、坏死及囊性变；光镜观察，肿瘤为间质细胞和多核巨细胞组成，富有血管；动脉瘤样骨囊肿病灶主要由大小不等的海绵状血池组成，其内多数充满血液，病变的血流动力学很活跃；骨嗜酸性肉芽肿为软而脆的肉芽样组织构成，镜下见肉芽样组织血供丰富，以良性组织细胞为基底，内含数量不等的嗜酸性粒细胞。CT 灌注检查均显示病灶明显强化，BF、BV 值均增高，良性骨肿瘤具有血管化良好的中心区域，故病灶边缘区与中心区无明显差别。

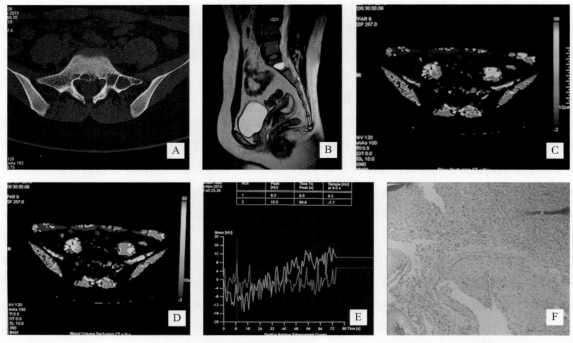

图 1-2-69　患者，女，21 岁。骶 1 椎体动脉瘤样骨囊肿。A CT 示骶 1 椎体溶骨性破坏，病灶边界清晰；B MRI 示骶 1 椎体不规则长 T_2 信号；C、D BF、BV 图示病灶呈高灌注；E 病灶边缘区与中心区灌注无明显差别；F 病理为动脉瘤样骨囊肿

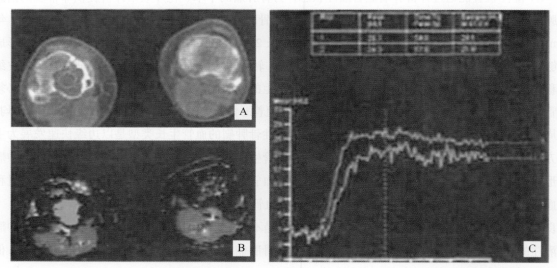

图 1-2-70　患者，女，32 岁。右胫骨巨细胞瘤。A CT 示右胫骨溶骨性破坏；B 病灶 BF 图显示病灶为高灌注；C 病灶 TDC 为速升缓降，病灶边缘区与中心区灌注无明显差别

2. 低灌注的良性骨肿瘤及肿瘤样病变

大部分良性骨肿瘤及肿瘤样病变 CT 灌注表现为低灌注，如软骨黏液样纤维瘤、非骨化性纤维瘤、骨囊肿、骨纤维结构不良等。软骨黏液样纤维瘤由黏液样组织软骨和纤维组成，肿瘤细胞大部分为梭形和星形细胞；非骨化性纤维瘤由坚韧的纤维结缔组织构成，肿瘤细胞为梭形结缔组织细胞，细胞间为胶原纤维。此类骨肿瘤及肿瘤样病变 CT 增强检查无明显强化或轻度强化，CT 灌注参数 BF、BV 值比较低。

3. 高灌注恶性骨肿瘤

绝大部分恶性骨肿瘤 CT 灌注检查均表现为高灌注，因为大多数恶性骨肿瘤血供丰富且均由不成熟的毛细血管构成，血管壁通透性增加，引起血液滞留，瘤内常因生长迅速而出现出血、坏死，并且具有软组织肿块，软组织肿块同样具有丰富的新生血管。包括溶骨性转移瘤、溶骨性骨肉瘤、骨髓瘤、纤维肉瘤、恶性纤维组织细胞瘤、尤文氏肉瘤等。以骨肉瘤为例，骨肉瘤的 BF 和 BV 明显高于周围正常肌肉组织，说明肿瘤内新生血管数量和血流增加。与周围的正常肌肉组织相比，骨肉瘤有较高 PS，这意味着恶性血管生成过快、血管不成熟、基底膜不完整导致通透性增加，PS 值较高。这些恶性骨肿瘤 CT 灌注检查均为高灌注，CF、CV 值较高灌注的良性骨肿瘤和肿瘤样病变更高，周围软组织肿块也为高灌注。恶性骨肿瘤有丰富的周边血管，故边缘区比中心区有更明显的强化趋势和强化峰值，病灶边缘区比中心区的 CF、CV 值高。

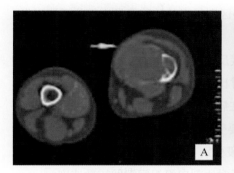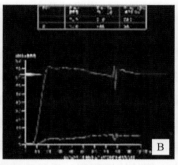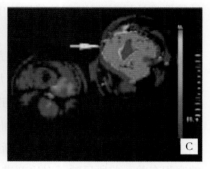

图 1-2-71　患者，男，20 岁。左股骨骨肉瘤。A 左股骨骨肉瘤伴囊性坏死（箭头）；B 病灶 TDC 为速升缓降型；C 红色代表病灶为高灌注，蓝色为低灌注，坏死区无灌注

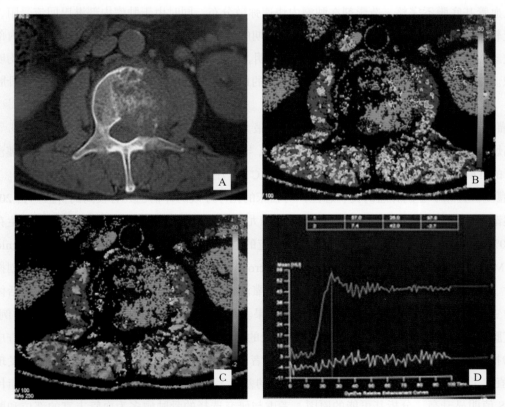

图 1-2-72　患者，男，62 岁。腰 2 椎体转移瘤。A 腰 2 椎体左半部溶骨性破坏；B、C 病灶 BF、BV 图呈高灌注；D 病灶 TDC 呈速升缓降，病灶相当于正常肌肉组织呈高灌注

4. 低灌注的恶性骨肿瘤

恶性骨肿瘤绝大部分为高灌注，但软骨肉瘤可以表现为低灌注。大部分软骨肉瘤有分化良好的软骨，在新鲜组织中常常因血供不足而发生坏死。正常的透明软骨不含血管，其营养从关节滑膜层及滑液中获得，因此软骨肉瘤是低血供的恶性骨肿瘤。灌注率的高低与肿瘤分化程度相关，低度恶性软骨肉瘤有分化良好的软骨，其 CT 灌注检查 BF、BV 为相对低灌注，BF、BV 值较低；高度恶性、低分化的间叶软骨肉瘤与肉芽组织相似，失去了软骨的特征，呈相对高灌注，BF、BV 值较高。

骨转移瘤是指发生于骨外组织或器官的恶性肿瘤转移至骨，不包括原发性骨肿瘤。在全身转移瘤中，骨骼是继肺、肝后的第三大转移部位。骨转移瘤最常发生于富含红骨髓的肋骨、椎体、骨盆等。有研究认为四肢骨转移瘤生长相对缓慢，微血管不均匀分布的模式并不明显，故而虽然表现为高灌注，但是边缘区相比中心区 BF、BV 值升高不明显。而在另一项以脊柱溶骨性破坏的 CT 灌注研究中，则显示椎体转移性病灶呈高灌注，且边缘区比中心区 BF、BV 值明显升高。这些区别是否是转移瘤发生部位不同引发，尚未得到证实。

灌注参数 TDC 直接反映对比剂在该器官中浓度的变化，间接反映组织器官内灌注量的变化。良、恶性骨肿瘤及肿瘤样病变的 TDC 形态不相同，其差异是病灶内对比剂动力学特点，主要反映对比剂前后增强值趋势变化，其曲线差异与病灶内血管构成状态和对比剂在病灶内弥散程度和速度相关。TDC 的上升期主要反映的是对比剂在肿瘤组织血管内的部分，平台期主要受血管内外对比剂浓度的影响，下降期主要是由对比剂从肿瘤组织不断排泄造成。TDC 峰值前段和后段分别与单位组织的血流和血管外间隙的容积有关，前段反映了对比剂进入血管的快慢程度，后段反映了对比剂向组织间隙的扩散速度。

恶性骨肿瘤的 TDC 表现为速升缓降型。这是因为恶性骨肿瘤的血供丰富且均由不成熟的毛细血管构成，且血管基底膜不完整，造影剂在肿瘤内快速弥散分布。同时由于肿瘤内部淋巴回流受阻，导致对比剂排泄较慢，故形成其 TDC 早期迅速上升和后期的稳定下降。良性骨肿瘤及肿瘤样病变内部为正常的血管或乏血管，所以 TDC 上升缓慢。有研究表明，骨肿瘤及软组织肿瘤的 BF 值及 PS 值均明显高于正常组织。CT 灌注用量化的方式反映骨肿瘤内部的血供多少及微血管发布特征，提高了对骨肿瘤的鉴别能力。

CT 灌注检查也具有一定的局限性：肿瘤病灶最大横断面 < 2cm 的肿瘤，由于病灶较小，导致可能会出现病灶边缘区血管密度相比中心区无明显差异，导致 CT 灌注检查不能反映出恶性肿瘤的灌注特征，影响诊断的准确性；另外，病灶的囊变、坏死区对 CT 灌注参数的测定有影响，应该及时避开。

CT 灌注检查除了鉴别肿瘤的良、恶性，对临床的化疗疗效的评估也具有较高的价值。自 20 世纪 70 年代末逐渐形成新辅助化疗概念以来，恶性骨肿瘤尤其是骨肉瘤的预后有明显的改善，5 年生存率已经提高到 50% ~ 80%。评价骨肿瘤对新辅助化疗反应的金标准是测量病理标本的微血管密度（microvessel density，MVD）和肿瘤细胞坏死率（tumor cell necrosis rate，TC-NR），这两种方法都是有创操作，且存在费时、费力、前后取材难以统一等缺点。CT 灌注检查是在活体状态下进行的，能反映活体内肿瘤微血管的变化，能够评价肿瘤的放疗和化疗治疗效果。Bellomi 等报道，利用 CT 灌注检查对 24 例接受放、化疗的直肠癌患者进行效果评估，发现放疗后病灶的 BF、BV 值明显下降。但是 CT 灌注检查应用于骨骼系统的报道不多。施鑫等对 13 例恶性骨肿瘤患者的化疗前后分别进行了 CT 灌注检查，发现化疗后 BF、BV 值大于化疗前，但化疗前后 BF、BV、TTP 的差异无统计学意义，化疗前后 PS 差异有统计学意义，化疗后 PS 值明显升高。分析其可能的原因，考虑与研究选择的骨肿瘤多为血管丰富的部位和肿瘤在生长期血管丰富有关，故而化疗后 BF、BV 值高于化疗前。而 MTT 值理论上受 BF、BV 两个参数的影响，

PS 只反映肿瘤组织中不成熟的血管。细胞毒药物无靶向破坏正常血管内皮细胞，造成血管通透性增加，以及大量肿瘤细胞被杀伤，造成肿瘤内部环境缺氧，从而诱导大量不成熟的血管生成，使得 PS 值升高。

CT 灌注检查作为一种功能成像方法，能够评价肿瘤的血流动力学变化。通过灌注参数的测定和累及肿瘤的微血管分布情况，可以鉴别肿瘤的良恶性，评价肿瘤放化疗后的效果，对病变进行分级、分期及分型等。虽然目前肌骨系统的应用报道不多，相信在不久的将来，CT 灌注检查一定会在骨肿瘤的研究领域大放光彩。

三、MRI 在骨肿瘤诊断中的应用

（一）检查方法

MRI 检查以组织分辨力高，多参数、多层面选择成像，且无电离辐射而成为继 X 线平片和 CT 后诊断四肢骨和软组织肿瘤的重要检查手段。

按照空间编码的设计方式分为二维（two dimensional，2D）成像和三维（three dimensional，3D）成像序列；若按成像速度分类，可分为常规序列（如 spin echo，SE）、快速成像序列（fast spin echo，FSE 及 FSE 的变型序列、gradient echo，GRE 及其子序列）和超快速成像序列（echo planar imaging，EPI 等）。更高的图像质量和更短的检查时间始终是 MRI 发展的追求。

FSE 序列的 T_1WI、T_2WI 及脂肪抑制液体敏感序列，如反转恢复序列（short tau inversion recovery，STIR）和脂肪饱和 T_2WI 是四肢骨和软组织 MRI 扫描常用的序列。在 T_1WI 因骨髓内脂肪组织的 T_1 弛豫时间较短，形成了广泛的高信号背景与等、低信号为表现特征的肿瘤组织形成对比；T_2WI 显示病变的病理学改变，可以反应 T_2 弛豫时间不同的各种肿瘤成分之间的信号差异，通常肿瘤组织显示为混杂信号，由于肿瘤外周的水肿区往往被同为稍高信号的脂肪组织掩盖，T_2WI 可能会过低地估计肿瘤浸润的范围。GRE 成像序列对于检测血液分解产物非常敏感，同时 GRE 序列与平面回波成像（EPI）因快速成像特征主要用于骨和软组织的功能 MRI 检查中，为肿瘤性病变的进一步定性诊断提供了更丰富的信息。

1. 自旋回波（SE）序列

MRI 脉冲序列按照回波信号产生的方式分为自旋回波（SE）序列、快速自旋回波（FSE）序列及梯度回波（GRE）序列。常规的 SE 序列 T_1WI、T_2WI 在骨肿瘤的检查方面应用最多，是最基本的成像方法。以 T_1WI、T_2WI 较为有效，对肿瘤局部解剖关系的观察较为理想。T_1WI 骨髓内脂肪组织的 T_1 弛豫时间较短，可形成广泛的高信号背景，与肿瘤组织形成对比。骨皮质、肌肉、关节内的韧带等结构也显示的相当清晰。肿瘤组织的浸润可在髓腔内或皮质区形成等信号或低信号，但由于肿瘤外围的水肿区往往被脂肪组织的高信号所掩盖，因此 T_1WI 可能过低的估计了肿瘤浸润的范围。T_2WI 显示病理改变较为清楚，可以反映 T_2 弛豫时间不同的各种肿瘤成分之间的信号差异，肿瘤区由于肿瘤组织成分复杂形成混杂信号。

2. 脂肪抑制（STIR）序列

脂肪抑制技术是四肢骨和肌肉肿瘤诊断的重要应用技术。由于脂肪信号部分或全部被抑制，可发现骨髓内微小的信号异常，有利于增加组织对比、减少伪影、提高病变检出率，对含脂肪病变的定性诊断有极大帮助。STIR 序列也是骨肿瘤检查中的常用序列，应用不同的反转角可以将脂肪信号部分或全部的抑制，可发现骨髓内微小的信号异常。在骨肿瘤的 MRI 检查中，STIR 序列是显示骨髓内异常最为敏感的方法。由于将脂肪组织的信号消除，骨髓形成与骨皮质相同的无信号背景轮廓，骨髓内微小的信号异常很容易被检出。但由于 STIR 敏感性很强，肿瘤周边的水肿区也一同被显示，往往会高估病变范围。

（二）MRI 表现

1. 肢体骨骨髓的 MRI 信号特点

MRI 图像的黑白灰度被称为信号强度，白色的影像被称为高信号，灰色影像被称为中等信号，黑色影像被称为低信号或无信号。长 T_1、长 T_2 信号指组织的 T_1 弛豫时间和 T_2 弛豫时间长，反之亦然。在 T_1WI 上，长 T_1 组织显示为黑色的低信号（如水），短 T_1 组织显示为白色的高信号（如脂肪、蛋白质成分）。肌肉虽为长 T_1 组织，但其内含有不同程度的脂肪组织，因此呈中等信号强度。在 T_2WI 上，长 T_2 组织显示为高信号（如水），脂肪组织呈低于水的中等信号强度，短 T_2 组织显示为低信号（如肌肉）。氢质子含量少的肌腱和缺乏氢质子的骨皮质在所有序列中呈低信号。

通常情况下红骨髓向黄骨髓的转换开始于儿童期的手、足骨的骨骺。而长骨的骨髓转换则有两个方向，即骨干向干骺端进行和骨骺向干骺端汇合。骨骺在未骨化前不含骨髓，一旦骨化中心出现，骨骺内已含有黄骨髓。因此长骨正常的 MRI 为 T_1WI、T_2WI 长骨干中心和两端的骨骺为高信号而干骺端为等信号或等低信号。以股骨为例，股骨头骨骺和大转子的骨髓转换最快，一般出生后 8 ~ 14 个月的 T_1WI 和 T_2WI 均为高信号，5 ~ 10 岁时骨干的信号已明显升高，10 ~ 20 岁时远侧干骺端的骨髓已基本转换完毕，但分布不均可表现为斑点状或雪片状高信号。随年龄增加信号趋于均匀，25 岁以后整个股骨的骨髓转换基本完成，具备了成人骨髓的信号特点。少数个体可在近侧骨干偏骨端区残留一些红髓而表现为中高信号，其余区域均为高信号。

在鉴别富血性、乏血性肿瘤方面常使用增强 MR 检查。增强 MR 检查（又称静态对比增强，static contrast-enhanced MR imaging），即静脉注射对比剂后分别行轴位、矢状及冠状等多体位的 T_1WI 及脂肪抑制 T_1WI，有助于评估神经血管侵犯情况，区分病变内实性肿瘤成分、坏死囊变区域，缩小四肢骨肿瘤的诊断范围。

2. 骨肿瘤的 MRI 表现

MRI 在检测骨肿瘤的敏感性方面远远超过 X 线平片和 CT，尤其在观察病变在髓腔内浸润的范围、骺板是否受累、是否侵袭骨骺、软组织肿块与血管的关系、肌肉水肿的范围、肿瘤扩展的途径等征象上均有优势，但在观察肿瘤周围的反应性骨硬化、轻微的骨膜反应、肿瘤骨和瘤软骨钙化等方面具有一定的局限性。在恶性骨肿瘤的定性、定量诊断中，MRI 能显示出骨肿瘤的形态和活动性质，尤其对骨髓和软组织侵犯或浸润的显示非常敏感。恶性骨肿瘤 X 线平片的诊断标准同样适用于 MRI 分析，特别是骨质破坏、软组织肿块、髓内扩展范围和对骺软骨的侵蚀等。MRI 显示恶性骨肿瘤髓内浸润的范围要远超过 X 线平片和 CT 所显示的范围，因为骨肿瘤组织的细胞成分延长了 T_1 和 T_2 的弛豫时间。正常骨髓内的黄骨髓具有短 T_1 和长 T_2 的特点，所以在 T_1WI、T_2WI 上均呈高信号，能清楚地衬托出骨髓浸润的低信号。MRI 图像上显示的骨髓浸润的范围、形态与肿瘤切除后的标本所显示的完全一致。

（1）骨质破坏：任何序列骨皮质均为低信号，由骨干部较厚向骨端逐渐变薄，但边缘清晰规则与周围肌肉组织有明确的分界。一旦皮质断裂、破坏并侵及软组织，极易在 MRI 上显现（图 1-2-73）。

（2）骨膜反应：MRI 骨膜反应的显示不如 X 线平片，正常骨膜无论 MRI 或 X 线平片均不显影。MRI 所显示的骨膜反应不像平片分类那样典型，只是在骨皮质外围出现中等信号影，类似花边样结构，严重者骨膜反应与软组织肿块和软组织水肿融为一体（图 1-2-74）。

（3）良性骨肿瘤的 MRI 征象：一般而言，良性肿瘤的信号较为单一，液性和脂肪性病变在 T_1WI、T_2WI、STIR 均可显示出其信号特征；骨性、软骨性和纤维性病变的信号较为单一，为等信号或等低信号，如病变内有骨化或钙化时则出现类似皮质的点状或环形低信号。骨的形态可正常或出现膨胀性改

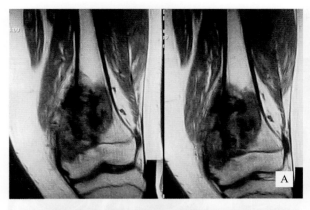
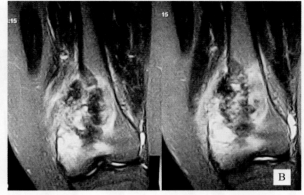
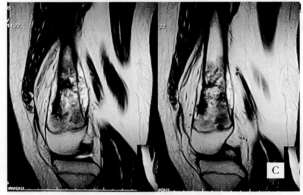

图 1-2-73 患者，男，16 岁。左膝关节肿物伴疼痛 2个月余，骨质破坏，左股骨远侧干骺端溶骨性破坏。A 冠状（T₁WI）；B 冠状（压脂）；C T₂WI。本图显示病灶区肿瘤骨。T₁WI、T₂WI、TSHIRT 呈低信号；未骨化肿瘤组织 T₁WI、T₂WI 为等信号，TSHIRT 为高信号；坏死组织 T₁WI 为低信号、T₂WI、TSHIRT 为高信号。病灶越过骺板侵蚀骨骺

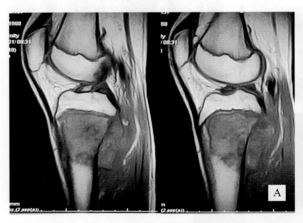
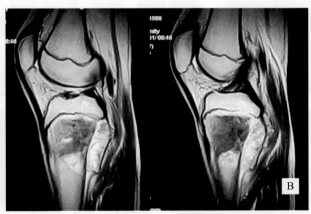
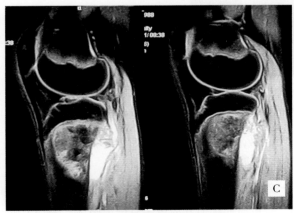

图 1-2-74 患者，男，13 岁。骨膜反应，左小腿近端肿胀疼痛 2 个月。A 矢状（T₁WI）；B 矢状（T₂WI）；C 矢状（压脂）。本图显示胫骨近侧干骺端骨质破坏，软组织肿块与骨膜反应融为一体。T₁WI、T₂WI 病灶均以等信号为主，T₁WI 的低信号、T₂WI 的高信号为坏死区；T₁WI、T₂WI、STIR 均呈低信号的区域为肿瘤骨；骨骺未累及信号正常

变，骨皮质正常或变薄，一般情况下骨皮质完整，软组织信号正常（病理性骨折除外）（图1-2-75、图1-2-76）。

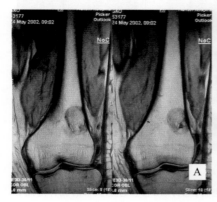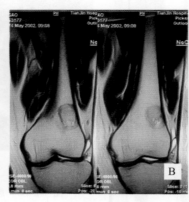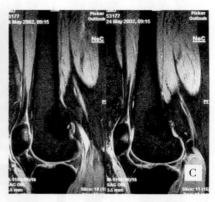

图1-2-75　患者，女，57岁。骨脂肪瘤，左膝关节隐痛3年，加重2个月。A 冠状（T₁WI）；B 冠状（T₂WI）；C 矢状（STIR）。MRI显示病灶T₁WI为等高信号，其间夹杂点状低信号灶；T₂WI病灶亦呈等高信号，其间夹杂点状高信号灶；STIR呈一致性低信号，病灶后缘见点状高信号灶，提示病灶整体为脂肪性成分只有少许液化坏死。病灶周围松质骨无高信号浸润、骨皮质完整。髌骨后缘高信号为退行性骨性关节病

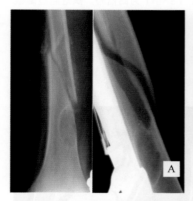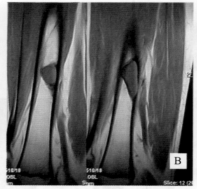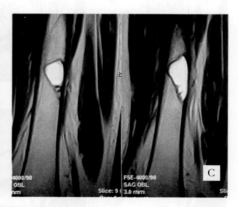
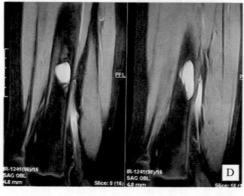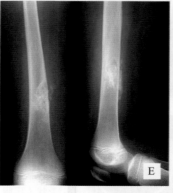

图1-2-76　患者，男，10岁。非骨化性纤维瘤，右股骨外伤性骨折时发现骨折远端囊性病变。骨折愈合后行右股骨非骨化纤维瘤刮除术。A 平片：平片显示右股骨干中下段髓腔内偏心性卵圆形囊状密度减低区，病灶轻度膨胀，边缘清晰硬化，病灶上缘骨干可见螺旋型骨折及骨痂生长；B 矢状（T₁WI）；C 矢状（T₂WI）；D 矢状（STIR），骨折愈合后MRI显示病灶T₁WI为等低信号，T₂WI及STIR为高信号，信号均匀一致，病灶边缘低信号为硬化带，病灶周围皮质骨及周围软组织信号无异常；E 骨折愈合、病灶植骨后平片显示右股骨干骨折愈合，病灶植骨术后

（4）恶性骨肿瘤的MRI征象：恶性骨肿瘤组织成分较为复杂，细胞的生长状态不同且多伴有出血、坏死、液化等，因此表现为杂乱无章的混杂信号。早期，骨皮质连续但其内缘多有侵蚀破坏，表现为皮质变薄，信号增高，T₁WI、T₂WI均呈等信号，一旦局部软组织在T₁WI出现低信号而在T₂WI表现为高

信号的水肿区或 T_1WI、T_2WI 均出现等信号的软组织肿块时，骨皮质即使连续完整也提示肿瘤已突破骨皮质进入软组织。在恶性骨肿瘤的定量诊断中，MRI 能显示出骨肿瘤的形态和活动性质，尤其对骨髓和软组织侵犯或浸润的显示较为敏感，在分析恶性骨肿瘤 MRI 表现时应注意以下问题：

1）骨肿瘤髓内播散问题：骨肿瘤在髓腔内播散的形式以脂肪性黄骨髓为参照，呈弥漫性和灶性分布，在 T_1WI 和 T_2WI 均呈骨髓浸润的低信号而在 STIR 则呈高信号。但在确切判断骨肿瘤浸润的范围方面，T_1WI 往往过低的估计了肿瘤的范围。因为邻近正常骨髓的边界肿瘤浸润或水肿区部分被骨髓的高信号所掩盖；而 STIR 由于将脂肪的信号抑制掉，因此轻微的肿瘤浸润和水肿范围得以显示。在分析骨肿瘤浸润范围方面，医生应将各种序列综合起来分析，不要偏信某种图像。MRI 平扫对于鉴别骨髓内肿瘤浸润与骨髓水肿非常困难，必要时应采用强化 MRI 扫描进行鉴别，骨髓内浸润的肿瘤组织呈不规则强化而骨髓内水肿则不强化（图 1-2-77）。

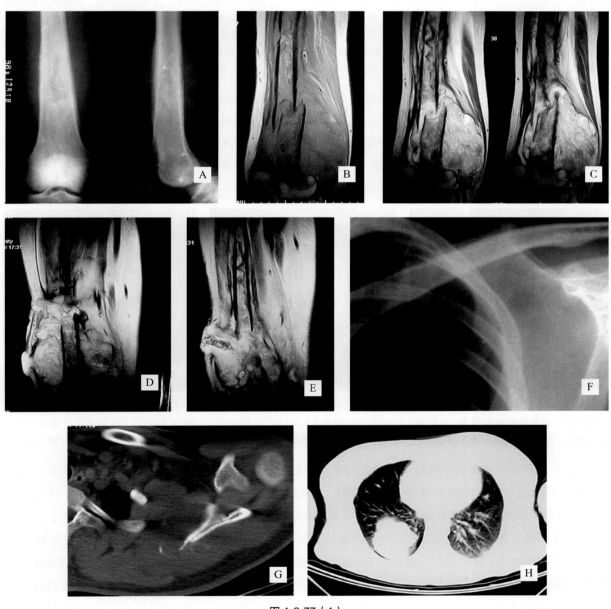

图 1-2-77（1）

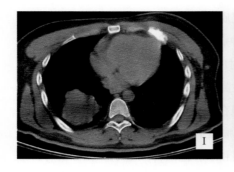
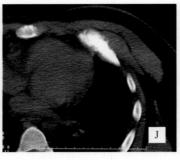
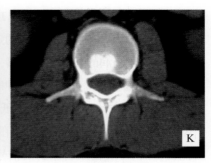

图 1-2-77（2）

图 1-2-77　患者，男，21 岁。骨肉瘤髓内播散、多发转移，右大腿下端肿物 3 年余，2 年前经活检为右股骨下端骨肉瘤，1 年前行原位灭活，术后软组织损伤合并感染，现病灶有蔓延趋势，入院行右股骨截肢术，术后 8 月发现右肩胛骨肿物边界不清，双侧髂骨多发转移。A 平片，原始平片显示右股骨干中下段髓腔内溶骨性破坏，边界模糊不清，病灶内片絮状瘤骨新生；B 矢状（T₁WI）；C 矢状（T₂WI）；D 冠状（T₂WI）；E 冠状（T₂WI），原位灭活后 MRI 显示肿瘤在骨干髓腔内广泛浸润，T₁WI 表现为等信号伴斑点状高信号，T₂WI、TSHIRT 呈等、高混杂信号，右股骨中下段骨质断裂，部分骨皮质破坏、消失，局部形成等、高信号巨大软组织肿块且破溃；F 肩正位；G 肩部 CT；H 胸部 CT 肺窗；I 胸部 CT 肺窗；J 肋骨 CT；K 腰椎 CT，右髋离断术后 8 个月平片、CT 显示左肩胛骨、右肺、左侧肋骨前端、腰椎体广泛转移

2）骨质破坏：正常骨小梁间充满黄髓，在 T₁WI、T₂WI 呈高信号。当肿瘤组织替代正常骨组织后，在 T₁WI、T₂WI 均显示为低信号或混杂信号。当病灶坏死、出血时可显示高信号囊腔及液 - 液平面；骨皮质在任何序列均为低信号，一旦被肿瘤组织浸润或破坏时，T₁WI、T₂WI 会出现信号增高、连续性中断或消失。轻微的骨皮质受累，平片可能为阴性而 MRI 则可显示明显的信号异常，在鉴别肿瘤的性质方面有极高的价值（图 1-2-78）。

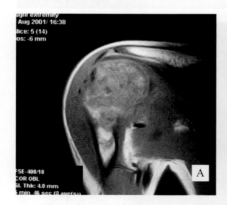
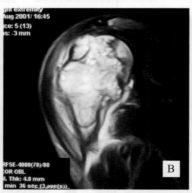
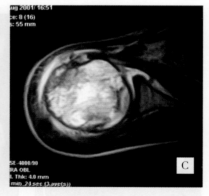

图 1-2-78　患者，男，15 岁。恶性骨肿瘤，右上臂近段肿痛、活动受限 9 个月；右上臂近端压痛（＋），活动受限；病理证实：血管扩张型骨肉瘤。A 冠状（T₁WI）；B 冠状（T₂WI）；C 横断面（T₂WI）MRI 显示右肱骨近端骨质破坏、信号混杂，T₁WI 以等信号为主要成分，夹杂点状坏死的低信号及出血性高信号，T₂WI 则为高信号囊腔并见液 - 液平面

3）骺板和骨骺的累及：MRI 的优势是能显示骺板和骨骺受累；不论冠状或矢状扫描，骺板有明显的界限。骺板骨化后，内部充满黄骨髓，T₁WI、T₂WI 呈高信号，恶性肿瘤定量诊断征象之一即是观察骺板、骨骺是否受累。通常肿瘤组织自中心突破骺板侵入骨骺或从边缘包围浸润骺板进入骨骺，其征象可在 MRI 图像上直观显示，对判断恶性骨肿瘤的发展和估计预后起决定作用（图 1-2-79、图 1-2-80）。

4）软组织肿块：MRI 的另一优势是显示软组织水肿或肿块。骨肿瘤自髓腔向外扩展，突破骨皮质、侵犯周围软组织，形成弥漫性水肿或软组织肿块，是诊断恶性骨肿瘤的又一量化指标。软组织肿块在 T₁WI、T₂WI、STIR 上显示为等信号、混杂信号或高信号，一般肿块边界较清楚，其内可伴有肿瘤出血的片状高信号或坏死形成的低信号区。通常 MRI 平扫可鉴别软组织肿块与水肿，一般水肿在 T₁WI 显示

为等或低信号，在 T_2WI 显示为高信号，但少数情况下要依赖于强化 MRI 检查。

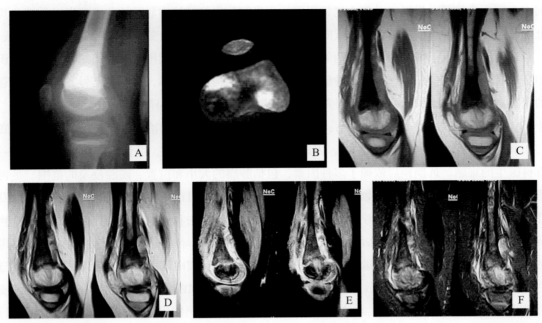

图 1-2-79　患者，男，13 岁。骨肉瘤侵及骺板累及骨骺，右膝关节疼痛，进行性加重 4 个月。A 平片显示右股骨远侧干骺端大量肿瘤骨形成，无骨结构，肿瘤以骺板为界，骨骺密度正常；B CT 显示骺板层面边缘见团块状肿瘤骨，中心区及外髁后部密度略低不能明确肿瘤侵入骺板；C 矢状（T_1WI）；D 矢状（T_2WI）；E 矢状（STIR）；F 矢状（TSHIRT），MRI 显示干骺端肿瘤区 T_1WI、T_2WI 均为低信号，高信号的骨骺内见锥状等信号肿瘤骨穿越骺板插入骨骺内达关节软骨，为肿瘤侵入骨骺直观征象，STIR、TSHIRT 骨骺内的肿瘤部分为高信号

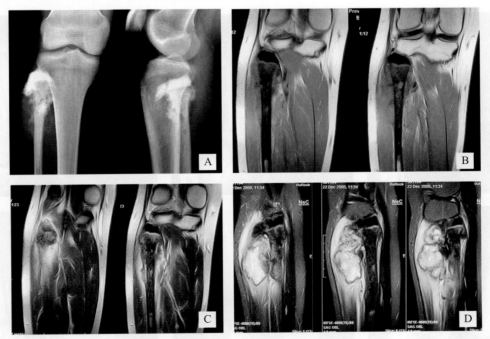

图 1-2-80　患者，女，15 岁。骨肉瘤侵及骨骺，右腓骨近端肿物 3 年余，近来肿胀和疼痛加剧。A 平片显示右腓骨近侧干骺端斑点状溶骨性破坏，病变累及右腓骨上 1/3 骨干，病灶周围散在肿瘤骨形成，但骨骺已被肿瘤骨替代并向软组织内扩展；B 冠状（T_1WI）；C 冠状（T_1WI）；D 矢状（TSHIRT），MRI 显示右腓骨近侧干骺端及骨骺均表现为一致性低信号、近侧干骺端 T_1WI、T_2WI 均呈低信号并向骨干延伸，骺板中心大部分呈、高等信号（正常信号强度）但骺板边缘呈环绕型低信号为肿瘤侵蚀征象。软组织肿块偏前外侧 T1WI、TSHIRT 呈高信号的结节状

5）肿瘤的扩展途径：通过韧带扩展是其途径之一，关节内的韧带在 T_1WI 呈等信号或低信号，在其他序列中表现为低信号，借助于关节内韧带周围的少量脂肪将韧带结构显示的非常清晰。骨端尤其韧带附着处的恶性肿瘤，肿瘤组织沿韧带纤维向周边或远处播散，观察早期变化应采用 T_2WI、STIR 或 T_2 抑脂像，骨端的韧带附着点或韧带内表现为等信号或高信号，尤其韧带周围的滑膜组织充血水肿、积液表现为中高或高信号。肿瘤浸润严重时，肿瘤与韧带的信号结构融为一体，呈混杂信号，此时要注意观察邻骨的侵犯。另外肿瘤组织也可沿着血管壳向远隔扩展，血管周围出现异常信号。

（5）恶性骨肿瘤放化疗后 MRI 评估：过去对于原发恶性骨肿瘤的治疗一直是沿用越来越彻底的截肢术，而其 5 年生存率也只达 20% 左右，因此恶性骨肿瘤的早期诊断、综合治疗和良好的预后一直是困扰骨科医生的难题。远期预后依赖于多种因素，包括肿瘤的大小和位置、髓腔侵及的范围、是否侵蚀骺板累及骨骺、是否转移、转移的数量和对术前化疗的反应等。目前骨肿瘤最新研究提示不论原发性或转移性骨肿瘤的治疗均应使用综合疗法，术前采用新辅助化学疗法和放射治疗，其目的主要是使肿瘤缩小和减轻疼痛，5 年生存率也由过去的 20% 上升至目前的 70%。影像学评价放化疗后的效果，尤其 MRI 评估是非常有价值的方法，通过测量肿瘤的面积、体积和观察肿瘤内部的信号变化评估坏死率并与病理学的巨检和镜检进行对照，以确定放化疗的真实效果。一般常用 MRI 平扫和强化检查，个别病例或高场 MRI 扫描装置可进行 MRI 波谱分析。总体而言，要进行 MRI 评估必须使用具备相同参数、相同体位以及放、化疗前后的 MRI 资料进行对比。

1）肿瘤大小和形态的变化：放化疗后效果的评估，首先观察软组织肿块大小和形态的改变。肿瘤周围信号发生改变如 T_1WI 低信号、T_2WI 高信号区域缩小或消失提示水肿减轻，肿瘤形态变化、体积缩小，其边界更加清晰。T_1WI、T_2WI 信号均降低，说明肿瘤对放化疗敏感、有效（图 1-2-81）。

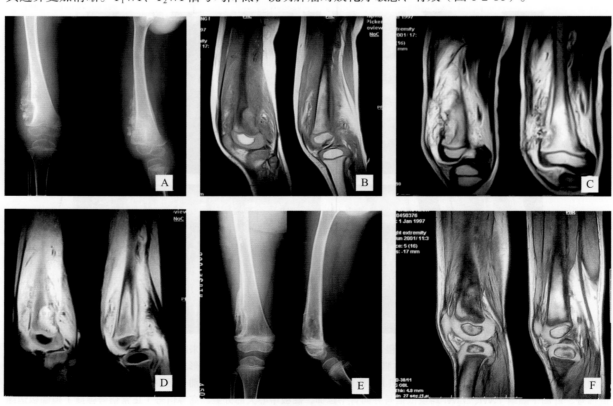

图 1-2-81（1）

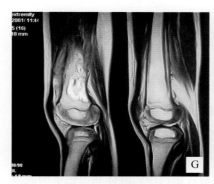
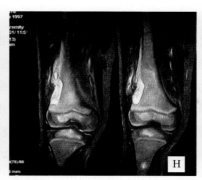
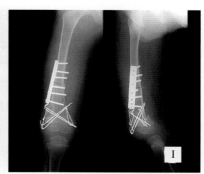

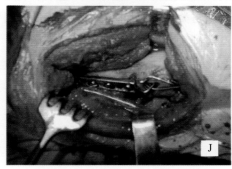

图 1-2-81（2）

图 1-2-81 患者，男，4 岁。皮质内骨肉瘤，右膝关节疼痛、肿胀 2 个月入院。2 月前曾因右股骨远端骨破坏在当地医院行病灶清除，病理回报骨母细胞瘤。A 平片（2001-2-7）显示右股骨远侧干骺端外侧骨皮质碟形缺损，局部可见花边状骨膜反应伴软组织肿胀；B 矢状（T_1WI）；C 矢状（T_2WI）；D STIR，MRI 显示病灶位于右股骨远侧干骺端外后侧骨皮质紧邻骺板，病灶 T_1WI 为等信号，T_2WI、STIR 为高信号；周围软组织弥漫性水肿；E 化疗后平片，2 个疗程化疗后平片显示（2001-6-7）病灶局部骨化程度增加，范围缩小，边界较前清晰、硬化，病灶向骨干方向移动，病灶与骺板间距离增加，骨膜反应与骨皮质融合；F T_1WI；G T_2WI；H TSHIRT，化疗后 MRI 显示 T_1WI 病灶以低信号为主提示骨化程度增加，T_2WI、TSHIRT 仍为高信号，周围软组织水肿范围也较化疗前明显缩小，干骺端生长良好，信号正常；I 术后平片：平片显示保留骺板、同种异体骨植入后；J 彩图为肿瘤灭活后植入术中情况

2）强化扫描的信号变化：对放化疗较为敏感的肿瘤其大部分组织坏死、液化，仅残余具有活性的部分肿瘤细胞可显示强化，早期强化信号增高，而大部分坏死液化的肿瘤组织并无信号改变（图 1-2-82）。

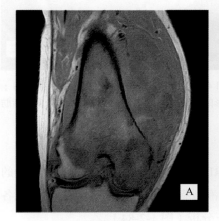
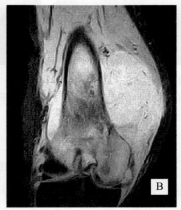
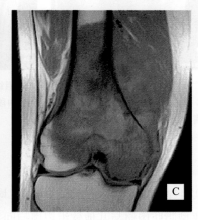

图 1-2-82 患者，男，17 岁。骨肉瘤化疗前、后比较，右膝关节疼痛 3 月余，加重 1 个月。A 冠状（T_1WI），化疗前；B 冠状（STIR），化疗前，MRI 显示右股骨远端骨肉瘤内侧软组织较大，T_1WI 呈现以低信号为主的混杂信号，压脂像呈等高信号，其外侧软组织肿块较小，骨内病灶 T_1WI 以等信号为主夹杂少许低信号肿瘤骨和高信号出血灶，STIR 骨内病变以等低信号为主，因膝关节呈屈曲状股骨内病灶近端不能显示；C 冠状（T_1WI），化疗后，MRI 显示化疗后 T_1WI、STIR 内侧区域软组织肿块明显缩小，外侧软组织肿块接近消失，骨内病灶部分呈现低信号提示肿瘤组织坏死、骨化，化疗后肿瘤组织缩小膝关节呈伸直位，骨内肿瘤上界清晰可见

（三）四肢软组织肿瘤 MRI 表现

由于具有良好的软组织对比度和多平面成像能力，MRI 成为软组织肿瘤检测、评估、分期和随访的首选影像学检查方法。MRI 能准确地显示病变的解剖位置，明确病变与神经血管束及邻近骨骼的关系。若评价软组织病变内是否含有钙化、骨化及深部病变邻近骨干时，或评价骨质受累情况时，X 线平片及 CT 检查是较好的参照。因软组织肉瘤多发生血行转移，因此推荐常规胸部 CT 检查除外远隔转移。

软组织肿瘤 MRI 读片要领：首先观察病变的 T_1WI，因为大多数软组织病变在 T_1WI 上呈与肌肉信号相同或低于肌肉信号的等低信号影，无诊断特异性。因此若在 T_1WI、T_2WI 显示特征性的高信号影时，应首先考虑到的成分包括脂肪、含高铁血红蛋白成分的出血性肿块、富含蛋白质的液体和黑色素瘤或黑色素瘤转移。其次观察脂肪抑制像，相应区域呈现低信号则可确诊脂肪类肿块；若病灶信号无降低，则提示富含蛋白质病灶，包括亚急性血肿，血管瘤等，其间可确定流空血管影时则高度提示血管性病变；若 T_1WI、T_2WI 均显示为低信号的结构则常见于纤维成分、含铁血黄素和钙化等，此时 X 线片及 CT 检查有助于鉴别。增强 MRI 检查用于判断病变内囊、实性成分，进一步了解病变内部信号特征，观察、鉴别病变内部成分，同时可得到病变与周围结构相关的重要信息，为下一步活检或其他治疗方案的确定提供影像信息支持。

1. 典型的脂肪瘤

是由成熟脂肪组成，内部没有结节样非脂肪成分或增厚的纤维间隔，在 MRI 所有脉冲序列获得的图像上与皮下脂肪的信号强度相同，即所有非脂肪抑制序列（T_1WI、T_2WI、PDWI）均显示稍高或高信号，于脂肪抑制序列显示低信号。依据 MRI 影像学特征可作出明确诊断，无需活检病理证实（图 1-2-83）。

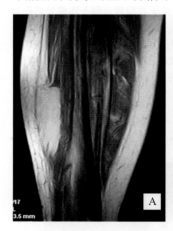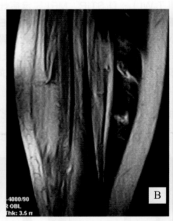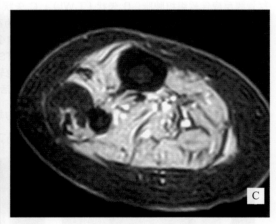

图 1-2-83　患者，女，42 岁。软组织脂肪瘤，右小腿中部前侧软性肿物 1 年余。A 冠状（T_1WI）；B 冠状（T_2WI）；C 横断面（STIR），MRI 显示右小腿中段偏外侧腓骨长、短肌内可见近似梭形的肿块，T_1WI、T_2WI、STIR 均与皮下脂肪信号相同

2. 脂肪肉瘤

肿瘤内部脂肪成分不足 25%，甚至常难以见到脂肪组织。MRI 表现无特异性，可见非脂肪成分的实性结节。增强 MRI 显示病灶不均匀强化。低分化脂肪肉瘤、黏液型脂肪肉瘤及多形性脂肪肉瘤等各亚型脂肪肉瘤与其他软组织肉瘤间鉴别困难，需结合其他临床特征分析（图 1-2-84）。

3. 肢体软组织血管瘤

病灶的长轴与肢体长轴一致，MRI 上信号不均。T_1WI 表现为介于肌肉和脂肪信号间的中等信号，偶尔病灶内或周围显示高信号区代表病变内含脂肪成分；T_2WI 上常表现为特征性的多个小叶状高信号强度病灶、类似于葡萄状，内部夹杂点状、网状或圆形低信号区，代表纤维组织分隔、内部血液快速流

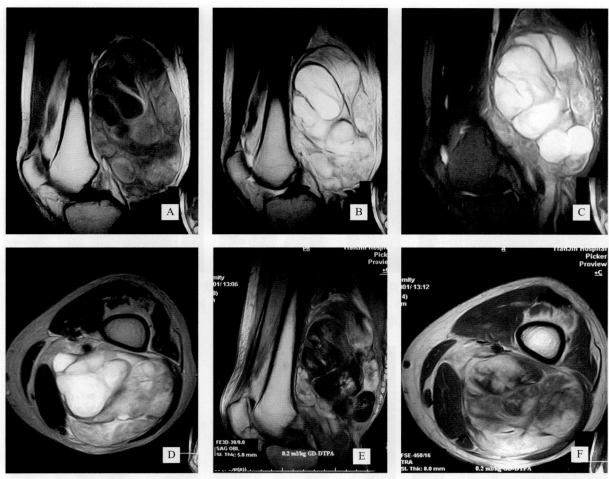

图 1-2-84　患者，男，35 岁。软组织脂肪肉瘤，左大腿无痛性肿物 1 年半，近日略有疼痛，膝关节活动受限。A 矢状（T₁WI）；B 矢状（T₂WI）；C 矢状（STIR）；D 横断面（T₂WI），MRI 显示左股骨远端后方腘窝区巨大软组织肿块，T₁WI 显示为大小不等结节状等、低信号，T₂WI、STIR 则为一致性高信号；E 矢状（增强 T₁WI）；F 横断面（增强 T₂WI），Gd-TDPA 注射后病灶不均匀强化

动的血管所致流空影、血栓或静脉石。此时 X 线平片或 CT 检查非常有价值，同时还可评价深部血管瘤邻近骨质而引起的骨膜、骨皮质的形态、密度改变。若 MRI 上显示病变周围水肿，则高度提示其他肿瘤性病变，甚至需活检行组织学检查（图 1-2-85、图 1-2-86）。

4. 神经源性肿瘤

　　肢体最常见的神经源性肿瘤是神经纤维瘤或神经纤维瘤病 I 型，瘤体主要位于软组织内，沿皮下和肌肉组织广泛蔓延，相邻骨为压迫性破坏。典型神经源性肿瘤于 T₁WI 与肌肉比较呈等信号强度，T₂WI 与脂肪比较呈稍高信号强度。若在轴位 T₂WI 图像上，看到"靶征（target sign）"，即中心低信号影代表胶原纤维组织，而周围高信号区域为黏液瘤样组织，靶征的出现更倾向于神经纤维瘤的诊断。瘤体 T₁WI、T₂WI 常为中等或中低混杂信号，形成局限性或弥漫性软组织肿块。有时肿瘤内含有大量脂肪时，T₁WI、T₂WI 均为中高信号，STIR 则为低信号。肿瘤在骨及关节周围蔓延导致骨变形甚至关节脱位。注射 Dd-DTPA 后肿瘤可呈不均匀强化（图 1-2-87）。

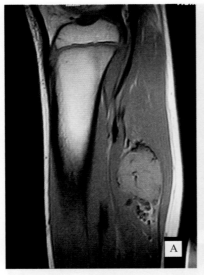
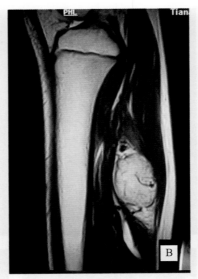
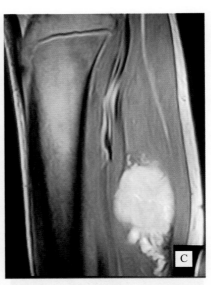

图 1-2-85　患者，男，8 岁。肌肉血管瘤，右小腿局部肿胀 8 个月。A 矢状（T₁WI）；B 矢状（T₂WI），MRI 显示右小腿腓肠肌与比目鱼肌间团块状异常信号，T₁WI 为等高信号，T₂WI 为高信号，肿块内及边缘可见流空血管；C 矢状（增强），Gd-TDPA 注射后显示肿瘤及引流血管一致性强化

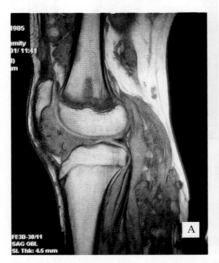
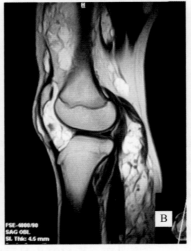
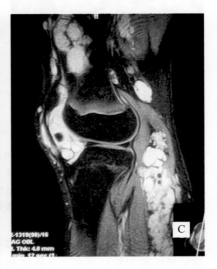

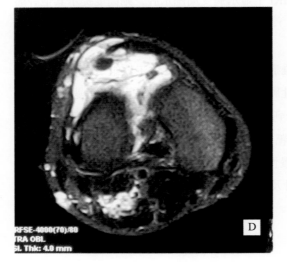

图 1-2-86　患者，男，16 岁。肌肉血管瘤，右大、小腿粗大饱满多年，伴不规则软组织肿块半年，站立较久时有酸胀感。A 矢状（T₁WI）；B 矢状（T₂WI）；C 矢状（STIR）；D 横断面（TSHIRT），MRI 显示右膝关节周围广泛异常信号，累及多组肌肉并向关节内蔓延，肿瘤组织呈大小不等的结节状堆积，表现为"葡萄串样"，T1WI 肿瘤结状为等信号，T₂WI、STIR、TSHIRT 为高信号

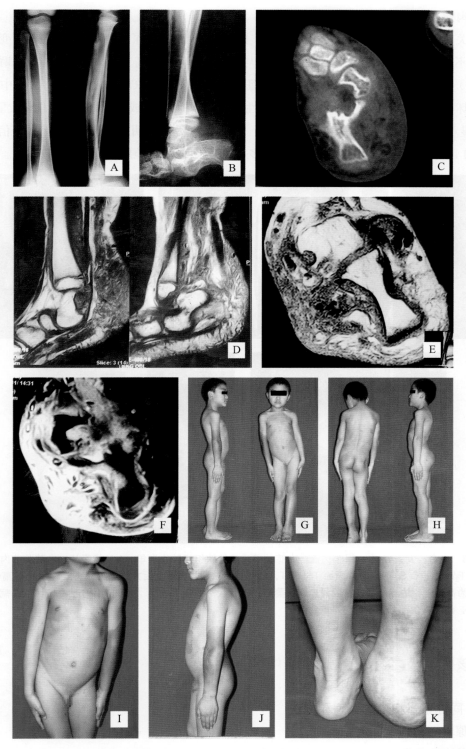

图1-2-87　患者，男，9岁。神经纤维瘤病 I 型，左足进行性肿大疼痛伴跛行5年，脊柱侧凸，全身散在色素沉着及咖啡斑，左小腿肢体较长，左足跟部肿大畸形，既往有家族史。A 平片；B 平片显示左胫骨干变细且向前弯曲，跟骨底部压迫性缺损，距舟关节脱位，足弓消失；C CT 显示跟距骨周围结节状软组织肿块，跟距骨压迫萎缩、边缘性骨缺损；D 矢状（T_1WI）；E 横断面（T_2WI）；F 横断面（STIR），MRI 矢状面显示跟腱后内侧软组织肿块，T_1WI 为等信号为主的混杂信号，横断面显示皮下组织及肌肉内多发结节，典型"靶征（target sign）"，即中心低信号影代表胶原纤维组织，T_2WI 呈高信号为主的混杂信号，STIR 则以水肿性高信号为主夹杂条状脂肪性低信号；G 整体外观像；H 整体外观像；I 躯干外观像；J 上肢外观像；K 踝部外观像，普通外观像显示全身散在色素沉着及咖啡斑，以左上肢及躯干为著，左小腿生长过速、肢体过长，左足跟部肿大畸形致脊柱侧凸

5. 滑膜肉瘤

好发于关节内或关节周围深部组织内，MRI 上大都表现为位置深、肿瘤内有分隔、病变呈分叶状、边界清楚或不清楚，周围可有水肿。在 T_2WI 上与脂肪相比常可见高、等、低信号，即所谓"三重信号（triple sign）"，被描述为滑膜肉瘤的 MRI 特征，而 STIR、TSHIRT 表现为高信号。其中部分病灶内由于出血或坏死引起高信号，中等信号强度系实性细胞成分，而钙化或纤维化的胶原化区域呈低信号（出血于 T_1WI 显示高于肌肉的高信号，病变内坏死、囊变于 T_2WI 显示明显高于脂肪的液体高信号强度）。有时在 T_2WI 还可见液-液平面。增强扫描肿瘤多表现为显著且不均匀的强化（图 1-2-88）。

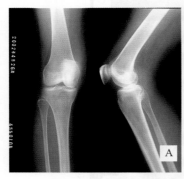
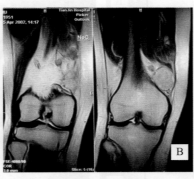
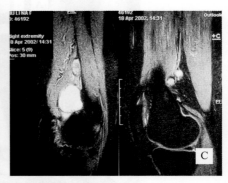
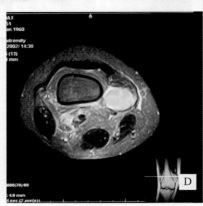
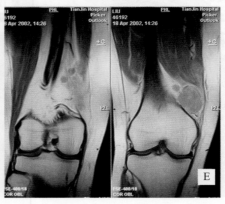

图 1-2-88　患者，女，43 岁。滑膜肉瘤，右膝关节疼痛伴软组织肿物半年。A X 线平片，右膝关节内后侧软组织肿胀；B 冠状（T_2WI）；C STIR；D 横断面 TSHIRT，MRI 显示右股骨内髁上后方软组织肿块，T_2WI 为等高信号，STIR、TSHIRT 表现为高信号，边界清晰，右股骨内侧肌萎缩；E 冠状（增强 T_1WI），MRI 增强扫描显示 T_1WI 病灶内可见明显强化的壁结节，病灶其余部分呈不均匀斑点状强化

四、核医学技术在骨肿瘤诊断中的应用

（一）同位素骨扫描的原理和方法

1. 显像原理

放射性核素骨显像是指将亲骨性的放射性核素或放射性核素标记的化合物（通常称为骨显像剂）引入人体后，利用 SPECT、γ 照相机、SPECT/CT、PET、PET/CT 等放射性核素显像仪器在体外探测放射性核素所发射的 γ 射线，通过计算机处理，从而形成骨骼的影像。

骨组织由细胞和细胞间质组成，骨细胞主要包括骨原细胞、成骨细胞和破骨细胞；骨的细胞间质即骨基质，主要由有机质和无机质组成。有机质主要包括骨胶原纤维束和黏多糖蛋白等，赋予骨弹性和韧性，无机质主要包括碱性磷酸钙，赋予骨坚硬质密。在骨密质中，矿物质含量高达 86%，主要成分为羟

基磷灰石晶体，是阳离子（Ca^{2+}、Mg^{2+}、Na^+、K^+、Sr^{2+} 等）和阴离子（PO_4^{3-}、Cl^-、F^- 等）吸附和交换的场所。羟基磷灰石晶体的表面积相当大，每克骨内的羟基磷灰石表面积约为 $100m^2$，通过离子交换和化学吸附两种方式从体液中获得磷酸盐和其他元素来完成代谢更新。利用骨的这一特性，将放射性核素（如 ^{99m}Tc）标记于磷（膦）酸盐上（焦磷酸盐，pyrophosphate，PYP 或亚甲基二膦酸盐，methane diphosphonate，MDP），经静脉注射后，形成 ^{99m}Tc-PYP 或 ^{99m}Tc-MDP，与骨的主要无机盐成分——羟基磷灰石晶体发生离子交换、化学吸附以及与骨组织中有机成分相结合而使带有放射性核素的化合物（也称骨显像剂，如 ^{99m}Tc-PYP 或 ^{99m}Tc-MDP）沉积于骨组织内，利用放射性核素显像仪器采集 γ 射线的数据，通过电子计算机的一系列处理获得放射性核素骨显像剂在骨骼内的分布情况从而形成骨骼的影像。

放射性核素骨显像剂在骨骼各部位聚集的多少主要与骨的血流灌注量、代谢活跃程度及交感神经状态有关。当骨骼局部血流量增加、骨组织无机盐代谢更新旺盛、成骨细胞活跃和新骨形成时，可较正常骨骼聚集更多的显像剂，在图像上就呈现异常的放射性核素骨显像剂浓聚区（通常称之为"热区"）；当骨的局部血流灌注量和无机盐代谢更新速度减少，或由于多种因素造成破骨细胞活性增强发生溶骨病变（lytic lesion）时，放射性核素骨显像剂在病变区聚集减少，呈现显像剂分布稀疏或缺损（通常称之为"冷区"）。如果交感神经兴奋，使毛细血管收缩，则显像剂的聚集也会减少。若病变使骨内交感神经受损，导致血管扩张、局部血流增加，显像剂在骨内的聚集增多。因此当某些骨骼部位发生病理性改变时，如炎症、肿瘤、骨折等，均可导致局部血流、代谢、成骨过程或交感神经状态等的变化，于相应部位呈现出影像的异常改变，从而对骨骼疾患提供定位、定量及定性的诊断依据。

2. 骨显像剂

理想的骨显像剂应具备亲骨性好、血液清除快、骨 / 软组织比值高、有效半衰期短及 γ 射线能量适中等优点。

（1）SPECT 骨显像剂：① ^{99m}Tc 标记的磷酸盐，主要是 ^{99m}Tc- 焦磷酸盐（^{99m}Tc-pyrophosphate，9mTc-PYP）和 ^{99m}Tc- 多磷酸盐（^{99m}Tc-polyphosphate，^{99m}Tc-PPI）。这类显像剂在化学结构上含无机的 P-O-P 键，其在软组织中清除较慢、本底高，并且 P-O-P 键在血液、软组织及骨骼表面易被磷酸酶水解，所以显影质量差，目前较少用于临床骨显像。但由于其能被无机盐沉积的急性心肌梗死灶显影，可用于对急性心肌梗死的早期诊断。② ^{99m}Tc 标记的膦酸盐，主要是 ^{99m}Tc- 乙烯羟基二膦酸盐（^{99m}Tc-EHDP）、^{99m}Tc- 亚甲基二膦酸盐（^{99m}Tc-MDP）、^{99m}Tc- 亚甲基羟基二膦酸盐（^{99m}Tc-HMDP）。这类显像剂分子结构中含有机的 P-C-P 键，不易被磷酸酶水解，在体内极为稳定，且血液清除率快，骨组织摄取迅速，静脉注射 2 ~ 3h 后，50% ~ 60% 的显像剂沉积在骨骼中，其余的经肾脏排出，靶与非靶组织比值较高，是比较理想的显像剂，也是目前临床主要使用的骨显像剂。其中 ^{99m}Tc-MDP 的应用最为广泛。

（2）PET、PET/CT 骨显像剂：目前常用骨显像的正电子药物主要有 $Na^{18}F$ 和 ^{18}F-FDG，半衰期 110min，以正电子发射方式衰变。$Na^{18}F$ 和 ^{18}F-FDG 与 SPECT 的 ^{99m}Tc 膦（磷）酸盐骨显像剂相比之下具有半衰期短、骨骼系统辐射剂量小、图像分辨率高、对肿瘤检测灵敏度高等特点。^{99m}Tc 膦（磷）酸盐和 $Na^{18}F$、^{18}F-FDG 在成像机制有一些不同，$Na^{18}F$ 和 ^{18}F-FDG 仅仅和骨质代谢有关，而 ^{99m}Tc 膦（磷）酸盐除了和骨磷酸钙代谢有关外，还和骨有机质有关。$Na^{18}F$ 和 ^{18}F-FDG 的 PET、PET/CT 骨显像仅仅反映骨质结构代谢变化，但是 ^{99m}Tc 膦（磷）酸盐骨显像则和骨质结构及骨有机质的变化均相关，所以两者图像反映的意义有所不同。

（3）其他骨显像剂：其他趋骨物质主要是 ^{67}Ga- 柠檬酸、镱 [^{169}Yb]- 柠檬酸、$^{201}TlCl$ 等。这些显像剂具有亲骨、亲肿瘤的特性。如用 ^{201}TlCl 可以鉴别骨肿瘤的良恶性，准确性约为 85%，但良性的软骨母细胞瘤亦可呈阳性，软骨肉瘤、滑膜肉瘤、脊髓瘤可呈阴性。骨转移癌患者，仅有 25.9%^{201}TlCl 显像阳性。

3. 骨显像的方法

放射性核素骨显像可分为骨动态显像、骨静态显像（包括全身骨显像和局部骨显像）、骨断层显像、骨多模式融合显像（如 SPECT/CT 图像融合显像）。临床应用时应根据患者的具体情况选择一种或几种方法联合使用。

（1）骨动态显像：骨动态显像（bone dynamic imaging）通常也被称为三时相骨显像（three-phase bone scan）。它是一次静脉注射骨显像剂后分别于不同时间进行显像，获得局部骨及周围组织的血流、血池及延迟骨显像的数据和图像，分别称为"血流相"（blood flow phase）、"血池相"（blood pool phase）及"延迟相"（delayed phase）。血流相反映的是较大血管的血流灌注和通畅情况，血池相反映的是软组织的血液分布情况，延迟相（也即静态像）反映的是局部骨骼的代谢状况。

（2）骨静态显像：骨静态显像又可分为全身和局部骨静态显像。静脉注射 ^{99m}Tc 标记的磷（膦）酸盐等放射性药物后，在最初 10min 注入总量的大部分已到达骨组织，其余部分在血中。此时血中放射性并不低，因此对于显像来说，信噪比最佳的时刻应是静脉注射后 3 ~ 6h，即最好在此时进行全身或局部骨显像。①全身骨显像：全身骨静态显像（whole body bone static imaging）是目前临床最常用的骨显像方式（图 1-2-89），它是应用大视野的 γ 相机或 SPECT 及全身扫描装置分别获得全身骨骼前位和后位的影像，对全身骨骼病灶的寻找及诊断等具有重要价值。受检者准备：患者取仰卧位，显像前嘱受检者多饮水，排空小便，以减少膀胱内放射性对骨盆影像的影响，因特殊原因不能排尿者可使用导尿管等导尿后再行显像，同时排尿时应注意避免污染皮肤和衣服，以免形成放射性伪影。给药方法：常用显像剂为 ^{99m}Tc-MDP，成人剂量为 740 ~ 1110MBq（20 ~ 30mCi），静脉注射显像剂后 3 ~ 6h 后进行显像。图像采集：受检者仰卧于 SPECT 或 γ 相机的全身扫描床上，根据胸骨预置计数确定信息密度和扫描速度，常规取前位和后位，从头到足或从足到头一次性连续照相获得全身骨骼影像。采集矩阵常为 256×1024，扫描速度 10 ~ 20cm/min。如 γ 相机无全身扫描功能，则可分段采集后进行图像拼接。②局部骨显像是使用低能高分辨或低能通用准直器对骨骼某一局部进行显像的方法，更能充分显示局部

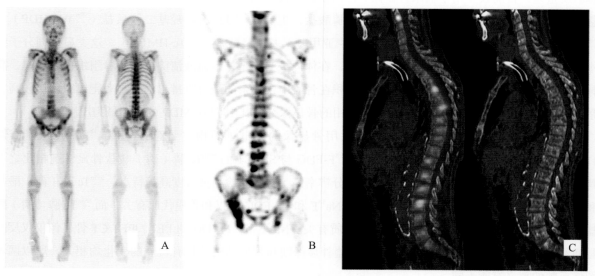

图 1-2-89　患者，前列腺癌，全身骨静态显像。A 相对于软组织摄取明显增加；B MIP-SPECT，显示不均匀的放射性示踪剂摄取；C 矢状面 SPECT/CT，显示多发性病灶摄取和相应硬化区域的弥漫性转移

骨骼的病损及状态，也是骨显像中最常用的方法。患者准备、显像剂及给药方法等与全身骨显像相同，采集矩阵一般为 128×128，每帧采集 500 ~ 1000K，根据病变部位不同可选用不同体位显像。

（3）骨断层显像：骨断层显像（bone tomography imaging）是在平面显像的基础上，以病灶或感兴趣部位为中心，利用 ECT 的探头沿人体纵轴旋转，连续采集不同方向的信息，经计算机重建处理后获得局部骨骼的横断面、矢状面及冠状面的断层影像。骨断层显像克服了平面显像结构重叠的不足，可改善图像的对比度和分辨率，尤其对深部病变的探测更为准确、敏感。受检者的准备及显像剂的应用与骨静态显像相同，可在行静态骨显像后继续做骨断层显像。如因疼痛而不能耐受长时间检查者应给予镇痛药物。欲检查部位的体位必须左右对称，而且在断层过程中体位要保持固定，不能移位。采集条件：探头配置低能通用型准直器或低能高分辨准直器，能峰为 140keV，窗宽 20%，矩阵为 64×64 或 128×128，焦距 1.0 ~ 1.5，探头沿环形或椭圆轨迹旋转 360°，每帧 5.6° ~ 6°，20 ~ 25 秒 / 帧，共采集 60 帧。影像处理重建前进行均匀性校正，无需衰减校正，层厚 1 ~ 2 个像素（pixel）。选择合适的滤波函数和滤波因子，重建后获取水平断层、矢状断层、冠状断层的系列断面图像。

（4）融合显像：SPECT 或 PET 等核医学显像设备主要获得反映局部组织器官功能和代谢方面的信息。其特点是灵敏度相对较高，但空间分辨率低，解剖结构欠清晰。X 线、CT 则主要显示局部组织器官的解剖信息，其空间分辨率高。如将 SPECT 或 PET 影像与 X 线或 CT 影像利用图像融合技术进行异机或同机融合，即融合显像（fusing imaging）。它可实现两种影像的优势互补，获得既能反映局部组织器官功能信息，又能清晰显示解剖结构的融合影像。进行融合显像的技术也称为图像融合技术，是当今影像技术发展的主要方向之一，对提高疾病诊断的"四定"（定位、定性、定量、定因）具有重要价值。目前图像融合技术使用最多的是将 SPECT 或 PET 与 CT 安装在同一机架上，即为 SPECT/CT 或 PET/CT，近年将 PET 与 MRI 安装在同一机架上，将两者的影像进行同机图像融合的方法已经进入临床使用。近些年，图像融合技术在骨关节系统中的应用逐渐增多。据估计，在有 SPECT/CT 设备的医院，融合显像约占行骨骼系统疾病检查患者的 1/3，甚至更多。放射性核素骨显像诊断灵敏度高，但其最大的局限性是特异性差、空间分辨率低。如将其与反应精细解剖信息为主的 CT 断层影像进行融合，对实现病变的定性诊断，对精确确定病灶大小、范围及其与周围组织的关系，对定位诊断肿瘤、指导肿瘤放疗计划、选择活检部位及监测疗效等均具有重要价值。

4. 骨显像图像分析

（1）骨动态显像

1）正常图像：①血流相：静脉注射骨显像剂后 8 ~ 12 秒可见局部大动脉显影，随后软组织轮廓影逐渐显示。左右两侧动脉显影时间及放射性强度基本对称、一致，软组织显像剂分布基本均匀，骨骼部位没有或仅见少许显像剂的分布。此时相主要反映的是大动脉的血流灌注和通畅情况。②血池相：显像剂仍大部分停留在血液中，软组织显影更加清晰，放射性分布基本均匀、对称，大血管影像仍可见。此时相主要反映软组织的血液分布情况，骨骼部位放射性分布仍较低。③延迟相：骨骼显像基本清晰，软组织影消退（图像表现同骨静态显像）。

2）异常图像：①血流相：局部放射性增高伴显影提前，提示该部位动脉血流灌注增强、增快，常见于原发性骨肿瘤和急性骨髓炎；局部放射性减低则表明动脉血流灌注减少，常见于股骨头缺血性坏死、骨梗死及一些良性骨骼疾病。②血池相：放射性增高提示局部软组织或骨骼病变部位处于充血状态，见于急性骨髓炎、蜂窝织炎等；放射性减低则提示局部血供减少。③延迟相：与骨静态显像的异常表现相同。

（2）骨静态显像：骨静态显像包含了全身骨显像和局部骨显像，但在临床上更多使用的是全身骨

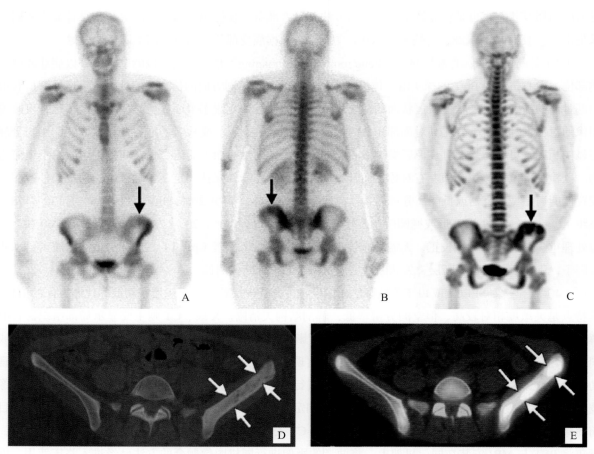

图 1-2-90　患者，女，25 岁。左骨盆和髋部疼痛数月时 SPECT 显像和 PET/CT 的比较。A-C SPECT 显像，显示左侧髂骨核素浓聚；D、E PET/CT 通过融合显像清晰显示解剖结构

静态显像。局部骨显像与全身骨显像的差别是局部和全身的差别，因此其正常与异常的影像与全身骨显像表现是一样的。正常骨显像最重要的标准是观察均匀性和判断对称性。随着核医学仪器的改进，骨显像的清晰度和对比度有较大的提高，对图像均匀性和对称性的认识更为有利。清晰度和对比度的增高与降低和年龄、骨显像剂在血中清除的情况、肾功能状态以及全身骨质密度等有关。

1）正常图像：正常成人全身骨骼显影清晰，放射性分布左右基本对称。由于不同部位的骨骼在结构、代谢活跃程度及血流灌注等方面可能存在差异，因此放射性浓度的分布亦存在差异。通常密质骨或长骨（如四肢骨）的骨干放射性分布相对较低，而松质骨或扁骨如颅骨、肋骨、不规则骨如椎骨、骨盆及长骨的骨骺端等放射性摄取则相对较多。图像质量好的骨显像图能清晰分辨肋骨与椎骨，软组织不显影，但因骨显像剂通过肾脏排泄，因此正常骨显像时双肾及膀胱影显示。正常儿童、青少年由于处于生长发育期，成骨细胞代谢活跃，且骨骺未愈合，骨骺的生长区血流灌注量和无机盐代谢更新速度快，因此骨显像与成人有差异，全身骨骼影像较成人普遍增浓，尤以骨骺部位明显。一般而言，此种表现在 10 岁以下的儿童尤为明显。在正常成人的骨显像图上，还常可见一些正常的放射性摄取增高的表现，如鼻咽部和鼻窦区血流丰富，放射性摄取常较高；上、下颌骨的牙槽部位常可见点状放射性增高影；颈椎下段常可见放射性增高，多因退行性改变所致，以老年人多见；前位显示甲状腺部位放射性增高，则可能由于少部分游离的 ^{99m}Tc，被甲状腺摄取所致；老年人还可见因膝关节退行性改变所致的膝关节显影增浓；胸锁关节、骶髂关节常显影较浓；肩胛下角与肋骨的重叠处常形成放射性增多影；骨骼的肌腱附着部位

亦可见放射性摄取增高等。因此，在阅片分析时，应加以鉴别。

2）异常图像：骨显像上出现与对侧或周围邻近骨组织的放射性显像剂分布不同，呈现局限性或弥散性浓聚或稀疏、缺损的为异常影像。①放射性异常浓聚：是骨显像图中最常见的异常影像。表现为病灶部位显像剂的浓聚明显高于正常骨骼，呈放射性"热区"，提示局部骨质代谢旺盛，血流丰富。可见于多种骨骼疾病的早期和伴有破骨、成骨过程的进行期，如恶性肿瘤、创伤及炎性病变等。通常放射性显像剂浓聚的程度、范围、数量及形态等与病变的性质有一定关系。如恶性肿瘤病灶显像剂的浓聚常较良性骨肿瘤更加明显，多发异常放射性浓聚多见于恶性肿瘤的骨转移等。异常放射性浓聚的形态也有助于骨疾病的诊断，通常可见点状、片状、团块状、条索状等异常放射性浓聚。②放射性稀疏或缺损：表现为病变部位放射性分布明显减低或缺失，呈放射性"冷区"较为少见，多提示骨骼组织局部血供减少或发生溶骨性改变。骨显像上的"冷区"最多见于恶性肿瘤骨转移，多发生于胸椎和骨盆等扁平骨。在良性病变中，骨显像"冷区"多见于骨缺血性坏死早期、骨梗死、骨囊肿以及放射治疗后，还可见于急性化脓性骨髓炎早期、反射性交感神经营养不良等。③"超级骨显像"（super bone scan）：放射性显像剂在全身骨骼分布呈均匀、对称的异常浓聚，骨骼影像非常清晰，而双肾常不显影，膀胱不显影或仅轻度显影，软组织内放射性分布极低，这种影像称为"超级骨显像"或"过度显像"。其产生机制可能与弥漫的反应性骨形成有关，常见于恶性肿瘤广泛性骨转移（肺癌、乳腺癌及前列腺癌发生骨转移时多见）或代谢性骨病（如甲状旁腺功能亢进症）患者。④显像剂分布呈"混合型"：骨显像图上病灶中心显像剂分布稀疏或缺损，呈明显的"冷区"改变，而环绕冷区的周围则出现显像剂分布异常浓聚的"热区"改变，即呈现"冷区"和"热区"同时存在的混合型图像，通常称为"炸面圈"样改变。这是因为在骨的代谢中，骨质的合成与破坏、溶解常常是同时存在的，两者互相影响。在破骨细胞活跃导致溶骨性破坏时，邻近损伤的周边部位伴随成骨细胞活性增加，以对骨的损伤进行修复，从而形成此型影像。混合型影像多见于骨无菌性坏死、镰状细胞贫血、骨膜下血肿、不愈合的骨折、急性骨髓炎、关节感染、骨巨细胞瘤，以及来自滤泡状甲状腺癌、神经母细胞瘤、多发性骨髓瘤、肾细胞癌、乳腺癌等的骨转移灶等。⑤闪烁现象：一些恶性肿瘤骨转移患者骨骼转移病灶在经过治疗后的一段时间，出现病灶部位的显像剂浓聚较治疗前更明显，而患者的临床表现则有明显好转，再经过一段时间后，骨骼病灶的显像剂浓聚又会消退，这种现象称为"闪烁现象"（flare phenomenon）。闪烁现象是骨愈合和修复的表现，而不是转移性骨病的结果。⑥骨外异常放射性分布：一些骨骼以外的软组织病变有时也可摄取骨显像剂，形成骨外的异常放射性浓聚，如伴有钙化或骨化成分的肿瘤及非肿瘤病变、局部组织坏死、骨化性肌炎、放射治疗后改变、急性心肌梗死病灶等，阅片时应加以鉴别。

（3）断层与融合显像：对平面显像发现的可疑病灶、特殊部位的病灶或难以定性的病灶等可进行断层显像或融合显像。骨断层显像是在平面显像的基础上进行的，与平面骨显像相比，它具有增加图像对比度、提高深层病变检出率、改善病变定位、更准确诊断疾病的优点。融合显像则是将核素断层显像与 CT 断层显像进行同机图像融合，利用 CT 断层显像获得的精细解剖信息对核素断层显像发现的病变进行精确定位、定性等。目前骨断层显像及融合显像应用逐渐增多，其对骨骼系统病变（特别是单发病灶）良恶性的鉴别、特殊部位（如手足的小关节、脊柱等）病变的诊断与鉴别诊断、疾病的早期发现等均有重要价值。骨断层显像与融合显像的正常图像和异常影像的分析和解读同平面静态显像。

（4）骨显像的半定量分析：骨显像的半定量分析方法主要有两种，即记录时间 - 放射性活度曲线和取相应部位感兴趣区域的平均计数比（摄取比值）。时间放射性活度曲线主要用于三时相骨显像的动态分析。三时相骨显像的血流相可以在特定的部位通过积分的方法记录最初 60s 的时间 - 放射性活度曲线；

三时相骨显像的血池相也可以记录注射放射性药物后 1 ~ 25min 的动态骨摄取情况。病灶部位的摄取比值主要用于常规骨显像。根据需要，感兴趣区可以取正常骨、病灶骨或软组织等部位，最常用的是计算病灶部位与对侧（镜像）部位或邻近正常组织的计数比值（注意对应的感兴趣区的大小勾画必须相等）。

（二）放射性核素骨扫描的临床应用

近年来，骨、关节显像的临床应用日趋广泛，适应证被不断拓宽，目前已为临床核医学常规检查中最常用的方法之一。

1. 适应证

（1）早期了解已确诊恶性肿瘤患者有无骨骼的转移。

（2）疑有恶性肿瘤时，患者的筛选检查。

（3）原因不明的骨痛的诊断。

（4）骨原发恶性肿瘤手术前的分期及治疗后的随访。

（5）制定肿瘤的放射治疗计划。

（6）骨骼病理组织检查部位的选择。

（7）原发性骨骼疾病的诊断及随访。

（8）微小的骨折、撕裂及疲劳性骨折的诊断。

（9）新近发生的骨折和陈旧性骨折的鉴别诊断。

（10）脊柱压缩性骨折的鉴别诊断。

（11）炎症性骨疾患的定位及治疗后的随访。

（12）代谢性骨病的诊断与治疗后的随访。

（13）关节病变的诊断。

2. 临床应用

（1）骨感染性疾病的诊断：骨感染性疾病可引起早期血管供血的改变，并伴发由于局部骨感染所致的局部高血供和快速成骨反应，因此骨显像剂在病变部位常呈高度异常浓聚。任何部位的骨关节感染过程中，这些部位摄取骨显像剂明显增加的变化很快就呈现。因而使用骨显像对于早期诊断骨感染性疾病具有重要价值，尤其在骨感染发病后 1 ~ 2 周或更长时间内，X 线检查尚未发现有骨破坏和骨膜新骨形成的时候。骨的感染性疾病包括化脓性和非化脓性两种，前者包括化脓性骨髓炎和骨脓肿，后者主要包括结核性骨髓炎或骨结核。

1）化脓性骨髓炎：骨髓炎（osteomyelitis）包括骨和骨髓的感染，因为感染的发展可能从骨髓再次扩散到骨皮质，或者感染可以经过骨膜或软组织向骨皮质扩散，也可以向骨髓或没有骨髓成分的部位侵犯。感染的表现可以是多变的，这取决于患者的年龄、受累的部位、机体的免疫状态、感染微生物的特征和入侵的门户等。感染可以是急性或没有后遗症而自行消退，也可以是向慢性骨髓炎发展。如果感染没有被及时识别出来或治疗不当，约 4% 的病例可能发展成慢性骨髓炎。所以骨髓炎依据病程可分为急性和慢性，根据临床特征可分为化脓性骨髓炎和硬化性骨髓炎，根据感染途径又可分为血源性、创伤性和感染性。急性血源性骨髓炎最多见。急性骨髓炎多见于小儿，1/2 有局部表面的感染史，最常发生于血流丰富的干骺端，除新生儿外，很少累及邻近关节。感染沿骨髓腔蔓延，有时通过骨单位穿透骨皮质，好发部位为膝关节上下端、踝关节上下端、肱骨两端和跟骨。骨显像是骨髓炎早期而敏感的诊断方法，通常急性骨髓炎在发病 12 ~ 48h 后病变部位可见到显像剂的明显浓聚。而 X 线检查需待骨质破坏和新骨形成才出现异常征象，此种改变需在发病后 2 周左右才出现。因此骨显像在多数情况下能对骨髓炎做出早期诊断，从而能在出现骨质破坏前进行及时治疗。骨显像诊断骨髓炎的灵敏度为86%，特异性为98%，准确率为94%，而X线摄片仅为25%、96%和78%。骨髓炎骨显像最常见的征象是病变部位出现局限性显像剂分布明显增加的"热区"，某些骨髓炎患者的骨显像可见到"冷区"改变，可能是骨髓炎早期血管栓塞，脓液压迫血管所致。骨髓炎病灶摄取显像剂与炎症、局部血流量增加及代谢活性增高有关，故三时相骨显像能提高特异性，有助于骨髓炎的早期诊断和鉴别。急性骨髓炎的骨影像特点为三时相影像上皆在骨区有较局限的显像剂分布增高区，24h内病变处骨/软组织放射性比值随时间上升。疾病早期可出现显像剂分布缺损，是由于局部压力增高使血流降低或血栓形成所致，一般很快转为显像剂分布增高。急性骨髓炎的临床表现与蜂窝织炎很相似，因此需与蜂窝织炎相鉴别，常采用的方法是三时相骨显像。如为急性骨髓炎，在三时相骨显像时可见血流相、血池相、延迟相三个时相内放射性的异常浓聚部，分主要都局限在骨髓的病变部位，并随时间延长在病变区的骨骼内浓聚更加明显。蜂窝织炎的三时相骨显像在血流相和血池相时表现为病变区弥漫性的放射性增强，且随时间延长的放射性减低并不明显，延迟相时见放射性主要弥散在病变区的软组织内，骨的摄取很少，甚至根本见不到骨的影像。

2）骨与关节结核：骨与关节结核是一种继发性病变，大约90%继发于肺结核。骨与关节结核好发于儿童和青少年。好发部位为脊柱，其次为髋、膝和肘关节。在整个脊柱中腰椎发病率最高，胸椎次之，胸腰段占第三位，腰骶段占第四位，颈椎和骶尾段最少受累。骨显像对骨与关节结核的探查灵敏度高，特异性差。多发的骨结核病灶在骨显像上可呈现多发性显像剂异常浓聚，这与骨转移的骨显像表现相似，因此骨结核容易误诊。

（2）缺血性骨坏死的诊断：缺血性骨坏死（ischemic osteonecrosis）又称无血管性骨坏死（avascular osteonecrosis），或无菌性骨坏死，是临床常见的骨关节病之一，好发于股骨头、远端股骨髁和肱骨头等部位。其发病机制是由于多种原因导致邻近关节面骨组织血液供应缺失，造成成骨细胞和骨髓生血细胞的缺血性坏死，临床上以股骨头缺血性坏死最为常见。骨显像对于该症的诊断明显优于X线摄片，在症状出现早期甚至在症状出现之前即可发现一些特征性的异常改变，从而有助于早期进行治疗而避免远期并发症，而X线摄片在早期不敏感。

1）股骨头缺血性（无菌性）坏死：股骨头缺血性坏死（avascular necrosis of the femoral head）的确切发病机制尚不清楚。成人股骨头的血供有三个来源：股圆韧带内的小凹动脉，只供应股骨头凹窝部血液；股骨干滋养动脉升支，对股骨颈血液供应很少；旋股内、外侧动脉的分支，是股骨颈的主要血液供应来源。凡使股骨头产生血液循环障碍的因素，如外伤股骨颈骨折、髋关节脱位、长期服用激素、过度酗酒等均可导致股骨头缺血性坏死。相对X线检查而言，骨显像对缺血性股骨头坏死的早期诊断有着较强的优势，常可以在X线检查出现异常前的数月内发现病变，可协助临床更早地确定治疗方案（图1-2-91）。股骨头缺血坏死的早期，三时相骨显像较单纯的骨静态显像可以更为灵敏地发现病变。血流相显示血流灌注降低，血池相显示静脉回流缓慢，延迟相表现为病灶部位显像剂的摄取减少。但在中后期血管再生修复过程进行中，成骨作用加强，此时行局部骨的断层或静态显像，可见在坏死区周边的显像剂摄取增加，但坏死区中心仍呈缺血状态，而出现放射性"冷区"形成典型的"炸面圈"样改变。另外，骨显像还可用于股骨头缺血性坏死的预后评估。有学者对33例因激素治疗所致股骨头坏死的研究显示X线与骨显像结合可提高对病变的预测和预后判断能力，当X线分期大于骨显像分期时，股骨头血运不良，骨代谢较低，骨细胞再生不良。这种患者往往病情较严重，病程长，疗效差，预后不良。如果骨显像的分期大于X线分期，表明股骨头血运及骨细胞再生良好，疗效和预后较好。

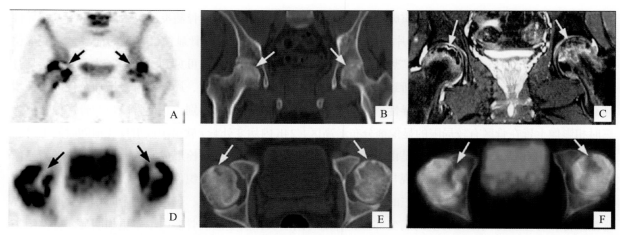

图 1-2-91　患者，男，24 岁。双侧 Ficat Ⅲ 期股骨头缺血性坏死。A 冠状 SPECT；D 轴向 SPECT 断层；F 融合轴向 SPECT/CT 图像显示两个股骨头前上区域的光性区域（箭头），在 CT（B 和 E）上对应于被硬化包围的软骨下囊肿，在 T₂ 加权磁共振（C）上对应于信号强度降低。MRI 还可见到双侧关节积液，右侧股骨头有双线征，左侧股骨头有边缘征（C）

2）儿童股骨头骨软骨病：儿童股骨头骨软骨病又称为无菌性股骨头骨骺坏死症或骨软骨炎、Legg-Calve-Perthes 病或 Legg-Perthes 病。此病通常发生于 4 ~ 8 岁男孩，最常见为单侧病变，髋部发生轻度疼痛并可涉及膝关节。本病的病理特征为股骨头骨骺的骨化和缺血性坏死，导致股骨头不同程度的畸形与髋关节活动受限，最后导致骨性关节炎。骨显像对此病诊断的灵敏度和特异性可达 98% 和 95%。骨显像的特征性表现为股骨头骨骺显像剂摄取减低，髋臼部位由于伴随滑膜炎而呈现显像剂摄取增高，骨显像的改变可早于 X 线检查数月。骨显像还可用于检测股骨头存活情况和分期。

（3）骨创伤的诊断

1）创伤性骨折：虽然骨显像对骨折诊断的灵敏度极高，但在临床上大多数骨折通过 X 线摄片即可做出准确的诊断，无需骨显像。对于骨折而言，放射性核素骨显像的用途主要在以下几个方面：一是对 X 线难以发现的一些细小骨折和部位比较隐蔽的骨折进行诊断，比如发生在肋骨、胸骨、腕骨、跗骨、肩胛骨、骶骨等特殊部位的骨折，这些部位骨折 X 线诊断常有困难，而骨显像则可显示骨折部位有异常放射浓聚；二是监测和评价骨折的修复和愈合过程。骨显像在骨折后 2 ~ 4 周，即急性期，骨折部位可见显像剂分布弥漫性增加，并且可见到线性显像剂分布增浓改变。亚急性期持续 8 ~ 12 周，可在骨折部位看到特征性的、很容易确定的线性异常，且骨折部位的显像剂摄取最强。随着骨折的愈合，骨折部位的放射性浓聚程度逐渐减弱，60% ~ 80% 的患者 1 年左右的骨显像可恢复正常，部分患者可延迟到 2 ~ 3 年才能完全恢复正常，延迟愈合常表现为骨折部位持续性异常放射性浓聚。骨显像图上骨折部位显像分布转为正常的时间远超过临床治愈时间，这表明骨的重塑过程中代谢活性增加的时间比临床预期长；三是对新鲜骨折和陈旧性骨折的鉴别。新鲜骨折常显示为局部较强的放射性浓聚，而陈旧性骨折骨显像多正常或有较淡的放射性摄取增加，对新旧骨折的鉴别在法医学上有具有重要意义。

2）应力性骨折：应力性骨折又称为疲劳性骨折或行军性骨折，常发生于军事训练、运动或劳动过程中，是一种超负重引起的骨折。应力性骨折（stress fracture）与急性骨折不同，骨的实质未断裂。它能刺激骨质重塑，在重塑过程中骨质被吸收而变薄，此时如继续增加负荷，可使原来细微的骨折加重为明显的骨折。应力性骨折通常发生在胫骨和腓骨干、股骨颈的内侧面、耻骨支下面、跖骨、跟骨、籽骨和跗骨的舟骨，但胫骨干上 1/3 更多见。骨显像是主要的诊断方法，可较 X 线早数周发现病变，应力性骨折的骨显像影像较创伤性骨折小，但放射性摄取分布完全一致，故在评价应力性骨折时应注意其大小和部位。

应力性骨折在最初 2 ~ 4 周，X 线血管造影和三时相骨显像的血池相显示出局限性的充血，但随着愈合的进行，首先是血管造影之后是血池显像不再出现异常。3 ~ 6 个月时，延迟图像上可见放射性摄取分布减少。而 10 个月后，虽然损害的形态已从融合变为较窄的且很局限的病灶，但图像上仍能见到很少数的异常摄取。骨显像不仅能灵敏地探查应力性骨折，还可了解损伤的程度和转归，为治疗方案提供重要信息（图 1-2-92）。例如，早期诊断股骨颈的应力性骨折，无论对骨质疏松的老人或者入伍的新兵都非常重要，尤具是对运动员而言意义更重大。因为步行通过股骨的作用力约为体重的 6 倍，而跑步的作用力为体重的 10 ~ 20 倍，因而发生骨折的可能性大并可能带来股骨颈错位的后果。股骨颈应力性骨折发生的部位在老年患者和年轻运动员中有差异，前者多发生在股骨颈上段，而后者发生在下段股骨颈。股骨干的应力性骨折主要发生在股骨上 1/3 的内侧缘。累及范围较广的应力性骨折通常需要完全休息大约 6 周，或患者活动必须明显减少，而较小创伤的应力性骨折只要休息 2 ~ 3 周，骨显像正常排除应力性骨折的可不必中止正常训练。

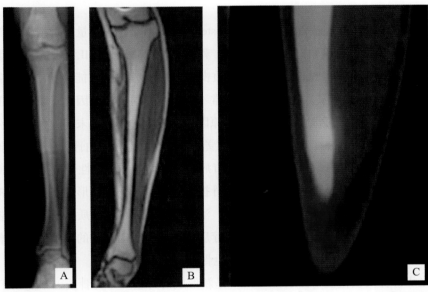

图 1-2-92　X 线平片（A）及 MRI（B）未见异常。同一患者的 SPECT-CT（C）显示前皮质应力性骨折

（4）移植骨的监测：骨显像主要用于监测移植骨的血供和存活状况，检查不同种移植骨的修复速率以及术后产生的各种并发症。骨显像能比 X 线检查早 3 ~ 6 周确定移植骨是否成活；监测移植骨再血管化方面也比 X 线、CT、MRI 等检查更为敏感；对于带蒂骨移植可区别是移植骨坏死还是周围软组织感染。通常移植骨术后能摄取 ^{99m}Tc-MDP 提示移植骨是存活的，不过术后不同时期、不同的移植方式摄取 ^{99m}Tc-MDP 的能力也不一样。术后 1 ~ 60 天移植骨摄取 ^{99m}Tc-MDP 轻度增加，尤以移植骨与宿主骨连接处明显，2 个月后移植骨摄取 ^{99m}Tc-MDP 逐渐降低，至 4 个月其摄取量略低于健侧，预示移植骨已经成活。带血管同种异体骨移植术后第一天骨显像显示移植骨摄取 ^{99m}Tc-MDP 正常或轻度增加。2 ~ 4 周时移植骨摄取 ^{99m}Tc-MDP 出现一个明显降低过程，表现为无摄取或摄取降低，但并不意味着血管阻塞或移植骨坏死，因为此时检查发现相当多的移植骨血管是通畅的。2 ~ 4 周后移植骨摄取显像剂功能逐渐增强，至术后 2 ~ 4 个月摄取量可达健侧 50% 左右，不带血管的同种异体骨移植术后 3 周内基本无显像剂摄取，3 周后在移植骨表面可有轻微显像剂浓聚，随时间延长逐渐增至与健侧相同。如果移植骨发生排斥反应或未成活，骨显像上表现为不摄取显像剂或摄取延迟。移植骨成活良好，可见整块骨浓聚，以中心最明显；如移植骨成活不良则见两端与宿主骨连接处浓聚，中间段较淡；如移植骨已死，则无显

像剂摄取。三时相骨显像可更好地鉴别感染和术后充血，断层骨显像可以更精确地提供移植骨尤其是结构复杂部位移植骨存活情况。

（5）骨代谢性疾病的诊断：代谢性骨病（metabolic bone disease）是指一组以骨代谢异常为主要表现的疾病。如原发性和继发性甲状旁腺功能亢进症、畸形性骨炎（Paget病）、骨质疏松症、肾性营养不良综合征等。代谢性骨病的放射性核素骨显像常有下列共同特征：全身骨骼的放射性分布对称性增浓；中轴骨显像剂摄取增高；四肢长骨显像剂摄取增高；颅骨显影明显，形成"头盔征"；关节周围组织显像剂摄取增高；胸骨显影明显，呈"领带征"样的放射性积聚；肋骨软骨连接处有明显的显像剂摄取，呈"串珠样"改变；肾显影不清晰或不显影，呈"超级骨显像表现"。但各种代谢性骨病在各自的骨显像上又有其自身的特点：骨质疏松症的典型表现为骨普遍性的放射性减低，如伴有个别椎体的放射性浓聚，为压缩性骨折所致；畸形性骨炎活动期骨显像比X线摄片检查灵敏，骨显像的表现是长骨或扁平骨呈大片状的明显的放射性浓聚，边界整齐，骨外形增宽或弯曲。静止期骨显像可以正常，而X线摄片却可出现异常。

1）骨质疏松症：原发性骨质疏松症（primary osteoporosis）是以低骨量和骨组织细微结构破坏为特征的全身性骨骼疾病，包括绝经后骨质疏松（Ⅰ型）和老年性骨质疏松（Ⅱ型）。骨密度测量技术是早期检测骨质疏松症的主要方法，X线检查只有在骨质丧失达到30%以上才能显示出来。常规的骨显像在骨质疏松症的早期诊断中价值有限，在没有骨折时常不能显示任何异常。因此骨质疏松症患者行骨显像通常不用于诊断，而用于寻找骨折灶，解释骨痛的原因。在严重的或"终末期"骨质疏松症患者中，骨显像可出现弥漫性显像剂摄取减少，表现为图像质量差，本底高，伴有中轴骨和附属骨显像剂分布呈"洗脱斑"改变。骨质疏松症患者在一定阶段常会出现背痛的症状，椎体压缩性骨折是常见原因，但在X线平片中常无明显异常征象，而骨显像则可由于微小骨折而显示出一个长条形的局部显像剂摄取增高影。骨显像亦可用于骨质疏松症治疗过程中的疗效监察，治疗前骨显像可见骨质疏松部位通常在脊椎显像剂摄取增高，肋骨或其他外周骨显像剂摄取较少，治疗后可见外周骨出现新的显像剂摄取增高，增高区可扩展到骨骺区，这与治疗后骨生成增加有关，与新生骨小梁的分布一致。

2）骨质软化症：骨质软化症（osteomalacia）是新形成的骨基质（类骨质）不能以正常形式进行矿化的一种代谢性骨病，是指发生在骺板已经闭合的成人骨矿化障碍。常见病因有维生素D缺乏、维生素D吸收不良和肾小管酸中毒等。目前骨质软化症的诊断主要依据临床病史、X线和实验室检查所见。骨质软化症的骨显像通常强烈提示代谢性骨病的存在，几乎所有代谢性骨病的显像特征均可在本病的骨显像图中见到。进展期的骨软化症常常发生假性骨折，骨显像可灵敏地显示骨折处局灶性显像剂摄取增高，常对称分布于肩胛骨、股骨颈、骨盆和肋骨。假性骨折的发现是骨显像在骨质软化症最有价值的应用，这点常被X线摄片漏诊。

3）甲状旁腺功能亢进症：甲状旁腺功能亢进症（hyperparathyroidism）主要分为原发性和继发性两种。前者是由于甲状旁腺本身病变（肿瘤或增生）引起甲状旁腺素（parathyroid hormone，PTH）合成与分泌过多，通过其对骨与肾的作用，导致高钙血症和低磷血症。继发性甲状旁腺功能亢进症是由于各种原因所致的低钙血症，刺激甲状旁腺，使之增生肥大，分泌过多PTH，常见于肾功能不全、骨软化症。原发性甲状旁腺功能亢进症大多数是由于甲状旁腺瘤引起，约占85%。由于PTH分泌过多使破骨细胞增生活跃，成骨细胞减少、成骨活动受抑，导致骨质溶解吸收为纤维组织所替代，因此原发性甲状旁腺功能亢进症又称为囊性纤维性骨炎。骨骼病变为累及全身的纤维性囊性骨炎，伴软组织棕色瘤形成以及骨髓广泛纤维化，骨骼病变导致骨强度减低，容易发生病理性骨折。长期大量钙盐经肾脏排泄易形成尿路结石而引起肾脏损害。原发性甲状旁腺功能亢进症早期骨显像通常无阳性发现，随着病情进展，骨显像除了 7 种"代谢性"特征外，可出现软组织钙化灶显影，且具有迁徙性（图 1-2-93、图 1-2-94）。原发性甲状旁腺功能亢进症治疗好转后，软组织钙化灶也随之消失。

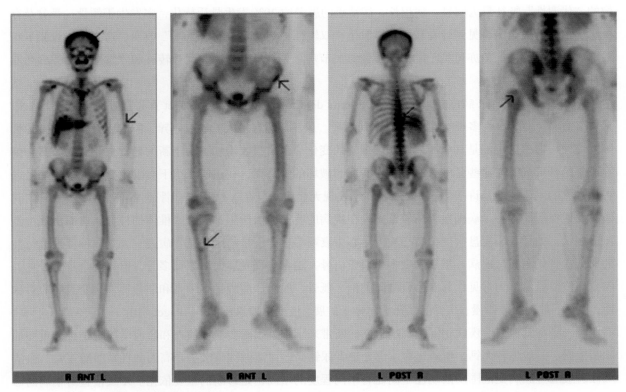

图 1-2-93　原发性甲状旁腺功能亢进并褐色肿瘤在甲状旁腺切除术后迅速消退一例，全身骨骼扫描示左髂骨、左额骨、左肱骨、右胫骨中段、T_{10} 锥体、左股骨（箭头）锝摄取增高

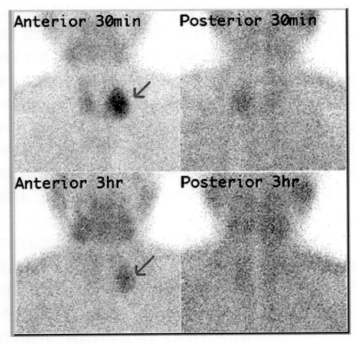

图 1-2-94　^{99m}Tc-MIBI 甲状旁腺 SPECT 显示左侧甲状腺床（下部）在 30min 和 3h 热摄取

4）肾性骨营养不良综合征：肾性骨营养不良综合征（renal osteodystrophy）是由于慢性肾功能衰竭、钙磷代谢障碍和维生素 D 代谢障碍导致造骨功能紊乱。病理改变主要为骨样组织增生而矿化不良，出现广泛性骨质疏松；骨质软化，可出现对称性假性骨折；继发性甲状旁腺功能亢进；软组织钙化。其骨显像的"代谢性"特征最为明显。病程长、病情重的患者约 20% 发生骨质软化，多发生于颅骨、骨盆及脊椎。偶尔在骨显像上可见到胫骨和股骨影像呈"双轨征（double strips sign）"改变，这是由于骨膜下新骨形成所致。此种征象亦可见于肥大性肺性骨关节病、关节炎、恶性肿瘤骨转移和原发性甲状旁腺功能亢进症等。

5）Paget 病：Paget 病即畸形性骨炎（osteitis deformans），1877 年 Paget 首先描述了此疾病，故以其名字命名。此病男性多于女性，70 岁达到高峰。虽然该病有很大的地域差异，但家族易发病和破骨细胞的慢性病毒感染可能是其病因。病理生理学的变化是骨重吸收增加，由于新的异常"软"的和富含细胞成分的骨形成，在这些骨中有许多血管间隙和破坏的骨小梁，在正常承重下会发生变形，故疼痛是患者最常见的主诉。但是许多 Paget 病患者临床表现无症状，仅在 X 线检查、骨显像和碱性磷酸酶升高时偶然发现疾病的存在。病理性骨折较常见。在疾病的晚期，由于累及颅骨或椎体的神经结构而出现神经压迫症状，如耳聋、视盘病变、高心输出量心力衰竭等。此病是临床常见骨病之一，是一种慢性进行性的局灶性骨代谢异常疾病。早期病变多局限于一骨，随着病程发展大多累及多骨，但累及全身者少见。病变部位以骨盆最为常见，其次为腰椎与胸椎、骶骨、股骨、肩胛骨、颅骨和肱骨等。病变具有非对称性，长骨一般受累较弥漫，从骨骺端开始向骨干扩展，极少单独累及骨干。Paget 病由于临床表现不明显、不典型，易与其他慢性疾病相混淆，给早期诊断带来困难，因此实验室检查和影像学检查是极为重要的诊断依据。一般患者血钙、血磷正常，部分患者尿钙高，血清碱性磷酸酶升高而酸性磷酸酶正常。血清碱性磷酸酶可因病变范围及活动性不同而有不同程度的增高，是诊断的重要依据。X 线检查对本病的诊断意义重大。不同时期 X 线平片有不同表现：早期溶骨阶段，可表现为散在不连续的密度减低区（常见于颅骨），或可见典型的火焰状骨质再吸收前峰（在长骨多见）；随病情进展出现溶骨与新骨形成并存现象，继而成骨活跃进入愈合期，X 线片上见逐渐明显的新骨形成与骨质硬化征象，受累部位出现不均匀的密度增高区。Paget 病骨显像表现为病变骨骼显像剂摄取增高，骨盆、脊柱（特别是腰椎）、股骨、胫骨和颅骨是 Paget 病常损害的部位，但骨显像和 X 线检查在显示病变的部位上没有太大的差异。骨显像的典型征象是受损骨的高度放射性药物浓聚，且分布均匀一致，受损骨保持正常骨的解剖形态，这有助于 Paget 病与其他疾病所致的骨显像异常相区别。骨显像通常早于 X 线出现异常；Paget 病活动期三时相骨显像可见血流相显像剂摄取增高，比延迟相的摄取更敏感。Paget 病骨显像的特征可归纳如下：病灶强烈摄取显像剂，最高可达正常 10 倍；病变轮廓清晰，非对称性；骨盆发病率最高（可达 78%），其次见于胸腰椎、骶骨、股骨、肩胛骨、颅骨和肱骨；特殊表现 Mickey-Mouse 征（椎体相对比较特异的一种改变）。另外，骨显像对于发现或证实骨折并发症的存在有重要价值，特别是一些 X 线不易发现的应力性骨折或隐性骨折。

（6）关节疾病的诊断：骨关节病常在出现临床症状之前骨显像或关节显像即可见关节部位异常放射性积聚或稀疏、缺损，因此较 X 线摄片敏感。骨显像或关节显像常用于类风湿关节炎、退行性骨关节病变、肥大性骨关节病等的辅助诊断，以及人工关节置换术和其他金属假体植入术后的随访、评价等。

1）类风湿关节炎：类风湿关节炎（rheumatoid arthritis，RA）是一种自身免疫性疾病。主要表现为周围对称性的多关节、慢性炎症性的疾病，可伴有关节外的系统性损害。其病理为关节的滑膜炎，当累及软骨和骨质时出现关节畸形。此病在我国的患病率为 0.34% 左右，是造成我国人群丧失劳动力与致死的主要病因之一。类风湿关节炎早期当关节骨和软骨仍未破坏时，骨显像就能在关节区见到显像剂摄取明显增加，故骨显像先于 X 线检查出现异常。但当骨显像见到整个腕部有弥漫性的显像剂摄取增加，伴发指（趾）间或掌指间关节的侵犯时则应考虑类风湿关节炎的诊断。骨显像能显示全身罹患类风湿关节炎的关节及其受损的范围。当此病发展到晚期或转入慢性时，骨显像征象则和骨关节炎相类似。但骨显像所示的关节区显像剂摄取增加是非特异性的，必须结合临床表现进行诊断。骨显像还可显示全身关节受累情况和范围。

2）骨关节炎或退行性关节病：骨关节炎或退行性关节病在中老年人中较普遍存在，病变常累及手、足、膝、骶髂及颈腰椎等。由于病变部位软骨破坏、局部充血以及局部骨生成增加等，骨显像时局部显像剂摄取常增加；同时，滑膜毛细血管渗透性增加也可以使骨显像剂透过滑膜扩散，并与滑液内的蛋白结合而显影。关节显像常表现为关节部位中等程度的显像剂浓聚。第一腕掌关节显像剂分布明显增浓是骨关节炎的特异性征象，远端指（趾）间关节显像剂分布亦可增高，同时可见到更多的关节受累。骨关节炎往往是在恶性肿瘤患者寻找骨转移灶时被偶然发现。四肢的骨关节炎一般比较典型，诊断基本不存在问题，但发生在腰椎等部位时，应注意与肿瘤转移灶鉴别。SPECT/CT 融合显像对两者的鉴别具有重要价值，恶性肿瘤转移灶常可见异常放射性浓聚区有骨质破坏改变。而骨关节炎则常显示局部骨质增生性改变，无骨质破坏。

3）人工关节：关节显像可用于全关节置换术或其他金属假体置入患者术后随访，鉴别诊断假体松动或感染与骨髓炎。正常情况下股骨头假关节置入后 6～9 个月内局部显像剂分布仍增浓，如果在此之后见到假关节处显像剂仍异常浓聚，说明人工关节假体有松动或感染。此两者是关节置换术后最常见的并发症，临床采取的治疗方法截然不同，因此对这两种情况的鉴别诊断非常重要。X 线摄片不易区别，采用骨显像的手段则很容易鉴别松动和感染。人工髋关节假体松动的典型骨显像特征呈假体两端局限性放射性浓聚，而人工关髋关节感染则表现为假体周围弥漫性放射性浓聚（图 1-2-95）。^{11}In-WBC 显像是鉴别假体置入后是否有感染的最好方法，因为 ^{11}In-WBC 仅浓聚于感染部位。但 ^{11}In-WBC 显像的主要缺陷是难以区分蜂窝织炎和化脓性关节炎。近年有学者采用 ^{18}F-FDG 进行关节显像鉴别人工关节置换术后假体松动与感染。

4）肥大性肺性骨关节病：肥大性肺性骨关节病（hypertrophic pulmonary osteoarthropathy，HPO）的发生机制不明，一般认为与组织缺氧、感染产生的有毒物质和局部血液循环量增加有关，多继发于胸部疾患，如慢性感染、良性或恶性肿瘤、先天性心脏病等疾病，少数继发于其他系统慢性疾患，如消化系统或血液病或找不到原发灶。此病为多发性和对称性，以小腿和前臂最常受累。X 线检查示四肢长骨有骨膜下新骨增生，呈葱皮状或花边状，可波及全部骨干，以骨干远端最明显，骨皮质和髓腔正常。骨显像的特征性表现是管状骨骨皮质显像剂摄取对称性增浓，呈"双轨征"改变，多见于肘以下的前臂骨和膝以下的下肢骨。有时骨转移也可合并肥大性肺性骨关节病，有研究报道肥大性肺性骨关节病合并骨转移的患者大约为 20%。

（三）同位素骨扫描在常见骨肿瘤中的应用

1. 转移性骨肿瘤的早期诊断

恶性肿瘤常发生转移，而骨骼是其好发的转移部位。在进行骨显像的肿瘤患者中，约有一半已发生骨转移（metastatic bone tumors），大约 70% 的恶性肿瘤死亡患者在尸解时发现有骨转移。最易发生骨转移的原发恶性肿瘤有乳腺癌、肺癌、前列腺癌、胃癌、甲状腺癌、结肠癌、神经母细胞瘤等，尤其是肺癌、乳腺癌、前列腺癌常以骨转移为首显症状，因此这三种肿瘤也常被称为"亲骨性肿瘤"，这些肿

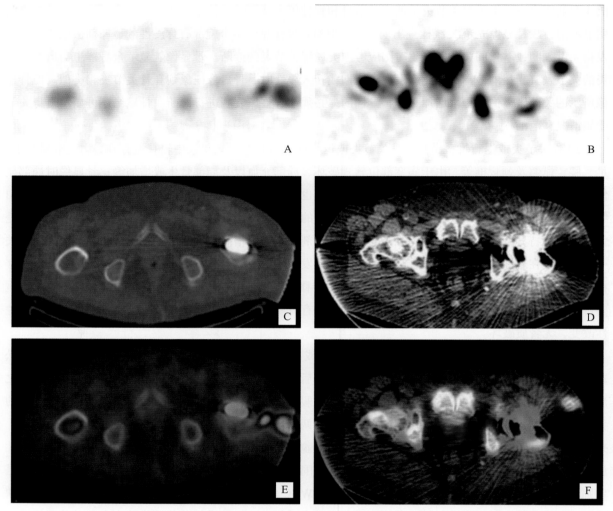

图 1-2-95   2 例髋关节假体感染患者的 SPECT/CT 图像。显然局部 ^{99m}Tc-HMPAO WBC 吸收明显增加，显示感染仅限于假体周围软组织（A、C、E）或同时涉及软组织和髋关节假体后部（B、D、F）

瘤中约有 85% 发生骨骼的转移，而且往往在骨痛发生以前已有骨转移。早期明确恶性肿瘤患者有无骨转移对于疾病的分期、治疗方案的选择和预后判定等都至关重要。放射性核素骨显像被认为是诊断肿瘤骨转移最常用、最有效的一种检查手段，它可以较 X 线检查提前 3～6 个月发现转移病灶，且可以发现 CT 及 MRI 等检查范围以外的病灶，目前已成为早期诊断恶性肿瘤骨转移的首选方法。恶性肿瘤患者全身骨显像（whole body bone imaging）出现多发的、散在的异常放射性浓聚，为骨转移的常见表现。转移性骨肿瘤的好发部位为脊柱、肋骨和骨盆等，如为单个的放射性浓聚，虽可能是恶性肿瘤骨早期转移的一个征象，却不能明确诊断为骨转移。因为有许多良性的骨病变也会出现单个的放射性浓聚，如骨关节增生性病变、活动性关节炎以及外伤等，应密切随访观察。SPECT/CT 融合显像对单个异常放射性浓聚灶良、恶性的鉴别具有重要价值。个别转移灶也可能以溶骨性改变为主，呈放射性缺损区或"冷""热"混合型改变。弥漫性骨转移可呈超级骨显像表现。另外，放射性核素骨显像对于评价骨转移病灶治疗后疗效、判断预后等也有重要价值。一般而言，治疗过程中全身骨显像提示病灶显影变淡、范围缩小、数量减少等均是病情改善的表现。但需注意，部分患者在接受完放疗、放射性核素靶向治疗或化疗等后，病灶可呈一过性放射性摄取增加的显像，即所谓的"闪烁现象"（flare phenomenon）。这并不代表患者病情恶化，而是骨愈合和修复的表现，此时应在治疗后 6 个月左右进行评价。

常见的易发生骨转移的恶性肿瘤及骨显像特点如下：

（1）肺癌：肺癌（lung cancer）是最常见的恶性肿瘤之一，发病率居恶性肿瘤的首位，并已成为目前人类因癌症而死亡的主要原因，被认为是当今世界上对人类健康与生命危害最大的恶性肿瘤。半个多世纪以来，世界上许多国家和地区肺癌的发病率和死亡率都有所增加，有些工业发达的国家更加明显。我国许多地区肺癌亦呈增长趋势，在男性癌症死亡的病因中被列为第一位，在女性中也位列前几位。按照病理学分类，肺癌可分为鳞状细胞癌、腺癌、小细胞癌、未分化大细胞癌、腺鳞癌、类癌等。尸体解剖发现原发性肺癌骨转移的发病率为 30% ~ 50%。肺癌向骨骼的转移方式有四种，即通过直接蔓延、淋巴转移（lymphatic metastases）、血行转移、支气管播散四种途径到达骨骼。血行转移最常见的部位是胸椎、肋骨，其次为骨盆、腰椎和其他部位。肺癌患者最早出现骨局部疼痛，有的甚至在骨显像尚未明确骨转移以前就有疼痛，然后转为局部剧烈疼痛。肺癌骨转移的典型骨显像类型（图 1-2-96）：①广泛播散：肺癌骨转移骨显像时最常见的类型，全身骨骼多处都有异常的放射性浓聚。②直接扩散：肺癌可通过直接扩散转移至胸壁，使肋骨受累，出现邻近肋骨部位的异常放射性浓聚。③"冷区"改变：肺癌全身骨显像在某些部位出现放射性显像剂分布缺损，提示该处已出现溶骨性损害。肺癌患者行放射性核素骨显像对肺癌的分期以及不同病理类型肺癌的治疗方案的选择及预后评估均有重要的临床参考价值。临床 I 期或 II 期腺癌、上皮样癌或大细胞肺癌骨转移的阳性率为 2% ~ 53%，肺癌患者骨显像正常至少表明患者的生存时间可能还有 1 年。但临床上认为无骨转移的患者中，骨显像可以发现部分患者有骨转移，因而骨显像应是肺癌患者的常规和定期检查的项目。一旦肺癌的诊断成立，应立即进行全身骨显像，如证实有骨转移，则可避免不必要的手术从而改用放疗或化疗，即使术后无骨转移的病例也应定期进行骨显像，便于术后治疗方案的确定及预后的判断。

（2）乳腺癌：乳腺癌（breast cancer）是危害妇女健康最常见的恶性肿瘤之一。全世界每年有 120 万妇女患乳腺癌，居女性恶性肿瘤发病率的第二位，且骨转移的概率较大。尸检证实，乳腺癌死亡的病例中，60% ~ 70% 的患者都有骨转移，乳腺癌在开始治疗或随访时检查出骨转移的发生率和尸检时证实的骨转移发生率之间有很大的差异，最大的可能性是在手术时或早期随访中未检查出隐匿性的骨转移。I ~ II 期乳腺癌患者最初阶段骨显像的阳性发现率为 2% ~ 38%，而 III 期乳腺癌患者，骨显像的阳性率无明显的变化，约为 25%。20% ~ 30% 的患者手术后 3 ~ 4 年，随访骨显像证实骨转移已很明显，而这些患者在手术时并未发现有骨转移的证据。乳腺癌主要发生血行转移，这是本病致命的主要原因。癌细胞主要通过两个途

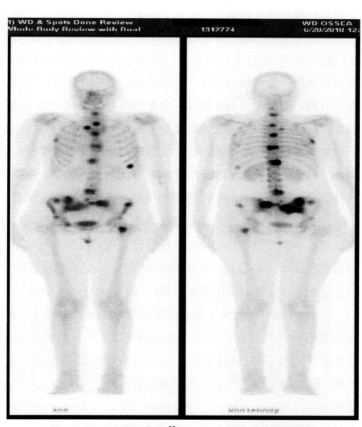

图 1-2-96　肺癌患者骨 ^{99m}Tc-MDP 显示多发性骨转移

径进入血液循环，一是侵入小静脉后直接进入体循环；二是经淋巴管进入淋巴总干，然后进入无名静脉。进入血液的癌细胞，一部分将被宿主免疫功能所消灭；另一部分可以在远处脏器滞留，形成转移瘤灶，其中向骨转移的比例最高。乳腺癌骨转移患者的骨显像异常表现以多发显像剂异常浓聚区最常见。可发生在全身骨骼的任一部位，但以中轴骨为多发部位，常发生于椎骨，这是由于乳腺静脉引流和无瓣膜椎静脉丛相通的原因。局部骨转移有 3% 的病例出现在胸骨，可能是由于肿瘤的直接侵蚀，这类骨转移的预后优于血行播散的骨转移。乳腺癌也可见于骨盆局部转移，也可出现在头颅和下肢骨等部位转移。乳腺癌患者偶尔可出现广泛的骨髓浸润，有时还伴有白细胞性贫血。这类患者的 X 线检查很少或未发现有骨受损的证据，但骨骼显像则可以见到长骨远端有异常放射性浓聚而骨髓显像在受损部位出现放射性分布缺损区。放射性核素骨显像除了用于乳腺癌患者早期探查骨转移外，主要还用于随访、分期、疗效监测和预后判断。骨显像对乳腺癌患者的随访具有很重要的价值，尤其是相对早期的患者进行定期骨显像很有必要。有研究显示 20% ～ 30% 的患者在最初的 3 ～ 4 年有新的骨转移发生。术前对患者行骨显像，可为患者选择更恰当的治疗方案。有的学者已提出将骨显像作为乳腺癌患者术前的常规筛选程序。骨显像可用于乳腺癌骨转移患者疗效的监测。乳腺癌患者骨转移经化疗和（或）放疗后，有的患者骨显像会出现"闪烁现象"。据报道大约超过 30% 的骨显像转为阳性的患者在随访期死亡，而随访中骨显像正常的患者死亡率仅有 2%，因此用骨显像进行随访可显示预后效果。

（3）前列腺癌：前列腺癌（prostate cancer）是男性疾病，多发于 50 岁以上的患者，在全世界范围内其发病率有增加的趋势。人群中 50 岁以上男性尸检前列腺癌发生率占 30%。前列腺癌患者最终发生骨转移的概率可高达 80%，早期骨转移较为常见。大约 50% 的骨转移患者在 30 个月内死亡，80% 在 5 年内死亡。在前列腺癌患者中，骨显像的预后与乳腺癌相同，骨显像异常者 2 年内死亡率大约有 45%。我国前列腺癌的发病率较欧美低，但有一部分呈隐匿性，通过尸体解剖才能发现。前列腺癌可经淋巴系统转移到周围淋巴结，经血行转移到骨，其中以骨盆、腰椎及股骨的转移最为常见。由于本病发病隐匿，2/3 患者就诊时就已有骨转移了。前列腺癌患者骨转移骨显像并无特征性征象，以多发显像剂异常浓聚最多见，单一转移灶很少见。但常见到以下一些征象：①全身骨骼有广泛性摄取放射性增强，病变区形态不规则，提示为多处骨转移。单个转移灶较少见。②中轴骨浓聚放射性显著增高，而肾脏放射性明显减少，这种征象称为"超级显像"（super scan），应注意与乳腺癌、淋巴瘤和甲状旁腺功能亢进症等所引起的同样征象作鉴别诊断。③骨盆或有一半的骨盆受侵犯，有时候可见巨块状病变区，形态不规则，中心呈"冷区"或称"溶骨性破坏"。上述改变认为是局部浸润性的结果而不完全是血源性扩散。此时，这种影像与所见到的畸形性骨炎的征象有类似之处。④股骨转移，双侧股骨有多发性、节段性损坏，呈条索样、梭形或小灶性影像。这些变化也认为是局部浸润性而不完全是血源性播散。定期的骨显像对随访观察前列腺癌骨转移的治疗反应及评价预后也非常有价值。在骨显像的随访中，若放射性异常浓聚的数量和范围增加则提示患者存活时间较短，反之，若放射性异常浓聚进展不明显，患者存活的时间较长，但是定期的骨显像必须保证仪器条件和检查方法的一致性。

（4）神经母细胞瘤：神经母细胞瘤（neuroblastoma）是常见的小儿恶性肿瘤，来源于未分化的交感神经节细胞，约 75% 的神经母细胞瘤均发生于 4 岁以下的儿童。病变部位多见于腹部（约占 55%），其次是肾上腺、胸、头和颈部。这种肿瘤可向周围组织侵犯，神经母细胞瘤可以通过淋巴和血行向远处转移，骨、肝和骨髓等是主要转移器官。新生儿和婴儿常见肝及皮肤转移，幼儿常见骨转移。骨显像是显示神经母细胞瘤骨转移比较敏感的方法，在 X 线检查开始出现异常征象前数周，骨显像已为阳性。原发神经母细胞瘤能不同程度地摄取骨显像剂，摄取多少和肿瘤的恶性程度无关，也与预后无关。同时，原发性肿瘤虽能摄取骨显像剂，但在 X 线片上却见不到钙化。这种原发性肿瘤特异地浓集骨显像剂有利于肿瘤范围的确定和探测残余瘤的存在。典型的骨显像剂摄取增加的征象可出现在肱骨近侧端、股骨远侧端，且这种征象为对称性的，因而容易误诊为正常骨显像。神经母细胞瘤的骨转移有时也发生在颅骨和脊柱。骨显像在显示神经母细胞瘤时，很少出现假阴性，但在紧邻干骺端的部位可能出现假阳性，必须仔细加以鉴别。有的神经母细胞瘤骨显像不一定出现异常征象。当骨显像和骨 X 线片阴性但仍高度怀疑为骨转移时，可行骨髓显像。另外，放射性碘标记的间碘苄胍（^{123}I/^{131}I-metaiodobenzyl guanidine，^{123}I/^{131}I-MIBG）可用于神经母细胞瘤的检查和治疗。神经母细胞瘤骨显像具有以下特点：①有利于确定原发肿瘤的范围和早期诊断骨转移瘤。②神经母细胞瘤经化学治疗后，骨显像可能正常，但不意味着治愈。③发展较快的某些神经母细胞瘤病变，骨显像并不一定出现异常征象。④在疾病的晚期，对于 X 线检查能清楚显示的病变，骨显像不一定会出现放射性显像剂的摄取增加。

（5）胃癌：胃癌（gastric carcinoma）也是很常见的恶性肿瘤，位居消化道恶性肿瘤首位。胃癌的扩散方式有直接蔓延、淋巴转移、血行转移和腹腔种植等，胃癌骨转移与直接蔓延和血行转移有关。国内有研究报道称胃癌骨转移率为 41.2%，且随时间增加有明显的增加趋势。胃癌骨转移骨显像除了常见的全身多发显像剂异常浓聚区外，还有针状骨膜反应或呈超级骨显像改变。当患者伴有体重下降、虚弱，或血清碱性磷酸酶升高而骨显像证实有广泛的骨转移时，最常见的原发病灶是胃癌。

（6）鼻咽癌：鼻咽癌（nasopharyngeal carcinoma）也是我国常见恶性肿瘤之一。鼻咽癌的转移方式有局部扩散、淋巴转移和血行转移。有 40% ~ 60% 的鼻咽癌患者死于骨转移。鼻咽癌转移多发生于放疗后 1 ~ 2 年内，以骨转移最多见，尤其是扁平骨多见。国内有文章报道称鼻咽癌患者全身骨显像骨转移率为 56%，且骨转移发生率随病期上升而增加。骨显像示鼻咽癌骨转移常见部位为肋骨，其次依次是脊柱、骨盆、四肢、肩胛骨、颅骨等。多发转移灶占 79%，单发转移灶占 21%。骨显像对鼻咽癌的分期和治疗都十分重要。

（7）甲状腺癌：甲状腺癌（thyroid carcinoma）好发于成人，女性发病率多于男性，经手术和放射性 ^{131}I 治疗后，存活率较高，但常有淋巴结的转移，也可经血行转移至骨和肺，一旦累及骨骼其存活率较低，采用常规的骨显像剂对探测甲状腺癌的骨转移其阳性率往往较低。采用 ^{131}I 或 ^{201}Tl 作为显像剂，则发现频率较高。在大剂量 ^{131}I 清除或残余的甲状腺后进行全身的 ^{131}I 潴留显像有助于骨转移灶的发现。此外还有其他一些胃肠道肿瘤、淋巴肉瘤、肾和生殖系统肿瘤进行骨显像均有一定的价值，尤其是术前骨显像对于手术的取舍有着极大的指导意义。骨显像用于骨转移肿瘤不仅用于早期探测转移灶，还可用于分期、随访、疗效监测和预后判断。

2. 原发性骨恶性肿瘤的诊断

原发性骨肿瘤分为良性和恶性两类，两者比例大约为 1∶7。在骨显像图上良性和恶性骨肿瘤常都表现为异常放射性浓聚，缺乏特征性表现，而 X 线摄片、CT 或 MRI 等常可据一些特征性影像表现对病变做出准确诊断，因此，骨显像对于原发性骨肿瘤的诊断、良恶性鉴别等并非首选方法。但骨显像对于原发性骨肿瘤的意义在于：①可以早期检出病变，骨显像可在 X 线和（或）临床症状出现异常前 3 ~ 6 个月显示肿瘤病灶的存在；②可准确显示原发性肿瘤的累及范围，骨显像显示的肿瘤侵犯范围往往较 X 线检查显示的范围大，这对于术前准确确定手术范围和放疗时合理选择照射野等具有重要意义；③骨显像灵敏度高，对于一些特殊部位的骨肿瘤，如脊柱、骨盆、股骨颈等 X 线不易发现的部位，尤其是一些良性骨肿瘤（如骨样骨瘤），利用骨断层显像，结合典型的病史，往往能做出准确诊断；④全身骨显像有利于发现原发病灶以外的骨转移病灶；⑤有助于手术或其他治疗后疗效的监测与随访，三时相骨显像如病灶部位血流灌注减少、延迟相显示病灶放射性浓聚程度减淡等均是好转的征象，反之则提示病情恶化；⑥三时相骨显像对于鉴别肿瘤的良、恶性有一定的价值，一般而言，恶性骨肿瘤血供丰富，在三时相骨显像的各时相均表现为异常放射性浓聚，而良性骨肿瘤在血流相及血池相放射性浓聚常不明显。对于原发性骨肿瘤良、恶性的鉴别还可以使用其他肿瘤阳性显像剂进行显像或 PET 显像。

（1）骨肉瘤：骨肉瘤（osteosarcoma）是原发性骨恶性肿瘤中最常见的一种，是恶性程度高的骨肿瘤，任何年龄都可发病，多见于年轻患者，发病高峰在 10 ~ 20 岁，平均发病年龄为 14.6 岁，男女比例为 2：1。骨肉瘤起源于原始分化不良的细胞，即原始间充质细胞的成骨细胞类，故有时又称为成骨肉瘤。常见于骨骺生长活跃部位，如股骨下端（58.9%）、胫骨（21.4%）或腓骨上端和肱骨上端、颅骨、下颌骨、髂骨、脊柱和肩胛骨等部位。大约 2% 的患者有多骨受侵犯。也可以溶骨为主，侵蚀干骺端的密质骨，可引起病理性骨折。骨肉瘤的典型骨显像可以在其原发灶和转移灶见到有明显的显像剂异常浓聚，放射性摄取明显增强，且病灶内显像剂分布不均匀，有时热区中可见"冷区"改变。三时相骨显像可以反映出肿瘤血管化增加。骨肉瘤的转移大多数是血源性的，很少出现远处的淋巴转移，软组织的转移灶也浓聚显像剂。骨显像除了对骨肉瘤原发病灶的探测外，主要用于探查有无远处骨转移。

（2）软骨肉瘤：软骨肉瘤（chondrosarcoma）是生长缓慢的恶性肿瘤，一般多见于 30 岁以上的成人，儿童发病极少见。一半以上的软骨肉瘤在 40 岁以后发病，好发部位以髂骨多见，长骨也并不少见，大多靠近躯干，如股骨、胫骨或肱骨等的上段。病变部位大多在干骺端靠近软骨板处。根据病变部位，可分为中心型和周边型两种。软骨肉瘤的骨显像特征性表现视肿瘤类型和病理变化而定，同时还取决于骨血流增加和肿瘤部位对 ^{99m}Tc-膦酸盐的摄取。对 ^{99m}Tc-膦酸盐的摄取增加被认为是由于血流供应增加所致，而不是成骨细胞活性增加。中心型软骨肉瘤，在长骨干骺端和骨干部位有广泛溶骨性破坏，骨显像剂累积减少，出现放射性缺损区。但有时中心型不出现缺损区而出现显像剂浓聚区，或者在缺损区中仍见斑片状放射性增高区，边缘为浓密的斑片状显像剂异常浓聚。周边型肿瘤部位血供增加，显像剂浓聚更明显。在骨显像上软骨肉瘤和骨肉瘤很难区分。

（3）尤文氏肉瘤：尤文氏肉瘤（Ewing sarcoma）起源于骨髓内的原始细胞，是生长迅速的恶性肿瘤，多见于儿童，常发生在 5 ~ 9 岁，男性发病率高于女性，约 2：1。尤文氏肉瘤以疼痛、发热、肿胀和白细胞增加为主要临床特征。大多数尤文氏肉瘤的患者有低到中度发热、贫血和白细胞增高，疼痛和肿胀是最常见的症状。80% 的患者具有骨痛，呈间歇性，由钝痛发展到剧烈疼痛。多数患者肿块发展较快，并常常出现疼痛性肿胀。局部温度升高并伴有血管扩张和压痛，常被误诊为炎症。尤文氏肉瘤最常见的部位为骨盆（25%），其次是肋骨、股骨、脊柱、胫骨、腓骨、肩胛骨和其他骨。但有研究报道长骨是最常见侵犯的部位。四肢长骨，尤其是股骨和胫骨，最容易受损害，其中股骨（27%）、胫腓骨（17%）、肱骨（9%）、骨盆（18%）。尤文氏肉瘤主要侵犯骨干及干骺端的髓腔，可穿过皮质形成软组织内肿块。尤文氏肉瘤的典型 X 线检查征象是以溶骨性破坏和骨膜凸出为特征的长骨损害。然而这些特征在其他骨的恶性淋巴瘤、骨肉瘤、急性和慢性骨髓炎中仍然可以见到，为了明确诊断需要做组织学检查。骨显像在确定尤文氏肉瘤的范围和早期诊断转移上优于 X 线检查，因为尤文氏肉瘤的周围反应性充血不像骨肉瘤那样常见，因而骨显像能比较准确地确定病变范围，有助于放射性治疗计划的制定和外科手术切除范围的确定。尤文氏肉瘤骨显像见骨及软组织内肿瘤均有显像剂异常浓聚，分布均匀，不同于骨肉瘤显像剂分布不均匀。少数也可在"热区"中见"冷区"改变。40% ~ 50% 的尤文氏肉瘤患者在发病后 2 年内发生骨转移，因此常规随访骨显像十分必要。如手术切除后残余区，或在放疗后 4 ~ 6 个月以上肿瘤原发部位仍有很强的显像剂分布，可认为是局部肿瘤复发、感染或病理性骨折所致。采用化学治疗、放射治疗和外科手术等综合治疗，能使尤文氏肉瘤患者的 5 年生存率达到 5%。但在发病后最初骨显像可以发现骨转移达 11%，而在其后的 2 年内骨转移可高达 45%。

（4）骨巨细胞瘤：骨巨细胞瘤（giant cell tumor of bone）是起源于松质骨的溶骨性肿瘤，属潜在恶性，多见于年轻成人。好发于四肢长骨的骨端，常见于股骨下端、胫骨上端，通常为骨骺病变。此外还可发生于骶骨、近端股骨和肱骨。典型的骨显像图为病灶中心呈"冷区"改变，病灶周围显像剂异常浓聚或整个肿瘤显像剂异常浓聚。骨显像除了早期诊断、正确估计骨巨细胞瘤的范围以避免手术后复发，还可以探查罕见的多中心骨巨细胞瘤和转移，并有助于排除其他的骨病。

3. 良性骨肿瘤的诊断

（1）骨样骨瘤：骨样骨瘤（osteoid osteoma）是一种良性成骨细胞病变界限清楚，周围有清楚的反应性骨形成。典型症状为剧烈的骨痛，多出现在病变部位，也可发生在邻近的关节，夜间加重，服用阿司匹林后可缓解。儿童、少年和青年的骨样骨瘤的发病率较高，30 岁以后很少见。最小可发生于 8 个月大的幼儿，最大者为 50 岁，男性发病率为女性的两倍。骨样骨瘤好发于骨的皮质或髓质，但皮质最常见。偶尔病变及邻近关节软骨，侵蚀软骨。骨样骨瘤可发生在机体的任一骨骼，但大多数肿瘤好发于股骨（40%），约 10% 的肿瘤侵犯脊柱，尤其是腰椎，疼痛是常见的症状。骨样骨瘤病程发展缓慢，病灶常为单发性。其病理特征是一个小而圆的骨组织核心被反应骨包围。放射性核素骨显像对骨样骨瘤高度灵敏，其病变区出现高浓聚"热区"改变，其典型表现为显像剂异常浓聚，而且可以有"双密度"表现，即一大一小两个显像剂浓聚区重叠在一起，影像上表现为边界清楚的显像剂浓聚区周围可出现弥漫显像剂增浓区。这些良性骨肿瘤在 X 线检查上难以发现异常，但骨显像可以表现为局部影像增强。因此骨显像对虽疑有骨样骨瘤病变，但 X 线检查为阴性的患者特别有用。对疑为本病者，尽管 X 线摄片可能为阴性，采用放射线核素骨显像即可获得确诊。

（2）纤维性骨结构不良：纤维性骨结构不良是一种原因不明的骨疾患，病变部位缺乏成熟的骨组织，有时病变部位为软骨岛和充以液体的囊肿。这种病变可以侵犯所有部位的骨组织，且常为单侧病变。从组织学上看，病变部位有纤维基质和不同程度钙化的未成熟骨小梁。纤维性骨结构不良的好发部位为股骨和胫骨，其次为腓骨、肱骨、桡骨和尺骨。骨折和畸形常是本病发展的结果。长骨可因股骨头畸形而弯曲。骨显像可见病变部位有骨显像剂的摄取增加，结合临床和畸形易于做出诊断。

（3）骨软骨瘤：骨软骨瘤（osteochondroma）是骨生长方向的异常，病损骨向偏离最近骨骺的方向生长，故有人称这种病变为骨疣，是一种常见的良性骨肿瘤。其结构包括正常骨，上有正常软骨帽。常见于 10 ~ 20 岁青少年，在骨发育生长结束时，病变也就停止发展，以长骨干骺端特别是股骨远端和胫骨近端多见。骨显像能显示生长活跃期的骨软骨瘤，这是由于此时细胞活跃和血管丰富。多个骨软骨瘤和外生骨疣可从骨显像上见到干骺端多个限局性放射性增高区。虽然骨显像不能显示骨软骨瘤的恶变，但能区分骨软骨瘤的静止期和生长活跃的骨软骨外生骨疣。若定期随访观察发现多个骨疣有变化，生长活跃，可以表明有恶变倾向。

（4）骨囊肿（bone cyst）：有两种类型，一种是单纯的骨囊肿，另一种是动脉瘤样骨囊肿。虽然两者在组织学上有差异，但骨显像见不到明显的差异。骨囊肿多发生在干骺端，呈圆形，可有液体。液体可以是血性的、清亮的或琥珀色。假如单纯的骨囊肿较小且无并发症，骨显像可表现为正常或局部显像剂分布稀疏缺损，有时出现围绕囊肿有明显的放射性增加或显像剂分布轻度增浓现象，而中心部位显示放射性减低区，采用针孔准直器对疑有骨囊肿的部位进行显像，能比较清楚地见到这一表现。

（四）PET-CT 在骨肿瘤临床实践中的应用

1.PET-CT 的工作机制

高能量的细胞核通过 β+ 衰减方式释放出一个正电子和一个中微子，减少一个原子量，转到更稳定的低能量状态。释放出的正电子被周围的负电子相互中和，并产生有 511keV 能量的两个相反方向运动的光子。PET 检测仪探测的正是运对光子的能量，并间接地观察到某组织对标记有 18F 同位素的 FDG 的摄取的情况。18F 同位素是一种有较长半衰期的正电子发射体。因此 18F-FDG PET 能被注入患者体内，被癌变组织异常摄取，并在 PET 摄影仪中显示这些病变组织。FDG PET 和 CT 已经在肿瘤探查与诊断中表现出了其独特的魅力。此两种方法利用特殊的软件进行了整合，组成 PET/CT，同时能完成肿瘤的形态学观察与组织代谢水平的测量。整合后 PET/CT 成像装置所得到的数据在肿瘤的定位的定性方面的准确率较 PET 与 CT 单独利用以及将 PET 于 CT 单独拍摄后利用软件整合后的结果更好。

2. 协助判断骨肿瘤的分级与分期

有多个回顾性临床研究提出 FDG-PET/CT 骨与软组织肿瘤诊断方面有较高的敏感度、特异度以及准确度，并能作为辅助诊断手段用于骨肿瘤的诊断与分级，并影响骨肿瘤临床治疗决策。有关 PET/CT 用于骨肿瘤诊断方面的文献的荟萃分析发现有包含 438 例患者 869 处肿瘤的 8 项研究探索了 PET/CT 在骨与软组织肿瘤诊断中的价值。以患者为基础的分析中，PET/CT 诊断骨与软组织肿瘤诊断合计敏感度与特异度分别为 0.90（0.86，0.92）和 0.89（0.85，0.92），SROC 曲线下面积为 0.97，Q=0.91；以肿瘤灶为基础的分析中，PET/CT 诊断骨与软组织肿瘤诊断合计敏感度与特异度分别为 0.96（0.94，0.97）与 0.95（0.93，0.96），SROC 曲线下面积为 0.94，Q=0.88。

在骨肿瘤临床实践中，组织病理学分级和临床分期是预测患者预后的重要因素之一。目前 PET/CT 在骨肿瘤分级中的意义不在于它能替代组织病理学诊断，而是作为辅助诊断的方法为术前准备提供更多的参考资料。一项含有 89 例患者的研究表明，PET/CT 中 SUV 值与骨肿瘤组织学分级、细胞有丝分裂活动活跃度以及 P53 这项癌症标记物的表达有显著相关性。但是，还有研究发现 PET/CT 不能很好地区分良性、低度恶性或中高度恶性肿瘤。在肿瘤分期方面，有研究提示，相比于传统影像学检查方法，PET/CT 在原发灶诊断中的特异度跟传统的核磁共振、CT、超声等方法类似，但在发现肿瘤淋巴结转移方面更优于传统影像学检查方法。

3. PET/CT 检查在肿瘤复发与转移中的应用

骨肿瘤患者经过治疗后 3 年内是肿瘤复发转移的主要时期。如果通过一种高敏感度的检测方法及时发现并处理，患者预后则可大大改善。PET/CT 检查被认为较传统影像学诊断手段更准确地探查到软组织肿瘤的淋巴与远处转移。Johnson 等的研究显示，12 例已发生淋巴结与远处转移的软组织肿瘤患者中，有 11 例在 PET 检查中显示。在一项包含 18 名患有骨肉瘤与尤文氏肉瘤患儿的研究里，18F-FDG PET/CT 被认为可以用来判断肺内结节的代谢性质。

4. 肿瘤对化疗效果的反应评价

目前监测骨肉瘤化疗反应的方法主要为在切除的标本中进行组织学观察。但是如果能利用影像学检查手段直观和无创的判断出骨肿瘤对化疗的反应，即可制定该患者个性化的治疗方案，显著改善其预后。因为肿瘤经过化疗后细胞代谢活动的变化先于形态学变化出现，因此，利用 PET/CT 这样反应细胞代谢活性的检测方法逻辑上应该能早期精确地反应肿瘤细胞对化疗的反应。尤其因为骨肿瘤的体积经过化疗后往往不会有显著变化，PET/CT 在评价其化疗反应方面明显优于传统的解剖学影像检查手段。实时 F-18 FDG PET 在日常临床工作中应用方便，并能反应肿瘤对治疗的反应。目前已有学者利用 18F-FDGPET

评价新辅助化疗对骨肿瘤的化疗效果的好坏（图 1-2-97）。在这些研究中，大部分患者术后标本上所显示的骨肿瘤化疗反应程度与在 PET/CT 检查中 SUV 值的变化程度成正比关系。比如在 Benz 等的研究中，连续进行的 FDG-PET 检查协助判断成人骨肿瘤组织对新辅助化疗的反应。他们分析认为 SUV max 值在化疗后较化疗前减低幅度超过 60% 或化疗后 SUV max < 2.5 时，患者预后好的可能性较大。

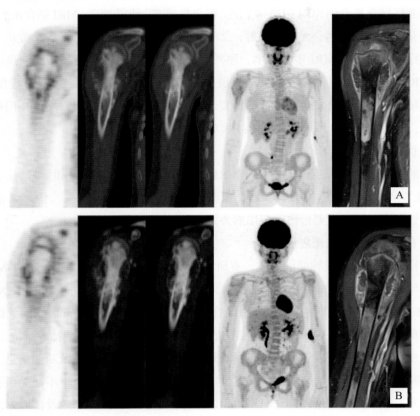

图 1-2-97　患者，女，14 岁。右肱骨近端骨肉瘤化疗前后对比。化疗前（A）和化疗后（B）的 FDG-PET 扫描显示右肱骨骨肉瘤。新辅助化疗后（B），局部 MRI 显示肿瘤大小稳定，FDG-PET 与基线相似

5. 骨肿瘤患者生存率以及预后的判断

决定骨肿瘤患者生存率的因素中包括肿瘤分级、分期、体积以及对化疗的反应等。有学者指出 PET/CT 检查能协助预测骨肿瘤患者的预后。Costello 等利用 FDG PET/CT 的 SUV max 值研究 33 例骨肉瘤患者的 5 年生存率，发现虽然 SUV max 所在的部位与患者五年生存率没有显著联系，但是 SUV max 值的大小与患者五年生存率之间有较强的关联。另一项研究中发现肿瘤 SUV max 值 > 6.0 的患者五年生存率显著低于 SUV max 值 < 6.0 的患者。

6. 引导活检

目前骨肿瘤诊断的金标准是组织病理检测，但是病理诊断中仍然可能因为取标本的区域不当而导致误诊。尤其是在体积较大的肿瘤穿刺活检时较容易出现穿刺得到的组织并非细胞分裂最活跃的部位，从而导致肿瘤分级偏低。如果在活检之前通过 PET/CT 检查确定肿瘤灶中细胞代谢活力最强的部位，并取活检时针对性地抽取此高代谢部位进行病理组织学观察，则可能避免出现误诊。

（五）PET-MRI 在骨肿瘤临床实践中的应用

1. PET/MRI 发展

20 世纪 80 年代 PET 开始出现并逐渐用于临床，标志着影像诊断进入了分子时代。但 PET 在解剖细

节及病灶定位上仍存在缺陷，由此 PET/CT 应运而生。PET 与 CT 的结合很大程度上解决了单纯 PET 在解剖及病灶定位上的不足，但其也有很多局限性（如 CT 辐射剂量较高，软组织分辨力较低等）。于是，20 世纪 90 年代中期有研究者提出建立 PET/MRI 双模系统的设想。这种方式可以通过一次性扫描同步获得全身 PET 及 MRI 影像，从而反映疾病的形态和功能的双重特征。

将 PET 探测器环完全整合到 MRI 扫描架上的"完全集成式"使得 PET、MRI 结合由想法进入了实践。PET/MRI 的优势是：①安全性高，无电离辐射；②早期病变、软组织病变、淋巴结检出率高，有利于肿瘤检出、分期、疗效评价；③ MRI 多种技术、序列有助于完善 PET 的代谢和功能信息；④一次性成像同近年来 PET/MRI 的相关技术也取得了较大的进展。在校正方面，衰减校正技术具有速度快、稳定性好、解剖结构个体差异小的优势，它使病变信息更真实。在控制伪影方面，提出采用 MR 门控技术及运动敏感 MR 脉冲序列；利用反转耦合系统广义重建技术对 PET/MRI 呼吸运动校正。

2. PET/MRI 优势与限度

是采集疾病的形态和功能信息。但是 PET/MRI 尚存在一些不足，如扫描时间过长、金属禁忌、技术欠缺（比如 PET/MRI 设备的结构设计、PET 探头与 MRI 磁场兼容性等）、伪影繁杂。尽管如此，PET/MRI 在肿瘤诊断中仍具有重要价值及应用潜力。

3. PET/MRI 在骨肿瘤中的临床应用

PET/MRI 已用于骨与软组织肿瘤的研究。有研究发现，与单独的 MRI 相比，PET/MRI 虽然没能提高原发性骨肿瘤与软组织肿瘤 TNM 分期的正确率，但全身 PET/MRI 却具备较高的 TNM 分期准确率。PET/MRI 利用 PET 快速识别代谢异常区域，并结合 MR 波谱成像提供的异常区域的代谢信息，来判断其为肿瘤、炎症或是坏死，从而指导软组织肉瘤的放疗及手术治疗，并可监测治疗反应。

PET/MRI 改变了传统成像模式，可以定点同时评估肿瘤形态、分子代谢及功能信息（扩散和灌注，葡萄糖、氨基酸吸收程度及细胞增殖的速度，定量定性病灶成分），其在对于不同类型肿瘤的诊断、评估肿瘤生物学行为（包括分期、分级、浸润深度、远处转移）、评价治疗疗效及预后方面具有较高的准确性、敏感性和特异性。随着扫描技术的发展、检查时间的进一步缩短及影像质量的不断提高，PET/MRI 在临床中的应用会更加广泛，能为肿瘤的诊断、治疗及预后评价提供更多重要信息。

五、超声检查在骨与软组织肿瘤中的应用

（一）超声检查基础

1. 超声波基本物理特性

声波按频率划分可分为次声波、声波和超声波三大类。超出人耳听阈的超过 20kHz 的声波，叫做超声波。声波产生的条件，一是需要声源，二是需要有能够传播这种机械振动的介质。声波是一种纵波。声波在介质中传播的速度称为声速，一般用 c 表示。声速的大小取决于介质的密度和弹性模量。人体软组织的平均声速约为 1540m/s，和水的声速接近。在超声诊断的频率范围内，软组织的声速基本上不随超声波的频率变化。不同的软组织声速有所不同，但差别不大。一般声速随组织中蛋白质含量增加而增加，随水分和脂肪含量增加而减低。超声波在弹性介质中传播方式与光波类似，也有波的叠加、干涉、反射、折射、透射、散射、衍射以及吸收和衰减等特性。

2. 超声波发射与接收和成像模式

通常医用超声都是采用电声转换法中的压电式换能法。通过压电换能器将高频电磁振动的能量转换

为机械振动的能量从而发射超声波，同时也可以把超声振动的能量转换为电磁能量，通过信号处理，完成超声的接收。超声探头将回声信号转换为电磁射频信号后，必须将这些包含了许多信息的射频信号经过解调、滤波、相关运算、模数转换等过程，将所需要的信号信息分别以不同的模式成像，以供临床医师阅读做出诊断。

目前常用或曾经常用的几种超声成像模式有 A 型成像法、B 型成像法、M 型成像法、D 型成像法。A 型成像法又叫示波法，当声束在人体组织中传播到两层不同声特性阻抗的邻近介质界面时，在该界面上就会产生反射，每遇到一个界面产生一个回声，该回声在示波器的屏幕上以波的形式显示出来。A 型成像法就是根据回声波幅的高低、多少、形状及有无进行诊断。B 型成像法的工作原理与 A 型成像法基本相同，都是利用回声原理做诊断，即发射脉冲超声进入人体，然后接受组织界面的回声作为成像的依据。B 型成像法与 A 型成像法不同之处有三点：第一，B 型超声仪是将 A 型超声仪的幅度调制显示改进为亮度调制显示，它将回声脉冲电信号放大后送到显示器的阴极，使显示的亮度随着回声信号的强弱而变化；第二，B 型超声诊断仪探头发射的声束必须进行扫查，加在显示器垂直方向的时限扫描与声束同步，从而构成一幅二维断面声像图；第三，医生根据由此得到的一系列人体断面灰阶声像图进行诊断，而不是用 A 型法得到的波形作诊断。B 型超声显示的断面图像具有直观性好、容易掌握、诊断方便等优点。M 型超声成像的工作原理与 B 型相同，在 B 型断面上任意取一声束取样线，在水平偏转上加一对慢扫描锯齿波，使取样线上的回声光点沿水平方向展开代表时间扫描，回声光点在垂直方向上移动代表深度扫描。由于探头位置和取样线固定，随着组织的位置移动，声束穿越的各层组织界面得到的回声亮度随着水平扫描而构成相应的动态曲线，即称之为 M 型超声扫描，此方法最常用于超声心动检查中评价瓣膜及心肌的运动状态。D 型超声法是利用声波的多普勒现象成像和分析。多普勒现象是超声多普勒诊断的物理基础。波源和靶目标之间的相对运动会使观察到的波动频率发生变化，这种现象称为多普勒现象。在超声诊断中采用的是反射模式，不动的超声波探头向人体内发出超声波，遇到血流等运动目标时发生反射，反射波携带了目标运动的信息，这种反射波再被探头接收，经过处理加以显示。由此，就可以达到无损检测的目的，特别是对血流速度的检测具有重要的临床意义。

3. 超声伪像

超声伪像是指超声显示的断层图像与其相应解剖断面图像之间存在的差异。伪像表现为声像图中回声信息特殊的增添、减少或失真。伪像在声像图中是普遍存在的，任何声像图上都会存在一定的伪像，任何先进的超声诊断仪均无例外。与其他现代影像技术，如 CT、MRI 等比较，超声伪像更为多见和突出。伪像是超声的物理特性决定的，也即在传导过程中与人体介质存在着相互作用，包括反射、折射、散射、绕射、衰减等的结果。正确识别超声伪像可以更科学的解释声像图，避免伪像可能引起的误诊或漏诊，另外利用某些特征性的伪像可以有助于进行诊断和鉴别诊断。常见伪像包括混响、振铃伪像、切面厚度伪像、旁瓣伪像、声影、后方回声增强、各向异性、侧边声影和回声失落、镜面伪像、棱镜伪像、散射体伪像、声速失真等。在肌肉骨骼系统的超声检查中，最常见的伪像是各向异性伪像。各向异性伪像多见于肌腱、韧带、神经和肌肉组织，由于声速不能同时保持与肌腱各部分纤维呈垂直方向，形成肌腱的回声强弱不同，垂直于声束的纤维呈强回声，不垂直于声束的纤维呈低回声甚至无回声，这容易造成肌腱损伤的假象。解决或改善的办法有可以改变探头方向、调整声束入射角、采用先进的实时复合扫描技术。

4. 仪器与技术

中高档彩色超声仪具有较好的浅表器官分辨率，同时又具有一定的穿透率，使用线阵探头频率

7～15MHz，必要时辅以 3.5MHz 凸阵探头。一般采用直接扫查法，即将探头直接置于涂有耦合剂的探查部位。对于特别表浅者应用间接扫查法。对于浅表部位检查时需要一个水囊或者专用导声衬垫，这样可以使位置表浅的筋膜和肌肉肌腱连接处显示最佳。

基于计算机技术飞速发展，超声设备功能也不断得到完善提高，很多新技术在骨与软组织疾患诊治中均发挥着作用。宽景成像大多已经成为标准配置之一，可以解决探头宽度有限的问题，完整显示长范围结构或病变的应用技术，是用超声来显示肌肉肌腱的最好方法，而且能更容易地与非专业人士交流。

超声弹性成像（ultrasound elastography，UE）在 20 世纪 90 年代由 Ophir 等首先提出。这是一种检测组织硬度属性的超声成像新技术。原理是对组织施加一个外部或内部（包括自身的）的动态或静态/准静态或动态的激励，在弹性力学、生物力学等物理规律作用下，组织将产生一个响应。再利用超声成像的方法结合数字信号处理或数字图像处理技术，通过显示和量化结构组织的弹性，可提供其生物学特性及力学信息。UE 技术分为应力式弹性成像、点式剪切波弹性成像及实时剪切波弹性成像。应力式弹性成像是应用探头对皮肤施加一定压力，使组织发生形变，通过测量形变及位移间接反映组织硬度。实时剪切波弹性成像（shear wave elastography，SWE）是通过发射多组序列脉冲波，连续多点快速动态聚焦作用于感兴趣区域组织，高速捕捉感兴趣区域内任意部位剪切波的传播过程及组织形变信息，能实时、定量地显示组织质地的杨氏模量值。UE 技术已较广泛应用于临床腹部、浅表组织病灶的弹性评估，目前在血管、肌肉骨骼、皮肤等领域也得到应用。

三维超声成像技术是在采集一系列距离和角度相等的二维图像后，利用计算机对图像进行整合、重建，构成三维图像，可多角度、多切面对感兴趣区域进行切割，再以多种成像模式显示出来。三维超声可直观显示三维立体图像，弥补二维灰阶图像的不足。三维血管能量成像技术是基于能量多普勒基础上的三维重建技术，不仅具有能量多普勒对小血管及低速血流信号的敏感性，而且通过三维重建后可立体显示感兴趣区域的血管分布和走行，容易区分病灶内外血流灌注状态和血管的起始情况。

对比增强超声成像（contrast-enhanced ultrasound，CEUS）即超声造影技术，是利用造影剂增强血液的背向散射，通过显示微循环灌注，凸显局部病灶，能明显提高超声诊断分辨力、敏感性和特异性。目前超声造影已能有效增强人体多个实质脏器的二维及血流多普勒信号，观察正常及病变组织的血流灌注情况，达到诊断和鉴别疾病的目的。超声对比剂具有实时、便捷、无辐射、无肾毒性等优点，极大地拓展了传统超声成像的应用范围。CEUS 应用主要分为两大类，即血管内和非血管腔道的对比显像。经血管途径 CEUS 主要用于各脏器内肿瘤的诊断与疗效评估、组织脏器微循环灌注评估等。非血管腔道 CEUS 主要是将造影剂注入到各种管腔内，评价腔道的通畅性和判断梗阻部位及程度。

超声引导消融治疗以其可靠性、安全性、微创性而得到广泛的认可。并且随着技术的不断进步，超声介入治疗领域不断拓展，在血管、肌骨、外周神经疾病治疗中均发挥重要作用。临床上超声引导肿瘤消融治疗主要包括化学消融和热消融两种方式。化学消融主要是应用无水乙醇等化学物质使细胞质脱水、蛋白质变性进而杀死肿瘤细胞；热消融是将热能导入肿瘤组织中使其凝固性坏死，主要包括微波消融、射频消融、激光消融、高强度聚焦超声等技术，目前已应用于肝脏、骨骼、子宫等部位肿瘤的介入治疗。

超微血管成像（superbmicrovascularimaging，SMI）采用先进的杂波抑制技术、检测最小噪音的最大信息，通过高帧频对微血管进行实时成像。SMI 技术可很好地显示微血管和低速血流，通过显示微血管的分布差异有助于良、恶性肿瘤的鉴别诊断。

（二）超声在骨肿瘤中的应用

1. 骨软骨瘤

骨软骨瘤（osteochondroma）是最常见的骨肿瘤，占良性骨肿瘤的 35% 和所有骨肿瘤的 8%，是有软骨帽覆盖的骨性隆起，突出于骨的外表面，内含骨髓组织，并与附着骨髓腔相通。大多发生于 30 岁以前的骨骼生长期，男性多见。肿瘤好发于干骺端，以股骨远端和胫骨近端最多见。骨软骨瘤生长缓慢，早期常无症状或仅有无痛性肿块。当肿瘤较大压迫邻近血管、神经或瘤骨继发骨折时可出现相关症状和体征。

（1）常规影像学：X 线表现为干骺端表面的骨质不规则隆起，边界清楚。瘤体的骨皮质及骨松质分别和宿主骨的骨皮质和骨髓腔内正常骨松质相连续。常沿着肌腱牵引的方向（关节的反方向）生长。如软骨帽明显增厚伴广泛钙化和不规则透亮区要怀疑有恶变可能。CT 和 MRI 有助于确定软骨帽的厚度以及肿瘤和受累骨之间的关系。

（2）超声声像图：表现为干骺端边界明显的骨性隆起，为与正常骨皮质相延续的骨性强回声突起被覆低无回声的软骨帽（图 1-2-98），超声仅能显示骨软骨瘤的外侧缘，而不能显示其内部结构及靠近骨干的内侧缘。骨软骨瘤本身无血流显示。广基底型骨软骨瘤可见皮质光滑且向邻近正常骨皮质移行，表面为软骨帽（图 1-2-99）。骨软骨瘤可与周围软组织摩擦形成滑囊，当滑囊积液扩张时，软骨帽周围可见无回声区，使软骨帽表面更加清晰，超声诊断软骨帽更加敏感。若出现软骨钙化可表现为低无回声的软骨内出现强回声斑点伴声影。超声能够准确测量软骨帽的厚度，一般成人＜ 2.0mm，儿童＜ 3.0mm，若软骨帽＞ 1.0cm 应考虑继发软骨肉瘤的可能。超声有助于排除其他相关疾病及判定瘤体对周围组织的影响。

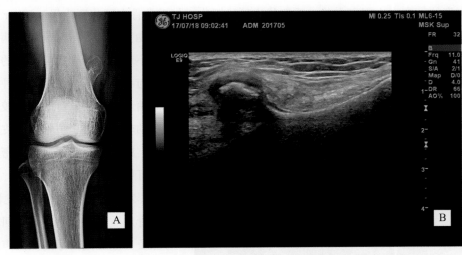

图 1-2-98　A 股骨远端骨软骨瘤 X 线表现；B 股骨远端骨软骨瘤超声表现

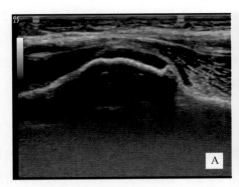
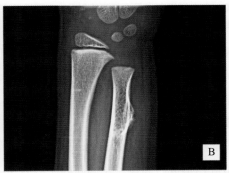

图 1-2-99　A 尺骨远端广基底骨软骨瘤；B 尺骨远端广基底骨软骨瘤，强回声的骨质表面可见无回声的软骨帽结构

2. 软骨瘤

软骨瘤（chondroma）由分化好的透明软骨组织构成，根据肿瘤所在部位可分为内生软骨瘤和骨膜软骨瘤。前者位于骨髓腔内，分为中心型和偏心型；后者则来自骨膜向外生长。又可根据病变分为单发性、多发性，多发性合并畸形者称 Ollier 病，若合并皮肤血管瘤称 Maffucci 综合征。

内生软骨瘤发病率仅次于骨软骨瘤，是第二位最常见的良性骨肿瘤，约占良性骨肿瘤的 10%。内生软骨瘤多发生于管状骨干骺端的中心部，以手、足短管状骨最为多见。肿瘤生长缓慢，病程较长，患者通常无症状或局部轻微疼痛，受累指骨常呈梭形膨胀，肿瘤内部常有黏液样变、钙化和骨化。骨膜软骨瘤较少见，仅占软骨瘤的 2%，肿瘤侵蚀骨密质外层，但不进入髓腔。发病年龄主要为 10 ~ 30 岁青中年，男女发病率无明显差别，病程缓慢。该病几乎都发生于四肢管状骨，如指（趾）骨，以肱骨上端最为常见，临床多表现为无痛或轻度疼痛肿块，无红肿、压痛。

Ollier 病是少见的非遗传性软骨疾患，于儿童期发病，表现为肢体不对称短缩畸形。该病发生于上肢时，可同时侵犯肩胛骨、肱骨、尺桡骨与掌骨（有时只侵犯一个手的多个掌指骨）；累及下肢时，可同时侵犯股骨、胫骨、腓骨与足骨。

Maffucci 综合征为罕见的非遗传性先天性异常，包括内生性软骨瘤病和血管瘤两种病变。血管瘤可位于皮下或软组织，常与软骨瘤一起分布在同一侧肢体，也有双侧受累的报告，病变可局限或广泛，大多为海绵状血管瘤。

（1）常规影像学：单发性内生软骨瘤表现为干骺端中心性或偏心性溶骨破坏，边界清楚，皮质膨胀变薄。低密度的病变中出现斑点状、毛絮状或环状钙化，与正常骨有硬化区为界。Ollier 病的临床表现为在股骨或肱骨的近侧干骺端或骨干病变，呈特殊的喇叭口状（由宽到窄）或水滴状，病变区可见粗糙而不规则的骨小梁与散在的钙化斑。在前臂与小腿区域，可见多发肿瘤与并发的弯曲畸形。骨膜软骨瘤肿块较小时，骨旁模糊的软组织影压迫临近骨皮质，不侵犯髓腔，肿瘤与髓腔间可见致密骨壳相隔，瘤内可见散在的钙化或骨化。

（2）超声声像图：单发性软骨多表现为骨皮质膨胀变薄，内部回声较均匀并可探及少量血流信号的低回声肿物，边界清楚。在肿瘤内部可出现散在钙化形成的点状、斑片状强回声（图 1-2-100）。对于 Maffucci 综合征超声检查可显示多发软骨瘤合并多发血管瘤的表现。骨膜软骨瘤表现为管状骨表面低回声肿物，边界清楚。其深处骨皮质略有凹陷，但多光滑连续，可见反应性硬化，无溶解破坏表现。肿物内可见散在强回声钙化影，CDFI 部分可探及血流信号。

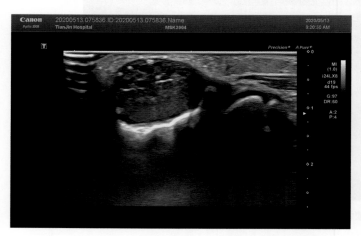

图 1-2-100 右小指近节指骨内低回声肿物，内可见散在钙化点，深方指骨受压凹陷

3. 滑膜软骨瘤病

滑膜软骨瘤病（synovialchondromatosis）是一种累及滑膜的良性病变，在滑膜内形成多发软骨结节，并游离在关节腔内形成游离体。发病高峰年龄为 40 ~ 50 岁，男性多见。可发生于任何有滑膜的关节，但主要发生于大关节。膝关节最为常见，其次是髋关节和肘关节，肩关节、踝关节较少发生。病程较长，

通常表现为关节疼痛肿胀和活动受限。10% 的病例有双侧关节受累。偶尔可有多关节受累，关节外滑膜软骨瘤病可能起自关节周围腱鞘组织，可以与关节内病变同时发生，也可以单独发生。

（1）常规影像学：X 线可显示发生钙化或骨化的软骨结节或关节腔内游离体，约有 10% 的病例不伴有钙化或骨化，这类病例只能依靠 MRI 或关节造影检查才能发现。

（2）超声声像图：病变早期，软骨结节没有发生钙化时，超声可见关节增厚的滑膜内含有低回声软骨结节，结节内无血流信号；若出现钙化结节则呈界限清晰的强回声斑块，后方伴声影。结节数量不等，结节较多时可因时期不同而出现未钙化和已钙化的结节同时存在，如伴有关节内积液时更容易观察软骨结节，且软骨结节位置可移动。发生于膝关节的滑膜软骨瘤可游离到髌上囊或腘窝囊肿内。病程越长，关节内游离体数目越多，钙化越明显并且累及范围广，对超声检查而言浅层钙化产生的后方声影可能会掩盖其他滑膜病变。（图 1-2-101）

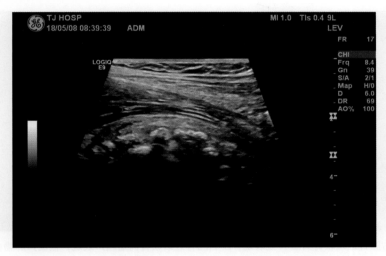

图 1-2-101　右髋关节囊内多发大小不等钙化结节，后方声影明显

4. 软骨黏液样纤维瘤

软骨黏液样纤维瘤（chondromyxoidfibroma）是来自骨内成软骨性间叶组织的一种罕见良性肿瘤，为最少见的骨肿瘤之一。男性多见，好发年龄 10 ~ 30 岁，50 ~ 70 岁为另一个发病高峰。好发部位中，下肢骨占 2/3，其中又以发生在胫骨上端占 1/3，其次为股骨和腓骨的干骺端，上肢骨以肱骨多见。病程长，症状轻，偶有轻微疼痛、肿胀、功能受限。

（1）常规影像学：X 线典型表现为长骨干骺端偏于一侧的边界清楚的纯溶骨性骨质破坏，骨皮质膨胀变薄或消失。X 线出现钙化和骨化的病例十分少见。

（2）超声声像图：肿物于长骨干骺端，呈圆形、卵圆形偏心性生长，边界清楚的大小不等、多房状低回声肿块，中间可见网状高回声，受累区骨皮质明显变薄或缺损，透声良好，后方回声不衰减。其内很少发生钙化，血管信号多较丰富。超声声像图与动脉瘤样骨囊肿相似，需注意两者的鉴别。

5. 软骨肉瘤

软骨肉瘤（chondrosarcoma）是来源于软骨组织的恶性肿瘤，较常见。其发生率仅次于骨肉瘤，多发生于 30 ~ 70 岁。男性发病率多于女性。病程较长，主要症状为局部疼痛、肿胀、肿块，患肢功能障碍。软骨肉瘤按部位可分为分中央型和周围型，前者多见。中央型软骨肉瘤大多发生于四肢长骨，周围型软骨肉瘤大多发生于扁骨。在骨骼以外软骨肉瘤也可发生于喉部和鼻部的软骨。

（1）常规影像学：X 线表现为中央型软骨肉瘤常位于长骨干骺端，边界不清，呈溶骨性破坏，可出现斑点状、绒毛状、棉花团状或环状钙化阴影。周围型软骨肉瘤主要表现为从骨皮质向外突出的肿块，边界不清，伴有钙化和骨化阴影。CT 和 MRI：40% 的病例 CT 和 MRI 显示有软组织肿块，CT 能显示轻微的骨皮质破坏，MRI 有助于观察肿瘤在髓腔内和软组织内浸润范围。

（2）超声声像图：中央型软骨肉瘤多见于长骨干骺端不均匀低回声肿块，多数体积较大，长径常 ≥ 5cm，肿块外侧骨皮质变薄或破坏缺损而回声中断，内可见散在钙化或骨化斑点状、斑片状强回声（图 1-2-102）。分化越好的软骨肉瘤钙化越多，呈斑片状或环弧状，分化越差的钙化越少，不定形。彩色多普勒显示肿块内可见少许散在血流信号，多数血供不丰富。一般骨膜无异常，当出现病理性骨折时，骨折处可出现局限性反应性骨膜增厚。周围型软骨肉瘤主要表现为从骨皮质向外突出的不均匀低回声肿块，边界比较清楚，其内表现与中央型软骨肉瘤一致。软骨肉瘤合并黏液性变和坏死出血时，肿瘤内则出现大小不等的囊腔样无回声区，无血流信号。

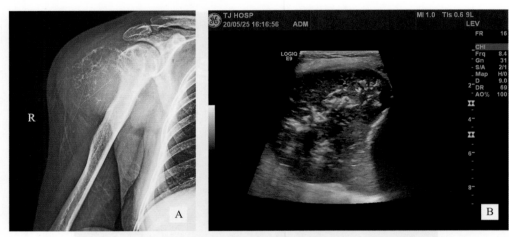

图 1-2-102　A 右肱骨近端软骨肉瘤 X 线表现；B 右肱骨近端软骨肉瘤超声表现，低回声肿物内可见散在强回声钙化区域

6. 骨瘤

骨瘤（osteoma）是来源于膜性化骨的常见良性骨肿瘤，以骨的过度增生并突出于膜性骨表面为特征，几乎只发生于颅骨、鼻窦和颅面骨。患者多为青少年，男女均可发生。肿瘤生长缓慢，随年龄、发育逐渐增长，但并不出现恶性变。发育成熟后，大部分肿瘤停止生长。临床上大多数骨瘤表现为无痛性缓慢增大、质地坚硬的肿块或骨表面隆起，有时因压迫周围组织可引起头痛或面部不对称。多发性骨瘤或骨瘤累及长骨时应排除加德纳综合征（Gardner's syndrome），一种常染色体显性遗传性疾病，表现为骨瘤伴有结肠息肉、软组织纤维瘤和皮肤皮样囊肿，这些病例还同时伴有长骨骨皮质波浪状增厚。

（1）常规影像学：X 线表现为致密的、边界清楚的肿块，突出于骨表面，周围骨质无破坏性改变。鼻窦的骨瘤一般依鼻窦的形状而生长，并附着于窦壁的骨板。

（2）超声声像图：仅可观察颅骨外板向体表突出的骨瘤。颅骨骨瘤可表现为颅骨表面边界清晰、向外突出的、卵圆形强回声骨性突起，与正常皮质相延续，无血流信号，局部皮肤或软组织可轻微受压移位，周围骨皮质无明显骨质破坏。

7. 骨样骨瘤

骨样骨瘤是一种来源于成骨性结缔组织的良性肿瘤，相对少见，约占原发性骨肿瘤的 4%，好发于 15 ~ 30 岁，男性多于女性。发病缓慢，病程较长，全身各骨均可发病，最常见的部位是四肢长骨，尤其是股骨和胫骨，占 50%。肿物一般体积较小、呈局限性生长，最显著的症状为疼痛，尤其是夜间加剧，服用非甾体抗炎药可缓解疼痛症状。

（1）常规影像学：X线骨样骨瘤按照生长部位可分为皮质内型、髓内型和骨膜下型，其中皮质内型最常见，多生长于长骨骨干。典型表现为偏一侧骨干反应性增生硬化，硬化区内相对低密度的核心即瘤巢。瘤巢常＜1cm，有时因广泛硬化而被遮盖；或者因瘤巢从中央向周围逐渐成熟、钙化和骨化而使病灶呈靶环状，即中央小的骨化区密度升高，周围有一环形透亮带，外围为大片致密的骨密质。当X线片显示长骨骨密质硬化，尤其呈偏心和梭形硬化时，就应该考虑骨样骨瘤。CT和MRI：CT能够精确显示和定位因广泛硬化而遮盖的瘤巢（图1-2-103），MRI增强可见瘤巢有明显强化，有助于诊断。

（2）超声声像图：超声对于髓腔内病变或成骨性为主的病变不能显示其内部结构，作用有限。对于骨样骨瘤，超声可见病变部分骨干表面略膨隆，皮质表面不光滑，增厚的皮质可呈多发细小毛刺状，无溶骨性破坏表现，周围细小血流信号增多（图1-2-103），邻近软组织可有轻度水肿表现，与炎性病变表现相似，容易误认为炎性病变，应结合症状体征与其它影像学检查才能做出准确诊断。

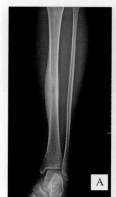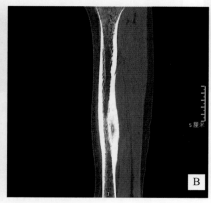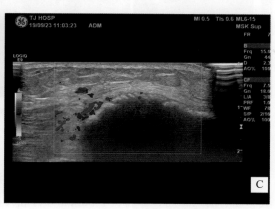

图1-2-103　A 右胫骨中段骨样骨瘤X线可见胫骨中段反应性硬化表现；B 右胫骨中段骨样骨瘤CT重建可见硬化区域中低密度瘤巢；C 右胫骨中段骨样骨瘤超声可见胫骨皮质毛刺样骨膜反应伴血流信号

8. 骨肉瘤

骨肉瘤（osteosarcoma）又称成骨肉瘤（osteogenicsarcoma），起源于原始成骨性结缔组织，瘤细胞具有形成骨质或肿瘤样类骨质能力，破坏骨质并刺激骨膜产生反应性增生，是原发性恶性骨肿瘤中发病率最高、恶性程度最大的肿瘤。骨肉瘤恶性程度高、病程短、发病快、死亡率高。该病多见于儿童和青少年，发病高峰年龄10～20岁，男性发病率是女性的2倍。骨肉瘤好发于长骨干骺端，最多见于股骨下段、胫骨及腓骨的上段，扁骨及不规则骨中以髂骨多见。临床表现为肢体固定部位疼痛，局部肿胀并出现肿块。

（1）常规影像学检查：X线表现为长骨干骺端骨破坏，多为以成骨为主的成骨性和溶骨性破坏同时存在，可见骨膜增厚。肿瘤突破骨皮质及骨膜时表现为典型的"Codman"三角；粗细大小相似的针状瘤骨与骨干垂直，形成"日光放射"征。软组织肿块边界模糊，其内可见瘤骨。CT及MRI：CT扫描可以更清晰地显示肿瘤在髓腔内和软组织的病变范围、骨皮质破坏程度，以及肿瘤与主要血管的关系。MRI能够更好地显示骨肉瘤在骨内外的侵袭范围，巨大软组织肿块内可见出血、坏死或囊性变。

（2）超声声像图：早期病变部位骨皮质光滑连续的线样强回声出现虫蚀样、斑片状微小骨质破坏、缺损。病变区域骨膜增厚、抬高，骨膜下出现肿瘤的软组织低回声，回声多不均匀，内可见瘤骨形成的不规则强回声，典型者瘤骨同样表现为"日光放射"状（图1-2-104）。彩色多普勒显示骨质破坏区、骨膜下实性组织内、甚至周边软组织内可见较丰富血流信号，血管走行方向紊乱、粗细不一，典型者可见抬高的骨膜下"日光放射"状血流信号（图1-2-105）。当肿瘤突破骨膜后，可见增厚、抬高与骨皮质分离的骨膜出现中断，增厚的骨膜与正常骨干相连处呈三角形，形成特征性的"Codman"三角。软组织肿块增大，其内部回声与瘤骨成分多少有关，瘤骨多时后方回声衰减明显。肿瘤内部有丰富的新生血管，可见异常丰富的血流信号，分布密集、迂曲、互相交通，动、静脉频谱同时存在。肿瘤较大时，内部可见出血、坏死而形成的片状无回声区。对于骨肉瘤，超声检查的重要作用在于对肿瘤化疗效果的评价和随访。肿瘤骨破坏范围、软组织肿块的缩小、肿瘤边界变清晰、瘤周晕带的消失、瘤周骨包壳的出现、肿瘤内回声增强、囊性变、肿瘤动脉峰值流速降低等指标可预测化疗效果较好。

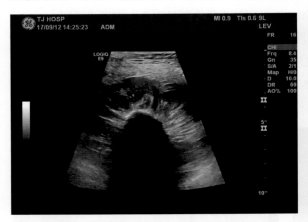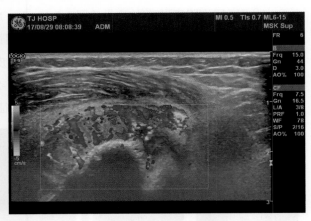

图 1-2-104　右股骨远端骨肉瘤内可见"日光放射"状针样瘤骨

图 1-2-105　左股骨远端骨肉瘤内早期针状瘤骨尚不明显，可见"日光放射"样血流信号

9. 转移性骨肿瘤

转移瘤是指原发于某器官的恶性肿瘤经血液循环或淋巴系统等转移到骨骼所产生的继发性肿瘤，以乳腺癌、前列腺癌、肺癌、甲状腺癌和肾癌转移最多见。骨骼本身的恶性肿瘤骨内转移以骨肉瘤和尤文氏肉瘤最为常见。骨转移瘤好发于中老年，常多发，多见于躯干骨，如胸椎、腰椎、骨盆、肋骨及胸骨，其次为股骨、胫骨和肱骨。临床多表现为进行性疼痛、病理骨折、功能障碍等，原发灶有时在骨转移瘤被诊断以后查出。

（1）常规影像学：X线多表现为骨干或临近干骺端的溶骨性、成骨性或混合性骨破坏；以溶骨性最多，呈"虫蚀"样，边界不清楚，周围无硬化。一般无骨膜增生和软组织侵袭。CT和MRI能够显示轻微骨质破坏，弥补X线检查不足。MRI对肌肉、软组织具有更高的敏感性。

（2）超声声像图：骨转移瘤超声表现多样，大部分病例肿物大小不一，内部回声多样，多呈较均匀或不均匀低回声（图1-2-106）。边界不清，突破骨皮质向周围软组织生长。病灶处骨皮质破坏，呈

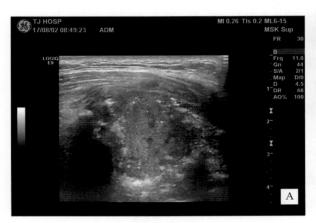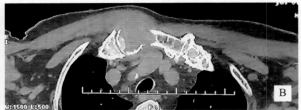

图 1-2-106　A 胸骨柄转移瘤CT可见溶骨性骨质破坏；B 胸骨柄转移瘤超声可见溶骨性骨质破坏，软组织肿块内见残留骨

穿凿样或虫蚀样改变，甚至连续中断，出现缺损，发生病理性骨折。肿块近边缘处血流丰富，部分中心血流分布稀疏或无血流显示。

10. 骨巨细胞瘤

骨巨细胞瘤（giant cell tumor of bone）一种起源于松质骨的溶骨性肿瘤，主要由巨细胞和基质细胞构成，具有低度恶性潜能，属于中间性肿瘤。骨巨细胞瘤好发于 20～40 岁，性别上无明显差异。典型的骨巨细胞瘤一般为单发，好发于长骨骨端，约占 75%，常见部位为股骨远端、胫骨近端、桡骨远端，大约 5% 的骨巨细胞瘤发生于扁骨。临床主要表现为患处疼痛、局部肿胀或肿块以及关节功能障碍。

（1）常规影像学：X 线表现为病变多位于长骨骨端，呈偏心性、溶骨性破坏。一般病变边界较清楚，呈膨胀性改变。病灶周围一般有反应性薄层骨壳存在，骨壳内壁可有骨崤突出于病灶内，形成"皂泡"样改变。CT 可以更好的确定肿瘤边界，CT 上肿瘤呈实体性改变，CT 值与肌肉相近，在观察皮质骨破坏及反应性骨壳方面更有优势。

（2）超声声像图：病变长骨骨端偏一侧的骨皮质明显变薄，可有膨胀性，有时薄如蛋壳，有时尚连续或者出现部分骨壳缺损（图 1-2-107）。当皮质变薄或者缺损时，可见瘤体内部为实性低回声，较均匀，一般无骨化或钙化形成，可见中等程度的血流信号，肿瘤坏死、出血区为不规则无回声，有时可见液 - 液平面。除非发生恶变，否则邻近的关节软骨不受影响。生长活跃或有恶变倾向者，肿瘤边界不清，侵犯周围软组织，形成形态不规则软组织肿块，呈分叶状或多个结节样肿块，瘤体内可显示丰富的血流信号。

11. 骨囊肿

骨囊肿（bone cyst）是唯一原发于骨内的真性囊肿，内容物为浆液性。任何年龄均可发病，好发于

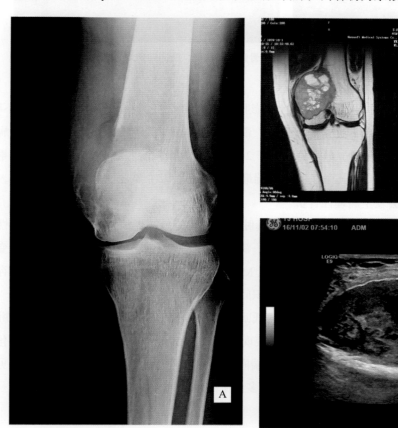
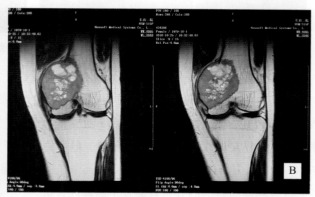
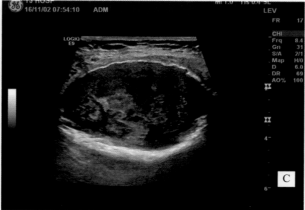

图 1-2-107　A 股骨内髁 X 线平片可见膨胀性、溶骨性骨质破坏；B 股骨内髁 MR 可见骨质破坏伴软组织肿物；C 股骨内髁超声可见骨皮质明显变薄，内部结构得以显示

儿童和青年，男性发病率略高。多发生在长骨的干骺端，以肱骨及股骨近端最多见，其次为股骨远端、胫腓骨近端及跟骨。囊肿邻近的骨皮质因受压而变薄，严重者骨皮质薄如蛋壳但仍很完整。骨囊肿患者一般无明显症状，少数病例有轻微疼痛及压痛，多因发生病理骨折而就诊。

（1）常规影像学：X线表现为骨骺端的单房性卵圆形透亮区，邻近的骨皮质变薄、膨胀，周围没有任何骨膜反应。

（2）超声声像图：多表现为长骨干骺端下方局限性圆形或椭圆形无回声区，皮质变薄，内部透声好，呈均匀无回声，无血流信号，对侧皮质结构得以显示（图1-2-108）。变薄的皮质与正常骨质相延续，无病理性骨折时无骨膜反应。骨囊肿长轴与骨干相一致，其膨胀性不如骨巨细胞瘤明显，如果髓腔内囊肿膨胀性不明显，邻近皮质变薄不明显时，超声多无法观察髓腔内情况。当出现病理骨折时，可见变薄的皮质中断，囊肿内可因出血而出现液-液分层表现，有时可见碎骨片陷入囊液内，形成X线上典型的"碎片陷落征"。

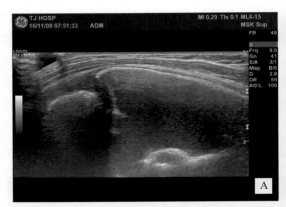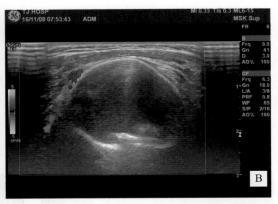

图1-2-108　A肱骨干骺端骨囊肿纵切面；B肱骨干骺端骨囊肿横切面，囊内回声均匀，未见血流信号

12. 动脉瘤样骨囊肿

动脉瘤样骨囊肿（aneurysmal bone cyst）是一种良性、膨胀性、溶骨性病变，具有局部侵袭性，病因不明。多数学者认为其为瘤体内血管循环异常，动静脉瘘形成，髓内压增加，血管腔扩大，骨质破坏。该病发病率较低，病程较长，可发生于任何年龄，最常见于小于20岁的青少年。全身任何部位骨骼均可受累，但70%～80%位于长骨干骺端和椎骨，其中以股骨近端最为多见。临床主要表现为病变部位疼痛，局部肿胀以及功能障碍。部分患者会发生病理性骨折。

（1）常规影像学：X线表现为典型的动脉瘤样骨囊肿，最常见的是边界清楚的偏心性、膨胀性和溶骨性骨质破坏表现，呈囊状破坏伴多发间隔和骨膨胀。病变早期常表现为小的偏心性、溶骨性病变，弥漫浸润时骨有大块性破坏膨胀，病变呈气球样。CT及MRI可以准确反映病灶范围、大小，包括存留的极薄骨皮质边缘。MRI可显示病灶内低信号的纤维组织间隔，以及"液-液"平面。

（2）超声声像图：肿瘤区表现为髓腔内边界清晰的低回声病灶或不规则的多房多隔状结构，骨膨胀、骨皮质变薄或部分消失，并常有典型的"液-液"分层表现（图1-2-109）。一般不产生新生骨及钙化，无骨膜异常及软组织肿块。发生病理性骨折后，于骨折端嵌插处可见不规则的点片状强回声，并可见局部骨膜增厚。CDFI显示囊腔内血流较少，周边部可有较多血流信号。

（三）超声在软组织肿瘤中的应用

1. 腱鞘囊肿

腱鞘囊肿是一种发生于关节部位附近的囊性肿物，内含胶冻状黏液。目前认为腱鞘囊肿主要与关节

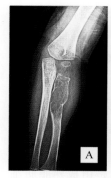 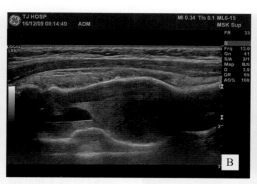 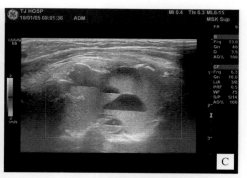

图 1-2-109　A 桡骨近端动脉瘤样骨囊肿 X 线平片可见皮质变薄的膨胀性破坏；B 桡骨近端动脉瘤样骨囊肿纵切面超声，可见内部"液 - 液"分层；C 桡骨近端动脉瘤样骨囊肿横切面超声，可见内部"液 - 液"分层

囊、韧带、腱鞘上的结缔组织因局部营养不良，发生退行性黏液样变性或局部慢性劳损有关，部分与外伤有关。腱鞘囊肿主要由蒂部、囊壁、囊液构成。临床表现为手腕背侧、掌侧或足背等处出现局部肿块隆起，生长缓慢，很少有疼痛或不适。肿块呈半球形，豌豆至拇指头大小，一般直径不超过 2cm，表面光滑饱满，与皮肤无粘连，触之坚硬，有弹性，可有囊性感，基底固定，压之有酸胀或痛感。

（1）常规影像学：腱鞘囊肿典型 MRI 征象是囊性分房状病灶，呈长 T_1、长 T_2 信号，边缘清楚，增强扫描囊壁轻度强化。

（2）超声声像图：关节或肌腱旁的无回声包块，边界清晰，形态多为类圆形或不规则包块，可单房也可分隔，后方回声增强，内部无血流信号（图 1-2-110），较大的囊壁上可探及血流信号。如囊内伴有出血或感染时，囊内回声可发生改变。利用超声检查可快捷、准确地诊断触诊不明确的微小和隐性腱鞘囊肿。

2. 表皮样囊肿

表皮样囊肿（epidermoid cyst）又称表皮囊肿、角质囊肿，是最常见的皮肤肿瘤之一。其囊壁由表皮细胞构成，囊腔中充满角化物，是真皮内含有角质的囊肿。发病机制尚不明确，有先天性和后天性两种，前者是因胚胎发育时期遗留于组织中的上皮发展形成，后者是因皮肤创伤磨损后或皮脂腺破裂等原因引起表皮颗粒进入皮下组织发展而成。囊肿好发于面颈及躯干上部，是由于毛囊、

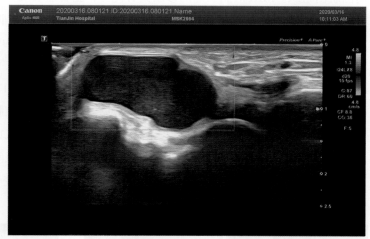

图 1-2-110　腕背腱鞘囊肿超声显示无回声包块，内部无血流信号

皮脂腺单元易受损害所致。外伤引起的表皮样囊肿多位于掌跖部，称为外伤性表皮囊肿。肿块一般与表皮粘连，而与皮下组织不粘连，可活动。临床常表现为无痛性质地较硬的肿物，大小不一。

（1）常规影像学：MRI 常用于诊断颅内表皮样囊肿，对于发生于肢体的表皮样囊肿一般均以超声为首选检查方式。

（2）超声声像图：表皮样囊肿超声表现具有一定特征性，与囊壁鳞状上皮细胞的不断成熟、角化、脱落而形成"豆渣样"无定形物质聚集成囊肿的形成机制有关。表皮样囊肿大多位置浅表，一般紧贴皮肤高回声下方，呈圆形、椭圆形、浅分叶形低回声结节，可显示清晰包膜，后方回声轻度增强，内部多

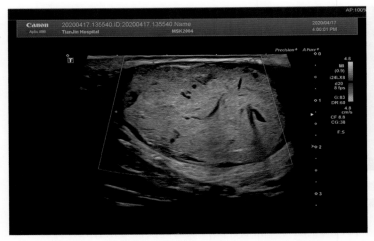

图 1-2-111　表皮样囊肿内裂隙样低回声，囊内无血流信号

为细密点状回声夹杂小管道样或裂隙样低回声，内部无血流信号（图 1-2-111）。少数囊内可形成钙化区域。囊壁可部分破裂导致内容物外渗，周围组织产生炎症反应时可见血流信号，此时需仔细鉴别，避免误诊为其它实性肿瘤。

3. 脂肪瘤

脂肪瘤（lipoma）是由成熟脂肪细胞组成的一种良性肿瘤，是成年人最常见的良性软组织肿瘤，约占所有软组织肿瘤的 50%。脂肪瘤的发病率远高于脂肪肉瘤，两者的比值约为 100 : 1。脂肪瘤好发于 40 岁以上成年人，多见于体形肥胖男性。根据肿瘤的发生部位，脂肪瘤大致可分为：①浅表脂肪瘤：肿瘤位于皮下组织内。以肩背部、颈部、腹壁和四肢近端（如上臂、臀部和大腿）最为好发。②深部脂肪瘤：肿瘤位于深部软组织内，多发生于盆腔、腹膜后等，发生于肌间或肌内者，又称为肌间或肌内脂肪瘤，还可发生于骨旁或关节旁。临床上，大多数病例表现为局部皮下缓慢性生长的无痛性肿块，几乎不引起任何症状。体检时于皮下可触及圆形或不规则形肿块，质地较软，活动度较好。

（1）常规影像学：脂肪瘤在 CT 图像中呈均匀的低密度包块，其 CT 值因含有大量脂肪组织而低于周围肌肉组织。MRI 对脂肪瘤的诊断具有优势，脂肪瘤表现为边界清楚、信号均匀的包块，其信号为特异性的 T_1WI 和 T_2WI 均呈高信号，而在 STIR 序列则与皮下脂肪组织一致呈低信号。

（2）超声声像图：常见于皮下脂肪层内的脂肪瘤常表现为中等、中高回声，边界清晰，形态规则，内部可见散在点状血流信号。体积较大的脂肪瘤长轴多与皮肤平行，边界多有包膜，与周围正常组织分界清楚，内部多见平行于皮肤的短线状、线状强回声（图 1-2-112）。血管脂肪瘤相较一般皮下脂肪层内的单纯脂肪瘤体积较小，质地偏硬，多发常见，边界常较单纯脂肪瘤模糊，回声较单纯脂肪瘤高，内部血流信号稍多。位于肌内的脂肪瘤常表现为中高回声包块，肌束纹理不清，肿物与肌束相互交织形成一内部回声不均的包块，肿物较大时常可探及血流信号。部分肌间脂肪瘤沿筋膜间隙浸润性生长并不代表恶性特征（图 1-2-113），此时需仔细观察肿瘤内部脂肪回声变化及血流等信息，如体积较大、有黏液样变区域或血流信号增多时需要考虑脂肪肉瘤可能。

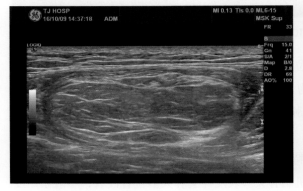

图 1-2-112　股直肌内脂肪瘤，内部可见线状强回声

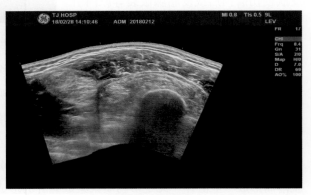

图 1-2-113　三角肌深方脂肪瘤形态不规则，包绕肱骨近端生长，部分向浅层突出

4. 血管瘤

血管瘤是软组织常见的良性肿瘤，是以血管内皮细胞增殖为特征，由大量新生血管构成、性质不一的一组肿瘤，可以发生在任何部位，多见于皮肤和皮下组织，也可发生于肌内。本病可分为毛细血管瘤、海绵状血管瘤、蔓状血管瘤。毛细血管瘤系真皮层脉管畸形，属于微静脉畸形，也称为葡萄酒样痣，较易辨识。海绵状血管瘤多数为单发病变，生长缓慢。蔓状血管瘤可视为多发性小动静脉瘘，血管内血流速度较快，常伴有血栓形成及机化、钙化。血管瘤虽属于良性肿瘤，但手术切除后易复发。

临床表现为发生在肢体的多为肌内血管瘤，该病可发生于全身各部位的骨骼肌，尤以下肢发病率较高。青年多见，无性别差异，生长缓慢，病灶随年龄增长逐步增大，外伤、感染、青春期激素变化、妊娠等可加重其发展。肌内血管瘤常以触及局部肿块为主要表现，边界欠清，质地较软，有囊性感。临床表现为无痛或伴有酸胀、疼痛，疼痛在运动后可加重；表面皮肤颜色正常或有青紫色改变；肿块的大小可随肌肉的收缩、松弛或体位而改变。病变广泛侵犯肌肉者可致肌肉挛缩，造成相应的运动功能障碍。

（1）常规影像学：X线平片对软组织血管瘤多不能显示，但是对于静脉石显示效果较好。海绵状血管瘤的主要 MRI 表现为等 T_1 长 T_2 信号，蔓状血管瘤主要表现为长 T_1 短 T_2 信号，该型具有典型的血管留空表现，诊断特异性较高。MRI 增强扫描大部分血管瘤明显强化且与周围组织分界不清。

（2）超声声像图：肌肉组织海绵状血管瘤呈蜂窝样结构或粗大紊乱管状的低回声包块（图 1-2-114），边界欠清，无明显包膜结构，彩色多普勒显示瘤内以静脉为主的血流信号（图 1-2-115）。检查时用探头加压，包块可被压缩，内部管道变细，无回声区的范围变小，探头加压或放松后可见血流色彩发生变化，即"红蓝交替"表现。脉冲多普勒显示其内主要为较低速的静脉血流频谱。因血流缓慢，部分管腔内可见实性血栓或强回声后伴声影的静脉石。蔓状血管瘤彩色多普勒超声于瘤体内可见丰富的搏动性血流信号，颜色明亮，有细小动静脉瘘部位的血流呈五彩镶嵌状，脉冲多普勒可探及动脉血流频谱，动静脉瘘部位可探及高速湍流样血流频谱。瘤体近端的静脉内可见随心动周期变化的、流速较快的静脉血流频谱，而瘤体近段动脉呈低阻血流频谱。

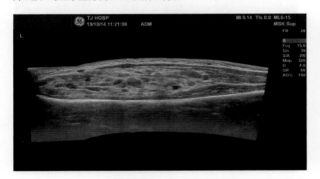

图 1-2-114　肌肉血管瘤，内可见多发迂曲增宽的管腔结构

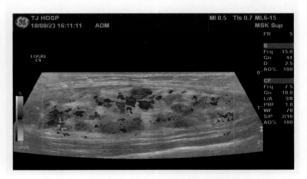

图 1-2-115　肌肉血管瘤多发管腔内可见红蓝交替血流信号

5. 淋巴管瘤

淋巴管瘤（lymphangioma）是一种由海绵状或囊状扩张的淋巴管组成的良性肿瘤或畸形，与血管瘤相比，相对少见，仅占所有血管肿瘤的 4% 左右，绝大多数均为良性病变。大多数的海绵状淋巴管瘤和囊状淋巴管瘤在出生时即出现或发生于 1 岁以内，少数病例也可发生于成年人。囊状淋巴管瘤好发于颈部、腋下和腹股沟。

（1）常规影像学：淋巴管瘤的 CT 扫描为单或多房的薄壁囊性肿物，水样密度，如有出血则密度可增高。边界清楚，也可以楔入肌肉之间。如合并感染，囊壁增厚和强化，周围脂肪结构内可有炎性浸润。

MRI 的 T_1WI 呈低信号，有囊内出血或囊液脂肪含量高者呈高信号，偶可见液 - 液平面，T_2WI 像呈高信号。冠状面及矢状面对显示肿物的上、下边界及轮廓更为有利。

（2）超声声像图：囊状淋巴管瘤也称为淋巴水瘤，超声多表现为椭圆形、扁平形或不规则形囊性包块，边界基本清晰，壁薄，后方回声增强，内有薄的间隔，呈互不交通的多囊状，囊壁无血流信号。包块质地柔软，加压易变形，瘤内无血流信号。海绵状淋巴管瘤病变区边界欠清晰，形态不规则，无明显包膜回声，超声表现为大小不等多发性呈葡萄状囊腔，网状分隔上见星点状血流信号。

6. 血管球瘤

血管球瘤（glomus tumor）是一种由类似正常血管球变异平滑肌细胞所组成的间质性肿瘤，好发于肢体远端的动静脉吻合支，即正常血管球细胞所在处。所以血管球瘤最好发的部位为手指的甲床下，也可见于手腕部、前臂和足部皮下软组织内，消化道等其它部位也有个案报道。该病好发于 20 ～ 40 岁的成年人，两性均可发生，女性略多见。临床上表现为发作性疼痛并进行性加重，受冷刺激或触碰时可引起疼痛发作。典型者可见甲下紫蓝色小结节。血管球瘤与血管平滑肌瘤、血管脂肪瘤和创伤性神经瘤共称为"痛性皮下结节"。

（1）常规影像学：X 线在末端指节背侧面常可见软组织肿块，约半数病例可见压迫性骨侵蚀伴硬化性边缘。CT 显示为甲下软组织密度的非特异性肿块。MRI 有助于识别微小的病变，T_2WI 常显示为同质性高信号。

（2）超声声像图：血管球瘤体积较小，几乎均 < 1cm。具有典型特征性表现，甲下软组织间隙不均匀增厚，增厚明显处见形态比较规则的圆形或椭圆形低回声结节，内部回声均匀，回声多与甲下正常软组织接近，彩色多普勒显示其内血流信号异常丰富，呈"彩球征"（图 1-2-116）。甲下血管球瘤常致邻近的指骨局限性凹陷（图 1-2-117），当肿物较小或无法清楚显示瘤体时可仔细观察指骨是否有局限性压痕，进而有助于发现微小血管球瘤的存在。

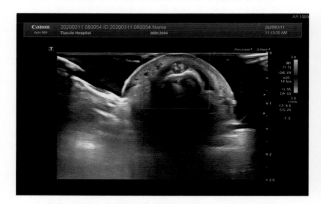

图 1-2-116　拇指甲根处横切面微小血管球瘤血流异常丰富，指骨可见浅压痕

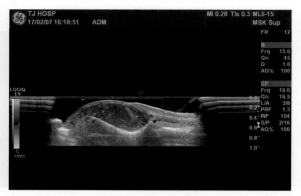

图 1-2-117　示指纵切面显示甲下血管球瘤，体积较大，血流丰富，指骨受压

7. 结节性筋膜炎

结节性筋膜炎（nodular fasciitis，NF）并非炎症，是一种具有自限倾向的纤维母细胞和肌纤维母细胞快速增殖所致的良性肿瘤。因其生长迅速，组织学上细胞丰富且存在细胞分裂象，常易被误认为肉瘤，曾被称为假性肉瘤性纤维瘤病。结节性筋膜炎可发生于任何年龄段，但多发生于青壮年，其中半数以上患者在 20 ～ 50 岁之间。成年患者无明显的性别差异，但儿童患者多见于男性。绝大多数病例发生于皮下浅筋膜层，部分病例可位于深部肌肉组织内，少数病例可发生于神经内或关节内等特殊部位。好发于

上肢，主要位于前臂屈侧，其次为上臂，少数病例位于躯干和头颈部，部分病例发生于下肢。通常表现为皮下生长迅速的结节或肿块，近半数病例伴有酸胀、触痛或轻微疼痛感。术前病程通常为 2 ~ 4 周，少数患者可为 2 ~ 3 个月，极少数可长达 1 年或以上。首选治疗方式为局部手术切除病灶且术后极少复发，但结节性筋膜炎有自限性，若能定期行高频超声监测有无自然消退，可避免不必要的手术治疗。

（1）常规影像学：CT 表现为基于筋膜的非特异性软组织肿块，边界相对清楚，少数病例位于深部的肌肉内，边界可不清。平扫显示肿块密度均匀，与邻近的肌肉相近，增强扫描期可呈轻度或中度强化，多数强化均匀，伴有囊性变或黏液样变性时，在肿块的周边可有强化带。MRI 表现为 T_1WI 呈稍低或等信号，信号均匀，抑脂序列显示为高信号。T_2WI 信号混杂，以不均匀的中至高信号为主。PET-CT 表现为高代谢性结节，可被误认为是转移性肿瘤。

（2）超声声像图：根据解剖位置，主要分为皮下型、筋膜型及肌内型。

1）皮下型：最多见，位于皮下脂肪层内，表现为边界较清楚、形态较规则的低回声团块，无包膜结构，内部回声较均匀。

2）筋膜型：筋膜型位于深筋膜表面或层间，肌肉之间的肌外膜亦属于深筋膜范畴，所以位于肌间的 NF 亦属于筋膜型。部分病变沿筋膜向皮下脂肪小叶的纤维间隔延伸，浸润性生长，边界不清，呈不规则的"星状"突起；部分病变与周围的筋膜相延续，呈"筋膜尾征"。（图 1-2-118）

3）肌内型：少见，位于肌内位置较深。一般体积较大，表现为肌层内低回声团块，在横切面上边界较为清楚，纵切面上病变与肌束及筋膜间的分界不清。

皮下型和筋膜型可见邻近的脂肪组织弥漫性回声增强，范围不清，血流信号非特异性增多。结节性筋膜炎缺乏相对特异性超声表现，发病率不高，很容易被误诊为其它软组织肿物。结合典型发病部位，周围软组织的轻度炎性反应，肿物短期长大的病史，多可做出诊断。

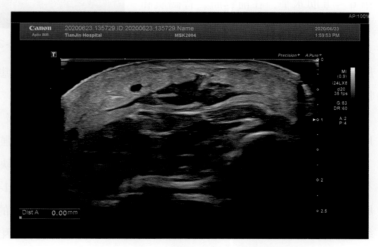

图 1-2-118 前臂深筋膜层结节性筋膜炎

8. 增生性肌炎

增生性肌炎（proliferative myositis，PM）是发生于肌肉内的结节状纤维母细胞和肌纤维母细胞性增生。与结节性筋膜炎相似，增生性肌炎属于假肉瘤性病变，但发病率远低于结节性筋膜。主要发生于中老年人，多见于 50 ~ 70 岁，以男性略多见。增生性肌炎主要累及躯干肩胛带的扁平肌，特别是胸大肌、背阔肌和前锯肌，部分病例可位于上臂，少数病例位于大腿。临床上均表现为生长迅速的单个结节，病程多在 2 个月以内，部分病例可有疼痛或触痛感。该病虽发病初期肿块生长迅速，质硬，常伴疼痛，临床上易误诊为软组织肉瘤，但数周后一般不再继续增长，属于自限性良性反应性病变，多数病例可自行消退，确诊后通常仅需随诊观察。如果肿块进展迅速，影响躯体功能，可考虑对肿块进行局限性切除，术后一般不复发。如早期能明确诊断，而非误诊为恶性肉瘤，可避免过度治疗。

（1）常规影像学：MRI 表现为肌肉内肿块，边界模糊，信号均匀，平扫 T_1WI 呈等信号，T_2WI 呈高信号，内可见低信号网状影，病变周围可见水肿带，脂肪抑制序列表现更为明显；肿块通常无坏死、出血等。

增强扫描肿块呈明显强化，其内网状影不强化，周围受累的肌组织呈现轻度强化。

（2）超声声像图：病变的肌肉内部可见一不均质混合回声包块，边界欠清，无明显包膜，一般不会超出肌肉筋膜而累及两块肌肉。纵切可见病变呈梭形，肿胀的肌束回声增强，与肌束平行的低回声条索相间，可只累及一块肌肉内的部分区域，周围可见正常形态及回声的部分肌束。当其内的低回声分布较均匀时，横断面呈网格状分布，其最具特征性的超声表现为"龟背征"或"干裂泥土征"（图1-2-119）。彩色多普勒超声显示内部可见少量血流信号，一般为少血供型。

9. 弹力纤维瘤

弹力纤维瘤（elastofibroma）是一种比较少见的发生于软组织的良性类肿瘤病变，并非真性肿瘤，而是增生性瘤样病变，多因反复创伤或摩擦造成弹性纤维组织增生退变所致。临床表现为好发于50岁以上的中老年人，以女性多见，多为单发，10%～30%为双侧发生，典型的发病部位是背部肩胛下角区的前方，第6～8肋水平，在前锯肌、背阔肌和菱形肌的深层，与胸壁紧密粘连。临床表现为肩胛下角区域触及无痛性软组织

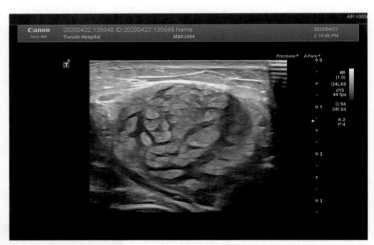

图1-2-119　横切面呈"龟背征"

肿块，肿块在肩关节处于前屈和内收位置时可更加明显，部分患者于外展或内收肩关节时可感觉到肩胛区的弹响。

（1）常规影像学：典型的背部弹力纤维瘤的特征性CT及MRI表现为软组织肿块内条带状脂肪密度或者信号，与胸壁平行，增强扫描表现多样，常不均匀轻度强化，部分不强化。

（2）超声声像图：背部肩胛下角区肌层深方可见实性团块，边界欠清，无完整包膜结构。内部具有特征性表现，呈条形低回声与高回声交替的多层状结构（图1-2-120），高回声为团块中灶状分布的脂肪组织，而穿行其中的低回声为粗大的弹力纤维，条带状结构的数量与组织的增生程度有关。由于弹力纤维瘤属于机体的慢性、反应性假肿瘤样病变，少有血管侵袭，因此彩色多普勒检查其内血流信号不明显。

10. 腱鞘纤维瘤

腱鞘纤维瘤（fibroma of tendon sheath，FTS）是一种附着于手、足和踝等部位腱鞘或肌腱的致密纤维性结节。好发于20～50岁的成年人，男性多见。均发生于肢体，特别是肢端，上肢比下肢多。位于上肢者多见于手指和腕部，而前臂、肘和上臂很少发生；位于下肢者多见于膝、踝和足，而趾、大腿和髋部很少发生。临床上表现为局部缓慢性生长的无痛性小结节，病程可长达数年。约1/3的病例伴有轻微疼痛和触痛感。

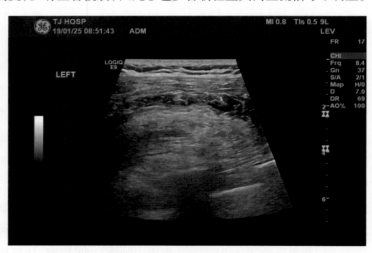

图1-2-120　肩胛下角处不均匀回声包块，边界不清楚，内部呈低回声与高回声交替的多层状结构

10% 的病例有外伤史。临床上常被诊断为腱鞘囊肿、腱鞘巨细胞瘤或肿块。

（1）常规影像学：MRI 显示为梭形、圆形或椭圆形的分叶状结节，多数病例中可见结节与腱鞘相连。因病变内含有较多的胶原纤维，故 T_1WI 的信号等同于或低于邻近的肌肉组织，T_2WI 呈不均质稍高信号，内部低信号形态呈条带状、范围多大于病灶的 1/3，增强后病灶周围可见环状强化。而与之表现类似的腱鞘巨细胞瘤，内部低信号形态呈分隔状或颗粒状，范围多小于病灶 1/3。

（2）超声声像图：典型的超声表现为瘤体多位于手部肌腱或小关节附近，边界清晰，形态上可为梭形、类椭圆形或不规则形，部分包绕肌腱，质硬韧，活动度差；内部回声均匀或不均，血供可多可少。动态观察多不影响肌腱滑动。声像图上与腱鞘巨细胞瘤相鉴别存在困难，腱鞘纤维瘤侵袭邻近骨质较腱鞘巨细胞瘤相对少见。

11. 浅表型纤维瘤病

掌纤维瘤病（palmar fibromatosis）和跖纤维瘤病（plantar fibromatosis）是一种发生于掌、跖筋膜和腱膜的弥漫性纤维组织增生。掌纤维瘤病也称 Dupuytren 病或 Dupuytren 挛缩，由法国外科医生 Dupuytren 于 1831 年首先描述，跖纤维瘤病也称 Ledderhose 病（Ledderhose 是 19 世纪末期的德国外科医生）。

掌纤维瘤病多见于中老年患者，特别是 60 岁以上者。以右侧略多见，可累及双侧（10% ~ 50%），也可同时伴有足跖纤维瘤病（5% ~ 20%）。掌纤维瘤病多发生于男性，男女比例为 3 ~ 4：1，最常累及环指、小指，也可累及中指和示指，引起掌指关节屈曲性挛缩，影响手功能（图 1-2-121）。

跖纤维瘤病患者年龄多在 30 岁以下，少数病例也可发生于儿童和青少年，也以男性多见，但性别比不如掌纤维瘤病明显。约 1/3 为双侧性，少数病例可伴有掌纤维瘤病，常在不同时期发病。跖纤维瘤病好发于足底中心部位，很少累及足趾，不引起足功能障碍，没有挛缩现象。查体时在病变处可触及深部组织内有大小不等的结节及弥漫性增厚区，可为双侧性。

（1）常规影像学：MRI 在 T_1WI 和 T_2WI 上显示为异质性肿块，信号与邻近的肌肉相同或略高。当病变内含有较多的胶原成分时，在 T_2WI 上呈相对低信号，细胞成分较多时，在 T_2WI 呈高信号。

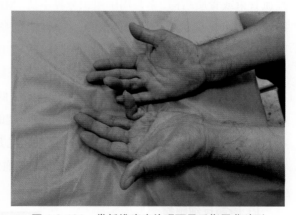

图 1-2-121　掌纤维瘤病外观可见手指屈曲畸形

（2）超声声像图：发生于手部的掌纤维瘤病多为长梭形或椭圆形低回声，边界清晰，连续性扫查可发现与掌腱膜相延续（图 1-2-122），且屈指时观察与深方肌腱无直接关联，存在相对运动，其内多无明显血流信号。跖纤维瘤病多见于跖腱膜中部，多位于跖腱膜足底侧表面，可见单一或多发局限性梭形结节改变，长轴平行于跖腱膜，内部呈较均匀的低回声，多无明显血流信号。

12. 侵袭性纤维瘤病

侵袭性纤维瘤病（aggressive fibromatosis）也称韧带样型纤维瘤病（desmoid-type fibromatosis），是一种发生于筋膜或深部软组织的纤维源性肿瘤，常向邻近组织内浸润性生长，有时还可侵犯邻近的重要结构或实质脏器，虽无远处转移倾向，切除不净极易复发，其生物学行为介于良、恶性之间，故被视为低度恶性肿瘤。侵袭性纤维瘤病可发生于全身各处，但常见于躯干和四肢。根据肿瘤发生的具体部位，可分为腹壁纤维瘤病、腹壁外纤维瘤病、腹腔内和肠系膜纤维瘤病三大类。腹壁外纤维瘤病占 50%，可

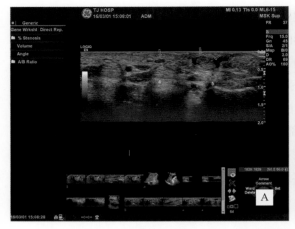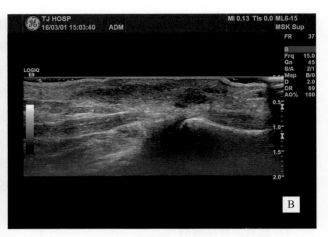

图 1-2-122　A 左手掌横切面显示环、小指屈肌腱浅层软组织内低回声条索横切面图像；B 左手小指屈肌腱旁低回声条索，边界不清，形态不规则，近端与掌腱膜延续

发生于 10 岁以下的儿童，但以青春期至 40 岁年龄段最为多见，女性多见。好发部位依次为上肢带（肩和上臂）、胸壁、背部、大腿、前臂和头颈部。发生于肩部者，多发生于三角肌、肩部、锁骨上窝和颈后三角，可延伸至腋窝和上臂；发生于胸壁者，可累及胸壁软组织和胸膜；发生于下肢者，多发生于臀部肌肉、股四头肌和腘窝肌群，但极少发生于手和足。

（1）常规影像学：CT 主要表现为等或略低密度肿块，不规则形或分叶状，易侵犯、包绕邻近的神经血管束或骨质结构，多与周围组织分界不清。MRI 表现为 T_1WI 呈等或稍低信号，T_2WI、STIR 呈高信号，高信号内可见点状、条带状低信号，T_2WI 上的条带状低信号区代表纤维组织或者胶原生长沉积区域，诊断有一定特征性，病灶增强扫描大部分呈中等以上均匀强化。MRI 对韧带样纤维瘤周围组织的侵犯程度显示良好，确定手术切除范围是预测术后是否复发的重要因素。

（2）超声声像图：腹壁外侵袭性纤维瘤以低回声为主，无包膜结构，内部回声不均匀，很少发生坏死液化。当肿瘤体积较大时后方存在不同程度的声衰减。肿瘤多沿筋膜侵袭性生长，可呈典型梭形，浅表者可累及皮肤，引起皮肤凹陷，深在者，尤其是复发时可侵犯骨骼。彩色多普勒示病灶内部血流信号多不丰富。超声检查应注意检查肿物邻近的血管、神经等结构是否受到累及（图 1-2-123），从而指导手术计划的制定。

13. 腱鞘巨细胞瘤

腱鞘巨细胞瘤（giant cell tumor of tendon sheath，GCTTS）是一种起自于关节滑囊、滑膜和腱鞘的肿瘤。按照肿瘤的生长方式分为局限型和弥漫型两种类型，弥漫型又称色素性绒毛结节性滑膜炎（pigmented villonodular synovitis，PVNS）；按部位可分为关节外和关节内，两种类型在临床表现和生物学行为上有所不同，但发病机制相同，镜下形态相似。

（1）局限型腱鞘巨细胞瘤：局

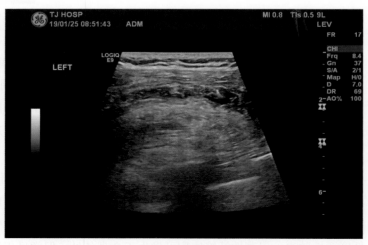

图 1-2-123　腘窝区侵袭性纤维瘤包绕腘血管生长并向后方推挤胫神经，神经未被包绕侵及

限型腱鞘巨细胞瘤是发生于手的第二常见良性肿瘤，仅次于腱鞘囊肿。可发生于任何年龄，但好发于30～50岁的中青年，女性略多见。主要发生于手指（50%～75%）腱鞘滑膜或指间关节周围，部分病例位于腕、踝、足和膝。临床上表现为缓慢性生长的无痛性小结节，多分布于手指的掌侧面。病程缓慢，症状轻微，多不影响手指运动功能。

1）常规影像学：GCTTS 瘤体含有含铁血黄素，所以密度略高于肌肉组织。CT 表现为关节周围骨旁或肌肉间隙内软组织肿块，部分呈分叶状，可明显跨关节生长，无明显钙化征象及骨膜反应，其邻近骨可有不同程度侵蚀或破坏。MRI 中 T_1WI 和 T_2WI 通常显示为中低信号，而在梯度回波序列上信号更低。由于含铁血黄素的顺磁性效应而形成 T_1WI、T_2WI 的双低信号表现被认为是 GCTTS 的特征性表现。

2）超声声像图：超声表现为低回声结节，边界清晰，形态可不规则，内部回声较均匀，少见液化或钙化。结节与肌腱关系密切，包绕肌腱的生长方式有提示意义（图 1-2-124），有时可压迫相邻骨骼或侵及关节囊内，多数结节内血流信号较丰富。探头加压肿物多数无明显变形和移位，肿块通常也不随肌腱滑动而改变位置和大小，包绕肌腱时也多不影响肌腱滑动。

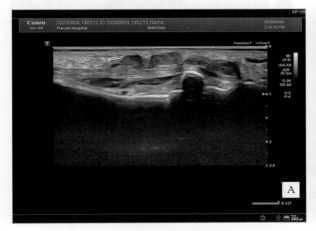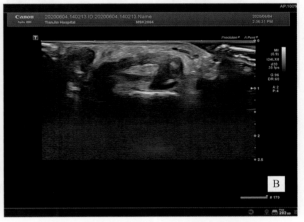

图 1-2-124 A 足底拇长屈肌腱纵切面可见多发结节状腱鞘巨细胞瘤；B 横切面显示腱鞘巨细胞瘤包绕全周

（2）弥漫型腱鞘巨细胞瘤：与局限型腱鞘巨细胞瘤相比，弥漫型腱鞘巨细胞瘤发病率较低。位于关节内者可呈绒毛状或结节状，也称色素性绒毛结节性滑膜炎；位于关节外者在软组织内形成浸润性生长的肿块，可伴或不伴邻近关节的累及。本病发生倾向于青年人，女性略多见。膝关节受累最为多见（75%）。临床上患者多因患肢疼痛、肿胀和关节活动受限就诊，可伴有关节渗液和关节积血，病程较长，常达数年。

1）常规影像学：MRI 检查显示 T_1WI 或 T_2WI 加权均为混杂低信号，可伴不同程度周边肌腱受累、骨质破坏表现，增强扫描可见病变明显、不均匀强化。

2）超声声像图：病变部位可见单个或多个低回声肿物，形态不规则，部分呈分叶状，边界尚清，有或无包膜，内部回声不均，部分可见临近骨质破坏。CDFI 显示肿物多可见丰富血流信号，PW 可见低阻动脉血流频谱。关节内病变可见滑膜增生，关节内积液等表现，有时不具有特异性表现，与滑膜炎、类风湿性关节炎等不易鉴别。

14. 神经鞘瘤

神经鞘瘤（neurilemmoma）是一种起源于神经鞘雪旺细胞的良性肿瘤，又称雪旺细胞瘤或雪旺细胞瘤（schwannoma），可发生于任何年龄，但最多见于 30～50 岁中青年，无明显性别差异。多数病例表现为孤立性肿块，缓慢性生长，一般无明显症状，少数可伴有疼痛。主要累及四肢的主要神经干，发生于四肢的屈侧比伸侧更多见，特别是腕、肘和膝关节周围。肿瘤一般呈偏心生长，可将正常神经组织挤压到一侧，因而外科手术时可较容易将肿瘤与周围神经纤维分开。

（1）常规影像学：CT 显示为边界清楚、沿神经走行的均匀或欠均匀低密度椭圆形肿块。MRI 在 T_2WI 表现为中心稍高信号、周边高信号的靶征，此外还有脂肪分离、神经出入等征象。

（2）超声声像图：显示为边界清楚、呈椭圆形或梭形的低回声结节或团块，包膜结构完整，内部可见血流信号，且部分血流信号较丰富。神经鞘瘤容易合并囊性变，可表现为肿物内大小不等的无回声区（图 1-2-125），合并变性坏死时呈不均匀混合回声。如能显示其两端与神经结构相延续，即可确诊神经源性肿瘤（图 1-2-126）。典型的神经鞘瘤横切面可见肿瘤偏一侧生长，部分正常形态及回声的神经束受压移位，该征象与有无包膜结构被认为是与神经纤维瘤的主要鉴别点。

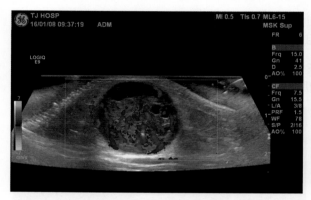

图 1-2-125　形态规则，血供丰富伴多发小囊性变的神经鞘瘤

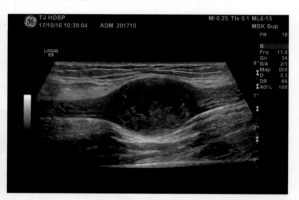

图 1-2-126　两端与胫神经延续的低回声肿物伴内部小囊性变区域

15. 神经纤维瘤和神经纤维瘤病

神经纤维瘤（neurofibroma）是一组良性的周围神经鞘膜肿瘤，由雪旺细胞、神经束膜样细胞、纤维母细胞以及形态介于神经束膜样细胞和其他细胞之间的移行细胞混合组成。神经纤维瘤可分为孤立性神经纤维瘤和神经纤维瘤病。

（1）孤立性神经纤维瘤：较神经纤维瘤病多见，好发年龄为 20 ~ 30 岁，多见于躯干、四肢、头颈、纵隔和腹膜后等部位。发生于体表部位一般无症状，位于体内且体积较大的肿瘤可出现压迫症状。该瘤生长缓慢，病程较长，少数病例术后可复发，有恶变倾向。

（2）神经纤维瘤病：约半数病例有家族史，为常染色体显性遗传性疾病，可分为 NF-1 型和 NF-2 型。

1）NF-1 型：主要表现如下：①皮肤色素斑，以位于腋窝或腹股沟处的咖啡色小斑最具有诊断价值。②多发性皮肤结节，可为局限性、丛状和弥漫性神经纤维瘤。局限性神经纤维瘤通常位于真皮和皮下组织，也可见于深部组织，界限不清。丛状神经纤维瘤常侵犯神经干的大部分而使之变形、扭曲和纠结并伴有神经性或支持组织的增生。由于病变广泛，可引起整个肢体明显肿胀，被覆皮肤松弛，增厚和色素沉着形成神经瘤样象皮肿。弥漫性神经纤维瘤者，肿瘤常越过神经束膜的限制进入周围组织。③周围神经有多发性神经纤维瘤性增粗。其他症状还可有智力迟钝、骨骼病变等。

2）NF-2 型：远较 NF-1 型少见，为双侧听神经瘤或为单侧听神经瘤伴全身其他部位神经纤维瘤表现。

（3）超声声像图：

1）孤立性神经纤维瘤：与神经鞘瘤超声表现类似，边界多清晰，内部回声以低回声为主，形态以椭圆形多见，瘤体两端有"鼠尾征"。神经鞘瘤有包膜，挤压而不侵犯神经干，呈偏心性生长。而神经纤维瘤无包膜，浸润性生长，神经干纤维贯穿于肿瘤实质，不能将肿瘤自神经干完全分离。

2）神经纤维瘤病：结节型神经纤维瘤为多发结节，其表现与孤立性神经纤维瘤一致。丛状生长的神经纤维瘤为病变区单发或多发结节伴结节周围及之间有条带状低回声与之相连。发生于大神经时超声可清晰显示扭曲增粗的神经干形态并确定病变范围（图 1-2-127）。弥漫型神经纤维瘤如皮肤及皮下脂肪层受累时表现为皮肤及皮下脂肪层增厚，边界不清，形态不规则，片条状弱回声中可见线片状稍强回声，呈"羽毛状"排列，病变区域血流信号较丰富（图 1-2-128）。

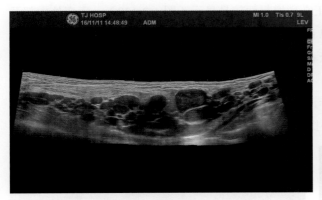

图 1-2-127　大腿后侧坐骨神经正常结构消失，可见多发大小不等低回声结节聚集，并向小腿延伸

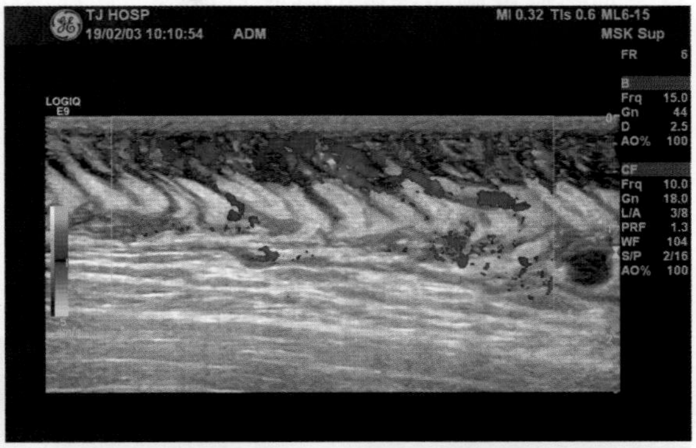

图 1-2-128　背部皮肤型神经纤维瘤患者皮下的软组织异常增厚伴血供丰富，羽毛状混杂回声

16. 创伤性神经瘤

创伤性神经瘤（traumatic neuroma）是一种周围神经因外伤或手术导致部分或完全性截断所引起的神经再生，这种再生是神经束轴突、雪旺细胞和神经束膜纤维母细胞的紊乱性增生形成的类肿瘤样表现，发生于截断神经的断端，并非真性肿瘤。创伤性神经瘤常在外伤后 3 ~ 12 个月形成肿物，以截肢端或切割伤处多见。临床表现为结节状肿物伴触痛或疼痛，约 10% 的患者可发生不能忍受的疼痛。

（1）常规影像学：创伤性神经瘤 MRI 表现为一端与神经相连的梭形肿块，在 T_1WI 上呈类似于肌肉信号的中等强度信号，在 T_2WI 上常呈中至高信号。CT 则仅显示软组织肿块，无法定性。

（2）超声声像图：神经完全断离后纵切面神经束线样回声连续性完全中断，残端神经增粗，形成梭状低回声膨大（图 1-2-129）。神经干一侧部分损伤时，损伤的近端与远端都可见部分增粗，呈局限性膨大，中间相对变细，呈驼峰状。肿块多为类圆形低回声结节，边界清晰，肿物与神经相延续，其内可见少量血流信号。超声可连续性扫查神经结构，在神经的断端出现低回声膨大结节即可确诊。

17. Morton 神经瘤

Morton 神经瘤亦称足底趾神经卡压综合征。其病因被认为是足趾底总神经在跖骨间横韧带下反复磨损，后继发神经变性和神经周围纤维化，从而引发疼痛等症状，所以 Morton 神经瘤并非真性肿瘤。由于大部分人的第三趾底总神经是由足底内侧神经与足底外侧神经汇合组成，这种解剖特点使这支趾底总神经为神经分叉所固定，因而 Morton 神经瘤更多见于第 3 跖骨间隙。常见病因有女性穿尖头高跟鞋及男性穿鞋不合适、拇外翻、外伤等。本病多发于中老年女性，常为单侧发病。病变在 4 个足趾间隙均可发生，但发生在第 3、4 跖骨间隙最为常见。表现为跖骨头区域疼痛或不适，

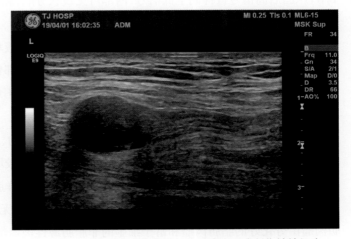

图 1-2-129　截肢患者坐骨神经残端膨大形成创伤性神经瘤

逐渐加剧，可放射至趾尖。跖骨头之间按压可激发疼痛。

（1）常规影像学：Morton神经瘤MRI常表现为跖骨头附近足底侧界限清楚的卵圆形或哑铃形的跖间结节，T_1WI和T_2WI均呈中低信号。

（2）超声声像图：显示为梭形或椭圆形的低回声结节，沿跖骨长轴走行。除结节外，超声有时可显示神经瘤近侧或远侧的趾底总神经，其直径较正常稍增粗而较易显示（图1-2-130）。病变处内部及周边常无明显血流信号。探头按压神经瘤时，如患者出现较剧烈疼痛，则更支持诊断。超声检查时可配合挤压动作提高病变显示率。从足背检查时，检查者可用手指从足底跖骨头间隙向足背加压，相反，从足底检查时，手指可从足背跖骨间隙向足底加压，也可以直接从两端挤压第1、5跖骨，有利于病变的显示。横向挤压瘤体时可见低回声上下移动。由于正常趾底总神经较细，超声显示较为困难，检查时可先用彩色多普勒超声显示跖骨间动静脉，然后再寻找血管旁的趾底总神经。

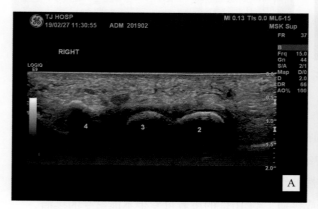 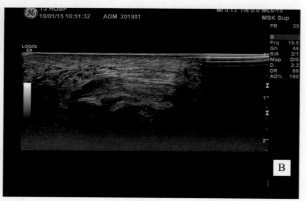

图1-2-130　A足底横切面可见第3、4跖骨头间低回声结节；B足底纵切面可见该低回声结节远近两端均与神经相延续

18. 脂肪肉瘤

脂肪肉瘤是一种由分化程度和异型程度不等的脂肪细胞所组成的恶性肿瘤，是成年人最常见的软组织肉瘤之一，约占软组织肉瘤的20%（10%～35%），极少发生于儿童。组织学上，脂肪肉瘤可分为非典型脂肪瘤样肿瘤／高分化脂肪肉瘤、去分化脂肪肉瘤、黏液样脂肪肉瘤、多形性脂肪肉瘤和非特指性脂肪肉瘤五种主要类型；生物学行为上可分为中间性局部侵袭型（非典型脂肪瘤样肿瘤／高分化脂肪肉瘤）和恶性两种类型。临床表现多为肢体深部体积较大的无痛性肿块，病程可较长。

（1）常规影像学：高分化脂肪肉瘤T_1WI呈较均匀的高信号，内部可见分隔，T_2WI呈高信号，T_2WI压脂后高信号被抑制呈低信号，内部可见线状分隔，黏液样脂肪肉瘤肿块体积较大，部分边缘不光整，包膜大多不完整，T_1WI呈等或等低信号，部分夹杂线状、云絮状高信号脂肪影，T_2WI以高信号为主，增强后呈不均匀絮片状、条片状及团块状强化，内部黏液坏死区域不强化；去分化脂肪肉瘤表现为体积较大的不均质肿块，多数呈分叶状或多结节状，病灶内部包含不同比例的脂肪成分和非脂肪成分，多数情况下其分界清楚。MRI增强扫描去分化成分多表现为不均匀明显强化，多伴囊变、坏死区域，其表现与其它软组织肉瘤类似，缺乏显著特异性。

（2）超声声像图：高分化脂肪肉瘤多表现为较大的、边界清楚的、分叶状肿块，内部密布细密点状强回声，与脂肪瘤常难以鉴别。如发现肿块内部分隔较厚或呈多结节状或多球状，多普勒超声显示肿块内部血流信号较丰富时，应高度怀疑脂肪肉瘤。黏液样脂肪肉瘤表现为边界清楚的多结节状肿块，如果肿块内含有大量的黏液性组织，超声图像表现为类似无回声的假囊肿型（图1-2-131）。去分化型脂肪肉瘤由分化好的脂肪肉瘤和富于细胞的非脂肪源性肉瘤组成，表现为肿块内部强回声、低回声混杂（图

1-2-132），各回声区分界比较清晰，低回声区内可探及血流信号。此三种病理分型均可见钙化。多形性脂肪肉瘤少见，多呈低回声，部分与高回声混杂、内可见细线状分隔，病灶血供较丰富。

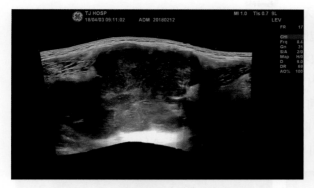 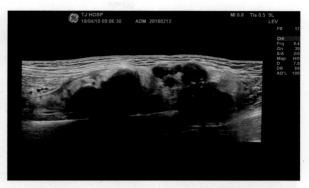

图 1-2-131　右大腿后侧黏液样脂肪肉瘤表现为低回声包块　　　　图 1-2-132　右大腿中段股内侧肌内去分化脂肪肉瘤表现为回声强弱不均巨大包块

19. 横纹肌肉瘤

横纹肌肉瘤（rhabdomyosarcoma，RMS）是一种显示骨骼肌分化的原始间叶性恶性肿瘤。横纹肌肉瘤是 15 岁以下婴幼儿和儿童最为常见的一种软组织肉瘤，约占儿童恶性肿瘤的 3%～4%；在 45 岁以上的中老年则较为罕见，约占所有成年人软组织肉瘤的 2%～3%。2013 年版的 WHO 分类将横纹肌肉瘤分为胚胎性横纹肌肉瘤、腺泡状横纹肌肉瘤、多形性横纹肌肉瘤和梭形细胞／硬化性横纹肌肉瘤四种主要类型。尽管肿瘤可发生于躯体任何部位，但主要有三个好发部位，依次为头颈部、躯干（包括泌尿生殖道）和四肢。位于四肢的横纹肌肉瘤主要位于前臂、手和足，腺泡状与胚胎性横纹肌肉瘤均可发生，两者的比例约为 4 ∶ 3。多形性横纹肌肉瘤多发生于四肢深部软组织，特别是大腿。

（1）常规影像学：在 CT 上，RMS 相比肌肉呈等低密度，主要因其富含黏液成分。部分可见邻近骨质破坏，增强扫描可见较多肿瘤血管，出血、坏死及钙化罕见。在 MRI 图像上，T_1WI 呈等低信号，T_2WI 呈等、稍高信号，可出现血管流空效应，均匀或不均匀明显强化。超声作为一种常规检查，常被用于儿童局部软组织肿块的首选检查方式。

（2）超声声像图：横纹肌肉瘤二维图像显示肌层或肌层附近的肿块，边缘基本清楚，无包膜回声，切面呈椭圆形、结节状或不规则形。内部为基本均质的低回声，后方声衰减不明显，出血、钙化罕见。彩色多普勒超声可见肿瘤内丰富的滋养血管，血流方向各异的细小血管走行迂曲，致血流速度加快和阻力指数（RI）增加，一般肿块内动脉（RI）≥ 0.75。超声与 CT、MRI 一样表现常缺乏特异性，与其它软组织肉瘤不易鉴别，超声常被用于初步评估和随访监测。

20. 未分化多形性肉瘤

未分化多形性肉瘤（undifferentiated pleomorphic sarcoma，UPS），之前被命名为恶性纤维组织细胞瘤（malignant fibrous histiocytoma，MFH），WHO 2013 版软组织肿瘤分类中将其归为组织学来源及分化方向不确定的未分化多形性肉瘤，是没有任何特异性分化方向的高级别肉瘤，但是肿瘤多由多种成分组成，主要由具有异质性的多种多形性亚型肉瘤细胞构成。多形性未分化肉瘤可发生于任何年龄，无性别差异。相对来说多发生于 50～70 岁中老年人，男性多见，极少发生于儿童。肿瘤可发生于任何部位，90% 的病变位于深部软组织，75% 的病变发生于四肢，特别是下肢，尤以大腿多见。临床表现无特异性，主要表现为深部软组织肿块，体积常较大，可生长迅速或在短期内明显增大，可伴有或不伴有疼痛感，可以有发热，出血、坏死多见，恶性度高，预后差。

（1）常规影像学：CT平扫可见呈类圆形、分叶状的软组织肿块，肿块多较大。密度不均匀，可见坏死、囊变及不同时期的出血，钙化少见，多位于周边。增强扫描大多为快进慢出或延迟性强化。强化呈多样性，大部分呈不均匀中度或明显强化。囊变、坏死区无强化。MRI因肿瘤成分混杂致MRI信号混杂之外，还有一些比较有特异性提示意义的纤维分隔征、假包膜、瘤周水肿、尾征等表现。

（2）超声声像图：表现为不规则分叶状或团块状软组织肿块。病灶体积通常较大，常＞5cm，与邻近周围结构分界清楚。内呈不均匀低回声，部分内部可见点片状高回声，继发坏死、出血时，内部可见不规则液性暗区，深面回声不减弱。CDFI：周边可见较丰富的血流信号，内部血流信号多少不等，较大的肿瘤可见邻近血管受压和移位（图1-2-133）。除体积较大，出血、坏死、黏液样变较多见而回声混杂之外，UPS与其它软组织肉瘤表现相似，超声引导下穿刺活检可明确诊断。

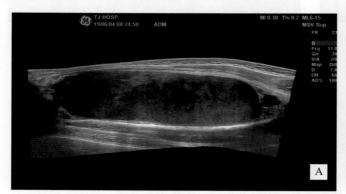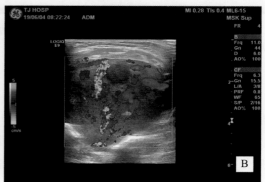

图1-2-133　A左前臂掌侧未分化多形性肉瘤纵切面；B横切面显示内部小囊变区域，周围血流信号异常丰富

（王林森，郭林，赵晖，袁宇）

参考文献

［1］ANDERSEN K F, FUGLO H M, RASMUSSEN S H, et al. Semi-quantitative calculations of primary tumor metabolic activity using F-18 FDG PET/CT as a predictor of survival in 92 patients with high-grade bone or soft tissue sarcoma［J］. Medicine (Baltimore), 2015, 94(28): 1142.

［2］BANCROFT L W, KRANSDORF M J, PETERSON J J, et al. Benign fatty tumors: classification, clinical course, imaging appearance, and treatment［J］. Skeletal Radiol, 2006, 35(10): 719-733.

［3］BASHIR U, SHAH S, JEPH S, et al. Magnetic resonance (MR) imaging of vascular malformations［J］. Pol J Radiol, 2017, 82: 731-741.

［4］BOJORQUEZ J Z, BRICQ S, ACQUITTER C, et al. What are normal relaxation times of tissues at 3 T?［J］. Magn Reson Imaging, 2017, 35: 69-80.

［5］COLLERAN G, MADEWELL J, FORAN P, et al. Imaging of soft tissue and osseous sarcomas of the extremities［J］. Semin Ultrasound CT MR, 2011, 32(5): 442-455.

［6］EBOS J M, KERBEL R S. Antiangiogenic therapy: impact on invasion, disease progression, and metastasis［J］. Nat Rev Clin Oncol, 2011, 8(4): 210-221.

［7］ERRANI C, KRESHAK J, RUGGIERI P, et al. Imaging of bone tumors for the musculoskeletal oncologic surgeon［J］. Eur J Radiol, 2013, 82(12): 2083-2091.

［8］FRELING N J, MERKS J H, SAEED P, et al. Imaging findings in craniofacial childhood rhabdomyosarcoma［J］. Pediatr Radiol, 2010, 40(11): 1723-38; quiz 1855.

［9］FUKUMURA D, JAIN R K. Imaging angiogenesis and the microenvironment［J］. Apmis, 2008, 116(7-8): 695-715.

［10］GEMESCU I N, THIERFELDER K M, REHNITZ C, et al. Imaging features of bone tumors: conventional radiographs and MR imaging correlation［J］. Magn Reson Imaging Clin N Am, 2019, 27(4): 753-767.

［11］GREENSPAN A, MCGAHAN J P, VOGELSANG P, et al. Imaging strategies in the evaluation of soft-tissue hemangiomas of the extremities: correlation of the findings of plain radiography, angiography, CT, MRI, and ultrasonography in 12 histologically proven cases［J］. Skeletal Radiol, 1992, 21(1): 11-18.

［12］张司敏, 李睿, 韩彤亮. 增生性肌炎的彩色多普勒超声声像图特征并文献复习［J］. 中华诊断学电子杂志, 2018, 6(3): 181-184.

［13］赵晖, 韩悦, 王林森, 等. 脊柱单发椎体溶骨性病变的 CT 灌注成像研究［J］. 中华骨科杂志, 2009, 29(4): 330-335.

［14］IIMA M, LE BIHAN D. Clinical intravoxel incoherent motion and diffusion MR imaging: past, present, and future［J］. Radiology, 2016, 278(1): 13-32.

［15］JIAO W P, CHEN S, WANG P. Diagnosis of benign peripheral neurilemmomas by ultrasound［J］. Zhonghua Yi Xue Za Zhi, 2016, 96(7): 551-552.

［16］熊华花, 李泉水, 许晓华, 等. 浅表血管脂肪瘤的超声影像特征及病理成像基础研究［J］. 中国超声医学杂志, 2012, 28(4): 341-344.

［17］许馨之, 焦丹, 郭锋, 等. 莫顿神经瘤的高频超声诊断价值［J］. 中华超声影像学杂志, 2017, 26(8): 726-727.

［18］KRANSDORF M J, BANCROFT L W, PETERSON J J, et al. Imaging of fatty tumors: distinction of lipoma and well-differentiated liposarcoma［J］. Radiology, 2002, 224(1): 99-104.

［19］KRANSDORF M J, MURPHEY M D. Imaging of soft-tissue musculoskeletal masses: fundamental concepts［J］. Radiographics, 2016, 36(6): 1931-1948.

［20］LAURENCE N, EPELMAN M, MARKOWITZ R I, et al. Osteoid osteomas: a pain in the night diagnosis［J］. Pediatr Radiol, 2012, 42(12): 1490-501; 1540-1542.

［21］LEE M J, KIM S, HUH Y M, et al. Morton neuroma: evaluated with ultrasonography and MR imaging［J］. Korean J Radiol, 2007, 8(2): 148-155.

［22］LEE S Y, JEE W H, JUNG J Y, et al. Differentiation of malignant from benign soft tissue tumours: use of additive qualitative and quantitative diffusion-weighted MRI imaging to standard MR imaging at 3.0 T［J］. Eur Radiol, 2016, 26(3): 743-754.

［23］LU R, MENG Y, ZHANG Y, et al. Superb microvascular imaging (SMI) compared with conventional ultrasound for evaluating thyroid nodules［J］. BMC Med Imaging, 2017, 17(1): 65.

［24］MEEK R D, MILLS M K, HANRAHAN C J, et al. Pearls and pitfalls for soft-tissue and bone biopsies: a cross-institutional review［J］. Radiographics, 2020, 40(1): 266-290.

［25］MILES K A. Measurement of tissue perfusion by dynamic computed tomography［J］. Br J Radiol, 1991, 64(761): 409-412.

［26］MILES K A, HAYBALL M, DIXON A K. Colour perfusion imaging: a new application of computed tomography［J］. Lancet, 1991, 337(8742): 643-645.

［27］MILLER T T. Bone tumors and tumorlike conditions: analysis with conventional radiography［J］. Radiology, 2008, 246(3): 662-674.

［28］MIWA S, OTSUKA T. Practical use of imaging technique for management of bone and soft tissue tumors［J］. J Orthop Sci, 2017, 22(3): 391-400.

［29］MURPHEY M D, CHOI J J, KRANSDORF M J, et al. Imaging of osteochondroma: variants and complications with radiologic-pathologic correlation［J］. Radiographics, 2000, 20(5): 1407-1434.

［30］陈文，贾建文，张华斌，等 . 高频超声对外周神经纤维瘤的诊断价值［J］. 中国超声医学杂志，2008, 24(1): 91-94.

［31］樊炳慧，李伟，郭志英，等 . 超声与 MRI 检查在腹外型韧带样纤维瘤诊断中应用［J］. 中华实用诊断与治疗杂志，2017, 31(8): 790-792.

［32］范志娜，吴刚，袁建军，等 . 高频超声在甲下血管球瘤术前诊断中的价值［J］. 中华手外科杂志，2016, 32(4): 309-310.

［33］PATNI R S, BORUAH D K, SANYAL S, et al. Characterisation of musculoskeletal tumours by multivoxel proton MR spectroscopy［J］. Skeletal Radiol, 2017, 46(4): 483-495.

［34］PEEKEN J C, BERNHOFER M, SPRAKER M B, et al. CT-based radiomic features predict tumor grading and have prognostic value in patients with soft tissue sarcomas treated with neoadjuvant radiation therapy［J］. Radiother Oncol, 2019, 135: 187-196.

［35］RAGHAVAN M. Conventional modalities and novel, emerging imaging techniques for musculoskeletal tumors［J］. Cancer Control, 2017, 24(2): 161-171.

［36］陈涛，郭稳，高莉，等 . 超声对小儿肢体原发动脉瘤样骨囊肿的诊断价值［J］. 中国超声医学杂志，2010, 26(11): 1038-1040.

［37］陈涛，袁珍，陈敏华，等 . 超声在骨肉瘤新辅助化疗疗效评估中的应用价值［J］. 中华超声影像学杂志，2006, 15(1): 28-31.

［38］SMITAMAN E, FLORES D V, MEJíA GóMEZ, et al. MR imaging of atraumatic muscle disorders［J］. Radiographics, 2018, 38(2): 500-522.

［39］SUN C J, LI C, LV H B, et al. Comparing CT perfusion with oxygen partial pressure in a rabbit VX2 soft-tissue tumor model［J］. J Radiat Res, 2014, 55(1): 183-190.

［40］贝旭雯，葛宇曦，徐雷鸣 . 腱鞘纤维瘤和腱鞘巨细胞瘤的 MRI 特征分析及鉴别诊断［J］. 中华放射学杂志，2017, 51(8): 602-606.

［41］曹洪艳，陈定章，丛锐，等 . 周围神经创伤性神经瘤的超声诊断［J］. 中华超声影像学杂志，2008, 17(7): 615-617.

［42］VILANOVA J C, BALEATO-GONZALEZ S, ROMERO M J, et al. Assessment of musculoskeletal malignancies with functional MR imaging［J］. Magn Reson Imaging Clin N Am, 2016, 24(1): 239-259.

［43］WANG Y, TANG J, LUO Y. The value of sonography in diagnosing giant cell tumors of the tendon sheath［J］. J Ultrasound Med, 2007, 26(10): 1333-1340.

［44］WATSON T A, OLSEN, YSTEIN E. Fusion and subtraction post-processing in body MRI［J］. Pediatr Radiol, 2015, 45(2): 273-282.

［45］WINTER N, RATTAY T W, AXER H, et al. Ultrasound assessment of peripheral nerve pathology in neurofibromatosis type 1 and 2 ［J］. Clin Neurophysiol, 2017, 128(5): 702-706.

［46］ WOERTLER K. Benign bone tumors and tumor-like lesions: value of cross-sectional imaging ［J］. Eur Radiol, 2003, 13(8): 1820-1835.

［47］ 刘学，杜瑛，姚延峰，等. 滑膜软骨瘤病的高频超声诊断与病理对比分析 ［J］. 中国临床医学影像杂志，2015, 26(7): 516-517.

［48］ 楼海燕. 弥散加权成像在肌骨系统中的应用 ［J］. 国际医学放射学杂志，2002, 25(3): 168-170.

［49］ ZALESKA-DOROBISZ U, KACZOROWSKI K, PAWLU A, et al. Ultrasound elastography - review of techniques and its clinical applications ［J］. Adv Clin Exp Med, 2014, 23(4): 645-655.

［50］ TAN Z, MIAO Q, LI X, et al. The primary study of low-dose pancreas perfusion by 640 - slice helical CT: a whole-organ perfusion ［J］. Springerplus, 2015, 4: 192.

［51］ TIAN F, HAYANO K, KAMBADAKONE A R, et al. Response assessment to neoadjuvant therapy in soft tissue sarcomas: using CT texture analysis in comparison to tumor size, density, and perfusion ［J］. Abdom Imaging, 2015, 40(6): 1705-1712.

［52］ RIMONDI E, MAVROGENIS A F, ERRANI C, et al. Biopsy is not necessary for the diagnosis of soft tissue hemangiomas ［J］. Radiol Med, 2018, 123(7): 538-544.

［53］ ROBERTS D, MILLER T T, ERLANGER S M. Sonographic appearance of primary synovial chondromatosis of the knee ［J］. J Ultrasound Med, 2004, 23(5): 707-709.

［54］ O'SULLIVAN P, O'DWYER H, FLINT J, et al. Soft tissue tumours and mass-like lesions of the chest wall: a pictorial review of CT and MR findings ［J］. Br J Radiol, 2007, 80(955): 574-580.

［55］ OZALP T, YERCAN H, KURT C, et al. Giant-cell tumors of the tendon sheath involving the hand or the wrist: an analysis of 141 patients ［J］. Acta Orthop Traumatol Turc, 2004, 38(2): 120-124.

［56］ PARK M Y, JEE W H, KIM S K, et al. Preliminary experience using dynamic MRI at 3.0 Tesla for evaluation of soft tissue tumors ［J］. Korean J Radiol, 2013, 14(1): 102-109.

［57］ 高岩，陈涛. 隐性腕背腱鞘囊肿的超声诊断 ［J］. 中华超声影像学杂志，2008, 17(7): 621-623.

［58］ 郭稳 陈涛，秦晓婷，等. 超声对小儿肢体单纯性骨囊肿的诊断价值 ［J］. 中国超声医学杂志，2012, 28(5): 470-472.

［59］ 李惊喜，王宇，王林森，等. CT灌注成像对单发骨转移瘤与原发恶性骨肿瘤的鉴别［J］. 实用放射学杂志，2012, 28(5): 729-732.

［60］ WU J S, HOCHMAN M G. Soft-tissue tumors and tumorlike lesions: a systematic imaging approach ［J］. Radiology, 2009, 253(2): 297-316.

［61］ YANG P, FENG X W, YE Z X, et al. Feasibility of volume perfusion CT (VPCT) imaging in antiangiogenic treatment of rabbit VX2 soft-tissue tumor ［J］. Zhonghua Zhong Liu Za Zhi, 2013, 35(5): 341-346.

［62］ 王荞，全学模. 横纹肌肉瘤的超声表现 ［J］. 中华医学超声杂志 (电子版)，2006, 3(3): 164-165.

［63］ 王维青，张升文. 横纹肌肉瘤的影像表现分析 ［J］. 中国中西医结合影像学杂志，2017, 15(1): 75-78.

［64］ 谢勤，万泽铭，罗燕娜，等. 脂肪肉瘤的超声表现和病理分析 ［J］. 中华临床医师杂志 (电子版)，2013, 7(6): 2693-2695.

［65］ KAMBADAKONE A, YOON S S, KIM T M, et al. CT perfusion as an imaging biomarker in monitoring response to neoadjuvant bevacizumab and radiation in soft-tissue sarcomas: comparison with tumor morphology, circulating and tumor biomarkers, and gene expression ［J］. AJR Am J Roentgenol, 2015,

204(1): W11-8.

［66］KARAM A R, BELAND M D. Liver ultrasound elastography: review of techniques and clinical applications[J].
R I Med J (2013), 2020, 103(5): 26-29.

［67］杨自力，王唯伟，陈海松 . MRI 对软组织未分化多形性肉瘤的诊断价值［J］. 医学影像学杂志，2018,
28(10): 1740-1744.

［68］袁明远，肖湘生，贾连顺，等 . 正常骨髓的 MRI 表现［J］. 中国医学影像技术，2003, 19(1): 115-117.

［69］袁宇，高金妹，井萍 . 彩色多普勒超声对骨巨细胞瘤的诊断价值［J］. 中国临床医学影像杂志，2011,
22(7): 483-485.

［70］HOFFMAN D F, GROTHE H L, BIANCHI S. Sonographic evaluation of hindfoot disorders［J］. J
Ultrasound, 2014, 17(2): 141-150.

［71］HWANG S, PANICEK D M. Magnetic resonance imaging of bone marrow in oncology, Part 1［J］. Skeletal
Radiol, 2007, 36(10): 913-920.

［72］钟晓绯，邱逦，敬文莉，等 . 韧带样型纤维瘤病的超声表现与病理特征［J］. 中国医学影像技术，2013,
29(1): 105-109.

第三节　骨与软组织肿瘤的分类与分期

　　骨与软组织肿瘤是起源于骨或肌肉系统的肿瘤，包括原发性肿瘤、继发性肿瘤和转移性肿瘤。骨与软组织肿瘤种类繁多，生物学行为差异大，预后也有较大不同，因此在骨科疾病中，骨肿瘤的诊断与治疗颇具挑战性。随着对骨与软组织肿瘤的临床、影像学及组织病理学等研究的不断深入，我们对骨与软组织肿瘤的认知水平不断提高，临床出现了各种针对骨与软组织肿瘤的分类、分型及分期，这对制定治疗计划、比较各种治疗方法的效果、预测肿瘤预后及实验研究都起到了积极的作用。

　　骨与软组织肿瘤分类主要是根据肿瘤的病理组织学特征，特别是根据肿瘤细胞显示的分化类型及其所产生的细胞间物质类型而进行的，是临床、影像学、病理组织学及大量实验研究资料的积累和实践经验的总结。通过对骨与软组织肿瘤进行合理的分类，不仅能促进骨肿瘤学基础研究的发展，还能更好地指导骨肿瘤的临床、影像学及组织病理学的发展。

一、骨与软组织肿瘤分类

（一）1972 年世界卫生组织（WHO）骨肿瘤分类

　　1865 年，Virchow 根据光镜下病理所见将骨肿瘤分为圆形细胞肉瘤、梭形细胞肉瘤和巨细胞肉瘤。1920 年，Codman 对骨肿瘤开始进行登记、分类。1934 年，Ewing 将骨肿瘤分类做了改进，分为骨源性肿瘤类、软骨瘤类、巨细胞瘤类、血管瘤类、骨髓瘤类、网织细胞肉瘤及脂肪肉瘤等 7 类，每类又分为良性及恶性。又经过 Phemister、Geschickter 等不断修改，1972 年世界卫生组织（world health organization，WHO）颁布了第一版骨肿瘤组织学分类（WHO classification of bone tumors）（表 1-3-1）。该版分类是按照肿瘤的组织来源及肿瘤的性质（良性、中间性或未定性、恶性）进行分类的，分为成骨性肿瘤、成软骨性肿瘤、巨细胞瘤、骨髓瘤、脉管肿瘤、结缔组织肿瘤、其它肿瘤、未分化肿瘤及瘤样病变等 9 类。它对各类骨肿瘤不仅在名称上进行了统一，还将不同骨肿瘤按组织学相似性进行分类，对骨肿瘤的临床诊断和治疗起到积极的指导作用。

（二）1993 年世界卫生组织（WHO）骨肿瘤分类

　　1993 年 WHO 在第一版骨肿瘤组织学分类的基础上加以修改，制定了第二版骨肿瘤组织学分类（表 1-3-2）。其中在成骨性肿瘤中将侵袭性（或恶性）骨母细胞瘤及第一版称为良性的促纤维增生性纤维肿瘤纳入了中间型，在软骨肉瘤中对几例局部广泛性浸润、反复复发的软骨母细胞瘤进行了讨论，但未正式纳入中间型。此外，第二版在成骨性肿瘤中根据肿瘤发生部位、分化程度及预后好坏将骨肉瘤分类细化，更好地指导了骨肉瘤的临床治疗和预后评估。在成软骨性肿瘤中，将软骨瘤分为内生软骨瘤及骨皮质旁软骨瘤 2 型，增加了透明细胞软骨肉瘤、去分化软骨肉瘤以及恶性软骨母细胞瘤。此外，第二版还把原始神经外胚层瘤归入骨髓瘤范畴，在脉管肿瘤中增加了恶性血管外皮瘤，而将第一版中的网织细胞肉瘤删除。

表 1-3-1　WHO 原发性骨肿瘤和瘤样病损的组织学分类（1972 年）

I. 成骨性肿瘤	2. 中间性或未定性
1. 良性	（1）血管内皮瘤
（1）骨瘤	（2）血管外皮瘤
（2）骨样骨瘤和骨母细胞瘤（良性骨母细胞瘤）	3. 恶性
2. 恶性	血管肉瘤
（1）骨肉瘤（成骨肉瘤）	VI. 其他结缔组织肿瘤
（2）皮质旁骨肉瘤（骨旁骨肉瘤）	1. 良性
II. 成软骨性肿瘤	（1）成纤维性纤维瘤
1. 良性	（2）脂肪瘤
（1）软骨瘤	2. 恶性
（2）骨软骨瘤（骨软骨性外生骨疣）	（1）纤维肉瘤
（3）软骨母细胞瘤（良性软骨母细胞瘤，骺软骨母细胞瘤）	（2）脂肪肉瘤
（4）软骨黏液样纤维瘤	（3）恶性间叶瘤
2. 恶性	（4）恶性纤维组织细胞瘤
（1）软骨肉瘤	（5）未分化肉瘤
（2）皮质旁软骨肉瘤	VII. 其他肿瘤
（3）间叶性软骨肉瘤	1. 脊索瘤
III. 巨细胞瘤（破骨细胞瘤）	2. 长骨造釉质瘤
IV. 骨髓肿瘤	3. 神经鞘瘤（神经瘤，神经膜瘤）
1. 尤文氏肉瘤（Ewing）	4. 神经纤维瘤
2. 骨网状细胞肉瘤	VIII. 未分类肿瘤
3. 骨淋巴肉瘤	IX. 瘤样病损
4. 骨髓瘤	1. 孤立性骨囊肿（单纯性）
V. 脉管肿瘤	2. 动脉瘤样骨囊肿
1. 良性	3. 近关节性骨囊肿
（1）血管瘤	4. 干骺端纤维缺损（非骨化性纤维瘤）
（2）淋巴管瘤	5. 嗜伊红性肉芽肿
（3）血管球瘤	6. 纤维结构不良
	7. 骨化性肌炎
	8. 甲状旁腺亢进性"棕色瘤"

　　1997 年北京医科大学廖松林结合实际工作中一些体会对 1993 年 WHO 关于骨肿瘤的组织学分类意见作了如下说明补充：

　　1. 分类原则上变化

　　一些书籍根据所谓组织学来源或发生进行骨肿瘤的组织学分类，分为骨源性及软骨源性等，将骨巨细胞瘤列入来源不清类。WHO 已废弃根据所谓组织发生分类的原则，改为成骨性及成软骨性等，即根据肿瘤的组织学和细胞学分化及表型的特点来进行分类。这种分类原则提示我们在肿瘤的组织分类中不要太追究其组织发生来源，只要根据组织学特点及免疫组织化学表型特点等来分类即可。

　　2. 骨样骨瘤及骨母细胞瘤（osteoidosteoma and osteoblastoma）

　　它们是两种密切相关的肿瘤，瘤细胞主要是分化型骨母细胞，故被列在一个分类项内。即两者在组织学上常无确切的鉴别要点。但前者一般骨母细胞很少，增生不活跃。而且它们在大小、好发部位、临床表现及 X 线上又各有特点，可根据这些特点来进行两者之间的鉴别诊断。前者体积小，一般小于 2cm，常见于管状骨及椎骨，头面骨不发生，常有疼痛特别是夜间痛，X 线和肉眼上有明显反应性骨壳形成。

　　3. 侵袭性（恶性）骨母细胞瘤（aggressive malignant osteoblastoma）

　　此型肿瘤属于低度恶性，主要表现为局部浸润及再发，很少发生转移。它的如下特点可与良性骨母

表 1-3-2　WHO 原发性骨肿瘤和瘤样病损的组织学分类（1993 年）

1. 成骨性肿瘤
　1.1 良性
　　1.1.1 骨瘤
　　1.1.2 骨样骨瘤和骨母细胞瘤
　　　1.1.2.1 骨样骨瘤
　　　1.1.2.2 骨母细胞瘤
　1.2 交界性
　　1.2.1 侵袭性（恶性）骨母细胞瘤
　1.3 恶性
　　1.3.1 骨肉瘤（成骨肉瘤）
　　　1.3.1.1 中央型（髓性）骨肉瘤
　　　　1.3.1.1.1 传统型中央骨肉瘤
　　　　1.3.1.1.2 毛细血管扩张型骨肉瘤
　　　　1.3.1.1.3 骨内高分化骨肉瘤（低度恶性）
　　　　1.3.1.1.4 圆细胞型骨肉瘤
　　　1.3.1.2 骨表面骨肉瘤
　　　　1.3.1.2.1 骨旁（皮质旁）骨肉瘤
　　　　1.3.1.2.2 骨膜内骨肉瘤
　　　　1.3.1.2.3 低分化表面骨肉瘤（高度恶性）
2. 成软骨性肿瘤
　2.1 良性
　　2.1.1 软骨瘤
　　　2.1.1.1 内生软骨瘤
　　　2.1.1.2 骨膜（骨皮质旁）软骨瘤
　　2.1.2 骨软骨瘤
　　　2.1.2.1 孤立性骨软骨瘤
　　　2.1.2.2 多发性骨软骨瘤
　　2.1.3 软骨母细胞瘤（骺软骨母细胞瘤）
　　2.1.4 软骨黏液样纤维瘤
　2.2 恶性
　　2.2.1 软骨肉瘤
　　2.2.2 皮质旁（骨膜）软骨肉瘤
　　2.2.3 间叶性软骨肉瘤
　　2.2.4 去分化软骨肉瘤
　　2.2.5 透明细胞软骨肉瘤
　　2.2.6 恶性软骨母细胞瘤
3. 巨细胞瘤
4. 骨髓肿瘤（圆形细胞肿瘤）
　4.1 尤文氏肉瘤（Ewing）
　4.2 骨原始神经外胚层瘤
　4.3 骨恶性淋巴瘤
　4.4 骨髓瘤
5. 脉管肿瘤

　5.1 良性
　　5.1.1 血管瘤
　　5.1.2 淋巴管瘤
　　5.1.3 血管球瘤
　5.2 交界性或不确定性
　　5.2.1 血管内皮细胞瘤
　　5.2.2 血管外皮细胞瘤
　5.3 恶性
　　5.3.1 血管肉瘤
　　5.3.2 恶性血管外皮瘤
6. 其他结缔组织肿瘤
　6.1 良性
　　6.1.1 成纤维性纤维瘤
　　6.1.2 脂肪瘤
　6.2 交界性
　　6.2.1 成纤维性纤维瘤
　6.3 恶性
　　6.3.1 纤维肉瘤
　　6.3.2 恶性纤维组织细胞瘤
　　6.3.3 脂肪肉瘤
　　6.3.4 恶性间叶瘤
　　6.3.5 平滑肌肉瘤
　　6.3.6 未分化肉瘤
7. 其他肿瘤
　7.1 脊索瘤
　7.2 长骨造釉质瘤
　7.3 神经鞘瘤（神经瘤，神经膜瘤）
　7.4 神经纤维瘤
8. 未分类肿瘤
9. 瘤样病损
　9.1 孤立性骨囊肿
　9.2 动脉瘤样骨囊肿
　9.3 关节旁骨囊肿（骨内神经节）
　9.4 干骺端纤维缺损（非骨化性纤维瘤）
　9.5 嗜伊红性肉芽肿（组织细胞增多症，朗格罕细胞肉芽肿瘤）
　9.6 纤维异常增殖症和骨纤维异常增殖症
　　9.6.1 纤维异常增殖症
　　9.6.2 骨纤维异常增殖症
　9.7 骨化性肌炎（异位骨化）
　9.8 甲状旁腺亢进性"棕色瘤"
　9.9 骨内上皮样囊肿
　9.10 巨细胞性（修复性）肉芽肿

细胞瘤鉴别：①呈明显侵袭性生长；②骨母细胞生长较活跃，胞浆丰富，核较大，染色较深，可见上皮样骨母细胞；③破骨细胞较多，血管增生也较活跃。此瘤与骨肉瘤较难鉴别，主要鉴别点是后者的特点：①常见坏死；②有明显肿瘤性成骨；③分裂像较多，且有病理分裂像；④有恶性软骨分化；⑤肉瘤性间质增生较明显。

4. 值得注意的骨肉瘤一些亚型

（1）血管扩张性骨肉瘤（telangiectatic osteosarcoma）：有明显的肿瘤性成骨是其与巨细胞瘤、血管肉瘤及动脉瘤样骨囊肿的鉴别要点，此瘤预后较差，但化疗效果较好。

（2）骨内高分化或低度恶性骨肉瘤（intraosseous well differentiated or low grade malignant osteosarcoma）：1977 年，首次作为骨肉瘤的一种新的亚型被提出，组织学上分化很好，似骨纤维异常增生症或骨化性纤维瘤及分化型骨皮质肉瘤。此型肿瘤虽然预后很好，但文献报告有 15% 的病例可以转变为高度恶性骨肉瘤。

（3）小细胞或圆形细胞骨肉瘤（small-cell or round-cell osteosarcoma）：这是 20 世纪 70 年代末期才作为骨肉瘤的一型特殊亚型被提出的很少见的骨肉瘤，预后比一般骨肉瘤差。肿瘤主要由小细胞或小圆形细胞构成，似尤文氏肉瘤，但部分间质细胞可见明显肿瘤性骨基质形成，这是与尤文氏肉瘤的鉴别要点。

（4）恶性纤维组织细胞瘤样骨肉瘤（malignant fibrohistiocytomatoid osteosarcoma）：此型骨肉瘤一般发病年龄较大，肉眼及 X 线与一般骨肉瘤相似。组织学上背景病变似恶性纤维组织细胞瘤，但有明显肿瘤性成骨。此型肿瘤比一般骨肉瘤预后稍好。

（5）软骨母细胞性或软骨肉瘤样骨肉瘤（chondroblastic or chondrosarcomtoid osteosarcoma）：X 线及肉眼上均有软骨肉瘤特点，发病部位和年龄与骨肉瘤相似。组织学上有明显软骨肉瘤分化，甚至肿瘤大部分似软骨肉瘤，但它与软骨肉瘤不同的是发病年龄、部位及 X 线的一些特点似骨肉瘤，有明显肿瘤性成骨。预后比一般骨肉瘤稍好。此种组织学分化特点的肿瘤常见于骨旁骨肉瘤（periosteal osteosarcoma）。

（6）富于巨细胞型骨肉瘤（rich giant cell osteosarcoma）：此型肿瘤特点是肿瘤组织中破骨细胞型的多核巨细胞较多，也有明显梭形细胞增生，似骨的巨细胞瘤，但有明显的肿瘤性成骨。间质细胞有明显异型性，有纤维肉瘤分化，间质分化与巨细胞形态有明显反差。此瘤预后比一般骨肉瘤稍好。此型肿瘤不但见于骨内，也可见于骨外软组织，后者较多见。

5. 骨肉瘤的预后与部位

皮质及皮质旁骨肉瘤比髓腔骨肉瘤预后好，发生于颌骨的骨肉瘤比颅骨及管状骨的预后好。

6. 骨旁及骨皮质骨肉瘤（periosteal and parosteal osteosarcoma）

骨旁骨肉瘤是发生于骨周或骨皮质外软组织的骨肉瘤，而骨皮质骨肉瘤是指发生于骨皮质非髓腔起源的骨肉瘤。两者之间的主要不同见表 1-3-3，它们在好发年龄、好发部位、X 线特点、肉眼观、组织学及预后方面各有特点。骨皮质骨肉瘤有时要注意与骨软骨瘤及骨旁的骨化性肌炎鉴别。

7. 骨的小细胞性肿瘤

骨的小细胞性恶性肿瘤除前述小细胞性骨肉瘤外，尚有骨尤文氏肉瘤（Ewing's tumor），原始神经外胚层瘤（primitive neuroectodermal tumor，PNET）以及淋巴造血组织的肿瘤。如大多数肿瘤细胞显示有神经分化特点，除小细胞外，有时有其它间叶或神经分化者应列入 PNET。小细胞较单一，无成骨分化，大多数肿瘤细胞无神经分化或表型，又无淋巴造血分化标志者，可归入尤文氏肉瘤。淋巴造血肿瘤中各型淋巴瘤都可侵及骨，但以 B 细胞源非霍奇金淋巴瘤多见。真性组织细胞性淋巴瘤、中性粒细胞肉瘤或白血病及肥大细胞肉瘤等也能见到。

8. 骨的巨细胞瘤或破骨细胞瘤（giant cell tumor or osteoclastoma of bone）

骨内破骨细胞是特殊部位特殊类型的组织细胞，属单核-巨噬细胞系统。巨细胞瘤曾分为良性及恶性，现在较公认的意见认为，正如软组织的巨细胞瘤无良性一样，骨的巨细胞瘤也无良性。因为组织学表现

表 1-3-3 骨旁骨肉瘤及骨皮质骨肉瘤的鉴别要点

鉴别要点	骨旁骨肉瘤	骨皮质骨肉瘤
高发年龄	20 岁左右（与一般骨肉瘤相似）	30 ～ 40 岁
好发部位	可侵犯任何部位，但多见于股骨及胫骨	70% 在股骨后下
X 线特点	肿瘤主要在骨表面，与骨之间可有透明区，不侵及髓腔，主要侵及软组织	肿瘤主要在骨皮质，不侵及髓腔，与骨紧密相连，有明显骨性团块
肉眼	纤维性骨性团块，易与骨分离	常为坚硬的骨性团块，与髓腔不相连
组织学	属于中等分化，常有较明显软骨分化，软骨小叶中心有成骨为其重要特点	属于分化较好骨肉瘤，纤维成分分化较好，少数病理细胞异型性明显，显示为高度恶性骨肉瘤
预后	较好	与细胞异型性有关，大多数预后较好（较髓腔型骨肉瘤好）。细胞异型性明显者，易复发，预后较差

为良性的巨细胞瘤有浸润生长特性，20% ～ 50% 病例刮除后复发，少数病例还发生转移。但根据组织学及其它生物学表型特点可分级诊断。

9. 近代骨肿瘤的分类中已明确用恶性淋巴瘤取代了网织细胞肉瘤及淋巴肉瘤

诊断中注意用近代正规的恶性淋巴瘤的分类，不能再用陈旧的网织细胞肉瘤这些术语。淋巴造血组织肿瘤广泛分布，并侵及骨髓，伴有末梢血像异常者，称为白血病，末梢血像无表现者，骨的病变只是系统性恶性淋巴瘤多骨受累的表现。

10. 长管骨的造釉细胞瘤

长管状骨的纤维上皮性肿瘤称为造釉细胞瘤，上皮成分常为鳞状上皮、复层上皮、造釉上皮分化，有时也可有索条状或腺样分化，有时上皮与纤维分化有移行。故组织学上这类肿瘤与骨的滑膜肉瘤鉴别较难。上皮有较典型造釉上皮特点者称为造釉细胞瘤，细胞形态及表型符合滑膜肉瘤者称为滑膜肉瘤，也可称为长管状骨的恶性纤维上皮性肿瘤，一般为低度恶性。

（三）2002 年世界卫生组织（WHO）骨肿瘤分类

无论是第一版还是第二版，WHO 骨肿瘤分类标题都为骨肿瘤组织学类型，其均是根据肿瘤的病理组织学特点进行分类的，缺乏临床症状和影像学相关信息，在临床应用中有一定的局限性。因此，2002 年世界卫生组织（WHO）公布了新的世界卫生组织骨肿瘤分类（表 1-3-4），由 Fletcher、Unni 和 Mertens 主编，28 个国家的 147 位作者共同参与编写完成。对比前两版，第三版骨肿瘤分类有了较大变化。前两版分类主要是依据形态学分类的组织学分型，而新版分类除依据瘤细胞产物、组织学起源、影像学和临床表现外，还介绍了一些细胞遗传学及分子基因改变，因而将"骨肿瘤组织学类型"更名为"骨肿瘤分类"。所有肿瘤及其亚型均严格地按疾病来描述诊断标准、病理学特点和相关的遗传学改变，包括新的 ICD-10 编码、发病率、年龄和性别分布、部位、临床症状和体征、病理学、遗传学和预后因素。第三版 WHO 骨肿瘤分类最显著的特点是将肿瘤组织学分型和遗传学分型放在同等重要的位置，为肿瘤学家和病理学家同时提供骨和软组织肿瘤分类的国际标准，成为进行骨与软组织肿瘤临床治疗和转归研究的指南。但新分类也存在着含糊不清的问题，如某些肿瘤被删除后的归属等。因此，新的分类仍然存在争议，在临床使用中有新旧共存的现象。

新版骨肿瘤类型的增减：

1. 新分类取消了"骨髓肿瘤"，将尤文氏肉瘤（EWS）与原始神经上皮瘤（PNET）归为一类，

表 1-3-4 WHO 骨与软组织肿瘤的病理和遗传学分类（2002 年）

名称	编码	名称	编码
成软骨肿瘤		尤文氏肉瘤 / 原始神经上皮瘤	
骨软骨瘤	9210/0	神经上皮瘤	
软骨瘤	9220/0	尤文氏肉瘤	9260/3
内生性软骨瘤	9220/0	造血细胞源性肿瘤	
骨膜软骨瘤	9221/0	浆细胞瘤	9732/3
多发性软骨瘤病	9220/1	恶性淋巴瘤	9590/3
软骨母细胞瘤	9230/0	巨细胞瘤	
软骨黏液样纤维瘤	9241/0	巨细胞瘤	9250/1
软骨肉瘤	9220/3	恶性巨细胞瘤	9250/3
中央性、原发性和继发性软骨肉瘤	9220/3	脊索源性肿瘤	
外周性软骨肉瘤	9221/3	脊索瘤	9370/3
去分化软骨肉瘤	9243/3	血管源性肿瘤	
间叶性软骨肉瘤	9240/3	血管瘤	9120/0
透明细胞软骨肉瘤	9242/3	血管肉瘤	9120/3
成骨性肿瘤		平滑肌源肿瘤	
骨样骨瘤	9191/0	平滑肌瘤	8890/0
骨母细胞瘤	9200/0	平滑肌肉瘤	8890/3
骨肉瘤	9180/3	脂肪源性肿瘤	
普通型肉瘤	9180/3	脂肪瘤	8850/0
软骨母细胞型骨肉瘤	9181/3	脂肪肉瘤	8850/3
纤维母细胞型骨肉瘤	9182/3	神经源性肿瘤	
骨母细胞型骨肉瘤	9180/3	神经鞘瘤	9560/0
血管扩张型骨肉瘤	9183/3	其他肿瘤	
小细胞型骨肉瘤	9185/3	造釉细胞瘤	9261/3
低恶性中央型骨肉瘤	9187/3	转移性恶性肿瘤	
继发性骨肉瘤	9180/3	其他病损	
皮质旁骨肉瘤	9192/3	动脉瘤性骨囊肿	
骨膜骨肉瘤	9193/3	单纯性骨囊肿	
高恶性浅表型骨肉瘤	9194/3	纤维结构不良	
纤维源性肿瘤		骨纤维发育异常	
促纤维增生性纤维瘤	8823/0	郎格汉斯细胞组织细胞增生症	9751/1
纤维肉瘤	8810/3	Erdheim-Chester 病	
纤维组织细胞源性肿瘤		胸壁错构瘤	
良性纤维组织细胞瘤	8830/0	关节病变	
恶性纤维组织细胞瘤	8830/3	滑膜软骨瘤病	9220/0

而骨髓瘤和恶性淋巴瘤则归为造血组织肿瘤，这基于几方面原因：① EWS 与 PNET 并非源于网状造血细胞，而为具有不同程度神经上皮分化的圆细胞肿瘤；② EWS 与 PNET 有相同的超微结构改变及免疫表达，两者均表达 CD99 和 NSE；③细胞遗传学研究证实 EWS 和 PNET 均存在频发性、非随机性染色体异位 t（11 ∶ 22）（q24 ∶ q12）。因而新分类将尤文氏肉瘤 / 原始神经上皮瘤独立分出，视为显示不同程度神经外胚层分化的同一种肿瘤（有人将两者放在一起诊断，也有人认为组织学上呈明显分叶状，并有明显菊形团时应诊断为 PNET。有报告 PNET 较 EWS 预后更差，40% 病例在就诊时已有远处转移）。

2. 第三版分类取消了第一版和第二版中各类肿瘤的"中间型"概念，但在对相应肿瘤具体描述中强调其局部侵袭和远处转移的能力：①第三版取消了侵袭性（恶性）骨母细胞瘤。侵袭性骨母细胞瘤发病年龄较普通骨母细胞瘤大，临床上具有局部侵袭和反复复发特点（Dorfman 和 Weiss 报告随访的 13 例患者中，7 例局部外科治疗后 10 个月至 2 年内复发浸润，但未见远处转移），而且组织形态学和遗传学与普通骨母细胞瘤无本质上的区别，故新分类将恶性骨母细胞瘤归入骨母细胞瘤中叙述；②第三版将原归入中间型的粗纤维增生性肿瘤归入良性肿瘤，但在描述时又强调它具有明显的局部侵袭能力，局部治疗外科复发率高达 72%；③第三版将原归为中间型的血管内皮瘤列入血管肉瘤中，视其为一种低度恶性血管肉瘤，原归为中间型的血管外皮瘤因已知不是真正源自血管周围细胞的肿瘤而被删除；④新分类删除恶性软骨母细胞瘤。真正的恶性软骨母细胞瘤是否存在尚有争议，大多数学者认为这种肿瘤实际上是照射后肉瘤或纯粹是误诊。

3. 第三版分类将前两版中的"瘤样病变"更名为其他病损（miscellaneous lesions），并将 Erdheim-Chester 病（脂质肉芽肿病，lipogranulomatosis）和胸壁错构瘤（chest wall hamartoma）收列其中，而在该类中取消了干骺端纤维缺损（非骨化性纤维瘤）、甲状旁腺功能亢进性棕色瘤、骨化性肌炎、巨细胞修复性肉芽肿和骨内表皮样囊肿（epidermoid cyst of bone）。

4. 第三版分类中还取消了"骨瘤"（osteoma），认为骨瘤不是真正的肿瘤，没有保留价值。

5. 第三版分类在骨巨细胞瘤中将恶性骨巨细胞瘤单独列出，认为恶性骨巨细胞瘤是一种源自巨细胞瘤的高度恶性肉瘤（原发性）或源自以前诊断巨细胞瘤的部位（继发性）。

6. 第三版分类增加了骨的平滑肌瘤和脂肪瘤，删除了骨的神经纤维瘤。可能骨的神经纤维瘤很少单独存在，常为 Rockling-Hanson 病的组成部分，因而未被纳入新版。

7. 第三版分类最后还附加了一些伴有骨和软组织肿瘤的先天性和遗传性疾病，如内生性软骨瘤病（Ollier 病和 Maffucci 综合征），遗传性多发性软骨瘤，Mc Cune-Albright 综合征，视网膜母细胞瘤综合征（双侧视网膜母细胞瘤，并常伴有第二部位原发肿瘤，包括骨肉瘤、纤维肉瘤、软骨肉瘤、尤文氏肉瘤和松果体瘤等）等。

8. 第三版分类中最后增加了关节病损，但仅列出滑膜软骨瘤病。滑膜软骨瘤病虽不源自骨，但却是一种具有软骨性质和局部破坏行为肿瘤性质的原发病变，故列入新分类。

9. 第三版 WHO 骨肿瘤分类将前两版骨肿瘤与软组织肿瘤独立分册的形式改变为两者合并为一册，即不仅包括骨肿瘤分类，还包括了软组织肿瘤分类（表 1-3-5），其中软组织肿瘤分类约占全书篇幅的3/5。软组织肿瘤分类与 1994 年 WHO 软组织肿瘤分类的 14 类相比少了 5 类，删除了滑膜肿瘤、间皮肿瘤、神经肿瘤、副神经节肿瘤和多能性间叶肿瘤。其中，间皮肿瘤、神经肿瘤和副神经节肿瘤在其他分册中叙述。

表 1-3-5　WHO 软组织肿瘤的病理和遗传学分类（2002 年）

名　称	编　码	名　称	编　码
脂肪细胞肿瘤		平滑肌肿瘤	
良性		血管平滑肌瘤	8894/0
脂肪瘤	8850/0	深部平滑肌瘤	8890/0
脂肪瘤病	8850/0	生殖道平滑肌瘤	8890/0
神经脂肪瘤病	8850/0	平滑肌肉瘤（不包括皮肤）	8890/3
脂肪母细胞瘤/脂肪母细胞瘤病	8881/0	外皮细胞（血管周细胞）肿瘤	
血管脂肪瘤	8861/0	球瘤（和变型）	8711/0
平滑肌脂肪瘤	8890/0	恶性球瘤	8711/3
软骨样脂肪瘤	8862/0	肌外皮细胞瘤	8713/1
肾外血管平滑肌脂肪瘤	8860/0	骨骼肌肿瘤	
肾上腺外髓性脂肪瘤	8870/0	良性	
梭形细胞/	8857/0	横纹肌瘤	8900/0
多形性脂肪瘤	8854/0	成人型	8904/0
冬眠瘤	8880/0	胎儿型	8903/0
中间性（局部侵袭性）		生殖道型	8905/0
典型脂肪瘤性脂肪瘤/分化好脂肪肉瘤	8851/3	恶性	
恶性		胚胎性横纹肌肉瘤	8910/3
去分化脂肪肉瘤	8858/3	（包括：梭形细胞，	8912/3
黏液样脂肪肉瘤	8852/3	葡萄簇，间变性）	8910/3
圆细胞脂肪肉瘤	8853/3	腺泡状横纹肌肉瘤	8920/3
多形性脂肪肉瘤	8854/3	（包括：实性，间变性）	
混合型脂肪肉瘤	8855/3	多形性横纹肌肉瘤	8901/3
脂肪肉瘤，无其它特殊性	8850/3	脉管肿瘤	
纤维母细胞/肌纤维母细胞肿瘤		良性	
良性		血管瘤	
结节性筋膜炎		皮下/深部软组织	9120/0
增生性筋膜炎		毛细血管性	9131/0
增生性肌炎		海绵状	9121/0
骨化性肌炎		动静脉性	9123/0
指趾纤维骨性假瘤		静脉性	9122/0
缺血性筋膜炎		肌内	9132/0
弹力纤维瘤	8820/0	滑膜	9120/0
婴儿纤维性错构瘤		上皮样血管瘤	9125/0
肌纤维瘤/肌纤维瘤病	8824/0	血管瘤病	
颈纤维瘤病		淋巴管瘤	9170/0
幼年性透明性纤维瘤病		中间性（局部侵袭性）	
包涵体纤维瘤病		卡波西样血管内皮瘤	9130/1
腱鞘纤维瘤	8810/0	中间性（偶有转移性）	

续表

名 称	编 码	名 称	编 码
纤维组织增生性纤维母细胞瘤	8810/ 0	网状血管内皮瘤	9135/ 1
乳腺型肌纤维母细胞瘤	8825/ 0	淋巴管内乳头状内皮瘤	9135/ 1
钙化性腱膜纤维瘤	8810/ 0	组合性血管内皮瘤	9130/ 1
血管肌纤维母细胞瘤	8826/ 0	卡波西肉瘤	9140/ 3
细胞性血管纤维瘤	9160/ 0	恶性	
项型纤维瘤	8810/ 0	上皮样血管内皮瘤	9133/ 3
Gardner 纤维瘤	8810/ 0	软组织脉管肉瘤	9120/ 3
钙化性纤维性肿瘤	9160/ 0	软骨 - 骨肿瘤	
巨细胞血管纤维瘤		软组织软骨瘤	9220/ 0
中间性（局部侵袭性）		间叶性软骨肉瘤	9240/ 3
浅表性纤维瘤病（掌 / 跖）		骨外骨肉瘤	9180/ 3
韧带样型纤维瘤病	8821/ 1	不能确定分化的肿瘤	
脂肪纤维瘤病		良性	
中间性（偶有转移性）		肌内黏液瘤（包括细胞性变型）	8840/ 0
孤立性纤维瘤	8815/ 1	近关节黏液瘤	8840/ 0
血管外皮细胞瘤	9150/ 1	深部（'侵袭性'）血管黏液瘤	8841/ 0
（包括脂肪瘤性血管外皮细胞瘤）		多形性透明性血管扩张性肿瘤	
炎性肌纤维母细胞性肿瘤	8825/ 1	异位错构瘤性胸腺瘤	8587/ 0
低度恶性肌纤维母细胞肉瘤	8825/ 3	中间性（偶有转移性）	
黏液样炎性纤维母细胞肉瘤	8811/ 3	血管瘤样纤维组织细胞瘤	8836/ 1
婴儿纤维肉瘤	8814/ 3	骨化性纤维黏液样肿瘤	8842/ 0
恶性		（包括非典型 / 恶性）	
成人纤维肉瘤	8810/ 3	混合瘤	8940/ 1
黏液样纤维肉瘤	8811/ 3	肌上皮瘤	8982/ 1
低度恶性纤维黏液样肉瘤	8881/ 3	副脊索瘤	9373/ 1
低度恶性纤维黏液样肉瘤	8881/ 3	恶性	
透明性梭形细胞肿瘤		滑膜肉瘤	9040/ 3
硬化性上皮样纤维肉瘤	8810/ 3	上皮样肉瘤	8804/ 3
所谓纤维组织细胞肿瘤		腺泡状软组织肉瘤	9581/ 3
良性		软组织透明细胞肉瘤	9044/ 3
腱鞘巨细胞瘤	9252/ 0	骨外黏液样软骨肉瘤（'脊索	9231/ 3
弥漫型巨细胞瘤	9251/ 0	样'型）	
深部良性纤维组织细胞瘤	8830/ 0	pPNET/ 骨外尤文氏肿瘤	
中间性（偶有转移性）		pPNET	9364/ 3
丛状纤维组织细胞性肿瘤	8835/ 1	骨外尤文氏肿瘤	9260/ 3
软组织巨细胞瘤	9251/ 1	纤维组织增生性小圆细胞肿瘤	8806/ 3
恶性		肾外横纹样肿瘤	8963/ 3
多形性恶性纤维组织细胞瘤		恶性间叶瘤	8990/ 3
/ 未分化多形性肉瘤	8830/ 3	具有血管周上皮样细胞分化	

名　称	编　码	名　称	编　码
巨细胞恶性纤维组织细胞瘤		的肿瘤（PEComa）	
/ 未分化多形性肉瘤伴巨细胞	8830/ 3	透明细胞肌黑色素性肿瘤	
炎性恶性纤维组织细胞瘤 /		血管内膜肉瘤	8800/ 3
未分化多形性肉瘤伴明显炎症	8830/ 3		

在第三版软组织肿瘤分类中纤维组织肿瘤更名为成纤维细胞 / 肌成纤维细胞肿瘤（fibroblastic/myofibroblastic tumors）。这是因为这一大组间叶组织肿瘤的绝大多数病变由具有成纤维细胞性和肌成纤维细胞性特点的细胞组成，实际上这些细胞是单一类型细胞的不同功能状态下的变形。第三版分类还增加了许多新的软组织肿瘤，包括平滑肌脂肪瘤、软骨样脂肪瘤、缺血性筋膜炎、纤维组织增生性成纤维细胞瘤、乳腺型肌成纤维细胞瘤、细胞性血管纤维瘤、Gardner 纤维瘤、低度恶性纤维黏液样肉瘤、肢端黏液样炎性成纤维细胞肉瘤、硬化性上皮样纤维肉瘤、低度恶性肌成纤维细胞肉瘤，Kaposi 样血管内皮瘤、网状血管内皮瘤、组合性血管内皮瘤、多形性透明性血管扩张性肿瘤，软组织混合瘤 / 肌上皮瘤和血管周上皮样细胞肿瘤等。

此外，第三版分类依据生物学行为将软组织肿瘤分为四类，即良性、中间性（局部侵袭性）、中间性（偶尔转移性）和恶性，并对各类软组织肿瘤作了精确的定义：①良性：大多数良性软组织肿瘤不复发，即使复发亦为非破坏性，局部完整切除几乎都能治愈。在极为罕见的情况下（不足 1/50000），形态学良性病变可发生远处转移；②中间性（局部侵袭性）：这类肿瘤常局部复发，伴有浸润性和局部破坏性生长方式，但无转移潜能。为了确保局部控制，需行有正常组织边缘的广泛切除。见于韧带样纤维瘤病、非典型脂肪瘤性肿瘤、Kaposi 样血管内皮瘤等；③中间性（偶有转移性）：这类肿瘤常局部侵袭性生长，除此之外，偶能引起远处转移，但转移率< 2%，没有可靠的组织形态学能预测转移，通常转移到淋巴结或肺。见于丛状纤维组织细胞性肿瘤、血管瘤样纤维组织细胞瘤、孤立性纤维瘤、炎性肌纤维母细胞性肿瘤等；④恶性：恶性软组织肿瘤（又称软组织肉瘤）除局部破坏性生长和复发外，还能发生远处转移，大多数转移率为 20% ～ 100%，转移率取决于组织学类型和分级。有些组织学低度恶性肉瘤转移率仅 2% ～ 10%，但局部复发时，恶性程度增高，远处播散的危险性也增高，见于黏液样纤维肉瘤和平滑肌肉瘤。

（四）2013 年世界卫生组织（WHO）骨肿瘤分类

2013 年 WHO 出版了由 Fietcher 等四位教授担任主编、来自 20 余个国家 147 位专家修订的《WHO 骨与软组织肿瘤分类》（第四版）。新版的 WHO 分类充分体现了过去十年来医务工作者在骨与软组织原发性肿瘤和肿瘤样病损的临床、病理、分子生物学和预后等多方面的研究进展，重点强调根据肿瘤的生物学行为和免疫组织化学特性进行分类，融入了近年来对肿瘤及其分类概念性认识的变迁和更新。新版和旧版骨肿瘤分类主要在下述几方面进行了调整、细化（表 1-3-6）。

1. 肿瘤生物学行为细化

第四版最显著特点是根据国际肿瘤性疾病分类在第三版原有"良性"与"恶性"的基础上引入了"中间性"，从而将骨肿瘤分为良性、中间性和恶性，中间性又分为局部侵袭型和偶见转移型两种亚型。骨肿瘤的这种分类方法与软组织肿瘤分类法保持一致。

（1）良性：肿瘤切除后局部复发能力有限，即使复发也不是破坏性生长，能通过再次完整地局部切除或刮除得以治愈。

（2）中间性：包括局部侵袭型和偶见转移型两种亚型。

1）局部侵袭型：肿瘤常在切除后局部复发，并呈浸润性、破坏性生长的一类病变。没有证据证明这类肿瘤有转移的潜在可能，但通常要求广泛切除。切除边缘需包括周边正常组织，有时要求进行局部辅助治疗。典型的病变有软骨肉瘤I级、软骨黏液样纤维瘤、骨母细胞瘤、骨的促结缔组织增生性纤维瘤、动脉瘤样骨囊肿、郎格罕斯组织细胞增生症和"Erdheim-chester"病等。

2）偶见转移型：局部呈侵袭性生长，偶尔发生远隔转移的一类肿瘤。远隔转移的比例不超过2%，最常转移至肺部，但无法通过组织病理学特征预测。该类肿瘤中最具典型的是骨巨细胞瘤，也包括软骨母细胞瘤、上皮样血管瘤。

（3）恶性：骨恶性肿瘤（以骨肉瘤为代表），除局部破坏性生长和复发外，还具有突出的远隔转移能力。在大多数情况下，远处转移的比例为20%～100%，具体取决于组织学类型和等级。

2. 命名更改

（1）将"恶性淋巴瘤"更名为"（骨的）原发性非霍奇金淋巴瘤"。

（2）将"巨细胞瘤"更名为"富于巨细胞的破骨细胞瘤"。

（3）将"恶性纤维组织细胞瘤"更名为"未分化高级别多形性肉瘤"，从旧版纤维组织细胞性肿瘤中分出，归于其他类肿瘤项内。

（4）将"胸壁错构瘤"更名为"软骨间叶性肿瘤"。

（5）将"平滑肌肿瘤"更名为"肌源型肿瘤"。

（6）将"其他病变"更名为"未明确肿瘤性质的肿瘤"。

（7）将"先天性和遗传综合征"更名为"肿瘤综合征"。

3. 类别删减

新版删除了神经性肿瘤（神经鞘瘤）、尤文氏肉瘤/原始神经外胚层瘤（PNET）关节病变（滑膜软骨瘤病）3个大类，同时删除了其他肿瘤类中的转移性骨肿瘤。

4. 类别增项

（1）在骨源性肿瘤中新增了"骨瘤"，其实骨瘤在第三版之前是存在的，第三版认为"骨瘤"不是真正的肿瘤而被删除，新版又将"骨瘤"恢复于骨源性肿瘤中。骨瘤主要发生于膜内化骨的骨骼，如颅骨、面骨及下颌骨。而发生于管状骨髓腔内的称为骨岛或内生骨疣，骨岛主要发生在长管状骨的一端或椎体、骨盆，X线检查时偶然发现，通常表现为圆形、类圆形、条索状致密影，边界清晰，大小一般在几毫米至1厘米之间。骨瘤患者可因鼻塞或颅、面部无痛性骨性隆起而就诊，组织学上根据其形态分为致密型（象牙型）、海绵型（松质骨型）和混合型，可生长于颅骨外板、颅骨内板和板障，影像学表现为密度均匀、边缘清晰的骨性肿块，预后良好，无症状者无需治疗。后附2例典型病例（图1-3-1、图1-3-2）。

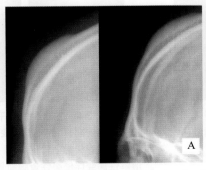
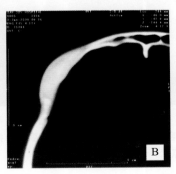

图1-3-1　患者，男，12岁，颅骨骨瘤。A平片显示右侧额骨丘状骨性隆起，边缘光滑，结构致密；B CT显示右侧额骨外板丘状骨性隆起，部分板障结构消失

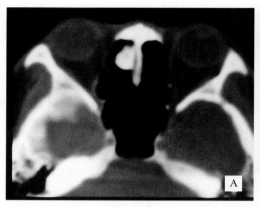
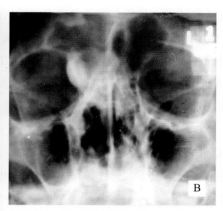

图1-3-2　患者，女，58岁。筛窦骨瘤。A、B CT、X线平片显示右侧筛窦内侧鼻中隔旁见一圆形骨性密度影，边缘光滑，部分结构与鼻中隔相连

（2）在软骨源性肿瘤中增加了3个新的病种

1）骨软骨黏液瘤（osteochondromyxoma）：是一种罕见的良性肿瘤，肿瘤产生于软骨及骨样基质并伴有黏液变性，少部分具有局部侵袭性。依据其形态学特征，该肿瘤可能是Garney综合征中骨的黏液瘤，但只有1%左右的Garney综合征患者会发生该肿瘤。骨软骨黏液瘤可发生于任何年龄，部分为先天性，好发于筛骨、鼻甲和胫骨。就诊时表现为无痛性肿块，常在Garney综合征患者累及骨骼时经X线检查偶然发现。病变表现为破坏性生长，临床症状及预后取决于病变部位。影像学检查显示，骨软骨黏液瘤具有良性征象，病灶与周围正常骨的交界面多变，也可侵及周围软组织，具有局部侵袭性的特点。病理检查显示，病变边缘清晰、无包膜，病变组织呈白色、淡黄色，为胶质样、软骨样的出血性、分叶状肿块，侵及骨皮质时多无穿透性破坏。对手术无法切除的肿瘤也有死亡病例报道，但目前尚无转移的报道。后附3例典型病例（图1-3-3～图1-3-7）。

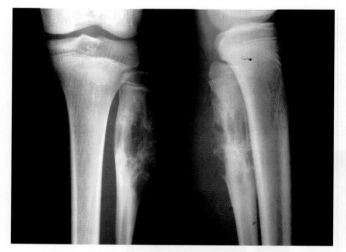
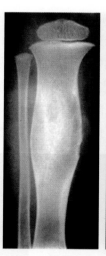
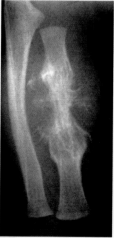

图1-3-3　患者，男，16岁。骨软骨黏液瘤。X线平片显示左腓骨近侧干骺端溶骨性破坏，外后侧骨皮质变薄，病灶内可见不规则骨嵴及斑点状钙化

图1-3-4　左：胫骨骨干出现扩张、混合透亮和硬化性病变，内侧皮质的缺陷处与活检部位一致，胫腓骨有异常的小管化。右：桡骨骨干出现浸润性、溶解性病变伴侵袭性骨膜新骨形成及相关软组织肿块出现，尺骨有异常的管状突起

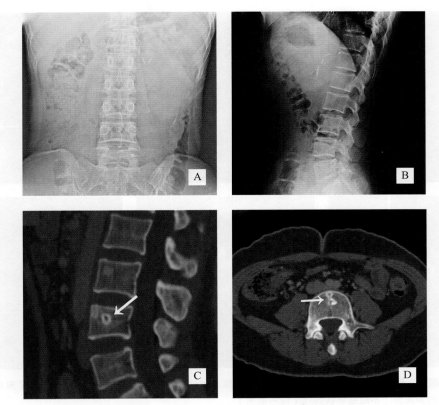

图 1-3-5　患者，女，27 岁。多处骨骼受累。A、B 后前位与侧位 X 线影像均未见明显异常；C、D 矢状位与轴位 CT 显示多发性、不规则环状病变（白色箭头）

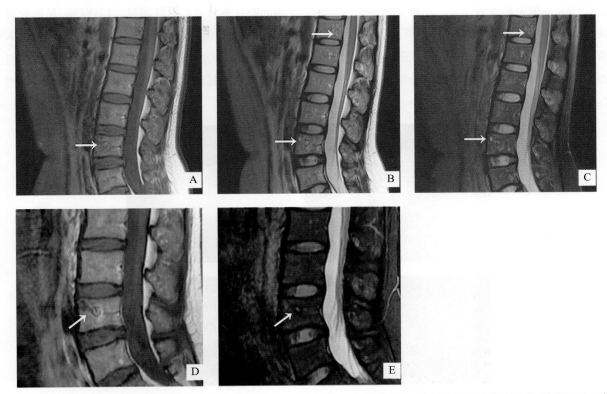

图 1-3-6　为图 1-3-5 中同一患者。A ~ C 矢状位 T₁ 加权 MRI、矢状位 T₂ 加权 MRI 及脂肪抑制 T₂ 加权 MRI 显示脊柱内多发性、不规则环状病变（白色箭头）；D、E 环状病灶中心在 T₁ 加权图像上呈低信号，在脂肪抑制 T₂ 加权 MRI 上呈高信号

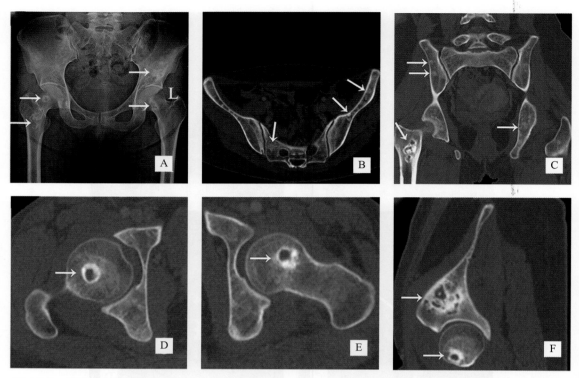

图 1-3-7　为图 1-3-5 中同一患者。A ~ F 骨盆的后前位、轴位、冠状位与股骨轴位、矢状位 CT 显示，骨盆与双侧股骨可见大小不一的多发性、不规则环状病灶（白色箭头）

2）甲下外生骨疣（subungual exostosis）：是一种发生在指（趾）部末节远端的骨性突起，最多发生在拇趾，很少累及其他手、足指（趾）骨。临床上发病高峰在青壮年，男性多见，以疼痛、足趾肿胀为特点，生长在指（趾）下，从甲沟顶出，少数患者可形成溃疡。影像学上表现为起自指（趾）骨末节远端背侧的骨性突起，呈丘状或蘑菇状，边界清晰，基底部与指（趾）骨相连但不与松质骨相通，组织学上病变由软骨帽和骨柄两部分组成，手术切除通常可以治愈，复发者罕见。后附 3 例典型病例（图 1-3-8 ~ 图 1-3-10）。

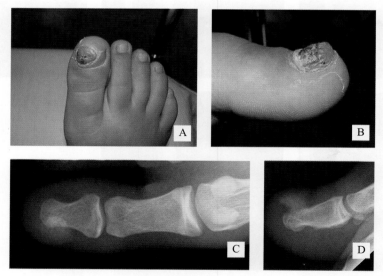

图 1-3-8　患者，女，15 岁。无外伤史，肿块增大 3 月余，疼痛 1 月余。A、B 增大的肿块侵蚀左足拇趾甲背部，肿物角化过度，大小为 12mm×10mm×10mm，触诊坚硬，位置固定。C、D X 线影像显示左足拇趾远端背部有一界限分明的带蒂不透明肿块，提示甲下外生性骨疣

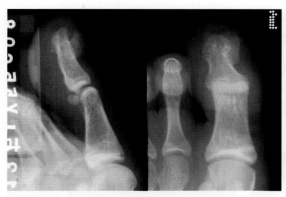

图 1-3-9 患者，女，26 岁。左足拇趾甲下外生骨疣。平片显示左拇趾末节背侧骨性隆起，边缘光整，骨皮质及小梁结构与趾骨相连续

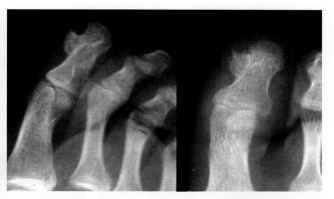

图 1-3-10 患者，男，48 岁。右足拇趾甲下外生骨疣。平片显示足拇趾末节甲床下骨性隆起，基底较宽呈土丘状，其内为松质骨，骨小梁清晰

3）奇异性骨旁骨软骨瘤样增生（bizarre parostezl osteochondmatous proliferation）：又称为 Nora 病，好发于 20 ～ 40 岁，是一种累及骨表面的骨软骨瘤样增生，多发生在手或足的短管状骨，少部分生长在尺、桡骨和胫、腓骨，临床上常见患区肿胀伴或不伴疼痛。影像学可见附着于骨皮质的边界清晰的骨性突起，与骨软骨瘤不同，病变的基底与附着骨的皮质和松质骨（骨髓腔）不相连续，类似于骨化性肌炎。病变在组织学上表现为由大量分叶状的软骨帽和骨柄两部分组成，与甲下外生骨疣相似，但软骨与骨排列紊乱，而且软骨富含细胞且软骨细胞肥大，故而得名"奇异"；同时可见深染的"蓝骨"。奇异性骨旁骨软骨瘤样增生经手术切除后，复发病例高达 50%。

（3）在造血系统肿瘤中增加（骨的）孤立性浆细胞瘤（solitary plasmacytoma of bone）：（骨的）孤立性浆细胞瘤与浆细胞骨髓瘤一样，均为骨髓源性浆细胞克隆型肿瘤增生。区别在于（骨的）孤立性浆细胞瘤以单发、局部骨质破坏为特征，缺乏全身性表现。（骨的）孤立性浆细胞瘤发病年龄相对年轻，男女比例约为 2 ：1，最常累及脊椎，是椎体最常见的原发性骨肿瘤。其他常受累的部位是肋骨、颅骨、骨盆和股骨。组织学检查可见镜下细胞形态和瘤细胞免疫表型均与浆细胞骨髓瘤相似。临床症状与浆细胞骨髓瘤相似，包括骨痛、病理骨折。发生于椎体的（骨的）孤立性浆细胞瘤若侵及、压迫脊髓或神经根，患者出现相应的神经症状，一般无全身症状。其诊断标准为：①血清和（或）尿液中没有或仅有少量的M 蛋白；②由克隆性浆细胞导致的单灶性骨质破坏；③无其他骨髓侵犯；④骨骼检查正常（包括脊柱、骨盆 MRI）；⑤除孤立性骨病变外，无终末器官损害。（骨的）孤立性浆细胞瘤大多数最终进展为浆细胞骨髓瘤，10 年生存率为 40% ～ 50%，该肿瘤对放疗极其敏感。

（4）在更名为"富于巨细胞的破骨细胞瘤"中增加了小骨的巨细胞病变（giant cell lesion of the small bones）：小骨的巨细胞病变又称为巨细胞修复性肉芽肿，是一种发生于手、足等小骨的由纤维组织构成的罕见的肿瘤样病变，伴有出血、含铁血黄素沉积、不规则分布的巨细胞和反应性骨形成。该病好发于 20 岁以内的青少年，约 50% 的患者在

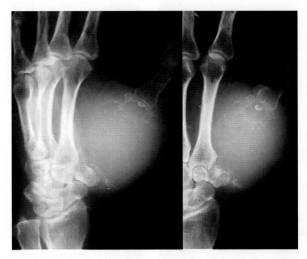

图 1-3-11 患者，女，47 岁。平片显示左第一掌骨呈明显膨胀性骨质破坏，除两侧关节面尚存外几乎完全破坏消失，病灶周围高密度软组织肿块

30 岁之前明确诊断，男女发病比例相近。病变主要累及指（趾）骨、掌骨和跖骨，腕骨和跗骨相对少见，长骨和椎体罕见。临床症状为疼痛和肿胀，一旦发生病理性骨折，病变将复杂化。影像学表现为受累骨呈囊性、膨胀性改变，病灶边缘清晰，骨皮质较薄，无病理性骨折时一般无骨膜反应，发生于骨骺或干骺端的病灶不会侵及或跨越生长板。该病需与甲状旁腺功能亢进性纤维囊性骨炎、内生软骨瘤相鉴别。组织学检查：典型病灶呈灰褐色或棕色，有沙砾感，易碎，常出血。一般采用手术刮除治疗，15% ～ 50% 的病例刮除术后复发，经再次治疗可以治愈。后附 3 例典型病例（图 1-3-11 ～ 图 1-3-13）。

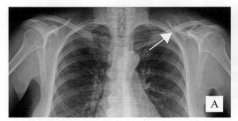
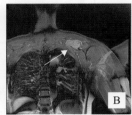
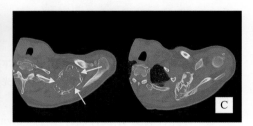

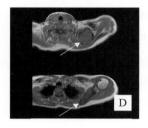

图 1-3-12　患者，女，47 岁。A 前后位 X 线显示肩胛骨上侧角有一大的溶解性膨胀性改变（白色箭头）；B 冠状位 T₂ 加权 MRI 图像显示一团中等高信号（白色箭头）；C 轴位 CT 显示病变部位呈溶解性膨胀性改变，伴有皮质突破，不累及软组织（白色箭头）；D T₁ 加权 MRI 显示病灶区域（白色箭头）呈现低信号强度

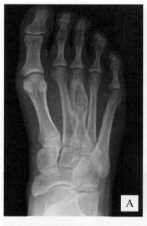
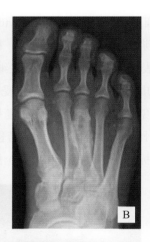
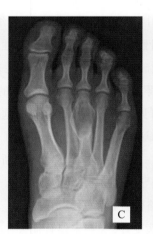
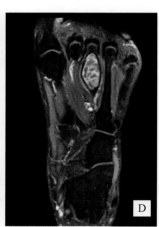

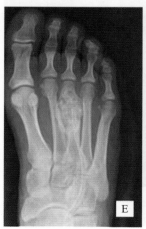
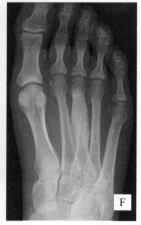

图 1-3-13　患者，女，22 岁。A、B 术前 X 线平片显示右足第三跖骨干骺端溶骨性病变，但未见皮质破裂；C、D 术后 1 年，X 线平片与 T₂ 加权 MRI 显示局部复发并继发动脉瘤样骨囊肿；E 再次刮除植骨术后 3 个月 X 线片；F 复发治疗术后 1 年 X 线显示移植物完全融合，未有进一步复发或肺转移迹象

（5）在脊索组织肿瘤中增加良性脊索样细胞瘤（benign notochordal cell tumor）：良性脊索样细胞瘤是一种显示为脊索样分化的良性肿瘤，又称为巨大脊索样残余、脊索样错构瘤或颅内脊索瘤。确切的发病率不明，在 7～82 岁的尸体解剖中的出现率可达 20%。良性脊索样细胞瘤可能起源于未消退的脊索组织，其分布与脊索瘤类似，多见于颅底、椎体和骶尾骨。位于硬脑膜内斜坡区者称为颅内脊索瘤，为息肉样病变，胶冻状，大小通常为 1～2cm，与恶性脊索瘤截然相反，良性脊索样细胞瘤在骨内的界限清晰，无分叶状结构、纤维索条带、黏液样基质、血管分布和坏死。良性脊索样细胞瘤的免疫组织化学特征与脊索瘤类似，临床上通常为无意中发现，呈良性经过，转化为脊索瘤的概率极低。后附 1 例典型病例（图 1-3-14）。

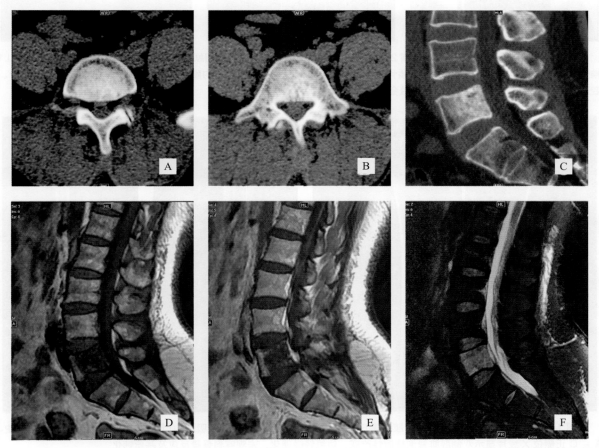

图 1-3-14 患者，女，56 岁。无明显病史，腰部慢性疼痛；A～C L5 轴位与矢状面重建 CT 显示 L5 后正中位致密不规则病变，有多个溶解灶，靠近皮质及软组织；D～F L5 矢状位 T_1 加权 MRI、注射钆显影 MRI、脂肪抑制 T_2 加权 MRI 显示 T_1 信号降低，注射钆后显像无变化

（6）在血管源性肿瘤中增加了两个新病种

1）上皮样血管瘤（epithelioid haemangioma）：是一种少见的血管源性肿瘤，肿瘤内细胞具有内皮细胞表型和上皮样细胞的形态，局部呈侵袭型生长，又称为组织细胞样血管瘤等。常累及长管状骨（40%）、远端下肢骨（18%）、扁平骨（18%）、脊椎骨（16%）和手部小骨（8%）。18%～25% 的病例在局部区域呈现多个病灶。临床上多表现为局部疼痛。影像学上表现为界限清楚、有分隔的溶骨性病灶，可突破骨皮质侵犯软组织，有的病例呈囊性膨胀性改变。MRI 在 T_1WI 表现为与肌肉相似的低信号，T_2WI 为高信号。肉眼：瘤体通常 <7cm，质软、实性、红褐色，瘤内大量结节状结构替代了骨髓腔；结节状病灶周围的疏松结缔组织内有较多微动脉分布。免疫组织化学内皮细胞标志物阳性。骨的上皮样血管

瘤具有局部侵袭性，局部刮除后复发率约 9%，较少累及局部淋巴结。后附 2 例典型病例（图 1-3-15、图 1-3-16）。

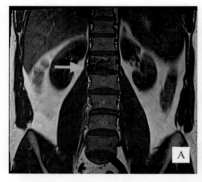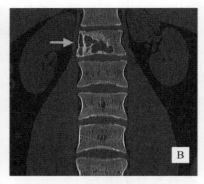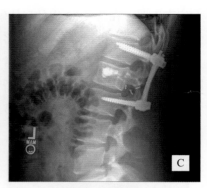

图 1-3-15　患者，男，24 岁。腰痛 2 年，偶发双下肢感觉异常，频繁夜间剧痛。A 腰椎冠状面 T_1 加权 MRI 显示 L1 椎体右下段皮质有局灶性病变，突破皮质骨（黄色箭头）；B CT 显示 L1 椎体内硬化、溶解性改变，椎体边缘皮质减少、变薄；C 术后资料示 T12 ~ L2 间后路融合，L1 内有骨水泥注入

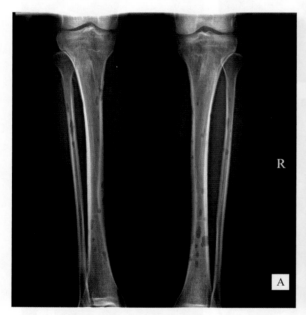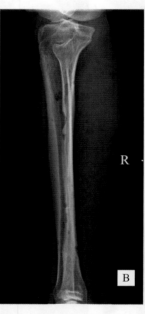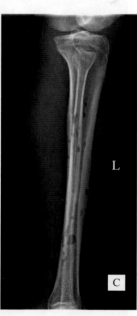

图 1-3-16　患者，男，67 岁。双下肢疼痛 6 个月，加重 20 天，无外伤史，吸烟 40 年，饮酒 20 年，无其他突出病史。A ~ C 正侧位 X 线片显示双侧胫腓骨泡样溶性改变，边缘轻微硬化，未观察到骨膜反应及基质钙化

2）上皮样血管内皮瘤（epithelioid haemangioendothelioma）：是一种中低分化的恶性肿瘤。肿瘤细胞具有内皮细胞表型和上皮样细胞的形态，并具有透明的、软骨样的嗜碱性基质。上皮样血管内皮瘤极其少见，可累及任何骨骼，50% ~ 60% 累及长管状骨，以下肢多见，其次为骨盆、肋骨和脊柱。50% ~ 64% 的病例出现多灶性生长。影像学表现为溶骨性破坏，也可以表现为膨胀性和骨皮质侵蚀性破坏。组织学上肿瘤细胞主要由大的上皮样、纺锤状内皮细胞构成，其内细胞核圆而长，嗜酸性基质丰富。治疗上建议广泛切除。若有两处或两处以上骨受累，则预后较差，死亡率约 20%。病理特征与预后无关。后附 3 例典型病例（图 1-3-17 ~ 图 1-3-19）。

（7）在未明确肿瘤性质的肿瘤项中增加了 Rosai Dorfman 病：Rosai Dorfman 病是一种以组织细胞增生为特征的疾病，又称为伴有巨大淋巴结的窦组织细胞增生症。此病罕见，通常以结节病的形式出现，2% ~ 10% 的患者累及骨骼，骨组织原发者罕见。发病年龄 3 ~ 56 岁，常累及长骨干骺端和颅面骨，

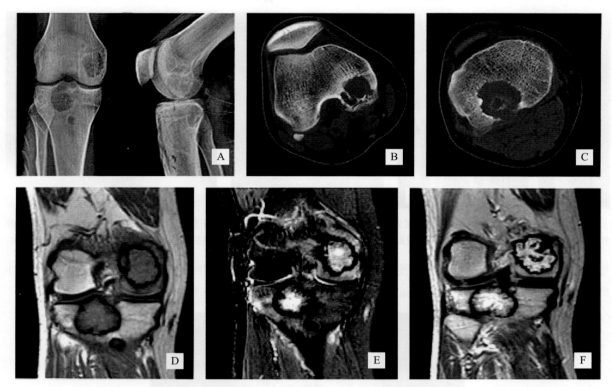

图 1-3-17 患者，男，20 岁。行走时右膝进行性疼痛加重 8 个月余，无外伤史和感染史，右膝略有肿大，但体格检查未发现软组织肿胀。A X 线显示股骨内髁和胫骨近段存在多个溶解性病灶，边缘不清；B、C CT 显示股骨内髁与胫骨近端多个累及髓腔与皮质的偏心性溶解性病灶；D、E MRI 显示右膝关节多发较大不规则结节性肿块，未观察到骨膜反应、矿化基质及软组织肿块；F T₁ 加权像 MRI 显示病灶破坏临近皮质

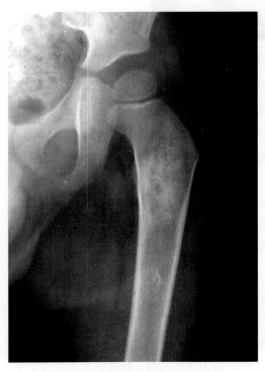

图 1-3-18 患者，男，7 岁。单骨型血管内皮瘤。平片显示左侧股骨近侧干骺端转子下区髓腔内卵圆形骨质破坏，周边大量反应性骨硬化

多数为单发，约 20% 的患者有两个或两个以上病灶。影像学表现为界限清晰的溶骨性破坏，也可有膨胀性改变，少数病例有骨皮质增厚和骨膜反应。肉眼可见肿瘤大小约 5cm、界限清楚、灰褐色、质软或有沙砾感。组织学见大量的、特征性的大组织细胞混于炎细胞中，大组织细胞中富含嗜酸性细胞浆。该病治疗以手术刮除为主，预后良好。

（8）在肿瘤综合征中增加了

1）家族性巨颌症（cherubism）：是一种仅发生于上、下颌骨的良性对称性纤维 - 骨性肿瘤，又称为家族性颌骨纤维结构不良、家族性颌骨多灶性囊性变，是由于 SH3 结构域结合蛋白 -2（SH3BP2）基因胚系突变引起的遗传病。病变由梭形单核基质细胞和破骨细胞样细胞构成，该病非常罕见，至今文献报道中仅见 300 余例，男女发病率相当。2 ~ 6 岁起病，出现无痛性、双侧对称性颌骨肿胀。X 线检查可见颌骨内不规则多发性囊性破坏区，成年后趋于稳定。临床诊断基于发病年龄、家族史、X 线和组织学所见，组织学上需排除其他骨的巨

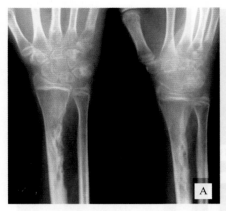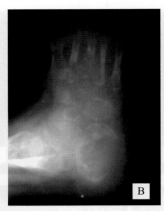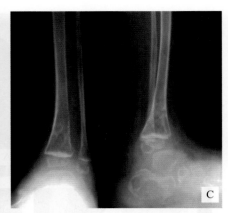

图 1-3-19　患者，男，3 岁。多骨型血管内皮瘤。平片显示左胫、腓骨远侧干骺端及骨骺、跟骨、跖骨多发性、溶骨性破坏，胫骨病灶内可见残留不规则骨嵴影，跗骨、跖骨破坏呈浸润性，部分骨皮质消失，病灶突破骨皮质侵入软组织内

细胞病变，且能被 SH3BP2 细胞突变所证实。诊断时需与棕色瘤、巨细胞病变、纤维结构不良、骨化性纤维瘤、动脉瘤样骨囊肿、神经纤维瘤病 I 型等鉴别。后附 1 例典型病例（图 1-3-20）。

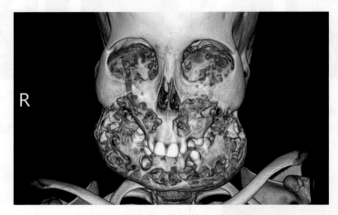

图 1-3-20　患者，男，7 岁。双侧进行性颌骨肿胀，体格检查显示面部不对称，CT 显示颌骨出现多发囊肿

2）Li-Fraumeni 综合征：是一种常染色体显性遗传性疾病，其诊断需满足：①其先证者在 45 岁之前患肉瘤；②有一个一级亲属在 45 岁之前诊断为恶性肿瘤；③另一个一级亲属在 45 岁之前患恶性肿瘤或任何年龄患肉瘤。目前该病尚无统一的影像学及病理组织学诊断标准。约 80% 的患者由 TP53 基因胚系突变引起，目前全球有约 600 个患有完全或部分 Li-Fraumeni 综合症的家系报道。Li-Fraumeni 综合征家族谱见图 1-3-21。

5. 病种归类

（1）第四版未延续第三版将尤文氏肉瘤与原始神经胚层瘤（perpheral neuroectodermal tumour, PNET）并列的分类形式，而是将尤文氏肉瘤归入其他类肿瘤，并将 PNET 删除。尤文氏肉瘤根据组织学特点可分为经典型、非经典型和 PNET 三型。

（2）第四版将第三版的关节病变中滑膜软骨瘤病归入软骨源性肿瘤中。

（3）第四版分类在纤维组织细胞性肿瘤中仅保留了骨良性纤维组织细胞瘤（benign fibrous histocytoma, BFH）与非骨化性纤维瘤（non-ossifying fibroma, NOF）。它们是一组既有形态学联系又各具特点的异质性梭形细胞肿瘤。一般情况下，NOF 无临床症状，均为偶然发现，好发于儿童及青少年。病灶位于下肢长管状骨干骺端，尤其是股骨远侧和胫骨近侧或远侧干骺端，早期病灶仅累及骨皮质，又称为纤维性骨皮质缺损（fibrous cortical defedts, FCD）。当病灶较大累及髓腔或松质骨时，称为非骨化

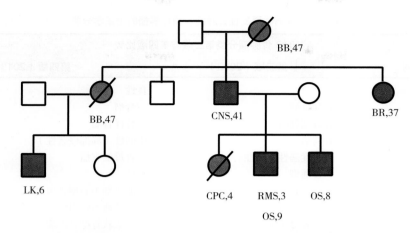

图 1-3-21　Li-Fraumeni 综合征家族谱。圆形表示不受影响的成员，方形代表受影响的成员，斜线表示已故的家庭成员，数字代表确诊年龄。BB：双侧乳腺癌；CNS：脑瘤；BR：单侧乳腺癌；LK：白血病；CPC：脉络丛癌；RMS：横纹肌肉瘤；OS：骨肉瘤

性纤维瘤。对于年龄偏大（30 ~ 60 岁）的患者，当疼痛明显，病灶位于长骨干或骨端、骨盆等扁骨时，要考虑骨良性纤维组织细胞瘤的可能。

（4）神经纤维瘤病 I 型（neurofibromatosis type I，NF1），也称为 Von Recklinghausen 病，是最常见的神经遗传性疾病之一，发病率约为 1/4000 ~ 1/3000。NF1 是一种常染色体显性遗传综合征，其致病基因位于常染色体 17q11.2 区域。此染色体位点突变或缺失，致使患病者不能产生相应的神经纤维瘤蛋白。神经纤维瘤蛋白是一种肿瘤抑制因子，其通过加快原癌基因 p21-ras 活性的降低而减缓细胞增殖。NF1 的病变组织由雪旺细胞和成纤维细胞组成。几乎所有患有 NF1 的儿童期患者都会在躯干或四肢出现多个"咖啡斑"，这些斑点的大小和数量会随着年龄增长而增长。在成年期，大多数 NF1 患者会出现神经纤维瘤。这些神经纤维瘤通常位于皮肤或皮下，也可以发生在脊髓附近的神经或身体其他部位的神经上，可累及多个神经或神经束，向周围结构延伸从而导致相应的功能障碍以及软组织和骨结构的增生。在青春期或成年后发生的恶性肿瘤通常被称为周围恶性神经鞘膜瘤（MPNST）。NF1 的其他特征还包括皮肤、中枢和周围神经、骨骼、心血管和内分泌等多系统受累，其临床症状和体征在受累人群中差异较大，最常见的死亡原因来自周围神经的恶性神经鞘膜瘤（MPNST）、中枢神经系统肿瘤（CNS）和血管病变。NF1 还可表现为丛状神经纤维瘤病和皮肤神经纤维瘤病，两者的细胞组成相同，但是丛状神经纤维瘤病有更为广泛的细胞外基质，而且往往含有丰富的血管网，偶尔会恶变成纺锤细胞瘤（周围神经鞘恶性肿瘤）。

（五）2020 年世界卫生组织（WHO）骨肿瘤分类

第五版《WHO 骨与软组织肿瘤分类》分为骨肿瘤分类（表 1-3-7）和软组织肿瘤分类（表 1-3-8），与第四版相比有一些新的变化。每个肿瘤的栏目新增加了 ICD-11 编码、相关术语、发病机理、病理类型、诊断分子病理学、重要诊断标准等内容，并重点更新分子遗传学改变，有许多肿瘤以基因改变特征命名。ICD-O 是肿瘤国际疾病分类的编码，ICD-11 则是国际疾病分类第 11 次修订本，于 2019 年 5 月 25 日在瑞士日内瓦召开的第 72 届世界卫生大会上通过，该编码首次将起源于中医药的传统医学纳入其中。

本章节中仅就新版 WHO 中新增加的疾病及分类加以阐明，具体如下：

1. 根据国际肿瘤性疾病分类（ICD-O）将骨肿瘤根据其生物学行为分为良性（ICD-O 编码为 0）、中间型（ICD-O 编码为 1）及恶性（ICD-O 编码为 3），中间型又分为局部侵袭型和偶见转移型或两型的混合。

表 1-3-6　WHO 原发性骨肿瘤和瘤样病损的组织学分类

WHO 骨肿瘤分类第三版与第四版比较		
肿瘤类别	第三版（2002）	第四版（2013）
骨源性肿瘤		良性
	骨样骨瘤	骨瘤
	骨母细胞瘤	骨样骨瘤
	骨肉瘤	中间性（局部侵袭性）
	低度恶性中央性	骨母细胞瘤
	普通型	恶性
	软骨细胞性	低级别中心型骨肉瘤
	纤维母细胞性	普通型骨肉瘤
	骨母细胞性	成软骨型骨肉瘤
	血管扩张性	成纤维型骨肉瘤
	小细胞性	成骨型骨肉瘤
	继发性	毛细血管扩张型骨肉瘤
	骨旁性	小细胞型骨肉瘤
	骨膜性	继发性骨肉瘤
	表面高度恶性	骨旁性骨肉瘤
		骨膜性骨肉瘤
		高级别表面型骨肉瘤
软骨源性肿瘤	骨软骨瘤	良性
	软骨瘤	骨软骨瘤
	内生性软骨瘤	软骨瘤（内生软骨瘤、骨膜软骨瘤）
	骨膜性软骨瘤	骨软骨黏液瘤
	多发性软骨瘤病	甲下外生性骨疣
	软骨黏液样纤维瘤	奇异性骨旁骨软骨瘤样增生
	软骨母细胞瘤	滑膜软骨瘤病
	软骨肉瘤	中间性（局部侵袭性）
	中央性、原发性、继发性	软骨黏液样纤维瘤
	周围性	非典型软骨性肿瘤 / 软骨肉瘤（I 级）
	去分化性	中间性（偶见转移性）　软骨母细胞瘤
	间叶性	恶性
	透明细胞性	软骨肉瘤（II 级 III 级）
		去分化软骨肉瘤
		间叶性软骨肉瘤
		透明细胞性软骨肉瘤
纤维源性肿瘤	纤维组织增生性纤维瘤	中间性（局部侵袭性）
	纤维肉瘤	（骨的）促结缔组织增生性纤维瘤
		恶性
		（骨的）纤维肉瘤
		良性纤维组织细胞瘤
纤维组织细胞性肿瘤	良性纤维组织细胞瘤	非骨化性纤维瘤
	恶性纤维组织细胞瘤	
尤文氏肉瘤 / 原始神经外胚层瘤	尤文氏肉瘤	——
造血系统肿瘤	浆细胞骨髓瘤	恶性
	恶性淋巴瘤	浆细胞骨髓瘤
		（骨的）孤立性浆细胞瘤
		（骨的）原发性非霍奇金淋巴瘤

续表

WHO 骨肿瘤分类第三版与第四版比较		
肿瘤类别	第三版（2002）	第四版（2013）
巨细胞瘤	巨细胞瘤 巨细胞瘤中恶性肿瘤	富于巨细胞的破骨细胞瘤 　良性：小骨的巨细胞病变 　中间性（局部侵袭性、偶见转移性）： 　　　（骨的）巨细胞瘤 　恶性：骨巨细胞瘤内的恶性
脊索组织肿瘤	脊索瘤	良性：良性脊索样肿瘤 恶性：脊索瘤
血管性肿瘤	血管瘤 脉管肉瘤	良性：血管瘤 中间性（局部侵袭性、偶见转移性）：上皮样血 　　管瘤 恶性：上皮样血管内皮瘤、血管肉瘤
平滑肌肿瘤	平滑肌肌瘤 平滑肌肉瘤	肌源性肿瘤 　良性：（骨的）平滑肌瘤 　恶性：（骨的）平滑肌肉瘤
脂肪源性肿瘤	脂肪瘤 脂肪肉瘤	良性：（骨的）脂肪瘤 恶性：（骨的）脂肪肉瘤
神经性肿瘤	神经鞘瘤	——
其他肿瘤	造釉细胞瘤 转移性恶性肿瘤	尤文氏肉瘤 釉质瘤 （骨的）未分化高级别多形性肉瘤
其他病变	单纯性骨囊肿 纤维结构不良 骨纤维结构不良 胸壁错构瘤 动脉瘤样骨囊肿 郎格罕斯组织细胞增生症 Erdheim-Chester	未明确肿瘤性质的肿瘤 良性 　单纯性骨囊肿 　纤维结构不良（纤维异常增殖症） 　骨纤维结构不良 　软骨间叶性错构瘤 　Rosai-Dorfman 病 中间性 　动脉瘤样骨囊肿 　郎格汉斯组织细胞增多症：单骨型、多骨型 　Erdheim-Chester
关节病变	滑膜软骨瘤病	——
先天性和遗传性综合征	Beehwith-Wiedemann 综合征 遗传性多发性软骨瘤 内生软骨瘤病：Ollier 病和 Maffucci 综合征 McCune-Albright：综合征 视网膜母细胞瘤综合征 Rothmund-Thomson 综合征 Werner 综合征	肿瘤综合征 　Beehwith-Wiedemann 综合征 　家族性巨颌症 　内生软骨瘤病：Ollier 病和 Maffucci 综合征 　Li-fraumeni 综合征 　McCune-Albright：综合征 　多发性骨软骨瘤 　神经纤维瘤病 I 型 　Rothmund-Thomson 综合征 　Werner 综合征

表 1-3-7　骨肿瘤 WHO（2020 年）分类

名　称	ICD-O	ICD-11
软骨性肿瘤		
良性		
甲下外生骨疣	9213/0	XH1XL9
奇异型骨旁骨软骨瘤样增生	9212/0	XH23J5
骨膜软骨瘤	9221/0	XH3BC3
内生软骨瘤	9220/0	XH9SY5
骨软骨瘤	9210/0	XH5Y87
软骨黏液样纤维瘤	9241/0	XH89S0
骨软骨黏液瘤	9211/0	XH6KR3
中间性		
软骨母细胞瘤	9230/1	XH4NK2
滑膜软骨瘤病	9220/1	XH5BT0
关节外滑膜软骨瘤病		
起源于滑膜软骨瘤病的软骨肉瘤		
中心性非典型性软骨性肿瘤 / 软骨肉瘤 1 级	9222/1	XH0FY0
原发性非典型性软骨性肿瘤：肿瘤位于四肢（长管状骨和短管状骨）		
原发性中心性非典型性软骨性肿瘤 / 软骨肉瘤 1 级：骨内发生，无前驱病变		
继发性中心性非典型性软骨性肿瘤 / 软骨肉瘤 1 级：骨内发生，有内生软骨瘤病史		
原发性中心性软骨肉瘤 1 级：位于中轴骨，包括颅底，肩胛骨和骨盆（扁骨）		
继发性外周性非典型性软骨性肿瘤 / 软骨肉瘤 1 级	9222/1	XH0FY0
继发性外周性非典型性软骨性肿瘤：肿瘤位于四肢骨		
继发性外周性软骨肉瘤 1 级：肿瘤位于中轴骨，包括颅底，肩胛骨和骨盆		
恶性		
中心性软骨肉瘤，2 级和 3 级	9220/3	XH6LT5&XH0Y34
继发性外周性软骨肉瘤，2 级和 3 级	9220/3	XH6LT5&XH0Y34
骨膜软骨肉瘤	9221/3	XH1S32
透明细胞软骨肉瘤	9242/3	XH7XB9
间叶性软骨肉瘤	9240/3	XH8X47
去分化软骨肉瘤	9243/3	XH6E77
成骨性肿瘤		
良性		
骨瘤		XH4818
骨样骨瘤	9191/0	XH61J9
骨母细胞瘤	9200/0	XH4316
恶性		
低级别中心性骨肉瘤	9187/3	XH7N84
骨肉瘤	9180/3,9181/3,9182/3,9184/3,9185/3	XH1XF3&XH5CL5&XH4EZ4
普通型骨肉瘤		
毛细血管扩张型骨肉瘤		
小细胞骨肉瘤		

续表

名　称	ICD-O	ICD-11
骨旁骨肉瘤	9192/3	XH8HG5
骨膜骨肉瘤	9193/3	XH48A9
高级别骨表面骨肉瘤	9194/3	XH6TL0
继发性骨肉瘤	9184/3	XH06W9
Paget 肉瘤		
放疗后肉瘤		
梗死性骨肉瘤		
骨髓炎继发骨肉瘤		
移植物相关骨肉瘤		
纤维性肿瘤		
骨促结缔组织增生性纤维瘤	8823/1	XH6YK5
骨的纤维肉瘤	8810/3	XH4EP1
血管源性肿瘤		
良性		
骨的血管瘤	9120/0	XH5AW4
骨的毛细血管瘤		
骨的海绵状血管瘤		
骨的血管瘤病		
骨的上皮样血管瘤	9125/1	XH10T4
恶性		
骨的上皮样血管内皮瘤	9133/3	XH9GF8
伴有 WWTR1-CAMTA1 融合的上皮样血管内皮瘤		
伴有 YAP1-TFE3 融合的上皮样血管内皮瘤		
骨的血管肉瘤	9120/3	XH6264
富于破骨细胞样多核巨细胞的肿瘤		
动脉瘤样骨囊肿	9260/0	XH23E0
骨巨细胞瘤	9250/1	XH4TC2
普通型骨巨细胞瘤		
恶性骨巨细胞瘤		
非骨化性纤维瘤	8830/0	XH06N0
脊索性肿瘤		
良性脊索细胞肿瘤	9370/0	XH7MT7
普通型脊索瘤	9370/3,9371/3	XH9GH0,XH17D8
去分化型脊索瘤	9372/3	XH7303
分化差的脊索瘤 ★		
其他骨的间叶性肿瘤		
胸壁软骨间叶性错构瘤		
长骨釉质瘤	9310/3,9261/3	XH8F52
骨性纤维结构不良样釉质瘤（局部侵袭性）		
经典型釉质瘤		
去分化釉质瘤		
单纯性骨囊肿		
纤维软骨性间叶瘤 ★	8890/1	XH2AD1
纤维结构不良	8818/0	
骨性纤维结构不良	9262/0	XH6M86
骨的脂肪瘤和冬眠瘤	8850/0	XH1PL8,XH1054

名　称	ICD-O	ICD-11
骨的脂肪瘤		
骨旁脂肪瘤		
冬眠瘤		
骨的平滑肌肉瘤	8890/3	
骨的未分化多形性肉瘤	8802/3	XH73J4,XH0947
骨的转移性肿瘤		
骨的造血系统肿瘤		
孤立性浆细胞瘤	9731/3	XH4BL1
骨原发非霍奇金淋巴瘤	9591/3	XH0L78
弥漫大 B 细胞淋巴瘤		
滤泡性淋巴瘤		
边缘区淋巴瘤		
淋巴母细胞淋巴瘤		
ALK+ 和 ALK- 间变大细胞淋巴瘤		
其他少见骨原发 B 细胞和 T 细胞来源淋巴瘤		
朗格罕斯细胞组织细胞增生症	9751/1,9751/3	XH1J18
骨内单发或多发病变		
多系统受累病变		
Erdheim-Chester 病	9749/3	XH1VJ3
Rosai-Dorfman 病		

注：★是 2020 版 WHO 新增加的病种

附：肿瘤综合征（tumor syndromes）：
　　家族性巨颌症（Cherubism）；
　　Werner 综合征（Werner syndrome）；
　　Li-Fraumeni 综合征（Li-Fraumeni syndrome）；
　　多发性骨软骨瘤（multiple osteochondroma）；
　　神经纤维瘤病 I 型（neurofibromatosis,type I，NF1）；
　　视网膜母细胞瘤综合征（retinoblastoma syndrome）；
　　McCune-Albright 综合征（McCune-Albright syndrome）；
　　Rothmund-Thomson 综合征（Rothmund-Thomson syndrome）；
　　Bechwith-Wiedemann 综合征（Bechwith-Wiedemann syndrome）；
　　内生软骨瘤病：Ollier 病和 Maffucci 综合征（enchondro-matosis：Ollier disease and Maffucci syndrome）

表 1-3-8　软组织肿瘤 2020 年 WHO 分类

名称	ICD-O	ICD-11
脂肪细胞肿瘤		
良性		
脂肪瘤	8850/0	XH1PL8
脂肪瘤病	8850/0	
神经脂肪瘤病	8850/0	
脂肪母细胞瘤 / 脂肪母细胞瘤病	8881/0	XH8L55
血管脂肪瘤	8861/0	XH3C77
肌脂肪瘤	8890/0	
软骨样脂肪瘤	8862/0	XH7WX8
梭形细胞 / 多形性脂肪瘤	8857/0	XH4E98/XH30M7
冬眠瘤	8880/0	XH1054
中间性（局部侵袭型）		

续表

名称	ICD-O	ICD-11
非典型性梭形细胞 / 多形性脂肪瘤样肿瘤 /		
梭形细胞脂肪肉瘤★		
非典型性脂肪瘤样肿瘤	8850/1	XH0RW4
高分化脂肪肉瘤	8850/3	XH7Y61
恶性		
去分化脂肪肉瘤	8858/3	XH1C03
黏液样脂肪肉瘤	8852/3	XH3EL0
多形性脂肪肉瘤	8854/3	XH25R1
黏液样多形性脂肪肉瘤★		
纤维母细胞 / 肌纤维母细胞肿瘤		
良性		
结节性筋膜炎	8828/0	XH5LM1
增生性筋膜炎和增生性肌炎	8828/0	
骨化性肌炎和指趾纤维骨性假瘤		
缺血性筋膜炎		
弹力纤维瘤	8820/0	XH3BQ8
婴儿纤维性错构瘤		
颈纤维瘤病		
幼年性玻璃样变纤维瘤病		
包涵体性纤维瘤病		
腱鞘纤维瘤	8813/0	XH0WB3
促结缔组织增生性纤维母细胞瘤	8810/0	XH6YK5
乳腺型肌纤维母细胞瘤	8825/0	XH8JB0
钙化性腱膜纤维瘤	8816/0	XH8ZE3
EWSR1-SMAD3 阳性纤维母细胞性肿瘤		
血管肌纤维母细胞瘤	8826/0	XH8A47
富于细胞性血管纤维瘤	9160/0	XH4E06
软组织血管纤维瘤		
项型纤维瘤	8810/0	XH0XH6
肢端纤维黏液瘤	8811/0	XH5XQ3
Gardner 纤维瘤	8810/0	XH7GT0
中间性（局部侵袭型）		
掌 / 跖纤维瘤病	8813/1	XH75J5
韧带样瘤型纤维瘤病	8821/1	XH13Z3
腹壁纤维瘤病	8822/1	XH6116
脂肪纤维瘤病	8851/1	XH4QB6
巨细胞纤维母细胞瘤	8834/1	XH9AV8
中间性（偶有转移型）		
隆突性皮肤纤维肉瘤	8832/1	XH4QZ8
纤维肉瘤型隆突性皮肤纤维肉瘤	8832/3	
色素性隆突性皮肤纤维肉瘤	8833/1	XH5CT4
孤立性纤维性肿瘤（胸膜外）	8815/1	XH7E62
恶性孤立性纤维性肿瘤	8815/3	XH1HP3
炎性肌纤维母细胞瘤	8825/1	XH66Z0
低度恶性肌纤维母细胞肉瘤	8825/3	XH2668

续表

名称	ICD-O	ICD-11
浅表性 CD34 阳性纤维母细胞性肿瘤 ★		
黏液炎性纤维母细胞性肉瘤	8811/1	XH2D15
婴儿型纤维肉瘤	8814/3	XH7BC6
恶性		
成年型纤维肉瘤	8810/3	XH4EP1
黏液纤维肉瘤	8811/3	XH8WH0
低度恶性纤维黏液样肉瘤	8840/3	XH4V76
硬化性上皮样纤维肉瘤	8840/3	XH4BT2
所谓的纤维组织细胞性肿瘤		
腱鞘滑膜巨细胞瘤		XH0HZ1
局限型	9252/0	XH6911
弥漫型	9252/1	XH52J9
恶性腱鞘滑膜巨细胞瘤	9252/3	XH5AQ9
深部纤维组织细胞瘤	8831/0	XH5DP4
丛状纤维组织细胞瘤	8835/1	XH4GL1
软组织巨细胞瘤	9251/1	XH81M1
脉管肿瘤		
良性		
血管瘤		XH5AW4
毛细血管瘤		XH3U29
海绵状血管瘤		XH1GU2
肌内血管瘤	9132/0	XH0553
静脉性血管瘤	9122/0	XH4NS3
吻合状血管瘤 ★		
上皮样血管瘤	9125/0	XH10T4
淋巴管瘤	9170/0	XH9MR8
淋巴管瘤病		
中间性（局部侵袭型）		
簇状血管瘤 / 卡波西型血管内皮瘤 ★	9130/1	XH2EX4/XH6PA4
中间性（偶有转移型）		
网状血管内皮瘤	9136/1	XH64U8
乳头状淋巴管内血管内皮瘤	9135/1	XH4SY7
复合型血管内皮瘤	9130/1	XH8D24
卡波西肉瘤	9140/3	XH36A5
假肌源性血管内皮瘤	9136/1	XH26F6
恶性		
上皮样血管内皮瘤	9133/3	XH9GF8
血管肉瘤	9120/3	XH6264
血管周皮细胞（血管周）肿瘤		
血管球瘤	8711/0	XH47J2
血管球瘤病	8711/1	XH7CP7
恶性血管球瘤	8711/3	XH21E6
肌周细胞瘤（包括肌纤维瘤）		
肌周细胞瘤	8824/0	
肌纤维瘤	8824/0	XH0953

续表

名称	ICD-O	ICD-11
肌纤维瘤病	8824/1	XH1N00
血管平滑肌瘤	8894/0	XH7CL0
平滑肌肿瘤		
平滑肌瘤	8890/0	XH4CY6
EBV 相关性平滑肌肿瘤★		
平滑肌肉瘤	8890/3	XH7ED4
炎性平滑肌肉瘤★		
上皮样平滑肌肉瘤★		XH13Z5
黏液样平滑肌肉瘤★		XH3122
骨骼肌肿瘤		
良性		
横纹肌瘤	8900/0	XH8WG9
成年型	8904/0	XH4BG5
胎儿型	8903/0	XH4729
生殖道型	8905/0	XH5AF2
恶性		
胚胎性横纹肌肉瘤	8910/3	XH83G1
腺泡状横纹肌肉瘤	8920/3	XH7099
多形性横纹肌肉瘤	8901/3	XH5SX9
梭形细胞 / 硬化性横纹肌肉瘤	8912/3	XH7NM2
外胚层间叶瘤★	8921/3	XH0S12
胃肠道间质瘤		
胃肠道间质瘤	8936	XHR2P6
软骨 - 骨肿瘤		
良性		
软组织软骨瘤	9220/0	XH0NS4
恶性		
骨外间叶性软骨肉瘤	9240/3	XH8X47
骨外骨肉瘤	9180/3	XH2CD6
周围神经鞘膜肿瘤		
良性		
神经鞘瘤	9560/0	XH98Z3
神经纤维瘤	9540/0	XH87J5
神经束膜瘤	9571/0	XH0XF7
颗粒细胞瘤	9580/0	XH09A9
真皮神经鞘黏液瘤	9562/0	
孤立性局限性神经瘤	9571/0	XH90Y8
异位脑膜瘤 / 脑膜上皮错构瘤★	9530/0	XH11P5
神经肌肉迷芽瘤★		
良性蝾螈瘤★		
混杂性神经鞘膜肿瘤	9563/0	XH01G0
恶性		
恶性周围神经鞘膜瘤	9540/3	XH2XP8
恶性色素性神经鞘膜瘤		
分化尚不确定的肿瘤		
肌内黏液瘤	8840/0	XH6Q84

续表

名称	ICD-O	ICD-11
关节旁黏液瘤	8840/0	
深部（"侵袭性"）血管黏液瘤	8841/0	XH9HK9
非典型性纤维黄色瘤	8830/1	XH1RM7
血管瘤样纤维组织细胞瘤	8836/1	XH9362
骨化性纤维黏液样肿瘤	8842/0	XH1DA7
肌上皮瘤	8982/1	XH3CQ8
肌上皮癌	8982/3	XH43E6
软组织混合瘤	8940/0	XH2KC1
软组织多形性玻璃样变血管扩张性肿瘤		
含铁血黄素沉着性纤维脂肪瘤样肿瘤	8811/1	XH9526
磷酸盐尿性间叶性肿瘤		
良性	8990/0	XH9T96
恶性	8990/3	XH3B27
NTRK 重排梭形细胞间叶性肿瘤 ★		
滑膜肉瘤，非特指性	9040/3	XH9B22
梭形细胞型滑膜肉瘤	9041/3	XH9346
双相型滑膜肉瘤	9043/3	XH1J28
上皮样肉瘤	8804/3	XH4396
腺泡状软组织肉瘤	9581/3	XH8V95
软组织透明细胞肉瘤	9044/3	XH1A21
骨外黏液样软骨肉瘤	9231/3	XH9344
促结缔组织增生性小圆细胞肿瘤	8806/3	XH5SN6
恶性肾外横纹肌样瘤	8963/3	XH3RF3
具有血管周上皮样细胞分化的肿瘤（PEComa）		
良性	8714/0	XH4C66
恶性	8714/3	XH9WD1
（动脉）内膜肉瘤	9137/3	XH36H7
未分化肉瘤	8802/3	XH0947
软组织和骨未分化小圆细胞肉瘤 ★		
尤文氏肉瘤	9364/3	XH8KJ8
伴有 EWSR1- 非 ETS 家族融合基因的未分化肉瘤 ★	8803/3	XH85G7
CIC 重排肉瘤 ★	8803/3	XH85G7
伴有 BCOR 遗传学改变的肉瘤 ★	8803/3	XH85G7

注：★是 2020 版 WHO 新增加的病种

（1）良性：指局部复发能力有限，即使复发也属非破坏性的，通过完整局部切除或刮除能治愈的一组肿瘤。

（2）中间型（局部侵袭）：呈局部破坏性、浸润性生长，术后易局部复发的一组肿瘤。包括软骨肉瘤Ⅰ级（编码 1）、骨的促结缔组织增生性纤维瘤（编码 1）、朗格汉斯组织细胞增生症（单灶、多灶编码均属 1）和 Erdheim-Chester 病（编码 1）。滑膜软骨瘤病具有较高局部复发率，被归入了这一组（编码 1）。软骨黏液样纤维瘤的 ICD-O 编码虽然为 0，但也被划归于局部侵袭性的中间型一类肿瘤中，因其好发于长骨干骺端，高峰年龄 10 ~ 29 岁，镜下呈分叶状结构，含软骨、黏液和纤维三种成分。纤维软骨性间叶瘤（fibrocartilagenous mesenchymoma，FM）是 2020 版分类中新增加的一种疾病，也被归入了中间型。该类肿瘤无明确转移证据，但需局部切除，且切除范围需囊括肿瘤周围正常组织。

（3）中间型（偶有转移）：指肿瘤除具有局部侵袭能力外，偶尔还会发生转移，转移的危险性＜2%，但仅基于组织学形态难以预测的一组肿瘤。该组肿瘤包括骨巨细胞瘤（编码1）、软骨母细胞瘤（编码1）和骨上皮样血管瘤（编码1）。

（4）恶性：指除了具有局部破坏性生长和复发能力外，还具有明显远处转移能力的一组肿瘤。转移的危险性大多在20%~100%之间，具体则取决于组织学类型和分级。有些组织学为低度恶性的肉瘤，虽然其转移的危险性仅2%~10%，但其一旦复发之后，组织学分级会增高，同时远处转移的风险也相应增高。确定骨的肉瘤组织学分级对临床上辅助放、化疗有重要的提示作用，具体分型见表1-3-9。

表 1-3-9　骨的肉瘤组织学分级

组织学分型		
I 级	II 级	III 级
骨旁骨肉瘤	骨膜骨肉瘤	普通型骨肉瘤、毛细血管扩张型骨肉瘤
软骨肉瘤 I 级	软骨肉瘤 II 级	小细胞骨肉瘤、继发性骨肉瘤
透明细胞软骨肉瘤	脊索瘤	高级别表面骨肉瘤、未分化多形性肉瘤
低级别中心型骨肉瘤		尤文氏肉瘤、软骨肉瘤 III 级
		去分化软骨肉瘤、间叶性软骨肉瘤
		去分化脊索瘤、骨巨细胞瘤内的恶性

2. 第五版 WHO 分类增加了"分子诊断病理学"的内容，如 USP6 基因重排（荧光原位杂交技术，FISH）检测用于原发性动脉瘤样骨囊肿，可用于鉴别继发动脉瘤样骨囊肿的其他骨肿瘤（如骨肉瘤、骨巨细胞瘤以及软骨母细胞瘤等）。

3. 第五版还增加了"重要诊断标准"，包括必不可少（essential）和值得做的（desirable）两个部分。如骨巨细胞瘤的必不可少的诊断标准包括：①骨巨细胞瘤相应的影像学表现，边界清楚的溶骨性肿瘤，偏心性、通常位于骨端；②无数体积大的破骨细胞与无非典型性的单核基质细胞肿瘤成分混杂在一起。值得做的诊断包括 H3.3G34W 免疫组化染色。

4. 遗传学肿瘤综合征单独列章节说明。

5. 在第四版 WHO 中，将动脉瘤样骨囊肿（aneurysmal bone cyst，ABC）归入"肿瘤性质不明确"，近年来研究发现，约70%的 ABC 存在 USP6 基因重排，因此 ABC 被认为是一种真性肿瘤。第五版 WHO 分类将其归入富于破骨细胞性肿瘤，而第四版 WHO 中富于破骨细胞性肿瘤中的"小骨的巨细胞病变"因大多数病例存在 USP6 重排，现认为是"实体型 ABC"，新分类已将其视为 ABC 的一个相关术语，同时指出不推荐再用"小骨巨细胞修复性肉芽肿"这一术语。

6. 第五版 WHO 分类增加了分化差的脊索瘤（poorly differentiated chordoma）。这是一种通常起自中轴骨、向脊索分化、以丢失 SMARCB1 表达为特征的差分化肿瘤。好发于儿童，中位年龄11岁（1~29岁），女性多见，男女比例为1:2。肿瘤大多位于颅底（斜坡），其次为颈椎，偶尔位于骶尾部，肿瘤直径1~10cm。镜下：肿瘤由黏附成片或成巢的上皮样细胞组成，细胞胞浆较丰富，嗜酸性，横纹肌样，有些肿瘤细胞空泡样，似印戒细胞，核分裂像易见（5~15/10HPF），细胞外黏液样间质较少，缺乏典型脊索瘤中大空泡化细胞。免疫组化：转录因子 brachyury 弥漫性核阳性，瘤细胞表达 CK，不同程度表达 S-100，而 SMARCB1 表达缺失。分子遗传学方面，FISH 检测证实 SMARCB1 缺失，部分病例可同时伴有 EWSR1 位点杂合性缺失。临床表现高度侵袭性，患者平均总生存率只有 53 个月，低于经典脊索瘤（109 个月）。

7. 第五版 WHO 分类中还增加了纤维软骨性间叶瘤（fibrocartilagenous mesenchymoma，FM）。这是一种由轻度不典型梭形细胞、类似生长板样透明软骨结节和骨小梁组成的局部侵袭性肿瘤，属于中间型肿瘤。FM 非常罕见，好发于儿童及青年，中位年龄 13 岁（3 个月～27 岁），男性稍多。最常位于长管状骨的干骺端，其次为髂骨、耻骨、椎骨、趾骨以及肋骨。镜下：肿瘤由梭形细胞、透明软骨结节和小梁状骨组成，梭形细胞层束状交叉排列，轻度非典型性，核分裂像无或偶见，软骨结节类似生长板。免疫组化对其诊断无帮助。分子遗传学方面亦无特殊，无 GNAS、IDH1 和 IDH2 突变，也无 MDM2 的扩增。

8. 在脂肪性肿瘤分类中，第五版增了非典型梭形细胞 / 多形性脂肪瘤样肿瘤和黏液样多形性脂肪肉瘤。

（1）非典型梭形细胞 / 多形性脂肪瘤样肿瘤（atypical spindle/pleomorphic lipomatous tumor）：是一种中间型低度恶性的肿瘤，切除不彻底易复发，无转移风险。年龄分布广泛，平均发病年龄 54 岁（6～87 岁），以男性为主，四肢多见，后腹膜罕见，大多数肿瘤有浸润性边界。镜下表现为轻 - 中度异型性的梭形细胞、脂肪母细胞以及纤维黏液样背景，不同病例肿瘤各种成分比例不同，核分裂像罕见，部分病例间质可见营养不良性钙化及骨化。免疫组化：梭形细胞表达 CD34、S-100 及 desmin，而 MDM2 和 CDK4 阴性。约 57% 的病例存在 RB1 表达缺失，值得注意的是，MDM2 和 CDK4 无过度表达，这些肿瘤缺乏 MDM2 的高水平扩增。

（2）黏液样多形性脂肪肉瘤（myxoid pleomorphic lipoma）：是一种高度侵袭性肿瘤，好发于儿童或年轻人，多发生于纵隔以及深部软组织，镜下表现为黏液性脂肪肉瘤以及多形性脂肪肉瘤。

9. 在纤维母细胞 / 肌纤维母细胞肿瘤分类中，第五版新增加了浅表性 CD34 阳性纤维母细胞性肿瘤（superficial CD34-positive fibroblastic tumor）。这是一种位于皮肤和皮下组织的多形性纤维母细胞性中间型肿瘤，弥漫表达 CD34，罕见核分裂像。最常累及下肢，其次是上肢、臀部及肩部。发病部位表浅，位于皮下，一般界限清楚。镜下表现为显著的细胞核多形性，但核分裂像少见。富含嗜酸性颗粒状胞浆，核内可见包涵体，免疫组化 CD34 弥漫强阳性，广谱 CK 可局灶阳性。在分子水平上可能与 PRDM10 重排的软组织肿瘤有重叠，还需进一步研究。

10. 在血管源性肿瘤分类中，第五版合并了簇状血管瘤 / 卡波西型血管内皮瘤，新增了吻合性血管瘤。簇状血管瘤 / 卡波西型血管内皮瘤（tufted angioma/kaposiform haemangioendothelioma）是一种中间型肿瘤，卡波西型血管内皮瘤主要发生于儿童，常位于比较深在的软组织，由毛细血管和梭形细胞组成，可以呈小叶状浸润性生长；簇状血管瘤大多位置相对较浅，但表现与卡波西型血管内皮瘤非常相似，形态上难以区分，因此将两者合并。吻合性血管瘤（anastomosing haemangioma）是一种良性血管肿瘤，发病年龄 21～83 岁，男女比例约为 1.4∶1，肿物最大径 0.6～5.0cm。特征性病理改变是血窦样毛细血管呈吻合状分布，管腔表面被覆钉突样内皮细胞。

11. 在平滑肌肿瘤分类中，新增 EB 病毒（Epstein-Barr virus，EBV）相关性平滑肌肿瘤、炎性平滑肌肉瘤、上皮样平滑肌肉瘤以及黏液性平滑肌肉瘤。EBV 相关性平滑肌肿瘤（EBV-associated smooth muscle tumor）是一种与 EBV 感染相关的平滑肌肿瘤，常与免疫缺陷性疾病如获得性免疫缺陷综合征（acquired immune deficiency syndrome，AIDS）以及器官移植后免疫抑制剂导致的 T 淋巴细胞免疫抑制相关，可发生于任何部位，具有潜在恶性。炎性平滑肌肉瘤（inflammatory leiomyosarcoma）是指平滑肌肉瘤伴有慢性炎细胞浸润，比较少见，其发病原因目前尚不清楚。黏液性平滑肌肉瘤（myxoid leiomyosarcoma）是指平滑肌肉瘤伴有间质的广泛黏液变性。

12. 在横纹肌肿瘤分类中新增外胚层间叶瘤（ectomesenchymoma）。这是一种由恶性的间叶组织和神经外胚层组织构成的肿瘤，一般有横纹肌肉瘤、神经/神经母细胞成分，后者有良性的节细胞神经瘤、中间性的节细胞神经母细胞瘤、恶性的 PNET 等。

13. 在周围神经肿瘤分类中，新增加异位脑膜瘤/脑膜上皮错构瘤、神经肌肉迷芽瘤以及良性蝾螈瘤。其中，神经肌肉迷芽瘤是在分化良好的神经组织中混合成熟的横纹肌成分。

14. 第五版增设了"骨及软组织小圆细胞未分化肉瘤"分类。其中，伴有 EWSR1- 非 ETS 家族融合基因的未分化肉瘤、CIC 重排肉瘤以及伴有 BCOR 遗传学改变的肉瘤为 2020 版分类中新增加的疾病。

伴有 EWSR1- 非 ETS 家族融合基因的未分化肉瘤是一种伴有 EWSR1/FUS 基因融合、不伴有 ETS 家族融合的小圆形或梭形细胞肉瘤。平均发病年龄约 32.3 岁（12 ~ 67 岁），男女比例约 5：1。EWSR1-NFATC2 主要累及股骨、肱骨、桡骨、胫骨，四肢软组织、头颈以及胸壁，骨与软组织发病比例约 4：1，而 FUS-NFATC2 主要累及长骨。临床表现为疼痛、溶骨性病变，可以侵犯骨周围软组织。EWSR1-PATZ1 常累及深部软组织（胸壁、腹部）、四肢、头颈以及中枢神经系统等。镜下表现多样化，瘤细胞主要为小圆形或纺锤形，可伴有间质纤维化及坏死，核分裂像活跃。免疫组化：不同程度表达肌源性（Desmin、myogenin、MyoD1）和神经源性（S-100P、SOX10、GFAP 等）标记，CD99 不同程度表达，CD34 可以阳性。

CIC 重排肉瘤（CIC Sarcoma）是一种伴有 CIC 基因重排的、高级别圆细胞未分化肉瘤。平均发病年龄 32 岁（6 ~ 73 岁），男性略多于女性，常累及深部软组织（躯干、四肢、头颈、腹膜后以及盆腔等），骨原发少见，约 10% 累及内脏。镜下表现为肿瘤细胞高度异型性，核不规则，核仁常明显，核分裂像及坏死多见。免疫组化：CD99 不同程度阳性，只有 20% 左右的病例呈弥漫阳性；与尤文氏肉瘤不同，CIC 重排肉瘤 ETV4 常弥漫性核表达，大于 90% 的病例 WT1 阳性表达，而 NKX2.2 染色多为阴性，也可表达 CD56、ERG 及 MYC。分子遗传学方面，由 t（4；19）（q35；q13）或 t（10；19）（q26；q13）易位引起 CIC-DUX4 基因改变占 95%，其它融合基因伴侣包括 FOXO4、NUTM1 等。MYC 基因扩增是常见的继发性分子事件。该肿瘤对放、化疗不敏感，预后差，总生存率为 43%，低于尤文氏肉瘤（总生存率约 77%）。

伴 BCOR 基因异常的肉瘤（sarcoma with BCOR genetic alterations）是一种由 BCOR 基因异常导致的癌基因激活、BCOR 蛋白表达的圆形或梭形细胞肉瘤，缺乏 EWSR1 和 CIC 基因重排。平均发病年龄 15 岁（2 ~ 44 岁），男性发病多于女性。主要发生于骨，常累及骨盆、下肢及脊柱旁区域，也可累及软组织，包括躯干、四肢等。临床表现为疼痛、肿胀。镜下肿瘤细胞呈片状、旋涡状、长束状排列，细胞大小相对一致，圆形、短梭形，核染色质细腻、核仁不明显，可见核分裂像，黏液样或纤维性间质，可见出血、坏死。免疫组化：CD99、CyclinD1、Bcl-6、SATB-2、TLE-1 均阳性表达，90% 以上的病例表达 BCOR 和 CCNB3，不表达 NKX2.2，前两者均细胞核阳性表达。而在尤文氏肉瘤中，BCOR 和 CCNB3 免疫组化通常为阴性。分子遗传学方面，大多数病例中 inv（X）（p11）倒位导致 BCOR-CCNB3 融合，此外，还包括其他分子伴侣包括 BCOR-MAML3 以及 BCOR-ITD 等。BCOR-CCNB3 肉瘤 5 年生存率 72% ~ 77%，与尤文氏肉瘤相当，预后好于 CIC 重排肉瘤。其中，发生于中轴骨及其软组织的 BCOR-CCNB3 肉瘤预后略差，发生于四肢者稍好。

15. 在分化尚不确定的肿瘤分类中，新增了 NTRK 重排梭形细胞间叶性肿瘤。这是一组由分子事件定义的实体肿瘤，好发于儿童、青少年，成年人也有报道。发病无明显性别差异，可发生于浅表及深部软组织、骨组织、内脏器官等。组织形态谱系广泛、多样，一般表现为梭形细胞及多少不等的间质透明变性，呈浸润性生长。随着二代测序等技术的进展，目前认为 NTRK 重排可发生于一组软组织肿瘤，包括婴儿 / 成人纤维肉瘤、脂肪纤维瘤病样的神经肿瘤、低级别纤维母细胞肉瘤、婴儿原始黏液样间叶性肿瘤以及梭形细胞横纹肌肉瘤等。免疫组化：CD34、S-100 均阳性表达，此外 pan-TRK 也阳性。分子遗传学表现为 NTRK 基因的融合，经典的 ETV6-NTRK3 基因融合首先报道于婴儿型纤维肉瘤，后来研究发现在先天性中胚层肾瘤（cellular congenital mesoblastic nephroma）及其他一些肿瘤中也存在 ETV6-NTRK3 基因融合，提示这一组肿瘤具有组织遗传学方面的相关性。由于原肌球蛋白受体激酶（tropomyosin receptor kinase，TRK）抑制剂对于该类肿瘤疗效很好，因此，准确诊断该类肿瘤意义重大，可借助免疫组化及分子检测手段明确诊断。

二、骨与软组织肿瘤分期

随着骨肿瘤基础研究的深入和治疗水平的提高，骨肿瘤治疗的观念和效果较以往有明显的不同。在骨肿瘤治疗前，进行系统而准确的肿瘤分期，对于手术方案的制定以及评估肿瘤的预后都有极其重要的意义。分期的具体意义是：①可较准确地了解患者目前的病情、所处危险的程度及预后情况；②根据不同分期合理选择手术方案达到恰如其分的手术范围，提出辅助性治疗的指导原则；③正确评价在同一医学参数下手术或非手术的治疗效果；④便于国内外信息交流与合作。

（一）骨肿瘤的 TNM 分期

国际抗癌协会（UICC）推荐使用的 TNM 分期（表 1-3-10）是根据骨肿瘤的分化、局部浸润和远处播散的程度来反应肿瘤的预后，主要参考指标（表 1-3-11）为 T（肿瘤局部浸润）、N（淋巴结转移情况）和 M（远处转移情况），结合临床检查、影像学改变和肿瘤的组织学分级进行分期。因为肉瘤很少有淋巴结转移，TNM 分期在骨和软组织肉瘤中应用并不普遍。

表 1-3-10　TNM 骨肿瘤分期

I_A	T_1	N_0，N_X	M_0	低级别
I_B	T_2	N_0，N_X	M_0	低级别
II_A	T_1	N_0，N_X	M_0	高级别
II_B	T_2	N_0，N_X	M_0	高级别
III	T_3	N_0，N_X	M_0	任何级别
IV_A	T_X-T_3	N_0，N_X	M_{1a}	任何级别
IV_B	T_X-T_3	N_1	M_X、M_0 或 M_1	任何级别
	T_X-T_3	N_X、N_0 或 N_1	M_{1b}	任何级别

G 组织病理学分级试图根据组织学特点预测恶性肿瘤的生物学行为。骨肉瘤的分级原理和 Broders 提出的鳞状细胞癌分级原理相似。在骨肿瘤中，细胞量（即细胞与间质的相对含量之比）和肿瘤细胞核特点是最重要的分级依据。一般来说，恶性程度越高，瘤细胞越多；细胞核不规则、增大及染色质增多与分级相关；坏死程度对于分级也有一定的意义。

对于梭形细胞肉瘤（如骨肉瘤和纤维肉瘤）应予以分级。许多研究显示软骨肉瘤和恶性血管肿瘤（monomorphic）并不适于组织学分级，如小细胞恶性肿瘤（尤文氏肉瘤、恶性淋巴瘤及骨髓瘤）。间叶性软骨肉瘤和退分化软骨肉瘤总是高级别的，透明细胞软骨肉瘤是低级别的。临床病理研究表明，釉质瘤及脊索瘤的分级对于判定预后无用。

表 1-3-11　骨肿瘤的 TNM 分类

原发肿瘤（T）	T_x：原发肿瘤无法估计
	T_0：无原发肿瘤的依据
	T_1：肿瘤最长径 ≤ 8cm
	T_2：肿瘤最长径 > 8cm
	T_3：原发的骨内出现不连续的肿瘤，即跳跃转移
区域性淋巴结（N）	N_x：区域性淋巴结无法估计
	N_0：无淋巴结转移
	N_1：有淋巴结转移
远隔转移（M）	M_x：远隔转移无法估计
	M_0：无远隔转移
	M_1：有远隔转移
	M_{1a}：肺转移
	M_{1b}：其他远隔转移

注：区域性淋巴结受累罕见，如果淋巴结未进行临床或病理评估，也可以考虑是 N_0，而不是 N_x 或 pN_x

由于阅片者之间的差异，以及实际上大多数肿瘤处于中间范围的情况，组织学分级的意义有限。几种分级方法的转化如表 1-3-12。

表 1-3-12　将"3 级"和"4 级"分级法转换为"2 级"（低和高级别）分级法的换算表

TNM2 级系统	3 级系统	4 级系统
低级别	1 级	1 和 2 级
高级别	2 级和 3 级	3 和 4 级

注：尤文氏肉瘤被分类为高级别

（二）TNM 残余肿瘤（residual tumor，R）分类系统

对于癌症患者，在直接手术治疗或者药物等非手术治疗之后，肿瘤残留情况会明显影响预后。1978年，美国肿瘤联合委员会（the American Joint Committee on Cancer，AJCC）建议使用残余肿瘤情况作为一个辅助分期。1987 年，国际抗癌协会（the International Union Against Cancer，UICC）公布了一个扩大的残余肿瘤（R）分类，可用于作为 TNM 系统的辅助分类。其可在外科治疗、放射治疗、化学治疗等多种治疗之后独立使用，用以评估肿瘤原发部位、局部淋巴结和远处转移部位（如果存在）等在治疗后是否存在镜下或肉眼残余肿瘤。R 分类适用于所有肿瘤患者，能反映主要治疗方法的效率，指导辅助治疗方案的设计和建立，对改善患者的预后有重要意义。

尽管残余肿瘤状态在治疗之后的临床管理中非常重要，但对于 R 分类的误解和使用的不一致性导致其临床使用受限。这个 R 分类也被 AJCC 接收并发表在其第四和第五版的 AJCC 癌症分期手册中。R 分类适用于指导癌症患者的手术治疗，为彻底治疗时肿瘤需要切除的程度提供参考。

在 AJCC7 和 UICC13 分期手册中，R 分类如表 1-3-13。

外科治疗之后，评估 R 分类需要外科医生和病理学家的紧密合作，如图 1-3-22 所示的两个步骤。非

手术治疗之后，通过医学影像和活检来确定是否存在残余肿瘤。

表 1-3-13   R 分类系统

R 分类	分类描述
R_X	不能对残余肿瘤做出评估
R_0	无残余肿瘤
R_1	镜下存在残余肿瘤
R_2	肉眼存在残余肿瘤

注：R 分类应该和 r 符号区别，后者指 TNM 系统中一个额外的描述符，具体指发生在无病期间复发肿瘤。

R_0（无残余肿瘤）：指常规的方法未能发现残余肿瘤；

R_1：显微镜下切除部位、切除边缘和远处转移部位（如果存在）存在残余肿瘤，但没有肉眼可见的肿瘤残留；

R_2：切除部位、切除边缘和远处转移部位（如果存在）肉眼可见（或明显的）肿瘤残留，应该进一步区分疾病缓解、疾病无变化，或疾病进展。

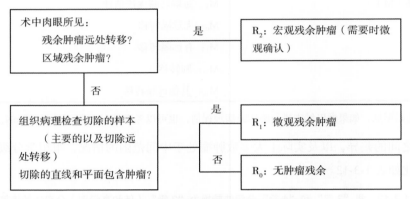

图 1-3-22   术后残余肿瘤 TNM 分类流程图

（三）美国肿瘤联合委员会（American Joint Committee on Cancer，AJCC）分期系统

软组织肿瘤的外科分期对于诊断、治疗和预后评估非常重要，其不同于单纯的组织学分期，是建立在临床和组织学联合评估的基础之上的。1977 年，AJCC 开始将 AJCC 分期系统用于软组织肉瘤（STS）的分期（表 1-3-14）。AJCC 分期根据 T、N、M 系统（表 1-3-15）和组织学分级（G，histological grade）（表 1-3-16）对软组织恶性肿瘤进行分期。在这个分期系统中，T 指肿瘤的大小，N 指淋巴结转移，M 指远处转移。根据病变的进展程度可以分为四期。第 I、II、III 期主要根据组织学分级（G_1、G_2、G_3 和 G_4），IV 期根据转移情况，局部淋巴结转移为 IV_A 期，远处转移为 IV_B 期。在这个分期系统中，肿瘤大小是一个重要的指标，在前 3 期中，可根据肿瘤大小再分为 T_1（最大直径 ≤ 5cm）和 T_2（最大直径 > 5cm）。但是，这版 AJCC 分期并不适用于骨肿瘤。

表浅肿瘤指肿瘤全部位于浅筋膜以上，未侵及筋膜；深在性肿瘤指肿瘤全部位于浅筋膜之下，或者浅筋膜之上的肿瘤侵及或穿透筋膜层。腹膜后、纵隔和盆腔肉瘤属于深在性肿瘤。

软组织肉瘤的软组织分级（G）是根据肿瘤的组织学表现来评价其恶性程度，主要是其发生远处转移的可能性。而分期将临床情况和组织学表现相结合，更能反映肿瘤的全面情况。1977 年 Russel 提出 STS 分级的概念，加上之后出现的几个组织学参数和预后相关的分级系统，成为临床病理学分级系统的重要参数，其中最重要的两个分级参数可能是分裂指数和肿瘤坏死程度。STS 分级概念包括 2 级、3 级和 4 级等分级方法，各分级转化如表 1-3-16。3 级和 4 级分级方法因阅片者的差异可能会使得结果不同，而 2 级分级方法可以减少这种差异。分级尤其对远处转移和总体存活率有提示作用，但对局部复发的提示作用很小，复发主要和手术边缘是否阳性有关，与肿瘤患者对初次化疗的反应也有关。软组织肿瘤分级时具体情况应注意：

（1）分级只适用于未经治疗的原发性软组织肉瘤。

（2）样本应有代表性，并且切片制作良好。

表 1-3-14   STS 的 TNM 分类

原发肿瘤（T）	T_X：无法评价原发肿瘤情况
	T_0：无原发肿瘤存在的证据
	T_1：肿瘤最大径 ≤ 5cm
	T_{1a}：表浅肿瘤 *
	T_{1b}：深在性肿瘤
	T_2：肿瘤最大径 > 5cm
	T_{2a}：表浅肿瘤 *
	T_{2b}：深在性肿瘤
局部淋巴结（N）	N_X：无法评价局部淋巴结情况
	N_0：局部淋巴结无转移
	N_1：局部淋巴结有转移
远处转移（M）	M_X：远处转移不能确定
	M_0：无远处转移
	M_1：有远处转移

注：局部淋巴结转移罕见，对于临床上或病理学上未检查淋巴结情况的病例，可认为是 N_0，而不是 N_X 或 pN_X

表 1-3-15   1997 年恶性软组织肿瘤的 AJCC 分期

分期	分级（G）	原发肿瘤（T）	区域淋巴结（N）	转移（M）
I_A	G_1	T_1	N_0	M_0
I_B	G_1	T_2	N_0	M_0
II_A	G_2	T_1	N_0	M_0
II_B	G_2	T_2	N_0	M_0
III_A	$G_{3\sim4}$	T_1	N_0	M_0
III_B	$G_{3\sim4}$	T_2	N_0	M_0
IV_A	$G_{1\sim4}$	T_1	N_1	M_0
IV_B	$G_{1\sim4}$	$T_{1\sim2}$	$N_{0\sim1}$	M_1

注：G_1：分化好，G_2：中度分化，$G_{3\sim4}$：低分化、未分化；T_1：≤ 5cm，T_2：> 5cm；N_0：无淋巴结转移，N_1：淋巴结转移；M_0：无转移，M_1：有转移

表 1-3-16   G 组织病理学分级

TNM 2 级系统	3 级系统	4 级系统
低级别	1 级	1 和 2 级
高级别	2 级和 3 级	3 和 4 级

注：将"3 级"和"4 级"分级法转换为"2 级"（低和高级别）分级法的换算表

（3）分级不能代替组织学诊断，不能区分良性和恶性病变，因此对软组织病变进行分级前，必须保证病变为真正的肉瘤，而不是假肉瘤。

（4）分级不适用于所有类型的软组织肉瘤。因为软组织肉瘤较少见，所以分级系统把所有肉瘤当作一个实体，但不同类型肉瘤中各组织学参数的意义有所不同，故分级对于某些组织类型的肿瘤无预后意义，如 MPNST。而有些组织学分型，如滑膜瘤、血管肉瘤、横纹肌肉瘤，不论其组织分级如何，都放在 III 期内，因为他们接近主要血管、神经或骨，故建议不要对其进行分级。

在 1989—1995 年间，Ramesh Chandran Ramanathan、Cyril Fishe 和 J.Meirion Thomas 在同一所机构收集了 316 个未经治疗的原发软组织肉瘤患者的临床资料，并采用单因素和多因素分析临床和病理因素对局部复发、远处转移和生存预后的影响。研究发现组织分级和肿瘤大小对于决定远处转移和生存期具有同样的重要性，研究结果发表在 Annals of surgical oncology 期刊。

AJCC/UICC 分期系统主要是以肿瘤分级为基础，每一期按肿瘤大小再分为不同亚群。AJCC/UICC 分期系统过分强调了分级的重要性，只将肿瘤大小作为每一期里分亚组的影响因素。后来为了进行更合理的分级，在 AJCC/UICC 分期系统的基础上进行了修订，把肿瘤分级和大小放在了同等位置，提出一个新的分期系统（表 1-3-17），能更好地决定预后。

表 1-3-17　修正后的 AJCC/UICC 分期系统

	AJCC/UICC 分期	提出的修正
G（组织学分级）	G_1 低级别	
	G_2 中间级别	
	G_3 高级别	
T（原发肿瘤）	$T_1 \leqslant 5cm$	$T_1 < 5cm$
	$T_2 > 5cm$	T_2：5-10cm
		T_3：10-15cm
		$T_4 > 15cm$
N（淋巴结）	N_0 无淋巴结受累	
	N_1 转移至局部淋巴结	
M（远处转移）	M_0 无远处转移	
	M_1 远处转移	

（续表）分期中的分组

分期	AJCC/UICC 分期	提出的修正
I_A	G_1T_1	G_1T_1
I_B	G_1T_2	G_1T_2，G_2T_1
II_A	G_2T_1	G_1T_3，G_2T_2，G_3T_1
II_B	G_2T_2	G_1T_4，G_2T_3，G_3T_2
III_A	G_3T_1	G_2T_4，G_3T_3
III_B	G_3T_2	G_3T_4
VI_A	G_{1-3}，T_{1-2}，N_1	G_{1-3}，T_{1-4}，N_1
VI_B	G_{1-3}，T_{1-2}，N_{0-1}，M_1	G_{1-3}，T_{1-4}，N_{0-1}，M_1

国际抗癌协会（UICC）和美国肿瘤联合委员会（AJCC）认为合理的分期系统应该补充手术之后获得的病理报告，为此设立了两种分期方法：临床分期（治疗前临床分期），又称 TNM 分期；病理分期（手

术后病理分期），又称 pTNM 分期（表 1-3-18）。该分期系统综合了肿瘤的组织学分级、肿瘤的大小和深度、局部淋巴结转移和远处转移，是基于 15 种肉瘤做出的分期系统。其中包括腺泡状软组织肉瘤、血管肉瘤、上皮样肉瘤、骨外软骨肉瘤、骨外骨肉瘤、纤维肉瘤、平滑肌肉瘤、脂肪肉瘤、恶性纤维组织细胞瘤、恶性血管外皮瘤、恶性间叶瘤、恶性雪旺瘤、横纹肌肉瘤、滑膜肉瘤。而卡波西肉瘤、隆凸型皮肤纤维肉瘤、韧带样瘤和起自硬膜、脑、实质器官或空腔脏器的恶性肿瘤未包括在内。pTNM 是在治疗前获得的证据再加上手术和病理学检查获得新的证据予以补充和更正而成的分期。pT 能更精确地确定原发性肿瘤的范围、浸润深度和局部播散情况；pN 能更精确地确定切除的淋巴结有无转移以及淋巴结转移的数目和范围；pM 可在显微镜下确定有无远处转移。

表 1-3-18　软组织肉瘤的 pTNM 分期

T：原发性肿瘤	T_X：原发性肿瘤不能评估
	T_0：无原发性肿瘤证据
	T_1：肿瘤最大径 ≤ 5cm
	T_{1a}：表浅肿瘤
	T_{1b}：深在性肿瘤
	T_2：肿瘤最大径 > 5cm
	T_{2a}：表浅肿瘤
	T_{2b}：深在性肿瘤
N：区域淋巴结	N_X：区域淋巴结不能评估
	N_0：区域淋巴结无肿瘤转移
	N_1：区域淋巴结有肿瘤转移
M：远处转移	M_X：远处转移灶不能评估
	M_0：无远处转移
	M_1：有远处转移（根据转移部位可用下列字母表示：pul=肺，oss=骨，he$P$=肝，bra=脑，lym=淋巴结，pleu=胸膜，per=腹膜，ski=皮肤，oth=其他）
G：组织病理学分级 *	G_X：分化程度不能确定
	G_1：分化好
	G_2：中等分化
	G_3：低分化
	G_4：未分化

*：组织病理学分级是术后的病理分级

1）肿瘤的组织学分级（G）：根据细胞的丰富程度、多形性、核分裂活性和坏死分级进行分级。细胞间质如胶原或黏液，在分级时应视为分化良好的因素。G_X 分级不能确定，G_1 分化良好，G_2 分化中等，G_3 分化差，G_4 未分化。

2）肿瘤的大小和深度（T）：根据肿瘤最大直径的大小分为 T_1 和 T_2，再根据肿瘤发生部位的深浅，分为 a 和 b。浅部肿瘤只位于浅筋膜以上，深部肿瘤只位于浅筋膜以下或位于筋膜浅部但侵犯或穿过筋膜。腹膜后、纵隔和盆腔的肿瘤均属深部肿瘤。T_X 原发肿瘤不能确定；T_1 肿瘤最大直径不超过 5cm，T_{1a} 浅部肿瘤，T_{1b} 深部肿瘤；T_2 肿瘤最大直径超过 5cm，T_{2a} 浅部肿瘤，T_{2b} 深部肿瘤。

3）淋巴结转移（N）：N_X 局部淋巴结不能确定；N_0 无局部淋巴结转移；N_1 有局部淋巴结转移。

4）远处转移（M）：要获得实质性脏器远处转移的组织学证据往往比较困难，因此只要有 X 线、CT、MRI、放射性核素扫描、血管造影和淋巴造影等证据就可以作为远处转移的证据。M_X 远处转移不能确定；M_0 无远处转移；M_1 有远处转移。依据以上的 G、T、N、M 定义，将软组织肿瘤分为四期（表

1-3-19）。

表 1-3-19　2002 年恶性软组织肿瘤 pTNM 分期中的分组

分期	G	T	N	M
I_A	$G_{1, 2}$	$T_{1a \sim 1b}$	N_0	M_0
I_B	$G_{1, 2}$	T_{2a}	N_0	M_0
II_A	$G_{1, 2}$	T_{2b}	N_0	M_0
II_B	$G_{3, 4}$	$T_{1a \sim 1b}$	N_0	M_0
II_C	$G_{3, 4}$	T_{2a}	N_0	M_0
III	$G_{3, 4}$	T_{2b}	N_0	M_0
IV	任何 G	任何 T	N_1	M_0
	任何 G	任何 T	任何 N	M_1

　　1983 年 AJCC 提出了恶性骨肿瘤分期系统。在当时，委员会强调工作重点是骨肿瘤的分期，并继续对分期进行研究以便完善。该分期自 1983 年提出以后至第三版的 AJCC（S Mannual for Staging of Cancer）（表 1-3-20）均未进行修改。在这个分期系统中，除组织学分级（G）之外，T、N、M 指标仍继续使用。T 指病变的范围（局限或突破骨皮质），N 指淋巴结转移，M 指远处转移。根据肿瘤的进展情况，可分为 I ～ IV 期。I 期和 II 期取决于组织学分级和皮质骨侵犯情况。在这个分期中，III 期未确定；根据转移情况，IV 期可再进一步分为 A 淋巴结转移和 B 远处转移。

表 1-3-20　恶性骨肿瘤的 AJCC 分期

分期	分级	原发肿瘤	区域淋巴结	远处转移
I_A	$G_{1 \sim 2}$	T_1	N_0	M_0
I_B	$G_{1 \sim 2}$	T_2	N_0	M_0
II_A	$G_{3 \sim 4}$	T_1	N_0	M_0
II_B	$G_{3 \sim 4}$	T_2	N_0	M_0
III	$G_{1 \sim 4}$	$T_{1 \sim 2}$		跳跃转移
IV_A	$G_{1 \sim 4}$	$T_{1 \sim 2}$	N_1	肺转移
IV_B	$G_{1 \sim 4}$	$T_{1 \sim 2}$	$N_{0 \sim 1}$	非肺源性转移

注：T_1：肿瘤最大长度 ≤ 8cm，T_2：肿瘤最大长度 > 8cm，皮质旁骨肉瘤应另外考虑；N_0：无区域淋巴结转移，N_1：区域淋巴结转移；M_0：无转移，M_1：有转移；G_1：分化好，G_2：中度分化，G_3：低度分化，G_4：未分化，尤文氏肉瘤和恶性淋巴瘤应定为 G_4

　　AJCC 分期比较系统地对软组织肿瘤及骨肿瘤进行了分期，对临床治疗骨与软组织肿瘤具有积极的指导意义。但是这种分期系统在临床上应用起来相对繁琐，故其应用价值较 Enneking 分期差。肿瘤的解剖部位是一个重要的预后因素，但这些分期系统均未考虑这个问题。例如，位于腹膜后及内脏的软组织肉瘤的预后要比位于四肢者差得多。

　　第二版的美国肿瘤联合委员会分期采用 GTNM 系统，G 代表组织学分级，T 代表肿瘤的大小，N 代表淋巴结转移，M 代表远处转移。将骨肿瘤分为 4 期，与 Enneking 分期较为相似。2002 年出版的第六版骨肿瘤分期系统对前半部分做出了三点重要的修改。首先是认为肿瘤的大小比间室内外更有预后价值，以 8cm 为界，小于 8cm 预后较好，而大于 8cm 预后较差，因此用肿瘤的大小替代间室内外；其次是将有跳跃的病例归为 III 期，将跳跃灶定义为同一骨内两个不连续的病灶；最后将远处转移再具体分为肺内转移和肺外转移，认为肺内转移的预后要好于肺外转移，肺内转移为 IV_A，肺外转移为 IV_B

（四）Enneking 外科分期系统

Enneking 分期亦称为外科分期系统（surgical staging system，SSS）。美国佛罗里达大学矫形外科教授 Enneking 和他的同事于 1960 年开始研讨肌肉骨骼系统肿瘤临床进展时，采用放射性核素扫描、血管造影和其他一些方法来探索处理肉瘤的手术措施，发觉忽视分期系统是极其错误的。Enneking 经过长期研究，大量观察骨肿瘤与宿主之间的相互作用，并基于病理组织学观察，提出了一套非常实用的良、恶性骨肿瘤分期系统（表 1-3-21）。1977 年，肌肉骨骼肿瘤协会（Musculoskeletal Tumor Society，MTS）根据 1968—1976 年收集的肌肉骨骼肿瘤的数据进行了粗略的检验，结果证实这个骨与软组织肉瘤的外科分期系统简单、清晰，并且具有较高的依从性和精确度。1980 年，William Enneking、Suzanne S.Spanier 和 Mark A.Goodman 将其发表在 *Clinical Orthopaedics and Related Research* 杂志上，由此 Enneking 外科分期被正式提出。此后通过实践加以修改完善，在 1986 年被美国骨与软组织肿瘤协会接受，应用于骨与软组织肉瘤，是目前四肢和骨盆肿瘤中最常用的分期方法（脊柱复杂的解剖使其应用价值不大），同时与外科治疗和结果研究具有相关性，可以更好地评价非手术治疗和手术治疗对终末结果的影响。当这个分期系统与明确定义的手术方法相关时，它能够恰当地评估和比较新的治疗方法，从而代替标准的外科治疗。在这一分期系统中，手术计划根据分期制定，这是骨肿瘤诊治的重要进展之一。该分期虽然也可用于良性肿瘤，但主要是针对恶性骨肿瘤。良、恶性肿瘤分别用阿拉伯数字（1、2、3）和罗马数字（I、II、III）分为 3 期。概括地说，这套分期系统对于理解良、恶性骨肿瘤的生物学和临床行为非常有意义。

表 1-3-21 骨肿瘤的 Enneking 分期

类型	分期	描述	等级	部位	转移
良性	1	潜在的	G_0	T_0	M_0
	2	活动的	G_0	T_0	M_0
	3	侵袭性	G_0	T_{1-2}	M_{0-1}
恶性	I	低度恶性			
	I_A	间室内	G_1	T_1	M_0
	I_B	间室外	G_1	T_2	M_0
	II	高度恶性			
	II_A	间室内	G_2	T_1	M_0
	II_B	间室外	G_2	T_2	M_0
	III	远隔转移			
	III_A	间室内	$G_{1\sim2}$	T_1	M_1
	III_B	间室外	$G_{1\sim2}$	T_2	M_1

该分期系统的指标包括肿瘤的组织学分级（G）、解剖部位（T）和有无转移（M）。其中 G 分为 G_0（良性）、G_1（低度恶性）和 G_2（高度恶性）。表 1-3-22 中列出了肌肉骨骼肉瘤的外科分级（G），每一种病变最终用临床病理特点评估，即不是所有的皮质旁骨肉瘤都是低度恶性，也不是所有的骨内骨肉瘤（intraosseous）都是高度恶性。在没有发生转移的情况下，这种区别病变的方法决定了它们的分期：I 期 $=G_1$，II 期 $=G_2$。分期的目的是为外科手术计划提供指导，即为了达到局部控制，需要实行何种外科边缘切除。

表 1-3-22　骨与软组织肉瘤外科分级（G）

低级别（G_1）	高级别（G_2）
皮质旁骨肉瘤	典型骨肉瘤
骨内骨肉瘤	放射后骨肉瘤
继发性软骨肉瘤	原发性软骨肉瘤
纤维肉瘤，Kaposi 肉瘤	纤维肉瘤
异型性恶性纤维组织细胞瘤	恶性显微组织细胞瘤
骨巨细胞瘤	骨巨细胞肉瘤
血管内皮细胞瘤	血管肉瘤
血管外皮细胞瘤	血管外皮肉瘤
黏液样脂肪肉瘤	多形性脂肪肉瘤，神经纤维或鞘膜肉瘤
透明细胞肉瘤	横纹肌肉瘤
腱鞘上皮样肉瘤	滑膜肉瘤
脊索瘤	畸形性骨炎继发性骨肉瘤
牙釉质瘤	未分化的原发性肉瘤
腺泡样软组织肉瘤	腺泡样软组织肉瘤
其他和未分化的肉瘤	其他和未分化的肉瘤

　　T 分为 T_0（囊内）、T_1（囊外间室内）和 T_2（囊外间室外），表 1-3-23 右边一栏列出了侵袭型的解剖部位。如果一个肿瘤性病变起源于这些组织或者从原发部位发生转移渗入这些部位，即可将其认为侵袭型。因此，一个来源于腘窝的滑膜肉瘤是侵袭型，一个扩展到股方肌的股骨肉瘤是侵袭型；股方肌的纤维肉瘤侵入骨是侵袭型，一个表面病变侵入深筋膜或者深部的病变透过深筋膜变得表浅都是侵袭型，一个骨内病变从皮质骨掀起骨小梁或者关节内病变弥散至关节囊也都是侵袭型。外科治疗如果没有完全移除这些病变，会使得暴露于病变的组织平面受到污染，可能导致复发。因此，对于大多数局限型病变，若手术操作不能彻底去除，反而会使其转变成具有侵袭型的病变。

表 1-3-23　不同的外科间室解剖部位（T）

间室内（T_1）	间室外（T_2）
骨内	向软组织侵犯
关节内	向软组织侵犯
深浅筋膜之间	向深筋膜侵犯
骨旁	骨髓内或筋膜外
筋膜内间室	筋膜外间室
手指足趾线	足中部及后部
小腿后侧肌群	腘窝
小腿前外侧	腹股沟 - 股三角
大腿前外侧	骨盆内
大腿内侧	手中部
大腿外侧	肘窝
臀部	腋窝
前臂掌侧	锁骨周围
前臂背侧	脊柱旁
臂前侧	头颈部
臂后侧	
肩胛骨周围	

M 分为 M_0（未转移）和 M_1（有转移），是否存在转移是预后和外科计划相关的主要因素。在肉瘤中，共同的转移路径是血源性转移到肺和局部淋巴结，转移至局部淋巴结较少，两者均提示预后不良，提示局部控制失败，两者任意存在一个都会缩短生存期。

简言之，Enneking 系统根据肿瘤级别判定肿瘤属于 I 期或 II 期；根据肿瘤部位判定肿瘤属于 A 或 B；发生转移都属于 III 期。所以它与其他分期系统的区别不完全在于是否考虑肿瘤的大小，更在于肿瘤的内在因素和涉及范围。与肿瘤分期相关的是几种外科边界（表 1-3-24）和对应外科手术（表 1-3-25）的概念。

表 1-3-24　手术边界

种类	切割面	组织学所见
囊内边界	病损内	边缘有肿瘤组织
边缘性边界	反应区内、囊外	反应组织 ± 微小卫星肿瘤
广泛性边界	超越反应区，正常组织	正常组织 ± 跳跃转移灶
根治性边界	正常组织内，间室外	正常组织

表 1-3-25　肌肉骨骼肿瘤手术

种类	保留肢体	截肢
囊内边界	囊内刮除	囊内截肢
边缘性边界	边缘整块切除	边缘截肢
广泛性边界	广泛整块切除	广泛经骨截肢
根治性边界	整块根治切除	根治性关节解脱

病变内边界（intralesional margin）即囊内边界，指做刮除术或减压术后的边界。对应的囊内切除指在肿瘤假囊内刮除或做碎块切除以减少病变体积，切口边缘遗留的肿瘤组织可能沾染暴露的组织平面。囊内手术最常用于诊断性切开活检。囊内截肢是姑息性手术，但常因不易早期发现的微小延伸病变而导致不良结果。

边缘性边界（marginal margin）指整个肿瘤（通常连带假包膜）被切除，但未切除周围正常组织的边界。对应的边缘切除是指经过反应区做囊外整块切除，可残留卫星结节或跳跃的病灶，主要发现在 G_1 及 G_2 病变中，作为一个局部手术常被称为切除活检或"剥壳"（shell-out）手术。边缘截肢作为姑息性手术或作为解剖难达到部位的确切性手术或辅助性手术。

扩大性边界（wide marginal）指整个肿瘤连同假包膜、反应带和周围一圈正常组织均被切除。对应的广泛切除是指经反应区之外（2cm 以上），将病变、假囊、反应区和包括正常组织袖套整块切除，剥离完全在间室内的正常组织，不完全切除有关肌肉（即起点到止点）或者从一个关节到另一个关节的全部骨骼。这种切除不留任何卫星灶，但有潜在的可能留下 G_2 病变的跳跃灶。在间室的正常组织内，广泛的间室内截肢包括整块切除病变以上的正常组织，但是不切除整根骨头或肌肉。例如股骨远端的病变，截肢平面选在大腿中部。

根治性边界（radical marginal）指含肿瘤的整个解剖区域被完全切除。对应的根治性手术是指在自然屏障之外把肿瘤所在的整个间室切除，包括病变、假囊、反应区、整个肌肉和骨与关节。纵向看，剥离的平面超过受累骨骼的上下各一个关节或者是超过一条肌肉的起止点；横向看，剥离超过包含病变的筋膜间室或者包含骨内病变的骨骼骨膜。根治的间室外手术，去除原发灶、反应区的卫星灶和受累间室的正常组织的跳跃灶，理论上不留细微的病变。为一个单一肌肉的病变而做该肌的全部切除，可以是广泛的间室内切除，也可是根治性的间室外切除，这取决于受累肌肉与所在间室的关系。如果这个肌肉被一个筋膜间室包容，例如三角肌，所做的肌切除是一个根治性间室外的；但如果受累肌肉是和几条肌肉共同包容在一个大的筋膜间室内，而肌肉之间仅被蜂窝组织分割，例如股直肌，则所做的肌切除手术，从纵向来看是根治性的，而从横向看则是广泛的间室内切除。根治性的截肢是在受累骨骼以上的超关节切除或者是超过受累肌肉的起止点，例如胫骨上端的病变，做了大腿的中部截肢或者是为股骨远端的病变而做髋关节离断。肿瘤外科分期对制定手术方案有很大帮助。

1. 良性骨肿瘤分期

良性骨肿瘤的生物学行为有很大的差异，这些差异决定治疗方式的不同，可以从随诊观察到进行广泛切除手术不一而足。良性骨肿瘤分期（表 1-3-26）分别用阿拉伯数字 1、2、3 表示潜伏期、活动期和侵袭期，如图 1-3-23。其中 1、2 期病理组织学呈良性表现，病变位于囊内，无转移；3 期病理组织学也为良性表现，但肿瘤具有侵袭性，可扩展至囊外，偶有转移。

表 1-3-26　良性骨与软组织肿瘤分期标准与相应手术种类

肿瘤分期	适合的手术方式
1 期（静止）$G_0T_0M_0$	囊内切除
2 期（活跃）$G_0T_0M_0$	边缘或囊内切除加有效辅助治疗
3 期（局部侵袭性）$G_1T_{1-2}M_{0-1}$	广泛或边缘切除加有效辅助治疗

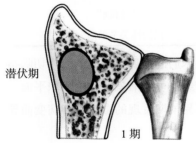 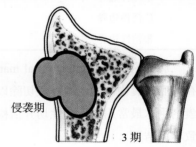

潜伏期　　　　活动期　　　　侵袭期

1 期　　　　2 期　　　　3 期

图 1-3-23　良性肿瘤分期

（1）1 期：潜伏期。正如名称所示，这类良性骨肿瘤的侵袭性最低，多保持静止或潜伏于骨内，甚至有自愈趋势。虽然这些病变可能在儿童期或青春期有所发展，但其进展非常有限。潜伏期的病变能够造成显著的骨破坏，但影像学显示都存在很好边界。在肿瘤与正常的宿主骨之间，存在一个压缩的纤维组织区域，并被周围的反应性皮质骨所包围。在这一区域，骨吸收与新骨形成同时进行，但边界始终清楚。这种病变没有侵袭性。骨破坏吸收与新骨形成是一个持续共存的过程，直至成人。当新骨形成起主要作用时，病变则呈现自愈的可能性。这一过程的典型病例就是有的非骨化性纤维瘤患者在成年后发现其原始病灶已完全骨化从而达到自愈。具有类似组织学特性的潜伏期良性肿瘤还有骨样骨瘤、内生软骨瘤、骨软骨瘤、单房性骨囊肿、纤维结构不良和嗜酸性肉芽肿等。

（2）2 期：活动期。这一期的肿瘤不同于潜伏期肿瘤，因为它们不具有自愈性和自限性。这些肿瘤往往被包于压缩的间叶组织形成的囊内，但是却不像潜伏期肿瘤那样具有很好的光滑边界。这类肿瘤可能有小的结节状病灶突入周围反应带内，并且这种反应带内有更多的血管。在切除此类良性肿瘤时，这种富于血管的反应带总是被当作切除边界。在骨内，活动期良性骨肿瘤的边界是成熟的小梁骨。随着病变的进展，这些小梁骨可以成熟成为皮质骨。这种现象的典型病例是活动期的骨巨细胞瘤扩展至皮质骨边缘，但是被限制在此边界内不再扩张。Enneking 认为活动期良性骨肿瘤周围反应带的重要意义在于"钝性刮除术"不可能彻底清除反应带,不规则的肿瘤边界会使在进行切除反应带时造成残留浸润病灶的风险,并且肿瘤包囊处浸润生长的结节病灶使得单纯靠囊内刮除术来彻底切除活动期肿瘤是很不可靠的。其他的活动期肿瘤还包括骨母细胞瘤、软骨母细胞瘤、软骨黏液样纤维瘤和动脉瘤样骨囊肿等。这些肿瘤可能不断进展并最终破坏骨皮质进入软组织,若单纯行刮除术则复发率较高并有可能转为 3 期病变。

（3）3 期：侵袭期。这期肿瘤在诊断时即具有侵袭性。这类肿瘤有结节性的微小病灶突入肿瘤周围的反应带。这时的反应带更薄、更富于血管,并且存在显著的炎性细胞反应。肿瘤组织的显微病灶向反应带内浸润生长,而这些向外延伸的病灶仍与肿瘤主体相连。侵袭性骨巨细胞瘤就是这种类型的典型例子。虽然肿瘤起源于骨内,但骨皮质往往被破坏,肿瘤组织突破骨屏障向外浸润,有时甚至突破骨膜累及软组织。单纯行肿瘤刮除术总会在肿瘤床上残留微小病灶,因此手术切除界面需要超过反应带以保证肿瘤被彻底切除。除了骨巨细胞瘤,其他的 3 期肿瘤还有复发性骨母细胞瘤和软骨母细胞瘤、结缔组织增生性纤维瘤和一些动脉瘤样骨囊肿。

2. 恶性骨肿瘤分期

恶性骨肿瘤分期（表 1-3-27）用罗马数字 I、II、III 表示,分为 I 期（低度恶性）、II 期（高度恶性）和 III 期（远隔转移）,其中 I、II 期肿瘤再分为间室内（A）和间室外（B）肿瘤（图 1-3-24）。而肿瘤不论分级高低、间室内或间室外,如有转移均属 III 期。近年来,由于恶性骨肿瘤保肢手术的开展以及新辅助化疗的应用,III 期骨肿瘤也根据局部解剖间室分为 A/B 两期,以决定是否可行保肢术。而恶性骨肿瘤的分期往往也会随着病情的进展与好转而改变。

表 1-3-27　恶性骨与软组织肿瘤分期标准与相应手术种类

肿瘤分期		适合的手术方式
I 期	I_A（$G_1T_1M_0$）	广泛切除
	I_B（$G_1T_2M_0$）	广泛切除或截肢（累及关节或神经血管束时）
II 期	II（$G_1T_2M_0$）	根治切除或广泛切除加有效辅助治疗
	II（$G_2T_2M_0$）	根治切除
III 期	III（$G_1T_{1\sim2}M_1$）	根治切除、开胸切除肺转移灶或姑息
	III（$G_2T_{1\sim2}M_1$）	根治切除,开胸切除肺转移灶或姑息

3. 软组织肿瘤分期

Enneking 在骨肿瘤分期系统的基础上设计了一种适用于原发软组织肿瘤的分期系统（表 1-3-28）,这种分期系统同样包括肿瘤的组织学分级（G）、解剖部位（T）和有无转移（M）三个基本要素,其中解剖部位（T）分为间室内（A）和间室外（B）。Enneking 软组织肿瘤分期根据肿瘤的性质分为 I 期（低度恶性）和 II 期（高度恶性）,而 III 期为肿瘤出现了区域性淋巴结或远处转移。

表 1-3-28　软组织肿瘤的 Enneking 外科分期系统

分期	等级	部位	转移
I_A	G_1	T_1	M_0
I_B	G_1	T_1	M_0
II_A	G_1	T_1	M_0
II_B	G_2	T_2	M_0
III	$G_{1\sim2}$	$T_{1\sim2}$	M_1

注：G= 外科分级；T= T 分为 T_0（囊内）、T_1（囊外间室内）和 T_2（囊外间室外）；M= 转移

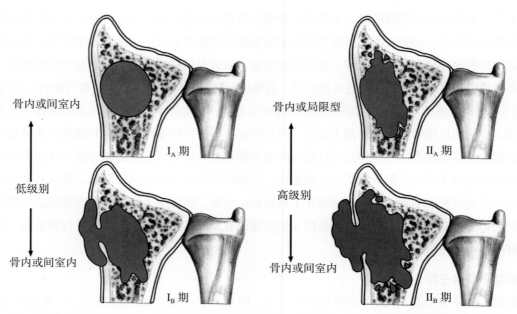

图 1-3-24　恶性肿瘤分期：I_A 期：低恶性间室内肉瘤，有症状，生长慢，核素吸收量增加，并超过假囊，新生血管反应明显，常穿透假囊而直接扩展或有卫星灶形成，CT 观察边缘不规则，包膜破裂，广泛间室内切除有高复发率；I_B 期：低恶性间室外病变，核素吸收量和新生血管同 I_A 期病变，肿瘤进行性生长，延伸到间室外，广泛切除复发率低，但较 I_A 病变易发生间室外的微小扩展，常需要广泛性的截肢来获得较宽的边界；II_A 期：高度恶性间室内病变，核素吸收量增加，超过 X 线范围，反应区大，除了有新生血管和间质增生外，还有一定的炎症成分。肿瘤在间室内，卫星灶和跳跃转移常见，能侵犯血管神经束，CT 可见假包膜破裂，需要根治性间室外切除才能获得低复发率；II_B 期：高度恶性间室外病变，生长快，可有病理性骨折，其他方面同 II_A。广泛切除手术有一定复发率，应采用根治性间室外手术，潜隐形微小扩展较 II_A 多，因此常需要行关节离断手术

　　Enneking 外科分期已经在两种不同的情形下得到验证：①佛罗里达肌肉骨骼肿瘤中心内部（258 位患者）研究；②由肌肉骨骼肿瘤协会牵头发起的 13 个机构的多中心外部研究。通过 139 例软组织原发病变患者的数据对 SSS 和 AJC 系统进行了比较（图 1-3-25），发现第一年到第五年间，AJC 中 I_A 期和 I_B 期生存率相同；AJC 的 I_A、I_B 和 II_A 期大致相当于 SSS 分期中的 I 期；AJC 中 II_B 期与 SSS 中 II_A 期相似；AJC 中 III_A，III_B 和 IV_A 期有相当大的重叠部分，它们之间的区别并不明显，它们整体与 SSS 分期中的 IIB 期相似；AJC 中的 IV_B 期相当于 SSS 中的 III 期。对于肌肉骨骼肉瘤，特别是起源于中轴骨的肉瘤，Enneking 外科分期系统是可靠的，具有可重复性和预后重要性，已经被世界范围内的骨肿瘤外科专家广泛使用。

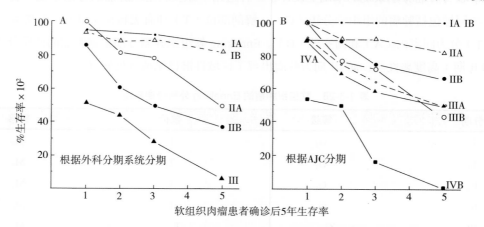

图 1-3-25　软组织肉瘤不同分期间比较患者 5 年生存率。左图显示的病变是根据外科分期系统分期，右图显示的病变是根据 AJC 分期

在肿瘤的发展过程中，其分期有可能发生改变。这种分期系统主要适用于来源于间充质结缔组织的骨和软组织肿瘤。对于来源于骨髓、骨内的网状内皮系统的肿瘤和颅骨的肿瘤，因为其自然病程、外科处理和治疗反应不同而不适于用这种分期方法。因此 Ennecking 分期不适用于白血病、浆细胞瘤、淋巴瘤、尤文氏肉瘤、未分化的圆细胞肿瘤和转移瘤。

（五）Hajdu 分期

由 Hajdu 提出，只适用于软组织恶性肿瘤（表 1-3-29），根据肿瘤的大小、部位（深度）和组织学分级分为 4 级。预后较好的指标为肿瘤 < 5cm，位于皮下，组织学分级低。预后不佳的指标为肿瘤 > 5cm，位于浅筋膜深层，组织分级高。所有的三个预后因素均好为 0 期；两个预后因素好，一个因素差为 I 期；一个预后因素好，两个预后因素差为 II 期；三个预后因素均不佳为 III 期。

表 1-3-29　Hajdu 软组织肉瘤分期

分期	大小 /cm	部位	分级
0	< 5	S	L
I$_A$	< 5	S	H
I$_B$	< 5	D	L
I$_C$	> 5	S	L
II$_A$	< 5	D	H
II$_B$	> 5	S	H
II$_C$	> 5	D	L
III	> 5	D	H

注：S 筋膜浅层（皮下）；D 筋膜深层；L 低分级；H 高分级

（六）儿童横纹肌肉瘤的分期

横纹肌肉瘤（rhabdomyosarcoma，RMS）是起源于横纹肌细胞或向横纹肌细胞分化的间叶细胞的一种恶性肿瘤，为最常见的儿童软组织肉瘤，少发生于成人。1958 年，Hom 等就已经开始对横纹肌肉瘤的分型问题进行研究，根据肿瘤细胞的分化程度、细胞成分和生长方式，提出了横纹肌肉瘤分为胚胎性、葡萄状、腺泡状和多形性横纹肌肉瘤，到 1969 年被世界卫生组织采纳。为获得横纹肌肉瘤最好的综合治疗方案，观察不同化学药物和放射治疗方案的治疗效果，Harold 等自 1972 年开始开展了一系列组间横纹肌肉瘤研究，即 IRS（intergroup rhabdomyosarcoma study），对未行治疗的儿童横纹肌肉瘤进行系统的前瞻性、随机性研究，其中约 25% 的患者肿瘤原发于四肢。在选择治疗方法时，根据患者不同的临床特点，将患者随机分成不同的治疗组。未发生转移的患者根据最初手术切除方式分组。研究结果显示，在肿瘤部位上，四肢横纹肌肉瘤比眶部和泌尿生殖系统的预后差；在组织学类型上，腺泡状横纹肌肉瘤常有较高的局部复发率和较低的生存率。由于 44% 的四肢横纹肌肉瘤是腺泡型，小泡型只占总数的 16%，所以四肢横纹肌肉瘤预后相对较差可能是上述两种因素共同作用的结果。但肿瘤部位和组织学亚型的重要程度尚无定论。

1994 年，肿瘤国际组织学根据实际工作反馈，又做出新的调整方案，将儿童横纹肌肉瘤分为：①胚胎性横纹肌肉瘤；②葡萄簇型横纹肌肉瘤；③梭形细胞性横纹肌肉瘤；④腺泡性横纹肌肉瘤。

最近，对横纹肌肉瘤的预后判断又做出了新的 IRS（IV）分类，对临床预测很有实用价值，即：①预后最好的：葡萄状 RMS、梭形细胞 RMS；②预后居中：胚胎性 RMS；③预后最差的：腺泡状 RMS、未分化肉瘤。

肿瘤治疗方案的选择和预后的判断，很大程度上依赖于肿瘤局部浸润程度和转移情况。目前国际上普遍使用的分期方法有很多种，各有差异，除了国际儿科肿瘤研究协会的 TNM-UICC 分期外，其余均为术后分期（即 IRS 分期）（表 1-3-30）。

表 1-3-30　IRS 的儿童横纹肌肉瘤临床分期

分期	临床特点
I	病变局限，彻底切除（无区域淋巴结转移）
	（a）肿瘤局限在肌肉或起源器官内
	（b）肿瘤侵犯到肌肉或起源器官外，如穿过筋膜层
II	病变局限或略大，肿瘤大体上全部切除
	（a）原发肿瘤大体上切除，有微小病灶残余（局部淋巴结阴性）
	（b）原发肿瘤和阳性淋巴结彻底切除，但区域淋巴结有转移
	（c）原发肿瘤和阳性淋巴结彻底切除，有微小病灶残留，单区域淋巴结有转移
III	肿瘤切除不彻底，活检证实有肿瘤残留
	（a）仅做活检取样
	（b）肉眼所见肿瘤大部分被切除，但肉眼有明显残留肿瘤
IV	诊断时已有远处转移，肺、肝、骨髓、脑、远处肌肉或淋巴结转移

与成人软组织肉瘤的情况相似，目前对于儿童横纹肌肉瘤的分期，尚无一个被广泛接受的标准。这主要是由于对各种预后评估指标的重要性尚无统一的认识。尽管多数学者在许多方面已达成共识，比如在确诊时已经存在远处转移意味着预后很差。但是关于其他预后因素的重要程度，如肿瘤大小、侵袭性、切除效果、组织学亚型及淋巴结转移，尚无统一意见。

AJCC 提出的儿童软组织肿瘤 TNM 分类、分期系统中包括横纹肌肉瘤。该分期与成人恶性肿瘤分期不同的是：T 指肿瘤是否局限在起源的肌肉群内，而非指肿瘤大小；T_1 指肿瘤局限在起源的肌肉群内；T_2 指肿瘤穿破局部的筋膜障碍，侵犯到起源的肌肉外或侵犯到神经、血管或骨组织。需要注意的是，肿瘤 > 5cm，90% 表现为局部侵袭性。AJCC 分期系统也包括了肿瘤的大小，a 指肿瘤 < 5cm，b 指肿瘤 > 5cm（表 1-3-31）。

表 1-3-31　AJCC 儿童软组织肉瘤分期

分期	原发肿瘤	区域淋巴结	远处转移
I	T_{1a}	N_0	M_0
	T_{1b}	N_0	M_0
II	T_{2a}	N_0	M_0
	T_{2b}	N_0	M_0
III	$T_{1a \sim 2b}$	N_1	M_0
IV	$T_{1a \sim 2b}$	$N_{0 \sim 1}$	M_1

注：T_1 肿瘤局限于器官或组织内，T_{1a} 肿瘤最大直径 ≤ 5cm，T_{1b} 肿瘤最大直径 > 5cm；T_2 肿瘤侵犯邻近组织或器官，T_{2a} 肿瘤最大直径 ≤ 5cm，T_{2b} 肿瘤最大直径 > 5cm；N_0 无区域淋巴结转移，N_1 区域淋巴结转移；M_0 无远处转移，M_1 远处转移。

这两个横纹肌肉瘤分期系统的相似之处是均将已发生远处转移的患者划分到危险最高的类型，根本区别是 IRS 分期主要依据手术切除程度，而病变范围位于次要地位。TNM 分期则更强调肿瘤的侵袭性。

（七）脊柱肿瘤的外科分期

脊柱肿瘤的分期与四肢肿瘤的分期不同，前者更注重肿瘤的生物学行为，而且脊柱的解剖结构远比四肢骨要复杂，例如颈椎肿瘤毗邻椎动脉和颈动脉鞘等重要结构。此外，由于脊髓、神经根的存在，还有复杂的脊柱解剖，所谓"间室"（compartment）的划分也不像四肢骨那样容易。髓内和髓外引起的压迫症状鉴别如表1-3-32。在外科治疗上，四肢肿瘤由于软组织包裹较厚，多数可以达到广泛切除；而脊柱肿瘤由于周围软组织较少，且周围常有大的血管和较多的神经，很难实现根治性切除。其主要影像学特征鉴别如表1-3-33。分期的目的是将肿瘤治疗的观念贯彻到脊柱肿瘤手术中，以便更科学地制定手术计划，达到广泛切除的效果。

表 1-3-32　髓内和髓外病变引起脊髓压迫症的鉴别要点

	髓外	髓内
起病与病程	缓慢，多一侧开始，病程长	较快，起病时即常有下肢受损症状，病程较短
症状波动	常有	少见
神经根痛	早期常有	少见，晚起可偶有
肌萎缩	较常见	少见
运动、感觉障碍顺序	多自远侧开始，向心发展，常有脊髓半横断表现	多自压迫水平向远侧发展，呈离心形式，可有感觉分离现象
棘突压痛	常有	无
括约肌功能障碍	较晚出现	较早
蛛网膜下腔阻塞	较早，较完全	较晚，常不完全
脑脊液变化	动力试验常呈部分或完全阻塞，脑脊液颜色呈黄色或金黄色，蛋白质含量高，可有细胞数增加	一般无阻塞或部分阻塞，脑脊液常无色透明，蛋白质增高不明显，细胞数正常
脊柱 X 线片	后期常有变化	无
脊髓造影	造影剂阻断面光滑，常呈杯口状	造影剂阻断面不平整，常呈梭形膨大
预后	良好	差

表 1-3-33　脊柱肿瘤影像学特征鉴别

	原发性肿瘤		转移性肿瘤
	良性肿瘤及瘤样病变	恶性肿瘤	
病灶位置	附件（血管瘤、巨细胞瘤、嗜酸性肉芽肿除外）	椎体	椎体
数量	单发	单发 / 多发	多发
形态	类圆形 / 分叶形	不规则	不规则
破坏方式	膨胀性地图样（血管瘤除外）	虫噬样穿凿样	虫噬样
边界	锐利 / 硬化（巨细胞瘤除外）	模糊	模糊 / 锐利
强化特点	均匀	不均匀	不均匀
软组织肿块	少见	多见	多见
范围	多不侵犯邻近椎体和肋骨	可侵犯邻近椎体和肋骨	可侵犯邻近椎体和肋骨

在此之前因缺乏外科分期系统和对手术术语的统一认识，对脊柱肿瘤的处理往往是借助医生个人的手术技巧和经验，在治疗上任意选择手术入路，较少考虑肿瘤的组织类型及局部情况，最后常导致脊柱肿瘤治疗效果的不满意。统一手术术语和外科分期能帮助医生合理地制定手术计划，达到改善患者生存率的目的，并有利于可靠信息的交流。

1. 脊柱肿瘤常用手术术语

（1）搔刮术（curettage）：即囊内切除，是一种于病灶内（intralesional）将肿瘤组织分块去除（piecemeal removal）的方式。适用于某些局限型生长的良性病变，如椎体内骨囊肿、嗜酸细胞肉芽肿等。

（2）整块切除（en-bloc resection）：这意味着整块切除肿瘤组织，包括周围的健康组织层，最后通过大体及病理观察确定。此步骤是在病灶内切除，并且沿着肿瘤的反应组织所形成假囊的边缘切除。

（3）广泛切除（wide resection）：指手术切除的不仅包括肿瘤组织、反应组织所形成的假囊，还应该包括假囊外的健康组织。

（4）根治切除（radical resection）：是指肿瘤所在整个间室的切除。此手术在脊柱肿瘤中绝对不可能达到，即使病变组织水平的脊髓近远两端切除，但从颅底至骶尾部的（硬膜间隙）间室仍被保留。

（5）姑息手术（palliative operation）：通过脊髓减压、骨折固定、部分肿瘤组织碎片状切除，达到建立诊断、控制疼痛和改善功能的目的。此手术常用于恶性肿瘤或转移性肿瘤，意在解除脊髓或神经根压迫，使患者功能得到暂时缓解。

2. 脊柱肿瘤的临床分期

脊柱肿瘤的临床分期系统，迄今为止尚未统一。现行的临床评估系统大致分为两类：①以评估肿瘤局部病变为基础的 Enneking 分期，WBB（Weinstein，Boriani，Biagnini）分期；②以全身评估为基础，侧重判断患者预后情况的 Tomita 评分和 Tokuhashi 评分。后面将会详细介绍后者，现介绍前者。

（1）Enneking 分期系统：骨肿瘤外科分期系统自 1980 年被 Enneking 提出以后，已被广泛应用于四肢骨肿瘤治疗中。但由于脊柱自身的解剖特点，Enneking 分期系统不能解释硬膜外间室的存在，难以直接被应用于脊柱肿瘤，只能按 Enneking 肢体肿瘤学分期稍加变化简单将脊椎良性肿瘤分为三期，一期为隐匿性（S1，latent，inactive），二期为活动性（S2，active），三期为侵袭性（S3，aggressive）；脊柱恶性肿瘤分为 I_A、I_B，II_A、II_B，III_A、III_B（图 1-3-26）。虽然 Enneking 肿瘤分期系统可以对肿瘤性质和切除边界的确定进行指导，但是在具体的脊柱肿瘤切除术中多种处理方式并存。且术中考虑更多的是手术技巧，而不是肿瘤的组织学分型、发病部位及合理的切除方式，因此 Enneking 分期在脊柱肿瘤手术中的应用价值不大。

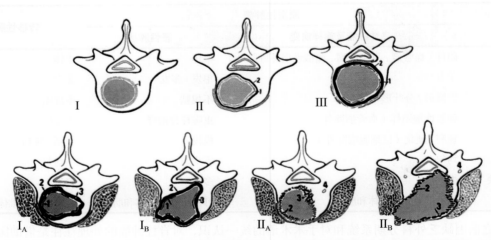

图 1-3-26　S1 期：肿瘤静止，包膜好；S2 期：肿瘤生长，薄包膜，反应组织形成的假膜；S3 期：肿瘤侵袭性，不连续薄包膜，厚假膜；I_A 期：低度恶性，包膜薄或无，假膜内有卫星灶；I_B 期：低度恶性，包膜薄或无，假膜内有卫星灶，突破间室；II_A 期：高度恶性，肿瘤突破假膜，有跳跃病灶，间室内；II_B 期：高度恶性，肿瘤突破假膜，有跳跃病灶，间室外

（2）WBB 分期系统：20 世纪 90 年代，Weinstein、Boriani、Biagnini（WBB）于 1994 年根据 Rizzoli 研究所的经验改良提出了独立应用于脊柱的 WBB 分期系统。这个系统的基本概念是确保脊柱被膜不受压和确定外科肿瘤的边界。WBB 分期系统希望能够指导术前合理、有效的手术计划的制定，完

成脊柱不同部位肿瘤的彻底切除，提高脊柱肿瘤的手术治愈率。它通过解释硬膜外间室、神经组织和脊柱独特解剖的存在，克服了 Enneking 的不足。Boriani 等证实，按照 WBB 系统进行分期能够有效地达到整块切除脊柱肿瘤的效果。Fisher 等认为为了避开脊柱复杂的解剖部位而实行边界切除的手术已经不被文献支持，脊柱原发肿瘤也应该像四肢肿瘤那样，采用广泛外科切除的原则，并通过临床实践证实广泛外科切除可获得满意的生存率及可接受的复发率。WBB 分期系统是首先在脊椎横断面从左到右顺时针方向将脊柱及椎旁组织均匀地分成 12 个扇形区，其中 1 ~ 3、10 ~ 12 为后方附件区，4 ~ 9 为椎体区。再从椎旁区向椎管内细分为 5 个层面（A ~ E）：A.椎旁软组织，B.浅层骨结构，C.深层骨结构，D.硬膜外间隙，E.蛛网膜下腔。最后以肿瘤累及的节段数表达其纵向侵袭水平（图 1-3-27）。

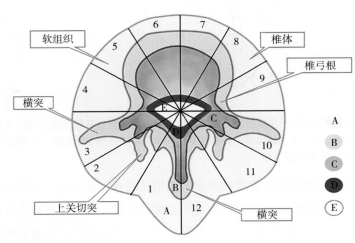

图 1-3-27　WBB 分期系统：在横断面自左后方顺时钟方向将脊柱及椎旁组织均匀地分成 12 个扇形区，其中 1 ~ 3、10 ~ 12 为后方附件区，4 ~ 6 为椎体区；再从椎旁区向椎管内细分为 5 个层面：A 椎旁软组织，B 浅层骨结构，C 深层骨结构，D 硬膜外间隙，E 蛛网膜下腔

结合 WBB 分期系统可以指导对不同部位的脊柱肿瘤进行手术切除，Boriani 等于 1997 年应用 WBB 分期提出三种手术方式（表 1-3-34）：①全脊椎整块切除：适用于位于 4 ~ 8 区或 5 ~ 9 区的肿瘤，即肿瘤限于椎体且一侧椎弓未受到侵犯时。操作可分二期或一期前后联合入路完成。首先俯卧从后方途径切除后方结构并固定，再经前方入路完成病椎整块切除及前方重建；②矢状扇形切除：适用于位于 3 ~ 5 区或 8 ~ 10 区的肿瘤，即肿瘤累及同一侧的椎体、椎弓及横突。手术同样应用前后联合入路，第一步与全脊椎切除相同，先切除后方结构，然后侧卧位下在胸椎自后正中切口联合一个在相应肋骨平面的斜行开胸切口形成一 "T" 形切口，在腰椎及胸腰段用传统的腹膜后途径，用骨凿或骨刀进行病椎扇形切除；③单纯后弓切除：适用于位于 3 ~ 10 区的肿瘤。三种手术方式中除后弓切除术是从后路进行广泛椎板切除术外，全脊椎整块切除术及矢状扇形切除术均是在前后联合入路手术下完成肿瘤的边缘切除或广泛性切除。因此，手术医生利用 WBB 分期系统可以选择更合理的手术入路，沿着所需要的手术边缘实施手术计划，实现对脊椎安全有效的楔形切除。

表 1-3-34　WBB 分期和外科手术的关系

放射状分区	手术
4 ~ 8 或 5 ~ 9	全脊椎整块切除（前后路）
2 ~ 5 或 7 ~ 11	矢状扇形切除（前后路）
10 ~ 3	单纯后弓切除（后路）

　　为了使 WBB 更好的应用于临床，提高其可靠性，脊柱肿瘤学组（The Spine Oncology Study Group）提出了一些对于 WBB 的修改意见，即改变了区域的定位方向，使其与传统的 MRI 和 CT 轴线上的切片方向一致（图 1-3-28）

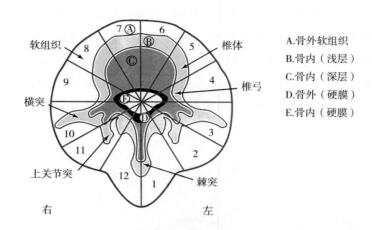

右　　　　　　　　　　　左

A.骨外软组织
B.骨内（浅层）
C.骨内（深层）
D.骨外（硬膜）
E.骨内（硬膜）

图 1-3-28　改良的 WBB 分期系统：在横断面自左后方逆时针方向将脊柱及椎旁组织均匀地分成 12 个扇形区，其中 1～3、10～12 为后方附件区，4～6 为椎体区；再从椎旁区向椎管内细分为 5 个层面：A 椎旁软组织，B 浅层骨结构，C 深层骨结构，D 硬膜外间隙，E 蛛网膜下腔

　　Enneking 和 WBB 分类系统在原发性脊柱肿瘤的应用已经有大量研究，结果证明是安全、可行的，能够帮助控制疾病和提高患者的生存期。然而，在最后验证和推广评估这些分类之前，必须要验证它们的可靠性。一个可靠的分类意味着不同医生在判断同一个患者时的结果应该有足够的一致性（组间一致性），同一个医生对不同情况下相同分期结果的判断具有可重复性（组内一致性）。如果能建立一个或两个一致性的分类并验证其有效性，这将会为某些有潜在致死性的肿瘤提供有循证依据的标准治疗方法。Patrick Chan、Stefano Boriani 和 Fourney 等对 Enneking 和 WBB 分类系统治疗脊柱原发肿瘤的组内和组间一致性进行了评估，结果证明 Enneking 和 WBB 分类在肿瘤分期和指导治疗方面都具有适度的组间一致性和很好的组内一致性。

（八）四肢软组织肉瘤分期系统

　　四肢软组织肉瘤最常见的预后因素包括组织学分级、肿瘤大小、肿瘤部位的深浅、间室状态以及有无转移。临床上根据以上因素制定的几个常用的软组织肉瘤分期系统（见表 1-3-35）没有考虑肿瘤的解剖位置，而这是一个重要的预后因素，如内脏和腹膜后的软组织肉瘤比肢体预后要差。

　　将软组织肉瘤按组织学分级，可以划分为 2 级，也可以划分为 3 级或 4 级。这 3 种分级方法中，把肿瘤按组织学分级分为 3 级或者 4 级的具体划分方法在研究者中的争议比较大。因此，目前大多数软组织肉瘤的分期系统在进行肿瘤的组织学分级的时候都采取 2 级分法，将其分为高度或者低度恶性肿瘤。

　　各种途径获得的数据表明肿瘤的大小应测量肿瘤的最大径，多数的分期系统都把肿瘤大小 5cm 作为一个分界。

　　肢体的筋膜可以作为决定肿瘤位置深浅的标志。完全位于筋膜以上称为浅表肿瘤，转移率低；位于浅层但侵及筋膜、横跨筋膜或者完全在筋膜以下，则称为深部肿瘤，易转移。

　　同骨肿瘤一样，间室指的是由有限制肿瘤扩散作用的自然屏障分割成的解剖区域。除骨皮质和骨膜外，关节软骨、关节囊和筋膜间隔的致密纤维组织以及韧带或者肌腱也可以作为间室的边界。间室的受累情况可为判断肿瘤的局部扩散情况提供重要的信息，可以用来确定外科手术的方案和肿瘤切除的边缘，

表 1-3-35　肉瘤的分期系统

分期系统	分期	分期描述	预后因素
第五版 AJCC 分期	I_A 组织学低度恶性，小，表浅或深部	$G_{1\sim2}$, $T_{1a\sim1b}$, N_0, M_0	G_1 良好的分化
	I_B 组织学低度恶性，大，表浅	$G_{1\sim2}$, T_{2a}, N_0, M_0	G_2 适度的分化
	II_A 组织学高度恶性，大，表浅	$G_{1\sim2}$, T_{2b}, N_0, M_0	G_3 低度分化
	II_B 组织学高度恶性，小，表浅或深部		G_4 未分化
	II_C 组织学高度恶性，大，表浅的	$G_{3\sim4}$, $T_{1a\sim1b}$, N_0, M_0	$T_1 \leqslant 5cm$ T_{1a} 筋膜表面 T_{1b} 筋膜深面
	III 组织学高度恶性，大，深部的	$G_{3\sim4}$, T_{2a}, N_0, M_0	$T_2 > 5cm$ T_{2a} 筋膜表面 T_{2b} 筋膜深面
	IV 转移	任何 G, T_{2b}, N_0, M_0, N_1/M_1	N_1 区域淋巴结转移 M_1 全身转移
SSS	I_A 组织学低度恶性，间室内	G_1, T_1, M_0	G_1 组织学低度恶性
	I_B 组织学低度恶性，间室外	G_1, T_2, M_0	G_2 组织学高度恶性
	II_A 组织学高度恶性，间室内	G_2, T_1, M_0	T_1 间室内
	II_B 组织学高度恶性，间室外	G_2, T_2, M_0	T_2 间室外
	III 转移	M_1	M_1 局部或者全身转移
MSK	0	无不利因素	不利因素包括：组织学高度恶性，
	1	1 个不利因素	$> 5cm$，位置较深
	2	2 个不利因素	有利因素包括：组织学低度恶性，
	3	3 个不利因素	$\leqslant 5cm$，位置表浅

但是不能用来准确地评估软组织肿瘤发生转移的风险。

　　四肢软组织肉瘤典型的转移部位是肺部，因此在诊断时需要行肺部 CT 检查。骨、区域淋巴结以及内脏转移罕见，除非临床需要，一般不行这些部位的影像学检查。然而，临床发现黏液样软骨肉瘤经常转移到肺外的部位，因此在黏液样软骨肉瘤的病情评估及随诊时，最好行肺部和腹部 CT 检查。

　　MSK（Memorial Sloan-Kettering）癌症中心与 AJCC 的分期系统中均整合了三个最强的转移预测因子，即肿瘤体积大、肿瘤部位深、组织学高度恶性。这三项预测因子在两套系统中的分类方式却不一样，然而就辨别高转移风险患者而言，两个系统是相同的，因为 MSK 中的 3 期与 AJCC 的 III 期实际上是完全相同的（如表 1-3-31）。由于肿瘤的间室状态是较弱的预后因子，所以相比之下外科分期系统（Enneking 分期系统）预测肿瘤转移的能力最差。肿瘤的间室状态与转移的风险具有相关性，这可能是因为间室状态与肿瘤深度和大小具有密切的联系，间室外的肿瘤往往同时也是于体积较大，位置较深的。无论应用哪个分期系统，诊断时存在区域或全身转移的患者都被归为晚期。即使给予积极治疗，这类患者的预后也通常很差。

　　同骨肉瘤一样，软组织肉瘤局部复发的危险预测因子与转移的预测因子是不同的。局部复发的危险因素包括：①出现过局部复发的肿瘤；②外科切除边缘存在肿瘤；③之前未考虑恶性可能的包块切除后，病理证实为肉瘤，扩大切除术后的标本中仍可找到肿瘤组织；④一些特殊的病理类型，包括纤维肉瘤、恶性外周神经鞘瘤等。出现肿瘤局部复发的患者其肿瘤远处转移的发生率可能也相对增高。

三、骨与软组织肿瘤分型

（一）手术切除缘的分型

肿瘤内科医生报道临床资料时所采用的术语—化学药物治疗方案（chemotherapy protocols），其定义已非常明确。同样放射治疗科医生所应用的术语—垂直距离（dimension）和剂量学也有明确的定义。因此，采用明确、通用的定义，医生之间在比较和评价治疗方案的疗效方面可以进行更高效地交流。但在外科方面，定义手术方法通常会遇到一定的困难，如进行了乳腺的外科切除，我们会立即询问是何种切除类型？单纯的乳腺切除，改良根治术，标准根治术，表面根治术，还是肿块切除术？即使这些修饰词应用到"乳腺切除术"中，也难以明确表达手术切除边界与肿瘤之间的关系。

在骨肿瘤中同样会遇到外科手术方法定义的问题。在未有修饰词的情况下，截肢术（amputation）一词难以表达清楚手术的情况。即使是膝上截肢术（above-the-knee）和半骨盆截肢术（hemipelvectomy）也难以表达出确切的手术范围和手术切除缘与肿瘤的关系。

Enneking建立的手术分型方法可以明确表达切除边界与肿瘤的位置关系。这种手术分型方法已被骨肿瘤科医生广泛接受并应用。与肿瘤分期系统不同的是，Enneking建立的手术分型方法在应用中几乎未有分歧和争议。该手术分型方法能够被骨肿瘤科医生广泛接受，是因为其有利于明确对骨肿瘤最理想的手术切除方式和切除边界。因此，医生有了一种对手术方案及其疗效进行评估较好的方法，同时也可以对不同手术方法进行比较和评价。

骨肿瘤手术方法的定义有两个基本前提：首先，原发性骨肿瘤在发生的部位及其周围解剖间隙进行生长和扩展；其次，手术切除目的是通过解剖间隙达到肿瘤肉眼和微小病灶的全部切除（图1-3-29）。

如上所述，原发性骨肿瘤无论是起源于骨还是软组织，均有共同的特点。在组织学上，由肿瘤生长挤压形成的边界，会出现明显的由反应组织和正常组织组成的假包膜；在侵袭性更强的肿瘤，假包膜可被肿瘤组织穿破。肿瘤局部范围多在发生部位的骨内或软组织间室内，很少穿破较大的骨和筋膜界面，但肿瘤的局部扩张可因其生长迅速或手术而加快，肿瘤增大或手术可导致肿瘤扩展到另一解剖间室。由于手术

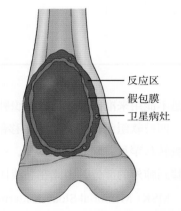

反应区
假包膜
卫星病灶

图1-3-29　肿瘤的假包膜、反应区和在肿瘤周围中的卫星病灶

切除需要在解剖间隙进行以达到完整切除所有肉眼或微小病灶的效果，因此根据手术边界与所切除肿瘤的解剖关系定义手术方法更为恰当。

根据手术切除边界与肿瘤之间的关系，手术切除缘可分为4种类型（表1-3-36）。

1. 囊内切除边缘

手术切除边界在肿瘤的假包膜以内，可累及肿瘤假包膜。这种手术方式可能切除大部分肿瘤组织，但会造成较大的肿瘤灶残留。囊内切除的典型手术方式有切开活组织检查、刮除术和肿瘤大块切除术（debulking）。

2. 边缘性切除边缘

切除边界通过肿瘤假包膜，整块切除肿瘤。在未进行辅助治疗的恶性肿瘤中，其周围组织内可残留

表 1-3-36　手术切除缘分型

类型	切除界面	结果
囊内	大块切除、刮除	残留较大病灶
边缘性	反应区	可能残留微小病灶
广泛性	正常组织内（间室内）	可能残留微小或"卫星"病灶
根治性	间室外整骨或肌肉（间室外）	无残留病灶

注：需要手术和病理组织学证实

较大的肿瘤病灶。

3. 广泛性切除边缘

广泛性切除边缘并不表示达到特定的距离，也不表示将发生肿瘤的整个骨骼和肌肉全部切除，而是指将肿瘤及假包膜连同肿瘤周围的部分正常组织整块切除的边缘，并且在肿瘤周围的每个方向均应达到这种切除边缘。

4. 根治性切除边缘

根治性切除是一种间室外的切除方式，如果是间室外肿瘤，要达到根治性切除边缘，手术范围必须囊括邻近肌肉的全长。

手术切缘除在术中确认外，尚需病理组织学证实。病理医生不可能在组织学切片上区分广泛性和根治性切除边缘，只有手术医生根据解剖学才能明确广泛性切除缘与根治性切除缘。因此，手术医生的基本任务之一就是根据解剖学对手术方法分型。需要注意的是，与肿瘤最近部分边缘的病理组织学决定着手术切除缘的分型。肉瘤中病理组织学正常组织距离的重要性尚未得到充分认识。在根治性切除中，如果切除缘中具有限制肿瘤扩散能力很强的屏障，如关节软骨或较大的筋膜，其切除厚度可能仅需 1cm。而软组织肉瘤的广泛切除缘可能需要切除 5 ~ 10cm 的正常肌肉。多数病理医生认为手术边缘的质量比数量（距离）更重要，但也有一些病理医生认为距离非常重要，特别是在软组织肉瘤中。为达到理想的手术切除效果，保留多少距离更为合适仍存在争议。在软组织肉瘤切除后，组织将会收缩，而在组织收缩后将其置于病理组织学切片上观察，术中 1 ~ 2cm 的切除边缘距离会变得很小。因此，在术中估计的切除边缘通常比病理组织学切片上观察到的切缘距离要大。另外，由于骨切除后仍保持其本来形状，在术中所达到的切除缘与病理切片所测得的边缘基本一致。

（二）手术方式的分型和应用

对于骨肿瘤，可采用的外科治疗方式很多，手术的目的在于尽可能做到将肿瘤完全切除，同时又要最大限度地保留宿主骨的功能。因此，根据肿瘤性质不同而选择不同外科手术的切除范围十分重要。骨肿瘤外科手术边界的确定与预先确定的肿瘤分期有直接关系。根据切除边界与肿瘤之间的解剖位置关系，手术类型可分为 4 种：①病灶内（囊内）切除；②边缘性切除；③广泛性切除；④根治性切除（图 1-3-30，图 1-3-31）。而前两种切除方式对于良性骨肿瘤最为常用，后两种则更多用于治疗恶性骨肿瘤（表 1-3-37）。

1. 囊内切除

囊内切除是指进入瘤腔内进行切除，其典型术式为肿瘤刮除术。这种手术是沿肿瘤与宿主骨之间的反应带进行。对于 1 期的良性肿瘤，肿瘤外有完整的皮质骨包壳，因此囊内病变的切除必须在皮质骨包壳上开窗以显露肿瘤。对于 2 期的良性肿瘤，囊内切除需要通过肿瘤周围的反应带和变薄的骨皮质包壳。3 期肿瘤由于没有皮质骨包壳，所以囊内切除只需要打开肿瘤与宿主骨之间变薄的反应带。对于 1 期病变，

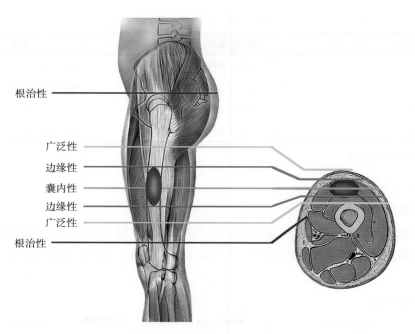

图 1-3-30　软组织肿瘤不同切除方法与肿瘤之间的关系

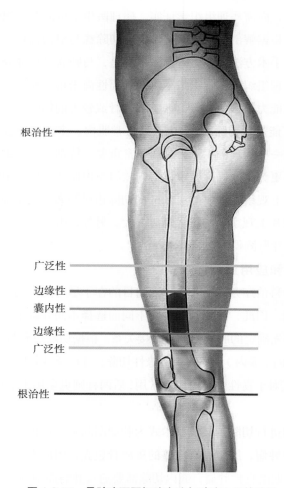

图 1-3-31　骨肿瘤不同切除方法与肿瘤之间的关系

表 1-3-37　骨肿瘤手术方法分型

	局　部	截　肢
囊内	切开活检、刮除、大块切除	大块截肢
边缘性	边缘切除、切除活检	边缘性截肢
广泛性	广泛性切除（间室内）	广泛性截肢（经骨）
根治性	根治性切除（间室外）	根治性截肢（经关节）

由于病变有完整的包壳屏障，所以囊内切除能完全清除病灶。而对于 2、3 期良性肿瘤而言，简单的囊内切除有可能在反应带残留微小的病灶。当然，也可以在囊内切除的基础上进一步扩大切除边界，如利用磨钻消磨病变周围的反应带，或者采取利用液态氮或苯酚进行灭活等辅助措施。此外，通过各种技术进行的热疗也对根除囊内切除后残留在反应带中的微小病灶十分有效。

2. 边缘切除

该切除方式不同于囊内切除的病灶内操作，是从肿瘤外围将肿瘤病灶连同包囊整块切除。该手术的切除面通过肿瘤及其包囊周围的反应带。如果肿瘤位于囊内，例如 1 期肿瘤，该术式几乎可以确保肿瘤的完整切除。然而对于恶性肿瘤及 2、3 期良性肿瘤而言，边缘切除则不大可能将肿瘤完全切除干净。因为在恶性肿瘤及 2、3 期良性肿瘤中，肿瘤生长进入反应带，所以肿瘤床内可能有微小病灶残留。

3. 广泛切除

广泛切除是指在整块切除肿瘤的同时将肿瘤周围附着包裹的部分正常组织一并完整切除。切除周围正常组织的厚度从理论上说没有过多要求，只要将肿瘤表面的正常组织切除即可。1 期或 2 期的良性骨肿瘤通常仅需切除周围皮质骨，即可算作广泛切除。而对 3 期良性肿瘤及 I、II 期恶性肿瘤的边缘不再仅限于周围骨及骨膜组织，还需要将骨组织周围附着的肌肉组织一并切除才能做到广泛切除。该术式至少在理论上能够将肿瘤、反应带以及侵入反应带的微小病灶一起切除。除非存在跳跃病灶，否则广泛切除能够彻底根除任何良性骨肿瘤及部分低度恶性肿瘤。但是，整块切除或广泛切除骨肿瘤后会造成较大的骨缺损，这些缺损可能发生在骨干、干骺端以及关节面，有造成严重的功能障碍或缺失的潜在可能，需要进行复杂的重建。因此，手术需要选择合适的切除边界，从而既能尽可能根除肿瘤、降低复发率，又能将重建的复杂性降至最低。

4. 根治切除

根治切除是指将发病的骨连同附属组织完整切除。例如股骨远端的肿瘤行根治切除时需要将股骨及必要的软组织整个切除。这种术式对于良性骨肿瘤几乎没有必要，更常用于各期恶性肿瘤的治疗（表 1-3-38）。

在骨肿瘤治疗前先进行分期，才能制定手术计划，为彻底、合理的切除肿瘤奠定基础。手术切除是肿瘤外科治疗中最为重要的步骤，只有将肿瘤彻底切除，达到局部控制，避免复发，其后的软组织和骨缺损重建才有意义。因为一旦肿瘤切除不彻底，出现复发，将使整个治疗过程变得徒劳无功。

（三）干骺端骨肿瘤 San-Julian 分型

1999 年，San-Julian 为比较不同影像学方法对干骺端原发骨肿瘤的评估作用，收集了 48 例骨肉瘤和 18 例尤文氏肉瘤患者资料，分别用 X 线、CT 和 MRI 的影像学结果与组织病理学结果进行比较，最终得出 MRI 是最理想评估方法的结论，并用 MRI 影像学分型方法将儿童干骺端骨肿瘤的侵袭情况分为 3 种类型（表 1-3-39）：I 型：肿瘤与骺板相邻，肿瘤边缘距离骺板＞ 2cm（图 1-3-32A）；II 型：肿瘤与

表 1-3-38　不同分期骨肿瘤推荐采用的手术切除范围

囊内切除	1、2 期良性肿瘤——肿瘤刮除 联合辅助治疗的部分 3 期良性肿瘤——扩大刮除
边缘切除	无浸润的良性软组织肿瘤 联合辅助治疗的 3 期良性肿瘤 复发的 2、3 期良性肿瘤 术前辅助化疗、放疗效果良好的部分恶性骨与软组织肿瘤
广泛切除	反复复发的 3 期良性肿瘤 大多数恶性骨与软组织肿瘤
根治切除	复发性恶性骨与软组织肿瘤 恶性骨与软组织肿瘤发生病理骨折 无法准确判断浸润范围的恶性骨与软组织肿瘤

骺板距离＜ 2cm 或相邻（图 1-3-32B）；Ⅲ 型：骺板与肿瘤部分接触，距离关节端软骨下骨＞ 2cm（图 1-3-32C），此类型是指骨骺体积较大的病例。

表 1-3-39　干骺端骨肿瘤 San-Julian 分型

分型	肿瘤特征
Ⅰ	肿瘤边缘距离骺板＞ 2cm
Ⅱ	肿瘤与骺板距离＜ 2cm 或相邻
Ⅲ	骺板与肿瘤部分接触，距离关节端软骨下骨＞ 2cm

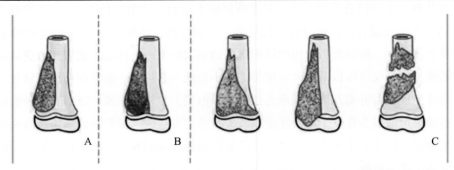

图 1-3-32　干骺端骨肿瘤 San-Julian 分型——A Ⅰ 型：肿瘤与骺板相邻，肿瘤边缘距离骺板＞ 2cm；B Ⅱ 型：肿瘤与骺板距离＜ 2cm 或相邻；C Ⅲ 型：骺板与肿瘤部分接触，距离关节端软骨下骨＞ 2cm

San-Julian 分型为临床中干骺端骨肿瘤的治疗提供了指导方针，目前多数学者认为 San-Julian 分型 Ⅰ 型为保留骨骺保肢手术的绝对适应证，手术可保留患肢的骺板和部分干骺端；而 Ⅱ 型、Ⅲ 型为保肢手术的相对适应证，当骨肿瘤距离骺板＜ 2cm 时，保留部分骨骺或仅切除骺板而保留骨骺；当肿瘤突破骺板，但正常骨骺厚度＞ 2cm 时，则可保留患肢关节软骨和软骨下骨质。

（四）长骨转移瘤 Mirels 评分

四肢长骨是转移性骨肿瘤的好发部位之一，股骨近段最常见，其次是肱骨近段，膝关节和肘关节以远发病率最低。无论转移瘤发生于四肢长骨何处，病理性骨折都是其最常见的严重并发症之一。与普通骨折不同，病理性骨折是由于骨强度降低而发生于正常活动或轻微外伤后的骨折。骨转移瘤患者一旦出现病理性骨折，其生存期将明显缩短，生活质量显著下降，同时手术难度和治疗成本大幅上升。因此，骨科医生必须为四肢骨转移瘤患者进行准确可靠的病理性骨折风险评估，综合考虑病理性骨折的风险和患者预期生存时间，继而决定是否需要预防性固定及选择最优化的治疗措施。Mirels 评分系统即是为评估四肢长骨转移瘤患者发生病理性骨折的风险而设计的，将其与影像学资料相结合则能对四肢骨转移瘤患者的治疗起到积极的指导作用。

1989 年，Mirels 回顾性研究了 38 例患者的临床资料，共包括 78 处长骨骨转移瘤病变，然后制定了 Mirels 评分系统（表 1-3-40），以量化病理骨折的风险。与以往的研究不同，Mirels 归纳了骨转移瘤病变的 4 个不同特点，建立了一个更可靠的风险评估体系。评分中的 4 个变量分别是病灶的位置（上肢、下肢、转子周围）、疼痛程度（轻度、中度、重度）、病变类型（溶骨型、成骨型、混合型）和皮质破坏程度（< 1/3、1/3 ~ 2/3、> 2/3）。Mirels 评分合计 12 分，≤ 7 分表明病理性骨折风险较低（< 4%），8 分时骨折风险为 15%，而 9 分时骨折风险达到 33%。当评分达到 9 分时应进行预防性内固定。

表 1-3-40　长骨转移瘤 Mirels 评分

项目	1 分	2 份	3 分
部位	上肢	下肢	转子周围
疼痛	轻度	中度	重度
病变性质	成骨型	混合型	溶骨型
病变大小	< 1/3	1/3 ~ 2/3	> 2/3

Mirels 评分系统是可靠的风险评估体系，尽管严格遵循 Mirels 评分系统可能会导致一定程度上的过度医疗，但是患者一旦出现病理性骨折，后果将更为严重。上文中部分因素在 Mirels 评分系统中未被归纳，但同样有重要意义，因此在评分过程中可酌情修正。

（五）骨巨细胞瘤分级

骨巨细胞瘤是最常见的原发性骨肿瘤之一，我国发病率 14% ~ 20%，较高于欧美国家的 4% ~ 7%。骨巨细胞瘤是一种典型的侵袭性肿瘤，世界卫生组织在 2002 年将其定义为"一种良性但同时具有侵袭特征的原发骨肿瘤"。骨巨细胞瘤的病理学机制至今未完全明确，对临床治疗的指导意义有限。上世纪 80 年代，Campanacci 等提出的基于其影像学表现的影像学分级系统促进了骨巨细胞瘤影像以及临床治疗的相关研究进展。2012 年，胡永成基于影响膝关节周围骨巨细胞瘤手术治疗及预后各种危险因素，提出了膝关节周围骨巨细胞瘤临床评分系统，对骨巨细胞瘤治疗方案的选择起到积极地指导作用。

1. Campanacci 影像学分级系统

骨巨细胞瘤（GCT）在考虑其组织学分级的时候要特别引起关注，因其通常被认为是良性肿瘤，但有可能发生转移（可能 > 5%）。GCT 通常表现为长骨干骺端的溶骨性破坏，易侵袭骨皮质及周围软组织，甚至累及邻近关节软骨。1987 年，Campanacci 在大量分析骨巨细胞瘤影像学表现的基础上提出了影像学分析系统，不同于 Enneking 的分类方法，他们将骨巨细胞瘤分为 I 级、II 级与 III 级，分别代表静止期（Latent）、活动期（Active）以及侵袭期（Aggressive）的病灶（见表 1-3-41、图 1-3-33 ~ 图 1-3-35）。I 级的肿瘤应该有一个清楚的硬化边界，其周围的骨皮质完整或者仅有轻微的变薄；II 级的肿瘤也有一个清楚的边界，其周围可以没有明显的硬化反应，周围的骨皮质变薄或者部分皮质遭受肿瘤的侵袭破坏；III 级的骨巨细胞瘤没有一个清楚的边界，其周围会出现一个软组织肿块。除此之外，骨巨细胞瘤可以根据是否出现病理性骨折作出进一步的分级。骨巨细胞瘤 Campanacci 分级系统有利于骨巨细胞瘤的影像学判断，一定程度上对骨巨细胞瘤的临床治疗提供了帮助。但此分级系统对手术治疗方案的选择以及术后肿瘤复发的预测价值尚存在争议。需要对患者进行的研究可能包括血管造影、同位素检查、CT 扫描以及组织学分析整个肿瘤及其边界（影响结果最主要的因素），以此来建立一个完整的分期系统。

表 1-3-41　骨巨细胞瘤 Campanacci 影像学评分系统

Campanacci 分级	影像学表现
Ⅰ级（静止期）	骨皮质完整或轻微受累，肿瘤边界清楚，边界存在硬化带，肿瘤通常较小，未侵袭邻近关节软骨。临床症状轻微，预后较好
Ⅱ级（活动期）	骨皮质变薄、膨胀，边界较清晰，但常缺乏边界硬化带，可侵袭至邻近关节软骨，75% 患者可表现为活动期病变
Ⅲ级（侵袭期）	肿瘤边界不清晰，常伴骨皮质的破坏以及周围软组织肿块，肿瘤体积较大，累及邻近关节软骨

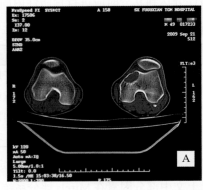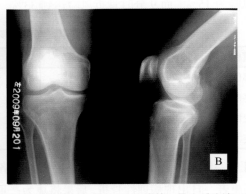

图 1-3-33　患者，男，48 岁，X 线片及 CT 可见左股骨远端内髁溶骨性破坏，边缘清楚，骨皮质连续，为 Campanacci Ⅰ 级骨巨细胞瘤

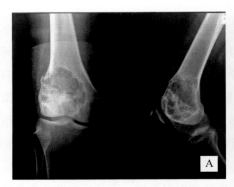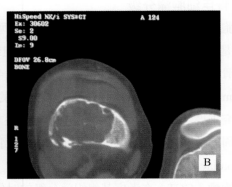

图 1-3-34　患者，女，21 岁，X 线片及 CT 可见左股骨远端外侧密度不均的溶骨性破坏，骨皮质极度膨胀呈蜂窝状，肿瘤侵及邻近关节软骨下骨，为 CampanacciⅡ 级骨巨细胞瘤

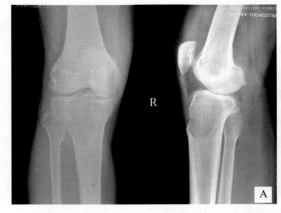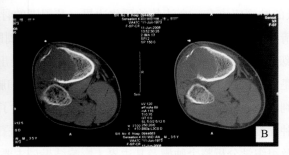

图 1-3-35　患者，男，34 岁，X 线片及 CT 可见右胫骨近端外侧溶骨性破坏，肿瘤突破骨皮质生长伴有周围较大的软组织肿块，为 CampanacciⅢ 级骨巨细胞瘤

2. Hu 膝关节周围骨巨细胞瘤临床评分系统

天津医院胡永成教授基于影响膝关节骨巨细胞瘤手术治疗方案以及术后肿瘤复发、肢体功能的若干因素，提出膝关节周围骨巨细胞瘤临床评分系统以指导临床治疗。此评分系统分为 5 个一级指标，14 个二级指标。最低评分 3 分，最高 12 分。评分越高，代表肿瘤的破坏性越大，手术治疗也应该越"积极"。评分 3 ~ 5 分的患者可选择肿瘤囊内刮除辅以瘤腔植骨或骨水泥填充及辅助治疗手段；6 ~ 8 分的患者可选择肿瘤切刮、植骨或骨水泥填充辅以钢板固定；9 分及以上的患者应选择肿瘤边缘切除，肿瘤假体或大段异体骨关节移植重建（表 1-3-42）。

表 1-3-42　Hu 膝关节周围骨巨细胞瘤临床评分系统

评价指标	分级	评分
病理性骨折		
	无	0
	有，无移位	1
	有，伴移位	2
骨皮质影响度		
	未侵袭骨皮质	0
	骨皮质变薄，但完整	1
	突破骨皮质生长	2
肿瘤体积		
	< 60ml	1
	60 ~ 200ml	2
	> 200ml	3
肿瘤与关节面的距离		
	> 3mm	1
	≤ 3mm	2
关节面破坏面积		
	< 25%	1
	25% ~ 50%	2
	> 50%	3

（六）骨样骨瘤 Edeiken 分型

骨样骨瘤最早由 Jaffe 描述，由异常骨样组织、成骨细胞组成，被反应骨包绕。发病部位多见于长骨，如股骨、胫骨和肱骨的骨干或干骺端。临床表现以疼痛为主，夜间剧烈，服用水杨酸类药物后可缓解。典型影像学表现为瘤巢及瘤巢周围骨质增生硬化。Edeiken 等根据其影像学特点，将骨样骨瘤分为三类，即皮质骨型骨样骨瘤、松质骨型骨样骨瘤和骨膜下型骨样骨瘤，具体分型及影像学表现见表 1-3-43。

（七）动脉瘤样骨囊肿的分型

动脉瘤样骨囊肿（aneurysmal bone cyst）属于骨的类肿瘤病变，分为原发性和继发性两型，病因不明。多数学者认为原发性动脉瘤样骨囊肿系骨内血管循环异常、动静脉瘘所形成，导致髓内压增加，血管腔扩大，骨质破坏。可发生于任何年龄，多见于 10 ~ 20 岁。全身任何部位骨骼均可发病，但多见于四肢长骨干骺端和脊柱，10% ~ 20% 发生于脊柱。好发部位依次为：下肢长骨、脊椎、上肢长骨、骨盆、锁骨、

表 1-3-43   骨样骨瘤 Edeiken 分型

分型	影像学表现
皮质骨型	常见于长骨骨干，典型的骨样骨瘤瘤巢位于一侧骨皮质内，周围反应骨较为明显
松质骨型	常见于股骨颈及长骨干骺端，表现为瘤巢周围骨质增生呈环状硬化
骨膜下型	常见于股骨颈及手、足部小的管状骨，表现为瘤巢延伸至周围软组织，瘤巢周围很少有反应骨形成，同时骨侵蚀迅速累及瘤巢下

手和足部短管状骨。病变位于脊椎者常侵犯椎体和椎弓。继发性动脉瘤样骨囊肿即在良性或恶性骨肿瘤基础上合并发生，如骨巨细胞瘤、软骨黏液样纤维瘤、血管扩张性骨肉瘤等，临床主要表现为原发肿瘤症状，通常根据原发疾病采取相应的治疗措施。

（八）四肢肿瘤的大血管累及 Schwarzbach 分型

2005 年 Schwarzbach 等对四肢肿瘤大血管累及情况进行分类，并提出治疗策略和原则。I 型：大动脉和静脉均被肿瘤累及，与肿瘤整块切除后，需要进行动脉重建，依据同侧肢体静脉的回流情况决定是否进行静脉重建，如果能够保留同侧肢体足够的静脉回流，则不必进行静脉重建；II 型：单纯大动脉受累，与肿瘤整块切除后需行动脉重建；III 型：单纯大静脉受累，与肿瘤整块切除后，如果同侧没有足够的静脉回流，则应进行静脉重建；IV 型：无动、静脉受累，即使不进行血管切除，仍可达到合适切除边缘（表 1-3-44）。

表 1-3-44   四肢肿瘤的大血管累及 Schwarzbach 分型

分型	累及范围
I	大动脉和静脉均被肿瘤累及
II	单纯大动脉受累
III	单纯大静脉受累
IV	无动、静脉受累

（九）脊柱肿瘤分型

脊柱肿瘤分型是脊柱肿瘤评估系统中重要的组成部分，通过合理有效的分型系统可以确定不同类型脊柱肿瘤的最佳治疗方案，从而提高脊柱肿瘤的临床疗效。目前常用的脊柱肿瘤分型有 Harrington 分型、DeWald 分型和 Tomita 分型，另外还有 Takahiro 脊髓神经鞘瘤分类系统、Sridhar 脊髓神经鞘瘤分类系统、改良的 Sridhar 脊髓神经鞘瘤分类系统等。其中 Tomita 分型在脊柱肿瘤的分型系统中具有一定的代表性。

1. Harrington 分型

在对脊柱转移瘤的手术切除和脊柱稳定性重建进行多年研究的基础上，Harrington 于 1988 年提出脊柱转移瘤的 Harrington 分型（表 1-3-45）。他认为脊柱转移瘤可以根据神经受损和椎体破坏程度分为 5 型：I 型：无神经功能障碍或只有轻度感觉障碍；II 型：骨质破坏，但无明显椎体塌陷或脊柱失稳；III 型：严重的神经功能障碍（感觉或运动），不伴有骨质破坏；IV 型：椎体塌陷伴刺激性疼痛或脊柱失稳，不伴明显神经功能障碍；V 型：椎体塌陷或脊柱失稳，并伴严重神经功能障碍。

针对不同 Harrington 分型的脊柱转移瘤采取不同的治疗方法，对提升治疗效果有重要意义。Harrington 认为对于伴或不伴轻微神经功能障碍，且无明显骨质受累的 I 型和 II 型脊柱转移瘤，单纯进行局部放射治疗即可缓解疼痛或神经功能受损症状；出现神经功能障碍而无明显骨质破坏或脊柱失稳的 III 型脊柱转移瘤须进行放射治疗，而对于神经功能迅速恶化者则需要大剂量激素强化治疗。此外，一些通过放射治疗本可以预后良好的 III 型脊柱转移瘤患者会因其患有抗放射治疗性肿瘤或转移灶已耐受大

表 1-3-45　脊柱转移瘤的 Harrington 分型

分型	肿瘤特征
I	无神经功能障碍，或只有轻度感觉障碍
II	骨质破坏，但无明显椎体塌陷或脊柱失稳
III	严重的神经功能障碍（感觉或运动），不伴有骨质破坏
IV	椎体塌陷伴刺激性疼痛或脊柱失稳，不伴明显神经功能障碍
V	椎体塌陷或脊柱失稳，并伴严重神经功能障碍

剂量放射线而使放射治疗无效，对这样的患者则需要进行有效的脊髓或神经根减压，以努力逆转进行性麻痹症状；伴有进行性椎体塌陷的 IV 型或 V 型脊柱转移瘤患者往往会出现逐渐加重的脊柱后凸畸形，当塌陷引起肿瘤组织、骨、韧带或间盘直接压迫脊髓时，无论肿瘤对放射治疗敏感与否，单纯放射治疗都难以取得疗效。当骨破坏达到一定程度时将会导致病椎周围的脊柱结构失稳而出现椎体进行性前滑脱，此时进行后路椎板减压术往往会加重脊椎失稳和脊柱后凸畸形，而神经功能也很难得到改善。所以，Harrington 认为对于因椎体塌陷造成的前方脊髓或神经根受压的脊柱转移瘤应进行前路减压及脊柱稳定性重建。

2. DeWald 分型

1985 年，DeWald 和同事在 *Spine* 杂志上阐述了他们的脊柱转移瘤分型系统—DeWald 分型系统，这个分型系统不仅包括骨破坏的标准，同时还包括患者的免疫状态。DeWald 分型系统共将脊柱转移瘤分为 5 型（表 1-3-46）。DeWald 认为 I 型中当椎体破坏大于 50%、一侧或双侧椎弓根受累时，即使无椎体塌陷，也应考虑进行脊柱稳定性重建手术，否则将导致脊柱畸形进行性发展；而对 II 型脊柱转移瘤而言，虽然手术具有一定的危险，但仍可考虑手术治疗；III 型是在 II 型的基础上，出现免疫能力缺陷，此型手术危险较大，须慎重考虑是否进行手术；对已出现瘫痪，但具有免疫力的 IV 型脊柱转移瘤患者宜采取限期手术；对于出现瘫痪且免疫力缺陷的 V 型患者而言则不宜手术。DeWald 分型系统是第一个涉及肿瘤自然属性，并将脊柱稳定性与治疗方式结合在一起的分型系统，但是它没有详细说明脊柱失稳的标准和类型，也未将神经功能障碍作为分类标准之一，在临床应用时仍具有一定的局限性。

表 1-3-46　脊柱转移瘤的 DeWald 分型

分型	肿瘤特征
I 型	脊椎有破坏，没有塌陷但有疼痛
I_A 型	骨破坏少于 50%
I_B 型	骨破坏大于 50%
I_C 型	椎弓根破坏
II 型	在 I 型病理基础上出现中等程度的畸形、塌陷，但是患者具有免疫力
III 型	在 II 型的基础上，出现免疫能力缺陷
IV 型	在 III 型的基础上，出现瘫痪，但是患者具有免疫力
V 型	患者出现瘫痪且免疫力缺陷

3. 脊柱转移瘤 Asdourian 分型

为了确定脊柱转移瘤的自然病程，Asdourian 等在 1990 年总结了 27 例乳腺癌脊柱转移瘤患者的 MRI 资料，通过与 X 线检查对照研究，将脊柱转移瘤分为 5 型：I 型：椎体骨髓和骨小梁被肿瘤组织代替，其中早期椎体内转移者为 I_A 型，椎体内骨髓完全被肿瘤组织代替，但椎体轮廓结构完整者为 I_B 型；II 型：

骨终板骨折，其中一侧终板骨折为 II_A 型，而双侧终板骨折为 II_B 型；III 型：椎体后壁后凸畸形，脊髓受压，其中胸椎椎体塌陷加重局部椎骨后凸畸形者为 III_A 型，颈、腰椎椎体有对称性的椎体塌陷者为 III_B 型；IV 型：整个脊柱的三柱均受到破坏，发生半脱位或脱位，同时合并椎体的塌陷。

脊柱转移瘤 Asdourian 分型虽然是基于乳腺癌脊柱转移瘤研究之上的，但对于溶骨型病变的脊柱肿瘤，不论是原发肿瘤还是转移瘤，其发生畸形的机制是相同的，所以这种分型应用范围广泛。并且这种分型是首次对脊柱肿瘤所致畸形进行分型，它能使骨科医生更好地了解脊柱转移瘤畸形的发病机制，对脊柱肿瘤的临床治疗具有更好的指导意义。

4. Tomita 分型

为了从后路实现脊柱肿瘤真正的整块切除（en bloc），Tomita 于 1994 年设计了一种较为复杂的手术方式，即单一后路的全脊椎整块切除术（total en bloc spondylectomy，TES），并为其提出指导性的脊柱肿瘤分型系统—Tomita 分型（图 1-3-36，图 1-3-37）。

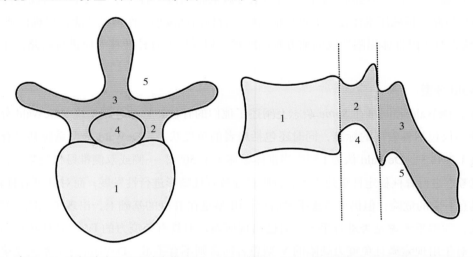

图 1-3-36　在 Tomita 脊柱肿瘤分型中的脊椎分区。1 区：椎体；2 区：椎弓根；3 区：椎板、横突和棘突；4 区：硬膜外腔隙；5 区：椎旁区域

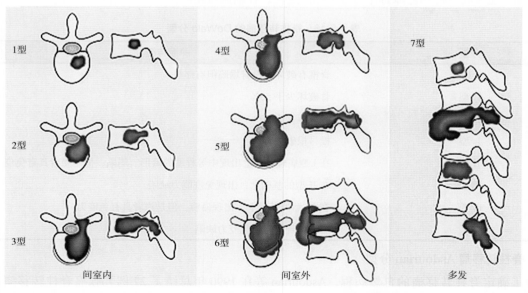

图 1-3-37　Tomita 脊柱肿瘤分型系统。间室内肿瘤：包括 1、2、3 型；间室外肿瘤：包括 4、5、6 型；多发、跳跃肿瘤：为 7 型

Tomita 分型将脊椎划分为椎体区（1 区），椎弓根区（2 区），椎板、横突和棘突区（3 区），椎管内硬膜外区（4 区），椎旁区（5 区）5 个区域。根据肿瘤组织侵及的区域，将脊柱肿瘤分为 7 型：I 型：肿瘤组织局限于椎体或椎板内（1 或 2 或 3）；II 型：肿瘤组织侵及椎弓根（1+2 或 3+2）；III 型：肿瘤组织累及整个脊椎（1+2+3）；IV 型：肿瘤组织累及硬膜外腔（任何部位 +4）；V 型：肿瘤组织累及椎旁组织（任何部位 +5）；VI 型：肿瘤组织累及相邻脊椎；VII 型：多发、跳跃性脊柱转移。

通过 Tomita 分型系统可以更好地对脊柱肿瘤进行术前分型和制定科学的手术计划，从而达到肿瘤完整切除的目的。1994 年，Tomita 设计的全脊椎整块切除术（TES）方法为手术取后正中切口，充分显露受累节段及其上、下两个节段，用特制的 T 形不锈钢线锯先将病椎双侧椎弓根截断，整块去除椎板。然后前方结扎节段动脉，在椎体前方游离大血管，再用特制线锯切割病椎近侧及远侧两个椎间盘，整块去除椎体，后面固定加前侧融合，实现了病椎的全脊椎整块切除。Tomita 认为 TES 适用于 Tomita 分型 II ~ V 型病变，I 型或 VI 型为相对适应证，而 VII 型则为手术禁忌证，所以术前熟悉并掌握 Tomita 分型对成功完成 TES 手术是非常重要的。

5. McLain 与 Weinstein 分型系统

McLain 与 Weinstein 描述了椎体四个解剖学区域和三个同心水平（表 1-3-47），这种分类系统简单易用，但缺点是大多数脊柱转移瘤将被分入第 3 和 4 类中，导致这种分类系统对脊柱转移瘤的区分能力不强。

表 1-3-47　McLain 与 Weinstein 脊柱肿瘤分类

1 区	棘突部分和下关节突
2 区	上关节突，横突和椎弓根
3 区	前 3/4 椎体
4 区	后 1/4 椎体
A 水平	骨内
B 水平	骨外
C 水平	肿瘤远处转移

6. 颈椎管内外哑铃形肿瘤分型

颈椎管内外哑铃形肿瘤以神经源性肿瘤为主，沿椎间孔神经根鞘膜或神经根纤维生长，易导致颈髓、神经根和血管的压迫或破坏，潜在的危害性极大，具有较高的致残率和死亡率。由于颈椎管内外哑铃形肿瘤大多数瘤体沿椎间孔呈膨胀性或侵袭性生长，邻近解剖结构相对复杂，且涉及椎间孔内神经根及其伴行的根动脉、根静脉丛及邻近的椎动、静脉等结构，血供较丰富，手术切除肿瘤颇具难度及风险，因此术前对肿瘤进行明确的分型，选择适当的手术方式，制定周密的手术计划，才能顺利而安全地实施和完成手术。

1958 年，Eden 首次提出了脊柱哑铃形肿瘤分类方法，在 CT 和 MRI 应用于临床之前曾盛行一时，但随着影像学的发展及学术界对此肿瘤认识的逐步深入以及外科技术的进步，更合理的脊柱哑铃形肿瘤外科分型方法开始出现。

（1）Takashi 颈椎管内外哑铃形肿瘤分型：Takashi 等于 2004 年基于 Eden 分型提出了根据肿瘤解剖位置及形状进行分型的方法，该分类方法将颈椎哑铃形肿瘤分为 6 大类型（图 1-3-38）：I 型为硬膜内及硬膜外肿瘤，肿瘤局限于椎管内，压迫硬膜囊；II 型为硬膜外肿瘤，肿瘤累及椎间孔，根据肿瘤在椎间孔占位程度可细分为 II$_a$、II$_b$ 和 II$_c$ 3 个亚型，其中 II$_a$ 型为肿瘤同时位于椎管内及间孔内，但未侵犯椎旁；II$_b$ 型为肿瘤位于椎管内及间孔内，并伸出椎间孔至椎旁；II$_c$ 型为肿瘤同时位于间孔内及椎旁，椎管内无占位；III 型为硬膜内肿瘤，肿瘤压迫硬膜囊和椎间孔，可以细分为 III$_a$ 型和 III$_b$ 型 2 个亚型，其中 III$_a$ 型为肿瘤同时位于椎管内及椎间孔内，无椎旁占位；III_b 型为肿瘤位于椎管内及椎间孔内，并有椎旁占位；IV 型为硬膜外肿瘤侵犯椎体；V 型为硬膜外肿瘤侵犯椎板及椎旁组织；VI 型为肿瘤组织多方向侵犯颈椎。

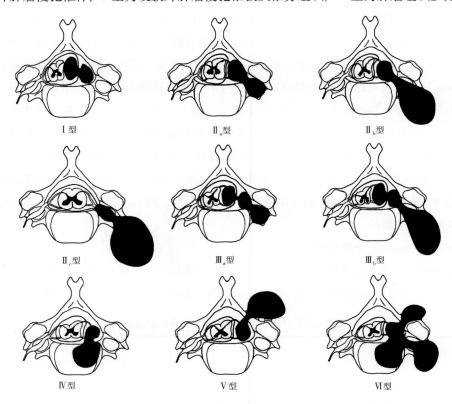

I 型　　　　　　　　II_a 型　　　　　　　　II_b 型

II_c 型　　　　　　　　III_a 型　　　　　　　　III_b 型

IV 型　　　　　　　　V 型　　　　　　　　VI 型

图 1-3-38　Takashi 颈椎管内外哑铃形肿瘤分型

　　Takashi 分型对颈椎管内外哑铃形肿瘤进行了系统的划分，不仅在横向上根据肿瘤解剖位置及形状进行分型，而且还在纵向上根据肿瘤侵犯椎间孔和横突孔的数量进行了分型（表 1-3-48）。但是，这种分型系统较为繁琐，对于指导制定外科治疗策略的实用性不高。

表 1-3-48　Takashi 颈椎管内外哑铃形肿瘤 IF/TF 分型

分型	IF	TF
I	肿瘤累及 1 个椎间孔	肿瘤未累及横突孔
II	肿瘤累及 2 个椎间孔	肿瘤累及 1 个横突孔
III	肿瘤累及 3 个以上椎间孔	肿瘤累及 2 个以上横突孔

　　（2）上海长征医院颈椎管内外哑铃形肿瘤分型：肖建如等于 2006 年根据各种颈椎管内外哑铃形肿瘤的 MRI 表现，结合手术实践体会提出上海长征医院颈椎管内外哑铃形肿瘤分型系统，他们首先将脊柱分为 6 大解剖区域（图 1-3-39）：①椎管内区；②椎弓根及椎间孔内区；③椎板和棘突区；④椎体区；⑤椎间孔后外侧区；⑥椎间孔出口前外区。再将颈椎管内外哑铃形肿瘤按此分区定位，按肿瘤侵犯范围而分为 5 型（图 1-3-40）：I 型为肿瘤局限于椎管及椎间孔内（1+2 区）；II 型为肿瘤向后外侧侵袭椎板或突入椎板间隙（1+2+3 区）或穿越椎板后外侧（1+2+3+5 区）；III 型为肿瘤穿出椎间孔并扩展到椎旁软组织区域（1+2+6 区）；IV 型为病变累及椎体（1+2+4 区）；V 型为病变累及两个或两个以上的椎间孔。

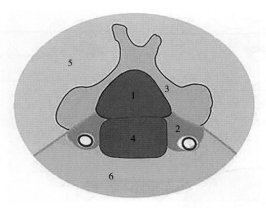

图 1-3-39　颈椎解剖区域划分

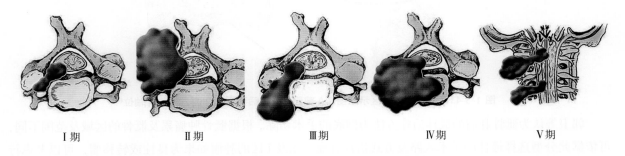

Ⅰ期　　　　Ⅱ期　　　　Ⅲ期　　　　Ⅳ期　　　　Ⅴ期

图 1-3-40　上海长征医院颈椎管内外哑铃形肿瘤分型

　　肖建如等根据此分期提出了各型肿瘤相应的手术策略。Ⅰ型：由于哑铃形肿瘤局限于椎管和一侧椎间孔内，可选择经颈椎后外侧手术入路完成肿瘤切除术。Ⅱ型：肿瘤侵入椎间孔内，并累及椎板、椎板间隙及后外侧软组织，可选择经颈椎后外侧手术入路完成肿瘤切除。Ⅲ型：肿瘤穿出椎间孔并扩展到前外侧椎旁软组织区域，可选择颈椎前后联合入路或后外侧手术入路来完成肿瘤切除。Ⅳ型：肿瘤侵入椎间孔内并累及椎体，可选择前后联合入路完成肿瘤切除。Ⅴ型：哑铃形肿瘤累及两个或两个以上的椎间孔，可根据不同节段的受累情况参照Ⅰ～Ⅳ型的方法分别选择相应的手术入路。若肿瘤局限于椎间孔内或累及椎板及其间隙，则于该节段选择经颈椎后外侧入路完成肿瘤切除术；若肿瘤穿出椎间孔并扩展到椎旁软组织区域或椎体受累，则于该节段选择经前后联合入路完成肿瘤切除术。

　　7. 骶骨肿瘤分型

　　骶骨肿瘤比较少见，但其临床症状隐匿而复杂，较难获得早期诊断。在确诊时肿瘤体积往往较大，且骶骨相邻的解剖结构复杂，重要神经、血管较多，使骶骨肿瘤的手术切除难度极大。因此，术前对骶骨肿瘤进行科学合理的分型，对顺利完成骶骨肿瘤的手术切除至关重要。然而，广泛应用于四肢肿瘤的Enneking 分期系统难以直接应用于骶骨肿瘤，目前国内外尚无公认的骶骨肿瘤分区或分型方法，众多学者在不断地尝试对骶骨肿瘤进行分型，下面介绍两种国内学者提出的分型方法。

　　（1）北京大学人民医院骶骨肿瘤分型：2007 年北京大学人民医院郭卫等回顾分析 251 例骶骨肿瘤病例，尝试根据骶骨肿瘤的大小、累及骶骨的范围及位置进行分型，以指导应用恰当的手术方式切除肿瘤。北京大学人民医院骶骨肿瘤分型是以 S2、S3 椎间盘为界，将骶骨分为上位骶椎（Ⅰ）及下位骶椎（Ⅱ）区；肿瘤累及到腰椎骨定义为Ⅲ区；上位骶椎以椎管中心为界分为前（a）、侧（b）、后（c）3个部位（图 1-3-41）。根据肿瘤累及骶骨的范围，将肿瘤分区为 I_a、I_{ab}、I_c、I_{abc}、I_{abbc}、I_aII、$I_{ab}II$、$I_{abc}II$、$I_{abbc}II$、I_aIII、$I_{ab}III$、$I_{abc}III$、$I_{abbc}III$、$I_{abc}II III$、$I_{abbc}II III$ 区及单纯Ⅱ区，共 16 型。

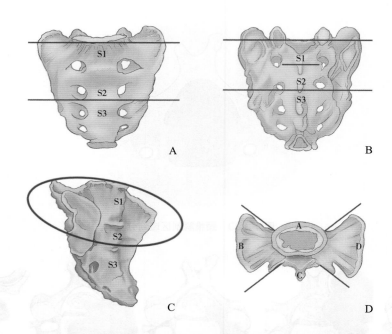

图 1-3-41　骶骨肿瘤分区示意图：A 前面观；B 后面观；C 侧方观；D 轴位

郭卫等认为骶骨肿瘤的最佳治疗方法为彻底的手术切除。根据骶骨肿瘤累及骶骨的区域及范围不同，可依据此分型选择最佳的手术入路及方式治疗肿瘤。累及Ⅰ区的肿瘤如果为良性或转移瘤，可以考虑行刮除术或边缘性切除；如果为原发恶性肿瘤，需切除一侧或双侧骶髂关节，经骶髂关节前方腹膜后钝性分离肿瘤，争取完整切除肿瘤。对于累及Ⅱ区的骶骨肿瘤，无论良、恶性均应行边缘或广泛切除术。对于累及Ⅰ和Ⅱ区的低度恶性骶骨肿瘤，为了降低局部复发率，Ⅱ区部分应行边缘或广泛性切除，Ⅰ区部分应行切刮术。Ⅲ区肿瘤的切除方式与Ⅰ区相似，只是在腰椎部要向两侧分离至横突外，切除两侧横突，将硬膜囊反复向两侧牵拉，分块切除前方的椎体。

（2）上海第二医科大学骶骨肿瘤分型：2008 年上海第二医科大学附属长海医院蔡郑东等回顾分析了 92 例骶骨肿瘤病例，根据该院临床经验并结合脊柱肿瘤 WBB 分期及 Enneking 分期提出了一种新型骶骨肿瘤外科分型方法，其主要方法为：①将骶骨肿瘤分为两大型，Ⅰ型为骶骨高位肿瘤，即有 S1、S2 节段受累的骶骨肿瘤（含亦累及 S3 ~ 5 节段者）；Ⅱ型为骶骨低位肿瘤，即仅累及 S3 ~ 5 节段的骶骨肿瘤；②设立独立参数 D：自骶骨肿瘤凸向盆腔的最前点作一水平线至骶骨前缘交点，两点间的距离为 D（图 1-3-42）。按照 D 确定亚型，即规定 D < 5cm 为 a，D ≥ 5cm 为 b。由此分为 I_a 型、I_b 型、II_a 型、II_b 型；③对于Ⅰ型高位骶骨肿瘤，按照横切面将其解剖区域分为三区：1 区为骶骨前区，2 区为骶髂关节区，3 区为骶后区（图 1-3-43）；对于Ⅱ型低位骶骨肿瘤，因不涉及双侧骶髂关节区域，将其解剖区域分为两个区：1 区为骶前区，3 区为骶后区。具体分型见表 1-3-49。

北京大学人民医院骶骨肿瘤分型和上海第二医科大学骶骨肿瘤分型均是以有效指导骶骨肿瘤的外科治疗为目标的分型系统，但是这两种分型方法仅为一种探索性分型，缺乏长期临床实践的检验，其有效性和科学性还有待进一步证明。

8. Takahiro 脊髓神经鞘瘤分型

神经鞘瘤是最常见的脊柱肿瘤，约占脊柱原发肿瘤的 1/3，男女发病率基本相同，在任何年龄都有可能出现症状。神经鞘瘤多起源于原始的雪旺细胞，一般沿着神经纤维呈向心性生长，常局限于两个地方，即脊神经根的硬脊膜开口处和椎间孔。在外科手术中掌握神经鞘瘤及其周围组织结构非常重要。

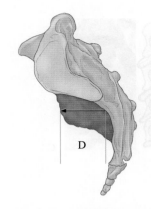

图 1-3-42　独立参数 D 示意

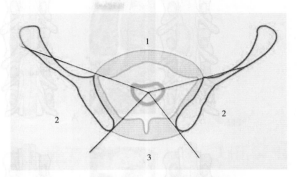

图 1-3-43　I 型肿瘤分区示意图

表 1-3-49　上海第二医科大学骶骨肿瘤分型方法及含义

分型	亚型	亚型分区	含义
I	I_a	I_{a1}	仅累及骶前区的高位骶骨肿瘤，骶前瘤体不大
		I_{a2}	累及单（双）侧骶髂关节的高位骶骨肿瘤，骶前瘤体不大
		I_{a3}	仅累及骶后区的高位骶骨肿瘤，骶前瘤体不大
		I_{a12}	累及骶前区及骶髂关节的高位骶骨肿瘤，骶前瘤体不大
		I_{a13}	累及骶前、后区的高位骶骨肿瘤，骶前瘤体不大
		I_{a23}	累及骶后区及骶髂关节的高位骶骨肿瘤，骶前瘤体不大
		I_{a123}	累及骶前后区及骶髂关节的高位骶骨肿瘤，骶前瘤体不大
	I_b	I_{b1}	仅累及骶前区的高位骶骨肿瘤，骶前瘤体大
		I_{b12}	累及骶前区及骶髂关节的高位骶骨肿瘤，骶前瘤体大
		I_{b13}	累及骶前、后区的高位骶骨肿瘤，骶前瘤体大
		I_{b123}	累及骶前后区及骶髂关节的高位骶骨肿瘤，骶前瘤体大
II	II_a	II_{a1}	仅累及 S3～S5 的骶骨肿瘤，骶前瘤体不大
		II_{a3}	仅累及 S3～S5 的骶骨肿瘤，肿瘤向骶后生长
		II_{a13}	仅累及 S3～S5 的骶骨肿瘤，骶前瘤体不大，向骶后生长
	II_b	II_{b1}	仅累及 S3～S5 的骶骨肿瘤向骶前生长，瘤体大
		II_{b13}	仅累及 S3～S5 的骶骨肿瘤向骶前、后生长，瘤体大

Takahiro 根据肿瘤与硬脊膜和椎间孔的关系制定了神经鞘瘤的分类系统。I 型：肿瘤完全位于硬脊膜囊内；II 型：肿瘤既位于硬脊膜囊内又位于硬脊膜囊外，但是仍然位于椎管内；III 型：肿瘤位于硬脊膜囊外，但仍位于椎管内；IV 型：肿瘤位于硬脊膜囊外并且越过了椎间孔；V 型：肿瘤越过了脊神经根的硬膜开口和椎间孔（图 1-3-44）。由于 C1 或 C2 的椎间孔在解剖上不明显，所以 C1 或 C2 肿瘤是否位于椎管内的判断要根据影像学和手术记录的指导而不能主观臆断。

神经鞘瘤的水平面不同，神经鞘瘤与硬脊膜和椎间孔的解剖关系也不相同。Takahiro 的这一分类系统阐明了肿瘤与硬脊膜和椎间孔的关系，可以帮助我们制定更好的策略以求完整地切除神经鞘瘤。脊髓神经鞘瘤的完整切除是可行的，但在临床实际操作中仍有一些难以完全切除的肿瘤。Conti 和 Lot 报道过一些不能完整切除的病例，主要是因为以下两个原因：一是由于出血、炎症或在软脊膜下的局限化使得神经鞘瘤黏附到硬脊膜；二是颈椎区域的关键结构（如椎动脉）与椎管外的硬膜外成分相连。然而，若

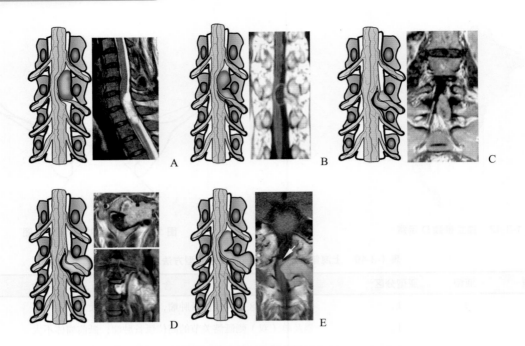

图 1-3-44　Takahiro 神经鞘瘤分型示意图和 MRI 图像

医生能充分的理解肿瘤周围结构的解剖关系并辅以小心的外科操作，是能够克服这些困难的。另外，对于有残余肿瘤的病例应该做到长期随访。

9. Sridhar 脊髓神经鞘瘤分型

脊髓神经鞘瘤约占全部脊髓肿瘤的 25%，最常见于胸椎区域，其次是颈椎和腰椎区域。由于巨大脊髓神经鞘瘤这个术语的使用情况较为混乱，为了定义这些巨大病变，Sridhar 等根据对 1990—1999 年间在同一中心接受治疗的脊柱椎管神经鞘瘤病例的回顾性分析，在 2001 年提出了一个新的分类系统，将脊髓神经鞘膜瘤分为 5 型（如表 1-3-50）：Ⅰ 型为椎管内肿瘤长度小于 2 个椎体节段，I_a 为硬膜内，I_b 为硬膜外；Ⅱ 型为椎管内肿瘤长度大于 2 个椎体节段（巨大型肿瘤）；Ⅲ 型为椎管内肿瘤伸入椎间孔；Ⅳ 型为肿瘤占据椎管内、外，呈哑铃形，其中 IV_a 为椎管外部分 < 2.5cm，IV_b 为椎管外部分 > 2.5cm（巨大肿瘤）；Ⅴ 型为肿瘤侵蚀椎体（巨大侵袭性肿瘤），并从侧方和后方侵入肌筋膜平面（图 1-3-45）。

表 1-3-50　良性神经鞘瘤的 Sridhar 分类系统

分型	描述
Ⅰ 型	椎管内肿瘤 < 2 个椎体长度；
	a：硬膜内；
	b：硬膜外；
Ⅱ 型	椎管内肿瘤 > 2 个椎体受累（巨大型肿瘤）；
Ⅲ 型	椎管内肿瘤伴或不伴有神经根孔；
Ⅳ 型	椎管内肿瘤伴或不伴有椎管外侵犯（哑铃状肿瘤）；
	a：椎管外部分 < 2.5cm；
	b：椎管外部分 > 2.5cm（巨大肿瘤）；
Ⅴ 型	肿瘤延伸至脊柱两侧和后面肌肉筋膜，伴或不伴椎体受侵（巨大侵蚀性肿瘤）

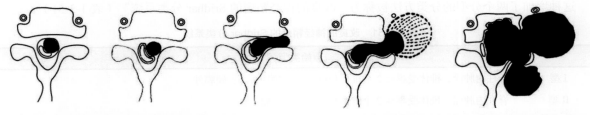

图 1-3-45 神经鞘瘤的 Sridhar 分类系统示意图（Ⅰ型 ~ Ⅴ型，其中大于 2 个椎体受累的Ⅱ型为椎管内肿瘤，本图未显示）

同时作者还讨论了巨大侵袭性脊髓神经鞘瘤患者的手术治疗，认为巨大侵袭性神经鞘瘤是不常见的病变，由于它们具有局部侵袭性并向各个方向扩散，术前小心积极准备显得非常重要。虽然有根治性切除肿瘤和获得良好预后的可能，但也要考虑有复发时需要多期手术治疗的可能。这种分型有利于了解神经鞘瘤与周围组织结构的关系以及肿瘤的侵袭和扩展程度，对术前制定手术方案和判断预后情况有重要的意义。目前这种分类方法已经被普遍接受。

10. 改良的 Sridhar 脊髓神经鞘瘤分类系统

2001 年，Sridhar 等将脊髓良性神经鞘瘤分为 5 型。在 Sridhar 分类系统中，Ⅴ型是唯一侵入骨内（椎体）的分型，具体为肿瘤侵蚀椎体（巨大侵袭性肿瘤），并从侧方和后方侵入肌筋膜平面。这种类型往往也有很大的骨外部分，所以主要的脊髓骨内神经鞘瘤（spinal intraosseous schwannoma，SIS）不能按照 Sridhar 的分类系统合适地分类。Park 等报道了 16 例脊髓骨内神经鞘瘤，发现其中 13 例的椎体受到侵袭，并在椎管和神经孔处发现了肿瘤的骨外部分，而从侧方和后方侵入肌筋膜的平面却不明显。另外，3 例脊髓骨内神经鞘瘤病变几乎全部在脊椎骨内，并没有侧方或后方的扩散。显然这 16 例脊髓骨内神经鞘瘤不能很好地按照 Sridhar 脊髓神经鞘瘤分类系统进行分类。因此，Park 等提出了改良的神经鞘瘤的 Sridhar 分类系统（图 1-3-46），增加了两个分型Ⅵ型和Ⅶ型，Ⅵ型是完全的骨内神经鞘瘤而没有椎管内的部分；Ⅶ型是椎管内的神经鞘瘤，肿瘤侵袭椎体并扩展到神经根孔。

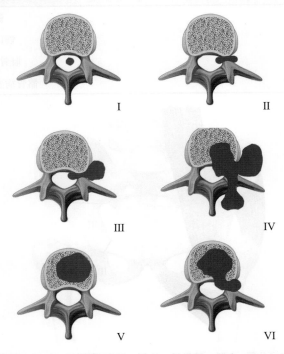

图 1-3-46 改良的神经鞘瘤的 Sridhar 分类系统示意图。改良后的脊髓神经鞘瘤Ⅰ ~ Ⅵ型的概略图。Ⅰ型 ~ Ⅴ型与原始的 Sridhar 提出的脊髓神经鞘瘤分类系统一样；Ⅵ型是改良后分类系统添加的类型

这种增加了两个分型的分类方法被称为"改良的神经鞘瘤的 Sridhar 分类系统"（表 1-3-51）。

表 1-3-51 改良的神经鞘瘤的 Sridhar 分类系统

原始类型	
Ⅰ型	脊柱内肿瘤，椎体受累＜ 2 个椎体长度；a：硬膜内；b：硬膜外
Ⅱ型	脊柱内肿瘤，椎体受累＞ 2 个锥体长度（巨型肿瘤）；
Ⅲ型	脊柱内肿瘤扩大至神经根孔
Ⅳ型	脊柱内肿瘤伴脊柱外肿瘤（哑铃型肿瘤）；a 脊柱外肿瘤＜ 2.5cm；b：脊柱外肿瘤＞ 2.5cm（巨型肿瘤）
Ⅴ型	肿瘤伴椎体受侵（巨型侵蚀性肿瘤），

附加型　脊柱骨内神经鞘瘤	
Ⅵ型	肿瘤位于椎体内无脊柱内其它部位
Ⅶ型	脊柱内肿瘤伴椎体受侵（侵蚀性肿瘤）和神经根孔受累

（十）骨盆肿瘤分型

骨盆是人体重力线传递中重要的一环，同时也是骨转移瘤好发的部位之一，发生于骨盆的转移瘤占所有骨转移瘤的 10% ~ 15%。骨盆周围解剖结构复杂，尤其是髋臼周围骨质在重力传导中起重要作用，而骨盆转移瘤中相当一部分为髋臼周围转移瘤，常导致患者活动受限，严重影响患者的生活质量，因此，合理的骨肿瘤评估系统能够指导治疗方案的选择，改善患者的功能，提高其生活质量。

1. Enneking 分型

Enneking 和 Dunham 根据肿瘤累及骨盆的位置将骨盆肿瘤分为 4 型（表 1-3-52，图 1-3-47），并对不同类型的骨盆原发肿瘤提出了相应的手术方式。Ⅰ型：髂骨肿瘤，手术方式为髂骨切除，适用于低分

表 1-3-52 Enneking 骨盆肿瘤分区

分型	肿瘤部位
Ⅰ型	髂骨
Ⅱ型	髋臼周围
Ⅲ型	耻骨、坐骨
Ⅳ型	髂骨病变累及骶骨

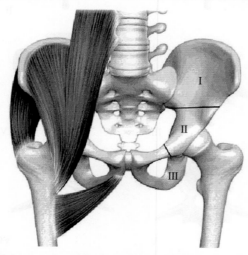

图 1-3-47 Enneking 骨盆肿瘤分区。Ⅰ型：髂骨区；Ⅱ型：髋臼周围区；Ⅲ型：耻骨、坐骨区；Ⅳ型：髂骨病变累及骶骨

级的髂骨内或邻近髂骨的软组织肿瘤；Ⅱ型：髋臼周围肿瘤，手术方式为髋臼周围切除术，适用于髋臼周围的低分级骨内病变；Ⅲ型：耻骨、坐骨肿瘤，手术方式为坐、耻骨切除，适用于低分级的骨内病变或内收肌起点处的软组织病变。而对于骨盆转移瘤的治疗除了要考虑肿瘤的部位外，患者的一般情况、原发肿瘤的性质、患者的症状、肿瘤对功能的影响以及肿瘤的大小等因素在治疗方案的选择上也具有重要作用。Ⅰ型、Ⅱ型、Ⅳ型的转移瘤可以采用放射治疗或化学药物治疗控制，但是髋臼周围骨质具有复杂的生物力学结构，在承重方面具有重要功能，一旦发生骨质破坏，常常导致严重的疼痛和功能障碍，因此手术的适应证可以相应放宽。

2. 髋臼周围转移瘤 Harrington 分型

1981 年 Harrington 根据肿瘤累及髋臼的位置将髋臼周围转移瘤分为 4 型（表 1-3-53），并根据不同类型采取相应的手术措施。Ⅰ型：髋臼周围病变，而髋臼内侧壁、外侧壁、髋臼上缘皮质均完整（图 1-3-48A），治疗可以采取传统的骨水泥性全髋假体置换术；Ⅱ型：髋臼内侧壁骨质破坏，其余髋臼皮质无影响（图 1-3-48B），可采用特殊设计的带翼髋臼网杯安置后，结合水泥型全髋置换术；Ⅲ型：髋臼周围缘均存在骨质破坏（图 1-3-48C），手术可在骨盆缺损处安置斯氏针，后结合带翼网杯、水泥型全髋置换术；Ⅳ型：孤立性髋臼周围转移灶（图 1-3-48D），可以采取比较积极的手术措施，完整切除肿瘤，根据术后缺损情况采用半骨盆置换或马鞍假体置换术。

表 1-3-53　髋臼周围转移瘤 Harrington 分型

分型	肿瘤部位
Ⅰ型	髋臼周围病变
Ⅱ型	髋臼内侧壁骨质破坏
Ⅲ型	髋臼周围缘均存在骨质破坏
Ⅳ型	孤立性髋臼周围转移灶

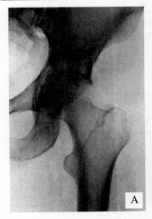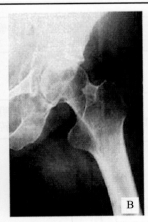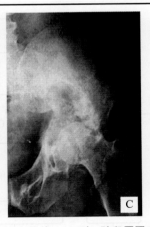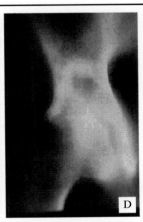

图 1-3-48　不同类型的髋臼周围转移瘤（Harrington 分型）X 线片。A Ⅰ型：髋臼周围病变，而髋臼内侧壁、外侧壁、髋臼上缘皮质均完整；B Ⅱ型：髋臼内侧壁骨质破坏，其余髋臼皮质无影响；C Ⅲ型：髋臼周围缘均存在骨质破坏；D Ⅳ型：孤立性髋臼周围转移灶

（十一）肩胛骨肿瘤分型

1990 年骨与肌肉肿瘤协会（Musculoskeletal Tumor Society）公布了上肢带骨肿瘤分型系统，它将肩胛骨分为 2 个区，肩胛体部位为 S1 区，肩峰和关节盂部分组成 S2 区（图 1-3-49），可根据肿瘤累及的不同区域来进行分型和制定手术计划。这个分型系统可以为肩胛骨肿瘤的手术切除和功能重建提供积极指导作用。

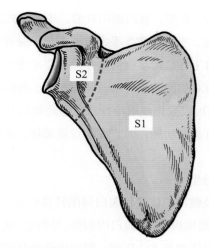

图 1-3-49　肩胛骨分期系统。肩胛骨分为 2 个区：肩胛体部位为 S1 区，肩峰和关节盂部分组成 S2 区

综上所述，骨肿瘤学的分类、分型与分期是骨肿瘤研究中不可或缺的组成部分，其为手术适应证的选择、临床综合评估、手术方法选择及预后评价等提供了规范化标准。随着近代骨肿瘤治疗学的进步，综合性治疗成为骨肿瘤的治疗原则，这也就要求骨肿瘤学的分类、分型与分期进一步发展和完善，为规范骨肿瘤的治疗方案提供依据，并便于行业内及国内外的信息交流与合作。

对骨肿瘤初期鉴别诊断时，患者的病史和体格检查应与 X 线片结合起来，而软组织肿瘤的初步鉴别诊断则应与超声检查结合起来。若做出组织学诊断应进行分类和分期，若软组织肿块明显为良性，可持续观察。可疑骨转移瘤治疗流程如图 1-3-50；长骨转移瘤治疗流程如图 1-3-51。待所有检查结束后，应做切开活检，给出恰当的诊断。对于恶性软组织肿瘤，应按照分期系统建立分期。分期可与手术原则结合以确立合适的治疗方法，然后进行手术治疗。

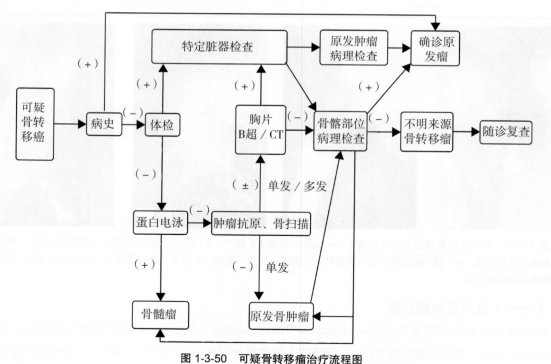

图 1-3-50　可疑骨转移瘤治疗流程图

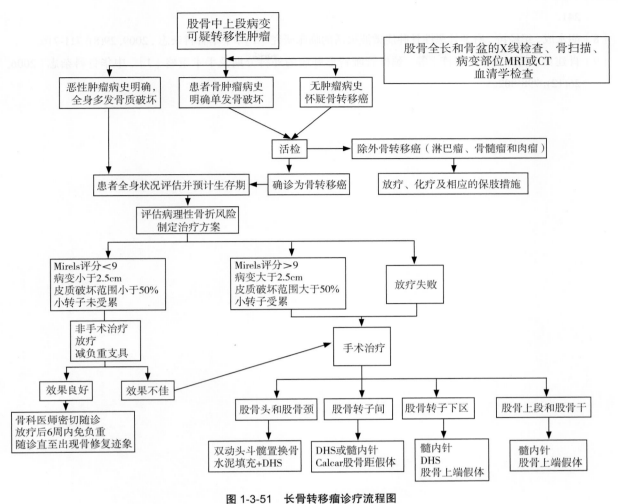

图 1-3-51　长骨转移瘤诊疗流程图

（胡永成，王丰，杨立，张净宇）

参考文献

［1］ASAZUMA T, TOYAMA Y, MARUIWA H, et al. Surgical strategy for cervical dumbbell tumors based on a three-dimensional classification ［J］. Spine (Phila Pa 1976), 2004, 29(1): E10-4.

［2］蔡郑东, 李国东, 傅强, 等. 骶骨肿瘤外科分型法初探 ［J］. 中华骨科杂志, 2008, 28(2): 101-105.

［3］郭卫, 汤小东, 杨毅, 等. 骶骨肿瘤的分区与手术方法探讨 ［J］. 中国脊柱脊髓杂志, 2007, 17(8): 605-610.

［4］SCHWARZBACH M H, HORMANN Y, HINZ U, et al. Results of limb-sparing surgery with vascular replacement for soft tissue sarcoma in the lower extremity ［J］. J Vasc Surg, 2005, 42(1): 88-97.

［5］SISSONS H A. The WHO classification of bone tumors ［J］. Recent Results Cancer Res, 1976, (54): 104-108.

［6］HARRINGTON K D. The management of acetabular insufficiency secondary to metastatic malignant disease ［J］. J Bone Joint Surg Am, 1981, 63(4): 653-664.

［7］RAPP T B, WARD J P, ALAIA M J. Aneurysmal bone cyst ［J］. J Am Acad Orthop Surg, 2012, 20(4): 233-

241.

［8］胡永成，纪经涛．肩胛骨恶性骨肿瘤微波灭活的临床研究［J］．中华骨科杂志，2009，29(8): 711-716.

［9］肖建如，杨兴海，陈华江，等．颈椎管哑铃形肿瘤的外科分期及手术策略［J］．中华骨科杂志，2006，26(12): 798-802.

第四节 骨与软组织肿瘤的临床评价与疗效评价

肌肉骨骼系统的肿瘤包括起源于中胚层和中外胚层组织的肿瘤。中胚层分化为结缔组织、软骨、骨骼、血管、淋巴管、肌肉（包括心肌）和血液细胞，中外胚层分化为神经及其鞘膜。肌肉骨骼系统的恶性肿瘤统称为肉瘤（sarcoma）。

恶性肿瘤与良性肿瘤的区别在于恶性肿瘤生长较快并具有向远处转移的能力。恶性肿瘤的局部生物学行为（biologic behavior）具有侵袭性，但某些良性间充质肿瘤也可具有较强的局部侵袭性，例如骨巨细胞瘤，其局部生物学行为表现为恶性。骨肿瘤 X 线片上所示的肿瘤生长方式可以作为反映肿瘤生物学行为的一种重要表现，并在一定程度上预测肿瘤的良恶性。

另外，可以从患者的临床症状了解肿瘤的生物学行为。生长活跃的病变多会引起疼痛，而生物学行为不活跃者则相反。肿瘤数月甚至数年大小不发生变化，多为良性肿瘤。

依据临床和放射学表现评估肿瘤的性质，对病理医生确定骨肿瘤的良、恶性具有非常重要的价值。活检前检查患者时必须准确记录各种临床表现，以帮助病理医生在确定肿瘤性质时获得充分、有效的临床帮助。对于软组织肿瘤，软组织肿块的大小和深度、患者的年龄、肿瘤的生长时间等在肿瘤的诊断评估中同样具有重要作用。影像学资料中，大多数软组织肿瘤在 X 线片和 CT 检查上的表现缺乏特异性，而 MRI 成像对软组织肿瘤具有明显的优势，能明确反映肿瘤与神经、血管、肌腱等组织结构的关系。

外科医生应当了解良性和恶性肿瘤生长方式的不同以及某些特殊类型肿瘤所特有的生长方式和临床表现。因此，外科医生不仅要掌握肿瘤治疗学知识，还应当熟知肿瘤诊断学方面的知识，并能根据临床及影像学表现评估肿瘤预后。

一、生长方式

肌肉骨骼系统肿瘤在局部常沿解剖结构阻力最小的方向生长。肿瘤在起源间室内生长、扩散到一定的距离后，可以穿越解剖屏障进入邻近的间室。良性肿瘤很少侵入周围的正常组织，所以在其周围有由受挤压组织形成的完整包膜，骨质破坏可能是通过刺激破骨细胞所致。恶性肿瘤则侵入周围正常组织及假膜，并合成某些酶（特别是胶原酶）直接造成骨组织和胶原的吸收。

肿瘤的生物学特性可以解释某些临床表现，如起源于髓腔的良性肿瘤多局限在髓腔内，起源于皮质骨的局限在皮质骨内，起源于骨表面者则局限于骨的表面。良性肿瘤生长缓慢，不侵袭周围正常组织，其中骨性肿瘤有反应性骨性包膜，软组织肿瘤则有真性包膜。如果良性肿瘤出现皮质骨外形改变，通常是由于正常的骨重建受到抑制所致，如干骺端形成骨干的过程受到干扰或者是由于生长较为活跃的良性肿瘤刺激破骨细胞造成骨质吸收。

恶性骨肿瘤常破坏骨组织，首先沿髓腔生长，其次才穿越骨膜，但实际上肿瘤在生长过程中往往很早就穿破骨膜。骨皮质也并不是很好的解剖屏障，常与骨膜一样很早即被穿破。未闭合的骺板对于肿瘤的生长只是一个相对的屏障，绝大多数的侵袭性肿瘤可穿越骺板侵蚀骨骺。特别是对于年龄较小的儿童，当血管跨越骨骺时，肿瘤穿破骺板的情况则更为常见。血管周围的神经鞘和筋膜鞘与肌肉间室的筋膜一样，是肿瘤生长的屏障。肿瘤可以沿血管通道生长而穿破间室解剖屏障，肿瘤从一个解剖间室进入另一个解剖间室时也常常是通过血管通道，新生血管的形成可以维持肿瘤持续生长。

活检位置的选择非常重要，其原因之一在于活检切口组织愈合过程中的新生血管为肿瘤生长提供新的通道，也为肿瘤种植的发生提供条件。

二、生长分类

原发性骨肿瘤的自然病程依据肿瘤的临床特点及影像学表现大体上可以分成 4 种类型，即：①良性，自限性；②良性，活跃性；③良性，侵袭性；④恶性（见表 1-4-1）。

软组织肿瘤也具有不同类型的自然病程，评估预后较为困难。X 线片对预测自然病程的意义不大，其它影像学诊断技术通常也无太大的帮助，所以临床表现是判断自然病程的唯一标准，软组织肿瘤的自然病程同样分为：①良性，自限性；②良性，活跃性；③良性，侵袭性；④恶性（见表 1-4-1）。

表 1-4-1　骨和软组织肿瘤的生长分型

	骨	软组织
I. 良性，自限性，自发性停止生长	单房骨囊肿 内生软骨瘤 外生骨疣	神经纤维瘤 表皮下血管瘤
II. 良性，活跃性，生长缓慢	软骨黏液样纤维瘤 成软骨细胞瘤	深部脂肪瘤 黏液瘤
III. 良性，侵袭性，生长较快	巨细胞瘤	侵袭性纤维瘤病 非典型性脂肪瘤
IV. 恶性，发生转移 　A：低分级 　B：高分级	造釉细胞瘤 骨肉瘤 尤文氏肉瘤	恶性纤维组织细胞瘤 滑膜肉瘤

（一）良性，自限性

这种类型包括可以自发性愈合或生长停止的肿瘤，以及虽然持续存在但已无继续生长、分化潜能的肿瘤。这种类型的肿瘤有纤维皮质缺损、单房骨囊肿、外生骨疣、内生软骨瘤、神经纤维瘤和表皮下血管瘤等。这些肿瘤不仅无转移能力，且局部生物学行为也呈良性表现，多数不通过活检即可明确诊断，有些甚至不需要治疗。由于这些肿瘤细胞不具有持续分裂、繁殖的能力，因此可以预见其具有自限性。由于其肿瘤分裂仅能替代死亡的细胞数量，不能增加病灶的细胞总量，因此肿瘤表现为一种静止状态。

这种类型的肿瘤通常是由于其它原因拍摄 X 线片或因较小肿块而偶然发现，除非肿瘤造成骨骼强度减弱，否则骨性肿瘤不引起疼痛，软组织肿瘤一般也不伴有疼痛，但可发现小的可移动性肿块。

这种类型肿瘤边界清楚，不侵袭周围的正常组织。骨性肿瘤与正常骨质有明显的边界，宿主骨在病变周围常产生薄层反应骨（reactive bone）。软组织肿瘤具有真性包膜，可与周围正常组织完全分离。这种类型肿瘤常不需特殊治疗，可随诊观察，但有时需进行活检或切除，即使病变看起来不活跃，也应进行随诊观察，以证明其确实是不活跃的病变。建议患者在发现初期每 6 周 ~ 3 个月随诊，半年之后 6 个月随诊一次，一年过后每年随诊一次，观察数年。具有恶变倾向的肿瘤，如 Olliver's 病、多发性遗传性外生骨疣、Maffucci 综合征及神经纤维瘤病，应终生随诊。

（二）良性，活跃性

这种类型的肿瘤在切除或治疗前，可持续生长，但生长缓慢。这些肿瘤可以侵袭周围正常组织，但程度有限，很少对正常组织造成破坏。这种类型的骨肿瘤，如果不予以治疗，可以造成骨强度下降，引起病理性骨折，大部分动脉瘤样骨囊肿、低侵袭性骨巨细胞瘤、软骨黏液样纤维瘤、软组织黏液瘤和深部脂肪瘤属于这种类型。虽然这些肿瘤可能不产生分解酶破坏胶原，但其可直接刺激破坏骨细胞或因挤压而间接引起邻近的骨质吸收。

良性活跃性软组织肿瘤一般不具较强的侵袭性，但随着体积增大，可挤压周围正常组织。而且肿瘤细胞可以持续分裂、增殖，不能被正常生理机制所抑制，因此这种类型的肿瘤常可引起一些临床症状。骨肿瘤常有疼痛，但程度较轻，多为夜间明显，也有一些患者在发生病理性骨折前不表现任何临床症状或骨折前患部可能曾有轻微不适感。软组织肿瘤可有轻度的疼痛，但多数是因逐渐增大的肿块而被发现。

良性活跃性骨肿瘤在 X 线片上的典型表现为病变和正常骨之间存在一个较窄的边界，但不如非活跃良性肿瘤的反应骨边界明显，病变周围缺乏反应骨边界，是因为肿瘤组织比宿主骨生长速度快，不能形成明显的骨壳（shell of bone）。这些肿瘤可以侵蚀骨皮质，但不是直接破坏皮质骨，也不能穿越骨膜，骨膜有足够的时间产生新生皮质骨而显现骨质膨胀的改变。软组织肿瘤挤压邻近的组织，并形成假膜，但假膜不被肿瘤细胞所侵犯。

这种活跃的良性肿瘤常需手术切除，肿瘤细胞无种植能力，可行病灶内切除。骨肿瘤可行刮除术，而软组织肿瘤行边缘性切除，疗效满意。

（三）良性，侵袭性

这种类型肿瘤生长较为迅速，侵犯局部组织，如果不能彻底切除，可出现复发。良性侵袭性肿瘤的局部生物学行为与恶性肿瘤相同，只有通过病理组织学检查才能与恶性肿瘤相区别。此类骨肿瘤能够侵袭松质骨，并可直接造成骨质吸收。肿瘤可以穿越骨膜，侵犯周围邻近的软组织。骨巨细胞瘤是这类中最为常见的骨肿瘤，成软骨细胞瘤、软骨黏液样纤维瘤、去分化纤维瘤和动脉瘤样骨囊肿也属于这种类型。侵袭性纤维瘤病和非典型性脂肪瘤属于该种类型的软组织肿瘤，可以侵犯假膜。这种类型肿瘤可产生分解酶，直接破坏胶原，使肿瘤细胞得以侵入周围的正常组织。良性侵袭性肿瘤的临床表现与恶性肿瘤相似，在临床上与恶性肿瘤常难以鉴别，患者常主述疼痛，并在近几个月内逐渐加重。良性侵袭性骨肿瘤在 X 线片上表现为迅速生长的侵袭性骨破坏，病变边界不清，骨皮质也可有破坏，骨膜被穿破或掀起形成骨膜反应。良性侵袭性软组织肿瘤同样具有恶性软组织肿瘤的特点，扩大的病灶内切除一般可以达到控制肿瘤的目的，但有时需行广泛性切除。

（四）恶性

恶性肿瘤能够发生远处扩散，并形成转移灶。恶性肿瘤的生长特点可以反映出其侵袭性生物学特性。肿瘤通过形成指样突起，侵犯周围的正常组织。这些指样突起形态类似蟹足。

恶性肿瘤起源于某一解剖间室，以离心性生长方式增大，随着肿瘤体积增大，挤压周围组织。许多恶性肿瘤病变周围组织具有新生血管、炎性细胞浸润和水肿的正常组织，形成假膜外观。肿瘤可进入并穿破假膜，其侵袭、扩张后形成的病灶可以是不连续的，与最初起源的肿瘤具有一定的距离。侵袭性较强的肿瘤早期即可发生局部或远处转移，局部微小病灶利用目前常用影像学检查手段可能难以发现。

随着肿瘤的增大，肿瘤将受到解剖屏障的限制，如较大的筋膜组织、皮质骨及关节软骨等。肿瘤在四肢的解剖屏障常为垂直轴，因而使其在解剖间室内沿纵向生长。如果肿瘤体积巨大或具有很强的侵袭性，解剖屏障将失去控制扩散的能力。在进行活检时，有可能导致肿瘤的局部扩散。被血肿污染的所有组织和界面均有可能成为肿瘤的种植部位。有些肿瘤起源部位的解剖间室分隔不良，在这种情况下，肿瘤扩散的距离比有良好解剖结构分隔的远。较大的神经、血管常不被侵及，但可以被很大的肿瘤挤压移位。

相较于良性肿瘤，恶性骨肿瘤在 X 线片上的表现更具侵袭性。其生长迅速，广泛侵袭骨组织，造成松质骨和皮质骨不完全破坏，使骨骼出现斑片状改变，称为穿透性（permeative）或虫咬（mouth-eaten）状骨破坏。皮质骨被破坏，骨膜被穿破，边缘的骨膜反应形成 Codman 三角，提示肿瘤生长迅速。恶性骨肿瘤常有局部疼痛，但很少有全身症状。

恶性软组织肿瘤和良性侵袭性软组织肿瘤具有相似的临床表现，只有通过病理组织学检查才能加以鉴别。恶性软组织肿瘤早期临床症状很少，通常仅表现为数月内逐渐增大的深部软组织肿块。肿瘤侵犯周围正常组织，并与之固定。体检常表现为局部硬性肿块，可伴或不伴压痛。

恶性肿瘤可再分为高转移性和低转移性两种类型，判断转移性高低的最可靠方法是病理组织学分级。肿瘤的病理组织学分级依据于每个高倍视野的分裂像、细胞分化程度、细胞 - 间质比率及自发性坏死程度。一些分级系统仅分 2 级（高和低），大部分分为 3 级（低、中和高），还有部分分为 4 级（低、中低、中和高）。

（五）转移性

恶性肿瘤具有离开原始生长部位扩散到远处并继续生长的能力。研究表明，多数恶性肿瘤细胞可以逃离原发部位扩散到远处，但很少能在新的部位分裂、增殖而产生临床上可见的转移灶。要形成具有临床意义的转移灶，肿瘤细胞必须完成五个阶段：①肿瘤细胞从原发灶分离、脱落，侵入局部正常组织，进入血管或淋巴管；②肿瘤细胞必须在血液循环系统存活，并安全附着于远处的血管壁；③肿瘤细胞黏附于远处血管内皮；④肿瘤细胞穿越血管壁，侵入其邻近组织；⑤肿瘤细胞形成新的血液供应，并在新的部位分裂、增殖。供应转移肿瘤细胞血液的新生血管的形成需要较长时间，这可以解释为什么在原发灶切除数年或更长时间后才形成转移灶，其原因就是新生血管形成滞后造成的。在形成供应自身血液的新生血管之前，肿瘤细胞可能一直保持静止状态。只有肿瘤细胞具有自身的血液供应并分裂增殖之后，才可能出现具有临床意义的转移灶。骨与软组织恶性肿瘤通常为血行转移，较少发生局部淋巴结转移。

三、诊断策略

骨肿瘤患者不论是否可触及到肿块，一般来说均有疼痛及功能障碍。而软组织肿瘤患者则相反，通常可以触及肿块，但疼痛很轻，甚至没有疼痛，也无明显功能障碍。患者常因为上述症状就诊，而医生多会对有问题的部位进行常规 X 线检查。对于骨肿瘤的 X 线检查，即使相关临床症状较少，医生一般可以根据 X 线检查结果对骨肿瘤做出初步诊断，而对于软组织肿瘤而言，X 线检查的诊断作用不大。

（一）骨肿瘤的临床评估和 X 线检查

1. 临床评估

在骨肿瘤的诊断中，病史是很有价值的参考资料。在骨肿瘤的临床评估中，年龄可能是最为重要的临床信息。大部分骨肿瘤的发病年龄在 20 岁左右，如果 40 岁以上的患者出现骨质破坏，即使没有已知的原发性肿瘤病史，也应考虑有骨转移瘤的可能。

有些肿瘤发病具有性别差异，骨巨细胞瘤常见于成年女性，而骨肉瘤多发生于男性青少年，但这种性别差异并不显著。疼痛的程度以及功能障碍对诊断的意义不大，但疼痛的性质有一定的参考意义，如为持续性疼痛，或疼痛在休息后或夜间加重，往往提示恶性肿瘤可能。能够引起应力骨折的剧烈活动史或能够引起骨化性肌炎的外伤史，以及患者曾暴露于化学或物理致癌物质的既往史都对明确诊断具有一定的帮助。

物理检查不具有特异性，仅具有参考价值。骨肿瘤较大时可伴有局部皮温升高或静脉怒张，神经功能障碍少见。但当肿瘤发生在间室内，使神经自由移动受限时，也可能发生神经功能障碍，如坐骨切迹或骶骨部位的肿瘤。骨肿瘤向软组织广泛侵犯时，可造成患侧肢体的水肿。出现软组织肿物，应考虑侵袭性或恶性肿瘤。

2.X线检查

常规的正、侧位X线片为非创伤性检查，对骨肿瘤诊断具有重要意义，可以提供病变的全貌，是骨肿瘤最为有效的初步诊断手段。骨肿瘤有时仅通过X线检查即可明确诊断。在分析X线片时临床医生应遵循下列基本原则，需要明确：①病变的解剖部位；②病变的边界；③病变所特有的X线特点；④骨皮质的变化；⑤软组织改变。

发病部位对诊断骨肿瘤非常重要（见表1-4-2）。有些肿瘤好发于中轴骨（axial bone），而另外一些肿瘤则好发于长骨（long bone）。长骨的解剖部位具有重要的诊断意义。发生于长骨端区的肿瘤多为骨巨细胞瘤，发生于长骨而骺板未闭合者则多为成软骨细胞瘤。长骨的干骺端是多种肿瘤的好发部位，在儿童中以骨肉瘤、恶性纤维组织细胞瘤、动脉瘤样骨囊肿等较为常见。骨干肿瘤较少见，其中原发性肿瘤主要包括尤文氏肉瘤、组织细胞增生症、纤维结构不良和造釉细胞瘤等。

表 1-4-2 常见骨肿瘤的发病部位

长骨	脊椎	多发病变	表面病变	髋和肋骨
骨干	椎体	转移瘤	骨肉瘤	转移瘤
纤维结构不良	转移癌	多发性骨髓瘤	软骨瘤	多发性骨髓瘤
造釉细胞瘤	多发性骨髓瘤	纤维结构不良		尤文氏肉瘤
组织细胞增多症	血管瘤	内生软骨瘤		软骨肉瘤
尤文氏肉瘤	组织细胞增多症	血管瘤		
	脊索瘤	组织细胞增多症		
骨骺（骨端）	椎弓	骨软骨瘤		
成软骨细胞瘤	动脉瘤样骨囊肿			
巨细胞瘤	骨母细胞瘤			
干骺端	骨样骨瘤			
多种病变				

转移瘤和多发性骨髓瘤最常见的发病部位依次为脊椎、骨盆和肋骨。原发性骨肿瘤，如尤文氏肉瘤、软骨肉瘤常发生于髂骨，而这两者与纤维结构不良也可发生于肋骨。发生于成年人脊椎椎体的肿瘤有血管瘤、转移瘤和多发性骨髓瘤，而儿童椎体的病变多为组织细胞增多症。儿童和成人脊椎椎弓的病变多为原发性骨肿瘤，如骨样骨瘤、成骨细胞瘤及动脉瘤样骨囊肿。临床医生应对上述情况有较深刻的认识，不管肿瘤的影像学特点如何，确定肿瘤的发病部位都对诊断确有重要意义。

在常规X线检查中，病变的骨破坏形式和病变的边缘对诊断很有帮助。如果为穿透性改变或边界较宽、边缘不清楚，则肿瘤可能为"侵袭性"，边缘模糊表示肿瘤生长迅速，周围骨没有足够的时间对病变产生反应。这种"侵袭性"可能提示恶性、局部侵袭性肿瘤或感染性病变；如果边界较窄或边缘清楚，病变周围的骨组织可对病变产生反应性新生骨，则提示病变多为良性或慢性。病变本身的X线特点具有重要诊断意义，区别病变内是骨化还是钙化非常重要。骨化为骨基质的矿化，可显示骨小梁结构性，表示对肿瘤的骨质反应；而钙化为无结构的高密度钙盐沉积，比骨化致密，病变内出现钙化多提示为软骨性肿瘤。

如 X 线片显示肿瘤未破坏皮质骨，而显示为骨皮质膨胀或骨皮质变薄，这种情况见于良性肿瘤或肿瘤样病变，如内生软骨瘤、成骨细胞瘤、骨巨细胞瘤、动脉瘤样骨囊肿、骨纤维异常增殖症等。肿瘤破坏皮质骨或刺激骨膜形成新骨（Codman 三角），应考虑为侵袭性肿瘤。"葱皮样"（onion-skinning）和放射状骨针（sun burst）多见于恶性骨肿瘤。在对骨肿瘤行常规 X 线检查时，可能会发现软组织肿块的轮廓，这种情况应考虑恶性或侵袭性骨肿瘤。临床医生分析 X 线片时应仔细观察任何的软组织变化，区分局限性软组织肿块和弥漫性软组织肿胀对鉴别诊断有重要意义。

3. 实验室检查

外周血的一般检查、生物化学和免疫学检查对骨和软组织肿瘤诊断和分期的价值有限。免疫球蛋白检查和前列腺特异性抗原检查只分别对多发性骨髓瘤、前列腺癌骨转移具有一定的诊断意义。血沉在骨感染性疾病、骨转移瘤、尤文氏肉瘤、骨淋巴瘤、多发性骨髓瘤、组织细胞增多症和白血病等都可以加快，但对这些疾病诊断的特异性较差。其它原发性良性、恶性骨肿瘤，血沉指标多为正常。在尤文氏肉瘤或淋巴瘤中，血沉加快意味着预后不良。应当注意的是，还有许多情况，如感染、怀孕、近期手术也可以引起血沉加快。

近半数的骨肉瘤和其它的原发性恶性骨肿瘤，可有碱性磷酸酶升高。在青少年生长发育过程中，碱性磷酸酶的正常值范围较大，而青少年正是骨肉瘤的高发人群。如患者碱性磷酸酶明显升高，应当考虑有多中心骨肉瘤或 Paget 病的可能。尽管如此，目前医学界对于治疗前碱性磷酸酶水平对预后的评估作用和治疗中碱性磷酸酶水平对病情变化的监测价值的认识尚不统一，碱性磷酸酶水平的应用价值仍有待进一步研究阐明。

4. 临床和 X 线的结合

综合考虑临床症状、体征和 X 线表现的特点，对病理组织学的准确诊断非常重要。骨肿瘤诊断的临床、影像、病理三结合的原则对提高骨肿瘤的诊断水平和治疗效果至关重要，如果不能很好掌握这一原则，诊断准确率将会大大下降。负责治疗的外科医生要有丰富的临床、病理及影像学知识，这是能够有效治疗骨肿瘤的基础。

在病理组织学诊断明确以前，临床医生只能根据临床和影像学的资料制定治疗计划。根据这些资料，临床医生在诊断和治疗方法选择上会有很大的差异。如果临床和影像学特点表明肿瘤为良性，医生可以选择随诊观察；如果可能为恶性，则会对肿瘤进行复杂的分期评估、活检和治疗，即使最简单的活检术也要紧密结合临床检查和影像学资料。因此，必须强调临床、影像、病理三结合原则在骨肿瘤诊断中的重要性。

临床医生应当认识到除了骨肿瘤和肿瘤样病变以外，尚有其它疾病也可以引起局部或全身骨结构的的异常改变（见表1-4-3）。包括：①创伤性病变（应力性骨折、骨化性肌炎等）；②代谢性骨病（甲状旁腺功能亢进症的棕色瘤等）；③循环系统疾病（骨梗死等）；④滑膜疾病（滑膜软骨瘤病、色素沉着绒毛结节性滑膜炎等）；⑤骨感染性疾病（化脓性肉芽肿）。在骨肿瘤诊断之前要考虑到非肿瘤性疾

表 1-4-3　常见非肿瘤性病变

外伤	代谢性骨疾病	循环系统疾病	滑膜组织疾病	骨感染
应力骨折	骨软化症	血红蛋白病	滑膜软骨瘤病	化脓性肉芽肿
骨化性肌炎	棕色瘤	骨梗塞	色素沉着绒毛结节	
	肾性骨营养不良		性滑膜炎	

病的可能，以避免出现判断失误。

骨肿瘤的诊断，首先要明确的是骨肿瘤的 4 种类型：①原发性良性骨肿瘤；②原发性恶性骨肿瘤；③转移瘤；④肿瘤样病变。每个类型中又可分为几个不同的亚型，对每例患者应仔细、认真地分析，通过临床检查结合影像学资料和病理组织学结果得出明确诊断。如果考虑肿瘤为自限性、良性肿瘤，除有病理性骨折的可能性外，可选择随诊观察。如果不能明确诊断或者肿瘤可能为恶性，应对肿瘤做进一步检查，以明确诊断和分期，并采取适当的治疗措施。

（二）软组织肿瘤的临床和 X 线检查

1. 临床评估

肢体软组织肿瘤分为 4 种类型（见表 1-4-4），即良性软组织肿瘤、恶性软组织肿瘤、炎性病变和外伤性肿物。肉瘤是最常见的软组织肿瘤，包括恶性纤维组织细胞瘤、脂肪肉瘤、纤维肉瘤和滑膜肉瘤。深部良性肿瘤以肌肉脂肪瘤、硬纤维瘤、血管瘤和神经鞘瘤最常见。对肿块可行听诊和叩诊检查，如动脉瘤可因听诊发现的杂音而确诊，肿块 Tinel 征阳性则可能是神经鞘瘤。有研究表明，直径＞ 5cm 的深在肢体肿块多为恶性，而良性则体积小且多位于皮下。但必须指出的是，约有 1/3 的肉瘤位于皮下，而且体积不大。

表 1-4-4 肢体软组织肿物

外伤性	炎性	恶性	良性
动脉瘤	化脓性肌炎（脓肿）	恶性纤维组织细胞瘤	脂肪瘤
血肿	非化脓性肌炎	脂肪肉瘤	血管瘤
		纤维肉瘤	硬纤维瘤
		滑膜肉瘤	神经鞘瘤
		其它	其它

2. X 线检查

X 线检查对软组织肿瘤的诊断价值不如对骨肿瘤的大。大多数软组织肿瘤在 X 线片中表现得与肌肉密度相同，对诊断帮助有限；少数软组织肿瘤在 X 线片可出现直接或间接征象，如脂肪瘤显示为均匀的低密度，血管瘤可出现静脉石或钙化，骨化性肌炎可有钙化、骨化或邻近骨皮质压迫性缺损。

临床检查对软组织肿瘤的评估可靠性差，常规 X 线检查难以确诊，因此，即使不进行后期治疗，也应该进行组织学检查。活检是对软组织肿瘤诊断非常重要的步骤，但如果活检操作不当、活检部位不正确或较大肿块的部分切除，均会对以后的肿瘤根治术带来不利影响。虽然大部分肢体软组织肿瘤为良性，但临床医生仍需警惕有恶性的可能。

超声检查对诊断软组织肿瘤具有较重要的作用，特别是对邻近关节的肿块意义更大。超声检查可以显示肿块的大小和深度，也可以确定肿瘤为囊性还是实性。如果肿瘤为完全的囊性且直径＜ 5cm，则肿瘤可能为良性，特别是关节周围表浅部位；如果肿瘤直径＞ 5cm，部位深在、实性且位置固定，则肿瘤可能为恶性。

（三）骨和软组织肿瘤的诊断策略

活检前，临床医生应对肿瘤进行初步诊断和分期评估，后者以临床和影像学检查为基础。临床医生只有充分结合临床检查和影像学检查才能做到有的放矢，检查步骤可按下面方式进行（见图 1-4-1、图 1-4-2）。

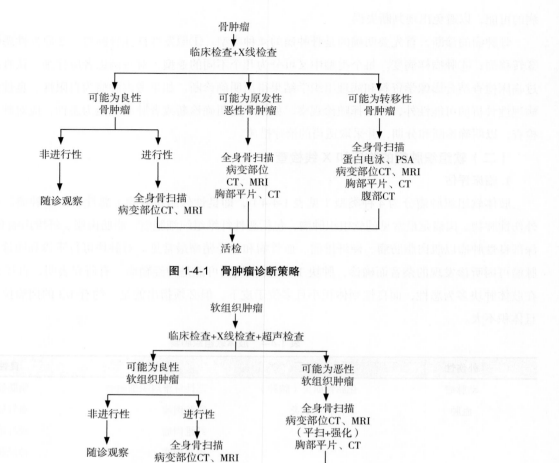

图 1-4-1　骨肿瘤诊断策略

图 1-4-2　软组织肿瘤诊断策略

这种诊断策略对肿瘤的诊断和治疗有两个优点。首先，活检前恰当的评估临床和影像学资料有利于鉴别诊断，严格遵循临床、影像学和病理学三结合的原则，能为肿瘤的最终诊断提供更可靠的基础；其次，在活检前对肿瘤进行分期评估，判断肿瘤局部侵犯程度，确定初步诊断，其收益要高于活检后。因为活检后 CT、MRI 和骨扫描显示的病变局部的变化会影响诊断的准确性。影像学检查对原发性骨肿瘤的手术治疗至关重要，因此应在活检前最大限度地发挥影像学检查的作用。

在治疗四肢肌肉骨骼系统肿瘤时，临床医生需掌握以下基本情况：①病理诊断；②局部病变范围；③有无远处转移。病理诊断通过切检或针吸获取，局部病变范围和有无远处转移只有通过影像学检查和分期评估方能明确。对于四肢肌肉骨骼系统肿瘤，外科医生需了解骨内和骨外（软组织）的病变范围以及肺部情况。如起源于骨的良性肿瘤拟行手术治疗，必须明确肿瘤在骨内的范围；如为恶性肿瘤，不仅需要明确肿瘤在骨内侵袭的范围，而且要明确肿瘤累及软组织的范围，以便确定在保肢时采用何种术式。

（四）原发灶不明的骨转移瘤诊断策略

骨组织是脏器肿瘤的常见转移部位。在 40 岁以上人群发现的具有临床症状的骨质破坏中，有 10% ~ 15% 为骨转移瘤。然而在骨转移瘤患者中，有 3% ~ 4% 在确诊转移时原发灶不明，临床医生需为寻找原发灶安排合理的检查方案。

X 线检查显示病变通常位于四肢骨的近端和中轴骨，病变为溶骨性破坏，边缘不清，多数病例伴有病理性骨折。活检前，临床医生要制定严格的计划：①确定活检部位；②选择合适的器材，做到危险性及损伤最小；③尽可能的明确原发性肿瘤的部位。前列腺癌和乳腺癌是文献报道发生骨转移最多的原发性肿瘤，但当原发肿瘤不明确时，也应考虑有肺和肾脏肿瘤的可能。此外，转移瘤的确诊还应排除多发性骨髓瘤的可能。当怀疑为骨转移瘤时，诊断策略应包括询问病史、物理检查、常规化验检查、病变部位和胸部的 X 线片、全身骨扫描、胸及腹部 CT 扫描。其中，常规化验检查应包括相关的实验室检查，如前列腺特异性抗原（前列腺癌）、血清蛋白电泳（骨髓瘤）以及血常规、血钙、碱性磷酸酶等。常规 X 线检查和 CT 扫描可以发现肺部肿瘤，腹部 CT 扫描可以发现肾癌和胃肠道肿瘤。在上述检查完成以后，在最易行活检的病变部位，对骨组织进行活检。

对于骨肿瘤的诊断策略，临床医生应根据临床和影像学资料综合分析，制订诊断和治疗方案。临床医生必须能够判断患者的肿瘤类型为非进行性原发性良性骨肿瘤、进行性原发性良性骨肿瘤、原发恶性骨肿瘤还是转移性骨肿瘤。只有确定是四种类型的其中一种时，方能制定有效地诊断策略。如果临床和影像学资料倾向于良性侵袭性骨肿瘤或恶性骨肿瘤，应将患者转送至有经验的骨肿瘤治疗中心进行治疗。如果物理检查时发现软组织肿瘤在筋膜深层，直径 > 5cm，则肿瘤恶性的可能性很大，也应在活检或进一步检查前将患者转到骨肿瘤治疗中心进行检查或治疗。

四、骨与软组织肿瘤的临床疗效评价

（一）四肢肿瘤保肢术后的功能评价

在过去的 40 年间，骨与软组织肿瘤的治疗技术获得了巨大的发展。随着影像学技术的发展、肿瘤切除手术技术的提高以及重建材料和技术的发展，越来越多罹患骨肿瘤尤其是恶性肿瘤的患者不需要面临截肢的痛苦，可以通过多种重建技术及积极地康复锻炼，保留肢体并且获得较好的生活质量。骨肿瘤不同于其他实体肿瘤，疗效评价不仅包括对肿瘤本身疗效的评价，还包括术后功能的评估。根据不同的评价系统，可以明确患者是否从保肢手术中获益或是接受的重建方案是否为最优选择。四肢肿瘤保肢术后的功能评价是应用各种评价系统评估四肢肿瘤患者的术后生活质量，包括生理方面、精神方面、容貌方面及社交方面等。临床上使用得比较多的是 Enneking 提出的骨肿瘤保肢治疗术后功能评价系统（the musculoskeletal tumor society，MSTS）。

1. 骨肿瘤保肢 MSTS 功能评分系统

第一届国际保肢大会于 1981 年在美国明尼苏达州的罗切斯特市召开。大会提出有必要制定标准的评估系统来评价应用各种重建技术和材料进行保肢治疗后的最终功能情况，而这套系统也将会影响骨肿瘤保肢领域的发展。经过随后数年的演变，评估系统的核心已经从最初的活动能力、力量、稳定性及畸形的分级评估转移至目前的将四肢及患者作为一个整体来综合评估。MSTS 功能评分系统包括影响患者的整体因素（包括疼痛、活动功能、满意度等）及影响上肢（如手的位置、手灵活度、上举能力）或下肢的特殊因素（如是否应有外部辅助器械、行走能力、步态等），共有六个项目，每项评分为 0 ~ 5 分。该系统还可以用于截肢或是安装假肢后的功能评估（表 1-4-5）。

表 1-4-5   骨肿瘤保肢 MSTS 功能评分系统

评分	疼痛	肢体功能	对治疗的接受程度	下肢			上肢		
				支具辅助	行走	步态	手部位置	上肢灵巧度	举物能力
5	无痛	正常	乐观	不需要	正常	正常	不受限	正常	正常
4	-	-	-	-	-	-	-	-	-
3	轻度	轻度丧失	满意	简单支具固定	受限	外观轻度改变	不能过肩外展 < 90°	丧失精细工作能力	受限
2	-	-	-	偶尔使用拐杖	-	-	-	-	-
1	中度	较多丧失	接受	经常使用拐杖	限于室内	轻度残疾	不能过腰外展 < 30°	不能捏物	不能克服重力
0	严重	完全丧失	不满意	长期使用拐杖	不能行走	严重残疾	连枷	不能抓物	完全丧失

2. 多伦多保肢评分系统（Toronto extremity salvage score，TESS）

经过保肢手术的四肢骨与软组织肿瘤患者都存在不同程度的功能缺陷。TESS 是区域性评价标准，常用来评估骨肿瘤患者保肢术后功能情况。与 MSTS 不同的是，TESS 是医生、理疗师及护士等专业人士针对患者的个体情况作出的评估。此评分系统分为上肢功能及下肢功能两个部分，针对不同肢体承担功能的困难程度及重要性作出评价（表 1-4-6）。

表 1-4-6   TESS 骨肿瘤保肢功能评分系统

部位	项目	困 难 程 度					重 要 性			
		不困难	稍困难	很困难	极其困难	完全不能做	完全不重要	稍感重要	很重要	极其重要
下肢	跪下									
	跪后起身									
	做园艺									
	做重家务									
	上下山									
	业余生活									
	上楼									
	屈膝									
	进出浴盆									
	下楼									
	上下车									
	正常行走一段时间									
	户外活动									
	穿袜子									
	工作									
	购物									
	穿鞋									
	性生活									

续表

部位	项目	困难程度					重要性			
		不困难	稍困难	很困难	极其困难	完全不能做	完全不重要	稍感重要	很重要	极其重要
	室内活动									
	穿裤子									
	做饭									
	洗澡									
	站立									
	坐下									
	做轻家务									
	社交活动									
	开车									
	坐后起身									
	上下床									
上肢	举东西									
	做重家务									
	社交活动									
	穿裤子									
	园艺									
	抬东西									
	业余活动									
	鞠躬或躺下									
	工作									
	梳头									
	穿衣									
	开门									
	切东西									
	写字									
	拾小东西									
	洗澡									
	扣扣子									
	处理事务									
	穿鞋									
	工作一段时间									
	做饭									
	开锁									
	购物									
	做轻家务									
	穿袜子									

部位	项目	困难程度					重要性			
		不困难	稍困难	很困难	极其困难	完全不能做	完全不重要	稍感重要	很重要	极其重要
	化妆									
	刷牙									
	从杯子里喝水									

3. Mankin 异体骨移植重建术后功能评价系统

本评价系统常用来评价四肢骨肿瘤患者异体骨移植重建术后的功能情况。1979 年，该评价系统开始被应用。与 Enneking 评分系统比较，该方法稍显粗糙，但是优势在于其能主要依靠患者术后功能来比较不同解剖部位和不同植入方法（插入式移植、骨关节移植或关节融合术中移植）的疗效结果。1991 年，Mankin 等制定了异体骨移植的评价系统。1996 年他们随访了 718 例应用同种异体骨移植的骨肿瘤患者，并应用该评价系统对患者情况进行分析比较（表 1-4-7）。评价内容主要包括患者术后无瘤生存情况、肢体力量、功能恢复情况、是否疼痛、是否影响正常生活、有无复发、转移或死亡等情况，对此进行分析评分，结果可分为优、良、可、差四个等级。如果患者恢复肢体正常的力量和功能，且不影响正常生活，无疼痛，则为优；如果影响正常的生活，但是患者生活可以自理，肢体功能可以满足日常需要，无疼痛，则为良；如果患者无瘤存活，肢体功能明显受限，需要辅助器械，生活能力受限，则为可；如果患者出现截肢、局部肿瘤复发、远处转移或死亡，以及所有需要取出异体骨的情况，则为差。该评价系统主要应用于异体骨植入的患者。但随着四肢肿瘤假体应用的增多以及大段异体骨移植应用的减少，该评价系统的应用也逐渐减少。

表 1-4-7　Mankin 异体骨移植重建术后功能评价系统

等 级	评 价 标 准
优	无瘤生存，几乎恢复正常功能，没有疼痛或轻度残疾，能参加没有身体接触的体育活动
良	无瘤生存，功能轻度或中度受限，没有疼痛或是严重残疾，能参加部分体育活动
可	无瘤生存，功能严重受限，使用支具（拐杖或手杖）辅助活动，疼痛可耐受，无法参加体育活动，大约一半的患者无法恢复正常工作
差	死亡或是肿瘤复发，需要截肢或是取出异体骨

4. 儿童恶性骨与软组织肿瘤保肢术后评价系统

由于儿童还处于生长发育期，对于肢体功能的评估不同于成人。北美小儿骨科学会（Pediatric Orthopaedic Society of North America，POSNA）制定了一套专门针对儿童四肢恶性肿瘤患者接受保肢手术后功能情况的评分系统，即 POSNA 功能与满意度评分系统。它从整体功能、上下肢功能、体力情况、疼痛程度及满意度等几个方面进行全面评估，每项评分采取百分制，每个评价指标由患者进行主观评价，在临床应用较广泛（表 1-4-8）。

（二）骨肉瘤化疗后效果的评价系统

骨肉瘤是源于间叶组织的高度恶性肿瘤，其特征是能产生骨样基质的梭形基质细胞。骨肉瘤是儿童及青少年最常发生的恶性骨肿瘤，也是全部人群中继多发骨髓瘤之后第二常见的骨恶性肿瘤，报道的发病率在百万分之一至百万分之三。

表 1-4-8 儿童恶性骨与软组织肿瘤保肢术后 POSNA 评价系统

评分	明显好转	稍好转	无变化	稍差	明显变差
	100 分 ——————————————————————————————→ 0 分				
整体功能					
上肢功能					
体力与活动能力					
行走能力					
疼痛					
满意度					
期望值					
CHQ 体力					

骨肉瘤曾经是一种致死率极高的骨原发恶性肿瘤，由于其极强的局部侵袭性及高转移率，近 80% 的患者在罹患骨肉瘤五年之内死亡。自上世纪 70 年代起，由于新辅助化疗的应用及开展，骨肉瘤患者的整体生存率提高至目前的 60% ~ 75%，其主要原因是：①开展新辅助化疗，积极消灭微小转移灶；②采用大剂量的甲氨蝶呤、阿霉素、顺铂和异环磷酰胺等一线化疗药物的联合用药；③明确联合用药中各药与肿瘤细胞之间的剂量反应关系，合理安排用量及用法；④对术前化疗效果进行评估，及时调整术后化疗方案，提高了治疗效果。

观察骨肉瘤对化疗的反应主要依据：①临床症状、体征评估；②化疗前后影像学检查对比；③实验室检查，血中碱性磷酸酶、琥珀酸脱氢酶变化；④核素扫描，对化疗前后核素骨扫描结果进行对比；⑤肿瘤对化疗反应的病理组织学评估。

化疗效果根据临床、影像及化验检查综合评估，大致分为三类（表 1-4-9）：

表 1-4-9 骨肉瘤化疗后效果评价系统

明显有效（substantial effective）	部分有效（sartial effective）	无效（no effective）
①患者疼痛明显缓解或消失，肿块缩小变硬，肿瘤周围肿胀消失，邻近关节活动度改善；②化疗前后 X 线片对比，肿瘤钙化、骨化增加，软组织肿块明显缩小、边界清楚，增强 CT 或血管造影显示肿瘤新生血管明显减少或消失；③血中碱性磷酸酶、乳酸脱氢酶水平下降至正常；④核素的浓聚明显变淡；⑤切除原发肿瘤后行肿瘤坏死率病理检查，坏死率在 90% 以上（Huvos 分级在 III、IV 级）	①患者疼痛等主观症状减轻，肿块无明显缩小，肿瘤周围肿胀减轻；②X 线检查肿瘤骨与正常骨之间的界限较化疗前清楚，肿瘤的钙化、骨化增加或变化不明显，MRI 显示肿瘤体积缩小或无变化；③血中碱性磷酸酶、琥珀酸脱氢酶水平下降，但仍高于正常；④核素的浓聚变淡或无明显变化；⑤切除原发肿瘤后行肿瘤坏死率病理检查，坏死率在 60% ~ 90% 之间（Huvos 分级在 II 级）	①患者疼痛未减轻，肿块体积不缩小反而增大，肿瘤周围肿胀明显；②化疗前后 X 线片对比显示软组织肿块明显增大、与正常骨之间的界限不清楚，增强 CT 及血管造影显示肿瘤血供丰富，MRI 显示肿瘤体积增大；③血中碱性磷酸酶、琥珀酸脱氢酶水平无下降或升高；④核素的浓集加重；⑤切除原发肿瘤后行肿瘤坏死率病理检查，坏死率在 60% 以下（Huvos 分级在 I 级）

（三）骨囊肿 X 线愈合评价系统

自从一个世纪前 Virchow 发现骨囊肿以来，骨囊肿的治疗方法囊括了大块骨膜下骨干切除术、经皮穿刺注射类固醇等多种治疗方法。作为良性自限性肿瘤样病变，骨囊肿可以通过影像学尤其是 X 线片来评估其发展或是愈合效果。Chang 综合之前的各种骨囊肿评价系统，于 2002 年提出骨囊肿 X 线愈合评价系统（表 1-4-10）。骨囊肿的愈合评价标准分为四个级别，从治愈到复发都有相应的 X 线描述。

表 1-4-10　骨囊肿 X 线愈合评价系统

分类	X 线 描 述
囊肿治愈	新生骨填满囊肿内部，残留的静止透光区面积 < 1cm^2
缺损治愈	残留的静止透光区小于骨直径的 50%，剩余骨皮质足以防止病理性骨折
囊肿缺损持续存在	残留的静止透光区大于骨直径的 50%，骨皮质较薄，囊肿不再增大，需要限制活动或是再次治疗
囊肿复发	囊肿在愈合区域重新复发或是残留的静止透光区面积继续增大

（四）Rauschning-Lindgrenel 腘窝囊肿手术疗效评价系统

Rauschning 与 Lindgrenel 于 1979 年提出此评价系统。由于腘窝囊肿发生机制的特殊性，该评价标准包括膝关节症状评价（表 1-4-11）和腘窝症状评价（表 1-4-12）两部分，内容包括肿胀、疼痛、关节不稳、关节活动受限制情况，参加工作和体育活动的能力等。该手术疗效评价系统分为 0 ~ Ⅲ 四个等级，Ⅲ 级疗效最差。

表 1-4-11　Rauschning–Lindgrenel 腘窝囊肿手术疗效评价系统（膝关节症状）

等级	评 价 标 准
0	无肿胀
	无疼痛
	关节稳定，肌肉力量不减弱
	关节活动不受限
	可参加工作和体育活动
Ⅰ	繁重活动后轻度肿胀
	繁重活动后轻度疼痛
	轻度屈曲或肌肉力量减弱，肌肉萎缩 < 1cm
	关节活动受限较轻微，< 10°
	不能进行重体力劳动和强度较大的体育活动
Ⅱ	中度肿胀
	适度活动后疼痛
	轻度或中度关节不稳定和关节闭锁，肌肉萎缩 1 ~ 2cm
	关节活动受限 10° ~ 20°
	不能进行体力劳动，可参加部分体育活动
Ⅲ	肿胀明显，紧张感
	休息时疼痛，日常活动后疼痛严重
	致残疾的关节不稳定，关节挛缩，肌肉萎缩 > 2cm
	关节活动受限 > 20°
	因关节退行性病变而不能工作和参加体育活动

（每一等级五个评价指标中如符合三个以上即可归为此等级）

表 1-4-12　Rauschning-Lindgrenel 腘窝囊肿评价标准（腘窝症状）

等级	评 价 标 准
0	无肿胀，无疼痛
I	只在关节繁重运动或运动后发生轻度肿胀，导致轻度不适感
II	日常活动中或活动后发生肿胀，导致膝关节完全屈曲或伸直时压痛，但不限制关节活动范围
III	腘窝持续性紧张性肿胀，导致明显疼痛及压痛，限制关节活动范围

（五）四肢骨盆肿瘤切除重建术后生命质量评定 Aaronson 评分

在过去几十年中，人们对癌症治疗结果的期望已经不再局限于肿瘤生物学的疗效—肿瘤的反应、肿瘤的进展、患者无瘤生存率以及患者总的生存率等，肿瘤及其治疗效果对患者的生理、心理以及社会地位的影响也得到了越来越多的关注。目前，许多国家和地区都支持癌症患者生命质量的调查，其中以北美和欧洲最早。

1986 年，欧洲癌症研究和治疗组织初步建立一项研究计划（EORTC protocol 15861），形成了一套完整的、模式化的评估方法，用来评估癌症患者的生命质量。1987 年，第一代评分调查表设计成功—EORTC QLQ-C36，主要包括 36 个项目，分成四类，包括肿瘤的特殊性、肿瘤结构的多维性、自己给药的适应情况、跨文化背景的应用。这个评分标准被国际上多家大型研究中心应用并报道，其心理测试结果令人满意，但是其整体结果仍然暗示了需要进一步完善各个项目以及评价尺度。此后，很多版本仅是在措辞上略有改变，部分版本对没有提供有用信息的少许项目进行了删除。1993 年，Aaronson 提出了第二代生命质量评价标准—EORTC QLQ-C30 问卷（表 1-4-13）。第二代问卷较第一代更加实用、有效、可靠。该问卷主要包括九个多项目和一个单项目。前者主要包括五个功能评价（生理、情绪、社会地位、角色、认知能力）、三个临床症状评价（劳累、疼痛、恶心 / 呕吐）、一个全球健康和生活质量评价。后者主要评价癌症患者的其他症状（呼吸困难、食欲差、睡眠障碍、便秘、腹泻）。同时，该问卷还包括了肿瘤治疗过程对患者的经济影响。此表可用于各种肿瘤患者的生命质量评定，包括乳腺癌、肺癌、软组织肉瘤等。调查表如表 1-4-13。

表 1-4-13　EORTC QLQ-C30 问卷

我们非常关心您的健康。请回答下面的问题，选项没有对与错，请选择一个最适合您的选项。您提供的信息我们将严格保密。

请填写姓名中的大写字母　＿＿＿＿＿＿＿＿＿＿＿＿

您的生日（年，月，日）　＿＿＿＿＿＿＿＿＿＿＿＿

填写日期（年，月，日）　＿＿＿＿＿＿＿＿＿＿＿＿

	否	是
1. 做一些重体力劳动时，您觉得有困难吗？如提重的购物袋或手提箱	1	2
2. 在长距离行走时，您觉得有困难吗？	1	2
3. 在室外短距离行走时，您觉得有困难吗？	1	2
4. 一天大多数时间里，您是否呆在床上或椅子上？	1	2
5. 您是否能够自己吃饭、穿衣、洗漱或上厕所？	1	2
6. 在工作或干家务时，您是否受到任何程度的功能限制？	1	2
7. 您是否完全不能工作或干家务？	1	2

在过去的一周里

	全部	很少	有些	很多
8. 您是否有呼吸短促?	1	2	3	4
9. 您是否有疼痛?	1	2	3	4
10. 您是否需要休息?	1	2	3	4
11. 您是否睡觉困难?	1	2	3	4
12. 您是否感觉虚弱?	1	2	3	4
13. 您是否缺乏食欲?	1	2	3	4
14. 您是否感到恶心?	1	2	3	4
15. 您是否呕吐过?	1	2	3	4
16. 您是否便秘过?	1	2	3	4
17. 您是否腹泻过?	1	2	3	4
18. 您是否感到劳累?	1	2	3	4
19. 您是否存在与日常活动有关的疼痛?	1	2	3	4
20. 您能否集中精力做事情? 如看报纸看电视	1	2	3	4
21. 您是否感觉到紧张?	1	2	3	4
22. 您是否感觉烦恼?	1	2	3	4
23. 您是否感觉到容易发怒?	1	2	3	4
24. 您是否感到抑郁?	1	2	3	4
25. 您是否记忆困难?	1	2	3	4
26. 身体条件或治疗是否影响到您的家庭生活?	1	2	3	4
27. 身体条件或治疗是否影响到您的社会活动?	1	2	3	4
28. 身体情况或治疗是否影响到您的经济水平?	1	2	3	4

在下面的问题中，请圈出最适合您的选项

29. 在过去几周内，您是如何评价您的身体情况的?

　非常差　　1 2 3 4 5 6 7　　优秀

30. 在过去几周内，您是如何评价您的生活质量的?

　非常差　　1 2 3 4 5 6 7　　优秀

（六）异体骨吸收融合影像学评分系统

　　1998 年，Shin 等通过研究大段异体骨在骨缺损中应用的放射学表现，总结并制定了异体骨吸收融合评价标准。主要包括骨小梁、骨密度、瘤腔边界、皮质骨边界、内生骨痂或新生骨以及软骨下区的影像学变化。满分 18 分，分为四个等级。主要用于肿瘤刮除、瘤腔内结构性支撑植骨后，对异体骨吸收的情况进行评价。

　　分级标准：16 ~ 18 分为吸收融合明显；13 ~ 15 分为吸收融合延迟；10 ~ 12 分为异体骨硬化；≤ 9 分为没有吸收（表 1-4-14）。

表 1-4-14　大段骨吸收融合影像学评分系统

参数	描述	得分
骨小梁	无	1
	硬化	2
	出现	3
骨密度	与术后一样	1
	增加	2
	正常	3
皮质骨边界	清晰	1
	模糊	2
	消失	3
瘤腔边界	清晰	1
	模糊	2
	消失	3
内生骨栅或新骨形成	轻度	1
	中度	2
	重度	3
软骨下区域	硬化	1
	密度增加	2
	骨小梁清晰可见	3

以术后 3 个月复查的平片为评价标准

（七）异体骨移植后愈合评价系统

如何判断骨肿瘤刮除植骨术后病变愈合情况？ Sethi 等采用了放射学评估方法对其进行分析，于 1993 年提出了异体骨移植后愈合评价系统。该评价系统是按照原始瘤腔体积消失的百分比进行评价，对于瘤腔缩小的体积大于原始肿瘤体积 75% 时，则认为完全愈合；对于瘤腔缩小在 25% ~ 75% 之间时，为部分愈合；而对于肿瘤缩小的体积小于原始体积的 25% 时，则为失败。此评价系统主要应用于同种异体骨移植的患者（表 1-4-15）。

表 1-4-15　异体骨移植后愈合评价系统

评价等级	瘤腔闭合体积大小与原始肿瘤体积大小的百分比
完全愈合	> 75%
部分愈合	25% ~ 75%
移植物失败	< 25%

（胡永成，王丰，刘杰，张净宇）

参考文献

［1］AARONSON N K, AHMEDZAI S, BERGMAN B, et al. The European organization for research and treatment of cancer QLQ-C30: a quality-of-life instrument for use in international clinical trials in oncology ［ J ］. J Natl Cancer Inst, 1993, 85(5): 365-376.

［ 2 ］ CHANG C H, STANTON R P, GLUTTING J. Unicameral bone cysts treated by injection of bone marrow or methylprednisolone ［ J ］. J Bone Joint Surg Br, 2002, 84(3): 407-412.

［ 3 ］ DALTROY L H, LIANG M H, FOSSEL A H, et al. The POSNA pediatric musculoskeletal functional health questionnaire: report on reliability, validity, and sensitivity to change. Pediatric Outcomes Instrument Development Group. Pediatric Orthopaedic Society of North America ［ J ］. J Pediatr Orthop, 1998, 18(5): 561-571.

［ 4 ］ DAVIS A M, WRIGHT J G, WILLIAMS J I, et al. Development of a measure of physical function for patients with bone and soft tissue sarcoma ［ J ］. Qual Life Res, 1996, 5(5): 508-516.

［ 5 ］ ENNEKING W F, DUNHAM W, GEBHARDT M C, et al. A system for the functional evaluation of reconstructive procedures after surgical treatment of tumors of the musculoskeletal system ［ J ］. Clin Orthop Relat Res, 1993, (286): 241-246.

［ 6 ］ HUVOS A G, ROSEN G, MARCOVE R C. Primary osteogenic sarcoma: pathologic aspects in 20 patients after treatment with chemotherapy en bloc resection, and prosthetic bone replacement ［ J ］. Arch Pathol Lab Med, 1977, 101(1): 14-18.

［ 7 ］ MANKIN H J, GEBHARDT M C, JENNINGS L C, et al. Long-term results of allograft replacement in the management of bone tumors ［ J ］. Clin Orthop Relat Res, 1996, (324): 86-97.

［ 8 ］ RAUSCHNING W, LINDGREN P G. Popliteal cysts (Baker's cysts) in adults. I. Clinical and roentgenological results of operative excision ［ J ］. Acta Orthop Scand, 1979, 50(5): 583-591.

［ 9 ］ SHIH H N, CHEN Y J, HUANG T J, et al. Semistructural allografting in bone defects after curettage ［ J ］. J Surg Oncol, 1998, 68(3): 159-165.

第五节 常用情绪评估量表

一、PHQ-9 抑郁症筛查量表

PHQ-9 量表（表 1-5-1）条目来源于 DSM-IV 抑郁症的诊断标准，量表内容简单、操作性强，可用于抑郁症的筛查和评估抑郁严重程度。每个条目 0 ~ 3 分，总分为 9 个条目的分值相加所得，范围 0 ~ 27 分。得分越高，说明抑郁程度越重。

（一）量表条目

根据过去两周的状况，请您回答是否存在下列描述的状况及频率，请阅读问题后在符合您的选项前的数字上画√。

表 1-5-1　PHQ-9 量表条目

	完全不会	好几天	一半以上时间	几乎每天
1. 做事时提不起劲或没有兴趣	0	1	2	3
2. 感到心情低落、沮丧或绝望	0	1	2	3
3. 入睡困难、睡不安稳或睡眠过多	0	1	2	3
4. 感觉疲倦或没有活力	0	1	2	3
5. 食欲不振或吃太多	0	1	2	3
6. 觉得自己很糟或觉得自己很失败，或觉得自己让家人失望	0	1	2	3
7. 对事物专注有困难，例如阅读报纸或看电视时	0	1	2	3
8. 动作或说话速度缓慢到别人察觉或正好相反——烦躁或坐立不安、动来动去的情况更胜于平常	0	1	2	3
9. 有不如死掉或用某种方式伤害自己的念头	0	1	2	3

（二）评分规则及治疗建议（见表 1-5-2）

表 1-5-2　PHQ-9 量表的评分规则及治疗建议

分值	结果分析	治疗建议
0 ~ 4 分	没有抑郁	无
5 ~ 9 分	轻度抑郁	观察等待：随访时重复 PHQ-9
10 ~ 14 分	中度抑郁	考虑咨询，随访和（或）药物治疗
15 ~ 19 分	中重度抑郁	积极药物治疗和（或）心理治疗
20 ~ 27 分	重度抑郁	立即选择药物治疗，若发生严重损伤或治疗无效，建议转移至精神疾病治疗中心进行心理治疗和（或）综合治疗

应用 PHQ-9 量表评估患者，患者获得多少分数即可界定为抑郁症的方法存在一定争议。Moriarty 等在 2015 年进行的一项关于 PHQ-9 量表敏感性和特异性的 meta 分析中包含了 36 项相关研究，共 21292 例病例，评价不同最低诊断分数（7 ~ 15 分）对诊断患者为抑郁症的敏感性和特异性。Moriarty 等发现

最低分定为 10 分时，PHQ-9 量表的敏感性为 0.78（95% 可信区间为 0.70 ~ 0.84），特异性为 0.87（95%可信区间为 0.84 ~ 0.90），还发现当最低诊断分数升高时，量表的敏感性也随之增加。Levis 等在 2019年的一项 meta 分析中发现，最低诊断分数设定在 5 ~ 15 分时，随着分数增加量表的敏感性降低，而特异性增加。PHQ-9 量表有专业医师常用的半结构化量表，以及非专业人士常用的完全量表和精简的迷你量表。Levis 等还发现半结构化的 PHQ-9 量表比完全的和迷你的 PHQ-9 量表敏感性更好。

二、PDI 尊严量表

"尊严"是指一种被尊重、重视及公平对待的权利，这种权利与生俱来，体现着生命的价值和意义。

近年来，越来越多的专家和学者开始重视对临终患者尊严的维护，其中加拿大曼尼托巴大学 Chochinov 教授等创立的"尊严疗法"在提升临终患者对生命意义的认知、增强其尊严感等方面卓有成效。

2002 年，Chochinov 等基于 50 名晚期癌症患者的访谈资料，经过扎实理论论证提出了临终患者尊严理论模型（简称尊严模型）。该模型认为，尊严受三方面因素的影响：疾病相关因素、尊严维护因素和社会尊严因素。

此外，Chochinov 等在尊严模型基础上研制了患者尊严量表（patient dignity inventory，PDI）。该量表旨在测量尊严疗法干预后效果，了解临终患者因尊严受损产生的悲伤情绪，可作为筛查临终患者尊严状况的工具。该量表适用于预计生存时间不超过 6 个月的临终患者。该量表的总体内部一致性系数 Cronbach's α 为 0.93，重测信度 0.85。量表包含 5 个因子共 25 个条目。5 个因子分别为：①症状困扰（包括躯体症状）；②心理状况；③依赖性；④精神安宁；⑤社会支持。通过评分后的相应干预治疗可以有效的提高患者尊严感，增加患者及家属对医护人员工作的满意度。

该量表每个条目按 1 ~ 5 分计分，即 1 分为"没有困难"，2 分为"有点困难"，3 分为"有困难"，4 分为"困难较大"，5 分为"不可战胜的困难"。各条目总分相加即为量表总分，即 25 ~ 125 分，得分越高，说明患者尊严感越差。

患者尊严量表

请评估以下各项在过去几天内为您的生活带来多大程度的困扰，并在您认为符合情况的相应的数字上打"√"。

1. 您的性别
   男　　女
2. 您的年龄段
   18 岁以下　　18 ~ 25　　26 ~ 30　　31 ~ 40　　41 ~ 50　　51 ~ 60　　60 以上
3. 不能自己打理日常生活（例如自己洗澡、穿衣服等）
   无　　轻度　　中度　　重度　　非常严重
4. 不能自己满足生理需要（例如吃饭、上厕所需要别人帮助等）
   无　　轻度　　中度　　重度　　非常严重
5. 感到身体不适（例如疼痛、气短、恶心、呕吐等）
   无　　轻度　　中度　　重度　　非常严重
6. 感到别人对自己的看法有很大改变
   无　　轻度　　中度　　重度　　非常严重
7. 感到情绪低落
   无　　轻度　　中度　　重度　　非常严重
8. 感到焦躁不安
   无　　轻度　　中度　　重度　　非常严重
9. 因不了解自己的病情和治疗而感到痛苦不安

| 无 | 轻度 | 中度 | 重度 | 非常严重 |

10. 对自己的将来感到担忧

| 无 | 轻度 | 中度 | 重度 | 非常严重 |

11. 思维紊乱，无法保持头脑清晰

| 无 | 轻度 | 中度 | 重度 | 非常严重 |

12. 不能继续自己的日常生活习惯

| 无 | 轻度 | 中度 | 重度 | 非常严重 |

13. 觉得自己已经不是从前的自己，好像变了另一个人

| 无 | 轻度 | 中度 | 重度 | 非常严重 |

14. 觉得自己毫无价值、一无是处

| 无 | 轻度 | 中度 | 重度 | 非常严重 |

15. 觉得自己无力担任一些重要角色（例如丈夫／妻子、父母等）

| 无 | 轻度 | 中度 | 重度 | 非常严重 |

16. 觉得生活失去了意义和目标

| 无 | 轻度 | 中度 | 重度 | 非常严重 |

17. 觉得自己的一生毫无意义和贡献

| 无 | 轻度 | 中度 | 重度 | 非常严重 |

18. 觉得自己有未完成的事情或未了的心愿（例如一些没有说的话、没有完成的事情）

| 无 | 轻度 | 中度 | 重度 | 非常严重 |

19. 担心自己精神空虚

| 无 | 轻度 | 中度 | 重度 | 非常严重 |

20. 觉得自己是别人的负担

| 无 | 轻度 | 中度 | 重度 | 非常严重 |

21. 觉得生命无奈，不能掌控自己的人生

| 无 | 轻度 | 中度 | 重度 | 非常严重 |

22. 因为患病和需要别人照顾而觉得失去隐私

| 无 | 轻度 | 中度 | 重度 | 非常严重 |

23. 觉得朋友和家人不支持自己

| 无 | 轻度 | 中度 | 重度 | 非常严重 |

24. 觉得医护人员不支持自己

| 无 | 轻度 | 中度 | 重度 | 非常严重 |

25. 觉得自己已经无力面对疾病带来的挑战了

| 无 | 轻度 | 中度 | 重度 | 非常严重 |

26. 不能以平常心面对事情

| 无 | 轻度 | 中度 | 重度 | 非常严重 |

27. 觉得别人不尊重或不理解自己

| 无 | 轻度 | 中度 | 重度 | 非常严重 |

2014 年，Leon 等对德国版 PDI 尊严量表在肿瘤患者中的项目特性、因素结构、可靠性、同时效度进行了评估，克伦巴赫系数（是一套常用的衡量心理或教育测验可靠性的方法）为 0.96；因子标签（包括生存价值感和意义感的丧失、焦虑和不确定感、身体症状困扰和身体形象、自主性的丧失）表现出较高的内部一致性，克伦巴赫系数从 0.80 到 0.95 不等。德国版 PDI 量表与并发的痛苦测量之间的显著相关性，证明了其同时效度良好。Leon 等的结论是，德国版 PDI 是一种用于评估癌症患者与尊严相关的一系列痛苦问题心理测量的有效工具。Li 等通过对 125 例患者研究中文普通话版 PDI 量表的有效性和可靠性，发现量表中的四项因素之间（生成困境、生存价值感和意义感的丧失、身体症状困扰、自主性的丧失）有很高的相关性，中文普通话版 PDI 量表的克伦巴赫系数为 0.95，生成困境、生存价值感和意义感的丧失、身体症状困扰、自主性的丧失的克伦巴赫系数分别是 0.95、0.84、0.83 及 0.89，证明了 PDI 量表的有效性和可靠性。PDI 量表通过评分后的相应干预治疗可以有效的提高患者尊严感，减少家属丧

亲之痛，增加患者及家属对医护人员工作的满意度。

三、癌症患者心理状况问卷（Mini-MAC）19

癌症作为一个重大的生活事件，对患者身体及情绪均会产生巨大影响，而如何看待及应对癌症，对于癌症患者的康复具有重要意义。1988 年，Watson 编制了癌症患者心理适应等级问卷（mental adjustment cancer scale，MAC）用来评估癌症患者的认知及行为反应。MAC 有 5 个因子：斗争精神（fighting spirit）、无助/无望（helplessness/hopelessness）、焦虑（anxious preoccupation）、宿命（fatalistic）和回避（avoidance），这些因子被细分为 40 个条目。该问卷曾在瑞典和美国应用并修订，具有较好的信效度，在我国也有一些学者曾应用 MAC 测量癌症患者的心理适应等级。

由于各国在修订 MAC 量表时发现其结构不稳定，于是 Watson 在 1994 年用一个较大的癌症患者群体（N=573）重新进行测量，进一步精简了条目，发展出简明癌症患者心理适应问卷（Mini-Mac-29），该问卷共有 29 个条目，具有与 MAC 相同的 5 个因子。该问卷在中国应用时，官锐园等人根据国内情况将条目删减至 19 条，删去了"M8 我感觉很迷惘，不知道要做什么"、"M11 我不能处理这个病"、"M7 我将我的病看为一个挑战"、"M16 我尝试与病魔搏斗"、"M18 我刻意不去想有关癌症的事情"、"M22 我很难相信这个病会发生在我身上"、"M24 我过去已生活得很好，余下的日子是赚来的"、"M27 我已将自己交托给冥冥之中的主宰"、"M28 我有一点害怕"、"M29 不去想我的病可以帮助我应付得好一点"等条目，删减后形成符合中国癌症患者使用的 Mini-MAC 19（表 1-5-3）。经检验 Mini-MAC 19 量表具有较满意的信度与效用，可以作为测量癌症患者心理适应的工具。现将 Mini-MAC 19 量表做简单介绍。

为研究患者在得知患有肿瘤后的反应有关的因素，Czerw 等通过波兰版 mini-MAC 问卷评估 64 例患者在得知患有肿瘤后的行为反应与精神状态，发现患者在得知患有肿瘤后所采取的一系列应对疾病的行为与家庭和社会因素明显相关。研究结果还表明：①肿瘤患者通常表现出他们对癌症已经适应的行为；②恶性肿瘤患者中，建设性行为优于破坏性行为；③男性比女性无助和绝望反应更为明显；④转移性肿瘤患者较局部局限性肿瘤患者表现出更强的无助和绝望反应；⑤退休的人比处于工作年龄的人更容易采取无助和绝望的策略；⑥病程最短的患者拼搏精神最强。Bredal 为评估挪威版 mini-MAC 的因素结构和心理评估效能对 402 例乳腺癌患者进行了 mini-MAC 问卷调查，用方差分析主成分确定了四项因素，分别为无助-无望、焦虑专注、认知回避和积极态度，四项因素的内部一致性令人满意，且用这四项因素模型的 Mini-MAC 心理评估效能更好。

四、焦虑情绪评估量表

随着癌症检测与治疗手段的进步，虽然癌症发病率逐年升高，但患者生存时间相对延长。随之而来的是癌症患者心理健康问题日益突出，癌症带来的心理压抑及各种苦恼使得焦虑症已经成为困扰癌症患者的主要精神疾病。因此，解决这些情绪困扰对治疗癌症、提高患者生活质量、恢复正常活动尤为重要。

焦虑是一种体现在认知、躯体、情绪和行为 4 个方面的心理和生理状态。从认知层面看，焦虑可被理解为对未来不确定的威胁的认知；躯体层面包括身体多个系统的症状，常见心悸、胸闷、疼痛、麻木感、胃肠不适、尿频、月经不调等症状，涉及心血管系统、呼吸系统、神经系统、消化系统、生殖泌尿系统

表 1-5-3 Mini-MAC 19

	0：绝对不符合我的情况 1：不是我的情况 2：是我的情况 3：绝对是我的情况			
1. 我非常乐观	0	1	2	3
2. 我觉得生命是无希望的	0	1	2	3
3. 我决定要打败疾病	0	1	2	3
4. 我觉得像世界末日一样	0	1	2	3
5. 我正积极尝试不去想自己的病	0	1	2	3
6. 得病使我伤感	0	1	2	3
7. 我对将来不抱太大希望	0	1	2	3
8. 这个病令我产生很大的焦虑	0	1	2	3
9. 我忧虑我的癌症会复发或恶化	0	1	2	3
10. 对于发生在我身上的事，我感到非常愤怒	0	1	2	3
11. 自从我患病后，我才知道生命的宝贵，我也尽量生活得精彩	0	1	2	3
12. 我觉得我做什么都无法帮助自己	0	1	2	3
13. 我不能够应付眼前的局面	0	1	2	3
14. 我看到自己的福气	0	1	2	3
15. 我有一种会被它摧毁的感觉	0	1	2	3
16. 我现在很担心	0	1	2	3
17. 我想放弃	0	1	2	3
18. 从这一刻起我把握每一天	0	1	2	3
19. 当我想起自己的病，我会立刻分散自己的注意力	0	1	2	3

无助、无望：2，4，7，9，12，15，17
焦虑：6，8，10，13，16
积极态度：1，3，5，11，14，18，19

等多个系统；情绪上体现为紧张、担心、害怕等体验；行为上可显示出坐立不安、小动作多等表现。

目前，焦虑障碍因识别困难而常常得不到适当的诊断和治疗。简单有效的筛查问卷可以帮助早期识别焦虑症，并提示患者是否有必要进一步检查或进行焦虑障碍的治疗。目前，汉密尔顿焦虑量表与贝克焦虑量表是在临床中被广泛应用的国际通用量表，现将 2 种量表进行简单介绍。

（一）汉密尔顿焦虑量表

汉密尔顿焦虑量表（Hamilton Anxiety Scale，HAMA）由 Hamilton 于 1959 年编制，用于评定焦虑状态的严重程度。该量表编制后，被翻译成多国文字在全世界范围应用。在中国，HAMA 已成为精神科临床和科研领域对焦虑症状进行评定的应用最为广泛的他评量表。

HAMA 由 13 部分组成，即焦虑心境、紧张、害怕、失眠、认知功能、抑郁心境、躯体性焦虑（肌肉、感觉）、呼吸系统、胃肠道系统、泌尿系统、自主神经系统症状及会谈行为。每一个变量均是在一系列简洁的语句中定义（表 1-5-4），采用 5 分制（表 1-5-5），实际评估中很少使用最高等级，它更多的是一种警醒、标记作用。

表 1-5-4   HAMA 变量简洁定义

变量	简洁定义
焦虑心境	担心、认为最坏的事即将发生、易激怒
紧张	紧张感、易疲劳、不能放松、吃惊反应、易哭、发抖、不安感
害怕	害怕黑暗、陌生人、独处、大型动物、出行、人群
失眠	难以入睡、易醒来、睡眠质量差、多梦、噩梦、夜警醒
认知功能	注意力不集中、记忆力差
抑郁心境	丧失兴趣、缺乏爱好、忧郁、早醒、昼夜颠倒
躯体性焦虑（肌肉）	疼痛、僵硬、抽搐、痉挛、牙齿打颤
躯体性焦虑（感觉）	耳鸣、视力模糊、发冷发热、虚弱、浑身刺痛
心血管系统	心动过速、心悸、胸痛、血管搏动、昏厥、感觉心跳消失
呼吸系统	胸闷、窒息感、叹息、呼吸困难
胃肠道系统	吞咽困难、消化不良（餐前餐后胃部疼痛、烧灼感、恶心、呕吐、饱腹感）、肠鸣、腹泻、体重减轻、便秘
泌尿生殖系统	尿频、尿急、闭经、月经过多、性冷淡、勃起不能、阳痿
自主神经系统	口干、面部潮红、面部苍白、易出汗、眩晕、紧张性头痛、毛发竖起
会谈行为	一般表现（紧张、不能放松、忐忑不安、咬手指、握拳）、生理表现（吞咽、打嗝、心率过快、呼吸频率＞ 20 次 /min、颤动、瞳孔放大、眼球突出、出汗、眼睑抽搐）

表 1-5-5   HAMA 量表评估细则

变量 \ 等级	0	1	2	3	4	总分
焦虑心境						
紧张						
害怕						
失眠						
认知功能						
抑郁心境						
肌肉性焦虑						
感觉性焦虑						
心血管系统						
呼吸系统						
胃肠道系统						
泌尿生殖系统						
自主神经系统						
会谈中行为						

注：0：从来没有；1：轻度；2：中度；3：重度；4：非常严重，甚至导致残疾
总分值的评估：＜ 17 分为正常；＞ 17 分为轻度焦虑；25 ~ 30 分为中重度焦虑。

为研究 HAMA 量表的有效性和可靠性，1987 年 Maier 等通过对焦虑患者和抑郁患者应用 HAMA 量表研究该量表的有效性和可靠性，证明 HAMA 的可靠性与同时效度良好，但内部效度不充分，主要问题是：①无法明确区分抗焦虑药物和抗抑郁药物的效果；②躯体焦虑分量表与躯体副作用有密切关系，

HAMA 在抗焦虑治疗研究中的适用性有限。Snaith 等对 51 例焦虑症患者应用 HAMA 量表问卷调查，选出量表中与焦虑严重程度密切相关的项目形成新的 HAMA 量表，再用新量表对 27 例患者进行问卷调查，发现新的量表评分与焦虑严重程度相关性更高，其中的 6 个项目组成的临床 HAMA 量表应用性更好。Donzuso 等对状态特质焦虑问卷和 HAMA 量表应用结构化精神影像进行对比，采用大样本队列研究的方式探讨两者的精神相关因素。研究者对 121 例健康样本进行评估，尽管两种评估方法在行为层面显示明显的一致性，但 HAMA 量表与焦虑障碍的亚临床表现相关性更好。

（二）贝克焦虑量表

贝克焦虑量表（Beck Anxiety Inventory，BAI）是 20 世纪 80 年代末期由美国学者 AT Beck 和他的同事制定的。他们从项目池和先前所使用的焦虑与抑郁量表中的 86 个项目中筛选，最终形成 21 个自评项目，拥有很高的信度，能够有效地区分焦虑症状。如今 BAI 已经成为一种分析患者主观焦虑症状的简便临床工具。郑健荣等对香港精神科门诊焦虑症、抑郁症患者进行问卷调查，研究了 BAI 的心理测量学特性、常模分数及因子结构，发现中文版 BAI 的内部一致性相当好，全量表 Cronbachs Alpha 系数为 0.95，结构效度良好，适用于我国临床心理工作。

BAI 采用李克特 4 级量表评分法，每个题目的分值为 0 ~ 3 分，其标准为：

0：完全没有；

1：轻度，偶有，但并无烦扰；

2：中度，偶有，感到不适但能尚能忍受；

3：重度，常有，只能勉强忍受。

总分为所有题目得分相加，范围为 0 ~ 63 分，总分越高表示患者焦虑程度越重。一般认为贝克焦虑量表总得分在 0 ~ 7 之间的患者为基本没有焦虑症状，总分在 8 ~ 15 之间为轻度焦虑，16 ~ 25 之间为中度焦虑，26 分以上为重度焦虑（表 1-5-6）。

表 1-5-6　贝克焦虑评分量表

分项目	0：完全没有 1：轻度，偶有，但并无烦扰 2：中度，偶有，感到不适但尚能忍受 3：重度，常有，只能勉强忍受				得分
1. 身体麻木或刺痛感	0	1	2	3	
2. 身体发热	0	1	2	3	
3. 双脚站立不稳	0	1	2	3	
4. 不能放松	0	1	2	3	
5. 害怕最坏的事会发生	0	1	2	3	
6. 头昏眼花或昏眩	0	1	2	3	
7. 心跳很大声或太快	0	1	2	3	
8. 不安稳	0	1	2	3	
9. 恐惧感	0	1	2	3	
10. 紧张、神经质	0	1	2	3	
11. 噎塞窒息的感觉	0	1	2	3	
12. 手抖	0	1	2	3	
13. 身体摇晃颤抖	0	1	2	3	
14. 害怕失去控制	0	1	2	3	
15. 呼吸困难	0	1	2	3	

续表

分项目	0：完全没有 1：轻度，偶有，但并无烦扰 2：中度，偶有，感到不适但尚能忍受 3：重度，常有，只能勉强忍受				得分
16. 害怕即将死亡	0	1	2	3	
17. 惊慌	0	1	2	3	
18. 消化不良或肚子不适	0	1	2	3	
19. 晕倒／昏厥	0	1	2	3	
20. 脸颊泛红	0	1	2	3	
21. 流汗	0	1	2	3	
总分：					

参考：0～7：基本没有焦虑症状
　　　8～15：轻度焦虑
　　　16～25：中度焦虑
　　　26～63：重度焦虑

　　为研究中文版 BAI 量表的因素结构和心理评估性能，Liang 等对 18 所公立医院的 762 名医生进行了问卷调查，结果证实中文版 BAI 量表有很好的可靠性和有效性，但其因素结构相较国际版不稳定。总的来说，中文版 BAI 量表适合中国医生应用，可以用来检测中国医生的焦虑情况。1988 年 Beck 等学者指出 BAI 量表还可用于评估焦虑症患者治疗效果，但一部分学者认为 BAI 量表不适合测评焦虑症而更适合测评恐惧症。Leyfer 等对 193 位成年人用 BAI 量表和焦虑量表进行调查问卷，结果发现 BAI 量表可以有效鉴别恐慌症患者。1990 年 Beck 等指出恐惧症患者使用这套量表会比焦虑症患者获得更高的分数。Quintão 等通过 Rasch 量表模型对葡萄牙版的 BAI 焦虑量表进行验证研究，然后将其与葡萄牙最常用的焦虑量表进行比较，样本为 1160 位成年人，研究发现年龄和性别因素对 BAI 量表的有效性没有明显影响，且 BAI 量表有良好的心理评估性能。

（张宏，冯江涛，张浩然，李莹）

参考文献

［1］BECK A T, EPSTEIN N, BROWN G, et al. An inventory for measuring clinical anxiety: psychometric properties［J］. J Consult Clin Psychol, 1988, 56(6): 893-897.

［2］HAMILTON M. The assessment of anxiety states by rating［J］. Br J Med Psychol, 1959, 32(1): 50-55.

［3］RODRIGUEZ-SEIJAS C, THOMPSON J S, DIEHL J M, et al. A comparison of the dimensionality of the Hamilton Rating Scale for anxiety and the DSM-5 Anxious-Distress Specifier Interview［J］. Psychiatry Res, 2020, 284: 112788.

［4］THOMPSON E. Hamilton Rating Scale for Anxiety (HAM-A)［J］. Occup Med (Lond), 2015, 65(7): 601.

［5］WATSON M, GREER S, YOUNG J, et al. Development of a questionnaire measure of adjustment to cancer: the MAC scale [J]. Psychol Med, 1988, 18(1): 203-209.

［6］官锐园，李虹，郭记敏，等. 简明癌症患者心理适应问卷的初步修订及信效度检验［J］. 中国心理卫生杂志，2008, 22(8): 68-71.

第六节　医患沟通技能的评价

医患关系（doctor-patient relationship）基本要素包括六个"C"，即选择（choice）、称职（competence）、交流（communication）、同情（compassion）、连贯性（continuity）及利益不冲突（no conflict of interest），其中医患交流（doctor-patient communication）是医患关系中最为重要的要素。

古希腊医学家希波克拉底说过，"语言、药物、手术刀是医生治病的三件宝"。他在哲学主体间性的理论中对医患沟通做出如下解释：医生和患者的关系不是直接的，而是以文化、语言、社会关系为中介，实质就是医患间的对话与交往。主体间性的理论认为，医疗处置是否正确并不完全取决于医生或者患者，而是取决于主体间性中的第三体，即医患双方的交往、对话。

医患沟通是医生临床工作中的不可或缺的技能之一，从病史采集到完成治疗，医患沟通贯穿整个医疗过程。良好的医患关系也需建立在有效的沟通基础之上，特别是在以患者为中心的现代医患关系模式中更是如此。良好的医患沟通不仅令人愉快，而且使得医生对患者的治疗更有效，可以显著提高治疗的效率和准确性，能获得患者更多的支持，有利于患者的康复，增加医生和患者双方的满意度。同时，中国的医疗纠纷原因分析显示，80%以上的医疗纠纷是由于医患沟通不当所致，15%与技术有关，只有3%是真正的医疗事故。因此，高超的医患沟通技术和有效的期望值管理技能是骨肿瘤科医生必须认真学习的本领。

沟通技能包括内容交流技能（content skills）、过程交流技能（process skills）、感知交流技能（perceptual skills）。医患沟通技能量表（SEGUE量表）是评价和指导临床医生沟通技能的主要工具之一，是一种清单式的流程，每个字母代表着该沟通模式的一个步骤：沟通前的准备（S—set the stage）；信息收集（E—elicit information）；信息给予（G—give information）；理解患者（U—understand the patient's perspective）；问诊结束（E—end the encounter）。SEGUE量表在临床上已经应用超过15年，其内在一致性、评价可靠性和操作实用性良好，在医患沟通训练中得到广泛的认可。

SEGUE量表涉及医患沟通的准备、信息收集、信息给予、理解患者、结束问诊五个部分，共有评价指标25项，具体评价指标见表1-6-1，每项指标1分，总分25分，被测试者获得分值越高，表示沟通技能越好。评分标准按照沟通内容项：1～4、6～11、16～18、20～21、24～25项，每项只要在沟通过程中出现过1次就给分；沟通技巧项：5、12～15、19、22～23项，每项在沟通过程中如果有1次没有做到就不得分。如根据SEGUE量表第1项内容，有礼貌地称呼患者，被测试者在沟通过程中使用了礼貌用语，可视为得分。SEGUE量表的第12项"避免诱导性提问"，在整个沟通过程中被测试者一旦使用诱导性提问就无法得分。

表 1-6-1　医患沟通技能 SEGUE 评价量表

准备	是	否
1. 有礼貌地称呼患者		
2. 说明此次问诊的理由（了解情况、进一步诊断治疗、汇报上级医师）		
3. 介绍问诊和查体的过程（如问诊的内容、先后顺序等）		
4. 建立个人信任关系（如适当的作自我介绍、讨论一些目前疾病以外的话题）		

续表

准备	是	否
5. 保护患者的隐私（如关门等），尊重患者的选择权、隐私权		

信息收集	无法回答	是	否
6. 让患者讲述对其健康问题和（或）疾病发展过程的看法			
7. 系统询问影响疾病的物理、生理因素			
8. 系统询问影响疾病的社会、心理、情感因素（如生活水平、社会关系、生活压力等）			
9. 与患者讨论既往治疗经过（如自我保健措施、近期就诊情况、以前接受的其它医疗服务等）			
10. 与患者讨论目前疾病对其生活的影响（如生活质量）			
11. 与患者讨论健康的生活方式／疾病预防措施（如疾病危险因素）			
12. 避免诱导性提问／命令式提问			
13. 给患者说话的时间和机会（如不轻易打断患者的讲话）／无尴尬停顿			
14. 用心倾听（如面朝患者、肯定性的语言、非语言的意见反馈等）			
15. 核实／澄清所获得的信息（如复述、询问具体的数量）			

信息给予	无法回答	是	否
16. 解释诊断性操作的理论依据（如体格检查、实验室检查等）			
17. 告诉患者他（她）目前身体情况（如体格检查、实验室检查的结果，解剖学异常／诊断的结果）			
18. 鼓励患者提问、核实自己的理解，安慰、鼓励患者			
19. 根据患者的理解能力讲行适当（语速、音量）调整（如避免使用／解释专业术语）			

理解患者	无法回答	是	否
20. 认同患者所付出的努力、所取得的成就、所需要克服的困难（如感谢患者的配合）			
21. 体察患者的暗示／配合默契			
22. 表达关心、关注、移情，使患者感到温暖，树立信心			
23. 始终保持尊重的语气			

结束问诊	是	否
24. 问患者是否还有其它的问题需要探讨		
25. 进一步说明下一步的诊治方案		

总体评价

评语

（张宏，刘杰，李莹，乔睿琦）

参考文献

［1］MAKOUL G. The SEGUE framework for teaching and assessing communication skills［J］. Patient Educ Couns, 2001, 45(1): 23-34.

［2］SKILLINGS J L, PORCERELLI J H, MARKOVA T. Contextualizing SEGUE: evaluating residents' communication skills within the framework of a structured medical interview［J］. J Grad Med Educ, 2010, 2(1): 102-107.

［3］任朝来. 医患沟通的实用技巧［J］. 医学与哲学, 2015, 36(6): 55-57.

［4］张佳钰，梁景平. 医患交流技巧的回顾性研究［J］. 中国医学伦理学, 2016, 29(1): 129-132.

第七节 医患交流的坏消息告知

在医患交流中，坏消息是指对患者期望的目前或将来的情况进行否定的消息，包括肿瘤确诊、肿瘤复发、转移、终止治疗、不可逆的副作用以及临终关怀的提出等。在医患沟通中，向患者告知诊断结果是整个医疗活动必不可少的一个过程，同时也属于法律规定的患者知情权的一部分。但肿瘤与普通疾病预后的差异使肿瘤患者不同于普通患者，告知患者肿瘤相关的坏消息难度很大，需要相当的沟通技巧。

以往，肿瘤是死亡的代名词，因此患者家属和多数医生认为传递肿瘤诊断结果给患者，对患者既不人道也不利于诊疗。然而随着社会老龄化的加重，肿瘤的发生率会越来越高，患者也会越来越多，告知患者肿瘤消息是一个不可回避的重要临床问题。2006 年，世界卫生组织将恶性肿瘤定义为可控制的慢性疾病，表明随着医学科技水平的持续提升，多种肿瘤可以取得良好的治疗效果。目前对于肿瘤的诊断，大多数家属的第一反应倾向于不让医生向患者说明疾病的诊断和预后。但研究表明，患者更想了解诊疗的全部过程，告知患者真实的情况对于疾病的治疗具有积极作用，而这同时也是对患者知情权的保障。

向患者告知坏消息是一项有技术含量的沟通任务，有质量的坏消息告知益处很多，可以使患者的生活态度更积极，生存期望值更高，依从性更好。因此，具有良好的坏消息传递技巧是提高癌症患者生存质量的重要手段之一。肿瘤科医生与患者之间的沟通被视为一项核心的临床技能，值得投入大量时间和资源进行培训学习。

坏消息告知的研究表明，沟通技巧应该是逐步铺垫、循序渐进、表达同情、给予鼓励 / 希望。目前已有较多关于肿瘤坏消息告知的模型，下面介绍两种主流的肿瘤告知模型—美国的 SPIKES 模型与日本的 SHARE 模型。

一、SPIKES 模型

SPIKES 医患沟通模型由美国著名的肿瘤治疗中心—MD. 安德森医院的 Baile 医生提出。该模型将告知患者及家属坏消息分为 6 个步骤，因此又被称为 SPIKES 6 步法，每个字母代表着该沟通模式的一个步骤：安排谈话（S—setting up the interview）、评估患者的认知能力（P—assessing the patient's perception）、获得患者的许可（I—obtaining the patient's invitation）、医学专业知识的告知（K—giving knowledge and information to the patient）、稳定患者情绪（E—addressing the patient's emotions with empathic response）、策略与总结（S—strategy and summary）。该模型直接且实用，目的是使临床医生能够顺畅地实现坏消息的传递与交流，并且达到 4 个主要目的：收集患者信息、传递医疗信息、为患者提供支持、制定未来治疗策略，并促使患者与医生进行合作。肿瘤科医生、实习生以及受过该模型培训的人群调查报告表明，他们向患者传递坏消息的能力得到了增强。SPIKES 模型具体步骤如下：

（一）第一步：安排谈话（S）

在安排谈话之前，心理预演谈话准备是应对过大压力的有效办法之一。临床医生可以通过病情回顾、模拟告知患者治疗计划以及回应患者激动的情绪反应或疑难问题来完成。医生作为带来坏消息的使者应带有沮丧情绪但又充满责任感，虽然坏消息会让患者难过，但是这个信息对他们进行下一步治疗的未来计划是必不可少的。

谈话的小技巧：

1. 营造隐私的环境

病情的坏消息是一种敏感话题，有时不恰当的周围环境会让这种交流陷入困境，一种隐私的环境（哪怕这种隐私环境是一种假象）有利于排除周围的干扰进行集中讨论。因此会诊室是理想的谈话地点，如果没有会诊室可以通过窗帘营造出类似环境。此外应为患者准备纸巾、水等物品。

2. 让更多人参与

多数患者倾向于得到家人的陪伴，但是应由患者自行决定。如果患者家属众多，应让患者选择 1～2 名家属代表。

3. 坐下来

坐下来可以让患者处于放松的状态，同时表明你时间充裕。在你与患者之间不要设置障碍，让患者感到你的亲切。此外，多数谈话是在检查患者之后进行，因此应留给患者足够时间穿戴好衣服。

4. 建立医患联系

持续的眼神交流可能会让患者心理焦虑，但这是建立良好医患关系的重要方式。如果患者允许的话，可以握住患者的手或触摸手臂给患者安慰。

5. 处理好时间及可能出现的额外干扰

告知患者此次谈话有时间的限制，因此希望在此次谈话的过程中不被干扰，将手机等通讯设备调节至静音。

（二）第二步：评估患者的认知能力（P）

在你向患者说明医学结论之前应使用一个开放性问题来开始谈话，以了解患者对当前状况的看法。例如，目前为止医生对你的健康状况都说了什么？告诉我你了解的自身情况？你是否理解我们建议你做核磁共振检查？由此可以解除患者内心的防御机制，基于患者的回答你可以纠正错误的信息并且根据患者的认知能力调整坏消息的告知程度，为下一步告知患者坏消息做好铺垫。这一过程还可以完成一项重要的任务，即了解患者是否有任何对病情进展一厢情愿的想法或者对疾病结局不切实际的期望。

（三）第三步：获得患者的许可（I）

大多数患者希望获得关于他们疾病诊断、进展及预后的细节信息，若刻意的规避病情信息反而会引起患者的不安与焦虑，然而某些患者并非如此，所以医生需了解患者的意向才能在谈话过程中不引起患者的抵触和反感。可以在安排患者做辅助检查时，刻意暗示性地询问患者是否想知道检查结果。例如，你想让我告诉你检查结果吗？你愿意花时间与我讨论下一步治疗方案吗？如果患者愿意知晓详情，应主动回答患者所有问题并将病情充分地告知其家属。

（四）第四步：医学专业知识的告知（K）

提醒患者坏消息即将到来，可以减轻坏消息对患者的冲击，医护人员应预测患者接受坏消息后的反应以便让患者做好准备，使用"很不幸……"、"我也很难过……"这些语句可以与患者产生共情。在向患者告知坏消息时应注意以下几点：①应该充分的照顾患者的认知及词汇水平；②尝试使用非医学专业行词汇，比如使用"扩散"代替"转移"，"组织样本"代替"活检"等；③避免过于直率的告知，例如"你得了严重的癌症，必须立即手术，否者你会很快死亡"，这可能会导致患者感觉孤立无援而产生愤怒进而责备医护人员；④将坏消息分成几部分，实时观察患者情绪及理解情况；⑤当预后不好时，避免使用类似"无能为力"的词语，应与患者沟通其他的治疗目标，如良好的疼痛控制及症状缓解。

（五）第五步：稳定患者情绪（E）

回应患者情绪是医护人员在传递坏消息时最困难的挑战之一。在接收到坏消息之后，患者情绪反应可能沉默、怀疑、哭泣、否认或者愤怒，这些情绪反应是患者震惊、孤立或者悲伤的表现。除非患者情绪稳定下来，否则很难继续讨论其他问题，此时医护人员应该通过共情反应来支持患者。

共情包括以下四个步骤：①观察患者情绪；②观察患者的表情以识别患者情绪，如果患者表现出悲伤或者沉默，应使用开放性问题询问患者的想法与感受；③找出坏情绪产生的原因，通常情况下坏消息是直接原因，但若有怀疑则应再次询问患者；④给出让患者表达感受的时间，让患者明白医护人员此时与他感同身受，例如"我也很难接受这个事实"。在共情的过程中应观察患者情绪，如患者流泪，应递给患者纸巾并适当靠近。医护人员可以触碰患者手臂或者握住患者的手并稍作停顿，平复患者情绪，使患者感到医护人员正为他难过。常见关于共情的语句见表 1-7-1。

表 1-7-1　医患告知中常见共情、探索、确认的语句

共情	探索	确认
"我知道这让你很不高兴"	"你的意思是？"	"我能理解你的感受"
"我想你不愿意听到这个"	"好好给我讲讲？"	"每个人都会有相同的反应"
"我知道这对你不是好消息"	"你能解释下你的意思吗"	"你这样想是完全正确的"
"我很抱歉告诉你这个"	"是不是吓到你了？"	"是的，你对结局的理解很对"
"这对我来说也很困难"	"告诉我你在担忧什么"	"看来你已经想的很清楚了"
"我也希望能有更好的结果"	"你说你担心孩子，说说孩子"	"许多患者也有类似的经历"

在达到共情反应之后，医护人员可以用一个确认的语句来支持患者，让患者知道他们的感受是合理的。

（六）第六步：策略与总结（S）

当患者对自己的疾病预后有正确认知时，焦虑与不确定的感受就会大大减少。在开始谈话之前，询问患者是否做好准备进行该谈话是必要的。向患者提供可行的治疗方案不仅是一项法律要求，而且会确立医生重视患者意愿的印象。当治疗不成功时，与患者讨论病情可以减少医护人员内心的挫败感。

如果确认为坏消息，临床医生在与患者讨论治疗方案的选择及预后时，医生通常会感到焦虑与难过。这是临床医生根据自己的实践所得的经验。这种不适感是源于临床医生对患者及自身的担忧，包括患者预后的不确定性、对患者希望的破坏、患者对病情的过于乐观、诊疗过程中自己存在的不足等。策略性谈话可以极大地促进双方进行有效的沟通。首先，许多患者在谈话之前已经对自己病情的严重性与治疗的局限性有所了解，但并不敢前来询问结果。探索患者的认知、期望和希望（SPIKES 中第二步）使临床医生了解患者的心理状态，并由此开始讨论或者谈话。当患者表露出不切实际的期望时，要求患者描述病情通常可暴露出患者在预期背后的恐惧及担忧情绪，让患者表达出这些情绪，对于使他们接受病情的严重性有一定的帮助。如果患者在谈话中情绪不佳时，那么 SPIKES 中第五步是非常有效的。在谈话中应了解患者心里的重要目标（比如某种症状的控制），确保患者得到了最好的治疗及护理，这将使医生在可能的情况下为患者构建新的希望。

二、SHARE 模型

SHARE 模型理念由日本学者 Fujimori 于 2003 年提出，于 2007 年由日本肿瘤心理学学会（Japan Psycho-Oncology Society，JPOS）主导设计。SHARE 模型强调沟通的有效性，以便在患者接收到坏消

息时为其提供心理支持。SHARE 缩写代表了这种结构化模型的 4 个主要组成部分，分别为环境的支持（S-supportive environment）、坏消息的传递（H-how to deliver the bad news）、其他补充信息（A-additional information）、安慰与情感支持（RE-reassurance and emotional support）。对于肿瘤患者，SHARE 模型提供了一个情感缓冲地带，帮助患者忍受悲痛，并在患者、家属及医生之间建立良好的沟通模式，详细操作步骤见表 1-7-2。

表 1-7-2　SHARE 模式具体实施步骤

SHARE 组成部分	沟通要点
S（设置环境）	亲切的问候患者 看着患者的眼睛与脸庞 要有足够的时间 建议家属同时在场
H（传递坏消息）	鼓励患者提问 勿在无铺垫的情况下透露坏消息 回顾自己对患者病情的了解 不使用专业用语 使用更多的图像 写在纸上便于患者理解 观察患者是否理解 注意谈话的节奏应适中 要清楚的传达坏消息的要点
A（其他补充信息）	回答患者全部的问题 解释患者目前疾病的状态 讲述该类型癌症治疗的前景 提供给患者更多支持性信息（疾病相关或非疾病相关） 讨论患者未来的日常活动及工作状态
RE（安慰与情感支持）	询问患者的担忧与焦虑 说一些早已准备好的话（以共情为目的） 为了照顾患者的感受而保持沉默 接受患者的情绪表达 说一些安慰患者的话 用一种充满希望的语气说话 告诉患者可以期待的事情 负责照顾患者直到生命的最后一刻

研究表明，接受 SPIKES 模式与 SHARE 模式培训的肿瘤医生在与患者沟通交流时自信心有显著提高。共情技巧的学习让临床医生获得提供情感支持的技能，包括使用沉默、接受患者的情绪表达、提供希望、解释临床发现、保持眼神交流及避免专业术语。在坏消息的告知过程中，评估患者对自身疾病的理解及寻找共情话题是相比于之前的方式更优秀的沟通技巧。此外，应用这些技能并未延长谈话时间，经过培训后的肿瘤科医生在繁忙的临床诊疗中无需承担额外的时间压力便可以减少患者的心理困扰，提高诊疗水平。

三、Calgary-Cambridge 指南

Calgary-Cambridge 指南为宣布坏消息提供了一个安全的手段。几乎所有处理这种困难处境所需要的技巧都涵盖在指南中。

与患者及在场的重要关系人物建立支持和信任的关系、根据患者所需提供信息、尝试理解患者的观点并以合作伙伴的关系来工作，所有这些技巧对于宣布坏消息都很重要。

（一）主要内容（见表 1-7-3）

表 1-7-3　宣布坏消息的步骤

准备
- 尽早预约一次见面
- 安排足够且不被打扰的时间，确保交谈没有干扰
- 选择一个舒适的、熟悉的环境
- 适当鼓励患者邀请配偶、亲属或朋友陪同就诊
- 充分准备好与患者有关的临床情况、病历记录及其个人背景资料
- 尽可能将你自己的"精神包袱"和个人感受放在一边

开始会谈 / 设置场景
- 总结病情的进展情况；与患者进行核实
- 发现自上次就诊后出现的新情况
- 校准患者的想法 / 感受
- 协商议程

分享信息
- 首先评估患者对病情的理解情况，患者已经知道什么、正在想什么或已经被告知什么
- 评估患者希望了解多少
- 先预告不好的消息即将来临，比如，"我担心我们得做一些工作……"或"恐怕事情看起来要比我们预计的更严重……"
- 简洁、诚实地提供基本的信息，并重复要点
- 把你的解释与患者的观点联系起来
- 不要过早给予患者太多信息；给予信息时不要"缩手缩脚"，但也不要铺天盖地
- 要"小块小块"地给予信息；口头地对信息进行归类
- 注意节奏，在进程中反复检查患者的理解情况及感受
- 谨慎地使用语言，要根据患者的智力、反应和情绪给予相应的信息，避免使用医学专业术语
- 自始至终都要注意你自己的非语言行为

显示出对患者情绪的敏感
- 解读患者的非语言线索（面部 / 肢体语言、沉默、流泪）并做出回应
- 允许"戛然而止"：当患者岔开话题或停止聆听时，给予患者时间和空间，允许表达的信息被患者否定
- 适当地停顿，给患者提问的机会
- 在谈话的进程中要评估患者对更进一步信息的需求，并根据患者需求提供更详尽的信息。由于个体差异，每个人的偏好可能会随着时间推移（或从一种情况到另外一种情况）发生改变
- 鼓励患者尽早表达他们的感受，如："听到这个消息您有什么感受？""我很抱歉这对您来说很难接受""您似乎被这个消息弄得心烦意乱"
- 通过接受、共鸣和关心，回应患者的感受和困境
- 检查患者先前对信息的了解情况
- 特别要引出患者所有的担忧
- 检查患者对所给信息的理解情况（如："您愿意谈谈您将要告诉妻子什么吗？"）
- 注意那些非共享的含义（如：癌症对医生而言与对患者而言意义不同）
- 不要害怕流露情感或悲痛

计划与支持
- 弄清患者所有的担忧，将无法抗拒的负面感受分解为可管理的问题、排出优先次序，区分确定的与不可确定的事情，并提供具体的帮助
- 确定下一步的计划
- 为今后可能出现的负面事件提供一个宽泛的时限
- 给予切合实际的希望（"做最坏的打算，向最好的结果努力"）
- 与患者建立同盟（"我们可以一起来解决这个问题""我们来通力合作"），如：强调与患者的伙伴关系，确定你做为患者辩护人的角色

・强调生活的质量

・安全保障网络

随访与结束

・总结并检查患者的理解情况以及有无额外的问题

・不要仓促为患者安排治疗

・尽早安排进一步的预约，提供电话预约等

・确定支持系统，让患者的亲属和朋友参与其中

・会见 / 告诉患者的配偶或其他相关人

・提供书面的材料

　　如果患者有人陪伴，那么还要解读和回应陪同者的语言和非语言线索，允许停顿以便他们提问，但要牢记：患者才是你的首要关注对象

（二）关键技巧

宣布坏消息的过程是由相互连续的情境组成，其中会谈的内容以及所需应用的 Clgary-Cambridge 指南中某些核心的沟通过程技巧，在强度、目的性等方面都有所不同。以下通过列表的形式，对 Calgary-Cambridge 指南中的过程技巧进行介绍（表 1-7-4）。

表 1-7-4　Calgary-Camtbridge 指南中的关键技巧

Calgary-Camtbridge 指南中的关键技巧	更深、更强、更有意图地应用这些技巧
开始	与其他任何会谈一样，成功设置场景很重要
准备	如何安排预约见面，如果消息很严重或者需要给予的信息很复杂，见面前就需要特别考虑和计划。应该在什么时间、什么地点约见患者？谁应该在场？你作为医生，在情感上和事实上是否做了充分的准备
问候患者、协商议程	会谈时不止一人在场：多数患者或者知道将被告知不好或复杂信息的患者，会带一个亲属或朋友陪同患者一起来见医生。因此，医生会遇到不止一个人在场的情况，他们各有不同的想法、顾虑和期望，以及议程也各有不同。聚焦于"主体的"患者是必要的，但是要考虑到陪同的朋友或亲属的重要性。如果有时间，可以分别约见患者和亲属，再与患者及其亲属一同会谈，这往往是很有帮助的
解释与方案制定	宣布坏消息是解释与方案制定的一种特殊情况，这种困难的处境需要特别巧妙地应用到在会谈时的绝大多数技巧
分段核对	以可管理的条块形式发出信息并检查、核对患者的理解情况是此处的关键技巧，在会谈的进程中，要求医生在任何一个特定的时间都能评估、校准患者所处的情绪阶段
评估患者的起始点	发现患者已经知道什么、害怕什么还是希望什么，这很困难，但至关重要，特别是当患者受到惊吓时。如果有亲属或朋友在场情况会更加复杂。在美国一项有关告知患者患上肿瘤疾病的"坏消息"时的医患交流的研究中，Eggly 等发现，陪同者明显比患者提出的问题更多，医生与陪同者之间的等级关系通过后者提出的问题得以凸显。这或许是因为患者在一开始处于被压倒的状态，因此乐意于有一个发言人代表他们的立场。医生在给出预后或者治疗方案的相关信息之前，对患者及其家属的地位情况进行准确的了解将会得到比较好的效果。医生的目标是理解和意识到患者及其亲属的早期诉求，以此为将来与患者及重要关系人物物建立良好的关系奠定感情基础
评估每位患者的个体信息需求	发现患者想知道什么也很关键。绝大多数患者（包括老年人）想知道他们是否得了癌症。评估患者希望对疾病了解到什么程度需要很高水平的技巧，了解患者的文化背景在此会有帮助，但最重要的是确定患者或重要关系人物的需求和偏好。不同的学者对于该如何完成这项任务有不同的建议。Buckman 建议，直接地预告初步问题，如"如果情况有些严重，您是那种想知道到底在发生什么的人吗？"Maguire 和 Faulkner 建议，通过委婉的分层方法宣布坏消息，每一步后都留一停顿以获知患者的反应。其他学者建议在发出预告之后，更直接地给出消息，并在进程中评估应如何推进。他们认为，那些使用否定机制的患者能够阻挡他们不想听到的消息

续表

Calgary-Camtbridge 指南中的关键技巧	更深、更强、更有意图地应用这些技巧
运用明确的分类或提示标志	先发出预告是对即将发出的信息明确分类或标记的一种特例——提醒患者注意，事实并非所愿。在会谈开始不久就给一个预告可能很有用，特别是随诊会谈。做这件事有很多方式，采取哪一种方式最好取决于患者的情况和医生的风格。对罹患终末期疾病的患者，或面临先兆流产而等待结果的患者，医生可能会说："恐怕这消息不如我们所希望的那样好"并伴随适当的非语言行为。在继续会谈之前，医生可以稍加停顿，让患者稍微消化一下负面消息。为了帮助患者集中注意力，常用的提示语也很重要，如"有两件重要的事情要记住，首先……，其次……"
将解释与患者的观点联系起来	鼓励患者和他们的陪同人员提问题，这对于双方建立信任十分有必要。Eggly 等发现患者及陪同人员最常提出的问题是诊断性检查结果、疾病的最终诊断和预后。老年患者提问较少，受过教育的患者问得相对较多
鼓励提问题	给予切合实际的希望：如果患者真的有望康复或好转，对医生而言则比较容易。例如：从道路交通事故中康复的患者，或者检查发现患有肾结石的患者。而给一个患严重卒中或化疗失败的患者以希望，则困难得多。所有的患者及其家属都渴望得到康复的希望。医生的首要任务是阐明衍生的相关问题，鼓励患者并灌输希望给患者，与患者形成合作伙伴关系，肯定患者在这个过程中的努力。儿科医生在向儿童肿瘤患者的父母说出其确切预后情况时，即使预后情况不乐观，采取以上做法也可以给予父母对其康复的希望。Clayton 等在与癌症晚期患者及其家属的沟通案例的回顾性研究中发现，激励患者父母给予患者关怀和支持，给予患者生活上的一些期望（如希望未来参加女儿的婚礼），或者缓解患者的疼痛，这些比简单的向患者表达想要延长其生命的做法更为有效
讨论方案和意见	讨论治疗方案：当患者准备好听取医生的治疗建议时，医生需要再次介绍治疗方案，使患者参与到治疗决策之中 给出病情预后：如果患者想讨论预后，要避免给出过于确切的时间表。不过，给患者一个宽泛的框架，可能对那些希望提早做计划的患者有所帮助
建立关系	在整个会谈过程中，持续不断地与患者及任何在场的重要关系人物建立关系非常重要。如果你对患者或其重要关系人物不是很了解，那么在互动的最开始时，就需要有意地为建立信任关系奠定基础
获取线索	
表现出共鸣	医生应当留意非语言的线索以找出患者想要提问的要点，或者准确测定患者的情绪状态，然后表现出共鸣和对患者处境的同情。这也给医生留出空间去询问患者更深层次的顾虑，并回应他们的感受。如"我明白，听到检查结果，您特别沮丧……我非常抱歉……您提到过您的丈夫是位残疾人……您还有什么其他担忧想现在讨论吗？"提取线索的一个特例是出现"戛然而止"的患者（或重要关系人物）：在听到坏消息时一下子呆愣在那儿，或者无法听到你在说什么。如果确定患者不想再听任何话，就需要在会谈进程中将给予的信息分成条块，并留意患者对信息的理解情况，还要特别注意患者的语言暗示（如突然转换话题），或者更常见的非语言暗示（如：流泪哭泣、沉默，看上去不舒服或者生气）
理解患者接受坏消息后的看法和感受	医生发现，患者在获知不好的消息后常常会痛哭不已，而当患者及其家属在宣泄过激的感受和情绪时，医生自己很难保持沉默。Back 等研究了医生在"被告知"患者保持沉默时展现出的行为特征：这个时候医生看起来非常不安，以及他们会表现出负面的、非言语的行为。作者提倡同情式的沉默，即医生需要表现出对患者的关怀并且尽快打破沉默以防患者感到尴尬不适
提供支持	为患者提供支持非常必要。公开的陈述，如"我们需要一起来解决这个问题"或"我将代表您咨询专科医生"或"我们不会丢下您一个人去应付这件事……现在我们继续进行如何？"等，都会帮助患者，因此需要予以强调
表现出恰当的非语言行为	不掩饰自己的沮丧：如果医生在宣布坏消息时无动于衷，则会让患者感到很失望。医生不应该害怕情感流露，但是，你的沮丧能为患者分担多少是很难判断的，必须依个人的性格及特定的情况而定。但显而易见，处理医生的沮丧不是患者的任务。另一方面，医生在完成这一复杂的任务时很难不表现出焦虑，而此时患者却可能获取到医生的非语言线索。此时，保持患者的自信心和继续建立与患者的友好关系是总体目标

续表

Calgary-Camtbridge 指南中的关键技巧	更深、更强、更有意图地应用这些技巧
会谈结束	会谈结束这部分的时间经常会有意外收获，在这一阶段，医生往往能与患者就接下来的步骤进行总结
与患者约定有关接下来的步骤	清晰的随访计划、设定下次预约的日期、提供给患者有效的联系方式、检查商定的计划是否一切无误并开始计划接下来的步骤，这些都被视为对患者的支持和安慰。如果患者表示想把有关诊断或预后的信息告知他人时，与患者的重要关系人物进行联系常常有所帮助。这样可以让患者有时间做好心理准备接受坏消息，并决定他们需要多长时间来考虑治疗方案
安全保障网络	用书面的形式记录下已告知患者及亲属的内容：这极其有帮助，特别是在家庭医生与专科医师互相沟通，或患者将接受其他医疗机构团队的治疗时

（张宏，李佶锴，刘永恒，冯江涛）

参考文献

［1］ BAILE W F, BUCKMAN R, LENZI R, et al. SPIKES-a six-step protocol for delivering bad news: application to the patient with cancer［J］. Oncologist, 2000, 5(4): 302-311.

［2］ FRIEDMAN H J. Physician management of dying patients: an exploration［J］. Psychiatry Med, 1970, 1(4): 295-305.

［3］ FUJIMORI M, AKECHI T, AKIZUKI N, et al. Good communication with patients receiving bad news about cancer in Japan［J］. Psychooncology, 2005, 14(12): 1043-1051.

［4］ FUJIMORI M, AKECHI T, MORITA T, et al. Preferences of cancer patients regarding the disclosure of bad news［J］. Psychooncology, 2007, 16(6): 573-581.

［5］ FUJIMORI M, OBA A, KOIKE M, et al. Communication skills training for Japanese oncologists on how to break bad news［J］. J Cancer Educ, 2003, 18(4): 194-201.

［6］ FUJIMORI M, SHIRAI Y, ASAI M, et al. Development and preliminary evaluation of communication skills training program for oncologists based on patient preferences for communicating bad news［J］. Palliat Support Care, 2014, 12(5): 379-386.

［7］ FUJIMORI M, SHIRAI Y, ASAI M, et al. Effect of communication skills training program for oncologists based on patient preferences for communication when receiving bad news: a randomized controlled trial［J］. J Clin Oncol, 2014, 32(20): 2166-2172.

［8］ FUJIMORI M, UCHITOMI Y. Preferences of cancer patients regarding communication of bad news: a systematic literature review［J］. Jpn J Clin Oncol, 2009, 39(4): 201-216.

［9］ LIND S E, DELVECCHIO GOOD M J, SEIDEL S, et al. Telling the diagnosis of cancer［J］. J Clin Oncol, 1989, 7(5): 583-589.

［10］ OKEN D. What to tell cancer patients: a study of medical attitudes［J］. Jama, 1961, 175: 1120-1128.

［11］ PTACEK J T, EBERHARDT T L. Breaking bad news: a review of the literature［J］. Jama, 1996, 276(6): 496-502.

［12］ 唐咏. 老年晚期肿瘤患者及家属照顾者死亡态度和病情告知的需求分析［J］. 医学与哲学 (B), 2017, 38(6), 93-95.

第二章 骨肿瘤外科治疗学

第一节 骨肿瘤外科治疗学概论

一、骨肿瘤手术切除原则与方法

（一）手术切缘分类

外科手术时肿瘤和周围组织切除的程度可用囊内、边缘、广泛、根治手术四种方式加以描述（图2-1-1、表2-1-1）：

1. 囊内手术（intralesional excision）：手术切除在病灶囊内，最常用的是诊断性切开活检、刮除术或次全刮除术。

2. 边缘手术（marginal excision）：经假性包囊或反应组织，病灶可整块切除。作为局部手术，边缘切除是指良性病灶的切除活检或整个切除；边缘截肢是一种辅助手术或姑息手术，主要是受解剖部位限制而不能做更大切除。

3. 广泛手术（wide excision）：包括将病灶、假包膜或反应区以及肿瘤周围部分正常组织一同切除，手术完全是在正常组织内；如病变在间室内，需切除整块肌肉，称为广泛局部切除。

4. 根治手术（radical resection）：包括将病灶、假包膜或反应区以及整块骨或肌肉整块切除，纵向包括关节近端的骨和肌肉起点，横向包括软组织间室的主要筋膜或超出骨内病灶的骨膜。

上述四种手术方式每一种都比前一种手术方式更彻底，该手术系统期望肿瘤的切除范围和肿瘤的复发率之间有显著的相关性，借此制定术后的辅助治疗方案和指导术后的复查计划。

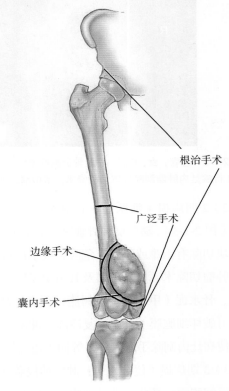

图 2-1-1 骨肿瘤手术方式

表 2-1-1　治疗措施的选择

类型	切除范围	镜下的达到要求	手术方法	
			肢体挽救手术	截肢
囊内手术	在病灶内	肿瘤限于边缘	囊内刮除	囊内截肢
边缘手术	在反应区 - 囊外	反应组织 ± 微卫星肿瘤	边缘整块切除	边缘截肢
广泛手术	超越反应区，经正常组织	正常组织 ± "跳跃病灶"	广泛整块切除	广泛经骨截肢
根治手术	正常组织 - 间室外	正常组织	根治整块切除	根治解脱术

（二）手术方式的分类和应用

1. 良性骨肿瘤的外科治疗原则

良性骨肿瘤多采用手术切除治疗，如果切除不彻底可导致局部复发或恶性变。良性骨肿瘤的外科治疗原则如下：

（1）1 期病损（潜隐性）：通常是非瘤性病变，如骨囊肿、组织细胞纤维瘤、软骨瘤、外生骨疣、纤维结构不良（图 2-1-2）等，多数几乎不发展或早已停滞（成人），很少出现伴随症状，不需要任何手术治疗。如有手术指征，病灶内肿瘤切除很少有复发危险，因为这些病变趋向于自发地生长停滞，在一些特殊病例（外生骨疣、纤维结构不良等），可能有边缘切除的指征，但是通过病灶内肿瘤切除几乎仍无复发的危险性。

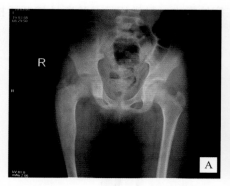
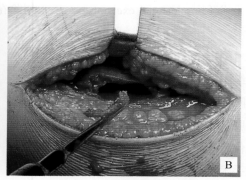

图 2-1-2　患者，女，8 岁。右股骨近端纤维结构不良。A 骨盆平片示右股骨近端膨胀性改变，髓腔内呈"磨砂玻璃样"改变；B 行病灶内肿瘤刮除异体骨植骨术，术中刮出细沙粒样肿瘤组织

（2）2 期病损（活跃性）：这类肿瘤包括骨样骨瘤、成软骨细胞瘤及成骨细胞瘤、软骨黏液样纤维瘤（图 2-1-3）、动脉瘤样骨囊肿、部分骨巨细胞瘤，这些病变属于囊内型，边缘切除复发危险性很小。有时整块切除有困难或手术有危险，或术后可能严重丧失功能，即使局部复发有较高的危险性，也选择病灶内肿瘤切除术。肿瘤包膜及其组织反应区内可能有卫星瘤灶，经病灶内切除常能复发，可局部使用石碳酸、骨水泥（甲基丙烯酸树脂，可产生高温或化学性坏死）、液氮或者温生理盐水溶液重复冷冻 - 解冻（可破坏细胞膜），并反复冷冻、冲洗，后两种辅助治疗方法已经被证实可以有效地扩展手术切除边缘，使病灶内刮除手术的效果等同于边缘切除术。

（3）3 期病损（侵袭性）：肿瘤的侵袭性大，已扩展到囊外（T_1）或甚至扩展到间隙外（T_2），如某些骨巨细胞瘤、某些成软骨细胞瘤、成骨细胞瘤及动脉瘤样骨囊肿等，行病灶内手术有很高的复发危险性，需要使用骨水泥及液氮等辅助方法灭活残留细微病灶，降低复发率。边缘切除有局部复发的危险性，但当不能行广泛切除治疗时，放射治疗可能有效，并可作为边缘切除术后的辅助治疗。可选择广泛切除术是因为术后复发危险性很小，如生长活跃的骨软骨瘤等。在肿瘤极度扩展（T_2）到间隙外或弥散性局

部复发的病例，高位截肢是唯一可选择的手术。

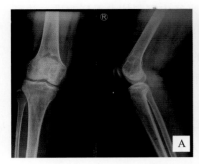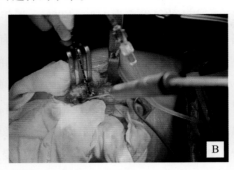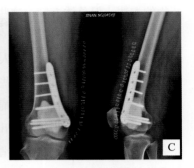

图 2-1-3 患者，女，45 岁。右股骨远端软骨黏液样纤维瘤。A 右股骨远端 X 线片示右股骨远端髓腔内溶骨性破坏，内有骨嵴，骨皮质无破坏，无软组织肿块形成；B 行微波局部灭活后，病灶内肿瘤刮除，骨水泥填充钢板内固定术；C 术后复查 X 线片示骨水泥填充满意，钢板固定牢固

良性骨肿瘤经病灶内切除的现代概念：①完整地显露肿瘤的外侧面。②次全切除肿瘤的薄壁，充分显露肿瘤的内侧面，能在直视下全部切除肿瘤实体，直至正常的皮质骨和骨髓腔为止。③瘤腔内凹凸不平的骨嵴要铲平，或用高速钻头磨平，彻底冲洗，清除组织碎屑。④局部辅助治疗灭活包膜及组织反应区内的残余细微瘤灶，相当于经肿瘤边缘切除。常用的灭活方法有 6% 苯酚涂浸瘤腔内壁，重复 2 次，一般能渗透进组织几毫米以灭活残余瘤灶。但苯酚可使瘤壁蛋白凝固，造成苯酚很难渗透至深层。南方医院使用 4% 碘酒浸涂瘤腔内壁；西京医院 20 世纪 60 年代首创 50% 氯化锌烧灼治疗骨巨细胞瘤；济南军区总医院骨病科使用 6% 苯酚灭活瘤腔并在瘤腔内行化疗，治疗骨巨细胞瘤获得良好效果；还有些使用液氮冷冻灭活、微波局部灭活（图 2-1-4）等；⑤骨腔灭活后采用植骨填充修复治疗。

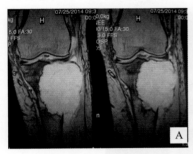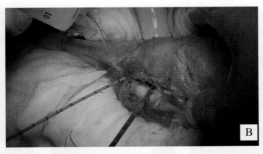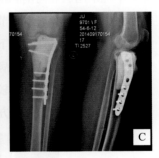

图 2-1-4 患者，女，60 岁。左胫骨近端骨巨细胞瘤。A 左胫骨近端 MRI 示左胫骨近端髓腔内肿瘤呈 T_2 均匀高信号，侵及软骨下骨，内侧骨皮质破坏，软组织肿块形成；B 行微波局部灭活后，病灶内肿瘤刮除，骨水泥填充钢板内固定术；C 术后复查 X 线片示骨水泥填充满意，钢板固定牢固

为了更好地说明良性骨肿瘤的治疗和手术重建原则，对于良性骨肿瘤的分级及其切除和重建的要点阐述如下，以下列出的原则同样适用于其他类似的分级相同的肿瘤：

第二级（例如，活跃的单房性骨囊肿）：通常说来，孤立性骨囊肿的诊断是基于患者的年龄，肿瘤部位和肿瘤的放射学特点。MRI 对于诊断的价值在于其能显示病变的含液空腔，空腔偶尔会被纤维性和骨性间隔分隔开来。孤立性骨囊肿有可能生长比较活跃，如果持续生长就可能引起局部力学不稳定，产生临床症状，甚至引起病理性骨折。和其他活跃的良性病变一样，孤立性骨囊肿病程也分为三期：活跃期、静止期、退化期。如果病变进入退化期，没有临床症状，就可以继续观察。如果病变范围比较大，无论处于活跃期还是静止期，都应进行外科干预。

传统的开窗刮除植骨是相对有效的治疗方式，包括切除囊壁、刮除病变、植骨。没有证据显示采用一些辅助手段，例如应用苯酚或类固醇能降低病灶的复发率，反而可能会显著增加某些并发症的发生率，

如导致愈合时间延长，从而使患肢术后制动数月。过去普遍应用多种经皮穿刺注入甲基泼尼松龙和其他药物的方法，但总体上看，这些治疗方法的复发率为15% ~ 88%。近年来经皮穿刺技术得到改进，并可以同时进行活检、灌洗和注入各种填充材料，其中最常用的填充材料有脱钙骨基质（demineralized bone matrix, DBM）与硫酸钙的混合人工骨。经皮穿刺注入含有DBM与硫酸钙的混合人工骨可以一次手术完成，是一种有效的治疗方式，在一些小样本的病例回顾中，尚未发现应用这项技术治疗后病变复发的报告。

第三级（例如，骨巨细胞瘤）：骨巨细胞瘤具有侵袭性、生长迅速、破坏髓腔和骨皮质等特点。大部分病变是单发的，当受累骨出现力学不稳定时会出现临床症状。影像学显示膨胀性的骨破坏，并且可能会破坏骨皮质，累及软骨下骨。如果出现病理性骨折，病变可能会侵入关节腔。因为该肿瘤具有局部侵袭性的特点，使治疗方式的选择比较困难。

从根本上说，骨巨细胞瘤的治疗是非常直接的，必须切除所有的受累组织。但目前也存在争议，如果对于肿瘤组织的切除不彻底，文献报道复发率可能高达50%。由于局部复发率较高，有些骨科医生认为对于大部分的三级骨巨细胞瘤应当整块切除，通过这种治疗方式，确实可以达到非常低的复发率，但是关节重建带来的并发症却难以让人接受。

随着对骨巨细胞瘤局部侵袭性认识的不断提高，外科技术的不断改进，国内外一些学者提出了扩大刮除术（aggressive curettage）的概念。所谓扩大刮除术主要是应用高速磨钻从病灶内磨除受侵骨质，然后再用脉冲冲洗和化学制剂（苯酚、酒精和骨水泥）处理骨腔，达到边缘切除的效果。扩大刮除术治疗肢体骨巨细胞瘤极大程度地保留了肢体的功能，降低了肿瘤的复发率。

肢体骨巨细胞瘤常发生在膝关节附近，由于发病年龄多在中年，患者生存时间长，对肢体功能要求高。如果单纯采用病灶内刮除植骨术，有时需要骨量较大，并且植骨吸收，与复发很难鉴别；此外在骨愈合前需要保护性负重，影响关节功能恢复。为减少以上问题，可采用骨水泥作为一种填充材料应用于骨巨细胞瘤的病灶填充，其具有以下优点：①即刻充填骨缺损，恢复骨质的连续性，术后可早期负重。②骨水泥聚合时所释放的热量可以对病灶边缘形成高温灭活作用，进一步降低复发率。③可以从X线片上早期发现复发的患者。如果肿瘤范围较大，需要考虑应用内固定使骨水泥与骨性包壳锁定为一体，防止松动的发生。目前国内外常用的内固定方法有钢板内固定、髓腔内植入多根克氏针固定或交叉螺钉固定（图2-1-5）。

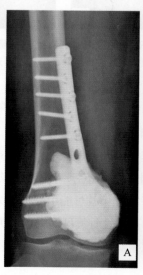
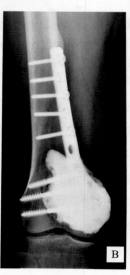
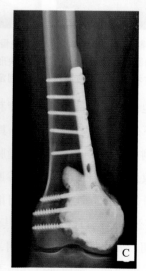

图 2-1-5　患者，男，41岁。右股骨远端骨巨细胞瘤，行肿瘤刮除，骨水泥填充内固定术。A（2009-4-14）术后4d，X线片见骨水泥填充满意、内固定牢固；B（2010-4-6）术后12个月；C（2011-11-22）术后31个月，关节间隙正常，内固定牢固

在出现病理性骨折的病例中，由于肿瘤已经完全破坏关节周围的骨质侵入关节，需考虑采用整块切除的手术方式，包括广泛的局部切除或者边缘的整块切除，同时应用异体骨关节移植的方法恢复骨的解剖学连续性。目前广泛提倡使用冷冻、干燥保存的异体骨关节来重建骨缺损，并且应由具有丰富经验和能够获得合适移植材料的骨科医生来实施。常见的并发症包括骨不连、骨折、软组织不愈合和感染等，可通过充分的预防适当减少并发症的发生。如果对于较大的骨缺损和关节缺失，可以应用人工假体置换和异体骨 - 人工假体复合置换（图 2-1-6）。

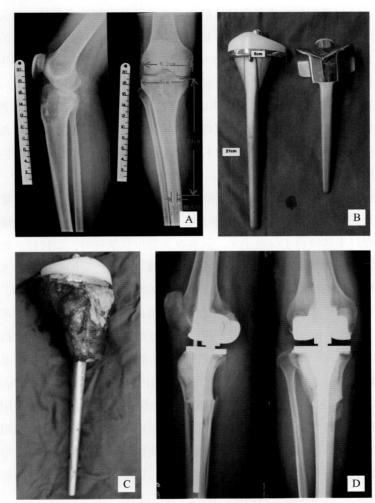

图 2-1-6　患者，男，35 岁。右胫骨肿瘤术后 2 年局部复发，行右胫骨近端瘤段灭活复合关节假体移植治疗。A 右胫骨近端 X 线片示右胫骨近端髓腔内溶骨性骨质破坏，未穿破骨皮质，无软组织肿块形成；B 根据术前 X 线片，定制加长髓针的胫骨近端假体；C 术中右胫骨近端瘤段切除后，酒精灭活，套接于胫骨近端假体，形成自体灭活骨复合人工关节；D 术后 X 线片示复合人工关节位置良好，骨水泥填充满意

2. 恶性骨肿瘤的外科治疗原则

（1）I_A 期：包括骨软骨肉瘤、骨旁骨肉瘤、脊索瘤、成釉细胞瘤、脂肪肉瘤、隆凸性皮肤纤维肉瘤和某些类型的血管外皮细胞瘤。这些肿瘤虽然是局部侵袭性肿瘤，但具有潜在产生囊外卫星瘤灶的特性，无论采用囊内还是边缘性切除，复发率都很高。不过其仍属间室内病变，采用广泛切除术即可降低复发的危险。

（2）I_B 期：包括部分骨肉瘤、尤文氏肉瘤、软骨肉瘤、恶性纤维组织细胞瘤、脂肪肉瘤、滑膜肉瘤、横纹肌肉瘤等。由于很多高度恶性肉瘤在诊断时已达间隙外，故 I_B 期肿瘤并不常见。这些肿瘤除周围有

卫星瘤灶外，还可能出现跳跃式的转移灶。因此，假如也采用广泛性切除，其结果不如 I_A 期肿瘤好。应选择截肢或广泛性手术加术后化疗或放疗。

（3）II_A 期：包括骨肉瘤、尤文氏肉瘤、软骨肉瘤、恶性纤维组织细胞瘤、脂肪肉瘤、滑膜肉瘤、横纹肌肉瘤等。为高度恶性肿瘤，具有高度的侵袭性和破坏性，跳跃性转移发生率高。可采用根治性切除或根治性截肢，但仍有一定的复发和转移风险，术后需要辅助放、化疗。

（4）II_B 期：由于肿瘤在间隙外，并且有跳跃性病灶，应选择根治性高位截肢或关节离断手术。但术前使用化疗或放疗，有时可以创造出保存肢体的广泛或根治肿瘤切除术条件。相关研究已证实放、化疗可以变更手术指征、降低局部复发的危险性；被广泛应用于骨肉瘤和尤文氏肉瘤治疗中的术前化疗有可能变更肿瘤的分期，当肿瘤对化疗敏感时（90% 以上的骨肉瘤细胞坏死），它的生长即停顿，假囊变成熟并转化成一层分化良好的骨或纤维组织，肿瘤周围的血管增生和水肿减轻。

（5）III 期：是恶性肿瘤病程的晚期，出现明确的肺或其他部位转移。对这类患者仅能做姑息治疗。如果转移灶较少，能够使用手术的方法切除，可以考虑将原发灶和转移灶切除。术前需要行化疗准备，先切除原发灶，在积极开胸切除肺部肿瘤，辅助术后放、化疗，可获得相当高的 5 年生存率。

3. 恶性骨肿瘤常用的手术方法

（1）截肢：截肢术是一种传统手术，四肢和骨盆的一些恶性肿瘤，以往几乎常规采用截肢术。近年来通过大量病例对照研究，发现截肢和保肢的 3 年、5 年生存率差别不大，加之保肢方法和辅助治疗的进步，骨肿瘤的治疗越来越倾向于保肢手术，只有在失去保肢条件时，如神经、血管结构的包裹、移位的病理性骨折或继发于低质量完成的活检时，才考虑截肢。恶性肿瘤的截肢术技术上可能要求较多，经常需要非标准的皮瓣闭合切口或骨移植以保留残肢更多的功能。并发症包括感染、切口裂开、慢性痛或幻肢痛等。必须认真设计手术切口的方向和位置，以获得良好的软组织覆盖。如果切口太接近肿瘤，很容易局部复发。对于治疗肿瘤的截肢术可以不按标准的皮瓣进行设计，例如，大腿后部肿瘤行大腿中上 1/3 截肢时，可以切除后方大部分软组织和皮肤，用长的前侧肌皮瓣进行残端覆盖。同样，对累及臀大肌的骨或软组织肉瘤，进行半骨盆切除时，也可用大腿前内侧肌皮瓣去覆盖已切除至髂骨嵴的臀部。

（2）关节融合术：优点是稳定性好，花费少，能持久性保留肢体。缺点是关节不能活动，功能欠佳，给生活带来不便。具体的手术方法是长骨端肿瘤广泛性切除后，根据缺损的长短和粗细，一般选用自体髂骨和腓骨移植，或自体股骨髁或胫骨平台翻转来填充骨缺损。若缺损段较长又要负重者，可选用冷冻或冻干无菌的与缺损段相应的异体骨干移植来填充骨缺损。切除相应的关节面，两骨对合，用与之相应的内固定器材加压内固定，或用外固定器固定，使关节骨性融合。

（3）同种异体骨移植术：大段同种异体骨关节移植用于肢体恶性肿瘤切除后的骨关节缺损，是一种有效的骨缺损重建方法，其最终结果与移植骨的制备、手术内固定方法、肿瘤性质、范围、化疗与综合治疗等密切相关。具体的手术方法是取骨库超低温冻存的同种同侧异体关节，快速复温后，截取与瘤骨段等长的一段移植到切除肿瘤的缺损部位。为使异体骨关节移植成功，骨干上的肌肉、骨膜及髓腔内的骨髓组织必须除尽，特别是半关节置换，在靠近关节缺损处的骨外膜要留成袖状，关节囊要留宽些，便于植入时与相应结构吻合，使重建关节尽可能稳定。对节段性骨缺损，可采用髓内、外植骨，充分修复骨缺损，恢复骨关节的完整性，再用钢板螺钉或髓内钉固定。优点：来源广泛，使用便利，能恢复骨的连续性，重建关节结构。缺点：可有排异反应，要长时间避免负重，功能恢复迟。主要并发症为深部感染、骨吸收、骨不愈合、关节面塌陷、内固定松动断裂、晚期关节退变塌陷、关节不稳等。

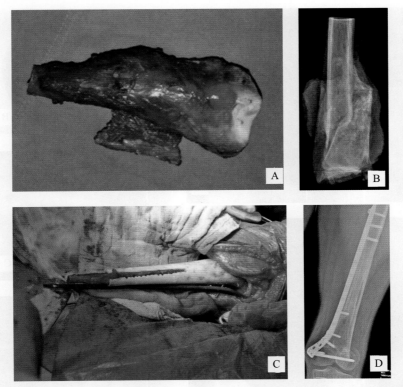

图 2-1-7　患者，男，9 岁。右股骨远端骨肉瘤并病理性骨折，行肿瘤切除、异体骨复合吻合血管的腓骨移植内固定术。A 行右股骨瘤段边缘切除，保留部分股骨远端骨骺；B 肿瘤切除后瘤段 X 线片示化疗后骨性包壳形成，自髌板远端截骨；C 术中行异体骨复合吻合血管的腓骨移植，钢板固定保留的股骨远端关节、异体骨及股骨近端；D 术后 36 个月复查 X 线片示异体骨的近端和远端均愈合良好，内固定牢固

（4）带血管自体骨移植术：显微外科技术在骨科临床的广泛运用，使四肢恶性肿瘤节段截除后的骨缺损，可以采用吻合血管的自体骨移植来重建骨与关节的功能。常用带血管自体腓骨和髂骨移植，如用吻合血管的长段腓骨半关节移植替代肱骨上端缺损做肩关节成形、替代桡骨远端缺损做腕关节成形，吻合血管的长段腓骨替代股骨下段或胫骨上段骨缺损做膝关节融合等。优点：血循环立即建立，使一些成骨细胞得以存活，保存其成骨能力，早期形成骨组织，骨性愈合快，成功率高。缺点：技术要求较高，需仔细切取带血管的骨，并且要耐心吻合血管，使血管通畅。

（5）肿瘤骨灭活重建术：利用截除的肿瘤骨灭活后进行重建，是一种常用的重建方法。适应证：用于骨破坏不严重、骨强度损害不明显的四肢、骨盆或肩部恶性肿瘤患者，并且肿瘤能与周围的重要神经血管分离开。

灭活重建的办法主要有：①体内原位灭活。把瘤段骨连同骨外肿瘤与周围正常组织进行分离，在原位肿瘤内插入数根微波天线，并有效控制肿瘤内微波加热的温度为 50℃，持续时间为 30min，刮除灭活的肿瘤。②体外灭活再植。术中截下肿瘤段骨连同骨外肿瘤，清除肉眼所见的肿瘤组织，保留有一定坚固性的残留骨壳，生理盐水冲洗后分别用：95% 乙醇浸泡 30min 后再植回原位；或经高压（68kg/cm²）高温（135℃）处理 7 ~ 10min 后再植回原位；或煮沸或液氮冷冻 15min 后，植回原位。骨壳内植骨或充填骨水泥，再用髓内针或加压钢板固定。优点：手术简便，费用低廉。微波原位灭活能保持骨干的连续性及原来的形状，减少对骨组织活性和生物力学性能的影响，有利于骨的重建，能够最大限度地保留关节活动度。灭活的瘤细胞可做抗原，刺激免疫系统，增强免疫功能。缺点：可有骨折、钢板螺钉断裂、骨不愈合等并发症，关节活动差。

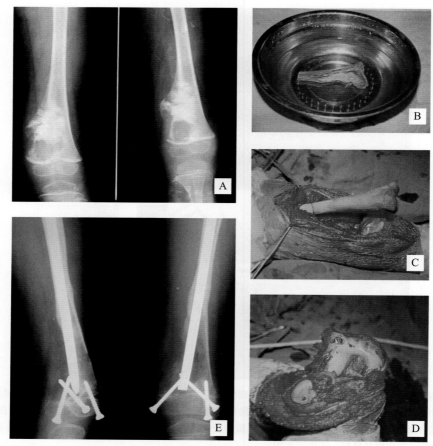

图 2-1-8　患者，男，6 岁。右股骨远端骨肉瘤，行瘤段灭活回植内固定术。A X 线片示右股骨远端成骨性混合溶骨性骨质破坏，骨膜反应，肿瘤骨形成；B 行右股骨瘤段边缘切除，保留部分股骨远端骨骺，瘤段用 99% 乙醇灭活 30min；C 瘤段灭活后，梅花针插入股骨近端髓腔，回植灭活骨；D 将保留的股骨远端骨骺用螺钉与灭活骨固定；E 术后 36 个月复查 X 线片示灭活骨近端和远端均愈合良好，内固定牢固

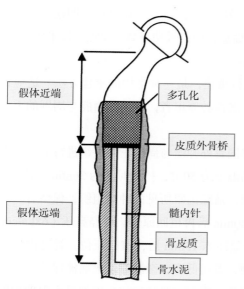

图 2-1-9　股骨近端假体。皮质外骨桥与长入性生长固定，假体肩部经多孔化处理，表面植入松质骨和皮质骨，后期靠植骨诱导新骨形成并提供支架作用

（6）人工假体置换术：在 20 世纪 70 年代早期，Francis 和 Marcove 通过假体开发，在骨肉瘤根治性切除术后，应用假体进行股骨远端和股骨全长的重建，开创了当代假体置换治疗的时代。假体使用原则：恢复正常的运动轴线和肢体长度取决于配件的选择。仔细挑选大小合适的内植物以及注重软组织重建也可以得到良好的功能效果。合适的假体柄、良好的骨床准备、优化的骨水泥技术以及牢靠的外皮质固定（图 2-1-9）都能减少无菌性松动的风险，延长假体寿命；插入假体柄前应仔细准备髓腔，假体柄的选择取决于髓腔的解剖结构，依次扩髓，直到能插入尽可能大的假体柄；肌腱（止点）和软组织重建是根据所在的解剖部位和切除肿瘤后残余的组织量来决定。提高术后功能是依靠注重细节和正确的生物力学重建；一般都要做转移肌瓣以确保有足够的软组织覆盖，同时有助

于增加肌腱附着和加强关节囊。优点：功能恢复快，切口愈合后即可活动，下肢术后 2 ~ 3 周可以负重行走，患者对肢体活动满意。缺点：①可有假体断裂。②有磨损碎屑。③假体晚期松动（5 年松动率 20% ~ 25%）。④保持时间有限，常需要再次手术延伸、翻修。

（三）恶性骨肿瘤手术切除边界的确定

1. 肢体恶性骨肿瘤手术切除边界的确定

在骨肿瘤学，外科边界用 4 种术语描述：囊内、边缘、广泛及根治。截肢术及保肢的切除术可与这 4 种边界的任何一种有关，每种手术外科边界必须明确地确定（图 2-1-10）。

（1）根治性边界：当包括肿瘤的全部间室均整块切除时，就达到了根治性手术的边缘。对于骨肿瘤，切除范围包括切除整个骨组织及任何受累肌肉的间室。根治性手术以前是多数高度恶性肿瘤的治疗选择，然而随着影像学研究的进展，根治性手术现在很少做，因为广泛切除能达到同样的肿瘤学结果。

（2）广泛边界：当切除平面在正常组织内，就实现了广泛切除。虽然没有特殊的明确距离概念，但全部肿瘤需要在正常组织包裹下完整切除。手术边界的质量较数量（厚度）更重要，如筋膜的边界提供了较好的防止

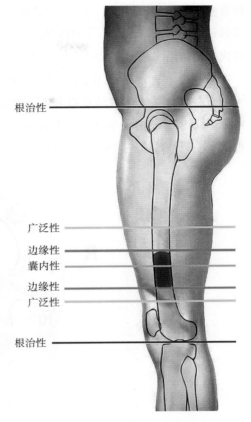

图 2-1-10　骨肿瘤切除方式的分类：囊内、边缘、广泛及根治性切除

肿瘤扩散的屏障，要优于相同或更厚的皮下组织。如果切除平面在任何点接触到假包膜，手术边界就只能定义为边缘切除，而不是广泛切除。尽管有时不可能达到，但多数高度恶性肿瘤的手术目的就是广泛切除。

（3）边缘切除边界：当骨与软组织肿瘤生长时，压迫周围的组织并逐渐被包裹起来，周围的反应组织被称为"假包膜"。当手术切除的最内侧平面通过了假包膜，即达到边缘切除的范围。边缘切除的手术足以治疗多数良性病变及一些低度恶性肿瘤。然而在高度恶性肿瘤，假包膜经常包含肿瘤的微小病灶或"卫星"病灶。边缘切除通常残留微小病灶，如果残留的肿瘤细胞对辅助化疗或放疗不敏感，就可导致局部复发。尽管增加了局部复发的危险，与截肢术相比边缘切除可能更可取。随着术前放疗及新辅助化疗的进展，在有选择余地的情况下，边缘切除还是可以接受的。

（4）囊内边界：囊内边界是指外科切除平面在肿瘤内，此种手术经常被描述为"分块切除"，因为会遗留肉眼可见的残余肿瘤。此术式适合于有可能损伤重要解剖结构的有症状良性肿瘤，也适合于转移瘤的姑息性手术。肢体恶性骨肿瘤手术切除需要避免囊内边界。

2. 脊柱恶性骨肿瘤手术切除边界的确定

对于脊柱肿瘤，骨肿瘤外科分期的基本观点也适用。脊柱肿瘤的组织分级和部位分级与四肢肿瘤的分级类似，骨皮质及骨膜、软骨终板、椎间盘、关节突软骨包绕而成的脊柱可以看作是一个间室，骨或椎旁软组织内有包膜的良性肿瘤均为 T_0；椎体或后部椎弓根内的囊外肿瘤为间室内或 T_1；从椎体突出到椎旁软组织肿瘤，为间室外或 T_2；直接来源于椎旁软组织的肿瘤为间室外或 T_2；来源于椎体内的肿瘤向

椎管内扩散，于硬膜外的为 T_1，穿透硬膜的肿瘤为间室外或 T_2；穿透椎体终板进入，不穿过纤维环及后纵韧带，为间室内或 T_1。全脊椎切除是治疗原发性间室内肿瘤的最佳治疗方案。对于肿瘤侵及骨松质、肌肉、脂肪组织及椎旁组织，应行扩大切除。

1994 年，3 个国际性的肿瘤机构（Rizzoli Institute, Mayo Clinic 和 University of Iowa Hospital）根据术前脊柱肿瘤三维影像学资料来描述肿瘤侵犯的范围，从而确定肿瘤切除边界的一种新分类方法，以 Weinstein-Boriani-Biagini 3 位作者名命名的 WBB 脊柱原发肿瘤分期系统已在文献中出现。这种分期系统根据术前脊柱肿瘤三维影像学资料来描述肿瘤的侵袭范围，进而制定合理的肿瘤切除边界（图 2-1-11）。

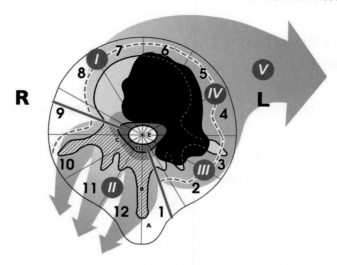

图 2-1-11　WBB 分期系统包括三部分内容：（1）在脊椎横断面上依顺针方向呈幅射状分为 12 个区，其中 4 ~ 9 区为前部结构，1 ~ 3 区和 10 ~ 12 区为后部结构；（2）由浅表向深部分为 5 层，即 A（骨外软组织）、B（骨性结构的浅层）、C（骨性结构的深层）、D（椎管内硬膜外部分）和 E（硬膜内部分）；（3）肿瘤涉及的纵向范围（即侵犯的节段）

WBB 分期对于手术方案制定的指导意义在于兼顾脊柱肿瘤总体切除的同时，力求保留脊髓这一重要结构。WBB 分期的应用和推广，使国际学术交流有了一个相对统一的标准。该分期能够确定肿瘤的空间位置和范围，以及受累节段的毗邻关系，根据肿瘤空间位置和毗邻关系制定手术方案。

WBB 分期系统的基本概念是以受累节段的脊髓或马尾为纵轴由 12 个扇区构成的表盘为基础，这对于行整块切除时的手术计划非常重要。为了将肿瘤和脊髓（或马尾）分开，手术医生必须按计划切除扇区。相反，如果肿瘤位于偏心的位置，手术医生也常必须先去除肿瘤对侧的椎骨，将硬膜囊移开，然后用骨刀或其他合适的工具将受肿瘤累及的部分做扇形切除。这个分期系统已经过多个临床研究的检验与评估。

脊柱恶性肿瘤整块切除（en bloc excision）：整块切除术是理想的脊柱肿瘤切除方式，指切除肿瘤及其假包膜，包括环绕周围的部分正常组织。其手术方式强调将肿瘤作为一个整体切除，手术的操作应在肿瘤之外的正常组织中进行。在目前临床脊柱肿瘤手术中，整块切除主要包括以下两种方式：边缘切除，即沿肿瘤包膜或反应区切除肿瘤；广泛切除，即在肿瘤包膜或反应区以外的正常组织切除肿瘤。

20 世纪 90 年代是脊柱肿瘤整块切除技术逐渐发展和趋向成熟。1996 年 Katsuro 介绍了一种改良的后路全脊椎切除（total en-bloc spondylectomy, TES）的外科方法，应用这种方法能够将胸、腰椎肿瘤沿肿瘤边界整块切除（图 2-1-12）。2001 年，Fomey 等采用前后联合入路行胸、腰椎肿瘤全脊椎切除术。全脊椎切除术的风险主要在于：①大出血；②神经根、脊髓损伤；③胸膜、肺损伤；④肿瘤包膜破损，创面瘤细胞污染；⑤脊柱序列异常、失稳。

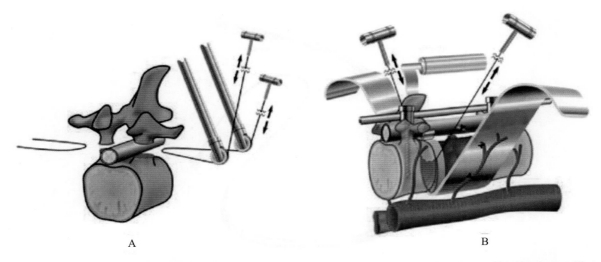

图 2-1-12　TES 技术：通过应用线锯将病椎自椎弓根断开，再于病椎上下分别截断椎间盘，将整个病椎分成两块切除

对于脊柱肿瘤而言，由于其解剖结构的复杂性，毗邻重要的血管、神经，且部位深在，导致肿瘤的显露困难；加之许多脊柱肿瘤早期症状、体征多不明显，一旦出现脊髓、神经根压迫症状，肿瘤多已广泛浸润周围重要脏器或组织。因此，在术中既要做到避免损伤脊髓或重要的神经根，又要实现肿瘤的彻底切除，这常常是一个两难的选择。在临床手术中，对于生存期较长的脊柱肿瘤患者，不能因为单纯地顾及神经功能而忽略肿瘤控制，否则局部复发后将明显增加手术的难度，面临更为困难的选择。对于确实难于进行广泛切除的病例，边缘切除或广泛的刮除术辅以术后合适的放疗、化疗、靶向治疗及其他治疗手段常常是一个较切实的选择。

二、骨肿瘤手术控制出血的方法

（一）选择性动脉栓塞术

选择性动脉栓塞术是经导管将栓塞材料选择性、可控制性地注入到病变器官血管内，使之发生闭塞，中断血液循环，以达到控制出血之目的。

1. 主要器材

（1）普通导管：较大的血管分支栓塞用普通的 4F 或 5F 导管即可，可根据不同靶动脉的形态和术者的个人喜好选择导管头端的形态。

（2）微导管：微细血管分支栓塞宜应用微导管，一般常见的微导管有 4 种：Tracker-18，Tracker-325，Micro Ferret-18，SP 微导管。一般可以通过 5F 导管与之形成共轴导管系统，同时本身也能接受 0.018 inch 的导丝，以利于微导管的推送和旋转的控制。这些导管各有特点，可以允许直径 300 ～ 800 μm 的颗粒通过。导管较细可以前进到更为末梢的血管，使栓塞更为有效和安全。

（3）导丝：除传统的金属导丝外，目前流行使用超滑导丝。因其柔顺性、光滑性和支撑力均较金属导丝好，特别利于超选择性插管（图 2-1-13）。

（4）弹簧圈推送器：机械弹簧圈一般均配有专用的推送器（图 2-1-14）。弹簧圈已预置于推送器内，使用时将推送器顶置于导管尾端，用导丝硬端先将弹簧圈推送至导管内，然后退出导丝和推送器，改用导丝软端或用 5ml 注射器推注等渗盐水将弹簧圈冲移至欲栓塞的血管腔内。

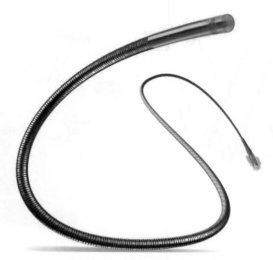

图 2-1-13　可控导丝：芯丝材料为 304 不锈钢，远端部分涂有亲水涂层（约 62cm），其余部分至近端涂有聚四氟乙烯（PTFE）。导丝远端带有镍钛诺管，尖端带有不透射线铂钨合金绕丝。适用于外周脉管系统中的一般血管内应用。它们可用于将导管及其他介入器械选择性地插入外周脉管系统并进行定位

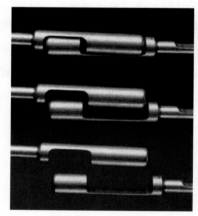
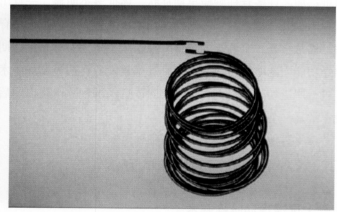

图 2-1-14　Interlocking 可控弹簧圈：独特的 Interlocking Arm- 互锁臂设计，预装系统，直接输送，在完全释放前，可以重新定位或回撤，易于将弹簧圈预装系统过渡到微导管

2. 术前准备

（1）完善常规检查，包括血常规、尿常规、肝肾功能、凝血功能和 ECG 等。

（2）有针对性补充影像学检查，主要是 X 线、CT 和 MRI 检查等。

（3）最好有病理学确诊，并力求做到分类、分级诊断和临床分期。

（4）穿刺局部备皮和碘过敏试验。

（5）做好患者及家属的解释工作，详细告知介入治疗的风险；医患双方在介入手术协议书上签字。

（6）术前 4 ~ 6h 禁食、禁水。

3. 技术与方法

采用 Seldinger 技术经皮穿刺插管法，可以经股动脉、颈动脉、腋动脉或肱动脉以及股静脉等插管。先行诊断性血管造影，在明确病变部位、性质，以及病变血管结构、血流动力学改变之后，将导管尽量接近病变部位，缓慢推注栓塞物，在栓塞过程中应不断监视导管的位置和栓塞后病变的变化。栓塞结束后要行造影复查，观察栓塞效果。根据不同的栓塞剂、栓塞目的、部位、程度和器官血流动力学改变，其方法也不同。

4. 栓塞部位和程度的控制

恶性骨肿瘤栓塞治疗的原则为尽可能完全栓塞肿瘤血管床，以造成最大程度的肿瘤缺血坏死。但由于此类病变的血供来源复杂，血流动力学改变不同，邻近器官可能受影响的程度和是否超选择性插管等都可能影响栓塞效果，完全栓塞几乎难以达到。另外，还应根据不同情况选择栓塞部位及程度。

对血管丰富的骨和软组织恶性肿瘤，靶动脉栓塞时常用 2 ～ 3mm 的明胶海绵碎块作为栓塞剂。血流显著减慢后，可再注入体积较大的明胶海绵。对于姑息性治疗，目的是使肿瘤缺血坏死，体积缩小，可减轻患者症状和疼痛，栓塞物可选不锈钢圈、聚乙烯醇微粒、碘油乳剂、中药白芨和 IBCA 等永久性栓塞剂。

5. 血管栓塞治疗术的基本原则

（1）必须明确病变性质、部位、范围及程度，切忌盲目性。

（2）正确选择栓塞剂，要根据病变的性质、栓塞目的、靶血管的粗细、靶血管的解剖特点和侧支循环情况，选择合适的栓塞剂。如栓塞止血和手术前栓塞，宜选用短、中期栓塞剂；肿瘤姑息治疗，血管畸形栓塞，宜选用永久性栓塞剂；应尽量选用不易反流、有双重疗效、操作简便、价格低廉、不透 X 线的栓塞剂。

（3）严格防止误栓，当通过导管注射栓塞材料时，应特别注意防止栓塞材料造成的意外栓塞。导管头应尽可能接近病灶的滋养动脉。当注射栓子时应在透视下连续观察栓塞材料的流向，防止流向非靶器官血管或反流。意外栓塞的结果有时是致命的，最好使用 1ml 注射器注射明胶海绵类栓塞材料，可以产生最低的注射压力从而有效控制栓塞材料的反流。经常性注射对比剂以便时刻了解栓塞过程的进展，当对比剂在血管内出现停滞时或已经阻塞了绝大多数靶器官血管分支时，应及时停止栓塞。

（4）准确估计栓塞范围及程度（图 2-1-15 ～ 图 2-1-18）。

（5）导管应尽量接近靶血管，在充分栓塞病变组织的同时，尽量保护健康组织。

（6）严格执行无菌操作技术，工作台面、介入器械、栓塞剂必须严格消毒，根据病情可在栓塞的同时经导管注入适量的抗生素。

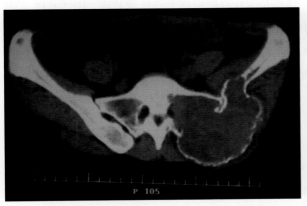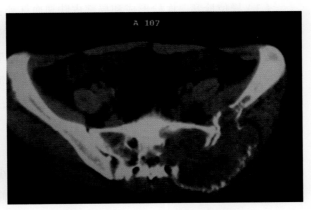

图 2-1-15　患者，女，25 岁，左侧骶髂关节骨巨细胞瘤，肿瘤位于 S1 ～ S2，呈溶骨性骨破坏

6. 并发症处理

（1）术后一般处理：①穿刺部位肢体制动 24h；②为防治感染，给予抗生素预防治疗；③预防手术应激可能导致的应激性溃疡，给予止酸剂及保护胃黏膜处理。

（2）栓塞综合征：主要见于四肢骨肿瘤，表现为病变部位疼痛加重、肿胀、不同程度的发热等，一般在栓塞术后 1 周内出现，2 ～ 5 天缓解，严重并发症少见。

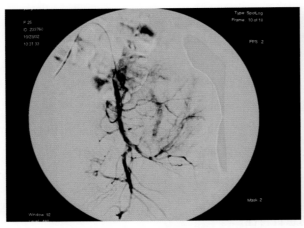

图 2-1-16 血管造影示肿瘤由左侧臀上动脉供血，造影时病变区可见明显肿瘤染影

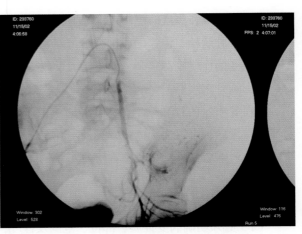

图 2-1-17 PVA 颗粒栓塞后肿瘤血供消失

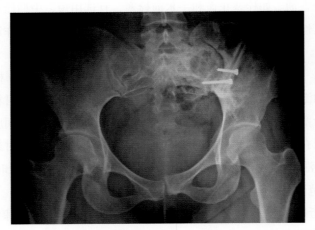

图 2-1-18 行肿瘤切除、植骨内固定术后 11 年，示植骨区骨愈合良好，无骨质破坏

（3）异位栓塞、血栓形成和局部皮肤缺血坏死：特别是误栓脊髓根部大动脉致截瘫（图 2-1-19 ~ 图 2-1-22）。因此栓塞时要十分熟悉栓塞部位的血管解剖，准确判断肿瘤供养动脉和瘤内血管的情况，选择合适动脉进行灌注和栓塞。操作要轻柔、熟练，掌握注射压力，切忌在供血动脉入口处注射栓塞剂，栓塞时应在 X 线透视监视下进行，避免栓塞剂的反流和误栓。同时注意抗凝，对骨肿瘤供血血管伴有大量分支分布者，栓塞时应注意勿注入大量的栓塞剂，不要使用永久性末梢血管栓塞剂，以免引起局部皮肤的缺血坏死。

7. 疗效评价

介入治疗有效的影像学表现包括：①骨肿瘤缩小，软组织肿块缩小或消失，邻近软组织脂肪线重新出现，提示瘤周浸润水肿减少；②肿瘤区域的骨质修复，原溶骨破坏区的硬化增加，尤其原骨内破坏区的边缘出现清楚的硬化或形成完好的硬化环，类似良性病灶；③骨膜修复，骨膜新骨形成及趋向成熟，形成类似骨性包壳的骨皮质轮廓，边界清楚；④病理骨折线骨质修复，大量新骨骨痂形成；⑤动脉造影显示原肿瘤供养动脉变细，供养支减少，瘤内肿瘤性新生血管变稀、变小甚至消失；⑥ CT 复查显示瘤内密度增高，骨质硬化及周围软组织边界清楚；⑦ MRI 显示瘤内出现液性或半液性坏死，肿瘤周边可见暗环（成熟骨质），残余组织的 MRI 表现是：暗区表示肉芽组织，斑点表示含铁血黄素沉积，囊状区表示充满液性的囊性坏死灶，均质信号表示残留存活的肿瘤组织。

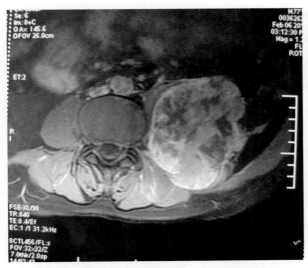

图 2-1-19　患者，男，78 岁，左侧腰大肌内软组织肉瘤

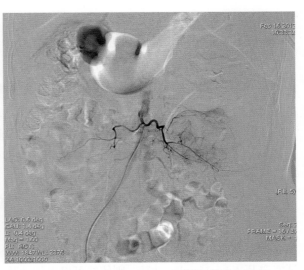

图 2-1-20　血管造影示肿瘤由第 2、3 腰动脉供血

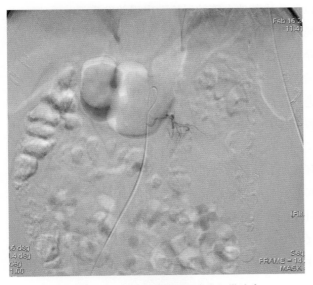

图 2-1-21　PVA 颗粒栓塞后肿瘤血供消失

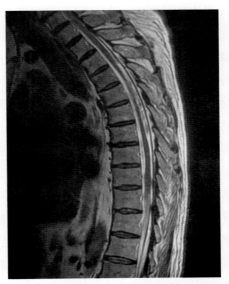

图 2-1-22　术后第 2 天出现截瘫症状，胸椎 MRI 示 T6 ～ T12 信号异常

8. 脊柱肿瘤的介入栓塞治疗

脊柱肿瘤是临床骨科中常见的肿瘤之一，常引起脊髓及神经根压迫而导致严重疼痛、肢体功能障碍甚至截瘫，对患者危害极大。至今对其治疗仍以外科手术为主，但由于病灶部位较深，周围解剖复杂且血液循环丰富，使得手术操作复杂，术中出血量多，手术的难度和风险大，治疗十分困难。近年来，随着经导管动脉栓塞术的开展，使脊柱肿瘤的临床治疗有了很大进步。

（1）椎体与脊髓的血液循环特点：颈椎及 T1、T2 椎体的血液供应复杂，主要来源于椎动脉和锁骨下动脉的其他分支，T3 及以下椎体的血液供应来自相应的肋间动脉和腰动脉等节段性动脉，节段性动脉由主动脉后中、外侧壁成对发出，其近段发出多个分支供应椎体，骶尾椎的血供主要来源于骶正中动脉及髂内动脉的分支骶外侧动脉。脊髓的血液供应分别由位于脊髓前方的 1 条脊髓前动脉和位于脊髓后方的 2 条脊髓后动脉共 3 条动脉轴供血，脊髓前动脉主要是由数条前根髓动脉的上行支和下行支吻合而成，是供应脊髓前 2/3 血运的主要动脉；前根髓动脉在颈髓和上胸髓平均有 2 ～ 3 条，主要来自椎动脉和锁骨下动脉，且与颈外各动脉有丰富的交通支；在胸髓中部大多为两条，来自左或右侧的肋间动脉，为肋间动脉的分支，该处动脉通常较细，易发生血液供应障碍；在下胸髓及腰髓通常只有一条，来自胸腰段的肋间或腰动脉，其管径在前根髓动脉中最粗大，称根髓大动脉（或 Adamkiewicz 动脉），该动脉约 80% 在第 9 胸髓~第 2 腰髓间沿神经根到达脊髓前正中裂，76%~80% 见于左侧，对胸腰段脊髓血液供应具有重大作用，栓塞时应避开前根髓动脉，尤其是 Adamkiewicz 动脉，否则可能导致脊髓损伤。

（2）血管造影：是进行介入性动脉栓塞治疗前不可缺少的重要步骤，能明确肿瘤侵及椎体的部位和范围，反映肿瘤血供丰富程度，了解其血管网与脊髓之间的关系。需造影的血管包括：颈椎病变为两侧椎动脉、甲状颈干、肋颈干及颈外动脉；胸椎与上腰椎病变为肿瘤部位上下至少 2 个水平段范围的节段动脉；下腰椎则为两侧下部腰动脉、髂内动脉及骶正中动脉。在造影时，若发现 Adamkiewicz 动脉显影，以前的观点认为不能行靶血管栓塞或化疗性栓塞，如误栓此动脉，则可能发生严重的脊髓损伤，但目前随着微导管的出现及使用，降低了脊髓损伤的风险。栓塞前如采用同轴微导管技术超选择性插管，造影证实避开 Adamkiewicz 动脉，则依然可以进行动脉灌注化疗和栓塞治疗。造影时应选用非离子型造影剂，控制其用量并尽可能减少注射次数，缩短造影时间，以避免对脊髓造成不良影响。在栓塞过程中，一定要在 X 线透视下严密监视，切不可使栓塞剂反流，以免造成其他血管的误栓而出现并发症。

（3）栓塞：尽量采用同轴微导管技术，应在 X 线透视监视下，经导管缓慢推注。每次注入栓塞剂前，必须观察导管的位置是否因造影、患者移动或上次栓塞剂注入时用力过猛造成导管头反弹移位进入非靶血管内。当见造影剂流动缓慢或停滞时，表明栓塞已完成，过量注入栓塞剂可能导致反流，故应停止注入。为了栓塞彻底，有时可稍等片刻，待栓塞剂随血流进一步深入，可以再注入一些栓塞剂，达到完全栓塞的目的。栓塞中注入少量栓塞剂后，即注入少量等渗生理盐水冲洗导管，并观察栓塞情况，不能连续注入栓塞剂，否则一旦发现血流阻塞，导管内仍有栓塞剂残留，如再注入可能引起反流。

超选择插管有时会很困难，这种情况下，为了有效地去除肿瘤血供并避免并发症，在对相关血管的血流动力学做出估计后，采用血流控制技术可使栓塞剂只流向供血动脉。最常用的血流控制技术是将正常血管进行保护性栓塞，将其近端栓塞后一般不会引起正常组织缺血，因为在同一水平的不同结构之间及相邻节段之间均存在丰富的吻合支。因此，用明胶海绵条或钢圈将正常分支进行近端栓塞后，于供血动脉近端灌注颗粒，其功能上与供血动脉的超选择性灌注类似，而原先由近端已被阻塞的正常分支供血的正常组织可接受来自吻合支的血供。

当超选择插管不成功或不满意，或已超选择插管但主要正常分支已被保护性栓塞，但仍有供应正常组织的分支存在时，优势血流或逆向血流也是有用的血流控制技术。注入颗粒前应在供血动脉近端的血管内以与灌注颗粒类似的方式用造影剂进行试验性注射，如果由于肿瘤血供丰富而使极大部分造影剂流入供血动脉，即可进行颗粒灌注。当然，微导管应尽量靠近供血动脉，颗粒应当稀释，注入速度要慢。在栓塞过程中，如看到进入正常分支内血流明显增加，则应停止颗粒注射，以免正常组织缺血。对脊髓动脉应特别注意识别，如果脊髓前动脉被误栓，可能会损伤椎体束，引起严重的运动功能障碍。此外，与脊髓前动脉相邻水平的供血动脉栓塞也应注意，因为可能有许多侧支通道存在。

（4）并发症：①栓塞后综合征。主要表现为病变部位疼痛加重、肿胀、不同程度的发热等，一般在栓塞术后 1 周内出现，持续 3~5 天，对症处理症状即可缓解。②异位栓塞。误栓脊髓根部大动脉可导致脊髓损伤，严重者可致截瘫，因此，栓塞时要十分熟悉栓塞部位的血管解剖，选择合适的导管和栓塞剂，操作要轻柔、熟练，掌握注射压力，切忌在供血动脉入口处注射栓塞剂，栓塞过程中要严密监视，以防栓塞剂反流。一旦发生脊髓损伤应立即给予血管扩张剂、脱水剂和激素治疗。脊髓损伤的发生率约

1%。栓塞过程中以及治疗结束后要密切观察患者肢体感觉和运动情况，以便及早发现，及时处理。③血栓形成和局部皮肤缺血坏死。对肿瘤供血血管伴有大量分支分布者，栓塞时应注意，切勿注入大量的栓塞剂，不要使用永久性末梢血管栓塞剂，以免引起局部皮肤的缺血坏死，同时注意抗凝。

（5）预后评价：①减少术中出血。术前行选择性动脉栓塞（selective arterial embolization, SAE）可有效地减少术中出血量，使手术野更清楚，降低手术危险性，从而为根治手术创造条件。②阻止肿瘤生长、缩小肿瘤体积。脊柱肿瘤，尤其是动脉瘤样骨囊肿和血管瘤于栓塞后肿瘤体积缩小，阻止肿瘤生长，减轻脊髓压迫。文献报道动脉瘤样骨囊肿、脊柱骨内血管瘤及血管畸形，用栓塞治疗效果理想，疗效满意。③减轻疼痛。晚期恶性骨肿瘤患者的主要症状为严重的顽固性疼痛，对恶性肿瘤有良好的止痛效果。但对某些恶性肿瘤，这种止痛效果是暂时的，止痛效果主要与手术切除是否彻底有关，一般可维持数月，常随肿瘤的复发而疼痛加重。动脉栓塞术减轻疼痛的机制尚未明了，有学者认为可能由于栓塞后肿瘤供血明显减少，肿瘤生长速度减慢，甚至发生坏死、缩小，使肿瘤区骨膜上的神经末梢所受压力和张力减低，从而导致疼痛减轻或暂时消失，改善患者生活质量。

（二）腹主动脉球囊阻断术

1975 年 Feldman 等提出可以应用血管栓塞技术控制骶骨肿瘤术中出血，在术前通过血管造影栓塞双侧髂内动脉可以有效减少骶骨肿瘤的术中出血。目前术前行双侧髂内动脉及肿瘤供血血管的栓塞已成为控制骶骨肿瘤术中出血的常规方法。术前的动脉栓塞能够有效减少术中出血，并使肿瘤发生缺血坏死，边界清楚，有利于肿瘤的彻底切除。但栓塞术后并发症较多，较轻的并发症如发热，栓塞部位的疼痛、肿胀，切口愈合延迟等，可以通过对症处理逐渐缓解。严重的并发症主要是由于异位栓塞造成的局部组织缺血性改变，如局部切口周围皮肤坏死、神经缺血造成相应区域的麻木以及急性截瘫等，严重影响患者的预后。由于骶正中动脉独特的解剖结构，常规的血管栓塞方法常较难对其进行栓塞。相关文献报道的经验证实，多数情况下单纯血管栓塞后术中控制出血效果并不满意。球囊导管最先应用于血管介入治疗领域，主要用于血管成形术以及某些灌注、栓塞治疗中阻断血流、防止返流等。1976 年有国外学者尝试将腹主动脉球囊阻断技术应用于骨盆和骶骨肿瘤切除。

1. 腹主动脉球囊阻断技术的适应证及禁忌证

（1）适应证：病例的选择主要是针对预计手术中出血量较多的病例，考虑的因素包括患者的年龄、血管条件（根据血管造影情况）、肿瘤的血供是否丰富（如骨巨细胞瘤，转移瘤等）、肿瘤体积大小、肿瘤累及部位（病灶累及 S2 以上）等。

（2）禁忌证：对于腹主动脉球囊导管的应用，除了常规介入治疗的禁忌外，血管造影显示腹主动脉、髂动脉、股动脉存在动脉粥样硬化狭窄的患者应禁用，因为其会明显增加动脉栓塞、动脉夹层形成等并发症的发生风险。

2. 腹主动脉球囊留置方法及术中阻断过程

（1）在手术当天术前采用 Seldinger 穿刺法穿刺股动脉；

（2）置入 11F 动脉鞘管；

（3）应用血管造影机辅助，经动脉鞘管，在超滑导丝引导下送 6F 猪尾造影导管（cordis）至 T12 水平；

（4）推注造影剂行腹主动脉造影，显示双侧肾动脉及髂动脉位置，并标记骨性标记；

（5）经腹主动脉造影后回撤造影导管入两侧或单侧髂内动脉造影，以便了解肿瘤部位、范围及血供情况；

（6）在超滑导丝引导下送入腹主动脉球囊至腹主动脉内，使球囊位于肾动脉以下，以球囊导管上下端金属标记为准；

　　（7）固定位置后，在球囊内注入造影剂，使球囊扩张，直至球囊不随血流移动；

　　（8）在阻断球囊导丝端孔注入造影剂，显示腹主动脉血流被完全阻断，双肾动脉显影良好；

　　（9）抽出球囊内造影剂，并精确记录造影剂量；

　　（10）缝线确切固定动脉鞘管及球囊，最后透视球囊金属标记位置无误，转至骨科手术室准备行骨盆或骶骨肿瘤切除手术。

　　术中在肿瘤分离切除之前，将生理盐水注入球囊导管阻断腹主动脉，生理盐水的注入量为预先进行阻断试验时获得，阻断后同时触摸患者双侧的足背动脉确定搏动消失。单次阻断时间控制在60min以内（最多不超过90min），若需再次阻断，则阻断的时间间隔为15min。阻断结束时，缓慢抽出球囊内生理盐水，以避免循环血容量骤降造成一过性血压波动，同时加快输血补液速度。监测患者血气情况以了解有无代谢性酸中毒存在。所有患者球囊导管留置时间均少于12h，且在患者生命体征平稳的情况下尽早拔除。

　　3. 操作注意事项

　　应用腹主动脉球囊导管阻断的操作过程简单、易行，只要有介入操作经验的医生都能完成。关键点是阻断球囊的位置必须准确，球囊内造影剂的用量合适。球囊导管必须完全放置在肾动脉以远的腹主动脉内，如球囊位置偏高，会阻塞肾动脉开口，引起肾脏缺血，导致急性肾功能衰竭的灾难性后果。如球囊位置过低，部分球囊滑入髂动脉内，会导致阻断动脉血流不全，且髂动脉压力过高有破裂风险。

　　术中应用球囊导管临时阻断低位腹主动脉控制出血可以有效减少术中出血量，相比于传统血管阻断方式如术前血管栓塞或术中前路结扎髂内动脉临时阻断腹主动脉，球囊导管阻断的方式有效地改善了对于患者的损伤以及术后高并发症发生率的不足，进一步提高了手术的安全性，降低了术后并发症的发生率。同时，该技术能有效地控制术中出血量，有利于术中彻底切除肿瘤，进一步降低了肿瘤的局部复发率。

（于秀淳，徐明，张浩然，左金增）

参考文献

［1］CHAO E Y, FUCHS B, ROWLAND C M, et al. Long-term results of segmental prosthesis fixation by extracortical bone-bridging and ingrowth［J］. J Bone Joint Surg Am, 2004, 86(5): 948-955.

［2］ENNEKING W F, SPANIER S S, GOODMAN M A. A system for the surgical staging of musculoskeletal sarcoma［J］. Clin Orthop Relat Res, 1980, 153: 106-120.

［3］HART R A, BORIANI S, BIAGINI R, et al. A system for surgical staging and management of spine tumors. A clinical outcome study of giant cell tumors of the spine［J］. Spine (Phila Pa 1976), 1997, 22(15): 1773-1782; discussion 1783.

［4］TOMITA K, KAWAHARA N, BABA H, et al. Total en bloc spondylectomy. A new surgical technique for primary malignant vertebral tumors［J］. Spine (Phila Pa 1976), 1997, 22(3): 324-333.

［5］TOMITA K, KAWAHARA N, KOBAYASHI T, et al. Surgical strategy for spinal metastases［J］. Spine (Phila Pa 1976), 2001, 26(3): 298-306.

第二节　骨盆肿瘤的治疗

一、骨盆生物力学

（一）概述

骨盆位于躯干的最底端，承接脊柱与下肢，在传导人体载荷和维持正常姿势上起到重要作用。然而，临床上由车祸等各类事故造成的骨盆骨折，以及骨盆区域骨肿瘤的外科切除都会破坏骨盆的完整性和稳定性。因此理解骨盆的生物力学特性，对于科学合理修复骨盆缺损，重建骨盆的力学结构及恢复其原始功能具有重要意义。

骨盆环是由各韧带将髋骨和骶骨连接而成，以髋臼为界，可将骨盆环分为前、后两部分。前环结构是耻骨联合和耻骨支，约起到骨盆稳定作用的40%，后环结构主要由骶髂关节及相关韧带构成，起到稳定作用的60%。骨盆承接和传导载荷是通过两个承重主弓实现的（图2-2-1）。站立位时，重力通过腰椎向下传递至骶骨，再等量传递至两侧骶髂关节、髂骨、髋臼及股骨，形成骶股弓；坐位时，重力经骶骨、骶髂关节向下传递至髂骨后部，再传递至坐骨上支、坐骨结节，形成骶坐弓。除两条承重主弓外，还有两条联结弓，或称副弓。一条经耻骨体及耻骨支连接骶股弓，另一条经耻骨体及坐骨支连接骶坐弓，联结弓的力学作用是稳定和加强主弓。众所周知，骨小梁按照应力方向排列，力线经过处的骨质较增厚。故主弓骨质粗厚坚实，而联结弓则相对薄弱。因此，骨盆受损时联结弓常常先折断，然后波及主弓，当主弓发生断裂时，联结弓必然已发生骨折。

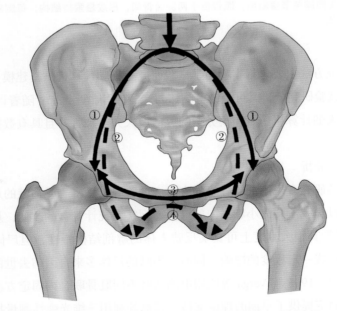

图2-2-1　骨盆的承重主弓与副弓。①骶股弓：双足站立位时，重力通过腰椎向下传递至骶骨，再等量传递至两侧骶髂关节、髂骨、髋臼及股骨，形成骶股弓；②骶坐弓：坐位时，重力经骶骨、骶髂关节向下传递至髂骨后部，再传递至坐骨上支、坐骨结节，形成骶坐弓；③副弓：经耻骨体及耻骨支连接骶股弓；④副弓：经耻骨体及坐骨支连接骶坐弓

骨盆的稳定性不仅依赖于骨结构，同时还依赖于一系列坚实的韧带。骶髂韧带、骶结节韧带和骶棘韧带等共同构成骶髂后负重复合体，在维持骨盆的稳定性中起到重要作用。Tile 将骶髂后韧带复合体与骶骨、髂骨的关系形象地看作为悬索桥结构（图 2-2-2）。从横断面来看，骶骨位于两侧髂骨间，每侧髂骨形似一个杠杆臂，支点即为骶髂关节。骶髂关节附近韧带起到平衡重力与阻力的作用，将骶骨维持在骨盆环中的正常位置。从冠状面来看，骶骨形似一个垂直向下的楔形骨块。在重力及韧带的共同作用下，骶骨楔入两侧髂骨，且承重越大，楔入越紧，形成一个巧妙的自锁结构。复杂的韧带结构将骨盆各骨紧密连接，使来自躯干的荷载与来自下肢的反作用力相互抵消，骨盆的受力得以平衡。韧带的受损都将不同程度地打破这种平衡，影响骨盆的稳定性。

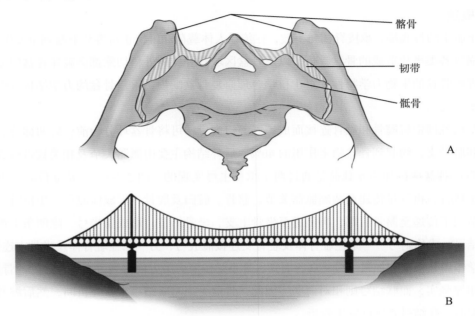

髂骨

韧带

骶骨

A

B

图 2-2-2　骶髂关节。A 骶髂关节横断面，骶骨位于两侧髂骨间，形成悬索桥结构，每侧髂骨形似一个杠杆臂，支点即为骶髂关节；B 悬索桥结构

（二）研究方法

骨盆的生物力学研究方法主要包括生物力学试验研究分析和计算机仿真建模分析两大类。根据测量技术的不同，生物力学试验研究分析又可分为电测法与光测法等。近年来，随着计算机技术的迅速发展，以有限元建模分析为代表的计算机仿真建模分析的可信度大大增加，并且具有数据来源广、操作便捷及分析效率高等优点。

1. 生物力学试验研究分析

早期的骨盆生物力学研究多采用试验分析的方法。试验分析是将志愿捐献的尸体进行相应处理后，连接力学测量仪器，予以加载不同大小和方向的应力，观察并统计骨盆的改变，从而获得骨盆的生物力学特征（图 2-2-3）。尽管其很大程度上可真实反映人体的解剖结构特性，但尸体的保存时间和方法对人体组织的物理性能会造成一定程度的影响。同时，捐献的尸体多来自因病去世的老年人，其相关数据与正常人群常常存在差异。1995 年 Varga 等应用电测法对不同耻骨联合内固定方法进行生物力学分析比较，为复杂的骨盆骨折固定提供了早期的理论支持。郭磊等利用三维光弹性测量技术对正常骨盆和髋臼发育不良骨盆的生物力学特征进行比较，发现人体双腿站立负重时髋臼可发生形态改变，髋臼发育不良时髋臼应力分布不均可能是导致髋关节骨关节炎发生的重要因素。

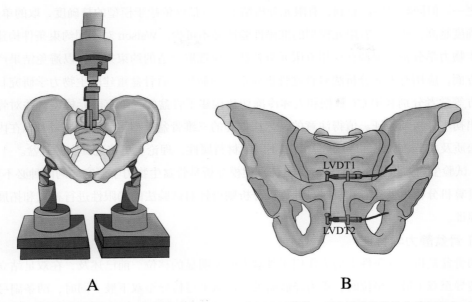

图 2-2-3　生物力学试验装置。A 将尸体骨盆固定于夹具，施加不同载荷，观察骨盆结构的位移与形变；B LVDT：线性可变差动变压器，位移传感器

2. 计算机仿真建模分析

计算机仿真建模分析是指通过数字图像处理技术，对人体冷冻切片、CT、MRI 等来源的人体数据进行配准、分割、曲线提取等操作，将目标结构从二维的源数据中提取，进行三维几何重建，进一步进行力学模拟计算（图 2-2-4）。前已提及，建模的数据来源主要来自人体冷冻切片、CT、MRI 等医学影像数据。1994 年，美国完成世界首例冷冻尸体层切数据的采集，构造了数字化虚拟人。我国也在 2003 年相应地建成了中国数字化虚拟人，推进了生物力学相关领域的发展。尽管人体冷冻切片来源的数据可清晰辨别骨与软组织的解剖学特性，但是 CT、MRI 图像的获得具有无创和快捷的优势，且可获取大量样本并对其进行分析，故在研究中得到了广泛的应用。

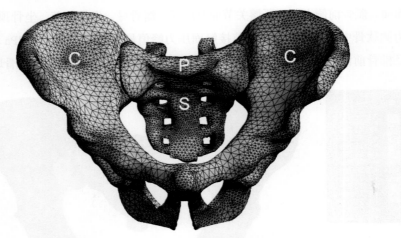

图 2-2-4　骨盆的三维有限元模型

得益于医学领域引入有限元分析法以及一系列如 ANSYS、ABAQUS 等软件的开发和应用，学者们可以对重建后的三维模型进行生物力学分析。1972 年，Brekelmans 首次将有限元分析法应用于骨科，为肌骨系统的生物力学分析开创了新思路。有限元分析的基本原理是利用变分原理求解数学及物理问题，其能够模拟尸体试验无法实现的测量和应力分析，且所得结果可信度高，已成为生物力学研究领域中常

用的方法之一。但同时也应注意到，有限元分析结果的可信度依赖于模型的精确度，取的单元个数越多，模型的精确度越高，所以，有限元模型的准确性验证必不可少。Watson 对不同约束条件构建的骨盆三维模型进行生物力学分析，强调在应用有限元分析法时应选取合适的约束条件，以避免结果产生较大的误差。国内方面，应用有限元分析法对骨盆骨折固定与肿瘤切除后骨盆重建的生物力学研究日益增多。苏佳灿，汪方等学者分别利用 CT 数据和人体冷冻切片构建了骨盆的三维有限元模型，并对骨盆的生物力学特征做出初步分析及验证。值得注意的是，汪方等的三维骨盆模型将肌肉、韧带考虑在内，并且对骨密质、骨松质及关节软骨也加以区分，赋以不同的材料属性，理论上更接近真实的骨盆。

总之，试验生物力学研究分析和计算机仿真建模分析是骨盆生物力学研究中的两种必不可少的方法，试验法为计算机分析提供参考和校对，计算机分析则可针对试验法的局限性进行补充和拓展，两者可互为参考和验证。

（三）骨盆静力学特征

稳定的骨盆是指生理条件下的力作用于骨盆上而无明显的移位。前已述及，在双足站立位时，重力沿骶骨弓传导至双下肢；坐位时，重力经骶髂关节沿骶坐弓传导至双下肢。同时，两条副弓分别连接主弓以抵消来自对侧的应力，使骨盆环形成一个闭合环状稳定结构。参与骨盆环构成的任意结构缺失或受损（特别是骶髂负重复合体）都会对骨盆的稳定性和功能造成影响。因此，修复损伤及骨盆重建时要根据相应部位的应力分布特点合理选取内固定种类及手术方式。

1. 骨盆的应力分布

传统的试验生物力学技术无法对骨盆的应力分布做出全面而准确的分析，而三维有限元分析法可多角度分析骨盆的应力分布（图 2-2-5）。李筱勤等采用第 1 例"中国数字虚拟人"的冷冻切片数据，在 ANSYS 中建立人体骨盆有限元模型，骶髂关节面做接触处理，并且在模型中添加骶髂周围韧带系统，分别建立双下肢站立位、单腿站立位和坐位三种体位的有限元模型，并对其进行计算分析。结果显示：双下肢站立时，应力主要集中部位是椎体前面、骶髂关节面前侧下方及边缘、髂骨弓、髋臼侧缘、耻骨联合以及股骨颈，最大峰值约为 47.6MPa；坐位时整体骨盆的等效应力峰值最大，为 66.8MPa，应力主要集中在椎骨前面、骶骨前侧上部、骶髂关节面及周缘、髂骨弓、坐骨结节、坐骨顶点、以及耻骨联合；单腿站位时承力侧软骨中等效力峰值和关节接触面压力峰值最大，分别为 23.5MPa 和 12.9MPa，应力主要集中部位仍是椎骨前面、骶髂关节面前侧下方及边缘、髂骨弓、髋臼侧缘、耻骨联合以及股骨颈。国

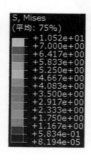
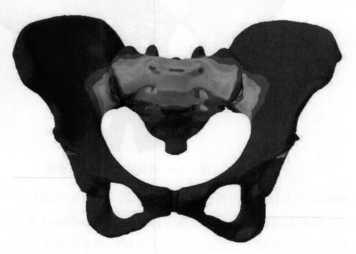

图 2-2-5　站立位骨盆应力分布

内外有大量关于骨盆应力的三维有限元分析研究，由于约束条件、材料属性加载、自由度等设置不同，在具体的数值上会有所不同，但应力分布集中的区域基本相同，这也与本章概述中重力在骨盆中的传导路径相一致，即静态条件下，重力沿腰椎、骶骨传导，经骶髂关节传导至髂骨，当坐位时，重力经骶髂关节沿骨盆后方髂骨后柱传导至坐骨结节，当双足站立时经骶髂关节沿髂骨弓传导至髋臼，最终均通过耻骨联合抵消对侧传导的应力，以维持平衡。

尽管有限元分析法可对各种复杂情况下骨盆的应力分布做出相对可靠的分析，但骨盆的复杂性不仅仅在于骨结构的不规则性，还在于不同部位骨质厚度的差异。应力分布与骨密度、骨小梁配布密切相关。Anderson 对个体化骨盆三维有限元模型的建立与应用进行研究，发现模型中骨皮质的厚度对应力的集中会产生很大的影响。应力分布还与骨盆周围软组织配布密切相关。Hammer 等研究了韧带对骨盆应力分布的影响，证明了骨盆韧带结构，特别是后方韧带复合体在维持骨盆稳定性上具有重要作用，影响重力载荷在骨盆环上的分布。所以在应用有限元分析时，对骨质及韧带肌肉做过度简化处理，会影响应力在骨盆中的分布和传导而造成结果失真。

2. 骨盆切除后生物力学的变化

Enneking 和 Dunham 根据骨盆的病变累及（或手术切除）区域，将骨盆分成三个分区：I 区，为髂骨区，从髋臼之上至骶髂关节切除全部或部分髂骨，适用于侵犯髂骨及其邻近软组织的肿瘤。其中 I_A 型切除是在 I 区切除的基础上切除外展肌和坐骨神经。II 区，为髋臼区，包括整个从坐骨切迹至耻骨支的髋臼、部分髂骨、坐骨支和耻骨支，适用于侵犯髋臼及周围的恶性肿瘤。II_A 型切除是指在 II 区切除的基础上，进行关节外的扩大切除，包括股骨近段。III 区，为耻骨坐骨区，依据肿瘤侵袭范围可切除所有或部分的耻骨、坐骨和部分髋臼，保留髋臼顶部及内侧壁。III_A 型切除是指在 III 型切除的基础上增加了股神经血管束的切除。在这三区之外 Mavrogenis 等对骨盆分区加以补充，将骶骨切除称为 IV 区。

根据 Enneking 骨盆分区，现将不同骨盆分区切除后对生物力学的影响归纳如下。

（1）I 型（髂骨区）切除对骨盆生物力学的影响：正常骨盆双足站立位的稳定性较好，应力分布均匀，主要分布在骶髂关节附近、弓状线附近、髋臼处及股骨颈处。从正常骨盆应力分布可以看出，髂骨在人体站立位起到重要的力学传递作用，通过骶髂关节，髂骨把重力从中轴骨传递到下肢。髂骨肿瘤大部分切除后不重建，髋臼和骶髂关节的连续性中断导致骨盆残留部分的失稳。患侧骨盆的稳定性明显下降，健侧骨盆及耻骨联合成为应力集中的部位。

研究者对 I 型切除后的骨盆行有限元分析，发现健侧 S1 侧块应变值和髂骨应变值与正常骨盆对应点的应变值相比较，分别增大到约 2.85 倍和 3.8 倍，其原因在于一侧髂骨大部分切除后，从腰椎、骶椎传来的重力只能通过健侧的髂骨向下肢传导，健侧的髂骨弓状线和骶髂关节成为应力集中的部位。另外，研究者发现 I 型切除后，耻骨联合处由压应力变为拉应力。耻骨联合处应变值健侧和患侧分别为正常状态下耻骨联合应变绝对值的 2.8 倍和 3.7 倍，主要原因是，髂骨大部分切除后，在双足站立位，施加在腰椎的垂直载荷使残余骨盆以健侧股骨头为支点向患侧偏转，耻骨联合处的皮质骨在杠杆力的作用下由正常骨盆的压应力变为拉应力。这可能也是临床上骨盆 I 型切除患者耻骨联合部位疼痛的原因之一。

由上可知，若髂骨缺损不重建必然导致骶髂关节周围的慢性疼痛，甚至加剧骶髂关节退变，所以临床上有必要对髂骨肿瘤 I 型切除后的骨质缺损进行修复重建，尽量恢复患侧骨盆的正常应力传导功能。

（2）II 型（髋臼区）切除对骨盆生物力学的影响：II 型切除严重破坏骨盆原有力学结构，需要骨盆重建。骨盆 II 区——髋臼及周围的解剖结构远比其他 3 个分区复杂，因此切除后的重建手术难度极大，而且不同的重建方式直接影响到骨盆环的力学稳定性。II 型切除后骨盆生物力学变化将在骨盆重建后生物力学分析的内容中详述。

（3）Ⅲ型（坐骨耻骨）切除对骨盆生物力学的影响：既往认为Ⅲ型骨盆肿瘤切除术主要切除耻骨上下支、坐骨支，未涉及髋关节，不需重建，但长期的临床随访发现坐耻骨切除术后恢复期部分患者会出现骶尾痛、下腰痛、下肢不等长、骨盆带痛、骶髂关节功能紊乱、骶髂关节炎、骨盆倾斜以及代偿性脊柱侧凸等并发症，极大影响了患者的生活质量，给患者带来痛苦。

有研究者建立 Enneking Ⅲ型术后模型，切除范围包括耻骨上下支、耻骨联合、坐骨支，保留髋臼缘附近部分耻骨体和坐骨体。探究Ⅲ型切除术后的骨盆骶髂关节髂骨面位移变化、应变值变化，发现两者均与术前有显著性差异，提示骶髂关节在耻骨联合、耻骨上支等结构被切除后运动幅度增大，术后骶髂关节髂骨面总体几何形态的改变明显，有发生骶髂关节不稳、脱位的趋势。因此Ⅲ型切除术后患者恢复期发生下腰痛、骨盆痛、骨盆倾斜、下肢不等长及步态异常等并发症的主要原因是骨盆失去耻骨联合导致骶髂关节不稳和骶髂关节应变增加所致。

在健康的骨盆，双腿站立位时，一侧髋关节承受的压力为体重的 20% ~ 31%，髋臼顶是髋臼月状面受力最大的部位，该处软骨面承受压应力最大，并向周围递减。在同侧坐、耻骨切除后，髋臼顶的应力及应变区域明显增大，累及到髋臼周围骨结构，这一改变加大股骨头及髋臼顶软骨面损伤，诱发关节软骨变性而发生继发性关节炎。此外，髋臼部生物力学性质的改变不仅影响到髋关节，还会影响同侧的骶髂关节，使之运动范围增大而产生功能障碍。

综上，Ⅲ型切除后，封闭骨盆前环耻骨联合的连接与稳定作用消失、髋臼顶应力及应变的改变以及骶髂关节运动范围增大是坐耻骨肿瘤切除术后恢复期并发症的主要原因，且三者之间相互影响、相互作用。从生物力学角度考虑，进行耻骨上支的结构性植骨重建有利于封闭骨盆环，减轻骨盆承重弓压力，减少恢复期并发症的发生，有利于提高患者生活质量，对于年青、体力劳动者有重要意义。

（4）Ⅳ型（骶骨）切除后骨盆生物力学的变化：骶骨不仅包括重要的神经结构，而且是中轴骨和下肢骨通过骶髂关节连接的唯一力学结构。近年来随着外科技术的进步，许多骶骨肿瘤成功地进行了手术切除。然而骶骨切除必然会对局部的力学结构产生影响。在一项骶骨脊索瘤病例随访中，9 例涉及 S1的骶骨切除术，术后有 3 例发生了骨折。骶骨切除后什么样的骨缺损会严重影响骨盆稳定性，使患者丧失承重能力是骨科医生必须探讨的问题。

一般地，骶骨切除可以分为骶骨部分切除术（横行、纵行、横纵联合）和骶骨全切术。

1）骶骨横行部分切除：大约有 2/3 的骶骨肿瘤发生在 S2 及以下，这些发生在尾侧骶骨的肿瘤多数能通过骶骨横行部分切除术予以有效切除。在正常情况下，骶髂关节的稳定因素有很多，一方面，它以楔形位于两侧髂骨翼中间，这种排列有抵抗骶骨下沉的作用；另一方面，骶髂关节面有着不规则的边界，与髂骨互相锁定，可以有效地防止异常活动；再者，附着在骶骨和髂骨上的韧带对骶髂关节的稳定起着重要的作用。经 S2 骶后孔以下的骶骨横行部分切除术一般不会切除骶髂关节，也很少会对骨盆环的稳定产生影响。而涉及 S2 和 S1 椎体的骶骨横行切除则可能明显影响骶髂关节稳定性和术后骨盆生物力学特性。

早期的研究发现，当经 S1 神经孔作骶骨横行切除后，极限载荷与未切除相比减少了 30%，当经过 S1 椎体（骶岬下 1cm 处）做横行切除时，其极限载荷减少 50%。这些研究中，近侧骶骨尤其是涉及骶骨翼的横行切除，会显著削弱脊柱骨盆节段的抗轴向载荷能力。

有研究者探究了高位横行骶骨切除术的力学特性。将每种骨盆模型在 L4 / L5 椎间垂直加载负荷直至骶骨发生骨折，测量平均极限载荷与刚度。各组平均极限载荷与刚度分别为：完整骨盆 3014N，

353N/mm^2；经 S1 孔下缘水平行骶骨横行部分切除的骨盆 2166N，222N/mm^2；经 S1 孔的上缘水平骶骨横行部分切除的骨盆 1045N，100N/mm^2。在骶骨切除的两组中，观察到负荷加载时骶岬在矢状面发生自旋导致了垂直负荷下骨折的发生，骨折均始于旁正中垂直方向，然而骶髂关节并没有被破坏。因此高位骶骨切除对骨盆生物力学的影响主要在于骶骨翼的基部抗矢状面旋转的能力受到削弱所致。

Sato 等测量了不同体位下 L4 / L5 椎间压力，发现人体站立前倾位时对骶骨产生压力最大（垂直方向为 2105N）。这一压力未超过经 S1 孔下缘水平横行切除术后骶骨的平均极限载荷（2166N），因此经过 S1 神经孔下缘横行切除骶骨不影响术后患者日常生活。当然，直到患者术后骨结构能耐受应力的重新分布前，仍然要避免比如站立前倾位这类骶骨高应力的姿势。而经 S1 孔上缘水平横行切除部分骶骨术后的患者，其骶骨极限载荷为：直立位 857N，站立后伸位 954N，坐位 990N，不能耐受日常活动产生的应力：站立前倾位 2105N，坐位前倾 1801N，坐位后伸 1170N。这些数据表明，在正常活动中，这类患者即有发生残余骶骨骨折的可能，建议长期卧床。

总的来说，S1 神经根以下做骶骨横行切除则骨盆的稳定性削弱了近 1/3，而经 S$_1$ 孔上缘切除则将削弱骨盆稳定性的 2/3。因此经 S1 神经根上方做骶骨横行部分切除后应考虑重建。

目前许多研究者认为，保留 50% 及以上骶髂关节面的完整性对骶髂关节的稳定性影响不大；切除面积超过 50% 时，关节的稳定性受到明显影响。在此基础上，有研究者观察我国成年人骨盆解剖特点后提出，经 S1 骶后孔上缘切除骶骨所去除的骶髂关节面都超过 50%，经 S1 骶后孔下缘切除骶骨所去除的骶髂关节面大部分超过 50%。而经 S2 骶后孔上缘切除骶骨，无论男性还是女性，去除的骶髂关节面均在 50% 以下。骨性标本和尸体解剖也发现，大部分的骶髂关节下缘位于 S2/S3 之间。据此总结出经 S1 骶后孔下缘水平切除骶骨，保留的骶髂关节面大部分小于 50%，要根据实际情况做植骨和（或）内固定，以稳定关节，防止腰骶部的下沉；而经 S2 骶后孔上缘水平切除骶骨对骶髂关节的稳定性无明显影响。

2）纵行半侧骶骨切除：肿瘤完全限于骶骨一侧时，可以做纵行半侧骶骨切除。为了获得无瘤的外科边界，对于累及骶骨侧块的肿瘤常常需要做纵行半侧骶骨切除加上半侧骨盆切除，这就需要对一侧的骶髂关节进行切除，从而导致脊柱骨盆节段的失稳。

当一侧骶髂关节切除后，骨盆环被破坏，形成开环结构，此时在载荷作用下会导致骨盆环的翘曲变形。患侧应力的传导中断，导致健侧力线改变产生类似悬梁臂的作用引起骶髂关节处的应力集中，使骶髂关节处及附近区域发生骨折，而骨盆其他区域应力强度相应有所下降，但髋部上缘（该处似二次悬梁臂节点）应力也比较集中。

Enneking I 型肿瘤的切除允许仅切除骶髂关节而保留髋关节。I 区的骨盆切除导致大的骨盆环缺损，若未进行重建，患者通过同侧的下肢承受体重时残余的髂骨会坍塌并靠向残存的骶骨，必然在骶髂关节附近形成假关节。从生物力学角度看，髋关节的内移可以提高骶骨切除和髋外展肌功能丧失后骨盆的承重能力，但该术式却有导致骨盆短缩和继发脊柱侧凸的风险。

3）骶骨全部切除：当骶骨肿瘤累及 S1 椎体时，很可能需要骶骨全切术。骶骨全切术包括（或不包括）邻近的部分髂骨，将导致巨大的骨缺损。没有骶骨，力从下肢通过髋骨传导到中轴骨的能力就丧失了；中轴骨和骨盆勉强依靠软组织联系，不再得到有效支撑，可出现任意方向的移位，这种情况下患者简单的从直立位变为卧位都可能造成如疼痛、血管或肠管机械扭转等诸多问题，甚至有临床经验表明有连枷中轴骨的患者会丧失行走能力。这类患者，只有手术重建骨盆才能重新获得脊柱与骨盆轴向和旋转的稳定。

但也有文献报道，骶骨全切术后不行重建术，患者可依靠瘢痕组织对脊柱和骨盆的离床活动提供支撑作用。其原因是，在骶骨全切术后腰椎向下移位并保持在两侧髂骨之间，骨盆和脊柱之间的肌肉和瘢痕组织形成一个生物悬带，并最终使脊柱稳定。患者在足够长时间的制动后可以慢慢直起上身，并恢复一定程度的离床走动能力，但这类患者通常要佩戴脊柱支具和双踝关节校正器。还有一些医生认为全骶骨切除术后重建有许多并发症，且疗效不确定，因此他们选择在骶骨全切术后不再对骨缺损进行重建手术。

3. 骨盆重建后生物力学分析

骨盆肿瘤多发病隐匿，早期诊断困难，往往发现时肿瘤侵犯范围已经很大，因此骨盆肿瘤切除后大块骨缺损的重建术是骨科医生面临的重大挑战。骨盆重建后尽量恢复骨盆原有的生物力学特性是保证患者功能恢复理想的根本。目前有多种骨盆重建的术式，重建技术和材料也有所不同，不同重建术式在生物力学上均有自己的优点和不足。

（1）Ⅰ型重建后骨盆生物力学评估：骨盆Ⅰ型切除破坏骨盆承重弓，需要进行重建手术。研究者对Ⅰ型切除后各种方法重建之后的骨盆生物力学特点做了评估。①单纯腓骨移植重建术：该术式仅仅依靠腓骨移植重建骨盆，由于两根腓骨仅以点接触的方式对患侧髂骨进行支撑，骨盆应力分布有较大改变，仍不稳定，且移植的腓骨成为应力集中的部位，造成其容易移位并有较大的应力损坏可能。②钉棒/钉板内固定系统加固腓骨移植术：应用这种术式后，骨盆的稳定性好，应力主要通过内固定进行传导，钉-棒或者钉-板结合处成为应力集中的部位。③骨水泥骨盆重建术：这种方式由于恢复了骨盆环正常的结构和应力传导功能，其稳定性好，骨盆的各部位应力改变也较小。

从髂骨缺损的重建方式来讲，腓骨移植双棒固定和骨水泥重建两种方法的稳定性优于腓骨移植单棒固定（或者钢板固定）方式以及单纯单棒固定（或者钢板固定）。有研究发现，骨水泥重建或者腓骨移植钉棒/钉板系统重建后，在500N垂直应力下，载荷位移曲线仍处于弹性阶段，提示髂骨切除后行内固定术能够满足患者早期的功能锻炼及部分负重的要求。虽然骨水泥重建骨盆的稳定性及应力较好，但由于是机械固定，随着时间的延长，骨水泥出现松动和断裂的可能性较大。临床上髂骨肿瘤切除后重建除了选择合适的内固定方法外，还要在重建的过程中尽量调整好腓骨长度、放置的角度，最好调整到与原腰-骶-髂区域应力传导的方向一致，以尽可能的减少由于骨盆原有结构变化造成的术后不稳定。

（2）Ⅱ型重建后骨盆生物力学评估：近30年来，随着骨盆肿瘤分区概念的提出以及各种骨盆重建方法的发展，骨盆恶性肿瘤，尤其是累及Ⅱ区的恶性肿瘤的治疗方式出现了较大的变化。自Steel于1978年首次提出半骨盆切除的方法后，保肢手术已成为骨盆恶性肿瘤治疗的主流。保肢手术涉及三个方面：肿瘤切除、骨骼重建及软组织重建。目前骨盆肿瘤手术切除后重建的方式有：半骨盆切除后旷置术、髂股融合或成形手术、人工金属假体或鞍状假体置换术、肿瘤切除后瘤段骨灭活再植术、异体半骨盆或人工半骨盆置换术，各种重建方式在生物力学上都有其各自的特点。

正常骨盆双足站立位Von Mises应力主要分布在骶髂关节附近、弓状线附近、髋臼及股骨颈。骨盆的应力传导途径：应力到达骶骨后经骶髂关节分流至左右髂骨，然后下行至髋臼顶后分为3支，1支经髋臼-髋关节-股骨头后到达下肢骨（骶股弓）；1支经坐骨大切迹到达坐骨支（骶坐弓）；另1支沿弓状线到达耻骨支，通过耻骨联合与对侧下行应力相互作用（联结弓）。3条途径相互影响，相互作用，共同维持着骨盆结构的稳定性。因此，我们认为重建手术的关键在于如何保证重建后的骨盆既具有力学传导途径的完整性、有效性，同时又具有原来的对称性。

有学者利用三维有限元模型探讨了Ⅱ型肿瘤切除后腓骨移植联合三种不同内固定重建骨盆的生物力学特性。髋臼周围肿瘤切除（Ⅱ型切除）采用游离腓骨移植重建骨盆环后，内侧腓骨与宿主骨的接合处或其附近承受较大的应力，有导致移植骨骨折的可能，因此应注意腓骨植入的角度及与宿主骨接口处的处理。腓骨移植联合钢板重建后骨盆站立承重弓应力分布规律与正常骨盆基本一致，骨盆无大幅偏转，关键部位应力无明显变化，应力分布仅向患侧略微偏转，螺钉分布区域有正常的应力集中现象，2 块钢板应力分布均匀，过渡平滑。原因可能为腓骨移植联合钢板重建属于残余髂骨 - 股骨联合重建，腓骨结合钢板能较好地重建骶股弓及联结弓，使应力得以分流，以重建与健侧骨盆近似的力学传导方式，保持了骨盆应力传导的完整性、有效性及对称性。临床上采用腓骨移植联合钢板重建的患者术后功能评分优良率较高。腓骨移植联合椎弓根钉—棒重建术：这种术式属于腰椎 - 股骨联合重建，术后健侧耳状面应力仅增大 17%，股骨颈应力仅增大 33%，该重建术基本实现了对应力传导途径的良好重建，具有较好的临床疗效。腓骨移植联合骶髂棒重建后骨盆的应力分布向健侧明显偏转，应力传导途径趋向健侧，应力分布的对称性被破坏。健侧髋骨及股骨颈应力集中发生突变，股骨颈有明显低应力甚至零应力层出现。应力分布和最大 Von Mises 应力分析表明，骶髂棒重建后的骨盆应力传导途径明显偏转，对称性破坏严重，多个部位出现了危险性应力集中现象。

研究者建立了组配式半骨盆假体重建后的骨盆三维有限元模型，并以此模拟分析了重建后骨盆的生物力学特性。使用组配式假体进行骨盆 II 型切除重建术后，健侧骨盆弓状线附近的应力分布变化很小，耻骨部分的应力降低，出现应力遮挡现象。骨盆的弓状线是骨盆的主要承载结构，而经过上述方法重建后骨盆弓状线附近的应力水平与原有的应力水平相当，因此可以认为使用组配式半骨盆假体对骨盆 II 型肿瘤切除进行重建是合理的。组配式半骨盆假体还通过保证骨盆环的完整性，避免了重建术对健侧骨盆应力过多的影响。但由于假体的存在，耻骨部的主要应力由耻骨连接板承担，使得健侧骨盆耻骨部分出现了一定的应力遮挡，造成健侧耻骨的骨流失。

（3）III 型重建后骨盆生物力学评估：如前述 III 型切除同样会影响骨盆稳定性，但一般来说，III 型切除术后较少选择重建骨盆，如何应用局部的肌瓣修复盆底软组织是外科医生更关注的方面。

（4）IV 型重建后骨盆生物力学评估：骶骨切除以后，使用异体骨移植或骶骨人工金属架固定，能起到恢复骨盆环和阻挡腰椎下移的作用，但腰椎与骨盆环的长期稳定性还是通过瘢痕组织实现的，而且内固定失败比例高。有学者对 16 例接受了骶髂关节切除手术的患者进行了不少于 12 个月的随访，发现接受重建手术的 4 例患者虽然获得初期愈合，但使用同种异体骨重建的患者 1 例发生骨折，另 1 例因进行性腰骶失稳被迫取出内固定，而未作重建的 12 例手术并发症很少。因此，他们认为切除骶髂关节后行重建术以弥补骨缺损并非必需。

虽然文献中报道了很多骶骨全切术后各种重建方法，但生物力学研究很少。Hideki 等通过建立骶骨全切、内固定重建手术后骨盆的三维有限元模型来分析改良 Galveston 重建（modified galveston reconstruction，MGR）和三角框架重建（triangular frame reconstruction，TFR）两种重建方式的局部应力分布，发现如果术后立即行站位或坐位，可能导致内固定失败或松动，建议术后患者卧床且直到移植骨融合前要避免完全负重。MGR 方式，应力集中于连接棒，可能发生脊柱和骨盆间的连接棒断裂。TFR 方式，应力集中于骶骨棒周围的髂骨且超过了髂骨的屈服应力，这容易导致骶骨棒的松动。

本节从研究方法、静力学以及运动学等多角度对骨盆的生物力学特征进行概述。现已认识到，重力载荷由骶骨通过骶髂关节传递至髂骨，再由承重弓向下传递，即骨盆是躯干与下肢连接的纽带，因此维持骨盆的稳定性极其重要。后环结构在维持骨盆稳定性的作用中占 60%，而后环结构中骶髂后负重复合体的完整性最为重要。参与构成骶髂后负重复合体的韧带结构能够限制骨块间的相对位移，增加骨盆的稳定性，但这个效应是韧带、筋膜与肌肉共同作用的结果，故不应过分强调韧带的作用。骨盆大部分由松质骨构成，皮质骨较薄，这种独特的"三明治"式骨结构是适应载荷传递的结果，但抵抗外界暴力的强度远不及其他骨，骨盆环上的关节（骶髂关节、耻骨联合）能够进行小范围多方向的运动，这种运动能够起到缓冲暴力的作用，使骨盆兼具一定的刚性与弹性。随着计算机的发展以及多学科的协作，对骨盆生物力学机制的理解也越来越深入，但目前的研究还处于相对粗浅的阶段。由于缺乏统一有效的研究方法和模型，加上骨盆骨结构的不规则、个体差异明显、运动形式复杂等因素，导致研究结果差异性很大，甚至出现完全相反的结论。因此，骨盆生物力学还有很多未知与争议亟待进一步地探索与研究，为临床中修复骨盆缺损，重建骨盆的力学结构及恢复其功能提供理论依据。

二、骨盆肿瘤的临床表现及影像学特点

（一）临床表现

骨盆区域的原发骨肿瘤发病率占全部骨肿瘤的 10% ~ 15%，恶性肿瘤居多，而骨盆区域的骨转移瘤发生率约为原发恶性骨肿瘤 10 倍以上。骨盆肿瘤早期症状可不明显，肿瘤如向盆腔内生长，不易发觉，直到肿瘤巨大，压迫脏器产生症状才被发现；但如果肿瘤早期严重破坏骨质或侵犯承重部位（如髋臼、骶髂关节），则可产生剧烈疼痛。骨盆解剖复杂，盆腔内有神经、血管和重要脏器，又是人体力学传导的关键部位，因此骨盆肿瘤的外科手术难度大，肿瘤的预后往往较差。

以下是骨盆肿瘤的一些典型临床表现：

1. 疼痛

疼痛是骨盆肿瘤的重要症状，疾病早期可为间歇性钝痛、隐痛，患者多可以忍受，偶有剧痛，疼痛常在夜间加重；随着病情的进展疼痛成为持续性钝痛，疾病晚期时疼痛加重，影响工作和睡眠。疾病初期患者可服用非甾体抗炎药缓解疼痛，但随着病情加重需要服用强效镇痛剂才能缓解疼痛。当病变位置表浅时可有局部压痛，例如骨盆骨样骨瘤，但局部的压痛极少伴有红、肿、热、痛等炎性症状。与运动损伤无关的骨盆区域疼痛常常提示肿瘤为原发性，疼痛的加重往往与肿瘤的增长或恶性程度有关。一些肿瘤（例如尤文氏肉瘤），疼痛可是其最早出现的症状，但其他一些肿瘤在病程晚期才出现疼痛症状。

2. 肿块

骨盆肿瘤可表现为进行性增大的肿块（图 2-2-6）。恶性肿瘤例如骨肉瘤的肿块往往质地较硬，活动性较差，触摸时边界不甚清楚，肿瘤表面不平整，多伴有压痛；良性肿瘤常多表现为坚实肿块而无压痛。恶性程度高的骨盆原发性骨肿瘤生长迅速，病程短，确诊时往往肿块已经很大，并影响关节活动；而良性肿瘤的肿块生长缓慢常不容易被发现，其对周围组织干扰小，很少影响关节活动。某些原发性骨盆肿瘤生长迅速并侵犯周围组织，例如神经纤维瘤，可压迫骨质导致局部肿胀、畸形，部分病例还可出现骨盆区域弥散性肿胀；但对于某些生长缓慢的肿瘤或肿瘤样病损很少的良性肿瘤，极少出现明显肿胀，直到患者某些相关功能发生障碍或发生病理性骨折时肿瘤才被发现。

3. 神经及血管压迫症状

较大的骨盆肿瘤会挤压周围组织，压迫血管导致下肢静脉怒张、皮温升高或血液回流受阻。髂骨处的肿瘤可造成类似腰椎间盘突出的下肢

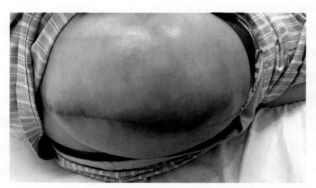

图 2-2-6   患者，男，54 岁，因臀部肿瘤术后 1 个月复发入院

放射痛症状。一些原发性骨盆肿瘤，例如神经纤维瘤，其压迫神经可能引起肌肉萎缩或运动障碍。某些恶性肿瘤成长迅速，例如骨肉瘤，迅速生长的肿瘤可累及坐骨神经或者股神经造成相应的神经症状，当肿瘤累及髂外血管时，可出现下肢肿胀。患者排除其他疾病后，以下这些神经症状需考虑与肿瘤压迫有关，例如坐骨神经痛及马尾综合征等。

4. 内脏压迫症状

当肿瘤体积过大或凸向盆腔时，可出现压迫内脏的症状。当肿瘤累及消化系统时，患者可出现排便次数增多、便秘、排便困难等症状；当累及泌尿系统时，患者往往表现为尿频、尿急，甚至有排尿功能障碍，当肿瘤完全压迫尿道，可出现尿路梗阻、尿潴留等情况；当肿瘤累及生殖系统时，部分男性患者出现性功能障碍。这些症状在疾病早期往往较轻，容易被忽视，或被误诊为直肠炎、便秘、膀胱炎、前列腺炎等其他系统疾病，随着病情加重，肿瘤对内脏的压迫逐渐加重，出现明显的症状，极大地降低了患者的生活水平，甚至影响预后。

5. 其他表现

（1）病理性骨折：轻微的外力作用下或没有任何外力而发生的骨折应警惕骨肿瘤。病理性骨折常可能为原发性骨盆骨肿瘤患者初次就诊的原因。由于骨盆血供丰富，并且内容大血管及器官，因此骨盆病理性骨折很可能导致大出血或休克。

（2）畸形与功能障碍：当骨盆肿瘤累及关节时，关节活动受到限制。原发性的骨盆肿瘤可能导致小儿或青少年关节发育畸形或身材矮小。

（3）发热：不明原因的发热常见于小儿及青少年患者，应警惕骨肿瘤。一些肿瘤例如尤文氏肉瘤和骨肉瘤，可以出现发热症状，表现类似急性骨髓炎，如高热、贫血、红细胞沉降率增快、白细胞计数增高等。应注意的是，有些患者的发热症状在应用抗生素后体温下降，症状缓解，常被误诊为感染性疾病。

（4）全身症状：原发性骨盆肿瘤对机体的消耗，肿瘤产生的毒素对局部的刺激，患者心理及社会因素等原因，可能导致患者在病程中出现一系列全身症状，如失眠、食欲不振、精神萎靡或烦躁、进行性消瘦、贫血等。

（二）影像学特点

分病种列出每种疾病 X 线、CT、MRI、骨扫描 /PET-CT 所示特征性表现。

1. 骨盆软骨肉瘤

（1）X 线表现：骨盆恶性肿瘤的 X 线表现有着许多共同的特点，如：①瘤体往往较大，呈膨胀性生长，但跨关节者罕见；②以骨破坏为主，少有成骨表现；③没有明显的骨膜反应。

CT 及 MRI 检查可以帮助了解肿瘤的边界，骨盆软骨肉瘤会经过骨皮质形成软组织包块，因此 CT 及 MRI 就显得尤为重要。

（2）CT 表现：对骨质破坏、瘤软骨的钙化和软组织侵犯的显示较 X 线敏感。增强后软骨肉瘤轻度强化，低度恶性者可见强化的纤维间隔，侵犯静脉形成瘤栓则表现为血管腔内不规则的低密度充盈缺损。

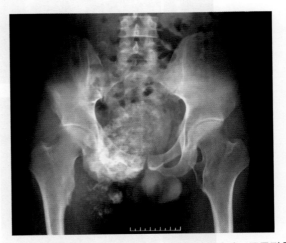

图 2-2-7　患者，男，32 岁，右侧骨盆软骨肉瘤，累及耻骨、髋臼，呈溶骨和硬化混合性病变，病灶中可见明显的钙化影

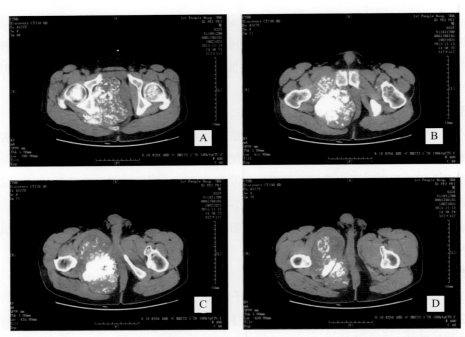

图 2-2-8　患者，男，32 岁，右侧骨盆软骨肉瘤，累及耻骨及坐骨，CT 可见明显的骨破坏和软骨样基质形成

（3）MRI 表现：MRI 显示骨髓及软组织被侵犯的范围、肿瘤与血管的关系、区分正常与异常骨组织界限方面优于 CT。髓腔内病灶 T_1WI 呈分叶状低等信号，与周围高信号的正常骨髓分界清晰；T_2WI 呈混杂信号，其中软骨成分呈分叶状高信号，瘤软骨钙化呈极低信号，突破皮质形成的软组织肿块呈高信号，其内部和边缘可见极低信号的钙化、纤维组织间隔则为低信号。增强扫描可见环状、弧状分隔的强化或不规则强化，环状强化影完整或不完整，大小不一，厚薄不均，其内亦可见不规则的无强化区，为囊性黏液样组织和坏死组织。动态增强扫描用于低度恶性软骨肉瘤与软骨瘤鉴别，前者动脉期有强化，后者没有。如果肿瘤的软组织包块生长是偏向一方，呈分叶状，则说明肿瘤是沿着阻力最小的方向生长，

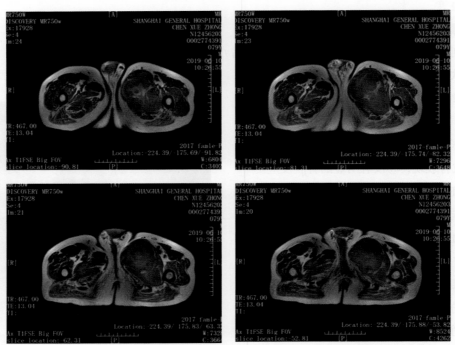

图 2-2-9　患者，男，79 岁，左侧骨盆三区软骨肉瘤 T_1WI 可见左侧耻骨下支骨质破坏及软组织肿块形成，呈低信号改变

提示为低度恶性肿瘤；如果肿瘤的软组织包块向各个方向生长，未受解剖界限的限制，则说明肿瘤是高度恶性。此外，周缘型软骨肉瘤的帽盖厚度可以帮助分析原有骨软骨瘤有无恶变。

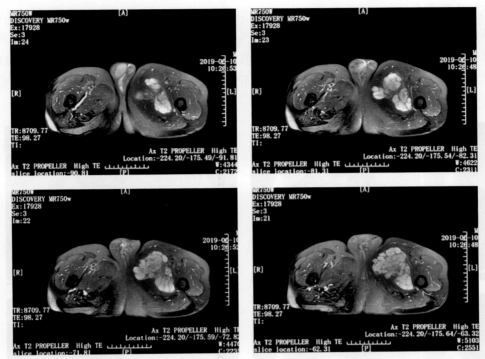

图 2-2-10　患者，男，79 岁，左侧骨盆三区软骨肉瘤 T_2WI 可见耻骨下支肿瘤呈分叶状，伴软组织肿块形成，T_2WI 呈现极高信号

2. 骨盆尤文氏肉瘤（尤文氏肉瘤）

（1）X 线表现：尤文氏肉瘤在 X 线上最常见的表现为骨溶解。骨盆尤文氏肉瘤与发生于骨干者表现不同，没有骨膜反应，主要呈片状的骨溶解，常侵犯范围较大。X 线表现为溶骨型、硬化型及混合型三种类型。有学者认为针状新生骨为骨盆尤文氏肉瘤的独特 X 线表现，但相反的观点认为单从 X 线表现难与其他恶性肿瘤（如骨肉瘤、淋巴肉瘤等）相鉴别。

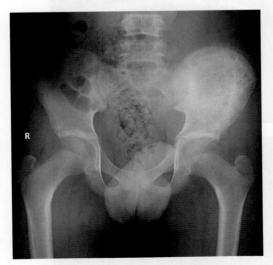

图 2-2-11　患者，女，14 岁，左侧髂骨尤文氏肉瘤，骨盆平片提示左侧髂骨巨大的溶骨和硬化混合性病变，累及骶骨及髋臼，伴有侵袭性立发样骨膜反应

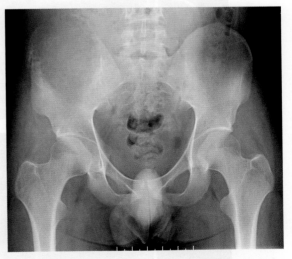

图 2-2-12　患者，男，22 岁，右侧骨盆尤文氏肉瘤，骨盆平片提示右侧髂骨巨大溶骨性病变，可见不规则的骨质变薄和骨破坏

　　（2）CT 及 MRI：CT 表现能比 X 线更进一步地显示骨质破坏的情况、骨髓密度改变、骨膜新生骨形成及软组织肿块的大小和范围，肿块密度通常不均匀，坏死或出血不常见，如有坏死常为小灶性，是本病软组织肿块的特点之一。MRI 表现可以准确显示病变的范围，肿瘤在 T_1WI 为低到中等信号，T_2WI 为不均匀高信号，边缘不清，髓腔内反应性水肿影可造成医生对髓内累及范围的过多估计。动态造影剂增强后肿瘤呈不均匀强化，这有助于鉴别肿瘤髓腔内反应性水肿和非肿瘤性软组织水肿。MRI 脂肪抑脂序列中的 T_1WI 动态增强比 T_2WI 能更好地显示肿瘤轮廓，更容易将肿瘤与类似于骨尤文氏肉瘤的神经血管丛进行区分。

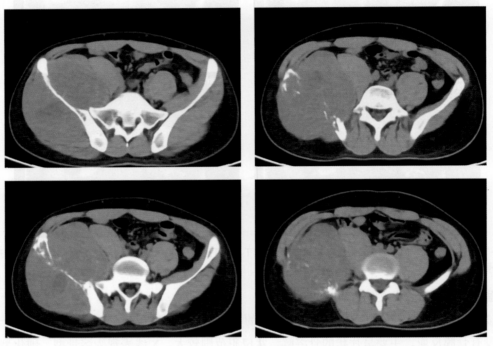

图 2-2-13　患者，男，22 岁，右侧骨盆尤文氏肉瘤，CT 可见以髂骨为中心的肿块及骨质破坏，累及髂骨及部分骶髂关节

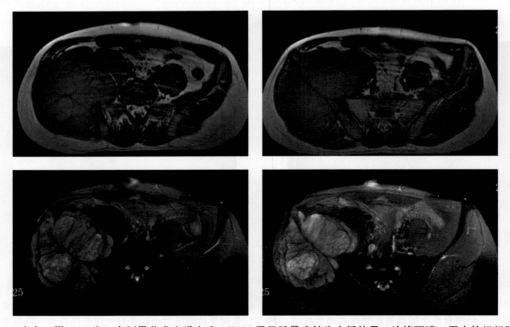

图 2-2-14　患者，男，22 岁，右侧骨盆尤文氏肉瘤，T_1WI 显示髂骨病灶为中低信号，边缘不清，巨大软组织肿块形成

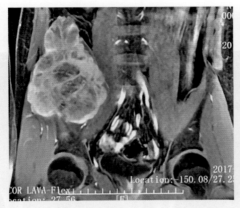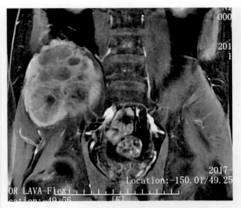

图 2-2-15 患者,男,22 岁,右侧骨盆尤文氏肉瘤,脂肪抑脂像的 T_1WI 可显示肿瘤的轮廓及累及范围

(3)PET-CT:是利用发射正电子的核素药物进行检查,其中代表性药物为 ^{18}F- 氟代脱氧葡萄糖。PET-CT 可直接显示全身肿瘤组织,是早期诊断转移性骨肿瘤比较敏感的方法。放射性核元素在肿瘤区域有浓聚,其浓聚范围往往超过瘤体本身,这点要注意。疑似尤文氏肉瘤的患者应该在活检前进行完整分期,Treglia 在近期的一项系统回顾和荟萃分析中指出,PET-CT 与传统影像学检查联合应用对尤文氏肉瘤诊断的敏感性为 96%,特异性为 92%,是对肿瘤进行分期和再分期的有效手段。

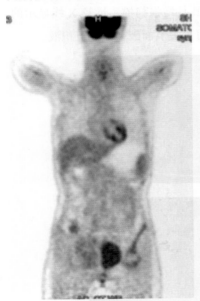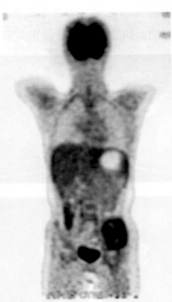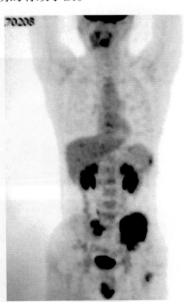

图 2-2-16 患者,女,22 岁,右侧骨盆髋臼尤文氏肉瘤

图 2-2-17 患者,男,9 岁,左侧髂骨尤文氏肉瘤,PET-CT 提示左侧髂骨明显放射浓聚

图 2-2-18 患者,男,22 岁,PET-CT 显示左侧髂骨、肋骨多发破坏,病理为尤文氏肉瘤,髂骨 SUV 值 9.1,骶骨为 4.9,肋骨为 3.1

3. 骨盆骨肉瘤

(1)X 线表现:骨肉瘤的 X 线特征为片状溶骨性破坏并有不同程度的瘤骨生成,但发生于骨盆者,以破坏为主,瘤骨生成较少;发生于管状骨的骨肉瘤,往往有骨膜反应,但发生于骨盆者无明显骨膜反应,这些使骨盆骨肉瘤在 X 线上与其他恶性肿瘤难以鉴别。

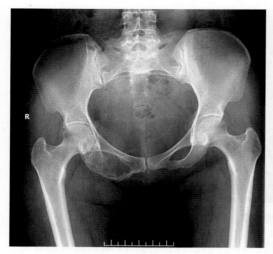 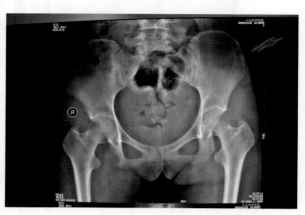

图 2-2-19　患者，女，32 岁，右侧骨盆肿瘤，骨盆 X 线提示右侧坐骨支溶骨性病灶，累及部分髋臼，盆腔内可见软组织肿块影，伴少量骨膜反应，未见明显瘤骨生成，术后病理为软骨母细胞型骨肉瘤

图 2-2-20　右侧耻骨髋臼骨肉瘤，骨盆平片提示右侧耻骨下支溶骨性骨质破坏，可见软组织肿块影，骨皮质边界不清

（2）CT 检查：CT 显示肿瘤组织内部密度较 X 线敏感，液化坏死组织为低密度，增强扫描无强化，出血呈片状，并可显示液 - 液平面。CT 可更清楚地显示肿瘤边界，尤其是增强扫描，远较 X 线显示的范围大。CT 增强扫描还能提示肿瘤组织的血供情况。肿瘤侵犯关节时可见关节面破坏和关节积液。

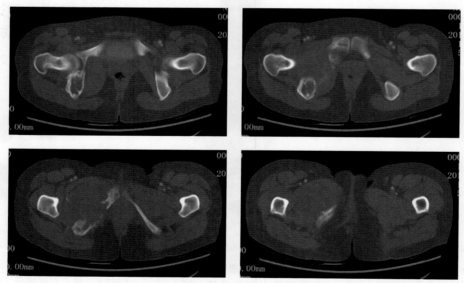

图 2-2-21　患者，女，32 岁，右侧骨盆骨肉瘤，骨盆 CT 提示以坐骨及耻骨下支为中心骨质破坏，未见明显瘤骨形成，可见软组织肿块形成

（3）MRI 表现：骨盆骨肉瘤在 MRI 各个序列上表现为不同形态的低信号。在 MRI 上软组织肿块显示更加清晰，并可见周围水肿信号，对确定骨肉瘤髓内侵袭范围具有较高的准确性，可以作为判断骨肉瘤手术时切除边界的可靠参考。

（4）ECT 检查：ECT 检查是利用放射性核素，进行全身骨扫描并 γ- 闪烁照相，其方法简便，定位准确，同时可了解全身骨情况，发现肿瘤的时间可较普通 X 线早 2 ~ 3 个月，因此很受临床医生欢迎。但是，凡是引起局部血运异常增加的疾病，如急性骨髓炎等，均可引起局部的放射性浓聚，在临床应用时应注意鉴别。

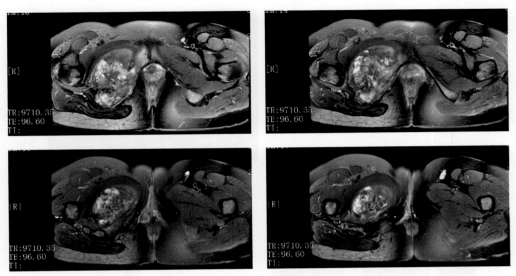

图 2-2-22　右侧骨盆骨肉瘤 T₁WI 像

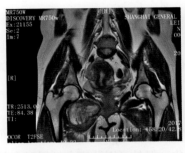
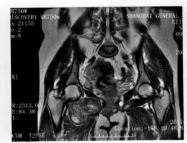
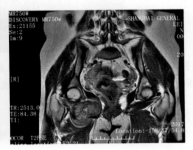
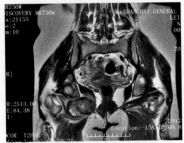

图 2-2-23　右侧骨盆骨肉瘤 T₂WI 像

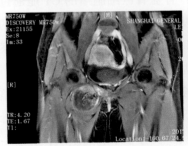
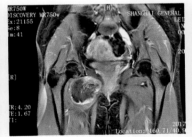
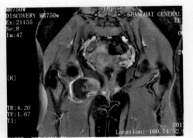
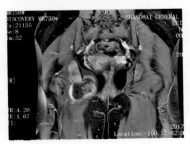

图 2-2-24　右侧骨盆骨肉瘤 MRI 抑脂像

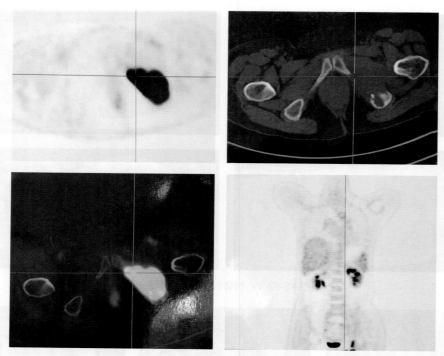

图 2-2-25　患者，女，54 岁，右侧乳腺癌术后，左侧髋臼、坐骨及耻骨下支代谢增强，氟代脱氧葡萄糖代谢略增高，术后病理提示为去分化软骨肉瘤，去分化成分为骨肉瘤及上皮样肉瘤

4. 骨盆骨巨细胞瘤

（1）X 线表现：骨盆骨巨细胞瘤典型的 X 线表现为肿瘤侵袭处骨皮质膨胀、变薄或者消失，同时伴有骨松质和骨皮质的破坏；骨溶解一般较均匀，病灶内无骨化和钙化，但是可因肿瘤在扩展时有某些壁层骨嵴保留下来而呈"皂泡样"表现，溶骨性破坏内可见少许的骨性间隔，无明显骨包壳，与长骨骨

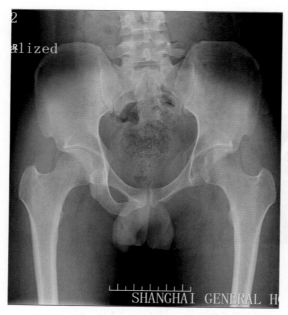

图 2-2-26　患者，男，18 岁，左侧髋臼肿瘤，病理为骨巨细胞瘤，骨盆平片提示左侧髋臼内壁溶骨性骨质破坏，可见膨胀性骨质破坏区域，无瘤骨形成及明显骨膜反应

巨细胞瘤存在一定的区别。当肿瘤具有恶性倾向时，X 线表现为生长加速，骨质破坏增加，骨皮质明显变薄，肿瘤边界模糊，大片骨皮质被侵犯而出现中断，肿瘤浸润周围软组织，形成软组织肿块。

（2）CT 表现：骨盆骨巨细胞瘤的 CT 能通过横断面、三维重建等更加具体地显示解剖结构复杂的骨盆骨巨细胞瘤，有助于精确的术前分期及手术方案的制定。典型的表现基本与 X 线片一致，为膨胀性、溶骨性破坏，边界大多比较清楚，肿瘤边缘骨壳完整或部分缺失，骨破坏区域内可见残留骨小梁形成的骨嵴或骨性分隔，但是极少贯穿整个肿瘤组织，肿瘤一般无钙化，很少出现骨膜反应，部分肿瘤内可见液性坏死或出血区域。侵袭性骨巨细胞瘤 CT 表现为病灶移行区呈虫蚀样、筛孔样骨破坏，病灶周围无硬化边缘，肿瘤组织突破骨壳向软组织浸润，软组织肿块巨大，与骨膨胀程度不成比例，肿瘤边缘可有层状骨膜反应。螺旋 CT 三维重建可更清楚地显示病变以及病变和髋关节等周围结构的关系。增强扫描可以进一步帮助了解肿瘤的骨外侵犯和周围神经、大血管的关系以及更精确显示肿瘤内的坏死区。

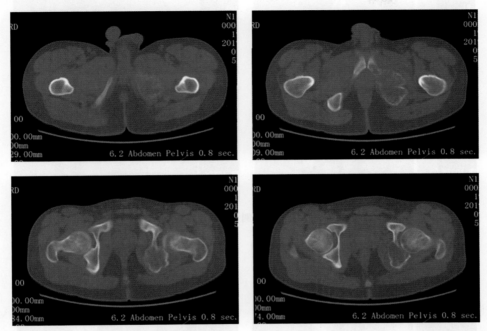

图 2-2-27　患者，男，18 岁，左侧骨盆骨巨细胞瘤，病灶为为膨胀性、溶骨性破坏，边界较清楚，肿瘤边缘骨壳完整或部分缺失，骨破坏区域内可见残留骨小梁形成的骨嵴或骨性分隔

（3）MRI 表现：骨盆骨巨细胞瘤因肿瘤内实性成分的差异具有不同的 MRI 表现。以实性软组织成分为主者，T_1WI 常表现为低到中等信号，T_2WI 常表现为中到高信号，形成"卵石"征；如瘤内出现出血、坏死、囊变及纤维化等继发性改变，则肿瘤信号呈现多样性，T_1WI 多表现为不均匀的低信号或等信号，T_2WI 包含混杂性低、等、高信号。由于周围骨质硬化引起的低信号线状影，大部分病例的病灶边缘较规则；病灶内有出血者可出现 T_1WI 高信号改变，T_2WI 出现液平。MRI 所见"卵石征"相当于 X 线的"皂泡征"。MRI 能更好地显示肿瘤对关节软骨的破坏、关节腔以及骨髓腔的受累情况，有利于早期发现转移及恶变。肿瘤突破骨皮质的部位一般局限，而残留的皮质在 MRI 上信号正常。对于评估肿瘤对骨皮质的破坏和骨嵴等方面，MRI 不如 CT。

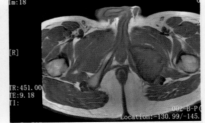
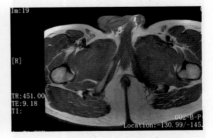
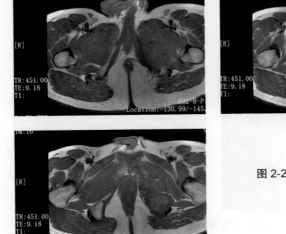

图 2-2-28　患者，男，18 岁，左侧骨盆骨巨细胞瘤 T_1WI 为低信号

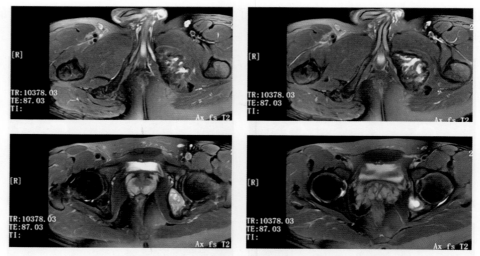

图 2-2-29　患者，男，18 岁，左侧骨盆骨巨细胞瘤 T₂WI 为极高信号

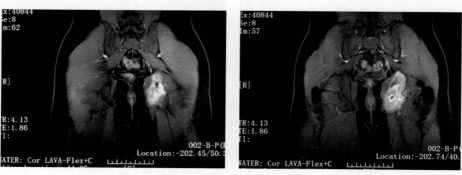

图 2-2-30　患者，男，18 岁，左侧骨盆骨巨细胞瘤抑脂冠状像上可显示清晰的肿瘤轮廓

5. 骨盆脂肪肉瘤

（1）CT 表现：与肿瘤的分化程度密切相关，未分化的脂肪肉瘤脂肪含量少，表现为软组织密度，可有钙化灶；分化成熟的脂肪肉瘤脂肪成分多，密度为脂肪密度，CT 值在 −80 ~ 120Hu 之间。有的肿瘤 CT 值介于水与脂肪之间，水样密度部分为黏液样改变，增强后呈不均匀强化。

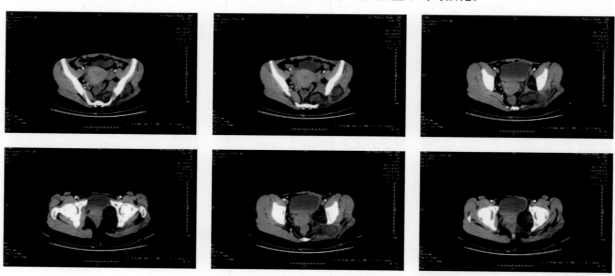

图 2-2-31　患者，女，37 岁，骨盆脂肪肉瘤反复复发

（2）MRI 表现：信号差异同样也取决于脂肪肉瘤的分化程度。分化良好的脂肪肉瘤 MRI 可见局灶样或条索状脂肪信号；分化差的脂肪肉瘤 T_1WI 像可呈低、高混合信号，T_2WI 像上呈不均匀高信号，病灶可伴有出血坏死区。

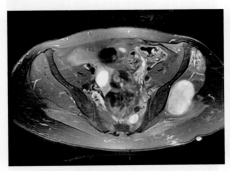
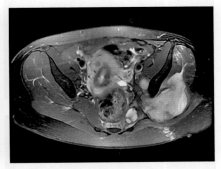

图 2-2-32　患者，女，37 岁，左侧骨盆脂肪肉瘤，T_1WI 呈高混合信号

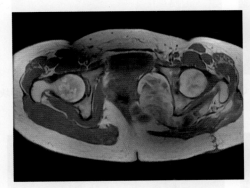
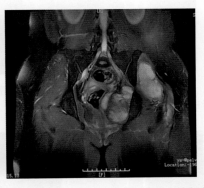

图 2-2-33　患者，女，37 岁，左侧骨盆脂肪肉瘤，T_2WI 提示左侧髋臼内侧脂肪肉瘤呈现不均匀高信号

6. 骨盆恶性纤维组织肉瘤

该病是由纤维细胞和组织细胞组成的恶性肿瘤，好发于中老年人，多见于四肢，局部切除易复发。

（1）CT 表现：CT 表现为位于肌肉内等密度或低密度肿物，密度不均匀，有分叶间隔，肿瘤中心常有密度更低的坏死液化区，无钙化。增强后肿瘤有不均匀强化，可显示一个不完整的边界，可有分叶，呈浸润性生长。肿瘤与邻近的肌肉无分界，间隙显示不清。

（2）MRI 表现：T_1WI 像上肿瘤与周围中等信号比较略呈低信号，T_2WI 像上肿瘤信号强度显著增高，信号多不均匀，高信号代表肿瘤黏液变性、囊变和炎症细胞浸润较显著部分，而中等信号代表肿瘤的坚实部分，也有 T_1WI 与 T_2WI 像均表现为低信号的肿瘤，表明其中含有大量胶原纤维，而细胞成分很少。

7. 骨盆神经源性肿瘤

骶骨的神经源性肿瘤包括神经纤维瘤和神经鞘瘤，两者均由包绕神经轴突的神经膜细胞突变而来。神经鞘瘤的瘤组织主要由神经鞘细胞组成，含少量胶原和基质组织。而神经纤维瘤主要由神经内衣、神经束衣和神经鞘细胞组成，含有丰富的胶原组织。临床上有相同的症状，表现为相应神经支配处有麻木感。

（1）CT 表现：两者均表现为骶骨的骶管、骶孔扩大，破坏边缘清晰。破坏区呈类圆形、膨胀性改变；肿瘤在骶管中可偏于一侧，呈团块状均匀的软组织密度，与神经根密度相同，无钙化，也无成骨表现，增强后轻度强化。若发生在骨盆软组织内则表现为软组织内圆形低密度灶，边界清楚，有时可见完整包膜。

（2）MRI 表现：神经纤维瘤与神经鞘瘤两者信号差异不大，T_1WI 像呈低、中等信号，T_2WI 像呈中、高等信号。MRI 上肿瘤形态规则，边缘清晰，信号均匀。增强后 T_2WI 像上肿瘤明显增强，界限清楚，周围血管肌肉被推压移位。

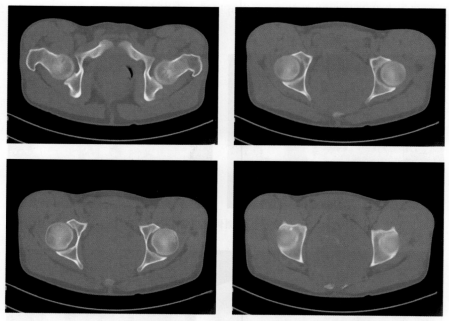

图 2-2-34 患者，男，45 岁，骶骨巨大肿瘤，盆腔 CT 提示为骶骨骨质破坏伴骶骨前巨大软组织肿块形成，肿块无明显钙化及瘤骨形成

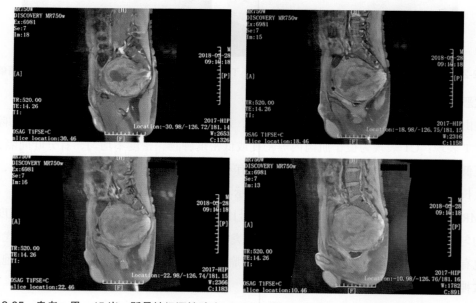

图 2-2-35 患者，男，45 岁，骶骨神经源性肿瘤，MRI 矢状位可见肿瘤凸向骶前生长，呈低、中等信号

8. 骨盆肌肉源性肿瘤

骨盆肌肉组织起源的肿瘤以横纹肌肉瘤较多见，好发于成人。而良性横纹肌瘤非常罕见。横纹肌肉瘤由不同分化程度的横纹肌母细胞组成，分为胚胎型、梭形细胞形、腺泡型和多形性横纹肌肉瘤四种，切除后易复发。

（1）CT 表现：肿瘤呈多种形态，主要表现为肌肉内肿物，结节状，有分房间隔，肿瘤中央部分为低密度区，常以肌间隙为界形成假包膜。肿块较大时，常有数块肌肉受累但肿块仍限于深筋膜内。肿瘤表现为低密度肿块中有多个高密度环，低密度区为坏死液化区，CT 增强扫描低密度区不增强；周围有环状强化，为肿瘤和液化区的张力作用挤压周围正常组织所形成的环形致密层；肿瘤内几乎不见钙化灶，以此可与滑膜肉瘤鉴别。横纹肌肉瘤可造成患者正常肌肉萎缩，CT 表现为肌肉束细小、肌间脂肪增宽。

（2）MRI 表现：T_1WI 像为高于正常肌肉组织信号强度的肿块，有假包膜者界限清楚，浸润者界限不清。T_2WI 像肿瘤信号强度增高明显，且信号不均，常常难与其他恶性软组织肿瘤鉴别。

9. 骨盆骨样骨瘤

骨样骨瘤好发年龄为 11 ~ 25 岁，男性多于女性，多发于下肢长管状骨的骨干，骨盆也有发病。

（1）X 线表现：在骨皮质内有密度减低阴影，直径 0.5 ~ 2cm，即肿瘤所在，称为瘤巢。其内随病程进展，可有不同程度钙化，甚至骨化。当瘤巢中心钙化时，钙化灶的周围是环形充血带，圆形致密影周围有一圈透光阴影，即形成"鸟蛋"样表现或"牛眼征"。瘤巢周围骨质硬化，反应骨增生范围不一。依瘤巢的发生部位，反应骨的表现各有特点：①骨皮质型：增生明显，密度很高，甚至将小的瘤巢遮挡；②骨松质型：可仅有轻微增生环，需特殊投照位置才能与骨小梁区分；③短骨骨膜型：可见周围骨皮质呈扇贝样改变，软组织肿胀。发生于骨盆的骨样骨瘤，反应骨增生情况各异，有的增生广泛，硬化明显，有的缺少反应性骨硬化。

（2）CT 表现：表现与 X 线相似，因断层成像，无普通 X 线片上肿瘤易被遮挡的问题，在脊柱、骨盆等解剖复杂的部位很有帮助。

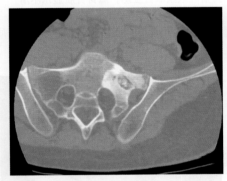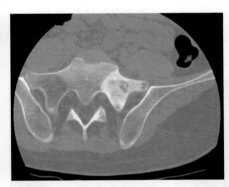

图 2-2-36　患者，男，17 岁，骨样骨瘤，骨盆 CT 提示左侧骶骨可见圆形硬化骨质破坏区域，周围骨质硬化

（3）MRI 表现：瘤巢信号及瘤巢周围的炎性水肿缺乏特异性，水肿广泛者具有恶性征象。瘤巢在 T_1 加权像上呈低到中等信号，在 T_2 加权像上呈低、中或高信号，内部钙化或骨化明显者则为低信号。增强后多数瘤巢强化明显，少数瘤巢呈环状强化。

（4）核素扫描：诊断骨样骨瘤敏感可靠，表现为双密度征：即瘤巢放射性浓聚明显，而周围硬化骨放射时浓聚较正常骨少，对照明显。

10. 骨盆滑膜肉瘤

起源于滑膜组织的肿瘤，有良、恶性之分，良性者为腱鞘巨细胞瘤，恶性者有滑膜肉瘤，均起源于关节的滑膜、滑囊及腱鞘。恶性滑膜组织肿瘤为滑膜肉瘤，是一种高度恶性的软组织肿瘤，好发于青壮年，多见于关节邻近部位，骶髂关节的滑膜肉瘤，常发生于前下 1/3 处，这是由骶髂关节解剖的特点所致，因此，体格检查很少能触及软组织肿块，患者往往只表现为疼痛与神经功能障碍。

（1）CT 表现：平扫显示邻近关节的高密度软组织肿块，边界清楚，呈分叶结节状，内有斑点状或斑片状钙化或骨化。增强后，由于滑膜肉瘤血供较丰富，有明显骨骼侵犯，引起骨质破坏，表现为侵蚀性骨质破坏或者外压性骨质破坏两种形式。因肿瘤生长迅速，中心部易出现坏死囊变的低密度区。

（2）MRI 表现：该肿瘤的 MRI 表现取决于肿瘤的分化方向，肿瘤有双极性分化趋向，即向上皮细胞或成纤维细胞分化，故分为梭形细胞型、上皮细胞型、混合型三种，梭形细胞型表现为 T_1WI 像呈低于肌肉的信号强度，T_2WI 像呈中等增高信号，肿瘤内部坏死囊变、则显示为更高信号；上皮细胞型者，T_1WI 像呈信号强度高于肌肉组织，在 T_2WI 像呈信号强度均匀增高；混合型者兼有以上两型信号改变特点。形态学上，与其他恶性软组织肿瘤无法区别。

11. 脊索瘤

（1）X线表现：X线一般仅能观察较大脊索瘤的骨破坏情况。脊索瘤一般表现为溶骨性骨破坏灶，其内可见散在的斑片状钙化，但脊索瘤的钙化率明显低于软骨肉瘤。蝶枕区脊索瘤常破坏斜坡、蝶鞍或两者均破坏。骶尾部脊索瘤骨病灶可有膨胀性。

（2）CT表现：CT检查主要使用横断和冠状位高分辨扫描，通过骨窗观察骨破坏的情况，绝大多数脊索瘤的骨破坏是溶骨性，不伴有反应性骨硬化，在肿瘤内常可见到死骨，需与瘤内钙化相区别。普通CT扫描，脊索瘤多与脑质等密度，

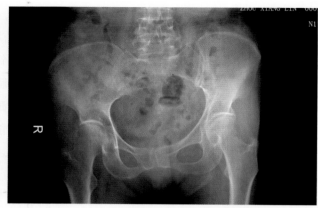

图 2-2-37   患者，男，67 岁，骶骨脊索瘤，骨盆平片显示为盆腔软组织占位影，骶骨骨质显示不清

偶可为轻度低密度。在增强 CT 扫描中，肿瘤呈轻度至重度强化，可相应地观察肿瘤与脑质的分界以及颅底下方软组织结构的关系。

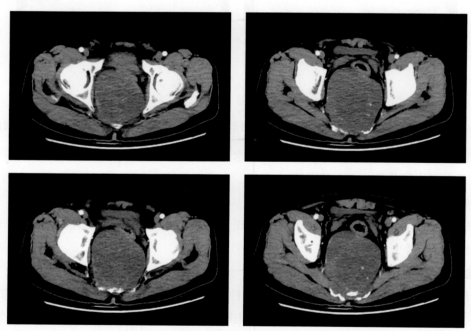

图 2-2-38   患者，男，67 岁，骶骨脊索瘤，骶 3 椎体及以下占位性病变，伴软组织肿块形成，局部可见钙化影，肿块凸向骶前盆腔

（3）MRI表现：脊索瘤的 MRI 表现，在 T_1WI 呈与脑质等信号或低信号，在 T_2WI 呈中度或明显高信号强度，脊索瘤常表现为肿块内信号强度不均一。肿瘤在 T_1WI 像上，小灶性高信号代表肿瘤内的陈旧性出血或含高蛋白的黏液，在 T_2WI 像，低信号可能代表：①磁敏感物质——最可能是血液的降解产物（如含铁血黄素和铁蛋白）；②死骨；③纤维间隔；④钙化。许多脊索瘤都具有低信号的分隔，在肿

瘤基质中将高信号区域分隔成多小叶状，在 T_1WI 上，斜坡内脊索瘤表现为高信号脂肪内的低信号区，无信号的皮质结构通常消失。

12. 骨盆转移性肿瘤

（1）X 线表现：根据骨转移瘤的病理，其 X 线表现亦可有溶骨型、成骨型及混合型三型。溶骨型：此型最常见，约占 75%，几乎所有的恶性肿瘤均可发生溶骨性转移，但多以甲状腺癌、肾癌、宫颈癌、肺癌及直肠癌常见，常为多发，单发者少见，表现为单纯性溶骨性破坏，病灶内外呈不规则的不伴反应骨形成的溶骨破坏影像，开始在骨松质内出现小的虫蚀状破坏区，随病程进展，破坏区逐渐扩大或融合成片状，很少出现骨膨胀及骨膜反应。骨盆转移灶多发生在髂骨翼、髋臼、耻骨及坐骨，合并病理骨折可有骨膜反应。成骨型：成骨型较溶骨型少见，约占 15%，绝大多数来自前列腺癌，少数为乳腺癌、膀胱癌，均为多发病灶，

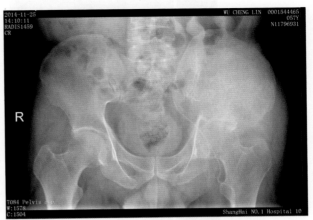

图 2-2-39　患者，男，57 岁，左侧骨盆肿瘤，骨盆平片显示为左侧髂骨及髋臼巨大混合性骨质破坏病灶，明显的软组织肿块影

可同一骨出现数处病变。X 线表现为骨外形没有改变的情况下出现圆形或椭圆形致密影，边缘不整，病变密度不均，骨小梁增粗，小梁间隙变窄，病变继续进展，密度逐渐增高，骨小梁被遮盖而显示不清。大多数转移病灶无骨膜反应，仅有少量骨膜增生。混合型：混合型亦较少见，约占 10%，系溶骨型与成骨型并存。有时于一骨内同时有溶骨及成骨病变。还有的表现为部分病灶为溶骨型，而另外部分为成骨型。

（2）CT 表现：CT 有助于确定骨质破坏的程度，特别是有病理性骨折高风险时。此外还可以评估 X 线难以评估的部位，包括颅骨、胸骨、肋骨及骨盆。左、右两侧 CT 值常提示异常。

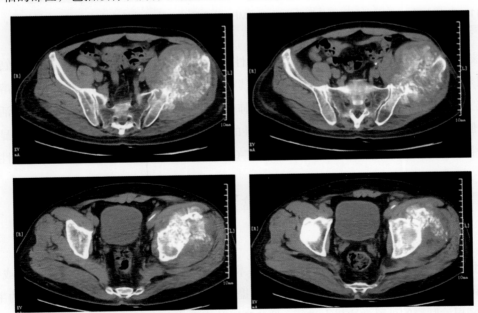

图 2-2-40　患者，男，57 岁，左侧骨盆转移性肿瘤，骨盆 CT 显示以髂骨为中心骨质破坏，伴软组织肿块形成，累及髂骨内外板，肿块内可见钙化影，肿块向下累及髋臼顶

（3）MRI 表现：是显示转移性疾病最敏感的检查方法。常用来显示脂肪性脊髓的改变及肿瘤侵犯软组织情况。溶骨性转移瘤在 MRI 中常表现为 T_1 加权像低信号，而 T_2 加权像高信号，而成骨性则表现为 T_1 及 T_2 加权像均为低信号。

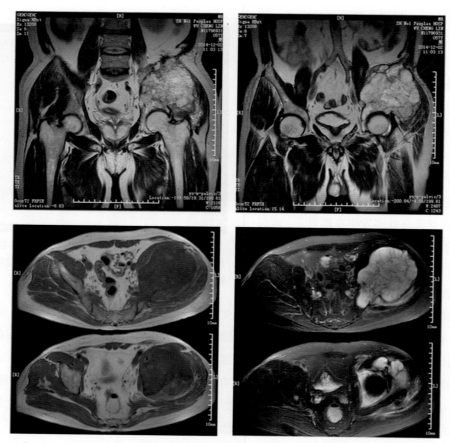

图 2-2-41　患者，男，57 岁，左侧骨盆转移性肿瘤，MRI 提示骨盆占位以髂骨为中心 T_1WI 为低信号，T_2WI 为高及混杂信号的病变

（4）核素骨显像及 PET-CT：核素显像为全身性骨显像，有助于评价总体情况，虽然敏感性较好，但特异性较差，超过 90% 的转移瘤对核素有摄取，其对于显示成骨性骨转移瘤的效果要好于溶骨性病变。对于大多数实体瘤骨盆转移检测效果良好，特别是肺癌、乳腺癌、结肠癌和淋巴瘤等高代谢活性的肿瘤。而对于前列腺癌、类癌和支气管肺泡癌等低代谢活性的肿瘤检测效果不佳。PET-CT 是核素骨显像的互补。骨折、退行性改变、感染及 Paget 病，这些病变在 PET-CT 上也显示代谢高活性，可能导致假阳性检查结果。

三、骨盆肿瘤的手术治疗——半骨盆置换

（一）骨盆人工假体的研究

骨盆恶性肿瘤的切除重建是一个难度极大的手术，对手术技术要求高，其中骨盆 Ⅱ 区或 Ⅳ 区及周围肿瘤的切除后重建尤为困难。自半骨盆切除概念提出后，保肢已成为骨盆恶性肿瘤治疗的主流。切除要在能够彻底根治肿瘤的外科学边界上进行。骨盆 Ⅱ 区肿瘤重建方法包括坐骨股骨融合术或关节成形术，髂骨股骨融合术或关节成形术。这类方法除可能引起患肢短缩外，还可能引起运动功能下降，但可以明显减少重建相关的其他并发症。自体瘤段骨高温灭活再植术、同种异体骨移植重建术、同种异体骨人工

假体复合重建术、马鞍型假体重建术和应用骨水泥普通型人工假体生物重建术以及髋关节移位术。每种重建方式均有其优缺点和不同的适应证。

1. 可调式人工半骨盆假体

髂骨部肿瘤尤其是恶性肿瘤的传统手术方法为半骨盆截肢术，手术范围广，而且截去患侧下肢，术后产生残疾。使用鞍状假体无法重建完整骨盆环，致使术后产生较大面积骨缺损，导致术后远期骨盆稳定性较差，骨-假体结合面通常会移位或者髂骨容易断裂，引起诸如感染、假体松动、运动受限、脱位以及断裂等问题。郭卫等设计出可调式半骨盆假体，用于骨盆 II 区缺损的重建。该假体由不同长度的髂骨多轴向固定装置、髋臼以及耻骨连接板三部分组配而成。其特点是有不同规格的假体供术中选择，使用方便灵活；假体设计的体积小有利于软组织覆盖重建。一些临床报告其术后早中期效果优良且并发症少。笔者团队自 20 世纪 80 年代开始采用可调式人工半骨盆置换，对髂骨部侵犯范围广泛的恶性肿瘤，具有内半骨盆切除适应证者，可在切除半骨盆后置入假体。郭卫等设计的可调式人工半骨盆假体 28 例中 MSTS（1993）平均评分为 60 分，并发症 5 例，其中深部感染 4 例，脱位 1 例。可调式人工半骨盆假体特点：安装方便、术后功能较好、并发症发生率较低。

2. 计算机辅助定制人工半骨盆假体置换

随着计算机和假体制备技术的发展，同时考虑到异体骨重建有较高的感染、骨折等风险，计算机辅助个体化设计的半骨盆假体应运而生。其设计初衷是为了降低异体骨重建的并发症，具体方法为术前根据肿瘤预定切除范围，通过计算机准确设计假体填充骨盆环缺损，远近端分别通过假体上的螺钉系统将其固定于残余骨面。假体设计有髋臼部分与远端的股骨假体相关联，股骨假体为骨水泥型或生物型。这种设计目的在于最大程度降低骨盆重建手术的并发症和再手术的概率。然而，这种假体临床应用后的效果并不十分满意，患者术后会出现深部感染、螺钉断裂、假体松动及皮肤坏死等并发症，使这种新型假体的在位率远远低于患者生存率。同时，假体的功能不理想，MSTS 评分为 23% ~ 39%。20 世纪末，有国外医生即开展计算机辅助人工假体的设计与应用，由于当时技术限制，12 例应用计算机辅助设计的人工半骨盆假体的患者有 3 例术后出现深部感染，假体均被取出，其中 1 例还进行了半骨盆离断术，还有 1 例患者的假体出现松动、脱位；假体存活率 40%，存活患者中，假体功能评分平均 39%，对比无假体患者功能评分（平均 23%），这种假体并发症较高且功能不理想。此外，假体费用昂贵，生产周期较长。术中肿瘤切除范围的不可预见性有时也限制了这种假体的使用。

2003 年起，由笔者团队开发并应用的计算机辅助的人工半骨盆假体，用于治疗骨盆原发恶性肿瘤切除后的重建。该假体具有以下特点：假体根据患者的骨盆三维重建结果进行个性化定制；重建后骨盆力学传递接近生理要求；假体结构简单，为一体化设计，髂峰小、低切迹，设计有特殊的耻骨钩和闭孔钩，固定牢固，能够有效重建髋关节。在本团队行这种假体置换的 16 例患者中，1 例并发深部感染行假体取出，取出后行髋关节旷置，外固定支具固定 6 周；1 例假体断裂，行翻修手术；3 例患者术后出现螺钉断裂，但假体稳定，患肢功能未受影响；髋关节脱位 3 例，其中 2 例行闭合复位髋"人"字石膏外固定 4 周，1 例反复脱位行髋臼翻修，假体 3 年生存率为 68.7%（11/16），MSTS 功能评分平均 72%。

3. 组配式骨盆假体

为获得良好的患肢功能，骨盆重建应尽可能恢复髋臼正常解剖旋转中心和下肢的长度，组配式半骨盆假体能够达到这些目的。相比于定制假体，组配式假体价格低，术中对辅助设备要求低，对截骨的精确度要求低。这类假体主要通过调节自身的安装位置、角度和连接不同型号的假体底座，以达到恢复髋臼旋转中心的目的。该假体多用于重建 I+II+III 区切除后的半骨盆重建。假体主要由髋臼加强壁、过半球体聚乙烯髋臼杯、多方位组配跟踪壁、连接棒、椎弓根钉和股骨组件六部分组成。该种假体的其他优点还有：能够根据切除后的缺损形状进行现场组装，安装后软组织对假体覆盖较好，术后感染率低，假体固定牢固，应力分布好（骨盆假体所受的剪切力极小），术后患者可以早期进行功能锻炼等。同时，该种假体能够恢复骨盆环完整的传力功能，术后并发症发生率低。然而，由于组配式假体由多部件组配而成，在安装时需考虑到各部件的空间位置，以及髋臼与固定面的相对位置关系，这就增加了手术的复杂程度。假体复杂的结构也给其自身整体的稳定性造成影响。

一项临床研究包括了 100 例应用该假体的患者，至少随访 24 个月（平均 52.9 个月）；原发骨盆肿瘤患者平均生存时间 72.1 个月，转移性骨盆肿瘤患者平均生存时间 56.1 个月；平均 MSTS 评分 57.2%（16.7% ~ 86.7%）；假体 3 年生存率为 81.8%。采用组配式半骨盆假体重建治疗髋臼周围恶性肿瘤疗效满意。

4. 3D 人工打印骨盆假体

3D 打印技术重建具有可同时获得生物重建及假体重建的优点。理论上，3D 打印技术可制造任意形状的假体以实现假体与截骨面的精确匹配，同时可于假体上预留用于固定的任意方向的钉道以恢复骨盆正常力学传导，还能加工出固定孔径及孔隙率的表面结构以诱导骨长入和融合。2016 年 1 例患者应用 3D 打印颈椎假体重建高位颈椎肿瘤（为位于 C2 椎体的尤文氏肉瘤）术后骨缺损，实现一期重建，术后获得即刻稳定性，术后 1 年随访显示假体与骨质达到融合，未见假体下沉或移位征象。35 例接受 3D 打印骨盆假体的患者随访时间 6 ~ 30 个月，平均 20.5 个月。无瘤生存 25 例，带瘤生存 5 例，余 5 例因肿瘤转移而死亡。采用 MSTS-93 量表对患者进行功能评价，30 例存活患者末次随访时评分为 9 ~ 26 分，平均 19.1 分；其中，3 例应用髂骨假体重建的患者评分为 20 ~ 25 分，平均 22.7 分；12 例应用标准半骨盆假体重建的患者评分为 15 ~ 26 分，平均 19.8 分；15 例应用钉 - 棒半骨盆假体重建者为 9 ~ 25 分，平均 17.7 分。术后并发症包括 7 例切口延迟愈合及 2 例髋关节脱位，无一例发生深部感染。另一项样本数量为 15 例患者的研究发现，3D 打印技术有利于肿瘤的精确切除、缺损的精确重建及骨 - 金属界面的愈合。短期随访结果还证实应用 3D 打印组配式骨盆假体重建骨盆肿瘤切除后骨缺损的安全性高并可获得良好的功能状态。

缓解疼痛、减少重建并发症和再手术概率，使患者及早康复，提高患者术后生活质量是治疗骨盆肿瘤的主要目标。无论采用何种重建方式，肿瘤局部复发，伤口深部感染，内植物断裂、脱位等仍然是医生日前面临的主要问题。肿瘤外科医生应更多的关注患者骨重建后软组织的覆盖情况，因为良好的软组织覆盖对于患者术后功能改善和降低并发症发生率有重要意义。如何改进肿瘤全身和局部控制方法、更好地进行力学承重系统的重建、减少并发症是目前骨盆恶性肿瘤临床研究的重点。

（二）切除重建策略

骨盆肿瘤手术治疗要求在完整切除肿瘤的基础上，保证手术安全，并且最大限度地保护患者肢体功能。半骨盆重建的方法包括金属假体重建和生物重建。由于患者存在个体差异且肿瘤侵犯的范围不同，肿瘤切除后的骨缺损有所差异，所以每例患者肿瘤切除后的重建都要求个性化设计，要选取手术医生最擅长的重建策略，这样更有利于患者治疗。

1. 金属重建

半骨盆金属假体的设计经历了三个阶段，从 20 世纪 80 年代的可调式人工半骨盆假体，到 20 世纪 90 年代计算机辅助设计人工半骨盆假体，以及进入 21 世纪以后的 3D 打印人工半骨盆假体。假体制作材料早期为不锈钢材料，随着材料学的发展，逐渐出现钛合金材质的假体，而后出现钽金属涂层的假体，镁合金等抗菌材料假体。

（1）可调式人工半骨盆假体：80年代兴起的半骨盆置换技术，笔者团队成功设计并应用可调式半骨盆假体进行骨盆肿瘤切除后的重建，取得了良好的疗效。

（2）计算机辅助设计人工半骨盆假体：90年代开始，随着计算机技术的发展，应用计算机三维重建、个体化设计及数控技术，同时结合椎弓根螺钉内固定技术，使得计算机辅助设计人工半骨盆假体更仿生，这样增加了假体固定后的可靠性和稳定性。

（3）3D打印人工半骨盆假体：近十余年来，随着3D打印技术的发展，新型的基于3D打印的半骨盆假体应运而生，将术前的三维CT数据导入电脑后，在软件中设计截骨平面，同时按照生物力学原理，设计并打印出假体。假体材料多为钛合金，表面涂有钽金属以增加接触面的骨长入。

（4）金属假体重建现状：金属假体重建仍然是目前半骨盆肿瘤切除术后主流的重建方式，相对于半骨盆离断或者旷置术，金属假体重建后非肿瘤的并发症发生率较高，主要的并发症为感染、植入物相关并发症（松动、断裂）、关节脱位、关节功能障碍。

2. 生物重建

近年来生物重建在骨盆肿瘤治疗中得到了一定的应用，有效避免了金属假体重建带来的非肿瘤并发症。生物重建远期功能和稳定性好，适用于预计寿命较长的原发肿瘤患者。生物重建包括同种异体半骨盆置换、股骨近端翻转移植术、骨长入金属补块移植术等。

笔者曾在20世纪90年代应用同种异体半骨盆进行内骨盆肿瘤切除后的重建（图2-2-42）。然而，同种异体半骨盆来源少、排斥反应发生率高、患者术后卧床时间长、感染率高、骨吸收、骨不愈合和再骨折发生概率高，这些因素阻碍了其发展。之后，利用自身股骨头重建或者股骨近端翻转移植进行骨盆重建逐渐兴起。笔者采用自体股骨头移植重建肿瘤切除后的髋臼骨缺损，并配合全髋关节置换技术，共治疗20例原发累及髋臼的恶性肿瘤患者（图2-2-43），术后MSTS-93评分显示13例患者为功能较好、6例功能一般、1例功能较差。自体股骨头在重建髋臼肿瘤切除术后髋臼骨缺损方面具有如下优点：①取材方便；②自体骨骼，骨愈合好；③结合内固定，

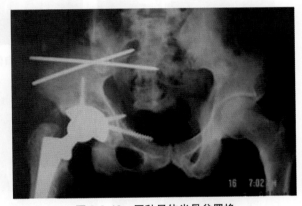

图2-2-42　同种异体半骨盆置换

可以有效重建髋臼骨缺损。同样，该种方法也有其应用的局限性，包括：①修补骨缺损范围有限，适应证相对较少，使用自身股骨头重建髋臼骨缺损的最佳适应证为部分髋臼骨缺损；②部分病例肿瘤巨大，需行关节外切除，无法使用自体股骨头；③存在术后骨不愈合的可能。

为了骨盆生物重建，有学者采用同侧股骨近端翻转上移的方法，对肿瘤切除后存在较大骨缺损的骨盆进行了重建（图2-2-44），共11例患者，术后2例发生了机械性失败、1例发生了骨不连、1例发生了坐骨神经麻痹，平均MSTS评分为70%。此种方法的优点为骨愈合好、可以重建较大范围的骨缺损。然而，这种手术会造成臀肌功能失效，增加髋关节脱位风险。因此，该方法更适用于不同范围的髋臼周围肿瘤切除后重建。

在骨长入材料方面，笔者对7例骨盆肿瘤患者肿瘤切除后采用钽金属补块重建髋臼骨缺损，术后随访MSTS评分平均24分，其中优3例、良4例，Harris髋关节评分平均80分，说明钽金属补块重建骨盆早期疗效良好。钽金属良好的材料学特点和孔隙设计有利于骨的长入，可以结合骨移植重建较大范围的骨缺

损。然而，术后患者存在着髋关节脱位风险，如果同时髂骨切除过多，可能引起髋关节旋转中心上移。

髋关节移位旷置作为生物重建的补充（图 2-2-45），在特定的患者中取得良好的效果。髋移位即将骨盆肿瘤切除后，将剩下的股骨头上移，通过铆钉及异体韧带，将股骨头固定于骶骨或者剩余的骨盆骨周围，从而达到初始稳定作用。

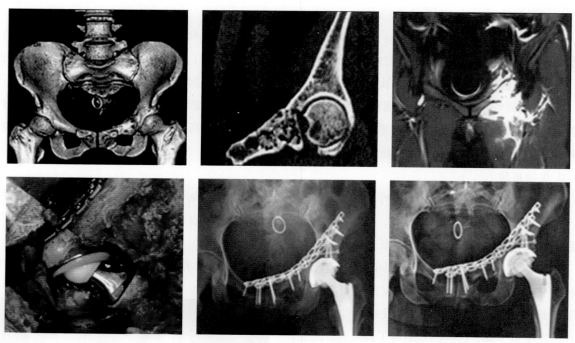

图 2-2-43　自体股骨头移植重建

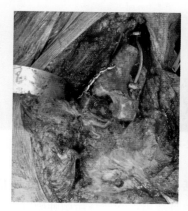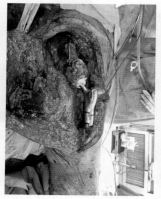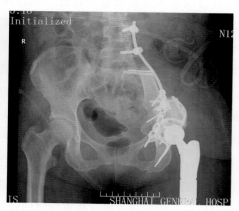

图 2-2-44　股骨近端翻转生物重建

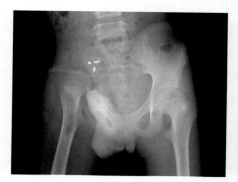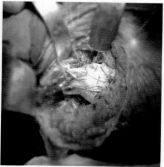

图 2-2-45　髋移位生物重建

（三）手术技术

1. 金属重建

（1）体位：患者取侧卧位，患侧在上，躯干和健肢固定在手术台上。患肢经消毒后无菌包扎，以使其在手术时能够自由活动，但会阴等未消毒部位以不在手术区显露为原则。

（2）切口：自髂后上棘开始，沿髂棘向前，经髂前上棘弯向内与腹股沟韧带平行，至耻骨联合，全长约 40cm。再从髂前上棘斜向大转子部位行联合切口，长约 15cm。

（3）切除半骨盆肿瘤：沿髂骨翼内板切断附着的肌肉，行肿瘤包膜外剥离，分离出股血管和股神经，并沿血管向上至髂总动脉分支处，结扎髂内动脉。自髂骨翼内板向后分离达骶髂关节部，再向后上仔细分离并结扎同侧第五腰动脉，切断骶棘肌等在髂骨部的附着点，向下分离至坐骨大孔。自髂骨外板分离臀部诸肌，向下至坐骨大孔，注意保护坐骨神经；向前下方达髋关节，切开关节囊，摆锯锯断股骨颈，下肢分开后切断后侧关节囊，以便于进一步分离坐骨。在耻骨支和耻骨联合外侧分离并切断内收肌群及

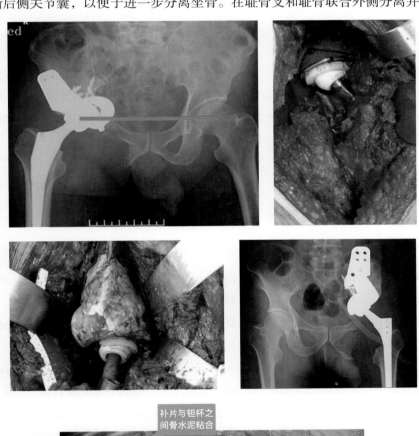

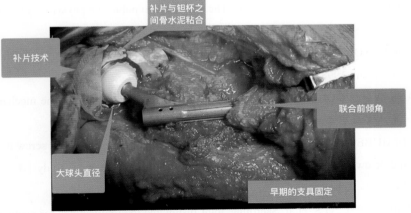

图 2-2-46　钽块生物重建

闭孔外肌，由内测分离闭孔内肌并保护会阴部血管、神经等组织，由耻骨降支内侧行骨膜下分离在耻骨弓附着的阴茎脚。由耻骨联合内缘分离尿生殖膈，从耻骨下缘与外侧会合，用线锯在耻骨联合处锯断耻骨。

将髂骨自骶髂关节处凿开，此时整个髂骨与周围骨组织完全游离。如果肿瘤已侵犯耻骨和坐骨，应继续向下分离，将整个半骨盆取出；如肿瘤仅侵犯髂骨翼，可由坐骨结节上端截断，将坐骨结节留在体内。分离盆腔内组织及凿开骶髂关节时，可能有活动性的大出血，须随时注意结扎，并用蒸馏水垫压迫和保护盆腔脏器。肿瘤取出后，仔细检查有无盆腔脏器损伤，并逐一结扎出血点，然后用生理盐水反复冲洗创面。只有确定术野活动性出血和回缩的血管残端，不至于在手术后继发大出血时，才可植入假体。

（4）植入假体：半骨盆切除后，即可安装人工半骨盆假体，目前临床使用的半骨盆假体种类较多，根据各单位和术者习惯不同进行假体安装，达到重建骨盆环和髋臼的目的，然后植入股骨侧假体，行髋关节复位。假体植入后，再用生理盐水冲洗1次，并活动患肢观察骨盆环和髋关节的稳定程度，达到重建目的后，逐层缝合切口。术后伤口行负压引流3～5天，穿防旋鞋，6周后即可逐步开始患肢不负重功能锻炼。

2. 生物重建

生物重建的肿瘤切除方法同金属重建，不同点在重建方面。生物重建因病例而异，术者根据具体情况进行自体骨移位、钢板固定、钽金属重建（图2-2-46）等操作，最终达到重建骨盆环和髋臼的目的，在保证了初始稳定性基础上，达到远期最大功能的重建。较金属重建，生物重建愈合率高、术后恢复快、手术费用低，但临床上须把握好该类重建的适应证。

（蔡郑东，孙梦熊，左冬青，昝鹏飞）

参考文献

［1］ABDELFATTAH A, MOED B R. Ligamentous contributions to pelvic stability in a rotationally unstable open-book injury: a cadaver study ［J］. Injury, 2014, 45(10): 1599-1603.

［2］ANDERSON A E, PETERS C L, TUTTLE B D, et al. Subject-specific finite element model of the pelvis: development, validation and sensitivity studies ［J］. J Biomech Eng, 2005, 127(3): 364-373.

［3］BARKER P J, BRIGGS C A, BOGESKI G. Tensile transmission across the lumbar fasciae in unembalmed cadavers: effects of tension to various muscular attachments ［J］. Spine (Phila Pa 1976), 2004, 29(2): 129-138.

［4］BECKER I, WOODLEY S J, STRINGER M D. The adult human pubic symphysis: a systematic review ［J］. J Anat, 2010, 217(5): 475-487.

［5］BOGDUK N, JOHNSON G, SPALDING D. The morphology and biomechanics of latissimus dorsi ［J］. Clin Biomech (Bristol, Avon), 1998, 13(6): 377-385.

［6］BREKELMANS W A, POORT H W, SLOOFF T J. A new method to analyse the mechanical behaviour of skeletal parts ［J］. Acta Orthop Scand, 1972, 43(5): 301-317.

［7］CAMINO WILLHUBER G, ZDERIC I, GRAS F, et al. Analysis of sacro-iliac joint screw fixation: does quality of reduction and screw orientation influence joint stability? A biomechanical study ［J］. Int Orthop, 2016, 40(7): 1537-1543.

［8］DAR G, KHAMIS S, PELEG S, et al. Sacroiliac joint fusion and the implications for manual therapy diagnosis and treatment［J］. Man Ther, 2008, 13(2): 155-158.

［9］DUJARDIN F H, ROUSSIGNOL X, HOSSENBACCUS M, et al. Experimental study of the sacroiliac joint micromotion in pelvic disruption［J］. J Orthop Trauma, 2002, 16(2): 99-103.

［10］DUNCAN M. The behaviour of the pelvic articulations in the mechanism of parturition［J］. Edinb Med Surg J, 1854, 81(201): 799-800.

［11］EGUND N, OLSSON T H, SCHMID H, et al. Movements in the sacroiliac joints demonstrated with roentgen stereophotogrammetry［J］. Acta Radiol Diagn (Stockh), 1978, 19(5): 833-846.

［12］ENNEKING W F, DUNHAM W K. Resection and reconstruction for primary neoplasms involving the innominate bone［J］. J Bone Joint Surg Am, 1978, 60(6): 731-746.

［13］GARRAS D N, CAROTHERS J T, OLSON S A. Single-leg-stance (flamingo) radiographs to assess pelvic instability: how much motion is normal?［J］. J Bone Joint Surg Am, 2008, 90(10): 2114-2118.

［14］GHOSH R, PAL B, GHOSH D, et al. Finite element analysis of a hemi-pelvis: the effect of inclusion of cartilage layer on acetabular stresses and strain［J］. Comput Methods Biomech Biomed Engin, 2015, 18(7): 697-710.

［15］GUNTERBERG B. Effects of major resection of the sacrum. Clinical studies on urogenital and anorectal function and a biomechanical study on pelvic strength［J］. Acta Orthop Scand Suppl, 1976, 162: 1-38.

［16］HAMMER N, STEINKE H, LINGSLEBE U, et al. Ligamentous influence in pelvic load distribution［J］. Spine J, 2013, 13(10): 1321-1330.

［17］HARRISON D E, HARRISON D D, TROYANOVICH S J. The sacroiliac joint: a review of anatomy and biomechanics with clinical implications［J］. J Manipulative Physiol Ther, 1997, 20(9): 607-617.

［18］HERMANN K G, HALLE H, REISSHAUER A, et al. Peripartum changes of the pelvic ring: usefulness of magnetic resonance imaging［J］. Rofo, 2007, 179(12): 1243-1250.

［19］HUGATE R R, JR., DICKEY I D, PHIMOLSARNTI R, et al. Mechanical effects of partial sacrectomy: when is reconstruction necessary?［J］. Clin Orthop Relat Res, 2006, 450: 82-88.

［20］JIA Y W, CHENG L M, YU G R, et al. A finite element analysis of the pelvic reconstruction using fibular transplantation fixed with four different rod-screw systems after type I resection［J］. Chin Med J (Engl), 2008, 121(4): 321-326.

［21］MEISSNER A, FELL M, WILK R, et al. Biomechanics of the pubic symphysis. Which forces lead to mobility of the symphysis in physiological conditions?［J］. Unfallchirurg, 1996, 99(6): 415-421.

［22］MURAKAMI H, KAWAHARA N, TOMITA K, et al. Biomechanical evaluation of reconstructed lumbosacral spine after total sacrectomy［J］. J Orthop Sci, 2002, 7(6): 658-664.

［23］NAGOYA S, USUI M, WADA T, et al. Reconstruction and limb salvage using a free vascularised fibular graft for periacetabular malignant bone tumours［J］. J Bone Joint Surg Br, 2000, 82(8): 1121-1124.

［24］POOL-GOUDZWAARD A, GNAT R, SPOOR K. Deformation of the innominate bone and mobility of the pubic symphysis during asymmetric moment application to the pelvis［J］. Man Ther, 2012, 17(1): 66-70.

［25］POOL-GOUDZWAARD A, HOEK VAN DIJKE G, MULDER P, et al. The iliolumbar ligament: its influence on stability of the sacroiliac joint［J］. Clin Biomech (Bristol, Avon), 2003, 18(2): 99-105.

［26］POOL-GOUDZWAARD A L, KLEINRENSINK G J, SNIJDERS C J, et al. The sacroiliac part of the iliolumbar ligament［J］. J Anat, 2001, 199(Pt 4): 457-463.

［27］PUHAKKA K B, MELSEN F, JURIK A G, et al. MR imaging of the normal sacroiliac joint with correlation to histology［J］. Skeletal Radiol, 2004, 33(1): 15-28.

［28］SATO K, KIKUCHI S, YONEZAWA T. In vivo intradiscal pressure measurement in healthy individuals and in patients with ongoing back problems［J］. Spine (Phila Pa 1976), 1999, 24(23): 2468-2474.

［29］SHI D, WANG F, WANG D, et al. 3-D finite element analysis of the influence of synovial condition in sacroiliac joint on the load transmission in human pelvic system［J］. Med Eng Phys, 2014, 36(6): 745-753.

［30］STEEL H H. Partial or complete resection of the hemipelvis. An alternative to hindquarter amputation for periacetabular chondrosarcoma of the pelvis［J］. J Bone Joint Surg Am, 1978, 60(6): 719-730.

［31］STEINKE H, HAMMER N, SLOWIK V, et al. Novel insights into the sacroiliac joint ligaments［J］. Spine (Phila Pa 1976), 2010, 35(3): 257-263.

［32］STEM E S, O'CONNOR M I, KRANSDORF M J, et al. Computed tomography analysis of acetabular anteversion and abduction［J］. Skeletal Radiol, 2006, 35(6): 385-389.

［33］STURESSON B, UDEN A, VLEEMING A. A radiostereometric analysis of movements of the sacroiliac joints during the standing hip flexion test［J］. Spine (Phila Pa 1976), 2000, 25(3): 364-368.

［34］STURESSON B, UDEN A, VLEEMING A. A radiostereometric analysis of the movements of the sacroiliac joints in the reciprocal straddle position［J］. Spine (Phila Pa 1976), 2000, 25(2): 214-217.

［35］TILE M. Pelvic ring fractures: should they be fixed?［J］. J Bone Joint Surg Br, 1988, 70(1): 1-12.

［36］TODD L T, JR., YASZEMSKI M J, CURRIER B L, et al. Bowel and bladder function after major sacral resection［J］. Clin Orthop Relat Res, 2002, 397: 36-39.

［37］TRéGUIER C, BAUD C, FERRY M, et al. Irreducible developmental dysplasia of the hip due to acetabular roof cartilage hypertrophy. Diagnostic sonography in 15 hips［J］. Orthop Traumatol Surg Res, 2011, 97(6): 629-633.

［38］VARGA E, DUDAS B, TILE M. Putative proprioceptive function of the pelvic ligaments: biomechanical and histological studies［J］. Injury, 2008, 39(8): 858-864.

［39］VARGA E, HEARN T, POWELL J, et al. Effects of method of internal fixation of symphyseal disruptions on stability of the pelvic ring［J］. Injury, 1995, 26(2): 75-80.

［40］VLEEMING A, SCHUENKE M D, MASI A T, et al. The sacroiliac joint: an overview of its anatomy, function and potential clinical implications［J］. J Anat, 2012, 221(6): 537-567.

［41］WALHEIM G, OLERUD S, RIBBE T. Mobility of the pubic symphysis. Measurements by an electromechanical method［J］. Acta Orthop Scand, 1984, 55(2): 203-208.

［42］WALKER J M. The sacroiliac joint: a critical review［J］. Phys Ther, 1992, 72(12): 903-916.

［43］WATSON P J, DOSTANPOR A, FAGAN M J, et al. The effect of boundary constraints on finite element modelling of the human pelvis［J］. Med Eng Phys, 2017, 43: 48-57.

［44］WEISL H. The movements of the sacroiliac joint［J］. Acta Anat (Basel), 1955, 23(1): 80-91.

［45］WIDMER K H, ZURFLUH B, MORSCHER E W. Load transfer and fixation mode of press-fit acetabular sockets［J］. J Arthroplasty, 2002, 17(7): 926-935.

［46］何亚奇, 张雪林, 唐秉航, 等. 髋骨术后仿真生物力学分析与临床研究［J］. 现代生物医学进展, 2012, 12(34): 6705-6709.

［47］刘洋, 陈方舟, 梅红军, 等. 静止站立位正常骨盆的生物力学研究［J］. 临床医学工程, 2010, 17(6): 13-

17.

［48］ WURDINGER S, HUMBSCH K, REICHENBACH J R, et al. MRI of the pelvic ring joints postpartum: normal and pathological findings［J］. J Magn Reson Imaging, 2002, 15(3): 324-329.

［49］ 郭磊，范广宇，高鹏飞，等. 人体骨盆生物力学三维光弹性的实验研究［J］. 中华实验外科杂志, 2001, 18(2): 131-132.

［50］ FUJIMORI M, AKECHI T, AKIZUKI N, et al. Good communication with patients receiving bad news about cancer in Japan［J］. Psychooncology. 2005, 14(12): 1043-1051.

［51］ WUISMAN P, LIESHOUT O, SUGIHARA S, et al. Total sacrectomy and reconstruction: oncologic and functional outcome［J］. Clin Orthop Relat Res, 2000, 381: 192-203.

［52］ WUISMAN P, LIESHOUT O, VAN DIJK M, et al. Reconstruction after total en bloc sacrectomy for osteosarcoma using a custom-made prosthesis: a technical note［J］. Spine (Phila Pa 1976), 2001, 26(4): 431-439.

［53］ 潘进社，康红军，张英泽，等. 骨盆韧带损伤对骶髂关节稳定性影响的生物力学研究［J］. 中华创伤骨科杂志, 2008, 10(1): 68-71.

［54］ 钱齐荣，贾连顺，周伟明. 不同体位骶髂关节面应力分布的三维有限元分析研究［J］. 中华骨科杂志, 2000, 20(3): 173.

［55］ 苏佳灿，张春才，陈学强，等. 静载荷作用下骨盆三维有限元分析及其生物力学意义［J］. 中国临床康复, 2005, 9(6): 66-67.

［56］ 孙剑伟，尹望平，张春才，等. 髋臼区域松质骨骨小梁束的大体分布及力学［J］. 中国组织工程研究, 2012, 16(30): 56-59.

［57］ 吴寅良，杨惠林，王以进，等. 骶骨不同水平切除对骨盆稳定性影响的生物力学研究［J］. 中华骨科杂志, 2008, 28(3): 218-223.

［58］ HUTH J F, ECKARDT J J, PIGNATTI G, et al. Resection of malignant bone tumors of the pelvic girdle without extremity amputation［J］. Arch Surg, 1988, 123(9): 1121-1124.

［59］ JI T, GUO W, TANG X D, et al. Finite element analysis for modular hemipelvic endoprosthesis during loaded gait cycle［J］. Beijing Da Xue Xue Bao Yi Xue Ban, 2010, 42(2): 192-196.

［60］ ABUDU A, GRIMER R J, CANNON S R, et al. Reconstruction of the hemipelvis after the excision of malignant tumours. Complications and functional outcome of prostheses［J］. J Bone Joint Surg Br, 1997, 79(5): 773-779.

［61］ FU M, SHEN J N, HUANG G, et al. Reconstruction of the hemipelvis with saddle prosthesis after excision of malignant tumors around the pelvis and acetabulum: a report of 12 cases［J］. Ai Zheng, 2007, 26(11): 1237-1242.

［62］ GUO W, LI D, TANG X, et al. Reconstruction with modular hemipelvic prostheses for periacetabular tumor［J］. Clin Orthop Relat Res, 2007, 461: 180-188.

［63］ GUO W, YANG R L, JI T. Reconstruction of bony defect after resection of malignant pelvic tumor involvement of sacrum［J］. Zhonghua Wai Ke Za Zhi, 2009, 47(10): 766-769.

［64］ GUO Z, LI J, PEI G X, et al. Pelvic reconstruction with a combined hemipelvic prostheses after resection of primary malignant tumor［J］. Surg Oncol, 2010, 19(2): 95-105.

［65］ 杨庆诚，陈实，曾炳芳. 后路骶骨次全切除的相关应用解剖［J］. 上海医学, 2005, 28(7): 561-564.

［66］游木荣，俞光荣，荆珏华，等 . 髋臼周围肿瘤切除后腓骨移植重建的有限元研究［J］. 中国修复重建外科杂志，2010，24(4)：472-476.

［67］JI T, GUO W, YANG R L, et al. Modular hemipelvic endoprosthesis reconstruction--experience in 100 patients with mid-term follow-up results［J］. Eur J Surg Oncol, 2013, 39(1): 53-60.

［68］SHAH F A, SNIS A, MATIC A, et al. 3D printed Ti6Al4V implant surface promotes bone maturation and retains a higher density of less aged osteocytes at the bone-implant interface［J］. Acta Biomater, 2016, 30: 357-367.

［69］SING S L, AN J, YEONG W Y, et al. Laser and electron-beam powder-bed additive manufacturing of metallic implants: a review on processes, materials and designs［J］. J Orthop Res, 2016, 34(3): 369-385.

［70］VERMA N N, KUO K N, GITELIS S. Acetabular osteoarticular allograft after Ewing's sarcoma resection［J］. Clin Orthop Relat Res, 2004, (419): 149-154.

［71］WAFA H, GRIMER R J, JEYS L, et al. The use of extracorporeally irradiated autografts in pelvic reconstruction following tumour resection［J］. Bone Joint J, 2014, 96-b(10): 1404-1410.

［72］XIU P, JIA Z, LV J, et al. Tailored surface treatment of 3D printed porous Ti6Al4V by microarc oxidation for enhanced osseointegration via optimized bone in-growth patterns and interlocked bone/implant interface［J］. ACS Appl Mater Interfaces, 2016, 8(28): 17964-17975.

［73］XU N, WEI F, LIU X, et al. Reconstruction of the upper cervical spine using a personalized 3D-printed vertebral body in an adolescent with Ewing sarcoma［J］. Spine (Phila Pa 1976), 2016, 41(1): E50-4.

［74］ZANG J, GUO W, YANG Y, et al. Reconstruction of the hemipelvis with a modular prosthesis after resection of a primary malignant peri-acetabular tumour involving the sacroiliac joint［J］. Bone Joint J, 2014, 96-b(3): 399-405.

［75］郭卫，王毅飞，张熠丹，等 . 3D 打印组配式骨盆假体重建骨盆肿瘤切除后骨缺损［J］. 中华骨科杂志，2016，36(20)：1302-1311.

［76］郭晓柠，刘傥，李晓阳，等 . 髋臼周围恶性骨肿瘤切除后组配式假体重建的疗效分析［J］. 中南大学学报(医学版)，2016，41(9)：962-968.

［77］郭征，王臻，李明全，等 . 髋臼周围转移瘤的切除与重建［J］. 中华骨科杂志，2006，26(4)：232-237.

［78］贾庆卫，戴尅戎 . 半骨盆内切除术后重建［J］. 国际骨科学杂志，2004，25(1)：7-9.

［79］孙伟，马小军，张帆，等 . 半骨盆置换术治疗骨盆恶性肿瘤的中远期随访［J］. 中国矫形外科杂志，2012，20(19)：1797-1800.

［80］LIN N, LI H, LI W, et al. Upshifting the ipsilateral proximal femur may provide satisfactory reconstruction of periacetabular pelvic bone defects after tumor resection［J］. Clin Orthop Relat Res, 2018, 476(9): 1762-1770.

［81］SUN W, ZAN P, MA X, et al. Surgical resection and reconstructive techniques using autologous femoral head bone-grafting in treating partial acetabular defects arising from primary pelvic malignant tumors［J］. BMC Cancer, 2019, 19(1): 969.

［82］蔡郑东，顾雄华，孙庆斌，等 . 骨盆肿瘤切除、同种异体半骨盆置换术临床应用［J］. 第二军医大学学报，1999，20(8)：567.

第三节　骶骨肿瘤的治疗

一、引言

骶骨肿瘤是一种少见的肿瘤，其中原发骶骨肿瘤更为罕见。由于骶骨肿瘤部位深在、早期临床症状不典型、缺乏 X 线典型表现以及 CT 扫描面人为界定不够等原因，其不易被早期诊断；此外，当肿瘤侵及骶神经时，常被误认为腰痛、腰肌劳损、腰椎间盘突出症等病变，而待诊断最终明确时，往往因肿瘤的侵犯范围广泛而贻误治疗时机。

骶骨原发肿瘤病理类型中以脊索瘤最为多见，其次为骨巨细胞瘤及神经源性肿瘤；同时，骶骨亦为继发性肿瘤的好发部位之一，主要为转移瘤。骶骨肿瘤的治疗以外科手术为主，由于骶骨解剖结构复杂，并且与大血管、重要脏器毗邻，导致术中出血多，手术风险高，可造成患者大小便自主功能丧失等严重并发症。同时，肿瘤在骶骨部位难以达到广泛边缘切除，导致骶骨肿瘤术后的局部复发率也较高。因此，骶骨肿瘤的外科治疗一直是骨与软组织肿瘤外科治疗领域的难题之一；有著名学者称骶骨的脊索瘤是"臭名昭著（notorious）"的肿瘤，意指该肿瘤的处理方法极为困难。

二、流行病学

（一）概述

与其他原发骨肿瘤相同，原发骶骨肿瘤的流行病学特点尚未完全确定，但不同的国家、地区、民族在多种骶骨肿瘤的发病率、好发部位及年龄方面存在明显差异，说明骶骨肿瘤的发生可能受环境和遗传等多种因素影响。

（二）病理类型

原发骶骨肿瘤中，脊索瘤最多见。脊索瘤占原发骶骨肿瘤的比例在东西方存在明显差异，美国梅奥诊所报告的比例是 37.5%，而国内大宗病例（729 例）报告的比例是 24.4%。发生比例的差异可能与白种人好发脊索瘤有关。

原发骶骨肿瘤中发病率占第二位的是骨巨细胞瘤，国内大宗病例报告占骶骨原发肿瘤的 17.8%，此比例远高于梅奥诊所报告的 10.6%，可能与亚洲人好发骨巨细胞瘤相关。

发病率第三位的是神经源性肿瘤，占骶骨原发肿瘤的 16.6%，与骨巨细胞瘤相近。原发骶骨肿瘤中其他好发类型有软骨肉瘤（6.2%）、骨髓瘤（4.9%）、畸胎瘤（4.7%）、尤文氏肉瘤（3.5%）、骨肉瘤（3.3%）和淋巴瘤（2.0%）。

（三）年龄和性别特征

脊索瘤男性多见（男女比例 1.6：1），好发于中老年患者，平均年龄 57 岁。骨巨细胞瘤男女发病概率均等，好发于 20 ~ 40 岁的中青年，平均年龄 34 岁。良性神经源性肿瘤男女发病概率均等，好发于中年，平均年龄 42 岁。骨肉瘤男女发病概率相似，好发年龄较四肢骨肉瘤患者年长，平均年龄 26 岁。尤文氏肉瘤 / 原始神经外胚层肿瘤（primitive neuroectodermal tumor, PNET）男女发病概率相似，好发年龄也较四肢尤文氏肉瘤 /PNET 年长，平均年龄 22 岁。软骨肉瘤男女发病比例相似，与四肢软骨肉瘤相比好发年龄相当，平均年龄 43 岁。骨髓瘤男性略多于女性（男女比例 1.8 ∶ 1），好发于中老年，平均年龄 56 岁。

（四）肿瘤发生部位及生长特点

不同病理类型的骶骨肿瘤发生部位存在较大的差异。原发高度恶性肿瘤（如软骨肉瘤、骨肉瘤、尤文氏肉瘤 /PNET 和骨髓瘤等）多发生于上位骶骨或累及全骶骨，而脊索瘤、畸胎瘤等肿瘤多发生于下位骶骨。骨巨细胞瘤多发生于上位骶骨，依然具有偏心性生长的特点，持续生长可累及全骶骨。神经源性肿瘤多由骶管内向前方生长，形成巨大骶前肿物。

（五）肿瘤的临床特点

1. 脊索瘤

确诊前症状存在时间长短不等，多数患者存在骶尾区的疼痛，有时放射至臀部，可伴坐骨神经痛，也可出现与骶部疼痛相伴随的便秘或排尿困难。多数患者能经直肠指诊触及肿瘤。

2. 骨巨细胞瘤

早期不易发现，生长到很大时才被发现，此时往往会产生骶神经的压迫症状，表现为坐骨神经痛的症状，严重时可出现大小便异常。生长在骶骨的骨巨细胞瘤，影像学上多有偏心性、膨胀性生长的特点，很少有 Campanacci I 级的病例。Campanacci III 级的病例明显多于四肢，可能是因为骶骨为松质骨。

3. 神经源性肿瘤

该部位的神经源性肿瘤包括雪旺细胞瘤（外周神经鞘瘤）及神经纤维瘤。骶骨部位的神经源性肿瘤中，因多数神经源性肿瘤由椎管内经神经孔向外生长，最初多无临床症状，一般只有骶管内肿瘤较大时，引起局部压迫而出现临床症状。症状表现不一，如坐骨神经痛、会阴区麻木、便秘或小便异常，也有因腹部无痛肿块而就诊病例。

三、骶骨肿瘤的手术治疗

（一）外科手术治疗分期、分级与分型

骶骨肿瘤的治疗以外科治疗为主，而手术方式的选择需根据肿瘤的类型、生长部位确定，这就需要外科分类法对骶骨肿瘤进行分期、分级和分型并指导进一步的手术治疗。骶骨肿瘤同样也遵循 Enneking 外科分期分级原则（表 2-3-1）。但外科分型的形成需要大量临床病例的积累，由于骶骨肿瘤少见，难以在单一中心积累足够数量的外科治疗病例，国际上也无相关文献报道。

表 2-3-1　Enneking 肌肉骨骼良恶性肿瘤分期及治疗

	分期	分级	部位	转移	治疗方式
良性肿瘤	1	G_0	T_0	M_0	囊内切除
	2	G_0	T_0	M_0	边缘切除或囊内切除 + 有效辅助治疗
	3	G_0	$T_{1～2}$	$M_{0～1}$	广泛切除或边缘切除 + 有效辅助治疗
恶性肿瘤	I_A	G_1	T_1	M_0	广泛切除
	I_B	G_2	T_2	M_0	广泛切除或截肢（累及关节或神经血管）
	II_A	G_2	T_1	M_0	根治性切除或广泛切除 + 有效辅助治疗
	II_B	G_2	T_2	M_0	根治性切除
	III_A	$G_{1～2}$	T_1	M_1	肺部转移灶切除，根治性切除原发病灶或姑息性 + 辅助治疗
	III_B	$G_{1～2}$	T_2	M_1	肺部转移灶切除，根治性截肢原发病灶或姑息性 + 辅助治疗

注：1潜隐性，2活动性，3侵袭性。Ⅰ低度恶度，Ⅱ高度恶度，Ⅲ转移。A间室内，B间室外。G_1低度恶度，G_2高度恶度。T_0囊内，T_1肿瘤及反应带在间室内，T_2间室外。M_0无转移，M_1有转移。

郭卫等在2007年率先提出了骶骨肿瘤的外科分区，其以S2/3椎间盘为界将骶骨分为上位（Ⅰ区）及下位（Ⅱ区）骶椎，肿瘤累及腰椎定义为Ⅲ区，上位骶椎以椎管中心为界分为前（a）、侧（b）、后（c）三个部位。根据肿瘤累及骶骨的范围，将肿瘤分区为I_a，I_{ab}，I_c，I_{abc}，I_{abbc}，I_aII，$I_{ab}II$，$I_{abc}II$，$I_{abbc}II$，I_aIII，$I_{ab}III$，$I_{abc}III$，$I_{abbc}III$，$I_{abc}II\ III$，$I_{abbc}II\ III$区及单纯Ⅱ区，共16型（图2-3-1）。根据分区确定肿瘤切除的方式及范围。累及Ⅰ区的肿瘤如果为良性或转移瘤，可以考虑行刮除术或边缘性切除。如果为恶性肿瘤，需切除一侧或双侧骶髂关节，经骶髂关节前方腹膜后钝性分离肿瘤，争取完整切除肿瘤。对于累及Ⅲ区的骶骨肿瘤，无论良恶性肿瘤均可行整块切除术。Ⅱ区肿瘤的切除方式与Ⅲ区相似，手术应尽可能经后路完成，这能够有效降低术后并发症的发生率。如骶前肿瘤包块巨大，可行前后联合入路。

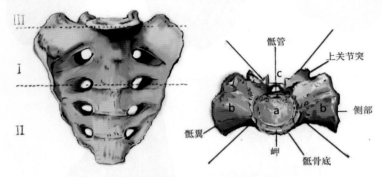

图2-3-1　郭卫骶骨肿瘤分区示意图

张治宇等提出了针对骶骨肿瘤手术入路选择的分型方法，其也以S2/3椎间盘为界将骶骨分为上位（Ⅰ型）和下位（Ⅱ型）；Ⅰ型再分为前区（1区）、骶髂关节区（2区）和后区（3区），Ⅱ型分为前区（1区）和后区（3区）；同时还设置了独立参数D，定义为骶前包块最前点至相应水平骶前缘的距离，$D < 5cm$定义为a亚型，$D \geqslant 25cm$定义为b亚型。单纯前路手术适用于仅1区受累或仅位于骶前的肿瘤，单纯后路适用于仅累及3区或累及1、2、3区但骶前包块不大的患者，前后联合入路适用于累及1、2、3区且形成巨大包块的患者（图2-3-2）。

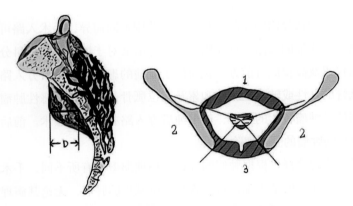

图2-3-2　张治宇骶骨肿瘤分区示意图

骶骨原发恶性肿瘤少见，需行整块切除，但由于骶骨解剖结构复杂，更需外科分型以指导手术方式的选择。李大森等提出了针对骶骨原发恶性肿瘤的en bloc切除分型法，其以S1/2椎间盘和S2/3椎间盘为界将骶骨分为上位（S1/2椎间盘以上，1区）、中位（S1/2，S2/3椎间盘之间，2区）和下位（S2/3

椎间盘以下 3 区）三个区域，各定义为 I、II、III 型。IV 型定义为仅累及半侧骶骨的肿瘤，V 型定义为累及 L5 椎体的肿瘤。I 型需行全骶骨切除术（经前后联合入路），II 型需行经 S1 椎体的 en bloc 切除术（单纯后路），III 型需行经 S2 椎体的 en bloc 切除术（单纯后路），IV 型需行矢状位半侧骶骨及相邻髂骨的 en bloc 切除术（前后联合入路），V 型需在 I 型的切除范围中包含 S5 椎体（图 2-3-3）。

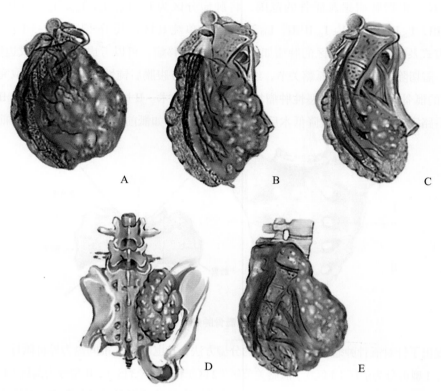

图 2-3-3　李大森骶骨肿瘤分区示意图。A I 型，累及 1 区或 1、2 区或 1、2、3 区的肿瘤，需行全骶骨切除；B II 型，累及 2、3 区的肿瘤，需行经 S1 椎体的 en bloc 切除术；C III 型，仅累及 3 区的肿瘤，需行经 S2 椎体的 en bloc 切除术；D IV 型，仅累及半侧骶骨的肿瘤，需行矢状位半侧骶骨及相邻髂骨的 en bloc 切除术；E V 型，累及 L5 椎体的肿瘤，需在 I 型的切除范围中包含 L5 椎体

（二）手术治疗方式

　　骶骨肿瘤外科治疗方式的选择因肿瘤的类型、累及范围不同而异，手术入路可为单纯前方入路、后方入路和前后联合入路等，详细的入路选择原则上可参考前文对于骶骨肿瘤外科分型的阐述。既往单纯前方入路多应用于肿瘤仅累及高位骶骨前方且包块位于骶前的患者，单纯后方入路多应用于累及低位骶骨的肿瘤、累及高位骶骨的良性或转移性肿瘤和累及高位骶骨包块较小的恶性肿瘤；但随着外科技术的发展，研究者们认为即使是肿瘤较大的患者，仅单纯后方入路亦可完成手术。前后联合入路适用于肿瘤较大、累及骶骨节段较高的肿瘤的手术切除。

　　骶骨肿瘤手术切除方式的选择也根据肿瘤的位置、病理类型而有所不同，手术切除方式可大致分为切刮术、边缘切除或广泛切除。概括来说，对于累及低位骶骨的肿瘤，无论其病理类型，大多认为可直接行肿瘤的边缘或广泛切除；对于累及高位骶骨的肿瘤，良性肿瘤或转移性肿瘤多行切刮术；而对于原发恶性肿瘤，较早的研究认为其手术风险高、术后获益低，建议行瘤内手术以保留骶神经，但瘤内手术的高复发率令人担忧，且复发后往往增加肿瘤的肺转移发生率。随着外科技术的进步，对累及高位骶骨的原发恶性肿瘤，全骶骨切除以达到边缘或广泛切除已成为较为成熟的手术方案。

（三）骶骨肿瘤的整块切除

1. 全骶骨切除术

主要应用于累及高位骶骨恶性肿瘤的整块切除，即李大森等提出的骶骨原发恶性肿瘤整块切除分型中的Ⅰ型。该术式是对于骶骨肿瘤最彻底的切除术式，由于骶骨复杂的解剖形态及周围毗邻的重要组织脏器，其一直被认为是难度高、风险大的术式。早期研究者认为该手术会严重损害术后患者生活质量，同时术中风险较高，无论肿瘤类型如何均不建议行全骶骨切除手术。随着减少术中出血措施的发展和外科技术的进步，全骶骨切除术已日趋成熟，逐渐被广泛应用于累及高位骶骨的恶性肿瘤治疗。

（1）一期前后联合入路全骶骨切除术：前方腹部双侧倒"八"字切口，经腹膜外间隙进入。结扎双侧髂内动脉，球囊阻断腹主动脉，游离双侧髂血管并结扎其小分支。分离肿瘤前方软组织，尽可能切除L5/S1椎间盘。分离坐骨大孔及骶髂关节上缘，分别于坐骨大孔及骶髂关节上缘用粗穿刺针向背侧导入硅胶管的两端，以备后路切除肿瘤时，经塑料或硅胶套管导入线锯以锯断两侧髂骨。

后路切口为后方正中倒"Y"形切口，如果存在活检瘢痕，则一并切除。经切口切开深筋膜到达骶棘肌，游离牵起骶棘肌后能显露骶尾骨背面、双侧骶髂关节及部分髂骨、L5棘突。切除骶结节韧带、骶棘韧带和尾骨韧带，暴露直肠，此时软组织包块仍被骶旁筋膜包绕覆盖。自肿瘤钝性分离直肠，于直肠及骶骨间隙处填塞纱布，将直肠推向前方、分离过程中确认肠壁的完整性未遭到破坏。从后方充分暴露拟行切除水平的椎板、棘突，用宽凿凿去骶骨棘突，进入骶管，显露硬膜囊及骶神经，小心分离、牵开双侧L5神经根。经置入塑料或硅胶套管将线锯导入骶髂关节前方，拔除套管，于骶髂关节外锯断双侧髂骨，放置引流管到引流量少于50ml/24h后拔除。

一期前后联合入路全骶骨切除术手术时间为8～10h，术中出血量为3000～5000ml。

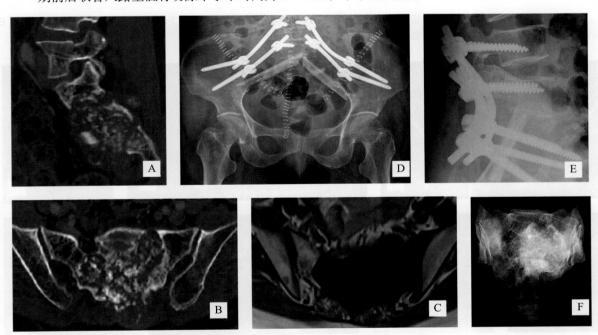

图2-3-4　患者，女，52岁，骶骨软骨肉瘤，一期前后联合入路全骶骨切除、腰髂固定术。A～C术前影像学（CT，MRI）提示骶骨溶骨性破坏及软组织包块。D、E术后X线片提示腰髂稳定性重建、异体腓骨植骨支撑。F手术切除标本

（2）一期单纯后路全骶骨切除术：患者取俯卧位，手术切口为后方正中腰骶部倒"Y"形切口，纵行切口止于低位关节处并沿臀大肌纤维走行方向向两侧延伸。如果存在活检瘢痕，一并切除。逐层切开各层组织，分离骶脊肌、臀肌以充分显露下位腰椎棘突及椎板、骶骨后方骨质以及双侧髂后。根据需要

在下位腰椎的双侧椎弓根处预先拧入适宜的椎弓根螺钉。切断骶骨侧方/附着的梨状肌等肌肉及骶棘韧带、骶结节韧带以显露骶前间隙，游离骶骨前方，以湿纱布将直肠等盆腔脏器推向前方并保护，钝性分离骶前肿瘤包块至S1水平。切除肿瘤水平以上的骶骨椎板以及L5下关节突以显露硬膜囊和双侧L5神经根，切断并结扎L5神经根水平以下的硬膜囊，分离保护双侧L5神经根。切除双侧L5横突，用示指自上而下钝性分离骶髂关节前方，另一只手示指于骶髂关节下方自下而上钝性分离骶髂关节前方间隙，与另一示指会师；分离过程中填入纱布以将腰骶干、髂血管推向前方加以保护（图2-3-5A）。再向骶髂关节前方间隙引入塑料或硅胶套管，通过套管导入线锯，确认双侧线锯位置均位于骶髂关节外侧以获得满意的外科边界（图2-3-5B）。用布巾钳将骶骨后方提拉，显露骶骨前方L5-S1椎间盘，予以切除，结扎部分小血管分支，此时整个骶骨完整切除。

　　一期单纯后路全骶骨切除术手术时间为4～7h，术中出血量为2000～4000ml。

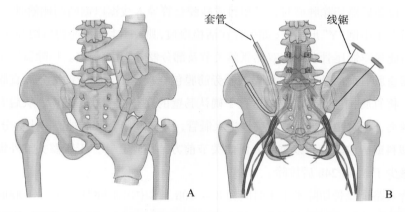

图2-3-5　一期单纯后路全骶骨切除术手术技术示意图。A 以手指从骶髂关节上下缘钝性分离骶髂关节前方组织；B 向骶髂关节前方间隙引入套管，通过套管导入线锯

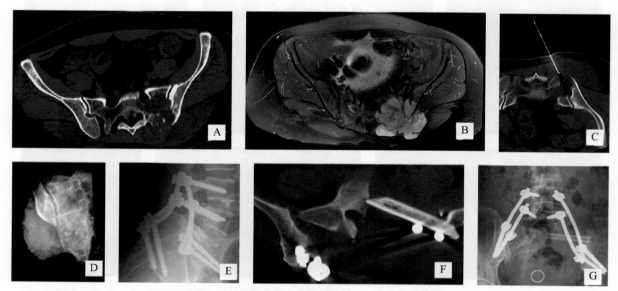

图2-3-6　患者，女，44岁，左侧骶骨软骨肉瘤，骶骨部分切除术。A、B 术前影像学（CT，MRI）提示左侧骶骨及骶髂关节溶骨性破坏及软组织包块。C CT引导下活检明确病理。D 手术切除标本。E～G 术后X线片及CT提示腰髂稳定性重建、异体腓骨植骨支撑

2. 半侧骶骨切除术

　　累及一侧骶髂关节且肿瘤的安全边界距对侧骶神经孔有一定距离的骶骨肿瘤，在进行整块切除的同

时存在保留对侧骶神经的可能。对于此类肿瘤，可采取保留对侧骶神经孔的部分骶骨及骶髂关节整块切除术，该术式适用于李大森报告的骶骨原发恶性肿瘤整块切除分型中的 IV 型（图 2-3-3）。手术采用一期前后联合入路进行。患者先取俯卧位，腰骶部后正中倒"Y"形切口显露骶骨及髂骨后部，打开骶管，分离硬膜，切断患侧骶神经根，临时缝合切口。患者再取侧卧位，患侧在上，倒"八"字切口向上沿髂嵴延伸与后方切口相连。腹膜外分离至骶骨前方，分离结扎肿瘤表面的髂血管分支。在肿瘤骶骨侧的安全边界外显露骶骨前方，从前方最大可能切除 L5/S1 椎间盘。拆除后方切口缝线，骨盆外剥离臀肌至坐骨大孔。显露坐骨大孔，保护神经和血管，从坐骨大孔导入线锯，在肿瘤髂骨侧的安全边界外锯断髂骨。将硬膜拉向健侧，在肿瘤骶骨侧的安全边界外纵向锯断骶骨，整块切除肿瘤。

手术时间 6 ~ 8h，术中出血量 3000 ~ 4000ml。

3. 低位骶骨切除术

对于位于低位骶骨原发肿瘤的切除，无论其病理性质，手术方式均应为整块切除，这是由于整块切除能够有效降低肿瘤复发率，同时其整块切除对骶神经功能影响较小。低位骶骨肿瘤整块切除的术后复发率为 0 ~ 15.8%，术后患者的骶神经功能恢复情况大多满意。

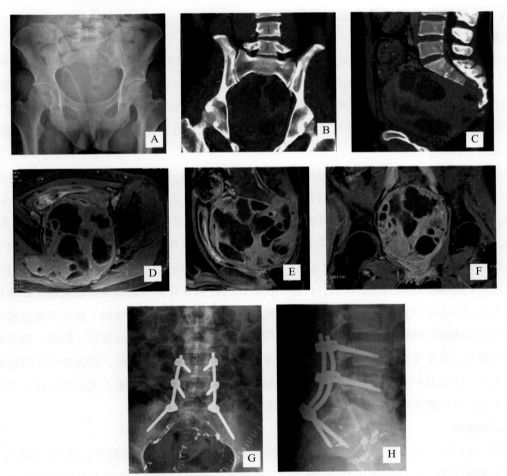

图 2-3-7　患者，女，51 岁，骶骨骨巨细胞瘤，后路骶骨肿瘤刮除、骨水泥填充、腰髂固定术。A、C 术前影像学（CT，MRI）提示骶骨肿瘤溶骨性破坏，血供丰富。B CT 引导下病灶穿刺，病理提示骨巨细胞瘤。D-F 肿瘤 MRI 表现。G、H 术后 X 线提示腰髂稳定性重建

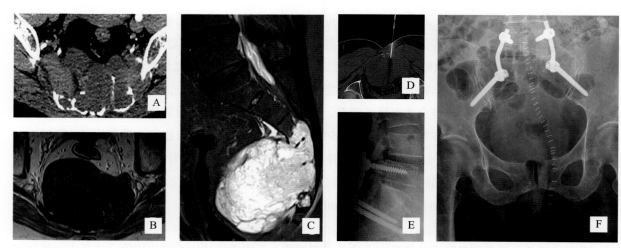

图2-3-8　患者，女，52岁，骶骨脊索瘤，低位骶骨切除、腰骶固定术。A～C术前影像学（CT，MRI）提示骶骨溶骨性破坏及低位骶前巨大肿瘤。D CT引导下穿刺活检，病理提示脊索瘤。E、F 低位骶骨肿瘤切除术后X线片提示腰骶稳定性重建

（四）不同肿瘤类型的手术原则与预后

1. 脊索瘤

脊索瘤是骶骨原发肿瘤中最常见的病理类型。其为低度恶性肿瘤，5年生存率81.0%～90.1%，生存期较长。肿瘤复发为脊索瘤最大的问题，文献报道的复发率为23.6%～64.7%。脊索瘤也可发生转移，但转移率相对较低，文献报道为5.0%～17.0%，局部复发会增加转移率，进而影响患者的预后。为了降低局部复发率，目前主流观点是在初次手术时应尽可能对骶骨脊索瘤进行彻底切除以降低局部复发率，从而改善患者的预后。

脊索瘤大多位于低位骶骨，对该部位的整块切除更容易实现，是治疗低位骶骨脊索瘤的主要手术方式。而对于累及高位骶骨的脊索瘤，外科治疗方式则存在争议。由于该部位脊索瘤常与S1和S2神经根分界不清，若行整块切除则会牺牲上位骶神经功能，影响患者生活质量；同时，整块切除的手术创伤大，术中出血多，损伤邻近器官与组织的风险较高，因而部分研究者在其早期研究报告中认为：对于累及上位骶骨的脊索瘤可行切刮术，即广泛切除S2以下肿瘤病灶，近端病灶行刮除术以尽可能保全上位骶神经。然而，随着对疾病本身认识的逐步深入，许多研究者认为在骶骨脊索瘤患者术后较长的生存期内，肿瘤的反复复发会对患者造成更严重的伤害。多项研究均证实，瘤内手术明显增加了骶骨脊索瘤术后复发的概率，而广泛或边缘切除能够有效降低复发率，同时也可以显著改善患者的预后。同时，随着外科技术的发展，对累及上位骶骨的脊索瘤进行广泛或边缘切除的手术风险逐步降低，对骶神经保留的相关研究也使患者术后生活质量较前有一定改善。因此，笔者认为，对于骶骨脊索瘤，无论其部位、大小，初次手术时均应力争达到整块切除，以降低复发率、达到肿瘤长期控制的目的。

2. 骨巨细胞瘤

骶骨骨巨细胞瘤是骶骨原发肿瘤中第二好发的病理类型，其多位于高位骶骨。因其性质非恶性肿瘤，因此瘤内手术是合理的外科治疗方式。但骶骨骨巨细胞瘤治疗的最大难点在于其血供非常丰富，术中出血量巨大，围手术期死亡率高。由于术中出血多，造成术野局部不清，术中刮除肿瘤过程难免仓促，难以彻底清除肿瘤；同时骶骨解剖结构复杂，刮除过程中存在肿瘤残留可能，因而有些研究者也认为应对骶骨骨巨细胞瘤行整块切除。

整块切除的文献多为早期研究，究其原因可能为早期降低术中出血的相关措施发展不完善（如术前

肿瘤血管栓塞、术中腹主动脉球囊临时阻断等），若行瘤内刮除，其出血量巨大，无法做到彻底刮除；而整块切除可明显降低复发率，但术后切口并发症发生风险较高，且手术对骶神经功能影响较大。随着外科治疗技术的发展和减少术中出血措施的进步，切刮术逐步成为骶骨骨巨细胞瘤的主流外科手术方式。我们认为，对于少数仅累及 S3 以下水平的骶骨骨巨细胞瘤可采取整块切除术，而对大多数累及高位骶骨的骨巨细胞瘤，术中为尽量保护双侧 S3 及以上神经根，应采取瘤内刮除术；同时强调术前肿瘤血管栓塞、术中腹主动脉 / 髂动脉阻断或腹主动脉球囊阻断等减少术中出血措施的应用，以进一步降低手术风险，提高彻底刮除肿瘤的可能性，从而降低术后复发率。根据笔者经验，多数情况下，单纯术前肿瘤血管栓塞对术中控制出血效果不满意，因此应联合术中腹主动脉球囊行临时阻断以进一步降低术中出血量。骶骨骨巨细胞瘤的局部复发率要远高于其他部位的骨巨细胞瘤，主要是由于解剖部位的复杂性以及肿瘤在诊断前通常长得很大。目前文献报道对骶骨骨巨细胞瘤行刮除术的局部复发率为 14.3% ~ 37.5%，而其他所有治疗后的局部复发率都在 40% ~ 50%。

为进一步改善骶骨骨巨细胞瘤的手术效果，研究者们还进行了手术治疗联合药物治疗的尝试。双膦酸盐对降低骶骨骨巨细胞瘤术后复发率具有一定的作用。而近些年地舒单抗的出现及其在骨巨细胞瘤中的作用被大量研究所证实。美国 NCCN《骨肿瘤临床实践指南》中已将骨巨细胞瘤从单纯依靠外科治疗，转变为药物治疗配合外科治疗。我国国家药品监督管理局于 2019 年 5 月批准地舒单抗在我国上市，主要作用在两方面，一是用于不可切除病灶的维持治疗；二是将不可切除病灶转化为可切除病灶，或减少手术范围，起到降期作用。骶骨骨巨细胞瘤往往肿块巨大，切除难度高，术中出血多，是地舒单抗应用的适宜适应证；已有研究表明其在骶骨骨巨细胞瘤中的治疗中具有良好的效果。但目前针对骶骨骨巨细胞瘤地舒单抗的术前用药时机、用量、最佳适应证及与手术效果的关系等问题尚需进一步临床试验研究，同时药物引起的下颌骨坏死、骨巨细胞瘤恶变等问题也需要特别关注。

3. 神经源性肿瘤

神经源性肿瘤理论上并非起源于骶骨，但骶骨为其好发部位之一。骶骨神经源性肿瘤包括良性神经源性肿瘤（神经纤维瘤、神经鞘瘤）及恶性神经源性肿瘤（恶性神经鞘瘤、神经纤维肉瘤），其中良性骶骨神经源性肿瘤的预后良好，局部复发率在 7.3% ~ 12.5%，恶性神经源性肿瘤的报道较少。

郭卫等在 2009 年对 48 例骶骨神经源性肿瘤患者的外科治疗经验进行了总结，率先根据肿瘤生长模式提出了骶骨神经源性肿瘤的分型方法：Ⅰ型，肿瘤生长限于骶管内，骶管膨胀扩大（图 2-3-9A）；Ⅱ型，肿瘤出骶神经孔向前生长，形成巨大骶前肿块（图 2-3-9B）；Ⅲ型，肿瘤向前、向后均生长，骶骨前后均形成肿块（图 2-3-9C）；Ⅳ型，肿瘤生长只限于骶前，骶管内没有肿瘤（图 2-3-9D）。对Ⅰ型及Ⅱ、

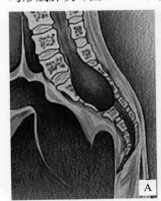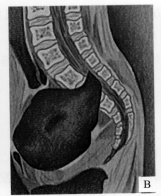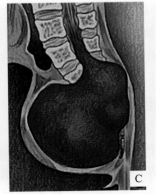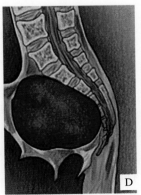

图 2-3-9　骶骨神经源性肿瘤分型。A Ⅰ型，肿瘤生长局限于骶管内；B Ⅱ型，肿瘤出骶神经孔向前生长，形成巨大骶前肿块；C Ⅲ型，肿瘤向前、向后均生长，骶骨前后均形成肿块；D Ⅳ型，肿瘤生长只限于骶前，骶管内没有肿瘤

Ⅲ 型中骶前肿块低于 S1 水平的患者行单纯后路手术。对 Ⅱ、Ⅲ 型中骶前肿块高于 S1 水平的患者行前后联合入路手术，自后路切除骶管内肿瘤并扩大骶孔，自前路切除剩余肿瘤。对 Ⅳ 型患者行单纯前路手术。研究结果显示，通过该分型对良性神经源性肿瘤进行外科治疗基本可达边缘切除，预后良好；恶性神经源性肿瘤患者则预后不佳（5/7 例患者发生术后复发，3/7 例患者出现转移），故认为恶性神经源性肿瘤应根据肿瘤部位、累及范围选取适宜的手术方式进行广泛切除。

也有学者采用前文张治宇等提出的骶骨肿瘤外科分区进行手术入路的选择，对 64 例良性骶骨神经源性肿瘤患者予以手术切除，术后复发率控制在 12.5%。对于骶骨巨大良性神经源性肿瘤，郭卫等在 2016 年进行了国际上最大宗骶骨良性神经来源肿瘤病例手术效果的研究评价。在 188 例患者中，仅 9 例行整块切除，余 179 例患者均行分块完整切除，术后复发率控制在 8.5%，提示对于骶骨良性神经源性肿瘤也可行分块切除，在保证较低复发率的同时降低手术风险，缩短手术时间。

4. 原发高度恶性肿瘤

骶骨原发高度恶性肿瘤（骨肉瘤、软骨肉瘤、尤文氏肉瘤 /PNET 等）发病率低，占骶骨原发肿瘤的 13.0% 左右。由于其恶性程度高，如采取边缘、瘤内切除，其复发率极高，预后不良，所以建议在规范的综合治疗的前提下行广泛性手术切除。

对于骶骨原发高度恶性肿瘤，国内专题文献报告较少。王毅飞等报道了 26 例接受手术治疗的骶骨骨肉瘤患者，其 5 年总生存率为 38.7%，共 10 例患者发生复发，其中取得满意外科边界的患者复发率及无病生存率显著优于未取得满意外科边界的患者。尉然等在其研究中对 34 例接受外科治疗的骶骨软骨肉瘤患者进行总结，术后 5 年总生存率、无病生存率分别为 59.4% 和 5.5%，34 例患者中 11 例接受整块切除手术，23 例接受分块切除手术，整块切除组患者的无病生存率显著优于分块切除组患者。李晓等报告了 15 例接受外科治疗的骶骨尤文氏肉瘤患者，5 年总生存率为 47%，2 年和 5 年无病生存率分别为 60% 和 33.3%，9 例分块切除，6 例整块切除，共 9 例患者发生复发，其中整块切除组 1 例复发、1 例复发伴肺转移，提示对骶骨尤文氏肉瘤应行整块切除。

总体来说，对于骶骨原发恶性肿瘤来说，在进行广泛手术切除以获得满意的外科边界是降低复发率、获得良好预后的关键。

5. 继发高度恶性肿瘤

除原发肿瘤外，转移瘤在骶骨肿瘤中占有很大比例。对于骶骨转移瘤，明确把握手术适应证及选择合适的手术方式尤为重要。骶骨转移瘤的手术适应证可概括为：①严重的骶尾部疼痛及肿瘤压迫神经造成的神经性疼痛；②放疗后疼痛症状缓解不满意或放疗后肿瘤进展；③肿瘤累及腰骶椎导致腰骶或骶髂关节不稳定；④累及 S3 以下的单发骨转移。手术方式的选择上，如肿瘤仅仅累及 S3 以下水平则可行全切术，累及 S3 以上水平则应行切刮术，并在术中尽可能保证骶神经的完整性。此外，对于仅限于骶椎内、并未引起神经症状而仅有局部严重疼痛症状的转移病灶，经皮骶骨骨水泥成形术可取得满意的疗效。

四、骶神经功能评估

骶骨肿瘤切除过程中骶神经存在损伤风险，而在一些整块切除的手术中，部分或全部骶神经需被牺牲以达到满意的外科边界。骶神经功能损伤是骶骨肿瘤切除术后最常见的并发症之一，显著影响患者的生活质量。目前研究认为，至少保留一侧 S3 神经根对于骶骨肿瘤外科治疗患者的大小便功能恢复、男性患者的术后阴茎勃起及射精功能的保存至关重要。有学者提出了对骶骨肿瘤切除后骶神经功能状态的评分系统，将其应用于 170 例骶骨肿瘤外科治疗患者的术后骶神经功能评估中，结果显示评分系统能够有效地描述术后骶神经功能状态，保留双侧 S1 神经根在保留下肢运动及感觉功能中起决定性作用；保留双侧 S3 神经根患者的尿失禁和膀胱感觉异常情况均优于保留单侧 S3 神经根的患者，而保留单侧 S3 神经根患者的排尿困难、便秘、大便失禁及直肠感觉异常情况均优于双侧 S3 神经根牺牲的患者。另外，保留尾骨患者的微神经功能整体优于未保留骶骨者。

早期观点认为，切除骶骨肿瘤时需要尽量保留神经根以保留患者括约肌功能。对于不同部位不同生长方式的骶骨肿瘤，笔者认为可根据需要选择不同的手术方式。低位骶骨肿瘤，良性者可按照传统观点选择切刮术或边缘切除术；而对于高度恶性肿瘤，病灶位于 S3 节段及以下的患者，可将肿瘤连同受累神经根一同切除，以期达到完整切除肿瘤的目的。对于病灶累及 S3 节段以上的患者，国内多数学者认为，切除 S3 以上的骶神经后，患者均有严重的括约肌功能及性功能障碍，所以在切除骶骨肿瘤时都建议尽量保存骶神经，这虽可能导致切除不够彻底，但可保留自主大小便功能。但笔者认为，对于极易复发的肿瘤或恶性程度较高的骶骨肿瘤，尤其是脊索瘤，应尽可能地广泛切除肿瘤，以降低复发率。此外，对于大部分骶骨切除的患者，由于术后直肠后壁失去骶骨的支持，即使无神经损伤，也会导致大便无力和便秘。因此对于累及 S3 以上神经根的肿瘤，也应尽可能做到完整切除肿瘤，如果神经根受侵，应连同神经根一起切除，因为经病灶刮除术后复发率非常高，而复发后括约肌功能仍然会发生障碍，再次手术已无法彻底切除肿瘤。

五、腰骶稳定性重建

在累及高位骶骨的骶骨肿瘤外科治疗中，肿瘤切除会影响脊柱和骨盆环的稳定性，如不进行重建，会导致患者卧床时间延长，而在肿瘤切除后对腰骶稳定性进行重建有利于患者早期下床活动。

腰骶稳定性重建方案以腰椎骨盆固定为主，主要方式为通过腰椎椎弓根钉、髂骨螺钉和钛棒组成的钉棒系统进行重建（图 2-3-4，图 2-3-8），部分联合腰骶部颗粒植骨以诱导骨融合，以及联合异体腓骨支撑植骨（图 2-3-4），重建操作简便，患者术后腰骶部能获得满意的稳定性，机械性并发症发生率在 0 ~ 25.0%。

国内学者对高位骶骨肿瘤切除后重建进行了分类：肿瘤切除后仍能保留半个 S1 椎体者，行单侧腰骶椎弓根内固定，骨缺损处与髂骨间行植骨融合；累及单侧高位骶骨及骶髂关节和部分髂骨者，行单侧腰骶椎弓根内固定，L5 与残留髂骨间行异体腓骨结构性植骨；累及高位骶骨及双侧骶髂关节者，行双侧腰骶椎弓根内固定，L5 椎体下缘与双侧髂骨间行异体腓骨支撑于双侧髂骨间，其据此分类法对 11 例患者行腰骶稳定性重建，术后未见明确机械性并发症发生。

其他腰骶重建方式也获得了比较稳定的效果。有学者对骶骨肿瘤患者依据术前 CAD 技术设计的模型精确设计肿瘤切除范围，术中采用截骨导板切除肿瘤后，根据 CAD 模型制作外形匹配的异体骨，应用钢板 - 螺钉或椎弓根钉 - 钛棒系统将其固定于骨缺损内进行重建；术后平均随访时间 10 个月，患者均恢复行走功能，未见明确机械性并发症发生。也有学者报告应用 3D 打印技术制造人工假体重建全骶骨切除后骨缺损的个案，其根据患者术前影像学检查确定骨缺损形状，应用 3D 打印技术设计和制造了全骶骨假体并以其进行腰骶稳定性重建，术后患者腰 - 骶稳定性恢复良好，且可在假体 - 骨接触面观察到骨长入。

六、术后并发症的防治

骶骨肿瘤术后并发症是骶骨肿瘤外科治疗中不可忽视的问题。由于骶骨解剖位置特殊，肿瘤切除后往往会残留空腔，同时手术过程中可能损伤盆腔脏器及营养骶尾部皮肤的血管、神经，且手术部位毗邻会阴部，所有这些因素都会导致术后并发症发生率增高。骶骨肿瘤外科治疗的并发症大致分为：切口相关并发症（切口感染、切口延迟愈合、皮缘坏死）、出血、脑脊液漏、血栓栓塞性并发症、神经功能障碍。

切口相关并发症为骶骨肿瘤外科治疗最常见的并发症，发生率为 15.4% ～ 42.3%。其中切口延迟愈合、皮缘坏死等可经换药等保守治疗好转，但切口感染多需行清创手术，会显著增加患者的住院时间、治疗费用；同时，治疗感染本身亦可引起许多相关并发症，影响骶骨肿瘤外科治疗的治疗效果。有研究者对切口感染的危险因素进行了研究，发现骶骨肿瘤发生切口相关并发症的独立危险因素为高龄、糖尿病、术前局部放疗史、瘤体巨大（≥ 10cm）、应用内植物以及合并直肠破裂，而发生切口感染的独立危险因素为术前局部放疗史、合并直肠破裂、手术时间长、脑脊液漏等。因此，对拟接受手术治疗的骶骨肿瘤患者，术前应详细了解患者病史，积极改善患者营养状况，术前做好胃肠道准备，如肿瘤与直肠关系紧密，术中破裂风险极高者，可预先行结肠造瘘，术中尽可能缩短手术时间以预防切口并发症发生。对存在以上危险因素的患者，更应密切观察，及时处理。

出血相关并发症的处理关键在于术前与术中减少出血措施的使用，术中仔细止血，术后适当延长引流管放置时间以防血肿形成，术后对切口进行加压包扎，必要时输血等支持治疗。术后脑脊液漏多可经非手术治疗（抬高床尾局部加压、抗生素应用等）缓解，对于效果不佳者，亦可应用持续腰椎穿刺引流治疗。

骶骨肿瘤的治疗在骨与软组织肿瘤外科领域中极具挑战性，国内外学者们进行了大量相关研究，在外科治疗分区、手术技术、术中出血控制、骶神经保护、切除后重建及术后并发症等方面研究均取得了丰硕的成果。然而，对于骶骨肿瘤外科治疗方式和评价方式的标准化研究仍有待加强，这需要进一步加强与国内外各中心的协作、交流，力争进一步提高骶骨肿瘤外科治疗的效果和安全性。

（叶招明，李恒元）

参考文献

［1］DANG X, LIAN L, WU D. Prognosis and risk factors influencing recurrence in surgery-treated patients with primary sacral tumors［J］. Iran J Public Health, 2017, 46(8): 1079-1085.

［2］HUANG L, GUO W, YANG R, et al. Proposed scoring system for evaluating neurologic deficit after sacral resection: functional outcomes of 170 consecutive patients［J］. Spine (Phila Pa 1976), 2016, 41(7): 628-637.

［3］LI D, GUO W, QU H, et al. Experience with wound complications after surgery for sacral tumors［J］. Eur Spine J, 2013, 22(9): 2069-2076.

［4］LI D, GUO W, TANG X, et al. Surgical classification of different types of en bloc resection for primary malignant sacral tumors［J］. Eur Spine J, 2011, 20(12): 2275-2281.

［5］郭卫，李大森，蔚然，等 . 单中心原发骶骨肿瘤 790 例的流行病学分析［J］. 中国脊柱脊髓杂志，2014,

24(11): 18-25.

［6］郭卫, 汤小东, 李大森, 等. 全骶骨切除术治疗骶骨多节段恶性肿瘤［J］. 中国脊柱脊髓杂志, 2010, 20(6): 38-42.

［7］WALCOTT B P, NAHED B V, MOHYELDIN A, et al. Chordoma: current concepts, management, and future directions［J］. Lancet Oncol, 2012, 13(2): 69-76.

［8］WANG Y, GUO W, SHEN D, et al. Surgical Treatment of Primary Osteosarcoma of the Sacrum: A Case Series of 26 Patients［J］. Spine (Phila Pa 1976), 2017, 42(16): 1207-1213.

［9］李晓, 郭卫, 杨荣利, 等. 骶骨原发尤文肉瘤 15 例分析［J］. 中国骨与关节杂志, 2014, 3(2): 100-104.

［10］宋飞, 马庆军, 刘忠军, 等. 原发性骶骨肿瘤的手术治疗［J］. 中国脊柱脊髓杂志, 2010, 20(8): 19-24.

［11］SAHAKITRUNGRUANG C, CHANTRA K, DUSITANOND N, et al. Sacrectomy for primary sacral tumors［J］. Dis Colon Rectum, 2009, 52(5): 913-918.

［12］SUN W, MA X J, ZHANG F, et al. Surgical treatment of sacral neurogenic tumor: a 10-year experience with 64 cases［J］. Orthop Surg, 2016, 8(2): 162-170.

［13］郭卫, 尉然. 中国骶骨肿瘤外科治疗的进步［J］. 中华骨与关节外科杂志, 2018, 11(4): 241-251.

［14］郭卫, 徐万鹏, 杨荣利, 等. 骶骨肿瘤的手术治疗［J］. 中华外科杂志, 2003, 41(11): 827-831.

［15］郭卫, 臧杰, 杨毅, 等. 骶骨巨大良性神经源性肿瘤的手术治疗策略［J］. 中国脊柱脊髓杂志, 2016, 26(10): 865-869

［16］WEI G, XIAODONG T, YI Y, et al. Strategy of surgical treatment of sacral neurogenic tumors［J］. Spine (Phila Pa 1976), 2009, 34(23): 2587-2592.

［17］ZHANG Z, HUA Y, LI G, et al. Preliminary proposal for surgical classification of sacral tumors［J］. J Neurosurg Spine, 2010, 13(5): 651-658.

［18］唐顺, 董森, 郭卫, 等. 腹主动脉球囊阻断控制骶骨肿瘤切除术中出血的效果［J］. 中国脊柱脊髓杂志, 2009, 19(2): 85-89.

［19］尉然, 郭卫, 杨荣利. 整块切除与分块切除治疗骶骨软骨肉瘤的预后分析［J］. 中国脊柱脊髓杂志, 2014, 24(11): 26-30.

［20］朱烨, 叶招明, 杨迪生, 等. 原发性骶骨肿瘤的手术切除与术后神经功能评价 (附 48 例报告)［J］. 实用肿瘤杂志, 2009, 24(5): 466-468

第四节 骨转移瘤的治疗

一、骨盆转移瘤的诊断

对骨转移瘤的诊断应首先了解病史，特别是既往的肿瘤病史。对于既往有明确恶性肿瘤病史的患者出现骨质破坏时，应首先考虑为骨转移瘤；极少数情况下，骨质破坏可能由其他恶性肿瘤或原发良性肿瘤病灶引起。对于没有恶性肿瘤病史或未知来源的骨转移瘤诊断，应遵循一定的诊断流程（图 2-4-1）。

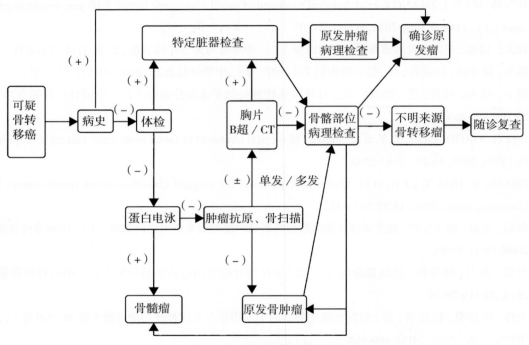

图 2-4-1 骨转移瘤的诊断流程

一项关于诊断策略的前瞻性研究结果显示，经以下规范进行诊断，约 85% 的病例可以找到原发肿瘤。

年龄、病史及发病部位：在 40 岁以上的病例中，骨转移瘤的发生率远高于原发骨肿瘤。骨转移瘤一般位于四肢骨的近端或脊柱；未知来源骨转移瘤，多数来自肺或肾，因此通过对胸、腹腔脏器的检查，可发现多数的原发肿瘤。

体格检查：重点应放在前列腺、乳腺、甲状腺和腹部，这样有可能获得较多的提示。

化验检查：一般难以通过实验室检查（除前列腺特异抗原和甲胎蛋白）确定肿瘤来源，但可以用来排除多发性骨髓瘤。

影像学评估：检查部位主要集中在胸、腹腔脏器，检查方法主要包括 X 线片、B 超和 CT 等。还可通过骨扫描、PET-CT 及 MRI 对骨转移瘤进行诊断。

病理诊断：除以上检查外，还经常需要通过病理检查明确诊断，结合免疫组化可获得更多有关原发肿瘤的信息，若再结合其他临床检查，高达 72% 的患者可明确肿瘤细胞的来源。

（一）临床表现

骨盆转移瘤占所有骨转移瘤的 10% ～ 15%。根据统计，我国骨盆和四肢转移性肿瘤最常见的转移部位由高到低次为：骨盆、股骨、肱骨、肩胛骨、胫骨、锁骨，骨盆转移发生率仅次于脊柱。骨盆转移瘤患者大多数以疼痛或者功能障碍就诊；骨盆是人体重力线传递中重要的一环，尤其是髋臼周围的骨质在重力传导中起重要作用；骨盆转移瘤中，相当一部分患者发生髋臼周围转移，导致患者活动受限，严重影响患者的生活质量。

1. 常见骨转移瘤

80% 以上的骨转移瘤来源于乳腺癌、前列腺癌、肺癌、甲状腺癌和肾癌。

（1）乳腺癌骨转移：发生率高达 65% ～ 75%，这与乳腺癌良好的预后有关。因为乳腺癌患者发现骨转移灶后的中位生存期仍长达 2 年，所以应采取相对积极的治疗策略。

（2）前列腺癌骨转移：与乳腺癌类似，前列腺癌也有很高的骨转移发生率，转移灶多为成骨性。前列腺特异性抗原（prostate specific antigen, PSA）是重要的临床参数，早期前列腺癌大多数具有激素依赖性，因而预后较好。

（3）肺癌骨转移：发生率为 30% ～ 40%，预后很差，1 年生存率在 5% 左右。

（4）肾癌骨转移：发生率高达 25%，在切除肾脏原发灶后，部分病例的转移性病灶会出现自愈倾向，因此对肾癌骨转移的预防性内固定应采取积极态度。

（5）甲状腺癌骨转移：甲状腺癌也容易出现骨转移，病灶溶骨破坏程度往往非常严重，病理性骨折的发生率很高，预防性内固定可有效地预防骨折发生，术后可配合 ^{131}I 内照射或放疗，预后良好。

2. 症状和体征

（1）疼痛：疼痛是转移瘤最常见的症状，以夜间痛和休息痛最为典型。在早期疼痛较轻，呈间歇性，之后逐渐变为持续性，严重者易引起注意，轻者常被忽视。位于骨盆者常伴有髋关节及股内侧的疼痛。

（2）肿胀包块：骨盆转移瘤由于位置较深、周围肌肉组织较厚，常不易发现包块，因包块而就诊者少见。

（3）压迫症状：骨盆转移瘤压迫神经，可产生下肢的麻木、无力或肌肉萎缩；亦可引起血管的压迫症状，以静脉回流障碍多见。

（4）全身症状：有原发肿瘤症状者，通常一般情况较差，常有贫血、消瘦、低热、乏力、食欲减退等。无原发肿瘤表现者，患者全身情况常较好。其他全身症状包括高钙血症、骨髓抑制等。

3. 实验室检查

除 PSA 和甲胎蛋白（alpha fetoprotein, AFP）具有指导意义外，其他实验室检查通常缺乏特异性，一般难以确定肿瘤来源，其主要作用为评估患者一般情况、排除多发性骨髓瘤以及提示转移瘤的可能。

4. 病理学检查

病理学检查可分辨肿瘤细胞的性质和来源，是确诊骨转移瘤的金标准，但并非唯一标准，应结合其他检查结果综合诊断。大多数骨转移瘤的病理诊断可采取穿刺活检进行，X 线或 CT 导引下的穿刺活检，可以提高病理诊断的准确率。

术前活检的原则和指征：①无肿瘤病史而怀疑骨转移瘤的患者必须行术前活检，如确诊为转移瘤，应在病理结果指导下寻找原发肿瘤；②如果恶性肿瘤病史明确，全身同时发现多处骨质破坏，术前活检不是必须进行的操作；③对于恶性肿瘤病史明确，但仅出现单发骨转移的患者，制订手术计划之前应考虑活检以明确诊断。

（二）影像学特点

核素扫描敏感性高，但特异性较差，主要用于骨转移瘤的筛查，有助于确诊转移的范围和转移灶的数量。

骨转移瘤在 X 线表现上可分为溶骨性、成骨性及混合性。其中前者占比最多，表现为虫蚀样或地图状骨质缺损，边界不清，边缘不规则，周围无硬化，无骨膜反应；成骨性破坏可见斑点状、片状致密影，甚至为象牙质样，骨小梁紊乱、增厚、粗糙、受累骨体积可增大；混合性骨转移兼有成骨和溶骨特点。X 线检查诊断骨转移瘤的敏感性较低，但空间分辨率高，应用范围广泛，价格低廉，辐射剂量小，仍是诊断骨转移瘤的主要检查方法。

CT 诊断骨转移瘤的敏感性高于 X 线检查，可显示骨质破坏情况和软组织包块，对全身骨显像检查阳性而 X 线检查结果阴性、有局部症状的患者诊断价值较大。

MRI 检查可准确显示骨肿瘤侵犯的部位、范围及周围软组织情况，敏感性高，且无放射性核辐射影响。

PET-CT 既可对病灶进行定性检查，又能准确定位，可以早期诊断骨转移病变，并可同时检查全身器官、淋巴结及软组织，全面评估肿瘤病变范围。

二、骨盆转移瘤的手术治疗

骨盆转移瘤治疗的目的主要包括：尽可能切除肿瘤，采用适当的方法重建骨盆的缺损，防止病理性骨折的发生；通过清除肿瘤病灶缓解疼痛，减少镇痛药物的使用；改善功能，恢复一定的生活工作能力；通过手术取材明确诊断，以便采用合适的放、化疗等辅助性治疗。积极的治疗可以降低骨转移瘤的相关并发症，解除患者的疼痛，使患者恢复行动能力，达到生活自理，甚至可以延长患者的生存时间。

骨盆转移瘤手术治疗的适应证：患者预期生存期在 6 个月以上；髋关节功能明显受累；全身状况良好者应考虑手术治疗。

目前，缺少专门针对骨盆转移瘤患者预后的评分系统，可采用修订的 Katagiri 评分系统预测患者生存期。

各项评分累计相加，评分 ≥ 7 分的患者，6 个月的生存率为 27%，1 年的生存率为 6%，2 年的生存率为 2%；评分 4 ~ 6 分的患者，6 个月的生存率为 74%，1 年的生存率为 49%，2 年的生存率为 28%；评分 ≤ 3 分的患者，6 个月的生存率为 98%，1 年的生存率为 91%，2 年的生存率为 78%。

骨盆转移瘤的外科治疗原则：骨盆转移瘤造成骨盆破坏，导致患者严重疼痛和行走困难，常需要外科治疗以缓解症状。手术方式以刮除为主，刮除病灶后的骨缺损常需填塞骨水泥，但有时骨转移病灶也需要进行广泛切除，对于单发的、预后较好、放疗无法控制的骨转移病灶，可行广泛切除。例如，肾癌骨转移患者的预期生存时间较长，而肿瘤对放疗不敏感，这种情况下就需要广泛切除骨转移病灶。转移瘤切除是否能够延长患者的生存期目前尚未完全肯定，但对于临床预后较好的恶性肿瘤，如肾癌、乳腺癌、甲状腺癌等，患者生存期较长，应采取积极的外科手术治疗，消除症状，改善生活质量。

骨盆转移瘤的分区：根据 Enneking 和 Dunham 对骨盆原发肿瘤的分类方法，骨盆病变根据肿瘤累及的部位可以分为四种类型，即 I 区病变（髂骨）、II 区病变（髋臼周围肿瘤）、III 区病变（耻骨、坐骨病变）和 IV 区病变（髂骨病变累及骶骨）。骨盆转移瘤的治疗除了要考虑肿瘤的部位外，患者的一般情况、原发肿瘤的性质、患者的症状、肿瘤对功能的影响、肿瘤的大小等因素在治疗方案的选择上具有重要作用。对于 I 区、III 区、IV 区的转移瘤可以采用放、化疗控制，但髋臼周围骨质具有复杂的生物力学结构，

表 2-4-1　修订后的 Katagiri 评分系统

预后因素		评分
原发肿瘤部位		
缓慢生长	激素依赖性的乳腺癌和前列腺癌、甲状腺癌、多发骨髓瘤、恶性淋巴瘤	0
中等生长	接受靶向药物治疗的肺癌、非激素依赖型的乳腺癌和前列腺癌、肾细胞癌、子宫内膜癌、卵巢癌、肉瘤	2
快速生长	未接受靶向药物治疗的肺癌、结直肠癌、胃癌、胰腺癌、头颈部恶性肿瘤、食管癌、其他的泌尿系恶性肿瘤、黑色素瘤、肝细胞癌、膀胱癌、宫颈癌、其他未知来源的恶性肿瘤	3
内脏或颅内转移		
	结节性内脏或颅内转移	1
	播散性转移 [1]	2
实验室检查		
	异常 [2]	1
	严重异常 [3]	2
ECOG 评分	3 或 4	1
前期化疗		1
多发骨转移		1

注：1. 播散性转移：胸腔、腹腔、软脑膜转移；2. 异常：CRP ≥ 0.4mg/dl，LDH ≥ 250IU/L，血清白蛋白 < 3.7g/dl；3. 严重异常：血小板 < $10^5/\mu$1，血清钙 ≥ 10.3mg/dl，总胆红 ≥ 1.4mg/dl

在承重方面具有重要功能，一旦发生骨质破坏，常常导致严重的疼痛和功能障碍，因此手术的适应证可以相应放宽。但是，累及骨盆 II 区的转移病灶，通常会引起髋关节不稳定，导致患者活动后疼痛加重，影响患者活动，对该类患者一般采用手术治疗。手术干预可以明显缓解患者症状，改善功能，维持骨盆的稳定性。手术的主要目的是切除肿瘤，填充肿瘤切除后造成的骨缺损以及恢复髋关节的功能。单纯的放疗可以引起股骨头以及髋关节周围软骨的变性坏死，导致患者活动后出现疼痛，放疗后骨质脆性增加，可能增加髋关节中心性脱位的危险。

根据患者的病情，下列三种情况建议手术治疗：患者症状较重并且制动、镇痛药物治疗、抗肿瘤治疗效果不佳；放疗后患者疼痛症状不缓解或者患肢功能恢复不理想；同侧股骨出现或者邻近部位出现病理性骨折需同时处理。

Harrington 根据肿瘤累及髋臼的部位将髋臼周围转移瘤分为四种类型，根据肿瘤累及的部位采取相应的手术措施。I 型：髋臼关节面病变，而髋臼内侧壁、髋臼顶壁、髋臼边缘皮质均完整，治疗可以采用传统的骨水泥型全髋假体置换术。II 型：髋臼内侧壁骨质破坏，其余髋臼皮质无影响，采用普通髋臼假体会导致假体及骨水泥早期向内侧移位，可以采用特殊设计的带翼髋臼网杯将应力引至髋臼缘。安装时在保持髋臼假体正确解剖位置的同时，需注意将网杯的翼放置在完整的髋臼缘，因为部分髋臼边缘可能存在破坏。带翼网杯安置后，结合骨水泥型全髋置换术。III 型：髋臼周缘均存在骨质破坏，仅使用带翼网杯的全髋假体是不够的，在这种情况下，需要在骨盆缺损处放置数根斯氏针以便于将位于解剖位置的髋臼假体所承受的应力传导至脊柱。斯氏针安置后，结合带翼网杯、水泥型全髋置换术。IV 型：孤立性髋臼周围转移病灶，采取比较积极的手术措施，完整切除肿瘤，根据术后缺损的情况采用半盆置换或马鞍假体置换术。

在肿瘤切除重建方面，Harrington 特别强调应力分散的重要性，在 III 型重建以及半骨盆假体或者肿瘤灭活再植等重建方式中，应用粗大的斯氏针或者螺纹钉将压力分散到耻坐骨支或髂骨上，以减少假体松动的发生率。

骨盆 I 区和 IV 区转移瘤的外科治疗：髂骨的后内部分（担负髋臼、骶骨间的应力传导）被肿瘤累及是外科手术的指征之一。该部分如果被肿瘤累及，通常会导致患者行走困难、活动后疼痛加重等。肿瘤切除后不进行重建，患者术后很可能会出现双下肢不等长、耻骨联合分离等并发症。因此，最好选择恰当的方法重建骨盆环的完整性。最常用的重建方法是应用斯氏针重建髋臼上方残余骨质与骶骨之间的连接，并应用骨水泥加强。当病灶累及相邻骶骨翼时，肿瘤切除后骶骨骨质缺损明显，可应用椎弓根内固定系统连接腰椎与髋臼上方残余骨质，并应用骨水泥加强。对于骨转移瘤一般不实施生物重建。当软组织受累明显，神经血管束严重受累，可选择半盆截肢术。骶髂关节转移瘤，破坏轻者无症状，不必做内固定治疗；破坏严重、有移位、不稳定和疼痛者，应行内固定治疗，可通过骶髂关节钻入斯氏针，也可采用经皮空心钉内固定的方法来加强骶髂关节，手术创伤小。

骨盆 III 区转移瘤的外科治疗：耻、坐骨转移瘤对负重影响不大，一般采用非手术治疗。手术治疗一般限于孤立性耻骨、坐骨转移病灶。由于股骨、骶骨间的力学传导机制依然存在，多数学者认为单纯 III 区切除术后无需行骨重建，手术后基本上不影响下肢的功能。由于盆底结构受到了破坏，盆腔内的脏器可能会向大腿上部移位，因此手术中要仔细行软组织重建。

对骨盆转移瘤患者进行外科治疗前首先要观察患者的全身状况，其次考虑肿瘤的性质、患者可能的生存期、转移灶的数量、病灶的范围以及患者的生活期望等。患者预期生存期在 6 个月以上，孤立性骨转移或重要部位的骨转移只有一处，全身状况良好者应考虑手术治疗。肿瘤出现广泛、多发转移以及一般情况不良、预期生存时间＜ 3 个月的患者不建议采取手术治疗。累及耻骨、坐骨以及髂骨的肿瘤如果对放疗效果明显，预计患者生存时间较长，并且出现明显症状的患者可以手术治疗改善患者的功能。

骨盆转移瘤的微创治疗技术：近年微创技术在骨科肿瘤的治疗中逐渐发展起来。微创技术可以在局麻下进行，和常规手术相比具有手术时间短、手术创伤小的优点，同时避免了手术造成患者大量出血等情况的发生，对多处转移、一般情况比较差的患者尤其适用。现在骨盆转移瘤常用的微创技术包括：射频消融技术、经皮骨成形术等。射频消融术可以在影像学引导下精确控制肿瘤杀灭部位而不需切除肿瘤，可以在局麻下进行，尤其适合老年患者、肿瘤广泛累及的患者以及同时合并其他严重疾病的患者。经皮骨成形术可以即刻、有效地缓解患者的疼痛症状，填充溶骨性破坏造成的骨缺损，维持骨盆的稳定性，延缓病理性骨折的发生。

（一）人工假体置换

对于骨盆转移瘤，人工假体置换术主要针对于髋臼周围转移瘤的 HarringtonI 型、Harrington IV 型患者。

Harrington I 型：髋臼关节面病变，而髋臼内侧壁、外侧壁、髋臼上缘皮质均完整，治疗主要采用传统的骨水泥型全髋假体置换术。手术入路一般选择后外侧入路，不需要大转子截骨，可在髋臼深部放置金属网以加强骨水泥的固定效果，防止股骨头向内移位。术后第 1 天患者即可在耐受范围内下地活动并完全负重。

Harrington IV 型：孤立性髋臼周围转移病灶，采取比较积极的手术措施，完整切除肿瘤，根据术后缺损的情况采用半盆置换或马鞍假体置换术。近年来，随着 3D 打印假体在骨肿瘤外科中的应用越来越多，对于预后较好的 Harrington IV 型可采用 3D 打印假体进行个性化重建。对于髂骨区和髋臼上缘的骨缺损重建，钉棒系统操作简单，但固定钉在骨内的应力较大，容易在负重情况下对骨质产生切割，尤其骨质疏松的患者固定更加不稳，因此需骨水泥加强（图 2-4-2）。

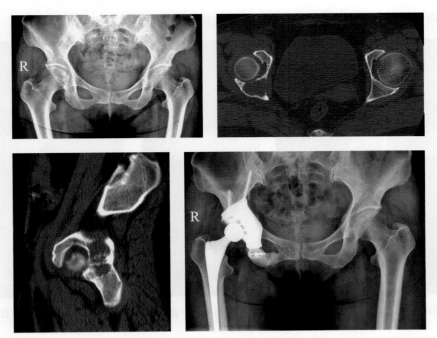

图 2-4-2　患者，女，49 岁，右侧髋臼乳腺癌转移，行肿瘤广泛切除、3D 打印假体重建术

（二）Harrington 重建

HarringtonⅡ型：髋臼内侧壁骨质破坏，其余髋臼皮质无影响，采用普通髋臼会导致假体及骨水泥早期向内侧移位，可以采用特殊设计的带翼髋臼网杯将应力引至髋臼缘。安装时在保持髋臼假体正确解剖位置的同时，需注意将网杯的翼放置在完整的髋臼缘，因为部分髋臼边缘可能存在破坏。带翼网杯安置后，结合骨水泥型全髋置换术。可以采用后外侧入路，一般不需要大转子截骨，使用长颈人工股骨头，可以防止转子部撞击网杯延伸缘。若股骨转子部或股骨干有潜在骨折时，应选用带有长柄的人工股骨头。术后第 1 天患者可在耐受范围内下地负重行走（图 2-4-3）。

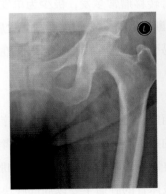
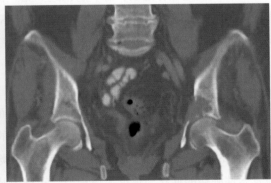
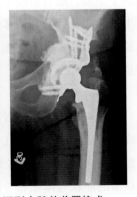

图 2-4-3　患者，女，80 岁，左侧髋臼转移瘤、乳腺癌，行肿瘤切除、带翼髋臼 + 骨水泥型全髋关节置换术

HarringtonⅢ型：髋臼周缘均存在骨质破坏，仅使用带翼网杯的全髋假体是不够的，在这种情况下，需要在骨盆缺损处放置数根斯氏针以便于将位于解剖位置的髋臼假体所承受的应力传导至脊柱。斯氏针安置后，结合带翼网杯、骨水泥型全髋置换术。可选用后外侧入路，无需行大转子截骨，或外侧直切口，辅以大转子截骨。对于破坏广泛的病例，需扩大髂股骨切口入路，以探查骨盆内外侧区域。显露完成后，自髋臼缺损处沿正常髂骨向骶髂关节方向置入 2 ~ 3 根斯氏针，并越过关节至骶骨。术中应选用较粗的斯氏针，并注意置入方向，防止穿破骨盆内侧壁。如果缺损较大，还可以自前部髂嵴向前柱的耻骨及后

柱的坐骨钻入斯氏针进一步加强。术后患者需佩戴支具 4 周，防止髋关节脱位。

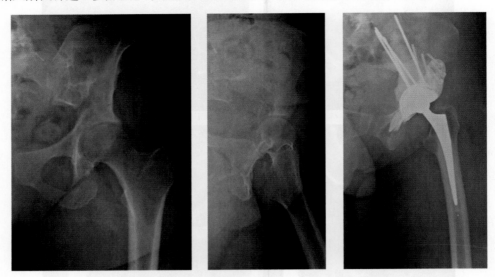

图 2-4-4　患者，女，68 岁，左侧髋臼转移瘤，行肿瘤切除、带翼髋臼杯联合螺钉固定、全髋关节置换术

三、长骨转移瘤的诊断

　　骨是恶性肿瘤转移第三常见的部位，仅次于肺和肝脏，几乎所有恶性肿瘤均可发生骨转移，其中最常见的是前列腺癌、乳腺癌、肺癌、肾癌和甲状腺癌。骨转移瘤好发于中老年，40 岁以上发病居多，男性多于女性，约为 3：1。骨转移瘤的发生率约为原发恶性骨肿瘤的 35 ～ 40 倍，实际上，80% 死于乳腺癌的女性和 90% 死于前列腺癌的男性都有骨转移。经血液系统播散是骨转移瘤形成的主要途径，最常发生于富含红骨髓的中轴骨及长骨近端，脊柱、骨盆和长骨干骺端是好发部位，躯干骨多于四肢骨，下肢多于上肢，股骨近段最为常见，其次是肱骨近段，膝、肘以远少见。骨转移瘤常多发，极少为单发。发生于四肢长骨的骨转移瘤常先转移至骨髓腔，破坏松质骨，随着瘤灶不断增大进一步侵蚀周围骨皮质，主要累及四肢长骨皮质而无广泛骨髓腔受累的骨转移瘤相对少见，最容易引起骨转移的血液系统恶性肿瘤是骨髓瘤。

（一）临床表现

　　半数左右骨转移患者有原发恶性肿瘤的病史，具体视原发肿瘤不同而定，多数是在原发肿瘤治疗期间或治疗后几个月乃至几年发生骨转移，根据转移部位不同而出现不同的症状及体征。另一部分患者无原发灶的症状及体征，亦无这方面的病史，首发症状就为转移的症状，这类骨转移多来自肾、甲状腺和肝。转移瘤的症状与体征和骨原发恶性肿瘤的症状与体征大体相似，转移至肢体骨的肿瘤主要以局部肿块或疼痛为首发症状。

1. 症状及体征

　　四肢骨转移瘤的临床表现具有多样性。转移瘤最常出现的症状及体征有：全身消耗症状、转移灶局部的疼痛、肿块、压迫症状、病理性骨折等，其中以局部的疼痛及病理性骨折而来就诊者为多，约 40% 患者有原发恶性肿瘤的病史及体征，在治疗中或治疗后几个月或几年出现转移症状。部分患者无原发肿瘤病史及体征，首发症状即为肢体转移瘤的症状，造成诊断上的困难，如肝癌、甲状腺癌、肾上腺肿瘤及肾癌等就常无原发症状。

（1）疼痛：是最常见的症状，约占 70%。疼痛的出现时间可早可晚，疼痛的性质也可轻可重，病程一般较长，疼痛的程度不一，夜间疼痛和休息疼痛是典型的临床特征。在早期疼痛较轻，呈间歇性，之后逐渐变为持续性，严重者易引起注意，轻者常被忽视。位于股骨上端及肱骨上端者常伴有附近关节的疼痛不适。

（2）肿胀包块：转移瘤位于四肢表浅部位的患者中，部分病例可见肿胀及包块，约占 5%，位于四肢深部的骨转移肿瘤早期常不易发现包块，只反映出局部的疼痛，所以因包块而就诊者少见。

（3）压迫症状：脊柱转移肿瘤较多见，而四肢转移瘤出现压迫症状的病例并不多见。靠近关节附近的肿瘤可以引起关节功能的障碍，肿瘤在重要的神经附近时可以有或多或少的压迫症状，产生麻木、肌肉无力或萎缩，亦可引起血管的压迫症状。

（4）病理性骨折：常为首要症状之一，有轻微外伤或根本没有任何诱因，即发生了骨折。不少病例的诊断是在病理骨折发生时才发现了骨骼的病变，在下肢出现率最高，要特别引起重视。一旦发生病理性骨折，疼痛加重，肿胀明显。长骨病理骨折中约 2/3 发生在股骨，其中 50% 累及股骨近端，20% 累及转子间区，其余一半则发生在转子下区、股骨干和股骨髁上。股骨病理骨折的发生率与肿瘤类型、部位及组织学特征有关，乳腺癌导致病理性骨折较为常见，肾癌和甲状腺癌也是导致病理性骨折常见的原因。

Habermann 等评估了 283 例股骨病理骨折和 23 例濒临骨折的临床情况，4 种原发肿瘤导致了其中 85% 的病理骨折（其中乳腺癌为 56%，肾癌为 11%，多发骨髓瘤为 9.5%，肺癌为 8.5%），仅 11 例（3.6%）为甲状腺癌骨转移所导致。尽管前列腺癌发生率较高，也常常发生骨转移，但由其引起的病理骨折较少见，这可能与其成骨的特性有关。

（5）全身症状：有原发肿瘤表现者，通常一般情况较差，常有贫血、消瘦、低热、乏力、食欲减退等。无原发肿瘤表现者，患者全身情况常较好，部分如正常人一样，但很快即出现上述周身症状。

2. 并发症

四肢转移瘤直接导致的并发症包括转移瘤压迫神经或血管引起肢体功能障碍，肿瘤导致骨质破坏引发病理骨折，肿瘤相关的自身免疫系统紊乱导致的自身免疫性疾病，肿瘤侵犯血管或脏器导致的出血或瘘等；四肢转移瘤产生的代谢性并发症常见的有高钙血症，异位内分泌综合征等；转移瘤导致的患者精神心理疾病；由于肿瘤治疗而引起的医源性并发症等。

3. 实验室检查

实验室检查是骨转移瘤必不可少的一种检查，临床上常作为对病情进展情况、治疗效果和预后判定的有用指标。

（1）血常规检查：这类患者可出现血红蛋白降低、红细胞减少、白细胞增高、红细胞沉降率增快、血浆蛋白下降、A/G 比值倒置等表现，此外还应进行碱性磷酸酶（alkaline phosphatase, ALP）、酸性磷酸酶（acid phosphatase, ACP）、乳酸脱氢酶（lactate dehydrogenase, LDH）、血钙、血磷等检查。约 1/10 的乳腺癌、肺癌、肝癌和肾癌骨转移患者血钙升高，血磷降低。前列腺癌骨转移时酸性磷酸酶增高，在成骨性转移瘤时碱性磷酸酶可升高。

（2）尿液检查：尿内儿茶酚胺可能增高，儿茶酚胺的代谢产物 3- 甲氧基 -4- 羟基 - 苦杏仁酸（vanillyl mandelic acid, VMA）和同型香酸（homovanillic acid, HVA）也增多。

（3）骨髓检查：有骨转移时，骨髓涂片有可能找到肿瘤细胞。但主要用于排除骨髓瘤。

（4）病理检查：凡疑为四肢骨转移灶时应进行活体组织检查，其目的是明确诊断，判断原发灶，并选择有效的治疗方法。临床上常采用经皮穿刺及切开活体组织检查，同时吸取病灶脱落组织进行涂片，通过脱落细胞进行诊断。虽然影像学检查方法较多，但许多情况单纯靠影像学不能确诊，所以，活检在很多情况下仍然是必要的。

骨转移瘤组织与原发肿瘤有密切关系，大多数为灰白色或暗红色，可有出血或坏死。较成骨型者，溶骨型者骨质脆弱，手术很容易切取，一般无明显界限，可穿破骨皮质到软组织中。镜下见骨转移肿瘤多系腺癌，鳞癌很少，癌细胞有时分化较好，有时分化不良。若无原发癌的证据，单独根据转移灶肿瘤细胞很难判断来源。只有少数分化比较好的转移瘤可以识别其组织来源，如甲状腺癌、肝细胞癌、肾透明细胞癌以及神经母细胞瘤等。在溶骨型骨转移瘤中骨质大块破坏，骨小梁消失或减少；在成骨型骨转移肿瘤中，骨质呈小灶性破坏，并有新骨形成。

切开活体组织检查对于骨骼的肿瘤性病变是明确诊断最直接的方法。单一病灶以直接挖取病灶组织为主要方法，多发病灶则应该考虑从相对较易取得病变组织的部位着手。单发性的骨肿瘤病变应该尽量地将活体组织检查，与肿瘤组织的手术清除结合起来。有时，肿瘤部位很深或周围结构非常紧凑，也要充分考虑到活体组织检查操作本身的风险和操作后的并发症，采用其他的组织取材方法如穿刺活检也不失为一种较好的诊断方法。在常用的活检方式中，我们推荐以切取组织块为目的的穿刺活检，具有损伤小，并发症少的优点，但是由于获取的组织样本较少，常常给病理诊断带来困难。因此，需要细心操作并取得有效病灶样本，必要时可在影像学设备引导下穿刺。

（5）肿瘤标志物检测：近年来利用肿瘤标志物检测肿瘤的放射免疫显像和聚合酶链反应（polymerase chain reaction, PCR）在骨转移瘤方面的应用日益增多，对于诊断原发癌及肿瘤的微转移也有较大帮助。目前国内外常用的有：甲胎蛋白（AFP）用于诊断原发肝癌及骨转移；癌胚抗原（carcinoembryonic antigen, CEA）用于诊断结肠癌、小细胞肺癌、乳腺癌、胰腺癌、甲状腺髓样癌及其转移；CA19-9作为胰腺癌的标志物，如与CEA联合应用检测胰腺癌的阳性率可＞90%；CA125为卵巢癌的相关抗原；前列腺特异性抗原（PSA）用于诊断前列腺癌，鉴别转移性腺癌的性质；CA72-4与CEA及CA19-9联合监测利于胃癌及骨转移的检出。

（二）影像学特点

1. X线检查

（1）X线检查特点：①可用正、侧、斜等不同角度和断层方法了解病灶情况，包括骨和软组织的病灶范围、体积等；②了解骨破坏的类型，骨转移瘤X线多呈溶骨型，而成骨型和混合型比较少；③使用广泛，多数医疗机构均可实施；④缺点是对人体有放射性损伤，骨破坏灶小的不易检出，超过50%时方可显示，检出的敏感性低。

X线检查仍是目前诊断四肢骨转移瘤的重要检查方法，多数医疗单位都可以采用，在诊断骨转移瘤方面具有廉价、快速等优点，X线通常是评价骨性疼痛的第一步。转移性骨肿瘤的X线表现多数为肿瘤发生的骨骼产生各种骨质破坏性改变，病变多局限在骨骼内，边缘不清，有时与原发性骨肿瘤不易鉴别。

转移性骨肿瘤可单发或多发，单发指发生于某一骨内的转移肿瘤，局限于一处，产生骨质破坏，也可以是单骨广泛的骨质破坏。多发指单骨多灶或转移发生在多个骨内，也可以表现为两种形式，一种是广泛地散在于多个骨内，一种是连续侵犯相邻近的几个骨，如侵犯同侧的髂骨及股骨近端，侵犯同侧肩胛骨及肱骨近端。

（2）四肢骨转移瘤的主要X线表现：转移性骨肿瘤的X线表现一般分为溶骨性、成骨性及混合性。①溶骨性转移瘤：溶骨性转移瘤最为多见，占80%以上，肾癌、甲状腺癌、肺癌、结肠癌、神经细胞瘤等的骨转移常呈溶骨性破坏，其典型X线表现为皮质、髓腔均有不规则溶骨，且不伴有反应性的新骨形成，常呈多发性穿凿样、虫蚀样骨破坏，分散在许多骨骼内，边缘不规则，一般无硬化边，少数可引起骨皮质膨胀及骨膜反应。有的单发转移性肿瘤范围较大，骨骼破坏亦较广泛，常可发生病理性骨折。② 成骨性转移瘤：前列腺癌、胃癌和近半数的乳腺癌骨转移常表现为成骨型，X 线片显示骨致密而无规律，很少有骨膨胀及骨膜反应。常呈斑点状和块状密度增高影，甚至呈象牙质状，其间骨小梁紊乱、增厚粗糙，有时骨膜下可有大量新生骨。③ 混合性转移瘤：兼有溶骨及成骨性改变，骨质破坏与骨质增生同时存在。骨的结核、炎性反应和一些良性的肿瘤也会出现类似改变，呈现中心性的破坏，并且其周边部骨质会产生反应性增生情况，诊断时应加以鉴别。

四肢长骨的转移瘤多表现为完全位于骨皮质内松质骨或长骨皮质的溶骨性骨质破坏，呈偏心性；病变边界多清晰，呈地图样，部分病灶边界模糊。随着病变进行性发展，可以形成局部软组织肿块和（或）邻近骨髓腔内浸润。发生于股骨近端及肱骨近端的转移瘤以溶骨性骨破坏合并病理性骨折为多见。骨折常发生于股骨颈、粗隆间或粗隆下和肱骨外科颈附近。

非典型的骨转移瘤 X 线表现可以有类似骨肉瘤的高度骨膜反应和不规则的新生骨，部分发展缓慢的肾癌和甲状腺癌骨转移可以表现出界限较清楚、皮质菲薄、膨胀样的骨坏死，类似骨巨细胞瘤样的 X 线表现。

X 线特征具有多样性，这与原发灶的来源、分化程度和破坏程度、范围、时间有关。在早期仅表现出骨质的稀疏，这种溶骨型的破坏既无明显的膨胀，又无骨膜反应。随着发展，骨内外呈现出不规则的、有反应性骨形成的溶骨影像，呈虫蚀样、溶冰样或"一扫光"样骨破坏，易发生部分或完全性病理性骨折，也有少部分人伴骨膜反应和软组织肿块影像表现。

X 线对四肢骨转移瘤的诊断通常有极高的特异性，但敏感性较低，没有早期诊断价值，尤其是骨松质内的转移灶常较骨皮质更难以观察，研究显示只有当骨松质破坏超过 50% 时才能在 X 线上清楚地显示出来，常较骨扫描晚 3 ~ 6 个月。X 线检查骨转移瘤敏感性较低的原因为四肢骨转移瘤在老年人中较为多见，大多伴有骨质疏松，很难分辨骨松质的破坏。转移瘤首先发生在骨松质，骨皮质密度高，骨质破坏易被掩盖，骨松质破坏的 X 线表现不明显，常在伴有反应性新骨形成或者是累及到皮质时才被发现。X 线平片切线位投影显示骨皮质比较清晰，骨皮质的破坏病变发现较早，X 线的灵敏度也较高。

2. 核素扫描

该检查对转移瘤的诊断价值较大，方便实用，可早期发现，准确定位，了解转移灶的数量等，为临床治疗的选择提供帮助。目前该检查已为骨转移瘤常用的检查之一，可以发现早期的转移瘤，比 X 线发现早半年左右，因此是诊断转移瘤必不可少的手段。放射性核素检查诊断骨转移瘤是通过组织对放射性核素摄取的增多（浓集）或减少（稀疏）来实现的，凡出现多发浓集灶者提示骨转移可能性大，单发浓集灶也有相当多的病例为转移灶。放射性核素检查的优点是灵敏度高，骨转移瘤的检出率可达 90% 以上，且早于 X 线 3 ~ 6 个月发现病灶；缺点是患者接受辐射剂量大，特异性差，如对浓集灶结合其他影像学检查，可降低假阳性率，提高诊断准确率。

3. CT

CT 可为判断有否肿瘤并准确定位肿瘤及其与周围组织的关系提供帮助，对于肿瘤的性质应结合临床来判断。对骨痛处经 X 线及全身 ECT 检查的可疑病灶可行 CT 检查，必要时可用含碘造影剂以使血管及病灶的密度增高，同时增加组织间、正常组织与病灶间的对比度。CT 诊断的优点在于能很好地显示病变的横断面结构及其周围组织关系，能清楚地提供早期轻微骨结构破坏及软组织块的情况，为诊断、制订手术方案、评估预后、查找原发病灶以及 CT 指引下的定位穿刺活检提供帮助。CT 增强扫描可进一步了解转移瘤的血供情况。

4. MRI

MRI 诊断骨转移瘤比 X 线、CT、ECT 更敏感。其优点是：①可行三维度成像，定位准确。②检查范围广，对于早期发现和准确诊断四肢、骨盆、脊椎的转移瘤有独到的优点。它能显示纵轴上的侵犯范围、髓腔内原发灶和转移灶，显示跳跃性转移灶等。③可直接显示受累血管情况，不需注射造影剂。④正常组织与转移瘤图像的对比度好。⑤显示骨髓破坏比较清楚。⑥无放射性损伤。

大多数骨转移瘤在 T_1 加权像为低或等信号，T_2 加权像为高信号。但由于骨转移瘤的表现型不同，MRI 的信号特点亦不同，不同部位的表现亦不同。

5. 超声检查

临床上最常用的是 B 型超声。由于 B 超的声波在正常骨表面几乎完全被反射，在骨组织中衰减而难以穿透组织，只有在病理的情况下声波才可穿过病骨。因此 B 超更适用于检查以溶骨型骨破坏为主的骨转移瘤。其声像图表现可为肿瘤低回声区内均匀斑点状回声、不规则强回声光点和光斑或呈液性回声暗区伴有较密集的光点，其优点可直接观察转移灶大小，并可引导穿刺活检。

6. 血管造影

血管造影可显示典型的恶性改变影像，如血运丰富、毛细血管增生但杂乱无章，有"血管湖"现象。亦可在造影的同时行介入治疗。

7. 正电子发射计算机体层扫描（PET-CT）

PET-CT 是近年出现的通过检测局部葡萄糖代谢活性从而发现肿瘤的先进检查方法。对于发现全身多发病灶具有优势，灵敏度和特异度较好，能够更明确地区分是否存在肿瘤性病理骨折，对于骨转移瘤患者寻找原发灶也是较好的方法。PET-CT 是解剖影像与功能影像的有机结合，有效克服了 CT 与 PET 单独应用的不足，一次检查可以获得 PET、CT 和两者的融合图像，同时提供功能、代谢和精细的解剖信息。虽然检查成本较高，对 PET-CT 认知水平有限，但较有前景。

一些学者比较了常用的 X 线、CT、MRI、ECT 及红外热成像技术对骨转移瘤的诊断价值，多数学者的经验是 ECT 及红外热成像技术是诊断骨转移瘤有效的全身检查方法。同位素全身骨扫描可以同时对全身骨骼进行评估，有助于全身其他部位骨转移瘤灶的检出，对于以四肢长骨皮质骨转移瘤所产生的局部症状为首要症状就诊的患者来说，对其诊断具有重要的提示作用。由于其较高的灵敏度，理论上讲，当骨转移瘤直径 > 2mm 并有代谢功能改变时，骨扫描即可检出。此外，较小的皮质骨转移瘤灶可以仅表现为患处轻微放射性增高，若不仔细观察极易漏诊。当临床高度怀疑骨转移瘤时，全身骨显像仍应作为一项标准及首选方法。但 ECT 的假阳性率高且定位差，放射性核素对人体有放射性损害，而红外热成像技术对人体无任何损害，但阳性率低，临床应用并不广泛；X 线片作为常规检查，由于对比明显，可以较早地显示骨皮质破坏，但其 X 线敏感性低，病变处切线位投照显示较清晰。当红外热成像及 ECT 阳性时，可进一步做 X 线检查；对于以上检查不能确诊者，CT 及 MRI 是可选择的可靠方法。CT 检查可以通过断层扫描并调节适当的窗宽、窗位更为清晰地显示位于骨皮质内的小的骨质破坏灶与骨质破坏的范围。此外，CT 能够发现 X 线平片无法显示的小软组织肿块；并可以通过与健侧肢体对比或测量局部骨髓腔内 CT 值判断有无骨髓腔内浸润，较对侧增高 20Hu 以上即可认为是异常的。CT 增强扫描则因肿瘤区域血运的变化，能够使病变区域显示得更清楚，并且可以显示病变与周围神经、血管结构的关系，有助于临床制订治疗方案；MRI 可以多平面成像观察病变形态，对软组织与骨髓腔内浸润程度有着更高的灵敏度，在显示微小皮质骨转移瘤灶与病变范围的显示等方面较 X 线片与 CT 更有优势。MRI 显示早期骨转移最敏感，能准确显示侵犯部位及范围，对脊柱转移瘤是最佳的影像检查方法；B 超检查和血管造影常作为怀疑肿瘤骨转移时进一步检查和治疗的辅助检查方法；PET-CT 对于早期发现全身多发病灶及定位都很有优势。

在影像诊断时，应当注意的是，全身核素骨扫描显像反映的只是骨代谢的异常活跃，并不直接明确是否有肿瘤存在。因此，它只能作为诊断骨转移瘤的初筛检查。异常部位必须经局部进一步的影像学检查（X 线、CT 或 MRI）明确是否有骨破坏存在，还应注意有效的放射治疗后转移瘤病灶的核素浓聚程度会减低。如仍有疑问者，必要行组织学活检。即使患者之前有明确的肿瘤病史，也仍需排除其他疾病造成核素扫描异常的可能。

四、长骨转移瘤的手术治疗

四肢长骨转移瘤治疗的目的在于：在患者的生存期内，尽快减轻患者痛苦，提供坚强的固定，使患者恢复自理能力，进而提高患者的生活质量。

对于恶性肿瘤四肢长骨转移患者，须评估患者身体状况，可采用 Katagiri 评分系统预测患者生存期，指导手术方式的选择（表 2-4-1、表 2-4-2）。

表 2-4-2　ECOG 评分

分级	体力状态
0	活动能力完全正常，与发病前活动能力无任何差异
1	能自由走动及从事轻体力活动，包括一般家务或办公室工作，但不能从事较重体力劳动
2	能自由走动及生活自理，但已丧失工作能力，日间不少于一半时间可以起床活动
3	生活仅能部分自理，日间一半以上时间卧床或坐轮椅
4	卧床不起，生活不能自理
5	死亡

病理性骨折风险评估：病理性骨折是长骨转移瘤的严重并发症，是导致骨转移瘤患者死亡的重要相关事件。因此，应综合考虑病理性骨折的风险和患者预期生存时间，选择最为优化的治疗措施，预防病理性骨折的发生。影响骨折的风险因素包括：肿瘤的病理类型、已接受的治疗、病灶大小、病灶位置、病变为溶骨性或成骨性、病变是否引起症状等。目前，评估长骨转移瘤病理性骨折风险最常用的是 Mirels 评分系统（表 2-4-3）。

表 2-4-3　Mirels 评分

评分变量	评分		
	1 分	2 分	3 分
部位	上肢	下肢	转子周围
疼痛	轻度	中度	重度
病变部位	成骨性	混合性	溶骨性
病变大小	< 周径 1/3	周径 1/3 ~ 2/3	> 周径 2/3

Mirels 评分合计 12 分，当评分 ≤ 7 分时表明病理性骨折风险较低（< 4%），不建议手术治疗，8 分时骨折风险为 15%，而 9 分时骨折风险达到 33%，当评分 ≥ 9 分时应进行预防性内固定。该评分系统可重复性较强，敏感性达 91%，特异性仅 35%，造成了一定程度上的过度医疗。近年来，基于 CT 的骨

质刚度分析评价方法受到人们的关注，但仍需进一步临床验证。

长骨转移瘤的手术指征：患者一般情况良好，预期生存期≥3个月；通过术前评估确定手术治疗可以使患者早期活动、便于护理；孤立转移灶，原发肿瘤已彻底切除或可治愈；已发生影响患者生活质量的病理性骨折；病理性骨折风险大的情况（Mirels 评分≥9 分）；放疗失败；持续性疼痛无法缓解者。

长骨转移瘤的手术原则：手术操作的目的是防止病理性骨折发生或恢复患者肢体功能；应尽力减少对骨周围软组织的损伤；选择最有效的固定方式，使患者术后最短时间内恢复肢体功能；皮质破坏不严重者，可用闭合性髓内钉技术，破坏广泛者应切开清除肿瘤，填充骨水泥和应用内固定；肿瘤破坏关节影响功能者可进行肿瘤型关节置换；血运丰富者术前可行动脉栓塞治疗；尽可能减少手术创伤和降低手术相关死亡率。

（一）人工假体重建

人工关节置换是骨转移瘤切除后一种重要的重建方法，具有能够早期活动、感染率低、不存在移植骨的骨折、不愈合和排斥反应等优点，已受到越来越多骨肿瘤外科医生的青睐。

目前，对于邻近关节区伴有病理性骨折的骨转移瘤，任何内固定都无法达到坚强牢固的固定。骨转移瘤患者假体置换的指征为靠近关节区广泛的溶骨性病变、伴有大量骨丢失的病理性骨折及因内固定失败或疾病进展而需行翻修手术的患者。

假体设计上多采用定制或组配，其中膝关节假体类型可分为铰链膝和旋转铰链膝。早期铰链式关节仅有屈伸功能，限制了膝关节屈伸过程中伴随的旋转运动，容易发生假体松动、折断等。目前多采用旋转铰链式关节，允许一定程度上的旋转和轴向拉伸运动，并在金属之间增加了高分子聚乙烯衬垫，降低了以上并发症的发生机率。但是，这种假体存在关节表面聚乙烯的磨损问题。人工假体材料包括金属（如钛合金、钴铬合金、不锈钢）、生物陶瓷（如羟基磷灰石、氧化铝陶瓷等）和高分子材料等。人工关节的固定方式有以下 3 种：机械固定，主要有接骨板螺丝钉固定、骨水泥固定等，此种方式能够获得即时稳定性，有利于早期活动和负重，适用于四肢骨转移瘤这种预期生存时间短的患者；生物固定，一种方法为将假体柄部或肩部做多孔化处理以便于植骨，使骨或植骨长入其内；另一种方法为在假体表面喷涂羟基磷灰石，通过骨引导作用使骨长入涂层达到增强固定目的；复合固定，即同时采用以上两种固定方式，结合两者优点。假体置换后并发症有感染、假体松动或折断、关节半脱位及脱位、深静脉血栓形成、假体周围骨折、假体磨损、关节活动受限、术中主要神经血管损伤、肺栓塞、术后切口皮肤坏死等。为减少假体松动并发症，目前临床上也采用复合固定形式，如皮质外骨桥与长入性生长固定。假体柄部使用骨水泥固定，假体肩部采用多孔化处理，表面植骨，早期靠骨水泥，后期依靠植入骨形成新骨长入假体肩部，有效分担局部应力，并可防止假体磨损颗粒进入骨 - 骨水泥界面造成的假体周围骨质溶解，对于预期生存期长的患者可采用。良好的软组织重建及覆盖，能够增加关节稳定性，减少关节脱位或半脱位的发生，并能降低发生感染的风险。

手术过程主要包括瘤段骨切除、植入人工关节重建骨关节缺损和重建周围软组织。与一般的人工关节置换相比，四肢骨转移瘤假体置换具有以下特点：大多数骨转移瘤患者生存期有限，需要减轻疼痛，早期活动，以便于护理，减少并发症的发生，改善生存质量；切除的骨组织较多，骨缺损较大，对假体的设计、材料的选择及固定技术要求较高；根据软组织侵犯情况，有时需行较广泛的软组织切除，容易造成软组织缺损，导致假体受力不平衡的问题；四肢骨转移瘤的个性化要求假体的制作亦个性化。

1. 人工关节置换在股骨近端转移瘤治疗中的应用

股骨近端不仅是长骨转移瘤最常发生的部位，而且股骨是下肢的负重骨，承受着巨大的生物压力。因此，股骨近端的病理性骨折或潜在的病理骨折就成为比较普遍的问题。转移瘤病灶本身和病理性骨折使患者因疼痛和运动功能丧失出现病情迅速恶化，引起相关并发症和死亡，因此早期治疗尤为重要。股骨近端病理性骨折和骨破坏导致的疼痛是手术的适应证，瘤段切除和随后的关节置换术对其最为有效。Chrobok 等采用 Austin-Moore 型人工髋关节治疗股骨近端病理性骨折患者，结果 67% 的患者 Merle D/Aubigne 和 Postel 评分为良好。应用长柄假体（250 ~ 350mm）的风险在于行股骨髓腔准备或注射骨水泥时易出现血栓栓塞而造成心肺损害。但是，近期研究显示，如果采用适当的谨慎措施，与长柄相关的心肺并发症可大大减少。

股骨近端置换假体的优点包括：可以替代股骨近端所有的薄弱骨质；重建任何尺寸的骨缺损；可以很好地缓解疼痛；远端的病变也可以通过长柄有效地跨越固定。但是，这类假体的价格比起其他的固定方法要昂贵，对于预期寿命较短的患者，比如肺癌骨转移的患者，这一因素要慎重考虑。

从技术角度讲，在进行股骨近端假体置换前，要评估、定位其他可能受累的薄弱环节（髋臼和股骨远端），植入假体时应维持肢体的长度，重建前倾角。骨水泥柄可使患者获得即刻的稳定性，从而可早期完全负重活动。建议在可能的情况下采用半髋关节置换术，因为这比应用全髋置换术具有更好的稳定性。如果可能，应尽力修补关节囊。应用股骨近端假体或股骨距型假体，都应该重建外展肌群，这样可增加稳定性，降低术后肢体无力、关节脱位发生的风险。具体技术有大结节剩余的骨块应绑缚在假体上；当外展肌只有软组织剩余时，外展肌应缝合固定在假体上或与股外侧肌相连接，尽管应用了这些技术，大多数患者术后仍需要拐杖支持来弥补外展肌的薄弱。总之，股骨近端转移瘤切除假体重建术比较复杂，但是手术是安全的，术后功能良好。尽可能保留髋关节囊和髋臼，注重髋关节囊和外展装置的重建。

（1）股骨头和股骨颈：发生转移瘤的股骨头或股骨颈如已经发生骨折或濒临骨折，应用单纯内固定具有很高的失败率，此时可采用人工关节置换。根据病变的范围可选用标准骨水泥型髋关节假体或定制骨水泥型假体。如果股骨远端存在病变，可应用长柄假体，并根据需要选择直柄或弓形柄来适应远端髓腔。在同侧髋臼未受累的情况下，应尽量选择半髋关节假体。大多数研究表明，对于转移瘤的患者来说，他们的预期寿命比较短，应用假体置换术取得的临床结果是比较满意的。

关节置换术治疗股骨近端转移瘤的注意事项：当股骨颈发生病理性骨折，远端股骨同时存在明确的转移灶时，假体的髓腔柄要超过病变远端至少两个股骨直径。即使没有证据表明骨折远端存在病变，也应尽量应用长柄假体。但应用骨水泥型长柄假体同时增加了栓塞并发症和心脏事件的风险。采用恰当的外科操作和麻醉方式可以降低发生这些并发症的危险，包括：远端髓腔减压、小心的扩髓、脉冲式冲洗髓腔、吸净残留的碎屑、避免高压灌注骨水泥、充分的水化和维持血压等。当存在确切的同侧髋臼病变时，应根据骨质破坏的范围同时行髋臼重建。全髋置换术比半髋置换术具有更多的不利因素，包括：术后不稳定（尤其是股骨距或股骨近端被切除时）、出血多、手术时间长。如果影像学已经证实髋臼的转移性病变，计划行全髋置换术，则建议用骨水泥型臼杯。

术前准备：术前影像学检查包括 X 线片、CT、MRI 和同位素扫描。CT 和 X 线片用于检查骨质破坏范围，检查髋臼是否受到肿瘤侵犯；MRI 用于检查肿瘤在骨内的范围和骨外的范围，肿瘤与股血管、股神经和坐骨神经的关系；同位素扫描可以较早发现骨转移瘤，并可以准确反映骨转移瘤病灶的真实数目。

手术方法：手术大体分为 3 个步骤。①转移瘤的切除：患者侧卧位，患侧在上，骨盆前、后用支架固定，患肢髋关节和膝关节屈曲不予固定，以便于术中必要时进行各方向活动。切口起自髂后上棘外下方约 5cm 处，沿臀大肌纤维方向至股骨大转子后缘，继而转向股骨干方向，向下延伸，切口呈弧形。沿皮肤切口线切开深筋膜，显露臀大肌和股外侧肌。将臀大肌按其肌纤维走行方向钝性分开，再将臀大肌在阔筋膜附着处纵行向下切开 5cm。臀上动脉和臀下动脉供应臀大肌的血供，分布于臀大肌深面，仔细分开臀大肌，暴露这些血管予以结扎。向两侧牵开已分开的臀大肌和股部的阔筋膜，显露出附着于股骨转子间窝的外旋肌。坐骨神经经坐骨大孔出骨盆后，通常在梨状肌的下缘进入臀部，继而在髋关节外旋短肌的浅面下行至大腿后部。将髋关节内旋，使外旋短肌紧张，并可使坐骨神经远离手术区。于距臀中肌、臀小肌的股骨大转子止点 2cm 处切断臀中肌、臀小肌，在距股骨上段止点 1 ~ 2cm 处完整切断各外旋短肌、髂腰肌、股外侧肌，上述肌肉止点用缝线缝合标记备用。髋关节囊在维持关节稳定性方面有重要意义，如果关节囊没有受到肿瘤侵犯，应保持其完整性。从髋关节后外侧纵行切开关节囊，剪断髋臼和股骨头之间的股骨头韧带，屈曲髋、膝关节，内旋股骨，使股骨头脱出髋臼，显露股骨头、股骨颈、股骨上段，并检查髋臼有没有受到肿瘤侵犯。根据术前影像学检查结果和术中所见，一般在距转移瘤远侧缘以远 5cm 处进行截骨，在保护好股骨干内侧软组织后，用电锯垂直于股骨干截骨。截骨后不要牵拉下肢，避免给予坐骨神经和股血管任何张力。严密止血，准备人工关节重建。②人工关节重建：创面用蒸馏水和生理盐水反复冲洗后，更换手术器械及术者手术衣、手套。根据术前影像学检查和术中所见，如果髋臼受到侵犯，则用髋臼锉依次扩锉髋臼，直至骨面微出血，植入骨水泥型人工髋臼假体，保持其 45° 外翻角和 15° 前倾角，安放内衬。如果髋臼没有受到侵犯，则保留原髋臼，股骨上段髓腔扩髓至比假体柄大 2mm，允许有 1mm 厚度的骨水泥填充。在扩髓前，从髓腔内取标本做冷冻病理切片，了解边缘是否为阳性。插入假体试模，假体的旋转依据股骨粗线确定，股骨颈前倾 15°。复位髋关节，检查肢体长度、髋关节松紧度和活动度满意后，冲洗髓腔。按照确定的前倾角，应用第三代骨水泥技术固定假体。待骨水泥变硬后，再次检查假体的位置，确定位置满意后，行软组织重建。③软组织重建：股骨近端人工假体置换需要重视髋关节的稳定性，同时注意良好的软组织覆盖，在切口表浅感染的情况下，良好的软组织覆盖可防止感染扩散或假体周围的深部感染。用 Dacron（涤纶）带把剩余的关节囊固定在假体颈周围。髋外旋短肌止点重建以加强髋关节后外侧稳定性。髋外展肌用 Dacron 带缝合到假体上段的金属襻上（有些假体为聚乙烯环），重建外展功能，股外侧肌起点与臀中肌腱重叠缝合。肿瘤型假体重建术，不能以软组织的张力来判断肢体的长度，否则往往造成肢体过长的结果。

术后处理：①术后第 1 天即可开始下肢肌肉的等长舒张收缩练习；②为保护重建的外展肌，防止假体脱位，应用外展支具保持患肢于外展位 5 ~ 6 周，期间可以在支具保护下扶拐不负重行走，去除外展支具后，开始负重行走；③术后持续负压引流 3 ~ 5d，防止伤口内积血或积液；④围手术期静脉使用抗生素预防感染，术后使用抗凝剂预防下肢深静脉血栓；⑤注意患肢肿胀情况及远端动脉搏动。

保留髋关节囊，假体重建后将其固定于假体股骨颈周围，对维持髋关节稳定性有重要意义。另外，外展肌若没有受到肿瘤侵犯，要注意保留这些肌肉，完整的肌肉从股骨内、外侧提供平衡的张力，维持稳定，允许早期充分活动。股骨头和股骨颈部位的转移瘤切除假体重建最常见的并发症是脱位，发生率为 10% ~ 15%，且全髋关节置换的脱位率远高于人工股骨头置换者，注意关节囊的修复和肌肉组织的重建可降低术后脱位的发生率。Kabukcuoelu 等报告，在 54 例股骨近端肿瘤切除假体重建的病例中，保留关节囊，没有把髋关节外展肌缝到假体上，术后有 6 例脱位（11%）。Bickel 等报告，在 64 例股骨近端肿瘤切除或全股骨肿瘤切除假体重建的病例中，重视髋关节囊的保留，把髋关节囊缝合在假体颈的周围，将外展肌装置固定于假体颈上，术后只有 1 例出现脱位。重视髋关节囊的保护，用 Dacron 带加固，重建髋关节外展肌，保持关节稳定，可使患者早期活动，大大缩短住院时间。大段假体的植入，其假体周围感染率高于常规髋关节置换。

（2）股骨转子部：当股骨转子间病理性骨折选择关节置换术时应选择股骨距型假体（Calcar 假体），尤其适用于小转子及小转子以下完好的转子间病变，该型假体可恢复肢体长度和恢复关节稳定性。当大转子或转子下骨质不足时，可使用股骨上段假体。这两种假体所施行的半髋关节置换术比起全髋置换术而言更具有关节的内在稳定性。两种假体都具有标准柄和加长柄的设计，为支持远端病变提供保证。在进行病理骨折的治疗中，可应用骨水泥固定假体的长柄，不推荐应用长入型非骨水泥型假体。对于这些预期寿命较短的患者，骨水泥型假体的寿命足够维持它的功能。

手术方法：取髋关节后外侧切口，纵行切开阔筋膜和髂胫束，保护坐骨神经，显露股骨上段，切开关节囊，暴露髋关节。完整切除肿瘤灶后，残留股骨扩髓，插入试模确定前倾角和肢体长度。冲洗髓腔，应用第 3 代骨水泥技术注入骨水泥，按原定前倾角植入假体。完成人工假体安装后，重建周围软组织，并注意用周围软组织将假体全部覆盖。

关节置换术都面临感染的危险，当内固定失败后再进行假体置换将导致更高的感染率。其他并发症包括：关节不稳定、脱位、大转子骨折等。

（3）股骨转子下：股骨近端假体适用于股骨近端转移瘤患者发生以下情况时。①股骨近端骨质受到了广泛的破坏，不能够应用内固定或股骨距型假体置换；②即使能应用内固定或股骨距型假体置换也不能很好地缓解疼痛，并提供足够的稳定性，大部分情况下，这类病例病变的范围都由股骨颈或股骨头区域延伸至转子下水平；③以前应用的内固定或股骨距型假体置换失败，由于骨量的丢失无法再次进行相应的固定，此时可以应用股骨近端置换假体。手术和过程基本同股骨转子部。

2. 人工关节置换在股骨远端转移瘤治疗中的应用

股骨远端发生病理性骨折、膝关节面受损严重、且未累及血管神经束者可行肿瘤切除后人工膝关节置换，患者可藉此获得早期良好而稳定的功能。

术前准备：术前应根据查体和影像学检查明确以下内容。①膝关节是否受到肿瘤直接侵犯；②前后十字韧带是否受累；③腘窝内血管和神经是否受累。根据以上结果，确定活检方法及部位、手术的类型、切口的部位、关节内切除还是关节外切除。例如，股骨下段的活检应该避开腘窝和膝关节；如果膝关节受到侵犯，则要完整切除膝关节；如果腘动脉受到明显侵犯，应做血管移植修复动脉。

手术方法：

（1）肿瘤切除：一般采用内侧切口（具体情况要根据术前活检的部位而定），在活检处做梭形切开，活检通道与肿瘤一并切除。确定膝关节未受肿瘤侵犯后，分离牵开两侧皮瓣（皮瓣应有一定厚度，以保持血供），识别并切开股直肌和股内侧肌间隙。屈曲膝关节后，解剖腘动脉，结扎血管分支，牵开并保护胫神经和腓总神经。切开膝关节囊，充分暴露股骨远段，分离肿瘤病灶，注意在肿瘤周围保留一层正常肌肉组织，切断残余肌肉在股骨远段的止点后，在距离肿瘤近缘以近 5cm 处截骨。切缘处骨组织送病理检查。

（2）骨缺损重建：以切除的瘤段骨长度作为假体需要重建的长度。在对线导向器的帮助下行胫骨近端截骨，用骨刀凿开胫骨髓腔，按照术前测量的胫骨干髓腔的宽度，扩髓至比假体柄直径大 2mm 为止。股骨扩髓，直至髓腔直径比假体柄直径大 2mm，适当修整股骨截骨端。安装试模活动膝关节至最大范围，并检查假体长度是否合适。髓腔内注入骨水泥，先后植入股骨侧、胫骨侧假体。假体植入时，要注意避免发生股骨侧假体的旋转。

（3）软组织重建：假体表面必须要有软组织覆盖。肿瘤切除后，如果残留的软组织不能直接覆盖假体，可把剩余的股内侧肌与股直肌缝合，用腓肠肌内、外侧头分别覆盖假体内、外侧。

术后处理：①术后第 1 天即可开始下肢肌肉的等长收缩练习；②可在支具保护下活动膝关节，至肌力恢复；③术后持续负压引流 3 ~ 5d，防止切口内积血或积液；④围手术期静脉使用抗生素预防感染，直至引流管拔除；⑤注意患肢肿胀情况及远端动脉搏动。

内侧切口可以充分暴露股骨下段肿瘤，因此术前活检应尽量选择在内侧进行，避免肿瘤污染。术中应注意影响置换后肢体长度的因素包括股骨侧假体的长度、聚乙烯垫的厚度和胫骨平台的截骨厚度，防止假体过长或过短。与常规膝关节置换相比，大段长柄假体的植入发生感染的概率更高，良好的软组织覆盖能够有效降低感染发生的风险。术前膝关节有屈曲挛缩的患者，术后应注意略微屈曲膝关节，防止关节后侧血管神经张力过大。

3. 人工关节置换在胫骨近端转移瘤治疗中的应用

胫骨近端肿瘤破坏范围较大或胫骨平台骨折累及关节面可行人工膝关节置换。胫骨上段软组织覆盖少，手术时涉及髌韧带重建的问题，手术难度较大、并发症较多。人工关节置换的目的是使转移瘤患者获得一个可主动伸膝、可活动的膝关节，而非术后患者可从事体育活动或体力劳动。

术前准备：术前可根据 X 线片、CT、MRI、骨扫描和血管造影确定骨转移瘤在骨内和骨外的范围，检查胫骨后的血管、膝关节和上胫腓关节是否受累。活检应尽量少污染胫骨前部肌肉、腓神经、髌韧带和膝关节，活检部位应位于最后的手术切口内（胫骨前内侧面）。

手术方法：

（1）肿瘤切除：手术切口起自股骨下 1/3 向远侧延长至胫骨上 1/3。在离活检切口 2cm 处将活检通道切除。向内、外侧剥离皮瓣，髌骨内侧切开膝关节囊，确定膝关节未受肿瘤侵犯后，在髌韧带止点近侧 2cm 处切断髌韧带。结扎腘血管的膝下分支，游离腘血管。用电刀在胫骨止点近侧 2cm 处环形切断膝关节囊，紧靠股骨端切断十字韧带。游离保护腓总神经，于止点近侧 2cm 处切断股二头肌，离断上胫腓关节或截断腓骨上段。病灶外 5cm 处截断胫骨，保留部分胫前肌、腘肌、比目鱼肌包裹在肿瘤上，经正常软组织剥离瘤段。显露后方腘血管，如果肿瘤穿破皮质向外侧生长，则结扎切断胫前血管。手术切除的范围包括：胫骨上段、部分关节囊、活检通道、上胫腓联合、胫骨上段附着的部分肌肉。

（2）骨缺损重建：胫骨残留骨扩髓，冠状位胫骨平台假体垂直于胫骨长轴，以胫骨嵴为标记控制胫骨假体的旋转。根据假体的外翻角，用股骨髓腔定位，以一定的外翻角做股骨远段截骨。用髁上轴线、前后轴线、股骨后髁均可作为参考点确定股骨假体的旋转。股骨扩髓，依照模板做股骨髁间窝截骨。试植入假体，复位关节，检查肢体长度及髌骨运动轨迹。取出假体，冲洗髓腔，放入髓腔塞，注入骨水泥，植入假体。可将在股骨髁截下的骨植于胫骨假体与宿主骨交界处。

（3）软组织重建：将髌韧带固定于假体的袢上，将腓肠肌内侧头向前旋转修复软组织缺损，与小腿前面的肌肉缝合，用非吸收线将髌韧带和关节囊与转移的腓肠肌瓣缝合。利用人工韧带绕过假体后方或用补片包裹假体并与髌韧带缝合，有助于伸膝功能的恢复。在膝关节水平，将腓肠肌内、外侧头的起始部缝合在一起。在切口远侧，将胫骨后肌与比目鱼肌缝合。

术后处理：①抬高患肢 5 ~ 10d，减轻水肿；②术后患肢伸直位固定 6 周，保证髌韧带与肌瓣愈合，接着在支具保护下，在 0° ~ 30° 范围内做被动屈伸锻炼，术后 6 周可做主动屈伸膝关节锻炼；③术后持续负压引流 2 ~ 3d，防止切口内积血或积液，日引流量 < 30ml 后，拔除引流管；④围手术期静脉使用抗生素预防感染；⑤注意患肢远端动脉搏动情况。

活检技术是影响重建术的重要因素，用正确的方法活检，避免小腿前外侧肌肉、腓神经、腘窝和膝关节受到肿瘤污染。为了减少污染，我们建议沿胫骨内侧用细针做穿刺活检。用腓肠肌内侧头移位修复软组织缺损，重建伸膝装置是一种可靠的重建方法，而且可以降低感染率。术后不应立即活动，以免影响伸膝装置愈合，直到能够对抗重力伸直膝关节后，积极进行康复训练，开始练习主动屈曲膝关节，避免膝关节出现屈曲畸形。

4. 人工关节置换在肱骨近端转移瘤治疗中的应用

由于综合治疗的进展，骨转移瘤患者生存期延长，只要患者全身情况允许，就有必要采取积极的手术措施，从而恢复患者的生活自理能力，改善生活质量。肱骨近端肿瘤切除、长柄半肩关节置换主要适用于已发生或濒临病理性骨折的或溶骨性破坏病损导致持续疼痛的患者。

术前准备：术前影像学检查明确转移瘤的范围、腋窝内肿瘤与血管神经的关系。活检的部位应避开大血管和神经，选择最后手术能够扩大切除的部位，避免污染神经血管束。一般用细针穿刺活检，进针从同一穿刺孔进入，变换角度，从肿瘤的不同部位取标本。

手术过程：肩部采用胸大肌三角肌入路，切口起自喙突，沿三角肌胸大肌间沟作弧形切口，切口长度根据所要暴露的病灶位置和大小而定。依次切开皮肤、皮下组织，辨明三角肌和胸大肌间沟和行于其间的头静脉，沿此肌间沟分离。向内侧牵开头静脉，向外侧牵开三角肌。于正常组织中切断胸大肌，向内侧牵开喙肱肌和肱二头肌短头，保护好其内侧的血管神经束。在后、外侧部分切断肱三头肌及肩胛带肌在肱骨的止点，在距离肿瘤远侧缘 5cm 处截骨。蒸馏水、生理盐水冲洗创口后，术者更换手术衣、手套及器械。残余的肱骨适当扩髓后，根据术前影像学测量和取出肱骨头的大小，选择合适尺寸的假体。假体植入时需要注意假体的高度和后倾角度，试模安装确定假体合适后，将肱骨假体柄用骨水泥固定于肱骨干内，安装肱骨头假体，确保肩关节的稳定。假体安装完毕后，重点重建三角肌在假体上的止点，用胸大肌盖住假体，绕过假体前、外侧缝合在假体上，把斜方肌、冈上肌、冈下肌、小圆肌与胸大肌的外侧缘和上缘缝合，把大圆肌、背阔肌与胸大肌的下缘缝合，肱三头肌覆盖在假体的后外侧，周围包裹异体关节。

术后处理：①术后肩关节贴胸悬吊外固定 6 周；②术后持续负压引流 2～3d，防止切口内积血或积液；③围手术期静脉使用抗生素预防感染；④注意患肢感觉、运动及远端动脉搏动情况。

在肱骨近端，根据病变破坏范围不同，可采用相应的长柄半肩关节假体置换的手术方式。肱骨近端假体置换及软组织重建后，如能保留三角肌止点或很好重建三角肌与假体连接时患肢的功能良好。当采取假体置换的手术时，应注意肱骨上端假体的悬吊，以免发生偏移或脱位。手术的关键是保持肩关节的稳定性。因此，术中假体需要用骨水泥与宿主骨连接处紧密接触，达到坚强固定；同时，尽可能保留肌肉和肩袖，假体安装完毕后，重建关节周围软组织使其充分覆盖假体，保持肩关节的稳定。肱骨上段假体最大的问题是肱骨头半脱位，此外肩关节周围软组织修复术后需应用吊带或固定器悬吊制动 6 周左右。假体置换术会导致一些早期并发症（感染、血肿、脱位和半脱位），但远期发生内固定失败的概率很低。

另外，全肘关节置换可用于重建肱骨远端关节面并填充肱骨远端缺损，肱骨远端受累需行关节置换的情况并不常见，通常采用肘关节后方入路，术中应尽可能保留肱骨内、外髁，从而尽快恢复正常的肘关节屈伸功能。如果尺骨转移瘤病变累及肘关节面时，亦可行全肘关节置换术。

5. 典型病例

人工关节置换在股骨近端转移瘤治疗中的应用（图 2-4-5）。

人工关节置换在肱骨近端转移瘤治疗中的应用（图 2-4-6）。

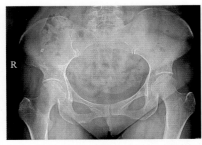
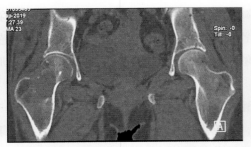
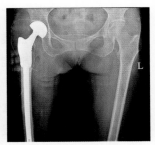

图 2-4-5　患者，女，59 岁，右股骨近端转移瘤、肺癌，行肿瘤广泛切除、假体重建术

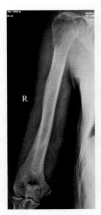
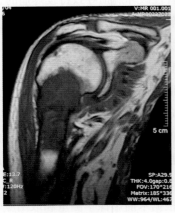
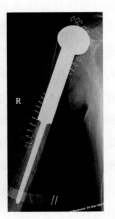

图 2-4-6　患者，男，51 岁，右肱骨近端转移瘤、肝细胞癌，行肿瘤广泛切除、假体重建术

（二）大段同种异体骨移植

自 Lexer（1908 年）和 Mcore（1940 年）分别成功地将同种异体骨用于骨肿瘤切除后骨缺损的修复以来，同种异体骨移植目前仍是重建大段骨缺损的一种有效方法。同种异体骨具有良好的骨组织形态、结构、强度、骨诱导能力、较低的免疫原性，而且还可提供良好的关节面及可愈合的肌肉、韧带及关节囊附着点，是修复大段骨缺损的良好材料。

肺癌骨转移的预后较差，一般不考虑大块瘤段骨切除。乳腺癌、前列腺癌 2 年生存率高，且药物治疗效果好，单一的骨转移灶可行大段瘤段骨切除。肾癌较常发生单一骨转移，大块切除后 1 年生存率约为 90%，5 年生存率达 20%，另一方面，肾癌骨转移病理性骨折内固定术后失败率高达 15% ~ 22%，占转移瘤内固定失败的 30% ~ 40%。所以，肾癌单灶性骨转移应考虑大块切除。甲状腺癌预后良好，其骨转移病灶内手术时出血较多，亦可选择大块切除瘤段骨。随着人工关节技术的发展，现代人工关节假体置换已成为修复骨与关节缺损的最重要的方法之一，它可提供良好的关节功能，又能保证肢体的长度，有取代同种异体骨关节移植的趋势。对于邻近关节区的骨转移瘤，肿瘤切除后行人工关节置换是最常见的手术方式。但是对于骨干部位的骨转移瘤，行大段骨切除之后，人工关节置换就不再适合，而大段同种异体骨移植则能解决骨缺损重建的问题。

手术中主要环节包括：最大限度切除肿瘤的同时，尽量保存好软组织骨膜袖，使其能覆盖异体骨与宿主骨的交界处；在重建骨缺损时，保证异体骨与宿主骨连接端吻合良好。异体骨与宿主骨的牢固固定及早期愈合是保证手术成功的关键。

异体骨植入的重建，无论采用何种内固定方式，都需要对移植骨进行坚强的内固定，为骨折愈合提供一个稳定的环境，满足患者早期锻炼的需要。交锁髓内钉内固定系统具有理想的解剖相容性，具有防旋转功能，生物力学强度合理，操作简便，术后可早期在不负重的情况下进行功能锻炼。钢板使异体骨与自体骨接合部更紧密、更坚固，利于早期功能锻炼，使关节功能尽可能得以挽救。

同种异体骨移植后被替代的程度与移植骨的性质和大小有关，较小的松质骨容易被完全替代，而大段皮质骨被替代则比较困难。大段同种异体骨移植 2～3 年后，仅约有 20% 能被新骨替代，且异体骨关节软骨变性坏死和骨端骨吸收较早，容易导致骨折、关节塌陷和骨关节炎，从而影响异体骨关节移植的效果。大段同种异体骨移植并发症发生率较高，主要包括：骨关节炎、骨折、骨端吸收、骨不愈合、感染和急性排斥反应等。

移植前异体骨的准备：将大段同种异体骨复水，庆大霉素浸泡；生理盐水充分洗净异体骨髓腔内残留的脂肪组织细胞。对于冷冻干燥骨，术前用生理盐水浸泡 2h 以上，恢复骨组织的黏弹性。术中应再次仔细修剪异体骨上的软组织，减少植入后免疫排斥反应的发生。

1. 同种异体骨段移植在股骨转移瘤治疗中的应用

临床上股骨转移病灶往往较大，肿瘤切除后形成大段骨缺损，通常超过 5cm。对于生存期较长的股骨转移瘤患者，肿瘤切除后股骨中段形成大段骨缺损，且股骨两端关节面没有受到侵犯，如果舍弃正常的关节面而使用长柄人工假体置换显然是不适合的，且有时会出现残留骨长度不足以稳固假体的情况；如果直接进行截骨后短缩固定，会造成明显的肢体不等长。而进行大段同种异体骨移植则简便、植入方便，且符合生物力学规律，是股骨转移瘤患者的一个选择。

术前准备：术前根据影像学检查，明确骨切除范围，软组织切除范围，肿瘤周围血管神经的关系，准备好合适的异体骨段。

手术方法：以病灶区为中心，取股骨外侧切口。依次切开皮肤、皮下组织、阔筋膜，沿股外侧肌与外侧肌间隔间分离至骨面，将软组织向前侧牵拉，尽可能减少对股四头肌的损伤。显露病灶后，切除瘤段骨，并在骨断端保留部分正常骨膜，形成骨膜袖套。大量蒸馏水、生理盐水冲洗术野，准备重建。术者更换手术衣、手套及器械。选用术前准备好的同种异体骨段，充分冲洗后，植入缺损区，骨膜袖套包裹连接端，用髓内钉或加压钢板固定。将周围肌肉充分覆盖异体骨后缝合。创口内置引流管，逐层缝合切口。

术后处理：①术后第 1 天即可开始下肢肌肉的等长收缩练习；②为预防排异反应，术后可使用一定剂量的激素；③术后持续负压引流 3～5d，24h 引流量＜30ml 时拔除引流管，防止切口内积血或积液；④围手术期静脉使用抗生素预防感染；⑤钢板固定的病例术后用石膏管型固定 4～6 周，石膏拆除后开始关节伸屈活动，负重一般为 3～6 个月以后，并扶拐保护至少 18 个月。交锁髓内钉固定的病例拔除引流管后即可被动活动关节，逐步练习主动活动关节。

移植的异体骨与宿主骨之间的交界处应紧密结合，并要牢固固定，预防不愈合或延迟愈合。在瘤段骨切除之前制作骨膜袖套，发挥其骨诱导作用，加速异体骨与自体骨较早发生生物结合。

同种异体骨移植用于下肢骨转移瘤切除重建，因移植骨需要长期保护，不能即刻负重，需要慎重评估者获益可能。

肱骨干转移瘤瘤段切除异体骨重建类同于股骨干，但因上肢非承重，可不必长期保护。

2. 同种异体骨段移植在尺骨，桡骨转移瘤治疗中的应用

尺骨、桡骨中上段肿瘤切除、异体骨移植钢板内固定术，适用于转移瘤灶位于尺、桡骨中上段，屈肘时出现疼痛甚至撕脱骨折者。

术前准备：术前根据影像学检查明确转移瘤的范围，肘关节是否受到肿瘤侵犯，周围血管神经与肿瘤的关系，准备好同种异体骨。

手术方法：以病变部位为中心，取桡骨外侧切口，起自肱骨外上髁前，沿前臂背侧向下延伸，依次

切开皮肤、皮下组织，在离活检切口 2cm 处做梭形切口，与肿瘤组织一并切除。牵开两侧皮瓣，于筋膜下可见内侧的指伸肌和外侧的桡侧腕短伸肌，在切口远侧的两肌之间可见拇长展肌和拇短伸肌。打开肌间隙，将指伸肌牵向内侧，将桡侧腕短伸肌牵向外侧，显露包绕桡骨上段的旋后肌。从肱骨外上髁上切下桡侧腕短伸肌和部分桡侧腕长伸肌起点，向外拉开，在旋后肌近侧触摸找到骨间后神经，由近及远分离出该神经，小心保护好所有肌支。前臂旋后，使桡骨前侧进入视野，从桡骨前侧切下旋后肌止点，显露桡骨上段。根据转移灶情况，在周围正常软组织内分离肿瘤部位，切除瘤段骨，切除前可制作骨膜袖套。切口充分止血，蒸馏水、生理盐水反复冲洗。术者更换手套、手术衣及器械后，取匹配的同种异体骨，置于缺损区，异体骨两端套入骨膜袖套内，用钢板固定。将旋后肌固定异体骨上，肱二头肌腱固定于桡骨粗隆处，修复软组织，包裹异体骨。

术后处理：①术后前臂石膏外固定 5～6 周，防止前臂旋转动作，后行关节功能锻炼；②术后持续负压引流 2～3d，防止伤口内积血或积液；③围手术期静脉使用抗生素预防感染。

术中应识别并注意保护骨间后神经，约有 25% 的患者骨间后神经在桡骨粗隆平面与桡骨背侧相贴，在用钢板固定异体骨与自体骨时应防止压迫或摩擦该神经。如果转移瘤灶较小，可行病灶刮除后自体骨移植，克氏针内固定。前臂在作旋前、旋后动作时，异体骨与自体骨交界处承受较大的剪切力，不利于骨愈合，因此术后应限制前臂的旋前、旋后动作。

（三）骨水泥联合内固定

骨水泥联合髓内钉固定是四肢骨干转移瘤的主要固定方式，可以对股骨干、胫骨干、肱骨干转移瘤造成的病理性骨折进行内固定或预防性内固定。一般转移瘤患者骨质较差，髓内钉术中不必广泛剥离软组织，可以提供轴向固定且固定范围广泛，与钢板相比，具有创伤小、出血少的优点，可降低术后因肿瘤进展造成病理性骨折的风险；骨水泥填充手术操作简单，可塑性强，转移瘤刮除后将其填充于骨缺损处提供辅助的支撑作用，同时骨水泥填充于髓内钉周围，使病灶上下形成桥状连接，使病灶上下达到即刻稳定。

髓内钉的打入方式包括开放和闭合两种，各有其优点和缺点。对于一侧皮质完好但即将发生病理性骨折的患者来说，闭合髓内钉固定是很好的选择。如果破坏范围很大，闭合髓内钉固定可能欠牢固。当破坏区域非常大时应选择开放条件下髓内钉内固定，因为这样可以在骨缺损处填充骨水泥，通常的操作是在髓腔内填充好水泥，然后在导丝的引导下置入髓内钉，位置满意后待骨水泥硬化。另一种选择是先准确固定髓内钉，然后在髓内钉周围填入骨水泥，这种操作虽然简单，但持久性和牢固性不如前者。开放髓内钉固定的缺点包括术野暴露范围大、肿瘤出血多、术后切口延期愈合的概率较高等。

同时，骨水泥联合髓内钉治疗骨干转移性肿瘤也存在一定的并发症，如粗暴操作、手术技术要领掌握不当所致的继发性骨折，髓内钉向外突出所造成的膝关节、股骨近端疼痛，术中扩髓产生的碎屑造成的异位骨化，术中扩髓、填充骨水泥造成的热性坏死。一般来说，恶性肿瘤患者血液处于高凝状态，深静脉血栓形成发生率高，术后应注意预防。Peltier 的实验证实，髓内钉的打入大大提高了髓内压力，锤子击打的间歇越短或髓内钉的直径越大，髓内压力上升的就越高。有学者认为这可能会导致肿瘤细胞的全身播散。但大多数的研究否定了这个结论，认为髓内钉内固定不但没有导致肿瘤细胞的全身播散反而提高了患者的生存期。

1. 骨水泥联合髓内钉固定在股骨干转移瘤治疗中的应用

股骨干转移瘤最常用的手术方式是病灶刮除后骨水泥填充、交锁髓内钉固定，主要适用于病理性骨折或濒临骨折者，放、化疗不敏感或失败者，孤立转移灶且原发灶已彻底切除者，预计生存期＞3 个月者，或持续性疼痛者。

术前准备：术前根据影像学检查，确定肿瘤范围及切除范围，测量股骨长度，准备合适长度的髓内钉。

手术方法：以病灶区为中心，取股骨后外侧切口，沿股外侧肌与外侧肌间隔间分离至骨面，将软组织向前侧牵拉，尽可能减少对股四头肌的损伤。显露病灶后，刮除肿瘤至正常骨质。自股骨大转子尖的近端切口，用手触摸股骨大转子顶点，顺着大转子顶点到达梨状窝。于梨状窝的外侧，应用三角锥开孔，当突破骨皮质进入松质骨后，用"C"型臂X线机透视，了解进针口是否正确，锥尖在正、侧位上都应在股骨髓腔的轴线上。三角锥正确定位后，继续向髓腔内插入3～4cm，再用扩孔钻扩大孔的大小，直到股骨髓腔内。自开口处插入导针，再次透视确定导针远端到达股骨远端后，用髓腔锉以每次递增1mm直径的幅度逐渐将股骨髓腔扩大至所需直径（比髓内钉直径大1mm）。选择合适长度的髓内钉，并将其套进髓内钉打入器及导向器，沿导针插入髓腔。透视观察髓内钉的位置以及有无进入膝关节内。在导向器的辅助下，完成髓内钉的近端和远端交锁螺钉的安装，透视确定螺钉位置是否满意。取骨水泥填入骨缺损处，尽可能向近端和远端挤入骨水泥。另一种方法是刮除病灶后，将合适长度的髓内钉插至病灶近端，骨缺损处植入骨水泥，推入髓内钉，位置满意后，再补充骨水泥。后者固定持久且牢固，但操作相对复杂，骨水泥固化后就不能再调整髓内钉位置。

术后处理：术后无需外固定，术后切口引流1～2d。拔除引流装置后，患者可以活动髋关节、膝关节。术后第1天即可鼓励患者进行肌肉的收缩舒张练习。切口愈合较好，只要患者无不适，即可下地部分负重。

交锁髓内钉是股骨干部位转移瘤最常用的固定方式。髓内钉的近端应与大转子顶点平齐，远端应位于髌骨上极与股骨远端骺板之间，术前应根据影像学检查，确定髓内钉长度。由于股骨有向前的弧度，所以髓腔可扩的稍大些，防止髓内钉插入困难或造成残留骨质断裂。为使患者能够早期活动，固定应足够坚强，建议对所有锁定钉孔锁入交锁钉。与普通骨折髓内钉固定相比，股骨转移瘤病理性骨折髓内钉固定的并发症和失败率相对较高，术后应积极预防。

髓内钉固定也适用于转子间和转子下病理骨折。对于骨质好的患者，可采用闭合复位，打入髓内钉而不应用骨水泥。对于骨质受损的患者则可辅以骨水泥填充。长的髓内固定装置理论上可保护股骨全长，有预防远端骨折的优势。目前股骨近端髓内固定装置大都以Russell-Taylor髓内钉重建为模板，这类髓内钉的特点是有2枚打入股骨颈的螺钉，具有抗旋转作用，并且具有远端锁定功能，在治疗转子间和转子下病理骨折方面具有重要作用。但是，这类髓内钉存在头钉从股骨头脱出而失效的可能性。因此，我们建议在骨缺损区用骨水泥填充，增加内固定的稳定性。

对于股骨髁上濒临或已发生病理性骨折，或同时伴有股骨干存在转移灶的病例，可使用逆行股骨髓内钉联合骨水泥固定。

2. 骨水泥联合髓内钉固定在胫骨干转移瘤治疗中的应用

胫骨干转移瘤以刮除病灶后骨水泥填充、髓内钉固定为宜，适用于病理性骨折或濒临骨折者，放化疗不敏感者，预计生存期＞6周者，孤立转移灶且原发灶已彻底切除者，或持续性疼痛者。

术前准备：术前根据影像学检查，确定肿瘤范围，有无侵犯腓骨及血管神经束，确定病灶切除范围，测量胫骨长度，准备合适长度的髓内钉。

手术方法：首先以病灶为中心，于胫骨前侧做纵向弧形切口，上端起自胫骨内侧面，弯向前缘，与前缘外侧平行向远侧延伸，切口长度取决于病灶大小。掀起皮瓣，显露胫骨的内侧面，当翻开内侧皮瓣时应注意保护小腿内侧的大隐静脉。显露病灶后，刮除肿瘤至正常骨质。取髌韧带正中皮肤切口，切开皮下组织，暴露髌韧带，在髌韧带中线分开韧带，达胫骨关节缘，用尖锥在胫骨平台前缘（8～10mm）中点进入。开孔锥与胫骨嵴平行，保证开孔锥的尖端指向骨髓腔，用直径为7mm的髓腔钻沿开孔处轻轻推向胫骨髓腔。将导针插入髓腔，沿导针套入可弯曲髓腔锉，扩髓至比髓内钉直径大 1mm。扩髓完成后，要用生理盐水反复冲洗切口，清除碎骨屑，防止异位骨化造成的膝关节疼痛。选择合适长度的髓内钉，将其与手柄固定在一起，沿导针插入胫骨髓腔内，"C"型臂 X 线机透视确认位置满意后，在锁钉瞄准装置的辅助下，完成交锁钉的安装。取骨水泥填入骨缺损处，尽可能向近端和远端挤入骨水泥，使骨水泥桥接上下骨段。亦可在扩髓完成后，先在骨缺损处填充骨水泥，再插入髓内钉。

术后处理：术后伤口引流 24 ~ 48h，防止积血或积液，降低感染风险。一般不需要再用外固定，术后允许患者较早下地负重，进行踝、膝关节功能锻炼。围手术期使用抗生素，预防感染。

胫骨交锁髓内钉坚固不易折弯，远、近端都可以交锁，能够提供足够的支撑力以分散应力。锁钉可以有效控制内固定旋转，更大的直径也提高了轴向控制能力，可以固定整个长骨，即使有新的病灶形成，也便于外科治疗。任何结构的髓内钉都可能发生断裂，且在远端锁钉孔处较常见，肿瘤的复发必然危及髓内钉的安全。但是髓内钉术后恢复较快，一般是 2 ~ 6 周，对于转移瘤患者来说，在存活期内可以有效减轻疼痛、恢复功能、便于护理，大大提高了患者有限生存期内的生活质量。

3. 骨水泥联合髓内钉在肱骨干转移瘤治疗中的应用

肱骨干转移瘤患者可采用在刮除病灶后，使用带锁髓内钉结合骨水泥固定的手术方法。对于肱骨病理性骨折或濒临骨折者，内固定可以更快、更大程度地缓解疼痛，恢复上肢功能。髓内钉并用骨水泥填充，可以牢固固定从肱骨外科颈至髁上 5 ~ 6cm 的区域。髓内钉优点包括：对肱骨保护范围比较长；手术创面比钢板固定小；通过近端和远端锁钉可以达到坚强的固定；在打入髓内钉之前可在病灶区域填充骨水泥。缺点主要是可能发生肩袖损伤和肩关节僵直。

术前准备：术前根据影像学检查，确定肿瘤范围及有无侵犯血管神经束，确定病灶刮除范围，测量肱骨长度，准备合适长度的髓内钉。

手术方法：首先以病灶区为中心，取肱骨前外侧切口，长度根据病灶大小而定。切口近侧，以头静脉为标志，辨明三角肌胸大肌间沟，沿此肌间沟分离，将头静脉与胸大肌一起牵向内侧，分离至三角肌止点处（三角肌粗隆）和胸大肌止点处（肱骨结节间沟外侧的大结节嵴）为止。注意向外侧牵开三角肌的力量不要过大，否则容易造成腋神经损伤，引起三角肌前部肌肉麻痹。切口远侧，沿皮肤切口线切开深筋膜，辨明并分离肱二头肌和肱肌之间的肌间隙，将肱二头肌向内侧牵开，在肱二头肌的深部是覆盖肱骨的肱肌。显露病灶后，刮除肿瘤至正常骨质。更换手术衣、手套及器械后，在肩峰内侧做长 2 ~ 3cm 切口，沿肌纤维方向劈裂三角肌，三角肌切开不要大于 5cm，以免损伤腋神经。髓内钉的插入部位应选择大结节顶部内侧、结节间沟后侧约 0.5cm 处。将曲柄锥从肱骨大结节内侧插入至肱骨头内，"C"型臂 X 线机透视确定入口位于正、侧位透视图像中心。拔除曲柄锥，插入 2.0mm 的髓腔锉导针，导针插入髓腔直至其顶端距鹰嘴窝 1 ~ 2cm，测定所需髓内钉长度。每次增加 0.5mm 进行肱骨扩髓，扩髓直径须超过髓内钉直径 1mm。上述工作完成后，将髓内钉缓缓打入髓腔，待髓内钉前端通过刮除病灶后，抽出导针，继续向远端插入髓内钉至鹰嘴窝上 1 ~ 2cm。安装近端锁定钉时，将上臂内收以免损伤肱动脉，在瞄准器及射线透视的帮助下，将近端和远端锁定钉锁上。取骨水泥填入骨缺损处，尽可能向近端和远端挤入骨水泥，使骨水泥桥接上下骨段。亦可在扩髓完成后，先在骨缺损处填充骨水泥，再插入髓内钉。

术后处理：术后切口常规引流，防止积血或积液。对于肱骨干已经发生骨折或锁钉固定不够牢固的病例，术后应给与外固定架支具。围手术期使用抗生素，预防感染。

肱骨干病理性骨折采用骨水泥填充、髓内钉固定是一项有效的治疗方式。髓内钉结合骨水泥治疗可以止痛，恢复上肢功能，便于临床护理，为患者生活带来方便，增强生活信心。虽然内固定可以选择骨水泥与钢板螺钉、记忆合金环抱器结合使用，但是转移瘤患者骨质往往较差，且局部肿瘤有可能进展，容易造成内固定松动。所以，骨水泥结合髓内钉固定为首选，即使骨溶解进展，只要锁钉牢固，仍可保持内固定稳定，这对预期生存期相对较长的患者来说，如乳腺癌、肾癌、前列腺癌患者，显得尤为重要。

4. 典型病例

骨水泥联合髓内钉治疗股骨干转移瘤。

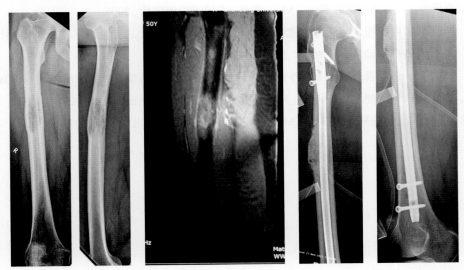

图 2-4-7 患者，女，50 岁，右股骨干转移瘤、乳腺癌，行肿瘤刮除、骨水泥填充、髓内钉固定术

骨水泥联合髓内钉治疗转移瘤引起的肱骨病理性骨折。

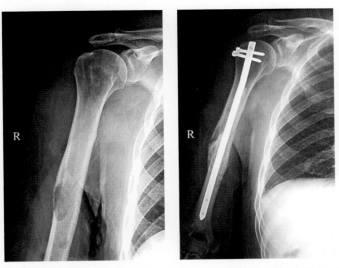

图 2-4-8 患者，男，80 岁，右肱骨干转移瘤、肾癌，行肿瘤刮除、骨水泥填充、髓内钉固定术

（杨志平，李卡）

参考文献

［1］KATAGIRI H, OKADA R, TAKAGI T, et al. New prognostic factors and scoring system for patients with skeletal metastasis［J］. Cancer Med, 2014, 3(5): 1359-1367.

［2］MIRELS H. Metastatic disease in long bones. A proposed scoring system for diagnosing impending pathologic fractures［J］. Clin Orthop Relat Res, 1989, 249: 256-264.

［3］中华医学会骨科学分会骨肿瘤学组. 骨转移瘤外科治疗专家共识［J］. 中华骨科杂志, 2009, 29(19): 1177-1184.

［4］郭卫. 骨转移性肿瘤外科学［M］. 北京：人民卫生出版社, 2013.

［5］徐万鹏, 李佛保. 骨与软组织肿瘤学［M］. 北京：人民卫生出版社, 2008.

［6］杨迪生, 陶惠民, 叶招明. 临床骨与软组织肿瘤手术学［M］. 北京：科学技术文献出版社, 2010.

［7］李林法. 现代骨转移瘤诊治学［M］. 北京：科学出版社, 2006.

［8］吴立东, 严世贵, 杨泉森. 临床关节外科治疗学［M］. 北京：科学技术文献出版社, 2008.

［9］吴岳嵩, 禹宝庆. 现代髓内钉外科学［M］. 上海：第二军医大学出版社, 2003.

［10］裴国献, 陆海波. 同种异体骨移植［M］. 北京：科学技术文献出版社, 2007.

第五节　儿童四肢恶性骨肿瘤的治疗

骨肿瘤是罕见的肿瘤，需要有经验的多学科诊疗团队共同参与，才能做出正确的诊断和治疗。

国际《儿童权利公约》界定儿童为 18 岁以下，医学界将儿童界定为 14 岁以下。由于本章节内容涉及骨骼发育和保留关节的手术，根据儿童生长发育规律，将儿童的定义界定在 14 周岁以下（含 14 岁）（图 2-5-1）。

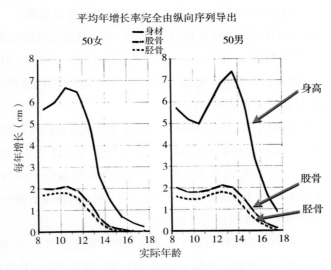

图 2-5-1　儿童骨骼发育生长规律

一、儿童四肢骨肿瘤的诊断

（一）流行病学

在 15 岁以下儿童中，恶性骨肿瘤占恶性肿瘤的 3% ~ 5%，年均发病率为 54/100 万。恶性骨肿瘤有 20 多种亚型，其中最常见的病理类型为骨肉瘤（52%）和尤文氏肉瘤（34%）。在儿童青春期发育过程中，恶性骨肿瘤在 5 岁前较为罕见，随着年龄的增长患病风险逐渐增大并达到顶峰，其中骨肉瘤的好发年龄较尤文氏肉瘤晚。

由于各国资源条件的差异，骨肉瘤和尤文氏肉瘤的发病率存在地理异质性。儿童骨肉瘤高发地区包括葡萄牙（每年 5.1 /100 万）、津巴布韦（每年 4.3 /100 万）及意大利（每年 3.9 /100 万）等，而儿童骨肉瘤发病率在亚洲和部分非洲国家较低。尤文氏肉瘤存在的地区差异性更大，高发于西欧、新西兰和美国的白人，以及来自欧洲或北美的以色列犹太人，而在非裔美国人（每年 0.3 /100 万）和东亚人群中发病率却很低。不同种族人群的骨肿瘤发病率受多种因素的影响，包括非典型病例、诊断标准的不同等。

虽然目前对骨肿瘤的诊断、分型及治疗已经进行了较深入的研究，但在流行病学方面的研究仍较少。如今基因研究日新月异，研究骨肿瘤背后基因的故事，结合其流行病学，可以比较不同国家和种族的基因差异，为骨肿瘤病因学研究提供方向和支持。

1. 骨肉瘤

骨肉瘤（osteosarcoma）是指成骨间叶细胞产生的原发恶性骨或软组织肿瘤，其特征为增殖的肿瘤细胞直接形成骨或软组织，是儿童中最常见的原发恶性骨肿瘤。20岁以下人群的骨肉瘤年发病率约8.7/100万，占儿童恶性肿瘤的2.4%左右、占原发性骨肿瘤的20%左右。

骨肉瘤发病率随年龄改变呈双峰分布，第一个发病高峰是10～20岁青少年，这可能与青春期生长发育有关；另一个发病高峰是65岁以上老年人群，常为继发性骨肉瘤，如继发于Paget病或放射后骨肉瘤。约75%的患者于青少年时期发病，而＜6岁或者＞60岁发病者相对罕见。经典型骨肉瘤（conventional osteosarcoma，普通骨肉瘤，疾病编码ICD-10: C40）是最常见的骨肉瘤亚型，发生率占所有骨肉瘤的80%；毛细血管扩张型骨肉瘤、低级别中央型骨肉瘤、骨旁骨肉瘤也相对较好发；而小细胞型骨肉瘤、骨膜骨肉瘤以及高级别表面型骨肉瘤则较罕见，且各亚型的分布无明显差异。

骨肉瘤可发生于任何部位的骨骼，四肢长骨的干骺端好发，最常见的部位为股骨（42%，其中75%发生于股骨远端），其次是胫骨（19%，其中80%发生于胫骨近端）、肱骨（10%，其中90%发生于肱骨近端），这一比例在国内外研究报告中基本相似。此外，膝关节周围骨肉瘤的发生率明显高于其他部位，提示骨肉瘤的发生与骨骼生长活跃度密切相关。

众多研究均证实，男性骨肉瘤发病率较女性略高。根据来自于美国的研究报告，在儿童和青少年中，男性发病率为每年5.4/100万，女性为每年4.0/100万，男女比例为1.35∶1；而在亚洲国家中，男性比例稍高，男女比例约为1.60∶1。根据国内文献报道，我国骨肉瘤发病率从1986—1990年的2.80∶1逐渐下降至2011—2016年的1.70∶1，这可能与我国经济发展、国民生活条件的提高及重男轻女思想的转变有关，女性儿童就诊率及确诊率较前有所提高。

随着新辅助化疗的介入，骨肉瘤的治疗形成了新辅助化疗（术前化疗）、手术、辅助化疗（术后化疗）的治疗模式，将长期生存率从20%提高到了60%～80%。Wu等通过美国癌症研究中心SEER（Surveillance, Epidemiology, and End Results）数据库，统计了1984—2013年间0～29岁人群的骨肉瘤发病率和相对生存数据，通过比较Kaplan-Meier曲线评估不同年龄、性别、种族患者的30年生存差异。结果表明，0～29岁骨肉瘤患者发病率相对稳定，约4/100万，其中10～19岁患者发病率最高，但近30年发病率从8/100万下降到7/100万；患者10年相对生存率有所提高，从57.7%提高到59.5%～61.0%，其中0～9岁年龄组生存率增长最多，从48.2%提高到65.7%；女性生存率高于男性且两者均呈上升趋势，男性生存率从54.1%提高到64.5%，女性则从62.4%升至63.0%，两者差距从8.3%缩小到1.5%。就人种而言，白人和黑人的生存率有所提高，但两者之间没有显著差异。此外，研究发现肿瘤体积大、非四肢骨骨肉瘤、化疗反应差、非R_0切除等均与骨肉瘤患者预后不良相关。

2. 尤文氏肉瘤

尤文氏肉瘤家族肿瘤（Ewing sarcoma family tumor）是一种好发于儿童及青少年、具有不同程度神经外胚层分化的小圆细胞恶性肿瘤，包括传统的骨及软组织尤文氏肉瘤、外周原始神经外胚层瘤和Askin瘤，现统称为尤文氏肉瘤。尤文氏肉瘤以22q12染色体上EWS基因与ETS家族基因融合为特征，包括80%～95% EWS-FLI1融合，为t（11；22）（q24；q12）；51% EWS-ERG融合，为t（21；22）（q22；q12）；＜1% EWS-ETV1融合，为t（7；22）（p22；q12）；＜1% EWS-E1AF融合，为t（17；22）（q12；q12）；以及＜1% EWS-FEV融合，为t（2；22）（q33；q12），这些特异性染色体改变是诊断、发病机制研究及靶向治疗的关键因素。

尤文氏肉瘤在儿童及青少年骨肿瘤中占第二位，约占所有原发恶性骨肿瘤的40%，仅次于骨肉瘤，平均发病率为每年 2.9/100 万，可发生于任何部位的骨骼，大部分为四肢骨。虽然长骨干骺端是最常受累的部位，但是相对于其他类型的肉瘤而言，尤文氏肉瘤更易累及长骨干。

与其他原发恶性骨肿瘤相比，尤文氏肉瘤的平均发病年龄更小，58% 以上的患者为 10 ~ 20 岁，约 75% 的患者 < 20 岁，而在 5 岁前确诊的患者极为罕见（约每年 0.6/100 万），其发病率随年龄升高而逐渐下降；男性发病率略高于女性，比例约为 1.3：1。Jawad 等针对美国癌症研究中心 SEER 数据库中的 1631 例尤文氏肉瘤病例进行分析后发现，初诊患者年龄在 0 ~ 24 岁者占 76.3%，其中男性患者 60.3%，白种人发病率是非裔美国人的 9 倍。Chakraborty 等通过对印度 1301 例尤文氏肉瘤数据的分析发现，68% 的尤文氏肉瘤患者年龄在 0 ~ 19 岁，其中发病率最高的年龄组是 10 ~ 14 岁，男性高于女性（男性 4.4/100 万，女性 2.9/100 万）。

近年来的研究表明，尤文氏肉瘤的发病率呈上升趋势。1973 ~ 2005 年期间，白种人群中尤文氏肉瘤的发病率每年增加 0.84%，但具体原因尚不十分清楚，潜在的原因可能是病毒感染或环境因素。Chakraborty 等发现印度 1986-2011 年尤文氏肉瘤发病率亦呈上升趋势，男性年龄标准化发病率（age standardized incidence rate，ASIR）从 1982-1986 年的 1.0/100 万增加到 2007-2011 年的 2.0/100 万，年平均增长率为 2.24%；而女性 ASIR 则从 0.8/100 万增加到 1.2/100 万，年平均增长率为 1.17%。他们同时还发现 10 ~ 14 岁年龄组发病率显著增加，男性和女性发病率平均每年增长 3.15% 和 4.19%，可能与人口预期寿命增加、儿童总体死亡率下降、病理检测和统计确诊人数增加等因素有关。

在国家癌症研究中心 SEER 数据库中，尤文氏肉瘤患者的 5 年相对生存率在 1975-1984 年为 42%，而 1985-1994 年升至 58%，低于同期的骨肉瘤。Schrager 等对 1995-2002 年期间 165 例尤文氏肉瘤患者进行回顾性研究发现，尤文氏肉瘤 5 年生存率为 62.5%，与 SEER 数据库中 1993-2004 年期间的生存率 67% 接近。

尤文氏肉瘤患者的预后与发病部位、有无远处转移、肿瘤大小及手术切缘是否阳性等多种因素相关。Jiang 等通过对 1973-2014 年 SEER 数据库中 3178 例尤文氏肉瘤患者（骨尤文氏肉瘤 2197 例、骨外尤文氏肉瘤 981 例）进行 Cox 风险回归模型分析后，提出尤文氏肉瘤患者的年龄、肿瘤大小、肿瘤分期和是否手术切除是影响整体生存率（OS）和肿瘤特异性生存率（CCS）的重要因素。此外，Hamilton 等对 1960-2005 年间 101 例 19 岁以下的儿童尤文氏肉瘤患者进行回顾性研究发现，是否发生转移是影响预后的主要因素，且肿瘤发生于中轴骨及骨盆的患者生存率明显低于发生于四肢的患者，此外，肿瘤 ≥ 8cm 也是预后不良的影响因素。

3. 骨软骨瘤

骨软骨瘤（osteochondroma），又称外生骨疣，是儿童最常见的良性骨肿瘤，占所有骨肿瘤的 10% ~ 15%、良性骨肿瘤的 20% ~ 50%。其病变可单发或多发，多发性骨软骨瘤有遗传倾向，称为骨干续连症或遗传性骨软骨瘤病。

多发性骨软骨瘤是一种常染色体显性遗传性疾病，现已知位于 8 号染色体长臂的 EXT1 基因（8q23 ~ 24.1）、位于 11 号染色体长臂的 EXT2 基因（11p11 ~ 13）及 19 号短臂的 EXT3 与肿瘤形成有关。EXT1/2 均已在体外克隆，且近 90% 的患者发现存在其中一种突变；而 EXT3 的特征尚未被进一步认识。EXT 基因广泛存在于人类组织中，然而为何只有特定部位的失活才导致缺陷及 EXT 基因突变引起下游信号通路（IH、FGF、BMP）异常导致肿瘤的具体机制尚未明确，肿瘤的发病机制还有待进一步阐明。

骨软骨瘤存在明显的性别倾向，男性好发，男女比例约为（1.6 ~ 3.4）：1。50% 左右的患者发生在下肢骨，其中 40% 出现在膝关节周围。股骨是最常累及的部位（约 30%），大部分位于股骨远端，肱骨发生率 10% ~ 20%；其他部位较罕见，如手足部位（10%）、骨盆（5%）、肩胛骨（4%）等。

与骨软骨瘤相关的并发症在多发性骨软骨瘤中更常见，包括畸形、骨折、血管损害、神经后遗症、上覆囊形成以及恶变等，单发性及多发性骨软骨瘤的恶变率分别为 1% 和 3% ~ 5%。

4. 软骨瘤

软骨瘤（chondroma）是一种发生于骨髓腔的由成熟的透明软骨构成的良性肿瘤，多数位于骨骼中央，也称内生软骨瘤，是儿童第二常见的良性骨肿瘤，约占良性骨肿瘤的 12%，占全部骨肿瘤的 3%。病变多始于幼年，常无明显症状，一般于成年期无意发现，在各个年龄段均可见。

软骨瘤是长骨干骺端的典型病变，少部分（约 8%）发生在骨骺中，其中肱骨近端和股骨远端是原发性骨骺损伤最常见的部位。软骨瘤最常见的部位为手部（小指最常见，拇指最少见），占 40% ~ 65%，其中 40% ~ 50% 位于近节指骨、15% ~ 30% 位于掌骨、20% ~ 30% 位于中节指骨；约 25% 的软骨瘤累及重要的长骨，常见于股骨、肱骨及胫骨，约 7% 位于足部，其余部位较少累及。

若为多发性内生软骨瘤，严重时可合并畸形，称为 Ollier 病。发病率为 1/10 万，多为散发病例，少数存在家族遗传性，部分病例也存在基因突变，包括编码 PTHR1（甲状旁腺激素受体 1）、IDH1（异构橡酸脱氢酶 1）的基因等；合并软组织血管瘤病时，称为 Maffucci 综合征，是由先天性中胚叶发育不良引起，无遗传性，也无染色体异常，较多见于男性。由于病变好发于干骺端，累及生长板时易导致患者短缩、畸形，严重影响儿童及青少年骨骼发育，且多发者的长骨病灶恶变率 ≥ 20%。

5. 朗格汉斯细胞组织细胞增生症

朗格汉斯细胞组织细胞增生症（Langerhans cell histiocytosis，LCH）是一种罕见的疾病，病理特征是朗格汉斯细胞异常增殖，可累及多个器官，骨受累多见于儿童，其发病率为每年 1 ~ 5/100 万，男性多于女性，发病年龄高峰为 1 ~ 3 岁。

尽管 LCH 影响的器官很广泛，但预后普遍较好。Wang 等对 108 例 LCH 儿童患者的回顾性研究结果显示，该病 5 年生存率为 98%，仅 2 例死于多器官受累。LCH 的预后受多种因素的影响，如发病年龄、器官功能、受累器官数目、危险器官受累以及 6 周诱导期对化疗的反应。

6. 骨纤维异样增殖症

骨纤维异常增殖症（osteofibrous dysplasia），又称骨纤维结构不良，国内发病率为 10 ~ 30/100 万，多发于儿童和青少年，是一类以骨纤维变性为特征的类肿瘤样疾病，病理特征为纤维组织大量增殖并替代正常骨组织。全身骨骼均可发病，四肢长骨多发，以股骨和胫骨为主，其中股骨患者常合并"牧羊拐"畸形。病变可分为三种类型：单骨型，多发生于青少年；多骨型，发病年龄较小，多在 10 岁以内；多骨伴皮肤色素沉着、内分泌障碍的 McCune-Albright 综合征。

骨纤维异常增殖症一般预后较好，但容易出现畸形。发病年龄、病理骨折、McCune-Albright 综合征、囊样病变等是儿童股骨纤维结构不良畸形进展的不良因素。

7. 骨样骨瘤

骨样骨瘤（osteoid osteoma）是一种较常见的良性骨肿瘤，占所有良性骨肿瘤的 10% ~ 20%。在青少年人群中发病率较高，尤其是 5 ~ 20 岁人群，这可能与骨的成长代谢活跃有关。发病率有性别差异，男女发病率之比约为 3 : 1。

骨样骨瘤主要发生于四肢长骨骨干，常见于股骨和胫、腓骨，其病理学特征是直径 < 2cm 的瘤巢及周围的反应性增生硬化的骨质。瘤巢是由骨样组织和结缔组织构成，中心以网织骨为主，伴有钙化或骨化，瘤巢周围则由增生致密的成熟骨质构成。完整切除骨样骨瘤病灶可治愈该病，切除不彻底可能导致复发

需行二次手术。

8. 单纯性骨囊肿与动脉瘤样骨囊肿

单纯性骨囊肿（simple bone cyst，SBC），又称单房性骨囊肿（unicameral bone cyst，UBC），是好发于儿童及青少年的良性肿瘤样病变，表现为病灶周围椭圆形溶骨性破坏，囊内充满液体，发病率为3/100万。据统计，约80%的患者于20岁前发病，且男性多发，男女比为（2～3）∶1。SBC主要累及长骨部位，约80%发生在肱骨近端和股骨近端，其次是跟骨（约占6%），其余部分较少见。

动脉瘤样骨囊肿（aneurysmal bone cyst，ABC）是一种罕见的良性肿瘤，其特点是骨内病变呈均匀泡沫状透光区，多发于20岁以下的大龄儿童和青少年。ABC分为原发性和继发性（前者约70%，后者约30%），好发于青少年的长骨干骺端，发病率较SBC更低，约为每年1.4/100万，女性稍多。传统观点认为ABC的发生与局部血管压力增高有关，但近年来有研究发现其形成与基因突变相关，如USP6、CDH11突变及RANKL/OPG信号通路失调等。

（二）临床诊断

1. 临床表现

（1）疼痛：疼痛是骨肿瘤最常见的临床症状，常无明显诱因，呈间歇性发作，活动后加剧，休息后稍缓解。然而儿童或青少年身体状况普遍良好、体育活动较多，一般出现疼痛时都会认为是创伤导致。恶性肿瘤所致疼痛会在短时间内逐渐加剧，由间歇性转变为持续性疼痛；良性肿瘤则无明显变化或缓慢加重。此外，部分无症状骨肿瘤患者由于骨皮质变薄，自发或外力导致的病理性骨折也会引起疼痛。

（2）肿胀或肿块：恶性肿瘤早期局部可出现肿胀并逐渐加重，一般可触及软组织包块，且包块增长迅速；由于肿瘤血供丰富导致局部皮温增高，触痛明显。位于骨膜下或骨表面的肿瘤可较早出现肿胀或肿块，可于体表触及；良性肿瘤一般无明显触压痛，皮温正常。

（3）功能障碍：当病变侵及关节部位时，肿瘤占位或剧烈疼痛可导致周围关节功能障碍。

（4）压迫症状：部分肿瘤会形成软组织肿块，对周围组织造成局部压迫，产生相应的临床症状。如肿瘤压迫神经时，可造成放射性疼痛、痛觉过敏或神经卡压症状；压迫血管可导致血管移位、狭窄、闭塞以及假性动脉瘤的形成，主要症状表现为疼痛和肿胀，偶有跛行或可触及的波动性肿块；若肿瘤质硬且表面坚实，较尖锐的部分可能会损伤邻近血管的表面，最终导致血管表面撕裂。

（5）畸形：多见于良性肿瘤，由于起病隐匿且生长缓慢，随着儿童发育表现为双侧肢体不对称，影响关节时还可导致关节功能受限。当肿瘤累及骨骺和干骺端时，会影响患儿长骨发育，导致病变骨发育异常，表现为肢体外观畸形及短缩畸形。除病变骨自身畸形外，还可导致邻近骨发生形变，常见于尺、桡骨及胫、腓骨。

（6）病理性骨折：溶骨性病变进展迅猛时，骨皮质变薄，给予轻微外力后即可发生骨折，也可发生自发性骨折，多见于骨肉瘤、尤文氏肉瘤、单纯性骨囊肿、骨纤维异常增殖症等。病理性骨折有时会伴有周围神经或重要血管的损伤，导致剧烈的疼痛或严重的出血，有发生骨筋膜室综合征的可能。

（7）全身症状：恶性肿瘤早期及良性肿瘤表现为局部症状，一般无全身症状。当恶性肿瘤进展迅猛时，患者会出现恶病质，如体重进行性下降、贫血、营养不良等症状。尤文氏肉瘤可有发热、贫血等症状。

2. 实验室检查

骨肉瘤可有碱性磷酸酶（alkaline phosphatase，ALP）升高、乳酸脱氢酶（lactic dehydrogenase，LDH）升高等异常表现。尤文氏肉瘤患者常表现发热、贫血、白细胞增多、红细胞沉降率增高等，与急性骨髓炎相似，需结合其他检查进行鉴别诊断。

3. 病理学检查

病理学诊断是骨肿瘤诊断的金标准，常规的检查方法包括术前活检、术中冰冻检查及术后标本检查。术前活检至关重要，有助于确定肿瘤的组织学类型和肿瘤分级，决定下一步治疗方案，主要方法有穿刺活检和切开活检。穿刺活检是一种快速微创的检查，优点在于创伤小、操作简单、对周围组织影响小和并发症少；局限性在于穿刺所得组织可能缺乏病变的特征性表现，有可能造成诊断不准确。若穿刺活检不能确诊，则需进一步切开活检，以获得足量的、具有代表性的样本，提高诊断的准确性，但也会增加活检的费用和术后并发症。

骨肉瘤的特征是间叶组织细胞的恶性增殖与细胞外基质骨化，根据病理学分类及发病部位可分为普通中心型、毛细血管扩张型、小细胞型、低级别中心型、皮质内型、继发型、皮质旁型、骨膜型及高恶性浅表型骨肉瘤等亚型，其中普通中心型最常见。显微镜下肿瘤细胞形态多样、大小不一、有明显异型性；可出现单核或多核瘤巨细胞，核深染，染色质呈粗颗粒状或凝块状，部分细胞可见粗大核仁，常可见核分裂相。肿瘤性骨样组织是确诊骨肉瘤的关键，病理学观察中可见一种致密的、呈均质的曲线形、互相交织的粉红色无定形细胞间质，需与其他嗜酸性细胞外物质（如纤维等）进行鉴别；其宽度变化较大，最窄的部分称金属丝状骨样组织和花边样骨样组织。

骨样组织可有不同程度的钙化，部分高分化骨肉瘤甚至可形成肿瘤性板层骨，其钙化及骨化程度决定肿瘤在 X 线上的硬化程度。除骨样组织外，普通型骨肉瘤还可产生软骨和纤维，根据产生基质的不同，将普通型骨肉瘤分为三种组织类型：骨母细胞型（约 50%）、软骨母细胞型（约 25%）、纤维母细胞型（约 25%）。骨肉瘤存在复杂的染色体数目和结构异常，无特异性变异分子，免疫组化常见 SATB2、vimentin、actin、MDM2、CDK4、RUNX2、osteocalcin、osteonectin 阳性，Ki-67 增殖指数较高。

尤文氏肉瘤瘤体大体观呈多叶状，有广泛的坏死或出血。HE 染色后显微镜下肿瘤呈均一的小圆形细胞，胞核深染，胞浆少且多呈透明状，可见核分裂相。局部可见肿瘤细胞围绕薄壁毛细血管，可排列呈花瓣样或玫瑰花状，称为 Homer-Wright 菊形团，被认为是神经外胚层分化来源的证据。免疫组化检查，CD99 对尤文氏肉瘤有很高的敏感性，但在多种间质来源的肿瘤中均有表达，因此 CD99 阳性还需结合形态学进行诊断，若 CD99 阴性则可排除尤文氏肉瘤的可能。其他的非特异性标志物还有 vimentin、S-100、CD57、PAS、细胞角蛋白（cytokeratin）以及结蛋白（desmin）等。另外，FLI1 和 ERG 免疫阳性分别常见于存在 EWSR1-FLI1 和 EWSR1-ERG 基因融合的肿瘤；PAX7 的表达仅限于 EWSR1 与 FLI1、ERG 或 NFATc2 融合；NKX2-2 作为 EWSR1-FLI1 的下游靶点是一种参与神经内分泌 / 胶质细胞分化的同源结构域转录因子，也可作为尤文氏肉瘤的免疫靶点，但缺乏特异性。

骨软骨瘤由蓝色或白色的透明软骨组成，镜下可见一薄层纤维膜覆盖在软骨上，代替了相邻骨皮质上骨膜的延伸，称为软骨帽，形态多样，长度变化较大，1～10cm 不等；纤维膜顶部的软骨帽呈分叶状，在未成年患者中厚度可达 1～3cm，随年龄增长软骨帽可逐渐萎缩至几毫米甚至完全消失。软骨帽中的软骨细胞呈簇状或柱状均匀分布，增生活跃，可见双核细胞；软骨内骨化的过程中可见细胞内钙化碎屑，骨髓呈黄色骨髓而非造血骨髓。电镜下可见软骨细胞增殖及退化，与正常软骨细胞相似。免疫组化可见 S-100 阳性，小叶周边 SMA、MSA、CD34 阳性。

内生软骨瘤内的软骨细胞排列与正常软骨相似，由分叶状软骨构成，可以被正常松质骨分隔。细胞间基质呈均匀透明状，胶原含量较少；细胞位于软骨陷窝内，多为单核，也可见双核细胞，细胞内有钙化。低倍镜下肿瘤性软骨形成相对独立的软骨结节，称"软骨岛"；软骨周围被正常或相对正常的板层骨和骨髓组织包绕，肿瘤边缘可见新生编织骨。穿刺活检时易混入周围软组织，造成恶性肿瘤侵袭的假象，因此内生软骨瘤多建议刮除活检。

LCH病变为灰红或暗红色组织，位于骨髓腔内，质硬，可有肉芽样碎组织。镜下可见大量朗格汉斯细胞增生，胞质丰富，有多丝状、叶状凸起，可见大量肾形、咖啡豆样核，核沟、核袋明显；还可见单核样细胞、嗜酸性粒细胞以及大量炎细胞浸润。CD1a是朗格汉斯细胞的一种分化性抗原，可持续、稳定地表达，是确诊LCH的最佳标志物。免疫组化还可见S-100、CD68、MAC387等阳性，Ki-67%增殖指数较高。

骨纤维异样增殖症肉眼观为实性病灶，切开有砂砾感，可见受累骨膨胀性生长，皮质变薄，内面呈"扇贝样"改变。镜下可见正常骨结构消失，由纤维组织和骨小梁构成，间质中含有胶原纤维；骨小梁为不规则的编织骨碎片，排列不规则，与受累骨应力方向无关，骨小梁周围有骨母细胞分布；纤维组织为增生的纤维母细胞，核分裂相少见。纤维组织和骨小梁的分布不均匀，病变中央区纤维较多，周边区骨小梁逐渐增多，形成互相吻合的板层骨，常与周围皮质骨融合。免疫组化主要为网状纤维染色阳性，另外还有S-100、Leu-7、AE1/3阳性等。

骨样骨瘤病灶一般呈圆形或椭圆形，直径较小，与正常骨组织边界分明，中心为瘤巢所在，肉眼观察可为棕红色，较周围硬化骨组织质软。镜下可见肿瘤由不同成熟度的骨样组织构成，间质结缔组织内含大量毛细血管，其间有少量纤维组织及骨母细胞，瘤巢中央有不同程度的钙化、骨化。

SBC为骨内囊性病变，长轴与骨骼长轴平行，大小不等，但均为薄壁单房，囊内可有骨嵴向内突出；囊内为淡黄色或淡红色液体，病理性骨折时可见红色血性液体。镜下可见病变部位骨膜及骨质正常，薄壁内衬纤维结缔组织，由成纤维细胞及多核巨细胞构成。ABC病变部位呈梭形肿胀，周围骨皮质厚薄不均，实性切面为暗红色海绵状，内部为大小不等的囊腔，囊内含血性液体或血凝块。镜下见病灶由大小不等的血窦被纤维组织间隔而成，血窦扩张、有血液充盈，呈海绵样结构；囊壁由多核巨细胞和间质细胞构成，间隔内可见纤维母细胞、含铁血黄素细胞以及反应性新骨。ABC可存在于部分良性或恶性肿瘤组织中，如成骨肉瘤、骨巨细胞瘤、纤维异常增殖症、软骨母细胞瘤等。

（三）影像学

影像学检查是骨肿瘤诊断的必要手段，对早发现、早诊断及术前良恶性定性有重要的辅助意义。骨肿瘤的影像学检查主要包括X线、电子计算机断层扫描（computed tomography，CT）、磁共振成像（magnetic resonance imaging，MRI）及特殊检查方法如放射性核素骨扫描等。骨肿瘤不同的检测方法有不同的特点，也有各自的局限性。

1. X线

X线检查操作简便、廉价、信息量丰富，是骨肿瘤诊断的首选影像学检查方法，可明确显示肿瘤部位、病变范围及生长方式。恶性骨肿瘤表现复杂，可有成骨性或溶骨性改变：成骨性改变表现为肿瘤部位密度增高，有致密性成骨；溶骨性改变表现为骨质虫蚀状改变，边缘不整，骨及软组织内可见瘤骨或瘤软骨形成。良性骨肿瘤多表现为溶骨性破坏，病变部位骨质呈圆形或椭圆形膨胀性改变，边界清晰，病理性骨折时可见骨皮质中断等征象。

X线对脊柱、颅骨、骨盆等结构复杂部位中的小体积骨肿瘤显示效果较差，也不能完整、准确地显示出骨肿瘤对周围组织的侵犯和边界破坏的程度，需要采用更精密的影像学方法进行检查。

2. CT

CT的特点是对骨质破坏范围及钙化、骨化的显示较为敏感，尤其是对复杂结构中的小病灶能够清晰、准确地显示；其密度分辨率高，可显示出软组织肿块、病灶囊性改变及内部的微小钙化。缺点在于空间分辨率较差，对骨膜细微变化的显示不如 X 线。

恶性骨肿瘤的 CT 表现多为肿瘤与正常组织边界不清，且病变范围广泛，形态不规则，呈虫蚀状或锯齿状；主要表现为骨质破坏，骨皮质不完整，可见骨膜反应及软组织肿块。增强 CT 扫描可见周围血管网增加，多伴明显的均匀或不均匀强化；有助于观察瘤内囊变坏死等具体情况，可对肿瘤与邻近组织或周围水肿进行区别。

良性肿瘤的 CT 检查多表现为形态规则的骨质破坏，破坏区边缘多见密度增高的硬化带，且病变范围局限，与正常界面边界清楚；肿瘤多呈膨胀性生长；骨皮质变薄，但仍具有连续性，当发生病理骨折时可出现骨皮质连续性中断；可见局限于瘤体内的钙化灶；骨膜反应及软组织肿块少见，增强 CT 扫描多无明显变化。

3. MRI

MRI 对软组织分辨率较 X 线、CT 高，可从冠状面、矢状面和横断面评估病灶的软组织肿块大小及范围，能够清楚显示 X 线及 CT 不能充分显示的肿瘤与周围软组织、神经、血管的关系。但对钙化病灶、骨化及骨质破坏的显示不如 X 线和 CT 直观。随着目前更先进的成像技术如脂肪抑制、质子密度的应用，MRI 可更准确地鉴别骨肿瘤的良恶性，以及更准确地判断肿瘤的成分和范围。

4. 全身骨显像及 SPECT/CT 显像

全身骨显像是筛查骨转移性病变的首选影像学检查方法，可用于评价肿瘤是否转移、评价治疗效果及是否复发等。SPECT/CT 显像结合了骨显像对骨骼组织的特殊靶向作用，以及 CT 对溶骨、成骨、骨质破坏等病变的诊断优势，使融合显像的灵敏度、准确度等得到提高，且能够一次性对病变进行定位和定性诊断。SPECT/CT 可显示病变的骨代谢强弱，肿瘤成骨有很强的摄取核素能力，表现为病变范围内的核素浓集，可清楚地显示转移灶或跳跃病灶。

5. 各类型肿瘤的影像学表现

骨肉瘤的 X 线表现为侵袭性、破坏性和渗透性病损，有骨或骨样组织产生。病灶部位的特征为 X 线透光，骨皮质变薄且不连续，部分会侵袭软组织，与周围组织界限不清楚，但较少会跨越骨骺板和骨骺进入关节腔。在皮质骨穿透区，可见反应骨的 Codman 三角；当新生骨与长骨纵轴成直角时，呈"日光放射征"。MRI 能够很好地显示肿瘤的髓内范围、跳跃灶、软组织肿块范围及是否侵及骨骺或关节，T_1WI 呈低信号，T_2WI 的信号较 T_1WI 强，但较脂肪、液体信号弱。

尤文氏肉瘤的影像学表现多为溶骨性病变，且骨质破坏范围与肿块大小一致，典型表现为边界不清的片状、筛孔状或虫蚀样溶骨性破坏。X 线可见多层骨膜反应形成的"洋葱皮"，部分也可见垂直的"日光样"骨膜新生骨，但较骨肉瘤少见。CT 表现与 X 线基本一致，还可发现早期病变的细微骨质破坏，以及破坏区内的骨质增生硬化和残余骨，并更好地观察髓腔内的变化。MRI 常见软组织包块在 T_1WI 呈低信号，T_2WI 及抑脂序列以高信号为主，信号不均匀。

骨软骨瘤典型的影像学表现是与骨皮质和骨松质相连的骨性突出物，底部与邻近骨皮质相连形成肿瘤的基底部，瘤内可出现不规则钙化区，特别是软骨帽的部位。当肿瘤表面的分叶状或环形钙化带出现中断不连续或软骨帽出现广泛钙化、不规则透光区或明显增厚时，则应考虑恶变可能。CT 较 X 线可更清楚地显示肿瘤与正常骨之间的关系、骨皮质的连续性以及复杂部位的肿瘤。MRI 可清晰显示病变的范围和信号特点，测量软骨帽的厚度及观察与周围组织的关系。

多数内生软骨瘤可依靠 X 线及 CT 做出正确诊断，其特征表现为髓腔内囊状破坏区内砂粒状、点环状钙化；骨膜软骨瘤通常较小，位于骨表面，底面的骨皮质呈扇贝状，边缘锐利，周围有硬化带。MRI

示病灶呈 T_1WI 低或中等信号，局部高信号代表被肿瘤包裹的正常骨髓脂肪组织；肿瘤基质的钙化及间隔均为 T_2WI 高信号，其表现类似软骨。

LCH 的 X 线与 CT 表现相同，为病变处骨干增粗、骨皮质变薄，瘤内可见溶骨性、囊性、膨胀性骨质破坏；病灶边缘清晰，硬化不明显，常见骨膜反应，呈层状、线样、葱皮样骨膜增生。病变在 MRI 的 T_1WI 为等信号或稍低信号；T_2WI 为高信号或混杂高信号，周围可见骨膜反应，呈袖套征改变，邻近髓腔可见广泛异常信号；抑脂序列中病灶均呈高信号。

X 线作为骨纤维结构不良的首选检查方法，可清晰显示肿瘤部位、大小、病灶范围及骨结构破坏，特征性表现为囊状或毛玻璃样阴影，呈膨胀性、溶骨性改变，骨皮质较薄，一般无骨膜反应，囊内存在散在条索状骨纹和斑点状致密影。CT 较 X 线可更细致地显示病灶内粗大的骨小梁及周边硬化带。MRI 则可显示出病灶与髓腔的分隔以及周围软组织受累情况，病灶部位常表现为 T_1WI 低信号、T_2WI 混杂信号。

骨样骨瘤的影像学特征性表现是瘤巢，瘤巢的确定是诊断骨样骨瘤的关键。瘤巢一般位于病变中心，常为单个瘤巢，且多发生钙化或骨化，呈"牛眼征"。CT 是目前显示骨样骨瘤瘤巢的最佳方法，比 X 线和 MRI 更准确，可清楚显示瘤巢的大小、范围及确切位置，辅助手术定位。瘤巢在 T_1WI 呈低信号，T_2WI 呈低、中或高信号。T_2WI 三种信号对应骨样骨瘤发展的三个阶段：高信号说明以骨样组织为主，而等或低信号为中心骨化或钙化所致，这是形成"牛眼征"的病理基础。瘤巢周围骨质硬化和骨膜反应在各种序列中均为低信号；增强扫描瘤巢明显强化，尤其是骨样组织为主且血供丰富的病灶；少数瘤巢呈环形强化，相当于除钙化或骨化区剩余的骨样组织部分，可以突出骨硬化中心的瘤巢。

X 线是诊断 ABC 的基本检查方法。早期或溶骨期表现为边缘清晰的骨质破坏，膨胀不明显；而囊变期呈进行性扩大的骨质破坏，出现特征性的"吹气球"样改变。CT 不但可显示病变大小、部位和范围，还可显示单发或多发的液-液平面及囊内纤维分隔的强化。MRI 在骨质改变方面的显示总体不如 X 线及 CT，但在显示软组织方面有较大优势，如液-液平面及低信号纤维包膜。SBC 的影像学特征为位于骨干、髓内邻近骺板的透光病灶，常于骨骼发育成熟之前达到最大体积。X 线上与 ABC 较相似，但后者多为偏心性，具有中度侵蚀性，且常穿破骨皮质，边缘轮廓不清。

二、儿童四肢恶性骨肿瘤的保肢治疗

对儿童下肢原发性恶性骨肿瘤患者的手术治疗，大段瘤骨广泛切除术并假体重建已经作为截肢术的替代方案被广泛接受。截肢术和旋转成形术主要应用于肿瘤复发或者病理骨折等侵犯多个解剖间室的患者。

（一）同种异体骨移植

1. 带血管腓骨复合大段异体骨移植（Capanna's technique）

随着诊断、化疗及影像学技术的进步，大部分四肢恶性骨肿瘤可行保肢手术。肿瘤切除后大段骨缺损修复包括生物重建、假体重建和旋转成形等。每种方法各有利弊，重建选择需综合考虑患者年龄、肿瘤性质、软组织条件、并发症及社会心理因素等。

常用大段骨缺损生物重建包括牵引性骨生长、瘤骨灭活回植、异体骨、带血管自体腓骨干移植等。然而，延迟愈合或骨不连、骨折、感染是生物重建后常见并发症，往往需要多次手术，部分病例甚至以截肢告终。

组合生物重建是指将两种或两种以上的生物重建方法复合，取长补短达到最大程度的功能恢复、最小并发症发生率的目的。Capanna 在 1993 年最早报告了组合重建技术，将异体骨和带血管腓骨组合用于骨肿瘤切除后下肢大段骨缺损的重建。组合技术中异体骨可提供骨量、早期力学支撑及对腓骨的保护；带血管腓骨促进了异体骨与宿主骨愈合，腓骨愈合后能提供中晚期力学支撑，对股骨、胫骨等主要负重骨的长节段骨缺损，组合生物重建往往一期手术即可获得可靠的缺损修复。李靖对该项技术适应证和方法进行拓展，将其应用于四肢主要长骨如股骨、胫骨、肱骨以及跟骨等特殊部位肿瘤切除后的重建。本章节重点论述胫骨骨肿瘤瘤段切除后腓骨瓣复合大段异体骨修复骨缺损手术。

（1）手术适应证：术式的主要优势是保留胫骨远近端关节面，未侵犯胫骨两端骨骺的胫骨恶性骨肿瘤均可采用腓骨复合异体骨重建修复肿瘤切除后的骨缺损，从而保留自体关节面。

（2）手术禁忌证：严重肝肾功能异常及凝血功能障碍；合并有影响骨折或切口愈合的疾病，如糖尿病、甲状腺功能亢进症等；及不能耐受 4h 以上长时间手术的患者。

（3）术前准备：术前需充分评估患者全身情况，应可耐受长时间手术，测量可供取腓骨长度的范围，严格把握适应证，完善术前检查，排除腓骨瓣供血血管变异等情况。

（4）腓骨重建方式设计：切取同侧带血管蒂的游离腓骨，切取腓骨长度较异体骨长 2 ~ 4cm，以保证两端各有 1 ~ 2cm 可以插入两侧宿主骨缺损区断端髓腔内。复合异体骨时将腓骨瓣纵向插入异体骨髓腔，血管蒂一侧的异体骨开槽，避免血管受压，用接骨板进行固定，重建体的固定只需用单皮质螺钉固定异体骨，勿将螺钉固定于腓骨以防影响腓骨循环。对胫骨上端的骨缺损采用腓血管近端蒂腓骨瓣翻转移位，对胫骨中段及远端骨缺损则采用腓血管远端蒂翻转移位。腓骨瓣切取完成后通过骨间膜将腓骨转移到胫骨侧后插入异体骨进行复合。对切取后的腓骨缺损用大段异体腓骨行缺损重建或不重建。

（5）病例介绍及手术步骤：

病例 1：男，15 岁，主因右小腿近端包块入院。穿刺活检证实为右胫骨近端骨肉瘤，给予新辅助化疗 3 次，肿瘤化疗反应好。术前 X 线片显示为胫骨近端混合型病变，累及胫骨干骺端。MRI 显示肿瘤部分反应区累及到胫骨外侧平台。术前将 CT/MRI 融合图像输入 Stryker 导航用于术中识别肿瘤骨内范围便于精确切除（图 2-5-2）。

术中先做肿瘤周围组织的充分游离，用导航设备确定肿瘤在骨内的范围，在导航引导下做肿瘤远、近端的精确截骨，确保安全外科边界前提下切除肿瘤，保留内侧胫骨平台及与其相连的十字韧带。将同侧带血管蒂腓骨瓣转位到胫侧，将其插入带有部分外侧平台关节面的异体骨形成复合体，修复骨关节缺损。切除后腓骨用异体骨重建。重建膝关节周围侧副韧带及伸膝装置。

术后切口愈合良好，膝关节伸直支具固定 6 周，6 周后开始膝关节屈伸锻炼，术后 3 个月下地部分负重，术后 8 个月完全负重。术后 11 个月异体骨、腓骨、自体骨三者之间完全愈合（图 2-5-3），膝关节屈伸活动度 0° ~ 130°，与健侧肢体一致（图 2-5-4）。

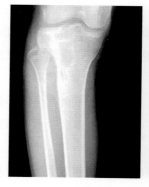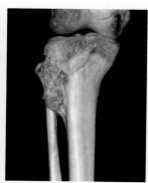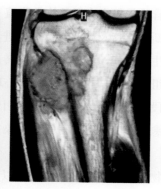

图 2-5-2　术前 X 线片、三维 CT、MRI 显示肿瘤骨内外范围

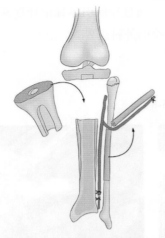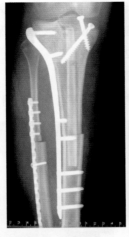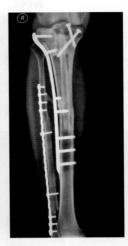

图 2-5-3　手术示意图、术后 X 线片、术后 1 年重建骨结合部愈合

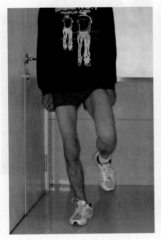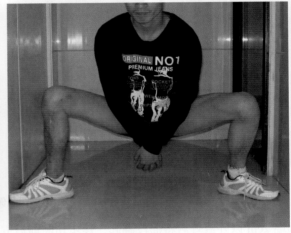

图 2-5-4　术后患者单腿站立相、术后膝关节屈曲情况

（6）基于此病例介绍手术步骤：

1）采用小腿内外侧双切口，内侧切口用于肿瘤切除，外侧切口用于切取带血管蒂的腓骨瓣转移和腓骨缺损重建。内侧切口位于胫骨内后缘略前方，注意保护大隐静脉并将其拉向切口后方。术中计算机导航设备的 Tracker 放置在胫骨远端（图 2-5-5）。

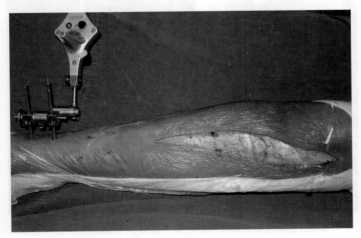

图 2-5-5　安装计算机辅助导航设备的 Tracker

2）将髌韧带于胫骨结节止点处切断翻向外侧显露膝关节。通过导航引导确定计划截骨线位置，注意截骨线位置在肿瘤 MRI 显示的反应带 5mm 以上，以确保安全的外科边界。

3）用电刀标注截骨线位置（图 2-5-6）。

4）以锐利骨刀进行内侧平台截骨（图 2-5-7）。

5）截骨以后将带有内外交叉韧带的内侧平台翻起（图 2-5-8）。

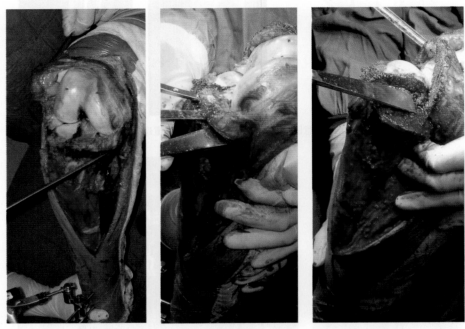

图 2-5-6   图 2-5-7   图 2-5-8

图 2-5-6 ~ 图 2-5-8   标记截骨线，骨刀截骨，翻起保留交叉韧带的内侧平台

6）肿瘤远端 2cm 以外截骨后将瘤段翻起，逐步切断前后方肌群在瘤段上的附着点，保护后群肌肉内的胫后血管和腓血管（图 2-5-9）。

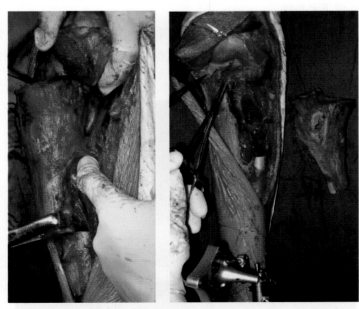

图 2-5-9 标记截骨线，骨刀截骨，翻起保留交叉韧带的内侧平台图 8、9 瘤段安全边界截骨，保护好胫后血管及腓血管，保留交叉韧带和半月板

7）切除的瘤段，可见保留的内侧平台以及其连续的前后十字韧带、内外侧半月板（图2-5-9）。

8）将大小匹配的异体骨去除内侧平台软骨及部分软骨，修整成与切除瘤段大小完全匹配的带部分关节面的异体骨瘤段（图2-5-10）。

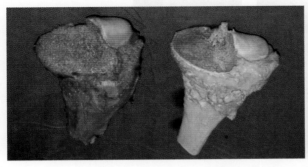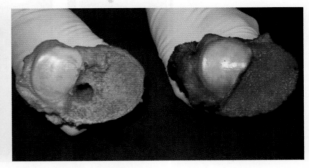

图2-5-10　修整与瘤段相匹配的异体骨，并开容纳腓骨的隧道

9）后外侧切口游离带血管蒂的腓骨瓣。图中腓骨瓣远方已经截骨，近端线锯已经环绕腓骨准备截骨（图2-5-11）。

10）异体骨髓腔开槽准备接纳带血管腓骨（图2-5-12）。

11）带血管蒂腓骨通过肌间隔转向前方，准备插入异体骨进行复合（图2-5-12）。

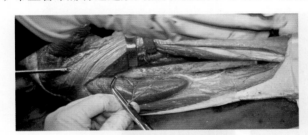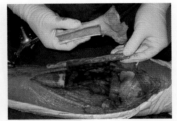

图2-5-11　切取腓骨瓣　　　　　**图2-5-12　异体骨开槽，腓骨瓣通过肌间隔转向前方，与异体骨复合**

12）带血管腓骨插入异体骨后复合（图2-5-13）。

13）将保留的与前后十字韧带连接的内侧平台与复合体进行固定（本例用两枚加压螺钉）（图2-5-14）。

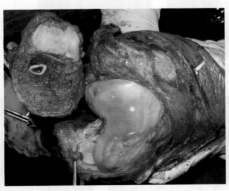

图2-5-13　　　　　　图2-5-14
图2-5-13、图2-5-14　腓骨瓣和异体骨复合，保留的内侧平台与复合体固定

14）用外侧接骨板将复合体与胫骨远端残端做固定（图2-5-15）。

15）缺损腓骨用异体腓骨重建（图2-5-15）。

16）将髌韧带残端重建于异体骨的胫骨结节上（图2-5-15）。

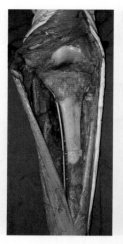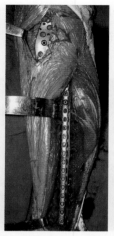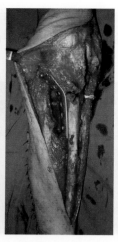

图 2-5-15　复合体与自体骨复位固定、异体腓骨移植固定、髌韧带重建

病例 2：男，17 岁，因右小腿疼痛摄 X 线片提示右胫骨中下段病变，穿刺活检证实为低级别中央型骨肉瘤。术前 X 线片显示为胫骨中下段成骨溶骨混合型病变，干骺端未受侵犯（图 2-5-16）。行瘤段切除腓骨瓣复合异体骨修复骨缺损重建术，术中确保远近端安全边界下切除瘤段，同侧远端带蒂的腓骨瓣旋转转移，复合异体骨修复重建胫骨中下段缺损，接骨板结实固定（图 2-5-17）。

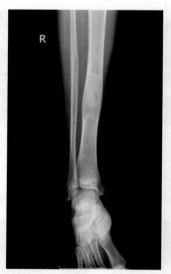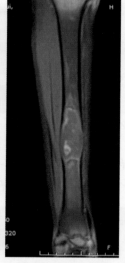

图 2-5-16　右侧胫骨中下段中央型低级别骨肉瘤，X 线、MRI 表现

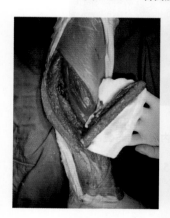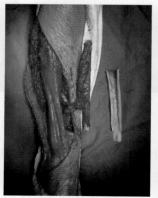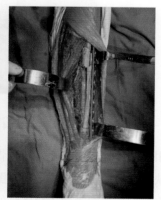

图 2-5-17　瘤段切除后，切取远端带蒂腓骨瓣、复合异体骨重建骨缺损

术后切口愈合良好，术后3个月内不负重情况下锻炼下肢关节功能，术后3个月下地部分负重，术后6个月移植腓骨两端愈合可完全负重。术后12个月异体骨、腓骨、自体骨愈合（图2-5-18），患肢功能与健侧完全一致。

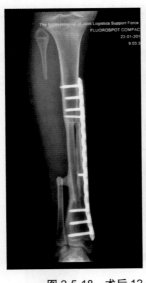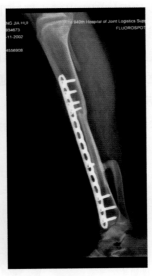

图 2-5-18　术后 12 个月，复合体重建愈合

（7）治疗方法选择：病例1是胫骨近端骨肉瘤，化疗有效肿瘤缩小，肿瘤侵犯胫骨部分外侧平台。外科常规可选方案有二：一是胫骨近端肿瘤关节内切除人工肿瘤关节置换。这种方法的优点是能够获得早期可活动的关节，但肿瘤关节牺牲了未受肿瘤累及的股骨侧，同时目前的骨水泥肿瘤假体远期有非常高的假体松动断裂风险，如果患者能长期存活则需要在生存期内进行多次翻修手术。二是胫骨近端肿瘤切除人工异体骨关节重建。这种方法优点在于不牺牲股骨侧骨质，但异体骨半关节移植需要重建关节的稳定结构如十字韧带，重建后关节往往功能不佳，因此，患者不但可能出现骨不连等异体骨并发症，远期还可出现关节失稳、退变，活动度减少甚至关节功能完全丧失。

本例采用计算机导航下精确截骨，保留内侧平台及其相连续的交叉韧带，可最大程度保留关节内在稳定性，通过复合带有部分外侧平台关节面的异体骨以获得关节面精确重建。为了使移植异体骨与自体骨愈合，同时为促进异体骨软骨下骨活化，采用带血管蒂同侧腓骨转移。对同侧腓骨切除后缺损采用异体骨重建获得小腿重建即刻和持久稳定性。

该患者采用复合生物重建的方法获得理想功能，膝关节活动度与对侧相比无差异，同时由于带血管腓骨的加入，平台关节结合部和干部结合部均获得了理想愈合。MSTS（Musculoskeletal Tumor Society）评分为100%。术后随访5年未见肿瘤复发。

病例2是胫骨中下段骨肉瘤，常规重建方法可选择单纯异体骨移植或节段人工假体重建。但单纯异体骨不愈合率极高，形成骨不连导致后期负重后内固定断裂使修复重建失败，并增加了局部感染的风险。节段人工假体采用的是骨水泥固定的方式，假体将出现松动或断裂。而采用腓骨瓣复合重建的方式可形成永久的生物愈合，能完全恢复肢体功能，尤其适用于肿瘤预后较好的患者。有研究表明，对瘤段切除长度＞15cm、年龄＞18岁的患者，强烈推荐采用腓骨瓣复合异体骨修复骨缺损。

（8）注意事项：复合重建核心理论是具有生物活性腓骨的成骨组织促进了骨结合部的愈合，异体骨提供骨量和坚强早期支撑。因此在术中应该注意以下事项：

1）注意腓骨切取和血管吻合的质量，确保移植腓骨成活。

2）腓骨切取长度应长于异体骨 3 ~ 5cm，两端可以插入瘤段切除后的骨残端 2cm 左右利于接触，即使腓骨未成活，腓骨和自体骨之间的愈合概率也大大增加。

3）腓骨和异体骨复合时候如插入困难需在异体骨表面开槽，防止血管蒂受压。

4）异体骨尽可能用少的螺钉固定以减少螺钉孔处应力骨折可能；尽可能用坚强内固定对复合体进行支撑，防止在骨愈合之前的固定失败。

5）异体骨与自体骨接触端之间需要良好对合匹配以增加两者之间愈合的概率。

6）异体骨和自体骨之间愈合的外半部分需要通过自体骨表面外骨膜的爬行填充完成，因此在肿瘤切除过程中尽可能保护骨残端周围的骨膜和软组织。

7）血管吻合的病例术后需要进行常规的三抗治疗，确保移植腓骨的成活。

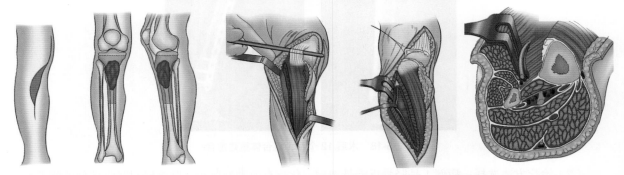

图 2-5-19　Capanna's technique 示意图（一）：内侧切口位于胫骨内后缘略前方，保护大隐静脉并将其拉向切口后方

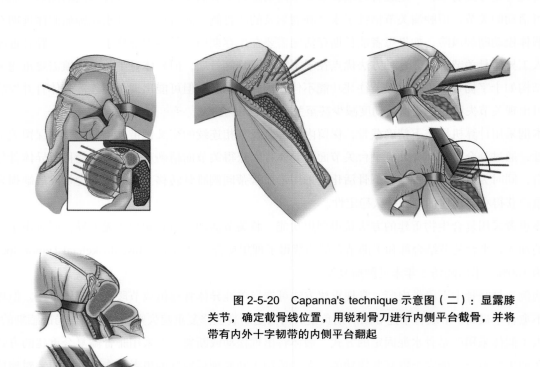

图 2-5-20　Capanna's technique 示意图（二）：显露膝关节，确定截骨线位置，用锐利骨刀进行内侧平台截骨，并将带有内外十字韧带的内侧平台翻起

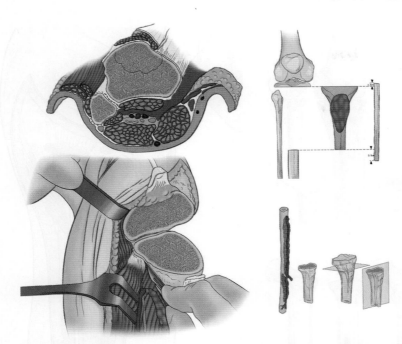

图 2-5-21　Capanna's technique 示意图（三）：从肿瘤远端将瘤段翻起，逐步切断前后方肌群在瘤段上的附着点，保护后方的胫后血管和腓血管。瘤段完整切除后，截取匹配长度的带血管蒂的腓骨瓣和异体骨

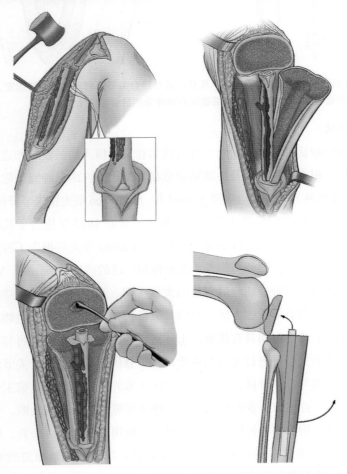

图 2-5-22　Capanna's technique 示意图（四）：游离的带血管蒂的腓骨瓣插入胫骨远端断端髓腔，异体骨开槽接纳腓骨，复合良好后，将复合体与保留的内侧平台嵌合

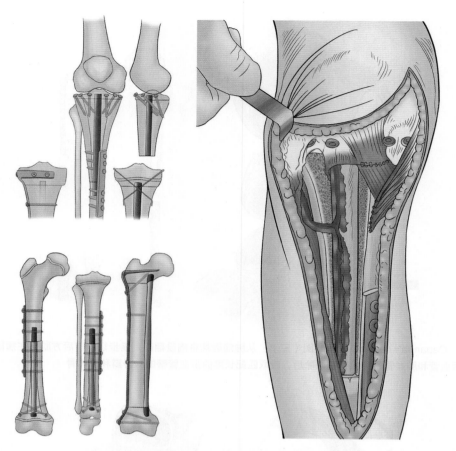

图 2-5-23　Capanna's technique 示意图（五）：将复合体与残余关节面利用加压螺钉固定，与宿主骨残端利用外侧接骨板进行固定。胫骨缺损重建时，还需将髌韧带残端重建在异体骨的胫骨结节上

2. 大段同种异体骨移植

近数十年以来，随着影像诊断、辅助治疗、外科技术和重建植入物的发展和进步，越来越多的骨肿瘤患者可以选择保肢治疗，患者的生存期及生活质量也在不断提高，因此肿瘤切除后的肢体功能重建也越来越受到重视。近代冷冻同种异体骨的应用源于 1881 年，MacEwen 最先报告了异体骨移植的成功经验；1908 年 Lexer 首先实施了肿瘤切除后异体半膝关节移植术，并在 1925 年报告了长期随访结果，保肢成功率达 50%。但是直到 20 世纪 60 年代，Herndon、Chase、Curtiss 等先后报告了冷冻处理能显著降低对同种异体骨移植的免疫排斥反应后，同种异体骨才开始得到广泛的应用。Parrish、Volkov、Ottolenghi 等均报告了成功应用同种异体骨进行肿瘤切除后重建的大量病例。临床实践中的成功经验证明，冷冻大段同种异体骨是骨肿瘤保肢手术的有效重建方法。与瘤骨灭活再植、人工假体、生物材料等其他重建方法相比，同种异体骨移植在以下几个方面具有优势：①移植骨的大小和外形轮廓可与宿主骨相匹配；②利用带有关节软骨的同种异体半关节可进行关节的重建；③带有供肌腱、韧带、关节囊等重建的附着点，使关节重建后的功能更佳；④与自体骨移植相比，无供区手术并发症；⑤通过宿主骨组织的长入和爬行替代，可部分转变为"自体"骨组织；⑥即使因骨折、感染等原因造成移植失败，仍为再次重建提供了机会。另一方面，从目前所应用的同种异体骨取材、保存、应用的技术方法来看，同种异体骨移植也存在着明显的有待解决的缺陷，主要包括：①术后优良率较低，国内外文献报道的术后优良率最高仅达80%；②术后感染、骨折、骨不愈合等并发症发生率较高；③虽严格筛选供体，仍无法完全排除病毒传播的危险；④尽管建立了较大的骨库，仍有相当数量的移植骨与宿主骨不能形成良好匹配；⑤同种异体

骨的修整、内固定方式以及肌腱和韧带的重建等仍存在许多技术难点有待解决。

（1）非结构性的同种异体骨移植：非结构性的同种异体骨指经粉碎后的松质骨或皮质骨 - 松质骨来源的异体骨粒，通常主要用于填充可能诱发肿瘤的病损（骨囊肿、动脉瘤样骨囊肿）、良性肿瘤（骨巨细胞瘤、内生软骨瘤）以及部分低度恶性的骨肿瘤（G_1 期的骨巨细胞瘤、继发性软骨肉瘤）等所造成的空腔性骨缺损。与自体骨移植相比，同种异体骨粒不受供骨量限制且避免了取骨可能造成的并发症。Glancy 等对分别应用同种异体骨和自体骨治疗良性病变致儿童空腔性骨缺损的病例进行了回顾性研究，发现在缺损 < 60cm^3 的病例中两种移植骨均能达到满意愈合，而在缺损 > 60cm^3 的病例中全部或部分骨愈合率自体骨（100%）大于同种异体骨（67%）。为了增进同种异体骨对大的空腔缺损的修复率，一些医生将部分自体骨或脱钙骨基质与异体骨粒相混合，以增加移植骨的骨诱导性，从而使之更好地与宿主骨相结合。对大范围病损刮除后形成的较大空腔，残留骨壳的力学强度大大降低，一般采用皮质骨块作为支撑再填塞松质骨粒的方法，必要时还应使用适当的内固定物以防术后骨折和塌陷。

（2）结构性同种异体骨移植：结构性同种异体骨移植包括单髁或全髁的异体骨关节移植、保留自体关节的异体骨段移植或骨端切除关节融合术以及异体骨 - 人工假体复合物置换。

1）同种异体骨关节移植：

①单髁异体骨关节移植：单髁异体骨关节移植一般应用于良性或低度恶性肿瘤切除后的重建，最常应用于膝关节骨巨细胞瘤的病例，较少应用于恶性肿瘤病例。对骨巨细胞瘤造成的单髁病变，使用人工假体就必须牺牲健康的骨组织；而异体骨关节移植不仅能够修复缺损，还可应用宿主韧带和半月板进行软组织的重建。该术式对操作技术有较高要求，通常需要技术熟练的医生完成。术前应对异体骨的大小和关节面是否匹配进行细致的筛选，术中必须进行精准的修整使移植骨能与宿主骨形成良好的嵌合，消灭缺损，同时重建后的关节应保持关节面的匹配和正确的力线，避免内、外翻畸形的发生。力线不佳将导致错误的应力方向，造成治疗失败。一般选择钢板螺钉对移植骨进行牢固的内固定，在宿主骨干安置 3 枚皮质骨螺钉通常能提供坚强的固定。修复关节韧带时应使其保持一定的张力，这样也有利于关节的稳定和功能恢复。

Ayerza 等对 40 例股骨远端或胫骨近端单髁异体骨关节移植病例进行平均 10 年的随访研究，结果为 2 例复发、2 例发生关节面塌陷、1 例异体骨吸收、2 例感染、1 例骨折；6 例行异体骨取出术，但均通过更换异体骨移植物后修复了缺损；异体骨的 5 年保留率为 85%。

②全髁异体骨关节移植：全髁异体骨关节移植用于侵及关节的骨肿瘤被切除后半关节的重建，即异体半关节置换。异体半关节置换可应用于肢体绝大部分大关节一端关节面切除后的重建，其中有些是目前人工假体置换技术尚不完善的部位，如肱骨远端、胫骨远端、桡骨远端等。不管肿瘤的良恶程度如何，只要关节面受到破坏，均可应用异体半关节进行重建。同单髁骨关节移植一样，异体半关节置换也需要较高的手术技术。选择合适大小的异体半关节对关节面的匹配和关节的稳定性具有决定性意义，牢固的内固定方式也十分重要。如果采用钢板螺钉固定，则通常选择动力加压钢板且钢板的长度应跨越异体半关节的全长。我们经研究和临床实践采用逆行插钉的髁上型交锁髓内钉进行固定，必要时在骨结合部加用小钢板控制旋转。1983—2001 年共采用大段同种异体骨关节移植 247 例，手术效果满意。对主要肌腱、韧带和关节囊必须进行严格细致的重建，稳定的关节可以使患者获得具有良好功能的肢体，并能延长异体半关节的使用时间。对下肢负重关节的重建需要保持良好的力线，否则将对异体骨关节面产生过大的应力，影响功能并往往最终造成治疗的失败。

Mankin 等对 386 例异体骨关节移植病例进行 2 年以上的随访，并应用自行提出的分级评估系统对术后疗效进行了评价，优良率为 73%。Muscolo 等报告 104 例股骨远端或胫骨近端异体骨关节移植病例的异体骨 5 年存活率为 73%、保肢率为 93%，5 年后 1/3 的病例出现 X 线证实的关节退变。Mnaymneh 等对 83 例股骨远端异体骨关节移植病例进行 2 年以上随访，应用 Mankin 提出的评估系统对疗效进行评价，发现在 53 例未行化疗的患者中优良率达 73%，而在 30 例术后行化疗的患者中优良率仅 53%；在 38 例胫骨近端异体骨关节移植病例中优良率为 66%，行化疗和未行化疗病例的优良率无显著性差异。

肱骨近端异体半关节置换的术后优良率较低。Gebhardt 等报告 20 例肱骨近端骨关节移植病例，疗效满意率为 60%。Getty 和 Peabody 报告 16 例接受肱骨近端骨关节移植的患者，移植骨 5 年存活率为 68%。但是，肩关节活动受限以及术后并发症的高发生率使这些学者认为异体骨关节移植不应作为肱骨近端重建的常规方法。Degroot 等将骨水泥应用于肱骨近端异体骨关节移植，平均随访时间 5.3 年，23 例充填骨水泥的异体骨骨折发生率为 17%，未使用骨水泥的 8 例中 7 例发生骨折，骨折率高达 88%。

桡骨远端的异体骨关节移植较其他部位应用少。Kocher 等报告 24 例应用桡骨远端异体骨关节进行重建的病例，其中大多数为骨巨细胞瘤患者。8 例最终行翻修术，主要原因为骨折（4 例）和腕关节疼痛（2 例）；14 例因其他并发症行二次手术；在 16 例异体骨成活的病例中，3 例无功能限制、9 例仅在重体力活动时有功能限制、4 例在中度活动时有功能限制。

2）同种异体骨段移植：同种异体骨段移植一般应用于长骨骨干或干骺端肿瘤切除后保留关节面的缺损重建。在这类病例中患者自体关节面得以保留，从而避免了异体半关节移植的关节软骨退化、关节面塌陷、关节不稳等并发症的发生。作为节段性缺损的生物学重建方案，异体骨段移植尤其适用于有局部病变的年轻患者。这类手术需要熟练的操作技术，但即使是最熟练的手术医生仍难以避免术后并发症的发生。对年轻患者来说，如果在依据肿瘤学原则彻底切除肿瘤的前提下能够保留自体关节面，那么所带来的术后功能恢复使异体骨段移植相较于其他方法仍然具有优势。术前需进行严格细致的影像学检查以确定完整切除肿瘤的外科边界，这是整个治疗过程中至关重要的一环。异体骨段与自体骨截面的结合和牢固固定是手术成功的关键，可使用钢板螺钉或髓内钉固定，固定范围应跨越异体骨段全长以降低术后骨折的发生率。将带血管蒂的自体腓骨段插入异体骨段髓腔内进行重建能够增进骨结合部的愈合。

Ortiz-Cruz 等报告了对 104 例异体骨段移植病例 2 年以上的随访结果，异体骨保留且恢复基本功能的患者比例为 84%；15 例异体骨移植失败，其中半数病例仍保全了肢体，总保肢率为 92%。Muscolo 等对 59 例行异体骨段移植的患者进行研究，发现在移植骨愈合过程中进行化疗对异体骨的保留率无影响，但与骨不连的高发生率相关。骨不连的发生率为 9%，骨干的不连接率明显大于干骺端；应用髓内钉固定的病例其骨不连发生率高于应用钢板螺钉者。感染发生率为 5%，低于大多数类似报告。骨折发生率为 7%，全部骨折均发生在异体骨与内固定物未牢固接触的部位。5 年后异体骨的总保留率为 79%。

3）同种异体骨关节融合术：关节融合术目前在保肢手术中较少使用，主要应用于无法保留肩、膝关节面，又对体力活动有较高要求的肿瘤切除患者肢体重建，也可用于包括髋、踝、腕关节的肿瘤切除后重建。其手术成功率低于异体骨段移植，两者手术操作基本相同。肿瘤切除后将同种异体骨截成合适的长度并与宿主骨进行牢固的固定。在膝部，髓内钉或钢板螺钉均可应用，使用髓内钉固定时可在骨结合部加行钢板螺钉固定以控制可能的旋转；在肩部，可通过预弯的重建钢板和通过关节盂的 6.5mm 松质骨钉将异体骨固定在肩胛岗上。手术中应保证异体骨与宿主骨有充分接触以降低骨不连的发生率。

Mankin 等回顾了行同种异体骨关节融合术的 71 例病例，80% 的病例为股骨远端或肱骨近端切除。依据 Mankin 自己提出的评估系统进行术后评价，仅 3% 为优，51% 为良。Weiner 等报告了膝部肿瘤切除后行异体骨关节融合术的 39 例病例，包括股骨远端或胫骨近端异体骨移植的 32 例均达到骨结合部的愈合，肢体功能恢复满意。

4）复合人工假体的同种异体骨移植：人工假体-同种异体骨复合物的优势在于将异体骨的生物学优势与人工假体的可预制性和模块性特点相结合，与异体半关节置换相比，避免了异体关节软骨的退变和塌陷；与人工假体相比，异体骨提供了重建主要肌腱和韧带的附丽点，如膝部伸肌群、肩部旋转肩袖和髋部外展肌群与异体骨上肌腱附丽点的重新附丽，其修复效果显然优于直接与假体的附丽。此外，这项技术也不需要异体骨的大小与宿主骨有精确的匹配，从而增加了异体骨关节的使用率。该项技术在股骨近端、股骨远端、胫骨近端、肱骨近端等部位肿瘤切除后的重建中均已得到应用（具体内容见下一节）。

3. 同种异体骨移植的愈合机制

有实验证明异体骨移植与自体骨移植愈合过程基本相似，但异体骨愈合速度缓慢。笔者团队采用大段异体骨修复骨肿瘤切除后缺损，67例随访病例的异体骨-宿主骨结合部的骨愈合时间平均为4.8个月。但结合部的愈合并不意味着移植骨段已完全活化，其内部的骨吸收和爬行替代仍持续存在。1908年Axhausen提出了爬行替代理论，认为移植骨块能为新骨形成提供成骨环境和支架作用，使新生骨组织沿其表面生长，同时移植骨块逐渐降解并被新骨完全替代。但是异体骨在体内的愈合过程并非单纯依靠宿主骨的爬行替代即骨传导作用，而是移植骨段多途径的活化愈合过程，即在接触宿主骨端或移植骨床软组织的移植骨表面均存在爬行替代和骨诱导过程。笔者团队采用组织学、免疫组织化学和四环素荧光标记的方法，对兔及患者大段同种异体骨移植的活检标本进行了长期转归的临床和实验研究，发现大段同种异体皮质骨通过四个愈合表面进行愈合活化，进而提出了大段同种异体皮质骨愈合表面的概念及临床意义：①异体骨哈佛氏管内壁的骨吸收、骨诱导成骨作用；②宿主骨-异体骨交界结合面的爬行替代；③异体皮质骨四周与周围软组织结合面的吸收与重建；④骨髓腔内壁的成骨活动。这四个方面构成大段同种异体皮质骨的有效活化表面积，研究提示在临床实践中应尽量保留上述活化表面，促成全方位多途径的愈合环境，减少各种机械遮挡和瘢痕覆盖。采用髓内固定并保留适当骨髓腔空间利于髓内重建血供。同种异体骨的愈合主要依靠骨传导，骨诱导亦发挥积极作用。在大段异体骨移植后长期转归的观察中发现骨诱导在异体骨植入早期新骨替代及愈合中起作用，移植后12个月异体骨的愈合过程主要为骨传导。

对大段同种异体骨移植后标本的病理研究发现，皮质骨的愈合是由宿主骨起源的外部骨痂连接宿主骨与移植骨并填充其间的缝隙，该过程约12个月；宿主骨对移植骨的替代包括外部修复和内部修复：移植后1年外部表层约40%被新骨修复替代，2年后约80%被新骨替代，移植骨内部修复非常缓慢，移植后5年仅15%～20%被新骨替代，而后的深度修复几乎不发生，深层未修复部分仍保持原有结构。笔者团队采用^{99m}Tc骨扫描、组织学和免疫组化方法进行的临床研究观察到大段同种异体骨的活化时间需3～5年，组织学表现为死骨与活骨共存，异体骨的骨松质部位内可见新骨、骨髓及新生血管，非主要负重区的关节软骨细胞部分存活。异体骨内的BMP在移植后早期的新骨替代及愈合中起作用，异体皮质骨内坏死骨单位替代不完全，但整个骨段内可见骨代谢活动。

Lind等研究了异体骨移植修复过程中I型胶原的基因表达，观察到移植骨的内部修复是先出现大量吸收腔，继而在吸收腔内出现大量表达I型胶原基因的细胞，证实了移植骨的愈合过程为先吸收再修复。由于异体骨移植后骨的吸收领先于新骨的形成，其力学强度存在一个先下降后逐步恢复的过程。对人自体皮质骨移植修复的观察发现术后6～12个月内骨吸收占优势，移植骨的强度最弱，一般至术后2年左右才逐渐恢复正常，提示在临床治疗过程中应加强这一时期对患肢的保护。正常生理负荷有利于移植骨自身的塑形和力学强度恢复，但这种效应的大小与时间有关：移植术后4周正常生理负荷可以促进移植骨和宿主骨界面间的早期愈合，移植术后4～16周正常生理负荷组移植骨与宿主骨界面间的成骨细胞活动明显高于低负荷组。因此，在保护患肢的同时给予移植骨适当的力学刺激有利于异体骨的愈合。

4. 同种异体骨的临床使用

（1）异体骨取材、保存与移植前处理：20 世纪 70 年代末，美国肌肉骨骼组织库协会颁布《肌肉骨骼组织库实施要领》，目前各国几乎均按该标准要求选择供体和贮存标本。该标准依据供骨者的年龄、病史、血液学检查、病毒感染的筛选及病理学检查等对供骨来源进行限定。采集标本前，复习供体病史资料，了解有关监测实验室检查数据非常重要。通常标本采集应在 24h 内进行，并尽量按严格无菌操作技术进行取材，取材时应保留附着在骨端的重要肌肉、韧带和关节囊等组织的附丽点，以利于移植时进行重建。经过临床反复实践，采用 -80℃深低温保存异体骨的方法较好，可显著降低异体骨的免疫原性，从而减轻术后免疫排斥反应的发生率，同时保持骨的机械特性。-80℃下长期贮藏还可减少蛋白溶解酶活性，因此可作为库存骨的长期保存方法。冷冻干燥的处理方法也可明显降低异体骨的免疫原性，但骨的机械强度明显减弱，难以作为支撑性的结构替代物，从而限制了其应用。

大段同种异体骨移植前处理对异体骨生物力学特性及愈合能力有重要影响，也是进行大段同种异体骨移植手术成功与否的关键。移植前处理包括取材、污染的控制、贮存、消毒，手术时处理等方面。

（2）大段同种异体骨骨库污染及控制：大段同种异体骨移植后细菌感染是手术后常见并发症，主要因为保肢手术本身创伤较大，且患者经多次化疗也造成抵抗力下降。其次，移植物多为新鲜冷冻骨，取材后未经二次消毒处理，而行 γ 射线辐照虽可灭菌，但影响骨的成骨诱导能力和生物力学特性。我科骨库控制污染最主要的步骤包括：①严格筛选供体，进行包括 PCR 在内的抗体测定，不合格者坚决废弃，经研究发现供体不合格率达 18%；②骨关节移植物应尽量去净骨膜、骨髓等有形成分，研究发现大段同种异体骨虽经无菌取骨，但取骨污染率仍达 30%，污染来源为供体和取骨者，软组织、骨膜、骨干表面污染多，髓腔内污染少。笔者团队采取的主要措施为：包装前彻底清除移植骨表面软组织、骨膜、骨髓，反复用抗生素生理盐水冲洗、浸泡，环氧乙烷二次消毒，最后无菌密封。

（3）手术中处理：手术前 30min 从骨库提取相应骨段，不开封，室温下逐渐复温。开封前仔细检查包装有无裂口；无菌条件下取出异体骨段并按以下步骤操作：① 75% 乙醇溶液冲洗异体骨表面和髓腔，剔除多余软组织；②开凿骨孔，预安装髓内固定装置，继续用 75% 乙醇溶液冲洗可见的松质骨部位；③ 3% 双氧水冲洗髓腔和松质骨，此时可冲出大量脂肪组织，直至冲净（松质骨部分变白）为止；④抗生素生理盐水冲洗 2 遍后，安装内固定，最后植入体内。

（4）大段同种异体骨灭菌方法研究：为了寻找既能有效灭菌，又不影响大段同种异体骨骨诱导生物活性和生物力学强度的方法，以金葡菌繁殖体、枯草杆菌黑色变种、蜡样杆菌芽孢三种标准菌株进行试验，选择 ^{60}Co-γ 射线辐照及环氧乙烷气体灭菌，发现：①环氧乙烷比 γ 射线有更快更强的灭菌效果，安全范围大；②完全杀菌的 γ 射线辐照剂量（40 kGy）也同时完全破坏了骨移植物的成骨诱导活性，而完全灭菌的环氧乙烷剂量对成骨活性干扰小；③中等剂量的环氧乙烷（500mg/L）作用 3 ~ 4h，既可完全灭菌，又不干扰移植骨生物活性，用于生物骨移植材料灭菌安全可靠。

（5）适应证和禁忌证：同种异体骨移植的适应证包括：Enneking 分期 I_A、I_B、II_A 和对化疗反应较好的 II_B，主要神经、血管未受累的恶性肿瘤，广泛切除后可行髋、膝、肩、肘关节功能的重建；全身情况和局部软组织条件良好，能按最佳手术边界根治性或广泛性切除肿瘤，预计局部复发率不高于截肢者；有良好的重建技术和重建条件，重建肢体的功能优于或至少不低于截肢后安装假肢者；无转移灶或单发转移灶经全身化疗后可广泛切除治愈者；患者要求保肢并能积极配合综合治疗者。

同种异体骨移植的禁忌证包括：肿瘤范围广泛，无法边缘性切除者；肿瘤局部或其他部位尚存在活动性感染者；因放疗或反复手术，局部皮肤、软组织和血供条件差，术后可致切口闭合困难或皮肤软组织坏死者；全身情况差或有并发症，难以耐受较大手术者；全身已有多处转移，预计存活不足 6 个月者。

（6）手术方法：根据移植骨段的侧别、部位、长度、软组织附丽情况及关节软骨、骨骺情况，术前仔细选择匹配。根据骨肿瘤广泛性切除原则，术中充分显露病灶部位并彻底整块切除肿瘤。切除范围通常以术前 MRI 为标准，截骨平面应超过髓腔内信号改变区域 2 ~ 5cm，切除的瘤段边缘及髓腔内组织做冷冻病理检查，确定有无残留肿瘤组织。选择合适的大段同种异体骨，经复温、酒精冲洗、双氧水脱脂等程序，植入骨缺损处。选择合适的内固定，如加压钢板螺钉或交锁髓内钉等，以达到异体骨与宿主骨的牢固固定。钢板螺钉固定可造成应力遮挡，对异体骨与宿主骨结合部的愈合不利，使用钢板及螺丝钉固定异体骨移植物的骨折发生率较高。根据我科对大段同种异体骨愈合规律的研究及提出的大段同种异体皮质骨有效活化表面积的概念，采用逆行插钉的髁上型交锁髓内钉固定，并在骨结合部加用钢板螺钉控制旋转，手术优良率达 80% 以上，国外报道为 60% ~ 70%；术后异体骨骨折发生率低于 10%，国外文献报道为 10.2% ~ 50%；术后骨不连发生率为 10%，国外文献报道为 11% ~ 17%。内固定安装完毕后必须进行关节囊、韧带、主要肌肉附丽点的重建和修复，以达到关节稳定，这是术后关节功能恢复的基础。以膝关节为例（如图 2-5-24 ~ 2-5-27），应以不可吸收丝线或钢丝将膝关节附件结构，包括髌韧

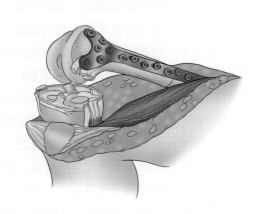

图 2-5-24 将匹配的大段同种异体骨植入骨缺损处，选择合适的内固定方式连接异体骨与宿主骨

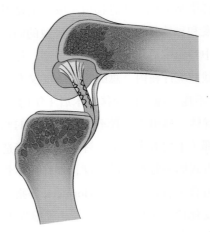

图 2-5-25 使用不可吸收丝线或钢丝重建膝关节韧带

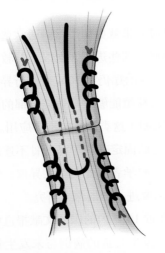

图 2-5-26 关节韧带重建方法示意图

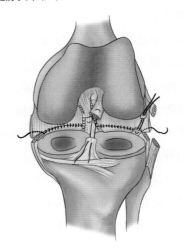

图 2-5-27 重建和修复膝关节附件结构，包括髌韧带，内、外侧副韧带，关节囊，肌腱等，维持膝关节稳定性

带、内外侧副韧带、关节囊、肌腱等重新附丽固定，维持膝关节的稳定性。异体骨表面必须有良好的软组织覆盖，特别提出的是在骨断端留有部分正常骨膜，在异体骨段周围建立骨膜、肌肉袖套，尽量覆盖移植骨段的有效活化表面积。切口缝合不应有张力，如不符合要求则应按整形外科技术原则消除切口张力，必要时行局部皮瓣转移或皮瓣移植术，以使异体骨周围有完整软组织覆盖，为异体骨与宿主骨愈合提供足够血运，同时能够降低术后感染的风险。在异体骨段周围应常规放置引流（细硅胶管），术后行负压引流 2~3 周，可将因异体骨免疫排斥反应引起的反应性组织液充分引流，有利于切口的一期愈合。

术后使用有效抗生素预防感染，患肢石膏固定于功能位 6 周后开始功能锻炼，并在支具保护下逐渐进行负重行走练习。根据病理结果确定肿瘤性质和恶性程度后决定是否行辅助化疗或放疗。应注意术后随访和评价，主要包括移植骨愈合率、肿瘤复发率以及患肢（关节）功能恢复情况。目前国际上较多采用国际保肢协会（International Society of Limb Salvage，ISOLS）制定的评估标准。

（7）并发症及处理：骨肿瘤切除后进行重建手术的术后并发症发生率均高于常规骨科重建手术，同种异体骨移植也同样如此。在 Mankin 等报告的 718 例同种异体骨移植中 156 例因术后并发症而造成手术失败，最常见的并发症依次为异体骨骨折（19%）、骨不连（17%）、感染（11%）和关节不稳（6%）。其中术后感染是造成异体骨移植失败的主要因素，在手术失败病例中 43% 为感染所致；而由于感染、肿瘤局部复发和异体骨骨折导致手术失败的病例占所有失败病例的 85%。绝大多数失败病例在术后 3 年内发生，其中移植术后 1 年内发生率最高。尽管有较高的并发症发生率，但是即使将与肿瘤相关的并发症所导致的截肢统计在内，总的截肢率也仅为 7%，85% 同种异体骨移植失败的病例最终保全了肢体。

1）骨不连：通常认为移植术后 1 年内异体骨与宿主骨的结合部仍未愈合视为骨不连。国外文献报道的同种异体骨移植术后骨不连发生率为 11%~17%。骨干结合部的愈合（平均 9 个月）要明显慢于干骺端结合部（平均 6 个月）。许多因素可能造成骨不连的发生率增加，感染是最为明确的原因之一。异体骨重建方式影响骨愈合的速度，如在异体骨关节融合和异体骨段移植中骨不连的发生率较高。此外，化疗对骨愈合也有显著影响。Hornicek 等报告 845 例患者中接受化疗病例的骨不连发生率（27%）明显高于未接受化疗者（11%）。Donati 等报告 112 例骨肉瘤病例在术前及术后均行化疗，其异体骨移植后骨不连的发生率高达 49%。就固定方式而言，Vander 等认为使用钢板螺钉与使用髓内钉固定的病例中骨不连的发生率无明显差异，当髓内钉固定的异体骨发生骨不连时，相比钢板螺钉更难以维持坚强的固定以保证骨结合部的最终愈合。

骨不连的发生显然影响了手术疗效，当并发骨折或感染时后果就更加严重。通常选择自体骨移植治疗异体骨结合部的骨不连，内固定物发生松动时必须进行翻修。那些进行 3 次以上补救手术的患者大多面临移植失败。Hornicek 等报告的骨不连病例中即使进行了补救治疗仍有 30% 最终行异体骨取出。在某些研究报告中将带血管蒂的游离腓骨与大段异体骨复合后进行移植能够提高骨结合部的愈合率，但对供骨区的选择、手术复杂性的提高以及手术时间的延长等因素限制了这类手术的推广应用。

尽量增大同种异体骨 - 宿主骨的接触面积并给予坚强稳定的固定有利于降低骨不连的发生率，且移植手术时在骨结合部放置自体松质骨有利于提高愈合率，但一些学者对此仍存在异议。骨诱导性生物材料能够促进成骨，可能成为降低骨不连发生率的新方法，仍需要进一步的深入研究。

2）骨折：骨折是同种异体骨移植的另一常见并发症。在近 10 年内的国外文献报道中，异体骨移植术后骨折的发生率为 12%~20%，少数文献报道甚至更高。发生骨折的病例与未发生骨折的病例相比无明显区别，但已发现发生骨折病例组其骨结合部的骨不连发生率显著升高。异体骨移植术后 6 个月内很少发生骨折，此后骨折发生率逐渐增加，至术后第 2~3 年达到高峰。近 70% 的骨折发生在异体骨植入后 3 年内，手术 4 年后很少再发生骨折。Berry 等将异体骨移植后骨折分为三种类型：Ⅰ 型骨折为异体骨的快速溶解，发生率较低，可能与免疫排斥反应相关；Ⅱ 型骨折为通过异体骨骨干的骨折，发生率最高，男性多见，通常发生在术后 1 年内，往往并发骨结合部的骨不连；Ⅲ 型骨折为累及关节面的骨折或关节面塌陷，发生率不高，多见于女性，骨折发生的时间较晚。值得注意的是，绝大多数 Ⅱ 型骨折的发生源自异体骨内的钉孔，分析其原因为血管侵入这些孔隙后刺激了破骨吸收，从而形成应力集中点诱发骨折。

同种异体骨关节移植和异体关节融合术后发生骨折的概率较高。Lietman 等报告经辐照消毒的同种异体骨植入后易发生骨折，24 例应用辐照消毒异体骨移植后 9 例发生骨折，发生率为 38%；282 例使用未经辐照异体骨移植后 51 例发生骨折，发生率为 18%，两者存在显著差异。化疗本身不是导致异体骨骨折的危险因素，而在 Thompson 等进行的一项多因素分析研究显示联合使用化疗和钢板固定与骨折发生率的增加密切相关。多项研究认为骨不连也是一项与骨折发生相关的危险因素。

Sorger 等进行的统计调查显示异体骨骨折严重影响患者的功能恢复。值得注意的是，调查发现接受过化疗的患者发生骨折后的预后较未接受化疗者更差。在所有骨折病例中 Ⅱ 型骨折的比例最高，但目前对于如何处理 Ⅱ 型骨折存在争议。轻度的骨折移位可尝试通过闭合复位使其愈合；再次内固定和使用自体髂骨的成功率通常不高，但对于那些其他方面效果良好的异体骨移植病例可能值得尝试。如果第一次开放复位手术失败，一般建议将异体骨取出，因为研究发现再次复位和移植的手术成功率非常低。或许可以考虑使用带血管蒂的自体腓骨移植或更换异体骨移植物。

对于 Ⅲ 型骨折的处理通常是使用人工假体替换关节面。DeGroot 和 Mankin 报告了 24 例应用全膝关节置换术进行同种异体骨关节移植失败后翻修的病例，大多数患者保留了有功能的肢体；随访结果显示采用异体骨 - 人工假体复合重建的病例中相当一部分骨折发生于使用无柄假体的患者，骨折或发生在假体柄末端与钢板之间一段缺乏支撑的异体骨处，因此建议假体柄至少与钢板有部分重合或使用通过异体骨全长的假体柄。

遵循正确的治疗方法可以避免一些骨折的发生。当进行异体骨 - 人工假体重建时，固定的范围应跨越异体骨全长，避免在缺乏内固定物支撑的部位形成高应力进而引发骨折。由于绝大多数骨干骨折发生自皮质骨上的钉孔，因此一度认为应减少螺钉的使用数量。Clohisy 等采用钢丝环扎、减少螺钉数量的钢板螺钉固定方法进行 10 例大段异体骨移植，结果显示固定不够牢固导致骨不连的发生率较高。一些学者建议采用骨水泥增强髓内固定以减少骨折发生率，这种方法可在钢板螺钉固定的异体骨段移植中应用，但不应用于异体半关节移植手术，因为一旦发生后续的关节面塌陷将更难以处理。使用新型的锁定钢板可能是另外一种有效的治疗途径。

3）感染：感染是同种异体骨移植术后最为灾难性的并发症，也是造成手术失败最常见的原因。国际报告的异体骨移植后感染发生率为 12% ~ 15%。Lord 等回顾了 33 例感染病例，发现 75% 的病例在移植术后 4 个月内被诊断为感染，表皮葡萄球菌为最常见的致病菌种。局部切口问题和处理是否得当是影响术后感染发生率的最重要的因素。由于异体骨重建一般是在肿瘤切除后进行，骨和软组织的大量切除、手术时间延长、化疗和放疗、皮肤坏死、术后切口血肿、切口引流等因素都可能导致感染的发生。因术前异体骨污染导致的感染发生率很小。

感染一旦发生，处理起来非常困难。很少一部分病例是属于未波及异体骨移植物的浅层切口感染，通过切口灌洗、清创和全身应用抗生素等措施可能能够保全异体骨。如果确定感染已波及异体骨，通常的做法是马上将异体骨取出，彻底清创；异体骨取出的时间越迟，保肢的难度就越大。异体骨取出后应使用含抗生素的骨水泥或外固定架肢体长度。在 6 周 ~ 3 个月的抗生素治疗后，如果活动性感染的征象消失，才能使用新的异体骨移植物或假体再次进行肢体重建。多数异体骨感染病例经对症处理后能够保留肢体，但最终有近 1/3 的患者需要截肢。

所有接受结构性同种异体骨移植的患者都应在围手术期经静脉给予预防性抗生素治疗 48～72h。许多骨科医生建议患者在术后继续口服抗生素 3 个月，但研究发现这一措施并不能降低感染的发生率。由于局部切口问题是导致感染的最大潜在危险，因此异体骨表面有充分的软组织覆盖就显得异常重要，尤其是胫骨近端骨肿瘤的保肢手术，应将腓肠肌内侧头游离并前置，覆盖胫骨近端内侧异体骨面。必要时需行植皮术消灭创面。复合应用抗生素骨水泥既能够在局部形成较高浓度的抗生素环境，又能消灭异体骨髓腔内的死腔，但对其疗效目前尚无明确的报告。

（8）骨与软组织肿瘤术后功能重建的评估标准：自 1981 年第一届 ISOLS（International Society of Limb Salvage）会议后，制定一套适用于骨与软组织肿瘤切除术后各种重建手术的功能评估标准日趋重要。1983 年在维也纳举行的第二届 ISOLS 会议上，该评估标准的雏形已经形成。在以后的第四、五届 ISOLS 会议上，该标准不断得到修改和完善。

目前的功能评估系统是基于分析疼痛、功能活动及心理接受程度等全身因素及分析上肢（手的位置、手部活动及抬举能力）或下肢（是否需用外部支持、行走能力及步态）的局部因素而建立。这六种因素的每一种分为 0、1、2、3、4、5 六个级别。对每一因素来说 0、1、3 或 5 分的确定是基于术后功能重建的程度，而 2 或 4 分的确定是当术后功能重建的程度介于已定义的分数之间时基于检查者的判断。虽然该系统最初是为保肢手术而建立，然而截肢手术的功能评定也可应用该系统。建立该系统的目的是为了建立一套对全球任何骨肿瘤中心都适用的术后功能重建评估方法，以便于比较不同重建手术的疗效。ISOLS 学会及美国骨与软组织肿瘤学会建议使用该评估系统来比较不同保肢手术的效果（表 2-5-1）。

1）适用于各部位的标准

疼痛：分值依疼痛对患者功能的影响程度和量而定。要求记录的资料指患者缓解疼痛所用的药物或当前所用的测试手段（表 2-5-2）。

表 2-5-1　骨与软组织肿瘤术后功能重建评估表（ISOLS）

姓　名		诊　断		手术日期		
性　别		部　位		手术类型		
出生日期		分　期		检查日期		
住院号				重建方法		
评分	疼痛	功能	心理承受	支持物	行走	步态
5	无	不受限	喜欢	无	不受限	正常
4			介于喜欢与满意之间		受限	
3	轻微	轻度受限	满意	支架		轻度不正常
2			基于满意和接收之间			
1	较重	部分失用	接受	单拐	无户外活动	重度异常
0	严重	完全失用	不喜欢	双拐	完全不能独立	严重残废
评分	疼痛	功能	心理承受	手部位置	手部活动	抬举能力
5	无	不受限	喜欢	不受限（180° 抬高）	正常	正常
4			介于喜欢与满意之间			
3	轻微	轻度受限	满意	不能高于肩部或无内外旋转（90° 抬高）	丧失精细运动	受限

姓　名		诊　断		手术日期	
性　别		部　位		手术类型	
出生日期		分　期		检查日期	
住　院　号				重建方法	
2		介于满意和接受之间			
1	较重	部分失用	接受	不能高于腰部（30°抬高）	不能捏	需要帮助
0	严重	完全失用	不喜欢	连枷（0°抬高）	不能握拳	不能

表 2-5-2　疼痛评分

分值	描述	资料
5	无痛	不用药
3	轻／不影响功能	用非麻醉止痛药
1	中／间断影响功能	间断用麻醉药
0	重／持续影响功能	持续用麻醉药

功能：其分值由患者活动受限及其影响程度来定，其资料指治疗前的职业及因活动受限使职业功能丧失的程度。

接受情绪：其分值由患者的情绪反应或对功能结果的直觉决定（表 2-5-3）。

表 2-5-3　情绪评分

分值	描述	资料
5	热情接受	向他人建议
3	满意	可再选择
1	接受	勉强再选择
0	不喜欢	不能再选择

2）下肢标准

支持物：其分值是由患者为维持站立、行走时的不稳定或因肌力弱而使用的外支持物类型来决定的。资料指支持物类型和使用频度（如：无、偶用、经常、持续等）。对于截肢后使用义肢的患者，义肢的类型和使用频度同外支持物的类型和使用一样记录。另外，如需要可填入其不稳定度和强度（表 2-5-4）。

表 2-5-4　支持物评分

分值	描述	资料
5	无	不用
4		偶用支具
3	支具	常用支具
2		偶用拐杖
1	单拐	常用拐杖
0	双拐	持续用拐杖

行走能力：其分值是由手术引起的行走受限程度决定的。其他因素（心、肺、神经）引起的受限不计在内，其资料指行走的最大距离和受限的形式（户内／户外、坡路、楼梯等）。另外，目前与行走能

力相关的资料（如耗氧量），也需要记录（表 2-5-5）。

表 2-5-5　行走能力评分

分值	描述	资料
5	无受限	同术前
3	受限	较少行走
1	仅户内活动	户外不能行走
0	无助不能行走	有助或轮椅帮助

步态：其分值是由步态外观改变和它对受限活动或功能的影响决定的。其资料指非正常步态类型和行走障碍及畸形的表现结果。现行的步态、关节活动分析、关节活动及畸形的资料，如需要也可记录（表 2-5-6）。

表 2-5-6　步态评分

分值	描述	资料
5	正常	无变化
3	轻度外观变化	轻度外观改变
1	轻度外观变化	轻度功能障碍
0	重度障碍	重度功能障碍

3）上肢标准

手的位置：其分值反映了肢体功能重建后，为达到主动功能，患者手的主动活动能力。被动或求助的活动不计在内，其资料指手在正面上举的程度和俯面/仰面（旋前/旋后）受限的程度。另外，现行资料中受累关节活动范围、稳定性及畸形如需要也可记录（表 2-5-7）。

表 2-5-7　手的位置

分值	描述	资料
5	无受限	上举 180°
3	不能上举过肩	上举 90°
1	不能过腰	上举 30°
0	活动障碍	上举 0°

手的灵活性：其分值由患者用手能完成逐渐增加的复杂动作的能力决定。捏和抓可用任何方式完成。精细运动如扣钮扣、书写、吃等动作，其资料指灵活性受限和（或）手的感觉丧失程度（表 2-5-8）。

表 2-5-8　手的灵活性

分值	描述	资料
5	无受限	灵活性和感觉正常
3	丧失精细运动	不能扣钮扣，轻度感觉丧失
1	不能捏	重度感觉丧失
0	不能抓	手麻木

上举能力：其分值指患者主动、无辅助情况下举物放置的能力。正常指相当于对侧肢体举物能力（或达到在肢体缺失或修复时预期的能力）；受限指非独立上举受限的情况；有辅助指患者不能独立上举，但有助于对侧肢体的活动。其资料指肢体的强度，以国际上的肌力分级描述（表 2-5-9）。

表 2-5-9　上举能力

分值	描述	资料
5	正常负荷	无变化
4		稍低于正常
3	受限	轻度负荷
2		仅克服地心引力
1	仅有助	不能克服地心引力
0	不能举	不能动

本评估系统可以优先选择，其基本原因为：①简便；②更全面地表现了患肢和患者整体的功能水平；③对各种水平的检测者来说，结果有可重复性和可信性（表 2-5-10）。

表 2-5-10　LSOLS 植入物放射线评估系统（1988 年订）

	植入物放射线评估表格					
	患者姓名 _____　　解剖部位 _____　　身份证号 _____					
	评估日期 _____　　医院名称 _____　　原手术日期 _____					
	1. 骨质重塑评估正位及侧位片，以较差侧定级	2. 界面评估较差侧	3. 固定：包括螺钉、钢板、骨水泥	4. 植入物体部问题	5. 植入物关节部问题	6. 皮质外骨质桥
优	与出院时 X 线片无差别	无 X 线透明线	与出院时 X 线片无差别，骨水泥粘连良好（无孔无缝）	与出院时 X 线片无差别	与出院时 X 线片无差别	75%～100% 骨桥接无 X 线透明线
良	骨肥大、骨硬化或骨减少（无几何形状改变）骨成角 < 5°	X 线透明线 < 2mm	骨水泥粘连不足，但与出院时 X 线片无差别	小颗粒脱落（如多孔面小珠颗粒 < 1cm）松动部件或钢针、钢丝	关节腔隙减少 < 2mm	50%～75% 骨桥接及（或）有 X 线透明线
可	固定区骨吸收 < 50%，皮质厚度 > 2cm 长度	X 线透明线 > 2mm，不完全或 < 2mm，完全轴向移位 < 5mm，柄/骨干成角 < 5°	骨水泥断裂、钢板折断、骨水泥折断、柄无移动	偶联接合旋转（限于可调式假体）软组织分离颗粒脱落 > 1cm	关节腔隙减少 2～4mm 过渡内、外翻 < 5°，髋半脱位	< 25%～50% 骨桥接及（或）X 线透明线
差	固定区骨吸收 > 50%，皮质厚度和 > 2cm 长度 骨折	X 线透明线 > 2mm 并完全围绕假体柄柄端轴向移动 > 5mm 松动（肉眼可测）	柄折断有畸形、螺钉折断、钢板折断、骨水泥断裂、柄有活动	假体体部断裂可调式假体节段分离	关节腔隙减少 > 4mm，关节内有颗粒铰链部过度内外翻 > 5°，髋脱位	< 25% 骨桥接骨皮质吸收。注：评估要用正侧位片
评注	___%骨质溶解 ___cm 长度评估较差侧 近端 远端 检查所有骨吸收区 前侧 后侧 内侧 外侧	X 线透明线最大厚度___mm，X 线透明线最大长度___mm 移动			关节腔隙狭窄___m m；内外向铰链轴过度成角___	实际骨桥接___%

注：评估下肢必须用站立位片

（二）人工假体置换

1. 可延长假体置换

骨肉瘤好发于儿童及青少年，随着新辅助化疗的开展，患者的生存率得到很大的提高，为骨肉瘤的保肢治疗创造了条件。儿童骨肉瘤患者保肢治疗中由于生长板切除，术后必然带来肢体的不等长，所以临床上选择骨肉瘤保肢治疗的病例大多集中在骨骼已发育成熟或接近成熟者。保肢治疗的方式主要包括人工假体置换、异体骨关节移植、瘤骨灭活再植或复合假体置换。对骨骼未发育成熟的骨肉瘤患者，主要采用截肢、旋转成形术及可延长假体置换保肢术。对儿童骨肉瘤患者来讲，股骨远端是其好发部位，股骨下端生长板的切除会使患肢每年丧失约 1.6cm 生长度。一部分患者下肢不等长可以通过高度不同的鞋子来平衡，但大部分患者很难用此方法达到肢体平衡。下肢不等长可引起骨盆倾斜、脊柱侧凸、非正常应力所致的关节损害等一系列并发症。临床上常用以下几种方法解决保肢术后下肢不等长：①阻滞对侧肢体正常生长板的生长，这必然导致儿童骨骼生长发育受阻而引起身高降低；②施行保留骨髓的灭活再植术或异体骨移植术，但常常因为肿瘤切除范围不够而引起肿瘤局部复发；③一期植入较长的人工假体使患肢得到延长，但这样延长的长度有限（通常＜ 2 ~ 3cm），否则可能导致血管神经牵拉伤，也不利于术后功能锻炼。为了解决这一问题，人们研制出可以不断延长的假体，用于儿童骨肿瘤的保肢重建术，这种可延长假体的优点是随着患儿的生长，人为地定期延长假体，使患肢与健肢同步生长。

（1）可延长假体的发展：可延长假体最早应用于 1976 年，主要有英国的 SEER（stanmore extensible endprosthetic replacement）系列假体，虽然其他国家也有各种可延长假体，但与 SEER 系列假体的设计原理基本相似。

1）SEER 系列假体：按 SEER 系列假体发展的先后顺序，分为几种类型。①蜗杆驱动假体：1976 年应用于临床，其假体延长机制是通过旋转假体上的齿轮使假体得以延长。但由于是早期设计产品，蜗杆驱动装置强度低，假体延长失败率较高。美国的 LEAP（lewis expandable adjustable prosthesis）系列假体与此原理相似，1983 年起在美国得到广泛应用。②钨球充填假体：1982 年应用于临床，其假体延长机制是通过在延长活塞内填入钨球使假体得以延长。这种假体强度高，假体延长手术简便，得到了较广泛的应用。但长期随访发现钨球易碎裂而导致假体延长失败、假体松动、感染等并发症，Unwin 报告该假体的 5 年翻修率为 42.4%。③"C"形套领假体：1988 年应用于临床，假体延长机制是通过多次外部手术更换较长型号的"C"形套领来延长假体。

2）组合式假体：自动可延长假体的延长机制是膝关节屈曲运动带动棘轮装置（ratchet gear），通过螺杆来延长假体，共有两种类型。①开关顶压式自动可延长假体：这是一种无创伤性假体，由 Stryker/Howmedica/Osteonics 公司设计生产。膝关节屈曲达到 100° 时，顶压假体内部的棘轮装置（有自锁结构防止其回转），带动假体内部的螺杆旋转来延长假体，棘轮装置每转动 300 转，假体长度可延长 0.056mm，通过膝关节的多次屈曲运动，达到肢体延长的目的。假体不可能无限制延长，通过股四头肌的张力抑制关节的活动度，从而达到抑制假体过度延长的目的。从 1994 年起，此假体临床应用共 10 例，大多数为近几年的病例，随访资料报告较少，其主要缺点在于仅适用于股骨远端肿瘤。膝关节屈曲时可引起疼痛，腘窝内的软组织可能阻挡开关的接触，使延长机制失败。②髁内无极自动可延长假体（ISEM）：此假体在开关顶压式自动可延长假体的基础上作了改进，膝关节屈曲到 100° 时，通过杠杆原理使棘轮装置旋转，带动螺杆旋转来延长假体，棘轮装置每转动 200，假体长度可延长 0.056mm，从而达到假体自动延长的目的。此假体最大的优点在于：各种元件在假体髁内发挥作用，避免了假体延长时膝关节疼痛；假体延长为无极延长，避免了其他类型假体阶段延长（step-extension）引起的血管神经损伤的风险。Kotz 报告

1999年开始临床应用ISEM假体2例,平均每天假体延长0.138mm。此种假体的临床疗效尚有待远期随访。

所谓可"生长"假体,实际上是将可以逐渐升降的机械装置应用于人工关节假体的一种发明,为解决儿童患者肢体恶性骨肿瘤切除重建后双侧肢体长度不等的问题提供了一种选择,这种假体的长度可以持续被调节直到患者发育完成。Dobbs(1981)和Scales(1983)第一次报告了儿童假体置换术的研究结果,使用Kotz组配型股骨-胫骨重建系统对患者进行非骨水泥的假体置换。以前使用的假体都是定制的,因此在治疗上会引起延迟。当组配式移植物提出后,人工假体的使用量大大增加。由于改进设计后的组配式组件容易获得,并且可以较快地发挥功能,在很多研究中心涉及关节的复杂重建中,同种异体移植物的应用已逐步被金属假体所代替。

(2)半关节置换:2004年有学者对1970-1986年保肢或截肢手术的528例儿童下肢恶性骨肿瘤患者的远期功能和生活质量进行了回顾性研究,两种手术方法在统计学上无明显差异。但女性、低教育水平、年龄较大的患儿受截肢手术对下肢功能、生活质量、稳定性的影响更大,更倾向于保肢治疗。很多研究也提出保肢与截肢无明显差异,患者和家属依然倾向于保肢手术治疗。

影像学技术,特别是MRI的发展提高了对骨肉瘤患者预后生存时间的判定,很多医院开展了膝、髋、肩等关节的保肢手术。对儿童四肢恶性骨肿瘤患者必须考虑骨骼生长,这是骨肿瘤治疗中的难题。儿童患者因切除膝或肘关节可能失去1～2个骺板,其中股骨远端骨骺提供股骨纵向生长能力的70%、胫骨近端骨骺提供胫骨纵向生长能力的57%,这两个部位提供下肢纵向生长能力的60%。切除1例8岁男孩膝关节的两侧骨骺,会造成发育结束时患肢短缩15cm。双下肢长度差异在6～8cm可以通过特制矫正鞋来弥补。双上肢长度差异的影响小于双下肢。对于女性儿童,骨骼生长发育出现在青春期早期(12～14岁),而男性儿童要迟1～2年(14～16岁)。因此,女性儿童在14～15岁达到骨骼成熟,男性儿童为16～19岁。假体置换不适用于年龄<8岁的儿童患者。骨肉瘤可以穿透生长板进入骨骺,但很少穿透关节软骨,对多数四肢骨肉瘤可以行关节内切除。基于上述考虑,有研究者采用半关节置换进行儿童骨肿瘤的保肢手术治疗。

半关节置换指仅对活动关节的一侧进行置换,或被定义为"仅涉及关节一侧的关节成形术"。对儿童患者半关节假体置换会随时间发展而导致关节面破坏,需行二次关节置换。手术后如果患儿在骨骼发育结束时双下肢有明显差异(超过10cm)时,应考虑行全关节置换术甚至截肢。

(3)人工半膝关节置换:

1)股骨假体的设计与应用:人工半膝关节置换的发展经历了漫长、曲折的历程。1952年,借鉴Smith-Peterson股骨假体的模式,Aufranc、Jones和Smith-Peterson共同设计了一种股骨假体——M.G.H。假体外表面的形状与患者股骨髁轮廓近似,可最大限度匹配。假体还可以保留患膝完整的十字韧带和侧副韧带,稳定性较好。经临床91例术后随访,42%的关节功能良好,屈曲达110°,26%功能一般,32%功能较差。1955年,Platt设计了一种没有固定的不锈钢股骨假体。这种假体可保留患膝完整的十字韧带和侧副韧带,但需去除髌骨,并剥除股骨与胫骨表面的关节软骨。Platt和Pepler为65例患者实施了关节成形术,术后10年随访,根据目前的膝关节功能评价标准大部分患者功能欠佳。

2)胫骨假体的设计与应用:

① MacIntosh假体的设计与应用:1954年,MacIntosh设计了由钴铬钼合金制造的胫骨平台假体。接近个体化设计的MacIntosh假体有多种型号,即大、中、小三种直径;假体厚度分六种型号,6、9、12、15、18、21mm。假体的上表面呈圆凹形,与股骨髁表形大致匹配;下表面扁平凸凹不齐,可与胫骨平台紧密固定。假体采用压配方式固定。MacIntosh等为99例类风湿关节炎患者实施了MacIntosh

假体植入术，术后平均随访 3 年半，患者在活动度、功能、稳定性、畸形度方面与术前相比，68.5%
功能良好、27% 功能欠佳、4% 功能差。Hasting 等报告 46 例患者，87% 功能良好、13% 功能相对改
善。类似的报告还见于 Kay 和 Martins 的病例。1970 年，英国大约有几百例类风湿关节炎患者实施了
MacIntosh 假体的单侧关节置换术。MacIntosh 总结，在类风湿关节炎的外科治疗中，带有 MacIntosh 假
体的单侧膝关节置换术处于滑膜切除术和全膝关节置换术之间，只有严重的风湿病患者才能从这种术式
中得到最大的受益。

MacIntosh 假体的活动机制很有趣。在翻修手术时发现，MacIntosh 假体的周围有纤维组织包裹，使
假体有适度的固定；假体适度的倾斜和移位对于关节的屈曲活动有重要意义：允许股骨髁和假体之间存
在一定的旋转活动，使重建的关节不仅仅局限于单纯完成屈伸运动的铰链式关节。

Jessop 对英国两家医院 1965—1967 年行 MacIntosh 假体置换的 33 例类风湿关节炎患者进行随访研究，
发现仅有 42% 的患者在术后平均 3 年的随访中效果良好。同时指出，对多关节受累、膝关节伸展时疼痛
严重和膝外翻不 ≤ 30o 的患者，仅有 50% 的概率会获得满意效果。部分膝关节（胫骨平台）置换取得了
不太令人满意的结果，英国部分医院已在 20 世纪 60 年代末放弃了此种手术。由于缺乏有效的固定，临
床上也曾经出现相应的术后并发症，导致手术失败，需再次通过手术矫正畸形。

②Mckeever 假体的设计与应用：20 世纪 50 年代后期，Mckeever 设计了一种类似于 MacIntosh 假体
的半圆形胫骨假体。其上表面呈凹形，光滑平整，大致匹配股骨髁的轮廓；在其下表面有"T"形的突片，
用以增加假体的稳固性。Mckeever 通过测量 40 例成人胫骨平台后发现：成人胫骨平台总面积大小存在
差异，但中央承重区的面积大小却无明显差异。所以 Mckeever 假体直径只有一种规格，厚度分五种型
号（3、6、9、12、15mm），表面标有左（L）、右（R）标记。Mckeever 在 40 例患者的关节间隙植入
76 个 Mckeever 假体，术后平均随访 3 年，绝大多数患者的关节功能良好；26 例患者恢复正常步态，膝
关节屈曲功能达到 100°，8 例患者功能一般，6 位患者功能较差。类似的报告也见于 Elliot 和 Potter 的
临床试验。

1968—1976 年，Richard 为 40 例（44 膝）骨关节炎患者实施了 Mckeever 假体植入术，术后随访 5 ~ 13
年，70% 功能良好、14% 功能一般、16% 功能无明显改善。作者认为，虽然不能早期取得如单髁或双髁
膝关节置换术的术后效果，但半关节置换术有创伤小、截骨量少、未使用骨水泥等优点，患者术后并发
症明显减少。1 例 58 岁的骨关节炎患者在植入 Mckeever 假体后 3 年，疼痛缓解，关节稳固，屈曲功能正常。
1971—1978 年，Roger 使用 Mckeever 假体治疗单间室的骨关节炎，术后平均随访 5 年，61 例患膝中，
44 例关节功能良好，关节活动度 110°，6 例关节功能一般，11 例关节功能较差。认为 Mckeever 假体存
在如下优点：可以完全纠正内、外翻畸形，并发症少，不会产生骨水泥假体的界面松动问题；假体植入
时创伤小，截除的骨质较少，可为日后全膝置换术提供便利条件。缺点是患者需要较长的康复时间。

③其他胫骨假体的设计与应用：类似的胫骨假体还有 Sbarbaro 假体、Preston 假体和 Townley 假体。
Sbarbaro 假体类似于 Mckeever 假体，不同的是下表面仅有一个垂直的突片，没有水平的突片。在突片上
有两个孔洞，利于组织长入并有效固定。Preston 假体有 3 个叉状物，分别插入胫骨的骨质，起到稳固作用。
Townley 假体的特点是：可以保留十字韧带和侧副韧带，通过 2 枚锁钉固定后，假体稳固性好。19 例患
者经过 2 年随访，74% 的患者效果好。这三种胫骨假体由于缺乏长期随访统计，远期效果难以评估。

2. 膝关节

膝关节是维持站立、负重、行走等人体基本生活要求的重要器官，也是恶性骨肿瘤最好发的部位。
位于干骺端和骺端的恶性骨肿瘤，由于关节软骨是肿瘤局部侵袭的屏障，因此在排除了关节内肿瘤污染

的情况下，可保留与其相对应骨的关节软骨面，采取半关节置换。

北京大学人民医院骨肿瘤科杨荣利等对17例膝关节周围恶性肿瘤的儿童进行了半关节假体置换，患者年龄8～13岁，随访8～42个月，除2例分别在术后12个月和36个月死于肺转移外，所有患者均可在支具保护下行走。6例随访超过3年，患肢缩短2.6～4.8cm，仅1例局部复发，1例再次行半关节置换，延长3cm。2例骨骺闭合后行特制全关节假体置换，并纠正了肢体不等长。该组患者成年后预计肢体缩短2.6～4.8cm，与儿童全关节置换平均缩短9cm相比显然大有改进。作者认为，这种半关节假体操作简单、强度大、不易断裂。除了假体柄不用骨水泥而进行生物固定外，假体也设有重建髌韧带及双侧副韧带的孔洞，可以植骨，使韧带附着点与植骨融合以实现生物固定。半关节假体没有关节铰链的限制，可允许微小的旋转，大大减少了术后松动的发生率。缺点首先是半关节不稳定，需要外支具固定，限制了关节的活动范围，容易造成肌肉萎缩，降低关节动力；其次，这种关节本质上是临时的，待患儿骨骼成熟后，需更换常规的全关节假体，短缩明显的需要多次更换半关节假体来达到延长的目的，多次手术使并发症发生率增加；还有，部分患者负重后由于损伤对侧关节正常软骨导致关节疼痛。尽管有以上缺陷，但对于发展中国家儿童来说，这种既便宜又耐用的具有"临时"性质的假体，不失为一种好的选择方法。

空军总医院骨科伍骥等采用人工半关节假体治疗儿童膝关节周围恶性肿瘤，具有保留正常骨骺及膝关节和重建膝关节功能的优点，同时达到保肢手术的目的，为成年后全膝关节置换创造了条件。优点：①不破坏股骨侧骨骺，可让股骨侧骨骺继续生长，同时选择的假体略长于截骨，减少了与术后健侧肢体生长不等长的差异；②术后可保持基本的行走功能；③价格相对低廉。缺点：患儿骨骺闭合骨骼发育成熟后，需再次更换常规的全膝关节假体。个别患儿术后健侧肢体生长快，需二次或多次更换半膝关节假体，但这种情况仅见于年龄较小者。

胫骨近端假体重建较复杂，需要使膝关节韧带与假体连接以获得膝关节伸展能力。多数研究致力于使组织长入假体而获得伸展，但临床上多数医生采用合成材料将韧带与假体上的环或垫连接，并采用腓肠肌中段移植增强假体伸展能力。此种方法也许可以在一定程度上适度重建伸肌装置。

3. 髋、肩关节

（1）人工半髋关节置换：

1）股骨近端肿瘤很常见，包括原发肉瘤和转移癌。原发骨肿瘤切除或转子下转移病灶导致病理性骨折，股骨近端均应立即置换。早在1940年，Moore和Bohlman就用人工股骨头置换治疗股骨上端骨巨细胞瘤并取得成功。股骨近端假体目前已广为应用，并在严格化疗的配合下用于骨肉瘤的保留肢体重建。

2）合适的关节力学结构对于功能性结果和假体长期寿命都很重要。人工股骨头可以是单极或双极假体，双极假体通过假体与金属股骨头关节面的运动实现髋臼与假体之间的运动，材料常为金属或塑料、陶瓷，必然因磨损产生碎屑，不利于髋关节假体寿命。对半髋关节，骨水泥假体应当是组配式的，以便在后期行全关节置换，单极假体不可以直接由半关节置换翻修成全关节置换，年轻患者不适用全髋关节置换。

假体关节必须提供稳定性，尤其在软组织限制结构（韧带、关节囊）明显切除后，精细手术操作或增强关节囊可以避免假体脱位。半关节置换的手术技巧类似于全关节置换。对髋关节，主要区别在于关节囊的修复，后外侧入路是常用方法。对某些存在心理问题并有可能影响术后配合的患者也可以采用前外侧入路，如果此类患者采用后外侧入路必须采取膝关节制动以避免因髋关节屈曲造成脱位。用具有球窝关节固有稳定性的双极半髋关节假体置换同时重建关节囊，可以避免与术后脱位相关的并发症。髋部外展肌群可以通过直接附着到假体侧面金属环而得到重建。

3）髋臼发育不良：有研究表明，股骨近端骨肉瘤的儿童患者接受半髋关节置换后，均出现进行性假体股骨头向上和侧方移位，未成熟髋臼的正常变深、变大受到限制。假体股骨头向上和侧方偏移的角度与诊断年龄和随访时间有关，所有患儿功能性效果良好，5 例行走不需要协助、2 例长时间行走需要拐杖，77% 的患儿功能平均得分与可延长型近端股骨头置换一致。

正常髋臼随发育成熟而加深、变大，骨骼未成熟的半髋关节置换患者髋臼有变浅的趋势，中心 - 边缘角度变小，侧面增大。此外，髋关节中心随假体近端偏移而上升，年龄 < 11 岁的患者向上偏移更明显。此现象可能受三个因素的共同影响：①儿童患者髋臼具有较强的塑形能力；②儿童用小假体头对软骨面和关节面软骨下骨逐渐增大的压力和摩擦；③肌肉平衡因素。与全髋关节置换不同，股骨近端置换可以完整固定内收肌，保留内收力矩。内收 - 外展平衡会造成近端股骨重建时更大的侧方偏移角度。

伴随进行性向上和侧方偏移的髋臼发育不良是儿童患者双极半髋关节置换失败的特有原因。有研究调查了因股骨近端骨肉瘤行双极半髋关节置换年轻成年患者的髋臼变化，发现了随时间进展的髋臼侵蚀和中间偏移。进行性髋臼发育不良会导致全髋关节置换时髋臼顶部和侧壁骨量不足。对髋臼软骨未闭合患者行髋关节重建后髋臼发育不良的预防与治疗，依然是无法解决的难题。向上和侧方偏移的问题，提示对髋关节周围软组织的重视可能会延缓上述变化。患儿保存生命后，应对其采用新方法进行干预以保证良好的功能效果。初次手术应考虑到假体植入物的长度弥补，假体的适当内翻有助于股骨头保持在髋臼中。初次手术还可以考虑使用臀大肌或髂腰肌以提高软组织内收、外展的平衡。

4）保留大转子：一项研究对 1974—2001 年非肿瘤相关的 1812 例和肿瘤相关的 320 例半髋关节置换患者进行回顾性研究，以评估脱位率、术前状况、术后结果和疗效。肿瘤相关的患者多为年轻男性。肿瘤相关患者的 10 年脱位率（10.9%）高于非肿瘤相关的半髋置换患者（2.1%）。肿瘤相关患者的脱位平均时间（24 天）低于非肿瘤相关的半髋置换患者（37 天）。对肿瘤相关的半髋置换患者，保留大转子并没有明显改变脱位率，但其有降低脱位率的趋势（风险率 =3.5，P=0.06），而且比切除水平、软组织侵袭程度对脱位率影响更大。

因肿瘤行半髋关节置换患者的短期和长期脱位率均明显高于非肿瘤患者。保留大转子可以降低半髋关节置换后的脱位率，这点比切除水平和软组织保留范围更重要。因此，在遵守肿瘤手术原则的前提下，应尽可能保留大转子。与此不同的是，全髋关节置换术时软组织切除范围和截骨部位对脱位率影响更大。大转子的重要性在于保留了内收肌的生物固定部位，形成对抗髋关节周围脱位力的重要稳定力。大转子不能保留时，内收肌可以附着到假体、筋膜或其他肌群，但是不能提供与保留原始固定位置同样效果的稳定力。

（2）人工半肩关节置换：

1）儿童半肩关节置换，相对上肢不需要支撑功能且发育结束时的不等长问题不如下肢明显，更重要的问题是恢复功能。下肢即使足部存在活动障碍也可以具有良好的支撑功能，但上肢如果只有很少甚至没有手的功能却影响严重。即使牺牲上臂长度，也要尽可能保留手甚至肘关节的功能。肩关节重建后的功能康复水平很大程度上取决于周围软组织的条件，即肩袖的受损程度。对肿瘤患者，既要达到肿瘤广泛性切除以减少肿瘤复发，又要满足保全肢体且能在最大程度上恢复患肢功能的要求。因此，仔细选择适应证、熟悉肩关节的解剖和力学机制、精确的重建技术以及充分的术前准备、完善的术后处理及必要的及时有计划的功能康复训练等，对儿童肩关节保肢手术就显得更为重要。

2）人工半肩关节包括金属柄和与自体肩关节盂形成关节面的肱骨头。肱骨部分可以是骨水泥型或界面满意的非骨水泥型。肱骨头表面重建植入物已经在欧洲使用，但目前并未获准在美国使用。半肩关节假体比半髋关节假体限制小，其功能很大程度上依赖于肩部旋转肌群的能力。人工半肩关节水泥假体应当是组配式的，以方便在后期行全关节置换而不需要取出假体柄。尽管人工肩关节置换术与人工髋、膝关节置换术在临床上几乎同时开展，但无论在实施数量及长期效果方面均不能与人工髋、膝关节置换术相媲美。

3）对于儿童骨肿瘤患者，人工半肩关节置换的手术方法与成人患者相似。一般适用于潜在恶性、低度恶性肿瘤患者，或者复发性良性骨肿瘤及瘤样病变患者。对于恶性骨肿瘤患者，国内外均有所报道，效果一般。

有几点需要注意：①假体的选择应该个体化。需把术前最近、其上有刻度标志并在拟切除部位划好标志的 X 线片寄至专业厂家定制假体。②最好采用骨水泥固定，可避免假体位置偏差致骨水泥充填不均而产生的早期松动，且骨水泥固化时产生的高温可杀死肱骨残端残余肿瘤细胞。上肢为非负重关节，肱骨近端髓腔呈圆形，假体容易旋转及拔出，不像髋关节假体那样下沉，因此以使用骨水泥假体为佳。③与其他关节的人工关节置换不同，人工半肩关节置换术后的远期效果还取决于科学而严格的术后康复训练，应当严格按照 Neer 等的康复原则进行康复训练。主要分三个阶段：第一阶段术后 24h 内健侧辅助下的被动钟摆活动、前屈及主动肌肉收缩练习等；第二阶段在术后 6 周左右开始，主要是早期主动活动、抗阻肌力及牵拉练习等；第三阶段在手术 3 个月后开始，在保证患侧肩关节恢复良好的前提下进一步的加强练习，目的是逐步完全恢复患肩的肌力与活动度。

（3）异体骨 - 假体半关节置换：

1）肢体重建的另一种方法是将标准膝关节或肱骨近端假体与同种异体骨结合，形成异体骨 - 假体复合物。其优点是将常规的关节成形术与同种异体骨与宿主骨形成骨性结合的潜在可能性相结合，同时还可以预防晚期异体骨骨折。此方法既可以使用更标准的关节成形术重建关节，又可以通过同种异体骨重建骨性缺损。在肩关节，此方法可以借助金属柄保护异体骨，避免在骨关节移植物中出现关节旁骨折。此外，同种异体骨为回植肌群和其他肌肉提供了附着位置。类似的，对于胫骨近端，同种异体骨为髌韧带提供了附着位置，假体保证了关节重建的稳定性。对于所有部位，复合物允许假体的模块性，理论上，与同种异体骨关节移植或单纯金属假体相比可以提供更持久的重建。

2）假体 - 异体骨复合重建术在理论上是一个较好的设计，结构性的异体骨能重建瘤段切除后遗留的骨缺损，异体骨上保留的肌肉、韧带附着有利于重建并恢复膝关节的自然解剖结构。假体可选用限制较小的表面置换翻修假体，既提高假体的使用寿命，又解决了异体半关节骨不可避免的关节软骨退变问题。假体 - 异体骨复合重建术成功的关键在于异体骨需包含未受损的机械、生物学特性及肌腱、韧带附着，异体骨与假体部件必须有良好的固定，异体骨与宿主骨残端应当精确匹配。该手术不主张用于预计生存期短及需术后化疗的患者。

3）第四军医大学西京医院骨科王臻等设计的基于快速成型技术的新型个体化股骨髁关节面，内外面与异体骨软骨下骨及患者股骨髁关节软骨表面轮廓一致，实现了与异体骨和对侧关节形状上的匹配，减少了对对侧软骨及半月板的磨损。采用复合异体骨的单侧置换，解决了目前铰链人工关节保肢术对青少年患者胫骨骨骺的破坏、缺乏软组织附丽、假体松动等问题，实现了异体骨移植与人工关节置换的优势结合。这种单侧膝关节置换的方案，对完善异体半关节移植，解决青少年股骨下端恶性骨肿瘤切除术后肢体不等长和肢体功能重建问题具有重大的实际意义。

4. 下肢长节段管状钛合金 3D 打印假体复合人工骨及带血管腓骨重建骨肿瘤切除后骨缺损的临床研究（图 2-5-28 ～图 2-5-32）

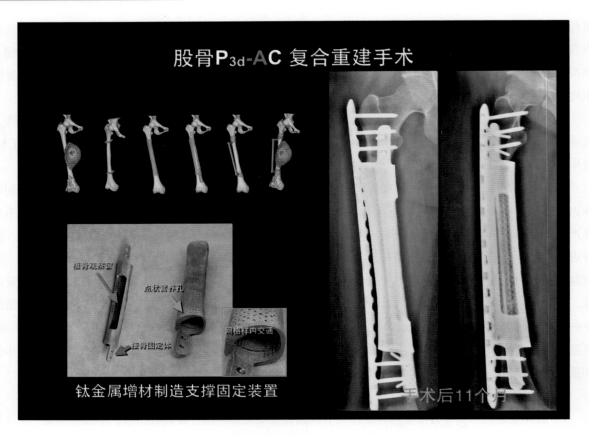

图 2-5-28　右股骨中段尤文氏肉瘤患者

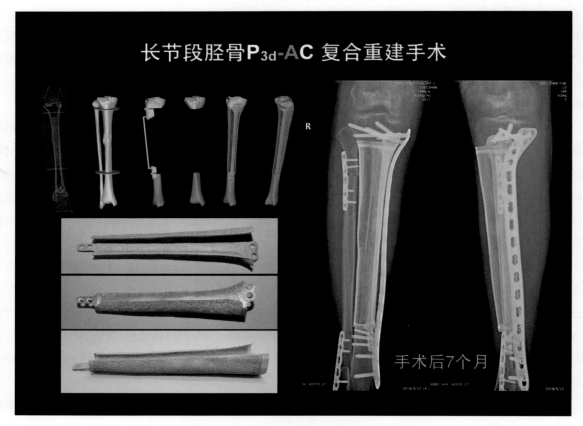

图 2-5-29　右胫骨中段普通型骨肉瘤患者

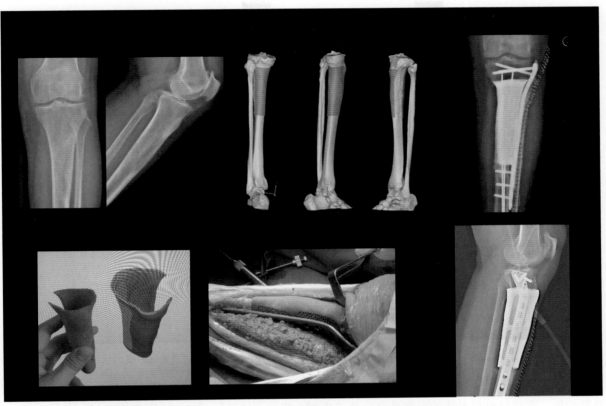

图 2-5-30　患者，女，53 岁，胫骨转移癌，单发；管状假体复合骨水泥

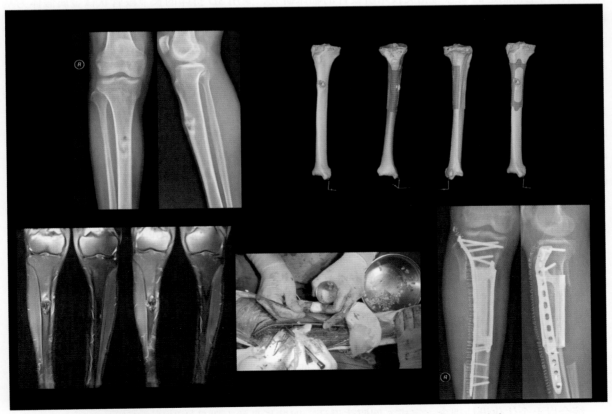

图 2-5-31　患者，男，50 岁，胫骨骨肉瘤，管状假体 + 带血管腓骨 + 生物陶瓷

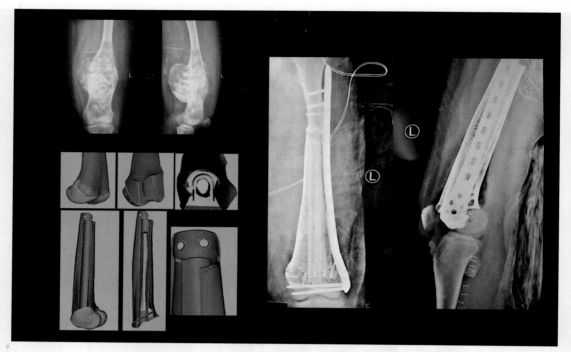

图 2-5-32　患者，女，19 岁，左股骨下端骨软骨肉瘤 8 年，继发高分化软骨肉瘤

　　下肢长节段负重骨缺损的重建仍然是骨骼修复重建领域的难题与焦点，特别是对生长发育期的儿童及青少年，重建材料与重建的可靠性之间的矛盾更为明显。这是一项基于本课题组于 2014 年提出的人体骨骼体内生物制造的概念与相关技术所设计的临床研究，采用 3D 打印的长节段管状钛金属假体为基础元件，同时复合患者自体带血管游离腓骨及生物陶瓷颗粒，形成长节段骨生物重建修复体；希望以此达到下肢长节段负重骨缺损永久可靠生物重建的目的。该项目经过西京医院伦理委员会批准，所有患者均签署"西京医院骨科金属 3D 打印假体植入知情同意书"。

　　（1）肿瘤切除手术的数字化设计：所有患者的 CT、MRI、骨扫描数据均输入计算机，使用 Mimics 17.0（Materialise）加载 dicom 数据，以 CT 为主要设计数据来源，将 MRI、骨扫描数据与其融合，判断肿瘤边界、水肿反应区域，并在软件中标示。按＞1.5cm 的边缘进行手术规划，设计截骨平面，在软件中完成模拟肿瘤切除。同时根据截骨平面及周围骨性组织表面特征，使用逆向工程方法设计手术导板，作为手术中精确还原术前设计的手段。

　　（2）3D 打印假体的设计、制造与质控：在完成肿瘤模拟切除后，根据局部骨质缺损情况设计钛合金 3D 打印假体。假体为个性化设计，在设计与制造过程中基于以下理念与规范：

　　1）形状：与断端骨骼形态匹配；

　　2）强度：满足人体负重的生物应力需求；

　　3）牢固性：固定方式确保假体稳定；

　　4）表面：对于接触不同组织，需要设计不同表面；

　　5）成骨活性：3D 打印假体内部血运的重建；

　　6）重量：满足上诉要求的基础上，重量减至最低；

　　7）质控：2 名高级职称医生及至少 1 名工程人员按照上述标准共同鉴定，确认合格，方可使用。

　　综合以上个体化设计理念，完成 5 例假体设计。四肢长骨的大段骨缺损基本为管状骨缺失，其中股骨 2 例、胫骨 3 例，均设计成圆筒状，一边开槽，以方便带血管腓骨瓣植入，在假体与骨骼连接处设计螺钉钉孔以固定，在腓骨与假体间留植骨空间。假体设计完成后，使用计算机辅助的有限元力学分析，通过轴向给予 1000N 的应力，查看假体应力分布情况，分析假体最大应力处应力与钛合金断裂强度之间的关系，以确保假体设计的可靠性。

加工分别由西安铂力特、北京国康加工，加工方式分别为选择性激光熔化技术（selective laser melting，SLM）和电子束熔融技术（electronic beam melting，EBM）。假体 3D 打印加工制备后，需要进行热处理、除粉、彻底清洗、消毒、封装。

（3）肿瘤的切除及重建方法：手术前再次通过 MRI 判断肿瘤范围是否有扩大，如无异常则按计划进行手术。常规手术准备，按照术前规划设计切口，剥离显露放置导板所需的骨面，在导板引导下进行截骨，完成肿瘤切除。术中在远、近端分别取髓内组织送冷冻病理检查，如未见明确恶性证据，按计划继续进行。在缺损处安置假体，固定假体上的螺钉。腓骨的设计根据部位不同选择不同方式，股骨选择游离腓骨瓣，胫骨选择转移腓骨瓣。腓骨放置于假体腔内，腓骨与假体的间隙使用生物陶瓷人工骨粒填充。假体旁使用接骨板加强固定，远、近端螺钉固定于骨骼上。转移癌患者可以仅用骨水泥填充。儿童患者腓骨取骨区采用同种异体腓骨重建。

（4）术后处理：术中常规放置 2 根以上负压引流管，术后引流管放置 2 周，并持续保持负压。术后患者使用充气式下肢泵预防下肢深静脉血栓。常规应用抗生素 3 天，拆线后继续按计划化疗。术后 3 周挂双拐部分负重行走，10 ~ 12 周开始逐步全负重。

（5）主要观察指标和疗效评价标准：

1）随访：所有患者于术后 1、3、6、12 个月来院复查 X 线片、胸部 CT 等，3 个月复查骨扫描，观察腓骨瓣血运。

2）疗效评价：指标包括生存状态、疾病状态、假体并发症情况、肢体功能等，3 个月以上患者随访时应用 MSTS93 量表评估患者下肢功能。

3）3D 假体安全性：假体固定可靠性、周围组织炎症反应、网格结构稳定性、手术中使用方便性。

（6）结果：所有 5 例患者均行数字化手术及假体设计，通过有限元分析验证后，通过 SLM 和 EBM 技术 3D 打印加工假体，经过清洗、消毒后备用。5 例患者均按术前计划实施手术，导板均安装于唯一位置，稳定于骨面，按术前计划引导截骨。术中冷冻病理均提示未见明确恶性证据。假体安装牢固，4 例进行腓骨瓣植入，4 例均在腓骨周围剩余的空间植多孔磷酸三钙颗粒（贝奥路），1 例为转移性肿瘤，使用骨水泥填充。平均手术时间为（261±85）min，平均出血量为（540±182）ml。

随访时间 1 ~ 15 个月，平均 6.4 个月。所有患者术后均存活，原发肿瘤未见局部复发及肺转移，无进展生存时间＞5 个月。MSTS 评分：2 例术后随访超过 12 个月的患者（股骨中段尤文氏肉瘤、胫骨中段骨肉瘤）评定为优，1 例术后随访 3 个月的患者评定为良。其他患者处于部分负重锻炼阶段，手术部位相邻关节活动度均正常。

术后并发症：5 例患者钛合金 3D 打印假体均完整、位置稳定、内固定牢固，均未见影响肢体功能的术后并发症。

（7）肿瘤切除数字化设计的重要性：患者肿瘤性质因人而异，生长部位千变万化，更需要进行个体化的手术设计。数字化技术的发展使精确的手术前设计及个体化假体的设计成为可能。通过计算机辅助设计患区骨骼的三维重建 CT 薄层扫描患处，准确提取人体骨骼断层截面数据。将数据导入医学专用影像处理软件进行处理，得到清晰的人体骨骼三维图像。依托于三维图像，可以进行诸如肿瘤范围标识、切除范围确定等个体化手术方案的制订，更重要的是可以手术前根据缺损范围设计个性化假体。假体设计成型后，并不是所有的设计元素都可以通过传统加工方式实现，对于假体内部结构，以往的机械加工方法就难以触及，使得设计仅可以停留在纸面。近年来国内外 3D 打印技术获得了飞速的发展，其中具有代表性的 SLM 和 EBM 取得了丰硕的研究成果，能够实现具有复杂结构高性能金属零件的无模具、快速、高致密度一体成形。结合目前最先进的金属 3D 打印技术，可以完全还原假体设计，使个体定制化假体的设计制备成为可能。

（8）金属 3D 打印假体的设计理念：依托于当前的数字化技术和先进加工技术，个性化假体设计"所得即所想"的愿望得以实现，医生或医学工程人员可以根据患者的实际需求设计材质、形状、结构更优化的假体，使其更适合于人体的生物力学和运动功能。根据我团队数字化设计的临床工作基础及 10 多例钛合金个性化 3D 打印假体的相关设计经验，总结出以下设计理念。

1）形状：对于肢体管状长骨假体，远、近端需要与截骨端相接触，形状需要与断端骨骼形态完全匹配。中间的过度形状不一定需要解剖还原，在考虑了强度、植骨、安装方式等方面因素后，可以对中间的过度结构进行简化，以求减低整体重量。

2）强度：管状长骨假体在体内需要承受一定的生物应力，一般设计时多考虑结合标准接骨板一同使用，但设计时还需要对假体的强度进行考虑。强度包括即时强度以及疲劳强度，通过有限元分析能够得到假体的应力分布图，通过改良应力集中区域的形状可以大大提高强度。

3）牢固性：对管状假体而言，设计时还需要考虑安装时与骨骼断端的连接方式，以确保即时牢固，同时强烈建议配合使用接骨板固定，以增强假体与骨骼间的牢固性。

4）表面：全新的金属 3D 打印技术使得假体可以加工成多孔结构，在设计时需要根据周围接触组织情况调整表面形态，比如成骨区、不必要的减重区，都可以设计成多孔状，以方便满足骨组织长入，另一方面减少假体表面产生积液的可能性。

5）成骨活性：为了增强 3D 打印金属假体的远期固定效果，我团队采用改善假体内部血运的方式提高假体内成骨活性，使无生物活性的金属假体变成一种"体内生物反应器"，结合周围的植骨，可得到良好的远期固定效果。

6）重量：体内假体的质量、体积越大，将来发生骨吸收、假体排异的概率也越大。在假体设计过程中，在保证必要的形状匹配、强度等因素后，可通过优化形状、适当增加多孔结构以减轻假体重量。

7）质控：目前 3D 打印尚为新技术，还没有相关的技术规范，手术及假体的设计方案必须由 2 名高级职称医生审核，其中至少 1 人需要参加手术，对假体的设计及应力分析至少 1 名工程人员审核，按照上述标准共同鉴定，确认合格，方可在临床使用。

（9）钛合金 3D 打印假体的临床应用效果：本组观察 5 例临床病例，手术均按照术前设计，在导板辅助下，完成精准瘤段切除。在假体安装时，断端与假体容腔匹配准确，均没有发生偏移、微动。假体安装完毕后，台上活动关节，可见假体位置稳定、固定牢靠，再使用接骨板对骨端进行加强固定。因为假体与骨端之间设计有容腔，可使假体紧密地与骨骼结合在一起，达到一定程度的早期稳定，再结合接骨板固定，可以得到良好的即时稳定。

手术时间为（261±85）min，平均出血量（540±182）ml，明显优于同种异体骨复合腓骨瓣重建手术。传统的瘤段切除、腓骨复合异体骨手术需要有确定肿瘤范围、测量瘤段长度、修整异体骨、准备腓骨等环节，而应用钛合金 3D 打印假体只需显露一定骨骼表面就可以完成截骨，下一步直接安装假体，省去了三个环节，从理论上就可以缩短手术时间、减少出血量及术中透视次数。

通过术后影像学随访，5 例钛合金 3D 打印假体均完整、位置稳定、内固定牢靠。通过准确的术前设计和导板引导下的术中还原，缺损处重建可以完全按照术前设计进行，这时的假体受力情况都已经在术前进行了有限元分析并已经进行优化，再结合多孔的外在成骨及腓骨瓣的内在成骨作用，使假体能够获得较好的远期固定效果。

5例患者均未见影响肢体功能的术后并发症。原因分析为手术时间缩短，假体体积小，广泛采用多孔化设计，这些均有利于减少感染、排异等严重不良反应的发生。

（10）腓骨瓣结合金属3D打印假体的优势：通过钛合金3D打印技术，可以将设计者的思路完美的实现。但钛合金毕竟为惰性材料，在体内不能降解、没有生物学功能。在以往的钛合金假体应用中，远期多会发生假体松动、断裂等不良后果。而其根本原因就是钛合金没有生物学活性，即便设计成多孔结构，其远期成骨效果也差强人意。本研究尝试使用患者自体带血管腓骨加强金属假体的生物学活性，以3D打印的长节段管状钛金属假体为基础元件，在其内复合腓骨瓣及生物陶瓷等人工骨粒，形成长节段骨生物重建修复体，即一种体内的组织工程生物反应器。一方面可以使假体内部有充足的血运，另一方面可以摆脱临床对于异体骨的依赖。5例患者中的4例为原发肿瘤，在手术时采用复合腓骨瓣的方法，远期固定效果均良好。

（11）本研究的局限性：本研究的手术及假体设计均为个体化，因为病例数量较少，且随访时间较短，可能会低估假体松动、内固定断裂等相关并发症发生的概率。另外钛合金3D打印假体复合腓骨瓣重建的远期效果也需要更长时间的观察。

5. 儿童双动半膝关节的研究与临床探索

在儿童膝关节周围恶性肿瘤保肢治疗中，人工假体置换是比较矛盾的治疗方案之一。如果进行全膝关节置换术，会导致股骨与胫骨两端骨骺损伤，患者远期肢体不等长的情况非常明显；采用半膝关节假体可以从一定程度上解决此类问题（仅损伤股骨一侧骨骺，胫骨侧骨骺不损伤），但单纯半膝髁表面置换会导致胫骨平台软骨不同程度的磨损，影响膝关节功能。因此本课题组于2002年首次提出双屈伸运动人工半膝关节（双动半膝关节）的概念，并逐步进行探索和研究。目前，双动半膝关节已形成成熟的个性化设计、快速成型及铸造。并已完成多例临床试验，效果满意。

（1）具有双屈伸运动人工半膝关节（the dual mobility hemi-knee prosthesis）的概念：指利用双动结构使半膝关节在屈曲活动中分解为两部分运动。正常人行走时膝关节的屈曲范围约5°～67°，而假体内部双动结构承担日常频繁屈曲运动，在此运动中假体相对于胫骨平台静止。当膝屈曲超过一定范围时整个假体才相对于胫骨平台滚动（图2-5-33），从而减少对胫骨平台的磨损。双动结构能有效地降低假体与胫骨的摩擦频率，且更接近于正常膝关节的运动模式，能够最大限度保证胫骨一侧骨骺及关节软骨不受损害。

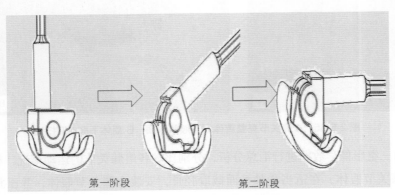

第一阶段　　　　　第二阶段

图 2-5-33　股骨端双动半膝关节假体原理

（2）双动半膝关节设计及发展：

1）第一代双动半膝关节：在提出假想后，课题组利用 CAD 和 RP 技术设计和制作了双动关节假体模型。假体以主要通过 Mimics-Geomagic-Pro-E 的设计路线为核心，基于当时较为先进的机加工技术进行生产。经过前期论证、设计和制作，刘鹏等制作了第一代双动半膝关节假体，第一代双动半膝关节的双动依靠假体内部上下部件凸台共同配合实现。第一代双动半膝关节假体分为股骨下部件、滚动轴、股骨上部件、桥接板四部分，各部分相互连接配合形成完整双动结构，完成双动半膝关节功能（图 2-5-34）。

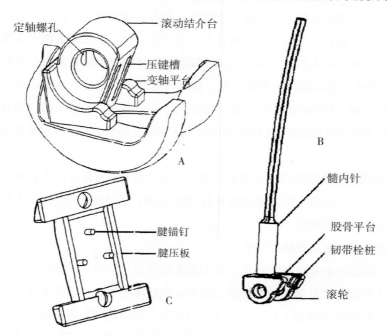

图 2-5-34　第一代双动半膝关节各部件示意图。A 股骨下部件 B 股骨上部件 C 桥接板

课题组进一步对第一代双动半膝关节运动轨迹进行了体外实验研究，选取成人膝关节完整的离体下肢标本，保留膝关节关节囊、髌骨支持带、关节周围韧带、髌腱与髌韧带的完整性（图 2-5-35 A），并按正常膝关节组 – 双动半膝关节假体组 – 全膝关节假体组的实验顺序依次获取各组样本的 CT 动态影像学数据（图 2-5-35 B）。

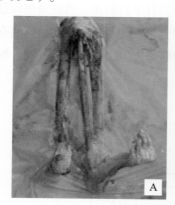
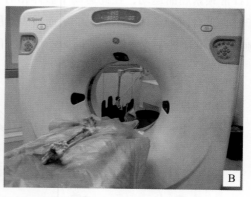

图 2-5-35　A 膝关节完整离体右下肢解剖图；B 离体下肢 CT 扫描

最后将获取的三组影像学数据进行汇总分析，分别比较各组膝关节的运动情况。根据双动半膝关节组选取同规格全膝关节假体，在适当截骨平面截取胫骨，安装全膝关节假体，并于相同非负重条件下

进行动态断层扫描膝关节内外侧屈伸运动情况，随后将扫描数据导出，对膝关节不同屈曲角度股骨髁和胫骨的即时相对运动范围进行测量（图 2-5-36），同时对股骨和胫骨之间的相对旋转运动进行分析（图 2-5-37）。

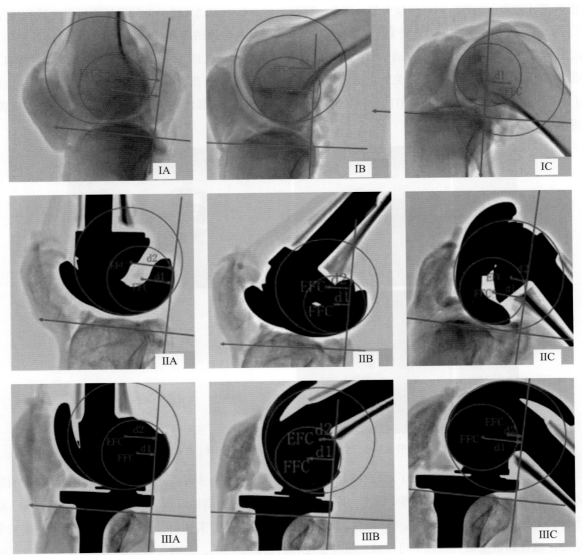

图 2-5-36 各个运动角度时的 X 线片和球心间距分析。IA 正常膝关节伸直位；B 正常膝关节屈曲 60°；C 正常膝关节深屈曲位；IIA 双动半膝假体伸直位；B 双动半膝假体屈曲 60°；C 双动半膝假体深屈曲位；IIIA 全膝假体伸直位；B 全膝假体屈曲 60°；C 全膝假体深屈曲位

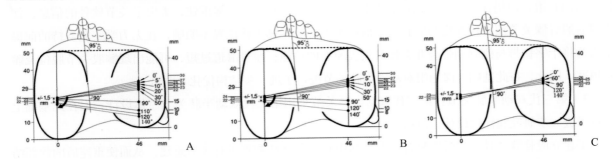

图 2-5-37 各组内外侧髁轴线在屈膝时的相对位置。A 假体置换前膝关节组；B 双动人工半膝关节假体组；C 全膝关节假体

　　结果证明：双动半膝关节的运动模式中，内、外髁相对于胫骨的移动范围和旋转角度更接近于正常膝关节组，且其在屈曲、旋转运动的同时也伴有内、外翻和内、外旋，符合正常膝关节的运动特点。虽然第一代双动半膝关节具有较高的定制化程度、结构简单、制作方便的特点，但也存在诸多问题，如髌骨滑道设计较差、韧带附丽系统缺失等。因此，课题组进一步对双动半膝关节的设计进行了改进和研究。

　　2）第二代双动半膝关节：针对上述问题，革军等经过对假体结构和运动轴轨迹分析设计并制作了第二代双动半膝关节。第二代双动半膝关节同样具有定制化高、组装方便的特点，还设计了髌骨滑道及韧带附丽孔道。第二代双动半膝关节包括股骨 – 假体接合部件；轴套系统（连接中轴）；股骨髁仿生部件（图 2-5-38）。二代双动半膝关节的变轴装置通过股骨 – 假体接合部件和股骨髁仿生部件共同作用实现，且兼具防止关节过伸的作用。

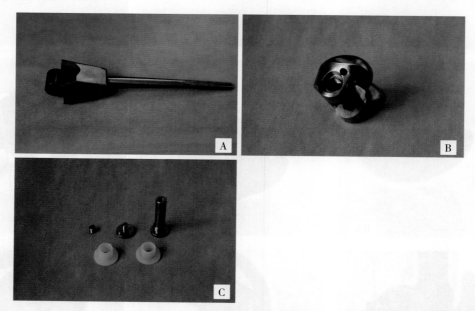

图 2-5-38　第二代双动半膝关节各部件示意图。A 股骨 – 假体接合部件；B 轴套系统；C 股骨髁仿生部件

　　此代双动半膝关节不仅加大了对股骨髁部定制化范围，且进一步设计新型韧带附丽孔道。韧带的附丽方法为利用两根较长的人工韧带，定义为内叉韧带（相当于内侧副韧带和后十字韧带）和外叉韧带（相当于外侧副韧带和前十字韧带），在穿过韧带附丽孔道后，满足并实现前、后十字韧带及两条侧副韧带的功能。这种韧带重建方法几乎可以最大限度重建和恢复韧带功能，且对胫骨端损伤极小。在二代双动半膝关节设计成型后，我们进行了第 1 例双动半膝关节临床实验，临床效果满意。

　　在临床应用过程中，黄晨等发现，虽然第二代双动半膝关节定制化程度较高，且设计了髌骨滑道和韧带附丽孔道，但仍存在以下问题：患者股骨髁部模型仅用 CT 数据重建，丢失了关节软骨的信息，使重建后股骨髁关节面外形弧度与胫骨关节面匹配度不够；韧带孔位置不明确，在无力学实验支持的前提下人为将十字韧带与侧副韧带合并会使其失去原有的功能；髌骨滑道过短，可能出现髌股关节脱位及髌骨填塞。因此，在此基础上课题组对双动半膝关节进行了进一步结构优化及改进。

　　3）第三代双动半膝关节：第三代双动半膝关节采用第二代双动半膝关节总体设计，但在此基础上进行了进一步研究和优化设计，包括：

　　①建立股骨髁"骨 – 软骨"复合模型，利用 CT 及 MRI 数据进行关节重建，从而使重建后的髁部结构更加贴合关节面（图 2-5-39）。

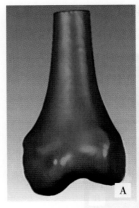
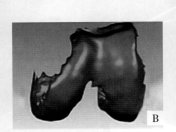
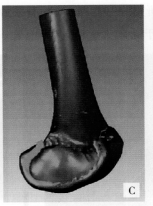
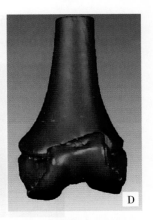

图 2-5-39　股骨髁"骨－软骨"复合模型建模。A 骨性部分；B 软骨部分；C、D "骨－软骨"复合模型建模正侧面观

②根据韧带附丽生理特点，分别选择单束重建前、后十字韧带及双侧副韧带。最大限度接近膝关节功能。为此，课题组对双动半膝关节韧带附丽装置进行改进，除了根据解剖结构对交叉韧带附丽点进行定制化设计外，还增加了侧副韧带附丽点（图 2-5-40），达到结构优化的目的。

③将双动半膝上部件的滑车部分加大加粗，与股骨髁部的髌骨滑道相切（图 2-5-41），使股骨滑车区域平滑过渡，无缝隙出现，不会发生髌骨或者软组织被夹伤的不良现象。

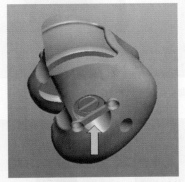

图 2-5-40　侧副韧带附丽孔位置选择

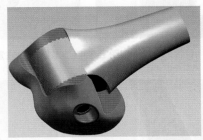

图 2-5-41　侧副韧带附丽孔位置选择

在结构优化后，目前课题组进行临床试验所用假体均为第三代双动半膝关节假体。第三代双动半膝关节具备了前两代的基本特点，又兼顾优化设计的韧带附丽装置及髌骨滑道，最大限度保证患者安全及肢体功能恢复。

（3）临床试验：本课题组目前共完成双动半膝关节置换术临床试验 11 例，患者均经过严格的术前观察及讨论、伦理学讨论、影像学资料分析及充分的化疗准备，符合双动半膝关节手术适应证，进行了双动半膝关节置换手术。下面为其中一个典型病例。

朱某，女，8 岁，主因右股骨下段恶性肿瘤于 2010 年入院治疗（图 2-5-42 A）。术前 X 线片显示股骨下段恶性肿瘤，手术中同样运用上例患者手术方法安装假体并进行韧带重建（图 2-5-42 B）。术后 11 个月后随访者恢复良好，功能满意（图 2-5-43），术后行 X 线动态摄影示双动半膝关节运动正常且接近正常步态模式（图 2-5-44）。由此可见，双动半膝关节在治疗儿童恶性骨肿瘤方面具有一定优势。

（4）展望：本课题首次提出双动半膝关节理念，并经过了三代相关设计的优化和研究，使得双动半膝关节假体大规模应用于临床成为可能。双动半膝关节具有保护胫骨生长能力，兼顾保护胫骨软骨的功能，增加了假体的近远期稳定性。然而，由于目前总体病例例数较少，尚未与其他较好的治疗方法（如可延长式假体）进行比较。即便如此，双动半膝关节理念和治疗方法作为一个新兴的治疗方法，仍存在着不可替代的优势和可研究潜力。当然，所有的治疗方法都存在弊端，如第 1 例随访患者在双动半膝关节假体置换术后 5 年，由于胫骨平台生长使原有假体已不再和胫骨平台相匹配，于是进行了全膝关节手术。

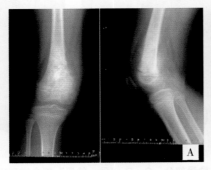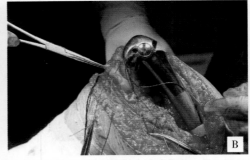

图 2-5-42　A X 线片示患者股骨下端恶性肿瘤；B 双动半膝关节置换术中情况

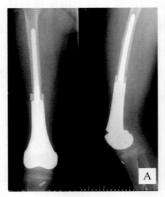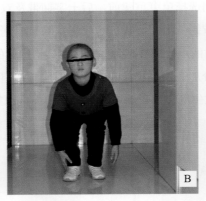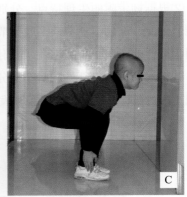

图 2-5-43　术后患者恢复良好，功能满意（2011 年 10 月）

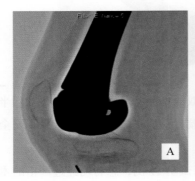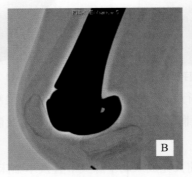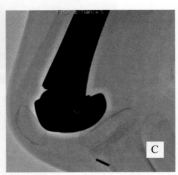

图 2-5-44　术后行 X 线动态摄影示双动半膝关节运动正常

　　但是，双动半膝关节的发展和改进并未到此为止。随着 3D 打印技术的发展，人工假体的个性化制作将更加精准，这就使得双动半膝关节的设计能够迈上新的台阶，后期课题组将结合原有设计软件的基础，设计更加个性化的假体设计软件，从而使双动半膝关节的治疗更加科学化、规范化。

（三）生物型与非生物型联合重建

1. 异体骨复合人工关节重建骨肿瘤切除后缺损

　　骨肿瘤切除后的骨缺损一直是骨肿瘤领域的一个难题，同种异体骨移植和人工假体置换是两种重建骨缺损最有效的方法。前者常因移植的异体骨关节软骨变性、坏死而致骨折、关节塌陷和骨关节炎；后者常由于人工关节缺乏软组织附着影响功能，并容易发生松动而失败。如何弥补两者的不足，一直是研究的热点。自从国外学者于 20 世纪 80 年代开始报告了应用同种异体骨复合人工关节（allograft prosthetic composite，APC）修复股骨上段骨肿瘤切除后骨关节缺损的病例，APC 逐渐成为保肢手术的一种重要方法，并应用于下列部位的肿瘤切除与重建：股骨近端、股骨远端、胫骨近端、肱骨近端、肱骨远端与桡骨远端。近 10 年来，国内一些大医院也陆续开展了一些这方面的研究工作。

（1）概述：APC 可以避免关节退变、软骨塌陷等并发症，并能保留软组织如髋外展肌、肩外展肌、髌腱等直接附着，对于某些部位的肿瘤，相比于单纯的人工假体置换来说，具有明显的生物学优势。

与单纯人工关节假体置换相比，APC 有以下优点：①复合体可获得较好的软组织附丽，有效防止关节脱位，并提供较满意的关节功能；②可调整肢体长度；③宿主骨与同种异体骨可有生物学愈合；④软组织重建可减少宿主骨的应力遮挡，降低因此而引起的骨质疏松及假体长柄的应力集中发生率；⑤保留了宿主的正常髓腔；⑥保存了骨量，便于远期翻修。

APC 的不足包括：①更高的技术要求；②更长的愈合时间；③骨不连和骨质吸收的风险增大，有疲劳骨折、感染的可能，化疗、放疗更增加了其风险性；④可能传播疾病；⑤不易获得性；⑥由于国人器官捐赠风气不盛，又限于传统风俗习惯，所以我国还存在难以找到合适大小异体骨的困难。

（2）适应证与禁忌证：较多的文献表明，股骨近端 APC 重建远期效果优于单纯假体置换。但是对于股骨下段、肱骨近端重建尚有争论，肱骨远段和胫骨上段，人们倾向认为单纯假体置换优于 APC。但是对于不同的病例，不同的患者要求，手术方式的选择不是绝对的，而且 APC 也适用于保肢手术后的二次翻修手术。

禁忌证一般包括感染、软组织结构的严重破坏及神经肌肉源性的关节疾病。

（3）影响预后的因素：通常选择的异体骨为辐射灭菌结合深低温保存。研究表明经过辐射的异体骨会降低移植骨的强度，术后会出现严重的骨吸收（股骨近端近 45%），进而影响其寿命；而不经过辐射灭菌的深低温保存异体骨，其感染率未见明显区别，但提供了更好的力学强度。通过影像学及骨扫描可以部分显示异体移植骨的内生长以及再塑形。研究表明较好的软组织覆盖、一致的配型、非辐射灭菌的材料、没有经过放疗、较少的应力遮挡，常能获得较好的结果。反之结果则较差。

（4）并发症：APC 这种重建方式与异体骨关节移植相比较，因为关节面已由人工关节取代，可提供耐用且稳定的关节面，所以没有关节软骨被破坏的问题，也可大幅改善关节不稳定的缺点，骨折的发生率也随之降低，但仍有下列缺点：

1）感染：不同的部位、不同的单位报告的感染率变化较大。一旦发生感染，常需清创并以皮瓣覆盖。通常的预防措施为：采用层流手术室、异体移植物通常来自正规骨库、采集标本通常在手术室进行、进行预防性抗生素以及手术中采用抗生素复合骨水泥。

2）无菌性松动（aseptic loosening）：无菌性松动的产生原因是多方面的，如人工假体与股骨上端的匹配关系、骨水泥的使用、假体选择、疾病种类、年龄和骨质质量等。而人工假体与股骨上端匹配是影响假体松动的最主要因素，既减少了人工假体产生的应力遮挡效应，又防止了假体松动。提高假体柄-骨接触面积，也可以增加柄-骨稳定性，获得可靠的固定，减少松动。人工关节无菌性松动的比例会随着时间延长而升高。一般而言，10 年关节存活率为 48%～80%。但是即使发生关节松动，亦可以重新置换，或改用定制型关节。

3）骨不连：文献报道的大部分都为 10% 左右，通常需再次手术并植骨。

4）异体骨骨折：与内固定引起的应力集中有关，异体骨植入后诱发免疫排斥反应，造成异体骨骨质吸收以及辐射均可造成异体骨质量下降引起骨折，可通过使用长柄的假体来稳固异体骨与宿主骨的接合，在假体骨与异体骨之间充填骨水泥，重视肌腱与韧带等软组织的重建。

（5）外科技术：

1）骨性重建：移植的异体骨尺寸应在术前测量。术中被切割至合适的长度，适当扩髓。关节线的水平术前应做估计，使用股骨异体骨移植时，倾向于降低关节线；而使用胫骨异体骨移植，则倾向于升高关节线。保持异体骨与宿主骨尽可能的匹配，术中需注意矢状面以及冠状面的稳定、力线的正常。

异体骨人工关节复合物与宿主骨达到早期牢固的髓内固定是保证手术成功的关键，假体柄插入宿主髓腔内长度与异体骨轴心长度之比尽量在 0.8 以上或者至少植入骨干 10cm。假体与异体骨采用骨水泥固定后植入宿主髓腔，但是对于假体与宿主骨之间的固定，有几种不同的观点：①全部使用骨水泥固定；②近端部分骨水泥固定、远端部分骨水泥固定或者采用非骨水泥假体进行压合固定（press-fit）；③采用钢板固定。Gitelis 等认为人工假体柄与宿主骨界面采用骨水泥固定，给后续的翻修带来一定的困难，所以采用动力加压钢板固定异体骨与宿主骨连接部。14 例患者中 5 例发生骨不连接，二期经自体骨植骨后愈合。但现在大部分学者不提倡采用钢板加强固定异体骨段，尤其在胫骨近端（因为缺少足够的软组织覆盖）。骨水泥作为黏合剂，可以在很大程度上弥补假体与股骨髓腔的匹配程度，增加接触面积，解决了人工假体早期稳定性，防止了松动。但骨水泥防止骨组织的长入，且随时间延长出现产生磨损碎屑，导致骨与骨水泥界面骨溶解，造成假体松动影响远期稳定性。因此更多的学者喜欢根据术者的经验、肿瘤切除的范围、患者的年龄、骨质疏松程度、肿瘤的性质及预后，经过综合评价来选择骨水泥固定的范围。

宿主与异体骨的连接部位经常发生骨不连。一些新技术被用来防止这种并发症的发生：①宿主与异体移植骨的结合部位采用台阶楔入（step-cut）技术，台阶一般为 5 ~ 10mm，可有效防止假体与宿主骨界面的旋转力矩。虽然这项技术有一定挑战性，但可减少截骨部位的剪力，避免额外的钢板固定。②可以采用带有血运的残留皮质骨柱的进行支撑。③自体及异体碎骨块放置于宿主与异体骨交接处。这种方法还存在争论，提倡者认为异体皮质骨与宿主皮质骨之间愈合很慢，是通过宿主皮质骨的外部骨桥达到愈合的，而植骨有利于外部骨桥的形成。④异体移植骨的钻孔有利于局部组织的再血管化及宿主骨的爬行替代，但是皮质骨的钻孔并不被推荐，因为增加的应力以及初始的小裂缝可能逐渐扩大导致骨折的发生率增加。

2）软组织重建：术中需要尽可能的保留宿主骨与软组织结构如韧带，肌腱附着点的固定。将宿主的肌腱与韧带缝合于异体骨的附着点上，必要时采用皮瓣转移覆盖创面。尽量避免通过在异体骨上钻孔来附着肌腱，文献报道中这种方法显示了难以接受的失败率，推测原因可能是增加的血管化反应加速了异体移植肌腱的吸收。推荐腱—腱缝合，其可提供一个比较牢固的愈合。此外，在不同的部位，还存在不同的软组织重建方式。

3）假体的选择：若患者仍保留有韧带可重建，则用一般人工关节假体即可，但术后仍需以石膏保护重建的韧带；若已被切除则选用限制型假体，保证关节的稳定性，术后也不必以石膏固定，可避免长时间石膏固定造成的并发症。另外人工关节可选用长柄型，在骨结合处更可提供进一步的稳定。

2. 在各个部位的应用

（1）股骨近端：股骨近端 APC 远期效果优于单纯金属假体已经得到大多数学者的认同。台阶楔入技术常常被用于异体移植骨—宿主骨界面。外展肌群的固定是股骨近端 APC 的关键，外展肌的固定有三种方法：大转子钻孔固定、腱 - 腱缝合、大转子截骨固定术（图 2-5-45）。

对肿瘤没有累及大转子的患者可以采用大转子截骨术，必须保证大转子的碎片长度有 4 ~ 5cm、厚度 1 ~ 2cm，其表面积及血供足以保证与异体移植骨的融合；异体移植骨融合部位需处理至与碎片外形相近，然后采用缝合固定或者钩钢板固定。过大的碎片（完全的大转子截骨）效果常常不太满意，可能是因为局部的机械强度不够所致。Langlais 等报告采用大转子截骨术的 5 例患者都获得了愈合。对大转子被肿瘤组织累及而不得不切除的患者常用带有一段异体肌腱的异体移植骨，异体肌腱通常与臀部肌肉内的腱性部分缝合。如果切除的软组织过多，有时不得不选择单纯金属假体。在很多学者的经验中，大转子钻孔固定的效果常不太满意。

术后股骨近端 APC 假体的脱位率为 0 ~ 5%，相比完全金属假体置换的 10% ~ 17% 有明显提高。

股骨近端 APC 的 10 年保存率约为 81%，相比于单纯金属假体的 65% 也有明显提高。

Donati 报告了 27 例进行股骨近端 APC 的患者，采用标准的双极骨水泥型髋关节假体，最短经过 36 个月的随访，MSTS 评分为优者 73%，良 18%，仅 6 例患者有轻度的 Trendelenburg 步态（而采用肿瘤型假体的患者几乎都有 Trendelenburg 步态），APC 明显优于肿瘤型假体。Farid 在 2003 年全美矫形外科会议上报告了 45 例股骨近端 APC 的病例，相比与单纯金属假体外展肌力平均增高 1.5 倍。

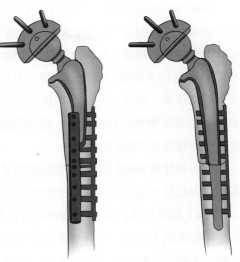

图 2-5-45　股骨近端 APC 示意图

股骨近端 APC 有利于提高外展肌力及改善步态，这种改善体现在功能评分上只有小的提高，但是对年轻人、活动量大、预期生命长的患者却有着比较重要的意义。

（2）股骨远端：单独的股骨远端肿瘤切除后 APC 重建的报道多散在膝关节 APC 重建的研究中，而膝关节重建远期进行 APC 翻修的报道相对较多（图 2-5-46）。

Steven 等 1991 报告 9 例股骨远端 APC 取得了较好的结果，但其结果是将股骨近端、股骨远端和胫骨近端综合在一起统计，未能单独加以分析。24 例中有 5 例发生骨不连，平均随访 45.1 个月，无一例假体发生松动与脱位。

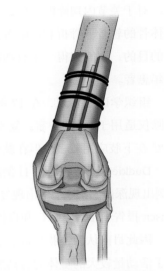

图 2-5-46　股骨远端 APC 示意图

2002 年 Wilkins 报告了 4 例股骨远端 APC 翻修的患者，术后及平均随访 59 个月后 MTSH 评分分别是为 62% 和 72%，没有骨不连、骨质吸收、骨折及假体松动发生。认为采用 APC 进行翻修的理论优点，除去恢复骨质量、良好的软组织附着等以外，还有一个是假体拔出时周围的骨性外壳有利于异体移植骨被包绕，有利于被爬行替代。股骨远端单纯金属型假体能提供早期的良好功能和较低的并发症，但是对于股骨远端骨缺损的患者以及假体翻修的患者，APC 有着更好的远期效果，而且没有显著的功能丢失。

（3）胫骨近端：关于胫骨近端的 APC 文献报道较少。Wunder 等报告 5 例胫骨近端 APC 中 2 例发生感染；Hernigou 报告 19 例患者的胫骨近端 APC，其中 4 例感染和伸肌装置失败。但两篇文献都没有远期存活的报道（图 2-5-47）。

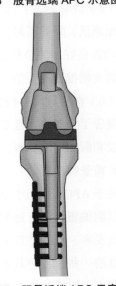

图 2-5-47　胫骨近端 APC 示意图

2006 年 David 等报告了采用 APC 的重建方法对 26 例患者进行了手术，平均随访时间 128 个月，平均存活时间是 102 个月，14 例患者发生了假体移位、7 例骨折、6 例骨质吸收、6 例感染、7 例异体移植骨与宿主发生融合、6 例伸肌装置重建失败。比较了胫骨近端 APC 与肿瘤型假体重建膝关节的结果，APC 有较高的失败率，因此并不推荐采用。失败原因除局部较差的血供之外，部分还归因于使用了辐射灭菌的异体骨、不完全匹配的假体以及化疗导致异体移植骨与宿主之间的融合失败率较高，没有体现出 APC 可以提高假体远期稳定性、重建肌腱附着点的优势。作者还认为伸膝装置重建失败引起假体过高的应力，导致假体失败率较高。

由于异体骨移植较高的并发症影响了其在胫骨近端的应用，即感染、骨不连、骨折以及增加的手术需要。因此目前较多的学者认为胫骨近端的重建效果不如股骨远端。

（4）肱骨近端：肱骨近端的重建方法较多，Walid 等采用异体骨关节进行置换，观察到远期肱骨头发生碎裂比例非常高；假体置换优点是术后即时稳定和早期稳定，但是远期容易出现机械失败和松动，不稳、半脱位和肩部无力都很常见；标准的假体置换复合异体肌腱移植重建肩袖也有文献报道，但是需要一个更长而且困难的康复期。无论采用哪种重建方法，肩关节的外展功能都很少超过 90°。

对于关节内切除的病例，APC 是一个不错的选择，可重建外展肌群，改善肩关节稳定性，又能减少异体骨的软骨下骨折和塌陷等并发症。如果肿瘤侵犯而不得不行关节外切除，假体置换仅仅达到减轻疼痛的目的，不能获得一个有功能的肩关节，这时一般考虑进行异体骨移植的肩关节融合术，尤其是对青少年患者。

组织学研究发现，在 17 例影像学表现为关节内的骨肉瘤中，仅 7 例经过组织学得到确认；关节内切除仅适用于 II_A 期肿瘤，复发率为 4%，而对于 II_B 肿瘤采用关节内切除复发率将近 16%。这可能也是 APC 在下肢应用较多，但在肱骨近端应用却较局限的原因之一。

Dudkiewicz 等报告了 11 例肱骨近端 APC 的患者，其中 2 例出现骨不连（采用钢板固定＋植骨后愈合）、1 例出现深部感染、1 例出现复发性脱位，所有患者外展角度都超过 60°，并能够进行一般的日常生活。Jensen 报告了 14 例 APC 和自体骨复合假体的肩关节重建，患者术后的外展功能都在 70°～90°。

因此目前认为，肱骨近端 APC 仅适用于轻、中度活动度的患者或者是预期寿命较短的转移瘤患者，对于活动量较大的重体力劳动患者或者年轻人，APC 的效果尚不能令人满意，还是首选肩关节融合术。

（5）肱骨远端：肱骨远端肿瘤切除后通常行假体置换或异体关节置换，目前的组配式关节假体设计更加灵活，降低了对骨移植的需要。研究显示异体关节置换后关节表面的软骨细胞虽然已经完全坏死，但是功能良好，关节软骨退变对患者功能及生活的影响并不明显，采用 APC 意义不大，因此目前尚无较多的文献报道肘关节 APC。

（6）桡骨远端：桡骨远端肿瘤切除后骨缺损有多种外科重建方法，但关于 APC 的报道较少，仅郭征等报告了 8 例桡骨远端 APC 重建骨巨细胞瘤切除后骨缺损，随访时间平均 33.2 个月，未发生骨不连、植骨段和假体周围骨折，获得了满意的临床效果。尚缺乏更多的病例研究。

3. 前景和展望

关于 APC，相比于单纯金属型假体，能否提高假体生存率至今仍然没有定论。由于所选的病例太少，随访日期偏短，没有远期效果观察，而且技术复杂多变，作为一种重建方法，在临床应用上还未成熟，局部复发率、术后关节功能、并发症发生率及假体失败率等一系列问题仍有待于临床资料的进一步积累。虽然目前一些学者将其作为保肢重建的主要方法，但也有一些学者仅将其用于宿主残留骨长度不足以牢固稳定人工假体等具体情况时的选择。根据现有的资料，APC 还是显示了一些独特的优势，值得临床推广使用。

（四）保留骺板的肿瘤骨体外灭活再植术

通过先进的影像学诊断技术得到及时诊断、接受新化疗方案的辅助治疗并达到外科边界切除的恶性骨肿瘤患者的 5 年预期生存率已达到 70%。由于恶性骨肿瘤具有儿童及青少年人群高发的特性，儿童肢体的恶性骨肿瘤切除后如何进行重建给骨肿瘤的手术治疗提出了新问题。与人工假体置换、同种异体半关节移植等方法相比，保留骨骺的保肢手术保留了自体关节面和主要韧带、关节囊，保证了关节的稳定性和术后功能的恢复；由于骨骺生长板得到保留，对患儿肢体长度的影响也可以减至最小。儿童处于生长阶段，进行单纯人工关节假体置换会带来肢体不等长、假体多次翻修等不便，因此大块同种异体骨移植在保留骨骺的保肢手术中具有重要作用。

Muscolo 等对行保留骨骺的膝部高度恶性肿瘤切除、大段同种异体骨移植重建的 13 例患者进行回顾性研究，平均随访 63 个月，11 例无瘤存活、1 例因肿瘤肺转移死亡，无局部复发；1 例有局部软组织复发，切除后情况良好。所有病例在保留的骨骺处均无肿瘤局部复发。7 例出现术后并发症，包括骨折（3 例）、骨干骨不连（2 例）、深度感染（1 例）、局部软组织内肿瘤复发（1 例），4 例最终行异体骨取出术。截至末次随访，12 例患者均保留肢体存活。1 例因干骺端骨折将初次手术保留的骨骺切除，肢体由同种异体骨关节重建。根据国际保肢协会（International Society of Limb Salvage，ISOLS）和 MSTS 修订的 30 分功能分级系统进行术后肢体功能评估，保留骨骺的病例平均功能得分为 27 分（满分 30 分）。Muscolo 认为膝部高度恶性骨肉瘤患者可采用保留骨骺的异体骨移植术重建肢体功能，但必须严格掌握适应证；同时患者对化疗是否敏感、术前对肿瘤侵袭范围与骨骺关系的正确评估以及对异体骨段的坚强固定等都是决定能否成功控制肿瘤的局部复发以及能否获得满意的肢体功能的关键因素。

笔者科室自 1995 年 12 月 ~ 2003 年 1 月对 33 例儿童及青少年肢体原发性恶性骨肿瘤进行了保留骨骺的保肢手术，均采用大段同种异体骨移植修复肿瘤切除后的大块骨缺损，股骨下端 24 例、胫骨上端 9 例，骨肉瘤 23 例、尤文氏肉瘤 6 例、软骨肉瘤 2 例、侵袭性骨母细胞瘤 2 例。大段同种异体骨由第四军医大学西京医院全军骨科研究所综合骨库提供。患者年龄最小 8 岁，最大 16 岁，平均 12.18 岁。术前经 2 ~ 4 个周期的化疗，术后行 6 个周期的化疗。采用 Rosen 的方法评价术前化疗效果，所有患者经 X 线、MRI 等影像学检查及病理学诊断，根据影像学检查确定肿瘤近端和远端的边界，对病灶进行分期。其中外科分期 I_A 2 例，I_B 2 例，II_A 17 例，II_B 12 例；根据肿瘤与骨骺和干骺端的关系的 MRI 分析，采用 San Julian 的影像学方法将儿童干骺端骨肿瘤的侵袭情况分为三型：I 型，肿瘤与骺板相邻，肿瘤边缘距离骺板＞ 2cm；II 型，肿瘤与骺板距离＜ 2cm 或相邻；III 型，骺板与肿瘤部分接触，距离关节端软骨下骨＞ 2cm，此型是基于骨骺体积较大的病例。本组 I 型 18 例，II 型 13 例，III 型 2 例。

33 例中 4 例失访，29 例随访 12 ~ 72 个月，9 例死亡，均为肺转移；3 例肿瘤局部复发，其中 1 例为在保留骨骺处复发。复发病例行截肢术，但均出现肺转移。4 例出现术后并发症，分别为骨折 1 例、骨不连 1 例、术后暂时性腓神经伤 1 例、骨结合部延迟愈合 1 例。依据 Enneking 肢体恶性肿瘤保肢术后功能评价标准，术后功能优 11 例、良 13 例、可 3 例、差 2 例，总优良率为 83%。根据 ISOLS 植入物评估系统异体骨愈合评价标准，优 23 例、良 4 例、可 1 例、差 1 例。所有患者均获得较好的关节稳定性，未发生关节脱位或内、外翻畸形。本组患者肢体短缩 2 ~ 6cm，平均短缩 3.2cm。

1. 病例筛选标准

儿童或青少年股骨下端、胫骨上端骨骺未闭合的恶性或侵袭性骨肿瘤，II_B 骨肉瘤、尤文氏肉瘤，术前对化疗敏感，San Julian 分型 I、II、III 型。

2. 肿瘤的安全边界

其目的是确定肿瘤距骺板的距离和骨骺有无肿瘤，本研究手术前主要采用 MRI 和骨扫描，手术中要观察切除的瘤段内肿瘤坏死情况，并对切缘进行硬组织冰冻切片检查确定是否达到安全边界。如果骨骺端达不到足够的安全边界，将放弃保留骨骺手术。

术后对切除的瘤段标本进行最终的安全边界病理学评估，如果达不到安全边界将再次进行手术切除骨骺。本研究术后病理证实 33 例均达到安全切除。

3. 手术要点

骨骺保留分型：Ⅰ，骺板以上截骨；Ⅱ，骺板平面截骨；Ⅲ，截除部分骨骺。手术中必须使用 "C" 型臂 X 线机透视定位，确定截骨平面。

肿瘤切除及异体骨段处理方法见第一节"同种异体骨移植"。

4. 骨重建方法

由于可以保留骨骺，对于儿童骨骼较小者，可灵活掌握选择移植骨段，达到相匹配即可。本研究所有病例均采用逆行插钉的髁上型交锁髓内钉固定移植的大段同种异体骨，其优点是固定可靠，不遮挡骨段的有效活化表面积，适当扩大骨髓腔，交锁钉仅固定近骨骺端。骨骺采用松质骨拉力螺钉经关节软骨与截骨面垂直固定，先在骺软骨两侧做 0.5cm 直径软骨瓣并掀起，钻孔、安装螺丝钉，将其尾端完全埋入后，软骨瓣复原位。于大段异体骨与自体骨两个接合部植入自体或异体松质骨粒；为了维持骨骺的血液循环，骨骺截骨时应尽量保留膝关节后关节囊或保留后十字韧带的附丽；术后充分引流，石膏固定于肢体功能位 6 周，逐渐功能锻炼。

5. 讨论

儿童恶性骨肿瘤的保肢手术是肿瘤矫形外科的难题，由于肿瘤多位于肢体干骺端，以往为了彻底切除肿瘤，肿瘤附近关节的骨骺往往被切除，势必会造成术后肢体不等长、关节功能恢复不理想等。近年来随着影像技术的发展、新辅助化疗的广泛应用和保肢方法的不断改进，儿童四肢恶性或侵袭性骨肿瘤保留骨骺的保肢术治疗成为可能。适应证：保留骨骺的保肢术是治疗儿童恶性骨肿瘤的方法之一，在彻底切除肿瘤、降低术后复发率的前提下，可以改善术后肢体功能、减少术后肢体不等长。严格掌握手术适应证是至关重要的，否则将导致严重的后果。Manfrini 等认为若术前 MRI 检查未发现骨骺被侵袭，则可行保留骨骺的保肢术，这种患者占儿童骨肉瘤的 10% ~ 15%。Tsuchiya 等认为保留骨骺保肢术成功的关键是肢体病变长度在 15cm 以内，且肿瘤切除后至少保留 0.5cm 厚度的骨骺。目前大多专家认为以下几种情况的恶性骨肿瘤适应保留骨骺保肢手术：一是骨生长未成熟，骺板未闭合；二是术前必须明确骨肉瘤未侵犯骨骺，Caradell 等认为必须应用 X 线、血管造影检查、CT、MRI 来证实，同时必须通过术中或术后病理组织学予以进一步验证；三是必须严格遵循新辅助化疗的治疗原则，并在有效术前化疗的保护下进行该手术。在上述原则的指导下，本研究结果提示 San Julian 分型Ⅰ型为保留骨骺保肢手术的绝对适应证；Ⅱ型、Ⅲ型为相对适应证。本组患者根据上述原则进行的 29 例有完整随访资料的保留骨骺保肢手术，58.62% 的患者保留了完整的骨骺，仅 1 例为骨骺处复发，复发率为 3.4%；另外 2 例 Ennecking 外科分期 $Ⅱ_B$ 期骨肉瘤在肿瘤范围内的股动、静脉周围复发，总复发率为 10.34%。本研究结果表明在严格掌握适应证的前提下对儿童及青少年恶性或侵袭性骨肿瘤患者实施保留骨骺的保肢手术是可行的；由于有 2 例 $Ⅱ_B$ 期骨肉瘤局部复发并且影响了生存率，为保证患者的安全，$Ⅱ_B$ 期骨肉瘤不推荐进行保留骨骺的保肢手术。

6. 手术方法（图 2-5-48 ～ 图 2-5-50）

保留骨骺的保肢术成功的关键是正确判断肿瘤切除范围、合理选择骨缺损重建方法。Canadell 等首次报告了这种保留骨骺的保肢技术。术前应用骨骺延长的方法，使肿瘤与骨骺之间形成较宽的新生骨带；然后在化疗结束后行保肢手术，经病理组织学证实切缘无肿瘤细胞后切除肿瘤组织及新生骨而保留骨骺，然后应用异体骨修复骨缺损。本研究根据肿瘤所处部位，分别应用了不同的截骨平面进行关节的保留。当骨骺侧 MRI 显示肿瘤边界距离骺板＞2cm 时，截除后保留了患肢的骺板和部分干骺端；当骨肿瘤距离骺板＜2cm 时，保留了部分骺板或仅仅切除骺板而骨骺得以保留；当肿瘤突破骺板，但正常骨骺厚度＞2cm 时，保留了患肢关节软骨和软骨下骨质。骨干侧的截骨平面在 MRI 所显示肿瘤边界外3cm；截骨端多点取材作快速冰冻切片病理检查进一步确定安全的外科边缘。本组采用的大段同种异体骨移植

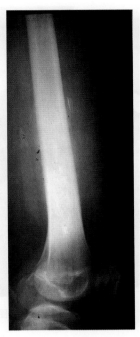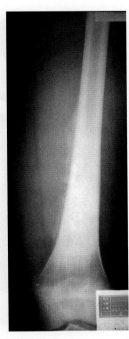

图 2-5-48　术前 X 线片

和逆行插钉的髁上型交锁髓内钉固定，对保留骨骺的患者进行骨重建的术后效果可靠；而骨骺采用松质骨拉力螺钉固定，因先在骺软骨做软骨瓣并掀起，安装螺丝钉后将其尾端完全埋入，软骨瓣复原位，由于儿童及青少年软骨修复力强，所以手术后对于骨骺发育及关节功能影响不大；随访结果发现松质骨拉力螺钉经关节软骨与截骨面垂直固定可靠，无一例松动；骨愈合率较高，根据 ISOLS 植入物评估系统异体骨愈合评价标准优良率为 93%。

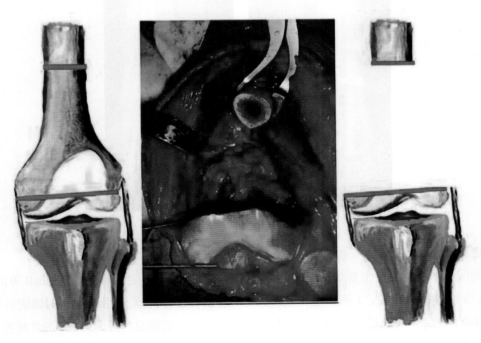

图 2-5-49　操作

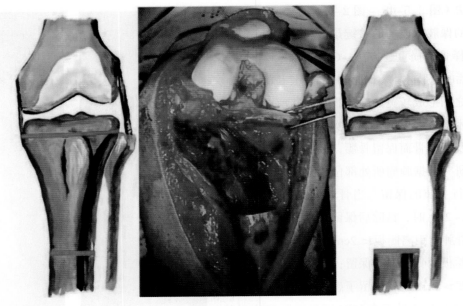

图 2-5-49（续）

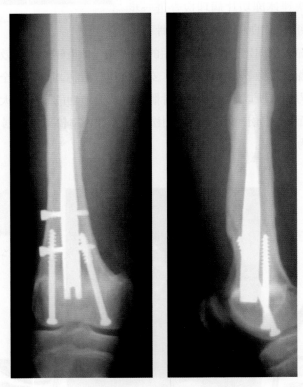

图 2-5-50　术后固定 X 线片

7. 并发症及预后

　　保留骨骺保肢术的并发症主要是感染、移植骨吸收、骨折、内固定松动等。Canadell 等治疗 20 例中 2 例感染，3 例移植骨移位，1 例腓总神经麻痹，1 例移植骨骨折（经用植骨及内固定后治愈）。Tsuchiya 等的患者中 4 例皮肤感染，7 例深部感染，3 例骨折，5 例腓总神经麻痹，7 例骨延迟愈合。蔡宣松等治疗的患者中有 2 例发生内固定松动。本组 4 例发生 5 例次并发症中，除 1 例腓总神经麻痹外均为晚期并发症，并发症的发生率为 17.24%，提示进一步减少并发症仍是重要的研究课题。

　　保留的骨骺能否继续生长以及对肢体的功能、形态和长度有何影响是骨科医生所关注的问题。Manfrini 等对 6 例胫骨近端骨肉瘤治疗后的长期观察发现，保存 5mm 厚的骨骺即可继续生长期直至骨骼成熟，随访期内患者身高平均增高 22cm，与健侧相比患肢平均短 2.2cm（0.5～3.3cm），无须手术矫正；患膝的功能可恢复至正常的 95%，无关节不稳或前十字韧带松弛。此外他们还发现用于固定骨骺的螺钉仅可使骨骺略小于健侧，不会严重影响肢体的生长。本组患肢平均短缩 3.2cm，术后晚期并发症是造成肢体严重短缩的主要原因，其中 1 例髓内钉的 2 枚锁钉同时断裂、骨不连，造成宿主骨干沉入异体骨髓腔，随访 5 年时肢体短缩 6cm；由于注重了大段同种异体骨手术前和手术中的处理，本组大段异体骨相关并发症较少，骨愈合的优良率较高。

（王臻，龙作尧）

参考文献

［1］ABUDU A, GRIMER R J, CANNON S R, et al. Reconstruction of the hemipelvis after the excision of malignant tumours. Complications and functional outcome of prostheses［J］. J Bone Joint Surg Br, 1997, 79(5): 773-779.

［2］AGUSTINA H, ASYIFA I, AZIZ A, et al. The Role of Osteocalcin and Alkaline Phosphatase Immunohistochemistry in Osteosarcoma Diagnosis［J］. Patholog Res Int, 2018, 2018: 6346409.

［3］ANDERSON A F, GREEN N E. Residual functional deficit after partial fibulectomy for bone graft［J］. Clin Orthop Relat Res, 1991, (267): 137-140.

［4］BIERRY G, KERR D A, NIELSEN G P, et al. Enchondromas in children: imaging appearance with pathological correlation［J］. Skeletal Radiol, 2012, 41(10): 1223-1229.

［5］DOUIS H, SAIFUDDIN A. The imaging of cartilaginous bone tumours. II. Chondrosarcoma［J］. Skeletal Radiol, 2013, 42(5): 611-626.

［6］ENNEKING W F, CAMPANACCI D A. Retrieved human allografts : a clinicopathological study［J］. J Bone Joint Surg Am, 2001, 83(7): 971-986.

［7］ENNEKING W F, DUNHAM W, GEBHARDT M C, et al. A system for the functional evaluation of reconstructive procedures after surgical treatment of tumors of the musculoskeletal system［J］. Clin Orthop Relat Res, 1993, 286: 241-246.

［8］FAN H, FU J, LI X, et al. Implantation of customized 3-D printed titanium prosthesis in limb salvage surgery: a case series and review of the literature［J］. World J Surg Oncol, 2015, 13: 308.

［9］GAO P, ZHANG H, LIU Y, et al. Beta-tricalcium phosphate granules improve osteogenesis in vitro and establish innovative osteo-regenerators for bone tissue engineering in vivo［J］. Sci Rep, 2016, 6: 23367.

［10］HAMILTON S N, CARLSON R, HASAN H, et al. Long-term outcomes and complications in pediatric ewing sarcoma［J］. Am J Clin Oncol, 2017, 40(4): 423-428.

［11］HARRIS J D, TRINH T Q, SCHARSCHMIDT T J, et al. Exceptional functional recovery and return to high-impact sports after Van Nes rotationplasty［J］. Orthopedics, 2013, 36(1): e126-131.

［12］HASHIMOTO K, NISHIMURA S, OKA N, et al. Clinical features and outcomes of primary bone and soft tissue sarcomas in adolescents and young adults［J］. Mol Clin Oncol, 2020, 12(4): 358-364.

［13］HASTINGS D E, HEWITSON W A. Double hemiarthroplasty of the knee in rheumatoid arthritis. A survey of fifty consecutive cases［J］. J Bone Joint Surg Br, 1973, 55(1): 112-118.

［14］HERZOG C E. Overview of sarcomas in the adolescent and young adult population［J］. J Pediatr Hematol Oncol, 2005, 27(4): 215-218.

［15］HORNICEK F J, GEBHARDT M C, TOMFORD W W, et al. Factors affecting nonunion of the allograft-host junction［J］. Clin Orthop Relat Res, 2001, 382: 87-98.

［16］HUNTER T B, TALJANOVIC M S. Glossary of medical devices and procedures: abbreviations, acronyms, and definitions［J］. Radiographics, 2003, 23(1): 195-213.

［17］ILIZAROV G A. Clinical application of the tension-stress effect for limb lengthening［J］. Clin Orthop Relat Res, 1990, 250: 8-26.

［18］JAWAD M U, CHEUNG M C, MIN E S, et al. Ewing sarcoma demonstrates racial disparities in incidence-related and sex-related differences in outcome: an analysis of 1631 cases from the SEER database, 1973-2005［J］. Cancer, 2009, 115(15): 3526-3536.

［19］JESSOP J D, MOORE C J. Follow-up of the Macintosh arthroplasty of the knee joint［J］. Rheumatol Phys Med, 1972, 11(5): 217-224.

［20］KHATTAK M J, UMER M, HAROON UR R, et al. Autoclaved tumor bone for reconstruction: an alternative in developing countries［J］. Clin Orthop Relat Res, 2006, 447: 138-144.

［21］KRIEG A H, DAVIDSON A W, STALLEY P D. Intercalary femoral reconstruction with extracorporeal irradiated autogenous bone graft in limb-salvage surgery［J］. J Bone Joint Surg Br, 2007, 89(3): 366-371.

［22］LI J, WANG Z, GUO Z, et al. Composite biological reconstruction following total calcanectomy of primary calcaneal tumors［J］. J Surg Oncol, 2012, 105(7): 673-678.

［23］LIND M, OVERGAARD S, JENSEN T B, et al. Effect of osteogenic protein 1/collagen composite combined with impacted allograft around hydroxyapatite-coated titanium alloy implants is moderate［J］. J Biomed Mater Res, 2001, 55(1): 89-95.

［24］MACHADO I, CRUZ J, LAVERNIA J, et al. Superficial EWSR1-negative undifferentiated small round cell sarcoma with CIC/DUX4 gene fusion: a new variant of Ewing-like tumors with locoregional lymph node metastasis［J］. Virchows Arch, 2013, 463(6): 837-842.

［25］MANABE J, AHMED A R, KAWAGUCHI N, et al. Pasteurized autologous bone graft in surgery for bone and soft tissue sarcoma［J］. Clin Orthop Relat Res, 2004, 419: 258-266.

［26］MANKIN H J, GEBHARDT M C, JENNINGS L C, et al. Long-term results of allograft replacement in the management of bone tumors［J］. Clin Orthop Relat Res, 1996, 324: 86-97.

［27］MANOSO M W, BOLAND P J, HEALEY J H, et al. Acetabular development after bipolar hemiarthroplasty for osteosarcoma in children［J］. J Bone Joint Surg Br, 2005, 87(12): 1658-1662.

［28］MARINA N, GEBHARDT M, TEOT L, et al. Biology and therapeutic advances for pediatric osteosarcoma［J］. The oncologist, 2004, 9(4): 422-441.

［29］MASCARD E, GOMEZ-BROUCHET A, LAMBOT K. Bone cysts: unicameral and aneurysmal bone cyst［J］. Orthop Traumatol Surg Res, 2015, 101(1 Suppl): S119-127.

［30］MORSY A M, ABDELGAWAD M I, AHMED B M, et al. Pediatric osteosarcoma of extremities: a 15-year experience from a tertiary care cancer center in upper egypt［J］. J Pediatr Hematol Oncol, 2019, 41(6):

e371-e383.

［31］MURPHEY M D, CHOI J J, KRANSDORF M J, et al. Imaging of osteochondroma: variants and complications with radiologic-pathologic correlation［J］. Radiographics, 2000, 20(5): 1407-1434.

［32］MUSCOLO D L, AYERZA M A, APONTE-TINAO L, et al. Intercalary femur and tibia segmental allografts provide an acceptable alternative in reconstructing tumor resections［J］. Clin Orthop Relat Res, 2004, 426: 97-102.

［33］NAGARAJAN R, CLOHISY D R, NEGLIA J P, et al. Function and quality-of-life of survivors of pelvic and lower extremity osteosarcoma and Ewing's sarcoma: the Childhood Cancer Survivor Study［J］. Br J Cancer, 2004, 91(11): 1858-1865.

［34］NAGARAJAN R, NEGLIA J P, CLOHISY D R, et al. Limb salvage and amputation in survivors of pediatric lower-extremity bone tumors: what are the long-term implications?［J］. J Clin Oncol, 2002, 20(22): 4493-4501.

［35］NEER C S, WATSON K C, STANTON F J. Recent experience in total shoulder replacement［J］. J Bone Joint Surg Am, 1982, 64(3): 319-337.

［36］ORTIZ-CRUZ E, GEBHARDT M C, JENNINGS L C, et al. The results of transplantation of intercalary allografts after resection of tumors. A long-term follow-up study［J］. J Bone Joint Surg Am, 1997, 79(1): 97-106.

［37］PAULUSSEN M, BIELACK S, JURGENS H, et al. Ewing's sarcoma of the bone: ESMO clinical recommendations for diagnosis, treatment and follow-up［J］. Ann Oncol, 2009, 20 Suppl 4: 140-142.

［38］PONADER S, VON WILMOWSKY C, WIDENMAYER M, et al. In vivo performance of selective electron beam-melted Ti-6Al-4V structures［J］. J Biomed Mater Res A, 2010, 92(1): 56-62.

［39］PULS F, NIBLETT A J, MANGHAM D C. Molecular pathology of bone tumours: diagnostic implications［J］. Histopathology, 2014, 64(4): 461-476.

［40］QI L, REN X, LIU Z, et al. Predictors and survival of patients with osteosarcoma after limb salvage versus amputation: a population-based analysis with propensity score matching［J］. World J Surg, 2020, 44(7): 2201-2210.

［41］QIU S, TAO L, ZHU Y. Marital status and survival in osteosarcoma patients: an analysis of the Surveillance, Epidemiology, and End Results (SEER) database［J］. Med Sci Monit, 2019, 25: 8190-8203.

［42］伍骥, 朱克顺, 潘庆联. 半关节置换术在小儿胫骨上段恶性骨肿瘤中的应用［J］. 中国修复重建外科杂志, 2006, 20(10): 978-980

［43］李世德, 张向敏, 卓祥龙, 等. 半肩人工关节置换治疗肱骨上段肿瘤［J］. 中国骨肿瘤骨病, 2005, 4(1): 15-18

［44］SCHNEIDERBAUER M M, SIERRA R J, SCHLECK C, et al. Dislocation rate after hip hemiarthroplasty in patients with tumor-related conditions［J］. J Bone Joint Surg Am, 2005, 87(8): 1810-1815.

［45］SCHRAGER J, PATZER R E, MINK P J, et al. Survival outcomes of pediatric osteosarcoma and Ewing's sarcoma: a comparison of surgery type within the SEER database, 1988-2007［J］. J Registry Manag, 2011, 38(3): 153-161.

［46］付军, 王臻, 郭征, 等. 数字化结合 3D 打印个体化导板的设计加工及其在骨肿瘤手术中的应用［J］. 中华创伤骨科杂志, 2015, 17(1): 50-54.

［47］郭卫，王毅飞，张熠丹，等 . 3D 打印组配式骨盆假体重建骨盆肿瘤切除后骨缺损［J］. 中华骨科杂志，2016, 36(20): 1302-1311.

［48］SONG K, SONG J, LIN K, et al. Survival analysis of patients with metastatic osteosarcoma: a Surveillance, Epidemiology, and End Results population-based study［J］. Int Orthop, 2019, 43(8): 1983-1991.

［49］SUN Y, LIU X, PAN S, et al. Analysis of imaging characteristics of primary malignant bone tumors in children［J］. Oncol Lett, 2017, 14(5): 5801-5810.

［50］TALJANOVIC M S, JONES M D, HUNTER T B, et al. Joint arthroplasties and prostheses［J］. Radiographics, 2003, 23(5): 1295-1314.

［51］TARAN S J, TARAN R, MALIPATIL N B. Pediatric osteosarcoma: an updated review［J］. Indian J Med Paediatr Oncol, 2017, 38(1): 33-43.

［52］THOMPSON R C, JR., GARG A, CLOHISY D R, et al. Fractures in large-segment allografts［J］. Clin Orthop Relat Res, 2000, 370: 227-235.

［53］UMER M, UMER H M, QADIR I, et al. Autoclaved tumor bone for skeletal reconstruction in paediatric patients: a low cost alternative in developing countries［J］. Biomed Res Int, 2013, 2013: 698461.

［54］VAN DER DONK S, BUMA P, VERDONSCHOT N, et al. Effect of load on the early incorporation of impacted morsellized allografts［J］. Biomaterials, 2002, 23(1): 297-303.

［55］VAN DER EIJKEN J W. Limb salvage in sarcomas in children［J］. World J Surg, 1988, 12(3): 318-325.

［56］VERMA V, DENNISTON K A, LIN C J, et al. A comparison of pediatric vs. adult patients with the ewing sarcoma family of tumors［J］. Front Oncol, 2017, 7: 82.

［57］李靖，王臻，郭征，等 . 带血管腓骨复合异体骨修复长骨肿瘤切除后节段性骨缺损［J］. 中华骨科杂志，2011, 31(6): 605-610.

［58］黄长明，王臻，童星杰，等 . 大段异体骨移植治疗骨肿瘤［J］. 中华骨科杂志，2000, 20(7): 406-409.

［59］WEITZMAN S, EGELER R M. Langerhans cell histiocytosis: update for the pediatrician［J］. Curr Opin Pediatr, 2008, 20(1): 23-29.

［60］WOOTTON-GORGES S L. MR imaging of primary bone tumors and tumor-like conditions in children［J］. Magn Reson Imaging Clin N Am, 2009, 17(3): 469-487, vi.

［61］WU J, SUN H, LI J, et al. Increased survival of patients aged 0-29 years with osteosarcoma: a period analysis, 1984-2013［J］. Cancer Med, 2018, 7(8): 3652-3661.

［62］WU Z, FU J, WANG Z, et al. Three-dimensional virtual bone bank system for selecting massive bone allograft in orthopaedic oncology［J］. Int Orthop, 2015, 39(6): 1151-1158.

［63］XIN S, WEI G. Prognostic factors in osteosarcoma: a study level meta-analysis and systematic review of current practice［J］. J Bone Oncol, 2020, 21: 100281.

［64］ZARETSKI A, AMIR A, MELLER I, et al. Free fibula long bone reconstruction in orthopedic oncology: a surgical algorithm for reconstructive options［J］. Plast Reconstr Surg, 2004, 113(7): 1989-2000.

［65］WANG J, WU X, XI Z J. Langerhans cell histiocytosis of bone in children: a clinicopathologic study of 108 cases［J］. World J Pediatr, 2010, 6(3): 255-259.

［66］WARD W G, YANG R S, ECKARDT J J. Endoprosthetic bone reconstruction following malignant tumor resection in skeletally immature patients［J］. Orthop Clin North Am, 1996, 27(3): 493-502.

［67］张伟滨 . 膝关节恶性骨肿瘤的保肢术［J］. 国外医学：骨科学分册，2002, 23(3): 176-178

［68］杨荣利, 徐万鹏, 郭卫, 等. 特制半关节假体置换在儿童膝关节恶性骨肿瘤中的应用［J］. 中国骨肿瘤骨病, 2005, 4(1): 1-4

［69］RENGIER F, MEHNDIRATTA A, VON TENGG-KOBLIGK H, et al. 3D printing based on imaging data: review of medical applications［J］. Int J Comput Assist Radiol Surg, 2010, 5(4): 335-341.

［70］SBARAGLIA M, RIGHI A, GAMBAROTTI M, et al. Ewing sarcoma and Ewing-like tumors［J］. Virchows Arch, 2020, 476(1): 109-119.

［71］SCOTT R D, JOYCE M J, EWALD F C, et al. McKeever metallic hemiarthroplasty of the knee in unicompartmental degenerative arthritis. Long-term clinical follow-up and current indications［J］. J Bone Joint Surg Am, 1985, 67(2): 203-207.

［72］SEWELL M D, HANNA S A, MCGRATH A, et al. Intercalary diaphyseal endoprosthetic reconstruction for malignant tibial bone tumours［J］. J Bone Joint Surg Br, 2011, 93(8): 1111-1117.

第六节　保肢手术中的生物重建

近年来，随着规范化诊断、新辅助化疗以及外科手术技术的进步，原发性恶性骨肿瘤患者90%以上可进行保肢，保肢手术已经成为恶性骨肿瘤的主要手术方式。同时，如何修复恶性骨肿瘤切除后造成的大段骨缺损成为研究热点。骨缺损常用的手术重建方法包括生物重建和非生物重建两大类：生物重建具有能够恢复骨骼的连续性、长期稳定的优点，但是术后需要固定一段时间，肢体功能恢复缓慢；非生物重建具有能够快速人工连接骨骼和固定的优点，但是远期假体松动、假体感染等问题难以克服。其中生物重建方法主要包括：带或不带血管蒂的自体腓骨移植（是常用且较好的手术方式）、异体骨移植、体外灭活自体肿瘤骨移植、异体或自体灭活肿瘤骨与带血管腓骨联合移植、节段性骨转运和诱导膜技术。对于每个患者，都应做出仔细的评估，个体化地选择手术重建方式（本节着重于大块骨缺损的结构性/节段性植骨，不讨论良性肿瘤刮除术后的腔式骨缺损填充松质骨以及重建骨关节的韧带连接）。

一、自体腓骨移植

自体腓骨移植包括游离带血管腓骨移植（free vascularized fibular bone graft，FVFG）和不带血管腓骨移植。游离带血管腓骨移植用于骨肿瘤切除后的骨重建，1977年由Weiland等首次报道。带血管的移植骨由于有完整循环血管的存在，有超过90%的骨细胞存活，可直接通过骨性愈合方式与邻近宿主骨结合，改变传统无血供大块骨移植爬行替代方式，不会出现骨吸收，愈合过程较"非活性骨移植"更为缩短，愈合时间类似于普通骨折愈合时间，并且在达到骨性愈合之前，能够很好地保持骨结构的完整性。移植骨愈合后接受功能性负重刺激，能按照植骨部位生物力学的需要，顺应力线重新塑形，在应力刺激下逐渐肥厚直至足以承担生理负荷，甚至对于股骨大段骨缺损可采用折叠双根腓骨移植以缩短塑形所需时间。临床观察发现，下肢塑形较上肢快，儿童较成人快；此外，皮肤、筋膜和肌肉等软组织结构能够与腓骨同时获得，可用于复杂的软组织重建。在游离血管腓骨移植过程中将带骨干的腓骨近端骨骺一同移植，使移植腓骨的骨骼保留了继续生长的能力。自此以后，游离带血管腓骨移植被广泛用于恶性骨肿瘤保肢手术后的生物重建。

（一）应用解剖

腓骨的血供主要来源于腓动脉，可分为分布于髓腔内的腓骨滋养动脉和分布于腓骨骨膜和骨皮质的弓状动脉。由腓动脉发出1~2支，通过滋养孔进入骨髓腔，弓状动脉常见为9支，沿腓骨呈节段性排列，营养骨膜，有4条弓形动脉集中于腓骨中段，而且比较恒定，可见腓骨中段血供最为丰富。据此，临床截取带血管蒂的腓骨，凡超过腓骨全长1/3者，宜以中段（中1/3）为主体，预计成活率最高。如果截取较短的腓骨，则宜选腓骨中段上部为主体。

1. 小腿前外侧区

（1）浅层结构：皮肤厚而紧，移动性小，多毛发，血供较差，损伤后愈合较慢。①浅静脉：为大隐静脉及其属支。大隐静脉起于足背静脉弓的内侧，经内踝前方约1cm处，上行达小腿前内侧；大隐静脉及其属支在此区与小隐静脉、深静脉有广泛的交通和吻合。②皮神经：此区的皮神经主要有隐神经和腓浅神经。腓浅神经由腓总神经分出，与小腿外侧中、下 1/3 交点处穿出深筋膜至皮下，分布于小腿外侧及足背皮肤。

（2）深层结构：小腿前外侧区深筋膜较致密。在胫侧与胫骨体内侧面的骨膜紧密融合；在腓侧发出前、后肌间隔，止于腓骨骨膜。深筋膜、前肌间隔、后肌间隔、胫骨骨膜、腓骨骨膜及骨间膜，共同围成前骨筋膜鞘和外侧骨筋膜鞘，容纳相应肌群、血管和神经。

前骨筋膜鞘：容纳小腿前群肌、腓深神经和胫前血管。①胫前动脉：于腘肌下缘由腘动脉分出后，即向前穿骨间膜进入小腿前骨筋膜鞘，并贴着骨间膜前面伴腓深神经下行。上 1/3 段位于胫骨前肌和趾长伸肌之间，下 2/3 段位于胫骨前肌和𧿹长伸肌之间。主干下行至伸肌上支持带下缘处，移行为足背动脉。胫前动脉起始部发出胫前返动脉，加入膝关节动脉网；中部发出肌支营养小腿前群肌及胫、腓骨；下部在踝关节附近发出内、外踝前动脉，与跗内、外侧动脉吻合，参与构成踝关节动脉网。②胫前静脉：为两条，与同名动脉伴行。③腓深神经：于腓骨颈高度起自腓总神经，穿腓骨长肌起始部及前肌间隔，进入前骨筋膜与胫前血管伴行。发出肌支支配小腿前群肌和足背肌。皮支仅分布于第 1、2 趾相对缘的背侧皮肤。腓深神经损伤可致足下垂和不能伸趾。

外侧骨筋膜鞘：容纳小腿外侧群肌和腓浅神经。腓浅神经于腓骨颈高度由腓总神经分出，下行于腓骨长、短肌之间，发出肌支支配此两肌，进而于小腿外侧中、下 1/3 交点处穿出深筋膜至皮下，分布于小腿外侧及足背皮肤。腓浅神经损伤常导致足不能外翻。

2. 小腿后区

（1）浅层结构：皮肤柔软，弹性好，血供丰富，是临床上常用的带血管蒂皮瓣的供皮区。浅筋膜较薄，内有小隐静脉及其属支、腓肠内侧皮神经、腓肠外侧皮神经和腓肠神经等。①小隐静脉：起于足背静脉弓的外侧端，伴腓肠神经绕外踝后方于小腿后区正中线上行，至腘窝下角处穿腘筋膜入腘窝，上升一段后汇入腘静脉。小隐静脉有 7 ~ 8 个静脉瓣，并有交通支与大隐静脉和深静脉相吻合。若静脉瓣发育不良或深静脉回流受阻，可导致小隐静脉和大隐静脉淤血或曲张；②腓肠神经：多由来自胫神经的腓肠内侧皮神经和来自腓总神经的腓肠外侧皮神经于小腿后区下部吻合而成，穿出深筋膜后经外踝后方达足背外侧，分布于小腿后区下部及足背外侧的皮肤。

（2）深层结构：深筋膜较致密，与胫、腓骨的骨膜、骨间膜及后肌间隔共同围成后骨筋膜鞘，容纳小腿后群肌及血管神经束。

后骨筋膜鞘：小腿后骨筋膜鞘依后筋膜隔分浅、深两鞘。浅鞘容纳小腿三头肌，向下逐渐缩窄，仅包绕跟腱及周围脂肪；深鞘容纳小腿后群深层肌及腘肌，在小腿上部，由外侧向内侧依次为𧿹长屈肌、胫骨后肌和趾长屈肌。在内踝后上方，趾长屈肌腱越过胫骨后肌腱浅面行向外侧，至足底与𧿹长屈肌腱形成"腱交叉"。

血管神经束：①胫后动脉。为腘动脉的直接延续，在小腿后区浅、深层肌之间下行，沿途分支营养邻近肌。主干经内踝后方进入足底。胫后动脉起始处发出腓动脉，沿胫骨后肌表面斜向外下，在𧿹长屈肌与腓骨之间下降于后踝后方，终于外踝支。腓动脉主要营养邻近肌和胫、腓骨。②腓动脉。腓骨血供主要来源于腓动脉，可分为分布于髓腔内的腓骨滋养动脉以及分布于腓骨骨膜和骨皮质的弓状动脉，后者又称为骨膜支，其在无腓骨滋养动脉病例中分布匀称。腓骨近侧尚有胫后动脉、胫前动脉和腘动脉的直接分支供血，远侧端可有踝关节的血管网参与供血。③胫后静脉。为两条，与同名动脉伴行。④胫神经。是腘窝内胫神经的延续，伴胫后血管行于小腿后群浅、深层肌之间，经内踝后方进入足底。该神经主要发出肌支支配小腿后群肌；皮支为腓肠内侧皮神经，伴小隐静脉分布于小腿后面的皮肤。

（二）手术指征（适应证、禁忌证）

1. 适应证

（1）Ⅰ期和ⅡA期患者，化疗敏感的ⅡB期可以保肢治疗的患者。

（2）重要的血管、神经没有受侵犯。

（3）单血管腓骨移植主要用于应力负荷较轻区域的重建，例如：上肢的重建、儿童的胫骨中段缺损和间隙缺损。

（4）血管化双腓骨移植主要用于中等应力负荷的区域重建如股骨、胫骨和骨盆，这种方法能够提供相同长度缺损的单一腓骨移植的两倍体积及相同的血管吻合数。

（5）与同种异体骨或失活自体骨移植联合应用，如巴氏灭菌或辐照自体移植。

2. 禁忌证

（1）Ⅲ期或者化疗不敏感的ⅡB期，患者预后较差。

（2）重要的血管（尤其是腓骨血管）、神经受侵犯，不能保肢的患者。

（三）手术方式

1. 肿瘤切除

依据影像学检查确定各部位肿瘤切除的安全边界，手术切除的范围包括：肿瘤实体、假包膜、反应区及其周围正常的组织；以 MRI 确定肿瘤骨和软组织切除范围，应达到反应区外 1 ~ 3cm。在充分切除肿瘤组织的基础上尽可能多地保留正常组织。瘤段切除后须彻底止血，取远端髓内组织送病理检查，证明无肿瘤细胞。蒸馏水冲洗创腔。

2. 自体带血管腓骨准备

取带血管腓骨时做小腿后外侧 Henry 入路，切开皮肤至深筋膜，注意保护腓总神经。自上而下钝性分离腓骨长、短肌与比目鱼肌的间隙，向后拉开比目鱼肌，解剖出腓动、静脉，并保护好腓骨滋养动脉，按手术所需长度游离切断腓骨，保留腓骨周围部分肌袖组织，腓骨瓣完全游离待用。切取腓骨皮瓣时按照受区皮肤缺损形状、皮肤缺损面积外加10% ~ 15%设计皮瓣。先切开皮瓣的后缘，自皮肤直达深筋膜，从深筋膜的深面与腓肠肌、比目鱼肌之间，向前分离皮瓣。分离至腓骨后缘时应仔细保护好皮穿支静脉。其余步骤同带血管腓骨切取；若是切取携带监测皮岛腓骨移植，皮岛一般设计在小腿外侧，外踝上12cm 左右，面积约 5cm × 3cm。切口设计经过皮岛后缘，于深筋膜下由后向前掀起皮瓣，找到皮动脉穿支，确认皮岛范围内含有 1 支以上的皮动脉。带骨骺腓骨头的游离腓骨切取，以腓骨小头为中心，分别向近端沿股二头肌肌腱后缘及向远端沿腓肠肌及比目鱼肌间隙各做 4cm 长切口。显露保护好腓总神经，在比目鱼肌起点的近侧找到膝下外侧血管，分别向起始处及远侧游离。注意保护膝下外侧血管发出下行支进入到腓骨小头。据受区所需要的长度，在腓骨颈处切断腓骨。将胫前返动脉到腓骨头的分支及旋腓动脉自起始处切断，切开上胫腓关节将腓骨小头游离，其表面应携带适量厚度的软组织袖。将膝下外侧动、静脉自起始处切断。

3. 外科重建

受区准备好后，将游离腓骨上端插入近端髓腔，下端插入远端髓腔，并用螺钉或钢板或外固定支架固定，腓动、静脉与供区解剖分离备用动、静脉在显微镜下作吻合。桡、尺骨远端肿瘤患者将腓骨远端及桡骨或尺骨残端用螺钉固定，腓骨头纳入腕关节囊内，腓骨头周边关节囊与腕关节囊壁缝合，重建关节囊壁及韧带修复，并吻合血管，术后石膏外固定腕关节于功能位。

4. 术后处理

对于下肢，术后需要用支具保护固定 8 ～ 10 周后开始保护性负重，负重随着时间而逐渐增加，当影像学上带血管腓骨和宿主骨纤维骨痂愈合时开始部分负重，但不能从事体育运动和重体力劳动。对于上肢，术后支具固定 4 ～ 6 周后开始保护性功能锻炼，根据影像学上结合部愈合进展，逐渐增加至完全负重。

典型病例：

（1）带血管腓骨在保肢手术中的重建：

1）股骨、胫骨重建：当一个医生团队切除肿瘤过程中，另一个医生团队使用侧入路切取游离腓骨。腓骨和腓动、静脉一起被分离暴露，近端截骨部位位于腓骨颈部，对于远端截骨部位，至少保留 6cm 以保持踝关节的稳定性。一般情况下，腓骨移植物比受体骨切除长度长 4 ～ 5cm，以确保移植物两端各有 1 ～ 2cm 能插入骨缺损的近端和远端。

肿瘤切除后，根据瘤段缺损取同种异体骨或者原位回植灭活骨，来支撑移植腓骨。将腓骨纵向插入灭活瘤骨髓腔，血管蒂位于开槽处，避免血管受压，用接骨板进行固定，宿主骨中至少有三个双皮质锁定螺钉，勿将螺钉固定于腓骨以防止影响腓骨循环。最后采用显微外科技术，将移植血管蒂与动脉分支吻合（图 2-6-1）。

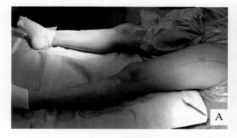 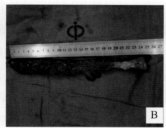 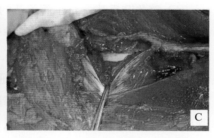

图 2-6-1　手术程序示意图。A 术前准备，患侧肿瘤切除，对侧游离腓骨；B 准备带血管蒂的游离腓骨；C 移植腓骨内固定后，显微外科技术吻合带血管蒂腓骨

2）胫骨改良复合重建技术：对于胫骨缺损重建采用同侧带血管蒂腓骨复合大块同种异体骨或者自体灭活骨重建。手术一般采用双切口完成：小腿内侧切口用于肿瘤的广泛切除，外侧切口用于腓骨的游离切取。肿瘤切除，确定腓骨的切取长度，对于胫骨上端的骨缺损采用腓血管近端蒂腓骨瓣转移移位，对于中段及远端则采用腓血管远端蒂转移移位。带蒂腓骨瓣游离完成后通过骨间膜将腓骨转移到胫骨侧后插入大块同种异体骨或者自体灭活骨内，复位后固定。此手术最大优点是同侧带血管蒂腓骨重建，不需要显微外科技术游离吻合血管，提高了腓骨移植成功率，明显缩短手术时间（图 2-6-2）。

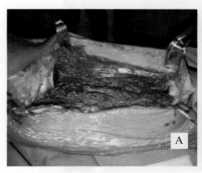 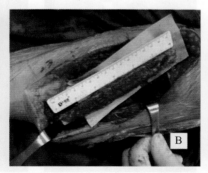 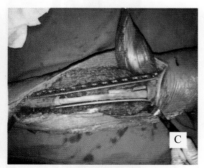

图 2-6-2　重建手术程序示意图。A 广泛切除肿瘤；B 游离同侧带血管蒂腓骨；C 将腓骨移植到异体皮质骨或自体灭活骨的髓腔内重建胫骨缺损，并予以钢板内固定

　　3）上肢重建：对于肱骨缺损，可以用右腓骨或左腓骨作为供体。患者最好取仰卧位，允许两切口入路。外侧切口有利于肱骨外露和骨固定，内侧切口有利于血管通路。对于肱动脉，通常使用端 - 侧吻合，对于肱静脉、头静脉或贵要静脉，则使用端 - 端吻合。因为血管通路的吻合在手臂的远端容易得多，所以通常优先将腓骨放在逆行的位置。使用内侧切口处理血管通路和逆行定位腓骨时，一个关键点是在血管吻合术前仅将腓骨远端固定到肱骨远端。这项技术允许肢体较大限度的向外部旋转，从而提供肱血管的内侧大暴露。血管吻合术完成后，应特别小心地完成近端骨的固定，以避免对血管蒂的牵引。术后处理与胫骨相似，但当影像学证实骨折愈合时，上肢才能开始活动。需注意的是，腓骨移植物的肥大并不总是进展到与负重下肢相同的程度，因此其不是判断能否完全恢复活动的标准。

　　从技术角度来看，桡骨或尺骨缺损的重建相对比较容易，右腓骨或左腓骨均可作为供体。患者可以仰卧位或半卧位，受体前臂放在标准臂板或手侧桌上。根据上肢血管解剖的合适度和血管的直径，尺动脉或桡动脉可以端 - 端或端 - 侧吻合。在大多数情况下，逆行腓骨放置和端 - 端血管吻合是首选。由于腓骨与桡骨或尺骨骨干的横截面积相似，骨的放置通常是端对端。固定通常采用骨干水平的 6 ～ 9 孔小加压钢板。对于腓骨到干骺端的接骨术，固定方式会因情况而异，通常会使用经皮质螺钉固定的腓骨髓内植入受体骨干骺端。

　　4）髋关节重建：对于髋关节的重建，可以使用同侧近端腓骨重建股骨近端干骺端，并使用大段同种异体骨支撑新的髋关节。取左腓骨近端，保持胫前动静脉血管网完整，分离血管蒂并将其切断以利于吻合。使用合适的同种异体股骨，通过切割头部，减少外部皮质，扩大髓管来成形；然后在移植骨前表面的上部 3/4 处准备一个骨窗，通过骨窗将腓骨植入同种异体骨，使腓骨远端与同种异体骨截骨融合 2.5cm。在距腓骨头 4cm 处，对腓骨进行骨膜下截骨术，使腓骨段与异体骨内的颈干角对齐。同种异体骨用长钛板和小螺钉固定在股骨上，然后从骨窗突出的血管蒂到股深动、静脉的末端做显微外科吻合术。接下来将腓骨头放入髋臼，将髋关节囊缝合在髋臼上，再缝合到移植骨颈部。主要肌肉（髂腰肌、臀中肌和臀大肌）均与同种异体骨的肌腱相连，术后使用石膏固定（图 2-6-3）。

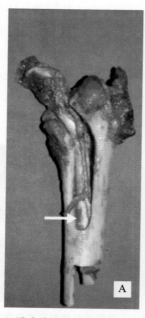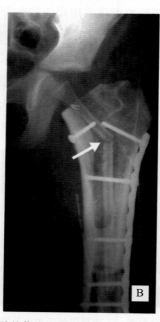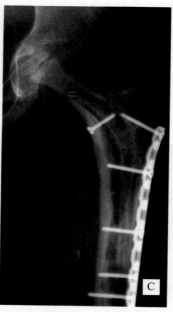

　　图 2-6-3 重建前移植骨的准备及重建髋关节的 X 线照片。A 将股骨近端大块异体骨扩孔成形，固定自体腓骨近端，吻合胫前束至受者大腿的股深束（箭头）；B 术后放射学检查，腓骨骨折（箭头）以保持骨膜连续性并获得一个生理性的颈干角；C 术后 52 个月的影像学检查

（2）不带血管腓骨在保肢手术中的骨盆环重建：

对于骨盆 I 区肿瘤，肿瘤切除后也可考虑自体腓骨重建骨盆环，由于缺损一般少于 8cm，可考虑不带血管腓骨进行重建。手术切口沿着髂骨轮廓作曲线，垂直结束于骶髂关节，髂血管、输尿管、腰骶干、股神经、骶神经根和坐骨神经均被定位和保护。分离暴露髂骨翼和骶骨以确定可能侵及软组织的肿瘤安全边界。术中应注意避免周围重要神经的损伤。近端切缘位于骶骨外侧，远端切缘为髋臼上切口，切除的部分送至解剖病理学评估手术边缘。切除后，以骶外侧块与髋臼上残端的最小直线距离作为缺损长度。供体腓骨从同侧小腿切取，分两段或三段插入骶骨体与髋臼上柱之间，用螺钉固定。根据骨残端是否足够选择使用钢板或螺钉固定（图 2-6-4）。

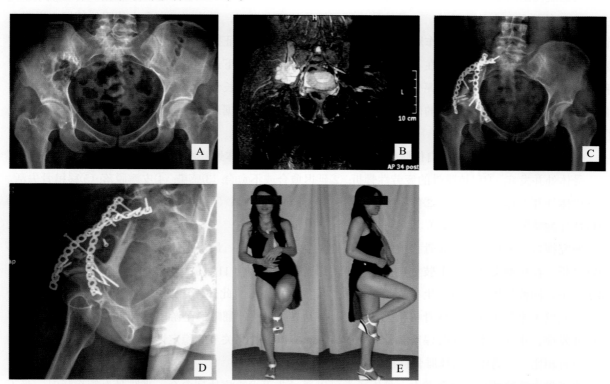

图 2-6-4　患者，女，24 岁，右髂骨纤维肉瘤。A X 线前后位片显示大部分肉瘤位于髂骨；B T₂ 加权 MRI 显示肿瘤累及右侧骶髂关节和骶骨；C 术后 82 个月骨盆前后位片，非血管性移植骨和同种异体松质骨片位于髋臼上区和骶骨体之间；D 术后 82 个月骨盆斜位片，腓骨移植物肥大；E 术后 82 个月的照片，患者 MSTS 功能评分 28/30，步态几乎正常

（四）临床疗效

研究报道，骨或软组织恶性肿瘤患者保肢手术后骨缺损行带血管的自体腓骨移植术的 5 年及 10 年生存率分别高达 89% 及 86%，骨愈合率达 90%。与假体重建相比，生物重建能够明显改善患者患肢的长期功能。亦有报道，骨肉瘤患者保肢手术后行游离带血管腓骨移植能够获得较高的骨愈合率和患者的满意度，在该回顾性研究中，患者总体的骨愈合率达到了 94.4%，平均愈合时间为 4.9 个月，与既往研究报告带血管腓骨移植的术后平均骨愈合时间为 4 ~ 5 个月相符。相比于上肢骨肉瘤患者，下肢骨肉瘤患者行移植术的术后并发症发生率更高，这可能与下肢应力过大导致的移植骨骨折有关。然而，一项综述报告，88% 的下肢带血管腓骨移植患者达到了完全负重和正常活动，高于上肢移植患者的 77%。

在另一项研究中报道，在 41 例股骨保肢手术后行游离带血管腓骨移植的患者中，达到影像学愈合的平均时间为 4.9 个月；开始观察到移植骨术后肥大的平均时间为 13.1 个月，有 86.1% 的患者观察到影像学上移植骨肥大，平均移植骨肥大指数为 78.13%；患者开始部分负重的平均时间为 2.6 个月，开始完全负重的平均时间为 13.6 个月，在最近一次评估时，86% 的患者可以在无支持下步行，膝关节的平均屈曲范围是 80°，平均伸展范围为 9.8°，平均 MSTS 得分为 85.4%。

随着肿瘤治疗的发展，越来越多的恶性骨肿瘤患者将不可避免地需要一种明确的重建模式。与传统的同种异体移植重建相比，游离血管腓骨移植具有更低的感染率，同时增加了骨生长和肥大的概率，可以更好地重建自体组织，在基础疾病存活下来的患者中，骨结合率更高。另外，患者的功能愈后更好，达到骨愈合的患者几乎能够恢复到常规的活动，大部分能够参与剧烈的体育活动。因此，对于恶性骨肿瘤切除术后大型复杂骨缺损的重建，游离血管自体腓骨移植术是一种值得推荐的方法。

根据既往的医学实践，普遍认为当使用大块骨移植时，应使用带血管供应的移植骨，特别是那些长度 > 6cm 的长骨和大关节重建。一项综述回顾了既往的研究发现，目前还没有令人信服的证据来说明血管化骨移植中 "6cm 规则" 的作用。对于长骨缺损的重建，相关证据表明，带血管移植骨可能会增加并发症的风险，这些并发症需要在不增加愈合率或愈合时间的情况下进行手术矫正。对于大关节，带血管移植骨可能带来更满意的功能评分和疼痛评分。目前还没有关于长骨或大关节重建的研究来检验长度对骨愈合的作用。研究建议以后的研究应提供移植体长度的定量数据，并提供单个数据点，而不是长度范围的类别。

并发症：根据既往报道，自体腓骨移植常见的并发症包括受体处并发症与供体处并发症。

受体处并发症：①移植腓骨的疲劳性骨折；②延迟愈合或不愈合；③感染；④皮瓣脱落；⑤移植骨失活。

供体处并发症：①出血；②伴行神经麻痹；③踇长屈肌挛缩；④踝关节疼痛；⑤供体处不稳定；⑥进行性外翻畸形（多见于儿童）。

研究报告游离血管自体腓骨移植的总并发症发生率为 22.2%。最严重的并发症是螺钉松动导致的移植物骨折。在早期文献中，上肢重建发生骨折的患者平均比例为 11.7%，下肢重建的平均比例为 25%；相比之下，同种异体骨骨折发生率为 49%，最终导致重建失败。此外，16.7% 患者因感染导致切口愈合延迟，其发生率低于同种异体骨移植（30%）。踝关节进行性外翻畸形是游离血管自体腓骨移植术后罕见的并发症，建议手术取材时保留腓骨远端 5 ~ 6cm，以保护踝关节的稳定性和功能。总体来说，与同种异体骨相比，游离血管自体腓骨移植的并发症发生率较低。

由于带血管移植骨的愈合潜力，骨折通常可以通过非手术治疗达到愈合。当腓骨血管存活时，骨不愈合和感染并不常见。腓神经麻痹大约发生在一半接受腓骨近端切除术的患者身上，但大多数麻痹是暂时性的。获取带血管腓骨干与踝关节不稳、外翻畸形和拇长屈肌挛缩有关。儿童的功能性发育一般不会受到明显影响，偶有病例会需要行长屈肌松解或踝足矫形器支撑。

二、自体瘤段骨灭活再植

（一）适应证与禁忌证

1. 适应证

（1）侵袭性肿瘤刮除或切除术后的骨缺损，I_A、I_B、II_A 期恶性肿瘤和化疗敏感的 II_B 期恶性肿瘤切除术后。

（2）骨皮质破坏不严重，广泛性切除肿瘤病灶后骨存量相对丰富，满足节段性骨移植的条件。

（3）全身情况及局部软组织条件允许。

（4）无转移病灶、或转移病灶可以治愈，术后肿瘤复发、转移概率不高于截肢术。

（5）患者有强烈的保肢愿望。

2. 禁忌证

（1）局部肿瘤对术前辅助治疗无效，或远处转移无法控制，预期生存期在 2 年以内。

（2）主要血管神经受侵。

（3）局部皮肤软组织条件不良。

（4）骨转移瘤。

（5）病理性骨折。

（6）合并感染。

（7）无法切除到广泛外科边界，术后需接受局部放疗。

（二）手术方法

对于病变局限，肿瘤段骨骨质较好的肿瘤，可采用肿瘤段骨灭活的方法进行修复重建。肿瘤段骨的灭活方法有：酒精灭活、液氮灭活、射线外照射灭活、巴氏灭活和改良巴氏灭活（高渗盐水法）或煮沸灭活、高压蒸汽灭活、微波灭活等。各种灭活方法均需保证肿瘤组织 100% 被杀灭，以防止出现再植引起的局部复发。

1. 酒精灭活

酒精灭活分为离体瘤段骨灭活和不离体瘤段骨灭活：离体灭活为术中取出瘤段骨后，将瘤体充分切刮，如皮质骨较完整，可切取肿瘤侧 1/2 皮质骨开窗，以便切刮及再植后固定。待肿瘤切刮彻底后，将残骨段浸泡在 95% 乙醇内 30min 取出，用生理盐水冲洗干净后原位回植，髓腔内植入异体骨、自体骨，充分充填骨缺损区。植入原位，修复关节囊、附着的肌腱、韧带等重要稳定结构，辅以接骨板、髓内钉等方法固定。不离体灭活是指术中显露肿瘤段，游离并保护重要神经、血管结构，保护周围正常软组织，瘤骨下方放置塑料薄膜，上、下两端用丝线扎紧，置入 95% 乙醇灭活 30min。小心吸出酒精，慎防酒精进入正常组织内。酒精灭活骨的愈合靠周围软组织床的浸润及宿主骨诱导完成。愈合能力优于热处理骨，但仍需 1 ~ 2 年移植骨的机械强度才逐渐恢复正常。灭活再植的术后并发症包括感染、不愈合、骨折、局部肿瘤复发和关节退变，其并发症发生率较假体及异体骨置换者高。

2. 液氮灭活

肿瘤骨灭活再植技术兴起于 20 世纪 80 年代，液氮冻融是最早用于瘤骨灭活的方法。美国纪念斯隆凯特琳癌症中心（Memorial Sloan Kettering Cancer Center，MSKCC）的 Marcove 等最先报告了液氮灭活肿瘤骨后原位回植，重建骨肉瘤切除后骨缺损。此后，日本 Tsuchiya 教授的团队对液氮灭活技术进行了系统总结，并对重建方式进行了分型。国内陶惠民等也开展液氮灭活，并回顾随访资料。常规操作流程包括：离体或在体瘤骨浸泡入液氮 20min，监测瘤骨表面和髓腔温度达到 −60℃，如未达到此温度，延长浸泡时间至 30min，置于室温 15min，蒸馏水浸泡 15min。

3. 射线外照射灭活

比利时的 Uyttendaele 等最先报告了应用射线外照射肿瘤骨实现灭活并回植肿瘤骨的重建方法，世界公认的安全杀灭瘤骨内全部肿瘤细胞的外照射强度为 300Gy，也有学者提出 50Gy 的剂量已经足够。这一技术对肿瘤的杀伤作用可靠，对骨活性蛋白的损伤较小。但术中对肿瘤骨实施外照射的操作过程较为复杂，对手术室和放疗设备的要求较高，一般医疗单位很难实现，并且手术时间的延长势必导致感染的概率增加。

4. 巴氏灭活和改良巴氏灭活（高渗盐水法）

应用巴氏法灭活瘤骨最早于 1991 年由 Inokuchi 报告，具体操作是将灭活骨置于 65℃保持 30min。有学者指出，将灭活温度提高至 70℃，灭活时间缩短至 10min，可保留更多骨内蛋白的活性。巴氏法较于液氮、射线和高压蒸汽等灭活方法更为温和，骨不愈合率低，但复发率也相对高。具体操作流程包括：预先消毒可容纳浸没瘤骨的不锈钢盆和 100℃温度计，电磁炉覆盖无菌单，不锈钢盆内放入足够量的高渗盐水浸没瘤骨，加热至 65℃后改为恒温模式，温度计监测温度变化，计时 30min，取出后用抗生素盐水洗净。

5. 高压蒸汽灭活

常用的高压蒸汽灭活操作是将瘤骨置于 200kPa 压力下，温度达 130℃维持 8 ～ 10min，但是高压蒸汽灭活对骨活性蛋白的损伤很大，100℃以上的热损伤将导致骨的生物活性彻底丧失，术后骨折、不愈合等并发症的发生率很高，现已较少使用。

6. 微波灭活

微波灭活是瘤段骨不离体原位灭活技术，利用医用微波特殊的热效应，直接对肿瘤组织进行灭活。首先充分显露肿瘤边界，瘤段毗邻的重要血管、神经等软组织用湿纱布隔离，然后连接微波刀、测温针、水循环，结合术前测量和术中测量，将微波刀头置于瘤段内合适位置，使刀头周围产生直径约 5cm 的球形高能区域，在肿瘤体积较大的时候，可以通过"天线阵列"扩大灭活区域。2450MHz 的高频电磁波产生的热效应可以杀灭肿瘤，通过监测局部温度、降温、隔热等保护措施，避免瘤段边缘毗邻的重要血管、神经受到热损伤。肿瘤表面温度达 50 ～ 60℃，而中心温度可高达 108 ～ 120℃，持续 20min 左右，使肿瘤组织"焦痂、炭化"。微波原位灭活后刮除凝固性坏死病变，植骨填塞腔隙性缺损，最后通过坚强的内固定避免病理性骨折，必要时可行自体腓骨移植。

肢体肿瘤瘤段骨灭活再植术手术方法如下：

（1）肿瘤切除：根据病理检查结果及 MRI、X 线片显示骨破坏及髓内浸润范围确定骨切除长度，通常需超出反应区范围 2 ～ 3cm。

对于肱骨近端肿瘤，根据需要可切断三角肌止点。切断背阔肌与大圆肌止点，保护桡神经。确定截骨平面，环形切断骨膜，向远端剥离，保留 2cm 骨膜袖套，以线锯锯断肱骨干。持骨钳夹住肱骨近侧断端并外展，切断三头肌起点，自骨膜和瘤体包膜外向肩关节剥离，切开关节囊。标记肩袖各个肌腱，尽量保留其长度，切除肿瘤和肱骨上端。

对于股骨远端肿瘤，在已确定的截骨平面环形切断骨膜，向两侧稍做剥离，然后用电锯在股骨干做横行或梯形截骨。用持骨钳夹住股骨远侧断端并向上牵开，自骨膜和肿瘤包膜外向膝关节游离，切开髌上囊后再沿关节间隙切开关节囊，尽可能保留关节囊、不损伤半月板，此时肿瘤及股骨远端即被切除。瘤段切除后，均须彻底止血。取远端髓内组织送病理检查，查明有无肿瘤细胞。蒸馏水浸泡创腔10min。

（2）瘤段骨灭活、回植及重建：遵照无瘤及无菌原则，更换无菌手套，于另一操作台处理瘤段骨。切刮除肿瘤组织，据前面所述选择恰当的肿瘤灭活方法进行瘤段灭活。自体骨、异体骨粒或骨水泥充填骨缺损区。原位回植，修复好韧带及关节囊。

固定与重建：①加压接骨板进行骨固定。②带锁髓内钉固定。肱骨近端瘤段骨灭活再植固定完成后缝合大圆肌、背阔肌和胸大肌的附着点，缝合三角肌的起止点；股骨近端瘤段骨灭活再植后，在下肢维持外展 30° 状态下，行外展肌止点重建，若有可能，同时行髂腰肌止点重建；股骨远端瘤段骨灭活再植后修复后关节囊，前、后十字韧带及副韧带止点；胫骨近端瘤段骨灭活再植后修复后关节囊，前、后十字韧带及内、外侧副韧带止点，行髌韧带止点重建。将腓肠肌内侧头移位将肌瓣的远端与前间室的软组织或腓骨表面的筋膜缝合。最后用生理盐水、抗生素冲洗伤口后，放置负压吸引管于伤口深部，关闭切口。

（3）术后处理：①切口中放置的引流管接持续负压引流装置，防止发生血肿；②选择适当抗生素治疗，防止感染发生；③抬高下肢5～10天，密切观察伤口变化，如发现有皮瓣因水肿而坏死，应于术后10天左右切除及取游离皮修复；④切口拆线后，如一般情况尚好，应继续进行多疗程化疗；⑤拆线后石膏固定3～4周直至骨愈合；⑥鼓励患者进行肌肉的主动收缩锻炼及关节锻炼，通常4～6个月后可以不用辅助物行走。

（三）临床疗效

体内原位灭活不但可以杀灭肿瘤细胞，而且对肿瘤瘤段骨内的生物活性因子以及胶原结构蛋白等不会产生影响，术后有利于骨组织的修复和肢体功能重建。对于特殊部位的骨肿瘤疗效显著，如肩胛骨、锁骨、骨盆、跟骨、距骨等。瘤段灭活再植的优点：①手术操作简单、费用较低、容易推广；②保留原有骨组织的结构和形态，有利于肢体重建；③不仅可以有效地杀灭肿瘤细胞，而且不破坏骨内的某些生长因子活性，有利于骨愈合；④不会发生人工假体置换的松动、断裂等远期并发症；⑤可以有效地避免异体骨移植的免疫排斥反应和传播疾病。

瘤段骨灭活方式对患者复发率及并发症的发生率有影响，具体如下：

1. 酒精灭活

既往有对287例应用无水酒精灭活的患者进行临床分析显示，局部复发率为26.7%（51/191），排除肿瘤因素的并发症发生率为50.3%（96/191）；局部并发症包括骨不愈合33例（17.3%）、灭活骨骨折39例（20.4%）、再植物感染39例（20.4%）、内固定断裂15例（7.9%）、关节不稳定或半脱位5例（2.6%）；灭活骨5年保有率为55%；统计学分析显示，溶骨性病变的发生率和灭活骨保有率都显著优于成骨性病变。

2. 液氮灭活

目前，国内外学者普遍认为液氮冻融的温度差对肿瘤细胞的杀伤力很强，研究显示，冷冻的杀伤深度可达3cm。液氮冻融后几乎全部细胞都无法幸存，血管管腔闭塞，瘤骨彻底成为死骨，术后不愈合和骨折发生率较高，灭活骨复发率较低。液氮灭活骨再植后的肿瘤复发率（剔除周围软组织复发）低于3.7%，不愈合率为1.9%～7.0%，机械性并发症（骨折或内固定折断）发生率为7.5%～11.1%，感染率为5.6%～10.5%，关节退变率为22.2%。

3. 射线外照射灭活

射线外照射灭活骨再植后的肿瘤复发率（剔除周围软组织复发）为1.0%～6.7%，不愈合率低于18%，机械性并发症（骨折或内固定折断）发生率低于10%，且感染率低于32.7%。

4. 巴氏灭活和改良巴氏灭活（高渗盐水法）

一项长骨骨干区域肿瘤应用高渗盐水灭活再植的随访结果显示：54处骨断端，其中4处（7.4%，4/54）出现骨不愈合，余50处骨断端的愈合时间为7～15个月，平均10.6个月；术后灭活骨骨折1例（3.7%，1/27），术后早期内固定物折断2例（7.4%，2/27），术后感染3例（11.1%，3/27）；至末次随访总体灭活骨在位率为81.5%（22/27）；未出现灭活骨相关复发。另一项胫骨远端骨肉瘤采用高渗盐水灭活再植的研究显示，骨断端愈合率为100%，平均愈合时间为8个月，未见深部感染、骨折或内固定物折断等并发症，2年随访未见局部复发。Jeon等报告，10年灭活骨保有率为74%，感染、骨折和骨不连的发生率分别为 14.3%、9.5% 和 23.8%。

5. 高压蒸汽灭活

高压蒸汽灭活骨再植后的肿瘤复发率（剔除周围软组织复发）为 5% ~ 20%，不愈合率为 5% ~ 30%，机械性并发症（骨折或内固定折断）发生率为 5.3% ~ 20.0%，感染率为 7.5% ~ 10.0%。

6. 微波原位灭活

2016 年 544 例的病例回顾显示，高度恶性肿瘤 3 年总体生存率为 59.1%，低度恶性肿瘤为 88.7%，局部复发率为 9.8%，骨折等机械并发症发生率为 2.6%，深部感染率为 1.8%。

三、节段性异体骨重建

（一）肿瘤切除

切除四肢骨肿瘤时，根据病理检查结果及 MRI、X 线片骨破坏及髓内浸润范围确定骨切除长度，通常需超出反应区范围 2cm。为预防肿瘤切除后缺损创面存在残瘤，按上、下、左、右、前、后 6 个面做创面冰冻活检，根据活检结果决定是否扩大切除范围，直至无瘤状态。瘤段切除范围和方法根据影像学资料确定。可采用部分骨干切除、全骨干切除、部分骨端切除、全骨端切除。不论是广泛切除术还是边缘切除术，都需切除一定距离内的周围软组织，哪怕是造成软组织缺损，都会使得覆盖重建物困难，遗留死腔，积血及血肿感染将影响切口愈合，造成保肢手术失败。因此，切除肿瘤时，必须考虑有足够的皮肤和软组织覆盖。软组织重建在保肢手术中十分重要，可选用带筋膜和皮蒂的皮瓣顺行或逆行转移，带血管蒂的岛状皮瓣或肌皮瓣转移，吻合血管的皮瓣或肌皮瓣转移，如背阔肌肌皮瓣、腓肠肌肌皮瓣、胫骨前肌肌瓣、小腿内侧逆行皮瓣、小腿外侧逆行皮瓣等来重建相应部位缺损。

（二）异体骨的准备

将大段同种异体骨复水，庆大霉素浸泡；生理盐水充分冲洗，进一步洗净异体骨髓腔内残留的脂肪组织细胞。对于冷冻干燥骨，术前必需应用生理盐水浸泡 2h 以上，以恢复骨组织的黏弹性。术中应用异体骨前再次仔细修剪异体骨上的软组织，直至干净为止，以减少植入后免疫排斥反应。

（三）植骨床的准备

采用常规入路，暴露整个瘤段，根据肿瘤广泛切除原则，截除肿瘤段骨。测量截除的肿瘤段骨长度，选取相应长度的异体骨，骨库选择的异体骨长度需至少比术前设计好的截骨方案长数厘米，以便术中可调节。采用钢板或髓内针内固定，钢板固定应牢固，长度应足够，截骨面两端应该固定 3 ~ 4 枚螺丝钉，异体骨表面的钻孔、攻丝应缓慢、小心，尤其是冷冻干燥骨，以避免异体骨劈裂。髓内针固定，选择的髓内针直径应该与异体骨髓腔相符合。如果异体骨的髓腔较小，应尽量扩大髓腔，使髓内针固定较稳固。

（四）术后处理

对于上肢骨干骨肿瘤患者，橡皮管引流 24 ~ 48h 后取出，常规抗感染治疗，术后 12d 拆线，术后悬吊固定 6 周，以后逐渐开始做非应力活动，骨质再塑完成后才能充分活动。对于下肢骨干骨肿瘤患者，橡皮管引流 24 ~ 72h 后取出，常规抗感染治疗，术后使用石膏外固定，8 ~ 12 周后去除石膏外固定，6 ~ 12 个月后，移植骨与骨干连接处愈合后才可开始负重运动。

（五）临床疗效

最近一项研究回顾了 83 例中位随访达 5 年的患者，其异体骨 5 年存活率达 85%，10 年存活率达 76%。患者有无进行新辅助化疗，对异体骨总体存活时间无影响。骨干的不愈合率（19%）高于干骺端的不愈合率（3%）。其他一些研究也得出了类似的结论，可能是因为皮质骨的成骨活性较松质骨弱，以及干骺端血供较丰富来解释。目前有证据表明：血液供应能够促进骨生长。

Ortiz-Cruz 等对 104 例患者进行了至少 2 年的随访，其中 87 例（84%）获得了满意的结果，且保肢率达 92%。他们发现：愈合与否，与截骨端位于骨干还是干骺无关，与采取何种内固定方式也无关。Frisoni 等分析了节段性异体骨移植并发症发生可能的危险因素，结果发现，使用髓内钉固定的患者发生骨折和骨不愈合的风险更高。Aponte-Tinao 等也发现，髓内钉固定骨不愈合发生率 28%，较钢板内固定发生率 15% 要高，故推荐桥接钢板行内固定，以降低异体骨骨折或骨不愈合的风险。一项荷兰的全国性多中心研究囊括了 20 年间 87 例均采用异体骨节段性插入移植的患者，中位随访时间长达 7 年，结果发现，15% 植入物失败，76% 出现并发症（不愈合 40%、骨折 29%、感染 14%），且 70% 需要再次手术。他们建议：异体骨骨干中段移植应慎用于截骨 15cm 以上患者和老年患者，且提倡采用桥接钢板内固定技术。这里的桥接固定是指接骨板或髓内钉全长延伸至异体骨全段及两端部分未受累的自体骨。相较仅能达到相对稳定的髓内钉固定，Aponte-Tinao 等偏好钢板螺钉内固定移植物以获得更坚强的固定。对于大多数儿童与青少年患者而言，发病时骨未完全发育，部分髓腔需要扩髓才能与髓内钉完全匹配，这将会导致髓质大量丢失，骨的正常发育受限，骨质愈合也会受影响，故而髓内钉不宜选用。而 Delloye 等选用交锁髓内钉的最主要理由在于能使用较少的钻孔，以减少对异体和自体骨组织的破坏，且同样也能做到延伸超出异体骨全长的桥接固定。使用的螺钉越多，异体骨越容易发生骨折。另外，髓内钉联合远近截骨端桥接钢板内固定，是否效果更佳，有待进一步验证。

尽管大段异体骨移植预期中会有较高的移植物并发症发生率，但是其仍将继续作为一种重要的巨大骨缺损修复手段被用于骨肿瘤手术中。解剖匹配、感染预防、异体骨固定、软组织重建以及康复训练等方面的进步，都将显著地延长大段异体骨的寿命并且降低并发症的发生率。

四、自体带血管腓骨复合异体骨移植

（一）肿瘤切除

前内侧（或外侧）髌骨周围入路，切口向胫骨嵴的远侧延伸。在胫骨，我们建议进行针刺活组织检查，以最大限度地减少活检点周围大面积皮肤切除的需要。完整切除包括活检切口在内的全部肿瘤受累区域。术前根据 MRI 判断截骨长度，以及是否保留关节、髌板、重要韧带和肌腱等。术后送检髓腔组织和软组织包块，鉴定外科边界是否有肿瘤残留。通常，近端截骨术在胫骨粗隆上方。皮下皮瓣显露髌腱、胫骨前内侧和前外侧室。在胫骨粗隆的近端分开髌骨韧带，筋膜沿胫骨髁间嵴开口，切开胫骨前肌在胫骨上的附着点，在肿瘤周围留下一条肌袖。如果需要，可以将整个胫骨前肌与肿瘤一起切除。然后暴露骨间膜，显露和保护神经血管束。如果出于肿瘤学原因，可以整块切除肌肉以增加手术切缘。肌肉分离是从远端到近端进行的，同时手术标本被逐渐抬起和旋转，以便于解剖。胫前血管受到保护，通常是保留的，如果因肿瘤原因需要，可将其分为前室和踝关节间隙，并与肿瘤一起整块切除。胫骨可以在胫、腓骨关节近端分离，如果有任何肿瘤浸润的怀疑，可以在其底部截骨并与胫骨一起切除腓骨头部。在此情况下，应先分离股二头肌和侧副韧带，明确并保护腓神经。

（二）自体带血管腓骨准备

从对侧小腿取出腓骨段及其骨膜和腓骨血管。带血管腓骨的长度应至少超过切除胫骨长度的 5cm。截取腓骨段并准备好，但在肿瘤切除、同种异体移植骨和受体血管完全准备好之前，不要切断其带蒂血管。

然后取腓骨，切开骨膜，并在两端反折。

（三）异体骨准备

从骨库取出冷冻的同种异体胫骨（-80℃），其尺寸应该比切除的标本大。过大的同种异体移植物允许同种异体移植物的近端截骨术进行得更远，胫骨平台没有后部突出，但仍然保持相同的干骺端区域，以便与剩余的宿主胫骨近端接触，这使得同种异体移植物更坚固，减少撞击到神经血管束后部的机会。此外，更宽的髓管可以很容易地容纳带血管的腓骨。同种异体骨应比切除的部分长 0.5cm，以增加软组织张力来提高稳定性。用摆锯将含有部分内、外侧皮质的胫骨嵴从同种异体移植物中取出，然后清理髓管。扩大开槽，直到带血管蒂的腓骨容易插入。

（四）外科重建

当膝关节屈曲超过 90° 时，带血管的腓骨被撞击到宿主胫骨的髓管内 3.5cm，注意将血管蒂放在前面。在撞击腓骨之前，应该决定腓骨是右侧朝上还是倒置。腓骨骨膜围绕截骨线放置，当腓骨受到冲击时，通过在腓骨周围和腓骨后方滑动同种异体移植物外壳将其插入，同时在骨干截骨部位保持牢固的接触。在这一手术步骤中，必须避免损伤血管蒂，然后在宿主最终平台上开一个槽，以容纳腓骨移植的突出部分（1cm）。膝关节屈曲 90° 时，胫骨平台后皮质覆盖同种异体移植物后缘，这将提供一个有效的支点，然后伸展膝关节，从而将带血管的移植物锁定在关节旁的骨段中，同时同种异体移植物的表面与相应的周围骨接触。在伸展时，稳定性是通过延长同种异体移植物引起的软组织张力增加，以及通过机械锁定腓骨进入胫骨平台来获得的，然后通过接骨和肌腱再插入来增加稳定性。在成人或儿童牺牲生长板的情况下，通常需要使用小骨螺钉进行最小限度的接骨术，在儿童和成人中，骨干截骨部位均采用加压钢板和螺钉固定，螺钉也固定自体腓骨移植物，胫骨骨膜覆盖截骨线。在生长板已保存的情况下，使用平滑的克氏钢丝固定骨骺和同种异体移植物，以避免骨骺脱位。当然，如果近端骨折块足够大，胫骨平台骨折使用 AO 钢板进行更坚固的接骨术更可取。如果腓骨插入右侧朝上，则吻合口的水平将位于植入物的上 1/3（或中心），如果方便的话，可以将吻合口的水平向更远的方向移动，旋转腓骨 180º 并将其倒置插入髓腔中。笔者团队倾向于端 – 端吻合，在所需的水平切断胫前血管，并获得防止缝合张力的血管环。如果足部的血供不理想，可以与胫前血管进行端 - 侧吻合，通常需要一次动脉吻合术和两次静脉吻合术；如果由于肿瘤原因已切除胫前血管，在存在足够的回流时，可以与剩余的胫前动脉远端进行端 - 端吻合，在这种情况下，用胫骨前静脉和大隐静脉进行了两次静脉吻合。但如果逆行血流量不足，可考虑行胫后血管端 – 侧吻合。最后，同种异体肌腱的插入用来重新连接髌韧带，内侧腱膜，以及（如果脱离）股二头肌和副韧带，皮肤闭合应无张力。在股骨远端干骺端切除（或踝关节切除关节融合术）的情况下，用 2 枚皮质 AO 螺钉从骨骺（或距骨）插入同种异体移植物并穿过截骨线进行固定。在广泛的股骨干切除情况下，我们仍然使用联合移植物，但技术不同，首先使用横跨两条截骨线的长外侧钢板，将巨大的同种异体移植物放置在移植物的中央，再将血管化的腓骨放置在移植物的内侧（因为额外的皮质柱是支撑物），显微吻合是与股深动脉的分支进行的。

（五）术后处理

术后患者需口服强的松避免排斥反应，术后下肢需要用支具保护固定 8～10 周后开始保护性负重，负重随着时间而逐渐增加，当影像学上复合骨和宿主骨初步愈合后，开始部分负重，但不能从事体育运动和重体力劳动，根据影像学上结合部愈合进展，逐渐增加至完全负重。

（六）临床疗效

自体带血管腓骨复合异体骨移植术式优点主要有：①与单纯同种异体骨移植相比，骨愈合率及愈合速度提高；②同种异体骨被充分血管化的宿主骨和软组织包绕和填充，术区对感染的抵抗能力增强；③移植后自体腓骨受应力刺激可增粗，增强了植骨区机械强度。但这种重建方式除需要承担同种异体骨移植和自体腓骨移植可能带来的风险，如疾病传播、取骨区并发症等，还有其特有不足——手术方式复杂、技术要求高、手术时间长，可能出现腓骨血管栓塞或吻合失败，且患者术后仍需长时间制动。

不少研究对同种异体骨复合自体带血管腓骨移植的临床疗效进行了评估。Li 等对 11 例采用该术式治疗的下肢大段肿瘤性骨缺损患者进行随访，患者平均 18 岁，其中 6 例平均胫骨缺损及取腓骨长度分别为 11.7cm 和 15.3cm，术后平均 12.4 个月可完全负重，平均骨愈合时间为 13.6 个月，共 2 例出现局部复发，无感染及骨折发生，平均 MSTS 评分 91.8%。11 例患者中，化疗患者骨愈合时间明显晚于未接受化疗患者，儿童及青少年患者预后明显优于成人患者。Rabitsch 等对 12 例采用此种重建方式治疗的 5 例胫骨缺损患者进行随访，患者平均年龄 18 岁，术后平均 9.4 个月可完全负重，共 4 例出现骨不愈合，2 例出现术区感染。Ozaki 等使用同侧带血管腓骨复合同种异体骨重建胫骨大段骨缺损，这种方法可以减少供区并发症，缩短手术和恢复时间，但可能会增加复发率。以上研究结果提示，同种异体骨复合自体带血管腓骨移植相对于前两种术式，其预后更佳，但是相比于机体恢复能力较差、且不能耐受较长手术时间的老年人，更适用于预计生存期长的儿童及青少年。

Moran 等报告应用长段同种异体骨及其髓腔内插入带血管自体腓骨移植于下肢，综合了长段异体骨具有力学强度和带血管自体腓骨具有血运的两者优点，通过带血管腓骨提供血运、促进长段同种异体皮质骨的血管化，而使之愈合能力增强；长段同种异体皮质骨则为带血管腓骨提供坚强的支架作用，避免骨折等并发症的发生。至于长段同种异体骨髓腔内带血管自体腓骨的转归，是影响本术式长期疗效的关键。Manfrini 等长期的影像学随访研究发现带血管自体腓骨与异体骨能愈合为一体，并提示带血管自体腓骨能促进异体骨髓腔内壁的血管化，这与徐中和等报告的结果一致；病理组织学观察证实，带血管自体腓骨能促进长段同种异体骨，尤其是其髓腔内壁的血管化，加速其爬行替代过程。温世锋等报道带血管自体腓骨与同种异体骨复合移植术后，腓骨周围肌袖的自然转归是骨化。

五、自体带血管腓骨复合瘤骨移植

（一）肿瘤切除

根据术前新辅助化疗后影像学（MRI、X 线片、骨扫描）评估肿瘤累及范围，确定精确截骨平面。在距离术前 MRI 显示的肿瘤干骺端反应带 5mm 以外截骨以确保安全的外科边界，保留关节面，另一端距肿瘤 2cm 以外截骨，肿瘤整块切除后取体内截骨远近端切缘组织送术中病理检查，结果证实截骨两端边界均无残留肿瘤组织。截下的自体瘤骨置于一个独立的无菌区域，行瘤段表面瘤组织和髓腔内组织处理，处理干净后，用 3% 过氧化氢溶液、生理盐水反复冲洗 3 遍，更换手套，再用蒸馏水浸泡 10 ~ 15min，设计瘤骨开槽（容纳带血管腓骨），然后将清理后的瘤骨冷冻在 -181℃液氮中，保持 20 ~ 30min，最后在室温下解冻 15 ~ 20min，在蒸馏水中浸泡 10 ~ 15min，浸入万古霉素溶液 10min。瘤骨灭活后，再次取灭活后瘤骨截骨两端和骨髓腔内外不同部位多点取组织送术中病理检查，结果证实未找到残留肿瘤证据，术后做免疫组化、病理检查也证实无瘤。

（二）外科重建

1. Capanna 技术（股骨、胫骨）

切取同侧带血管蒂的游离腓骨进行原位回植，切取的腓骨长度较灭活瘤骨长 2 ~ 4cm，以保证两端各有 1 ~ 2cm 可以插入两侧宿主骨缺损区的断端髓腔，复合时将腓骨纵向插入灭活瘤骨髓腔，血管蒂位于开槽处，避免血管受压，用接骨板进行固定，固定只需用单皮质固定灭活瘤骨，勿将螺钉固定于腓骨以防止影响腓骨血液循环，游离腓骨分别采用肱深血管、旋股外侧血管、或胫前血管作为腓骨瓣的供血血管。受区血管蒂和腓骨瓣血管蒂之间如长度不足则采用大隐静脉做桥接移植。如用胫前动脉作供区血管，将其中间切除一段后，分别将其远、近端与腓动脉远、近端做吻合，恢复胫前动脉连续性，以保持小腿主干血管的完整性（图 2-6-5，图 2-6-6）。

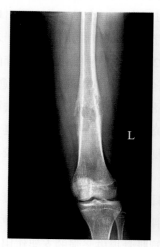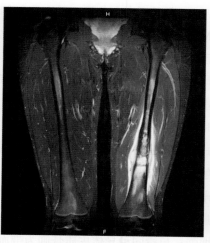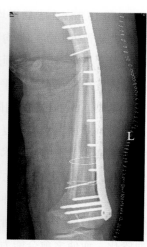

图 2-6-5　患者，女，13 岁，左股骨中下段高级别肉瘤，化疗后行左股骨中下段肿瘤切除，自体带血管腓骨复合瘤骨移植重建

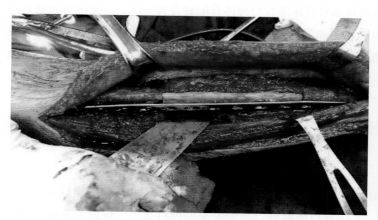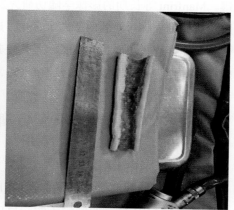

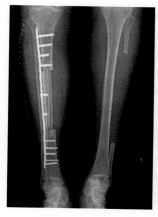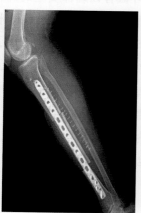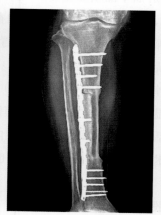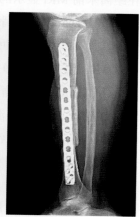

图 2-6-6　患者，女，17 岁，右胫骨中段恶性血管源性肿瘤，自体带血管腓骨复合瘤骨移植重建

2. 改良复合重建技术（用于胫骨）

对于胫骨缺损重建，采用同侧带血管蒂扭转腓骨复合自体灭活瘤骨重建。手术采用双切口完成：小腿内侧切口用于肿瘤切除，外侧切口用于腓骨的游离切取。肿瘤切除后处理、灭活，测量自体灭活瘤骨的长度，确定腓骨的切取长度，对于胫骨上端的骨缺损采用腓血管近端蒂翻转移位，对于中段及远端则采用腓血管远端蒂翻转移位。腓骨瓣切取完成后通过骨间膜将腓骨转移到胫骨侧后插入自体灭活瘤骨进行复合，复合后固定同 Capanna 技术，对切取后的腓骨缺损用大段异体腓骨行缺损重建（图 2-6-7）。

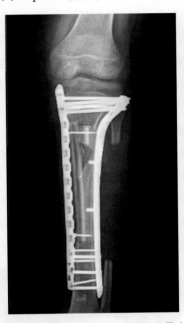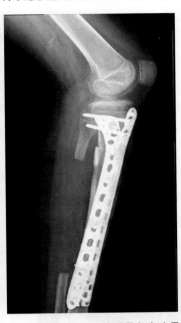

图 2-6-7　患者，女，10 岁，左胫骨近端骨肉瘤，化疗，同侧带血管腓骨复合瘤骨移植重建

（三）术后处理

对于下肢术后需要用支具保护固定 8 ～ 10 周后开始保护性负重，负重随着时间而逐渐增加，当影像学上有自体灭活瘤骨和宿主骨初步愈合后，开始部分负重，但不能从事体育运动和重体力劳动。对于上肢术后支具固定 4 ～ 6 周后开始保护性功能锻炼，根据影像学上结合部愈合进展，逐渐增加至完全负重。

（四）临床疗效

近年研究发现用自体灭活瘤骨复合带血管腓骨移植技术用于节段性长骨缺损重建有诸多优点：简单易操作，不受骨库的限制，直接源于患者本人，既是自体原位回植，解剖匹配，也能保留邻近关节面，恢复骨量，不存在发生免疫反应和疾病传播的潜在风险，还能减轻患者家庭经济负担。一旦自体灭活瘤骨和宿主骨愈合，往往患肢可恢复较好的功能，患者获得生存，不需要面对因生长发育带来的肢体不等长等问题，同时肢体功能恢复结果与对侧相比无差异。然而，单纯自体灭活瘤骨和大段异体骨在临床使用中有诸多问题待解决，如：感染、骨不愈合、活化不全、远期异体骨再骨折吸收等并发症高达 30% 左右，所有这些并发症均与自体灭活瘤骨 / 异体骨无血运有关。再骨折、骨不连一旦形成，处理比较困难，即使经过多次手术获得骨愈合，在治疗过程中漫长的肢体制动和增加的经济费用常常会对患者生活质量、心理造成很大影响。Capanna 技术进行拓展思维，用自体灭活瘤骨提供骨量和早中期结构稳定性重建，保护腓骨在愈合过程中免受外力和重塑过程中应力骨折，为接骨板固定提供可靠固定点。带血管腓骨能提高生物学重建活性，有血运的腓骨组织在自体灭活瘤骨和宿主骨接触端，可对自体灭活瘤骨的内表面产生活化作用，增加了灭活瘤骨的活化表面，促进了自体灭活瘤骨和宿主骨的内表面愈合。腓骨一旦和宿主骨质残端愈合，可与外面接骨板一起保护自体灭活瘤骨，在活化过程中可防止再骨折的发生。两者组合的生物重建，保证了近期和远期重建的机械力学和生物学两方面的可靠性。

六、自体带血管腓骨复合 3D 打印假体重建长节段骨缺损

（一）肿瘤切除手术的数字化设计

将患者的 CT 扫描、MRI 及骨扫描的数据输入计算机，以 CT 扫描为主要设计数据来源，将 MRI 及骨扫描数据与其融合，判断肿瘤边界、水肿反应区域，并在软件中标示。按＞1cm 的边缘进行手术规划，设计截骨平面，在软件中完成肿瘤模拟切除。以截骨部位周围骨面为中心，根据骨性组织的的表面特性，以面形态反求的方法设计出接触骨面的导板，再根据截骨平面以逆向工程方法设计截骨导向导板，将骨面导板与导向导板连接即可完成手术导板设计，以便手术中精确还原术前设计。

（二）3D 打印假体的设计、制作与质量控制

在完成肿瘤模拟切除后，根据局部骨质缺损情况设计钛合金 3D 打印假体。假体为个性化设计，在设计与制造过程中基于以下理念与规范：①形状与断端骨骼形态匹配；②强度满足人体负重生物应力需求；③牢固性——固定方式确保假体稳定；④表面——对于接触不同组织，需要设计不同表面；⑤成骨活性——3D 打印假体内部血运的重建；⑥重量——满足上诉要求的基础上，重量减至最低；⑦质量控制——2 名高级职称医生及至少 1 名工程人员按照上述标准共同鉴定，确认合格后方可使用。

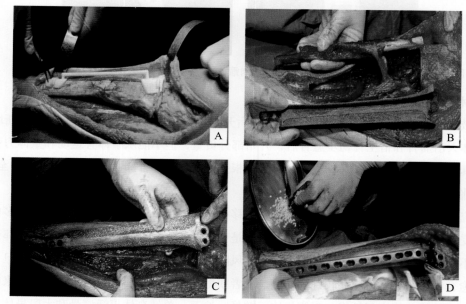

图 2-6-8　3D 打印金属热狗技术手术操作示意。A 3D 打印个性化定制手术截骨导板辅助下实施胫骨骨肉瘤精准瘤段切除；B 胫骨肿瘤切除后 3D 打印个性化定制假体复合带血管蒂腓骨移植（金属热狗技术）重建；C 金属热狗复合体精确安装于骨缺损区；D 金属热狗复合体侧方辅助钢板支撑固定，提高假体稳定性。（病例由西京医院郭征团队提供）

手术前再次通过 MRI 检查判断肿瘤范围是否有扩大，如果无异常，按计划进行手术。常规手术准备，按照术前规划设计切口，显露放置导板的骨面，由导板引导进行截骨，并完成肿瘤的切除。术中在远、近端分别取髓内组织送冰冻病理检查，如未见明确恶性证据，按计划继续进行。在缺损处安置假体，固定假体上的螺钉。腓骨的设计根据部位不同选择不同方式，股骨选择游离腓骨瓣，胫骨选择转移腓骨瓣。腓骨放置于假体腔内，腓骨与假体的间隙使用生物陶瓷人工骨粒填充。假体旁使用接骨板加强固定，远、

近端螺钉固定于骨骼上。骨转移瘤患者可以仅用骨水泥填充，儿童患者腓骨取骨区采用同种异体腓骨重建。术中常规放置 2 根以上负压引流管，术后引流管放置 2 周，并持续保持负压。

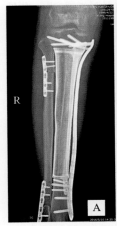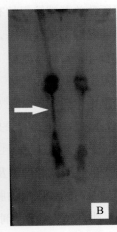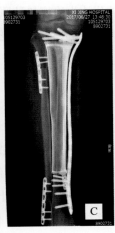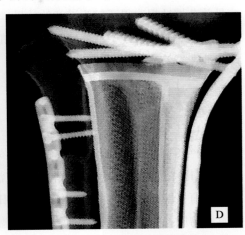

图 2-6-9 胫骨肿瘤切除 3D 打印金属热狗重建效果评价。A 术后 X 线片显示 3D 打印金属热狗精准重建胫骨节段性骨缺损；B 术后 6 个月同位素骨扫描（ECT）显示热狗复合体内腓骨成骨活化（白色箭头指示骨代谢活跃的浓聚区）；C 术后 21 个月影像显示热狗复合体稳定，周边骨已愈合；D 术后 21 个月热狗复合体胫骨上端局部放大显示，假体 - 骨界面精确匹配，骨整合满意，腓骨接骨端愈合。（病例由西京医院郭征团队提供）

（三）术后处理

术后患者使用充气式下肢泵，以预防下肢深静脉血栓发生。常规应用抗生素 3 周，拆线后继续按计划化疗。术后 3 周拄双拐部分负重行走，10 ~ 12 周开始逐步完全负重。

（四）临床疗效

使用患者自体带血管腓骨加强金属假体的生物学活性：以 3D 打印的长节段管状钛金属假体为基础元件，在其内复合腓骨瓣及生物陶瓷等人工骨粒，形成长节段骨生物重建修复体，即一种体内的组织工程生物反应器。这样可以使假体内部有充足的血运，周围的人工骨材料可作为传导支架，以摆脱临床对于异体骨的依赖。郭征等对 5 例患者采用瘤段切除后长节段管状钛合金 3D 打印假体重建，内固定均牢固，肢体功能良好，无发热、伤口渗液、感染等情况，均未见影响肢体术后功能的并发症发生。该研究中 4 例患者为原发肿瘤，采用了复合腓骨瓣，远期固定效果均良好，术后 3 个月对其中 2 例行腓骨瓣转移的患者行全身骨扫描检查，结果可见腓骨内有代谢信号，证明 2 例腓骨均成活。应用钛合金 3D 打印假体复合带血管蒂腓骨及生物陶瓷的方式，可以应用于长节段骨缺损的修复，短期随访结果证实：这种复合重建方式修复下肢瘤段切除后的长节段骨缺损稳定性可靠，安全性高，可获得良好的下肢功能。

长节段管状钛合金 3D 打印假体复合带血管腓骨及生物陶瓷技术，对重建骨肿瘤切除术后造成的长节段缺损疗效良好，是一种很有前景的精准的下肢保肢手术生物重建方法，有望实现下肢长节段负重骨缺损的永久可靠生物重建。

七、同种异体骨关节移植

骨关节移植（joints allo-transplantation）是指包括关节软骨、骨、肌腱、韧带的大块同种异体骨关节移植技术，该法主要应用于修复各种原因造成的大段骨关节端缺损，是骨肿瘤切除后肢体重建的方法之一。

（一）适应证与禁忌证

1908 年 Lexer 最早实施了肿瘤切除后的异体骨关节移植术。20 世纪 70 年代，以同种异体骨移植治疗骨关节端缺损取得了较为满意的效果，被公认为治疗各种原因所致关节端缺损的有效治疗方法。在骨肿瘤切除后肢体重建中，异体骨关节移植优势在于一方面恢复关节的解剖大体形态，另一方面，可最大限度地恢复关节功能。

（二）手术方法

1. 异体关节的取材及处理

（1）供体标准：

1）年龄：男性 < 55 岁，女性 < 50 岁，骨骺已闭合，关节尚未出现退行性变。

2）排除以下病史：全身及骨骼系统活动性感染；骨骼系统慢性感染；活动性及慢性肝炎，不明原因的黄疸；性病、梅毒感染和 HIV 抗体阳性；肿瘤，特别是骨肿瘤及骨转移倾向的肿瘤；长期吸毒或摄入毒性物质；系统性结缔组织病，如类风湿、系统性红斑狼疮；代谢性骨病；长期大剂量服用类固醇激素。

3）血液的下列检查需为阴性：人类免疫缺陷病毒抗体筛选试验、乙肝病毒检测、丙肝病毒抗体检测、梅毒快速血浆反应素试验、血液细菌培养。

4）病理学检查无上述阳性异常。

（2）取材及处理方法：尸体取材时间常温下不超过 8h，4℃以下不超过 24h。根据库存移植物及临床需求情况决定骨关节的分割切取，严格无菌操作下切取关节移植物。勿损伤关节软骨面，保留关节囊及干骺端主要韧带和肌腱的附着点，剥除骨膜和其他软组织，于骨干中段或关节远端 2/3 处截骨。取出的关节移植物需进一步修整保留的关节囊及主要韧带、肌腱的附着部，对全关节应在关节囊上做几处小切口，以便冷冻保护剂渗入关节软骨。彻底剥除残留的骨膜与软组织，刮除骨干部的骨髓，干骺端骨髓不予清除。将剥除下的软组织、骨髓及部分移植物骨片分别接种于肉汤培养基中，行需氧和厌氧细菌培养。用大量抗生素盐水泡洗移植物后深低温保存 6 个月。使用前在室温下复温，自关节移植物取小块骨片行需氧与厌氧细菌培养，然后在骨干上广泛钻孔，再按受体骨截面情况设计断面，用温水清洗后于 4℃冰箱备用。

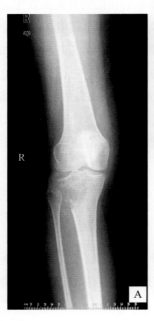
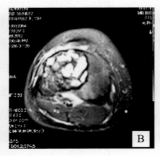
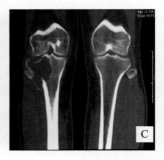

图 2-6-10 患者，女，19 岁，右胫骨外侧髁骨巨细胞瘤。A 术前 X 线片示病变累及右胫骨外侧髁；B、C 磁共振扫描和 CT 扫描示右胫骨外侧髁骨质破坏。（病例由西京医院郭征团队提供）

2. 肿瘤切除重建关节移植手术原则

（1）手术前通过 X 线检查，选择与患者解剖结构、形态相一致的同种异体骨。

（2）选择合适的内固定，如加压钢板螺钉或交锁髓内钉等，达到供体骨与宿主骨牢固连接。

（3）应根据骨肿瘤广泛性局部切除原则，移除病灶。切除范围通常以 MRI 为标准，截骨平面应超过髓腔内信号改变区域 2 ～ 5cm。

（4）关节附件结构及关节囊肌腱必须修复，这是术后关节功能恢复的重要基础。

（5）异体骨表面必须有良好的软组织覆盖，切口缝合不应有张力，如不符合要求，应按整形外科技术原则消除伤口张力，必要时可实施皮瓣移植术。

（6）肢体固定 8 ～ 10 周后开始功能锻炼，肢体部分负重，支具保护 6 ～ 12 个月。

（7）根据肿瘤性质和恶性程度，决定是否需要辅助化疗或放疗。

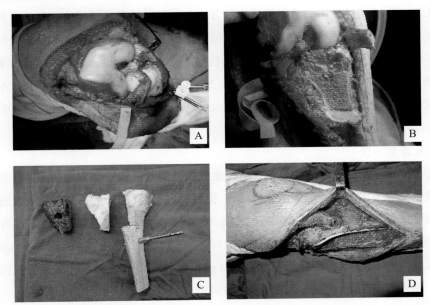

图 2-6-11 手术过程。A 保留右外侧半月板；B 在导航辅助下定位安全边界，切除外侧平台；C 异体骨裁切出相匹配的外侧平台；D 将异体半平台植入缺损部位并用钢板固定，交叉韧带及半月板重新附力

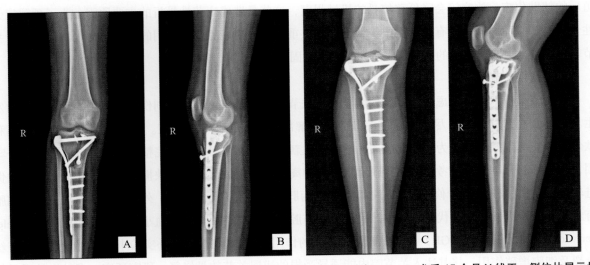

图 2-6-12 A、B 术后即刻 X 线正、侧位片显示异体骨匹配、固定良好；C、D 术后 45 个月 X 线正、侧位片显示骨断端愈合，但关节面塌陷

（三）临床疗效

关节移植并发症及防治措施：

1. 感染

关节远端缺乏血供，关节囊内关节软骨营养来自关节液，感染造成关节腔内滑液分泌及循环功能丧失导致软骨坏死。同种异体骨关节移植手术后一旦感染，往往造成手术失败。需要注意减少和避免术后感染的方法，例如手术中严格无菌操作，重视、避免异体骨关节植入环节可能造成的污染，植入前抗生素再次浸泡移植物，移植骨关节周边良好的软组织覆盖，充分负压引流等。

2. 免疫排斥反应

同种异体骨关节移植的免疫排斥反应往往是导致移植手术失败的重要原因。目前多方研究均认为同种异体骨免疫反应是细胞免疫反应，引发同种异体骨免疫排斥反应发生，刺激宿主产生破骨细胞而致骨吸收。研究已证实，降低同种异体关节移植反应的方法与同种异体骨移植反应相似，可利用减少抗原成分以降低抗原性，合理运用骨诱导与免疫反应的负反馈调节等方法，如彻底刮除移植骨的骨髓、骨膜，反复冲洗、冷冻和冻干处理等方法，降低了抗原活性而不影响成骨活性；肾上腺皮质激素能有效地抑制免疫反应；免疫抑制剂如甲氨蝶呤（methotrexate，MTX）、硫唑嘌呤（azathioprine，AZT）、环孢素（cyclosporin，CS）、抗淋巴细胞血清（anti-lymphocyte serum，ALS）均抑制细胞免疫反应，对促进同种异体骨移植的愈合有良好效果。

3. 骨不愈合及愈合不良

同种异体骨与宿主骨愈合的快慢与移植骨的再血管化、新骨形成速度有密切关系，通常这一过程相当缓慢，是移植骨延迟愈合、不愈合的主要原因。促进骨愈合的措施是在临床手术中通过有效途径，在不影响生物力学的前提下，增加移植骨与宿主骨的有效接触面积，在移植骨与宿主骨连接处使用少量异体松质骨移植可促进骨愈合。另外，在移植骨上复合骨诱导蛋白（bone morphogenetic protein，BMP）、碱性成纤维细胞生长因子（basic fibroblast growth factor，bFGF）等其他生长因子，可以加速诱导成骨过程，增进诱导成骨，促进移植骨与宿主骨愈合。

4. 疲劳性骨折

同种异体骨移植早期，由于存在排斥反应，骨吸收明显，移植骨机械强度相对较弱，同种异体骨移植后的辅助化疗、放疗等会降低移植骨的机械强度，这些是造成疲劳性骨折的主要原因。为了预防疲劳性骨折，在同种异体骨没有被宿主组织替代和血供重建前，应避免反复作用的累积应力作用于移植骨关节端。另外，应给予适当的内固定和一定时限的外固定保护。

5. 创伤性关节炎

骨关节移植术需要考虑最大限度地恢复重建关节的功能，避免或减少创伤性关节炎、骨关节炎的发生。术前需要严格设计，尽可能恢复关节的大体解剖形态及关节功能稳定。实验研究证实自体骨膜和软骨膜均能再生成熟，成为有活性的透明软骨，且新生关节面光滑，结构完整，与周围软骨和骨愈合牢固，有利于软骨再生，可考虑自体骨膜和软骨膜游离移植修复关节软骨面缺损。多种生长因子可有效促进软骨再生，BMP是软骨修复过程的基本因素；而肝细胞生长因子在体内、外实验中均有促进软骨细胞有丝分裂，增进软骨细胞代谢的作用，且注入关节腔内不引起骨赘形成；血小板衍生生长因子（platelet derived growth factor，PDGF）具有促进软骨形成的作用；bFGF在体内、外实验中均具有促进细胞有丝分裂及细胞增殖作用，将其注入关节腔内能诱导受损的浅层关节软骨修复。研究证实，多种生长因子用于软骨修复中往往具有复合协同作用，而转化生长因子β（transforming growth factor β，TGF-β）是诸多生长因子中在促进软骨修复、软骨代谢方面最具有协同作用的因子。

八、同种异体骨联合人工假体重建

保肢手术是治疗侵袭性良性肿瘤和大多数骨恶性肿瘤的标准方法，肿瘤切除后骨缺损重建的方法包括单纯组配/定制假体重建，单纯异体骨关节重建，以及异体骨-假体复合物（allograft prosthetic composite，APC）重建等方法。同种异体骨假体复合物是指人工假体通过骨水泥将同种异体骨与假体连接在一起，利用同种异体骨与宿主骨之间的骨性愈合，达到稳固的髓内固定。自19世纪80年代末以来，同种异体假体复合材料已广泛用于骨肿瘤切除后的重建。

与单纯假体重建相比，APC能够获得较好的软组织附着，可防止关节脱位，并提供更好的功能；同时同种异体骨与宿主骨的融合减少了由于应力遮挡而导致宿主骨在假体柄周围吸收，导致假体下沉和松动等机械性问题。另外，可以做到准确匹配截骨长度，保存骨量，利于远期骨修复，中远期随访结果优于单纯假体重建。与同种异体骨关节移植相比，主要优点是避免了同种异体软骨可能遇到的关节退化和塌陷，异体骨骨折等并发症。因此，APC具有同种异体骨和人工假体的双重优点，可提高假体的远期生存率。APC的主要缺点包括：技术难度大；移植物-宿主交界处愈合所需的时间长；存在艾滋病毒、肝炎等疾病传播风险；同种异体移植物的抗原性和免疫排斥反应，也会增加假体感染和骨吸收等风险。因此，APC技术的使用需要根据患者的一般情况、重建部位和外科医生的相关技术等因素综合考虑。

（一）适应证和禁忌证

1. 适应证

（1）适合人群：预期寿命长的年轻患者；局部能做到广泛切除，复发风险较低的患者；术前及术后不需要使用放射治疗，这可能会阻碍骨愈合；金属假体松动，骨缺损明显的翻修患者。

（2）适合部位：肿瘤广泛切除术后，局部有足够的软组织覆盖。通常股骨近端APC重建远期效果优于单纯假体置换，但对于股骨远端和胫骨近端仍有争议。对于肱骨远端和胫骨近端倾向于单纯的假体置换。另外，部分患者，尤其是早期或良性肿瘤患者，切除范围短（＜12cm），达不到模块化切除假体的最小切除长度，APC有利于达到精确的匹配和最大可能的保留自体骨量。

2. 禁忌证

年龄较大，有远处转移，预期寿命短的患者；肿瘤累及重要血管和神经等使得保肢困难，以及术前影像学检查显示肿瘤关节内受损等局部易复发患者；以前接受过或将接受术后高剂量放疗的患者；肿瘤切除术后有严重的组织缺陷，假体覆盖困难，伸肌装置缺陷及神经肌肉性关节病，预期功能差的患者；局部存在感染的患者。

（二）手术方法

1. 术前计划

在进行此重建手术之前，必须进行全面的肿瘤学评估，包括肿瘤的分类、分期以及预期寿命，可以影响对重建方式的选择。如前所述，预期寿命短的患者应行单纯的假体置换，局部要进行全面的影像学检查，包括MRI检查，有助于确定肿瘤的解剖边缘以及评估肿瘤切除后的软组织情况，CT或MRI血管成像有助于明确重要血管和神经等与肿瘤的关系，有助于预测局部复发的风险。

异体移植物的选配：通过术前影像学检查测量宿主骨的直径以及肿瘤骨的切除长度，采用数字化骨库等技术，选择匹配的异体移植物。应提供比切除长度更长的同种异体移植物，且直径应与宿主骨直径相匹配，由于同种异体移植物通常需要扩髓并用骨水泥固定在假体柄上，因此异种移植物的髓腔应等于或略大于宿主骨髓腔直径。

假体的准备：肿瘤切除时如果能够保留可重建的韧带，则可采用非限制型假体，但术后需以石膏保护重建的韧带。若韧带已经被切除，就需要选择限制型假体，保证关节的稳定性，假体柄的长度和直径应根据肿瘤切除的长度和宿主骨髓腔的直径进行设计，计划假体柄应穿过同种异体移植物和自体骨连接骨干至少10cm处植入，或与异体骨轴心长度之比尽量在0.8以上。如果不可能，则应放置其他螺钉和钢板，以稳定同种异体移植物-宿主的连接。固定时应尽可能少地使用螺钉，因为螺钉孔会削弱同种异体移植物的强度，同时起应力源作用，增加同种异体移植物骨折的风险。

2. 骨骼重建

异体骨的准备：在重建时，将同种异体移植物开窗，从中获得标本进行培养，然后将其置于含抗生素的溶液中或安多福等抗菌的消毒液中浸泡。为了节省手术时间，由手术团队的成员在单独的无菌台准备移植物，将同种异体移植物的软组织清除，然后进行钻孔和扩髓，直至达到适合植入的程度，同时保证至少在假体柄周围有2mm水泥套。修整过程中要注意保持异体骨和宿主骨的匹配，术中需要注意矢状面和冠状面的稳定，保持力线正常。

APC与宿主骨之间的固定方式包括：①骨水泥固定。假体柄与宿主骨采取骨水泥固定，可以很大程度上提高假体与髓腔的匹配程度，增加接触面，解决假体的早期稳定问题。但骨水泥会影响骨组织的长入，随着时间的延长，骨水泥会出现松动和碎裂，导致假体的松动。同时后续翻修手术中骨水泥的清除会导致骨量的丢失，给翻修带来一定的困难。②使用非骨水泥假体进行压配固定。使用非骨水泥的压配固定短期稳定性差，但愈合后假体松动率低，使用寿命长。③钢板固定。钢板固定需要在异体骨上进行钻孔，增加了异体骨骨折的风险。因此，APC与宿主骨之间的固定方式需要根据术者的经验、肿瘤切除的范围、患者的年龄、骨质疏松的程度、肿瘤的性质和预后以及假体的生物学性能等因素综合评价。

宿主骨髓腔准备：导丝插入部分宿主骨远端，并轻轻扩髓，应避免远端过度扩髓，导致同种异体移植物接合处应力集中，这增加了宿主骨结合部骨坏死以及骨不愈合的风险。

为提高宿主骨和异体骨之间的生物性愈合，可采取以下措施：①宿主骨和异体骨之间采取阶梯状的截骨，增加了宿主骨和异体骨的接触面，同时有效防止假体与宿主骨面的旋转力矩，减少截骨部位的剪切力；②在宿主骨和异体骨连接处植入自体骨和异体骨，促进皮质外骨桥的形成；③在异体骨上钻孔，以利于局部骨组织的再血管化和宿主骨的爬行替代，但皮质钻孔会增加异体骨骨折的风险。

3. 软组织的重建

手术中应该尽可能地保留宿主骨及其表面的肌腱和韧带等软组织结构，尤其是具有屈曲、外展等重要功能的肌腱，这有利于宿主的肌腱和韧带缝合固定于异体骨的附着点上。必要时采取肌瓣转移的方式覆盖异体骨，避免在异体骨上打孔附着肌腱。目前推荐腱-腱缝合，其能提供一个比较牢固的愈合。术者应根据不同的解剖部位，采取不同的软组织重建形式。

4. 不同部位APC的操作技术

（1）股骨近端：我们主要使用外侧入路（Hardinge）或后外侧入路（Moore）。首先应遵循肿瘤广泛切除原则，整块切除肿瘤，达到安全的外科边界。对肿瘤边界进行快速活检，并在进行重建之前了解快速活检结果。如果可能的话，应保留髋臼周围肌肉和肌腱的大部分，以便以后重新连接至同种异体移植物的相应结构。如果肿瘤没有累及大转子，可以采用大转子截骨术，通常滑行截骨术比横向截骨术更稳定（图2-6-13），并具有较低的转子移位风险。股骨转子切开术可更好地暴露髋关节，并提供骨碎片以将软组织重新固定到移植物上。进行了转子截骨术后，将外展肌和股外侧肌拉向前方，股骨的前外侧暴露出来以进行股骨截骨术，注意不要完全剥去任何残余骨骼的软组织，将被用作有血供的自体移植物。

进行股骨截骨术有多种技术（图 2-6-13），横向截骨术最容易（图 2-6-14 A），但不能提供足够的旋转稳定性，通常需要用一个（前外侧）或两个板（一个外侧和一个前侧）固定。这就需要许多螺钉孔，这些螺钉孔会减弱同种异体移植物的强度并可能导致同种异体移植物断裂。套叠技术（图 2-6-14 B）是将移植物套入股骨管内，或将股骨反向植入同种异体假体中，复合材料是获得旋转稳定性和刚性固定的一种选择。阶梯式截骨术（图 2-6-14 C）在技术上要求很高，沿股骨外侧使用摆动锯仔细地进行横向截骨，股骨内侧保持完整，然后中线股骨纵向截骨（2 ~ 3cm），最后对股骨内侧进行新的横向截骨术，股骨近端被切除。同种异体移植物的形状是反向切开的，最后达到同种异体移植物和宿主股骨的良好匹配。该技术也可以做多种修改：仅对同种异体移植物进行阶梯截骨，而宿主股骨采用典型的横向截骨术，此步骤会留下一个横向皮质向远侧延伸。如果股骨远端的内径大于同种异体移植物的内径，将同种异体假体组件插入远端宿主骨髓内（图 2-6-14 D），或者最常见的是股骨远端的内径小于同种异体移植物的内径，这样宿主骨侧面具有侧袖连接（图 2-6-14 E），从而提高了旋转稳定性。另一种类型股骨截骨术是斜行截骨（图 2-6-14 F），可以将摆锯从外侧向股骨的内侧近端进行截骨。斜行截骨术具有简单易行的优点，

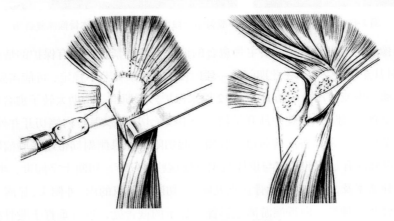

图 2-6-13 股骨大转移滑行截骨术

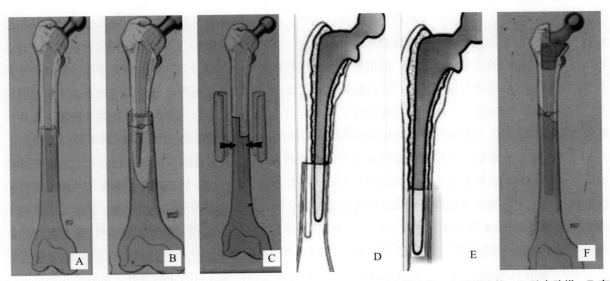

图 2-6-14 股骨截骨和自体骨 - 异体骨连接方式（R）。A 横向连接；B 套叠连接；C 阶梯连接；D 髓内阶梯；E 有侧袖的阶梯连接；F 斜行连接

还可提供旋转稳定性。在完成股骨截骨术并切除股骨近端后，重建髋臼可以使用骨水泥杯或非骨水泥杯来完成此操作，具体取决于骨量和患者状态。如果术后不稳定的风险很高，应考虑使用双动头假体。最后进行软组织重建，使用钢丝或钢缆将具有较大转子的外展肌群或其残余物直接连接到同种异体移植物的解剖位置，以提供稳定的固定，从而增强愈合并减少转子移位的可能性。最后，将宿主肌腱重新附着到同种异体移植的腱插入物中。软组织通过同种异体附着应避免在同种异体移植物中钻孔。

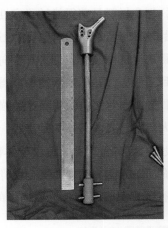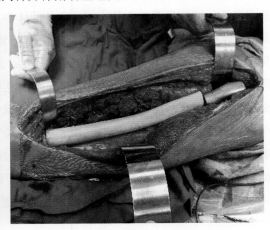

图 2-6-15　患者，男，35 岁，股骨中上段尤文氏肉瘤，异体骨假体复合物

康复：除非影像学上有同种异体 - 宿主骨愈合的证据，否则禁止在没有保护的情况下负重。通常需要 3 ~ 6 个月，有时甚至需要 2 年。在此期间的一段时间内，如果关节不稳定，可能需要髋关节外部固定。通过避免髋关节主动外展或使用长腿石膏 6 ~ 12 周来保护外展肌群，帮助大转子愈合以及软组织重建。

（2）股骨远端 APC 重建：从大腿中部开始做一个中线长切口，从髌骨内侧切开并外翻髌骨和髌韧带，使股骨远端和膝关节广泛暴露，将活检通道与肿瘤一起切除，如果侧副韧带未受肿瘤影响，则将其在股骨附着点处切断，以确保有足够的长度与供体组织重建这些副韧带。切断十字韧带、半月板和后关节囊，如果后关节囊未受肿瘤累及，应该在其股骨止点处断开，切断腓肠肌的内、外侧头，显露并游离腘动、静脉，游离并保护腓总神经和胫神经。向近端游离至影像学显示的截骨处，进行垂直于股骨纵轴的横向截骨，将肿瘤连同其表面包裹的正常软组织层整块切除。

肿瘤切除同时，在无菌台上准备同种异体移植物，将同种异体骨从塑料包装中取出并直接放在温暖的抗生素生理盐水中解冻，将供体骨切成适当的长度，剪裁软组织结构，如副韧带和后关节囊等，以备将其与宿主骨相应的结构进行缝合。使用模具对异体移植股骨进行截骨，选择合适大小的假体后，将其与异体骨通过骨水泥进行固定，然后进行胫骨截骨，骨水泥固定胫骨组件。如果假体柄为生物型，需要放置股骨前侧钢板防旋转，同种异体骨与宿主骨固定后，屈曲膝关节以进行软组织重建，使用 1 号不可吸收缝线以将自体后关节囊缝合至同种异体移植物的相应结构，最后修复内侧和外侧副韧带。

术后康复：重建后，使用外固定将膝关节固定于伸直位，2 天后拔除引流管并检查切口，冰敷或冷冻疗法用于减少术后肿胀和不适。物理治疗师指导患者进行支具使用、扶拐行走和四头肌收缩。第一阶段的目标是手术 1 周要尽量减少肿胀并获得被动的完全伸展。术后 2 周开始被动练习，目的是获得至少 60º 的屈曲度。术后 4 周主动下地，开始主动辅助膝关节运动，直到获得完全主动伸展和 90º 屈伸为止。根据手术期间获得的稳定性，允许患者在 8 ~ 12 周时承受部分负重。

（3）肱骨近端 APC 重建：根据缺损的大小，袖带的完整性和外科医生的喜好，可以使用不同的技术进行肱骨近端 APC 重建。对于肩袖保留完好，没有丧失关节盂软骨的患者，选择单纯肱骨头置换术；

否则应考虑全肩关节置换术。单纯肱骨头置换时，近端应该使用附有肩袖腱的肱骨同种异体移植物，以便用不可吸收的缝合线将宿主肩袖与同种异体肌腱连接修复，应特别注意保护神经血管结构。在肿瘤切除后，确认切除的标本边缘无肿瘤，并进行测量以确定所需的同种异体移植物的长度。

将肱骨近端同种异体移植物放置在手术区域外的无菌台上，根据所选的修复系统，使用切割导板或徒手在解剖颈部水平进行肱骨颈截骨术，根据切除肱骨头的大小选择匹配的肱骨头假体。但在反肩假体翻修时，直到肩部软组织平衡完成后才选择最终的肱骨头植入物。将同种异体骨管扩孔后应用骨水泥固定假体柄。有医生倾向于仅将短柄固定在同种异体移植物中，通过使用骨水泥限流器、真空混合水泥、清洁通道碎屑以及使用水泥枪加压获得良好的加固。常规将抗生素粉末与骨水泥混合（每40g聚甲基丙烯酸甲酯1g万古霉素和1.2g妥布霉素）。肱骨截骨采用横切法，选择旋转地标，用记号笔或电刀在同种异体移植物和宿主骨上标记。在肱骨的下1/3处，外侧肌间隔膜止点的外侧脊是有用的标志；在上2/3处，肱二头肌沟的侧面向远端延伸到肱骨的前顶点，可用于判断旋转。用摆锯进行远端截骨术，使其与宿主匹配，避免内翻、外翻、外旋或伸展。用磨钻微调移植物-宿主的交界处，以使前部、后部、内侧和外侧的间隙<1mm，然后进行APC复位，并用锁定压缩板固定。如果应用短柄假体未穿过结合部，该板应足够长，以允许至少3个螺钉向远端插入宿主肱骨，并至少与近端的一部分假体柄重叠。否则，可能会增加移植骨骨折的风险。根据肱骨外形对钢板进行塑形，首先在接合处的近端和远端用两个非锁定螺钉以加压模式固定，一旦达到压缩效果，其余的孔就可以用锁定螺钉，尤其在近端有假体柄的部位，不可能用双皮质固定，需要用锁定螺钉。如果假体柄穿过异体骨和自体骨连接处，两端均可用骨水泥固定，注意清除接口处的骨水泥，视稳定情况决定是否应用钢板固定。脱钙骨或自体骨置于宿主-移植物连接处形成骨桥，增加愈合机会。

软组织修复：应用不可吸收线修复肩袖，首先修复后侧的小圆肌、冈下肌和冈上肌的后半部分，复位肩关节，修复前方的冈上肌、肩胛下肌以及三角肌和胸肌。

术后康复：术后应用肩关节固定器保护肩关节，康复锻炼的活动范围应根据术中情况而定，在不损害重建的安全范围内活动。如果有足够的软组织重建，笔者建议患者在术后第1天开始被动的上抬和外旋运动。大多数患者可以在6周内达到上抬120°，外旋20°的要求。6周以后可以逐渐脱离固定器，开始有辅助的主动运动，12周以后可以开始进行有阻力的康复锻炼，但6个月内，在异体骨没有愈合之前不允许患者提拉超过5磅的重物。

（三）临床结果

股骨远端是骨肉瘤最常见的部位，相对于APC，单纯假体重建是目前最常用的技术，无菌性松动和感染仍然是假体重建最常见的并发症。Moon等回顾了12例在股骨远端进行APC重建的患者，平均随访时间为89个月。12例患者进行了17例次APC重建，5例次持续性骨不连（29%）。在最近的随访中，10例患者（83%）的APC已愈合。1例患者（8%）截肢，1例患者（8%）在愈合前死亡，平均愈合时间为19个月。虽然股骨远端APC重建的并发症发生率较高，但有83%的患者得到了稳定重建。Fan等回顾分析了12例在单侧髁切除肿瘤后行单髁移植复合重建的患者，结果3例重建失败，2例局部复发（均采用截肢治疗），1例感染。其5年和10年的假体存活率为85%，平均功能评分为27分，作者指出，对于局限于股骨单侧髁的侵袭性良、恶性骨肿瘤，仅切除受累及髁进行APC重建可能是更可取的选择。

胫骨近端是骨肉瘤第二常见的解剖位置。虽然胫骨近端重建在解剖学上与股骨远端相似，但与其他解剖部位相比，其并发症发生率较高，功能转归较低。主要的原因包括有限的软组织覆盖以及难以恢复伸肌装置。因此，与其他解剖部位相比，胫骨近端重建的假体存活率最低，截肢率和翻修率最高。与

APC 相比，同种异体骨移植更容易发生骨折。APC 和同种异体骨移植物都可能通过重建伸肌装置提供更好的长期功能结果。然而，异体移植物的使用与骨折、感染的风险增加有关。Müller 回顾了 2001—2012 年间 23 例接受了人工假体的患者以及 19 例接受了 APC 的患者，人工假体和 APC 的 10 年假体生存率分别为 78.8% 和 93.7%（P=0.224）；两组在功能结果上无明显差异；对于胫骨近端大量骨缺损，人工假体和 APC 都是有效和令人满意的重建选择，但 APC 应被考虑为提供伸肌装置功能的最好选择。Donati 等回顾分析了 62 例用同种异体 - 假体复合物进行胫骨近端重建的患者，在 90.4% 的患者中获得了令人满意的 MSTS 评分，其 5 年生存率（73.4%）与采用人工假体重建的患者相当。胫骨近端使用同种异体假体复合材料是更好的重建选择之一，因为其结合了假体的机械稳定性和伸肌装置的生物重建，同时作者观察到采用腓肠肌内侧转位似乎并没有降低感染率（24.2%）。Chen 等 1991 年开始选择放射灭活的自体骨移植，14 例患者采用该方法保肢。平均随访 43 个月（28 ～ 72 个月），1 例患者在手术后 13 个月死于肺转移，其余 13 例患者均存活，无局部复发或远处转移的迹象。1 例患者术后发生坐骨神经麻痹，但未见伤口感染、骨折、骨不连等并发症。所有骨连接在 8 个月内都能顺利愈合。14 例患者术后 Enneking 功能平均评分为 80%，但 Biau 等指出，经伽玛射线灭活的同种异体假体复合材料在胫骨近端重建中会因并发症和重建失败的发生而疗效不佳，不推荐放射灭活同种异体假体复合材料用于胫骨近端重建。

关于肱骨近端及股骨近端应用 APC 的文献报道较多。肱骨近端肿瘤切除和重建降低了肩的稳定性，并发症中无痛性假体半脱位是常见的。如何重建肩部取决于切除的边缘以及手术中保留的软组织结构。Sanchez-Sotelo 等认为选择 APC 的适应证：①翻修肩关节置换失败并伴有大量肱骨丢失；②肱骨近端肿瘤切除后重建；③反向关节成形术用于治疗导致肱骨近端实质性骨丢失的创伤后遗症；④深度感染的广泛清创和骨移除后的二期逆行再植。而对于放疗或化疗的患者，人工假体可能是个更好的选择。Sanchez-Sotelo 等纳入 26 例肱骨近端使用 APC 患者，疼痛评分、抬高和外旋转都有显著改善。并发症包括脱位、深度感染、植骨骨折和假体周围骨折，各 1 例。2 年和 5 年无翻修生存率为 96%。作者认为使用 APC 重建肱骨近端骨缺损是安全有效的，且具有可接受的功能结果和并发症发生率。

目前为止，文献似乎更青睐人工假体重建而不是 APC 重建股骨近端，因为 APC 重建在没有改善功能的情况下有更多的并发症出现。如果宿主骨 / 移植物连接不能成功愈合，与人工假体相比，APC（提高外展肌力）的理论力学好处就无法实现。

结论：同种异体骨 - 假体软组织附着优于金属假体，在肩关节及髋关节，通过将肌腱附着在同种异体骨上可以重建肌腱。愈合的同种异体骨在抵抗假体和宿主骨之间的弯曲力方面提供了额外的稳定性。由于异体骨移植修复了骨存量，以后的关节翻修手术也可能更容易。APC 手术的时间较长，经验丰富的肿瘤外科医生可以缩短手术时间，减少切口的暴露，其次，在围手术期关注患者的全身情况，抗生素的使用，适当延长术后引流时间，均可降低感染风险。

对于骨肉瘤患者来说，保肢手术已成为肢体骨肉瘤最常见的外科治疗方式，有多种重建方法可以成功地保留受影响的肢体。人工假体、APC 都是常见选择，每种术式都有各自的优点和缺点。解剖位置是决定保肢手术的可行性以及重建类型的关键因素，除了具体的位置外，还需考虑每种重建方法的优缺点以及患者的年龄、预期的功能、活动水平和预期的总体生存率。

（谢显彪，黄纲，尹军强，邹昌业）

参考文献

［1］BIAU D J, DUMAINE V, BABINET A, et al. Allograft-prosthesis composites after bone tumor resection at the proximal tibia［J］. Clin Orthop Relat Res, 2007, 456: 211-217.

［2］CHEN W M, CHEN T H, HUANG C K, et al. Treatment of malignant bone tumours by extracorporeally irradiated autograft-prosthetic composite arthroplasty［J］. J Bone Joint Surg Br, 2002, 84(8): 1156-1161.

［3］DONATI D, COLANGELI M, COLANGELI S, et al. Allograft-prosthetic composite in the proximal tibia after bone tumor resection［J］. Clin Orthop Relat Res, 2008, 466(2): 459-465.

［4］DONATI D, DI BELLA C, FRISONI T, et al. Alloprosthetic composite is a suitable reconstruction after periacetabular tumor resection［J］. Clin Orthop Relat Res, 2011, 469(5): 1450-1458.

［5］DUBORY A, MASCARD E, DAHAN M, et al. Long-term functional and radiological outcomes of allograft hip prosthesis composite. A fourteen-year follow-up study［J］. Int Orthop, 2017, 41(7): 1337-1345.

［6］FAN H, GUO Z, WANG Z, et al. Surgical technique: unicondylar osteoallograft prosthesis composite in tumor limb salvage surgery［J］. Clin Orthop Relat Res, 2012, 470(12): 3577-3586.

［7］GITELIS S, PIASECKI P. Allograft prosthetic composite arthroplasty for osteosarcoma and other aggressive bone tumors［J］. Clin Orthop Relat Res, 1991, 270: 197-201.

［8］GRINBERG S Z, POSTA A, WEBER K L, et al. Limb salvage and reconstruction options in osteosarcoma［J］. Adv Exp Med Biol, 2020, 1257: 13-29.

［9］JOHNSON M E, MANKIN H J. Reconstructions after resections of tumors involving the proximal femur［J］. Orthop Clin North Am, 1991, 22(1): 87-103.

［10］KIRSCHENBAUM I H. Reconstruction for defects of the proximal part of the femur using allograft arthroplasty［J］. J Bone Joint Surg Am, 1988, 70(7): 1113.

［11］MIN L, TANG F, DUAN H, et al. Cemented allograft-prosthesis composite reconstruction for the proximal femur tumor［J］. Onco Targets Ther, 2015, 8: 2261-2269.

［12］MOON B S, GILBERT N F, CANNON C P, et al. Distal femur allograft prosthetic composite reconstruction for short proximal femur segments following tumor resection［J］. Adv Orthop, 2013, 2013: 397456.

［13］MüLLER D A, BELTRAMI G, SCOCCIANTI G, et al. Allograft-prosthetic composite versus megaprosthesis in the proximal tibia-What works best?［J］. Injury, 2016, 47 Suppl 4: S124-S130.

［14］SANCHEZ-SOTELO J, WAGNER E R, SIM F H, et al. Allograft-prosthetic composite reconstruction for massive proximal humeral bone loss in reverse shoulder arthroplasty［J］. J Bone Joint Surg Am, 2017, 99(24): 2069-2076.

［15］WUNDER J S, LEITCH K, GRIFFIN A M, et al. Comparison of two methods of reconstruction for primary malignant tumors at the knee: a sequential cohort study［J］. J Surg Oncol, 2001, 77(2): 89-99; discussion 100.

［16］吴智钢, 付军, 郭征, 等. 数字化骨库的建立及在骨肿瘤切除异体骨关节个体化重建中的应用［J］. 中华关节外科杂志 (电子版), 2012, 6(3): 60-63.

第七节　保肢手术中人工假体重建

一、肿瘤人工关节假体的相关问题

（一）结构性骨缺损的重建

近年来，随着化疗、放疗、放射学以及重建外科的发展，恶性骨肿瘤保肢治疗逐渐取代了截肢治疗，成为了治疗的主流方法。保肢手术分两个方面，首先是对肿瘤进行广泛性或根治性切除，达到局部控制，避免肿瘤复发；其次是重建肿瘤切除后的结构性骨缺损，以获得满意的肢体功能。结构性骨缺损的重建方法，主要包括保留功能的关节成形术和维持关节稳定性的关节融合术，涉及的手术方式主要为自体骨移植、异体骨移植、肿瘤段灭活回植、肿瘤人工关节假体重建和关节融合术等；重建方法各有优缺点，目前仍没有完美的肢体关节重建方式。

1. 自体骨移植

自体骨移植指将自身健康骨组织移植至肿瘤切除后的骨缺损部位以重建骨关节的手术方法。根据移植骨血运情况，分为不带血运骨移植和带血运骨移植，后者又分为局部移植和游离移植；根据移植骨结构，分为皮质骨移植和松质骨移植。最常见的移植骨取骨部位是髂骨，可根据受区形态进行修剪，适应关节对位，并且取材为松质骨，利于植骨端愈合。其次，腓骨、肋骨也为常见的取骨部位，为皮质骨，强度高，可作为骨性结构支撑。由于自体源有限，需根据受区情况严格设计取骨形状和质量，避免不必要的损伤。

在骨关节重建时，如骨质缺损少，可在保留关节的基础上，行移植骨塑形重建；如桡骨远端、肱骨远端等关节完全缺损时，可行自体腓骨近端带血运或不带血运移植。带血运的腓骨近端游离移植是最常用的自体骨关节移植手术，理论上重建的血运有利于骨质愈合、不易发生骨折、感染机会少，并有可能发生肥大增生以利于负重。Mankin 等认为自体骨移植可实现生理性重建，虽然重建早期由于术后制动导致并发症高发，但随着移植骨的愈合，并发症逐步消失，可获得很好的患肢功能，因此，自体骨移植一直在肿瘤切除后的功能重建中发挥重要作用。Cui 等报道肘关节肿瘤切除后植骨功能重建的短期随访病例中，未发现术后骨折、感染、脱位和僵直等并发症，肘关节功能良好，MSTS 评分在 97% 以上。Emori 等报道带血运的腓骨移植重建的长期随访病例中，骨折的发生率为 12%，骨不愈合的发生率为 10%，感染的发生率为 6%，患肢 MSTS 评分在 70% 以上。Yamamoto 等通过解剖学研究，对半骨盆不完全切除患者进行带股深动脉的同侧股骨远端翻转移植术重建骨盆，可同时保留股直肌和股外侧肌，术后早期达到骨性愈合，患者可端坐，疗效满意。

自体骨移植的优点主要包括：①无免疫排斥反应；②无感染性疾病传播风险；③与同种异体骨相比，发生延迟愈合及不愈合的概率低；④自体骨最易形成骨性愈合，达到生物重建；⑤取骨部位广泛；⑥带血运的骨移植感染机会少。缺点主要包括：①取骨部位虽然广泛但取骨量有限，不适合大段骨缺损；②下肢移植术后需经过骨愈合与骨膨大才可完全负重，恢复周期长，且所需时间和骨缺损长度成正相关；③取骨处并发症发生率较高，可能发生骨折、神经麻痹、血肿、疼痛、感觉异常、感染、骨质吸收等；④骨愈合负重后出现再骨折风险高；⑤游离移植手术难度大，时间长，增加手术风险及患者痛苦；⑥恶性骨肿瘤术后的辅助治疗可增加骨不愈合风险。

2. 同种异体骨移植

同种异体骨移植是指同一种属间的骨组织移植，经过冷冻储存的同种异体骨被用于肿瘤切除患者的肢体重建已有百余年的历史，作为一种具有生物学活性的材料，同种异体骨具有参与自体宿主骨愈合及再塑形的能力。应用同种异体骨重建骨缺损，医生可以广泛切除病变部位而无需考虑骨缺损的程度，即时处理术中意外或者医源型的骨缺损，重建关节结构，恢复骨的连续性及固有的生物力学特性，提供韧带附着处，恢复关节的稳定性和运动性，满足关节的生物性重建需求。现今大型骨库在供体骨的制备、灭菌和保存上非常规范、严格，可提供各种尺寸和形状的骨移植物，降低肢体重建难度。然而，同种异体骨关节骨愈合时间长，患肢早期需给予长时间保护，因此，术后早期关节僵直、功能障碍等并发症发生率高，但随着骨愈合，并发症症状会得到明显改善，患者满意度明显提高。尽管如此，同种异体骨移植仍存在一些不足。Aponte-Tinao 等对同种异体骨关节移植进行的 10 年以上长期随访研究结果显示，感染是导致早期异体骨移除的最常见并发症，而骨折是导致远期骨移除的最常见并发症；远期并发症中，骨折发生率为 15%，感染发生率为 14%，骨折不愈合发生率为 12%。应用同种异体骨移植重建骨缺损时应注意以下几点。

（1）排异反应：骨组织的排异反应不同于实质脏器，不危及生命，仅干扰移植骨的愈合，可导致移植骨吸收，阻止爬行替代和血循环重建的过程，降低治疗效果。研究显示同种异体骨移植的早期并发症主要是继发于移植骨排异反应的感染、骨不愈合及骨折。新鲜异体骨具有较强的免疫原性，经过深低温冷冻或冷冻干燥处理后其免疫原性下降。有学者报告应用大段异体骨移植后，一旦合并急性或者慢性的免疫反应，手术失败率高达 40%。也有学者在一项大样本研究中发现，应用深低温冷冻异体骨移植，未观察到临床免疫排斥现象。

（2）感染：感染是同种异体骨移植最常见的并发症，发生率在 9% ~ 15%。依据感染的程度和治疗方法可分为三类：①轻度感染，可采用保守治疗，即应用抗生素，局部穿刺引流，清创，不取出异体骨；②感染较重，可取出移植骨，采用含抗生素的骨水泥保持肢体长度，待感染控制后二期植入新的异体骨；③经上述治疗未见改善者，改行截肢治疗。在感染的预防上，除了常规外科手术的预防措施外，还包括：①重视局部切口的处理，异体骨周围血供丰富的软组织覆盖是预防感染的重要防线。为此，对于异体骨移植后软组织覆盖不良者，尤其是胫骨近端，建议应用肌瓣或者肌皮瓣移植以降低感染率。②术后必须充分负压引流，引流时间至少 48h，必要时可适当延长引流时间。③根据切口愈合情况，适当延长抗生素应用时间，其中静脉应用抗生素 2 ~ 3 周，随后口服抗生素 2 ~ 3 个月，直到宿主对移植骨的排异反应消失。④文献报道，在异体骨移植时，应用免疫抑制剂，可以促进异体骨的愈合，降低感染的发生率。因此在大段异体骨移植时，作者均为病人应用一段时间的轻度免疫抑制药物，但其临床应用价值有待进一步观察。⑤行大段异体骨移植的患者，其术后辅助化疗时间有必要延迟 1 ~ 2 周，以免患者的抵抗力过早降低，发生感染。

（3）对骨愈合的影响：同种异体骨与宿主骨之间的愈合慢于正常骨间的愈合，植骨断端缝隙的骨痂首先为纤维血管组织的长入，通常 4 个月后形成不成熟的编织骨，12 个月后转为成熟骨板，这时在 X 线片上的植骨断端透光带才有可能逐渐消失。因此不应把所有透光带当成骨不连而过早手术干预。Enneking 病理研究表明植入骨与宿主骨不能形成纵向连接，断端缝隙内出现哈氏骨板时其走向并不与骨长轴平行而是与其垂直，这是由初始血管长入方向决定的。由于宿主的纤维血管组织不能形成纵向插入的吸收孔道，断端缝隙的新骨一直不能按应力方向重建，使这里成为植骨离断的薄弱点。

（4）对生物力学的影响：新鲜的同种异体骨同正常骨质最为接近，生物力学特性最佳，骨的力学强度主要与供者的年龄、性别、健康状况及供骨部位等相关。经液氮处理的冷冻骨的抗旋转应力和压应力与新鲜骨区别不大，但需避免将骨直接浸入液氮降温，否则会造成骨的细小碎裂，影响骨的机械强度。经冻干处理的骨有细微或明显的纵向裂纹，抗弯曲应力和抗旋转应力较新鲜骨均明显下降，但抗压应力变化不明显。经 γ 射线处理的骨胶原分子间交联被破坏，使力学强度明显下降，且剂量越高，下降越明显。同种异体骨移植后，首先会诱发宿主排异反应，导致早期骨吸收明显强于自体骨移植，使植骨机械强度明显下降，易造成骨折；同时，恶性肿瘤的早期辅助治疗会进一步降低植骨的机械强度，影响其血运建立，同样是早期发生骨折的诱因。

（5）内固定选择：为使异体骨顺利愈合，植骨断端应达到三个基本要求，即对位准确、接触紧密和固定牢固。新生的骨组织和纤维组织都有迅速占据断端间隙的生长倾向。当对位不良、缝隙过大时，纤维组织生长将占优势并很快包绕断端，导致骨不连。牢固的内固定则更为重要，是形成外骨痂的基本条件。Vander 等分析 120 例共 183 处异体骨与宿主骨的愈合情况，83 处为钢板固定，98 处为髓内针固定，2 处为螺丝钉固定。结果有 10 例共 20 个界面不愈合（11%），钢板固定组与髓内针固定组无明显差异，但钢板固定组术后异体骨骨折的发生率更高。植骨断端的准确对位和紧密接触有利于骨痂形成与稳定，同时固定的稳定性也很重要。

3. 肿瘤段灭活回植

肿瘤段灭活回植指将肿瘤段切除后，将残余自体骨质用物理或化学的方法进行肿瘤灭活后，回植于原位。常见的灭活方式包括：液氮法、射线外照射法、高压蒸汽法、无水乙醇法、高渗盐水巴氏灭活法和微波原位灭活。肿瘤段灭活回植具有不引起排异反应、在解剖结构上与宿主骨形态匹配的优势，并且在理论上可完全灭活肿瘤细胞。相关研究证实，灭活的肿瘤细胞可发挥疫苗的作用，刺激宿主产生免疫应答，降低肿瘤转移的发生率。然而，尽管各治疗中心均有采用肿瘤灭活回植的病例报告，但对该方法能否广泛应用仍未达成共识；并且，该方法有再植入肿瘤细胞的风险，未被作为肢体肿瘤的首选治疗方案。但在无大型异体骨骨库、患者经济条件差，难以支付昂贵的人工假体的情况下，肿瘤段灭活回植不失为一种有效的治疗方式。

肿瘤段灭活面临的最大问题是如何达到肿瘤灭活彻底性与骨生物力学强度完整性之间的平衡，各灭活方法在一定程度上均会降低骨的力学强度，影响骨愈合，导致骨折、骨不连的发生；另一方面，如果灭活不彻底，将导致肿瘤复发，危及患者生命。

液氮灭活法是将肿瘤段浸入液氮 20min，确保瘤骨表面和髓腔温度达 −60℃，继而在室温下复温 15min，蒸馏水内浸泡 15min。液氮灭活可杀灭几乎全部细胞，回植后肿瘤复发率低，但对骨的力学强度影响大，术后延迟愈合、不愈合和骨折的发生率相对较高。射线外照射法的剂量一般采用世界公认的 300Gy，可确保杀灭肿瘤细胞，并且对骨的活性蛋白影响小，最大限度地保留了骨的坚韧性，术后肿瘤复发率低，但同样存在延迟愈合、不愈合和骨折的风险。高压蒸汽法为在 200kPa，130℃ 下使用高压蒸汽灭活瘤骨 8 ~ 10min，该方法可杀灭几乎所有细胞，对骨的活性蛋白影响非常大，术后骨不愈合、骨折发生率非常高，已很少应用。无水乙醇法为我国学者首次提出，通过将肿瘤段在 95% 以上的无水乙醇中浸泡 30min 以杀灭肿瘤细胞，但部分学者认为乙醇浸泡后，只灭活了薄层的外侧和髓腔皮层的肿瘤，深部肿瘤被死骨包裹，未被灭活，导致灭活不彻底。对此，国内外不同研究中心报道的治疗效果不尽相同。高渗盐水巴氏灭活法为采用 65℃ 20% 的高渗盐水灭活肿瘤段 30min，Qu 等认为，高渗盐水渗透性强，可杀灭深部肿瘤细胞，并且对骨内活性蛋白有保护作用，利于骨愈合，术后肿瘤复发和骨延迟愈合、不愈合及骨折的发生率均低于其他灭活方法。微波原位灭活为将肿瘤原位暴露后，对周围重要神经血管等软组织用铜网隔离保护，将微波刀、测温针置入肿瘤段合适位置，启动 2450MHz 微波，输出功率为 50～90W 进行肿瘤灭活，要求肿瘤内部温度达 50℃，持续 20min。微波治疗可保持骨的完整性和连续性，利于骨重建，并且无免疫排异反应和传播疾病的风险，但早期需给予坚强的内固定以避免骨折发生。

4. 肿瘤人工关节假体

人工关节假体广泛用于骨肿瘤切除后的肢体重建，具有操作简单、术后可早期恢复患肢活动、骨水泥型假体不会出现骨不愈合的优点，并且假体植入不会导致排异反应，现已成为结构性骨缺损最常用的重建方法，尤其适用于预期生存时间较短的患者，术后能即刻恢复患者骨骼的连续性和各关节的功能，减轻患者痛苦，避免患肢制动带来的关节功能障碍，使患者在仅存的生存期内获得较高的生活质量。然而，不同于表面关节假体的结构特点，肿瘤人工关节假体为保证关节的固有稳定性，需采用限制性设计，假体的运动模式不仿生；并且由于假体组件耐磨性能、固定方式等原因，导致假体虽早期疗效满意，但远期并发症发生率高，人工关节假体的使用寿命不长；最常见的并发症是感染、无菌性松动、假体部件断裂、假体脱位、膝关节假体衬垫磨损和髌骨并发症等，其中最严重的并发症是感染和无菌性松动，常导致假体失败。

假体置换术后感染一直是临床工作者所面临的最棘手的问题，如何预防和治疗假体周围感染成为研究热点。20 世纪 80 年代以前，由于手术室环境因素和临床医生对骨肿瘤疾病的治疗经验不足，以及当时金属假体设计不佳等原因，假体感染和机械性并发症成为当时最主要的并发症。随着新型肿瘤假体的研发和手术方式的改良，感染发生率逐渐下降，近期相关文献报道感染的发生率为 5.2%～12%，其中，胫骨近端的感染发生率最高，肱骨近端最低。治疗方法多以假体翻修为主，必要时联合带血运肌瓣治疗。

假体置换术后无菌性松动是导致假体远期失败的主要原因之一，部分学者认为随着患者生存期的延长，假体最终都会出现无菌性松动。无菌性松动发生的原因主要为假体弹性模量不同导致的应力遮挡和磨损导致的骨溶解；随着设计的改进，假体的限制性降低、运动性增加，无菌性松动发生率逐渐下降；近年的相关文献报道发生率为 0～56%，不同报道的差异主要是因为随访时间长短和假体植入部位的不同，其中膝关节是无菌性松动最常见的发生部位，而髋关节的发生率最低。治疗方法多以假体翻修为主。

5. 关节融合术

随着人工关节假体性能的优化、异体骨和瘤段灭活等技术的成熟，以及患者对正常肢体功能的需求，关节融合术目前已较很少应用于肿瘤切除后的重建。然而，虽然融合术后关节功能丧失，极大程度的影响患者生活，但融合术可使关节获得足够的稳定性，并且早期无排异反应，远期无松动、疼痛等并发症，无需多次手术，尤其适合于经济条件不佳的预期生存周期长的患者。

关节肿瘤切除后常遗留大段的骨缺损，行关节融合时为维持肢体的长度需进行骨移植，植骨材料可选择自体骨移植或异体骨移植。自体骨移植包括不带血运骨移植和带血运骨移植，无排异反应，骨愈合率高，但受植骨量和植骨区并发症的限制，不适合过长的骨缺损治疗，并且术后需长期制动，给患者带来了极大的痛苦。近年来，骨库的建设日趋成熟，可提供各形状、各大小的异体骨，方便关节融合应用，但存在排异反应、植骨不愈合、后期骨折的风险；Ilizarov 技术现疲广泛用于大段骨缺损的治疗，其不受骨缺损部位直径和长度的影响，无供区并发症，并且相关研究显示该技术的骨化效果优于带血运的腓骨段移植，且无需等待腓骨肥大的时间，但是，该方法术后需长时间佩戴外架，大大降低了患者的满意度。

以上对关节肿瘤切除后的常见重建方式进行了介绍，并对相关术式的优缺点进行了初步总结。其中，生物性重建主要采用自体骨关节、异体骨关节或灭活瘤骨关节回植的方式，术后早期均需严格制动，避免骨不愈合的发生，且术后骨折风险相对较高；另外，恶性骨肿瘤的术后辅助放化疗均会影响骨愈合，导致生物性重建早期并发症发生率高，患者满意度低，然而生物性重建骨愈合后，相关并发症症状逐渐改善，发生率降低，远期疗效满意。不同于生物性重建，人工关节假体重建后可即刻恢复关节稳定性，恢复患肢功能，减轻患者痛苦，无排异反应、供区并发症等情况发生，尤其适用于预期生存时间短的患者。近年来，随着人工关节假体的发展，肿瘤假体凭借其优势已成为结构性骨缺损最常用的重建方法，约占全部重建手术的 90%；然而，尽管假体重建后早期疗效满意，仍存在着假体部件断裂、无菌性松动、感染等远期并发症，需进行假体翻修。由此可见，需进一步对人工关节假体相关的生物力学、设计优化、制造加工等进行研究，以提高肿瘤人工关节假体的生存率。

（二）肿瘤人工关节假体的发展

在 20 世纪早期，研究者们尝试将多种金属材料植入人体以治疗相关疾病，但由于所选金属材料均难以抵挡体液的腐蚀，导致治疗失败。20 世纪 30 年代，随着钴铬钼合金在牙科的成功应用，研究者首次尝试将其用于骨科领域，凭借该材料良好的耐腐蚀性能，被作为骨科钢板和螺钉的首选。1943 年，Austin 采用钴铬钼合金材质的股骨远端假体重建骨巨细胞瘤切除后的结构性骨缺损，临床随访效果满意。在随后的几十年里，不锈钢、聚乙烯、丙烯酸等材料逐渐被研发并应用于骨科领域，使人工关节假体取得了更加优异的疗效。但截肢仍是当时恶性骨肿瘤治疗的首选方案。

20 世纪 70 年代，随着影像学、病理学、放化疗等骨肿瘤相关诊治技术的发展，骨肿瘤分期和局部扩大切除成为可能，大大延长了骨肿瘤患者的生存期，从而使保肢成为了骨肿瘤的首选治疗方案。同期，部分外科医生开始采用定制型假体重建肿瘤切除后的结构性骨缺损，标志着肿瘤人工假体开始成为骨肿瘤治疗中一种有价值的重建选择。然而，早期的假体采用单轴铰链运动模式，为高限制性设计，以肿瘤膝关节假体为例，其虽能提供稳定性，但不能有效地分散扭转应力，导致高应力集中在骨 – 水泥 – 假体界面，造成了假体早期松动，需翻修治疗；此外，定制型假体尺寸单一，难以应对术中的突发情况。在此基础上，研究者对肿瘤人工关节假体的失败原因进行分析，对假体设计进行持续改进，以期降低假体并发症的发生，延长假体生存期。肿瘤人工关节假体的设计革新，主要包括以下几个方面：

1. 运动模式的改变

人体的大关节从上到下依次为肩关节、肘关节、腕关节、髋关节、膝关节和踝关节，均存在多方向的运动，生物力学环境复杂，特别是膝关节，包含了 6 个方向的自由度，并且兼有负重和灵活的特点，在一个运动时间点，同时完成多个方向的运动和受力。因此，肿瘤人工关节难以完全复制所有的膝关节功能，运动模式不仿生，导致并发症的高发。

以膝关节假体为例：20 世纪 50 年代第一代铰链膝关节假体，如 Shiers、Stanmore 及 Guper 等，采用单轴运动模式铰链式结构，设计特点为仅准许关节屈伸范围内活动，旋转、内外翻等关节活动均受限。该类假体为完全限制性假体，稳定性强，但在膝关节屈曲时，无法同时完成旋转、内外翻等运动，应力遮挡情况明显，假体柄承受较大应力，易折断；并且存在高应力传导至假体 – 骨水泥 – 骨界面情况，导致假体早期松动。20 世纪 70 年代，非限制性假体（表面膝关节假体或单髁假体）用于临床并取得较好的临床效果，使科研人员意识到限制性对假体生存率的影响。随着研究者们对假体失败原因的认识，以及对膝关节生物力学的研究逐渐深入，针对第一代假体的高限制性，研究者们进行了假体设计的改进，研发出允许轴向旋转的假体，如 Noiles，Kinematic 假体；准许内 / 外翻及轻度旋转的假体，如 Sheehan，Herbert、Attenborough、Spherocentric 假体；希望通过降低假体的限制性，增加假体的活动，减少假体的应力遮挡，降低假体 – 骨水泥 – 骨界面间的应力。通过相关改进，第二代假体的早期临床结果得到明显改善，但中、远期临床效果不满意，仍存在着假体松动、断裂、髌骨并发症等情况。针对以上的不足，第三代假体（旋转铰链式肿瘤膝关节假体）设计并应用于临床，如 Finn、S-ROM、Nexgen RHK、GMRS 等，采用双轴运动模式的铰链结构，增加了假体的旋转功能，进一步改善假体应力分布，降低应力遮挡，防止假体松动，假体的生存率明显提高。

近年来，得益于材料学（钛基、钴基、陶瓷）、加工工艺（铸造、锻造、CAD 辅助）、临床研究等方面的进步，并借鉴常规人工假体的理论和生产技术，国际上著名的骨科医疗器械公司开始重视研发应用于骨肿瘤的专用系列假体，且种类有增加趋势，例如 Zimmer 公司的 segmental system，DePuy 公司的 LPS system（limb preservation system），Link 公司的 mega system C，Zimmer-Biomet 公司的 OSS（orthopaedic salvage system），Implantcast 公司的 Mutars（modular universal tumor and revision system）等。然而，国内医疗器械公司对于骨肿瘤治疗所需的关节假体，特别是复杂膝关节人工假体的研发尚无足够科研能力，只能模仿国外假体的运动模式。目前在国内仅有数家公司能够生产肿瘤膝关节人工假体，且均是仿制 2002 年 Stryker 公司开发生产的最早 GMRS 型双轴运动模式肿瘤膝关节假体，需要改进之处颇多。

尽管现行的双轴铰链膝关节假体的生存率较前明显提高，但仍存在着双轴运动模式不仿生的情况，其横轴在膝关节运动时会承受轴向应力，造成轴衬套损坏；并且导致假体难以实现完全的胫骨髁负重。因此，部分国外学者提出球形中心多轴运动模式理论，通过将假体屈曲轴和旋转轴中心整合为同心的球形结构，实现膝关节的多轴运动模式，临床疗效尚可；但针对球形多轴运动模式的生物力学研究，以及重建后的力学环境变化规律未见报道，对肿瘤膝关节假体的设计理论支撑不足。

由此可见，肿瘤人工关节假体的运动模式与假体的生存率密切相关，虽然肿瘤假体的稳定性至关重要，但一味地追求稳定性，牺牲运动性，不但会降低关节功能，还会造成假体应力遮挡，导致假体早期松动，最终假体失败。因此，新型肿瘤人工关节假体的研发，应着眼于设计和平衡人工假体限制性，使假体的运动模式既达到关节稳定，又有满意的运动效果。

2. 组配模式的提出

早期的人工假体均为定制型植入物，需要术前对患肢进行影像学测量，确定最终的截骨长度，根据缺损情况及患者髓腔直径确定假体的尺寸，一经生产，难以改变；且假体的定制既昂贵又耗时，有可能延误患者的治疗时间，降低治疗效果。20 世纪 70 年代新辅助化疗手段出现后，骨肿瘤患者生存率显著提高，采用假体保肢治疗的患者大大增加，定制型假体漫长的生产周期无法满足迅速增长的市场需求；另外，定制型假体为个体化设计，生产后直接应用于患者，并没有经过相关生物力学检测，且存在制作失误和设计缺陷导致植入物故障的情况。随着新型材料的应用以及研究者对髋、膝等关节复杂的几何学和生物力学的认知加深，定制型假体的制作周期（设计到用于临床最少需 6 ~ 12 周）又有所延长，大大限制了其在临床上的广泛应用。

在假体重建中，机械性并发症（如假体柄断裂、聚乙烯衬垫磨损）和非机械性并发症（如感染）是难以避免的。假体设计和外科手术技能的进步能大大减少这些问题。然而有一种情况是无法控制的，那就是术前制订的手术计划可能会受到术中意外的影响而不得不改变。定制型假体术中无法调节，不能应对突发情况，例如，由于在假体制作过程中骨肿瘤显著生长，或者是由于术前图像测量的骨解剖结构和肿瘤大小与实际尺寸方面存在差别等情况，使用术前定制的不合适尺寸的假体会显著地影响肿瘤预后和（或）功能预后。基于此类问题，组配式假体被设计并广泛应用至今。组配式假体具有尺寸小、术中操作灵活、简单、可提供多种规格假体尺寸和长度的特点，可为患者提供匹配最适宜的假体，并且假体翻修时仅需更换部分组件，降低了手术难度和患者负担。组配式假体多采用锥度连接（即莫氏锥度），该方式已在机械制造领域广泛应用，牢固程度与部件加工精度相关。

　　组配式假体的引入可以使手术时间更具灵活性。尽管组配式增加了机械构造的复杂性和每一部件出现故障的风险，但是它具有诸多优点。最主要的是灵活——由于假体部件尺寸较小，术中可根据实际截骨长度利用组配式部件组装重建骨缺损，不必担心实际情况与术前计划的差异，使得外科医生可以专注于肿瘤切除。同时，标准化部件的使用允许外科医生在手术中试验部件尺寸是否合适，能反复调整直至选定最合适的假体尺寸再进行最终的组装。部件的标准化还允许制作厂商提高组件的质量控制水平，扩大生产规模来减少制作成本。组配式系统也能减少不同外形与尺寸假体的库存，减小厂商的积压风险。此外，组配式假体系统也可作为非肿瘤切除患者（比如遭受严重创伤导致大段骨缺损、终末期常规膝关节置换术的复杂翻修等情况）进行重建大段骨缺损的备选方式。有了组配式系统的结构特点，可实现一些极端情况下的缺陷重建，在节省时间和资源的同时，也能获得良好的功能效果。同时，特殊的组配式假体设计允许肢体延长，从而尽量减少儿童重建术后的腿部长度差异。

　　20世纪80年代初期，Kotz设计了KMFTR假体（kotz modular femur & tibia resection system），是第1代组配式假体系统，美国Stryker公司的Howmedica组配式置换系统（howmedica modular resection system，HMRS）的前身，它的特点是假体柄具有多个尺寸，并有弯柄，柄通过一枚螺钉固定，为生物型固定，但远端1/3没有多孔涂层的设计。KMFTR假体为单纯铰链设计，其最主要的并发症为假体无菌性松动、感染和假体衬套磨损，主要原因为单纯铰链设计导致的应力遮挡。HMRS假体采用旋转铰链设计，相关并发症较KMFTR明显下降。

　　同期的Link组配式系统（LINK ENDO-MODEL）是一种组配式马鞍头形人工半骨盆假体。该假体是为因感染所致全髋关节置换失败的患者设计的，改良后应用在骨盆部分切除后的髋关节重建。这一系统采用可调式防脱位设计，假体上方为呈马鞍形的头，为"U"形的设计，横跨髂骨接触固定，直接承受重力；下方为插入股骨髓腔的假体柄。两者之间有可调节肢体长度，并可防止假体脱位的曲型圆柱状结构。假体可完成屈伸、旋转功能，各部件采用组配式设计。该假体维持了髋臼周围切除术（Ⅱ型骨盆切除，半侧骨盆切除术）后的肢体长度，功能与全髋关节假体类似，重建后的骨盆临床效果和功能预后尚佳。

　　美国Stryker公司在前两代组配式假体的基础上，提出新型组配式假体系统，即GMRS（global modular replacement system）。这一系统是为肱骨近端、股骨近端、全股骨、股骨远端和胫骨近端提供组配式置换而设计，通过对前期假体故障的分析，指导了这一新组配式系统的设计。该系统为现今国际上主流的组配式人工关节假体系统之一，主要的设计特点为以下几个方面。

　　（1）GMRS假体的锥度连接结构：采用钴铬合金和钛合金复合体，避免了HMRS假体的纯钛因弹性模量低而出现的冷融现象。在股骨上段、股骨下段、胫骨上段的最小截骨上，GMRS分别为80、75、90mm，而HMRS则均为120mm。

　　（2）多种假体柄直径：内植假体的长期经验证实使用小直径的假体柄，存在较大的假体柄折断风险，这是由疲劳故障引起的。这一组配式系统可以给患者提供最大直径的假体柄，因此使风险最小化。此外，刮削式扩髓腔的使用保证了假体柄半径与宿主体结合面的匹配度，以此来获得最好的假体位置，使假体柄免受弯曲应力。假体柄分为骨水泥型和生物型两种固定方式，其中骨水泥型柄能够即时硬化，避免术后需要辅助工具支持或者是不能负重的情况，并可以早期进行康复训练。

　　（3）环形多孔表面：多孔表面为宿主骨与假体结合部位提供骨长入通道。

　　（4）假体周围的人工骨：可以避免假体柄单独承受所有的弯曲与负重应力。潜在的好处是支持软组织的向内生长，在负重残端和骨水泥－假体柄接触界面的周围形成闭合，称为"生物套索"。Ward 等报告"生物套索"可以消除假体重建中骨质溶解的风险。

（5）旋转铰链膝关节：旋转铰链膝关节假体，早期应用于半限制性的全膝关节置换术，这个系统的采用是因为它不仅能提供稳定性，还能提供高自由度的活动，利于假体的应力传导至软组织，避免了单纯铰链设计的应力高度集中在骨－假体界面的情况，减少假体无菌性松动和衬套磨损等并发症的发生。

GMRS 系统可为初次重建或假体翻修手术提供一整套的解决方案，包括适合青年患者的生物型假体柄，以及适合老年患者或预期生存时间短的患者的骨水泥型假体柄。其他重要特点包括手术器械的改进和充足，相关器械可协助假体更好地植入髓腔，并且具有一系列的组装单元来连接组配式部件。假体上金属圈和多孔表面对功能性的肌肉、肌腱等软组织的附着和纤维向假体内生长有帮助。

尽管组配式假体的优点十分突出，现已成为肿瘤型人工关节假体的主流设计方式，但是近年来，随着影像学检查技术的进步，以及 3D 打印技术的发展，3D 打印定制型假体常被用于特殊规格、特殊部位的重建治疗，成为组配式假体的重要补充，被越来越多的研究者所认可。

3. 假体的固定方式

（1）假体的固定：假体的固定方式包括骨水泥固定、生物型固定和复合固定。早期的铰链膝关节假体均采用骨水泥固定，由于假体运动模式的不足，导致骨－骨水泥－假体界面的应力较高，假体早期无菌性松动率高。随着旋转铰链膝关节假体的应用以及骨水泥材料学的发展，骨水泥型假体的无菌性松动发生率已明显下降。通过骨水泥的填充，假体可与髓腔更好地匹配，使假体早期即可获得充分的稳定性，利于患者进行功能锻炼，尤其适合预期生存期短的患者。并且，骨水泥固定后不受恶性骨肿瘤患者术后辅助化疗的影响。骨水泥在肿瘤修复中的应用主要包括：①老年患者（60 岁以上）；②晚期骨质疏松，术前长时间固定，或新辅助化疗的患者；③不可能在中隔区进行加压固定的患者。骨水泥型假体柄通常较短，主要依靠干骺端结合。

生物型固定主要是对假体柄进行表面处理，包括真空等离子喷涂、3D 打印等方式，随后将假体柄插入髓腔，通过压配（press-fit）及后期的骨长入达到假体的稳定，靠骨干固定。近年来，随着假体表面处理技术的发展，生物柄较前有更好的骨长入趋势和更好的远期稳定性，尤其适合于预期生存期长的年轻患者。部分学者认为，生物型固定可减轻应力遮挡；同时可减少磨损颗粒导致的骨溶解发生；减少了假体柄无菌性松动的发生，实现真正的"骨长入"，使假体与人体真正的融为一体，其远期效果优于骨水泥型假体。生物型固定的缺点是存在增加血肿发生可能以及患者早期不能负重进行功能练习等风险，并且恶性骨肿瘤术后的化疗可影响骨长入；假体不适合于预期生存期短和伴明显骨质疏松的老年患者。

复合固定是指髓腔深部的假体柄采用骨水泥固定，邻近截骨端的假体柄与宿主骨连接处采用生物型固定，植入后假体生物型固定部分可诱导骨长入，与宿主骨连为一体，增加假体的长期稳定性。

目前学界对骨水泥固定和生物型固定的相对优势一直存在争议，尚未形成定论。既往文献显示生物型固定的无菌性松动率为 0 ~ 27%，而骨水泥固定的松动率为 2% ~ 34%，生物型固定松动率似乎略低，但没有明确证据可以证明。Liang 等对过去 30 年里铰链膝关节假体生存率和并发症进行了系统综述分析，结果显示在骨水泥型假体和生物型假体的生存率对比方面，两者未见统计学差异；同时，尚缺乏足够的证据证明何种固定方式的假体更利于翻修。因此，在假体固定方式的选择上，应充分考虑患者的年龄、病情、诉求等综合因素，进行针对性的选择。

（2）软组织附着处固定：骨肿瘤常累及干骺端，为达到外科边界切除，需要切除周围的部分软组织，包括肌肉、韧带和关节囊等，造成软组织附着部位破坏，为了保证患肢的功能，需对软组织附着处进行重建，以保证关节的稳定和术后功能的最大保留。常见的固定方法包括：①直接将肌肉等软组织用强韧的缝合线缝合在假体的预留孔处，但肌肉与金属难以愈合，活动负荷几乎均由缝合线承担，易造成缝线断裂，并且点状缝合无法达到有效的功能重建；②采用假体复合异体骨，将肌肉等软组织固定于异体骨，异体骨可为肌肉提供生物性附着点，在远期也有望与宿主骨完成骨愈合，提供更好的软组织修复方式；③采用人工补片（Mesh）包绕假体，并缝合形成整体，重建过程中将软组织，包括肌肉、肌腱、韧带和关节囊等同人工补片缝合修复，重建软组织附着点，随着软组织的长入，形成软组织人工补片复合体，保证关节的稳定性和功能。国外 Implantcast 公司的 MUTARS 系列假体配有附着管（attachment tube），材质为坚固耐用且灵活的聚对苯二甲酸乙二醇酯材料（polyethylene terephthalate，PET），术中将附着管缝合固定在假体周围，可用于肌腱、韧带、关节囊以及肌皮瓣等软组织的缝合再固定，以及起到防止关节假体脱位的作用，其结构同人工补片相似，但人工补片确切的重建效果尚需进一步研究。

（3）假体柄的尺寸与并发症的关系：假体柄的尺寸主要涉及三个元素，直径、长度和曲度。理论上，具有足够长度和直径的假体柄能最大程度地填满髓腔，减少微动并使扭转应力均匀分布。Bergin 等分析了 104 例股骨远端假体，结果显示稳定的假体比发生无菌性松动的假体有着更长和更粗的假体柄。Batta 等发现当假体长度与假体柄长度比值大于 1.43 时会增加无菌性松动的风险。这提示我们，在保留足够皮质骨的基础上，应该选用尽可能长和直径大的假体柄以充分填充髓腔。

总之，随着临床随访结果的积累，以及研究者们对人体各关节生物力学的认识加深，肿瘤人工关节假体的设计将不断完善，使其具有更仿生的运动模式、更合理的组配方式以及更加优越的固定方式，这将大大降低手术难度、缩短手术时间、改善患肢功能、降低无菌性松动等并发症的发生率。未来的研究热点将主要集中在假体运动模式方面，平衡好假体的限制性和运动性，尽可能地保留患肢的功能，同时延长假体的生存期。

（三）假体的材料学

1951 年，Walldius 研发了第一款肿瘤人工膝关节假体，采用丙烯酸树脂材料，此后假体设计不变，材质改用不锈钢，采用金属 – 金属的关节面。但假体易出现腐蚀、疲劳和断裂，有时可出现大量的磨屑，最终导致假体松动或断裂，假体失败率高。在之后的假体研发中，研究人员充分意识到材料学在假体生存率方面的重要性，随着材料学的发展，新型材料不断被应用于假体的生产，大大降低了假体的失败率。人工关节假体的材料发展主要体现在假体结构材料（金属）、假体关节面接触材料（聚乙烯）、假体固定材料（骨水泥）和表面涂层等方面，下面对此做逐一概述。

1. 金属

金属已广泛作为骨科内植物的材料。早期的人工关节假体多采用不锈钢材质，虽然强度可达 860 ~ 1000MPa，具有杂质含量低，延展性好，容易加工等特性，但不锈钢材质耐磨性能、生物相容性、抗疲劳强度等性能均较后期的钛合金、钴铬钼合金差，目前已不再用于人工关节假体的制作。目前应用的主要金属材料为：

（1）钴合金：目前钴铬钼合金假体的制造工艺主要有铸造和锻造两种。其中，铸造假体的加工较容易，锻造假体的加工较困难，但后者的力学性能更加优越。钴合金在体内多呈惰性状态，很少出现腐蚀现象，抗腐蚀能力好。临床上最常用的钴合金是钴 – 铬 – 钼合金，生物相容性好，弹性模量约为钛合金的 2 倍，为皮质骨的 10 倍，具有很高的耐磨性和抗疲劳强度，现成为人工关节假体的主要材料，广泛用于股骨柄、球头、股骨髁等负重部位。至于钴 – 镍 – 铬 – 钼合金，虽具有更高的屈服强度和抗疲劳强度，但由于耐磨性不及钴铬钼合金，所以国外大量用于股骨柄的制造，与钴铬钼股骨头相组合。

（2）钛合金：从材料学角度来讲，高弹性模量可减少部件周围的应力分布，从而减少骨水泥的断裂；但从生物力学的角度来讲，高弹性模量也有缺点，因为骨承受的负荷过小处会发生应力遮挡和废用性骨质疏松，最终导致假体松动和骨水泥断裂。

纯钛的抗腐蚀性能优良，弹性模量低，但抗磨损性能差，极限强度低，因此，现主要采用的是钛合金，具有弹性模量低，生物相容性好，抗疲劳强度及耐蚀性好的优点；缺点是摩擦系数高，耐磨性差，因此，钛合金多用于非关节摩擦面；并且，Ti-6Al-4V 合金中的有毒元素钒进入人体，可引起毒性反应，且极少数人对钛合金有过敏现象。为了增强钛合金的耐磨性，人们开始使用"离子植入"技术。Xiong 等对 Ti-6Al-4V 进行氮离子和氧离子两步离子注入进行表面改性，发现离子注入后的合金润湿性能和硬度有明显改善，摩擦系数显著降低，无明显的磨损特征，然而未进行改性的部分摩擦表面存在犁沟形貌，由此可见，将氮离子铸入钛合金表面，可增加合金的表面硬度与抗磨损力；而在含氧环境中，钛的抗磨蚀力和抗疲劳性可增加，其表面保护层具有很高的惰性，损伤后容易再形成。

目前常用的钛合金为钛 - 铝 - 钒合金，其摩擦系数较高。两个钛合金植入体之间发生磨擦后，可形成磨损颗粒，引起骨溶解、吸收。因此钛合金很少用于人工髋关节的关节面，而多用于髋臼的外杯或股骨柄处。

尽管钛合金是在钴合金之后用于临床的新型金属材料，但它并不能完全取代钴铬钼合金。近期的研究表明，用钴铬钼合金既可以制作骨水泥型人工髋关节，也可以制作非骨水泥型人工髋关节。而钛合金由于与骨水泥相互作用易引起松动，故不适合制作骨水泥固定的人工关节。

2. 超高分子量聚乙烯（ultra-high molecular weight polyethylene，UHMWPE）

20 世纪 60 年代起，UHMWPE 即用于人工关节假体的制造，并获得成功，具有力学性能优良、抗磨损能力强、结晶度低、耐环境应力开裂性能好、耐低温脆性好的特点，由于优异的生物相容性、机械性能以及耐磨性，现被用于关节假体胫骨衬垫、髋臼内衬以及铰链膝关节假体运动轴衬套的制作。UHMWPE 最主要的问题是氧化降解所导致的耐磨性和机械性能的降低，因此不能采用高温高压消毒，而是采用环氧乙烷或等离子气体，或在乏氧环境中（真空或氮气）进行 γ 辐射。环氧乙烷或等离子气体灭菌不会改变材料的结构和机械性能，并可有效清除自由基的影响；而 γ 辐射存在破坏材料结构的风险。

尽管 UHMWPE 性能优良，但其仍是人工关节假体最薄弱的环节，其中最主要的问题是聚乙烯磨损产生的碎屑导致的溶骨反应，最终会导致假体松动。部分学者认为这种骨溶解主要是材料碎屑导致周围组织炎性反应所致，吞噬或包绕磨损碎屑的巨噬细胞能分泌肿瘤坏死因子、白介素、前列腺素以及胶原酶等，这些局部介质激活破骨细胞，进一步引起骨质吸收和溶解。研究表明当植入物稳定时，假体与骨的界面是一层细胞数目较少的胶原纤维组织；而当植入物松动时，该界面内充满大量的巨噬细胞，因此如何减少磨损碎屑的产生和碎屑产生后如何抑制局部异物反应，是材料学与临床医学需要共同解决的难题。另一方面是 UHMWPE 部件的直接损坏以及周期性载荷下 UHMWPE 发生的微小蠕变，影响关节接触面的匹配性同样加速材料的磨损，并影响人工关节假体的装配。

由于 UHMWPE 磨损本质上是材料学的缺陷，因此研究热点集中在材料改性上，包括提高材料的交联程度以及复合材料的研发，如添加维生素 E、氧化石墨烯等，以此增加 UHMWPE 耐磨性和抗氧化能力，降低磨损。高交联 UHMWPE 为采用 50 ~ 100kGy 的 γ 射线或加速电子束对 UHMWPE 进行辐照，导致其分子的空间结构发生变化，产生自由基相互结合形成侧向共价键，使分子排列更加多向，降低了材料的延展性，减少了黏附磨损和磨削的产生，继而通过热处理消除残留自由基而制成，现被广泛用于人工关节假体部件的制作。大量人工关节置换后的随访结果显示，高交联 UHMWPE 的耐磨性能优于普通 UHMWPE。在高交联 UHMWPE 基础上，通过增加复合维生素 E 填充剂，在提高耐磨性的同时，保证了材料强度、抗疲劳性和抗氧化性。维生素 E 为生物相容性良好的抗氧化剂，可与过氧化的自由基反应，避免辐射产生的自由基造成的 UHMWPE 氧化断裂，同时其为增塑剂，可提高 UHMWPE 机械性能。体外磨损试验显示，增加了维生素 E 的高交联 UHMWPE 比普通 UHMWPE 磨损率低 73% ~ 86%，而机械性能和氧化稳定性未受明显影响。一般推荐重量百分比为 0.05% ~ 0.1%。

3. 陶瓷

陶瓷材料的硬度仅次于金刚石，具有表面高光洁度和耐磨性好的特点。20 世纪 70 年代陶瓷开始被应用于人工关节领域，主要用于股骨头假体，首先其具有硬度高、生物相容性好、组织反应小的特点，可以减少磨损颗粒导致的骨溶解。其次陶瓷材料为生物惰性材料，在体液环境中，不存在金属离子释放的问题，可降低组织反应。另外陶瓷对聚乙烯的摩擦系数比金属对聚乙烯要低，耐磨损性能也很好。在目前人工关节假体的配伍方式中，陶瓷的磨损率最小，同时也抵抗了三体磨损。最后陶瓷材料亲水性好，在人体内的自润滑作用好，可减少黏附磨损的发生。然而，陶瓷的最主要缺点是易碎裂，其次是价格昂贵。

现有的陶瓷多为氧化铝陶瓷，为最常用的人工假体材料，其次为氧化锆陶瓷，近年来，研究者们将氧化铝、氧化锆和氧化铬等结合在一起，为第四代人工关节陶瓷材料，其生物相容性和耐磨损性能更为优异，材料强度与韧性较氧化铝和氧化锆更大。

陶瓷假体的相关问题主要包括假体碎裂、关节异响、脱位等。其中，假体碎裂的主要原因是陶瓷材料的脆性，其使裂纹在陶瓷材料中较易扩展。随着生产工艺的改进，假体破裂的情况已明显改善。关节异响是陶瓷对陶瓷型假体的常见问题，通常不伴有疼痛与功能障碍，对患者影响不大，部分患者可自行消失，具体原因尚未明确，但正确的假体位置和恰当的软组织张力可减少或预防异响发生。脱位是由于陶瓷球头大小的限制，有关节脱位的风险。但随着第四代陶瓷的研发，其将成为目前最有前途的摩擦界面，为假体的进一步完善提供选择。

4. 骨水泥与骨水泥填充技术

骨水泥最早应用于全髋关节置换术，到 20 世纪 70 年代，开始被广泛用于假体的固定以及椎体成形术，骨水泥材料包括聚甲基丙烯酸甲酯骨水泥（polymethylmethacrylate，PMMA）、磷酸钙骨水泥（calcium phosphate cement，CPC）、硅酸盐骨水泥、硫酸钙骨水泥和复合骨水泥。其中，不可降解的 PMMA 骨水泥常用于人工关节假体的固定及椎体成形术，而其它可降解骨水泥，多用于骨缺损的治疗。

PMMA 骨水泥是通过混合液体甲基丙烯酸甲酯单体和动力甲基丙烯酸甲酯 – 苯乙烯共聚物的粉末而成，同时还需稳定剂或抑制剂以防止过早聚合，引发剂和促进剂以促进在室温下聚合。PMMA 骨水泥固定快，不降解，可保证术后早期的康复活动，但存在着固化时温度高导致热性骨坏死、引起骨髓腔内高压导致脂肪栓塞、组织相容性欠佳以及释放未聚合的 PMMA 单体导致骨水泥植入综合征等问题。相关研究显示通过对 PMMA 骨水泥改性，添加辅助成分可降低聚合时的放热和毒性反应。Kim 等通过将羟基磷灰石、壳聚糖粉与 PMMA 骨水泥复合，发现放热时的温度明显低于单纯 PMMA，且改善了生物相容性和骨传导性。Jiao 等将乙酰半胱氨酸与 PMMA 骨水泥混合后的浸泡液，与单纯 PMMA 骨水泥浸泡液分别放置于含牙髓细胞的培养基中，发现单纯 PMMA 组的细胞活性明显降低；Nishimiya 等采用动物实验同样证明了乙酰半胱氨酸可降低 PMMA 骨水泥的毒性。同时，为了在手术后观察骨水泥的分布、骨水泥与假体及骨的界面，部分商家在粉剂中加入硫酸钡。此外，由于骨水泥在体内长期留置后会变色为类似骨组织的颜色，使翻修手术时难以与骨组织区别。因此，少数公司的骨水泥内加入了一定量的染料，以便翻修手术时辨认。

骨水泥填充技术现分为四代，第一代采用手工搅拌和指压填充，对髓腔的冲洗和吸引不够重视，致使骨水泥的孔隙率较高；同时假体柄未做设计修改，其中立位采用手维持，导致柄周围的骨水泥厚度不均，骨床填充效果差。第二代采用手工搅拌和骨水泥枪填充，在填充前使用脉冲冲洗骨髓腔，清除髓腔内的骨屑和脂肪油滴，增加骨床填充效果；髓腔远端采用髓腔塞，利于加压，降低孔隙率，骨水泥自髓腔深部逐步后退填充，使骨水泥分布均匀；并且假体设计亦做相应改进，假体柄内侧面加宽，消除锐缘，假体置入后保持加压至骨水泥固化。第三代在第二代基础上，使用离心/真空搅拌骨水泥，减少搅拌过程中气泡的混入，降低骨水泥的孔隙率，同时采用股骨假体柄中位技术，使骨水泥填充分布更均匀，并且进一步改进假体柄与骨水泥的界面，比如制成粗糙面、使用骨水泥预涂技术等。第四代为在第三代基础上，增加了骨水泥的加压技术，以对抗血液的回流，降低骨水泥孔隙率，提高骨水泥与松质骨的咬合力，如胫骨骨水泥加压封闭器与护圈等。骨水泥填充技术的发展，使得骨水泥分布更均匀，孔隙率更令人满意，骨床填充效果更好，从而减少假体固定失败的发生。

5. 其他材料

（1）聚醚醚酮（poly-ether-ether-ketone，PEEK）：为特定高分子材料，具有耐高温、耐化学腐蚀、抗疲劳性、低摩擦系数和耐磨损的特点，是与人体骨骼最接近的材料，现已被应用在医疗器械领域。因此，可采用 PEEK 代替肿瘤人工关节假体的 UHMWPE 材料，以降低磨损，增加假体生存率，但其尚处在研究阶段，未应用于临床。

（2）黑晶（oxinium）：由 Smith&Nephew 公司研发，为金属合金，可表述为 Zr-2.5Nb，即以锆（Zr）为基质、含有 2.5% 铌（Nb）的锆铌合金，其表面为一层致密的、厚约 5μm 的蓝黑色氧化锆陶瓷保护层。相关研究显示，黑晶股骨髁与铸造的 CoCrMo 股骨髁有着相似的疲劳强度，高于全陶瓷材料的股骨髁假体；黑晶比 CoCrMo 合金和 Ti-6Al-4V 合金的弹性模量低，有利于减轻应力遮挡作用。同时，其具有良好的生物相容性，并且合金中 Ni 的含量低于可检测水平，减少了对 Ni 过敏的情况。黑晶表面形成的陶瓷，使其具有了高强度、低摩擦、耐腐蚀的特点，但由于陶瓷层厚度有限，又避免了全陶瓷易碎裂的情况。相关研究显示黑晶 -UHMWPE 的配伍较 CoCrMo-UHMWPE 的配伍在体外磨损实验中获得了更低的磨损效果。尽管黑晶材料具有很多的优势，但其应用时间尚短，尚待长期的随访结果以明确其疗效。

总之，人工关节假体材料学贯穿着整个假体的发展史，随着新型材料的不断研发，相信新型假体将具有更好的硬度，并且弹性模量更接近于正常骨以减少假体的应力遮挡，同时增加关节面的抗磨损性能以减轻磨损。材料学的发展将进一步减少人工关节假体并发症的发生，增加假体置换术效果。

（四）内置假体重建生物力学的考虑

1. 假体设计

仔细分析失败的病例对理解任何人工关节假体的生物力学与材料限制是很关键的，多种假体系统远期临床经验的报道为当前人工关节假体的设计提供了基础。失败原因分析与假体再设计不应该是一次性的过程，而应当不断地分析每一次的改进，以确保改进后不会产生新的不可预见的问题。

（1）以肿瘤膝关节假体为例：早期主要的机械故障是髓腔内假体柄的松动或断裂。通过对临床病例的回顾及对膝关节生物力学的认知，发现假体的单运动轴设计明显改变了膝关节的力学环境，虽然提供了高度的稳定性，但不利于应力的传导，导致高应力集中在假体-骨水泥-骨界面，最终造成假体松动或柄的断裂。膝关节具有结构复杂性、运动学复杂性（多轴心三维运动）和力学复杂性（同时承受多方向作用力）的特点，在全身六大关节中生物力学环境最为复杂，在日常活动中，膝关节同时存在多方向的运动，这不是靠简单的铰链就可以复制的。由此可见，肿瘤膝关节假体需尽可能满足膝关节的运动模式，因此，当前的 GMRS 等主流膝关节假体采用了旋转铰链设计，这种半限制性装置提供了 3 个主要的自由度（上 / 下运动、内 / 外旋转和屈曲 / 伸展），限制了内 / 外侧和前 / 后运动，该类设计复制了前后十字韧带和内外侧副韧带的作用，提供了一个稳定的膝关节，同时适当地降低了假体的限制性，利于应力的传导，避免了应力集中，降低了假体松动和柄断裂的发生，并且上述自由度的维持保护了聚乙烯轴衬套，降低了其磨损的发生。

然而肿瘤膝关节假体的双轴运动模式设计，明显改变膝关节原有的运动学和肌肉力学参数，从而影响了力学环境，使下肢偏离了正常的步态和应力分布等，这可能是假体远期并发症发生的重要始动因素。同时，由于假体与骨的刚度不同，造成了假体的应力遮挡，使大部分的应力由刚度高的假体柄所承担，进一步改变了膝关节周围的应力状态，造成了假体无菌性松动的发生。由此可见，需在假体材料学和运动模式上继续对肿瘤膝关节假体进行改良，以降低假体的失败率，延长假体的生存期。

（2）以髋关节为例：关节置换后，股骨与假体共同承受作用力，股骨近端 10cm 范围内皮质骨承受压力减少，负重由金属柄向下传导，造成假体柄远端应力集中，Shirandami 等发现，应力集中主要发生在假体柄与股骨中 1/3 处，且低弹性模量的钛合金应力集中比钴合金低 20%。假体材料的刚度与骨不同，可造成应力遮挡，假体的刚度越大，应力遮挡越明显，应力遮挡可造成假体周围骨量减少、骨质疏松、皮质骨变薄，最终假体松动或骨折。然而假体的刚度越低，假体 - 骨界面的应力越大，易造成假体的微动，引起假体的无菌性松动破坏，相关研究证实假体的弹性模量在 40GPa 时，应力遮挡最小，界面应力最佳。

假体柄强度最重要的决定因素是截面直径：抗弯曲水平与受力平面半径的 1/4 成正比。因此，稍微增加假体柄的直径能获得显著增强的强度与抗弯能力。而且断裂的假体柄直径一般都比较小，GMRS 系统的组配式假体能够使外科医生在手术中使用最适合髓腔的最大直径的假体柄，从而能够显著减少假体柄折断的风险。

组配式系统需要一个可靠的组装方法。Morse Taper 及其改进使外科医生能够简单地组装假体，组装过程中的关键步骤是确保卡口的完全干燥和没有碎片，否则会妨碍卡口的卡位。如果卡口没有组装好会形成卡位松动。松动的卡位在临时假体（间期治疗感染）治疗时有一定的好处——能够简单地拆卸和修改手术方式。

选择合适的连接装置对内置假体的功能和长期耐用性都是很关键的。假体连接必须提供稳定性，特别是在显著的软组织切除的情况下（韧带、关节囊）。髋关节的重建可以通过半髋关节置换术达到，提供了稳定的球 - 窝关节，通过重建和（或）增加髋关节囊来避免脱位。髋臼骨肿瘤切除可以用马鞍形假体进行重建。

2. 功能重建和解剖因素

假体置换后的功能与外科切除时保存功能肌肉的数量直接相关，可以通过术前规划来达到这一结果。举例来说，一个大的肱骨近端高度恶性肿瘤需要肩关节外切除，去除全关节囊和腋神经来达到足够的肿瘤切除。经过这样大范围的切除术后，最好的结果是稳定的无痛性肩关节，并保存肘关节、前臂、腕关节和手的功能。从残留的肩胛骨到锁骨静态悬吊的假体和局部肌肉转移的动态悬吊相结合（即胸大肌的转移），使肩关节稳定并降低内部旋转的难度。相反，低度恶性肿瘤切除或转移性疾病的保守治疗切除，只要切除少量即可，保存了很多肩关节周围的关键功能组织，这样肩关节的功能会好很多。

上面的原则同样适用于任何骨组织的假体置换，这并不依赖于假体的设计，但是，假体的设计能够使肢体呈现出更好的总体功能。首先，准确的骨解剖重建不是必需的，相反，使假体的隆起最小化比较实用（如股骨近端大转子假体置换），可使残留的软组织获得更好的切口闭合。中间/侧面部件直径的最小化也可以降低膝关节周围软组织的闭合难度。其次，软组织的功能性重建传统上是通过将软组织与假体上的孔道紧密缝合来实现的（通过孔道来缝合想要的软组织，或者将肌腱穿过孔道后缝合），因此假体上圆环的位置设计至关重要，需注意肢体的力学平衡，以达到最佳的功能重建效果。然而，肌腱等软组织与金属假体表面的黏附强度低，承受强作用力后易造成缝合处断裂。近年来，相关研究尝试采用人工骨来增强原位软组织的附着，人工骨上的多孔表面允许软组织的向内生长，达到增强软组织起止点强度的作用；另一种方法是采用人工补片围绕假体，将软组织缝合在补片上，起到加强固定的作用；应用于胫骨近端肿瘤切除后的髌韧带止点重建上，效果尚可。

把一个光滑的假体柄插入到第3代技术的骨水泥中，仍然是肿瘤人工假体固定的金标准，尤其适合于接受全身性化疗和放疗而导致骨生长抑制的患者，使其获得即时的稳定性和无痛性固定，减少了术后的承重保护或辅助支具，促进了早期功能恢复，利于患者的身心康复。骨水泥遵循生物学和假体柄的几何形状，最大限度地增加了宿主骨与假体柄之间的接触面积；此外，骨水泥的注入可以增强和弥补骨组织的力学强度。对于年轻患者，有很好的骨再生能力以接受手术翻修或者是低度恶性肿瘤预期生存期长的患者，适合采用生物型固定，通过骨长入假体，使假体与人体真正的融为一体，减轻应力遮挡。

总之，肿瘤人工关节假体在设计阶段应充分考虑人体的生物力学环境，使假体的形状、运动模式、固定模式尽可能地接近术前；同时，在假体的重建阶段，应充分考虑到软组织的平衡，避免肢体的力学发生改变，影响功能；并且采用长度、直径适合的假体柄以降低应力遮挡、应力集中导致的假体无菌性松动等并发症的发生。

（五）肿瘤人工关节假体并发症

虽然肿瘤型人工关节假体在材料和设计等方面已取得诸多改进，但文献报告的并发症发生率仍然比常规关节置换术高5~10倍。分析原因为骨肿瘤手术的特殊性：肿瘤患者的年龄小、活动量大、免疫抑制、更多的骨和软组织切除、更长的手术时间等。

与生物型重建早期并发症多、后期相对改善的情况不同，人工关节假体的并发症随着术后生存时间的延长而逐渐增加，特别是对于一些年轻的患者，一生中可能需要一次甚至多次翻修。对于假体失败的定义，不同文献中有所不同，大部分学者认为假体失败是对假体进行的全部或部分翻修、假体周围骨折的固定、恢复关节稳定性的软组织重建，或是移除假体以及截肢术。一项大型的多中心回顾性研究显示肿瘤型人工关节假体的总体失败率为24.5%，并且随着治疗部位和假体类型的不同有很大变化：肱骨近端置换为17%、全肱骨置换为19%、肱骨远端置换为17%、股骨近端置换为16%、全股骨置换为27%、股骨远端置换为27%、胫骨近端置换为34%。对于所有解剖部位来说，失败平均发生在术后47个月。其中，肱骨远端置换的时间最短（10.9个月），肱骨近端置换的时间最长（53个月），胫骨近端置换和股骨远端置换的失败时间相似。肿瘤型人工关节假体的生存率和肿瘤部位、肿瘤性质、截骨长度、假体类型、软组织切除量、活动量、活动强度、BMI、固定方式、辅助治疗等多种因素有关。更好地理解假体生存率的相关影响因素可以为改进手术技术和假体设计提供帮助。

肿瘤型假体并发症的分类标准由Henderson等在2011年发布，并在2014年添加了儿童假体的部分。总体上可以分为机械性并发症和非机械性并发症两大类。机械性并发症包括假体正常功能丧失和（或）假体组件与相邻骨和软组织的关系不佳，这些并发症可能会危及功能，但是很少威胁生命或肢体；非机械性并发症包括必须移除或翻修假体但不影响假体及其周围软组织功能的情况，相关并发症可能很严重并最终导致截肢。根据病因，将并发症进一步细分为六型。

1. 软组织并发症

软组织并发症又细分为功能失败（I_A）和覆盖失败（I_B）。功能失败包括关节脱位或半脱位、肌腱断裂和过量的软组织切除；覆盖失败包括无菌性切口裂开。软组织并发症是最不常见的并发症类型，约占所有失败类型的 12%，绝对发生率为 2.9%，平均发生时间为置换术后 16 个月，是所有并发症中出现最早的。软组织并发症多发生在稳定性差的肩关节和髋关节重建中，上肢的发生率也要高于下肢，原因在于上肢关节囊完整性破坏及其较大范围的关节活动幅度。多轴关节（如全股骨置换）发生软组织并发症的风险是单轴关节（如膝关节置换）的 5 倍以上。

然而，软组织并发症不一定会导致假体失败，如无菌性切口裂开可以通过清创和植皮来处理，不需要翻修假体。关节的脱位或半脱位多数与软组织重建不足或患者使用不当有关，导致关节脱位的风险因素包括假体的机械故障、肌肉和筋膜约束不足、假体植入不当和意外跌倒等，因此，医生应注意在术中保证周围软组织的平衡和正确地组装假体部件，并指导患者获得足够的术后支撑和适当保护。股骨近端置换时髋臼周围软组织如关节囊、髂腰肌应在股骨颈周围拉紧缝合，从而加强髋关节稳定性，防止脱位。肱骨近端则需要将残留的肩袖和关节囊在假体肱骨头周围紧密缝合，必要时可以应用复合材料补片促进软组织长入和肌肉黏附。

2. 无菌性松动

在文献中无菌性松动是发生率最高的机械性并发症，属于中晚期并发症，在早期随访中很少见到。按发生时间分为早期松动（< 2 年，II_A）和晚期松动（> 2 年，II_B）。无菌性松动约占所有失败类型的 19%，绝对发生率为 4.7%，平均发生时间为置换术后 76 个月，是所有并发症类型中发生最晚的。

无菌性松动发生原因仍不明确，相关研究显示，假体 - 骨水泥 - 骨界面的高应力、应力遮挡导致的骨溶解吸收以及磨损颗粒病等为无菌性松动的主要原因。Goodman 指出骨 - 假体界面处的微动可能会干扰骨整合和假体稳定，并促进磨损颗粒的产生和迁移；磨损颗粒可能引起异物和慢性炎性反应，从而进一步导致骨吸收，使微动幅度增大。因此，微动和磨损颗粒可能在假体松动方面具有协同作用。

发生无菌性松动的病人往往伴随着逐渐加重的负重痛，并且在 X 线片上可以看到假体不同程度的下沉、移位和假体周围透亮带的形成。无菌性松动是由多种可变和不可变因素共同导致的，这种多因素性质要求我们理解每一种相关因素对无菌性松动的影响，以求把松动风险降到最低。

（1）假体置换的部位：Unwin 等分析了 1001 例下肢假体置换的患者，股骨远端假体的无菌性松动率最高（9.9%），接下来是胫骨近端（6.5%）和股骨近端（2.3%）。假体 - 骨界面上的应力主要集中在假体柄的尖端，而在股骨远端假体中，解剖轴线和力线的偏移在假体柄尖端处很大，由此带来的弯曲力矩也很大。与之相比，股骨近端假体柄尖端的偏移量就比较小了。同样，胫骨近端假体的偏距更小，大概只有 3°，并且类似于三角形而非圆形的髓腔也更利于假体的初始稳定。Henderson 等同样发现了股骨远端假体的无菌性松动占所有失败的 6.8%，是所有解剖位置中最高的。Mittermayer 等报告假体 10 年无松动生存率在股骨近端为 96%，股骨远端为 76%，胫骨近端为 85%。这些结论都证明了股骨远端是假体松动的高发区域。

（2）假体的运动模式：自旋转铰链假体应用以来，无菌性松动的发生率极大地降低了。与原先的固定铰链假体相比，旋转铰链假体允许膝关节的屈伸和内外旋，从而分散了假体柄所受的扭转力。Henderson 等的研究显示固定铰链假体的无菌性松动率明显高于旋转铰链假体。Myers 等发现自从使用旋转铰链假体代替固定铰链假体以来，术后 10 年无菌性松动的发生率从 46% 下降到 3%。这提示，除非是肌肉力量很差的老年人和广泛肌肉切除的病人，应该在膝关节重建中常规使用更符合人体生物力学的旋转铰链假体。

（3）假体柄的曲度和围领结构：一些部位如股骨有一定的生理弯曲，这种情况下直柄的抗旋转性较差，使用具有与之相配曲度的假体柄可以获得更好的初始稳定性。Mittermayer 等认为弯曲的股骨柄可以减少刚性固定引起的应力遮挡，但这个结论并没有明确的数据支持。

近年来出现了在假体柄的根部喷涂羟基磷灰石（hydroxyapatite，HA）或多孔涂层的"围领"设计，这种结构可以诱导骨和软组织长入，从而对假体柄进行"封闭"，防止磨损颗粒的进入。Myers 等研究显示，带有 HA 围领的旋转铰链假体最不可能发生无菌性松动。其中固定铰链假体的无菌性松动率为 35%，没有 HA 围领的旋转铰链假体为 24%，带有 HA 围领的旋转铰链假体为 0。Coathup 等随访了 61 例骨水泥型股骨远端假体，结果显示无菌性松动导致的翻修率较低（8%），并且在 2 ~ 18 年随访期间 70% 的患者显示了围领骨整合的影像学证据，4 个假体的组织学分析证实了沟槽内的骨质向内生长形成直接的骨-假体接触。另外，把切除的正常骨捆绑于宿主骨与假体连接处的皮质外植骨技术，也对预防无菌性松动有一定意义。

（4）假体的固定方式：由于假体设计、辅助治疗的使用、骨和软组织切除量和固定概念的不同，比较两种固定方式是很困难的。目前对于哪一种是最佳的固定方式仍然没有定论，文献报告中也存在不少矛盾之处。许多人支持非骨水泥假体有更低的松动率。Flint 等对 44 例非骨水泥型胫骨近端假体进行了平均 60 个月的随访，无一例出现无菌性松动。Griffin 等随访了 99 例接受非骨水泥固定铰链组配式假体重建的患者，无菌性松动率仅为 2%，表明多孔表面可以实现稳定的骨整合。

需要引起注意的是，初始稳定性对非骨水泥假体的长期固定非常重要，如果没有达到初始稳定，那么随后过量的微动会导致纤维组织形成，最终很快导致无菌性松动。Batta 等回顾了 69 例股骨远端非骨水泥定制假体的情况，发现非骨水泥假体的无菌性松动率（13.1%）高于骨水泥假体（7.7%）。他们认为是由于术中压配不充分导致假体初始稳定性差所致。

近年来出现的加压式假体利用弹簧产生的持续压缩力实现牢靠的固定。其优势在于可以减少应力遮挡并密封髓腔。Farfalli 等表示加压假体和传统非骨水泥压配式假体具有相似的 5 年生存率，长期效果仍需进一步观察。

（5）截骨长度：不同部位之间截骨长度对假体稳定性的影响不同。Unwin 等发现在膝关节周围，截骨比例越大（＞ 60%），无菌性松动的风险越高；而在股骨近端假体中则正好相反，截骨越少，无菌性松动率越高。Batta 等发现对于股骨远端假体，当截骨比例超过 46% 时，无菌性松动率明显增高。这同样反映了假体 – 骨界面上的应力不是均匀分布，而是主要集中在假体柄的尖端。股骨近端截骨越短则假体柄尖端与力线的距离越大，假体受到的应力也越大；在股骨远端正好相反。

（6）假体柄的尺寸：假体柄的尺寸主要涉及三个因素，即粗度、长度和曲度。理论上，具有足够长度和直径的假体柄能最大程度地填满髓腔，减少微动并使扭转应力均匀分布。Bergin 等分析了 104 例股骨远端假体，结果显示稳定的假体比发生无菌性松动的假体有着更长和更粗的假体柄。Batta 等发现当假体长度与假体柄长度比值大于 1.43 时会增加无菌性松动的风险。这提示在保留足够皮质骨的前提下，应该选用尽可能长和粗的假体柄以充分填充髓腔。

（7）患者的自身因素：Unwin 等发现对于股骨远端假体来说，年轻患者（＜ 20 岁）有着更高的无菌性松动率，他们把这种结果归因于年轻患者较多的活动量。Mittermayer 等同样发现 30 岁以下患者的无菌性松动率显著升高。Biau 等分析了 91 例接受膝关节定制式假体重建的患者，多变量分析显示体重和高活动量为机械性失败的独立风险因素。医生需要给予超重者和高活动量的年轻人必要建议，建议他们合理控制体重和调整体育活动的强度，以尽量减少假体负荷，延长假体寿命。

如果假体的无菌性松动仅在影像检查中可见，而患者没有明显的临床症状，这种情况是可以不进行处理而继续观察的。但是医生应该告知患者目前的高松动风险，平常应该注意对假体的保护，避免摔伤和高强度运动等行为。但是，如果患者在临床和影像学上都出现了无菌性松动迹象，那么就应该尽早进行翻修手术。翻修手术包括重新固定原假体和更换新假体，具体选择哪种方式应该基于患者的骨质条件和经济状况。一般来说，在翻修手术后患者都能恢复良好的功能。

3. 结构性并发症

结构性并发症分为假体断裂（III_A）、假体周围骨折（III_B）和衬套等其他组件磨损（III_C）。结构性并发症约占所有失败类型的17%，绝对发生率为4.2%，平均发生时间为置换术后59个月。肱骨远端和股骨远端的结构性并发症发生率最高，肱骨近端和全股骨置换最低。与上肢相比，下肢的结构性并发症更容易发生，这可能与下肢的负重功能有关。

（1）假体断裂：可发生在任何金属部件如旋转轴、延长杆、假体柄或聚乙烯组件。假体断裂的影响因素包括假体的大小和几何形状、假体柄的设计（曲率、长度、直径）、假体材质（是否耐腐蚀和磨损）、假体制造技术（是否有微裂缝、是否为锻造）、应力遮挡、剩余肌肉强度和局部骨吸收等。Matsumine等把假体柄的断裂归因于其较小的直径。因此在下肢的负重部位不应使用直径 < 12mm 的假体柄。Myers等发现旋转铰链假体的断裂率要高于固定铰链假体，这可能是由于旋转铰链假体的结构更为复杂。在股四头肌全部切除后，伸直肢体的力量由假体提供而没有股四头肌的帮助，因此假体柄必然要承受更大的压力从而导致折断。

（2）假体周围骨折：一般发生在假体置换术中或外伤之后，位置常常为假体柄尖部。危险因素包括假体周围局部的骨质疏松、假体柄的松动、假体柄非中立位、直柄假体、应力遮挡效应、假体柄与髓腔不匹配（假体柄直径过大或扩髓不充分）、术中暴力扩髓等。从长远来看，术后增生的肉芽组织会导致局部的骨溶解，进而导致假体柄周围的骨质越来越差。另外，多次延长儿童假体引起的骨重塑可能会使骨皮质变得越来越薄，从而一个很小的外力都有可能导致假体周围骨折。假体周围骨折的患者大多需要进行切开复位内固定术，术中利用钢板、钛缆、髓内钉和异体骨板等材料尽量实现解剖复位。对于一般情况差、没有骨折移位的患者可以通过骨牵引或石膏支具进行保守治疗。

（3）聚乙烯磨损：位于假体组件之间的聚乙烯衬垫和衬套可能会发生断裂，造成关节的不适和失稳。对于这些组件的磨损应该进行早期的纠正。Haijie等发现用旋转铰链假体代替固定铰链假体可以大大降低衬套磨损的发生率，这可能与应力在膝关节周围均匀分布有关。聚乙烯结构的失效是一种分阶段的模式，聚乙烯组分的失效先于无菌性松动并可能会导致松动的发生。YANG也指出及时处理衬套的磨损可以防止一些主要并发症如骨吸收、无菌性松动和继发性骨关节炎的发生。尽管再次手术有感染的风险，但是与翻修假体相比，更换聚乙烯衬套的出血量少，住院时间短，而且不需要额外的截骨，术后第一天就可以完全负重。

4. 假体周围感染

由于骨肿瘤手术常伴随着较长的手术时间、较多的软组织切除、较大的暴露范围，以及放化疗造成的免疫抑制状态和病人较差的一般状况，因此假体周围感染的发生率较高。假体周围感染使患者面临着重复手术、疼痛、功能不良、长期恢复、辅助治疗的延迟和截肢等问题。多项研究显示，感染仅次于肿瘤复发，是导致假体置换术后截肢的第二大原因。

假体周围感染是一种早期并发症，多发生在初次重建后两年内或翻修手术一年内。按照感染来源可分为外源性感染和血源性感染。外源性感染通常发生于围手术期或术后早期，血源性感染则可以发生在任何时间。术后早期的感染通常由毒力高的细菌引起，症状和体征明显；晚期感染则多由毒力低的细菌引起，表现比较隐匿。葡萄球菌（如金黄色葡萄球菌和表皮葡萄球菌）是最常见的病原体，约占病原体种类的 50%；其次是链球菌、肠球菌、肠杆菌、铜绿假单胞菌和厌氧菌。大约 25% 的感染中能发现多种病原体，最常见的组合为凝固酶阴性葡萄球菌和链球菌。按照发生时间可分为早期感染（< 2 年，IV$_A$）和晚期感染（> 2 年，IV$_B$）。假体周围感染约占所有失败类型的 34%，绝对发生率为 8.4%，平均发生在术后 47 个月。骨盆和胫骨假体的感染率要高于其他部位。

感染的诊断具有挑战性，因为症状是可变的，检测手段是非特异性的，这需要医生结合临床症状、实验室和微生物检查来判断。诊断的金标准是病变部位的分泌物或穿刺液细菌培养阳性。临床症状包括发热、局部红肿、皮温升高、夜间痛和静息痛。一些指标如 C 反应蛋白、红细胞沉降率和白细胞计数虽然缺乏特异性，但可以为诊断提供参考。

治疗假体周围感染的目标是消除致病菌，为患者提供一个无痛的功能性关节。治疗原则为早期诊断，选择合适的治疗方式，准确识别病原体和制订合适的抗生素方案。与游离细菌不同，假体周围感染的机制主要是生物膜的形成，其中包含的细菌不受宿主免疫系统的攻击，对抗生素的敏感性也较低，一般的保守治疗如静脉输注抗生素效果很差，很多时候需要通过翻修手术来处理。假体周围感染的治疗手段包括保守治疗、假体保留的清创术、一期翻修、二期翻修、关节融合术和截肢。文献显示根除感染最成功的治疗方法是截肢（成功率 98%），其次是二期翻修（72%）和一期翻修（42%）。其他方式如输注抗生素、灌洗、清创和关节融合术等成功率则很低。选择哪种治疗方式要根据患者的一般状况、感染发生时间、症状持续时间、病原体的毒力、假体的稳定性和病原体对抗生素的敏感性进行综合考虑。各种处理手段的介绍如下。

（1）保守治疗：多用于不能进行手术（例如由于多种合并症）、不愿接受手术、对抗生素敏感的早期低度感染和预期寿命较短的患者。

（2）假体保留的清创术（DAIR）：包括清创术，抗生素输注和假体保留。基本步骤为打开先前的手术切口，对任何坏死或感染的软组织进行冲洗和清创，清创必须彻底和完整才能使这种治疗手段取得成功。在术中评估假体的稳定性，随后移除和更换任何可更换的部件（例如聚乙烯衬垫），但保留假体本身，术后给予长期的抗生素治疗。DAIR 主要适用于假体稳定、早期感染、急性血源性感染、软组织状况良好和低毒力的细菌感染。清创时应该选择开放性手术而不是关节镜下进行。因为关节镜手术不能有效地暴露骨水泥和假体之间的界面，难以完全去除生物膜和冲洗液。

（3）一期翻修手术：适用于低毒力的革兰氏阳性菌、初次手术使用抗生素负载的骨水泥进行固定、症状持续时间短、化疗延迟时间长和假体稳定性良好的情况。基本步骤包括对感染周围软组织和假体周围瘢痕组织进行彻底清创、反复冲洗和更换所有假体部件。一期翻修手术的优点在于避免造成大的骨缺损、关节僵硬程度轻、成本低和住院时间短。

（4）二期翻修术：是许多机构针对假体周围感染的常规治疗方案。二期翻修适用于无法做到完全清创、非骨水泥假体、混合感染、失败的一期翻修、革兰氏阴性菌或耐药菌感染和慢性窦道形成的情况。基本步骤为：①移除假体；②彻底清创，包括瘢痕组织、感染坏死组织和骨水泥；③植入大小合适、有热稳定抗生素（如庆大霉素、万古霉素）负载的骨水泥占位器；④抗生素治疗至少 6 周；⑤在 C 反应蛋白和白细胞计数正常，细菌培养阴性后重新植入假体。

负载有抗生素的骨水泥占位器在二期翻修中起到两种功能。首先，占位器在假体被移除期间提供一种机械支撑，保持了适当的关节位置，防止肌肉挛缩，并增强了患者在第一和第二阶段之间的舒适度。第二个功能是提供局部抗菌治疗，以及在第一和第二阶段之间增强系统抗生素治疗。

（5）截肢：适用于大范围的骨溶解和假体松动、出现生命危险、高毒力的耐药性细菌感染、软组织状况极差和其他治疗方式失败的情况，是治疗假体周围感染的最终手段。但是，由于各种技术的进步，假体周围感染引起的截肢率已经从 1981 年以前的 60% 降低为 1991 年以后的 27%。

感染的严重后果突出了预防的重要性，近年来也出现了各种预防措施并不断改进。

（1）更多的骨和软组织保留：Cho 等发现截骨比例＞ 37% 的胫骨近端假体与深部感染的高风险有关。Henderson 等把股骨近端假体的低感染率归因于较好的软组织状况和血供。Gosheger 等发现与关节内切除相比，关节外切除术的感染风险要高 6.2 倍。Grimer 等发现自从使用腓肠肌内侧头覆盖假体以来，感染率从 36% 降至 12%。Jeys 等发现了相似的结论，胫骨近端腓肠肌皮瓣的常规使用已使感染率从 1981 ~ 1985 年的 45% 降至 1995 年以来的 3%。Capanna 等发现在股骨远端假体中，切除大部分股四头肌的患者有更高的感染风险。这些发现强调了术者应该小心地解剖并最大限度地保留骨和软组织，并且充分地利用肌肉和皮瓣来保证假体得到足够的软组织覆盖。

（2）抗菌涂层：在具有抗菌活性的金属中（铜、镉、汞等），银具有优良的抗菌活性和较低的毒性。银以离子形式与细菌 DNA 结合，干扰细菌复制并使代谢酶失活。Gosheger 等通过在兔模型中植入了镀银的骨干假体，使感染率从 46.6% 降到了 5.9%。Hardes 等随访了 51 例骨肉瘤患者，发现银涂层假体的感染率为 5.9%，而没有使用银涂层为 17.6%。但是由于银存在潜在毒性（银质尿、肝肾损害等），因此还需要进行长期研究。考虑到银的潜在毒性，Shirai 等植入了 21 个具有碘涂层的假体用于预防感染，结果显示只有 1 例出现了手术部位感染，并且没有发现甲状腺功能异常等不良反应。

（3）避免多次翻修：Shehadeh 等发现初次重建后的感染率为 7%，而在翻修手术后感染风险会高出 30%。Jeys 等的研究显示植入假体后两年内出现感染的几率为 71%，而最后一次手术后两年内出现几率为 88%，这表明随后的手术干预是感染的危险因素。Jeys 强调医生不应该轻易地对患者进行有创操作，如果确实需要进行手术，那么围手术期的抗生素预防是十分必要的。

（4）围手术期抗生素预防：有理由认为，积极的早期抗生素治疗可以减少发生感染的可能性。术后应常规预防性使用抗生素，一直到引流管拔出之后。对于传统关节置换手术，基于证据的使用规范包括：术前 2h 给药；术后 48h 内每 6 ~ 8h 给一次药；优先考虑第一代或第二代头孢菌素或青霉素，因为其作用范围广，在不同组织类型中具有优异的分布特征，并且成本较低；同时使用两种不同的抗生素不会加强效果。

然而，无根据的应用广谱抗生素或长期应用抗生素会使患者面临与此相关的风险（药物相关不良反应、耐药细菌或真菌病的继发感染、长期住院），因此每家医院都必须不断检查导致感染的微生物类型，因为致病微生物种类可能会随时间而变化，预防性抗生素的使用必须针对每个医院特定环境中最常见的病原体。是否需要对可能导致假体置换患者菌血症的侵入性手术（如牙科和泌尿科手术）进行抗生素预防还存在争议，但是如果患者存在以下一种或多种危险因素，如免疫功能低下、合并症、营养不良、严重肥胖、其他恶性肿瘤等，通常需要对他们预防性使用抗生素。

（5）假体材料的选择：Gosheger 等回顾分析了 197 例接受下肢重建的患者。总体感染率为 20.8%，其中钴铬合金组感染率为 31.2%，显著高于钛合金组的 14.2%。在一项动物实验中，Cordero 等将钴铬或钛的圆柱体植入兔骨中，这些兔骨接种了不同浓度的金黄色葡萄球菌悬浮液。钴铬植入物组发生感染所需的细菌浓度比钛植入物组小 15 倍。造成这些结果的原因可能是由于钴铬合金较差的生物相容性，并且钴铬合金不易被宿主细胞定植，因此更容易被细菌定植（表面竞争）。

5. 肿瘤复发

可分为软组织复发（V_A）和骨复发（V_B）。两种复发都需要手术治疗，区别在于软组织复发只需要通过局部切除和辅助治疗来处理，而骨复发则需要进一步截骨。肿瘤复发约占所有失败类型的 17%，绝对发生率为 4.3%，平均发生时间为置换术后 26 个月，在不同解剖部位的发生率差别不大，与假体类型也无关。然而与转移瘤（2.2%）相比，肿瘤复发在原发肿瘤（4.7%）切除后更常见。这种差异可能是由于转移瘤患者的生存期相对较短。

与肿瘤复发相关的危险因素包括对放化疗的不敏感、肿瘤的强侵袭性和阳性切缘。Ward 等评估了 242 例接受新辅助治疗的恶性骨肿瘤患者的局部复发风险，发现病理性骨折和肿瘤侵犯血管会增加肿瘤复发的概率。Jeys 等分析了 1254 名接受了肿瘤假体置换的患者，多变量分析显示肿瘤坏死率低和手术切缘非阴性为独立危险因素。针对辅助治疗敏感的肿瘤类型，应该进行规范化的术前和术后治疗，这对改善肿瘤患者预后具有重要意义。如果在肿瘤切除后冰冻病理切片发现切缘阳性，则必须再次扩大切除范围以保证肿瘤切除的彻底性。术中需应用无瘤操作技术，肿瘤附近的重要神经血管不能游离时，应连同肿瘤一并切除后再吻合或施行截肢手术。

6. 儿童假体的失败

完整切除肿瘤，避免双侧肢体长度差异，获得良好的功能预后是儿童骨肿瘤手术的主要目标。儿童假体的失败主要是由于其复杂的机械结构和对儿童生长发育的影响，可分为生长阻滞（VI$_A$）和关节发育不良（VI$_B$）。虽然可延长假体为解决儿童双下肢不等长的问题提供了暂时性的解决方案，但是并发症的发生率也更高，并且这些患者几乎都需要在骨骼发育过程中进行重大的翻修。

造成众多并发症的因素包括螺纹变形和延长机制失效；儿童较为细长的骨骼限制了大型假体的使用，从而降低了假体的强度；多次的有创延长操作会增加感染的风险；应力遮挡导致假体本身受力太大；假体柄干扰正常骺板生长；随着延长而变得越来越细的连接杆有发生折断的危险；延长过多会导致神经血管损伤；骨骼重塑致使髓腔变宽，影响假体的长期稳定性。

Ruggieri 等回顾了 1996—2010 年间使用三种可延长假体进行保肢与重建治疗的 32 例股骨骨肉瘤儿童的临床资料。这三种可延长假体分别是微创开放手术延长的 Kotz 生长假体、Repiphysis/Phenix 假体和 Stanmore 定制式可延长假体。在他们的系列中，Repiphysis 假体在术后 72 个月的存活率为 32%，最终所有 Repiphysis 假体都失败了。Stanmore 假肢在 48 个月时的存活率为 100%。3 种可延长假体存活率与失败率的差异具有统计学意义（log-rank 检验，$P=0.030$），Stanmore 假体的生存率较高。可延长假体的平均总延长长度为 28mm，这是通过 84 次延长程序实现的。26 例仍健在的儿童中有 9 例骨骼发育成熟；其中 3 例双侧肢体长度相等，6 例肢体长度相差 15～30mm。

对于使用无创延长假体的儿童，Ruggieri 等选择在每次随访检查中延长 4～10mm 的长度。在胫骨一侧，他们使用光滑的生物型假体柄来固定假体，这种固定方式不会影响生长板的生长，从而避免造成进一步的肢体缩短或成角畸形。由于成本巨大和假体相关并发症的高发生率，他们建议在预期生长潜力为 2cm 以内的儿童和青少年中不使用可延长的假体，在这些病例中，可以选择标准的成人型肿瘤假体进行重建，一般都能获得良好的效果。

二、肩人工假体重建

（一）假体的类型与特点

肩人工关节假体重建是肱骨近端肿瘤切除后大段骨缺损的常用重建方式之一。肱骨近端是原发恶性骨肿瘤、原发侵袭性骨肿瘤以及转移癌的好发部位之一，周围组织肉瘤也可累及肱骨近端，目前手术治疗仍是肱骨近端骨肿瘤的主要治疗方式之一。近年来，伴随着辅助化疗、影像技术、外科技术的进展，保肢手术治疗已经逐渐代替截肢手术成为其主要的治疗方法。瘤段截除及骨缺损重建是保肢手术的主要方式，术后肩关节功能可得到一定程度的恢复。重建的方式主要包括：人工假体重建、异体骨关节移植、异体骨-假体复合体重建、自体骨移植和关节融合等。人工假体重建是目前应用最为广泛的重建方式，其操作相对简单且术后上肢功能恢复较好。

　　假体重建的基本优点是手术操作相对简单易行、有利于早期功能快速恢复。肩关节假体重建术作为一种治疗肩关节严重病变的方法，在实践中逐渐得到完善和发展。20世纪50年代，Neer首先介绍一种治疗肩关节严重骨折的肱骨头假体及其疗效。20世纪70年代，Neer将肩关节假体进一步完善，发明了与关节盂更加匹配的肱骨头假体，同期，采用限制性肩关节假体治疗失去肩袖功能但三角肌功能正常的患者，该治疗方案一定程度上改善了术后功能，但术后并发症发生率较高。

　　20世纪90年代开始，反式全肩关节假体逐渐应用于临床，在很大程度上改善了患者术后肩关节功能，为伴有肩袖功能缺失的严重肩关节病变患者提供了一种良好的治疗选择。反式全肩关节假体最大的特点是肱骨头与肩胛盂位置对调，其基本结构包括固定于肩胛盂的球形部件、固定于肱骨的假体柄部件和聚乙烯内衬。反式肩关节假体的设计近年来不断进展和完善，但其基本的结构和特点仍然得以保留。

1. PROMOS 模块化肩关节假体（Smith & Nephew，美国）

　　该肩关节假体系统采用生物固定，双锥度假体柄可实现牢固的固定效果，该结构的可靠性已经过25年的临床实践验证。该系统包括正反全肩关节假体，手术器械相互适用，简化了手术操作，通过恢复患者的肱骨头高度，从而达到将肱骨头放置在肩胛盂中心的效果。外科医生可以对假体进行微调，直到肩关节的运动达到最合适的角度。

　　自2003年以来，PROMOS模块化肩关节假体已开始应用非骨水泥固定并取得满意疗效。模块化PROMOS假体系统扩大了肩关节假体的应用范围，弥补了传统肩部假体无法提供足够关节稳定性和运动范围、疼痛改善不足等缺点。PROMOS模块化肩关节假体改变了肩胛骨和肱骨头的解剖结构，肩关节的旋转中心内移并保持稳定，可避免过度牵拉臂丛神经。PROMOS模块化正肩关节与反肩关节的假体柄是通用的（图2-7-1），因此，反肩假体可用于初级治疗，也可用于

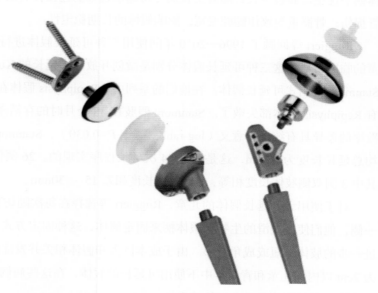

图 2-7-1　PROMOS 模块化正肩关节与反肩关节的假体柄是通用的

肩关节假体松动、肩关节假体周围骨折、继发性肩袖病变等肩关节假体翻修的手术治疗。在进行翻修手术时，可以保留稳定的假体柄，矩形假体柄可保持假体较好的稳定性而不容易产生旋转。

2. Trabecular Metal 反肩关节假体系统（Biomet，美国）

　　该系统为肩袖功能损伤的患者提供了良好的解决方案，其反肩假体设计可帮助患者恢复一定的日常活动能力。该系统采用了金属骨小梁结构，支持血管形成和骨组织长入，中心柱固定与螺钉固定相结合，

使得固定更牢固，骨量丢失更少（图 2-7-2）。中心柱长
度最大为 30mm，最大程度地增强了骨接合，减少了关节
盂组件的微动。该假体系统还包含 6mm 和 8mm 的假体
柄，适用于肱骨干髓腔较细的患者。假体柄最大长度可达
200mm，可满足肩关节假体翻修手术治疗的需要。金属
骨小梁结构有利于血管形成和骨生长，有利于假体与骨组
织更紧密的结合和增强活动范围，减少松动的风险。

3. DELTA CTA 反肩关节假体（Depuy，美国）

该反肩关节假体的旋转中心定位在肩胛盂表面，从而
减小了关节盂组件受力，减少了松动的发生（图 2-7-3），
可获得良好的关节稳定和良好的三角肌张力，以最大限度
地发挥肌肉的作用，而不过度拉伸软组织。术前对肩胛盂
上部和下部的骨骼进行评估，利用 X 线和 CT 成像来确定
患者是否适合治疗，评估肩胛盂的大小以确保所有螺钉
都能放置在肩胛盂骨质内。

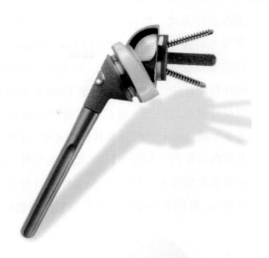

图 2-7-2　Trabecular Metal 反肩关节假体系统
采用了金属骨小梁结构，中心柱固定与螺钉固定相
结合

该系统适用于伴有不可修复肩袖损伤的肩部疾患，避
免了半肩关节重建术后的高剪切力，减小了植入物的磨
损和松动。该假体改变了肩胛盂和肱骨组件之间的正常
关系，向内移动旋转中心，增加了三角肌杠杆力臂的长度，
这使得三角肌弥补了肩袖损伤的力量不足，充分稳定关
节并使其尽可能接近正常功能。

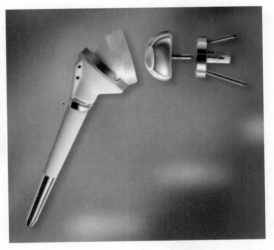

图 2-7-3　Trabecular Metal 反肩关节假体的旋
转中心定位在盂表面

（二）适应证与禁忌证

1. 适应证

（1）肩关节周围的恶性肿瘤，包括肱骨近端和肩胛
带骨的恶性肿瘤、累及到肱骨和肩胛带骨的某些软组织
恶性肿瘤。

（2）根据 Enneking 骨骼肌肉系统肿瘤分期为 I 期和 II$_A$ 期的肿瘤。

（3）II$_B$ 期肿瘤经术前化疗、瘤体有所缩小、能够广泛切除的肿瘤。

（4）侵袭性的（3 期）良性骨肿瘤。

（5）伴有骨质破坏和（或）病理性骨折的孤立性骨转移瘤。

2. 禁忌证

（1）广泛的神经血管包裹肿瘤、恶性肿瘤广泛累及邻近胸壁。

（2）三角肌功能不全、神经性或麻痹性关节病变。

（3）活动性或近期感染患者以及伴有远处转移患者。

（4）伴有严重的内科疾病无法耐受手术、伴有精神疾病无法配合术后康复训练。

（5）相对禁忌证包括：小范围胸壁受到累及、局部感染、局部软组织条件差或淋巴转移、病理性骨折。

（三）手术方法

人工肩关节假体重建的前提是瘤段切除，对于肱骨近端的侵袭性和恶性骨肿瘤，瘤段切除是基本的

手术治疗方式。肱骨近端肿瘤和肩胛骨肿瘤可蔓延进入肩关节内，在这些情况下选择保肢手术，常常需要参考肩胛带切除术，即 Tikhoff-Linberg 手术，该术式包括肩胛骨部分或全部切除术、锁骨部分或全部切除术及肱骨近端切除术。该术式最早开展于 20 世纪初，后经完善被广泛应用于肩胛带骨恶性骨肿瘤的外科治疗中。Malawer 等于 1991 年指出早期的术式并未充分考虑到外科手术的边界、外科手术的大小以及外展肌的状态，建议手术分型依据切除部位的结构而定，以此反映切除手术的大小以及与肩关节的关系。Malawer 手术分型共分为 6 型：Ⅰ 型，肱骨近端关节内切除术；Ⅱ 型，肩胛骨部分切除术；Ⅲ 型，关节内肩胛骨全切除术；Ⅳ 型，关节外肩胛骨全切除术及肱骨头切除术；Ⅴ 型，关节外肱骨近端切除术及关节盂切除术；Ⅵ 型，关节外肱骨近端及肩胛骨全切除术。每种类型按照是否保留肩关节外展肌结构分为 A、B 两种亚型。肱骨近端恶性肿瘤切除最常见的肩胛带切除术类型是Ⅰ型和Ⅴ型切除（图 2-7-4）。

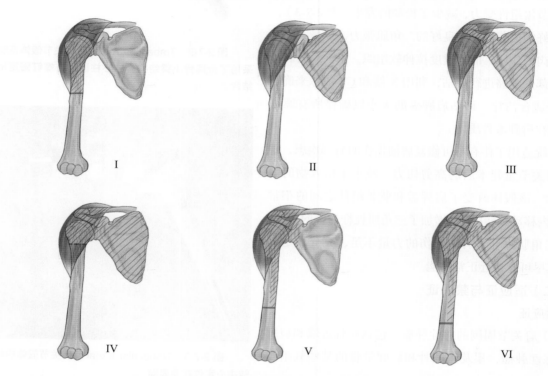

图 2-7-4　Malawer 手术分型。Ⅰ型，肱骨近端关节内切除术；Ⅱ型，肩胛骨部分切除术；Ⅲ型，关节内肩胛骨全切除术；Ⅳ型，关节外肩胛骨全切除术及肱骨头切除术；Ⅴ型，关节外肱骨近端切除术及关节盂切除术；Ⅵ型，关节外肱骨近端及肩胛骨全切除术。每种类型按照是否保留肩关节外展肌结构分为 A、B 两种亚型

瘤段切除后的大段骨缺损需要通过重建以恢复肩关节功能。半肩关节假体重建主要适用于未侵犯肩胛骨的肱骨近端肿瘤，采用肱骨近端肿瘤切除，人工肱骨头肿瘤假体重建的手术方法可以实现保留肢体以及部分肩关节功能的目的，其缺点是肩关节功能损失较大。软组织平衡对肩关节重建术后的功能恢复至关重要，肩关节的外展功能与三角肌的力量相关，而肩关节的旋转功能主要依赖于肩袖。肱骨近端肿瘤切除假体重建时难免破坏肩袖结构，将残余的肩袖结构附着于假体之上是目前重建肩关节功能的常用方法，有益于改善肩关节的稳定性和旋转功能，但是重建后的肩袖结构仅能提供有限的肩袖功能，对术后肩关节的活动范围影响较大。

半肩关节假体重建术后的肩关节功能仍无法令人满意，因而学者们提出了多种改良的假体重建方案以期进一步改善术后功能。全肩关节重建术是其中最常用的一种方法，能帮助患者获得更好的肩关节功能。反肩关节假体最初主要用于伴有肩袖缺损的严重骨关节炎或类风湿性关节炎患者的治疗。反肩关节

假体具有其独特的优点——不依赖于肩袖的完整性，仅依靠三角肌的力量即可获得良好的肩关节外展、前屈及上举功能，此优点恰好可以弥补肱骨近端肿瘤切除术后的肩袖功能缺失，帮助患者获得更好的肩关节功能。全肩关节重建在术后疼痛和关节主动活动范围方面优于半肩关节重建，特别是外展和前屈。近年来，反肩关节假体重建逐渐应用于肱骨近端肿瘤切除患者并取得了良好的疗效。目前，反肩关节假体已成为成人肱骨近端肿瘤切除术后的首选重建方式。反肩关节假体的缺点主要是反肩关节的功能依赖于三角肌，对于三角肌广泛受累或者腋神经需切除的患者，不宜选择反肩关节进行重建。

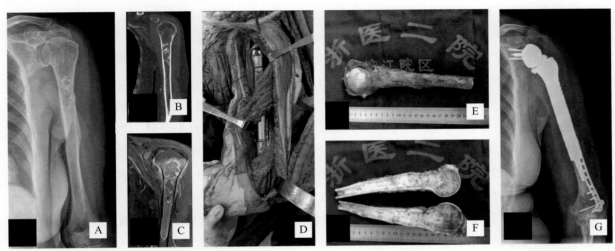

图2-7-5 患者，女，63岁，左肱骨近端软骨肉瘤，肿瘤大段切除后肿瘤型反肩假体重建术。A-C 术前影像学（X线、CT及MRI）提示左侧肱骨近端肿瘤伴钙化；D-F 术中假体及标本照片；G 术后X线片提示假体在位（图片由浙医二院叶招明团队提供）

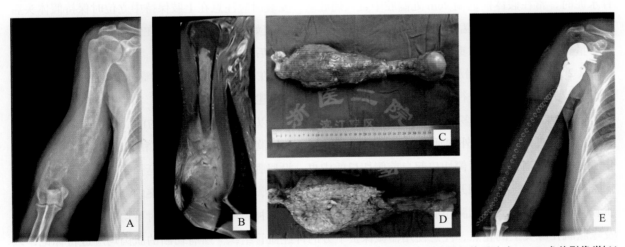

图2-7-6 患者，男，53岁，右肱骨孤立性肝癌转移，肿瘤大段切除后肿瘤型反肩全肱骨假体重建术。A、B 术前影像学（X线及MRI）提示右侧肱骨溶骨性破坏伴病理性骨折；C、D 术中标本照片；E 术后X线片提示假体在位（图片由浙医二院叶招明团队提供）

1. 术前准备

（1）影像学检查：肩关节正位、侧位X线片检查患者的病变部位，CT检查骨皮质的完整度，MRI检查肿瘤的范围、周围软组织受累的情况，确定骨的切除长度。

（2）术前活检：活检必须由手术医生决定和施行，这样可以确保活检操作不会影响肿瘤切除手术。肱骨近端肿瘤术前活检推荐采用三角肌前部入路，胸大肌三角肌间隙不适宜作为活检入路，因为存在肿瘤细胞播散到三角肌胸肌筋膜、肩胛下肌和胸大肌的风险，严重影响肿瘤的局部扩大切除。活检可以通过开放手术或透视引导下经皮大口径套管针穿刺。通过开放手术收集活检样本时，建议使用骨水泥填充骨质缺损，以此来止血并预防软组织污染。

2. 手术方法

（1）肱骨近端关节内切除肩关节假体重建术：未侵犯肩胛骨的肱骨近端肿瘤可采用肱骨近端切除，肩关节假体重建的手术方法进行治疗。重建后的肩关节可获得较好的外形，并保留部分肩关节外展功能。

1）肿瘤切除：手术多采用全身麻醉，患者半卧位于手术台，患侧肩部垫高。

切口起于肩锁关节，沿胸大肌和三角肌间沟向远端延长，止于上臂的适当位置，术中梭形切除既往活检通道避免肿瘤扩散。分开胸大肌和三角肌间沟，向内侧牵开头静脉加以保护。切断胸大肌在肱骨近端的止点，可以很好地显露神经血管结构。在肱骨近端与神经血管结构之间剥离，注意在肿瘤表面保留一层正常肌肉组织，向内侧推移保护神经血管束。切断附着在肱骨近端和肱骨结节的肌肉，连同肿瘤切除或部分切除肱肌、喙肱肌、肱二头肌、肱三头肌。如果桡神经和腋神经未受累，应该注意保留和保护。肌皮神经下行于肱二头肌与肱肌之间，不要损伤。切开关节囊，在结节间沟处拉起肱二头肌长头肌腱，按照术前计划确定的截骨平面切断肱骨。通常在距肿瘤边缘 3 ~ 5cm 处截骨，分离并切除肿瘤，根据肿瘤的累及程度切断肩袖及关节囊，完整切除肱骨近端。

2）假体重建：扩髓钻适度扩大肱骨髓腔，过度扩髓可导致应力增加以致肱骨骨折。检查肩胛盂，确定肩胛盂有足够的软骨面包容假体肱骨头。用肱骨假体试模确定假体尺寸后，置入假体，复位关节。需要注意的是肩关节假体通常与瘤骨等长或者略短，避免切口张力过高引起肩部疼痛。肱骨髓腔直径较小，肩关节假体柄直径多在 8 ~ 10mm。假体常采用骨水泥固定，高龄或者伴有骨质疏松的患者在使用骨水泥时，常在假体柄远端 2cm 处髓腔中置入髓腔塞。安装时应注意在上肢保持中立位时保持假体头后旋30°，肱骨头对应关节盂关节面。待骨水泥硬化以后，修复好肩袖和关节囊，在假体周围做紧缩缝合，并尽量重建各肌肉止点，重建肩关节的软组织稳定，防止术后肩关节脱位。

（2）关节外肱骨近端及关节盂切除肩关节假体重建术：在肱骨近端的恶性肿瘤累及肩胛骨的情况下，进行保肢治疗常常需要进行肱骨近端及关节盂切除肩关节重建。

1）肿瘤切除：手术多采用全身麻醉，患者取侧卧位，以便于显露肩关节的前后部分。前侧切口起自锁骨内侧头，沿锁骨向外侧延伸，过喙突时向下方弯曲，沿胸大肌、三角肌间隙和肱二头肌内侧缘下行，止于上臂的适当位置。后侧切口起自前侧切口的中央，沿肩胛骨内侧下行，可延长到肩胛骨下角。术中探查神经血管束，依次切开皮肤及浅筋膜，在锁骨中部切断，在锁骨下方及喙突内侧切断三角肌、胸大肌和胸小肌，将胸大肌和胸小肌向内侧牵拉，可较容易显露神经血管束。必要时可切断肱二头肌短头以及喙肱肌在喙突上的止点，注意使用器械保护下方的神经血管组织。所有切断的肌肉均应进行标记，以便于重建。显露腋窝血管及臂丛神经，确定神经、血管没有被肿瘤累及。轻柔地向内侧牵拉神经血管束并加以保护，找到旋肱前、后血管，然后结扎。将肱二头肌、肱三头肌、肱肌、大圆肌、小圆肌和背阔肌与肿瘤分开。术中注意保护肌皮神经和桡神经。肌皮神经和屈肘功能相关，桡神经和伸肘、伸腕、伸指功能相关，二者对上肢功能影响较大。肌皮神经起自臂丛神经外侧束，穿入喙肱肌后，下行于肱二头肌与肱肌之间。桡神经发自臂丛神经后束，在肱动脉背侧下行，桡神经伴肱深动脉入肱骨中段背侧的桡神经沟。后侧切口显露肩胛骨的内、外侧缘。将背阔肌、斜方肌、菱形肌及肩胛提肌在肩胛骨止点处切断，冈上肌、冈下肌以及肩胛下肌在肌腹处切断确保肩胛骨病变广泛切除的软组织外科边界。肱骨近端的病变，可在肩胛骨喙突水平截骨，切除肩胛骨关节盂。切断肩胛舌骨肌和前锯肌，结扎并切断肩胛上、肩胛下血管后，可完成游离肩胛骨。根据术前 MRI 等影像资料确定肱骨截骨水平，肱骨截骨应选择在肿瘤远端 3～5cm 处截断肱骨，将部分或者全部三角肌与肿瘤标本一起切除。通过术中病理确认达到广泛切除的手术边界。

2）假体重建：向残存的肱骨内插入肱骨假体，将肱骨假体上端与肩胛骨残端或残留的锁骨相连。假体常采用骨水泥固定，残留的肱骨需要保留 5～7cm 的髓腔长度植入假体柄。假体应较肱骨截骨段长度短 2～4cm，肢体短缩有利于降低切口张力和良好的软组织覆盖。安装时应注意在上肢保持中立位时保持假体头后旋 30°，肱骨头对应肩胛骨残端。缝合胸小肌和肩胛下肌可覆盖保护神经血管束不受假体损伤。将胸大肌断端固定至肩胛骨截骨端，斜方肌、冈上肌、冈下肌和小圆肌与胸大肌的上部缝合，大圆肌和背阔肌与胸大肌的下部缝合。将肱二头肌短头固定至锁骨残端，肱二头肌长头和肱肌在适当的张力下与短头缝合并通过短头的肌腱来发挥作用。肱三头肌的残端沿肱二头肌的外缘缝合来覆盖假体的下部和侧方。

（3）反肩关节重建手术方法：反肩关节重建术主要适用于肱骨近端肿瘤切除累及肩袖的患者，这些肿瘤包括原发性侵袭性良性肿瘤，原发性恶性肿瘤或转移瘤。反肩关节重建术使用的前提是能够保留三角肌和腋神经，残留的关节盂足以容纳假体部件。彻底松解关节囊，显露关节盂，在假体导向器瞄准下于关节盂中心位置钻孔，扩孔后打磨关节盂，磨除关节软骨，安装肩胛盂假体基座，并用螺丝钉固定，安装肩盂球试模选定合适假体。关节盂的切除至少需要保留 1cm 的骨质残端，才能进行关节盂部件固定。如果患者关节盂存在骨质疏松，可通过植骨并使用长钉来解决。肱骨远端扩髓后，置入髓腔塞，肱骨柄假体植入肱骨远端髓腔，骨水泥固定。选择适宜的衬垫试模、复位，探查三角肌张力和假体稳定性。检查肩关节活动时有无假体撞击。彻底冲洗止血后安装衬垫和肩盂球，复位肩关节。进行软组织重建时，将肩袖结构固定于假体上，重建肩关节功能（图 2-7-7）。

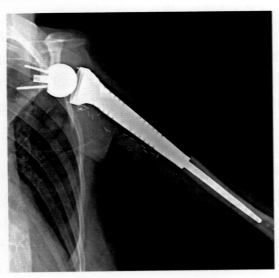

图 2-7-7　左侧反肩关节假体重建

（4）康复治疗：术后合理的康复功能锻炼也是保证术后肩关节假体稳定性的重要前提之一，可以有效避免术后肩关节脱位、半脱位。术后的康复分为 3 个阶段。

1）第一阶段：术后 6 周内使用肩关节外展枕保护，便于软组织愈合。对患肢进行悬吊固定和轻柔的肩关节被动运动等，此阶段肩关节的被动活动包括前屈、后伸、外旋和外展等动作。肘部、腕关节、手部可进行主动活动训练。

2）第二阶段：术后 7～12 周保护下开始肩关节主动锻炼。包括肩关节前屈、后伸、内收、外展、内旋、外旋等动作。此阶段的功能锻炼主要是恢复肩关节活动度，适度恢复肌力。

3）第三阶段：术后 3 个月以后，加强肩关节主动活动，逐步增加抗阻训练，进一步恢复肩关节周围肌力和活动度，直至肩关节活动范围恢复到或接近正常。

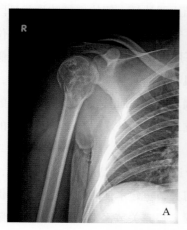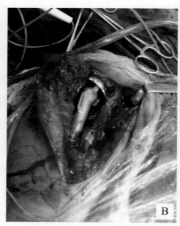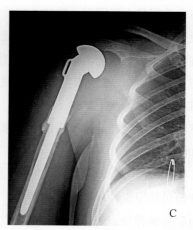

图 2-7-8 患者，男，29 岁，右肱骨近端恶性纤维组织细胞瘤。A 行右肱骨近端肿瘤切除人工肱骨头置入；B 术中情况；C 术后随访显示假体位置良好

（四）临床疗效与并发症

1. 术后功能

（1）肌肉骨骼肿瘤协会（the Musculoskeletal Tumor Society，MSTS）功能评分：MSTS 评分系统包括疼痛、功能活动、心理接受程度、患者手可及的位置、手的功能以及上肢抬举的力量这 6 个因素，每个因素根据功能情况分为 0～5 分 6 个级别，满分 30 分。

2011 年 1 月—2018 年 1 月，Trovarelli G 等对 52 例肱骨近端骨肿瘤患者进行了回顾，其中 28 例患者术中保留了三角肌，并接受了反肩关节重建治疗；22 例患者术后随访时间超过 2 年。这些患者的功能总体上令人满意，平均肌肉骨骼肿瘤学会评分（MSTS score）为 29 分（满分 30 分）。

（2）Constant-Murley 功能评分（CMS）：CMS 用于评估肩关节功能，包括疼痛评价（满分 15 分）、日常生活的影响（满分 20 分）、肩关节活动度测量（包括前屈、外展、内旋、外旋 4 个方面合计 40 分）、肩外展力量（满分 25 分）4 个方面，总计满分 100 分。

De Wilde 等观察发现反肩关节重建术是肱骨近端肿瘤的良好选择，该方法对患者日常生活能力的损害较小，术后功能良好。他们回顾性分析了 14 例因肱骨近端肿瘤行反肩关节重建术的患者，平均随访时间 7.7 年（0.6～12 年）。患者 Constant-Murley 评分平均为 76%，平均肩关节外展角度为 157°。

（3）美国肩肘外科医师协会（ASES）评分：ASES 评分系统是美国肩肘外科医师协会经过多年讨论，于 1994 年在美国《肩肘关节外科杂志》上发表的一种评估肩关节功能的方法。该评分系统包括疼痛评分（50%）和生活功能评分（50%）两部分，满分 100 分，分数越高表示肩关节功能越好。

Trovarelli 等对 52 例肱骨近端骨肿瘤患者进行了治疗。其中 28 例患者术中保留了三角肌，并接受了反肩关节重建治疗。这些患者的功能总体上令人满意；平均美国肩肘外科医师评分 81 分（满分 100 分）。

（4）牛津大学肩关节不稳（OSIS）评分系统：OSIS 评分系统主要用于肩关节稳定性评估，评分采用问卷形式，从疼痛、功能活动及自我感觉方面评价，12～20 分为功能满意，21～30 分为轻中度，31～40 分为中重度，41～60 分为重度。

2007 年 3 月 ~ 2010 年 3 月之间，陆万青等收治了 7 例肱骨近端 II ~ III 级骨巨细胞瘤患者，所有病例采用瘤段扩大切除后以定制的人工假体重建，围手术期辅以康复训练。采用 CMS 评分及 OSIS 评分评价患肩功能与患肩稳定性，术后 1 年，7 例患肩 CMS 评分平均为 70.7 分（63 ~ 82 分），OSIS 评分平均 25.1 分（18 ~ 29 分）；肩关节功能优 2 例，良 5 例；肩关节稳定性优 1 例，良 6 例。

Grosel 等回顾性分析了 47 名肱骨近端肿瘤患者的功能结果，其中 37 名患者接受了半肩关节重建术，10 名患者接受了反向全肩关节重建术。他们研究发现与半肩关节重建术相比，接受反向全肩关节重建术的患者活动范围更好；反向肩关节重建患者的平均前屈角度为 85°，而半肩关节重建患者的平均前屈角度为 28°。

2005—2012 年，Sanchez-Sotelo 等为 26 例患者进行了同种异体骨移植加反肩关节假体手术重建肱骨近端严重骨缺损。这些患者术后在疼痛、肩关节外展、肩关节外旋方面均得到显著改善。他们发现初次手术和翻修手术之间的临床结果没有显著差异，应用同种异体骨移植加反肩关节假体手术重建肱骨近端严重骨缺损可获得满意的功能结果。

King 等详细介绍了同种异体骨移植加反肩关节假体手术治疗肱骨近端肿瘤的方法，包括术前计划，活检原则，切除方法，软组织重建以及假体重建的细节。与半肩关节重建术相比，反肩关节假体可借助三角肌来保持假体稳定，具有改善肩关节稳定性的优势。他们研究发现，与半肩关节重建术或全肩关节重建术相比，反肩关节重建术后的肩关节失稳率更低。同种异体骨移植加反肩关节假体手术治疗肱骨近端肿瘤可获得满意的功能结果。

2. 并发症

（1）假体不稳和脱位是术后最常见的并发症，假体稳定性与肩袖及周围肌肉组织的切除和重建密切相关，约束性较高的肩关节假体脱位发生率较低，但是肩关节的活动范围有限。肩关节不稳可直接导致关节脱位或半脱位，如果可疑肩关节假体发生脱位，应进行 X 线检查明确有无假体松动移位。如果假体发生没有松动的移位，可在麻醉下进行肩关节复位固定，通过功能锻炼和保守治疗后，脱位或半脱位得到矫正可不再移除假体。对于复发性或迟发性脱位需要进行翻修手术治疗，增强肩关节稳定性或改善肩关节假体对位情况。

Trovarelli 等对 22 例接受了反肩关节重建治疗的肱骨近端骨肿瘤患者进行了随访，随访时间超过 2 年。22 例患者中共有 5 例发生并发症：4 例患者出现了肩关节脱位，1 例患者出现了无菌性松动。

Sanchez-Sotelo 等对 26 例接受同种异体骨移植加反肩关节假体手术的患者进行了随访，平均随访时间为 4 年（2 ~ 10 年）。导致翻修最常见的并发症是肩关节不稳（10 例）；其他并发症包括肩关节脱位 1 例（图 2-7-9），深部感染 1 例，移植物骨折 1 例和假体周围骨折 1 例。没有患者发生明显的骨不连，平均愈合时间为 7 个月。

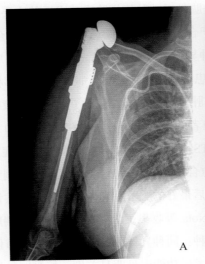
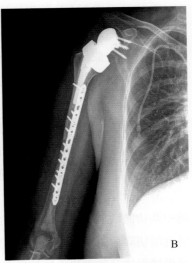

图 2-7-9 A 肩关节假体重建术后，肩关节脱位；B 翻修治疗，同种异体骨移植反肩关节假体重建，术后 4 年肩关节假体稳定，骨愈合良好

（2）局部复发是肩关节假体重建术后最严重的并发症，这就要求在瘤体切除时必须保证一个安全的外科边界，才能最大限度地降低局部复发率。术中对瘤体切除后残端组织进行冰冻活检有助于确保肿瘤尽可能地被完整切除。

Grosel 等回顾性分析了 47 例肱骨近端肿瘤患者的术后并发症，其中 37 例患者接受了半肩关节重建术，10 例患者接受了反向全肩关节重建术。他们研究发现与半肩关节重建术相比，接受反向全肩关节重建术的患者并发症发生率更低。接受半肩关节重建术的患者中，13 例患者（34%）出现术后并发症，3 例患者（7.9%）出现肿瘤复发；接受反向全肩关节重建术的患者中，1 例患者（10%）出现术后并发症，未出现肿瘤复发病例。接受半肩关节重建术的患者中，发生 6 例脱位和 2 例半脱位，接受反向全肩关节重建术的患者中无脱位和半脱位发生。

（3）深部感染也是肩关节假体重建术后比较严重的并发症，可带来灾难性的后果。早期的感染可采用局部清创、冲洗结合抗生素的治疗方法。在迟发性感染中，应考虑假体取出或更换假体等手术治疗。

De Wilde 等为 14 例肱骨近端肿瘤患者施行肿瘤切除反肩关节重建术，术后平均随访时间 7.7 年（0.6 ~ 12 年）。术后并发症发生率较低，14 例患者中仅有 2 例患者发生了并发症，1 例为深部感染，1 例为假体松动，这 2 例患者经过治疗均获得了满意的功能。

（五）相关讨论

1. 人工肩关节假体重建可影响患者肩关节的活动范围。肩关节是人体活动范围最大的关节，同时也是全身最为灵活的球窝关节，可进行前屈、后伸、内收、外展以及旋转运动。肩关节囊薄而松弛，肩关节的稳定和运动依赖于肩关节周围的肌肉尤其是肩袖结构。肩关节的肩盂较浅，包容度差，其稳定性和肩袖结构的完整性密切相关。当肩关节外展时，三角肌为上肢提供外展的动力，肩袖将肱骨头控制在肩盂的范围内，三角肌与肩袖的协同作用保证了肩关节的正常功能。当肩袖功能不足时，虽然三角肌为上肢提供外展的动力，但是肱骨头无法稳定在肩盂内，上肢无法外展，反而引起肱骨头上移撞击肩峰，引起疼痛。肱骨近端肿瘤切除假体重建时往往需要切除或部分切除肩袖的腱性部分，再将肩袖残端附着于假体上。肱骨近端肿瘤切除后如何将残余的肩袖结构附着于假体是目前重建手术的难点，重建后的肩袖结构常无法提供足够的肩袖功能，术后肩关节的活动范围较术前降低。郭卫等回顾性分析了肱骨近端原发恶性骨肿瘤患者的病例资料，肱骨近端肿瘤切除后采用假体重建，术后肩关节外展 30° ~ 60°。

2. 肩袖功能不全目前仍然是肱骨近端肿瘤切除重建术后的主要问题之一，即使能够保留三角肌和腋神经，肩袖运动依然受限。对于合并肩袖损伤的患者，无约束的全肩关节或半肩关节重建术的临床预后往往较差。假体重建合并同种异体骨移植提供了一种重新固定肩袖残端的方法。2000—2015 年，El Beaino 等对 21 例肱骨近端肿瘤患者施行了肿瘤切除同种异体骨移植合并半肩关节假体重建术，所有患者均患有恶性或侵袭性肿瘤，在肿瘤切除的同时保留了三角肌、腋神经和关节盂。术后功能令人满意，但是并发症发生率仍然较高。患者的平均随访时间为 97 个月（20 ~ 198 个月），术后 1 年平均 MSTS 评分为 86%，术后 5 年平均 MSTS 评分为 78%。不足之处是并发症发生率仍然较高，主要的并发症包括 12 例肩关节半脱位、10 例延迟愈合、9 例肱骨大结节骨吸收和 3 例无菌性松动。

3. 对于肱骨近端肿物切除术后最好的关节重建方法尚未形成共识，使用反肩关节假体可达到较满意的中期功能结果（图 2-7-10）。Nota 等收集了 150 例接受肱骨近端广泛切除肩关节重建患者的资料。肱骨近端切除后的重建方法包括三种：同种异体骨关节移植、肩关节假体或同种异体骨假体复合物。研究发现接受这三种重建方法的患者术后功能未见明显差别，接受同种异体骨关节移植的患者发生骨折的风险较高，该组患者假体生存率更低、翻修率更高。

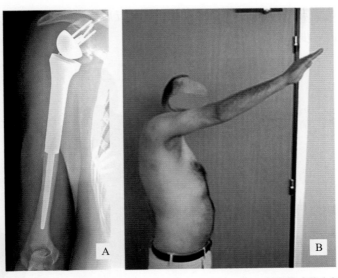

图 2-7-10　A 右侧反肩关节假体重建；B 术后 1 年，肩关节功能良好

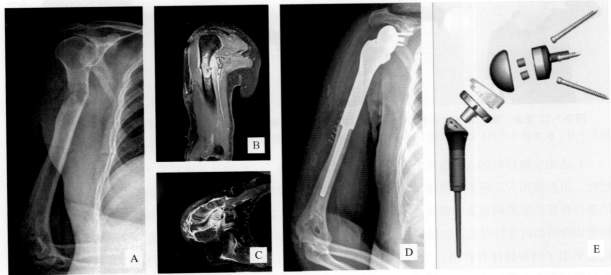

图 2-7-11　患者，男，58 岁，右肱骨近端孤立性肾癌转移，肿瘤大段切除、肿瘤型反肩假体重建术。A-C 术前影像学（X 线、MRI）提示右侧肱骨近端溶骨性破坏伴病理性骨折；D 术后 X 线片提示假体在位；E 肿瘤型反肩假体结构模式图（图片由浙医二院叶招明团队提供）

　　Streitbuerger 等认为肱骨近端肿瘤切除假体重建术后的肩部功能通常是令人满意的，可满足大部分日常活动对上肢的功能要求。术后主要的功能问题仍然是肩部肌肉韧带组织的丢失和韧带附着点的丢失。他们观察分析了 18 例肱骨近端肿瘤切除反肩关节假体重建的患者的功能结果，术后平均随访时间为 33 个月（10 ~ 120 个月）。患者的平均 MSTS 评分为 24.6 分，腋神经功能完整的患者平均肩关节外展角度为 78°、平均肩关节前屈角度为 88°，但是 4 例三角肌受损患者的活动度明显降低，平均肩关节外展角度为 37°、平均肩关节前屈角度为 35°。对于没有三角肌功能的患者，使用反肩关节假体重建对于改善肩关节活动范围没有明显作用。

　　Bonnevialle 等为 10 例肱骨近端恶性肿瘤患者施行了肿瘤切除反肩关节假体重建术，术后随访时间至少为 2 年，平均随访时间为 42 个月。8 例患者完成了随访，平均 Constant-Murley 功能评分为 52 分，平均 MSTS 评分为 20.25 分。假体术后并发症的发生率较高，3 例出现假体不稳定，反肩关节假体重建的长期结果需要进一步观察研究。肱骨近端肿瘤切除后使用反肩关节假体可达到较满意的中期功能结果，但是长期的结果仍有待进一步观察。

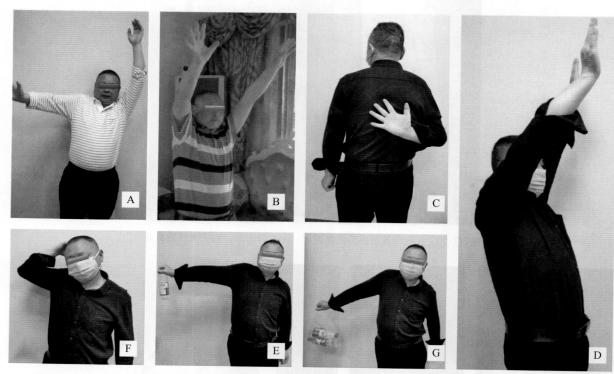

图 2-7-12 患者，男，58 岁，右肱骨近端孤立性肾癌转移，肿瘤大段切除、肿瘤型反肩假体重建术后功能随访。A 术后 7 个月；B 术后 9 个月；C-G 术后 18 个月（图片由浙医二院叶招明团队提供）

4. 适用生物材料如人造血管补片或聚丙烯对苯二甲酸乙二醇酯补片重建肩关节关节囊可增加关节稳定性。虽然使用人工肩关节假体重建可以保留肩关节的部分功能，但金属材质的特性使假体表面常常无法获得良好的软组织包裹和黏附。术后肩关节的不稳定常表现为肱骨假体半脱位或完全脱位，肱骨近端肿瘤切除后如何维持肩关节的稳定性是目前重建的难点之一。为了解决这一难题，部分假体进行了改进，包括采用了同种异体骨移植、预留孔隙缝合固定软组织、多孔涂层及金属铆钉等等。近年来，采用生物材料如人造血管补片或聚丙烯对苯二甲酸乙二醇酯补片逐渐应用于重建肩关节关节囊以增加关节稳定性。该方法将盂肱关节周围剩余的肌肉组织包裹缝合于补片上，以利于术后瘢痕形成，使软组织与金属假体获得良好的附着，增加了肩关节稳定性，减少了假体脱位的发生。

汤小东等在 5 年的时间里，对 41 例肱骨近端肿瘤患者进行了关节内肿瘤切除假体重建手术治疗。12 例患者（29%）失访，29 例患者完成随访，平均随访时间 45 个月（24 ~ 70 个月）。其中有 14 例患者使用人工补片进行软组织重建，15 例患者未使用人工补片。人工补片包裹在肱骨近端假体周围，借助人工补片固定重建软组织功能（图 2-7-13）。采用人工补片的患者肌肉骨骼肿瘤学会（MSTS）功能评分为（24±2）分、美国肩肘外科医师协会（ASES）评分为（85±1.1）分，未采用人工补片的患者肌肉骨骼肿瘤学会（MSTS）功能评分为（20±3）分、美国肩肘外科医师协会（ASES）评分为（72±1.7）分，两组分数均具有显著性差异。采用人工补片的患者在肩关节前屈、外展和外旋方面的活动度也优于未采用人工补片的患者。

5. 目前，进行反肩关节重建治疗肱骨近端肿瘤的同时进行同种异体骨移植也存在一定争议。Guven 等回顾性分析了 10 例反肩关节重建但不进行同种异体骨移植治疗肱骨近端肿瘤患者的临床资料，肱骨

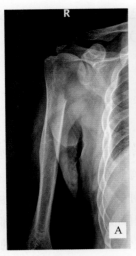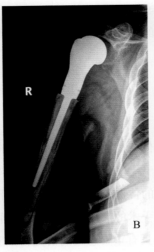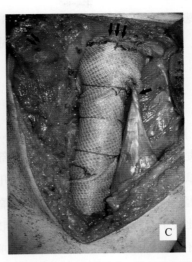

图 2-7-13　A 右肱骨近端转移瘤，骨质破坏；B 人工补片包裹在肱骨近端假体周围，借助人工补片固定重建软组织功能；C 术后假体位置满意，无松动

假体选择肿瘤假体，术中使用不可吸收的缝合线将肩袖肌肉断端重新固定到假体上。患者平均年龄为49.4 岁；平均切除长度为 10.2cm（6 ~ 16cm）；平均随访时间为 18.2 个月（6 ~ 27 个月）。术后，患者肩关节前屈可达 96°（30° ~ 160°），外展可达 88°（30° ~ 160°），外旋可达 13°（0° ~ 20°）。Constant Murley 的平均得分为 53.7%，肌肉骨骼肿瘤协会（MSTS）的平均得分为 78.1%。疼痛视觉模拟量表（VAS）的平均得分为 1.3 分。所有患者在随访期间均未出现局部复发或感染迹象。作者认为反肩关节重建术无需进行同种异体骨移植即可获得功能令人满意的结果和实现肩部的稳定。应用反肩关节重建术治疗肱骨近端恶性肿瘤是一种减少手术时间和降低手术复杂性的方法。

6. 全肩胛骨切除术后的手术重建目前仍然是一个难题。王佰川等于 2011—2013 年对 8 例肩胛骨恶性肿瘤患者施行了全肩胛骨切除限制型肩关节假体重建手术治疗。其中 3 例患者死于肺转移，5 例患者获得随访，平均随访时间为 61.8 个月。5 例患者均获得了令人满意的肩部外形和功能结果，上肢的平均MSTS-93 功能评分为 23.5 分。2 例患者发生了肺转移，2 例患者出现肋骨骨折，1 例患者出现假体外露，没有出现感染、皮瓣坏死、脱位和无菌性松动等并发症。Öztürk 等为 4 例肩胛骨肿瘤合并肱骨近端肿瘤患者施行了肿瘤切除全肩胛骨假体 + 肱骨近端假体重建治疗（图 2-7-14），术后疼痛控制和功能结果满意。

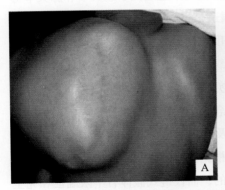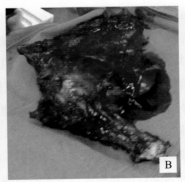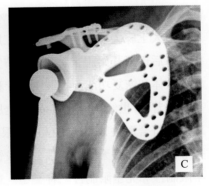

图 2-7-14　A 肩胛骨肿瘤合并肱骨近端肿瘤患者肩部肿块；B 关节外肿瘤切除；C 全肩胛骨假体 + 肱骨近端假体重建

7. 肿瘤分期、肿瘤体积以及切除类型是肩部恶性肿瘤患者术后生存的重要预测指标。Angelini 等分析了 54 例肩关节周围肿瘤患者的术后功能结果和并发症，所有患者均接受经关节外肩关节切除和肱骨近端假体重建手术治疗。研究发现对于肿瘤体积 <549cm³ 和 VI 型切除的无肿瘤转移的患者，生存率明

显更高。患者术后功能结果令人满意，MSTS 的平均得分为 25 分。不足之处是并发症发生率较高，共有 19 例患者（35.2%）发生了并发症，最常见的并发症是软组织衰竭、肩关节不稳。

三、肘关节人工假体重建

（一）假体的类型与特点

四肢是原发性和转移性骨肿瘤的好发部位。在 20 世纪 70 年代之前，由于缺乏稳定可靠的重建手段，针对这些病变的主要治疗方法是截肢。近几十年来，随着影像学、材料学、辅助治疗和手术技术的发展，保肢术已经取代截肢术成为治疗四肢骨肿瘤的首选方法，目前大多数骨肿瘤中心的保肢率都在 90% 以上。Simon 等比较了骨肉瘤患者保肢手术与截肢手术的疗效，结果显示尽管保肢术可能会增加局部复发的风险，但是不会影响患者的长期生存率。这项具有重要意义的研究为四肢骨肿瘤各种保肢手术的广泛开展提供了理论依据。

在肿瘤切除后，有多种重建方式可供选择，包括自体骨移植、同种异体骨移植、瘤段灭活再植、关节融合术、人工假体和自 / 异体骨假体复合重建。每种方法都有其优劣性，采用哪种方法需要根据肿瘤性质、侵袭程度和患者意愿等多方面综合考虑。与其他重建方法相比，人工假体重建相对简单易行，允许患者早期负重，早期并发症较少并且能获得良好的功能和外观，因此在保肢手术中得到了广泛应用。肿瘤型假体置换术的一般适应证是骨骼恶性肿瘤切除后的肢体重建，侵袭性（3 期）良性肿瘤和伴有骨质破坏或病理性骨折的孤立性骨转移瘤。

人体上肢的灵巧性依赖于肘关节的良好状态。肘关节由肱尺关节、肱桡关节和上尺桡关节组成。正常的肘关节有 140° ~ 150° 的屈伸活动范围，前臂可旋前及旋后，但日常生活中的绝大多数动作可在屈伸 100° 的活动范围内完成。肘关节的主要功能为摆布手的位置、为前臂运动提供一个轴心和在患者需要助行器行走时发挥负重关节的支撑作用。但肘关节的功能障碍不类似于髋关节和膝关节的功能障碍，后者可以使用外部支具如轮椅或拐杖进行弥补。

肘关节周围的重要解剖结构比较密集，单纯的肿瘤切除或刮除术很有可能会导致肘部及腕部的关节不稳甚至功能丧失。人工全肘关节置换术可以很好地解决这个问题，恢复关节的稳定性及功能。然而，肘部是原发性骨肿瘤或转移性疾病的罕见部位，肘关节周围骨肿瘤的发病率远远低于髋关节和膝关节等部位，发病率仅占全身骨肿瘤的 1%，因此对于肘关节重建的相关报道是很少见的。

与人工膝关节置换类似，人工肘关节置换最初也是用于治疗重度创伤、骨关节炎及类风湿关节炎等疾病，后逐渐开始用于重建肘关节大段骨缺损。在原发性骨和软组织肿瘤中，人工肘关节置换术可用于保留肢体和恢复功能。在继发性骨和软组织肿瘤中，人工肘关节置换术可用于缓解病痛和恢复功能。

随着 20 世纪 70 年代第一款全肘关节假体问世，假体的设计理念在不断更新，从完全限制型假体发展为更符合肘关节生物力学的半限制型假体（Sloppy-Hinge），以及非限制型假体（表面置换）。全肘关节假体根据有无铰链组件分为铰链式假体和非铰链式假体两种；根据假体的限制程度分为非限制性、半限制性和完全限制性三种类型。通常非铰链式假体均为非限制性的，而铰链式假体有半限制性和完全限制性两种。由于骨肿瘤病例通常伴随着关节囊和侧副韧带的全部切除，因此肿瘤型肘关节假体常常无法采用非限制性假体。

Coonrad-Morrey 半约束肘关节假体（Zimmer，美国）是目前国际上使用最为广泛的一种非定制肘关节假体（图 2-7-15）。固定方式采用骨水泥固定，假体允许有 8° 的内、外旋和 8° 的内、外翻以保证关节的适度活动范围。为了减少假体向后方移位和轴向旋转的应力，该假体的肱骨段还有一个向前延伸的凸翼组件，这种凸翼设计明显降低了"雨刷效应"引起的肱骨侧假体柄的松动风险，并可在肱骨前侧进行植骨，形成皮质外骨桥以进一步稳定假体。

该假体在假体与肱骨和尺骨的接触部位还拥有钛浆涂层或珊瑚面以促进皮质外固定。这种非定制假体的优点在于术者可在手术期间根据截骨长度和患者的骨骼特点灵活地进行修改，使用最佳尺寸的组件进行重建，这避免了定制式假体存在假体尺寸和患者实际情况不匹配的情况。另外，在翻修手术中，组配式假体还允许只更换受损组件，或更换更长的延长杆以弥补患肢短缩，但是缺点为当骨缺损非常巨大时，仅仅依靠假体无法完成稳定的重建，需要额外植骨或进行异体骨－假体复合重建。

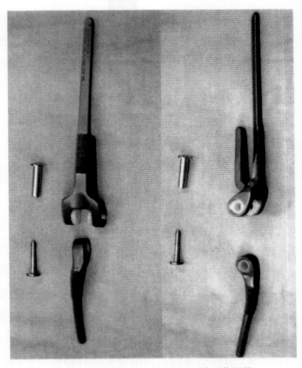

图 2-7-15 Coonrad-Morrey 肘关节假体

除了 Coonrad-Morrey 肘关节假体，定制式假体也常用于肘关节周围肿瘤切除后的重建（图 2-7-16）。这些假体要求在术前根据影像学结果预测切除范围，精确定制与骨缺损和髓腔尺寸相匹配的假体。国内多使用的是定制型铰链式肘关节假体，依靠骨水泥与肱骨远端和尺骨近端进行连接。与 Coonrad-Morrey 肘关节假体类似，假体与两端骨髓腔的接触部位都喷涂有钛浆涂层，以实现更长久的假体稳定性。由于尺骨的骨髓腔较细，难以注入足够的骨水泥，因此尺骨部分的假体柄具有螺纹设计，可以旋入骨髓腔中，从而在一定程度上防止后期无菌性松动的发生。此外，由于尺骨骨髓腔的直径较小且弯曲度较大，因此尺骨侧的假体柄一般较细，直径在 6 ~ 7mm，长度在 6 ~ 8cm，否则容易造成皮质骨的穿透。另外还需要足够的软组织覆盖以抗感染。然而，定制假体需要临床医生根据术前的影像学资料预测截骨范围，然后在工程师的配合下制造与患者骨缺损和髓腔尺寸相匹配的假体。这无疑是耗时且昂贵的，最可怕的是病人有可能因此错过最佳的治疗时机。随着国内外肿瘤假体置换手术量的增加，需要花费几周时间制作的定制式假体逐渐不能满足临床需求。目前，定制假体多用于满足患者特殊的重建需求。

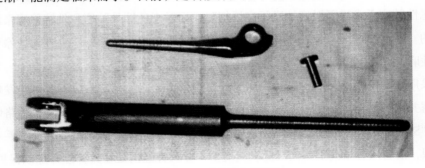

图 2-7-16 肘关节定制假体

除了上述假体，德国 MUTARS 肘关节假体也在部分国家得以应用。不同于定制假体，该系统是具有钛合金组件的组配式固定铰链假体。此假体重建的最小肱骨切除长度为 6cm，重建长度以 2cm 为单位进行调整，前臂允许扭转的幅度为 10°。假体柄可以采用骨水泥固定，并在部分假体设计中有银涂层。

这种假体的组配性简化了术前准备的流程，术者可在手术期间根据患者实际的截骨长度和自身的骨骼特点灵活地对假体各组件进行修改，使用最佳形态的组件进行重建，从而有效避免了定制式假体存在的假体尺寸和患者实际情况不匹配的问题。另外，在翻修手术中，组配式假体允许术者只更换受损的组件而不是整个假体，对于出现双侧肢体不等长的病人，还可以通过更换不同长度的延长杆或不同厚度的垫片来恢复患肢长度。

（二）适应证与禁忌证

1. 适应证

（1）肘关节周围 Enneking 分期 II_A 和对化疗反应好的 II_B 恶性骨肿瘤。

（2）侵袭性（3 期）良性骨肿瘤。

（3）伴有骨质破坏和（或）病理性骨折的孤立性骨转移瘤。

（4）患者全身条件及局部骨质与软组织条件允许进行广泛切除和随后的假体重建。

（5）围手术期可以规律接受化疗或放疗等辅助治疗。

（6）假体置换术后的肢体功能不差于截肢后安装义肢的功能。

（7）假体置换术后的肿瘤复发率及患者生存率不差于截肢术。

（8）全身其他转移病灶得到有效的控制与治疗。

（9）骨肿瘤未侵及周围重要的神经血管结构。

（10）医生熟悉掌握肿瘤外科切除原则和安装肿瘤假体的注意事项。

2. 禁忌证

（1）明显侵袭周围重要神经血管结构的巨大肿瘤。

（2）已经发生远处转移的 Enneking III 期恶性骨肿瘤。

（3）伴有多发病理性骨折及多间室侵袭的骨肿瘤。

（4）I 期和 II 期的良性骨肿瘤。

（5）患者一般情况差或局部软组织条件差。

（6）无法进行广泛切除的巨大恶性骨肿瘤。

（7）全身其他多处转移灶未得到有效控制的晚期病人。

（三）手术方法

与其他部位的骨肿瘤相同，肘关节周围骨肿瘤的切除也应遵守广泛切除的肿瘤外科原则，保证术后的低复发率。恶性肿瘤手术需要对病灶进行广泛切除，而对于良性骨肿瘤和骨转移瘤来说，一个边缘切除可能是足够的。在这些情况下，肿瘤切除会导致巨大的骨缺损。另外，该位置的切除可能会导致神经暂时性或永久性麻痹，这可能是由于损伤距离肿瘤过近的神经引起的。

手术可以采用后内侧入路，这可以减少屈肘时伤口张力，避免伤口愈合不良等并发症，偏内侧切口还具有容易暴露并保护尺神经的优点。如果病变在肘部前方形成较大肿块而无法从后路切除时，可以加用肘关节前方"S"型切口完成前后路联合入路。根据术前 MRI 确定切除范围，确定手术切口大小。弧形绕开肱骨内髁，沿着尺骨嵴向下，向尺侧剥离皮瓣，在尺神经沟处显露神经并加以保护。

全肘关节置换中对于伸肌装置的正确处理是手术成功的关键，这关系到术中假体能否准确安放和是否引起术后肱三头肌肌力减弱等问题。根据是否剥离肱三头肌在鹰嘴上的止点，伸肌装置的处理大致分为保留和剥离两种。肱三头肌止点剥离术式可以使手术野暴露充分，但面临的主要问题是术后肱三头肌止点断裂和截骨不愈合，最终导致肱三头肌肌力变弱并影响患者正常的手部活动。

肱三头肌腱膜"舌形瓣"的出现可以很好地解决伸肌装置如何处理的问题。矩形舌形瓣的基底位于鹰嘴，宽 2 ～ 3cm，长约 10cm，在腱膜与周围肌肉连接处的内侧切开，保证舌形瓣周围仍与部分腱膜不分离，这样做有利于腱膜的闭合。之后将舌形瓣逆向翻开。肱三头肌内侧头在肱骨后正中线纵向切开，向两侧牵开，向下翻起筋膜瓣，保留在尺骨的附着点。如果病灶在肱骨远端，则向上延长切口；如果病灶在尺骨近端，则向下延长切口。切除关节囊和关节内的病变组织，保留屈腕和伸腕肌群在肱骨内上髁和外上髁的起点。

肱三头肌腱膜"舌形瓣"的优点在于：肱三头肌的鹰嘴附着点可以不受损害，保留了伸肘装置和筋膜-鹰嘴-骨膜复合体的连续性；肱骨后方的肌皮瓣游离范围小，保留了支配肱肌的血管和神经；舌形瓣翻开之后，可以直视肘关节后侧结构，术野暴露充分；不影响肱骨内外髁上附着的指屈肌群和指伸肌群的起点；腱膜缝合后愈合快，可以减少患肢制动时间，尽早进行功能锻炼。

对于肱骨远端的肿瘤，在肿瘤切除后应尽量修复前臂及旋前、旋后肌肉的起止点，以最大程度上促进术后功能的恢复。对于尺骨近端的肿瘤，在切除肿瘤后，先将尺骨侧假体柄旋入骨髓腔中，然后安装肱骨远端假体。安装肱骨远端假体前，切除肱骨远端的髁间窝，保留肱骨内外髁，然后将假体插入髁间窝之中。这样既保留了肌肉的起止点，又能防止假体过度旋转。行肱骨远端和尺骨近端扩髓后，安装假体试模，测试关节屈伸度和假体适配度。需要注意的是，假体的植入应在肘关节完全屈曲位时进行，在两侧骨髓腔中注入骨水泥之后再将两侧假体柄插入骨髓腔中。随后将铰链组件连接锁定，检查假体的稳定性。一般来说，肱骨侧假体柄可以选用骨水泥固定；尺骨侧由于骨髓腔直径狭小，除骨水泥固定外也可以选用生物固定。

骨肿瘤手术涉及广泛的软组织切除以获得阴性切缘，如果这些软组织缺损得不到有效的覆盖，术后就可能伤口愈合不良或感染而导致保肢手术的失败。使用带血管蒂的肌瓣或肌皮瓣不仅达到了最初的覆盖目标，而且还能增强局部环流效应，这对于正在接受放疗或化疗的患者尤其具有重要意义。

术后，所有患者均应接受 5 天的静脉抗生素治疗。肘部应于屈肘 60° 位固定 2 周，但手术后应立即允许无限制的肘部被动伸展活动。术后 2 周开始主动活动，但需要避免抗阻力的伸肘训练。外固定支具佩戴 1 ～ 2 个月后可去除（图 2-7-17）。

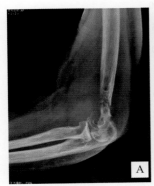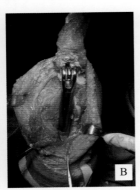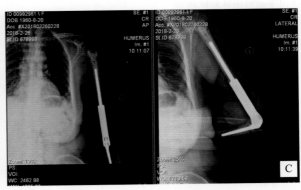

图 2-7-17　患者，女，60 岁，左肱骨下端血管瘤肘关节置换术。A 术前 X 线片；B 术中假体置换情况；C 术后 1 年随访情况

（四）术后功能评价

与其他部位的关节置换一样，肘关节置换术后良好的功能恢复对于患者保持正常工作和生活是十分重要的。僵硬的、活动受限的肢体无法达到保肢手术的预期目的，并且患者还随时面临着发生假体相关并发症的问题。假体置换手术只有配合术后康复才能获得最佳的手术效果。康复的目的在于：恢复肌力，

避免假体受力过大；增加关节的活动范围，避免关节的僵硬或挛缩；预防一些术后并发症如深静脉血栓的发生；帮助患者获得最接近正常人的运动和生活能力，使患者更好地融入社会。

肿瘤型假体置换的治疗效果可以从多方面（身体功能、精神状态、外貌改变、社交能力等）进行评价。骨肿瘤患者保肢术后功能评价广泛采用的是骨肿瘤保肢功能评分系统（MSTS 评分）和多伦多保肢评分系统（TESS 评分）。两者的区别在于：MSTS 评分由临床医生完成并且主要在解剖学水平评估临床参数，而 TESS 评分由患者完成并且主要反映他们在手术后适应日常生活的能力。两种评分系统都在前言中进行了详细描述，故此处不再赘述。

除了以上两个经典的骨肿瘤保肢功能评分之外，肘关节专用的 MEPS 评分也被临床医生广泛应用，这个评分更加专注于肘关节疼痛和相关活动情况（表 2-7-1）。评分可以评估疼痛（0 ~ 45 分）、肱尺关节活动度（5 ~ 20 分）、肘关节稳定性（0 ~ 10 分）和患者日常功能（包括自主完成梳头，吃饭，卫生，穿衣和穿鞋这 5 项功能任务）（0 ~ 25 分）。该评分总分 100 分，90 分以上为优秀，75 ~ 89 分为良好，60 ~ 74 分为一般，小于 60 分为差。

表 2-7-1　肘关节 MEPS 评分

功能	评分
疼痛（45 分）	
无	45
轻	30
中	15
重	0
运动（20 分）	
活动范围 100°	20
活动范围 50° ~ 100°	15
活动范围小于 50°	5
关节稳定性（10 分）	
无明显内外翻松动	10
内外翻松动小于 10°	5
内外翻松动大于 10°	0
日常功能（25 分）	
梳头	5
饮食自理	5
个人卫生自理	5
穿衬衫	5
穿鞋	5
总分	100

Athwal 等回顾了 1980—2002 年进行肘关节肿瘤切除假体置换的 21 例患者的临床资料。结果显示所有患者的平均疼痛评分从 2 分（0 ~ 15 分）改善到 32 分（15 ~ 45 分），在最后的随访中，有 15 例（75%）患者保持了轻度疼痛或无疼痛；肘部的平均运动范围从 48°（0° ~ 95°）增加到 92°（35° ~ 135°）；日常活动的平均得分也从 3 分提高到 17 分。所有患者平均肘关节 MEPS 评分从 22 分（5 ~ 45 分）提高到

75 分（55 ~ 95 分）。在 6 例淋巴瘤患者中，有 2 例效果优异，2 例良好，2 例可接受。在 10 例转移瘤患者中，有 1 例功能优异，1 例良好，7 例可接受，1 例较差。所有局部复发的患者均具有较差的功能结果。在最后的随访中，3 例卧床不起，5 例需要依靠轮椅活动，这些主要是因为肿瘤转移导致的脊髓压迫症状。

Henrichs 等回顾了 1998—2014 年接受 MUTARS 肱骨远端模块化假体重建的 12 例患者的临床资料。功能结果显示 MSTS 平均得分为 24 分（20 ~ 30 分）；平均弯曲角度为 108°（70° ~ 150°）；6 例（55%）发现了超过 10° 的伸展滞后，其中 2 例在强化物理治疗下获得了改善。

国内燕太强等报告了 11 例严重肘关节类肿瘤病变切除后使用肘关节假体进行重建的临床疗效。患者术后的肘关节功能得到明显提高，平均屈伸活动度由术前的 50.5° 改善至术后的 105.9°，差异有统计学意义；旋前旋后范围由术前的 105° 改善至术后的 123.2°，差异有统计学意义。术后平均 MEPS 评分为 89 分，与术前相比，提升了 46.9 分，差异有统计学意义。术前 2 例存在尺神经损伤，其中 1 例在术后 2 年仍未恢复，另外 1 例在术后半年恢复正常。他们还对半限制型假体与完全限制型假体的功能差异进行了比较，结果显示术前和术后的肘关节屈伸范围、旋前旋后范围以及 MEPS 评分等均无统计学差异。

进行肘关节置换的患者应在术后 2 ~ 3 周就进行康复训练，以最大程度上减少粘连，恢复肌力。8 周后多数患者的关节活动度可以恢复正常，可以完成肘关节屈曲 90°，80% 的患者可以保留前臂的旋转功能。尽管如此，肘关节置换的病人在日常活动中仍应该避免手提重物或前臂过度旋转等行为，以免假体受力过大而出现假体松动或断裂。

（五）并发症的诊断与处理

关于肘关节肿瘤切除假体置换的相关研究较少，这是由于肘关节周围肿瘤的相对罕见性导致的。多数研究显示肘关节假体的相关并发症发生率较低，主要类型也与其他部位的肿瘤假体类似，包括无菌性松动、假体周围感染和假体折断等。

1987 年，Ross 等回顾了 14 例肘关节肿瘤切除后使用假体置换重建的患者资料，所有患者均使用具有不同长度的肱骨和尺骨组件的定制式假体，包括 9 例全肱骨置换术和 5 例肘关节置换术。3 例患者发生肿瘤复发，术后并发症包括神经麻痹和感染，发生率分别为 31% 和 11.5%。保留肢体的每位患者均实现了手臂稳定和手部功能良好的运动。

Kulkarni 等描述了 10 例因肱骨远端肿瘤接受全肘关节置换的临床疗效，包括 5 例肉瘤，2 例浆细胞瘤，2 例转移瘤和 1 例巨细胞瘤，所有植入物都是 Stanmore 定制式人工肘关节假体。在可进行随访的 6 位患者中，所有患者的功能均令人满意，并且疼痛得到了缓解。3 例患者接受了翻修手术，以纠正其肱骨组件的无菌性松动和聚乙烯衬套的磨损。术后未出现假体相关感染的情况，也没有神经麻痹或肿瘤局部复发的病例。随访时发现，肘关节的平均屈曲畸形为 15°（0° ~ 35°），平均屈曲范围为 115°（110° ~ 135°）；平均 TESS 功能结果评分为 73%，大多数患者可以保证正常的工作和生活。

Weber 等回顾了 23 例接受肘关节假体置换术或全肱骨置换术患者的临床资料。74% 的患者实现了肿瘤的局部控制，而 96% 的患者疼痛得到了明显改善。早期并发症的发生率为 35%，最常见的并发症是神经损伤（17%），其次是深部感染（9%）。5 例（22%）患者出现了假体周围的骨溶解或无菌性松动，其中 2 例患者需要进行翻修手术。在 12 例活着的患者中，随访时间平均为 46 个月（24 ~ 124 个月），平均 MSTS 功能评分为 23 分，其中肘关节置换患者评分为 83%，全肱骨置换患者的评分为 71%。积极地进行肘关节置换可提供令人满意的功能结果，而不会危及患者预期生存。

Athwal 等回顾了 1980—2002 年进行肘关节肿瘤切除假体置换的 21 例患者的临床资料。在最后一次随访中，5 例（25%）患者发生了局部复发，12 例（60%）患者发生了广泛转移，5 例（25%）患者仍然存活。有 10 例（50%）患者发生了假体相关并发症；5 例（25%）患者患有神经损伤，其中 1 例患者的尺神经裂伤率达到 60%，该患者进行了初步修复并在随后进行了神经松解术，但仍存在持续的神经损伤症状；3 例患者出现了神经麻痹（1 例尺神经，1 例桡神经，1 例尺神经和桡神经），症状平均消退时间为 4 个月（2.5 ~ 5 个月）。其他早期并发症包括 1 例术中尺骨劈裂骨折合并环扎后愈合不佳，以及 1 例患有复杂区域性疼痛综合征的患者。尽管大多数患者进行了化疗和放疗，但在随访中未发现伤口不愈合或深部感染的病例，表明围手术期放疗和（或）化疗不一定有害于肘部周围的伤口愈合。然而，肘关节假体置换研究的小样本量可能无法表示真实的感染率。

　　关于肘关节肿瘤假体重建的最新研究是由 Henrichs 和其同事在 2019 年完成的。他们纳入了 1998—2014 年接受 MUTARS 肱骨远端模块化假体重建的 12 例患者（6 例女性和 6 例男性），并排除了全肱骨重建的患者，平均随访时间为 91 个月（13 ~ 229 个月）。关于局部肿瘤控制，在 8 例恶性病变患者中有 3 例（38%）发生了局部复发。11 例患者中有 6 例（55%）发生并发症。5 例（45%）有并发症的患者需要进行翻修，其中 2 例（18%）需要多次翻修。4 例患者发生了严重并发症（假体失败），假体失败的最常见原因是肱骨干的无菌性松动。手术至无菌性松动之间的中位时间为 33 个月（10 ~ 122 个月）。使用非骨水泥肱骨组件的 6 例患者中有 2 例（33%）发生无菌性松动，使用骨水泥肱骨组件的 4 名患者中有 1 例（25%）发生无菌性松动。其他并发症包括 1 例患者的尺骨侧假体柄无菌性松动和另 1 例患者的假体周围感染。3 名患者表现出暂时的桡神经麻痹，1 例进行了神经松解，但功能障碍仍然持续。1 名患者出现了伤口愈合不良。综上所述，研究结果显示，术后 2 年和 5 年的假体存活率分别为 82% 和 64%。

　　相对于其他部位的假体置换来说，肘关节置换术后的神经损伤是相对常见的一种并发症类型。当肘关节肿瘤向外生长形成软组织包块时，为了完整切除肿瘤可能会伤及神经结构。有可能损伤的神经包括正中神经、桡神经和尺神经等，其中尺神经最容易损伤，因此应在术中仔细游离并加以保护。部分学者认为手术切口的正确选择可以有效降低神经损伤的风险。国外报道应用 Coonrad-Morrey 肘关节假体治疗骨肿瘤病人时采用后内侧入路，其中 25% 的患者出现了神经损伤的症状，尺神经最常见，其次是桡神经。他们认为神经损伤的原因在于病理性骨折导致的解剖异常、术前放疗史和既往肘关节手术史。肘关节后内侧入路可以很好地显露尺神经、肱骨远端和尺骨近端，进而避免损伤重要结构。切开或者舌形瓣保留肱三头肌腱膜的操作，可以较少地损伤肱三头肌，利于术后的早期康复。

四、股骨近端假体及重建

　　股骨近端是骨肿瘤的好发部位之一，病变可造成股骨近端支撑力下降，易导致病理性骨折，骨折后可引起患者剧烈疼痛、患肢功能丧失等并发症，严重影响患者的生活质量，给治疗及护理带来困难，此外，长期卧床引起的并发症亦增加了患者的死亡率。手术治疗股骨近端骨肿瘤不仅可以有效缓解疼痛、恢复患者的肢体功能，也可以提高肿瘤患者的生活质量，达到治疗的目的。手术治疗可选择内固定治疗和人工假体重建。由于在行走时股骨近端骨质承担的压力较大，因此对于内固定的稳定性要求很高，对于股骨近端病理性骨折的患者，通常使用的内固定包括空心钉、DHS、DCS、PFN、Gamma 钉，这些方法并不能达到坚强固定，许多患者往往需要二次手术；另外，患者术后不能立即负重、骨折不愈合、肿瘤复发等风险也限制了其应用。随着技术的发展，肿瘤型髋关节假体置换术成为治疗股骨近端病理性骨折的首选方案，治疗的成功率达到了 93%。尤其其对于骨质疏松的老年患者和一般情况较差的患者，肿瘤型髋关节假体置换临床疗效更佳，其可以使患者在最短的时间内获得最稳固的肢体固定，并能明显地减轻疼痛，早期恢复日常活动。肿瘤型髋关节置换术的成功得益于人工假体的发展，假体组件的组配化、解剖型外观和良好的功能效果，均是假体系统在临床上应用越来越广泛的原因，但假体系统与无菌松动、机械断裂和感染等中长期问题有关。因此，详细了解股骨近端人工假体对手术的成功、术后康复具有重要意义。

（一）国内外知名厂家肿瘤型髋关节假体的介绍及设计特点

1. MUTARS（modular universal tumor and revision system，德国）

自 1992 年以来，MUTARS（组配式通用肿瘤和翻修系统）被成功应用于临床，主要用于治疗四肢的骨缺损。它的组配式设计显示了良好的功能效果，可对四肢骨缺损进行个体化治疗，包括相邻关节的成形术均可以成功解决。由于组配式通用肿瘤和翻修系统可以改变股骨颈的长度、角度以及抗扭转角度，因此，它适用于各种不同类型的骨缺损患者。该假体的主要设计特点包括：①可为各种骨缺损提供功能替换的机会，而与缺损原因、肿瘤切除、骨折或与感染相关的假体移植无关。②可与常规关节部件相结合，可进行半髋关节置换术和全髋关节置换术。③有两种类型的假体柄可供选择：一种用于非骨水泥固定（Ti-6Al-4V），另一种用于骨水泥固定（Co-Cr-Mo）。非骨水泥柄具有表面微孔结构，并涂有羟基磷灰石涂层，假体柄横截面呈六棱型，可以提供最佳的髓内固定，有一定的弧度，保持股骨的解剖曲率。④所有部件的齿状连接面允许在术中精确调整旋转角度，以股骨反扭转角度 5° 的增量进行精确调整；可以避免或校正旋转失调。⑤ MUTARS 系统允许在术中以 20mm 的增量调整长度（全股骨置换的长度增量为 10mm），如有特殊要求，可提供 30mm 的延长片，延伸部件包含 40、60、80、100mm 四种规格，上述部件可满足各种长度类型的骨缺损。⑥使用 MUTARS 附着管（由 PET 聚对苯二甲酸乙二醇酯制成）进行软组织再修复或包膜重建，该附着管通过不可吸收的缝合材料固定在假体上，可有效防止髋关节脱位。⑦非关节表面和没有直接与骨骼接触的表面涂有银离子，可预防感染。⑧有特殊的锥形支架、RS 支架和 RS 连接装置，以满足骨特殊几何形状的需要。

MUTARS（组配式通用肿瘤和翻修系统）的一大特点就是肿瘤和翻修兼容，适用于肿瘤患者和翻修患者。为了对比肿瘤手术及翻修手术应用假体的临床疗效，Kamiński 等比较了在关节成形术中应用 MUTARS 系统的治疗效果，其中肿瘤转移患者 13 例，植入物松动翻修 21 例，两组病例均取得了很好的临床效果，在手术切除范围、手术时间和围手术期出血量方面均无明显区别；但在翻修关节成形术中使用 MUTARS 假体时脱位的风险很高。作者认为，这种原因与假体本身无关，是由切除肌肉附着物导致的肌肉稳定性降低所致，即使将肌肉组织缝合到 Trevira 网进行软组织重建，也不足以维持髋关节的稳定性，而术中使用大头、双极头或卡扣式髋臼可以降低脱位的风险。

为了评估假体的临床应用效果，Schmolders 等报告了 25 例病人，因假体置换失败和创伤手术失败而接受翻修手术，术中使用 MUTARS 系统重建关节功能，平均随访 16 个月，所有患者的关节功能得到明显改善，作者认为 MUTARS 可用于术中骨质严重缺损的患者，可取得良好的临床效果，但术后的感染率并没有降低，假体的表面银离子涂层的抗炎效果，需要进一步观察。

上文提到的 MUTARS RS 柄（Imantcast Ltd, Buxtehude，德国）主要用于再植。这是一种组配式的翻修支架，采用六棱型设计，表面覆盖一层羟基磷灰石，六棱型翻修柄具有解剖前曲的形状，用于非骨水泥植入。Ralf 等评估了 RS 柄在临床中的应用，对 43 例人工关节感染二期翻修术患者的临床结果进行回顾性分析，平均随访 3.86 年。这项回顾性研究显示，使用组配式的 MUTARS RS 柄，无菌松动率较低为 4.6%，作者认为较低的松动率与 RS 柄的六棱型设计有关，然而，临床病例样本量少，随访时间短，缺乏足够的远期随访时间可能导致结果的假阳性，远期效果仍待进一步观察（图 2-7-18）。

2. MRP（modular resection prosthesis, bioimpianti srl，意大利）

MRP 重建系统由 Gruppo Bioimpianti（意大利米兰）自 2001 年开始生产，是在 Ortopedico Rizzoli 研究所设计的内部假体的基础上进一步改进后生产的。MRP 假体设计的初衷是为了保持肢体的长度并维持髋关节的功能，并能获得满意的稳定性。基于此理念，组配式切除假体（MRP）系统结合了简单性和多功能性，为肢体重建提供了广泛选择。假体的设计特点是：① 135° 的颈干角改善了外展杠杆臂，优化了髋关节稳定性。② MPR 系统是由三个钛合金材质的组配式基本部件共同组成的，包括近端部件（135°颈干角）、远端部件、锁紧螺钉。各基本部件的规格如下：近端部件长（75、100、125、150、175、200mm）；远端部件长（140、160、180mm），直径（12、13、14mm）；锁紧螺钉长（75、100、125、150、175、200mm），不同长度的配件可自由组合，满足不同的手术需要。③ MPR 系统主体和阀杆通过锁紧螺钉连接在一起。④ MRP 假体近外侧的三个孔支持外展肌重建。

在假体应用的回顾性临床研究中，Calabro 等对 109 例接受 MRP 假体重建髋关节的患者进行了临床分析，其中 82 例为原发性肿瘤患者，27 例为翻修重建患者，结局指标为假体存活率和术后并发症。MRP 假体在 5 年和 9 年的总存活率为 74%；术后 14 例（13.6%）患者出现并发症，包括感染（5.8%）、脱位（3.9%）、局部复发（2.9%）和髋臼骨折（1%）。作者认为，与其他临床报道的肿瘤型假体脱位率（2%～11%）相比，本组病例的脱位率较低（3.9%），主要是由于术中对软组织进行了重建。综上所述，认为 MRP 假体是股骨近端肿瘤切除后有价值的重建选择（图 2-7-19）。

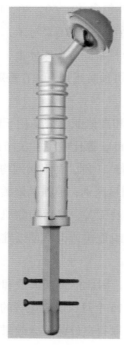

图 2-7-18　MUTARS（modular universal tumor and revision system）假体

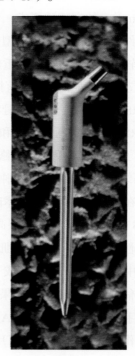

图 2-7-19　MRP（modular resection prosthesis，bioimpianti srl，意大利）

3. Megasystem-C（Link 公司，德国）

Megasystem-C 是德国 Link 公司生产的下肢肿瘤及重建系统，包括股骨近端假体、膝关节假体以及全股骨假体，主要的适应证是肿瘤手术、翻修和创伤后大段骨缺损、骨关节缺损翻修手术。由于其高度组配化，允许在股骨近端和远端以小增量进行部分骨以及全股骨的置换，Megasystem-C 系统的组配式特征有助于成功地解决术中问题。对其生物力学载荷、锚定原理的观察，以及植入部件的应用经过长期的临床检测后，已证明 Megasystem-C 系统具有较大的安全性，临床应用前景良好。具体设计特点如下：①使用高度组配化的植入物组件，提高术中灵活性，从而降低真正定制假体的成本；②组件可以与 MP 髋关节重建系统和 Endo-Model 全膝关节假体系统等标准植入系统兼容；③长度调整以 10mm 为增量，微孔种植体表面支持骨生长。

　　Megasystem-C 自应用于临床以来，取得了良好的临床效果。Senol 等通过前瞻性研究的方法对 52 例下肢原发性或转移性恶性骨肿瘤患者进行了分析，这些患者均接受了下肢恶性肿瘤广泛切除后使用 Megasystem-C 组配式假体系统进行肢体重建，结局指标为患者假体存活率、并发症。结果如下：累计患者存活率为 92.3%，累计假体存活率为 65.4%；18 例患者出现术后并发症，最常见的是感染（13%）和软组织相关问题（11%），所有患者均未发生无菌性松动（Ⅱ型失败）。短期随访结果显示，Megasystem-C 系统临床效果满意，并发症发生率较低，但远期效果需进一步观察（图 2-7-20）。

4. USTAR 系统（台湾 UNITED 肿瘤产品）

　　USTAR 肿瘤关节系统假体，该假体主要是针对那些需要特殊类型假体重建的患者。USTAR 肿瘤假体系统将大部分部件保持在轴上，可根据患者的不同情况，对关键部位进行量身定做。假体的这一特征允许外科医生根据患者的需要选择不同的部件。假体设计特点：①股骨头（球头）有四个长度可供选择，可自由调整长度；②假体柄的顶端软组织缝合孔可使假体加强固定，用

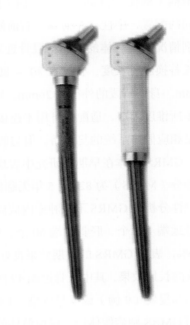

图 2-7-20　Megasystem-C 系统（Link 公司，德国）

于肌肉组织的修复，可最大程度恢复髋部肌肉的功能；③股骨近端组配式设计，可提供不同节段长度，以实现操作的灵活性，长度选择范围在 25mm、30 ~ 120mm 之间，可满足不同节段的骨缺损，使术中操作更加灵活；④假体柄顶端多孔涂层种植体 - 骨界面能促进骨生长和加强假体固定，防止骨溶解；⑤股骨远端柄有 3 种规格，直径分别是 11、13、15mm，且假体柄的设计更接近股骨的生物力学，可减少应力遮挡。

　　在 USTAR 肿瘤假体系统临床效果的回顾性分析中，Shu-Tai Shih 等对 12 例（12 髋）患者进行了分析，均是股骨近端骨缺损患者，采用股骨近端肿瘤假体重建髋关节功能，术后平均随访 5.7 年（3.3 ~ 9 年）。术后满意率 67%；并发症包括脱位 5 例（42%），深部感染 4 例（33%），异位骨化 1 例（8%），小腿短缩 > 3cm 2 例（16.7%），大转子移位 3 例（25%），假体无菌性松动 1 例（8%）；早期脱位率为 75%，但在术后使用外展支架后，脱位率随后降至 14%；其中 9 例患者平均 Harris 髋关节评分为 83 分（68 ~ 92 分），作者建议术后常规使用外展支架以降低脱位率。高脱位率的原因作者未进一步阐述，可能的原因是高龄患者软组织松弛、多次手术、外展肌受损、无法将外展肌安全地修复到金属假体上，以及术后软组织张力不足等（图 2-7-21）。

5. GMRS（global modular replacement system，stryker，美国）

　　是在上代假体 HMRS 的基础上进一步发展起来的，从 2003 年开始投入临床，经过十多年的临床应用，假体系统增加了颈部的长度，改善了关节的活动范围，更好地满足了不同患者的需要，GMRS 系统主要用于需要广泛骨切除和重建的患者。组配式设计的特点，可以使这些组件在术中自由组合。假体的设计

特点：①假体柄设计多种多样，现有骨水泥柄和生物型柄两种类型。骨水泥柄有六种配置：直型柄、弯曲柄和长弯曲柄，每种类型根据柄身体部分有或无皮质外多孔涂层进一步被分成两种类型。第一种样式包含皮质外多孔涂层部分，替换长度为40mm；另一种样式是不带多孔涂层部分，替换长度为11mm，有以下直径可供选择：11、13、15、17mm，材质均是由钴铬合金制成的。生物型柄有三种配置：直型带槽柄（柄长125mm）、弯曲柄（柄长150mm）和长弯曲柄（柄长200mm）。②股骨近端部分有三种不同的配置，中性、左前倾和右前倾方向，左右假体前倾15°，三种不同的配置可使该假体根据股骨的解剖情况决定假体的方向，股骨近端假体有135°的颈干角和固定孔来重建外展肌结构。③延长片用于延长替换股骨长度，长度在30～80mm之间时，增量为10mm，长度在100～220mm之间时，增量为20mm。身体节段的外径为26mm，可以堆叠延长片，以达到所需的重建长度。植入物之间的刚性连接由莫尔斯锥度固定，适配器可用于连接到上一代植入物。④GMRS假体系统配有一整套试验部件，试验部件是相应假体系统的复制品，但与假体系统是非锁定结构，根据材质很容易与假体区分。

　　GMRS假体在早期的研究中表现出较好的疗效，在由骨转移瘤和骨肉瘤患者组成的混合人群中，性能得分（MSTS）为82%，5年无翻修生存率估计为65%。在肿瘤内假体存活率的临床报道中，PALA等回顾性分析了GMRS下肢肿瘤内假体在一期和二期植入术中的效果，共植入假体295个，解剖部位包括：股骨远端199个、胫骨近端60个、股骨近端32个、全股骨4个，总失败率为28.8%，平均功能评分为81.6%，表明GMRS的中期效果良好，一期种植体功能良好，并发症发生率低。Yilmaz等评估了GMRS系统的长期效果，其中股骨远端49例，股骨近端41例，胫骨近端26例，全股骨3例。5年翻修率为6%；因局部复发（9例）或反复感染（1例）而截肢的10例，5年截肢率为8%（95% CI：3%～13%）。在使用GMRS肿瘤假体治疗保留肢体的骨肿瘤时，翻修和截肢的风险均较低（图2-7-22）。

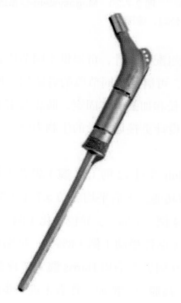

图 2-7-21　USTAR 系统（台湾 UNITED 肿瘤产品）

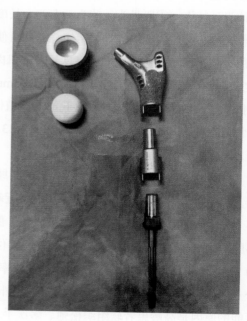

图 2-7-22　GMRS（global modular replacement system，stryker，美国）

6. 定制型股骨近端肿瘤假体（北京威高亚华人工关节开发公司生产）

　　定制型股骨近端肿瘤假体，用于股骨近端骨缺损的关节置换。在股骨近端缺损时，其替代缺损骨质的部分为组配式，材质为钴铬钼合金，远端髓针用骨水泥固定在髓腔内达到稳定假体的目的。其特点是组配式结构，尺寸较小，可根据术中截骨的长度及患者骨骼的特点，现场组装规格合适的假体，组配式假体的优点还包括翻修时可以仅更换受损部件，并且可以通过更换假体部件对假体进行延长而减少肢体短缩等。假体设计特点：①近端生物固定，等离子钛涂层；②组配设计，前倾角可调整；③远端机械固定及弹性固定；④远端沟槽设计，具有防旋转功能；⑤假体柄最小直径6mm，最短长度115mm；⑥假体在髓腔内固定范围≥100mm。目前该类假体文献报道较少（图2-7-23）。

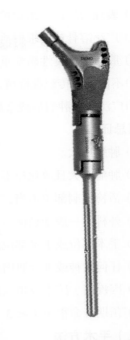

图2-7-23 威高定制型股骨近端假体

7. 组配式股骨近端假体和定制型股骨近端假体（北京力达康公司生产）

组配式假体设计特点：①假体大粗隆与小粗隆位置预留肌腱缝合孔，最大可能恢复肌肉功能；②假体组件间采用锥形压配的锁定机制，从而达到牢固固定的形式；③组件间可任意组配，术中可以灵活安装，从而可以达到精确截骨；④远端髓针采用多型号配置，为医生提供最佳选择；⑤假体采用无菌包装，使用更加安全可靠，最大程度减少感染概率（图2-7-24）。定制型股骨近端假体，为整体式固定，也称为整体式股骨柄，主要适应证是适合于股骨近端肿瘤、粉碎性骨折、翻修等其他原因所致的股骨近端骨质缺损。设计特点是：①可根据患者的病变范围及骨缺损量制定不同规格的假体；②大小粗隆重建点多孔设计，方便软组织重建；③解剖型股骨髓内针与髓腔完美匹配，减少松动。但定制型假体因一体式设计，术前因测量的误差可导致术后肢体长度的改变，难以调整（图2-7-25）。

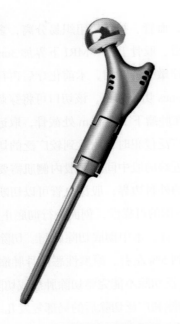

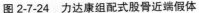

图2-7-24 力达康组配式股骨近端假体

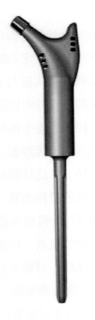

图2-7-25 定制型股骨近端假体

（二）适应证与禁忌证

1. 适应证

（1）未累及主要神经血管结构的原发性恶性骨肿瘤，生长引起大量骨质破坏，向下超过小粗隆。

（2）转移性恶性肿瘤伴骨质大量破坏。

（3）表现为广泛软组织扩张（3期）或引起病理性骨折的良性骨肿瘤。

（4）广泛溶骨或要求根治性切除的威胁股骨近端稳定性的骨转移疾病。

（5）股骨近端良性病变重建失败导致股骨近端明显的节段性骨丢失（Paprosky IV 型）。

（6）不能使用传统翻修植入物进行手术或假体内重建的假体周围骨折，或需要较少负担的手术技术。

（7）广泛切除肿瘤后残余肌群可以维持髋关节动态稳定，术前预估可获得理想切除边缘和重建要求。

2. 禁忌证

（1）肿瘤巨大。

（2）肿瘤巨大且放化疗不能控制。

（3）活检穿刺部位不当，上次手术失败，或疾病进展迅速，难以控制。

（4）外科的一般禁忌证。

（5）手术部位或手术部位周围可疑任何活动性感染或疑似潜伏感染，局部菌群感染或重度感染。

（6）任何精神或神经肌肉疾病，会造成假体不稳定、假体固定失败或术后护理并发症发生。

（7）因疾病、感染或植入前骨块受损，不能对假体提供足够的支撑和固定。

（8）预期寿命很短（＜3 个月）。

（三）手术方法

所有患者在术前应明确肿瘤的病理性质，必须要有股骨和胫骨的全长 X 线片，并标有确切的放大倍率，表明切除的部位，只有这样，肿瘤切除后才能更好地选择假体，患者均采用髋关节外侧 Wratson Jones 切口，如术前存在活检切口则将活检通道一并切除。手术分 3 个步骤：肿瘤切除、假体安装、软组织重建，术后康复的作用也不可忽视。

1. 肿瘤切除

发生在股骨近端的恶性骨肿瘤部位较深，肌肉丰富，血管、神经等组织易分离，多数患者经积极的辅助治疗后均可行保肢手术。手术切除范围包括穿刺针道、股骨上段（MRI 下界加 3cm）、股中间肌以及其他受累的肌肉。穿刺针道入路与手术切口一致，化疗敏感的肿瘤，术前化疗后再行手术治疗，切除边界更理想。股骨近端的恶性肿瘤切除常选择 Wratson Jones 切口入路，该切口可将穿刺针道旁边的组织与肿瘤组织一起切除。因肿瘤发生部位不同，一般选择在肿瘤下 3 ~ 5cm 处截骨，取远端股骨刮出物做病理活检，保证远端股骨切面无肿瘤。肿瘤向大腿内侧广泛侵犯时，为达到较广泛的切除，最好显露股血管的上段，并加以保护。广泛切除股骨上段时，股骨近端的股中间肌和股内侧肌需要切除，必须注意保护股血管的上段及深部的股深血管。为了确保有足够的外科边界，股深血管可以切断。完整切除后的标本，应由病理科医师进行外科边界检查，以确保切除范围的可靠性，创面进行彻底止血。

术前通过完善的影像学检查、仔细的手术切除边缘设计，术中彻底切除肿瘤、切除边缘送冰冻病理检验以及规范的新辅助化疗，可将术后肿瘤复发率控制到 5% 左右。原发性恶性骨肿瘤首选广泛切除，对于低度恶性骨肿瘤可考虑边缘切除，如肿瘤范围大，广泛切除不能完整切除肿瘤或切除后重建困难时，应选择根治性切除，以避免术后复发。研究表明，根治切除和广泛切除后的局部复发几率低于边缘切除。对于转移性肿瘤，需根据原发灶治疗情况来选择手术方式，原发灶治愈的单发转移瘤患者，手术方式与原发性恶性骨肿瘤相似；而原发灶未治愈或有多发病灶患者，常选择边缘性切除。

2. 人工关节假体安装

股骨上段肿瘤切除后，重建髋关节的功能，建议使用双动头，不建议行髋臼置换，因为行髋臼置换后，肿瘤一旦复发，将累及骨盆，后续手术将变得更加困难。假体的设计应根据术前病人影像学及相关资料测量、定制假体的大小。假体柄的外上方有多孔的耳状大粗隆，以便于外展肌缝合重建。当截骨面位于股骨中段以远时，可以选择直行假体柄；而当截骨面较高时，假体柄要有一定的向前弧度。假体位置的放置注意保持前倾角的稳定，要注意对肢体长度的控制，外科医师可以自己在暴露的骨质上设定参考点，安装假体后进一步对比参考点距离控制肢体的长度。如髋臼受肿瘤侵犯，则采用全髋置换，髋臼侧以非骨水泥方式固定，髋臼保持 15° 前倾角。股骨上段重建方法同上述。

3. 软组织重建

重建患肢功能是治疗股骨近端肿瘤的目标之一，软组织重建的要点是将残余的肌肉拉直后相互缝合至筋膜上，这使肌肉将有足够的收缩力量和长度，以便增强术后功能。外展肌应于髋关节外展 30° 位置缝合至假体外侧的耳状大粗隆上。髋臼周围软组织如关节囊、髂腰肌等，在股骨颈周围拉紧缝合，加强髋关节的稳定性，防止术后脱位。股外侧肌的前部纤维可以缝合至阔筋膜张肌，尽量使假体有肌肉覆盖。逐层缝合，放置深部引流管。股骨近端重建后外展肌止点对于术后功能影响有显著性差异。髋部外展功能的重建对术后患者功能十分重要，Kwai 等研究认为行走所消耗能量与外展肌长度成反比。无论以何种方式重建外展肌止点，术后 MSTS 评分均高于未作重建者。重建外展肌也可以应用软组织张力修复材料，软组织张力修复需要的理想材料应具有较高的强度和弹性，优良的组织长入性，同时具有易塑形、对组织无损害、抗感染等特性。网织材料明显优于密织材料，因术后早期的创面渗液可以通过网孔流出，避免局部积液，降低术后伤口的感染率，并且网孔结构还有利于周围组织长入网状补片，能达到良好的组织附着和假体覆盖，重建关节周围软组织的张力，从而进一步增强关节的稳定性。

4. 术后康复

股骨近端重建术后患者需早期行功能康复锻炼，与全髋关节置换术和全膝关节置换术类似，但最大不同在于肌肉和软组织的广泛切除及重建后的稳定性。重建的软组织需要数周才能和假体更好地粘连，理论上早期进行物理锻炼，如渐进性的主动辅助运动、等长练习、水疗等都是有益的。为了防止患肢水肿和假体脱位，术后应立即穿矫形鞋并置患肢外展中立位，如进行关节囊的修复，可卧床 2～3 周，如未修复则需要延长至 4～6 周，待假体周围瘢痕形成稳定后再下地活动。术后第 2 天应开始股四头肌练习，持续负压引流 3～5 天，防止伤口积液。手术前后经静脉使用抗生素 1～2 周。术后患者下地活动时间应根据软组织切除范围和重建的情况，一般术后 4～6 周开始部分负重，完全负重需要在术后 6～8 周后方才开始，在下地活动前主动练习髋部肌肉。下地活动后，随着肌肉力量的增加，从使用前臂支撑架逐步过渡到双拐和手杖，最后能够独立行走。为了降低髋关节脱位的风险。在术后 3 个月内禁止屈髋、内收和内旋。

（四）术后功能评价

肌肉骨骼肿瘤保肢功能评分系统（MSTS）经过多年的改进，现在包括影响患者整体的因素（疼痛、肢体功能、满意度）和影响上肢（手部位置、上肢灵巧度、举物能力）或下肢（是否需要支具、行走能力、步态）的特殊因素，总共 6 个条目，每个条目评分为 0～5 分，将 6 个方面的评分相加并除以最大可能分数（30 分）来获得百分比值。虽然该系统主要用于评估保肢手术，但也可用于评估截肢和假体重建后的功能。MSTS 功能评估系统虽然被广泛采用，但评估时具有一定的主观性，评估通常由治疗医疗队执行。该系统主要目的是评估身体功能，但它还包括疼痛和情感接受领域，将这些领域量表分数转换为总百分比在方法论上可能是有问题的。然而，更多的当代研究倾向于包括几项评估，如更客观的多伦多肢体挽救评分（TESS），以及与健康相关的生活质量测量，如 SF-36。虽有不足的地方，但 MSTS 系统的长期使用使其成为众多学者的重要校准工具。

既往也有文献报道过用 MSTS 评分测量其他植入物的功能结果，MSTS 评分从 66% ~ 82%。当然，这个范围代表了重建部位分布的不同（股骨近端报道多见，结果更好），但也在一定程度上反映了不同类型植入物的性能差异。Pala 等发现，在接受 GMRS 假体重建骨缺损的患者中，MSTS 评分为 83%；Megasystem-C 假体置换术后 MSTS 评分为 72.7%，表明新一代非骨水泥模块化假体系统也具有良好的功能效果。然而胫骨近端重建的平均 MSTS 评分低于其他解剖部位，在胫骨近端切除术中，髌腱再附着可能对伸肌机制功能产生负面影响。

髋关节另一评分标准是 Harris 髋关节功能自测评分，该评分是一个广泛应用的评价髋关节功能的方法，常常用来评价保髋和关节置换的效果，满分 100 分，90 分以上为优良，80 ~ 89 分为较好，70 ~ 79 分为尚可，小于 70 分为差。主要包括疼痛程度、生活能力、行走能力、关节畸形和活动度。髋关节最主要的功能是负重和行走，只有稳定、有力、不疼的髋关节才能发挥最大的作用。大多数髋关节评分方法都有疼痛和行走功能这两项考评内容，但权重的分配不一样，Harris 评分在这方面比较合理。实际上，如患者术后能获得一个无痛而有力的髋关节，其绝大部分生活均能自理完成，要比一个疼痛、无力、但活动度较大的髋关节有用。Harris 评分针对多数髋关节置换术后评分，MSTS 评分更侧重于肿瘤切除术后肢体功能评分，应互相参考。

评价人工全髋关节置换术的重要指标是肢体功能和要求更高的生活质量，高铜拴等在一项临床病例回顾性分析中对影响术后肢体功能（MSTS 评分）的因素进行了分析，结果显示，股骨近端肿瘤患者术后肢体功能与病理性骨折、Campanacci 分级、截骨长度、保留大转子有关。研究表明，病理性骨折是骨肿瘤患者的不良预后因素，伴病理性骨折的患者，其间室常遭到破坏，微循环受损，因此容易复发，由此导致肢体功能恢复较差，因此有病理性骨折患者 MSTS 评分明显低于无病理性骨折患者。Campanacci II 级者 MSTS 评分明显优于 Campanacci III 级，Campanacci II 级骨肿瘤患者特征表现为骨皮质变薄，膨胀但保持完整；而 Campanacci III 级患者骨皮质已经明显破坏，周围软组织包绕；因此 Campanacci III 级患者肢体功能恢复更差，患者截骨长度越长，假体力臂越长，所承受的选装剪切力也就越大，假体松动的风险也随之增高，从而影响肢体功能。髋关节外展装置的重建是软组织重建的关键，对于股骨大转子可保留者，实施骨 - 骨重建，对于股骨大转子无法保留者，实施腱 - 骨重建，可取得更好的效果。

（五）术后并发症

为了能够系统地评估重建失败的原因，Wirganowicz 等将重建失败描述为机械性失败和非机械性失败，Henderson 等对这一观点进行了扩展，并确定了多种失败类型。在这个分类方案下，失败被定义为：软组织失败（I 型），其中包含不稳定、脱位、肌腱撕裂、伤口裂开；无菌性松动（II 型），定义为临床和放射学信号松动；结构性失败（III 型），包含假体周围骨折、植入物折断、骨量不足；感染（IV 型），定义为假体周围感染；肿瘤进展（V 型），为肿瘤复发或进展。根据失败的原因分型，有助于检测可能影响临床结果和生存预后的外科、解剖学、生物学和生物力学因素。

根据报道，假体重建失败的 5 种主要类型，其相对发生率不同，取决于解剖位置。失败模式和失败时间也表现出显著的相关性。假体内设计的改进应针对特定解剖位置的失败模式而改进。文献报道股骨近端失败的最主要原因是类型 IV（感染），其次是植入物周围软组织失效（类型 I），股骨近端结构性故障（类型 III）相对较少。在股骨近端，除类型 V（肿瘤复发）以外，其他的失败模式通常会与组件的特征有一定的关系。例如，通过假体柄在骨中的锚定是 II 型失败的关键，与假体的软组织连接直接对 I 型失败产生影响，而感染是股骨近端失败的最重要原因，可以通过假体的表面设计来减少。

关于股骨近端假体的并发症，大量学者进行了综合分析，详细介绍了各种并发症的发生率。Capanna

等对使用 Megasystem-C 系统的股骨近端假体进行了分析，共 69 例植入物，5 年存活率 80.4%，并发症发生率依次为：4.3% 脱位，4.3% 无菌松动，2.9% 感染，2.9% 无菌伤口裂开 + 坏死，2.9% 结构故障，翻修率为 17.3%。Henderson 等对使用 Global Modular Replacement System、Modular Resection System、Kotz Modular Replacement System、Modular Replacement System 的术后并发症进行了分析，共计 403 个假体，5 年存活率 84%，并发症发生率如下：5.2% 软组织衰竭，4% 肿瘤进展，3% 感染，2.7% 无菌松动，1% 结构故障，翻修率为 15.9%。Winkelmann 等对使用 MUTARS 假体系统术后并发症进行了回顾性分析，共 41 例植入物，5 年存活率 78.0%，术后并发症如下：19.5% 的深部感染，1.2% 的脱位，0.4% 的无菌性松动，翻修率为 21.1%。Kori 等对其余各种假体并发症进行了分析，共计 365 例假体，3.8 年后存活率为 76.2%，术后并发症如下：16% 脱位，8% 感染，3% 无菌松动，1% 假体周围骨折，0.8% 软组织衰竭，0.8% 血肿，0.5% 植入物骨折，翻修率为 23.8%。Stein 等对 1980 ～ 2018 年 10 月期间关于股骨近端假体置换进行了综述，共 47 篇文献，涉及 1679 名患者，1701 次重建，肿瘤假体的总体翻修率为 0 ～ 69%。使用肿瘤假体重建后植入失败的原因：软组织失败 0 ～ 31%（总体 1.2%），无菌性松动 0 ～ 11%（总体 2.8%），结构失败 0 ～ 19%（总体 2.2%），感染 0 ～ 13%（总体 2.1%），肿瘤复发 / 进展 0 ～ 11%（总体 2.0%）。肿瘤假体的 5 年、10 年和 20 年植入生存率分别为 63% ～ 100%（12 项研究）、55% ～ 86%（7 项研究）和 56% ～ 57%（2 项研究）；肿瘤假体的总体肢体保留率为 76% ～ 100%（总体 97%）。使用肿瘤假体重建后截肢的原因包括：肿瘤复发 / 进展占 67%，感染占 29%，不稳定占 4.1%。与同种异体植入物 - 假体复合重建相比，失败的模式不同，翻修率很高，但保肢率也很高。从上可以看出，股骨近端假体在重建方面取得了良好的临床效果，但术后并发症不容忽视。

（六）假体相关讨论

为了增加假体的长期存活率，必须在剩余的股骨中对假体进行牢固的固定，这样可以减少无菌松动率。无菌松动的发生率与年龄、股骨的切除量以及固定的方式有关。年轻患者的失败率明显增高，在文献中报道年轻患者股骨近端松动率大约为 20%，可能与活动量较大有关。当远端股骨被切除的骨组织超过 40% 时，松动的发生率明显提高。固定的方式与无菌松动密切相关，骨水泥技术的使用，包括现代加压骨水泥粘合技术和髓腔塞的应用使无菌松动率降低。另有一种叫皮质外骨桥固定的技术被认为能改善假体远期稳定，延长假体寿命。然而，非水泥压配固定方式同样表现出相同的优越性，目前从文献中还不清楚哪种固定方法更受青睐，因为已报道的水泥固定和非水泥固定之间的松动率是相同的。对于不同的手术方式，有不同的手术适应证，例如，生物型固定必须对股骨的峡部进行评估，如果峡部缺失，骨干固定部分会变得非常短，应该考虑进行骨水泥固定。根据目前的知识，尚无关于股骨近端置换术中影响固定因素的研究。无论是哪种因素引起的无菌松动，均应引起足够重视。

关于假体柄的长度、直径、外形结构等的选择目前尚无统一的定论。大多数制造商提供的长度在 100 ～ 300mm，最常用于临床的假体柄长度在 120 ～ 160mm。对稳定性起决定性作用的是假体柄有足够长的固定距离，要求至少 4 ～ 6cm。关于假体柄的直径，直径小于 11 ～ 13mm 的假体柄断裂越来越多。除了假体柄的长度和直径之外，假体柄的几何形状（如直型 / 弯曲、圆锥形 / 圆柱）或轮廓（六角形，星形轮廓）的特性也提供了一定的旋转保护，具有增加稳定性的作用。在不同缺陷情况的生物力学研究中，所有类型假体柄的微动均小于 150μm，表明假体柄有足够的初始稳定性，从而促进骨向内生长。作为传统无水泥假体柄的替代方案，应简要提及压缩机制系统，它的优点是即使在固定距离小于 50mm 的情况下也有可能稳定地固定，在由于低骨丢失而导致系统故障的情况下使用时，也可以简化翻修。临床应用表明，5 年后股骨内固定生存率可达 88%。此外，星状锥形柄已被证明在修复内假体方面具有良好的性能。

在股骨峡部缺损的情况下，通过额外的固定螺钉也可以显著增加稳定性。

转子周围的软组织在假体应用中起着至关重要的作用，软组织并发症（Ⅰ型）可导致假体脱位或步态蹒跚，关节功能明显受限，通常发生在术后早期（术后 6 ~ 18 个月）。目前有多种选择方式可以使假体与软组织达到最佳附着力：可以将肌肉附着到假体的耳状孔上，重建外展肌；也可以用软组织爪／板将软组织牢固地锚定到假体上，目前的文献报道无法给出哪种方法更具有优越性。无论如何，重建外展肌在维持假体稳定性方面的作用不容忽视。

股骨近端肿瘤型假体最严重的并发症是假体周围感染，占所有失败原因的 34%。在某些情况下，发生率高达 11%，是标准假体的 5 ~ 10 倍；在翻修情况下，感染的风险显着增加，在 30% ~ 43%。不能确定假体本身的材料特性是否起决定性作用，临床数据表明，与钛合金（14%）相比，由钴铬合金制成的假体（31%）感染率更高一些，其原因可能是 Co-Cr 离子可导致单核细胞 - 巨噬细胞系统功能不足，并且钛表现出更高的生物相容性。在股骨近端置换中使用银涂层植入物可能显示出较低的感染率，但是银离子涂层可导致银屑病，局部毒性组织反应会导致皮肤变色。使用镀银的巨型假体可以降低感染率，但是有作者认为使用银涂层可以完全避免假体周围感染是不正确的，活性的游离银离子与假体表面密切相关，因此在这一区域细菌会被银离子所抑制，但是银离子涂层在不靠近假体的软组织中没有作用。手术或充分的抗生素治疗可能降低感染率，术中操作也是关键的因素，外科医生在术中需要对假体周围的肌肉进行缝合重建，使假体周围获得足够的软组织覆盖，减少血肿的形成，促进伤口愈合，也可以降低感染的概率。对于这方面的研究结论，还需要进行大宗临床病例的研究及更长时间的随访。

五、膝关节人工假体重建

在人体主要的大关节中，膝关节是原发性和转移性骨肿瘤的常见部位。据报道，约有 28.4% 的良性骨肿瘤和 46.8% 的恶性骨肿瘤发生于此。除此之外，膝关节的运动复杂，包括屈伸、收展及沿肢体长轴的轴向旋转。因此，肿瘤型膝关节假体研制过程中涉及的理论知识范围很广，相关的基础及临床研究也很多。同时，肿瘤型膝关节假体研制过程中的许多设计理念也可以合理地嫁接到其他部位肿瘤假体当中，对其他关节假体的研制具有重要意义。

（一）假体的类型与特点

目前有几种类型的肿瘤假体可用于保肢手术，最常用的为：GMRS，KMFTR，MUTARS，Compress，Stanmore，OSS，LPS，MOST。

1. KMFTR 组 配 式 股 骨 - 胫 骨 重 建 系 统（kotz modular femur–tibia reconstruction system，stryker，美国）

它是第一个组配式固定铰链膝关节系统，于 1982 年推出。该膝关节系统的固定由一个具有两个侧凸缘和三个孔的髓内柄提供，共有六个螺钉穿过假体柄和骨皮质。这些植入物中大多数聚乙烯衬套会逐渐磨损，随后出现松动，而交叉螺钉固定孔是最常见的假体柄折断部位。Mittermayer 等报道了 100 例使用 Kotz 组配式假体患者的长期临床结果：21 例（8.4%）患者因无菌性松动接受了翻修，再次植入假体，其中 5 例需要进一步翻修。第一次翻修后的中位随访时间为 60 个月（11 ~ 168 个月），第二次翻修后为 33 个月（2 ~ 50 个月）。患者 10 年内不发生无菌性松动的可能性，股骨近端为 96%，股骨远端为 76%，胫骨近端为 85%。首次植入后，发生无菌性松动的病例，其放射学表现出现的平均时间为术后 12 个月（4 ~ 23 个月）。使用肌肉骨骼肿瘤学会评分进行评估，达到正常功能的患者比例为 88%。

1988 年，KMFTR 设计的假体在固定铰链 HMRS 假体重建系统（HMRS，howmedica modular reconstruction system，stryker，美国）中进行了修改：这个新型假体包含一个解剖型股骨柄和一个横向凸缘（以减少应力屏蔽效果），一个新的铰链设计和新一代聚乙烯。然而由于未改变假体的运动模式，这两种固定铰链膝关节假体均存在异常的运动学因素和假体 - 骨界面的过度应力。

Ruggieri 等回顾了 669 例患者在 1983—2006 年间接受 KMFTR 和 HMRS 假体重建患者的临床结果。其中 4.8% 的假体发生断裂，需要进行翻修；10.5% KMFTR 假体和 3.5% HMRS 假体发生断裂，HMRS 假体的无断裂生存率明显高于 KMFTR 假体。HMRS 假体无菌性松动发生率（4.9%）低于 KMFTR（9.6%），但两种假体的生存期差异无统计学意义。在他们的经验中，即使知道患者可能面临无菌性松动和假体断裂的风险，HMRS 假体仍然适用于广泛的股四头肌切除、全股骨重建、老年体弱和肌肉力量较小的患者。因为这种固定铰链的假体可以不依靠肌肉和韧带而提供优异的稳定性，这对于软组织大量缺损的骨肿瘤患者来说十分必要。

2. GMRS 旋转铰链全球组配式重建系统（global modular replacement system，stryker，美国）

是前代假体 HMRS 的进一步发展，从 2003 年开始投入临床（图 2-7-26）。该款假体将 HMRS 假体的固定铰链改为旋转铰链，其能够改善应力传导，降低骨 - 假体界面的应力，从而减少并发症发生。Pala 等回顾了 2003—2010 年植入的 295 例 GMRS 假体，未出现假体部件断裂或假体周围骨折的病例。然而，虽然无菌性松动在 GMRS 假体上的发生率低于固定铰链膝关节系列假体，但其仍是当前一代肿瘤假体失败的常见原因。在下肢植入的 295 例 GMRS 假体中，无菌性松动的发生率为 5%；当他们单独对 247 个 GMRS 膝关节假体进行统计分析时，发现无菌性松动的发生率同样为 5%。根据 MSTS 肿瘤学会评分，患者平均功能评分为良好，平均评分为 24.5/30 分。

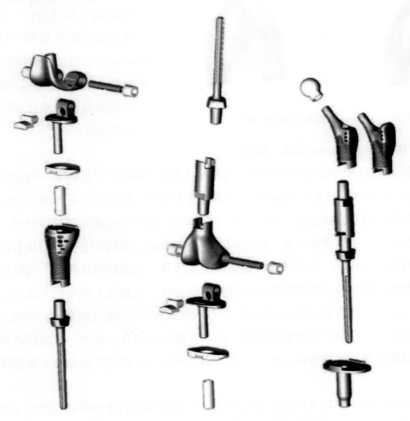

图 2-7-26　GMRS 旋转铰链全球组配式重建系统

3. Compress 加压假体（Zimmer Biomet，美国）

应用的动态压缩骨整合技术（dynamic compression fixation）是一种降低胫骨近端和股骨远端重建后高骨溶解率的新方法（图 2-7-27）。肿瘤假体的动态压缩固定目的是在刺激骨整合的同时实现生物力学上的稳定和持久的植入，并通过主动骨整合提高假体的长期生存能力。该型假体利用弹簧张力和短牵引杆实现假体－骨界面的高压缩力，促进负载骨的肥大，避免宿主骨在假体柄周围形成应力旁路；这些种植体不需要长杆固定就可以提供足够的稳定性，其优点是减少了应力屏蔽和磨损颗粒诱导的骨溶解，并进一步增加了骨植入界面的骨整合。这种假体特别适合于残留骨量很少的情况。文献显示加压假体短到中期的效果是令人满意的，但是长期效果仍有待观察。

该假体的另一个相对独特的并发症类型是锚栓和主轴之间骨的骨折或碎裂。Healey 等报道了 8 例（9.7%）患者由于单纯的无菌性松动（3 例）或因假体周围骨折引起的无菌性松动（5 例）需要在假体失败后进行假体翻修。尽管存在并发症，Healey 等报道加压假体的 5 年和 10 年存活率分别为 85% 和 80%。因此他们认为：股骨远端肿瘤切除术后加压假体重建可以保持长期生存。

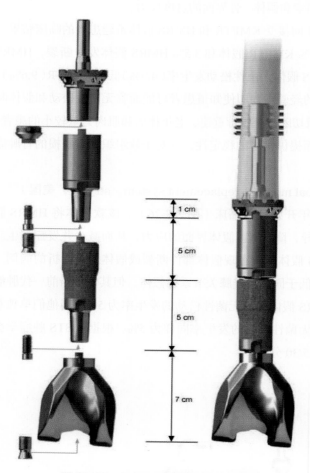

图 2-7-27　Compress 股骨远端加压假体

4. Stanmore 假体（Stanmore 公司，英国）

Stanmore 假体具有最长的临床应用历史，首次植入是在 1949 年，最初是一种定制假体，使用骨水泥固定。但自 1991 年以来，具有羟基磷灰石涂层柄的生物型假体已经得到临床应用（图 2-7-28）。这种假体的旋转轴和髓内柄是由钛合金（Ti-6Al-4V）制成的；膝关节是旋转铰链设计的（Stanmore 组配式个性化下肢重建系统），由钴铬钼合金（Co-Cr-Mo）铸造制成。钴铬钼合金拥有优异的耐磨损性和耐腐蚀性，是一种优良的植入材料，但是其弹性模量高于皮质骨，应力遮挡作用强。与钴铬钼合金相比，钛合金密度低而强度大，拥有与骨骼相似的弹性模量，这会在一定程度上减少应力遮挡，并且由于其良好的生物相容性，钛合金假体有着更低的感染率。但是钛合金较低的弹性模量同样可能导致金属－金属接触面冷焊现象的发生，并且由于其摩擦系数高，耐磨性较钴铬钼合金要差。考虑到两种合金材料各自的优势，Stanmore 假体采用了摩擦界面（如关节面）用钴铬钼合金和无摩擦界面（如假体柄）用钛合金的设计理念。

Unwin 等回顾了自 1993 年以来使用骨水泥型 Stanmore 假体进行下肢肿瘤切除后重建的 1001 例患者。在这个系列中，假体失败的主要原因是无菌性松动，股骨远端为 9.9%，胫骨近端为 6.5%，股骨近端为 2.3%。

Coathup 等随访了 61 例骨水泥型股骨远端假体，结果显示无菌性松动导致的翻修率较低（8%），并且在 2 ~ 18 年的随访期间，70% 的患者显示了围领骨整合的影像学证据，4 个假体的组织学分析证实了沟槽内的骨质向内生长，以及直接的骨 - 假体接触。

5. MUTARS 假体（modular universal tumor and revision system，德国）

重建系统于 1995 年正式推出，也是一款出现时间较早的假体类型。利用这种组配式系统，可以将从股骨近端到胫骨近端的任何骨缺损进行重建。股骨远端髓内柄沿股骨髓腔向前弯曲，可选择生物固定或骨水泥固定。在非骨水泥版本中，假体柄通过压配合插入，以实现足够的基本稳定性。柄的表面粗糙，微孔径为 100 μm，可让骨骼生长到表面上。假体柄的横截面为六边形，在生物型假体中由钛合金（Ti-6Al-4V）制成，在骨水泥型假体中为钴铬钼合金（Co-Cr-Mo）。假体柄的六边形设计可以提供良好的旋转稳定性，降低假体柄的松脱率和断裂率。在膝关节处，

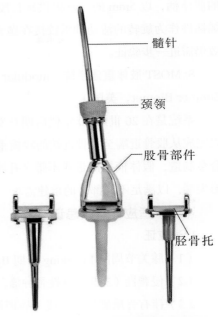

图 2-7-28 Stanmore 股骨远端假体

（髓针、颈领、股骨部件、胫骨托）

使用了旋转最小的铰链系统，并采用了与胫骨轴成一直线的金属销和球面设计。胫骨组件上的该轴装配到聚乙烯的锁定装置中。插入并固定于髓内柄之后，可以在手术结束时使用轴向固定螺钉以 5° 增量对假体进行旋转调节。

Gosheger 等报告了 250 例 MUTARS 假体置换术的结果：深部感染率为 12%，无菌性松动率为 8%，假体断裂率为 1.6%；MSTS 功能结果良好，平均为 63% ~ 83%。Heisel 等报告了 100 多例 MUTARS 假体所获得的经验：在他们的系列中，主要并发症类型是无菌性松动（22%）和深部感染（12%），无假体周围骨折发生。他们研究了影响无菌性松动发生率的不同变量，但均无显著影响。

6. HSS 组配式假体重建系统（hospital for special surgery）

是于纽约特种外科医院进行设计开发、由邦美公司负责生产的一种假体类型。HSS 组配式假体直到 1988 年，都是一种定制的假体，随后演变为组配式假体系统。这种铰链式设计在平均随访 8.3 年（5 ~ 17 年）后显示出很高的假体失败率，其中 40% 的病例发生了无菌性松动，而且 10 年后的假体存活率仅为 48%。

Zimmer Biomet 生产的另一种假体是 FINN 假体，该假体由芝加哥大学的 Finn 教授于 1989 年开发。与 HSS 设计相比，该假体具有旋转铰链的设计特点。在一项后续研究中，Kawai 等通过 82 位患者的随访资料对这两种设计进行了比较。HSS 假体的无菌性松动率为 31.4%，而 FINN 假体为 6.5%；HSS 假体的 5 年生存率是 64%，FINN 假体的 5 年生存率是 82%。这些结果都验证了优良的运动模式对假体寿命具有重大影响。这两种设计的经验促成了邦美 OSS 肿瘤保肢系统（oncology salvage system）的开发。

OSS 系统是基于 FINN 假体和 HSS 假体进行开发的。OSS 保肢重建系统允许从股骨近端到胫骨近端的组配式重建。膝关节仍是带有轴轭结构的旋转铰链设计。一个轴在股骨远端聚乙烯衬套中进行旋转，胫骨部件具有另一个在聚乙烯衬套中旋转的加固轭。重建节段的长度能够以 2cm 为增量进行调整，还有骨水泥和多孔涂层的非骨水泥柄。

7. LPS 下肢重建系统（limb preserving system，Johnson 公司，美国）

借鉴了 S-ROM 膝关节系统和 AML 髋关节重建系统的经验，该系统提供不同大小和形状的多孔涂层

的假体柄，以 5mm 的增量提供延长段的选择范围，并采用载荷分担式胫骨铰链设计。带有铰链的聚乙烯插件作为旋转的活动轴承铰接在抛光的胫骨托上。目前文献报道的临床应用有限，假体寿命和临床疗效仍需进一步验证。

8. MOST 肢体重建系统（modular knee and hip options for severe bone loss，trauma and revision，Zimmer Biomet，美国）

系统是在 20 世纪 90 年代后期开发的，由捷迈公司进行生产发行。这种假体通过旋转铰链设计，可以完成从股骨近端至胫骨近端的缺损重建。重建节段以 12.5mm 的增量提供。关节部件全部由 Ti-6Al-4V 合金制造，假体柄提供带或不带多孔涂层的不同类型。此系统还提供 MOST 公锥形尖端和 MOST 母锥形尖端，以满足不同部位的重建需求。

（二）适应证与禁忌证

1. 适应证

（1）膝关节周围 Enneking 分期 II_A 和对化疗反应好的 II_B 恶性骨肿瘤。

（2）侵袭性（3 期）良性骨肿瘤。

（3）伴有骨质破坏和（或）病理性骨折的孤立性骨转移癌。

（4）患者全身条件及局部骨质与软组织条件允许进行广泛切除和假体重建。

（5）围手术期可以规律接受化疗或放疗等辅助治疗。

（6）假体置换术后的肢体功能不差于截肢后安装义肢的功能。

（7）假体置换术后的肿瘤复发率及患者生存率不差于截肢术。

（8）全身其他转移病灶得到有效控制与治疗。

（9）骨肿瘤未侵及周围重要的神经、血管结构。

（10）医生熟悉掌握肿瘤外科切除原则和安装肿瘤假体的注意事项。

2. 禁忌证

（1）明显侵袭周围重要神经血管结构的巨大肿瘤。

（2）已经发生远处转移的 Enneking III 期的恶性骨肿瘤。

（3）伴有多发病理性骨折及多间室侵袭的骨肿瘤。

（4）1 期和 2 期的良性骨肿瘤。

（5）患者一般情况差或局部软组织条件差。

（6）无法进行广泛切除的巨大恶性骨肿瘤。

（7）全身其他多处转移灶未得到有效控制的晚期病人。

（三）手术方法

膝关节肿瘤型人工假体置换手术包括三个基本步骤：肿瘤切除、假体安装和软组织重建。规范的手术操作会减少术中及术后并发症的发生，并使患者避免不必要的翻修手术和术后肢体功能受限。

膝关节置换术需要全身麻醉还是局部麻醉需要根据患者的一般条件决定，最终由麻醉医生结合外科医生的意见做出决定。两种麻醉方式对患者心血管功能的影响没有显著差异。硬膜外麻醉的优点在于患肢的血流增快，并且血液黏稠度会下降，这对预防术后血栓性疾病有积极意义。硬膜外麻醉的另一个优势是术后可留置插管，为必要的镇痛管理提供便利。

1. 股骨远端假体重建技术

（1）暴露与切除：对于股骨远端肿瘤的切除，可以选择内侧或前侧切口（图 2-7-29）。内侧切口更方便，易于暴露和保护股动脉和股静脉，并且对膝关节伸膝装置造成的损害较小。此外，必要时的腓肠肌皮瓣移植可通过向远侧延长切口来实现。内侧切口起自股部中段内侧，沿内侧髌骨旁跨过膝关节，到达胫骨结节远端。如果患者术前接受过活组织检查，应同时在活检瘢痕周围做一个椭圆形切口，以便可以将整个活检通道和肿瘤全部切除，保证术后的低复发率。这种切口可以广泛暴露股骨远端、膝关节、缝匠肌管、腘窝和胫骨近端。术中通过分离、牵开内侧的腘绳肌进入腘窝，从而避免损伤腘动静脉和坐骨神经。

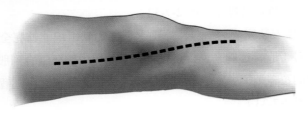

图 2-7-29　假体置换手术切口的选择

通过结扎或切断腘血管的几个至股骨后部的关节支血管，在股骨后部与腘血管之间建立分离间隙。在股直肌和股内侧肌之间分离显露股骨远端，将股中间肌完整的保留在股骨远端上，部分股内侧肌保留于肿瘤上；在适当的时候，部分股外侧肌也保留在肿瘤上，使肿瘤表面保留有一层正常肌肉组织，以便于完成肿瘤的广泛切除。在髌骨旁内侧纵向切开膝关节，切断十字韧带，从而暴露关节腔（图 2-7-30）。

如今，MRI 已经取代了普通的 X 线片，成为了确定截骨平面的主要手段。与普通 X 射线片相比，根据 MRI 确定的截骨平面将截骨的长度平均缩短了 2cm，这对保存骨量和加强假体稳定性具有重要意义。MRI 识别的截骨平面是在 T_1WI 上正常的骨髓信号变为异常信号的地方。在截骨之前可以在近端和远端的骨表面上做一显著标记，这将有利于调整股骨假体的旋转力线。从术野中取出股骨远端瘤骨之后，应切除约 1cm 的胫骨平台骨质，截骨平面与胫骨长轴保持垂直（图 2-7-31）。

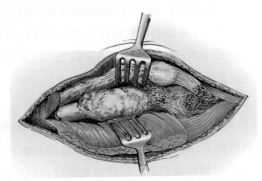

图 2-7-30　膝关节周围肿瘤的暴露

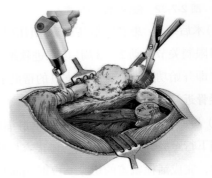

图 2-7-31　膝关节周围肿瘤的切除

（2）假体安装：近年来，组配式假体的应用逐渐增加，它的出现简化了假体置换手术，术者可在手术期间根据截骨长度和患者的骨骼特点灵活地进行修改，使用最佳尺寸的组件进行重建，这避免了定制式假体存在的假体尺寸和患者实际情况不匹配的问题。组配式假体的构成主要有假体柄、延长段、关节部分、旋转轴和聚乙烯衬垫等组件。术中测量切除的肿瘤骨的长度，在成人中，假体的长度应与肿瘤骨的长度相等，而在儿童中，假体的长度应比肿瘤骨长 1 ~ 2cm，以避免未来骨骺生长造成的肢体长度差异。

对于骨水泥假体来说，用于扩髓的骨髓锉直径应比所选的假体柄直径大 2mm 左右。这样做的目的是保证一个足够厚度的骨水泥套的存在，以使假体获得长久的稳定性。对于非骨水泥假体来说，骨髓锉直径应与假体柄直径保持一致，从而保证假体获得足够的压配和优异的初始稳定性。

在假体正式固定之前，应植入适当尺寸的假体试模，检查关节的活动度、运动轨迹和假体力线是否存在缺陷，以防止假体出现内外旋或髌骨撞击等问题而影响患者术后的肢体活动。关节的活动度以膝关节能完全伸直、屈曲而不脱位为目标。在确认无误之后，彻底冲洗远端和近端的骨髓腔，并在腔内植入骨水泥塞。调制骨水泥，使用骨水泥枪向骨髓腔内注入，随后置入假体柄并连接假体其余各组件。按照粗隆间线、胫骨结节和先前绘制的标记线检查股骨组件和胫骨组件的对线及对位良好。对没有明显髌骨退变的患者，通常不进行髌骨置换的操作（图 2-7-32）。

（3）软组织重建：假体安装完成后，应注意确保周围的软组织能够完全覆盖假体，以提高假体的抗感染能力和活动强度。对于股骨远端来说，可以将剩余的股内侧肌缝合到股直肌上，将缝匠肌向前游离缝合以增加内侧软组织的覆盖范围。如果软组织缺损太大而无法通过上述程序覆盖，可以考虑旋转腓肠肌内侧头以覆盖假体（图 2-7-33）。

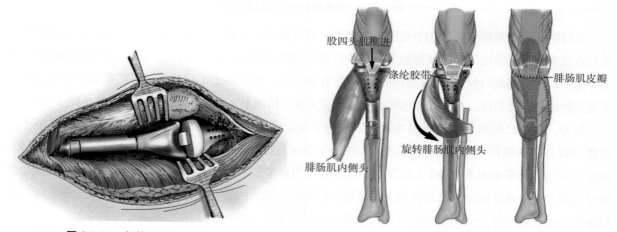

图 2-7-32　假体的安装与置入　　　　图 2-7-33　膝关节肿瘤型假体腓肠肌的覆盖

（4）术后处理：患肢应抬高 3 天，负压引流管放置 3 ~ 5 天，拔除引流管后停止预防性抗生素的使用。佩戴支具限制关节运动 2 ~ 3 周，以促进软组织的愈合和伸膝装置的恢复。当股四头肌的肌肉力量恢复后，患者应立即开始功能锻炼，并在支具的帮助下逐渐恢复正常负重。

2. 胫骨近端假体重建技术

（1）暴露与切除：在切除胫骨近端肿瘤时选择前内侧切口，从股骨远端内侧 1/3 开始，经髌旁区沿小腿内侧下行至胫骨远端 1/3。该切口很容易暴露腓肠肌内侧头，旋转后可以覆盖假体前部和髌韧带止点。如上所述，完成活检轨迹的切除。根据 Enneking 等提出的肿瘤切除原则，在肿瘤周围应达到广泛切除或边缘切除。在筋膜下分离内外侧肌瓣，于内侧腘绳肌止点近侧 3cm 处切断，游离腓肠肌内侧头，劈开比目鱼肌，显露腘窝血管，保留内侧腓肠动脉。在离胫骨止点近侧 1 ~ 2cm 处环形切断膝关节囊。在近股骨处切断十字韧带。在肿瘤上保留部分胫前肌、比目鱼肌和腘肌。分离并保护腓总神经，将股二头肌于止点近侧 2cm 处切断。如果肿瘤累及胫腓关节，则向后侧牵开腘动脉，在腘肌下缘分离并结扎胫前血管，并在腓骨小头下方 8cm 处切断腓骨。如果肿瘤侵及关节腔，则应该进行关节外切除，而不能打开关节腔。行关节外切除时，无需切开膝关节囊，股骨于膝关节囊上方 2cm 截断，髌骨在冠状面劈开，从髌下脂肪垫上分离髌韧带，其余步骤同关节内切除。

（2）假体安装：同样的，如果选择骨水泥固定，胫骨髓腔锉直径应比所选的假体柄直径大 2mm。随后应当彻底冲洗骨髓腔，以利于骨水泥更好的固定。根据切除的肿瘤骨长度和骨髓腔的直径选择合适规格的假体试模，检查关节的活动度、力线、髌骨轨迹和双侧肢体长度等。结果满意后取出试模，并且在截骨的近端和远端做适当标记，以防止安装假体时出现旋转。之后在骨髓腔中置入骨水泥塞，注入骨水泥并安装相关假体组件。

（3）软组织重建：对于胫骨近端假体来说，伸膝装置的重建和软组织的覆盖至关重要。使用带血管蒂的肌瓣或肌皮瓣不仅达到了最初的覆盖目标，而且还能增强局地环流效应，这对那些正在接受放疗或化疗的患者具有治疗意义。使用不可吸收的缝线将髌韧带残端牢固地固定在胫骨近端假体的前环或孔处，并允许膝关节屈曲 30° ~ 40°。将游离的腓肠肌内侧头向前旋转覆盖髌韧带止点，并将其上缘缝合至膝关节内外侧关节囊，外侧缝合至胫骨前侧的深筋膜和胫前肌筋膜。这样一方面可以使假体得到足够的软组织覆盖，另一方面也可以增加伸膝装置重建的强度。

（4）术后处理：患肢应抬高约 5 天，进行负压引流 3 ~ 5 天，并静脉滴注抗生素直至移除引流管。膝关节应使用支具固定 4 ~ 6 周，以促进髌韧带和周围软组织的愈合。然后可以在膝关节支具的保护下开始膝关节伸展运动，以防止伸膝迟滞的发生。随后进行膝关节的屈曲训练，并在助行器的帮助下逐渐负重。

3. 肿瘤假体翻修手术

由于先前手术对神经肌肉等组织的牵拉和刺激，翻修手术会面临错位的解剖位置关系和更差的骨质及软组织松解度，这极有可能会导致更长的手术时间、更多的出血量和神经血管的损伤。并且，如果是骨水泥假体，还面临着骨水泥清除不彻底和多处开窗等诸多问题。事实也证明，翻修假体在无菌性松动率、感染率和术后功能等方面都要差于初次假体。因此，必须对翻修手术有着足够的重视，力求以细致的手术操作和充分的术前准备来降低翻修手术的风险。在翻修手术中应保肢患肢在 30° ~ 60° 屈曲状态下进行缝合，这样可以有效降低髌韧带张力，维持内外侧支持带平衡，保证良好的髌骨轨迹。在术后麻醉反应消失后逐渐伸直，防止腓总神经过度拉伸而损伤。因翻修病人骨质通常较差，操作应耐心逐渐进行，以免造成皮质骨折或皮质穿透。如果骨干残端骨皮质菲薄，可予适当长度的截除。取骨水泥必须要在直视下进行，避免盲目和粗鲁的操作造成骨干的劈裂骨折。为防止骨折，可以预先用钛缆环扎加压骨干。如果远端骨水泥与宿主骨四周结合很紧密，可以选择性开一个或多个骨窗，通过骨窗直视下取出残余的骨水泥（图 2-7-34）。

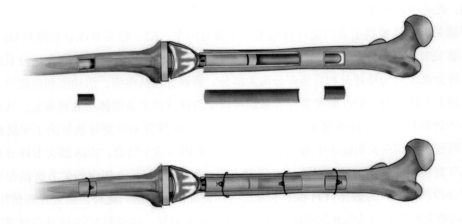

图 2-7-34　翻修手术中多处开窗取骨水泥示意图

4. 胫骨近端伸膝装置的重建

在所有部位的保肢手术中，胫骨近端肿瘤假体的重建效果最差，并发症发生率最高。胫骨近端重建的问题与创面覆盖的相对缺乏和伸膝装置重建的不可靠有关。腓肠肌内侧皮瓣是覆盖假体的最佳选择，可显著降低术后感染率。

　　许多研究报告了各种重建伸膝装置的技术，例如使用螺钉、缝合线、环和机械夹持将伸膝装置直接固定在肿瘤假体上，或使用肿瘤假体的羟基磷灰石涂层进行生物增强，或在肌腱 - 植入物界面处进行自体骨移植，还可以利用人造韧带和合成材料如聚乙烯以及以上手段的联合应用。

　　伸膝装置与肿瘤假体的直接连接是很重要的，这可以提供肌腱愈合和瘢痕形成所需的初始机械稳定性。人造韧带和合成材料通常会导致滑膜炎、假体感染以及伸膝装置的松弛。带蒂内侧或外侧腓肠肌肌瓣已被用来提供用于伤口愈合和伸膝装置生物重建所需的血液供应，并减少感染的风险。

　　Mavrogenis 等报道了 1985—2010 年 225 例进行胫骨近端肿瘤假体和伸膝装置重建的临床结果。在大多数情况下（167/225），伸膝装置连接到腓肠肌皮瓣上，并使用通过假体前孔插入的不可吸收缝线，在无张力的情况下固定于假体上。通过腓肠肌内侧皮瓣将髌腱直接与假体进行附着，无论是否有人工韧带，患者术后的伸膝迟滞均较小。他们建议使用腓肠肌皮瓣来改善伸膝装置重建和伤口覆盖，并在因为年龄增加、化疗或放射疗法而存在腓肠肌萎缩的患者中使用合成材料或人造韧带来增强伸膝装置的重建。

（四）术后功能评价

　　大多数文献似乎更集中于报告患者和假体的存活和并发症，而不是术后功能结果，因为当评估恶性肿瘤治疗效果时，人们本能地会更注重病人和假体的存活时间。然而随着骨肿瘤患者的存活时间越来越长，优异的术后功能和生活质量变得愈发重要，尤其对于年轻患者来说，因为活得更久，对肢体重建的期望更高。假体置换手术只有与术后康复紧密结合才能获得最佳的手术效果。康复的目的在于：恢复肌力，避免假体受力过大；增加关节的活动范围，避免关节的僵硬或挛缩；预防一些术后并发症如下肢深静脉血栓的发生；帮助患者获得最接近正常人的运动和生活能力，使患者更好地融入社会。

　　肿瘤型假体置换的治疗效果可以从多方面（身体功能、精神状态、外貌改变、社交能力等）进行评价。对于骨肿瘤患者来说，保肢术后功能评价广泛采用的是骨肿瘤保肢功能评分系统（MSTS 评分）和多伦多保肢评分系统（TESS 评分）。两者的区别在于，MSTS 评分由临床医生完成并且主要在解剖学水平评估临床参数，而 TESS 评分由患者完成并且主要反映其在手术后适应日常生活的能力。两种评分系统都得到过广泛的验证，结合使用能够比较真实地反映患者的功能状态。由于这两种评分已经在总论中进行过详细描述，此处不再赘述。

　　专门用于膝关节假体置换患者功能评分的系统主要有两个：KSS 膝关节评分系统和 HSS 膝关节评分系统。KSS 膝关节评分系统是由美国膝关节协会于 1989 年提出的一款膝关节综合评分系统。从条目上分析，KSS 评分系统分为膝评分和功能评分两大部分。膝评分包括疼痛、活动度和稳定性，功能评分包括行走能力和上下楼能力。KSS 膝关节评分系统可以全面评估膝关节整体功能和形态，从而更加精确地判断膝关节所处的状态。与 HSS 膝关节评分系统相比，KSS 评分系统更好地解决了年龄相关疾病引起评分下降的问题，从而在长期随访中避免了大的偏倚。正因为这个特点，KSS 膝关节评分系统更加适用于了解膝关节置换患者长期的功能状态。有研究表明，患者于术后 10 年内的关节磨损程度可以通过 KSS 膝关节评分检测出来，为假体材料和手术方式的改良提供了依据。此外，研究发现使用 KSS 膝关节评分连续随访患者的膝关节功能比同年限不连续随访的患者要好，这说明 KSS 评分在促进患者康复和功能锻炼等方面具有积极作用。

　　1976 年美国特种外科医院提出了满分为 100 分的 HSS 膝关节评分系统。与 KSS 膝关节评分相比，HSS 膝关节评分系统近些年的使用率呈现逐渐下降的趋势。然而，HSS 膝关节评分在比较膝关节置换前后功能恢复和临床疗效等方面仍然具有相当高的准确性，尤其对于近期随访的患者来说，HSS 膝关节评分可以全面评估髌股关节及股胫关节的运动情况。HSS 膝关节评分系统包括膝关节置换的局部情况和患者的整体功能两大部分。然而，HSS 膝关节评分存在的一个缺陷在于：对于老人和因身体其他部位疾病影响整体功能的患者来说，HSS 膝关节评分会偏低；这些患者即使没有膝关节相关的问题，但是受偏大年龄和其他疾病影响而使身体活动受限时，评分也会自行下降，从而不能反映真实的膝关节手术疗效。因此，使用 HSS 膝关节评分对患者进行远期随访是不太可靠的。另外，使用 HSS 评分只能比较术前和术后功能恢复的情况，不能对手术存在的风险进行准确的预估。由于上述的种种原因，HSS 膝关节评分正在被 KSS 膝关节评分所取代。

术后功能受肿瘤大小、切除范围、假体设计、软组织情况、康复锻炼的效果和患者的主观能动性等多种因素的影响。Pala 等通过大宗病例回顾发现固定铰链膝关节假体的 MSTS 评分明显低于旋转铰链膝关节假体。这主要是因为旋转铰链假体允许膝关节的屈曲和旋转，这种运动模式更加符合膝关节正常的生物力学，使得假体受力更均匀，关节活动更自如。Skaliczki 等比较了股骨远端假体和胫骨近端假体的功能差别，发现胫骨近端假体的功能明显差于股骨远端假体，这可能与胫骨近端软组织覆盖差、髌腱锚定困难以及可能的神经血管损伤有关。除此之外，翻修术后的患者由于广泛的瘢痕组织会使关节活动受限，一般功能评分也要低于初次重建的患者。

为了探讨股骨远端肌肉留存量对术后功能恢复的影响，Capanna 等将假体置换后肌肉留存度分为 4 个等级，分别为：

A 型：无切除，或只切除股中间肌。

B 型：B_1 型：切除股中间肌和股外侧肌；B_2 型：切除股中间肌和股内侧肌。

C 型：次全切除股四头肌，仅保留股直肌。

D 型：D_1 型：完全切除股四头肌；D_2 型：关节融合失败改成人工假体者。

通过分析，他们发现过多的股四头肌切除预示着更差的功能。对这种结果的解释为：一旦失去了肌肉的保护与支撑，不但患者的活动能力会受限，假体所承受的扭转应力和弯曲应力也会不同程度地增加，这会使假体面临着假体松动或假体柄折断的风险。

在神经损伤方面，Niimi 等分析了 63 例进行膝关节肿瘤假体置换的病人，发现了几个导致功能不良的因素，分别是女性、腓总神经麻痹和伸膝迟滞超过 30° 的患者，这不但证明了男性患者的残余肌肉力量更强，也表明了尽量保留股四头肌和避免腓总神经损伤对保持良好的肢体功能至关重要。Zhang 等也发现髌骨高位和腓总神经损伤的患者功能更差。这些结果提示，术中小心地分离并保护腓总神经对患者术后快速康复和及时开展负重训练具有非常重要的意义。

目前，放射疗法是治疗骨肉瘤的必要辅助手段。然而，放疗有可能是多种并发症的预兆，很大几率会增加假体置换患者的感染率和翻修率。Jeys 等回顾了 63 例接受了辅助放疗的假体置换患者，发现放疗患者（64%）的术后 MSTS 功能评分明显低于未接受过放疗的患者（81.3%），并且放疗患者在感染率和假体翻修率等方面也表现得不尽人意。作者的解释为：辐射产生的电离分子和自由基会损坏重要的细胞成分，并且辐射会激活多种细胞信号传导途径，进而导致更加剧烈的炎症反应和血管损伤。这些变化可能会引发水肿、炎症和伤口愈合的延迟，最终发展为关节僵硬、伤口破裂和随后的感染。这提示，对于假体置换患者的辅助放疗应该谨慎施行，应全面评估放疗所带来的受益和风险。

全面的康复计划对于恢复肢体功能包括关节运动范围、肌肉力量和关节稳定性至关重要。例如进行股骨远端假体置换的患者应在术后次日即进行股四头肌等长收缩训练以防止肌萎缩的发生，并早期应用 CPM 机锻炼屈曲功能并保持到出院。术后两周开始负重，指导患者扶双拐行走。

值得注意的是，需要重建伸膝装置的胫骨近端与股骨远端的康复计划有所不同。胫骨近端假体置换病人的下地负重时间一般要比股骨远端晚 2 ～ 3 周，他们需要将膝关节完全伸直固定 3 周以等待髌韧带止点的愈合。在移除膝关节支架后，患者开始进行物理治疗，专注于膝关节伸展运动以防止伸膝滞后。一旦实现完全伸展，就应该致力于改善膝关节的屈曲能力。患者出院后也应坚持功能锻炼，以最大程度地恢复生活功能。锻炼顺序可按照站－立－坐－蹲的顺序，循序渐进，持之以恒，但应在肢体无不适疼痛的前提下进行。在体育锻炼方面，散步、骑车和打高尔夫等活动是值得提倡的，但是足球、打篮球等剧烈的对抗性活动应该尽量避免。术后及时随访也非常重要，应嘱托患者定期到医院做体格和影像学检查，排查是否有假体松动、感染等征象，以确保假体长期地保持良好的功能状态。

遗憾的是，由于骨肿瘤患者自身较差的一般状况和对康复治疗的忽略，康复计划往往不能很好地执行，长此以往可能会诱发关节的僵硬、疼痛和挛缩状态，不单单会降低患者的术后功能和满意度，甚至会使假体所承受的扭转应力和弯曲应力大大增加，最终导致假体的松动或断裂。对此，YANG 建议如果患者的关节运动范围在术后两个月内严重下降并无法恢复，可以考虑通过闭合或开放的操作来进行松解，但是应小心操作，因为在假体置换术后患者的骨质通常很差。

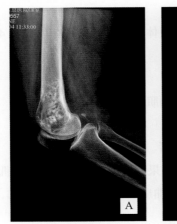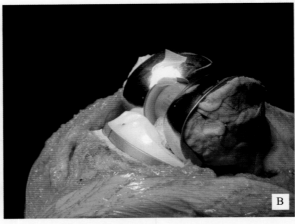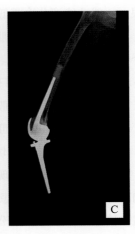

图 2-7-35 左股骨远端恶性纤维组织细胞瘤切除假体置换术。A 股骨远端侧位视图显示肿瘤病变；B 术中情况；C 术后随访情况，假体稳定性良好，对线无异常

（五）并发症的诊断与处理

虽然现在肿瘤型人工假体在材料和设计等方面已有诸多改进，但文献报告的并发症发生率仍然比常规关节置换术高 5 ～ 10 倍。这是由于骨肿瘤手术的特殊性：肿瘤病人的年龄小、活动量大、免疫抑制，更多的骨和软组织被切除，手术时间更长。

与生物重建相比，人工假体的并发症倾向于随着术后生存时间延长而逐渐增加，一些年轻的患者可能需要一次甚至多次翻修。假体失败的定义在不同文献中有所不同，大部分学者认为假体失败是对假体进行的全部或部分翻修，假体周围骨折的固定，恢复关节稳定性的软组织重建，移除假体以及截肢术。一项大型的多中心回顾性研究显示肿瘤型人工假体的总体失败率为 24.5%，并且随着部位和假体类型的不同有很大的变化：肱骨近端假体为 17%、全肱骨置换为 19%、肱骨远端置换为 17%、股骨近端置换为 16%、全股骨置换为 27%、股骨远端置换为 27%、胫骨近端置换为 34%。对于所有解剖部位来说，失败平均发生在术后 47 个月，其中，肱骨远端置换的时间最短（10.9 个月），肱骨近端置换的时间最长（53 个月），胫骨近端置换和股骨远端置换的失败时间相似。肿瘤型假体的生存率和肿瘤部位、肿瘤性质、截骨长度、假体类型、软组织切除量、活动量、活动强度、BMI、固定方式、辅助治疗等多种因素有关。更好地理解假体生存率的相关影响因素可以为改进手术技术和假体设计提供帮助。

肿瘤型假体并发症的分类标准由 Henderson 等在 2011 年发布，并在 2014 年添加了儿童假体的部分。总体上可以分为机械性并发症和非机械性并发症两大类。机械性并发症包括假体正常功能丧失和（或）假体组件与相邻骨和软组织的关系不佳，这些并发症可能会危及功能，但是很少威胁生命或肢体；非机械性并发症包括必须移除或翻修假体但不损害假体及其周围软组织功能修复的情况，这些并发症很严重并最终有可能导致截肢。进一步根据病因可细分为六型。

1. 软组织并发症

软组织并发症又细分为功能失败（I_A）和覆盖失败（I_B）。功能失败包括关节脱位或半脱位、肌腱断裂和过量的软组织切除；覆盖失败包括无菌性伤口裂开。软组织并发症是最不常见的并发症类型，约占所有失败类型的 12%，绝对发生率为 2.9%，平均发生时间为置换术后 16 个月，是所有并发症中出现最早的。软组织并发症多发生在稳定性差的肩关节和髋关节重建中，上肢的发生率也要高于下肢，原因在于关节囊完整性被破坏、较大范围的关节活动幅度。膝关节假体的软组织失败发生率多在 3% ～ 4%。

然而，这种并发症不一定会导致假体的失败。如无菌性伤口裂开可以通过清创和植皮来处理，不需要翻修假体。关节的脱位或半脱位多数与软组织重建不足或患者使用不当有关。导致关节脱位的风险因素包括假体的机械故障、肌肉和筋膜约束不足、假体植入不当和意外跌倒等。因此，医生应注意在术中保证周围软组织的平衡和正确地组装假体部件，并帮助患者获得足够的术后支撑和适当保护。

2. 无菌性松动

在文献中，无菌性松动是发生率最高的机械性并发症。它属于一种中晚期并发症，在早期随访中很少见到。按发生时间分为早期松动（< 2 年，II_A）和晚期松动（> 2 年，II_B）。膝关节假体无菌性松动的发生率为 0 ～ 12%，平均发生时间为置换术后 76 个月，是所有并发症类型中发生最晚的。Mittermayer 等报告假体 10 年无松动率在股骨近端为 96%，股骨远端为 76%，胫骨近端为 85%。近期有研究认为无菌性松动是导致假体相关并发症的驱动因素而非最终结果，如果无菌性松动得不到及时的遏制或减缓，势必会导致随后的衬套磨损和假体断裂。

人工假体无菌性松动的形成是一个复杂过程。尽管目前尚未完全阐明其发生机制，但大量研究表明，很多独立或相互联系的因素均可引起无菌性松动，大致分成机械学因素和生物学因素两类。机械学因素包括：假体材料、形状和尺寸、假体固定方法（包括表面处理）、临床安装、界面微动、应力遮挡、假体磨损、界面密封程度、假体周围高液压等。

与无菌性松动相关的生物学因素有：磨损颗粒的种类和大小、细胞活化反应、细胞因子释放、酶类激活、对磨损颗粒的致敏反应等。假体磨损是无菌性松动力学因素和生物学因素交互作用的中心环节。磨损首先损害假体，同时产生大量微粒碎屑，引起一系列生物学反应，从而导致骨溶解。假体磨损与界面微动形成恶性循环，促使彼此进一步加剧。同时磨损颗粒又可被泵入关节面，参与三体磨损，进一步加重假体松动。

无菌性松动的诊断是较为容易的。不同于假体感染患者的静息痛，发生无菌性松动的病人往往伴随着逐渐加重的负重痛，休息可缓解。X 线片上可以看到假体部件不同程度的下沉、移位和假体周围透亮线的形成。如果在假体周围的骨 - 骨水泥界面观察到 2mm 以上的完整透亮线，可以判断假体出现了无菌性松动。2mm 以下的或者不完整的透亮线也是常见的，但如果在随访中发现透亮线的范围有进展的趋势，或者患者伴随着明显的负重痛和行走障碍，也应该考虑无菌性松动的发生。因此为了及时并准确地评价假体周围透亮线的进展情况，每次随访拍摄的 X 线片的投照条件应该保持一致。

如果假体的无菌性松动仅在影像检查中可见，而患者没有明显的临床症状，临床医生应与患者及家属深入交流来确定是否选择翻修手术。如果患者没有手术意愿，医生应该告知患者目前的高松动风险，告诫患者平常应该注意对假体的保护，避免摔伤和高强度运动等行为。如果患者出现了临床和影像学上明确的无菌性松动迹象，那么应该尽早进行翻修手术，从而避免患肢功能的进一步下降或假体周围骨折的发生。

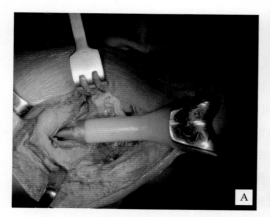 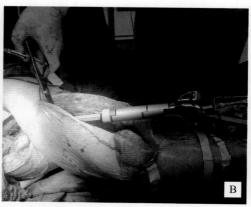 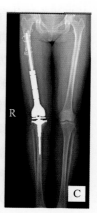

图 2-7-36   股骨远端肿瘤切除假体置换术后松动。 A 股骨远端假体的 X 光显示进展的放射性透亮线；B 原假体；C 用于翻修的新假体；D 正位视图显示假体稳定性良好，对线无异常

为了降低人工关节无菌性松动率，获得良好的手术效果，除在人工关节制作中，选用生物相容性好、坚强耐磨的材料，减少磨损和磨屑外，更为重要的是提高手术技巧，改进假体与骨的锁配，增加假体早期稳定性，减少或阻止磨屑在假体-骨界面的移动，从而防止界膜形成和骨吸收。

针对无菌性松动的发病机制，可以通过改进假体材料及设计、改善假体固定技术、注重手术操作及辅以药物治疗等多种措施，抑制磨损颗粒的产生和移动，抑制骨吸收，促进成骨，从而有效预防骨溶解和无菌性松动。人工关节翻修只是严重松动后最终的治疗措施。

翻修手术的基本步骤如下：①沿初次膝关节手术入路进入，显露假体，人力或借助工具使假体脱位。对于已经松动的假体部件可以直接取出，或者使用专门的假体取出器械取出假体。对于固定牢靠的假体部件，可以尝试用专用打拔器敲出假体。如若不行，可以在远端肢体开窗取出髓腔内的骨水泥后取出假体。对于组配式假体，可以选择只取出松动的组件，保留稳定的组件。②对于骨水泥假体，应继续去除两端髓腔内的骨水泥。采用球形髓腔钻尽量锉除残余的骨水泥，髓腔钻的直径由小及大直到到达假体柄根部的直径。后改用薄骨刀铲除贴附于骨髓腔的骨水泥。整个过程中切勿使用暴力，以免造成皮质劈裂或皮质穿透。③彻底清洗骨髓腔及关节囊，清除原假体周围的瘢痕及反应膜。由于初次手术后常常会形成大量的瘢痕组织而使神经血管组织发生一定程度上的移位，因此翻修手术中应该尤其注意不要损伤神经或血管组织。④按常规方法置入翻修假体。如果残端骨质较差，应适当去除一定量的骨质，以保证假体的稳定固定。如果残端骨质较短不足以植入足够长度的假体柄，可以选择进行异体骨-假体复合重建。如有条件，也可以选择新型加压假体。如果在假体植入过程中发生骨质劈裂，应及时使用钛缆进行环扎固定。⑤依据常规置换方法，进行软组织覆盖及伸膝装置重建。⑥翻修手术的出血量及手术时间一般都要大于初次置换手术，因此应该更加关注患者血液的管理和感染的预防。

一般来说，患者在翻修手术后都能恢复良好的假体状态和术后功能。国内汤小东团队通过对定制膝关节肿瘤假体的翻修情况进行回顾性分析，总结了翻修术后并发症的发生，以及假体生存和功能情况。翻修原因包括肿瘤局部复发 2 例，假体周围感染 8 例，假体无菌性松动 7 例，创伤后假体周围骨折伴松动 1 例，假体柄折断 6 例，以及假体铰链机构失败 9 例。结果显示翻修手术的出血量和手术时间均显著高于初次置换手术。术后并发症的发生率为30%，包括浅表感染2例，深部感染5例，机械性并发症2例。假体失败率为23.3%，翻修假体的5年生存率为68.6%。翻修术后的功能评分显著高于翻修术前，这种功能改善在因假体断裂和铰链失效进行翻修的患者中表现得尤为突出。

3. 结构性并发症

结构性并发症分为假体断裂（Ⅲ$_A$）、假体周围骨折（Ⅲ$_B$）和衬套等其他组件磨损（Ⅲ$_C$）。膝关节结构性并发症的发生率为4.2%～6.8%，平均发生时间为置换术后59个月。肱骨远端和股骨远端的结构性并发症发生率最高，肱骨近端和全股骨置换最低。与上肢相比，下肢的结构性并发症更容易发生，这可能与下肢的负重功能有关。

（1）假体断裂：假体断裂是定制肿瘤型假体置换术的远期并发症之一。临床上关节假体断裂极少发生在患者接受手术后恢复行走的阶段，因此，不存在假体因承受体重而发生瞬断。假体的断裂一般经历裂源的产生、裂纹的扩展和最终瞬断3个过程，前两个过程均是疲劳的结果。

假体柄断裂时，大部分患者表现为突发性大腿疼痛，负重时疼痛加重，症状类似股骨颈骨折，经拍片可以明确诊断。少部分患者断裂假体无明显移位，患者可以没有任何症状，因此临床上需要与前面的X线片对比，以免遗漏。对于假体柄出现变形，进行性的发展，或者发现假体柄不全断裂或完全断裂，应取出假体，进行翻修手术（图2-7-37）。

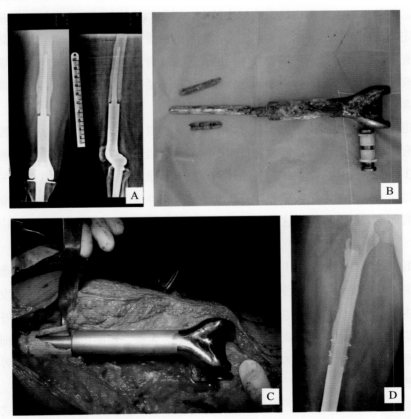

图2-7-37　右股骨远端骨巨细胞瘤假体置换术后13年。A股骨远端假体的X线片显示股骨髓内针断裂；B术中取出断裂的原假体；C安装翻修假体；D翻修术后复查X线片示假体位置满意

假体断裂的原因主要包括：①假体原材料及加工工艺上的内在缺陷：目前国内多用的内固定及关节假体材料多为钛合金，在强度、切性、生物相容性、一般均匀腐蚀速率方面，是目前较为理想的人工假体材料。但是人工假体在人体运动时，除了环境介质的作用，同时还有应力的作用，即使高强度、耐腐

蚀的钛合金，也有可能因应力作用及断裂，所以假体材料的选择还应该考虑在人体体内条件下应力腐蚀、疲劳和腐蚀疲劳问题。另外一个原因则是钛合金中各种元素比例的不合格，是合金的脆性增加等，都可以缩短假体的寿命。②假体加工工艺：一些人工关节厂忽视对假体锻坯件热加工温度的控制和热处理不当，锻造钛合金的显微结构不合格；机加工粗糙使假体表面留下机械刻痕，而这些刻痕构成天然的裂源，使疲劳断裂容易发生。③假体设计缺陷：经三维多元性分析，假体断裂部位多是应力集中的部位。组配式半骨盆假体耻骨板断裂的原因主要是由于步行周期载荷下耻骨板应力集中部位引起的高周疲劳断裂。术前评估定制假体的标准不严格，直柄假体等均是造成断裂的原因。假体柄柄体截面面积设计过小，非骨水泥固定的假体表面多孔涂层设计，也影响假体强度。④手术操作：手术操作过程中造成柄体表面划伤、磨损。⑤软组织重建：手术软组织重建困难及缺少骨支撑，由于恶性肿瘤局部破坏广泛，瘤段切除造成骨缺损较大，与宿主骨固定的髓腔柄短以及缺少重要肌肉的附着点。目所用假体多为加长型人工关节，杠杆力量大同时缺乏周围软组织固定，易发生假体松动和关节功能受限。Kaste 等分析远端生物固定髋翻修假体柄断裂时认为假体柄断裂的因素为股骨近端的缺少骨支撑、体质量指数 $> 30kg/m^2$，柄的直径 $< 13.5mm$，大转子截骨。⑥假体金属：假体金属保护层断裂产生腐蚀，加快假体断裂。⑦恢复患肢长度：手术当中为恢复患肢长度及维持外展肌力，常常会选择长颈股骨柄假体或颈干角偏小的假体以增大偏心距，减少关节面的作用力，减低磨损，但同时也会增大弯曲力矩的力臂，也增大假体柄变形和断裂的危险。⑧假体植入位置：假体植入位置不正确，内翻位植入，增加柄体外侧的弯曲力矩，引起假体断裂。⑨假体固定：假体固定不牢固，这是导致假体柄变形、断裂的最重要因素。股骨距骨组织截除过多，股骨近端髓腔骨水泥填充不够，骨水泥断裂以及假体周围骨丢失或骨溶解，都可造成假体近端缺乏骨水泥和骨组织的支撑，出现变形和断裂。⑩体重和活动强度：体重和活动强度过大，假体断裂常见于年轻、活动量大、体胖超重者。

大量文献报道，假体断裂部位多位于应力集中部位，所以在结构和设计中加强改善、分散应力，是降低假体断裂的有效措施。可以通过增厚耻骨板厚度来延长组配式半骨盆假体寿命。通过三维有限元分析，定制肿瘤人工髋关节假体应在假体颈与髓外柄连接部有足够的直径。因此在假体的设计中，利用现代科学技术，通过深入的生物力学实验和计算，准确的分析肿瘤假体的载荷谱和更为准确的疲劳分析数据，在应力集中的部位加厚或加粗，这样才能够实现有限寿命的设计改进，降低临床应用中假体断裂的发生率。

术中重视软组织的重建，使用人工假体联合异体骨重建疗效优于单纯的人工假体重建，异体骨可通过建立良好的软组织及肌腱附着，改善关节稳定性、增加骨量，从而减少假体断裂的发生。羟基磷灰石涂层无螺纹的假体松动率最低，是最适宜的假体置换材料。羟基磷灰石是一类具有良好生物相容性的生物活性材料，羟基磷灰石生物活性陶瓷植入体内不仅安全、无毒，还能传导骨生长，即新骨可以从羟基磷灰石植入体与原骨结合处沿着植入体表面或内部贯通性孔隙攀附生长，能与组织在界面上形成化学键性结合，使假体更加稳固。

总之为了降低假体断裂的发生率，不仅医生应提高手术技术，采取正确的手术方式，使假体放置在正确的位置上，减少假体松动、断裂的发生，而且假体的生产应在设计、材料、加工方面更加科学，这同时也涉及了材料学领域的进步。

（2）假体周围骨折：假体周围骨折一般发生在假体置换术中或外伤之后，位置常常为假体柄尖部。人工假体周围骨折常见类型：①细微裂缝。指几乎看不到连续性的中断，假体置换中在任何一点都看不到间隙。在用骨水泥粘固时没有骨水泥渗入。实际上，临床上只是在股骨距区域可发现此类情况。②劈裂。

在锉髓腔时,最容易在股骨距或股骨干区域出现裂缝。当假体植入时,裂缝可裂开。劈裂在置换骨水泥假体时十分危险,因为骨水泥渗入到裂缝中,能够持久地阻碍这一区域骨本身的重建机制。而在非骨水泥假体置换的患者,有可能自行愈合。③骨折。骨的连续性完全中断。④穿孔。当扩髓和为了更换假体柄而取出骨水泥时,可能出现穿孔。穿孔的部位多发生在股骨干后外侧。骨水泥的渗出将持久性阻碍穿孔处的自行修复闭合。

人工假体周围骨折的治疗目的包括:骨折愈合,解剖学对线,恢复髋关节的功能,早期活动,骨折愈合后假体获得稳定,假体获得正常的存活率。具体的治疗方法应该根据骨折的部位以及人工关节的状态来决定。这时医生需要考虑的问题包括:骨折是否需要手术治疗,什么时候手术为好,假体是否需要更换,骨折是否需要固定。在评估假体周围骨折时应该考虑的因素包括:患者的年龄,身体健康状况,骨折的部位和类型,假体的稳定性。其他还需要考虑的因素包括:是否吸烟,慢性的内科疾病情况以及免疫抑制剂的使用,这些因素都可以对围手术期计划的制订构成影响。

人工假体周围骨折的主要治疗方法包括:

1)非手术治疗:如果骨折很稳定、内植物固定良好,则应该选择非手术治疗(比如,无移位的粗隆部骨折或者术后发现的股骨颈纵行劈裂骨折)。移位的骨折一般不适合做非手术治疗,因为老年患者制动后的并发症发生率较高。目前,对于股骨假体周围骨折一般不考虑牵引治疗和石膏外固定,因为这两种方法都有很高的并发症发生率,具体包括:假体的松动、畸形愈合、不愈合、皮肤破溃以及其他因长期卧床而导致的内科并发症。

2)环扎固定法:对于螺旋形骨折或者长斜形骨折可以考虑用单股钢丝或者编织钢丝进行固定,在使用钢板或者皮质骨移植时也可同时使用环扎法。由于环扎法的生物学强度不足,所以很少单纯使用钢丝作股骨假体周围骨折的内固定,环扎法往往和钢板或者髓内固定同时使用。

3)传统的钢板内固定:适用于固定良好的内植物周围的干骺端骨折。为了使钢板内固定获得成功,外科医生必须明确假体固定确实可靠、肢体和假体的对线良好。钢板要覆盖到股骨假体所在的股骨部位,但是将钢板固定到有股骨假体的股骨上有一定难度,一般可以采用钢丝环扎法进行固定,也可以使用特殊的带有钢丝的钢板。使用螺钉固定钢板时,小心地避开股骨柄,而将螺钉固定到股骨柄的前侧或者后侧,也可以使用单皮质螺钉。Dennis等比较了五种钢板固定方法的生物力学,发现近侧使用单皮质螺钉时(同时使用或者不用钢丝),固定要更为可靠。

4. 假体周围感染

由于骨肿瘤手术常伴随着较长的手术时间、较多的软组织切除、较大的暴露范围、放化疗造成的免疫抑制状态和病人较差的一般状况,因此假体周围感染的发生率较高。假体周围感染使患者面临着重复手术、疼痛、功能不良、长期恢复、辅助治疗的延迟和截肢等问题。多项研究显示,感染仅次于肿瘤复发,是假体置换术后截肢的第二大原因。

假体周围感染是一种早期并发症,多发生在初次重建后两年内或翻修手术一年内,然而感染的风险是终生的。按照感染来源可分为外源性感染和血源性感染。外源性感染通常发生于围手术期或术后早期,血源性感染则可以发生在任何时间。术后早期的感染通常由高毒力的细菌引起,症状和体征明显;晚期感染则多由低毒力的细菌引起,表现比较隐匿。葡萄球菌(如金黄色葡萄球菌和表皮葡萄球菌)是最常见的病原体,约占病原体种类的50%。其次是链球菌、肠球菌、肠杆菌、铜绿假单胞菌和厌氧菌。在大约25%的感染中能发现多种病原体,最常见的组合为凝固酶阴性葡萄球菌和链球菌。按照发生时间可分为早期感染(< 2年,IV_A)和晚期感染(> 2年,IV_B)。假体周围感染约占所有失败类型的34%,这是除股骨近端假体以外所有解剖部位最常见的失败模式。膝关节假体的感染发生率为 6.8% ~ 45%，平均发生在术后 47 个月。骨盆和胫骨假体的感染率要高于其他部位。

（1）假体感染的诊断：人工关节感染的诊断目前仍是一个挑战，特别是存在亚急性和低毒性感染的情况下。目前尚无可以普遍接受的诊断试验或其他方法对诊断人工关节感染绝对精确或可靠。目前对人工关节感染的诊断有赖于临床资料，血清学和影像学检查。手术中的标本培养分离出细菌是确立最终诊断的金标准。

当出现与假体相同的窦道或关节穿刺或手术时获得脓性的分泌物可确诊。虽然 ESR 和 CRP 升高提示感染，但没有特异性，单凭此诊断感染是不充分的。缺乏有用的影像学诊断方法，因为感染后 3 ~ 6 个月才有影像学表现，这些表现常被认为是无菌性松动。使用如 ^{99}Tc 标记的亚甲基二磷酸盐行核素扫描对诊断感染有很高的敏感性，但缺乏特异性。骨扫描在假体植入后 6 个月由于假体周围骨改建仍可以阳性。因此，一个阳性的核素扫描结果并不能确认感染，但是正常或阴性的核素扫描结果对于假体关节感染有可靠的阴性预测价值。CT 检查由于金属植入物形成的伪影限制其使用价值，MRI 虽然存在金属材料时有效性降低，但可以用于钛和钽组成的假体。采用 ^{18}F 脱氧葡糖的正电子发射成像技术对植入物成像仍处于研发阶段。

通过穿刺获得关节液和术中获得组织标本复原（培养）出细菌仍是诊断假体关节感染的标准方法。术中应当采取多个标本（至少 3 标本）并迅速培养。拭子培养敏感性低，不采用。滑液和假体周围组织 Gram 染色敏感性低（25% ~ 30%）。穿刺的滑液和假体组织的培养提供最可靠的检测病原菌的方法。在 45% ~ 100% 的病人，关节穿刺侦测到病原菌，术中培养的敏感性为 65% ~ 94%。培养也可能产生假阴性的结果，其原因包括：细菌在假体上生物膜内黏附；先前使用抗生素；培养基不适合；难养的病原菌；运送到微生物实验室的时间过长。表浅伤口或窦道的培养通常是阳性的，因为周围皮肤上的微生物可以定植，因此其结果不可信。用 PCR 检测细菌的 rRNA 仍在实验阶段但显示很高的敏感性。术中冰冻切片的组织学检查中，在放大 400 倍的高倍镜视野有大于 5 个的白细胞，这一方法的敏感性和特异性分别达 80% 和 90%。

（2）假体感染的治疗：人工关节感染治疗的目的是消除感染、解除疼痛、改善功能，治疗的基本原则是应用抗生素与彻底的手术清创相结合。具体治疗方案取决于病原菌的种类、毒力、对抗生素的敏感性，感染持续的时间和严重程度，病人的年龄和健康状况，患者意愿，对手术承受的能力，医生的经验和技术水平。根据上述条件不同，治疗手段可分为：单纯药物治疗；清创保留关节假体；一期置换（同一次手术中取出感染的关节假体并植入新的假体）；二期置换（首次手术取出所有异物，彻底清创，经过一定间隔时间后，第二次手术再植入新的假体）；为控制感染的其他手术包括关节融合手术，关节成形手术，甚至是截肢手术。医生必须严格把握指征，抱有侥幸心理而过于保守将无法根治感染，达不到预期效果甚至导致感染恶化，而过于激进的治疗会产生高额的手术费用，增加手术创伤，也会增加病人经济上和心理上的负担。

单纯抗生素抑制治疗仅适用于全身情况差而不能耐受手术，长期卧床，对关节活动功能要求低，或拒绝手术治疗的患者。长期抗生素抑制治疗的前提是：假体稳定；病原菌相对毒力低对抗生素敏感；对口服抗生素治疗有良好的耐受性；病人顺应性好。这种抗生素抑制疗法也不是没有危险，主要的问题是出现继发抗药性，局部感染灶蔓延到邻近组织或变成全身性感染，药物长期使用潜在的副作用，以及因为单纯使用抗生素抗感染失败而转为切开处理之后的后续抗炎治疗，同时，也增加了院内交叉感染的可能和治疗的困难。此方法只适于那些困难病例最后的办法，而对于全身情况可耐受手术的患者建议不要保守，当机立断行手术彻底清创，抱侥幸心理只会导致感染恶化。

清创保留假体是指术中清创去除血肿、纤维瘢痕组织、窦道、无活性的骨和软组织，术中交换内衬，大量脉冲冲洗，但保留假体，术后敏感抗生素应用至少3月。这种方法的优点是无需更换假体，手术费用低，操作简单，缺点是可能残留感染，感染复发可能性大，因此必须严格把握指征。症状体征持续时间、假体稳定程度、病原体种类是治疗成败的关键。符合条件的患者治疗成功率为82%～100%，如不满足，成功率仅14%～68%。

适应证：①感染症状、体征持续时间在3周以内；②假体稳定性好；③软组织条件尚好，无大量瘢痕形成；④明确病原体对药物敏感（包括对利福平敏感的葡萄球菌和对喹诺酮类敏感的革兰氏阴性杆菌等）。术中去除聚乙烯垫片和内衬，彻底清除感染病变的组织，清理后使用高频脉冲冲洗杀菌剂或敏感抗生素溶液冲洗关节腔。术后采用敏感抗生素静脉联合用药，2～4周后改为口服，治疗髋关节人工关节感染的疗程为3个月，膝关节人工关节感染为6个月。

一期置换在欧洲应用广泛，是指在一次手术中取出所有异物，彻底清创，并再次植入新的假体。适用感染症状、体征持续时间超过3周、软组织条件满意，无严重合并疾患，无难治性病原体（包括肠球菌、耐甲氧西林金黄色葡萄球菌、耐喹诺酮的铜绿假单胞菌）的患者；年龄较大不宜多次手术或长期卧床者；明确病原菌，对抗生素敏感，并且可以使用抗生素骨水泥固定。存在窦道，深部有广泛脓肿形成的患者，失败率高，不适于一期置换。一期置换不需多次手术，避免软组织挛缩而影响活动度，同时也减轻了患者的医疗支出和社会的经济负担。但与二期置换不同，一期置换并不是在感染控制稳定的情况下实施的，所以感染还是有可能存在的。一期置换术前应行诊断性关节穿刺，鉴定出病原菌，为抗生素治疗提供依据。不用人工骨或异体骨，以减少再次感染。骨缺损用抗生素骨水泥充填。常规使用抗生素骨水泥，骨水泥中需要添加敏感抗生素，一般2～3种敏感抗生素联用混合于骨水泥中，作局部抗菌治疗，但可能会对骨水泥强度有一定影响。假体选择必须使用骨水泥假体，由于要行激进的清创手术，因此膝关节一般需使用限制性较高的假体。髋关节则需使用骨水泥固定假体，不建议在一期翻修中使用非骨水泥假体，因为假体本身得不到抗生素骨水泥的保护。一期置换术后，需要全身静脉使用抗生素6周，开始2周静脉给药，以后改成口服。

二期置换北美国家应用较多，是指首次手术取出所有异物，彻底清创，经过一定间隔时间后（一般4～8周），第二次手术植入新的假体。虽然二期再置换需取出关节做关节成形，手术难度大，成本上升，治疗时间长，但是感染却能被稳定控制，治愈率均高于前述的几种治疗，被认为是消除感染、恢复关节功能最好的选择，成功率可以达到90%以上，对防止关节的再感染十分有效。适应人群为：①感染症状、体征持续时间超过3月；②软组织条件不满意，存在窦道，水肿，软组织深部广泛脓肿形成的患者；③严重感染，包括多种病原体混合感染、革兰氏阴性菌感染、致病菌毒力强广泛耐药的感染和病原菌不明确的感染，如感染病原体为难治性的肠球菌、耐甲氧西林金黄色葡萄球菌、耐喹诺酮的铜绿假单胞菌的患者；④经过抗生素抑制、灌洗、清创，甚至是一期再置换失败的患者；⑤容易感染人群，比如糖尿病、风湿性疾病、全身免疫力减退和合并慢性肺部、泌尿系感染的患者。二期再置换包括两个步骤，清创取出假体，放置间隔，以及感染控制后二期的假体再植入。第一步切除瘢痕、窦道等，有缺损的可以做软组织的皮瓣移植，取出假体、骨水泥、碎骨块等异物，清除感染坏死组织，充分灌洗。关节腔内放置含抗生素骨水泥间隔物；或者放置形状同膝关节假体的临时假体，常规取组织培养，确定病原体，并作药敏试验（图2-7-38）。临时关节间隔物的优点在于维持了肢体的长度和关节周围组织张力；早期的关节活动，有利于功能康复，促进感染的痊愈。二期翻修时判断感染是否已经彻底控制以及翻修时再次彻底清创非常重要。手术前应进行全面评估，包括物理检查和髋关节穿刺抽吸，排除感染持续存在的可能。术中伤口应无急性炎症表现，如果有感染持续存在的迹象，不应植入新假体和植骨。植入新假体时应再次培养，供术后抗生素治疗参考。也可在术中进行冰冻切片检查，如果每高倍视野下白细胞超过 10 个则提示有感染存在。另外，翻修时应再次彻底清创，对预防感染复发也非常重要。

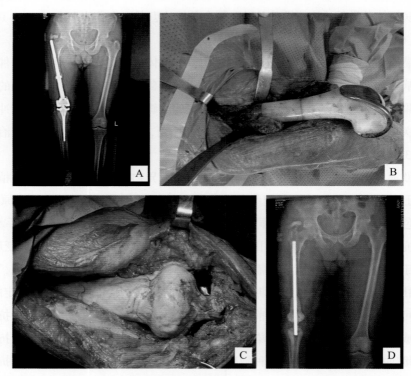

图 2-7-38　发生假体周围感染的患者进行临时关节间隔物植入术后。A 术前 X 线片；B 术中去除感染假体；C 间隔物植入术；D 术后 X 线片随访

关节融合手术能够有效缓解关节疼痛，术后关节的稳定性好。传统的观念认为关节融合术是治疗全膝感染的最佳手段，它被认为是去除感染、减轻疼痛、增强膝关节稳定性的理想方法。膝关节活动的丧失，限制了坐、洗脚、穿鞋袜等日常活动。但也有研究提出关节融合术对日常生活的负面影响未必大于二期翻修术，而且再感染、疼痛的发生率也低。对膝关节感染实施关节融合的指征是：严重免疫抑制，易感染人群，反复感染和二期再置换有再次感染的可能；严重的骨缺损，没有条件做表面或铰链关节的患者；关节周围软组织条件差，伸膝装置严重破坏的感染关节；对术后关节稳定性有较高要求的患者。

尝试其他方法无效后，可考虑关节切除成形手术。关节成形术虽然保存了患者的肢体，但是疼痛依然存在。如果感染仍不能控制，则应考虑行截肢手术。关节切除不受骨和软组织缺损的影响，但术后必须佩戴支具或管形石膏至少 6 个月，以减轻疼痛、保护关节。在此之后，需要依赖双拐或轮椅，严重影响了日常生活。关节切除成形术适宜的人群是：生活要求低、全身条件差不能耐受多次手术、下肢多关节受累的患者，特别适用于生活不能自理的老年人和在轮椅上生活的患者。

关节截肢术在不得以情况下采用，主要针对：①混合感染，抗生素无效；②大量组织破坏，膝关节功能不可修复者，可行膝关节上截肢，作为最后的补救措施。尽管截肢术治疗最彻底，但涉及患者的接受性问题，需要慎重考虑。

5. 肿瘤复发

可分为软组织复发（V_A）和骨复发（V_B）。两种复发都需要翻修手术，区别在于软组织复发只需要通过局部切除和辅助治疗来处理，而骨复发则需要进一步截骨。膝关节假体肿瘤复发的发生率为 2.3%～4.3%，平均发生时间为置换术后 26 个月。然而与转移瘤（2.2%）相比，发生在原发肿瘤（4.7%）切除后更频繁。这种差异可能是由于转移瘤患者的生存期相对较短。

与肿瘤复发相关的危险因素包括对放化疗的不敏感、肿瘤的强侵袭性和阳性切缘。Ward 等评估了 242 例接受新辅助治疗的恶性骨肿瘤患者的局部复发风险，发现病理性骨折和肿瘤侵犯血管会增加肿瘤复发的概率。Jeys 等分析了 1254 名接受了肿瘤假体置换的患者，多变量分析显示肿瘤坏死率低和手术切缘非阴性为独立危险因素。针对辅助治疗敏感的肿瘤类型，应该进行规范化的术前和术后治疗，这对改善肿瘤病人预后具有重要意义。如果在肿瘤切除后冰冻病理切片发现切缘阳性，则必须再次扩大切除范围以保证肿瘤切除的彻底性。肿瘤附近的重要神经血管不能游离时，应在连同肿瘤一并切除后再吻合或施行截肢之间作选择。

六、骨盆假体及重建

骨盆的恶性肿瘤发生率较低，但是危害较大，分为原发性及转移性恶性肿瘤，骨盆原发性恶性肿瘤有两种来源，包括骨性来源及软组织来源，发生比例占前三位的为骨髓瘤、软骨肉瘤、尤文氏肉瘤。对转移性恶性肿瘤而言，骨盆是继脊柱和肋骨之后的第三个最常见的骨转移部位。骨盆解剖结构复杂，与周围组织关系密切；因肿瘤的侵犯过深，深入手术切缘困难；骨盆肿瘤切除后导致骨与软组织的缺损，对缺损重建往往较困难；基于以上原因骨盆恶性肿瘤的手术治疗对临床医生来说仍是一个巨大挑战。手术治疗骨盆恶性肿瘤一方面要将肿瘤完整切除，另一方面主要是进行功能重建，其目标首先是彻底切除肿瘤以便达到局部控制，另外还需尽力保留肢体的功能。近年来，随着影像诊断技术、外科技术和化疗技术的发展，骨盆肿瘤的手术治疗有很大进步，主要重建方法包括髂股关节融合术、同种异体骨移植以及高压灭菌自体骨移植等。然而，多项研究均揭示了这些重建方法的局限性，如发生率较高的并发症或较差的功能效果。近年来，假体重建术以其易操作、初始稳定性好、美观性好、负重早、功能恢复较快等优点成为主流。为了提高植入的方便性和固定稳定性，人们报道了许多不同形状和固定方法的假体，如鞍形假体、冰激凌锥形假体、组配式半盆腔假体和定制的半盆腔假体，各种重建方法有各自的优缺点和适应证，因此，了解骨盆假体的特征对临床工作的开展具有指导性意义。

（一）国内外知名厂家假体及特点介绍

1. 马鞍形假体（waldemar link gmbh，hamburg，德国）

马鞍形假体由 Nieder 在 20 世纪 70 年代末设计并用于髋臼骨缺损重建中，后来被用于治疗髋关节感染的全髋关节置换术中。20 世纪 80 年代，马鞍式假体被用于切除髋臼周围肿瘤后的功能重建。马鞍式假体近端的马鞍形卡槽可与手术后的髂骨端固定，远端呈柄状，插入股骨骨髓腔，并用骨水泥固定，鞍座位于中间部件上，可以在该中间部件上进行旋转运动，这个中间部分有五种长度可供选择，以平衡下肢，并使柔软部分获得良好的张力。马鞍式假体需要有足够厚度的髂骨来提供支撑，因此不适合应用于 I 区受累的患者。由于它的设计避免了髋臼假体固定的需要，也不需要精确的解剖配合，所以鞍形假体也被认为是髋臼周围区域广泛切除的一种替代装置。与骨盆假体或同种异体植入物相比，这种手术选择使得重建方法更简单，而且它可以保持髋关节的稳定性和肢体长度。马鞍式假体的优点是手术操作简单，手术时间较短，且肢体长度及髋部稳定性得到恢复。但在目前的文献中，人们对鞍状假体的可靠性意见不一。在文献报道的系列研究中，随访时间短的患者获得了良好的功能结果，而随访时间较长的患者往往效果不佳，其主要并发症包括：感染、脱位、假体上移、异位骨化等。因马鞍式假体的并发症发生率较高及远期效果较差，一些专家不建议将其应用于临床。Donati 等回顾性分析了 15 例应用马鞍假体重建患者的临床资料，使用步态分析对患者功能进行分析，仅 6 例获得长期功能随访，随访时间 97～167 个月，发现患者肢体的功能受损较重，平均只恢复了 57% 的正常活动。步态分析表明，该植入物的生物力学性能较差，髋关节活动非常有限。鞍形假体虽然被认为是肿瘤相关骨盆外科的进步，但由于临床并发症和生物力学性能差，鞍形假体的临床和功能效果并不令人满意。鞍形假体应用于肿瘤手术，其长期随访结果并不十分令人满意，目前被认为是一种"抢救技术"（图 2-7-39）。

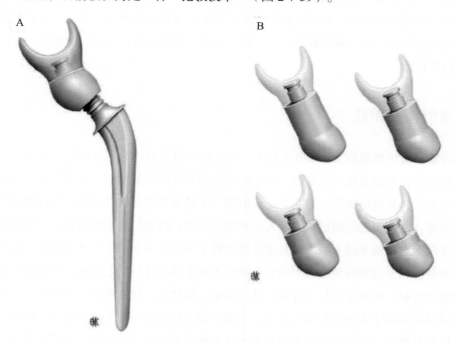

图 2-7-39　马鞍形假体及其部件

2."冰激凌式"骨盆假体（hemipelvis；stanmore implants，elstree，UK）

"冰激凌式"骨盆假体作为一种新型假体，是 Fisher 等由 McKee-Farrar 假体发展而来的，"冰激凌式"骨盆假体的问世，一直用于髋臼周围骨组织严重丢失并且需要重建的患者，它的稳定性支撑主要靠插入髂骨翼的柄来获得，由于其外形与冰激凌相似，故被称为"冰激凌式"骨盆假体。该假体的关键设计特征之一就是用大量抗生素骨水泥将假体与残留髂骨翼固定，因此该假体的深部感染率较其他类型假体低。另外，冰激凌锥形假体是一种可调节的植入物，即使只剩下很少的骨量也可以使用。坐骨、耻骨和髋臼周围的骨质切除可以进行修改，以适应假体柄安装的需要，从而实现比使用定制植入物更通用的重建技术。但是使用冰激凌假体应注意：冰激凌假体固定在剩余的髂骨中，假体柄绝对不可以插入骶髂关节，否则可导致术后顽固性疼痛。目前，计算机导航的应用可准确定位放置冰激凌假体的位置，降低了并发症的发生率。为了明确计算机导航在临床中的应用效果，Tomohiro 等对 33 例髋臼重建患者分为导航组和非导航组，两组患者均应用冰激凌假体，结果显示导航组无论在肢体功能，还是复发率均低于非导航组。Fisher 等观察了该假体重建后的 27 例患者的临床效果，其并发症发生率为 37%，其中 14.8% 患者发生脱位、11% 患者发生感染、7.4% 患者发生局部复发。Barrientos-Ruiz 等也对该假体重建后 27 例患者的临床效果进行了评价，中位 MSTS 评分为 19 分，并发症也是感染、脱位、局部复发等。常见的并发症包括局部复发、脱位和感染。该假体缺点是应有足够髂骨用来固定，适用于无 I 区受累的髋臼周围恶性肿瘤患者。

3. 组配式人工半骨盆假体重建

组配式人工假体是由我国专家郭卫等最早设计并用于髋臼肿瘤切除后功能的重建。该假体由髂骨或骶骨固定组件、金属髋臼杯、耻骨连接板三个部件组成。该假体的优点有以下几点：①体积小；②操作简单且辅助设备要求不高；③可临时组装，便于根据手术过程中缺损程度进行重建。该假体的缺点是：①因缺乏假体参照，对术者的经验要求较高；②该假体组件较多，要反复调整假体的位置，因此手术时间较长，增加患者感染、出血的风险；③因组件较多，后期出现关节松动、假体松动并发症的几率较大。对于该假体的临床效果，Ji 等回顾性研究了 100 例接受该假体重建患者的临床资料，术后并发症发生率达 45%，最常见的并发症为感染及创面愈合障碍，另外有 9 例发生脱位，7 例发生机械性并发症。目前认为组配式半盆腔假体可为各种骨盆缺损提供一种多功能的重建方案，并发症发生率较低。

4. 3D 打印定制型人工半骨盆假体重建

近年来影像诊断学技术不断发展，不仅可以对肿瘤进行诊断，而且可以明确肿瘤的切除范围，根据术后的缺损范围即可制定与缺损部位匹配的半骨盆假体。因该假体是根据肿瘤术后的骨缺损进行的个性化设计，因此假体的匹配度极高，但是当手术过程中出现缺损范围变化后，无法及时调整。3D 打印技术的出现，更利于假体的定制，目前 3D 打印技术已用于髋臼周围恶性肿瘤切除后的重建。它的特征是应用电子束熔化（EBM）处理产生三维（3D）打印的互连多孔结构，可促进骨内生，增强了假体的稳定性。假体的固定也从残留的髂骨固定改为骶髂固定，潜在地增加了更多的生物力学兼容性，并降低了固定螺钉上的剪切应力。术前根据影像学结果定制出 3D 打印骨盆模型及骨盆假体，设计截骨导板便于精准截骨，缩短手术时间，减少术后感染、出血等并发症。但研究表明术后仍存在假体松动、关节脱位等并发症，目前该假体还没有长期随访报道。3D 打印假体包括：① 3D 打印髂骨假体，该假体设计用于 I 区及 I+IV 区切除后的髂骨缺损重建；② 3D 打印标准半骨盆假体，该假体设计用于 II 区或 II+III 区切除后的髋臼缺损重建，其是由组配式半骨盆假体改进而成的；③ 3D 打印钉 – 棒半骨盆假体，该假体设计用于髋臼及骶髂关节同时缺损（I+II+IV 区或 I+II+III+IV 区）的重建，其是基于原来的钉 – 棒半骨盆假体改进而成的。随着 3D 打印技术的发展和对骨整合的深入认识，新型 3D 打印定制多孔假体已有报道，取得了良好的临床效果。假体的设计也进行了改进，简化了操作程序，如尽量缩小髂骨翼，去除坐骨棘和髂后上棘，有利于创面愈合、保护神经，假体嵴上的孔可用来重建肌肉连接，例如对髋关节功能比较重要的股直肌。同样，为了减轻假体的重量，保证假体的强度并促进骨生长，主体结构分为实心结构和多孔结构，多孔结构的孔径为 600μm，孔隙率为 70%；假体的重量可参照切除标本的重量，按照相应的公式进一步计算，力求达到重量相等。

5. 多孔钽髋臼假体（revision shell，zimmer corp，warsaw，in，USA）

多孔钽髋臼假体最早用于治疗非肿瘤型髋关节翻修手术中遇到的严重髋臼骨丢失的情况，该植入物在髋关节置换术中明确适用于非肿瘤假体置换，由于其适应证的拓展也用于治疗髋关节肿瘤。该假体的主要设计特点是：为外科医生提供多种选择，以解决髋臼翻修中遇到的各种骨缺损问题，无需定制植入物；经济上更实惠，技术相对更简单；组配式设计提高了术中灵活性；假体材料模拟骨小梁结构，为三维多孔材料，是骨科生物相容性较好的材料，可促进骨骼和软组织的生长；该假体孔隙率达 75% ~ 80%，类似于骨的渗透性，弹性类似于骨，具有高强度的延展性，固有的高摩擦力和稳定性可以实现骨传导；可以多角度进行固定等。

为了评估多孔钽髋臼假体在肿瘤患者中的临床应用效果，Khan 等回顾性分析了 20 例采用上述技术行全髋关节置换术治疗肿瘤性骨破坏患者的临床资料，患者平均年龄 60 岁（22 ~ 80 岁），20 名患者中有 11 名在手术后死亡，存活患者的最短随访时间为 26 个月（平均 56 个月，范围 26 ~ 85 个月）。结果显示：Harris 髋关节评分从术前平均 32 分提高到术后平均 74 分；并发症包括 1 例围手术期死亡，2 例浅表感染，1 例深静脉血栓形成和 1 例脱位。其结论是：使用多孔钽假体是治疗髋臼周围重大肿瘤性骨丢失的首选方法，但是，术后较高的死亡率是否与手术相关，因样本量不足、随访时间短等原因，尚需进一步大样本和多中心的临床研究加以探究。

6. Harrington 重建技术

由 Harrington 于 1981 年开创的重建髋臼的技术，指在髋臼转移性肿瘤导致病理性骨折的基础上，用两组汇聚在髋臼上区域的螺纹钉进行加强固定，然后用髋臼支撑环与全髋关节置换术和螺纹钉固定在一起。这项技术的优点是：手术时间短，可以进行持久的重建，允许立即负重。Harrington 主张使用髋臼支撑环将假体固定在完整的骨上。目前应用的髋臼支撑环，它可以在缺乏内侧支撑的地方提供更好的稳定性。重建的方法根据 Harrington 分型而采取不同的重建方式，主要有 Harrington I 型：侧壁皮质和上、内侧壁结构完好，病灶内手术，采用骨水泥普通全髋关节置换即可；Harrington II 型：室壁内侧部分缺失，病灶内手术，采用带翼髋臼网杯和全髋关节置换；Harrington III 型：侧壁皮质和上壁缺损，病灶刮除，斯氏针骨水泥髋臼成形术 + 全髋关节置换术或病灶整块切除，人工半骨盆置换术；Harrington IV 型：孤立性髋臼转移瘤，整块切除肿瘤，需要半骨盆置换术。在髋臼转移瘤的治疗过程中，应用 Harrington 重建，取得了良好的临床效果，可有效缓解髋臼转移瘤引起的疼痛，但假体的并发症发生率高：最常见的是脱位，但假体的生存率较高，很少需要翻修，可能的原因是患者原发灶进展，导致病人生存期缩短。Johan 等报道 32 例髋臼周围晚期转移性破坏的手术治疗结果，除 2 例外，其余均为 Harrington III 级破坏。手术采用 Harrington 重建技术，采用螺纹钉、骨水泥和全髋关节置换术重建髋臼和髂骨。中位生存期为 11 个月（0 ~ 106 个月），13 例存活 1 年以上。在 1 年后的随访中，13 名患者中有 10 名在休息和负重时没有疼痛。术后 2 周内死亡 2 例，均因围手术期出血过多所致。脱位 2 例，深部感染 1 例，深静脉血栓形成 2 例。没有因错误置针或术中血栓栓塞事件引起的并发症。骨盆假体没有机械故障，也没有松动的影像迹象。总而言之，Harrington 重建技术是晚期髋臼周围转移性破坏患者缓解疼痛和恢复功能的一种有效的方法。为了评估 Harrington 重建的临床效果，Panagiotis 等回顾性分析了 1995—2012 年使用上述技术重建的 70 例患者的临床资料，围手术期（术后 30d）无死亡病例。总中位生存期为 12 个月。假体 1 年存活率为 92%，5 年存活率为 89%。1/3 的患者出现并发症，最常见的是脱位。功能结果良好。

7. 自体骨盆重建技术

自体骨盆重建技术是指将供体切除的半骨盆用加热巴氏法杀菌以消灭恶性肿瘤，并重新植入钢板、螺钉和假体，重建后可以最大程度保持髋臼的旋转中心及下肢的长度，保持最佳的臀部力臂矩，通过巴氏灭菌骨上的钻孔也可以将剩余肌肉重新连接到它们原来的位置，可重建软组织功能，这些都是恢复髋关节功能的条件。自体移植物的巴氏杀菌足以杀死大块骨中的所有肿瘤细胞。使用巴氏灭菌的自体移植物的局部复发率与假体、同种异体移植物相比没有显著差异。自体骨盆重建有特定的适应证，除原发肿瘤外，骨盆转移性疾病也是自体骨盆重建的适应证之一，但是，该手术仅限于生存预期良好（如甲状腺、前列腺癌或乳腺癌）的孤立性转移病灶的患者，有些学者不推荐使用同种异体移植和自体骨重建转移性病变，因为康复期较长，但单独的转移病灶不是自体骨盆重建术治疗髋臼周围恶性肿瘤的禁忌证。在某些国家，特别是在亚洲和非洲，自体骨盆重建是一种成熟的方法，因为这种重建方式是一种简单的、容易获得的和最经济的选择，但使用巴氏灭菌的自体移植物缺乏全面的组织学评价，受到一定的限制。为了评价其疗效，Guo 等回顾性分析 10 例髋臼周围恶性肿瘤患者（男 6 例，女 4 例）采用巴氏灭菌自体骨瓣重建髋臼周围肿瘤切除的临床资料。患者确诊时平均年龄40岁（13 ~ 65岁）。其中5例为软骨肉瘤，3例为骨肉瘤，1例为尤文氏肉瘤，1例为甲状腺癌孤立性转移。在最后一次随访中，有7例患者存活（6例无原发病证据，1例5个月内有肺转移），另3例死于原发肿瘤转移，术后生存时间8 ~ 17个月，平均12个月。所有患者的平均随访时间为45个月（8 ~ 87个月）。局部复发率为10%。骨折愈合时间6 ~ 21个月，平均12个月。所有存活患者最后一次随访时的肌肉骨骼肿瘤协会评分平均为70.5%（43.3% ~ 86.7%）。巴氏灭菌自体骨移植重建髋臼周围恶性骨肿瘤是一种可行的方法，肿瘤学和功能疗效满意，并发症发生率较低。但较小的样本并不能评价该种方法的优越性，有待进一步观察。

（二）骨盆髋臼重建的适应证和禁忌证

1. 适应证

（1）肿瘤转移至髋关节的范围较大，对髋关节稳定性产生了影响。

（2）肿瘤继发性病理性骨折经治疗1 ~ 3个月后无效的。

（3）原发性肿瘤切除后重建可保留肢体合理的功能。

（4）转移性肿瘤姑息治疗及重建。

（5）全身状况能耐受手术，并有一定的经济条件。

（6）术后能够缓解患者的疼痛，提高生活质量。

2. 禁忌证

（1）手术治疗后肿瘤局部复发且无法再次切除。

（2）肿瘤侵犯周围组织、器官。

（3）全身状况差，无法耐受手术。

（4）骨质疏松。

（5）软组织质量不足，以及肿瘤切除后腰大肌和外展肌缺失。

（三）骨盆肿瘤分区及手术相关

1. 骨盆肿瘤分区

Dunhan和Enneking将骨盆肿瘤按部位分成四区：I区：髂骨翼被肿瘤组织侵犯，骨盆环稳定性不受影响；II区：髋臼周围区域被肿瘤组织破坏，从而影响负重；III区：坐骨及耻骨的上下支被肿瘤累及，导致骨盆环前环不稳定；IV区：骶骨及骶髂关节区域被肿瘤组织侵犯，从而导致骨盆后环的不稳定。手术切除的分型也是按个标准来进行分型的。根据Enneking和Dunham的骨盆肿瘤切除分类，将半骨盆分为髂骨（P_1）、髋臼（P_2）和耻骨坐骨（P_3）。

2. 术前准备

70岁以上的患者、重度吸烟者、糖尿病患者和有心血管病史的患者不适合接受骨盆重建，但不是绝对禁忌证。在辅助治疗的情况下，与肿瘤学家的密切合作选择最佳的手术时间，手术通常在3 ~ 4个周期的化疗之后进行。临床检查可以评估患者的一般情况，查看肿瘤表面皮肤的外观，触诊肿瘤肿块及其与软组织和血管的关系。直肠触摸可以触摸到肿瘤的盆腔内部分。影像学对于确定切除是否可行，以及在这种情况下是否允许保留肢体，具有重要的意义。骨盆的标准X线监测被用来显示骨损伤，评估骨折的风险，断层扫描（CT）是这种骨评估的补充，MRI也是必不可少的。这些检查可以确定肿瘤在盆腔中的范围，周围组织侵犯的程度以及与周围脏器之间的关系，有无转移等，术前熟悉在手术体位中容易触及的骨标记部分：大粗隆、髂前上棘等。骨盆肿瘤的特点是深而难治。应考虑手术切除的类型，活检路径应与未来用于切除肿瘤的切口路径相一致。

3. 术中出血控制

治疗骨盆和骶骨的骨和软组织肿瘤需要一个由外科医生、麻醉师、放射科医生、肿瘤学家和放射治疗师组成的多学科团队，以减少围手术期并发症，提高短期和长期存活率。由于肿瘤达到的体积和解剖区域的复杂性，通常手术治疗要求非常高，并且有很高致命性并发症的风险。这种特殊的解剖结构和骨盆丰富的血液供应可导致术中大量失血，失血量有时可高达 10000ml。控制出血的目的是避免贫血、失血性休克等并发症的发生，也是提高手术视野和主要解剖结构视野的关键。在骨盆手术中，可以使用几种解决方案来更好地控制出血。常用的方法有控制性降压，手术中可适当降低患者血压，使血管处于收缩状态以减少术野渗血，但必须考虑器官灌注的保存，准确的术中麻醉监测应该能够维持较低的平均动脉压，足以在不抑制自我调节的情况下减少出血，从而保护器官灌注，保持患者体温也是减少出血的有效手段，如果患者体温过低（＜34℃），凝血功能就会显著下降，也会使手术中出血增加。有文献报道低体温对凝血系统、免疫系统、心血管系统等也有负面影响。故在整个过程中要求麻醉师经验丰富，必须保证整个低温、低压麻醉过程中各生命器官足够的血液灌注。因此，这项技术很难持续应用，可能会危及重要器官的血液灌注，特别是中枢神经系统、心脏和肾脏。髂总动脉外科结扎术是在术中出血无法控制的情况下的最后一种解决方案，但不能常规使用，因为它承受着盆腔器官缺血的高风险。术前髂内动脉和肿瘤供血血管的血管内栓塞也可以减少失血量。然而，由于该区域丰富多变的血管系统，其可行性极低，并可能导致骨盆和下肢缺血性神经病等并发症。主动脉内球囊闭塞技术的使用已被描述为一种有效的替代方法，可有效解决术中出血的问题。为了评估术中使用主动脉内球囊阻断技术是否可以减少围手术期的出血量，Nicola 等对 2014 年 1 月～2017 年 12 月，15 例主动脉内球囊扩张患者进行了前瞻性研究，并与 11 例之前接受类似手术的患者进行比较。评估输血单位数、围手术期血红蛋白值。结果显示主动脉内球囊闭塞可有效控制巨大盆骶部肿瘤切除术中的出血。Tang 等也报道了主动脉球囊闭塞术在临床中的应用，回顾性分析了 215 例接受骶骨肿瘤切除术的患者中，没有主动脉球囊闭塞的患者术中平均失血量为 3935ml，而有主动脉球囊闭塞的患者术中平均失血量为 2236ml。这种显著的变异性可能受几个因素的影响，例如肿瘤的位置、体积和组织学，以及重建的类型。但根据纱布敷料吸收的血液或术后期间引流的血液也很难估计失血量，有一定的误差。文献数据不可避免地受到外科医生和麻醉师评估差异的影响。总之，主动脉球囊闭塞术可减少输血，保证术区视野清晰，减少输血的用量可降低不良反应的风险，在手术过程中准确控制出血也可以提供更清晰的手术视野，包括肿瘤的边缘和神经血管结构。因此，肿瘤可以在更短的时间内被切除，切除更彻底而不牺牲重要的解剖结构，可能有助于降低长期复发的风险。

主动脉内球囊的插入是一个相当简单和快速的过程，可以在手术当天进行，术前放置主动脉球囊的适应证是：S3 近端骶骨肿瘤和盆腔肿瘤（I、II、III 区），预计手术时间＞3h；骶骨或盆腔肿瘤广泛累及盆腔脏器，术中预计失血量＞10U（无任何其他预防出血技术）。禁忌证是：腹股沟局部感染、慢性动脉闭塞疾病、心力衰竭病史（NYHA III/IV）、腹主动脉（或远端）动脉瘤、先天性或获得性血栓形成。放置球囊前建议使用三维血管 CT 对动脉循环进行准确的术前评估，以避免在动脉粥样硬化斑块和血管畸形等血管疾病的情况下手术，到目前为止，如果主动脉阻断持续时间少于 1h，还没有报道过动脉壁损伤、远端肢体缺血性坏死、器官损伤或多器官功能障碍等并发症。在长时间手术的情况下，可间隔中断球囊阻塞至少 15min 以恢复血流，然后再进行充气阻塞，过程是可以重复的，这样手术视野清晰，有利于肿瘤的完整切除。近年来，随着临床研究的深入和影像学技术的发展，骨肿瘤尤其是骨盆髋臼肿瘤术前栓塞的报道越来越多，直接影响了手术的进程。肿瘤周围血管栓塞技术的开展，将供应肿瘤的血管予以栓塞，大大地减少了术中出血，为切除肿瘤赢得宽裕的时间，提高手术的安全性，为彻底地将肿瘤完整切除提供了条件。

4. 手术切口的选择

手术切口的选择应根据肿瘤的部位，按照 Enneking 骨盆肿瘤的分型来确定手术的类型。I 区切除是指肿瘤涉及髂骨的切除，采用髂腹股沟入路。II 区切除是指涉及髋臼的切除，采用腹股沟入路 +Kocher 切口。III 区切除是指涉及耻骨和坐骨的切除，采用腹股沟入路 + 会阴部切口。肿瘤跨越多个分区时应根据肿瘤的位置及周围血管、神经、组织的解剖关系选择适当的手术入路。IV 区切除是指涉及骶骨和骶髂关节的肿瘤，手术切口单纯后侧入路或前后联合入路。手术入路的选择不是绝对的，有时涉及多区域切除，需根据术中实际情况而决定。

5. 肿瘤切除

骨盆肿瘤的切除比较复杂，涉及各个区域的肿瘤切除方式也不一样，另外，肿瘤的分布范围也不一样，可能面临着多种区域切除，以 II 区肿瘤切除为例，患者取外侧卧位或漂浮体位。术前常规建立静脉痛路，留置尿管，术前预防性应用抗生素，根据肿瘤的位置和体积规划第一个手术切口。例如，对于髋臼区的切除，使用两个切口：一个前部的髂腹股沟，通过检查和保护髂血管和股神经，暴露盆腔的前部。第二个后方切口称为 Kocher 入路，与第一个切口相辅相成，显露骨盆的后部，保护坐骨神经。尽量扩大切除范围，避免碰到肿瘤，并始终保留一层肌肉与其接触，防止肿瘤破裂，污染手术区域。根据术前的影像资料，术前的查体，外科医生将根据在手术体位时容易找到和触摸到的解剖学标记来测量肿瘤的位置，也可以用手术导航系统提高手术过程中肿瘤位置的准确性。一旦确定了肿瘤的边界，就可以进行截骨，在送往解剖病理学之前，将需要切除的骨段与最后要提取的肌腱、肌肉和韧带附着物分开，切除的部分用丝线进行定位标记，使病理学家对其进行定位检测。如果发生血管或内脏侵犯，需要请相关的专科人员协助完成手术操作，如果髋 - 股关节被侵犯，它将作为骨盆肿瘤的一个整体而被切除，以免造成肿瘤污染。当肿瘤越过骶髂关节时，需将骶髂关节和部分骶骨切除。

6. 重建原则

骨盆的重建比较复杂，每一个区域有不同的重建标准，而在临床中，单纯某一区域的切除很少见，往往合并多个区域切除，因此给临床工作带来难题，但总的原则如下。① I 型切除及重建：I 型肿瘤切除后，骨盆环未中断，均不做重建，因重建后的功能与未重建功能相似；若骨盆环连续性中断，需要重建。重建方式有两种，即生物重建及机械重建，后者使用椎弓根钉固定。有研究表明，临床效果而言，生物重建优于机械重建，机械重建在感染等并发症的风险高于生物重建的患者。也有报道指出若骨盆环缺失距离较小时，也可以将髂骨与骶骨靠拢，以钢丝固定，虽然这样可以改变髋关节的力学机制，但它提供了稳定的骶髂连接，应用这种方法必须是缺失的距离足够小，否则术后可能会引起钢丝的断裂，临床上难以达到此要求。也有学者提出了相反的方法。② II 型切除后重建：II 型肿瘤切除后造成髋关节的缺失，因此重建更复杂。重建方式包括关节固定术、人工关节置换、假体置换、旋转成形术等。文献表明，无论何种重建方法均存在一定优缺点。目前假体置换在保留关节功能上得到一致的认可。人工关节置换在骨盆环解剖结构及功能方面具有优势，而且肢体长度及外形恢复就好，缺点是术后发生感染、脱位等并发症的几率较高，且金属材料与人骨不能融为一体，假体松动发生率较高。马鞍形假体是 II 型切除后重建的经典方法，目前研究数据显示：马鞍形假体骨盆重建的临床效果较好，在保持肢体长度方面占优势且手术过程简单，患者可早期负重，缺点是术后脱位、深部感染的并发症发生率较高，且功能恢复较差，适用于预期生存期有限的患者。③ III 型切除及重建：本型患者切除后不需要重建也能恢复较好的功能。

但是术后下肢内收力降低，且易发生疝如内脏、膀胱疝等，因此手术中需要修补软组织，手术方法为用局部肌瓣来修复盆底软组织。Krieg 等报道生物重建可取得良好的术后效果。④ IV 型切除及重建：本型涉及骶骨全切除或次全切除术后的重建，目前本型术后骶骨重建存在争议，既往没有骶骨重建，术后患者卧床 3 个月以上，切口周围的瘢痕组织可限制脊柱下沉，大多数患者可以行走，且早期不影响脊柱的稳定性，长期随访患者可出现骨盆倾斜，腰椎侧弯，腰部不稳的症状。Mc-Cord 等研究认为应用髂骨钉棒系统并早期佩戴支具，可避免脊柱不稳引起神经根刺激症状。该手术的弊端是并发植骨不愈合、感染等并发症。

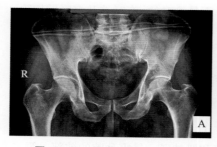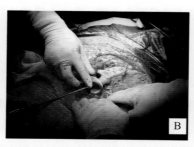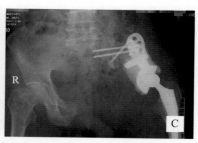

图 2-7-40　患者，男，52 岁，左髋臼软骨肉瘤。A 术前 X 线片可见左髋臼低密度灶；B 半骨盆假体重建术中情况；C 术后 X 线片，假体对位满意

7. 术后处理

术后待伤口引流液每日小于 50ml 后拔除伤口引流管，一般需要 1 ~ 2 周。术后静脉应用抗生素至拔除伤口引流管。术后第 2 天患者开始锻炼肌肉收缩、按摩等物理方法预防深静脉血栓。术后患者一般卧床休息 4 ~ 6 周，患肢外展 15°，丁字鞋固定患肢于旋转中立位，患髋置于屈曲 0° ~ 15°（患肢平置于床上和置于肢体抬高垫上变换体位）的位置上。然后开始扶双拐，让患肢非负重行走，术后 8 周患肢开始逐步负重。此后视患肢情况弃拐。骨肉瘤、尤文氏肉瘤和恶性纤维组织细胞瘤患者术后接受辅助化疗。

术后处理各种内固定要求不一样，例如：马鞍假体要求拔除引流管后用人字形石膏固定 25 天，改善假体周围瘢痕张力，然后用骨盆模块石膏支撑 2 个月的功能活动。主动运动和肌肉康复在人字形石膏去除后开始，而完全负重通常是在手术后 2 个月开始。在 1 年的随访中，预期的功能结果是没有疼痛的自由行走距离，老年患者使用拐杖支撑保护行走。

手术后的前 3 年，患者通常每年随访 3 ~ 4 次，然后根据盆腔原发肿瘤的侵袭性和所发生的并发症进行随访。在每次预定的检查过程中，使用肌肉骨骼肿瘤协会评估表对患者进行访问和功能评估。常规进行胸部 CT 扫描和骨盆 X 线片检查。有时，在怀疑局部复发的情况下，还可以进行盆腔 CT 扫描。

（四）术后并发症及相关讨论

骨盆肿瘤外科面临的最大问题之一就是术后并发症发生率较高，并发症的预防对于骨科肿瘤学家来说是至关重要的，临床报道了并发症、术后功能和死亡率有很大的关系。

为了明确骨盆肿瘤切除重建后假体的并发症发生率和临床结果，Brown 等对 1990 年 1 月 ~ 2017 年 2 月关于骨盆髋臼肿瘤切除重建后文献报道进行了综述，涉及 57 篇临床报道，共 1700 例病人。1700 例重建中发生并发症 857 例（50%），深部假体关节感染是最常见的，为 228 例（14%），脱位 144 例（8%），伤口愈合问题 105 例（6%），神经麻痹 52 例（3%），血栓形成 32 例（2%）。

在涉及 415 例患者的 14 项研究中使用了 Harrington 重建，所有患者均为转移性疾病，平均年龄 62 岁（15 ~ 92 岁），男性 189 例（46%），平均随访 1.4 年（0 ~ 9.3 年）。末次随访时存活患者平均 MSTS 功能评分为 61%，其中死于疾病进展 288 例（69%），带病生存 89 例（21%）。最常见的并发症是脱位 35 例（8%），其次是深部感染 22 例（5%），无菌性松动 9 例（2%），假体周围骨折 6 例（1%），血栓形成 5 例（1%），神经麻痹 5 例（1%）。

在 8 项研究中使用了马鞍形假体，涉及 135 例患者，103 例（76%）为原发性恶性肿瘤。平均年龄 53 岁（17 ~ 79 岁），男性 78 例（58%），平均随访时间为 4.6 年（0.1 ~ 16.8 年）。最终随访时存活患者的平均 MSTS 功能评分为 51%，其中 64 例（47%）死于疾病进展，43 例（32%）为无明显疾病症状，11 例（8%）带病生存。深部感染是最常见的并发症，发生在 32 例（24%），脱位 22 例（16%），神经麻痹 10 例（7%），假体分离或失败 8 例（6%），假体周围骨折 8 例（6%），血栓形成 7 例（5%），伤口愈合问题 4 例（3%）。

在最近的两项研究中使用了多孔钽植入物，涉及 30 例患者，其中 22 例（73%）为原发性恶性肿瘤，平均年龄 58 岁（22 ~ 80 岁），有 6 例为男性（60%），平均随访时间为 4.7 年（0.7 ~ 9.4 年）。存活患者的 Harris 髋关节评分平均为 74 分。在最后一次随访时，1 例患者（3%）死于疾病进展，21 例患者（70%）带病生存。翻修的植入物存活率为 100%。脱位是最常见的并发症，4 例（13%）。表浅感染 2 例（7%），血栓形成 2 例（7%），出血并发症 2 例（7%），伤口愈合问题 1 例（3%）。

在 5 项研究中使用了自体骨盆重建，涉及 54 例患者。在这项技术中，切除的半骨盆用巴氏加热杀菌以消毒恶性肿瘤，并重新植入钢板、螺钉和假体。其中 47 例（87%）为原发性恶性肿瘤，平均年龄 41 岁（13 ~ 65 岁），男性 27 例（50%），平均随访时间为 5.2 年（0.7 ~ 11.8 年）。最终随访时存活患者平均 MSTS 功能评分为 72%，其中 18 例（33%）为死于疾病进展，30 例（56%）为无明显疾病症状，6 例（11%）为带病生存。脱位是最常见的并发症，发生在 8 例患者（15%）。深度感染 5 例（13%），无菌性松动 4 例（10%），移植物晚期骨折 4 例（10%），局部复发 3 例（6%），伤口愈合问题 2 例（5%）。

在 5 项研究中使用了定制型骨盆假体，涉及 182 例患者，其中 156 例（86%）为原发性恶性肿瘤，男性 87 例（48%），平均年龄 42 岁（10 ~ 81 岁），平均随访时间为 4.4 年（0.2 ~ 33.5 年）。最终随访时存活患者的平均 MSTS 功能评分为 63%。最终随访时，全原因翻修的植入物存活率为 61%。深部感染是最常见的并发症，为 42 例（23%），局部复发 40 例（22%），脱位 31 例（17%）。

在 5 个研究中使用了组配式半骨盆重建，共 143 个重建，其中原发性恶性肿瘤 112 例（78%），平均年龄 47 岁（12 ~ 81 岁），男性 84 例（59%），平均随访 5 年（0.8 ~ 23.8 年）。最终随访时存活患者平均 MSTS 功能评分为 69%，其中死于疾病进展 28 例（20%），带病生存 50 例（35%），无明显疾病症状 31 例（22%）。深部感染仍是最常见的并发症，发生在 34 例患者（24%），脱位 18 例（13%），局部复发 16 例（11%），无菌性松动 6 例（4%），伤口愈合问题 3 例（2%）。

结合上述数据，可以看出，感染是骨盆假体最常见的并发症，报告的发病率为 12% ~ 32%，Tao 等报道了组配式半骨盆重建术后深部感染率为 15%，其中 21% 的患者接受了更广泛的切除，关于抗生素预防的方法缺乏共识。Sanders 等回顾性分析了 18 例肿瘤切除术后假体周围感染的病例，发现感染主要是以革兰氏阴性菌为主的多菌群导致的感染，使用假体、假体周围富含康生物的骨水泥以及由经验丰富的团队进行治疗可以降低感染的风险。Fisher 等应用冰激凌假体的感染率为 11.1%，较其他类型的假体相比，由于假体周围高浓度的抗生素，才能最大限度地减少深度感染，并在发生感染时进行有效的控制。

脱位是骨盆假体置换术后的另一并发症，脱位归因于以下几点：①广泛切除肌肉使髋关节的稳定性丧失，定制型假体的脱位率为 17%，组配式半骨盆假体的脱位率为 13%。②在大多数情况下，术中对骨盆行 P2/3 切除，这意味着几乎所有连接腿部和骨盆的肌肉都失去了它们的起始点。事实上，在这种手术之后，支撑腿部和身体唯一剩余肌肉就是腰肌和臀肌。即使病人进行简单的动作，也可能会引起髋部脱位。患者可以进行"仰臀"练习增加肌肉力量降低脱位率，即他们在移动腿部之前收缩臀部肌肉，用臀部肌肉保持股骨头在关节内。③软组织重建不充分，可以通过使用（Trevira）管在髋部周围形成一个假囊来减轻，也可以使用更大的股骨头来提高稳定性。④内固定选择及安装位置不合理可以造成脱位，通常使用双极关节，限制或半限制装置，可以提供更大的稳定性。大直径股骨头在骨盆重建中具有稳定性更好的优点，较大的头部直径会增加头部与颈部的比率，进而允许增加运动弧度。它还增加了活动距离，提高了固有的稳定性，这些改进可以降低脱位的发生率，但这一优点尚未得到其他文献的证实。三维术中导航可以用来更准确地重建髋关节旋转中心，据报道，在全髋关节置换术和骨盆重建术后，髋臼的前倾角和倾斜度与髋关节的稳定性高度相关。目前临床研究中报道的脱位率最低是 2.5%，可能的原因有：最佳的臼杯定位，使用约束衬垫，良好的软组织重建，术后早期使用髋部加压支持以及长时间的制动。

七、用于骨骼未成熟患者的可延长假体

（一）儿童四肢恶性骨肿瘤的外科治疗现状

骨骺尚未完全闭合的骨肿瘤患者的保肢治疗一直是个棘手的难题，因为对四肢长骨恶性肿瘤行广泛性切除时常常需要切除受累的骨骺生长板。治疗后健侧骨骼继续生长则会导致双侧肢体不等长，继而可引起跛行、腰痛、骨盆倾斜、代偿性脊柱侧弯和行走功能异常等一系列问题。

20 世纪 80 年代以前，由于缺乏有效并且可靠的重建手段，截肢术是小儿恶性骨肿瘤的唯一选择。随着新辅助化疗、影像学技术和外科修复重建技术的进步，儿童恶性骨肿瘤的保肢术成功率也逐年提高。由于受累骺板切除后骨骼停止生长，以及儿童手术后配合康复训练的能力差，与成人相比，儿童恶性骨肿瘤保肢手术的效果依然不佳。因此，儿童恶性肿瘤的保肢重建技术已成为骨肿瘤治疗中主要的关注问题之一。

儿童患者重建方案的选择要充分考虑到患者的年龄、生长潜力和经济条件等因素。骨骺完全闭合的年龄男孩是 16 岁，女孩是 14 岁。股骨远端生长板每年可提供 1.6cm 的肢体生长，膝关节周围骨肿瘤切除后重建同样可以干扰未被侵袭的胫骨侧的骨生长，从而进一步加重了患肢长度的丢失。超过 10 岁的儿童应当作为成人来治疗，同时使用小版本的组配式假体进行重建。有时，同时行对侧骨骺融合术可使成年后两侧肢体长度大致相等。除此之外，还可以等待骨骺完全闭合后，进行对侧肢体骨骼短缩手术。对于小于 6 岁的儿童，切除骨肿瘤的首选方法仍然是早期截肢术，但面临的困难是如何在血管神经束包裹中获得一个安全的肿瘤边界。介于 6 岁与 10 ~ 12 岁之间的儿童可以选择保肢重建术，可延长假体能够通过在生长阶段的多次外部或内部延长来弥补患肢短缩的缺陷。

（二）可延长假体的适应证

使用可延长假体之前，必须计算患儿的骨龄，对于术后下肢不等长出现的几率进行评估。临床医生可以参考 Anderson 生长表格，根据手术时的骨龄及身高来预测患儿的生长潜能。如果预计双侧肢体长度差异小于 2cm，则可以认为肢体近似等长，无需使用可延长假体，植入小版本的组配式假体即可。可延长假体的适应证为：患儿年龄 10 ~ 12 岁；重要神经、血管未受肿瘤侵犯；皮肤软组织条件能够充分覆盖假体；单发可切除的转移病灶，无全身多脏器转移；保肢术后预测双侧肢体不等长小于 2cm。

（三）可延长假体的类型

1. SEER 系列假体

可延长假体最早应用于 1976 年，主要有英国的 SEER（stanmore extensible endoprosthetic replacement）

系列假体，虽然其他国家随后也研发出各种可延长假体，但与 SEER 系列假体的设计原理基本相似（图 2-7-41，图 2-7-42）。

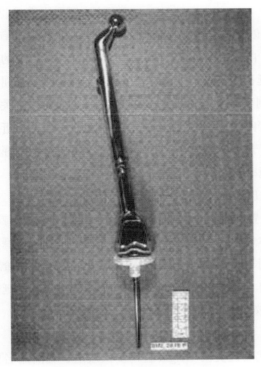
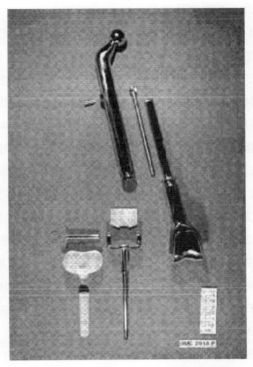

图 2-7-41　Stanmore 可延长全股骨假体　　　　图 2-7-42　Stanmore 可延长全股骨假体拆分图

按 SEER 系列假体发展的时间先后顺序，分为四种类型：

（1）蜗杆驱动假体：1976 年应用于临床，其假体延长机制是通过旋转假体上的齿轮使假体得以延长。但是由于蜗杆驱动装置强度低易破损，假体延长的失败率较高。美国的 LEAP（lewis expandable adjustable prosthesis）系列假体与此类型假体的设计原理相似，1983 年起在美国得到临床应用。

（2）钨球充填假体：1982 年应用于临床，其假体延长机制是通过在延长活塞内填入钨球使假体得以延长。这种假体强度高，延长手术较简便，因此初步得到了较广泛的应用。但长期随访发现钨球易碎裂，并且假体延长失败、假体松动和感染等并发症发生率依旧较高，Unwin 报道该假体的 5 年翻修率为 42.4%。

（3）C 形套领假体：1988 年应用于临床，假体延长机制是通过多次外部手术更换较长型号的 C 形套领来延长假体。该假体设计更为精密，临床随访显示存在假体松动、感染和假体折断等并发症，但发生率较低。假体翻修率为 12%（但随访时间短于钨球充填假体）。不过此种假体的延长方式依旧为有创延长，手术时暴露范围较大，容易发生术后感染和血管神经损伤。

（4）微创假体：1992 年应用于临床，假体延长机制仍为蜗杆驱动机制，但技术上有所改进。这种假体通过旋转假体上的螺钉而使假体得以延长，并且延长手术不需要行假体周围假关节囊切除术。由于每次只延长 5mm，因此延长操作的频率有一定的增加。但由于手术创伤较小，在门诊就可进行延长操作，这大大地较少了患者及家属的经济和时间成本。目前，这种假体在世界范围内得到广泛应用。在此基础上，Stryker 公司于 90 年代后期推出了新型组配式微创假体，通过 2 个螺钉来调整假体长度，1 个使假体得以延长，另 1 个起到固定假体内部滑动杆的作用。然而这种假体在更换组件前需要行假体周围软组织松解及关节囊切除，易发生出血、血管神经损伤和深部感染等并发症。

2. 自动可延长式假体

自动可延长假体的延长机制是利用膝关节屈曲运动带动棘轮装置（ratchet gear），进而通过螺杆来延长假体，共有两种类型：

（1）开关顶压式自动可延长假体：这是一种无创延长假体，由 Stryker 公司负责设计生产。在患肢膝关节屈曲达到 100° 时，假体内部的棘轮装置（有自锁结构防止其倒转）可以带动假体内部的螺杆旋转来延长假体。棘轮装置每转动 30°，假体主干可延长 0.056mm，最终通过膝关节的多次往复屈曲运动达到肢体延长的目的。同时，这种假体不可能无限制延长，患者可以通过股四头肌的张力限制关节的活动度，从而达到防止假体过度延长的目的。自 1994 年起，此假体临床应用共 10 例，大多数为近几年的病例，随访资料报道较少。其主要缺点在于仅适用于股骨远端肿瘤，适应证较窄；此外膝关节屈曲时可引起疼痛，腘窝内的软组织也存在阻挡螺杆接触的概率。

（2）髁内无创自动可延长假体：此假体在开关顶压式自动可延长假体的基础上做了改进，主要体现在膝关节屈曲到 100° 时，通过杠杆原理使棘轮装置旋转，进而带动螺杆旋转来延长假体，棘轮装置每转动 20°，假体长度可延长 0.056mm。此类型假体最大的优点在于：各种延长元件都在假体髁内发挥作用，从而有效避免了假体延长时膝关节疼痛；延长操作为无创延长，避免了其他类型假体阶段延长（step-extension）引起的血管神经损伤和感染的风险。Kotz 报道了临床应用的髁内无创自动可延长假体 2 例，平均每天延长 0.138mm。这种假体的早期临床效果较好，但尚需作进一步的随访。

3. Phenix 无创可延长假体

Phenix 假体最早由法国人发明，20 世纪 90 年代后经美国 Wright 公司多次改进，现商品名更改为 Repiphysis。Repiphysis 假体由多种材料及元件组成，主要有三部分。①钛合金制假体柄：一端为实心棒可插入骨髓腔，另一端为中空结构，可插入到复合管的聚乙烯套管中，其表面经抛光无定型炭处理。②复合管结构：外部由 PEEK（聚醚醚酮，polyether ether ketone，是一种人工合成的、高性能的、半水晶样多聚体）材料制成，复合管内衬聚乙烯管腔，该管腔用螺栓固定在复合管上。③压缩弹簧：一端位于中空的钛制结构中，另一端位于聚乙烯套管中，压缩弹簧可储备伸缩势能，以完成假体的延长。钛制假体柄和复合管之间依靠复合管中的聚乙烯管对钛制圆筒末端的环状隆凸的嵌压作用牢固地锁定在一起。

Repiphysis 假体按部位可分为全股骨、股骨近端、股骨远端、胫骨近端、肱骨近端等多种假体。假体柄采用骨水泥固定在骨髓腔内。无创可延长假体的优点包括：①通过体外电磁场作用使假体延长，不需要手术介入，从而减少手术带来的麻醉风险、切口愈合不良或感染、血管神经损伤等并发症，还可以节省医疗资源；②正常情况下，植入可延长假体的患者的最终肢体不等长差异小于 1cm；③假体延长操作简便且安全，X 平片进行定位，一般无需麻醉，无需住院在门诊可施行；④短期随访显示接受无创可延长假体置换患者的肢体功能不差于组合式假体置换的肢体功能；⑤无创可延长假体符合人体骨骼生长发育的需要，肢体的延长配合肢体功能锻炼可以使患者摆脱再次延长手术所造成的创伤和痛苦，不影响患者术后正常的生活及学习；⑥植入无创可延长假体的患者，待儿童骨骼发育成熟后，可行传统假体翻修术，从而获得一个稳定、无痛的关节。

（1）Repiphysis 假体的延长机制：基本过程为熔化解压—假体延长—冷却嵌压。当假体需要延长时，通过无痛透视确定内置假体的天线位置。用能产生电磁场的线圈置于钛制圆筒的环状隆凸部位的肢体体表处，从体外经由电磁场进行加热（图 2-7-43）。当环状隆凸部位的温度超过 130℃时，聚乙烯套管开始软化，失去对环状隆凸的嵌压作用，钛制圆筒依靠压缩弹簧的势能储备从复合管中顶出，使得假体的总长度得以延长。当体外电磁场停止作用时，整个假体系统得以冷却，未软化的聚乙烯套管继续对环状隆凸部位产生嵌压作用，使假体柄和复合管两部分牢固固定。电磁场的加热过程通常需要 15 ~ 30s，且每一段聚乙烯套管只能软化一次，下次再加热时则不再软化。每次软化产生的热量通过假体向外扩散，被加热的假体元件依靠假体周围软组织内流动的血液得以冷却，不会对周围软组织造成热损伤。体外实验已证实，假体延长时钛制假体柄的温度增高不会超过 3 ℃。每次假体延长的范围在 5 ~ 20mm，具体延长的长度取决于患者软组织的顺应性、假体弹簧储备的压力大小和患者的实际需求。为避免血管神经损伤，每次假体延长的长度应小于 20mm。

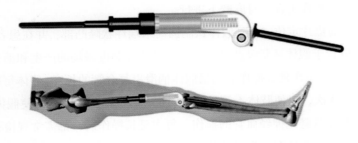

图 2-7-43　Repiphysis 可延长假体示意图

（2）Repiphysis 假体的手术步骤：每一例 Repiphysis 假体均须由厂家定制，定制假体的大小及内部构件须考虑到骨切除的长度、肢体预期生长的长度和双侧肢体不等长的预计值。术前根据 MRI 的检查结果确定骨的截断平面。MRI 识别的截骨平面是在 T_1WI 上正常的骨髓信号变为异常信号的地方。可取健侧肢体的 X 线片作为参照，进行测量、设计和制造假体。如有需要，患者术前可以施行正规放化疗。

以股骨远端骨肉瘤为例，手术过程包括以下几个主要步骤。①完整切除肿瘤：在肿瘤反应区外 1cm 处的正常组织中行肿瘤的分离和切除。切断膝关节的关节囊及所有韧带，根据术前确定的截骨平面行瘤段骨切除，创面彻底止血。②修整股骨残端，使用适当尺寸的扩髓刀扩髓。③胫骨近端行关节面截除及扩髓：处理胫骨近端时，注意不要伤及胫骨近端的生长板，以免日后因两侧生长不平衡引起肢体成角畸形。④装入股骨及胫骨侧假体试模。⑤检查关节活动度及肢体长度，理想状态为膝关节活动度正常且屈伸无明显受限，双侧肢体长度基本相等。⑥装入胫骨侧假体，嵌压固定。⑦应用骨水泥固定股骨侧假体柄，注意假体植入时要防止肢体内外旋。⑧插入胫骨侧及股骨侧假体之间的轴栓固定装置。⑨彻底止血和充分冲洗后，放置引流管，逐层关闭伤口。对于胫骨近端假体，在完成肿瘤切除和假体安装后，可根据需要将腓肠肌内侧头肌瓣翻转以充分覆盖人工假体，并将转移的肌瓣缝合到髌韧带上以加强伸膝装置（图 2-7-44）。

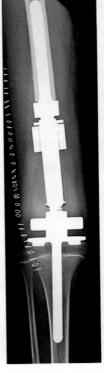

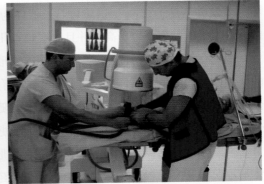

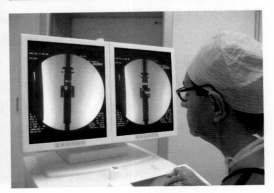

图 2-7-44　Repiphysis 假体延长手术

（3）术后功能锻炼计划：患肢应抬高 3 天，负压引流管放置 3～5 天，拔除引流管后停止预防性抗生素的使用。佩戴支具限制关节运动 2～3 周，以促进软组织的愈合和伸膝装置的恢复。当股四头肌的肌肉力量恢复后，患者应立即开始功能锻炼，并在支具的帮助下逐渐恢复正常负重。

（4）假体置换术后的假体延长：患者术后分时段摄片，摄片范围包括双侧肢体正侧位，需显示假体全貌，测量双侧肢体不等长的程度。若不等长长度＞5mm，且关节活动度处于 0°～90° 时，就需进行假体的延长。假体的延长操作在放射科进行，无需住院，一般在患者清醒时进行，若患者出现过度紧张或拒绝配合的情况，延长操作可在全身麻醉下进行。

具体过程：假体延长前摄片定位，找到假体钛制圆筒末端环状隆凸部，并在患者体表相应处作标记，把能产生电磁场的线圈放置于假体环状隆凸部位。通过开关控制电磁场的产生和消失，将每次电磁场加热的时间控制在 15～30s 内。每次延长操作后测量假体柄滑出复合管的长度，假体每次可延长 5～20mm，可连续进行延长操作 2～3 次，以使肢体不等长得以纠正。特殊情况下甚至可使假体多延长 5mm，以减少患者来院的次数，但要注意避免神经血管的损伤。每次延长操作后，都需常规检查患肢神经血管有无损伤，有无足下垂或皮下血肿等情况。患者肢体延长后及时行功能锻炼，以恢复关节的正常活动度。以后根据肢体生长的需要，在门诊行假体延长操作。

（5）术后随访观察指标：每次肢体延长前后需测量双侧肢体不等长的长度以及关节活动范围，以便于对照观察。同成人假体一致，下肢可延长假体术后可应用 MSTS（Musculoskeletal Tumor Society Functional Score）评分系统评价肢体功能。在患者骨骼发育完全成熟后，最终双侧肢体的长度差异应小于 1cm。

（6）术后并发症处理及翻修术：之前人们普遍认为可延长假体术后并发症的分类应同于一般的成人型假体。然而 2014 年更新的肿瘤假体失败分类专门介绍了儿童假体的并发症分类。

文献指出：完整切除肿瘤，避免双侧肢体长度差异，获得良好的功能预后是儿童骨肿瘤手术的主要目标。儿童假体的失败主要是由于其复杂的机械结构和对儿童生长发育的影响，可分为生长阻滞（VI_A）和关节发育不良（VI_B）。虽然可延长假体为解决儿童双下肢不等长的问题提供了暂时性的解决方案，但是并发症的发生率也更高，并且这些患者几乎都需要在骨骼发育过程中进行重大的翻修。

造成众多并发症的因素包括：①螺纹变形和延长机制失效；②儿童较为细长的骨骼限制了大型假体的使用，从而降低了假体的强度；③多次的有创延长操作会增加感染的风险；④应力遮挡导致假体本身受力太大；⑤假体柄干扰正常骺板生长；⑥随着延长而变得越来越细的连接杆有发生折断的危险；⑦延长过多会导致神经血管损伤；⑧骨骼重塑致使髓腔变宽，影响假体的长期稳定性。

翻修术共包括以下几种类型。①其他保肢方法术后行可延长假体翻修术：年龄 5～15 岁、预计肢体不等长程度大于 2cm 的患者均可行无创可延长假体翻修术；②二次行无创可延长假体翻修术：主要原因为各种失败引起的假体破损和假体松动；③成人型假体翻修术：可延长假体不可能终生使用，因此待患者骨骼发育成熟后，应取出可延长假体假体，植入承重能力更加出色的成人型假体。

（四）可延长假体的临床应用

Neel 回顾了 1998—2001 年间于 15 例儿童骨肉瘤患者中植入的 18 个 Phenix 假体，平均随访时间 18 个月。在 18 个 Phenix 假体中，有 16 个假体共进行 60 次体外无创延长操作，平均每例患者进行了 4.3 次延长，平均每次延长 8.5mm（1.5～30mm）。15 例患者中，7 例患者接受了 8 次假体翻修手术。其中 3 次是因为假体内部元件松动、假体折断及外伤引起假体内部元件损坏而进行的二次 Phenix 翻修置换；2 次是因为假体元件功能失败而行手术更换元件；1 次是因为假体松动，但患者骨骼发育成熟而直接行异体骨 - 复合假体翻修术；1 次行全膝关节置换术；1 次因伤口愈合问题行游离皮瓣移植，术后并发动脉血栓而截肢。作者报告该型假体虽然也存在假体松动、假体折断、假体内部元件破坏等并发症，但患者的 MSTS 功能评分显示患者肢体功能最终优良率达到了 90%。

Ruggieri 等回顾了 32 例 1996—2010 年使用三种可延长假体进行保肢与重建治疗的股骨骨肉瘤儿童的临床资料。这三种可延长假体分别是微创开放手术延长的 Kotz 生长假体、Repiphysis 或 Phenix 假体和 Stanmore 定制式可延长假体。在他们的系列中，Repiphysis 假体在术后 72 个月的存活率为 32%，最终所有 Repiphysis 假体都失败了。Stanmore 假肢在 48 个月时的存活率为 100%。3 种可延长假体的成存活率与失败率的差异有统计学意义（log-rank 检验，$P=0.030$），Stanmore 假体的生存率较高。可延长假体的平均总延长长度为 28mm，这是通过 84 次延长程序实现的。26 名仍健在的儿童中有 9 名骨骼发育成熟；其中 3 例双侧肢体长度相等，6 例肢体长度相差 15 ~ 30mm。

对于使用无创延长假体的儿童，Ruggieri 等选择在每次随访检查中延长 4 ~ 10mm 的长度。在胫骨一侧，他们使用光滑的生物型假体柄来固定假体，这种固定方式不会影响生长板的生长，从而避免造成进一步的肢体缩短或成角畸形。由于成本巨大和假体相关并发症的高发生率，他们建议在预期生长潜力为 2cm 以内的儿童和青少年中不使用可延长的假体。在这些病例中，可以选择标准的成人型肿瘤假体进行重建，一般都能获得良好的效果。

Gupta 报道了 7 例股骨远端骨肉瘤患儿植入无创可延长内置假体的临床结果。患儿的平均年龄为 12.1 岁（9 ~ 15 岁）。所有患者在合适的时间于门诊利用体外电磁场实施无创假体延长术，不使用止痛药。平均随访 20.2 个月，假体平均延长 25mm，膝关节假体平均屈曲范围为 110°。应用肌肉骨骼肿瘤学会（MSTS）评分系统进行评价，患儿肢体功能最终优良率可达 68%。假体并发症方面，2 例患儿出现了并发症。其中 1 例患者的关节假体严重变形，膝关节活动范围仅为 25°，后来得到一定程度的改善；另 1 例患儿死于肿瘤播散转移。作者认为，无创可延长假体的早期临床结果令人鼓舞，此型假体可避免多次手术及全身麻醉，有效地解决了患儿保肢术后双下肢不等长的问题。

（五）可延长假体的研究进展

随着假体制作工艺的提高以及手术效果的改善，可延长假体的研制受到越来越多的关注，人们开始将计算机辅助设计与计算机辅助制造（CAD/CAM）与 CT 和 MRI 进行结合，通过 CAD/CAM 软件处理并进行三维重建，设计并制造适应患者骨缺损尺寸的个体化假体，以使治疗达到智能化和精准化。

德国 MUTARS Xpand 可延长假体属于新型无创可延长假体，比 Phenix 假体操作更为方便。MUTARS Xpand 可延长假体的内部微型执行元件和机械元件被整合在一起，假体延长通过内部的操作元件执行，此元件通过高频传感器（位于皮肤外侧）接受电子能量而实施延长指令。延长速度和长度由体外的控制器预先设置，并通过传感器头发送指令给体内假体的接受器，从而实现假体的延长，每分钟可延长 0.3mm。此种假体的门诊可操作性更佳，然而其临床安全性有待进一步总结。

八、骨干人工假体重建

（一）假体的类型与特点

骨干人工假体重建常用于股骨、肱骨和胫骨等部位的骨缺损修复，是治疗骨干肿瘤的主要方法之一。骨干肿瘤可导致疼痛、破坏局部骨质，甚至发生病理性骨折，严重威胁病人的健康与肢体功能。目前，在骨干肿瘤的治疗方案中，手术广泛切除依然是其主要的治疗方法，大段的瘤骨切除可导致明显的骨质缺损，大段的骨缺损常需要重建才能恢复其生理功能。重建的方法主要包括：自体骨移植、同种异体骨移植、骨搬运修复，瘤段切除灭活再植以及人工骨干假体重建。采用人工骨干假体重建骨干缺损具有较多优点：可根据患者病情选择模块化假体或者定制假体，手术操作简单、重建方式灵活、术后可获得即刻的稳定，有利于快速恢复肢体功能。人工骨干假体不足之处是术后仍存在一定的并发症发生率，远期治疗效果欠佳。伴随假体设计、制造工艺和手术方法的进展，人工骨干假体的治疗效果也在逐渐提高，人工骨干假体已经成为骨干肿瘤切除后重建骨缺损的重要选择。临床使用的人工骨干假体根据连接方式不同主要分为重叠连接假体和莫氏锥度连接假体两类。

OsteoBridge IDSF（OsteoBridge intramedullary diaphyseal segmental defect fixation ）系统（Merete，德国）：该系统的所有部件都是由钛合金制造，为模块化的结构，两端为假体柄，中间的连接组件由上下两部分组成，构成空心圆柱体结构，八枚螺钉连接固定（图2-7-34），其特点在于术中可以对假体柄的旋转角度进行精细调节。该骨干假体系统包括骨水泥固定型和非骨水泥固定型两种，非骨水泥固定型假体柄设计为锁钉固定，术后患者可快速恢复肢体功能并获得长期的稳定性。该系统可用于治疗肱骨、股骨或胫骨肿瘤患者因肿瘤切除引起的节段性骨丢失。

该骨干假体系统包括多种尺寸，使其可适用于 40 ~ 140mm 长度的骨质缺损。假体柄的长度范围为60 ~ 200mm，直径为 7 ~ 20mm。连接组件的直径分为三种 20mm（肱骨）、25mm（胫骨）和 34mm（股骨），长度包括 40、50、60、70mm。术者如果骨干缺损长度大于 70mm，可通过相应的连接器增加一个连接组件使用。该系统使用 8 枚螺钉固定连接组件，使用时应该避免连接组件的两侧固定松紧不一，交叉放置螺钉和分阶段逐步拧紧螺钉可实现均匀固定。

LPS（limb preservation system）系统（Johnson，美国）：LPS 骨干假体适用于股骨中段骨缺损重建，主要优点包括：术后患者能够立即负重；不依赖骨愈合即可获得长期的稳定性。该系统是模块化的，由股骨近端、远端两个假体柄和一个完整的连接组件组成，假体柄与连接组件之间通过莫氏锥度嵌插连接（图2-7-46）。具体使用过程如下：术前对每例患者进行术前计划及影像学分析。可使用 LPS 系统模板

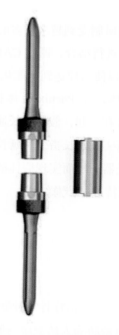

图 2-7-45　OsteoBridge IDSF 假体为模块化的结构，两端为假体柄，中间的连接组件为空心圆柱体结构，由上下两部分组成，八枚螺钉连接固定

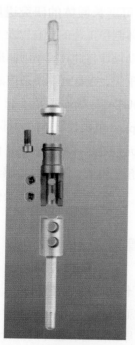

图 2-7-46　LPS 骨干假体由近端和远端两个假体柄和一个完整的连接组件组成，假体柄与连接组件之间通过莫氏锥度连接

进行术前计划确定截骨平面，选择合适长度的连接组件以恢复股骨长度以及为假体柄提供稳定连接。截骨前应该对股骨干进行标记以防术后肢体旋转。肿瘤切除及试模完成后，首先在冲击帽保护下通过敲击将连接组件与一端的假体柄连接，将两者一同置入一端髓腔，将另一假体柄置入另一端髓腔后再与连接组件嵌插连接。该假体手术最重要的方面之一是获得良好的软组织覆盖，肌肉等软组织完全覆盖假体。

假体柄茎领的长度为 20mm，连接组件的一般长度为 55mm，股骨干的最小切除长度为 95mm（包括连接组件的长度 55mm 和两个假体柄茎领长度各 20mm）。第二种连接组件的长度为 80mm，股骨干的切除长度为 120mm 时使用。当连接组件的长度超过 80mm 时，连接组件的长度以 5mm 为间隔递增。骨水泥固定柄的直径为 10～17mm，直径以 1mm 为间隔递增，长度为 100mm 和 125mm。非骨水泥固定柄的直径为 11.5～18.5mm，直径以 1mm 为间隔递增，长度为 100mm 和 125mm。

MUTARS（modular universal tumor and revision system）（德国）：MUTARS 骨干假体是一个模块化系统，包括假体柄（有镀银和/或氮化钛涂层类型）、连接部件和延伸部件（有镀银涂层类型），还有一系列螺栓或螺钉，用于牢固连接各部件（图 2-7-47）。自 1992 年以来，该假体系统已成功用于治疗上肢和下肢的主要骨缺损，重建长度可达 100mm 以上。

该假体系统包括水泥/非水泥固定柄两类。生物型钛合金假体柄表面为羟基磷灰石涂层，包括 7 种直径，直径为 12～18mm。钴铬钼合金假体柄为哑光表面，包括 4 种直径，直径分别为 11、13、15、17mm。对于骨缺损较大，残存髓腔较短的患者，适用骨水泥固定型骨干假体，镀银和氮化钛涂层类型的假体适用于免疫系统被化疗或放疗抑制的患者。连接部件为钛合金材质，长度为 100mm 或 120mm，延长部件同样为钛合金材质，用于连接假体柄和连接部件，长度分别为 40、60、80、100mm。

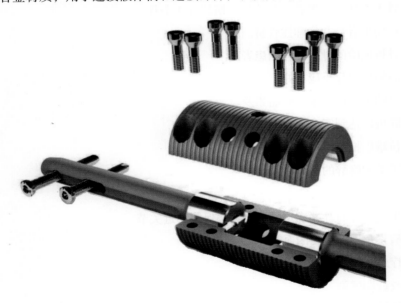

图 2-7-47　MUTARS 骨干假体是一个模块化系统，包括假体柄、连接部件和延伸部件、还有一系列螺栓或螺钉，用于牢固连接各部件

定制骨干人工假体（威高，中国）：钛合金（Ti6A14V）材质，由远端假体柄、近端假体柄、假体重建段、连接螺栓及固定钛板组成（图 2-7-48）。假体柄与假体重建段之间为锥度连接，即锥形的凹凸卡槽结构，锥度比（锥体半径∶锥体高）为 1∶20。两端髓腔柄采用沟槽设计提高抗旋转性。假体柄直径＞12mm，沟槽深度为 2mm；假体柄直径＜10mm，沟槽深度为 1.5mm；假体柄直径介于两者间时，沟槽深度为 1.5～2.0mm。假体柄与假体重建部分的连接处为弧形，柄的基底部直径大于柄的末端直径 1mm。

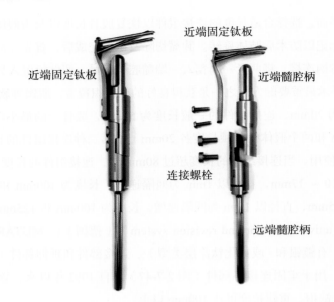

图 2-7-48 威高定制骨干人工假体由远端假体柄、近端假体柄、假体重建段、连接螺栓及固定钛板组成，假体柄与假体重建段之间为锥度连接

（二）适应证与禁忌证

1. 适应证

（1）骨干中段或干骺端偏干部恶性肿瘤。

（2）原发性骨干恶性肿瘤患者，预计生存期超过 3 个月。

（3）骨干转移瘤患者合并病理性骨折。

（4）存在高骨折风险的骨干转移瘤患者。

（5）肿瘤对新辅助化疗反应良好。

（6）周围重要的血管神经未受肿瘤累及。

（7）肿瘤切除可以达到安全的外科边界。

（8）肿瘤部位难以控制的疼痛。

（9）能耐受手术和麻醉的患者。

2. 禁忌证

（1）肿瘤发生于长骨的骨端或干骺端，无法保留邻近关节。

（2）骨干肿瘤累及周围重要的血管神经。

（3）术前化疗效果差。

（4）活动性或近期感染。

（5）伴有远处转移患者。

（6）伴有严重的内科疾患，无法耐受手术。

（7）伴有精神疾患无法配合术后康复训练。

（三）手术方法

1. 术前准备

术前可进行穿刺活检，确定肿瘤性质，接受辅助化疗。进行 X 线、CT、MRI 及骨扫描检查，根据 MRI 检查结果确定肿瘤范围及截骨部位。

2. 肱骨手术

手术方式根据肱骨干肿瘤的位置决定，遵循骨肿瘤切除的手术原则进行。手术常选择臂丛神经阻滞麻醉或者全麻。对于肱骨干肿瘤患者，一般采用上臂前外侧纵行切口，患者取仰卧位，麻醉满意后常规消毒铺巾，逐层切开皮肤及皮下组织，梭形切除活检针道及周围软组织，沿三角肌前缘和肱二头肌的外侧缘进行分离，将三角肌牵向外侧，肱二头肌牵向内侧。充分显露肱肌并纵行劈开，屈肘关节约 90°，放松肱肌以便向两侧牵开，显露肱骨肿瘤。手术显露遵循无瘤原则，于肱骨肿瘤边界外行锐性分离，在瘤体四周保留一层正常软组织，术中尽量避免牵拉刺激桡神经，避免出现术后桡神经麻痹。根据 MRI 显示瘤段的范围确定截骨平面，瘤段病灶整块切除，切除范围应达到肿瘤反应区外 2cm 以上，达到广泛切除的外科边界。切除肿瘤前应对骨干近端与远端进行纵行标记，避免假体植入后出现旋转。截骨后，取两端髓腔组织送冰冻病理检查明确是否残留肿瘤组织。对两端髓腔进行扩髓，冲洗髓腔，安装骨干假体试模，恢复肢体连续性后观察肢体长度、力线，活动肢体，检查肢体软组织张力，确定合适的假体型号。去除骨干假体试模，使用骨水泥枪将骨水泥填充髓腔，将假体柄分别插入两端髓腔并对假体部件进行连接（图 2-7-49），再次确认肢体力线无误。等待骨水泥固化后活动邻近关节以了解假体固定是否可靠，再次冲洗，彻底止血，放置负压引流管，依次缝合切口。术后 24h 引流量小于 50ml 后可拔除引流管。术后 3 天内开始常规康复治疗。术后影像学检查后即可指导患者进行患肢主被动活动，患者下地活动时可使用三角巾悬吊患肢。

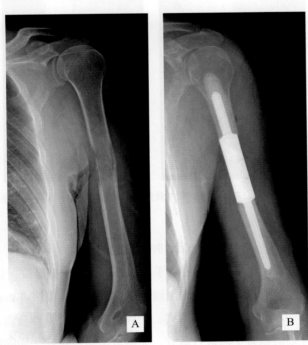

图 2-7-49　患者，男，82 岁，左肱骨转移瘤，病理性骨折。A 术前 X 线片；B 肿瘤切除，人工骨干假体重建术后 X 线片

3. 股骨手术

手术方式根据股骨干肿瘤的位置决定，遵循骨肿瘤切除的手术原则进行。手术常选择椎管内麻醉或全身麻醉。对于股骨干肿瘤患者，常采用大腿外侧手术入路，患者取平卧位，切口水平根据术前 MRI 显示的肿瘤累及范围确定，逐层切开皮肤及阔筋膜，梭形切除穿刺活检通道，于股外侧肌和股后肌间隙进入，显露股骨肿瘤。手术显露遵循无瘤原则，于股骨肿瘤边界外行锐性分离，在瘤体四周保留一层正常软组织，根据 MRI 显示瘤段的范围确定截骨平面，瘤段病灶整块切除，切除范围应达到肿瘤反应区外 2cm 以上，

达到广泛切除的外科边界。切除肿瘤前应对骨干近端与远端进行纵行标记，避免假体植入后出现旋转。截骨后，取两端髓腔组织送冰冻病理检查明确是否残留肿瘤组织。对两端髓腔进行扩髓，冲洗髓腔，安装骨干假体试模，恢复肢体连续性后观察肢体长度、力线，活动肢体，检查肢体软组织张力，确定合适的假体型号。去除骨干假体试模，使用骨水泥枪将骨水泥填充髓腔，将假体柄分别插入两端髓腔并对假体部件进行连接，再次确认肢体力线无误（图 2-7-50）。等待骨水泥固化后活动邻近关节以了解假体固定是否可靠，再次冲洗，彻底止血，放置负压引流管，依次缝合切口。术区放置负压引流管后逐层缝合伤口，术后常规应用抗生素，术后 24h 引流量小于 50ml 后可拔除引流管。术后常规康复活动。术后影像学检查后指导病人患肢主被动活动，下肢肿瘤患者术后 1 周内开始部分负重，术后 6～8 周完全负重活动。

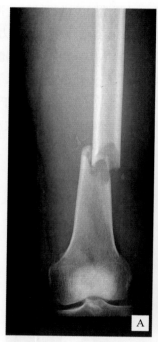
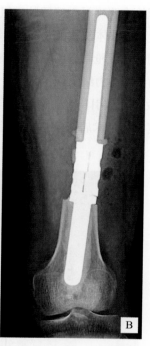

图 2-7-50　患者，男，58 岁，肾癌骨转移，左股骨干病理性骨折，A 术前 X 线片；B 肿瘤切除，人工骨干假体重建后 X 线片

4. 胫骨手术

手术方式根据胫骨干肿瘤的位置决定，遵循骨肿瘤切除的手术原则进行。手术常选择椎管内麻醉或全身麻醉。对于胫骨干肿瘤患者，常采用小腿前侧手术入路。患者取平卧位，切口水平根据术前 MRI 显示的肿瘤累及范围确定，在胫骨前缘的外侧或内侧做弧形切口，离活检切口 2cm 处梭形切除穿刺活检通道。牵开皮肤及皮下组织，手术显露遵循无瘤原则，于肿瘤边界外行锐性分离，在瘤体四周保留一层正常软组织，然后按照术前计划的截骨平面进行截骨，完整取出瘤段病灶，切除范围应达到肿瘤反应区外 2cm 以上，达到广泛切除的外科边界。切除肿瘤前应对骨干近端与远端进行纵行标记，避免假体植入后出现旋转。截骨后，取两端髓腔组织送冰冻病理检查明确是否残留肿瘤组织。对两端髓腔进行扩髓，冲洗髓腔，安装骨干假体试模，恢复肢体连续性后观察肢体长度、力线，活动肢体，检查肢体软组织张力，确定合适的假体型号。去除骨干假体试模，使用骨水泥枪将骨水泥填充髓腔，将假体柄分别插入两端髓腔并对假体部件进行连接，再次确认肢体力线无误（图 2-7-51）。等待骨水泥固化后活动邻近关节以了解假体固定是否可靠。由于胫骨位置较为表浅，在术中软组织切除较多的情况下，缺乏足够的软组织覆盖骨干假体，可选择腓肠肌皮瓣转移覆盖假体。腓肠肌向前方转位并缝合到残留的前方肌肉及软组织上。

由于腓肠肌瓣体积较大，经常需要皮肤移植。再次冲洗，彻底止血，放置负压引流管，依次缝合切口，术后常规应用抗生素，术后 24h 引流量小于 50ml 后可拔除引流管。术后常规康复活动。术后影像学检查后指导病人患肢主被动活动，患者术后 1 周内开始部分负重，术后 6 ~ 8 周恢复完全负重活动。

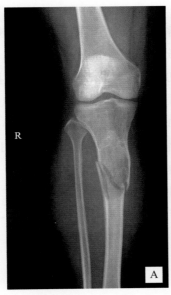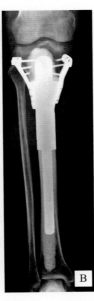

图 2-7-51　患者，男，59 岁，右胫骨近端未分化多形性肉瘤，病理性骨折，A 术前 X 线片；B 肿瘤切除人工骨干假体重建辅助钛板固定术后 X 线片

（四）临床疗效：功能与并发症

近年来，人工骨干假体的设计及其手术技术不断得到改进。尽管国内外应用骨干假体病例数不多，临床资料有限，但是其良好的治疗效果，逐渐得到临床工作者的认可（图 2-7-52）。常用的术后功能评价方法包括国际骨肿瘤协会（MSTS）功能评分和多伦多保肢评分（TESS）。

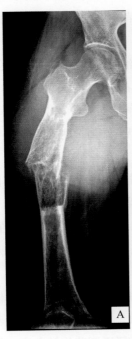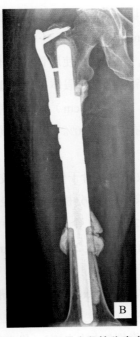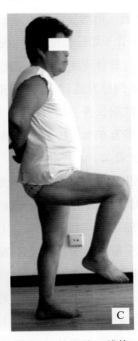

图 2-7-52　患者，女，68 岁，既往乳腺癌病史，右股骨中段转移癌病理性骨折，A 术前 X 线片；B 人工骨干假体重建辅助钛板固定术后 X 线片；C 术后肢体活动测试显示功能良好

1. 术后功能

（1）国际骨肿瘤协会（MSTS）功能评分：MSTS评分系统包括疼痛、功能活动、心理接受程度、患者手可及的位置、手的功能以及上肢抬举的力量这6个因素，每个因素根据功能情况分为0～5分6个级别，满分30分。

（2）多伦多保肢评分（TESS）：该评分系统由30个问题组成，内容涉及患者的穿着、家务、活动能力、休闲程度等。每个方面的分数从1～5分，总分是150分。

Sewell等回顾性分析了18例胫骨干肿瘤切除节段型骨干假体重建骨缺损的患者，共有10例男性和8例女性，平均年龄为42.5岁（16～76岁）。平均随访时间为58.5个月（20～141个月），患者的5年生存率为59%，平均MSTS得分为23分（17～28分），平均TESS得分为74%（53%～91%）。作者认为胫骨干恶性骨肿瘤切除后进行定制的骨干假体重建可以使患者早日恢复肢体功能，是一种良好的治疗选择，对患者的生存率也没有明显的影响。

Friedrich等对14例骨干肿瘤患者进行了肿瘤切除和骨干假体重建，其中一名患者为原发性恶性骨肿瘤，而其他患者为转移性骨肿瘤。患者平均手术年龄65.9±15.7岁（25～83岁），平均随访时间24±12个月。使用MSTS评分评估功能结果，其中3例（22%）功能为优秀，7例（50%）功能为良好，4例（28%）功能为一般。

2. 并发症

（1）无菌性松动是骨干假体术后的最常见的并发症。骨干假体的稳定性受到较多因素的影响：非生物固定的骨干假体远期松动率较高；骨干假体重建的患者保留了邻近关节功能，肢体活动量较大，增加了假体松动的风险；残留髓腔较短，患者无法使用足够长度的假体柄，假体稳定性不足。Benevenia等回顾性研究了44例接受骨干假体重建的患者，平均随访时间为14个月，其中5例（11%）发生了假体松动。Ruggieri等对24例骨干肿瘤患者进行了广泛的肿瘤切除并采用了人工骨干假体进行重建，平均随访时间为29个月（6～51个月），共有8例（33%）患者出现术后并发症，其中6例（25%）患者发生了无菌性松动。松动最常见于骨干切除长度超过10cm的患者。发生了无菌性松动的6例患者中有4例患者（66%）骨干切除长度超过10cm。

研究发现，与股骨或肱骨病变相比，在股骨中使用骨干假体治疗的并发症发生率更高。Aldlyami等回顾性研究了35例原发性骨干肉瘤切除后行骨干假体重建的患者，29例股骨重建，3例胫骨重建和3例肱骨重建，骨缺损长度平均为19cm（10～27.6cm）。随访时间超过5年，以翻修手术为终点的假体重建累计总生存率为63%（10年）。共有7例（20%）患者出现无菌性松动并进行翻修手术（5例股骨、1例胫骨和1例肱骨）。

（2）假体周围骨折和骨干假体失效同样是骨干假体术后较常见的并发症。假体周围骨折其发生与假体柄的位置和长度关系密切。Sewell等回顾性分析了18例胫骨干肿瘤切除节段型骨干假体重建骨缺损的患者，平均随访时间为58.5个月（20～141个月）。其中2例（11%）患者分别在术后19个月和32个月跌倒后发生假体周围骨折，假体柄长分别是28mm和30mm，因此作者认为当假体柄长度＜4cm时，应加用皮质外钢板加强固定。

骨干假体失效与假体结构密切相关。Benevenia等回顾性研究了44例接受骨干假体重建的患者，平均随访时间为14个月。其中6例（13%）发生了骨干假体失效，且均发生在重建段与假体柄的连接部位，该假体的重建段与假体柄之间依靠螺钉加压固定，优点是便于调节旋转角度，但是假体的失效发生率较高。

（五）相关讨论

1. 四肢长骨病理性骨折的风险评估

Mirelsl 于 1989 年提出了四肢长骨病理性骨折的风险评估系统，该评估系统主要包括 4 个指标，分别为病变部位、病变大小、病变性质和疼痛程度，总计 12 分（表 2-7-2）。骨折风险随着评分的增大而增加：当评分 ≤ 7 分时，病理性骨折风险相对较小，风险小于 4%；评分为 8 分时骨折风险为 15%，评分为 9 分时风险达到 33%，当评分 ≥ 9 分时，应当预防性应用内固定。

表 2-7-2　Mirels 长骨转移癌骨折风险评估

变量	1分	2分	3分
部位	上肢	下肢	转子周围
疼痛	轻度	中度	重度
病变性质	成骨性	混合性	溶骨性
病变大小	<1/3	1/3 ~ 2/3	> 2/3

2. 人工骨干假体重建是治疗节段性骨缺损的良好选择

骨干肿瘤切除骨缺损的重建手术方法主要有节段性骨移植和人工骨干假体重建。节段性骨移植的方法常常配合钢板或者髓内钉内固定，手术的目的在于通过骨移植重建骨缺损以期获得良好的肢体功能，不足之处在于手术创伤较大，感染、不愈合、骨折等并发症发生率仍较高。近年来，人工骨干假体作为一种重建骨干骨缺损的治疗方法逐渐被应用于临床，取得了较好的临床效果。骨干假体植入手术具有操作相对简单、早期并发症发生率较低、术后肢体功能恢复迅速等优点，对于骨干中部肿瘤患者尤其是生存期较短的转移瘤患者是一种良好的治疗选择。

3. 骨干假体的设计

骨干假体的设计随着时间的推移不断完善，Damron 等于 1996 年报告了第一代肱骨干人工假体，该假体采用莫氏锥度连接。他们回顾分析了 17 例患者采用第一代骨干假体重建的治疗效果。17 例患者包括：转移瘤 14 例，多发性骨髓瘤 2 例，淋巴瘤 1 例。平均随访时间为 16 个月，早期肢体疼痛缓解率 88%。17 例患者中 3 例患者术后发生神经麻痹，主要原因为假体植入后莫氏锥度不稳定。由于第一代骨干人工假体的假体柄长度受限，17 例患者中有 2 例发生假体周围骨折。因此，他们试图通过改善假体柄长度及假体的连接方式来解决第一代骨干假体的不足。2008 年他们对 11 例第二代骨干人工假体进行了报道，第二代假体采用重叠连接方式，并且包括了多种长度和直径的假体柄。这些设计的目的是通过改变假体尺寸和连接方式降低术后并发症的发生率。他们对比分析了两代假体植入后患者肢体功能效果，两组患者在术后疼痛缓解程度、手术失血量、手术时间和术后 MSTS 评分均无明显差异。但是，第二代假体术后并发症的发生率明显低于第一代。

保留关节的骨干肿瘤切除假体重建术可使患者获得较好的本体感受和关节功能。但是，人工骨干假体的应用也有一定的限制，对于切除骨干长度超过骨干整体长度 60%，尤其是肿瘤累及长骨干骺端的患者，骨干假体重建的难度明显增大。3D 打印型骨干假体为此类患者提供了一种新的解决方案，该技术可根据骨缺损的情况制作特定形态和尺寸的骨干假体，假体与残存的骨组织结构匹配程度高，配合螺钉辅助固定可获得较好的假体稳定性。Liu 等使用 3D 打印型骨干假体重建为 12 例膝关节周围干骺端肿瘤患者提供治疗，术中观察发现残余骨与假体之间匹配精确。平均随访时间 22.5 个月（7 ~ 32 个月），MSTS 平均得分为 28 分（26 ~ 30 分）。

Zhao 等定义了胫骨的"超临界大小骨缺损"，即胫骨的节段性缺损的长度大于 15cm 或占整个胫骨长度的 60% 以上，胫骨近端或远端残存骨长度在 0.5 ~ 4.0cm 之间。他们回顾性分析了 5 例胫骨恶性肿瘤切除"超临界骨缺损"的患者，采用 3D 打印骨干假体重建治疗（图 2-7-53）。肿瘤切除后骨缺损的平均长度为 22.8cm，超短残存骨的平均长度为 2.65cm（0.6 ~ 3.8cm）。平均随访时间为 27.6 个月（14 ~ 62 个月）。所用患者均实现了早期生物学固定，平均骨与假体的临床骨整合时间为 3.2 个月。所有患者都没有明显疼痛和步行距离限制，没有观察到假体相关的机械并发症。

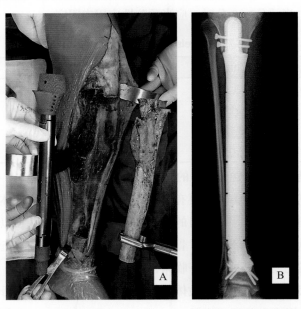

图 2-7-53　A 胫骨肿瘤切除，骨缺损长度大于 15 cm，3D 打印骨干假体重建治疗；B 术后复查 X 线片

4. 节段型人工股骨干假体分型

由于股骨的髓腔内径在干骺端与骨干中部相差较大，王丰等依据这种解剖特点，设计了 A、B、C 三种节段型人工假体，分别用于重建股骨干的近端、中部和远端区域，其适用范围分别为：瘤段在股骨近端髓腔 70mm 以近应用 A 区假体，瘤段在股骨远端髓腔 50mm 以远应用 C 区假体，B 区假体的适用范围在两者之间（图 2-7-54）。其中 A 区假体由近端柄、远端柄、假体重建段和外侧钛板组成，C 区假体由近端柄、远端柄、假体重建段和内、外侧钛板组成，B 区即为经典的节段型人工假体，由近端柄、远端柄、假体重建段组成，可根据实际需要在假体外侧增加钛板固定。

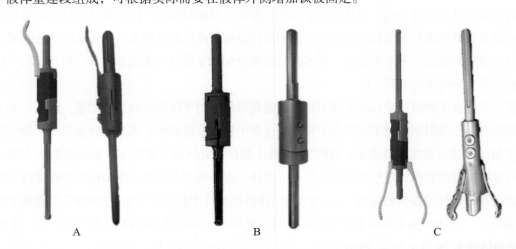

A　　　　　　　　　　　B　　　　　　　　　　　C

图 2-7-54　A、B、C 三种节段型人工假体，瘤段在股骨近端髓腔 70mm 以近应用 A 区假体，瘤段在股骨远端髓腔 50mm 以远应用 C 区假体，B 区假体的适用范围在两者之间

5. 固定方式

节段型人工骨干假体较多采用机械固定，在中长期的随访中，容易出现松动等术后并发症，严重影响病人肢体功能，严重者甚至需要进行翻修手术。为了实现远期生物学固定的效果，可采用大段骨移植复合内固定的重建方法，不足之处在于术后重建部位强度不够、移植骨需要较长的愈合时间，肢体制动时间长，肢体功能恢复较慢，下肢术后长时间不能承重、术后并发症较高。

采用人工骨干假体复合大段结构植骨为实现远期的生物学固定提供了一种新的方法。人工骨干假体强度大，可帮助患者术后尽快恢复肢体功能，植骨愈合后可获得中远期相对稳定的生物固定，降低假体松动的风险。自体腓骨是一种良好的结构植骨来源，可减少了异体骨排斥反应的风险，应用于骨干缺损重建后的骨愈合率较高。雷紫雄等采用人工骨干假体复合大段结构骨移植重建骨干恶性肿瘤切除术后骨缺损，在 6 例患者中有 4 例患者采用自体腓骨移植，2 例患者采用异体骨移植，术后平均随访时间为 23.8 个月（1 ~ 61 个月）。4 例患者随访时间超过 1 年，均实现骨愈合，2 例患者随访时间不足 1 年，均实现部分骨愈合。

6. 并发症

骨干假体术后的无菌性松动常见于骨干切除较长、骨缺损较大的患者。导致无菌性松动的因素主要包括：残余髓腔较短，只能放置较短的假体柄；假体直径太小与髓腔直径不匹配；骨水泥固定不良造成假体柄力线较差。充分的术前计划和准备有助于减少无菌性松动的发生。术前分析判断截骨部位和截骨长度，测量残余髓腔的直径和长度，选择使用合适直径和长度的骨干假体。术中关注假体力线的调整，确保假体力线与骨干相一致。此外，辅助钢板外固定是减少松动发生的常用方法。对于股骨近端和股骨远端的肿瘤切除患者，残余髓腔较短，无法放置较长的假体柄，假体稳定性明显下降，可选择增加钢板固定增强假体稳定性。肱骨假体容易出现松动的原因在于前臂和手的重力效应，在上肢运动过程中，肱骨假体所承受的牵张应力会明显增加。应用钢板跨越假体将假体两端骨质固定一体化可有效降低假体所承受的牵张应力，进而减少假体松动（图 2-7-55）。

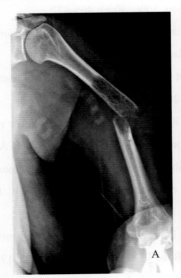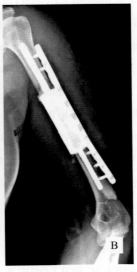

图 2-7-55　患者，女，50 岁，甲状腺癌骨转移，左肱骨干病理性骨折，A 术前 X 线片；B 肿瘤切除，人工骨干假体重建辅助钛板固定治疗术后 X 线片

肿瘤复发与手术切除范围具有相关性，手术方式应该充分考虑肿瘤的位置，遵循骨肿瘤手术原则来进行，手术暴露应遵循无瘤原则，肿瘤外周保留一层正常组织，将肿瘤连同外周软组织肿块一并切除。

　　术中可多次充分冲洗手术区域。

　　股骨干和肱骨干假体周围通常可获得较好的软组织覆盖，术后感染和软组织并发症的发生率较低。对于需要较大范围切除的胫骨干肿瘤患者，进行肌瓣移位覆盖可有效改善假体的软组织覆盖，避免假体直接暴露在皮下，减少感染和软组织并发症发生。

　　肱骨干假体植入手术应充分显露和保护桡神经，避免过度牵拉和损伤。桡神经沟是位于肱骨干中段的一条浅沟，自肱骨干内上向外下呈螺旋走行，桡神经和肱深动脉沿此沟走行。术中避免过度刺激桡神经，以免导致桡神经麻痹。

（张净宇，张浩然，赵云龙，左金增）

参考文献

［1］ALBERGO J I, GASTON C L, APONTE-TINAO L A, et al. Proximal tibia reconstruction after bone tumor resection: are survivorship and outcomes of endoprosthetic replacement and osteoarticular allograft similar?［J］. Clin Orthop Relat Res, 2017, 475(3): 676-682.

［2］ANGELINI A, MAVROGENIS A F, TROVARELLI G, et al. Extra-articular shoulder resections: outcomes of 54 patients［J］. J Shoulder Elbow Surg, 2017, 26(11): e337-e345.

［3］BAI M, YIN H, ZHAO J, et al. Application of PMMA bone cement composited with bone-mineralized collagen in percutaneous kyphoplasty［J］. Regen Biomater, 2017, 4(4): 251-255.

［4］BALKE M, AHRENS H, STREITBüRGER A, et al. Modular endoprosthetic reconstruction in malignant bone tumors: indications and limits［J］. Recent Results Cancer Res, 2009, 179: 39-50.

［5］BHANGU A A, KRAMER M J, GRIMER R J, et al. Early distal femoral endoprosthetic survival: cemented stems versus the compress implant［J］. Int Orthop, 2006, 30(6): 465-472.

［6］BICKELS J, WITTIG J C, KOLLENDER Y, et al. Reconstruction of the extensor mechanism after proximal tibia endoprosthetic replacement［J］. J Arthroplasty, 2001, 16(7): 856-862.

［7］BONNEVIALLE N, MANSAT P, LEBON J, et al. Reverse shoulder arthroplasty for malignant tumors of proximal humerus［J］. J Shoulder Elbow Surg, 2015, 24(1): 36-44.

［8］BROWN T S, SALIB C G, ROSE P S, et al. Reconstruction of the hip after resection of periacetabular oncological lesions: a systematic review［J］. Bone Joint J, 2018, 100-B(1 Supple A): 22-30.

［9］CAMPANACCI D A. Corr insights®: proximal tibia reconstruction after bone tumor resection: are survivorship and outcomes of endoprosthetic replacement and osteoarticular allograft similar?［J］. Clin Orthop Relat Res, 2017, 475(3): 683-685.

［10］CAPANNA R, MORRIS H G, CAMPANACCI D, et al. Modular uncemented prosthetic reconstruction after resection of tumours of the distal femur［J］. J Bone Joint Surg Br, 1994, 76(2): 178-186.

［11］COATHUP M J, BATTA V, POLLOCK R C, et al. Long-term survival of cemented distal femoral endoprostheses with a hydroxyapatite-coated collar: a histological study and a radiographic follow-up［J］. J Bone Joint Surg Am, 2013, 95(17): 1569-1575.

［12］丁易，牛晓辉，刘巍峰，等. 酒精灭活再植术在骨肿瘤治疗中的应用［J］. 中华骨科杂志，2011, 31(6):

652-657.

［13］郭卫. 肿瘤型人工关节的发展与临床应用［J］. 中国骨与关节杂志, 2019, 8(5): 6-12.

［14］郭卫, 杨毅, 姬涛. 肩胛带骨肿瘤的外科治疗结果及评价［J］. 中华骨科杂志, 2008, 28(10): 807-812.

［15］GRIMER R J, CARTER S R, TILLMAN R M, et al. Endoprosthetic replacement of the proximal tibia［J］. J Bone Joint Surg Br, 1999, 81(3): 488-494.

［16］GUVEN M F, ASLAN L, BOTANLIOGLU H, et al. Functional outcome of reverse shoulder tumor prosthesis in the treatment of proximal humerus tumors［J］. J Shoulder Elbow Surg, 2016, 25(1): e1-6.

［17］HEISEL C, KINKEL S, BERND L, et al. Megaprostheses for the treatment of malignant bone tumours of the lower limbs［J］. Int Orthop, 2006, 30(6): 452-457.

［18］HENDERSON E R, GROUNDLAND J S, PALA E, et al. Failure mode classification for tumor endoprostheses: retrospective review of five institutions and a literature review［J］. J Bone Joint Surg Am, 2011, 93(5): 418-429.

［19］HENDERSON E R, O'CONNOR M I, RUGGIERI P, et al. Classification of failure of limb salvage after reconstructive surgery for bone tumours: a modified system including biological and expandable reconstructions［J］. Bone Joint J, 2014, 96-B(11): 1436-1440.

［20］HILLMANN A, HOFFMANN C, GOSHEGER G, et al. Malignant tumor of the distal part of the femur or the proximal part of the tibia: endoprosthetic replacement or rotationplasty. Functional outcome and quality-of-life measurements［J］. J Bone Joint Surg Am, 1999, 81(4): 462-468.

［21］HU Y C, LUN D X. Application of artificial prosthesis reconstruction techniques in malignant tumors around the knee joint［J］. Orthop Surg, 2012, 4(1): 1-10.

［22］HWANG J S, MEHTA A D, YOON R S, et al. From amputation to limb salvage reconstruction: evolution and role of the endoprosthesis in musculoskeletal oncology［J］. J Orthop Traumatol, 2014, 15(2): 81-86.

［23］JEYS L M, LUSCOMBE J S, GRIMER R J, et al. The risks and benefits of radiotherapy with massive endoprosthetic replacement［J］. J Bone Joint Surg Br, 2007, 89(10): 1352-1355.

［24］JONES C W, SHATROV J, JAGIELLO J M, et al. Clinical, functional and radiological outcomes of extracorporeal irradiation in limb salvage surgery for bone tumours［J］. Bone Joint J, 2017, 99-B(12): 1681-1688.

［25］KAWAI A, MUSCHLER G F, LANE J M, et al. Prosthetic knee replacement after resection of a malignant tumor of the distal part of the femur. Medium to long-term results［J］. J Bone Joint Surg Am, 1998, 80(5): 636-647.

［26］纪经涛, 张洪, 胡永成, 等. 微波原位灭活联合人工关节假体置换治疗四肢恶性骨肿瘤的疗效分析［J］. 中华骨科杂志, 2015, 35(2): 112-120.

［27］KING J J, NYSTROM L M, REIMER N B, et al. Allograft-prosthetic composite reverse total shoulder arthroplasty for reconstruction of proximal humerus tumor resections［J］. J Shoulder Elbow Surg, 2016, 25(1): 45-54.

［28］MALAWER M M, MELLER I, DUNHAM W K. A new surgical classification system for shoulder-girdle resections: analysis of 38 patients［J］. Clin Orthop Relat Res, 1991, 267: 33-44.

［29］MAVROGENIS A F, ANGELINI A, PALA E, et al. Reconstruction of the extensor mechanism after major knee resection［J］. Orthopedics, 2012, 35(5): e672-80.

［30］MAVROGENIS A F, PALA E, ANGELINI A, et al. Proximal tibial resections and reconstructions: clinical outcome of 225 patients［J］. J Surg Oncol, 2013, 107(4): 335-342.

［31］杨毅, 郭卫, 杨荣利, 等. 恶性骨肿瘤保肢治疗中灭活再植技术的操作流程和常见问题［J］. 骨科, 2018, 9(3): 247-252.

［32］张磊磊, 李贺军, 李克智, 等. 人工髋关节假体材料的研究进展［J］. 材料导报, 2008, 22(4): 108-111.

［33］MYERS G J, ABUDU A T, CARTER S R, et al. Endoprosthetic replacement of the distal femur for bone tumours: long-term results［J］. J Bone Joint Surg Br, 2007, 89(4): 521-526.

［34］MYERS G J, ABUDU A T, CARTER S R, et al. The long-term results of endoprosthetic replacement of the proximal tibia for bone tumours［J］. J Bone Joint Surg Br, 2007, 89(12): 1632-1637.

［35］NIIMI R, MATSUMINE A, HAMAGUCHI T, et al. Prosthetic limb salvage surgery for bone and soft tissue tumors around the knee［J］. Oncol Rep, 2012, 28(6): 1984-1990.

［36］NOTA S, TEUNIS T, KORTLEVER J, et al. Functional outcomes and complications after oncologic reconstruction of the proximal humerus［J］. J Am Acad Orthop Surg, 2018, 26(11): 403-409.

［37］PALA E, HENDERSON E R, CALABRò T, et al. Survival of current production tumor endoprostheses: complications, functional results, and a comparative statistical analysis［J］. J Surg Oncol, 2013, 108(6): 403-408.

［38］PALA E, TROVARELLI G, ANGELINI A, et al. Distal femur reconstruction with modular tumour prostheses: a single institution analysis of implant survival comparing fixed versus rotating hinge knee prostheses［J］. Int Orthop, 2016, 40(10): 2171-2180.

［39］PALA E, TROVARELLI G, CALABRò T, et al. Survival of modern knee tumor megaprostheses: failures, functional results, and a comparative statistical analysis［J］. Clin Orthop Relat Res, 2015, 473(3): 891-899.

［40］PETSCHNIG R, BARON R, KOTZ R, et al. Muscle function after endoprosthetic replacement of the proximal tibia: different techniques for extensor reconstruction in 17 tumor patients［J］. Acta Orthop Scand, 1995, 66(3): 266-270.

［41］QU H, GUO W, YANG R, et al. Reconstruction of segmental bone defect of long bones after tumor resection by devitalized tumor-bearing bone［J］. World J Surg Oncol, 2015, 13: 282.

［42］RUGGIERI P, MAVROGENIS A F, BIANCHI G, et al. Outcome of the intramedullary diaphyseal segmental defect fixation system for bone tumors［J］. J Surg Oncol, 2011, 104(1): 83-90.

［43］RUGGIERI P, MAVROGENIS A F, PALA E, et al. Long term results of fixed-hinge megaprostheses in limb salvage for malignancy［J］. Knee, 2012, 19(5): 543-549.

［44］SANCHEZ-SOTELO J, WAGNER E R, SIM F H, et al. Allograft-prosthetic composite reconstruction for massive proximal humeral bone loss in reverse shoulder arthroplasty［J］. J Bone Joint Surg Am, 2017, 99(24): 2069-2076.

［45］SCHIERJOTT R A, GIUREA A, NEUHAUS H J, et al. Analysis of carbon fiber reinforced PEEK hinge mechanism articulation components in a rotating hinge knee design: a comparison of in vitro and retrieval findings［J］. Biomed Res Int, 2016, 2016: 7032830.

［46］SEWELL M D, HANNA S A, MCGRATH A, et al. Intercalary diaphyseal endoprosthetic reconstruction for malignant tibial bone tumours［J］. J Bone Joint Surg Br, 2011, 93(8): 1111-1117.

［47］SHEHADEH A, NOVEAU J, MALAWER M, et al. Late complications and survival of endoprosthetic reconstruction after resection of bone tumors［J］. Clin Orthop Relat Res, 2010, 468(11): 2885-2895.

［48］SIRVEAUX F. Reconstruction techniques after proximal humerus tumour resection［J］. Orthop Traumatol Surg Res, 2019, 105(1s): S153-s164.

［49］SKALICZKI G, ANTAL I, KISS J, et al. Functional outcome and life quality after endoprosthetic reconstruction following malignant tumours around the knee［J］. Int Orthop, 2005, 29(3): 174-178.

［50］TANG X, GUO W, YANG R, et al. Synthetic mesh improves shoulder function after intraarticular resection and prosthetic replacement of proximal humerus［J］. Clin Orthop Relat Res, 2015, 473(4): 1464-1471.

［51］TEUNIS T, NOTA S P, HORNICEK F J, et al. Outcome after reconstruction of the proximal humerus for tumor resection: a systematic review［J］. Clin Orthop Relat Res, 2014, 472(7): 2245-2253.

［52］TSAGOZIS P, PARRY M, GRIMER R. High complication rate after extendible endoprosthetic replacement of the proximal tibia: a retrospective study of 42 consecutive children［J］. Acta Orthop, 2018, 89(6): 678-682.

［53］UNWIN P S, CANNON S R, GRIMER R J, et al. Aseptic loosening in cemented custom-made prosthetic replacements for bone tumours of the lower limb［J］. J Bone Joint Surg Br, 1996, 78(1): 5-13.

［54］张小军, 王臻, 李靖. 3409例骨关节肿瘤与瘤样病变统计分析［J］. 中国骨与关节杂志, 2010, 9(3): 189-195.

［55］周磊, 翁习生, 李涛. 人工关节超高分子量聚乙烯磨损机制与研发现状［J］. 中国矫形外科杂志, 2014, 22(16): 1471-1475.

［56］YOSHIDA Y, OSAKA S, KOJIMA T, et al. Revision of tumor prosthesis of the knee joint［J］. Eur J Orthop Surg Traumatol, 2012, 22(5): 387-394.

［57］ZHANG C, HU J, ZHU K, et al. Survival, complications and functional outcomes of cemented megaprostheses for high-grade osteosarcoma around the knee［J］. Int Orthop, 2018, 42(4): 927-938.

［58］ZHANG H R, WANG F, YANG X G, et al. Establishment and validation of a nomogram model for aseptic loosening after tumor prosthetic replacement around the knee: a retrospective analysis［J］. J Orthop Surg Res, 2019, 14(1): 352.

［59］CUI H M, YU Y L, HE Y, et al. Management of elbow dysfunction associated with giant cell tumor of the distal humerus: achieving oncologic safety and good function by a combined reconstruction［J］. J Shoulder Elbow Surg, 2019, 28(1): 120-125.

［60］FARFALLI G L, BOLAND P J, MORRIS C D, et al. Early equivalence of uncemented press-fit and compress femoral fixation［J］. Clin Orthop Relat Res, 2009, 467(11): 2792-2799.

［61］FRIEDRICH M J, SCHMOLDERS J, LOB G, et al.［Intercalary reconstruction for diaphyseal bone defects with a modular replacement system: clinical results］［J］. Oper Orthop Traumatol, 2015, 27(5): 455-462.

［62］胡永成 郑得志, 徐宝山. 大段同种异体骨在骨缺损重建中的应用［J］. 天津医药, 2004, 32(2): 85-88.

［63］KIM S B, KIM Y J, YOON T L, et al. The characteristics of a hydroxyapatite-chitosan-PMMA bone cement［J］. Biomaterials, 2004, 25(26): 5715-5723.

［64］沈彬, 裴福兴, 杨静. 人工髋关节假体材料的研究现状［J］. 中国矫形外科杂志, 2000, 7(8): 790-792.

［65］王丰, 杨雄刚, 刘永恒, 等. 骨干假体治疗股骨干转移性病理骨折的临床疗效［J］. 中华老年骨科与康复电子杂志, 2017, 3(4): 197-204.

［66］MCDONALD D J. Perspective on hydroxyapatite-coated collars for bone-bridging: commentary on an article by Melanie Jean Coathup, BSc(Hon), PhD, et al.: "Long-term survival of cemented distal femoral endoprostheses with a hydroxyapatite-coated collar. A histological study and a radiographic follow-up"［J］. J Bone Joint Surg Am, 2013, 95(17): e1281-1282.

［67］MITTERMAYER F, WINDHAGER R, DOMINKUS M, et al. Revision of the Kotz type of tumour endoprosthesis for the lower limb［J］. J Bone Joint Surg Br, 2002, 84(3): 401-406.

［68］WANG B, WU Q, ZHANG Z, et al. Reconstruction with constrained scapular prosthesis after total scapulectomy for scapular malignant tumor［J］. J Surg Oncol, 2018, 118(1): 177-183.

［69］YAMAMOTO Y, OHURA T, SUGIHARA T. An anatomic study for a vascularized bone flap of femur［J］. Plast Reconstr Surg, 1995, 95(3): 520-525.

第八节 肿瘤骨段灭活再植重建

利用肿瘤段骨进行重建，可以避免进行异体骨移植和人工假体置换及其所引起的并发症。国内在此方面研究较多，大体可以分为两种。①体外灭活再植：将肿瘤瘤段骨截断，在体外采用酒精、放疗、冷冻、煮沸等方法，将肿瘤瘤段骨内肿瘤细胞灭活后，刮出髓腔内瘤组织，再将肿瘤瘤段骨回植于原处，利用钢板或髓内针固定；②体内原位（in situ）灭活：将肿瘤瘤段骨显露后，在瘤段骨不截断、保持原位的情况下，利用微波、放疗将肿瘤瘤段骨内的肿瘤细胞灭活。

肿瘤瘤段骨再利用的优点是：手术简便、费用低、无需考虑骨匹配，尤其适用于年轻、生存时间长的患者；同时灭活的肿瘤细胞，可以发挥免疫作用。在骨的重新修复重建过程中有发生病理性骨折的风险，这是其最大的不足，但骨折后可通过植骨、内外固定或人工假体等多种方法处理，多数可取得较满意的疗效。

一、微波原位热疗重建

（一）微波原位加热灭活肿瘤的机制

肿瘤细胞血液供应差，处于缺氧状态，以无氧代谢为主，周围环境 pH 值低，因此肿瘤细胞通常比正常细胞对热的敏感性高。微波灭活的工作原理是电磁波使水分子作高速的运动，因摩擦和震动产生热量，使局部组织温度升高，这些热量足以使肿瘤内的蛋白质变性，导致肿瘤细胞发生凝固性坏死。

恶性肿瘤细胞加热后，使其 DNA、RNA 和蛋白质的合成受到抑制，改变细胞膜的通透性及生物膜的各种功能，并可使细胞溶酶体活性升高，导致细胞的破坏、死亡。体外研究表明，温度越高，杀灭细胞所需的时间越短，两者的关系是温度升高 $1 \sim 2℃$，所需时间可缩短一半。杀灭恶性肿瘤细胞的最低热剂量强度为 $42℃$ 2h，而 $45℃$ 15min 足可以杀灭人的骨肿瘤细胞。不同的温度和不同加热时间对细胞和组织的作用见表 2-8-1。

表 2-8-1 不同的温度和不同加热时间对细胞和组织的作用

温度	加热后对细胞和组织的效应
$43 \sim 45℃$	时间依赖性的可逆性损伤，增加局部血流灌注和细胞通透性，改变细胞周期，影响细胞代谢和局部组织的微环境，可以增加细胞内药物浓度，提高放疗敏感性
$>47℃$	在 $43 \sim 45℃$ 变化的基础上，细胞内各种酶的活性降低
$50 \sim 60℃$	细胞或组织脱水，蛋白质凝固，出现不可逆损伤
$90 \sim 100℃$	细胞活组织严重脱水，蛋白质凝固

（二）微波的灭活设备和方法

微波热疗设备作为临床应用的硬件手段，其目的就是将微波能量直接作用于病灶组织，使之快速升温致其凝固、坏死，从而达到肿瘤灭活。微波设备优劣性表现在力求在最短时间内，最大限度地利用微波能量加快病灶内组织的升温速率，增加微波辐射的热效应范围，达到更好的对肿瘤灭活的目的。微波热疗设备组成包括微波源主机、同轴电缆、微波天线和测温装置，如图 2-8-1。

微波源主机是提供微波能量的主体，是微波热疗的控制中心。在医用微波技术的应用领域中，微波源分为两大类型，一类是磁控管微波源，一类是固态微波源。随着半导体、集成电路技术的成熟，固态微波源具有频谱纯度高、频率和功率稳定度高，使用寿命长等优点；同时，微波固态源的工作电压比较低，故整机安全性更好。

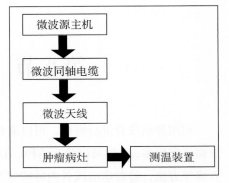

图 2-8-1　微波热疗设备的组成

微波是一种高频率的电磁波，是由交变电磁场形成的，为了限制、控制空间的电波噪声和避免电磁信号的干扰，国际电信联盟分配给工业、科学和医用的微波频段频率为：433.92、915、2450、5800、24125MHz。在国内，医用微波设备的微波工作频率多为 915MHz 和 2450MHz，其微波的频率、波长见表 2-8-2。

表 2-8-2　医用微波设备的工作频率和波长

中心频率（MHz）	频率范围（MHz）	中心波长（cm）	波段代号
915	915 ± 25	33.0	L
2450	2450 ± 50	12.2	S

同轴电缆是微波应用中用来传输微波能量和信号的器件，是微波的传输装置。同轴电缆基本结构是由金属内导体（芯线）和金属外导体组成。由于内、外导体轴线重合，因此被称之为同轴线或同轴电缆。在内、外导体之间还填充有低损耗的绝缘介质材料，如聚四氟乙烯、聚乙烯等。由于金属外导体的屏蔽作用，所以电磁能量完全被限制在内外导体之间，既能避免能量向外辐射，又能避免电磁场受到外界的影响。

微波天线根据电磁波辐射的理论设计而成，是一种能够使电磁波脱离场源以电磁波的形式在空间中传播的能量转换装置。电场和磁场永远是相互联系而不可分割的，形成统一的电磁场。因此，假设自由空间中某一给定区域中的电场有变化，变化的电场在邻近区域则激起变化的磁场。这个变化的磁场又在较远处的区域激起新的变化电场，而后又在更远的区域激发起变化的磁场，以此类推，这种由近及远、交替激起电场和磁场的过程，就是电磁波产生辐射的过程。

在医用微波技术中，为适应不同加温和治疗部位等需求，依据对称振子天线、圆形天线、螺旋天线等的设计理论和设计原则，已经开发和设计了各种类型和各种样式的医用辐射器。在骨肿瘤治疗中主要应用两种热疗方式，因此有两种类型的辐照：一类是外辐照，为圆形辐射器；另一类是组织间辐照（消融），使用的针状辐射器，如图 2-8-2。

（三）微波灭活温度的安全阈值

在骨肿瘤行微波原位热疗保肢时，为保证能够彻底杀灭肿瘤瘤段骨内的肿瘤细胞、节省手术时间，并且最大限度地减少骨组织的热损伤，一般每野 50℃加热 10 ~ 15min 为宜。动物实验证明，在此温度下，虽然肿瘤瘤段骨内骨细胞也被灭活，但对肿瘤瘤段骨内的生物活性因子、胶原结构蛋白影响不大，有利于骨修复和功能重建。在临床病理组织学研究发现，肿瘤瘤段骨加热后即刻，可见骨小梁间的肿瘤组织形态基本保留，肿瘤实质成分有较明显的改变，表现为肿瘤组织细胞排列稀疏，细胞肿大，细胞膜界线不清，细胞质浅染，细胞核膜消失，染色质溶解，有的尚可见核仁物质。肿瘤间质血管的轮廓存在。大部分骨小梁的骨陷窝内可见结构不清的骨细胞，部分骨小梁的骨陷窝空虚，骨小梁周围的骨母细胞减少。

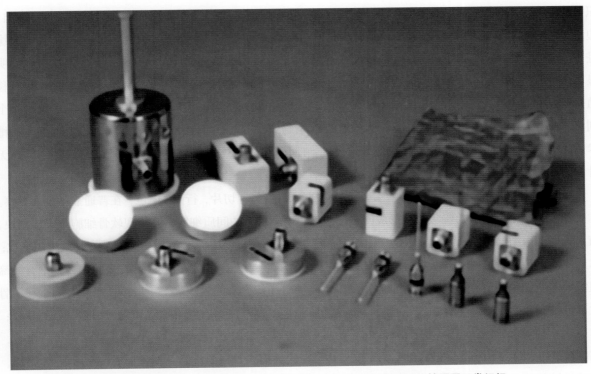

图 2-8-2　用于骨肿瘤治疗中的各种形状和尺寸的辐射器，铜网用于外辐照时保护周围正常组织

胡永成等对术后 2～4 个月因某种原因再次手术的 3 例患者取肿瘤瘤段骨组织进行病理学观察，可以发现部分骨小梁间有肿瘤组织的遗迹，但大部分区域肿瘤组织已崩解吸收，瘤区可见呈网状结构的组织，部分区域有新生纤维组织，肿瘤瘤段骨小梁仍呈死骨状态。对 1 例术后 10 个月的肿瘤瘤段骨组织进行病理学观察发现，肿瘤完全消失，骨小梁间为新生的骨髓组织，骨小梁骨陷窝内出现新生的骨细胞，骨小梁表面有单层的骨母细胞附着，提示骨重建已基本完成。

　　利用微波加热进行肿瘤段骨的原位热疗，需避免对骨组织不必要的损伤。曾有报道在对成骨蛋白（bone morphogenetic protein，BMP）耐热程度进行的研究发现 70℃ 60min 可以保持 BMP 的生物学活性。另外，也有人认为 BMP 的耐热性能，最低为 50℃，最高达 75℃，相差 25℃ 左右。之所以有如此大的温度差距，主要是因为在实验中所使用的 BMP 纯化程度不同。

　　直接观察骨基质在不同温度下骨诱导活性的改变，对于指导临床应用更具有实际意义。胡永成探讨加热与不加热后骨组织诱导能力的变化及加热不同温度和不同时间后骨组织诱导能力的差别，以寻找和确定"安全"的加热温度和时间。取新西兰兔，无菌条件下离断膝关节，剥离胫骨内外骨膜，洗净骨内血液、去除骨髓组织，取长度约 5cm 的胫骨干，用电锯将其锯成每块长 0.8cm 的骨块共 6 块，进行加热。Ⅰ 组（37℃ 30min）为对照组；Ⅱ 组（45℃ 30min）为彻底灭活肿瘤组织所需的温度和时间；Ⅲ 组（60℃ 30min）为骨组织内生长因子的可能耐受温度；Ⅳ、Ⅴ 组（75℃ 30～60min）观察骨组织内生长因子严重破坏后，骨组织诱导活性的改变；Ⅵ 组（100℃ 30min）观察骨内生长因子完全灭活后，有无骨组织诱导产生。将截肢取骨后动物在腹部中线两侧，间隔 2cm 左右各做 3 个 1cm 长的小切口，将骨块植入腹内斜肌内，缝合腹内斜肌筋膜，以防止骨块滑出；肌注青霉素 400000U 一次；每只动物植入不同加温组的自体脱钙骨基质 1 块，左右各 3 块。

　　结果发现，大体观察：① Ⅰ、Ⅱ 组 2 周时移植骨边缘吸收，周围被纤维结缔组织包裹，其腔内有红色骨髓组织；4 周时质地较前变硬，周围组织已形成包膜，腔内充满骨髓；8 周、12 周时与周围组织连接紧密，质地变硬，周围包膜转变成骨膜。②Ⅲ组术后 2 周时没有被纤维结缔组织包裹，易取出，边缘少许吸收，骨腔内骨髓形成少，只有少许红色的组织，质地同植入前。术后 4 周时移植骨的边缘进一步吸收，移植骨周围形成纤维结缔组织包裹，骨髓组织略增多。术后 8～12 周时骨腔内骨髓明显增多，质地变硬。周围组织的包膜变薄，与移植骨连接更为紧密。③Ⅳ、Ⅴ组术后 2～4 周时移植骨同移植前一样，无明显变化，边缘无吸收，骨腔空虚，与周围组织连接；术后 8～12 周时，个别标本周围形成纤维结缔组织包膜，边缘有少许结缔组织充填，无红色的骨髓组织。④Ⅵ组在移植术后 12 周时，其周围仍无纤维结缔组织包裹，与周围组织无连接，移植骨变扁，骨腔消失，其内无骨髓组织，周围组织无反应。

组织学检查：标本常规固定、脱钙、脱水、脱脂、石蜡包埋切片，行 HE 染色，在普通显微镜下观察。Ⅰ、Ⅱ组：术后 2 周时，边缘吸收，形成凹陷或腔隙，内有较多的间质细胞，并出现软骨细胞条索或团块，植入骨周围由结缔组织构成包膜，结缔组织侵入移植骨的一些间隙内，骨腔内骨内间隙有骨髓组织形成；术后 4 周，植入骨被进一步吸收，其表面存在有大量的破骨细胞，在移植骨中有许多腔隙，其中有结缔组织、间质细胞和沿壁排列的成骨细胞，周围是新生骨组织，骨髓组织进一步增多；术后 8 周，移植骨大部分被吸收，已被新生骨组织替代，周围结缔组织包膜逐渐变为有纤维细胞和成骨细胞组成的骨膜；术后 12 周，移植骨有少量残留，大部分成为成熟的骨组织。Ⅲ组：术后 2～4 周，移植骨少许吸收，周围被纤维结缔组织包裹，破骨细胞出现在骨内腔壁上，有少许成骨细胞及新骨形成；术后 8～12 周，移植骨被部分吸收，有一定程度的新骨纤维细胞和成骨细胞组成。Ⅳ、Ⅴ组：术后 2～4 周时无明显骨形成及骨吸收的表现；术后 8 周，部分移植骨出现吸收，腔隙内出现少量的成骨细胞和破骨细胞；术后 12 周，只有极少的新骨形成，移植骨仍大部分保留。Ⅵ组：各时间段无移植骨吸收及新骨或骨髓形成，与周围组织界线清晰，无纤维结缔组织包裹。

结果认为，临床上应以加热 60℃为"安全"界限，过高的温度将影响骨组织的成骨活性，抑制骨组织的重建。

了解加热后骨组织生物力学性能的变化，对指导临床应用和病人的功能康复具有重要意义。胡永成等从 2 例成年男性新鲜尸体取下两侧的股骨干，置于 –20℃下冻存（1 个月）。实验前将股骨干从冰箱中取出，复温 2h 后，在股骨干中段沿轴向取皮质骨制成骨坯，然后将骨坯在量具上制成标准试件。拉伸、压缩试件为哑铃状，弯曲试件为长方形骨条（图 2-8-3）。将制成的标准试件分为拉伸、压缩、弯曲三种力学测试组，每种力学测试组 25 个试件，共 75 个试件。再分为五个加热组：37、45、60、75、100℃，加热时间均为 30min。每组 5 个试件。利用 2450MHz 微波机加温，采用 WMZ-02 测温仪测温，温差 ±0.5℃。选用 BXC-120-1AD 箔基箔式电阻应变片，采取半桥四电测法。

在体内实验，选用成年杂种犬 16 只，体重 16～18kg，雌雄不限，分为四组。正常组；对照组：显露后，不加温；60℃组：行 60℃ 30min 加热；75℃组：行 75℃ 30min 加热。手术过程：股外侧切口，显露股骨干全长，将铜网绕过股骨内侧，保护周围的软组织。采用 2450MHz 微波机（电子部 12 所生产）对股骨干加热，将输出功率调至 120W 左右，股骨温度迅速升高，当达到预定温度后，降低输出功率维持要求温度。术毕，动物自由活动。1 个月后取材。

体外实验测定皮质骨最大应力及弹性模量。在 6025 型 Instron 试验机上进行，动横梁运动速度为 0.5mm/min，加载速度为 0.1mm/min，100N 为等级加载。万能试验机绘出载荷—变形曲线，结果见表 2-8-3、表 2-8-4。

表 2-8-3 不同温度加热后皮质骨最大应力变化

组别	拉伸	压缩	弯曲
37℃	1.459 ± 0.022	1.74 ± 0.043	1.245 ± 0.036
45℃	1.412+0.032	1.82 ± +0.021	1.334 ± 0.047
60℃	1.276 ± 0.019	1.67 ± 0.051	1.313 ± 0.074
75℃	1.262 ± 0.067	1.55 ± 0.047	1.207+0.058
100℃	1.402 ± 0.015	1.63 ± 0.093	1.213 ± 0.010

表 2-8-4 不同温度加热后皮质骨弹性模量变化

组别	拉伸	压缩	弯曲
37℃	1.12 ± 0.10	0.92 ± 0.02	1.64 ± 0.21
45℃	1.03 ± 0.09	0.79 ± 0.15	1.73 ± 0.19
60℃	1.21 ± 0.13	0.85 ± 0.03	1.70 ± 0.23
75℃	1.10 ± 0.17	0.81 ± 0.11	1.67 ± 0.54
100℃	1.25 ± 0.05	0.93 ± 0.04	1.84 ± 0.14

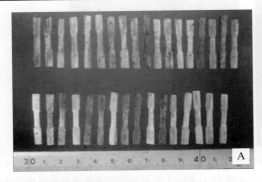
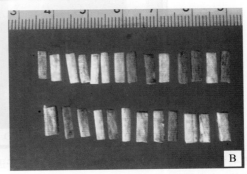
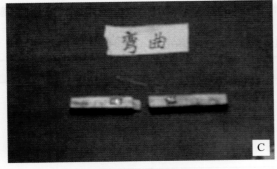
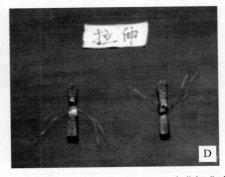

图 2-8-3 不同温度加热处理的体外生物力学标准试件。A 拉伸标准试件；B 压缩标准试件；C 弯曲标准试件；D 拉伸标准试件试验后

在体内实验，X 线显示：对照组股骨干与正常股骨干外形及密度相似。60℃组股骨干外形正常，加热段骨密度稍有减低。75℃组股骨干加热段有明显的密度下降，骨干有轻度变细。在加热段骨与正常骨交界处有极为明显的骨吸收（图 2-8-4）。

犬股骨体内实验测试中，骨组织应变的变化：将截取的加热段股骨锯成两段，每段的长度为 3cm，进行分级加载 1000、2000、3000、4000、5000N 后，计算骨组织的每 1000N 的平均应变值，结果见表 2-8-5。骨组织最大压缩强度变化：当骨组织逐级加载计算出应变后，持续加载在直到骨组织破坏，记录最大强度，结果见表 2-8-6。

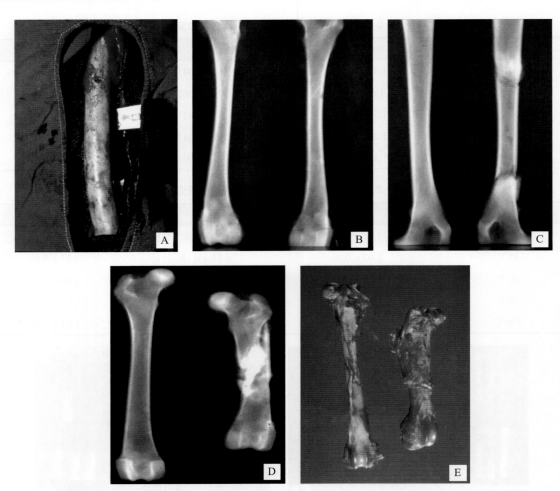

图 2-8-4　不同温度加热处理的体内试验。A 犬股骨干进行显露然后进行微波加热处理；B 加热 60℃术后 1 个月的股骨标本 X 线片，加热两端有轻度的骨质吸收，但骨干连续；C 加热 75℃术后 1 个月加热两端有严重的骨质吸收，表示加热后股骨干进行重建过程中成骨障碍；D、E 加热 75℃术后 3 个月加热段的病理性骨折，骨折愈合，但为畸形愈合

表 2-8-5　各组股骨干应变结果（10^{-5}）

组别	试件数	应变值
正常值	4	190 ± 21
对照组	4	185 ± 78
60℃组	4	$279 \pm 132^{*}$
75℃组	4	$387 \pm 146^{*}$

$^{*}P < 0.01$

表 2-8-6　各组股骨最大压缩强度结果

组别	试件数	最大强度（N）
正常值	4	14086.4 ± 878.2
对照组	4	14102.6 ± 1240.4
60℃组	4	$12012.7 \pm 932.5^{*}$
75℃组	4	$9800.1 \pm 659.1^{**}$

$^{*}P < 0.01$　$^{**}P < 0.01$

骨组织受到损伤而使其生理学特性发生改变后，将进行重建过程（remodelling）。从实验结果可以发现对照组的股骨干组织学检查骨细胞形态正常，只有骨膜增厚，说明手术虽然对骨组织有一定的损伤，但损伤较小，骨组织重建过程简单，因此可以迅速有效地完成重建。测定其压缩强度和应变性能与正常的骨干基本相同，说明手术虽然对股骨造成一定的损伤，但对骨组织的生物力学性能影响不大。而对股骨干行 60℃和 75℃ 30min 加热后，对骨组织的损伤效果明显（见表 2-8-6），使骨组织重建过程复杂，结果使骨组织压缩强度下降。Melick 等发现人股骨的力学强度与矿物质含量有直接关系，随着矿物质含量的增加，骨组织强度明显增加。Ascenzi 也发现完全钙化的骨单元比初期钙化的骨单元张力强度增加 20%，压缩强度增加 70%。因此，可以说骨组织加热后重建过程中其强度下降的主要原因，是由于加热后骨质疏松造成的。从 X 线片可以看出加热组均有骨密度减低，钙、磷分析表明，钙、磷含量下降。但 60℃和 70℃组的骨质疏松的程度不同，这可能是由于造成骨质疏松的机制不同。60℃加热虽使骨细胞死亡，但仍可以保留骨内一些生长因子的活性，虽然在骨重建过程中骨吸收使骨组织钙、磷含量下降，但在新骨形成过程中的钙、磷沉积使骨组织得到一定的补偿。结果 X 线只有轻度的骨质密度减低，钙、磷含量下降较少，组织学结果发现，60℃组不仅有加热段骨吸收，而且有骨形成现象。而 75℃加热不仅使骨内的细胞死亡，并且骨组织内的生长大部分灭活，组织学检查发现加热段骨陷窝空虚，无骨吸收及骨形成，只有在加热段骨的两端有爬行替代现象。

（四）微波热疗灭活对机体免疫功能的影响

微波热疗促进肿瘤宿主免疫反应的途径主要包括增加 T 淋巴细胞、NK 细胞等细胞免疫功能。热疗后引起免疫功能是多种机制的作用的结果：肿瘤细胞表面的抗原决定簇暴露、热休克蛋白合成增加、肿瘤凝固性坏死非特异性免疫刺激等。胡永成等对股骨远端骨肉瘤行微波原位热疗保肢手术，检测患者外周血 T 淋巴细胞数量和亚群，发现 T 淋巴细胞总数升高，CD4/CD8 比值术后增加了一倍；采用植物血凝素（PHA）皮肤试验术后强阳性，而采用人工假体置换保肢的患者，术后与微波热疗保肢术后相反，机体免疫功能会有所下降。

实验证明，局部热疗可使其他部位的转移灶消失，而机体免疫状态的改变对杀灭肿瘤转移灶起着重要作用，但对热疗后免疫功能变化的研究不多。为此，为观察肿瘤局部热疗后自然杀伤细胞活性变化及对肺转移影响的实验观察，胡永成等采用 LLC（Lewis lung carcinoma）肿瘤细胞系，制成肿瘤动物模型进行局部热疗，观察自然杀伤（natural killer cell，NK）细胞活性的变化及对肺转移的影响。肿瘤模型的建立选用 C57BL/6 同系小鼠，雌雄各半，体重 18 ~ 22g。将 LLC 肿瘤组织无菌取出后，剪成 0.5mm × 0.5mm × 0.5mm 的组织块，用 RPMI1640 培养液稀释成细胞悬液，在显微镜下计数，调浓度至 1×10^7/L。抽取肿瘤细胞液 0.1ml，接种于小鼠的左侧足垫内。在接种 5 ~ 7 天后肿瘤即可触及，10 天左右体积长至 10mm × 10mm 大小后，开始实验。将 96 只小鼠随机分为四个时间组，局部热疗温度为：37℃（对照组）、43℃、45℃、47℃，加温时间为 30min。将小鼠置于特制的固定架上。接种的肢体通过固定架的小孔浸于水中，水深至膝关节以下，包括整个肿瘤，进行水浴加温，该机具有 6 个针式探头，直径为 0.64mm，计算机显示温度误差 ±0.1℃。同时监测水温及肿瘤内温度。将小鼠断颈后，无菌取出脾脏，研磨后调制脾淋巴细胞悬液，最终浓度为 5×10^6/l，靶细胞为 K562 肿瘤细胞系，效靶比为 50 ：1，采用微量细胞毒 -LDH 释放法测定 NK 细胞活性。

47℃ 30min 热疗后患肢严重肿胀、水肿，3 天后患肢于膝关节水平坏死、脱落。45℃和 43℃ 30min 热疗的局部反应大体相似，热疗后即刻出现患肢充血、水肿，4 ~ 5 天后水肿消退，在第二周左右患肢活动基本正常。43℃和 45℃热疗尚不能控制肺转移，但可以减少肺转移的发生。43℃、45℃ 30min 热疗动物肺转移的发生率及转移结节明显少于对照组及47℃组。热疗后 NK 细胞活性的变化表 2-8-7。

表 2-8-7　热疗后 NK 细胞活性的变化

温度	热疗后 NK 细胞活性（%）			
（℃）	1 周	2 周	3 周	4 周
37	28.6 ± 2.3	27.4 ± 2.1	23.4 ± 2.4	23.4 ± 3.4
43	56.7 ± 6.2	50.7 ± 6.4	45.6 ± 5.5	35.1 ± 6.4
45	53.1 ± 7.9	61.2 ± 5.6	52.1 ± 2.3	45.0 ± 7.3
47	28.9 ± 3.4	25.6 ± 4.5	22.4 ± 3.5	23.4 ± 2.2

在肿瘤小鼠行 43 ~ 45℃ 30min 局部热疗后，第 1 周 NK 细胞活性即有显著升高，比对照组增加了约 100%，持续升高到第 3 周，至第 4 周时 NK 细胞活性有所下降，但仍明显高于对照组，而对照组动物 NK 细胞活性无明显升高。从治疗结果来看，43 ~ 45℃ 热疗可以有效控制肿瘤原发灶生长，热疗后第 1 周，与对照组相比，肿瘤的生长速度减慢，但仍有逐渐长大的趋势。从第 2 ~ 4 周肿瘤体积开始逐渐缩小，在第 4 周时，热疗组的肿瘤体积仅为对照组的 1/10 左右。而非治疗组随着接种时间的延长，肿瘤呈指数生长，体积迅速增大。从热疗后肺转移的情况来看，43 ~ 45℃ 热疗后的动物肺转移的发生率仅为对照组的一半左右，同时肺内转移结节数量仅为对照组的 1/3 左右，并且体积小。因此，肿瘤热疗效果与 NK 细胞活性变化有显著的一致性。

胡永成在该实验中发现了一个有意义的现象，如果将小鼠的后肢加热 47℃ 持续 30min，因温度过高，于第 3 天肢体在膝关节处发生坏死、脱落，机体不能接受肿瘤足够的分解产物有效的免疫刺激，检测小鼠的 NK 细胞活性与对照组相似，无免疫反应增强的表现。检查肺内的转移情况，其发生率在 50%，高于治疗组的 33.3%，证明了肿瘤坏死分解产物对增强机体免疫的重要性。

（五）微波原位灭活保肢手术的应用范围

在恶性骨肿瘤保肢手术中，肿瘤广泛切除后骨重建技术的进步，是增加保肢手术范围，改善功能效果，降低手术并发症的关键。目前，常用的保肢手术有人工假体置换、异体骨与关节移植及肿瘤瘤段骨离断，体外灭活如高温灭活、酒精浸泡、体外放疗等，但各有不足。对肿瘤瘤段骨采用微波原位热疗具有下列优点：①可以保持骨的原有形状及连续性，可充分利用灭活的肿瘤瘤段骨进行重建；②微波加热可控制其温度和时间，研究显示加热 50℃ 15min，对骨组织的生物力学性质无明显影响，可减少病理性骨折的发生；③无人工假体置换的松动、断裂、疲劳等远期并发症；④避免了异体骨移植的免疫排斥反应和传播疾病的危险；⑤手术操作简便，推广性强。

微波热疗是一种针对骨内肿瘤细胞灭活的手段，由于要求肿瘤瘤段骨保持原位，而不截断，手术需要将肿瘤瘤段骨以及软组织内的肿瘤按广泛切除原则整块显露，因此微波热疗具有其相应的适应证及禁忌证。①肿瘤的部位：适用于肿瘤能够充分显露，周围重要解剖结构能与瘤体分开，且在加热过程中周围健康软组织可获得有效保护者，如股骨下端、胫骨上端、骨干、髂骨及肩胛骨等。由于脊柱肿瘤显露的限制，周围组织、重要的血管和脊髓难以保护，有热损伤的危险，目前脊柱肿瘤不宜采用此种微波热疗技术。②肿瘤瘤段骨强度：由于术后仍需肿瘤瘤段骨负重，且肿瘤瘤段骨的组织修复重建需要较长时间，故对肿瘤瘤段骨破坏严重或关节软骨下骨吸收广泛，虽经植骨仍有骨折塌陷危险者，及已出现病理性骨折者禁用。③肿瘤性质：对于侵袭性及低度恶性肿瘤的年轻患者，由于生存时间长，活动量大，有更好的适应证。④骺板：在骺板闭合前的儿童，如采用微波热疗，在灭活肿瘤细胞的同时可造成骺板的损伤，导致骺板早闭、骨骺分离和发育障碍。因此，在骺板闭合前的儿童和青少年不宜采用微波热疗。

（六）手术方法

1. 显露与切除

依肿瘤所在的部位选择切口，根据肿瘤广泛切除原则，将软组织内的肿瘤和肿瘤瘤段骨整块显露。为达到安全的灭活范围，防止复发，又能使操作简便、节省时间、获得较好的肢体功能，应根据肿瘤所在的部位，对肿瘤瘤段骨采取不同的显露和切除方法。

（1）近关节肿瘤：恶性骨肿瘤常通过髓腔向上、下直接扩散。肿瘤与关节面的距离较近者，可通过关节内韧带的附着点及关节软骨边缘进入关节。因此，近关节肿瘤往往需要离断关节。同时，关节周围的血管神经束较多，为充分显露切除肿瘤，分离、保护关节周围的血管神经束，术中需将关节囊及关节内、外韧带切断，使肿瘤瘤段骨同周围软组织充分游离，并移出切口。将软组织推向后方，使瘤区、关节端及距肿瘤 10cm 以上的骨干完全显露，并在软组织之上铺以铜网，切除瘤骨附着的软组织，刮除肿瘤瘤段骨的软性瘤组织，硬化的瘤骨组织可以保留。在微波加热灭活后，将肿瘤瘤段骨还纳于原位，并将关节内、外韧带用可吸收缝线或钢丝固定（图 2-8-5，图 2-8-6）。

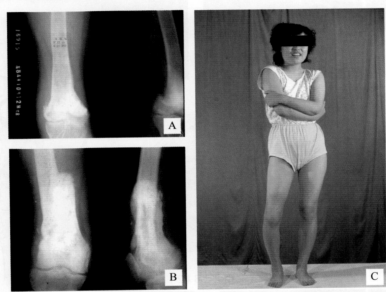

图 2-8-5　患者，女，右股骨远端骨肉瘤，为 1984 年世界第一例微波治疗的骨肉瘤。A X 线可见成骨溶骨性改变，可见病理性骨折；B、C 患者 10 年后复查，X 线可见带瘤生存，病理性骨折已愈合，双肺各有一个转移灶；患者功能满足从事的干休所服务员工作

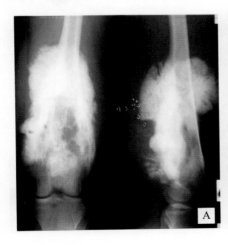
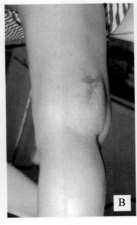
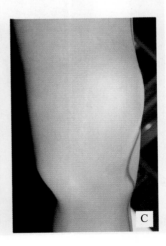

图 2-8-6（1）

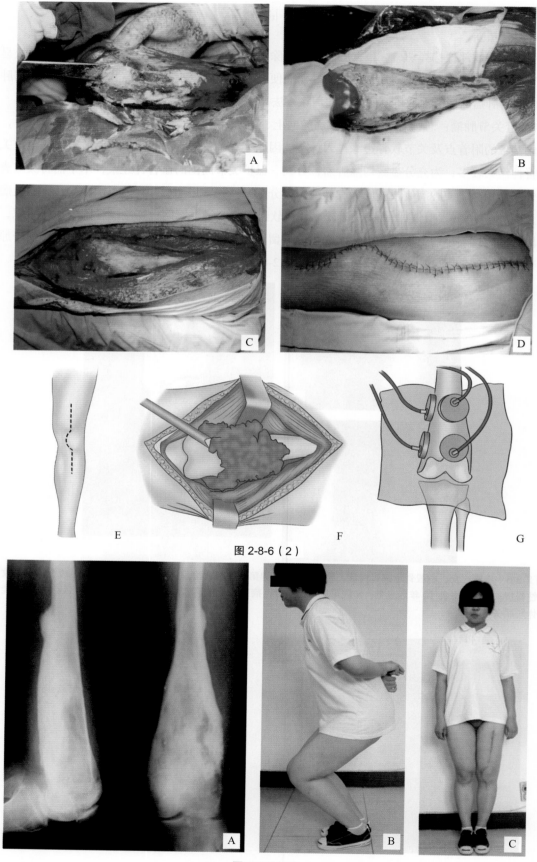

图 2-8-6（2）

图 2-8-6（3）

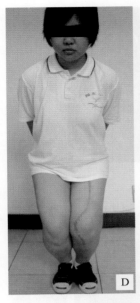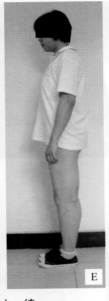

图 2-8-6（3）　续

图 2-8-6　患者，女，左股骨远端皮质旁骨肉瘤，行肿瘤骨原位微波灭活。（1）A 术前股骨远端 X 线片，股骨远端可见大量瘤骨形成；B 存在外院行部分肿瘤切除术，可见手术切口疤痕；C 股骨远端可见明显肿胀。（2）手术操作，A 加热后将肿瘤骨干形状外的部分瘤骨切除，瘤段骨正常形状内的组织保留，不作处理，可以作为抗原刺激免疫系统，提高机体免疫力；B 肿瘤骨剔除后的大体观；C 将肿瘤骨复位，修复膝关节周围韧带和软组织；D 缝合后大体观；手术示意图，E 股骨前侧切口；F 显露瘤段骨；G 采用圆形辐射器对肿瘤骨原位加热灭活，铜网保护后侧神经血管束。（3）术后随访，A 术后 3 年 X 线片，成骨良好，患者满意；B～E 患者功能像

（2）骨干肿瘤：如肿瘤发生于股骨干、胫骨干、尺桡骨干及肱骨干，距离关节面 10cm 以上，无需离断关节。在软组织内肿瘤切除后，充分游离肿瘤瘤段骨干使之与周围软组织分开，将软组织牵拉向后方，显露肿瘤瘤段骨及其上、下 10cm 的骨干。然后将面积足够大的铜网从软组织与骨干之间，贴近骨干从内侧向外侧牵出，使健康组织全部遮于铜网之下，即可将肿瘤瘤段骨干显露在手术野之中，将微波辐射器从骨干的前、内、外侧分野加热。这样不仅最大限度地保留了关节功能，而且操作简单（图 2-8-7 ~ 图2-8-9）。

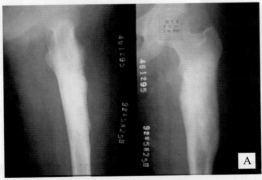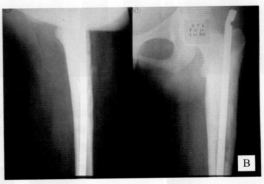

图 2-8-7　患者，女，17 岁，左股骨近端平滑肌肉瘤，A 术前 X 线片；B 微波原位热疗术后 2 年 X 线片

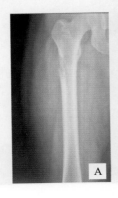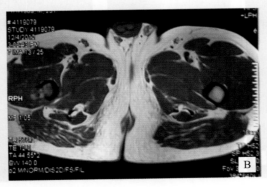

图 2-8-8　（1）

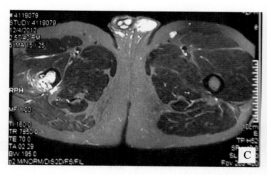
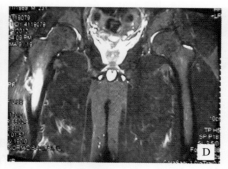

图 2-8-8（1）　续

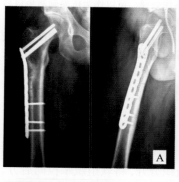
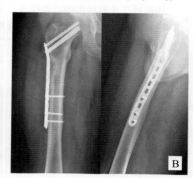
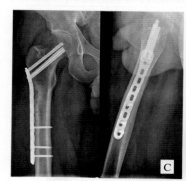
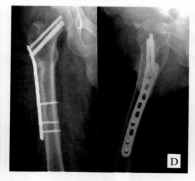
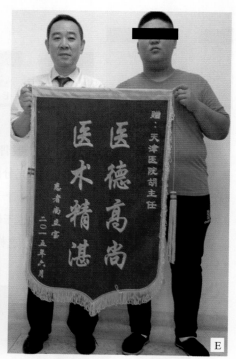

图 2-8-8　（2）

图 2-8-8　患者，男，21 岁，右股骨近端骨肉瘤。（1）A 术前 X 线片，左股骨近端有成骨性病变，B 术前 T_1WI 加权像，可见病变呈高信号，C、D 术前 T_2WI 加权像，可见病变呈高信号。（2）A ~ D 术后 1、12、24、48 个月随访 X 线片，肿瘤未复发，骨重建良好；E 术后 48 个月患者外观像

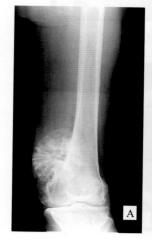
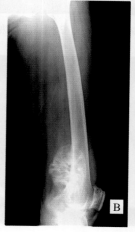
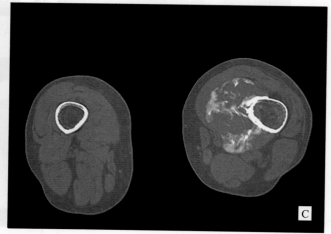

图 2-8-9（1）

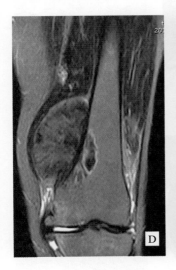
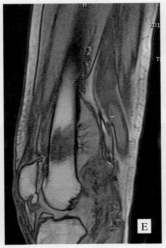
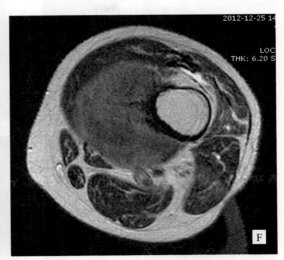

图 2-8-9（1） 续

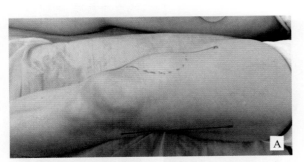

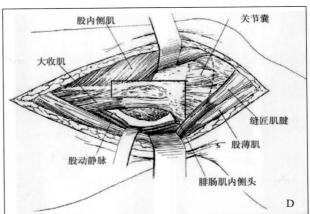

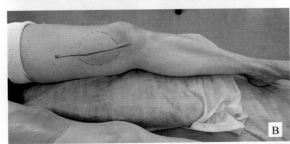

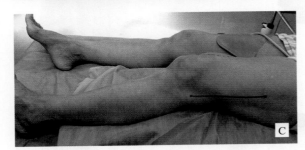

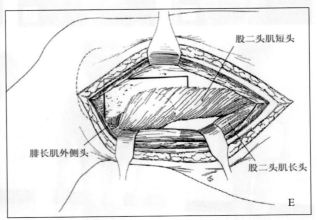

图 2-8-9（2）

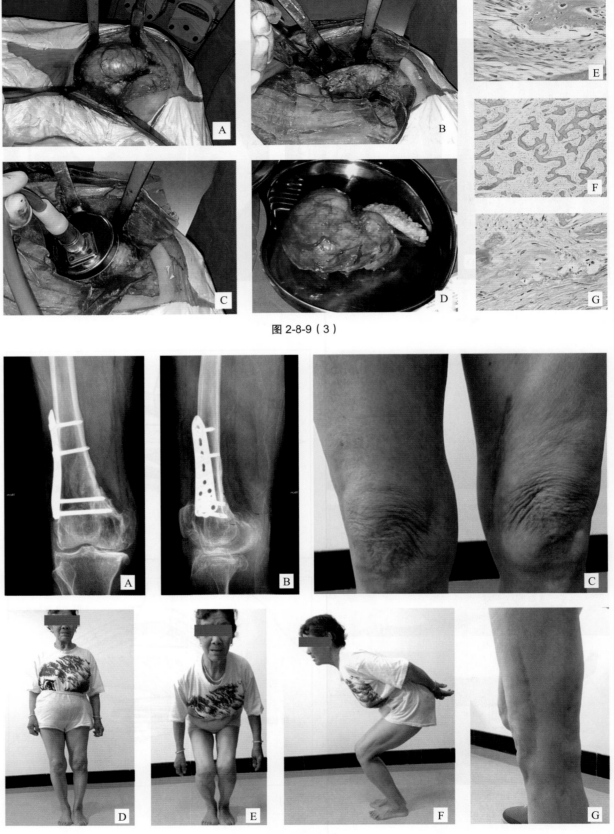

图 2-8-9（3）

图 2-8-9（4）

图 2-8-9　患者，女，73 岁，左股骨远端皮质旁骨肉瘤，行肿瘤原位微波灭活、内固定治疗。（1）A、B X 线片示左股骨远端内侧髁上一大块团状高密度影，与骨皮质界限不清，密度不均，边缘尚光滑，局部软组织隆凸；C CT 示左股骨远端内侧骨皮质增厚，髓腔及软组织内不规则肿块影，肿块内可见不规则钙化影，与肌肉界限欠清晰；D ~ F MRI 示左股骨远端内侧皮质可见长 T₁、短 T₂ 信号，皮质外可见巨大肿块，肿块信号影呈混杂长 T₁、短 T₂ 信号，软骨下骨质边缘明显增生、硬化。（2）A ~ C 术中选择内外侧联合切口；D、E 内外侧切口示意图可见肿瘤层次及切除范围。（3）A 术中显露肿瘤；B、C 术中于股骨远端进行肿瘤原位微波灭活（时间：30min，范围：7cm）；D 肿瘤切除后的标本；E ~ G 术后病理为皮质旁骨肉瘤；（4）A、B 术后 26 个月随访，X 线片示肿瘤未见复发，骨质愈合好，钢板位置佳，固定牢靠；C ~ G 术后 26 个月门诊复查时外像及功能像，患者可正常行走，膝关节功能好

但需特别注意的是，虽然铜网能够防止微波的穿过，但由于骨组织肿瘤类型和骨破坏程度的不同，瘤体将出现不同程度的出血，造成骨干和铜网之间积血。在微波加热时积血的温度升高，通过铜网将渗到后面的软组织上，发生烫伤。为防止周围健康组织的热损伤，应及时清除骨干与铜网间的积血，必要时在铜网与加热段骨干之间放置干纱布，并及时更换，保持瘤体和周围健康组织之间没有积血。

（3）骨盆肿瘤：所有患者均采用腰麻联合硬膜外麻醉。患者平卧位。消毒铺单，根据肿瘤所在区域的不同采用传统髂腹股沟切口或髂腹股沟"T"形切口；游离并保护股外侧皮神经，将髂肌从髂骨内板做骨膜下剥离，一直可剥离至骶髂关节前面；沿皮肤切口锐性切开腹外斜肌与腹直肌腱膜，显露并打开腹股沟管，保护精索或圆韧带及邻近的髂腹股沟神经。切开腹股沟韧带，松解腹内斜肌及腹横肌的共同起点；将髂外血管及淋巴管从髂耻筋膜上钝性分离并向内侧牵开，将髂耻筋膜从它下方的髂腰肌上分开，牵出并开至耻骨结节；钝性分开髂外血管和淋巴管，并在血管的内后方探查闭孔动脉及神经。

此入路可显露骨盆不同部位的肿瘤：①将股外侧皮神经、髂腰肌及股神经向内侧牵开，可显露髂骨内窝及邻近骨盆边缘的肿瘤；②向外侧翻转髂腰肌、股神经和向内侧牵开髂外血管，可显露耻骨上支的外侧缘、髂臼的前壁及闭孔上缘的整个骨盆边缘的肿瘤；③向外牵开髂外血管、精索或圆韧带并松解腹直肌，显露位于耻骨支的内侧面和耻骨联合的肿瘤（图 2-8-10 ~ 图 2-8-12）。

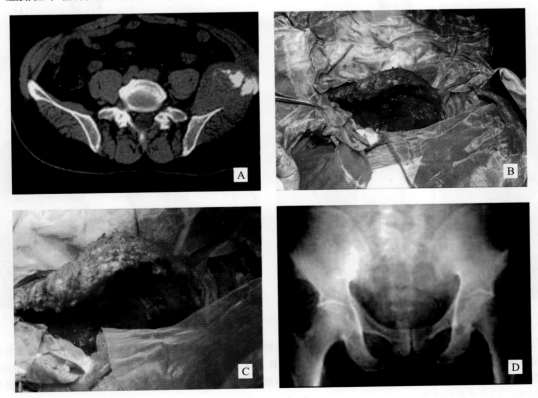

图 2-8-10（1）

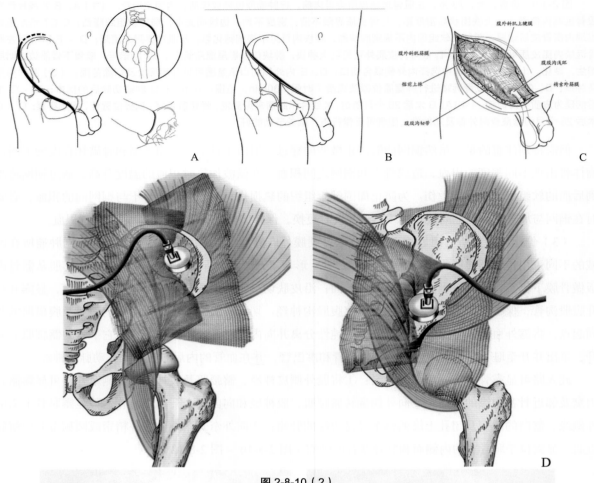

图 2-8-10（2）

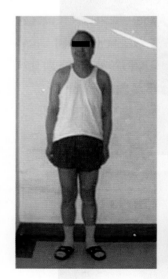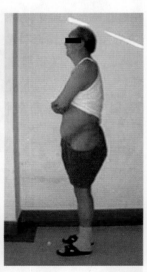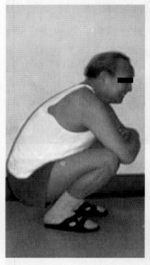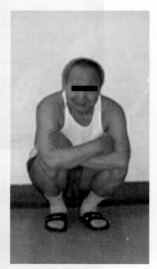

图 2-8-10（3）

图 2-8-10 患者，男，57 岁，骨盆骨肉瘤。（1）A 术前 CT 见左侧髂骨破坏，伴软组织包块；B、C 肿瘤显露后，在肿瘤放置铜网保护周围重要组织，分区热疗；D 术后 3 个月 X 线。（2）手术切口及手术过程示意图，A 髂腹股沟切口；B 髂腹股沟"T"形切口；C 腹股沟处解剖示意图；D 显露肿瘤，铜网保护，微波分野灭活（50℃，20min），切除坏死的肿瘤软组织。（3）术后功能像

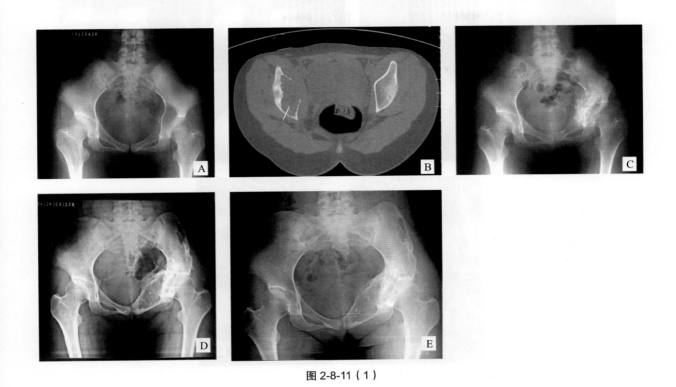

图 2-8-11（1）

图 2-8-11（2）

　　图 2-8-11　患者，女，15 岁，骨盆 Ⅱ 骨巨细胞瘤。（1）A、B 术前 X 线片及 CT；C 术后即刻 X 线片；D、E 术后 5、10 年 X 线示肿瘤未复发。（2）术后 10 年外观及功能像

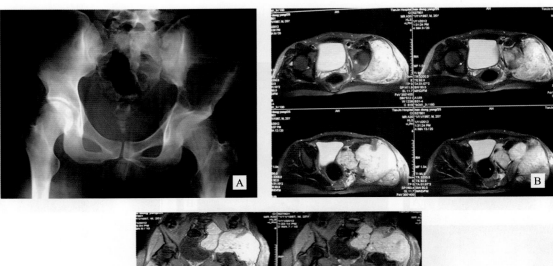

图 2-8-12（1）

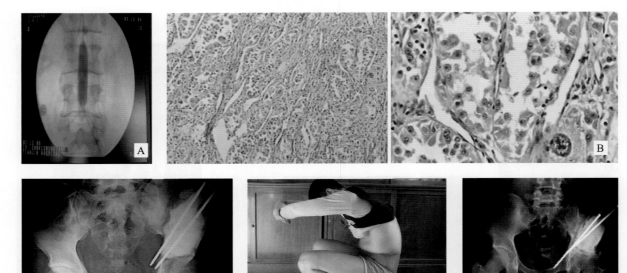

图 2-8-12（2）

　　图 2-8-12　患者，男，25 岁，左侧髂骨腺泡状软组织肉瘤。（1）A 术前 X 线片示左侧髂骨巨大溶骨性破坏，髋臼内壁菲薄，臼顶皮质骨尚连续，盆壁内侧可见软组织肿块；B CT 示左侧髂骨体至臼顶大片溶骨区，边缘不均，界限不清，周围可见巨大软组织肿块形成，骨盆内脏器推挤移位；C MRI 示左侧髂骨体溶骨性骨质破坏区，病变内及周围巨大软组织肿块形成，信号混杂，膀胱左侧受压。（2）A 术中使用球囊阻断血管；B 术后病理示肿瘤组织呈腺泡样排列、分布，周围以丰富的血窦相隔，高倍镜下肿瘤腺泡样结构中的细胞（×400）；C X 线示左侧髂骨病灶内骨水泥填充，两枚斯氏针辅助固定；D 术后 7 个月，患者功能恢复满意；E 术后 5 年 X 线片

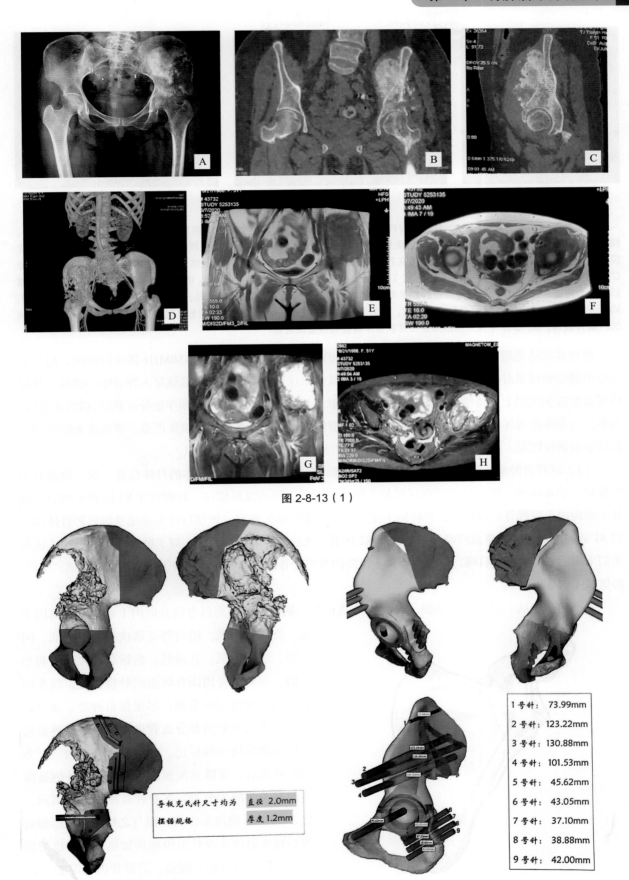

图 2-8-13（1）

图 2-8-13（2）

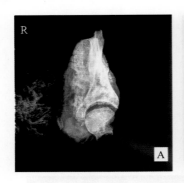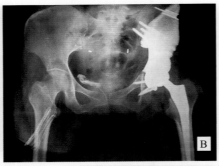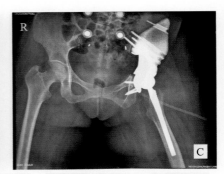

图 2-8-13（3）

图 2-8-13　患者，女，51 岁，左髂骨骨肉瘤。（1）A X 线平片显示左侧髂骨翼溶骨破坏，髂脊骨皮质破坏中断消失，髂窝大片高密度成骨影；B 骨盆 CT 冠状重建显示左侧髂骨翼骨质破坏，外侧缘骨皮质缺损并行成软组织肿块，髂窝内可见病灶突破皮质形成致密的肿瘤骨；C CT 矢壮重建显示左髂骨翼骨质破坏区内以及髂骨翼前方肿瘤骨形成；D 骨盆血管 CTA 显示肿瘤未包裹左侧髂外动脉；E 冠状 T_1WI 显示左侧髂骨翼肿物呈混杂的等 T_1 信号；F 横断 T_1WI 显示肿瘤累及髋臼前壁和内壁；G 冠状 T_2 抑脂像显示肿瘤呈混杂的长 T_2 信号，病灶边缘呈等 T_2 信号；H 横断 T_2 抑脂像显示肿物信号不均匀，肿物内部偏前为长 T_2 信号的液化坏死，后方为等 T_2 的实质成分。（2）术前规划，3D 打印导板设计。（3）A 切除的肿瘤 X 线片；B、C 术中采用肿瘤微波灭活联合半骨盆假体重建骨盆

　　肿瘤显露清楚后，在肿瘤周围放置铜网，保护周围重要组织。启动 2450MHz 微波治疗机，用与之相连的圆形辐射器对病变骨区及软组织肿块进行微波原位灭活，同时将测温线穿入肿瘤中心测温，肿瘤内部温度达 50℃以上后持续 10min。对于骨破坏或软组织肿块较大者要行有顺序地分区热疗，做到无遗漏。当软组织肿块出现坏死后，用尖刀去除坏死的肿瘤组织，对于局部骨组织破坏严重，骨强度差的可同期使用解剖钢板固定。术毕，冲洗术野，放置负压引流管，依次缝合各层组织。

　　（4）肩胛骨肿瘤：所有患者均采用全身麻醉。根据肩胛骨病变及瘤体的具体位置，取左侧或右侧俯卧位。消毒铺单，根据肿瘤所在区域的不同采用"门"形或弧形切口。肿瘤位于 S1 区者采用沿肩胛骨上缘向内至肩胛骨的内侧缘，再转向下至肩胛骨下角的弧形切口。该切口可充分地暴露肩胛骨体部，即 S1 区，但对于肿瘤累及肩峰和关节盂即 S2 区者，无法充分显露。因此，对于肿瘤位于 S1 及 S2 区者我们采用沿腋窝后壁至肩峰，再沿肩胛骨上缘向内至肩胛骨的内侧缘，并转向下至肩胛骨下角的"门"形切口（图 2-8-14）。

　　依次切开皮肤、皮下、深筋膜，切断三角肌止点，从肩胛冈游离斜方肌并向内上牵开，显露冈下肌、肩胛骨内缘。沿肩胛骨依次切断菱形肌、冈下肌、肩胛下肌、背阔肌、前锯肌、大圆肌和小圆肌，如肩胛骨周围有软组织肿物包绕，须在肿瘤周围正常组织中分离，尽量保留神经、血管，但对于进入肿瘤的部分血管进行结扎，而神经选择性切断并用丝线标记。将肩胛骨外、内、下方完全掀起后，显露其深面的所有组织，外侧显露达到肩关节的关节盂。在肩胛骨深层放置铜网，启 2450MHz 微波治疗机，用与之相连的圆形辐射器对病变肩胛骨及软组织肿块加热，同时将测温线穿入病变的肩胛骨测温，肩胛骨内部温度达 50℃以上后，持续 10min。对于骨破坏或软组织肿块

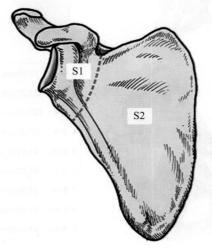

图 2-8-14 肩胛骨分区。S1 区：肩胛颈；S2 区：肩胛体部

较大者要有顺序地进行分区热疗，勿遗漏。当软组织肿块出现坏死后，用尖刀去除坏死的肿瘤组织，将肩胛骨复位后，冲洗术野。如有切断神经者，适当游离神经远、近端后直接吻合。放置负压引流管，依次缝合各层组织（图 2-8-15）。

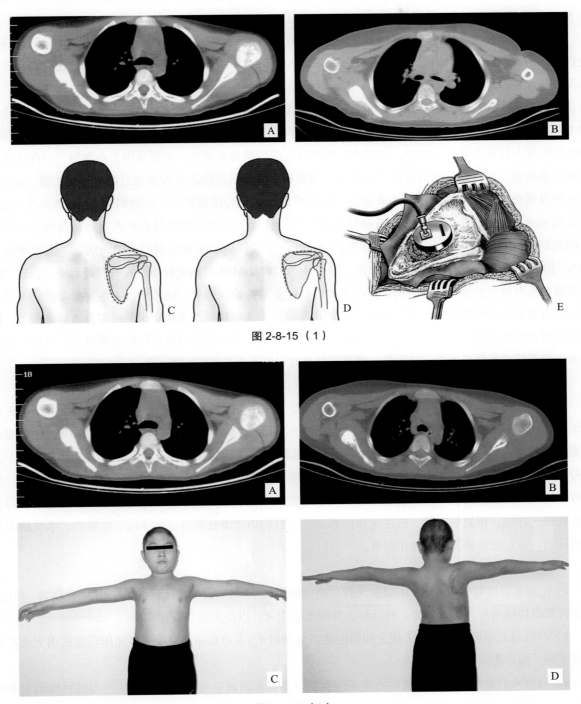

图 2-8-15（1）

图 2-8-15（2）

图 2-8-15 （1）A、B CT 示肩胛骨 Ewing 肉瘤；C、D 两种手术入路示意图；E.外辐照像。（2）A、B CT 示成骨良好，没有复发；C、D 术后两年的功能像

（七）微波加热辐照的方法

1. 外辐照加热灭活法

加热采用 2450MHz 微波机，辐射器直径 8cm。每野加热要求温度 50℃，时间 10min。照射野应包括全部瘤区及瘤区周围 5cm，逐野照射，照射野数应根据肿瘤范围决定。利用测温仪测温，测温导线长为 50cm，直径为 1.5mm。测温范围 0 ~ 150℃，温差 ±0.5℃。

为避免肿瘤瘤段骨内残留存活的肿瘤细胞，防止局部复发，加热时应注意以下几点。①分野加热：我们使用的 2450MHz 微波机，为圆形辐射器，加热的直径为 8cm。同时，2450MHz 微波在骨组织可穿透深度达 1.5 ~ 2.0cm。因此，根据骨干的形状，采取了由上而下、由内向外的多方位、多野照射，既防止了遗漏微小区域，又不易使加热的部位重叠过多。②灭活热剂量：因患者的年龄、性别不同，骨组织中矿物质与有机质的比例有所不同。而需加热骨干的几何形状、加热速度、肿瘤瘤段骨组织破坏程度、肿瘤组织所占比例等差异又很大，所以难以预测骨组织的热分布方式，必须采用多点测温，以保证达到有效的热剂量。另外，加热时应连续测温，力求准确。③加热范围：骨肿瘤通过髓腔直接扩散，Seydel 等研究发现骨肉瘤的髓腔扩散能力非常强，40% 骨肉瘤髓腔的侵袭距离在皮质病灶边缘 2.5 ~ 7.5cm，最长达 8cm，并且股骨下端肿瘤向近端侵袭的距离比胫骨上端向远端的侵袭距离要远。此外，在骨肉瘤的远端或近端的髓腔可有"跳跃病灶"，Enneking 等报告一组患者其髓腔"跳跃病灶"发生率高达 40%。因此术前应采用多种手段仔细检查，特别是同位素及 MRI 对确定肿瘤髓腔的侵袭水平，发现"跳跃病灶"具有较高的诊断价值。所以，手术时应根据术前的检查结果，将骨干上下端充分暴露，加热范围至少应包括肿瘤瘤段骨上、下缘 5cm 左右的正常骨干。④保护周围组织：铜网可以有效屏蔽微波，同时铜网所占的体积小，可任意塑形，使用非常方便。因此，术中用铜网保护周围的软组织，可防止造成周围软组织及重要神经血管的热损伤。经测定加热时铜网下面的组织温度与加热前相同。

2. 组织间加热灭活法

（1）手术方法：根据广泛切除肿瘤的原则，充分暴露周围的重要血管神经和包含部分肿瘤的正常组织，在瘤段上插入微波天线阵列，间距约为 1.5cm，采用频率 2450MHz，功率 80 ~ 120W，使肿瘤表面温度达到 50℃以上，维持 20 ~ 30min，测温针实时监测瘤段骨及周围正常组织温度（图 2-8-16）。充分灭活后，切除或刮除肿瘤及周围坏死组织，更换布单、手术器械，可选用骨移植材料（自体骨、异体骨、同种异体脱钙骨基质骨粒复合骨水泥）填充缺损（图 2-8-17），并予适当固定。常规缝合切口，彻底止血、冲洗，留置引流管，抗生素预防感染。术后的功能康复需制定个体的、完整的、系统的康复训练计划，并定期复查，必要时作调整。

（2）注意事项

1）注意重要血管神经的保护：微波天线的高温既可以杀灭肿瘤，也可以对正常组织带来伤害，所以，必要时可以持续用生理盐水降温，持续检测周围温度变化，以免出现并发症；

2）严格的无瘤操作：微波天线之间的距离不应超过 1.5 ~ 2.0cm，每次天线使用后应该用无水乙醇擦拭干净，瘤骨周围可以给与保护；

3）预防术后骨折：微波灭活后的骨强度会明显降低，因此应考虑灭活后采用适当的材料填充或内固定。

（八）临床效果

外辐照和组织间微波灭活法各有优缺点。内部加热法微波灭活根据出现先后可分为三代系统，第三代微波灭活系统实现了穿刺、辐射、水冷循环的融合，克服了第一、二代系统低功率、持续时间短的缺点，

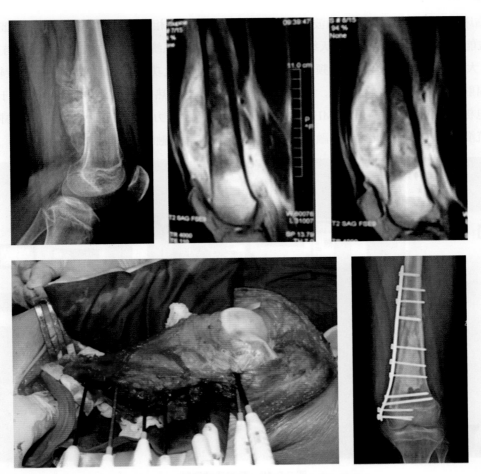

图 2-8-16　微波消融术中过程示意图（内部加热法）

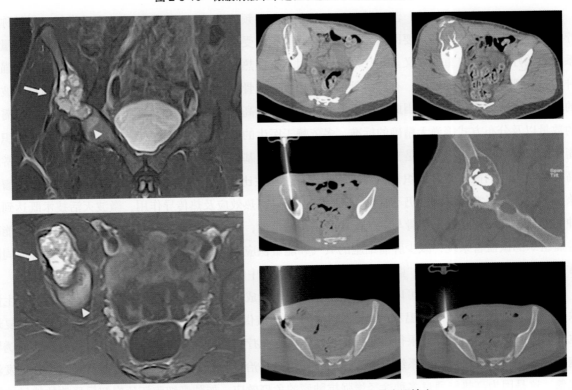

图 2-8-17　骨转移瘤微波灭活后唑来膦酸混合骨水泥填充

更加符合临床实际要求。目前，各种微波灭活设备的组成要素基本相同，主要组成部分包括微波功率源（主机）、微波能传输线、水冷微波消融天线（微波针）、水冷循环系统和微波热场的测温装置与系统等（图2-8-18）。大多数厂家微波灭活设备频率均是2450MHz，而最大功率在100 ~ 150W，一般辐射器直径为8cm，辐射器与病变相距3 ~ 5cm，温度维持50℃，每术野加热15min。微波消融系统属于开放系统，无需体外电极板、消融频率高（915MHz或2450MHz）、且穿透力强、多针联合消融具有协同作用、受炭化及血流灌注影响小，因此微波消融产热快、瘤内温度高、消融时间短且消融范围大。

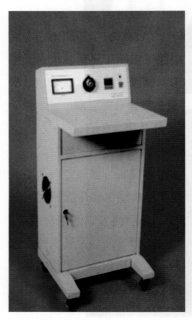
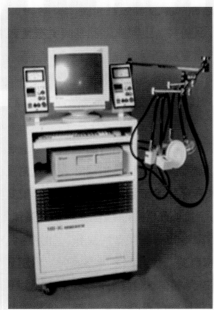
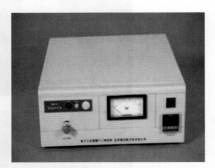
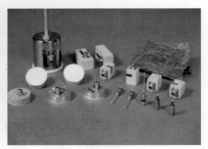

图 2-8-18　微波消融仪器

这种通过对病灶局部加热，消灭肿瘤组织的方法与射频消融、超声波聚能等的原理类似，都被称为热疗。热疗剂量是热疗中的重要因素，指接受热疗组织的受热温度、持续时间与细胞杀伤程度间的量化关系，对治疗的预后有重要意义。热疗剂量较低时，直接热细胞毒性作用不明显，热放射敏感性不强，而肿瘤是物理学上的非均质体，有以溶骨为主，也有以成骨为主，其介电系数差异较大，因而对微波能量的吸收速率也有明显不同，因此在临床上往往采取"宁高勿低"的原则。在实行微波消融时，所需天线的数量以及分布方式等尚无精确的标准，多依赖于医生的经验。组织对热疗的应答效应，正常组织和肿瘤组织对高热反应的差异性是支持肿瘤热疗的一个重要基础，因为肿瘤细胞对热损伤敏感性较正常细胞高，肿瘤内热消散比正常组织慢，受热后瘤内温度往往比邻近组织高3 ~ 7℃，这种温差可使肿瘤处于杀伤温度，而正常组织温度仍不受损。通过高温的局部热效应及热传导作用，微波灭活技术既达到杀伤肿瘤的目的，又完整地保留骨与关节结构的结构稳定性，最大限度地保存肢体和关节功能。高热能破坏肿瘤组织的微血管系统，减少肿瘤细胞的氧气和能量供应，使肿瘤细胞酸中毒；高热还可使肿瘤周围正常组织产生反应性充血，即"盗血现象"，使正常组织中的热量得以快速消散而不致发生损伤。

微波灭活产生的高热除了可以直接作用于肿瘤组织造成损伤，还可与放疗和化疗联合应用，产生协同效应，提高肿瘤治疗效果。温和的高热增强肿瘤的血液供应，改善氧供，肿瘤细胞DNA损伤修复过程也同时受到干扰，故放疗效果得以放大；还可以增强化疗药物所导致肿瘤细胞的应激效应，协同诱导细胞凋亡。热疗还对机体免疫系统有刺激作用，使用高热治疗肿瘤原发灶后，远处转移灶会出现自发消退现象，这是因为高热能通过多种途径增强抗肿瘤的免疫效应，如肿瘤细胞坏死崩解后释放的特异性抗原能够发挥原位免疫疫苗的作用，增强自身免疫系统对肿瘤细胞的识别。胡永成等研究得出机体免疫刺激的途径可能是：①高能量的微波造成组织细胞内电偶极子高速谐振产生热效应，使肿瘤蛋白质凝固变性的同时改变肿瘤组织内部结构，进而激活其抗原性，刺激机体免疫系统产生抗肿瘤的免疫效应；②高温增加膜脂流动性，使镶嵌在细胞膜脂质双层的抗原簇暴露，肿瘤细胞的抗原性增加；③局部热疗对肿瘤大片杀伤，降低了肿瘤负荷，破坏或解除了封闭因子系统的抑制作用，使机体恢复了对肿瘤的免疫应答。

在灭活骨的力学性质方面，通过对成年犬的股骨干进行微波灭活，组织学发现加热骨段无新骨形成的表现，骨质疏松严重，说明体内股骨干中段加热的重建过程中，钙、磷含量的下降可能是造成骨组织生物力学性能下降的主要原因。但也有研究显示，鼠骨微波灭活后，骨的机械性能没有明显的影响，通过应用脱钙骨基质骨粒与骨水泥的复合材料修复微波高温灭活骨缺损并附加预防性内固定的方法，可有效减少病理性骨折的发生率。微波灭活后，灭活肿瘤骨仍存在良好的修复能力，通过观察 1 例微波灭活术后 1 年局部骨骼的病理发现，灭活肿瘤骨的骨再生以软骨化骨为主，但进展缓慢，过早负重可导致病理性骨折。

微波灭活原位生物学重建保肢技术在实践上具有独特优势：对于未侵及关节的干骺端恶性骨肿瘤，该技术利用微波热辐射效应既可对骨肿瘤达到外科安全界限范围的灭活，又可通过精确控制能量输出及采用冷循环保护等措施，避免其对周围正常组织尤其是关节软骨及部分软骨下骨组织的损害，从而使原位灭活骨段两端的正常骨组织的血供得以保留，利于骨再生。该术式采用在体原位灭活，没有了传统生物学重建保肢方法所造成的截骨段与正常骨之间的缝隙连结，使骨结构（皮质骨中的血管及哈弗氏管）的自然连续性得以完整保存，避免了骨不连，同时在理论上可能促进周围正常骨组织通过残留的骨性管腔，如骨皮质 Haversian 管系统中的中央小管，直接向灭活骨段进行爬行替代，即采用"内部修复"的方式进行修复重建。对于儿童及青少年患者，当骨肿瘤局限于关节的一侧骨端时，该原位灭活保肢技术可以避免对健侧骨端的干扰破坏，从而保留一侧甚至两侧骨骺，最大限度地避免肢体不等长。

目前微波灭活仍存在一定不足：①由于微波灭活技术相对比较新颖，临床数据和经验尚未充足；②由于灭活区域可能比射频消融更大，因此安全使用微波消融需要一定的学习曲线；③临床系统在天线设计、波长、频率、功率和冷却方面存在差异，这导致在解释临床结果以及不同制造商系统之间的结果时，可能存在一定涉及设备性能特点的差异与混乱。

1. 适应证与禁忌证

（1）适应证

1）Enneking 分期 I 期、II_A 期以及 II_B 期化疗反应良好者；

2）部分骨转移瘤为避免发生病理骨折，行瘤体灭活后行骨水泥填充或内固定术；

3）无局部感染和弥漫性皮肤浸润；

4）肿瘤能够充分显露，周围重要解剖结构能与瘤体分开，且在加热过程中周围健康软组织可获得有效保护者，如股骨下端、胫骨上端、骨干、髂骨及肩胛骨等；

5）肿瘤骨内残留骨质结构完整，有一定力学强度；

6）保肢术后功能不能低于截肢术后安装假肢功能；

7）患者预期生存期 > 2 年；

8）患者要求、有条件、愿意配合保肢手术。

（2）禁忌证

1）肿瘤较大、软组织侵犯广、主要神经血管受侵；

2）病理性骨折导致大范围肿瘤污染；

3）肿瘤局部或其他部位尚有活动性感染存在、皮肤软组织条件不良；

4）溶骨性破坏为主的病变，肿瘤骨段力学强度丧失；

5）辅助治疗无效、远处转移无法控制，预期生存期<2年；

6）放射治疗或反复手术致局部皮肤、软组织和血供条件差，术后易致切口闭合困难或皮肤软组织坏死及感染者；

7）干骺端肿瘤骺板闭合前的儿童和青少年；

8）无法达到外科边界，术后需要局部放疗。

2. 手术方法

目前，用于临床骨肿瘤与软组织肿瘤治疗的微波灭活系统主要存在两种方式，一种是外部加温法，一种是内部加温法。外部加温法是利用发射型的微波辐射器，从外向肿瘤发射微波，加温、杀灭肿瘤；而内部加温法是采用棒状的微波发生器，插入瘤体或周围的组织内进行加温，杀灭肿瘤。内部加温法可以有效控制加温的方向、时间、功率等，为目前微波灭活的主流方法。

（1）术前准备：术前应该充分评估X线、CT、MRI、骨扫描、PET/CT等影像学资料，确定肿瘤的部位、大小、消融范围、是否存在转移灶和是否需要合并使用内固定等。器材准备方面，术前应该充分检查设备装置是否正常运行，备铜网、冷却装置、填充物和内固定材料等。

（2）外部加温法：

1）手术方法：根据广泛切除肿瘤的原则，充分暴露周围的重要血管神经和部分包含肿瘤正常的组织，以2450MHz微波机为例，照射全部肿瘤骨段以及周围3～5cm，逐野照射，照射的次数应根据肿瘤范围决定。同时测温仪测温，要求温度50℃，持续15min。术后的功能康复需制订个体的、完整的、系统的康复训练计划，并定期复查，必要时作调整。采用该方法的缺点是，手术过程中需要分多个术野多次照射，手术时间明显延长，同时外部照射时产生的强电磁场也可能会对术者产生一定伤害。

2）注意事项

①多术野加热：一般辐射器加热直径为8cm，同时2450MHz的微波在骨组织中的穿透深度为1.5～2.0cm，因此，术中有必要对瘤段采取多方向、多位置、多术野的照射，以免遗漏微小的组织。

②灭活的热剂量：瘤段一般为不规则体，因为肿瘤的组织占比不同各有差异，所以难以预料微波在骨组织中的热分布，在外部测温时，必须采用多点测温，以保证全瘤体得到有效的热剂量。

③加热范围：术前应做好仔细的术前计划，特别是有可能出现的肿瘤跳跃灶，所以术前应该根据检查结果，充分暴露肿瘤以外3～5cm，加热范围应该至少包括肿瘤瘤段骨上下缘5cm左右的正常骨干。

④防止积血烫伤：虽然铜网能够防止微波穿过，但由于骨组织肿瘤类型和骨破坏程度不同，瘤体将出现不同程度的出血，造成骨干和铜网之间积血，在微波加热时积血的温度升高，通过铜网将渗到后面的软组织发生烫伤。为防止周围健康组织的热损伤，应及时清除骨干与铜网间的积血，必要时在铜网与加热段骨干之间放置干纱布，并及时更换，保持瘤体和周围健康组织之间没有积血。

（3）影像引导下微波灭活治疗：麻醉下CT引导下操作，确定穿刺点与进针路径，进针路径应该满足灭活要求，尽量避开重要血管神经或解剖结构。穿刺过程中宜先靠近肿瘤，确定进针路径后在将穿刺针刺入肿瘤内部进行灭活治疗，尽量避免反复穿刺而引起的出血和针道转移。较大的肿瘤适宜由浅入深逐层灭活。对于成骨性的肿瘤，也可以用骨穿针穿刺针道，再刺入天线灭活（图2-8-19）。

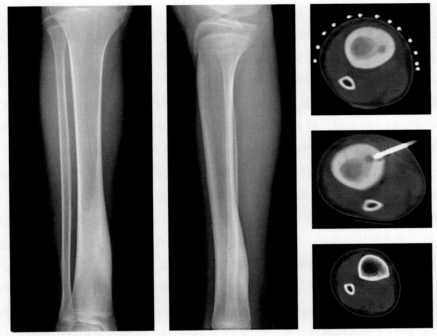

图 2-8-19 CT 引导下经皮穿刺微波治疗骨样骨瘤示意图

3. 临床疗效

（1）原发恶性骨肿瘤：微波灭活技术相对于传统"瘤段切除＋重建"的保肢治疗技术的最大优势在于只做肿瘤的原位处理，最大限度保留了骨与关节结构的稳定性和连续性，保存了肢体和关节的功能，克服了现行保肢技术截骨破坏关节结构的弊端。术后患者关节功能恢复快，尤其是近期效果极佳，并发症少，远期也无假体松动、磨损等并发症。范清宇等采用微波灭活保肢技术治疗肢体肿瘤 719 例，其中高度恶性骨肿瘤患者的 3 年生存率为 59.1%，低度恶性骨肿瘤患者为 88.7%，且绝大多数存活病例肢体功能评分在 90% 以上。卢世璧等和胡永成等采用微波原位灭活技术治疗四肢恶性骨肿瘤 89 例，5 年生存率为 64.5%。

（2）良性骨肿瘤：微波灭活技术可应用在多种良性骨肿瘤的灭活中，如骨样骨瘤。骨样骨瘤是一种良性的成骨性肿瘤，好发于儿童和青少年，一般需外科治疗，精确定位并彻底去除瘤巢。传统的外科治疗为开放性手术切除瘤巢，常因瘤巢较小，术中定位不准确导致手术创伤大，术后容易出现骨折等并发症。与传统外科手术相比，微波灭活技术具有高效、手术时间短、安全等优点，但需要避免损伤神经及皮肤。随着微波灭活技术的推广，也有学者进行了微波灭活技术在骨样骨瘤中应用的临床研究，其中样本量最大的是 Elliot 等的报告，在 CT 引导下经皮应用微波灭活技术对 24 例四肢骨样骨瘤进行治疗，术后随访 11 个月，所有病例疼痛均消失。

（3）侵袭性骨肿瘤：微波灭活技术也可应用在复发率高的侵袭性骨肿瘤的治疗中，如骨巨细胞瘤。目前骨巨细胞瘤广泛应用的外科治疗方法是病灶内切除联合有效的辅助治疗处理瘤腔，手术难点在于彻底刮除肿瘤后如何处理残腔以减少术后局部复发，以及刮除术后如何修复骨缺损以保留关节功能。微波治疗在全身不同部位、部分合并病理骨折的骨巨细胞瘤中取得良好疗效，病理结果也显示微波治疗后瘤段的骨再生及再血管化在术后 1 年仍在进行。通过先常规刮除肿瘤后再辅以微波灭活残腔的方法能在保持局部低复发率的基础上，还可以进一步降低术后骨折的发生率。范清宇等对 27 例接受微波灭活治疗的骨巨细胞瘤进行回顾分析，在 3 ～ 50 个月的随访时间里全部未出现复发，随访资料证明应用微波灭活技术治疗骨巨细胞瘤是一种可行、有效的手段。

（4）软组织肿瘤：软组织肿瘤的治疗目前强调以手术切除为主的综合治疗，肿瘤切除过程中采取"无瘤原则"。对于侵及骨组织的恶性或交界性软组织肿瘤，包括那些位置深在、软组织肿块巨大、与周围邻近神经、血管、肠管等脏器分离困难的病例，往往会因条件不允许而改行截肢手术，或可能会因分块切除而导致肿瘤污染播散，进而造成复发。因此，原位微波灭活技术在此类肿瘤中的应用具有较大的优势，可以降低手术难度、减少出血量、最大限度地保留骨组织，保证"无瘤保肢"等。张余等将微波原位灭活技术应用于侵及骨组织的软组织肿瘤保肢手术中，术后肢体评分优良率达 90%。

（5）四肢骨转移瘤：临床上骨转移是晚期恶性肿瘤常见的转移部位，大约有 40% 癌症患者会出现骨转移。骨转移可以导致严重的骨相关事件，包括骨疼痛（尤其是顽固性骨转移瘤疼痛）、病理性骨折等，严重降低患者的功能状态和生活质量。目前认为对于长骨骨干转移瘤，只要无手术禁忌证，且患者预期生存期大于 12 周，术前评估确定手术治疗可以使患者获益（术后患者可以早期开始活动或便于护理），均可考虑手术治疗。对于四肢骨转移瘤合并病理性骨折的患者，通过微波灭活联合内固定治疗，可迅速减轻患者疼痛、获得稳定固定、改善生活质量，有利于其尽早接受肿瘤的后续治疗。也有将微波灭活技术应用于顽固性癌性疼痛，微波灭活治疗骨转移癌性疼痛的机制尚不明确，可能的原因有：①物理性损毁进入骨膜和骨皮质的邻近传感神经纤维，阻滞了疼痛的传导；②肿瘤容积减少后减轻对传感神经纤维的压迫刺激；③产生神经刺激因子的肿瘤细胞被损毁；④抑制引起疼痛的破骨细胞活动。

（6）临床并发症：微波灭活术后常见并发症主要有肿瘤复发、骺板损伤、术后病理性骨折、感染、局部皮肤或组织烫伤等。

1）复发：微波灭活治疗原发恶性骨肿瘤后局部复发率较高，这可能与病例选择的适应证过宽有密切关系，其发生率在 1.8% ~ 18.2%。因此，为了减少复发，需要细化骨肿瘤分类，提高诊断准确率。就手术方法本身角度来说，在术中精确地监控微波灭活范围，确定肿瘤细胞完全灭活是较为困难的，这不仅需要在生物工程领域对技术进行改进，还要求术者在术前、术中对肿瘤大小准确的评估。

2）骺板损伤：对于 10 岁以下骺板未闭合的儿童，在行保肢手术时，不推荐采用微波治疗，因为采用微波灭活时，在灭活肿瘤细胞的同时，也会损伤骨骺，出现骺板早闭、骨骺分离等并发症。但也有观点认为，微波灭活可以保留关节软骨，在彻底灭活肿瘤的前提下同时保留关节功能，即使损伤骺板导致骨骺早闭，引起肢体不等长，也可以通过二期骨延长等方法纠正。

3）术后病理性骨折：灭活骨段的重建遵循骨再生规律，一般至术后 2 年左右才逐渐恢复正常的力学强度。在此期间多数患者因关节功能良好，并有内固定存在，过早恢复行走，造成骨折。即使术后患肢固定 3 ~ 6 个月，1 年后下肢完全负重，但仍然有 5.6% ~ 8% 的骨折发生率，是否要延长免负重及固定时间，需要进一步优化康复方式。此外，温度过高对骨生物力学的影响也是导致病理性骨折的原因。卢世璧等报告在 25 例应用微波原位加热治疗的恶性骨肿瘤患者中，4 例发生病理性骨折的均是早期加热温度为 70 ~ 90℃ 的病例，而后期控制在 50℃、15min 内，未再发生病理性骨折。因此术中需要严格控制温度。

4）感染：微波灭活术后感染发生率约为 1.2% ~ 5.6%。微波灭活因为术中不可控环节较多、手术时间较长、异物反应，甚至术后放化疗导致的免疫抑制，都是导致术后延迟愈合甚至感染的重要原因。

5）烫伤：微波灭活既可杀灭肿瘤组织，也可能会烫伤正常组织，发生率大约 5%，大多在术后 1 个月自愈。因此，术中需要注意监测肿瘤表面及周围正常组织的温度，平稳控制加热范围和温度，充分保护周围组织。同时，术中使用铜网可以有效屏蔽微波并可任意塑形，可有效保护周围正常软组织，防止造成软组织及重要神经、血管等热损伤。

综上所述，与传统外科手术相比，微波灭活技术具有高效、手术时间短、安全等优点，大量临床报道及实验研究显示了微波灭活原位再植技术在骨与软组织肿瘤治疗中的优越性，其作为一种新的生物学保肢技术具有较为广泛的应用前景。

4. 常见并发症

（1）术后延迟愈合或感染：术后延迟愈合或感染是肿瘤骨段灭活再植最常见的早期并发症，不同方法灭活术后感染的发生率在 1.2% ~ 10.0%。延迟愈合或感染的发生常与以下因素有关：①手术创伤大，创面引流不畅致积液、积血。②肿瘤广泛侵袭，瘤段切除后局部软组织薄弱，吸收渗出液及抗感染能力减弱。③灭活坏死组织未清除干净，肿瘤患者接受放化疗后免疫力低下等。所以术中应严格无菌操作、严格止血，去除灭活后的肌肉、周围软组织及肿瘤组织，良好的软组织覆盖，术后引流通畅和合理使用抗生素。

（2）复发：来源于灭活肿瘤骨段的复发较少见，而大多数的复发多来源于肿瘤周围的软组织、神经、血管和宿主骨，复发率根据灭活方法的不同，一般在 1.8% ~ 21%。据 MD Anderson 骨肿瘤中心报告，局部复发病灶 5 年和 10 年生存率分别为 30% 和 13%。

（3）内固定失效：灭活肿瘤骨段往往很长，要实现骨的爬行替代过程相当漫长，因此，尽管在连接处形成了骨痂甚至完全愈合，截骨端和肿瘤骨段骨折仍很常见。虽然灭活后的骨框架，除肿瘤侵蚀破坏之外，最大限度保留了剩余的组织结构，保证了骨的完整性和关节的稳定性，而且用各种材料填充和内固定修复加固骨缺损，使被修复局部形成力学上的统一整体，但残存骨的生物活性和力学强度明显下降，需要较长时间才能完成骨的功能重建，尤其对下肢的负重骨，更易造成关节面附近的骨塌陷、骨骺分离、内固定断裂等并发症以及肌腱附着点撕脱骨折等病理骨折。尽管延迟患肢负重，其骨折发生率仍在 5.6% ~ 20%。有学者建议，在灭活再植术后，如无内固定相关并发症，建议终生保留局部内固定。

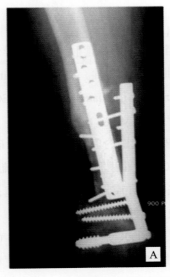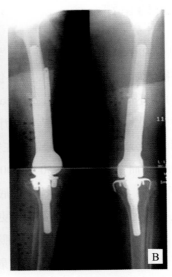

图 2-8-20 A 热灭活回植后 48 个月内固定失效；B 更换肿瘤膝关节假体

（4）骨愈合延迟和不愈合：肿瘤骨段灭活再植术后的不愈合与灭活方法的选择密切相关，肿瘤杀伤程度越高，不愈合率越高，部分灭活方法的不愈合率可达 33.3%。灭活骨与宿主骨愈合的时间为 6 ~ 12 个月，但目前对骨不愈合的定性尚存争议，有学者认为，即使随访超过 12 个月，也不应马上定性为不愈合，而是应仔细回顾并继续动态观察截骨面变化。

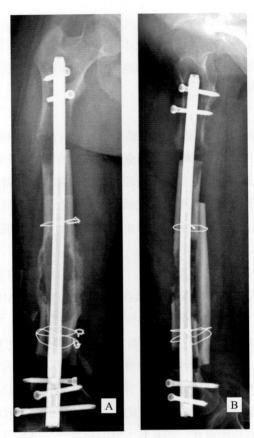

图 2-8-21　A、B 股骨远端骨肉瘤灭活回植后骨不愈合

二、辐照灭活再植重建

　　射线处理骨段最早由 Bassett 等 1950 年报告，当时使用阴极管射线对同种异体骨进行灭菌后移植，取得了较好的临床效果，为辐照灭活再植技术提供了理论基础。1968 年，Spira 和 Lubin 首次报告了 5 例原发恶性骨肿瘤的体外辐照灭活再植（extracorporeal irradiated autograft，ECIA），使用平均总量 250Gy 的单照射处理肿瘤骨段，取得了令人满意的疗效。

　　在 ECIA 开展早期，部分学者认为照射总量在安全范围内应尽可能偏高以确保"无瘤"，多采用 250～300Gy 的照射总量。而在近 20 年，50～100Gy 的照射总量逐渐成为主流，尤其以 50Gy 的照射总量居多，主要有以下原因：① 50Gy 已经可以彻底杀灭肿瘤骨段内的肿瘤细胞；②较小的照射总量可以降低术后并发症发生率；③较小的照射总量操作更为简便，缩短手术时间。

　　在动物实验方面，Böhm 等用放射法（单剂量照射 5000Gy）和高温法（134℃高压蒸汽处理 3min）对成年犬胫骨中段进行体外灭活再植，结果显示放射组愈合时间较短，且在屈度和刚度上具有更好的生物力学性能。Sabo 等对成年犬的股骨内侧髁进行 25Gy 的体外放射灭活再植，运用 ISOLS 评分进行影像学评价，运用 Heiple 评分和 Mankin 评分进行组织学评价，结果均显示辐照组较对照组有更明显的关节软骨损害。Hatano 等学者研究了因并发症取出的 60Gy 处理的肿瘤骨段，在软骨区和软骨下骨区取材检查时发现 3 例仍有软骨细胞存活，3 例观察到血管再生，2 例观察到骨再生，且均未发现肿瘤细胞。

（一）手术方法

1. 术前准备

辐照设备（例如：医用直线加速器、医用 ^{60}Co 放射源等）、打包及转运骨段使用的容器（无菌塑料袋、无菌敷料、PVC 盒等）、X 线机以及可以透视的手术床等。

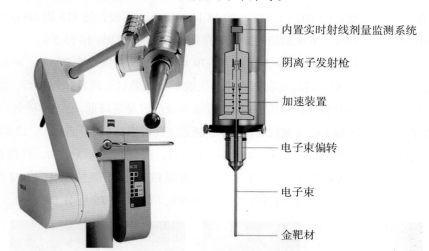

内置实时射线剂量监测系统
阴离子发射枪
加速装置
电子束偏转
电子束
金靶材

图 2-8-22 医用直线加速器

2. 明确肿瘤范围

根据术前 X 线片、全身骨显像及 MRI 等影像学检查，决定肿瘤切除的瘤段长度及需要切除的软组织范围。

3. 肿瘤完整切除

手术切口需要沿活检部位进行，完整切除包括活检切口在内的全部肿瘤受累区域，将肿瘤骨段连同外周包裹软组织一并切除，术中注意保护肿瘤骨段周围神经、血管组织。通常于肿瘤骨段反应区上、下各 3cm 处分别以线锯截骨，清理瘤段附着的软组织，仅保留部分重要肌腱或韧带的止点，同时尽可能刮除骨内的肿瘤组织，清理出的肿瘤组织送病理检查。

4. 肿瘤骨段灭活

对肿瘤骨段的保护自内向外共有三层，第一层使用无菌湿纱布包裹并密封在无菌塑料袋中（多余的空气从密封袋中去除）；第二层同样使用无菌湿纱布包裹并密封在无菌塑料袋中（多余的空气从密封袋中去除）；第三层使用干燥的纱布包裹后置于普通的密封袋中（多余的空气从密封袋中去除）。通常肿瘤骨段需要转运至设备齐全的辐照中心进行体外灭活，辐照总量 50Gy 的单次照射最为普遍，灭活时间约 30min，1.8 ~ 2.0Gy/min。辐照灭活期间，手术区域多点取材送冰冻病理检查，确保切缘安全，同时反复冲洗创面，彻底止血。放射结束后，标本被送回手术室，并在无菌条件下打开包装。

5. 灭活骨再植、重建

根据具体情况选用带锁髓内钉或钢板等内固定系统进行坚强固定，恢复骨的连续性，缝合各肌腱止点。

6. 术后处理与康复

应用石膏或支具外固定者，待疼痛稍缓解即可开始肌肉舒缩活动，通常卧床 5 ~ 7 天，术后 3 个月内不负重活动，术后 3 ~ 6 个月根据复查 X 线片截骨端骨愈合情况逐渐由部分负重过渡到完全负重。其他围手术期处理方案包括：静脉注射抗生素直至所有的引流管拔除、物理方式预防深静脉血栓、患肢功能锻炼和疼痛控制等。

（二）临床疗效

Oike 等报告了 27 例行 ECIA 治疗的骨肿瘤患者（包括：9 例骨肉瘤，6 例软骨肉瘤，1 例尤文氏肉瘤，11 例其他类型肿瘤），平均随访时间 16.6（10.3 ~ 24.3）年，仅有 1 例出现局部复发，骨段 10 年生存率达到 88.9%。在 Poffyn 等报告的 102 例 300Gy 的 ECIA 和 Jones 等报告的 113 例 50Gy 的 ECIA 中，局部复发率分别为 0.98% 和 8.84%，末次随访肿瘤骨段存活率分别为 87.9% 和 95.5%。

Chen 等比较放射（单剂量照射 150 ~ 300Gy，n=79）和冷冻（液氮冷冻 20min，n=85）两种灭活再植法的愈合时间、并发症发生率、局部复发率和移植失败率，结果显示两者疗效相当。他们还在另一个研究中指出，与大段同种异体骨相比，ECIA 骨不连发生率较前者显著降低。

Wafa 等报告了 18 例骨盆 ECIA（5 例软骨肉瘤，6 例尤文氏肉瘤，7 例骨肉瘤），17 例位于 P1 区（髂骨区）或 P2 区（髋臼区），平均随访 51.6（4 ~ 185）个月，局部复发率 16.7%，骨段在位率 83.3%，平均 MSTS 评分 77%。Krieg 等报道了 13 例骨盆尤文氏肉瘤 ECIA，12 例位于 P1 或 P2 区，平均随访 5（1.1 ~ 8.2）年，局部复发率 7.7%，再植骨段在位率 76.9%，平均 MSTS 评分 85%。

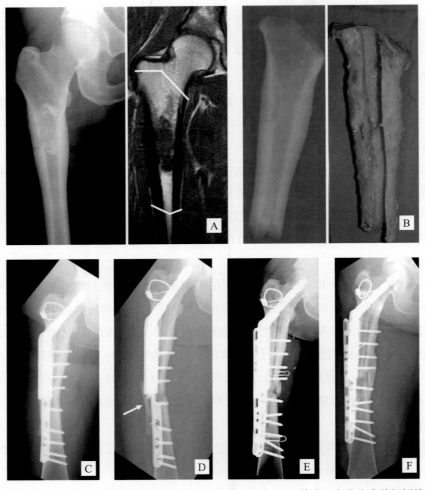

图 2-8-23　患者，女，49 岁，右股骨近端软骨肉瘤。A 术前 X 线和 MRI 检查，白线为术前规划的截骨线；B 肿瘤骨段的术中 X 线片以及辐照处理后的外观照，骨段中央开槽用于带血管自体腓骨移植；C 术后首次 X 线片；D 术后 2 个月 X 线显示内固定断裂及灭活肿瘤骨段骨折；E 保留原有内固定装置，自体髂骨植骨，增加钢板固定；F 初次术后 19 年，骨性愈合坚固，内固定在位，MSTS 评分 100%

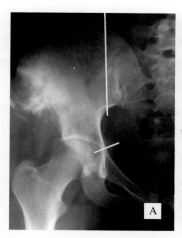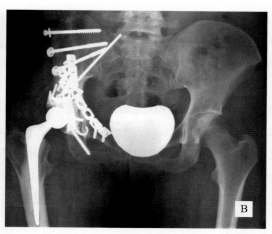

图 2-8-24　患者，女，19 岁，右髂骨骨肉瘤，累及骨盆 P1 和 P2 区。A 术前 X 线片示截骨线（白线）；B 初次术后 7.5 年，内植物牢固，MSTS 评分 83%

在平均随访时间大于 5 年的报道中，有 23.1% ~ 51.9% 的病例需要进行 2 次以上的手术治疗。ECIA 最常见的非肿瘤学并发症依次为骨不连（6.2% ~ 37.5%）、感染（7.6% ~ 33%）和骨折（0.9% ~ 25.0%）。初次手术骨折端愈合平均需要约 6 ~ 12 个月，通常超过 12 个月骨折端不愈合则被视为骨不连。少数患者由于肿瘤进展迅速，在生存期内未能观察到骨折端愈合。与假体重建或大段同种异体骨重建等保肢方式相比，目前尚无证据表明辐照灭活再植有更高的复发率。辐照灭活再植的临床疗效尚可，但是需要术者经验丰富，除了需要术前筛选合适的病例外，在围手术期要严格防控感染，术后准确把握卧床和负重时间，指导患者功能锻炼。在长期生存的患者中，灭活骨段在位率 62% ~ 100%，术后功能评分令人满意，达到较理想的生物重建效果。

三、体外热灭活再植重建

体外热灭活再植重建法主要是通过煮沸灭活、巴氏灭活及改良巴氏灭活（高渗盐水法）、高压蒸汽灭活等方法将去除肿瘤组织后的残余自体骨灭活，再原位回植的技术。热处理灭活再植重建法优点明显，需要设备条件简单、操作方便、效果确切。

1925 年 Vredon 首次将自体瘤骨煮沸灭活回植法应用于恶性骨肿瘤的治疗中并获得成功，为骨肿瘤手术的发展作出了重要贡献。煮沸灭活可以彻底杀灭肿瘤细胞，而且煮沸再植骨段可以重新"复活"，其"复活"方式是爬行替代。煮沸骨通过血管再生变为活骨与宿主骨愈合，其过程类似骨折愈合过程，煮沸灭活骨端通过激活 - 吸收 - 形成的顺序完成重建，另外主骨端的成骨细胞通过自分泌和旁分泌来控制骨愈合过程。但是煮沸使骨胶原变性，骨内蛋白质如骨内骨形态发生蛋白（bone morphogenetic protein，BMP）、转化生长因子（transforming growth factor，TGF）等失去活性，导致煮沸骨的愈合抑制或延迟。

巴氏灭活法是指采用较低温度（一般在 60 ~ 82℃），在规定的时间内，对离体肿瘤骨段进行加热处理，既能达到彻底杀灭肿瘤骨中的恶性肿瘤细胞，又能较完整保留骨胶原和骨小梁结构，使肿瘤骨的生物力学性能得到良好保存的灭活方法。20 世纪 90 年代初有学者采用肿瘤骨段 60℃、65℃，30min 热处理后，原位移植治疗骨肿瘤患者，随访发现，其骨修复能力明显优于高压灭活和煮沸灭活法，与新鲜自体骨移植相当，而且移植骨无肿瘤复发。2004 年郭卫采用改良巴氏灭活法，使用 65℃、10% ~ 20% 的高渗盐水浸泡肿瘤骨段 10～30min 行灭活再植，均取得满意的效果。

巴氏法联合高渗盐水对骨与软组织恶性肿瘤体外灭活研究，得到结果是巴氏法联合高渗盐水 15min，肿瘤细胞仍以核浓缩坏死为主，核染色质嗜碱性增强，可见 5% 肿瘤坏死呈片状嗜酸性红染样溶解；30min，细胞坏死以核浓缩及核碎裂为主，核碎裂及核溶解较 15min 时进一步增多，胞浆呈强嗜酸性改变并出现空泡样改变，片状无结构坏死进一步增多；45min，细胞坏死以核浓缩及核碎裂为主，核碎裂及核溶解较 30min 时增多，部分细胞于核浓缩细胞内可见白色空泡样变化。电镜下表现：65℃ 20% 高渗盐水 30min 细胞核染色质明显溶解，细胞核异染色质增生，分布在核膜周围和核中央区域，肿瘤细胞坏死彻底。20 份肿瘤标本 0.9% 生理盐水 15、30、45min 灭活率小于 2%；常温下 20% 高渗盐水 15min 灭活率 82.77%，30、45min 灭活率 100%；巴氏法联合组，15min 灭活率 92.03%，30、45min 灭活率 100%。

巴氏灭活法处理后的肿瘤骨段具有良好的血管再生和新骨形成能力，这与临床研究灭活肿瘤骨段的新生血管和新骨形成过程相符。而高渗盐水灭活机制是使肿瘤细胞极度脱水，造成肿瘤细胞内环境紊乱、代谢障碍，使肿瘤细胞不可逆性损害而死亡。对于灭活骨而言，20% 的高渗盐水不会使灭活骨深部骨基质中的蛋白质发生化学变性。根据 Hofmeiste 效应，高浓度的盐水可以屏蔽蛋白质中的静电相互作用，进一步改变蛋白质和蛋白质的空间构象，提高它们的热稳定性，在生物化学和分子生物学方面，高渗盐水已被广泛用作蛋白质稳定剂和沉淀剂。改良巴氏灭活法使用高渗盐水代替生理盐水作为失活剂，使之更好地保存巴氏灭活过程中的蛋白质活性，灭活骨内参与骨骼重建的细胞因子及骨诱导蛋白得以保留，提高断端骨诱导作用，降低了骨不愈合发生率。同时，灭活骨作为"支架"，可激活间质细胞和成骨细胞对骨形态发生蛋白基因的表达，合成并分泌内源性骨形态发生蛋白，且呈现出一定阶段性，诱导灭活骨周围肌肉及间质细胞形成外生骨痂，促进修复愈合，随着骨传导不断进行，宿主骨与灭活骨连接界面愈合，逐渐向骨段中间发展，最终完成骨性连接。

高压蒸汽灭活法是将肿瘤骨段置于 200kPa 压力下，温度达 120℃维持 8～10min。高压蒸汽灭活采用热灭活的方式，与煮沸灭活法机制相似，但 100℃以上的热处理对骨活性蛋白损伤很大，导致骨的生物活性彻底丧失，术后骨折、不愈合等并发症的发生率很高，现已较少使用。

（一）手术方法

1. 术前准备

加热设备（如电磁炉、高压蒸汽装备等）、不锈钢盆或者可以用于盛装肿瘤骨段的可消毒容器，蒸馏水或生理盐水，X 线机以及可以透视的手术床。

2. 明确肿瘤范围

根据患者术前患肢 X 线片、CT 与 MRI 确定肿瘤的范围，测量肿瘤侵犯骨骼的长度，以及判断是否保留关节、骺板、重要韧带和肌腱等。

3. 手术入路以及肿瘤切除手术切口

需要沿活检部位进行，完整切除包括活检切口在内的全部肿瘤受累区域，将肿瘤骨段连同外周包裹软组织一并切除，术中注意保护肿瘤骨段周围神经血管组织。通常于肿瘤骨段反应区上、下各 3cm 处分别以线锯截骨，术中送检正常骨端髓腔组织和切缘软组织，鉴定外科边界是否有肿瘤残留。若冰冻病理报告阳性，需扩大切除。

4. 瘤骨灭活

（1）煮沸灭活重建法：预先消毒可容纳浸没瘤骨的可消毒容器（如不锈钢盆），电磁炉覆盖无菌单，可消毒容器内放入足够量的蒸馏水或者生理盐水，能够完全浸没瘤骨，煮沸 10～15min（图 2-8-25）。

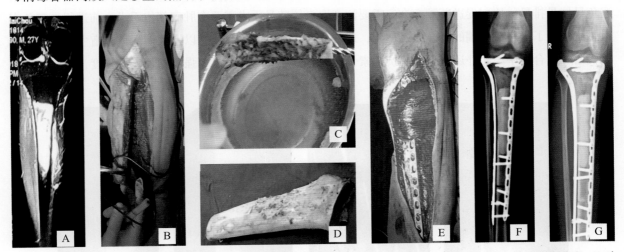

图 2-8-25　A MRI 明确肿瘤部位及范围；B 切除肿瘤段骨；C、D 肿瘤段骨进行煮沸灭活以及灭火后刮除肿瘤；E 肿瘤段骨灭活回植使用双钢板内固定，瘤腔使用抗生素骨水泥填充，胫骨近端使用腓肠肌内侧头旋转覆盖；F 术后 3 个月 X 线片显示截骨段愈合不良，给予注射自体骨髓；G 自体骨髓注射术后 9 个月复查，可见截骨端骨愈合良好

（2）巴氏灭活或改良巴氏灭活（高渗盐水法）重建法：不锈钢盆内放入足够量的蒸馏水或生理盐水并浸没瘤骨，加热至 65℃后改为恒温模式，温度计监测温度变化，计时 30min（注意严格无菌操作，减少感染的发生）。改良巴氏灭活法将蒸馏水或生理盐水改为高渗盐水（图 2-8-26）。

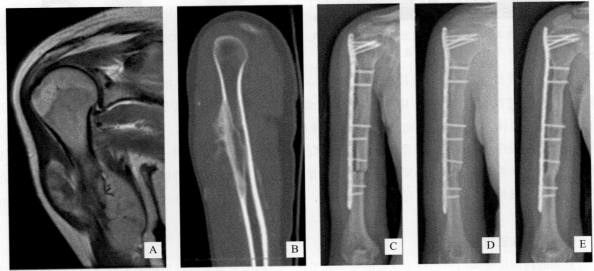

图 2-8-26　A、B 通过 MRI 及 CT 明确肿瘤范围及截骨范围；C 术后 1 个月 X 线片；D 术后半年可见截骨远端不愈合，给予 PRP 注射；E PRP 术后 6 个月，可见截骨远端愈合良好

（3）高压蒸汽灭活重建法：广泛切除肿瘤后，将肿瘤骨段在 120℃下高压灭活 10min。

以上操作均应在独立无菌区域内进行，避免骨段被污染。肿瘤骨段热处理前需剔除肿瘤病灶并将肿瘤组织送检，热处理后可进一步清除肿瘤病灶并扩髓备用。热处理后的肿瘤骨段可用安尔碘冲洗浸泡，减少术后感染的发生（图 2-8-27）。

5. **灭活骨回植、重建**

自此操作过程起，应更换肿瘤污染手术器械，手术及护理人员更换衣服及手套，创面重新铺设无菌单。在切除肿瘤的截骨操作时，预先标记截骨位置，以便于灭活骨回植。截骨面周围可植入异体骨条、人工骨等促进形成皮质外骨桥，最好能植入自体髂骨，将自体髂骨修剪成长条的片状后围绕在截骨端，可以避免异体骨排异，快速促进断端愈合，需要注意取自体髂骨手术需要在肿瘤部位手术之前进行，避免交叉感染。为了促进截骨端的对合以及愈合，还可以进行台阶或螺旋截骨以增大灭活骨和宿主骨的接触面积，增加愈合概率。此外还可以使用抗生素骨水泥填充瘤腔，既可以增强肿瘤骨段的强度，也可以预防切口感染。

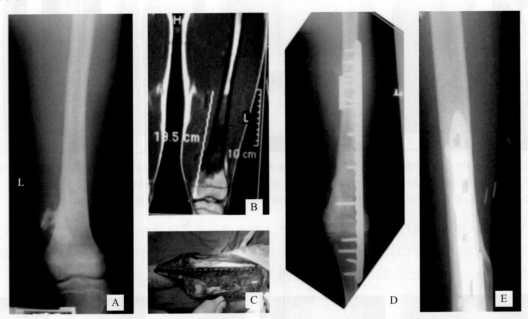

图 2-8-27　患者，男，14 岁，左股骨远端骨肉瘤。A、B 显示肿瘤部位及范围；C 显示高压灭活后肿瘤回植；D 术后 X 线片；E 术后 14 个月，可见骨愈合良好并完全负重

联合带血管蒂腓骨技术，该技术又称 Capanna 技术，于 1993 年最早报告采用异体骨和带血管腓骨复合的生物重建技术重建骨肿瘤切除后下肢大段骨缺损。近 30 年来，该方法不断被使用并扩展，将所有异体骨或者自体灭活骨联合带血管蒂腓骨复合重建都称为 Capanna 技术。该方法可有效增加愈合机会，将腓骨置于髓腔中央，桥接灭活骨和宿主骨，既促进骨愈合，还可以提供一定力学支撑。带血管蒂腓骨移植时需在灭活骨上开槽，虽然降低了灭活骨的骨强度，但远期血管化的腓骨会增粗代偿。由于带血管蒂重建需要显微外科医师合作，延长了手术时间，术后会增加不良并发症的发生机会，容易出现重建血管失败。

6. 内固定和软组织重建

坚强的内固定是灭活再植技术成败的重要环节之一，内固定通常选择钢板或者髓内钉。使用钢板螺钉固定时，钢板长度应跨越全部截骨面，并对灭活肿瘤骨段有全面保护，使用双钢板固定能进一步加强截骨端的稳定，有利于回植骨的愈合以及早期肢体康复活动。累及关节面的灭活再植，行髓内钉固定或钢板螺钉固定的同时需要注意进行关节韧带的修复，可采用人工或异体韧带和（或）带线锚钉。良好的软组织覆盖是避免术后切口并发症的重要因素，特殊部位（尤其是胫骨）可进行肌肉翻转覆盖或肌皮瓣转移，对于胫骨近端通常采用腓肠肌内侧头旋转覆盖。

7. 切口缝合彻底止血、冲洗，留置引流管，缝合切口。

8. 术后处理与康复

术后弹力绷带包扎患肢 2 ~ 3 天，局部冰敷，减少渗血。结合术者的经验静脉滴注抗生素直至拔除引流管,降低感染机会,引流液＜30ml/24h时予以拔除。术后早期开始免负重的肌肉和关节锻炼,术后4～6周开始佩戴支具部分负重站立行走,待X线片示截骨端骨痂形成后,根据内固定和灭活骨强度决定负重时间,直至骨愈合后去除支具。术后第1～3年内每3个月随访一次,术后4～5年内每半年随访一次,术后5年以上,每年随访一次。每次随访需要进行患肢X线片、CT、MRI评估宿主骨、灭活肿瘤骨段、肿瘤局部复发等情况,怀疑局部复发或转移时行相应部位CT、MRI,以及骨扫描或PET-CT等检查。

9. 术后并发症

主要为延迟愈合或不愈合、骨折、感染、关节软骨的破坏和肿瘤骨关节活动障碍。由于部分与骨诱导活性有关的生物活性因子经过热处理后遭到了破坏,因此,肿瘤骨段的骨修复非常缓慢,文献报道骨不愈合率5%～30%。肿瘤骨煮沸灭活后ECT随访结果发现,煮沸骨通过血管再生变为活骨再与主骨愈合,一般愈合时间松质骨为4个月,皮质骨为1年;灭活骨端缺少诱导骨愈合的细胞介质,骨重建所需时间约1～4年。本文作者经验对于延迟愈合的患者,可以使用富含血小板血浆（platelet rich plasma,PRP）注射治疗,促进断端愈合。因灭活后骨段强度降低,文献报道术后灭活骨机械性并发症（骨折或内固定折断）发生率为5.3%～20.0%,术后感染率11.1%,总体灭活骨在位率为81.5%。此外,累及关节面的肿瘤,灭活骨的关节软骨因煮沸而受到破坏,关节软骨无法再生,术后容易出现关节面密度增高,不平整,关节间隙狭窄等现象;如果术中破坏了关节韧带、关节囊等关节连接组织,术后常造成关节周围瘢痕粘连,影响了关节功能。

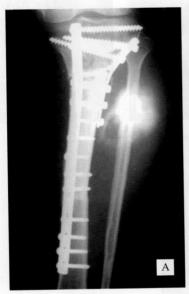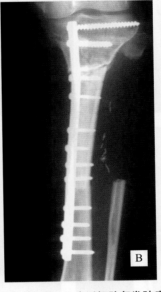

图2-8-28　A显示热灭活后24个月局部肿瘤复发;B广泛切除复发肿瘤

（二）临床疗效

1. 煮沸灭活重建法

研究表明高温对肿瘤细胞有杀灭作用,大量国内外资料均表明这种方法安全有效,并且认为煮沸灭活可以早期负重且较少发生骨折。宋金纲团队在临床1～4年的随访中,发现无瘤生存率为50%,煮沸灭活骨段均成活,并与健康骨愈合,基本恢复了保留肢体后的全部功能;煮沸灭活再植术后50%的患者生存期超过4年4个月,最长可达到12年。

2. 巴氏灭活及改良巴氏灭活（高渗盐水法）重建法

相较于液氮、射线和高压蒸汽等灭活方法,巴氏灭活法更为温和,骨不愈合率低,但复发率较高。

Jeon团队报告21例下肢恶性肿瘤患者使用巴氏灭活回植重建，男16例，女5例，平均年龄34.6（11～59）岁，其中16例患有原发性骨肿瘤，5例侵犯了相邻骨的软组织肉瘤。随访10年，有4例死于肺转移；有3位患者分别于术后18、43和96个月移除内固定，通过Kaplan-Meier方法分析患者10年存活率为74%，1例患者出现骨折，2例患者出现感染。郭卫团队将65℃ 30min，20%高渗盐水应用于27例骨恶性肿瘤（图2-8-29），平均随访时间62.8个月，对比单纯巴氏灭活法、放射、高温，在同种异体骨在肿瘤骨段端不愈合率、平均骨愈合时间、深部感染率、骨折发生率等方面，发现改良巴氏灭活法均优于其他灭瘤方法，50处截骨端在11个月的中位时间均完全愈合。主要并发症包括4个骨连接处的骨不愈合（7.4%），1名患者（3.7%）的严重骨折，3名患者（11.1%）的深部感染以及2名患者的固定失败（7.4%）。1年和2年的骨结合率分别为74.1%和92.6%。根据肌肉骨骼肿瘤协会（MSTS）评分系统，平均功能评分为93%（80%～96.7%）。

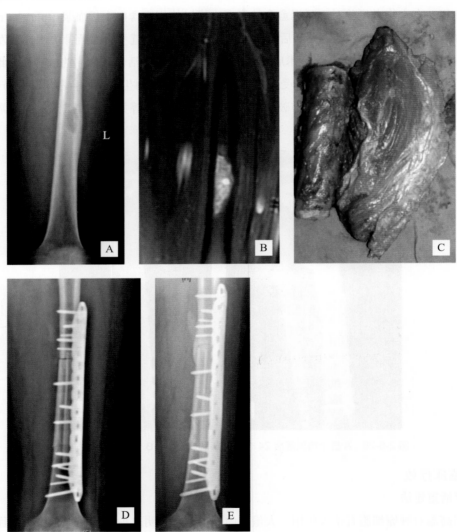

图2-8-29　患者，女，26岁，左股骨中段尤文氏肉瘤。A、B影像学资料显示病灶部位及范围8cm；C切除12cm肿瘤骨段及周围软组织；D术后2周X线片；E术后8个月可见连续性骨痂

3. 高压蒸汽灭活重建法

肿瘤骨段的高压蒸汽灭活重建是一种简单有效的保肢方法，具有成本低，又能避免出现假体和异体骨移植重建相关并发症等优势，在发展中国家的应用相对广泛。与假体重建不同，高压蒸汽灭活法会损

坏关节软骨、韧带和肌腱等，不能提供一个灵活的关节，但是病人的整体关节功能可以达到70%，这是可以接受的，并可与其他重建模式提供的功能相媲美。大多数报道证实高压蒸汽灭活骨与宿主骨愈合的时间为6～12个月，由于灭活后骨修复欠佳，术后常有骨不愈合、骨折、感染等并发症。Pan等对10例肢体骨肉瘤患者使用高压蒸汽灭活回植，其中股骨受累6例，肱骨受累3例，尺骨受累1例，病灶平均长度为150（60～210）mm。平均随访35个月的骨肉瘤病例中，发现7例患者平均12个月达到骨愈合，3例术后骨不愈合，其中1例慢性感染，2例局部复发。Mujahid等对19例恶性骨肿瘤患者肿瘤广泛切除后，肿瘤骨段使用120℃高压灭活10min，然后用髓内钉和加压板将其植入原始缺损处。其中12例患者得到随访，11例断端愈合，没有患者发生骨折，2例患者在周围的软组织中有局部肿瘤复发，3例患者发生浅表感染，2例患者发生深部感染。

四、冷冻灭活再植重建术

体外冷冻灭活再植重建方法是指利用深低温对肿瘤组织进行灭活后再植保肢治疗的一种技术方法。Marcove等1964年首次将冷冻治疗运用于1例肺癌骨转移的患者，局部疼痛完全缓解。而后作者又将其运用于原发性良恶性骨肿瘤，包括动脉瘤样骨囊肿、椎体血管瘤、骨巨细胞瘤、软骨母细胞瘤、软骨肉瘤等，并认为在原发性骨肿瘤局部破坏未发生转移时可考虑局部使用冷冻治疗，但可能存在切缘残留肿瘤问题。1984年该作者首次报道将液氮冷冻用于治疗原发骨肉瘤患者。Marcove使用方法以及设备如下：使用双层钢衬保温瓶运输储存温度为–196.6℃的液氮（由Union Carbide生产）；Union Carbide-Linde CE-4冷冻系统和2～20mm各种尺寸的探针，探针大小取决于病变的大小和要冷冻的骨量；四个热电偶附件温度指示器有助于监视冻结的程度和深度。

2005年，Tsuchiya等开创了一种新的冷冻方法，具体如下：首先将离体肿瘤骨段周围的软组织及肿瘤组织剔除，然后浸泡于液氮中20min，接着将其置于室温下解冻15min，再用蒸馏水浸泡解冻10min，然后用内固定髓内钉或复合人工假体置换将灭活肿瘤骨段回植，取得良好的临床应用效果。该作者在此基础上又提出了在体肿瘤骨段冷冻灭活方法：将肿瘤骨段的一端离断后，充分刮除骨髓腔内肿瘤组织，在周围正常组织充分保护的前提下直接将肿瘤骨段置于液氮中冷冻处理。该方式保证了肿瘤骨段的连续性，利于术后恢复，降低了冷冻过程中自体瘤骨冻裂及术后病理性骨折的发生风险。不过此种处理方式也有弊端，如术中髓腔内肿瘤组织有可能沿着髓腔扩散，导致医源性肿瘤组织播散。

经过技术的不断发展和设备的更新换代，冷冻外科技术已由第一代的直接倾倒浸泡法发展为压力式液氮喷雾技术以及最新的氩-氦刀技术，冷冻灭活再植重建的适用范围也不断拓展，加上优点明显，逐渐受到临床医生的重视和应用，成为保肢手术领域的一种选择。

冷冻灭活机制：①直接损伤作用。冷冻组织的直接损伤作用是最早被提出和认识的，同时也是冷冻外科治疗的最基本出发点。当组织被制冷至0℃以下时，细胞间与微血管中形成冰晶，细胞外液渗透压高于细胞内，使细胞处于高渗环境中，继而引起水从细胞中析出，这个过程细胞脱水、皱缩以及蛋白质变性并受到损伤。随着温度的快速下降，冰晶同样会在细胞内形成，这个过程导致细胞膜和细胞器的机械通道被破坏、损伤。当复温时，细胞内与细胞间的小冰晶再融合，或称再结晶，形成更大的结晶体，可对细胞造成更严重的损伤，此为热融效应。②局部微循环衰竭。组织复温时微循环恢复，然而冷冻对内皮细胞的损伤导致微血管的管壁形成许多孔洞，液体渗漏产生水肿，血小板聚集形成血栓，微血管闭塞，微循环障碍直至衰竭，该过程为15～30min。随着微循环衰竭、细胞损伤和代谢障碍，最终细胞死亡、组织坏死。③冷冻边缘区的细胞凋亡。冷冻对肿瘤细胞的致死效应既包含物理、化学因素引起的细胞坏死，也有肿瘤细胞的凋亡机制参与其中。冷冻区边缘处于亚低温环境的组织未受直接冷冻，不足以导致细胞内外冰晶形成，但这些细胞仍会在冷冻手术后几天内死亡，这种细胞死亡属于冷冻导致的细胞凋亡现象，亚低温下冷冻边缘区的细胞凋亡对提高整体的治疗效果具有积极意义，可以避免残存的肿瘤细胞导致潜在的肿瘤复发。

（一）手术方式

1.液氮冷冻灭活重建法

（1）术前准备：液氮、不锈钢盆或者可以用于盛装肿瘤骨段的可消毒容器、X线机以及可以透视的手术床。

（2）明确肿瘤范围：根据患者术前患肢 X 线片、CT 与 MRI 确定肿瘤的范围，测量肿瘤侵犯骨骼的长度，以及判断是否保留关节、髋板、重要韧带和肌腱等。

（3）手术入路以及肿瘤切除：手术切口需要沿活检部位进行，完整切除包括活检切口在内的全部肿瘤受累区域，将肿瘤骨段连同外周包裹软组织一并切除，通常于肿瘤骨段反应区上下各 3cm 处分别以线锯截骨，术后送检髓腔组织和软组织包块，鉴定外科边界是否有肿瘤残留。

（4）瘤骨灭活：预先消毒可容纳液氮并浸没瘤骨的容器，将离体或在体肿瘤骨段周围软组织及肿瘤组织剔除后，浸泡于液氮 20min，使用热电偶监测骨段表面和髓腔温度达到 -60℃，如未达到此温度，延长浸泡时间至 30min。接着将肿瘤骨段置于室温解冻 15min，再使用无菌蒸馏水浸泡解冻 15min，此过程是缓慢复温过程，若复温过快则易引起骨碎裂。在体灭活者，需要显露至肿瘤骨段近端 5cm 以上，使肿瘤骨段能够充分被液氮浸泡。正常软组织、神经、血管以及皮肤需要使用干纱块予以保护，避免液氮冻伤。灭活后的肿瘤骨段需要再次刮除干净（图 2-8-30、图 2-8-31）。

（5）灭活骨回植、重建：自此操作过程起，应更换肿瘤污染手术器械，术者及护理人员更换手术衣及无菌手套，创面重新铺设无菌单。在切除肿瘤的截骨操作时，预先标记截骨位置，以便于灭活骨回植。截骨面周围可植入异体骨条、人工骨等促进形成皮质外骨桥，本文作者实际体会最好能植入自体髂

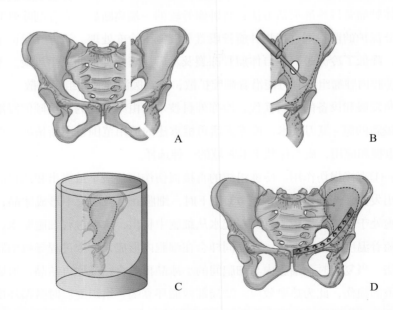

图 2-8-30　离体液氮灭活：A 明确肿瘤范围；B 切除肿瘤并刮除肿瘤组织；C 将肿瘤段骨完全浸泡于液氮中；D 肿瘤段骨液氮灭活回植重建

骨，将自体髂骨修剪成长条形后围绕在截骨端，可以避免异体骨排异反应，快速促进断端愈合。需要注意取自体髂骨手术需要在肿瘤部位手术之前进行，避免肿瘤交叉污染。为了促进截骨端的对合以及愈合，还可以进行台阶或螺旋截骨以增大灭活骨和宿主骨的接触面积，或使用"联合带血管蒂技术"，增加愈合机会。

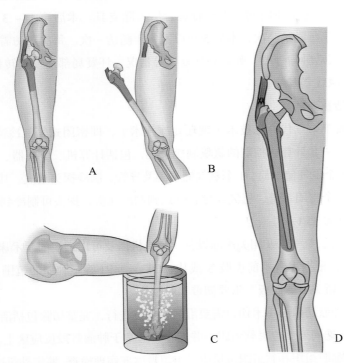

图 2-8-31 在体液氮灭活。A 明确肿瘤范围；B 切除肿瘤并刮除肿瘤组织；C 将肿瘤段骨完全浸泡于液氮中；D 肿瘤段骨液氮灭活回植重建

（6）内固定和软组织的重建：坚强的内固定是灭活再植技术成败的重要环节之一，内固定通常选择钢板或者髓内钉。使用钢板螺钉固定时，钢板长度应跨越全部截骨面，并对灭活骨有全面保护，最好使用双钢板固定，加强截骨端的稳定，有利于回植骨的愈合以及早期肢体康复活动。包含关节的灭活再植，可以行髓内针固定或钢板螺钉固定，同时注意进行韧带修复，可采用人工或异体韧带和（或）带线锚钉。良好的软组织覆盖是避免术后伤口并发症的重要因素，特殊部位（尤其是胫骨）可进行肌瓣或肌皮瓣转移技术，对于胫骨近端的肿瘤骨段灭活回植通常采用腓肠肌内侧头旋转覆盖（图 2-8-32）。

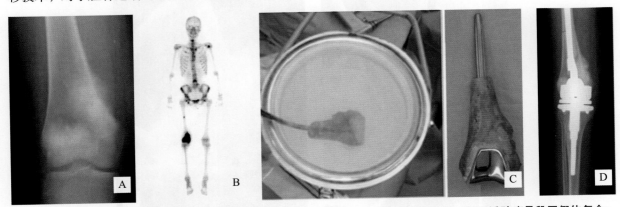

图 2-8-32 A、B 影像学显示为一例多发转移的骨肉瘤患者；C 显示使用液氮灭活以及灭活肿瘤骨段同假体复合；D 术后 X 线片

（7）切口缝合：彻底止血、冲洗，留置引流管，缝合切口。

（8）术后处理与康复：术后弹力绷带包扎患肢 2 ~ 3 天，局部冰敷，减少渗血。结合作者的经验静脉滴注抗生素直至拔除引流管，引流液＜ 30ml/24h 予以拔除，降低感染机会。术后早期开始免负重的肌肉和关节锻炼，术后 4 ~ 6 周开始佩戴支具部分负重站立行走，待 X 线片示截骨端骨痂形成后，根据内固定和灭活骨强度决定负重时间，直至骨愈合后去除支具。术后第 1 ~ 3 年内每 3 个月随访一次，术后第 4 ~ 5 年内每半年随访一次，术后 5 年以上每年随访一次。每次随访需要进行患肢 X 线片、CT、MRI 评估宿主骨、灭活肿瘤骨段、肿瘤局部复发等情况，怀疑局部复发或转移时行相应部位 CT、MRI，以及骨扫描或 PET-CT 等检查。

2. 氩 - 氦刀冷冻灭活重建法

氩 - 氦刀冷冻技术属于第三代冷冻技术（现代冷冻技术），即密闭式氩气冷冻手术技术，又称氩 - 氦刀技术。其核心设备是一套计算机控制的氩气制冷系统，包括计算机、监视器、控制嵌板和组合制冷单元，组合制冷单元由 5 个氩气储气筒、1 个氦气储气筒及导管、制冷探头组成。其中氩气起制冷作用，氦气起融冻作用。这是一个密闭系统，氩气经导管输送到制冷探头，探头可制冷到 -190℃，融冻时氦气取代氩气导入探头，温度为 35℃。

（1）术前准备：氩气、氦气以及相关冷冻设备、X 线机以及可以透视的手术床。

（2）明确肿瘤范围：根据患者术前患肢 X 线片、CT 与 MRI 确定肿瘤的范围，测量肿瘤侵犯骨骼的长度，以及判断是否保留关节、髋板、重要韧带和肌腱等。

（3）手术入路以及肿瘤切除：手术切口需要沿活检部位进行，完整切除包括活检切口在内的全部肿瘤受累区域，将肿瘤骨段连同外周包裹软组织一并切除，通常于肿瘤骨段反应区上、下各 3cm 处分别以线锯截骨，术中送骨切缘髓腔组织和软组织包块边缘组织做冰冻病理检查，鉴定外科边界是否有肿瘤残留。

（4）布置冷冻探针及灭活消融：实施在体灭活时，显露肿瘤骨段后，保护肿瘤周围正常组织，根据肿瘤大小以及灭活范围选取直径 2 ~ 20mm 冷冻探针。布针原则（图 2-8-33）：超出肿瘤边界外 1cm 处为冷冻消融范围，冷冻探针间距设为 1cm（根据探针实际情况决定），肿瘤区域内布针全覆盖。建议用盐水纱块将冷冻探针与周围的皮肤及正常组织隔开。冷冻 15min 后，复温 2min，此为 1 个循环，冷冻消融 1 个循环或更多，使冰球完全覆盖瘤体。离体灭活患者行瘤段切除，瘤骨周围组织剔除后打通髓腔，将氩 - 氦冷冻针插入髓腔，冷冻消融 2 ~ 3 个循环，瘤段灭活原位回植后钢板螺钉内固定。

（5）灭活骨回植、重建及切口缝合同液氮冷冻灭活。

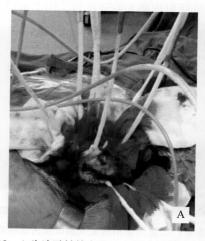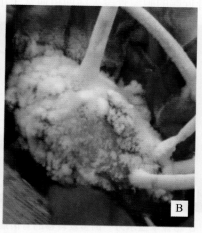

图 2-8-33 A 为消融针的布置以及纱块保护肿瘤周围组织；B 为冷冻消融时冰球完全覆盖肿瘤组织

（二）临床疗效

Marcove 等 1982 年回顾分析过去 16 年他们使用冷冻治疗超过 1000 例患者。有 1 例死于气体栓塞，他们研究发现最大冷冻直径不宜超过 12.7cm（5 英寸），超过此尺寸将会出现肿瘤冷冻不充分；23 例单纯性骨囊肿使用冷冻治疗后有 2 例复发；33 例动脉瘤样骨囊肿患者治疗后有 2 例复发；100 例骨巨细胞瘤患者，前 25 例中，复发率为 28%，在接下来的 25 例病例中，有 3 例患者出现了局部复发，最后的 50 个病例的复发率为 2%，总体肺转移率为 1%；30 例软骨肉瘤仅有 1 例局部复发（肿瘤未充分冷冻）；9 例骨肉瘤患者，只有 1 例先前接受过胫骨治疗的患者因严重的术后脓毒症进行了截肢术。

Tsuchiya 等治疗 28 例高度恶性骨肿瘤患者，所有患者进行整块切除联合液氮冷冻，术后随访 19.8 个月，6 例患者去世，2 例发生骨不愈合，平均骨愈合时间为 6.7 个月。肢体功能优 20 例（71.4%），良 3 例（10.7%），中 3 例（10.7%），差 2 例（7.1%）。7 例患者发生了并发症，包括 3 例深部感染（10.7%），2 例骨折（7.1%）和 2 例局部复发（7.1%）。

Xu 等回顾性研究 19 例股骨近端恶性肿瘤的患者（10 例女性，9 例男性），均接受全肿瘤切除和股骨近端自体灭活骨复合假体重建（平均年龄 46 岁），平均随访期为 69（9～179）个月（图 2-8-34）。总生存率为 68.4%，肌肉骨骼肿瘤学会平均功能评分为 26.4 分（88%）；股骨近端自体灭活骨复合假体重建的 5 年和 10 年生存率分别为 100% 和 50%；19 例患者中有 5 例（26%）有并发症：2 例需要摘除假体，2 例在髋臼周围发生深部感染，髋臼磨损 2 例，疾病复发 1 例；无大转子撕脱、无冷冻骨周围明显吸收、假体松动或腿长差异的情况。

Subhadrabandhu 等用液氮冷冻法治疗胫骨近端近关节处恶性骨肿瘤，其方法为：行腓骨截骨，游离胫骨近端，将胫骨近端肿瘤病灶浸入液氮中 20min，复温至室温 15min，复位膝关节，于腓骨截骨处行钢板内固定术（图 2-8-35）。原发性骨肉瘤 19 例，骨转移 3 例，平均年龄为 36（9～73）岁，平均随访时间为 63（24～176）个月。股骨近端 10 例，股骨远端 5 例，胫骨近端 4 例，肱骨近端 1 例，进行

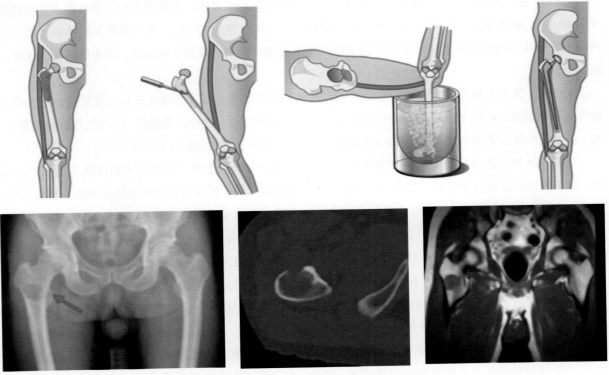

图 2-8-34　液氮灭活股骨近端自体灭活骨复合假体重建

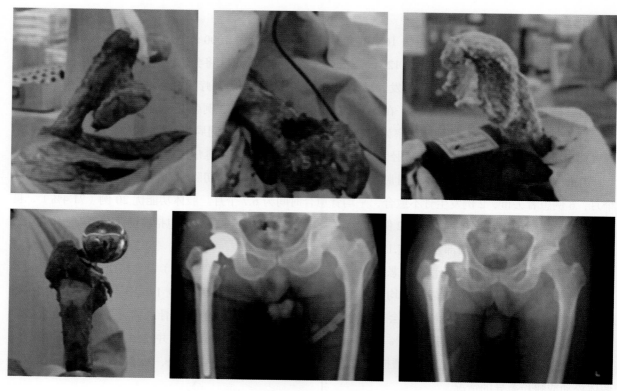

图 2-8-34 （续）

了 12 次液氮冷冻。愈合率是 90%（9/10），平均愈合时间是 9.5 个月。并发症包括 1 例骨折，2 例感染，3 例软组织复发和 1 例骨间后神经麻痹。平均肿瘤评分为 89.3%。

Igarashi 团队采用肿瘤骨段液氮冷冻灭活原位回植方式治疗 72 例四肢恶性骨肿瘤患者。通过随访 16～163 个月，排除了死亡病例和失访病例，其余均无肿瘤局部复发，而且患者的灭活骨在 5 年的使用率为 86.1%，10 年的使用率则达到 80.6%；在功能方面，优良率为 91.7%，基本保留了肢体的功能。国内陶惠民团队采用瘤骨液氮浸泡法治疗 54 例四肢恶性骨肿瘤患者，经过 5 年随访，患者肢体功能优良，复发率低。

关于氩-氦刀灭活再植重建法的术后随访，大多数关节功能良好，活动度正常，骨重建良好，关节软骨无早期退变，关节间隙正常或接近正常，极少数出现肌肉组织、神经血管损伤、病理性骨折等并发症。氩-氦刀技术目前更多的应用于局部肿瘤辅助治疗以及骨转移肿瘤的治疗（图 2-8-36）。

VDGeest 等报告分别接受不同种类手术治疗的 66 例软骨肉瘤患者，并评价术后肢体功能和生活质量，结果显示接受病灶切除联合液氮冷冻消融术组评分最高，优于肿瘤假体置换术组和异体骨移植术组。Meftah 等 2013 年对比氩-氦刀冷冻消融术联合病灶刮除术与液氮冷冻术联合病灶刮除术治疗高选择性低度恶性类软骨瘤（四肢侵袭性内生软骨瘤、低度恶性骨内软骨肉瘤），报告统计了 42 例，其中一部分行氩-氦刀冷冻消融术联合病灶刮除术，另一部分行液氮冷冻术联合病灶刮除术，随访比较两种术式的优劣，统计结果显示两种手术技术均是安全有效的，两组疗效差异无统计学意义。

晚期癌症患者多有骨转移倾向，可引起全身难以忍受的疼痛。Tuncali 等用 MRI 引导下氩-氦刀治疗 22 例骨转移瘤患者，共计 27 处病灶，术后平均随访 19.5 周。结果显示有 22 处病灶（81%）未发生邻近脏器损伤，4 例发生一过性下肢麻木，2 例伴有尿潴留，1 例发生严重阴道渗液，1 例发生股骨颈骨折，冷冻后有 24 处肿瘤坏死率超过 76%，3 处 51%～76%，在完整随访的 21 处肿瘤中 13 处肿瘤病灶未见扩大，

8 处病灶进展，有 17 例疼痛得到缓解，其中 6 例完全缓解。

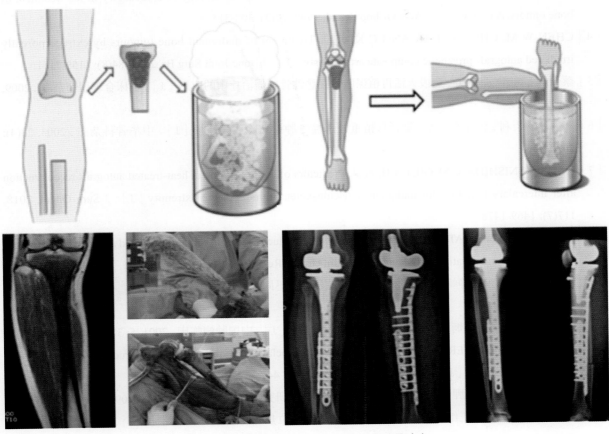

图 2-8-35　液氮冷冻法治疗胫骨近端恶性骨肿瘤

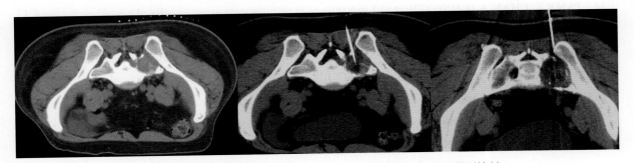

图 2-8-36　甲状癌骶骨转移，使用氩 - 氦刀治疗后肿瘤病灶明显得到控制

（方斌，胡永成，易春智）

参考文献

［1］ ASADA N, TSUCHIYA H, KITAOKA K, et al. Massive autoclaved allografts and autografts for limb salvage surgery. A 1-8 year follow-up of 23 patients ［J］. Acta Orthop Scand, 1997, 68(4): 392-395.

［2］ BEAUCHAMP D L, KHAJEHPOUR M. Studying salt effects on protein stability using ribonuclease t1 as a model system［J］. Biophys Chem, 2012, 161: 29-38.

［3］BICKELS J, MELLER I, SHMOOKLER B M, et al. The role and biology of cryosurgery in the treatment of bone tumors. A review［J］. Acta Orthop Scand, 1999, 70(3): 308-315.

［4］CHEN W M, CHEN T H, HUANG C K, et al. Treatment of malignant bone tumours by extracorporeally irradiated autograft-prosthetic composite arthroplasty［J］. J Bone Joint Surg Br, 2002, 84(8): 1156-1161.

［5］蔡荣辉, 刘康, 张洪涛. 瘤段灭活再植保肢技术在恶性骨肿瘤治疗中的应用［J］. 临床合理用药杂志, 2009, 2(15): 93-94.

［6］郭卫, 杨荣利, 汤小东, 等. 复合移植重建恶性骨肿瘤切除后骨缺损［J］. 中华骨科杂志, 2003, 23(4): 202-205.

［7］IKUTA K, NISHIDA Y, SUGIURA H, et al. Predictors of complications in heat-treated autograft reconstruction after intercalary resection for malignant musculoskeletal tumors of the extremity［J］. J Surg Oncol, 2018, 117(7): 1469-1478.

［8］ITO T, SAKANO S, SATO K, et al. Sensitivity of osteoinductive activity of demineralized and defatted rat femur to temperature and duration of heating［J］. Clin Orthop Relat Res, 1995, 316: 267-275.

［9］阎作勤, 谈绎文, 陈峥嵘, 等. 膝关节周围恶性骨肿瘤不同保肢手术方法的比较［J］. 复旦学报 (医学版), 2004, 31(4): 414-416.

［10］杨庆诚, 蔡宣松, 梅炯. 煮沸骨愈合强度的实验研究［J］. 中国肿瘤临床, 2001, 5: 387-388.

［11］KHATTAK M J, UMER M, HAROON UR R, et al. Autoclaved tumor bone for reconstruction: an alternative in developing countries［J］. Clin Orthop Relat Res, 2006, 447: 138-144.

［12］胡永成, 纪经涛. 肩胛骨恶性骨肿瘤微波灭活的临床研究［J］. 中华骨科杂志, 2009, 29(8): 711-716.

［13］胡永成, 卢世璧, 王继芳, 等. 恶性骨肿瘤微波原位热疗保留肢体的手术技术［J］. 中华骨科杂志, 2000, 20(7): 410-415.

［14］PAN K L, CHAN W H, ONG G B, et al. Limb salvage in osteosarcoma using autoclaved tumor-bearing bone［J］. World J Surg Oncol, 2012, 10: 105.

［15］PITTMAN M R, TOLMAN D E, JOWSEY J. An experimental study of autoclaved autogenous mandible in combination with cancellous bone and marrow［J］. J Oral Surg, 1975, 33(3): 171-179.

［16］QU H, GUO W, YANG R, et al. Reconstruction of segmental bone defect of long bones after tumor resection by devitalized tumor-bearing bone［J］. World J Surg Oncol, 2015, 13: 282.

［17］RECORD M T, JR., ZHANG W, ANDERSON C F. Analysis of effects of salts and uncharged solutes on protein and nucleic acid equilibria and processes: a practical guide to recognizing and interpreting polyelectrolyte effects, Hofmeister effects, and osmotic effects of salts［J］. Adv Protein Chem, 1998, 51: 281-353.

［18］SHIMIZU K, MASUMI S, YANO H, et al. Revascularization and new bone formation in heat-treated bone grafts［J］. Arch Orthop Trauma Surg, 1999, 119(1-2): 57-61.

［19］SINGH V A, NAGALINGAM J, SAAD M, et al. Which is the best method of sterilization of tumour bone for reimplantation? A biomechanical and histopathological study［J］. Biomed Eng Online, 2010, 9: 48.

［20］SUGIURA H, NISHIDA Y, NAKASHIMA H, et al. Evaluation of long-term outcomes of pasteurized autografts in limb salvage surgeries for bone and soft tissue sarcomas［J］. Arch Orthop Trauma Surg, 2012, 132(12): 1685-1695.

［21］SUGIURA H, YAMAMURA S, SATO K, et al. Remodelling and healing process of moderately heat-treated bone grafts after wide resection of bone and soft-tissue tumors ［J］. Arch Orthop Trauma Surg, 2003, 123(10): 514-520.

［22］ TAKATA M, SUGIMOTO N, YAMAMOTO N, et al. Activity of bone morphogenetic protein-7 after treatment at various temperatures: freezing vs. pasteurization vs. allograft ［J］. Cryobiology, 2011, 63(3): 235-239.

［23］ TANZAWA Y, TSUCHIYA H, SHIRAI T, et al. Histological examination of frozen autograft treated by liquid nitrogen removed after implantation ［J］. J Orthop Sci, 2009, 14(6): 761-768.

［24］ 胡永成, 王继芳, 卢世璧, 等. 微波加热对骨组织生物力学的影响 ［J］. 中华骨科杂志, 1997, 17(10): 645-648.

［25］ 胡永成, 王继芳, 卢世璧, 等. 微波加热对脱钙骨基质诱导活性的影响 ［J］. 中华外科杂志, 1997, 35(9): 564-567.

［26］ DIEHL P, SCHAUWECKER J, EICHELBERG K, et al. Quantitative analysis of the impact of short-time high hydrostatic pressure on bone tumor-associated proteases ［J］. Int J Mol Med, 2007, 19(4): 667-673.

［27］ IGARASHI K, YAMAMOTO N, SHIRAI T, et al. The long-term outcome following the use of frozen autograft treated with liquid nitrogen in the management of bone and soft-tissue sarcomas ［J］. Bone Joint J, 2014, 96-b(4): 555-561.

［28］ 胡永成. 肿瘤局部热疗与免疫 ［J］. 国际肿瘤学杂志, 1994, 21(4): 216-218.

［29］ 胡永成. 肿瘤局部热疗动物模型的建立 ［J］. 解放军医学杂志, 1997, 22(6): 425-427.

［30］ 胡永成, 范顺武, 郭卫, 等. 全国骨肉瘤保肢座谈会会议纪要 ［J］. 中华骨科杂志, 2000, 20(7), 390-392.

［31］ 胡永成, 郭新娜, 赵彼得. 小鼠肿瘤局部热疗后血液中白细胞介素2可溶性受体的变化［J］. 中华理疗杂志, 1999, 22(1): 29-31.

［32］ KODE J, TAUR P, GULIA A, et al. Pasteurization of bone for tumour eradication prior to reimplantation - an in vitro & pre-clinical efficacy study ［J］. Indian J Med Res, 2014, 139(4): 585-597.

［33］ MANABE J, KAWAGUCHI N, MATSUMOTO S. Pasteurized autogenous bone graft for reconstruction after resection of malignant bone and soft tissue tumors: imaging features ［J］. Semin Musculoskelet Radiol, 2001, 5(2): 195-201.

［34］ 胡永成, 卢世璧, 袁玫, 等. 骨肉瘤热疗前后热休克蛋白70表达的变化 ［J］. 中华骨科杂志, 2000, 20(1): 7-11.

［35］ 胡永成, 王继芳. 肿瘤局部热疗后自然杀伤细胞活性变化及对肺转移影响的实验观察［J］. 中华医学杂志, 1996, 76(8): 582-584.

［36］ 胡永成 卢世璧, 王继芳, 等. 微波原位热疗保肢手术后机体免疫功能的变化 ［J］. 中华骨科杂志, 1997, 17(7): 412-415.

［37］ TSUCHIYA H, WAN S L, SAKAYAMA K, et al. Reconstruction using an autograft containing tumour treated by liquid nitrogen ［J］. J Bone Joint Surg Br, 2005, 87(2): 218-225.

［38］ UMER M, UMER H M, QADIR I, et al. Autoclaved tumor bone for skeletal reconstruction in paediatric patients: a low cost alternative in developing countries ［J］. Biomed Res Int, 2013, 2013: 698461.

［39］ 宋金纲, 张瑾. 负瘤骨截除后煮沸灭活再植治疗亚性骨肿瘤的临床研究(附16例报告)［J］. 中国肿瘤临床, 1995, 22(7): 457-459.

［40］ 孙保勇, 李敏. 热处理对骨修复的影响 ［J］. 中国骨与关节杂志, 2004, 3(6): 371-373.

［41］ 陶惠民, 杨迪生, 何荣新, 等. 冷冻外科治疗肢体恶性骨肿瘤 ［J］. 中国矫形外科杂志, 7(3), 213-215.

［42］IWAMOTO Y, SUGIOKA Y, CHUMAN H, et al. Nationwide survey of bone grafting performed from 1980 through 1989 in Japan［J］. Clin Orthop Relat Res, 1997, 335: 292-297.

［43］JEON D G, KIM M S, CHO W H, et al. Pasteurized autograft for intercalary reconstruction: an alternative to allograft［J］. Clin Orthop Relat Res, 2007, 456: 203-210.

［44］杨毅, 郭卫, 杨荣利, 等 . 肿瘤骨灭活再植重建骨盆肿瘤切除后骨缺损的临床研究［J］. 中华外科杂志, 2014, 52(10): 754-759.

［45］杨毅, 郭卫, 杨荣利, 等 . 恶性骨肿瘤保肢治疗中灭活再植技术的操作流程和常见问题［J］. 骨科, 2018, 9(3): 247-252.

第九节　足踝部肿瘤的治疗

足的原发恶性肿瘤很少见，国内统计的 5005 例原发恶性骨肿瘤中仅有 47 例；在美国每年 2500 例骨肿瘤病例中，发生于足部的少于 2%；4500 例软组织肉瘤病例中，发生于足部的亦低于 10‰。继发性恶性骨肿瘤在足部同样不常见。发生于足踝的良性骨与软组织肿瘤较恶性肿瘤多，约为 5：1，国内统计的 6010 例良性病变发生于足部 333 例，与国外的统计结果相一致。足部肿瘤的临床症状和体征表现不明显，往往与其他非肿瘤性疾病相混淆而延误诊断，患者往往是在接受其他非肿瘤性外科治疗后才确诊，部分患者因此得到不合理的治疗。所以足部肿瘤一旦有症状和体征提示，就应进一步详细检查确诊并进行相应的分期评估，使其能得到最合理的治疗。

一、足踝部应用解剖学

（一）足部骨骼
1. 跗骨共 7 块，即距骨、跟骨、舟骨、骰骨和第 1、2、3 楔骨。
2. 跖骨为短管状骨，共 5 块。
3. 趾骨共 14 块，除拇趾为 2 节外，其他各趾均为 3 节。

（二）足的关节和韧带
26 块足骨间形成许多关节，有活动和减轻震荡的功能。足的几个关节经常作为一个整体发挥作用，包括跗骨间关节、跖趾关节和趾间关节。足部的韧带有关节副韧带、骨间韧带和独立的韧带，这些韧带对关节活动、维持足弓起重要作用，有的韧带还参与关节的构成。

1. 跗骨间关节包括距跟关节、跟骰关节、距跟舟关节、跗横关节、楔舟关节、楔骨间关节和舟骰关节。主要韧带有距跟前韧带、距跟后韧带、距跟内侧韧带和距跟外侧韧带。

（1）距跟舟关节：由距骨头、跟骨载距突上面及舟骨后面的关节面组成。主要韧带有距跟骨间韧带、距跟跖侧韧带、分歧韧带、距韧带。

（2）跟骰关节：由跟骨的骰骨关节面与骰骨的后关节面构成。主要的韧带有分歧韧带的跟骰部、跟骰背侧韧带、跖长韧带、跟舟跖侧韧带。

（3）楔舟关节：为舟骨与三块楔骨间的关节。

（4）骰舟关节：通常为纤维联接。

（5）楔间关节和楔骰关节：为平面形滑膜关节。

（6）跗跖关节和跖骨间关节：为平面形滑膜关节。

（7）跖趾关节：由跖骨小头与第 1 趾骨构成。第 1 跖趾关节下面的两侧，各有半球形籽骨，借短纤维联接于跖、趾二骨，并与小头横韧带与侧副韧带相连。

2. 趾间关节为趾骨间的关节，远节趾骨底与近节趾骨滑车构成。趾间关节两侧有强韧的副韧带加强，跖侧有纤维软骨性的跖侧副韧带。

3. 足弓　足骨借关节和韧带的联接形成足弓，足弓有纵弓和横弓。

（1）内侧纵弓由跟骨、距骨、舟骨、3个楔骨、内侧3个跖骨以及各骨间的关节构成。内侧纵弓的后端在跟骨结节，前端在第1至第3跖骨头处，弓顶位于距骨头和舟骨下面。

（2）外侧纵弓由跟骨、骰骨、第4、5跖骨及其间的关节构成。外侧纵弓较低，其弓顶位于骰骨处。

（3）横弓由各跖骨的后部和跗骨的前部构成，由于各骨的背面宽，跖面窄，联接在一起后，跖侧面形成深凹，内缘高，外侧缘低，当两足并拢后，形成一完整的拱形横弓。

维持足弓的三要素为足骨、韧带和肌肉。足弓的完整不仅在于其高低，而且与下肢的力线有关。完整的足弓在跑跳或行走时可以吸收震荡，并保护足以上的关节，防止损伤。

足骨、足底韧带或肌肉发育异常，或因足部受到损伤而使足弓塌陷，可引起扁平足。

（三）足底结构

1. 足底肌

（1）踇展肌：位于足底内侧缘皮下，起自跟结节的内侧及舟骨粗隆，前移成腱，止于踇趾的内侧籽骨和第1趾骨基底部的跖面和内侧。作用为使踇趾远离中趾而外展，对维持足弓也起重要作用。受足底内侧神经支配，血供来自足底内侧动脉。

（2）踇短屈肌：起于第1楔骨底面，向前分成2个肌腹，止于踇趾的外侧籽骨和第1趾骨基底部跖面的外侧。作用为屈踇趾第1节趾骨。内侧肌腹受足底内侧神经支配，外侧肌腹受足底外侧神经支配，血供来自足底外侧动脉。

（3）踇收肌：位于足底中部，分斜头和横头。斜头紧贴骨间肌，肌纤维斜向前内方，与踇短屈肌腱合成一腱，横头位于第2～5跖骨头的跖面，肌纤维横行向内，移行于斜头的腱。作用为向足底正中线牵引踇趾，并屈踇趾。踇收肌受足底外侧神经支配，血供来自足底外侧动脉。

（4）趾短屈肌：起自跟骨结节及跖腱膜，向前移行于4个肌腱，分别至第2～5趾。受足底外侧神经支配，血供来自足底外侧动脉。

（5）跖方肌：起自跟骨底面，止于趾长屈肌的外侧缘，受足底外侧神经支配，血供来自趾底外侧动脉。

（6）足蚓状肌：四条，起自各组长屈肌腱的侧缘，沿跖骨小头横韧带的跖面，绕过第2～5跖骨基底内侧，移行于各趾的趾背腱膜，屈跖趾关节、伸趾间关节。第1、2蚓状肌由足底内侧神经支配，第3、4蚓状肌由足底外侧支配。

（7）骨间肌：三条骨间跖侧肌，起自第3～5跖骨近侧端的内侧面，止于第1节趾骨基底部，部分移行于趾背腱膜，屈跖趾关节，伸趾间关节。四条骨间背肌起自相邻跖骨的侧面，止于第1趾骨的基底部，部分止于趾背腱膜。骨间肌均由足底外侧神经支配，血供来自足底动脉。

2. 足底动脉

足底的动脉有足底内侧动脉和足底外侧动脉。足底内侧动脉是胫后动脉较小的终支，它在屈肌支持带的下方发出，向前走向踇展肌的深面，其终支分布于踇趾的内侧缘，并发出肌支、皮支及关节支。足底外侧动脉为胫后动脉较大的终支，在足底位于踇展肌和趾短屈肌的深面，与足底外侧神经伴行并位于其外侧，达第5跖骨底时内弯屈，形成足底弓。在途中发出肌支、皮支、关节支。

3. 足底神经

足底的神经为足底内侧神经和足底外侧神经。足底内侧神经为胫神经的终支，肌支支配踇展肌、趾短屈肌、踇短屈肌、第1蚓状肌。皮支分布于内侧3趾和第4趾的内侧及趾尖和甲床。足底外侧神经也是胫神经的终支，支配踇收肌、第2～4蚓状肌及小趾两侧、第4趾的外侧半、甲床和趾尖。

（四）足背结构

1. 浅层结构足背的感觉神经发自腓浅神经、腓深神经、胫神经和腓肠神经。浅静脉有趾背静脉和足背静脉。足背静脉弓横行于跖骨远侧端，移行为内侧缘静脉和外侧缘静脉。分别延续为大隐静脉和小隐静脉。

2. 深层结构足背动脉在踝关节的前方延续于胫前动脉，经姆长伸肌腱和趾长伸肌腱之间前行，至第一跖骨间隙近侧端分为跖背动脉和足底深支。足背动脉的主要分支有跗外侧动脉、弓形动脉、第一跖背动脉及足底深支。

3. 腓深神经在足神经动脉的外侧至足背，分为内侧、外侧支配趾短伸肌，两终支并发出关节支至足部关节。

4. 姆短伸肌位于足背皮下内侧，起自跟骨前端的上面，斜向前内方，移行于细腱，止于姆趾第一趾骨基底部的背面，作用为伸姆趾，由腓深神经支配。趾短伸肌起自跟骨前端的上面及外侧面，向前内方移行于细腱，腱与趾长伸肌腱斜行交叉，作用为伸中间3趾，并向外牵引，由腓深神经支配。

二、足踝部肿瘤临床表现及影像学特点

（一）临床表现

1. 病史特点

足踝部肿瘤绝大部分症状轻微，病程较长，偶尔因轻微外伤致病理骨折，愈合缓慢。某些肿瘤，如甲下外生骨疣、骨囊肿、滑膜肉瘤等在足部常见，足踝部为人体高度敏感且运动灵活的器官，软组织少而薄，一旦有肿瘤生长，一般多能较早发现而就医。

2. 症状与体征

足踝部良性骨肿瘤，生长缓慢，多无自觉症状，若肿物继续增大，可出现局部肿块，疼痛，以及神经压迫症状，继而可影响肢体的功能。原发于足踝的恶性肿瘤较少见，发生在身体其他部位的恶性肿瘤，如成骨肉瘤、软骨肉瘤、尤文氏肉瘤等，偶有报道发生在手足者，临床上表现无特殊之处。足踝部转移瘤也偶可见到，局部肿痛，血管扩张，症状发展较快。局部除肿块外，皮肤可以肿胀，但皮温不高，临床表现极似感染。除非恶性肿瘤发展至晚期，全身情况多表现不明显。

（二）影像学特点

影像学检查在骨肿瘤诊断中不可缺少，特别是对治疗方案的制定如保肢、综合治疗、术后随访及疗效评价均具有重要意义。何时进行影像学检查，选定何种影像学项目检查，如何解读检查结果是足踝肿瘤外科医生评估肿瘤要考虑的基本问题，解决这些问题，必须清楚了解进行这些特殊的影像学检查的临床目的。有三个基本因素决定影像学检查应该应用于肿瘤的评估：建立初步诊断；明确肿瘤局部解剖以明确手术方案；排查远处转移和进行肿瘤分期。多项检查内容才能提供诊断、鉴别诊断及治疗等多项目标。例如：MRI 可以帮助确立诊断和规划外科手术，而骨扫描可以确认有无远处转移和协助诊断，但不能给局部解剖提供详尽信息。

1. X线片是评估骨与软组织肿瘤的一个基本检查项目，应该优先于其他先进昂贵的检查之前进行

足踝标准正位、侧位以及轴位片常规应用于足踝病例，也适合大多数肿瘤评估。但具体病例可能需要负重片和特殊角度摄片进行补充检查，例如，检查跟骨病变的 Harris 轴位片。此外，对侧足踝对照摄片在区别细微的畸形和正常的变异方面也有价值。良好的 X 线影像能清晰地显示骨的微细结构改变，根

据骨的密度改变，骨破坏的形态，骨膜反应等表现，结合患者年龄及病变部位，多可作出初步诊断，并可作为制订下一步检查方案的基础。某些影像学特征可以提供诊断线索，如典型的点状钙化可提示内生软骨瘤，而小的局灶性钙化常见于滑膜肉瘤。但常规 X 线片由于密度分辨率低，对软组织肿物诊断价值有限。分析一套影像资料中的关键点包括：肿瘤发生部位，病变大小，骨质特点，边界，骨膜反应和周围软组织改变。足踝肿瘤外科医生分析影像学资料除了获得临床诊断之外，也应建立良性、侵袭性到恶性病变的一般概念。快速生长的巨大肿物，明显的骨膜反应，皮质破坏和相关的软组织反应及肿块都是侵袭性病变的特征。较小的肿物，硬化边缘，缺乏软组织肿块往往表明了病变为良性，病程进展缓慢。

2. CT 是 X 线片的重要补充

由于 CT 的密度分辨率高，横断面扫描无重叠，特别是多层螺旋 CT 的应用，对骨肿瘤和肿瘤样病变小的骨质破坏、肿瘤内的瘤骨及瘤软骨钙化、重叠部位的病变、软组织肿块等检查更为敏感。CT 的容积扫描三维重建图像可以显示病变的三维立体结构与周围邻近组织的空间三维立体关系，而 CT 的动态增强扫描和灌注成像则有助于良恶性骨肿瘤诊断和鉴别诊断。CT 对早期异常骨髓和骨膜的观察与评价，以及对软组织肿块与水肿的判定明显不如 MRI。

3. MRI 在骨肿瘤与肿瘤样病变检查诊断中，与 X 线和 CT 相比，MRI 具有组织分辨率高及功能成像等优势

在肿瘤范围的确定、定性和分级中起重要作用，其优势在于：①骨髓内病变的观察，特别是骨髓内跳跃式及其他部位跳跃式生长的子灶；②软组织内病变的观察，特别是软组织的水肿和肿块的鉴别及其与邻近神经、血管的关系等；③病变与正常组织的交界；④细小的骨皮质内的破坏；⑤尚未钙化的异常骨膜；⑥病变内的结构、成分和性质的辨别，如出血、坏死、囊变、液化、脂肪变性等。MRI 还可分析肿瘤的某些成分，动态增强扫描、DWI、PWI 对肿瘤的良恶性鉴别均有重要的参考价值。由于 MRI 空间分辨率不及 X 线片和 CT，且对骨化、钙化无信号结构显示不敏感等因素，故对细小的瘤骨及钙化的观察不如 CT，甚至不如 X 线片。

4. 跟骨肿瘤影像学特点

（1）骨囊肿：跟骨骨囊肿占所有骨囊肿的 4%，多位于跟骨窦，部分位于跟骨体或后结节，表现为单房状骨质破坏，轻度膨胀，其内密度均匀，有时可以出现小的钙化灶，边缘清楚，可见轻度硬化，周围未见明显软组织肿胀或肿块，累及大部跟骨的表现为多房状骨质破坏，有骨性分隔或骨嵴，部分病例可合并骨折。鉴别诊断：①软骨母细胞瘤多邻近跟骨关节面，内为软组织密度，可出现钙化。②骨巨细胞瘤膨胀明显，内有细小分隔，典型者呈皂泡状，边缘缺乏硬化。③动脉瘤样骨囊肿，膨胀多较明显，其内密度可不均匀，CT 值高于骨囊肿，MRI 上可出现液 - 液平面。

（2）骨软骨瘤：跟骨骨软骨瘤的诊断并不困难，无痛性逐渐增大的硬块，活动后可有疼痛，影像学上表现为不规则的骨性突起向骨外生长，与正常跟骨以蒂状或宽基底骨质相连。

（3）软骨母细胞瘤：软骨母细胞瘤约 2/3 位于跟骨关节面下方，1/3 位于跟骨后部；表现为不同形状的骨质破坏区，其内密度不均匀，CT 上呈软组织密度，可见条状或点状钙化（约占 7%），边缘清楚，可见轻度硬化，皮质断裂后引起周围软组织改变；MRI 可见病灶周同骨髓水肿。

（4）动脉瘤样骨囊肿：跟骨动脉瘤样骨囊肿多位于跟骨后部跖侧，表现为多房或单囊状，轻度膨胀性骨质破坏，其内可见骨嵴及不规则高密度影，边缘完整、清楚，周围可见反应性硬化，CT 值为 20 ~ 80Hu。MRI 可见液 - 液平面及菲薄的囊壁。鉴别诊断：骨巨细胞瘤患者的年龄较大，边缘硬化不明显，多为实性肿瘤，少见液 - 液平面。

（5）骨巨细胞瘤：跟骨的骨巨细胞瘤多位于跟骨体部，常累及整个跟骨，表现为膨胀性骨质破坏，以横向膨胀明显，呈"皂泡"状，其内可见细的分隔，骨皮质菲薄，一般结构完整，周围一般没有软组织肿块，当突破骨皮质出现软组织肿块时，说明肿瘤侵袭性较高。增强扫描病变强化明显。

（6）软骨肉瘤：跟骨软骨肉瘤患者年龄多在 40 岁以上，好发于跟骨中部偏后，表现为不规则形骨质破坏，密度不均匀，边缘模糊，与正常骨组织分界不清，可以侵蚀破坏骨皮质而形成软组织肿块，其内可见肿瘤软骨，骨膜反应不常见，侵及范围一般较大，病变可累及整个骨骼。鉴别诊断：骨肉瘤年龄一般较小，病程较短，病变发展较快，广泛破坏，边界不清，若出现肿瘤骨，表现为不规则的较高密度影，与肿瘤软骨的钙化不同。

（7）骨肉瘤：跟骨骨肉瘤多位于跟骨后部、跟骨结节部位，表现为不规则形溶骨性或硬化性骨质破坏，边缘模糊，周围伴软组织肿块，骨膜反应不常见。

（8）脂肪瘤：骨内脂肪瘤呈圆形或类圆形骨质破坏区，与正常骨皮质交界处边缘锐利，其内有粗细不均匀的骨嵴样分隔。CT 值在 -20 ～ 90Hu，MRI 上为 T_1WI 高信号、T_2WI 高信号，脂肪抑制序列为低信号。鉴别诊断：骨囊肿的发病年龄与脂肪瘤相似，一般有膨胀，两者的 CT 值明显不同。

5. 其他跗骨肿瘤

（1）软骨母细胞瘤：软骨母细胞瘤常常侵及骨骺区，伴有或不伴有干骺端的破坏，斑点状的钙化为典型特征表现。在跗骨表现为囊状骨质破坏，皮质变薄，轻度膨胀，病灶边缘呈波浪状或分叶状硬化，可见骨嵴及点状或斑絮状钙化，部分骨皮质缺损。也可有软组织异常，MRI 呈高低混杂信号，常合并动脉瘤样骨囊肿。鉴别诊断：动脉瘤样骨囊肿影像学表现相似，但动脉瘤样骨囊肿内容为液性，缺乏钙化，或有粗大的骨嵴，CT 值、MRI 信号不同。

（2）骨样骨瘤：骨样骨瘤典型表现为瘤巢部位的低密度骨质破坏及周围不同程度的骨质硬化，瘤巢直径不超过 1.5cm，瘤巢中心可见不规则钙化和骨化影，MRI 上未钙化的部位在 T_1WI 上为低至中等信号，T_2WI 上为高信号，钙化均为低信号，周围的骨髓和软组织可见水肿，呈 T_1WI 低信号、T_2WI 高信号。鉴别诊断：骨髓炎影像表现不论硬化性改变还是不规则的骨质破坏，均无瘤巢，且局部肿胀明显、广泛，临床上可有发热、局部红肿等病史；骨样骨瘤有夜间痛，有瘤巢，可以区别。

（3）血管内皮瘤：血管内皮瘤好发于 20 岁以下男性，常见部位为长骨及脊柱，很少发生在跗骨，多为溶骨性骨质破坏，"皂泡状"改变常见，边缘清晰，骨皮质变薄，常有不同程度的硬化，当骨皮质破坏时周围可出现软组织肿块，骨膜反应不常见。鉴别诊断：①骨巨细胞瘤的年龄较大，其内可见骨性分隔，骨皮质菲薄，无硬化。②动脉瘤样骨囊肿可见其内可见较粗大的骨嵴，CT 及 MRI 上有典型的液 - 液平面。

（4）骨软骨瘤：跗骨骨软骨瘤少见，影像表现为与正常骨质相延续的骨性突起，常为宽基底，骨皮质与基底部相连，松质骨与基底部相通。

6. 跖趾骨肿瘤

（1）骨软骨瘤：跖趾骨的骨软骨瘤好发于骨端，多发少见，甲下骨疣多见。肿瘤常形成骨性突起，与正常骨质相延续，常为宽基底，骨皮质自基底部延伸到肿瘤的远端，松质骨与基底部相连续，软骨帽一般不明显，钙化少见，罕有恶变。

（2）内生软骨瘤：软骨瘤多位于趾骨中段或近端，呈囊性膨胀性生长，X 线片可见边缘光滑的透亮区，骨皮质受压变薄，边界清楚，可有硬化边，内缘呈弧形或不规则形，透亮区内可见斑点状、环形钙化，多无骨膜反应，软组织无肿胀。若发生病理性骨折，则出现相应的改变。

（3）骨巨细胞瘤：跖骨、趾骨的骨巨细胞瘤常有轻度膨胀或近圆形骨破坏，常呈偏心状，骨皮质通常完整。因病灶内生长不均匀，周边部形成条纹状或明显增厚的骨嵴，呈多房状，甚至出现"皂泡"样，在 CT 上显示更清楚。肿瘤无骨膜反应，即使发生骨折，骨膜反应也很轻微。鉴别诊断：动脉瘤样骨囊肿年龄小，膨胀明显，其内为液性内容物，CT、MRI 扫描常见液 - 液平面，病灶边缘可出现硬化。

（4）软骨黏液样纤维瘤：发生在跖趾骨的软骨黏液样纤维瘤多为中心性生长，长轴与骨的长轴一致，呈分叶状，皮质膨胀不均，变薄，其内可见骨性分隔，此骨嵴较骨巨细胞瘤致密且粗厚，边缘有硬化。可有骨膜增生，钙化少见。鉴别诊断：①骨巨细胞瘤多呈横向生长，无硬化边，骨嵴较细。②成软骨细胞瘤膨胀不明显，其内可见到钙化，无明显骨性分隔。

（5）动脉瘤样骨囊肿：足部短管状骨的动脉瘤样骨囊肿一般为中心性、对称性膨胀，为溶骨性骨质破坏，可形成"气球样"改变，破坏区内可有分隔，边缘骨膜下有新骨形成的骨壳，骨皮质可变薄或部分断裂，易破入软组织中，形成软组织肿块。病变内可见到液 - 液平面。

（6）转移瘤：发生在足部的转移瘤少见，多表现为溶骨性的骨质破坏，其内呈软组织密度，无骨膜反应，常伴有软组织肿块（图 2-9-1）。

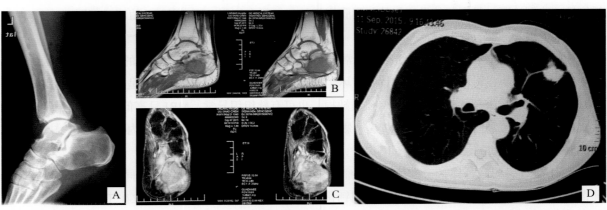

图 2-9-1　患者，男，66 岁，A X 线片可见左跟骨溶骨性破坏，无骨膜反应；B、C MRI 可见软骨组织肿块形成；D 肺部 CT 示左肺占位

（7）腱鞘巨细胞瘤：腱鞘巨细胞瘤多见于手指腱鞘部位，其次为足趾。初期瘤体侵犯关节周围软组织，形成软组织肿块。后期肿块邻近的骨质有压迫性骨质吸收，或形成边缘清楚的囊状骨质破坏，可有硬化缘，少数可出现骨质膨胀。CT 显示 6% 的病灶内可见钙化。MRI 显示 T_1WI 呈等或低信号，T_2WI 上有中等至低的混杂信号。

三、足踝部肿瘤手术治疗

（一）治疗原则

对于足部的肿瘤，首先要通过活检明确诊断，区分良恶性，同时要进行详细的术前检查。要明确并不是所有的足部良性肿瘤都是需要手术治疗的，特别是那些位于负重区、切除术后可能会带来功能障碍的肿瘤。其次，Enneking 的外科分期是指导治疗的原则：1 期和 2 期（静止和活动期）良性肿瘤可通过边缘或病灶内手术治疗；3 期(侵袭期)良性肿瘤和 I 期低度恶性肿瘤可行边缘切除或小范围广泛切除治疗，不用辅助治疗；而高度恶性的 II 期肿瘤则应用广泛切除或根治性切除术治疗，且应辅以化疗或放疗。但值得注意的是，放疗在增加局部切除安全性的同时，也带来了放疗后淋巴水肿、疼痛等并发症。特别是当其发生在足底皮肤时，所带给患者的不便有时更甚于小腿截肢。另外，儿童患者放疗后足部发育停滞也应予注意。在多数情况下，由于足部解剖的特殊性，即使术前化疗效果良好，对于高度恶性肿瘤也多采用截肢治疗，但仍建议行术前化疗。由于足底的特殊负重要求，所以手术切口的设计，在安全切除肿瘤的前提下，应尽量避开负重区，如实在无法避开，则应尽可能地小。手术中应尽可能地避免不必要的皮下组织缺损。

（二）趾骨肿瘤

趾骨的良性 1、2 期肿瘤可以行病灶内刮除植骨。趾骨的 3 期和 I 期恶性肿瘤复发可能性大，应行广泛切除，在多数情况下为截趾。这样可避免局部复发，而且截趾后对足部的功能不会产生明显的影响。对于 II_a 期恶性肿瘤，截趾也是安全的。但如果曾行活检或有病理性骨折，则应将其认作间室外 II_b 肿瘤，至少应该行跖趾列切除。对于位于近节趾骨基底的 II_b 期肿瘤，肿瘤可能扩展到邻近的跖骨或周围软组织，切除范围应比单列切除更加广泛。应通过术前骨扫描和 MR 检查明确软组织范围以及邻近跖骨是否受累，从而决定切除的范围。

跖趾列切除术是指切除跖、趾骨以及包绕它们的内在肌和外在肌。环绕足趾基底做一椭圆形切口、背侧纵切口延伸至跖骨基底。足背皮瓣分离至邻近跖骨。辨认欲截除列的伸趾长、短肌腱，在跖跗关节水平横断。切开跖跗关节囊，游离此列的近端。由近向远自邻近跖骨切断骨间背侧肌，达跖横韧带水平，继续沿着邻近跖骨表面解剖直至骨间足底肌被剥离。在远侧，切断跖骨横韧带。通过椭圆形切口跖侧，分离屈趾长、短肌和蚓状肌。提起跖骨头，将这些结构在跖趾关节的近侧、蚓状肌肌腹处横断。提起跖骨分离切断其深面的足底方肌、跖底动脉及伴行的趾总神经。注意保护足底弓，自背侧看，它位于足底方肌的深面。在切断跖骨近端时，可能需要牺牲足背弓状动脉。当切除第二跖趾列时，足背动脉的足底深支可在骨间背侧肌两头间找到，且通常可以保留。

（三）跖骨肿瘤

跖骨的良性 1、2 期肿瘤应行囊内刮除术（图 2-9-2），对于良性侵袭性 3 期肿瘤和低度恶性的 I_a 期肿瘤，可以行单纯广泛切除而无需行列切除。但是，第 2 ~ 5 跖骨瘤段切除后功能缺损情况及应用自体骨骨段移植重建后的恢复时间均不如整个跖趾列切除后的情况。因此，如果需切除第 2 ~ 5 跖骨，建议行整列切除。第 1 跖骨的病变，只有在不能重建时方可考虑切除此列跖骨。保持该列的完整，对于足的推动力是非常重要的。

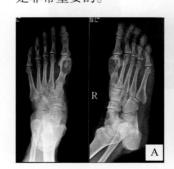 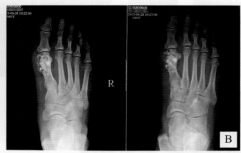 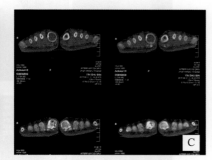

图 2-9-2　患者，男，40 岁，A、B X 线片示右足第一跖骨溶骨性膨胀性破坏，骨皮质完整；C CT 示骨皮质膨胀，跖骨远端髓腔内散在高密度改变；行肿瘤刮除人工骨植入术，术后病理为骨纤维结构不良伴动脉瘤样骨囊肿

跖骨的高度恶性肿瘤很少位于间室内，术前应用核素扫描、MRI 来明确其侵犯的范围。在足部要获得一个 II_b 期肿瘤充分的外科边界很不容易，通常需要牺牲相邻列。对于发生在第 1 或第 5 跖趾列的肿瘤，切除后仅残留 3 个相邻的跖趾列，在力学上是一个不稳定足。而对于发生在第 2 ~ 4 跖趾列的肿瘤，切除相邻的 3 个跖趾列后，如果保留的是第 1、2 跖趾列，可穿矫形鞋减少跖骨头的压力并增加足的稳定性，

以保持行走功能。如果仅残留外侧的两列，由于失去了内侧的推动力，可致明显的功能障碍。在这种情况下，可以通过穿聚丙烯矫形鞋来增加足的稳定性。如果中间三列切除。仅残留第1、5列，则也需要踝足矫形器来维持足的稳定性。另外，肿瘤广泛切除后，软组织的覆盖是经常遇到的问题。由于足的血运相对较差，所以行局部转移皮瓣较困难，通常需用带血管蒂的组织瓣进行覆盖，且还多用于足背而非足底。因此，术前应比较多列切除和跗跖截肢术后功能的优劣，以选择恰当的术式。当 II_b 期肿瘤在足底累及内在浅层肌或在背侧蔓延超过距骨近端时，应行 Chopart 截肢术。

（四）跗骨肿瘤

跗骨的良性肿瘤，通常行局部切除可以获得最佳疗效，局部的缺损可以植骨重建。而跗骨区恶性肿瘤，如果病变局限在跗骨，切除后可获得安全的外科边界且足底又有足够的组织进行覆盖，则可行 Chopart 截肢术。若病变较广泛，特别是在足舟骨或骰骨，行 Chopart 截肢术往往不能得到安全的外科边界，为获得更广泛的切除，应选择 Syme 截肢术、Boyd 截肢术或 Pirogoff 截肢术。

（五）距骨肿瘤

距骨的3期良性肿瘤可采用病灶内扩大刮除进行治疗，即在仔细的刮除后，用高速磨钻处理瘤床，再应用石碳酸、乙醇、液氮等进一步处理残腔壁，以获得局部控制（图2-9-3）。但对于囊内刮除复发肿瘤及 I_a 期肿瘤，应选择距骨切除。行距骨切除术时，皮肤切口取决于活检的切口。最好选用前内侧纵形切口，于小腿远端的前侧，在胫前肌腱与蹈长伸肌腱之间，经踝关节，至足的中部跗骨水平。在距骨上无肌腱附丽，仅有关节囊韧带需要横断，找到距舟关节并切除整个关节囊，将胫前肌腱牵向内侧，切断三角韧带的深部（胫距前、后韧带），再切断位于浅表的三角韧带胫跟部分。在足的外侧，蹈长伸肌腱、趾长伸肌腱以及其间的足背动脉被一起牵开，显露并切断距跟外侧韧带。距腓前韧带同样需要分离切断。用力将足跖屈并向前牵拉距骨，切断剩余的韧带及关节囊结构，移除距骨。术后患者胫骨远端与跟骨之间的连枷关节可维持行走，但对于成人更满意的功能重建应该是胫骨与跟骨的关节融合。为了维

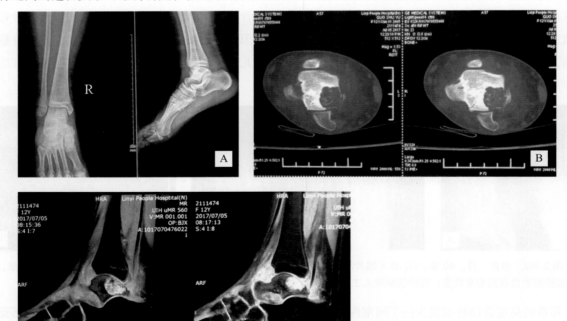

图2-9-3　患者，女，12岁，A X线片示距骨软骨下骨溶骨性破坏；B CT 示距骨病灶内散在钙化点；C MRI 示病变位于距骨内，边界清晰；行肿瘤刮除植骨术，术后病理为软骨母细胞瘤

持肢体长度和后足的高度可在缺损处植骨，但增加了融合的难度。许多外科医生更愿意选择简单的跟骨与胫骨远端直接的关节融合，去除胫骨远端和跟骨上的软骨面，切断所有的限制韧带，用钢板将跟骨固定在胫骨远端。也可应用外固定架、交叉穿针或螺丝钉进行固定。对于距骨的 I_b、II_a 或 II_b 期恶性肿瘤，除非有非常有效的辅助治疗支持，需要选择小腿截肢治疗。

（六）跟骨肿瘤

跟骨之于行走是非常重要的。没有跟骨及其下面的致密组织垫，行走是很困难的。对于跟骨良性肿瘤（1、2 期），应用外侧入路进行刮除治疗（图 2-9-4）。对于侵袭性良性病变，第一次也可以应用扩大刮除治疗，这样可以有机会更好地保留足的功能（图 2-9-5）。但是，如果侵袭性病变（3 期）术后复发或跟骨恶性肿瘤，则需要整块切除术。有文献报道跟骨肿瘤整块切除术后不重建，由于缺少负重的跟骨，患者出现肢体短缩，跛行。随着时间延长，持续行走时间下降（随访 2 年时，持续行走 60min；随访 3 年时，持续行走 30min；随访 6 年时，持续行走 20min），并发症为足底皮肤溃疡、畸形、距舟关节半脱位等。常见的重建方法有：①跟骨灭活回植（图 2-9-6）。②异体骨重建，距跟关节、跟骰关节固定融合，跟

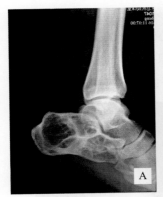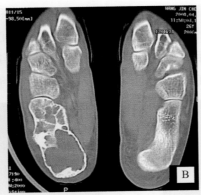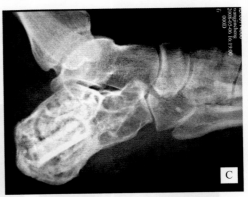

图 2-9-4 患者，男，26 岁，右跟骨软骨母细胞瘤。A X 线片示跟骨内溶骨性破坏，骨皮质变薄，无骨膜反应；B CT 示跟骨内有分隔；C. 行肿瘤刮除自体髂骨植骨术

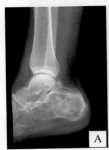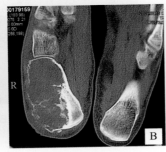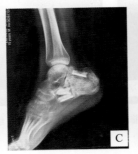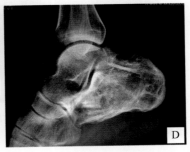

图 2-9-5 患者，男，16 岁，右跟骨骨巨细胞瘤。A X 线片示右跟骨广泛性溶骨性破坏；B CT 示跟骨外侧皮质破坏，软组织肿块形成；C 行肿瘤扩大刮除自体腓骨、髂骨植骨术；D 术后 70 个月复查可见植骨愈合良好

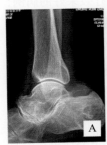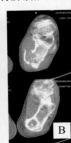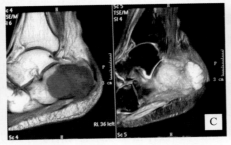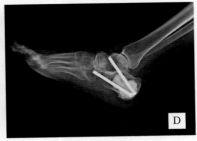

图 2-9-6 患者，男，73 岁，左跟骨软骨肉瘤。A X 线片示跟骨溶骨性骨质破坏，其内散在钙化，软组织肿块形成；B CT 示跟骨内侧骨质破坏，散在钙化，软组织肿块形成；C MRI 示跟骨广泛性骨质破坏；D 行跟骨整块切除、酒精灭活回植术

腱锚定于异体骨上，术后石膏保护，半年后完全负重。③吻合血管的髂骨移植：术者切取带有旋髂深动静脉的髂骨瓣，修整髂骨瓣，保留与血管蒂相连的内板骨膜，距跟关节、跟骰关节固定融合，吻合血管后石膏固定 3 个月。经 1～4 年随访，均能承担日常活动。④带血管蒂腓骨并排移植：将腓骨固定于距骨骨洞内，骨性愈合时间平均 2.5 个月，术后 6 个月正常行走。合并皮肤缺损患者，行带血管的腓骨肌皮瓣 + 异体骨移植，重建跟骨及修复软组织缺损，骨性愈合时间 9.5 个月，完全负重 7 个月，术后行走无明显疼痛，皮瓣存活。⑤ 3D 打印跟骨假体置换。

（七）胫腓骨远端肿瘤

胫腓骨远端的良性肿瘤可以行囊内刮除或局部切除术。腓骨远端 1/3 切除而不做重建（图 2-9-7），踝关节外形和功能可以近乎正常，不会引起严重不稳和外翻畸形。如需重建，可采用 Carrel 的手术方法，应用腓骨近端进行移植重建。具体方法是：经外侧纵行切口，保持肿瘤完整，截除腓骨远端的 1/3。远端切开下胫腓关节，尽可能保留外踝韧带。经另一切口，从骨膜上剥离软组织切取近端腓骨。切断的二头肌止点和阔筋膜及相邻的软组织缝合。将近端腓骨倒转后移植至远端代替远端腓骨。移植的腓骨与胫骨相接触的部分形成粗糙面，腓骨小头对着距骨外侧面形成一个新的外踝。移植骨用螺钉固定至胫骨。如果整个腓骨均需截除，则可用对侧腓骨的近端 1/3 进行重建。对儿童须小心保留腓骨近端的骨骺板一起移植。这样腓骨近端正好与胫骨远端骨骺相一致。腓骨小头骨骺与相邻组织关系如同原来的腓骨远端骨骺一样。如果采用带血管的腓骨上端移植，外踝与胫骨的愈合及骺的生长将会更好。

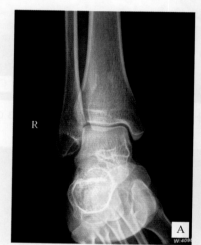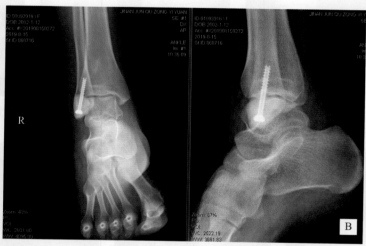

图 2-9-7　患者，女，17 岁，右腓骨远端骨巨细胞瘤。A X 线片可见右腓骨远端溶骨性破坏；B 行肿瘤刮除、骨水泥填充内固定术

胫腓骨远端的恶性肿瘤较难达到广泛切除，而且切除后重建的踝关节功能也会受到影响，可行膝下截肢，特别是侵犯广泛的 II$_b$ 期肿瘤，甚至于可选择膝上截肢。但在那些对放化疗等辅助治疗效果好的病例，术前影像学检查及术前计划提示能够达到广泛边界的，可行保肢治疗。胫骨远端的缺损重建的方法有：①异体骨移植重建，并同时融合踝关节。②胫骨远端整块切除、髓内针联合 Ilizarov 外固定支架相结合，行骨搬运踝关节融合。但是 Ilizarov 骨搬移术有其特有的常见并发症，主要包括钉道感染、肌肉挛缩、关节脱位、成角畸形、神经或血管损伤、骨质延迟愈合或不愈合等。③自体骨移植或灭活骨移植踝关节融合（图 2-9-8）。④踝关节铰链式假体，但是在踝关节中使用假体发生感染和机械并发症的风险高，而且随着随访时间的延长，后期并发症（如假体松动或距骨塌陷）导致功能较差，踝关节假体重建的有效性和耐用性仍然是一个有争议的问题。

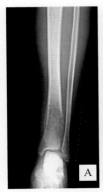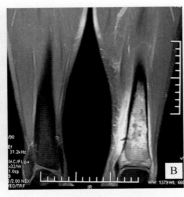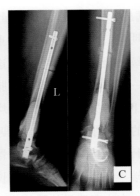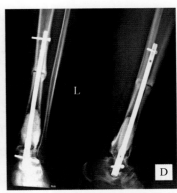

图 2-9-8　患者，男，19 岁，左胫骨远端骨肉瘤。A X 线片示左胫骨远端溶骨性破坏，骨膜反应；B MRI 示肿瘤位于左胫骨远端，周围软组织水肿；C 行肿瘤瘤段切除、酒精灭活、踝关节融合术；D 术后两年可见踝关节骨性融合，截骨端骨痂形成

（八）良性骨肿瘤

1. 骨软骨瘤

骨软骨瘤是由于软骨生长板周边的发育异常导致。是由骨和软骨，以及具有骨骺生长板所有功能的软骨帽构成。随着年龄的增长，病灶大小增加并且远离于骨骺板生长。其生长通常在骨骼成熟后停止。发生在软骨帽的恶性病变很少见，被称为继发性软骨肉瘤。遗传性多发性外生骨疣，也叫多发骨软骨瘤病，是一类常染色体显性遗传疾病，发病率约 1/50000。患者表现在多发的骨软骨瘤，这易导致骨骼畸形，且较单发的骨软骨瘤更易发生恶性转移。

骨软骨瘤症状通常是由机械因素引起的，如穿鞋困难或滑囊炎。在临床上，骨软骨瘤表现为硬质的、固定的肿块。X 线片是最常用诊断，因为其可明显表现出骨软骨瘤引起的髓样改变。CT 可用于在后足术前计划中，以更好地区分相邻的正常解剖结构与病变结构。如果有恶变转移，MRI 可以被用于评估软骨帽的厚度。

单纯切除是骨软骨瘤主要的治疗方法。外科医生应确保手术中切除整个软骨帽，同时避免手术过程中损坏软骨帽，因为这可能使肿瘤细胞种植于手术创面上。遗传性外生骨疣患者的足部往往会进展为足外翻畸形继发的骨软骨瘤，在切除同时应用截骨矫形或临时的胫骨骨骺阻滞可能利于矫正畸形。

胫骨远端外侧的骨软骨瘤往往压迫相邻腓骨向外侧变形，产生压迫性缺损，引起关节畸形、疼痛而就诊。该部位骨软骨瘤伴有相关症状时需要手术切除。胫骨远端前外侧的骨软骨瘤可直接经前外侧入路切除，而外侧及后外侧的骨软骨瘤通过前外侧难以彻底切除，易导致复发。但是单纯前外侧入路对于胫骨远端外侧及后外侧部位不能暴露充分，使得切除非常困难。可以采用经腓骨截骨切除胫骨远端骨软骨瘤。手术方法：平卧位，硬膜外麻醉。根据 X 片及 CT 上的定位，行腓骨外侧切口，暴露腓骨。在腓骨受压变薄上方 1.5～2cm 处用线锯锯断，靠近腓骨受压变薄处会引起牢固度不够及愈合问题，离该处距离过大则给暴露带来影响。将腓骨适当向外翻，使胫骨外侧或后外侧肿瘤充分暴露，进行彻底切除。术中截骨后，不要将腓骨向外下过度翻转以寻求充分暴露肿瘤，可以适当锐性分离暴露，避免损伤下胫腓韧带，并注意不要损伤骺板。对于骨软骨瘤较大，在骺板处突起界限不清，可行部分切除，保留部分骺板处骨突，要尽量将纤维膜及软骨切除。C 型臂 X 线机透视以确定肿瘤切除干净。将腓骨复位，用 5 孔钢板固定。如怀疑下胫腓损伤，腓骨固定后可用布巾钳夹住腓骨晃动测试，若不稳定则用长松质骨螺钉固定，负重前拆除。

踝关节周围多发骨软骨瘤病可导致踝关节发育畸形，最常见踝关节外翻畸形。对一组平均年龄为

11.3 岁的 33 例多发骨软骨瘤病患者的踝关节进行测量，平均踝关节外翻 5.1°，有 19% 出现了退行性骨关节炎的表现，而且踝外翻越明显，则关节炎表现越重，明显影响患者的运动及职业活动。多发骨软骨瘤病肿瘤多与骺板和骨骺相延续甚至融合而无界限，这可能造成胫骨骨骺外侧部分的纵向发育障碍，从而导致外翻畸形；踝外翻的另一重要原因则是来自于腓骨侧，腓骨肿瘤可导致腓骨短缩，也可因胫骨外侧肿瘤的挤压而使腓骨弯曲或下胫腓关节分离，这些均可对胫骨远端骨骺的发育起到栓系作用，进而导致踝外翻。对于发生在踝关节的多发骨软骨瘤病，早期切除肿瘤可预防踝关节畸形的进展（图 2-9-9），如果在出现明显的踝外翻后再行肿瘤切除，尽管胫腓骨远端的畸形能有一定程度的塑形，但踝外翻并不能自发矫正，常需通过胫骨远端半骨骺阻滞及腓骨延长等方法治疗。因此，对于发生于胫腓骨远端的骨软骨瘤，更重要的是早期发现，在出现明显的踝关节继发性畸形之前行肿瘤早期切除，以避免出现明显的踝关节外翻。

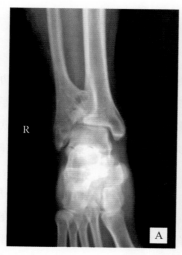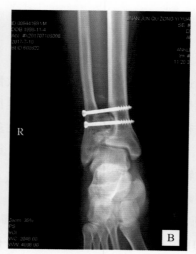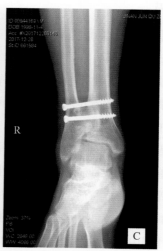

图 2-9-9　患者，男，19 岁，右腓骨远端骨软骨瘤。A X 线片示右腓骨远端内侧与皮质连续的骨性突起，挤压胫骨；B 行骨软骨瘤切除术，自体髂骨移植，下胫腓关节融合术；C 术后 4 月，植骨愈合良好，取出内固定螺钉

2. 骨样骨瘤

骨样骨瘤约占良性骨肿瘤 10%，男性发病率较女性高 2 倍。骨样骨瘤可发生在任何足骨上，以后足和中足更常见，多发于 5 ~ 25 岁。症状包括典型的夜间局部疼痛，并且 NSAIDs 类药物可以缓解，患者还可表现出与活动相关的疼痛。X 线片往往表明皮质增厚，但可能无法识别骨反应活性中心的微小病灶，在足部骨样骨瘤的研究中，CT 能比 MRI 做出更准确的诊断。

虽然这些病变已经被证实随着时间推移可自发缓解，但对于伴有明显不适的患者通常需要进行积极治疗，治疗关键步骤是准确的识别和去除病灶。传统治疗仍是整块切除（图 2-9-10），但微创技术已成功应用于治疗大范围的病变，其中包括有限切除术联合射频、微波消融治疗。CT 引导是微创手术技术的有效辅助手段。应用关节镜清除一些关节面附近的骨样骨瘤，目前已有成功的报道。骨样骨瘤局部复发较少，即使复发仍然可以采用消融或切除治疗。

3. 骨母细胞瘤

骨母细胞瘤约占良性骨肿瘤 3%，更多发于男性，且年龄分布较骨样骨瘤偏老龄。骨母细胞瘤组织学上与骨样骨瘤相同，一般通过其病灶大小（＞1cm）及不同临床表现来区分。X 线片表现，骨母细胞瘤比骨样骨瘤更大、更透亮，反应性骨较骨样骨瘤更少。PFIP 进行的针对 329 例骨母细胞瘤患者的研究发现足与脚踝部是第三个好发部位（41 例），距骨在足踝部最易发病（18/41）。骨样骨瘤是非进行性，且能自愈的疾病，而骨母细胞瘤是渐进发展的，并且伴有局部浸润。因为其病灶更大，侵蚀性更强，骨母细胞瘤治疗通常包括扩大性的病灶切除术，术后复发率较骨样骨瘤高，并可能需要根据疾病的严重程度进行骨切除而不是重复刮除。

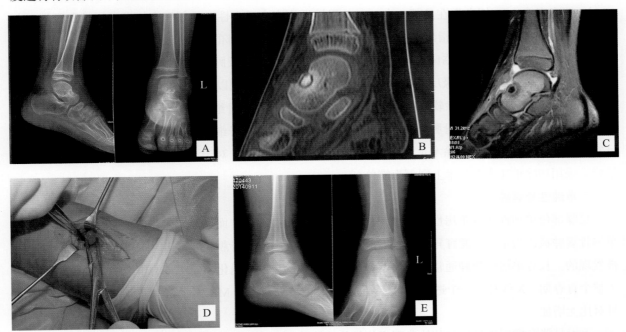

图 2-9-10　患者，男，6 岁，左距骨骨样骨瘤。A X 线片示瘤巢位于距骨前方；B CT 示瘤巢周围低密度骨质破坏及周围不同程度的骨质硬化，瘤巢中心可见不规则钙化和骨化影；C MRI 上瘤巢钙化，为低信号；D 用环锯行肿瘤完整切除术；E 术后症状消失，3 个月后复查 X 线片未见异常

4. 甲下外生骨疣

甲下外生骨疣是一种可引起疼痛和趾甲畸形的良性骨软骨病变。病变一般发生在末节趾骨的尖端，表现为指甲周边和指甲下结节，根据 X 线下特征表现即可做出诊断，骨化程度随病变的成熟而改变。该病变与骨软骨瘤的不同主要在于它是反应性的过程，而不是骨骺发育异常。手术通常需要将指甲摘除，根据已有文献报道该病复发率较低，术后的外观和最终功能均有较好的维持。

5. 内生软骨瘤

内生软骨瘤是第二常见的良性骨肿瘤和最常见的足部良性骨肿瘤。该病一般无症状，往往是由于其他原因（如拍摄 X 线片、外伤等）发现的。当出现伴随症状时，经常与病理性骨折有关。X 线上病灶表现为卵圆形钙化点；如果不除外低级软骨肉瘤恶变，需要做 MRI 或 CT 成像检查。在足部，内生软骨瘤最常发生于距骨，无症状病变不需要活检或治疗，但需定期复查 X 线片。有学者提出发现后 3、6 个月及 1 年之后每年定期复查一次作为复查方案。当有症状出现后，需要行切除术和骨移植，较小的病灶一般不需要植骨，手术复发率较低。如果发生病理性骨折，先行固定，待骨折愈合后再行病灶清除术是常见的治疗方法。该病恶变为软骨肉瘤及其罕见，而足踝部较长骨的恶变率更低。当出现皮质骨破坏、软组织肿块以及广泛的内膜扇形时，需警惕向软骨肉瘤的恶变。

骨膜软骨瘤和骨外软骨瘤在组织学与内生软骨瘤类似，但发病部位分别在骨表面和骨外。它们较内生软骨瘤少见，当出现症状后可考虑切除。多发内生软骨瘤发展与两个非遗传性表征相关，Ollier 病表现为多发内生软骨瘤，常出现在单一肢体末端；Maffucci 综合征的特征是多发内生软骨瘤并发血管瘤。2011 年欧洲一个多中心的回顾性研究指出约有 40% 此类患者终生存在恶性退行性变风险，因此该类患者应注意常规随访并关注恶性变相关指标的水平。

6. 软骨母细胞瘤

软骨母细胞瘤是软骨形成的肿瘤，病变通常发生在未成熟骨骺骨骺处。1997 年 AFIP 回顾性研究 322 例患者中，35 例发生在足部，占 13%，男性发病率高于女性。足部病变好发于距骨和跟骨。在 AFIP 和梅奥诊所的研究中均指出，相较于其他部位的发病率，足部的软骨母细胞瘤多发生于老年患者，即多见于骨骼发育成熟后。临床表现通常有疼痛，相关关节不适及肿胀。X 线片显示软骨下病变通常会出现一个射线可透的轻度边缘反应；MRI 和 CT 可提供更好的解剖以便制订手术计划。MRI 更好地反映相邻关节的软骨结构，并排除软组织肿块的存在；CT 更好地体现骨细节且对分析病理性骨折更为有用。不同于先前提到的许多良性骨肿瘤，影像学不是诊断与治疗软骨母细胞瘤的必要手段，在治疗前活检被证实是诊断必不可少的。刮除术是治疗软骨母细胞瘤的首选方法，对于涉及前脚掌小骨头等罕见病例的治疗，采用切除重建术在技术上则更为简单。

7. 单纯性骨囊肿

足踝部位单纯性（或单房性骨囊肿）骨囊肿最常发生在跟骨，而其他位置，包括距骨，也有报道。单纯骨囊肿被认为是生长发育异常，而不是真正的肿瘤，这些病变常常是因其他原因拍摄 X 线片时偶然被发现的。长骨单房性囊肿通常是骨骼发育成熟过程中的自发性退化，而跟骨的单纯性骨囊肿往往发生于整个青春期。X 线片呈一个透亮病灶且无侵入性特点；如果进行 MRI 检查，可见均质性病灶且液体信号对比无增加。

手术是伴有病理性骨折和其他典型症状的单纯性骨囊肿的治疗方案，且可选治疗方案较多，包括注射糖皮质激素，注射异体脱钙骨基质，内镜辅助刮除术和骨移植，微创下刮除术和骨移植，开放性刮除术和移植术。跟骨病变的症状缓解和功能恢复通常较好，即便在 X 线片显示下囊肿仍然持续存在。

8. 动脉瘤样骨囊肿

动脉瘤样骨囊肿一年内发病率约 1.4/10000，相对较少见于脚和脚踝。其潜在病理生理学机制仍存在争议，但有一些病变是由于特异性基因突变导致的。大多数 ABC 好发于 20 岁以前，且位置偏于干骺端，女性发病率略多于男性，且腓骨远端足踝是最常受累的部位。X 线片在反应式骨膜骨处可见透亮、膨胀性薄壳样病变；MRI 可显示病变内特征性的液体/液体量。尽管是良性肿瘤也可能存在病理性骨折和皮质破裂的风险，活检是必要的诊断依据，并且需要细致的组织学检查以区分 ABC 和毛细血管扩张性骨肉瘤。动脉瘤样骨囊肿行刮除植骨术，复发率为 20%～40%，对于复发病例，可以行更为广泛的刮除或边缘切除；若未刮除完全，一些病例肿瘤会自行消退，而另一部分病例会发生原位复发，且复发后侵袭性和破坏性更强。

9. 骨巨细胞瘤

骨巨细胞瘤（giant cell tumor of bone，GCT）是临床上常见的呈侵袭性生长、中间性质的原发骨肿瘤，好发生于青壮年，20～40 岁为发病高峰。大约 4% GCT 发生在足部和踝关节；后足和胫骨远端是最常受累的部位。

跟骨骨巨细胞瘤发病率低，临床少见。Rizzoli 治疗中心 1947—1997 年治疗的 900 例骨巨细胞瘤患者，21 例位于足部，仅有 1 例位于跟骨。O'Keefe 总结了 1971—1991 年治疗的 308 例骨巨细胞瘤患者，6 例位于足部，仅有 1 例位于跟骨。积水潭医院骨肿瘤科 1957—2014 年治疗的 258 例足部骨肿瘤患者，骨巨细胞瘤 29 例，仅有 4 例位于跟骨。齐鲁医院骨肿瘤科 1987—2007 年治疗的 103 例足踝部肿瘤，骨巨细胞瘤 7 例，仅有 2 例位于跟骨。检索了 11 篇跟骨骨巨细胞瘤手术治疗的文献，共有 18 例患者，包括 Campanacci II 级 7 例，Campanacci III 级 11 例。18 例患者中 6 例行病灶内刮除植骨术（1 例术后 1 年复发，无其他并发症），1 例行部分切除带血管蒂腓骨并排移植，11 例行跟骨整块切除术。跟骨整块切除后重建方法有：①异体骨重建，距跟关节、跟骰关节固定融合，跟腱锚定于异体骨上，术后石膏保护，半年后完全负重。②吻合血管的髂骨移植：术者切取带有旋髂深动静脉的髂骨瓣，修整髂骨瓣，保留与血管蒂相连的内板骨膜，距跟关节、跟骰关节固定融合，吻合血管后石膏固定 3 个月，经 1 ~ 4 年随访，均能承担日常活动。③带血管蒂腓骨并排移植：将腓骨固定于距骨骨洞内，骨性愈合时间平均 2.5 个月，术后 6 个月恢复正常行走；合并皮肤缺损的患者，行带血管腓骨肌皮瓣＋异体骨移植，重建跟骨及修复软组织缺损，骨性愈合时间 9.5 个月，完全负重 7 个月，术后行走无明显疼痛，皮瓣存活。

胫骨远端 GCT 发病率低，意大利 Rizzoli 骨肿瘤中心 1913—1983 年收治的 327 例 GCT 患者，20 例位于胫骨远端，占 6.1%。积水潭医院对 621 例肢体 GCT 进行统计，仅有 14 例发生在胫骨远端，占 2.3%。胫骨远端是下胫腓关节和踝关节的组成部分，具有独特的解剖特点：周围肌肉覆盖薄弱，骨膜外肌腱多、血运差。如果肿瘤位于胫骨远端外侧，由于腓骨的阻挡，行肿瘤刮除术时会影响肿瘤的显露，导致复发率增高。如果行胫骨远端整块切除术，需要术后提供一个无痛、能为行走提供足够稳定性的踝关节，手术难度大。目前常用的手术方法有保留踝关节的肿瘤刮除或切刮术、整块切除踝关节融合术。保留踝关节的刮除术或切刮术是治疗胫骨远端 GCT 的首选方式，填充骨水泥为常选择修复骨缺损的方法（图 2-9-11）；当骨质破坏严重、胫骨远端关节面破坏、肿瘤多次复发时可以选择肿瘤切除踝关节融合术。

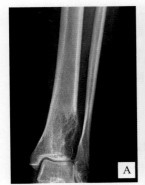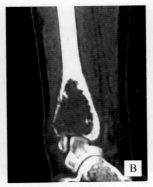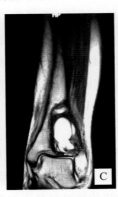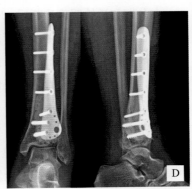

图 2-9-11　患者，女，23 岁，左胫骨远端骨巨细胞瘤。A X 线片左胫骨远端外侧皮质溶骨性破坏；B CT 示肿瘤破坏骨皮质，肿瘤内无钙化，侵及软骨下骨；C MRI T_2 加权像示肿瘤高信号，边界清楚；D 行肿瘤刮除＋软骨下植骨＋骨水泥钢板内固定术，术后 5 年复查，X 线片见内固定良好，骨水泥周边无透亮带，软骨下骨愈合，踝关节无退变

（九）恶性骨肿瘤

1. 软骨肉瘤

软骨肉瘤是最常见的原发性恶性足踝部骨肿瘤。在一项包含 2890 例软骨肉瘤病例的综述中发现，患者平均年龄 51 岁，44.5% 发生在四肢，且男性较多。在苏格兰骨肿瘤登记处的一项 12 例软骨肉瘤回顾研究中，包括了 4 例后足，8 例中段足和前足。原发性软骨肉瘤表现为疼痛或新生肿块；继发软骨肉瘤患者多为已有肿块的恶变。X 线片显示破坏性病变，通常含有软骨基质，低分化软骨肉瘤与内生软骨瘤较难分辨，但连续 X 线片显示肿瘤大小改变，皮质突破及突出型扇形骨内膜是软骨肉瘤侵袭性增高的指标；MRI 可显示病变的髓内侵染程度和肿瘤协同性软组织肿块；组织学上，可区分多种软骨肉瘤亚型。对于足踝肿瘤外科医生来说，最关键的是区分组织学分型，因为低分级病变和中、高分级病变的治疗方案不同。继发性软骨肉瘤源自内生软骨瘤和骨软骨瘤，这些病变通常较低级，预后相对较好；去分化的软骨肉瘤来源于低分级的软骨肉瘤，且预后较差。

放射治疗对软骨肉瘤无效，化疗对于高度恶性和转移性软骨肉瘤有一定效果，手术治疗可以采用扩大外科边界的切除术。如果继发软骨肉瘤位于足趾或趾骨，可以进行足趾截肢或进行跖列切除；原发软骨肉瘤多为高度恶性（II_A 或 II_B），需要进行广泛边缘切除，由于软骨肉瘤多位于后足，常需要进行截肢。如果肿瘤可以完整切除且重建后肢体功能恢复良好，保肢术亦可以应用。若软组织广泛受侵犯，最好的治疗方法是截肢术。软骨肉瘤原位复发后肿瘤恶性程度增高，选择肿瘤内切除术后肿瘤原位复发率 > 20%；远处转移器官多为肺脏，因此所有恶性骨肿瘤切除术前，常规行肺部 CT 检查。

2. 骨肉瘤

骨肉瘤是成骨性恶性肿瘤，各个年龄皆可发生，好发于 10 ~ 25 岁；大约 5% 骨肉瘤累及足踝部，好发于胫骨远端和后足，跖骨和趾骨很少累及。绝大多数骨肉瘤为高度恶性（II_A 或 II_B），原位复发和全身转移率高；很小一部分骨肉瘤为低度恶性，易与纤维结构发育不良和韧带样纤维瘤混淆。主要症状表现为疼痛，起先为间歇性疼痛，与活动相关，但很快发展为持续性夜间疼痛。

骨肉瘤影像学可以表现为溶骨，也可表现为成骨。在长管状骨的干骺端，肿瘤既可以表现为骨破坏，也可以表现为骨形成，并且形成软组织肿块和破坏皮质骨。足踝部骨肉瘤的影像学表现更加多样，跟骨骨肉瘤可以穿透松质骨，但不伴随大量骨破坏。足踝部的骨大部分由松质骨组成，皮质骨只有很薄一层，皮质骨破坏极易看到，不能作为骨肉瘤的特征性诊断依据。很多骨肉瘤在 X 线片上表现为新骨形成，对比观察可以发现细微差别。术前常规行肺部 CT 检查，明确有无肺部转移。

在分期和活检明确诊断后，开始多学科综合治疗。高分化骨肉瘤（大部分）通过新辅助疗法进行化疗，随后进行切除，给予进一步化疗。保肢手术的两个前提条件是肿瘤复发率不高于截肢术，确保肢体存在功能。许多足踝部骨肉瘤病例，如胫骨远端、腓骨远端、中足和前足等，行膝关节平面以下截肢术优于保肢术，因为其原位复发风险极低，肢体功能得以保留；跟骨和距骨的骨肉瘤行膝关节以下平面截肢是较好的选择。

3. 尤文氏肉瘤

尤文氏肉瘤是一种非常明显的小圆细胞肿瘤，发病年龄多在 20 岁以内（75%），40 岁以上的人群中很少见。肢体的任何骨都可能发生尤文氏肉瘤，足踝部大约占 10%，多见于腓骨骨干、后足、中足或前足。在所有恶性骨肿瘤中，尤文氏肉瘤是最易引起混淆的一种肿瘤。最初的影像学表现多较隐秘，临床医师很难发现，患者可表现为发热、寒战、类似感染的白细胞升高。总之，该病可能为脓肿样表现，而使临床医师误认为骨髓炎。

X 线片可见肿瘤常发生于骨干部，表现为侵袭性骨质破坏，通常为单纯的溶骨性病变，但有一些可表现为反应性成骨灶。不像其他所有的骨肿瘤（淋巴瘤除外），尤文氏肉瘤可快速从髓腔侵犯到大片的骨干，部分患者肿瘤可不破坏皮质骨而直接形成软组织肿瘤；骨膜反应很常见，表现为单层或者多层（如葱皮样骨膜反应）；MRI 可以明确髓腔病变的范围及软组织肿块大小。

治疗包括化疗、手术切除和放射治疗。联合化疗可以提高生存率，可以使生存率从 10% ~ 20% 提高到 60% ~ 70%。75% ~ 85% 的原发尤文氏肉瘤对放疗敏感，但对于肿块较大的尤文氏肉瘤，效果较差。对原发灶的控制可以采取外部射线照射或者外科手术。广泛切除术适用于以下几个方面，一些非负重骨（如腓骨）的尤文氏肉瘤；放疗会阻碍骨骺生长的病例；并发病理性骨折的患者。膝关节以下截肢或广泛局部切除是获得局部控制的较好方法。关于外科手术是否比外部射线照射更能提高患者的生存率，还存在很多争议，笔者的意见更倾向于前者，因为膝关节以下安装假体能够使患者获得相当满意的功能，后者有复发的可能，且复发风险高达 10%，而外科手术可减少这种风险。

（十）良性软组织肿瘤

1. 纤维瘤和纤维瘤病

足底纤维瘤和纤维瘤病是一组典型的连续性疾病，从小的、孤立的纤维瘤发展为广泛的纤维瘤病。相应的症状也是从轻到重。病灶往往处于足底筋膜的内侧缘，可能在任何年龄发病，包括儿童，男性较女性好发，许多患者都有手掌或足底纤维瘤病的家族史。病变牢固地附着在足底筋膜，当负重时由于在足弓处足底表面的不规则轮廓导致不适。肿块生长缓慢，当病变达到约2cm时生长往往停止。老年患者可能合并有手部的Dupuytren挛缩和阴茎的Peyronie病。组织学上看，病变包含类似于Dupuytren挛缩中的成纤维细胞。许多病例通过典型的病变部位以及长期的病史和明确的家族史，诊断容易。

无症状的患者不需要治疗；有症状的患者可长期给予非手术治疗；对于手术治疗的患者，当病变扩展到真皮层和表皮及潜在的筋膜时，较难获得满意的手术切口范围。2000年，Sammarco和Mangone基于21例纤维瘤病例的一项回顾性研究，提出了一个手术的分期系统，包括具体手术治疗的建议，增加手术难度的因素主要有多发病变、与皮肤粘连、向屈肌腱鞘深层扩散等。作者主张切口应选择在足底弓非负重的区域，常规使用放大镜，以避免在一些真皮层受到侵袭的病例中足底皮肤的全层切除，早期护理局部切口，以避免早期皮肤移植。

2. 硬纤维瘤

硬纤维瘤是一种能够发生在全身任何部位的良性但具有侵袭性的纤维瘤，它与足底的纤维瘤没有任何临床的和组织学的联系。有足部硬纤维瘤的年轻患者应询问家族史，考虑进行遗传基因检测。来自Massachusetts General Hospital近期的一系列研究表明足部是腹壁外硬纤维瘤常见的发病部位。在过去的10年中，许多高级别的研究中心对这一疾病治疗的理解已经发生改变。此前，硬纤维瘤被认为具有持续局部生长的能力，但是最近有研究表明，许多人的硬纤维瘤长期保持稳定的大小，甚至衰退。这种认识使许多研究中心更倾向于保守治疗。

硬纤维瘤是为数不多的能采用放射线或低剂量化疗治疗的良性实体肿瘤之一。正因为如此，这些肿瘤最好在有良好团队合作，多专业、多模式运行的，类似于恶性肿瘤综合治疗的中心进行。如果一旦考虑硬纤维瘤，而该机构不具备相应治疗条件，建议及时转院。

3. 血管瘤及淋巴管瘤

该病变是血管发育异常所致的，不是真正的克隆增殖性肿瘤。血管瘤一般多发生于儿童期和青春期。病变通常位于皮肤的浅表，能明显观察到外观呈蓝色、质地柔软的团块状肿物。病变组织范围广泛，可与本地巨人症患者的骨和软组织相关。变形杆菌综合征和静脉畸形骨肥大综合征（Klippel-Trenaunay综合征）可能表现为巨人症患者的腿部和足部的血管畸形。X线片可见多个较小的钙化静脉石，MRI特征性表现为"葡萄串"样改变，且MRI检查可以更好地确定病灶范围及与周围组织结构的解剖毗邻关系。淋巴管瘤与血管瘤有着相似的组织学特点，所不同的是在淋巴管瘤的病变结构是淋巴管，而不是毛细血管。血管瘤通常可以采用手术将病变区域进行切除，在组织结构上，这些肿瘤可以是海绵状、毛细血管状或混合型。

治疗初期采用保守的治疗方案，如持续观察无症状病变区域，对有症状患者使用压力袜和止痛剂。近期的一项针对婴幼儿血管瘤的随机对照试验显示，口服普萘洛尔对5岁以下患者的治疗均有不错疗效。非手术疗法，如硬化疗法和栓塞疗法等，都取得了长足进步。而在已经出现病变组织的情况下，保守疗法收效不大，则应采用手术疗法。对于良性病变，提倡采用边缘或内部切除。其复发率在不同文献报道中存在较大的差异，主要是由于这两种肿瘤和治疗手段之间的差异所致。1993年的一项研究指出其复发率为 48%，这其中大部分患者在治疗后病灶反而扩大。哈佛统计的 89 例血管瘤患者中，总体复发率为 19%，再次手术复发率为 13%，所有这些统计数据中的患者均采用边缘或内部切除。根据 2007 年明尼苏达大学统计数据显示，扩大或边缘切除复发率为 7%，而经内部切除后，35% 患者不再有显著肿瘤组织，67% 患者仍存在显著瘤组织。基于以上数据，彻底地切除肿瘤组织，尤其是边缘切除法应该大力提倡。对于大血管瘤，术前的栓塞疗法将对手术起到帮助。

4. 血管球瘤

血管球瘤是一种良性的血管肿瘤，高发期在 20 ~ 40 岁，出现在真皮层的血管球组织中。这种组织中存在交感神经支配的动静脉通路，在寒冷状态下可减少真皮层中的血液。血管球集中于手指和足趾尖端，血管球瘤常发生在甲床部位。女性指甲下方血管瘤的出现率是男性的 3 倍。此类肿瘤显著特征为甲床下方的浅红色变为蓝色，并伴随有刺痛，在冷刺激或按压时刺痛更为明显，直径通常小于 1cm，X 线片可见指骨背部末端侵蚀。

血管球瘤主要治疗手段还是通过手术切除病灶部位。2003 例患者报道术后疗效很好，病灶完全切除，并且无复发病例。镇痛手段也经常使用，并鲜有复发。指甲下的所有病变组织，必须在术前进行详细诊断以除外恶性黑素瘤的可能。

5. 色素沉着绒毛结节性滑膜炎（PVNS）

PVNS 通常发生于关节部位，有时也会发生在关节周围的腱鞘或者更深层。在近期麻省总院一项研究中指出，足踝部是 PVNS 第二高发部位，仅次于膝关节。PVNS 表现为间歇性肿胀，通常伴随轻微不适，与之前的受伤情况无关。关节抽吸手术可见血色或褐色液体，并无法明显减轻肿胀，因为仍存在增厚的关节囊。X 线片可以证明渗出和长期存在粘连可导致骨侵蚀或受损关节的退行性变化。PVNS 的 MRI 表现为：低 T_1 和低 T_2 信号，MRI 常常应用于此类疾病的诊断和病灶范围的确定。

当 PVNS 病变区域进一步恶化或出现明显的关节破坏，滑膜切除术是一种较好的选择。根据病变区域的位置和范围大小，可采用关节镜或普通手术方式。仅出现于一处关节上的 PVNS 较之于多发性的 PVNS，复发率更低。一项英国的研究数据显示，7 例单发性 PVNS 术后均无复发，而 2 例多发性 PVNS 则均复发。PVNS 是一种良性的软组织肿瘤，许多研究人员建议采用放疗。在洛杉矶整形外科医院的数据中，4 例复发 PVNS 经放疗后，平均 3.5 年无复发。严重的早期 PVNS 也建议使用放疗。另外，关节成型或融合术可能需要应用于受到严重影响的关节。

（十一）恶性软组织肿瘤

1. 足踝部皮肤鳞状细胞癌

鳞状细胞癌：初期为疣状浸润区域，表面微隆起，呈硬结状，生长速度较快，常向深层及邻近组织浸润。如表面皮肤组织破溃则形成火山口样溃疡，边缘隆起，边缘和基底部较硬，创面凹凸不平，溃疡经久不愈合。外生型表面呈菜花样，常伴有坏死和出血。由于继发感染较多，常有局部淋巴结肿大，但实际转移率并不高。基底细胞癌：生长较缓慢，常有癌前病损存在，患者常无自觉症状。初起时似蜡样和珍珠样小结节，或出现灰褐色或棕黄色斑，伴有毛细血管扩张，逐渐形成盘状肿块。病变的中央部分发生脱屑、糜烂、表面结痂或出血，痂皮剥脱后形成中央凹陷边缘隆起的盘状溃疡；有的呈水滴状或呈匍行状，向周围皮肤呈浅表型扩散；有的则形成深掘型溃疡，边缘如鼠咬状，常侵犯并破坏深部的软骨和骨质，造成严重变形和功能障碍。色素性基底细胞癌应注意与皮肤恶性黑色素瘤相鉴别，后者常发展速度快，并伴有卫星结节。基底细胞癌的恶性程度低，一般不发生区域性淋巴结转移。鳞状细胞癌淋巴结转移率较低。

治疗原则：①早期病例。不论手术、放射、药物、低温、激光或免疫治疗，效果都很好。药物可用平阳霉素注射或用平阳霉素油膏局部外敷。②放射治疗。对鳞状细胞癌较敏感，基底细胞癌对放疗是否敏感尚有争议。如癌病变范围很大，周围的边界又不明显，最好先用放射治疗，待肿瘤缩小控制后，再进行手术切除。③手术治疗。手术切除需距肿瘤边缘 1cm 以上做广泛切除，基底细胞癌可稍作保守；术后组织缺损可进行植皮或皮瓣移植。若侵犯深层肌肉、软骨、或骨组织时，应进行大块切除，并立即进行修复。对已有淋巴结转移者，若与原发灶联合手术，可同期行区域淋巴结清扫术；若不能与原发灶联合手术，可切除原发灶 2 周后，再行区域淋巴结清扫术。皮肤癌在发生之前多有癌前病损存在，因此早期处理癌前病损，避免日晒及局部损伤刺激，可在一定程度上减少皮肤癌的发生。治疗得当，预后较好。

2. 黑色素瘤

黑色素瘤来源于黑色素细胞，与黑色素细胞的转化有关。恶性黑色素瘤是高度恶性的肿瘤，在我国并不多见，发病率随年龄上升，在儿童发病率几乎为零，常见于老年人和男性患者，足部多见，预后很差，恶性黑色素瘤的预后取决于肿瘤的位置、深度、大小，患者年龄和性别。

临床表现一般分为四型。①浅表扩展型：最常见的类型，占 50% ~ 70%。多在色素痣的基础上发生，病情缓慢，而后突然生长加快。通常色素加深明显，分布不均。表面和边缘不规则，微隆起，部分呈结节状。②结节型：此型占 15% ~ 45%。垂直生长更具侵袭性，生长速度快，通常恶性程度高。组织学上从表皮向真皮垂直生长而无水平生长部分。肿块为蓝黑色，但也可以是无色的，通常为息肉样块，有时像菜花状，或似血泡呈血管瘤样。③雀斑型：此型占 4% ~ 12%。转移倾向较低。多位于面、颈部，为生长多年的略高出皮面的色素病灶。部分区域可有结节，颜色不均，边缘不规则。④肢端雀斑型：此型少见。多在掌、跖部及甲下。甲床下病变不易与普通血肿相鉴别而延误治疗。

黑色素瘤的治疗最好由多学科依据不同情况共同制定治疗方案。近年来，黑色素瘤在临床治疗方面取得了许多突破性进展，为适应黑色素瘤治疗迅猛快速的发展，提高我国黑色素瘤规范化治疗水平，2019 年 CSCO 黑色素瘤专委会组织委员进行指南修订。由于黑色素瘤患者在完整手术切除后仍存在较高的复发和转移风险，术后系统的辅助治疗已被证实可以降低术后复发风险。已完成的辅助治疗的相关临床研究，主要集中在转移淋巴结 ≥ 1.0mm 的 III 期术后的患者。相比于传统的干扰素疗法，针对 BRAF 突变的靶向治疗药物和免疫治疗已经在大型临床试验中被证实具有良好的临床疗效和安全性。近年来，晚期黑色素瘤的治疗取得了突破性进展，靶向治疗、免疫治疗等已成为目前的治疗热点方向。对于皮肤、肢端黑色素瘤晚期治疗，靶向治疗与免疫治疗的选择主要取决于突变状态、瘤负荷、疾病进展速度等因素。而对于黏膜黑色素瘤晚期治疗，化疗 + 抗血管生成药物、BRAF 为重要选择，PD-1 单抗 ± 抗血管生成药物也在这类患者的治疗中具有巨大潜力。

（十二）转移瘤

就全身而言，转移性骨肿瘤很常见。在美国每年有 130 万癌症新发病例，许多患者最终都发生转移，最常见于肺、肝和骨。转移到骨的最常见癌来源于乳腺、肺、前列腺和甲状腺，转移部位以椎体骨、肋骨、骨盆及长骨近端最为常见，转移到足踝部的不常见。任何癌都可以转移到骨，同时任何骨恶性肿瘤都有转移的可能。

转移到足踝部最常见是肺癌、乳腺癌、前列腺癌、肾癌和甲状腺癌。膝部以下最常见的转移癌主要来自于支气管肺癌，最常见临床表现可能较为隐秘，无特异性，患者通常表现为局部疼痛，肿胀和跛行；许多患者（高达 50%）表现为足踝部骨质破坏，而他们先前并无癌症病史。这种足踝部转移瘤具有潜在的恶性。许多患者疼痛明显但是影像学表现正常。MRI 可以很好地评估足踝部骨髓腔的病变程度。诊断延误的时间较长，从几个月到 2 年不等，早期易误诊为类风湿关节炎、滑膜炎、踝扭伤、感染及良性骨肿瘤。

转移灶影像学特征表现多样，可以是单纯溶骨性破坏、或溶骨及成骨混合性，或单纯成骨性的骨质破坏。肺癌通常是单纯溶骨性，也可能向外膨胀。本病易与骨髓瘤，骨样骨瘤，应力性骨折及其他病变相混淆，部位以跟骨、距骨和趾骨多见。

通常可单纯行外部射线照射，如果骨质破坏影响了骨结构的完整性，那么可以联合使用内固定及骨水泥（图2-9-12）。如果破坏超过50%，就有发生病理性骨折的可能，这种情况也适用于胫骨和距骨，如果这些小块骨有广泛的破坏，可填充聚甲基丙烯酸酯以增强稳定。

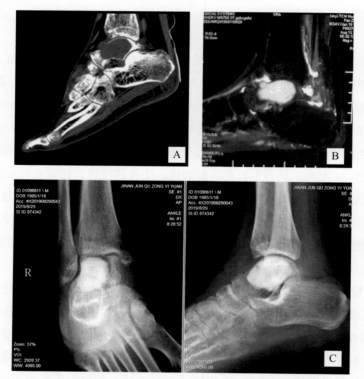

图2-9-12　患者，男，34岁，距骨转移瘤、肺癌。A CT示距骨溶骨性破坏，骨皮质部分破坏；B MRI示T$_2$加权像距骨肿瘤呈高信号；C 行距骨肿瘤微波灭活、肿瘤刮除、骨水泥填充术

（胡永成，于秀淳，徐明，许明悠）

参考文献

［1］蔡郑东,纪方.实用骨肿瘤学［M］.北京：人民军医出版社,2004.
［2］徐万鹏,冯传汉.骨科肿瘤学［M］.北京：人民军医出版社,2001.

第十节　肿瘤病理性骨折

一、病理性骨折流行病学

（一）概述

1. 病理性骨折的定义及发病原因

（1）病理性骨折的定义：由于骨骼存在某种病变（如：炎症、肿瘤、全身性疾病等），导致骨骼力学强度下降，在受到外伤或无外伤的情况下发生的骨折。对于骨科医生，创伤所致的骨折应该是常见的疾病，其诊治基本形成了一套较为完整的原则和治疗策略。但由于病理性骨折发病率相对较低，加之医生警惕性不高或相关知识欠缺等原因，病理性骨折的误诊误治已经成为一个不可忽视的重要临床问题。病理性骨折误诊、误治率可达 10% 左右。如按一般骨折处理，则治疗效果欠佳；如果原发疾病为恶性肿瘤而出现误诊、误治，常不能得到及时的化疗或手术，此时按一般骨折处理，疗效常常不佳，不仅影响保肢治疗，甚至危及生命，带来灾难性后果。

造成病理性骨折的基础病变较多。①骨代谢性疾病：佝偻病、骨质软化症、氟中毒、甲状旁腺功能亢进等；②骨软骨发育障碍：黏多糖病、致密性骨发育不全等；③原因不明、异常增生性骨疾病：Paget病、大块骨溶解症、成骨不全症、骨硬化症等；④骨的良、恶性肿瘤，其中肿瘤引起的病理性骨折所占的比例最高，且在诊断和治疗中的困难也最大。

2. 肿瘤病理性骨折的发生率、部位分布及病理类型

肿瘤所致病理性骨折可分为：转移性肿瘤、原发恶性肿瘤、良性肿瘤和骨巨细胞瘤。国内关于肿瘤病理性骨折的大宗病例报道较少，天津医院骨科胡永成等对四肢肿瘤病理性骨折进行双向性队列研究，研究时间跨度是 2002 年 8 月—2009 年 8 月，共有 143 例纳入研究，其中男 82 例，女 61 例，年龄 2.4 ~ 82岁，平均 39.4 岁。其中详细的肿瘤类型及发病部位（表 2-10-1）。143 例肢体病理性骨折中，最常累及的部位分别为股骨（79 例，55%）、肱骨（28 例，20%）及胫骨（11 例，8%）（图 2-10-1）。143 例肢体病理性骨折的病理类型：良性肿瘤 45 例，原发恶性肿瘤 25 例，转移瘤 32 例，骨巨细胞瘤 15 例，肿瘤性质不明 26 例（图 2-10-2）。

表 2-10-1　143 例四肢肿瘤病理性骨折的肿瘤类型及发病部位

肿瘤类型	股骨	肱骨	胫骨	指骨	腓骨	尺骨	桡骨	多部位	合计
转移癌	21	9						2	32
骨纤维结构不良	4	2					1	1	8
非骨化性纤维瘤	1				1				2
动脉瘤样骨囊肿	3								3
骨囊肿	3	7	1			1			12
骨巨细胞瘤	8	1	3		1		1	1	15
内生软骨瘤				11					11

续表

肿瘤类型	股骨	肱骨	胫骨	指骨	腓骨	尺骨	桡骨	多部位	合计
骨软骨瘤					1				1
骨肉瘤	11		1				1		13
恶性纤维组织细胞瘤	5								5
韧带样纤维瘤	1								1
恶性骨母细胞瘤	1								1
纤维肉瘤	1								1
骨髓瘤	1								1
尤文氏肉瘤	2	1							3
骨血管瘤						1			1
软骨肉瘤	1								1
甲状旁腺功能性腺瘤	3	2						1	6
未明确肿瘤性质	13	6	6				1		26
合计	79	28	11	11	2	3	4	5	143

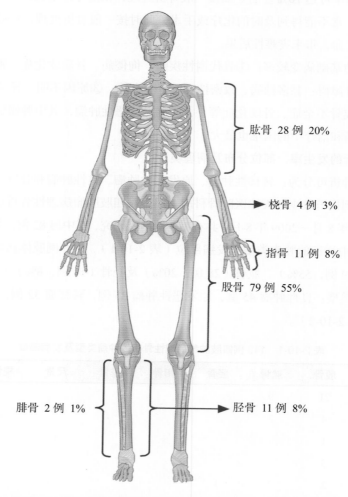

图 2-10-1 143 例病理性骨折累及全身骨骼情况，最常累及的部位分别为股骨（79 例，55%）、肱骨（28 例，20%）及胫骨（11 例，8%）

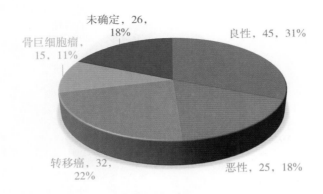

图 2-10-2　143 例病理性骨折的病理类型，良性肿瘤 45 例，原发恶性肿瘤 25 例，转移瘤 32 例，骨巨细胞瘤 15 例，肿瘤性质不明 26 例

3. 肿瘤病理性骨折的前驱症状及致伤机制

所谓前驱症状是指患者发生病理骨折之前，由于骨骼基础病变所造成局部的疼痛、酸痛、发胀、活动障碍等不适的表现。处理骨折的首诊医生需要仔细询问患者是否存在前驱症状，避免误诊。143 例肢体病理性骨折中，共 90 例患者（63%）存在前驱症状（表 2-10-2）。96.9% 的转移性肿瘤患者和 88% 的原发恶性骨肿瘤患者存在病理性骨折的前驱症状。

表 2-10-2　143 例肢体病理性骨折中不同肿瘤类型的前驱症状例数及占比

肿瘤类型	例数	前驱症状例数	占比（%）
良性肿瘤	46	15	32.60
原发恶性肿瘤	25	22	88.00
转移性肿瘤	32	31	96.90
骨巨细胞瘤	15	9	60.00
肿瘤性质不明	26	13	50.00

骨折的致伤机制依致伤暴力的大小分 4 种类型。①自发性暴力（spontaneous）：表示患者未经明显外伤，在诸如平卧休息后翻身、坐位站起等动作。②功能性暴力（functional activity）：表示患者日常生活的肢体活动，如上下楼扭伤，做饭，搬凳子等。③轻微暴力（minor injury）：表示暴力较小，一般情况下不足以导致肢体骨折。如意外滑到、跌倒、打篮球扭伤等。④严重暴力（traumatic injury）：较高能量创伤，如车祸伤、高处坠落伤、重物打伤、砸伤等。143 例病理性骨折的致伤机制为：自发性 29 例（20%），功能性 44 例（31%），轻微暴力 59 例（41%），严重暴力 11 例（8%）（图 2-10-3）。不同肿瘤类型致伤暴力例数及占比的统计分析中，可见良性肿瘤病理性骨折轻微暴力占 73.3%，原发恶性肿瘤、转移性肿瘤及骨巨细胞瘤病理性骨折的主要致伤机制为自发性、功能性及轻微暴力（表 2-10-3）。因此具有前驱症状和致伤暴力轻微的骨折应高度怀疑为病理性骨折。致伤暴力轻微和具有前驱症状是病理性骨折的典型特点，一般首诊医生最容易发现这两点，也是避免误诊的关键所在。

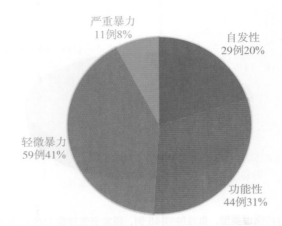

图 2-10-3　143 例病理性骨折致伤机制构成比

表 2-10-3　143 例肢体病理性骨折中不同肿瘤类型的致伤暴力例数及占比（例 / 例，%）

致伤暴力	总例数	自发性	功能性	轻微暴力	严重暴力
良性肿瘤	45	0/45（0）	6/45（13.3）	33/45（73.3）	6/45（13.3）
原发恶性肿瘤	25	10/25（40）	8/25（32）	6/25（24）	1/25（4）
转移性肿瘤	32	12/32（37.5）	14（43.8）	6/32（18.8）	0/32（0）
骨巨细胞瘤	15	3/15（20）	6/15（60）	5/15（33.3）	1/15（6.7）
肿瘤性质不明	26	4/26（15.4）	10/26（38.5）	9/26（34.6）	3/26（11.5）

4. 常见肿瘤病理性骨折的特点

　　骨骼是恶性肿瘤最常见的转移部位之一，仅次于肺和肝脏，骨转移瘤的总体发生率为 32.5%，其发病率为原发恶性骨肿瘤的 35 ~ 40 倍。随着恶性肿瘤诊疗水平的提高，新技术、新疗法的临床应用，患者的生存期不断延长，骨转移瘤发病率越来越高。转移瘤的好发于四肢骨，常见于四肢近端骨，股骨、肱骨和胫骨约占 64%、21%、3%。文献报道四肢骨转移瘤主要来源于乳腺癌（28.0% ~ 30.5%）、肺癌（11.0% ~ 17.0%）、肾癌（12.3% ~ 15.0%）、前列腺癌（8.0% ~ 17.5%）（图 2-10-4）。四肢骨转移瘤可引起疼痛、活动障碍、高钙血症、甚至病理性骨折。病理性骨折是导致骨转移瘤患者死亡的重要相关事件。四肢骨转移瘤外科治疗的目的是缓解疼痛、恢复功能、提高生活质量，治疗骨相关事件。

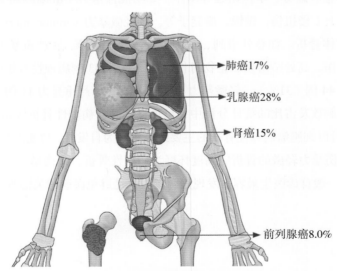

图 2-10-4　文献报道四肢骨转移瘤主要原发灶

原发恶性肿瘤导致的病理性骨折以骨肉瘤和尤文氏肉瘤常见，因为骨肉瘤是最常见的原发恶性骨肿瘤，而尤文氏肉瘤常造成溶骨性破坏，病理骨折发生率相对较高。①骨肉瘤伴有病理性骨折常提示肿瘤具有较强侵袭性，恶性程度较高，是否保肢、如何保肢尚仍有许多争议。骨肉瘤恶性程度高，局部侵袭性强，细胞成份多且活跃，异型性较差并缺乏基质，因此极易造成病理性骨折。5% ~ 10% 的骨肉瘤在诊断或术前治疗中会发生病理性骨折。肢体发生病理骨折后肿瘤细胞可污染周围组织，外科自然屏障消失，增加了肿瘤获得安全外科边界切除的手术难度，另一方面局部血肿的形成使得肿瘤局部播散，同时也增加了感染的风险。②尤文氏肉瘤是小圆形细胞的低分化的恶性肿瘤。占所有原发性骨肿瘤的6% ~ 8%，是儿童和青少年常见的恶性原发性骨肿瘤。好发部位为长骨骨干，X 线片特征为渗透性或虫蛀性破坏，如溶骨性破坏，伴有洋葱皮样的骨膜反应。尤文氏肉瘤病理性骨折的发生率为 5% ~ 10%，通常是由于病变本身导致溶骨性破坏，发生病理性骨折。近年来放射治疗是尤文氏肉瘤治疗的主要手段之一，由于放射性骨炎，病理性骨折作为一种并发症也会在最初治疗后发生。

良性肿瘤以骨囊肿、动脉瘤样骨囊肿、纤维结构不良、内生软骨瘤和嗜酸性肉芽肿等较为常见。①单纯性骨囊肿（simple bone cysts, SBC），又名单房性骨囊肿（unicameral bone cysts, UBC），是儿童、青少年中常见的良性骨肿瘤病变，多好发于 10 岁左右儿童，约占儿童骨病变的 3%，男 : 女约为 2 : 1。SBC 好发于肱骨（50%）及股骨近端（25%），也可见于胫骨、桡骨、跟骨、骨盆等部位；疼痛及骨折为常见就诊表现，部分患儿因其他原因行放射检查而意外发现。SBC 通常是儿童病理性骨折最常见的原因，约 75% 的 SBC 患者存在病理性骨折。SBC 导致病理性骨折最常见的部位是肱骨近端，其次是股骨近端。②原发性动脉瘤样骨囊肿（aneurysmal bone cyst, ABC）最早于 1942 年被 Jaffe 等描述，其发病率低，约 1.4 ~ 3.2 /100 万。70% 的 ABC 为原发性，30% 为继发性。虽然 ABC 并不会直接危及生命，但其侵袭性且难以治愈仍带来很大困扰。下肢病灶常好发于股骨颈及胫骨远端，由于其高复发率且病灶位于应力骨，常导致病理性骨折，致使患者肢体部分残疾，大大降低生活质量。③纤维结构不良（fibrous dysplasia, FD），又称骨纤维异常增殖症，是一种少见的良性骨肿瘤。该病的特点是在正常骨髓腔内纤维组织及不成熟的编织骨异常增殖，导致骨质脆弱、畸形并易于发生骨折。临床上分为单发性（monostotic fibrous dysplasia, MFD）、多发性（polyostotic fibrous dysplasia, PFD）、McCune-Albright 综合征（PFD 伴有内分泌系统疾病，MAS）。MFD 与 PFD 病变的自然病程截然不同。MFD 病变局限，在骨骼发育停止后一般停止发展。而 PFD 和 MAS 病变可持续增大，且病变范围可累及整块骨骼，容易出现病理骨折和畸形，治疗难度大。股骨近端是纤维结构不良最容易累及的部位，在多发性病例中有 92% 累及股骨。股骨近端因应力高度集中容易出现骨折、畸形，成为 FD 治疗中的难点。④内生软骨瘤是仅次于骨软骨瘤的第二常见骨良性肿瘤，由成熟的透明软骨在骨髓腔内形成，约占所有良性骨肿瘤的 10%，好发于10 ~ 30 岁的青少年，男女无明显差异。好发部位是手和足短管状骨，大多为单发，多发者较少见。手足短骨单发内生软骨瘤伴病理性骨折较常见，文献报道发生率达 43% ~ 56%。⑤嗜酸性肉芽肿是局灶性地发生于骨的郎格汉斯细胞增生症（Langerhans cell histiocytosis, LCH）。发生于骨骼的嗜酸性肉芽肿可发生于各年龄段，文献报道约 80% ~ 85% 的患者年龄小于 30 岁，60% 的患者小于 10 岁。嗜酸性肉芽肿可累及全身各处骨骼。好发部位为颅骨、脊柱、骨盆、肋骨等。四肢长骨相对少见，多发生于股骨、肱骨及胫骨。临床症状无特异性，常见间断疼痛及局部肿胀包块；体征不典型，无明显局部触压痛，多数患儿是因外伤或者骨折行影像学检查时偶然发现。儿童长骨嗜酸性肉芽肿病灶位于骨干或干骺端，髓腔内呈单房或多房溶骨性破坏，边界多较清楚，无明显反应性骨增生，可穿破骨皮质形成平行状或葱皮样骨膜反应，使骨干增粗，可伴软组织肿胀影。嗜酸性肉芽肿破坏了正常骨结构，由于负重因素，儿童长骨嗜酸性肉芽肿很容易造成病理性骨折。

骨巨细胞瘤（giant cell tumor of bone, GCT）是临床上常见的原发骨肿瘤，占原发性骨肿瘤14% ～ 20%。2013 年出版的第 4 版《WHO 骨与软组织分类》将骨巨细胞瘤定义为具有局部侵袭性的中间型骨肿瘤。GCT 是溶骨性病变，常侵袭骨皮质使其变薄或突破骨皮质形成软组织肿块，骨皮质受到应力作用或外部暴力而发生皮质不连续，导致病理性骨折，其发生率高达 9% ～ 30%。由于 GCT 大多位于骨端且具有溶骨性破坏及偏心、膨胀的影像学特点，使得对于 GCT 伴病理骨折的诊断多数并不困难，而不像其他骨原发恶性肿瘤或骨转移瘤伴病理性骨折后易导致误诊。

（二）病理性骨折的误诊问题和诊断流程

发生于四肢的病理性骨折多由于轻微外伤后摄 X 线片发现，其误诊、误治率较高，尤其对于轻微暴力后发生的骨折，认真询问病史及查体非常重要。病理性骨折的误诊将对治疗产生较大困难，若为恶性肿瘤可能危及患者的生命（图 2-10-5 ～ 图 2-10-7）。病理性骨折的误诊率在 10% 左右，其原因大体有两点：一是医生警惕性不高；二是诊断水平所限，如询问病史、查体不详细、影像检查不全或质量欠佳。

刘艳成等回顾性分析位于四肢的肿瘤所致病理性骨折患者 168 例，其中 16 例患者误诊、误治，误诊率 11.2%，包括：转移瘤 6 例；原发恶性肿瘤 4 例；良性肿瘤 3 例；代谢性骨病 3 例。误诊时间 3 周 ～ 18周，平均 10 周。致伤暴力：12 例（62.5%）患者为轻微暴力或自发骨折，4 例为严重暴力。14 例（87.5%）患者受伤之前伴有前驱症状。误诊误治的主要原因包括医生诊疗水平所限（7 例）、查体及询问病史欠缺（4例）、医疗影像差（3 例）、患者原因延误诊断（2 例）。3 例患者按一般创伤误治，其中 2 例恶性纤维组织细胞瘤患者错过了保肢手术时机，予截肢术；1 例股骨远端骨肉瘤伤后于外院行加压钢板固定，术中发现骨破坏，行病理检查结果为骨肉瘤，后给予规范化疗治疗。

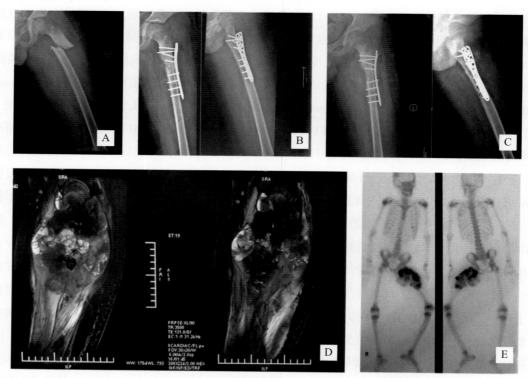

图 2-10-5　患者，男，10 岁，摔倒后出现左股骨近端骨折。A X 线片示左股骨近端成骨性破坏；B 行切开复位内固定术；C 术后 1 个月复查 X 线片示骨折处皮质破坏；D 术后 4 个月行 MRI 示局部巨大软组织肿块形成；E ECT 示左股骨近端巨大肿块，核素浓聚，穿刺活检病理诊断为骨肉瘤

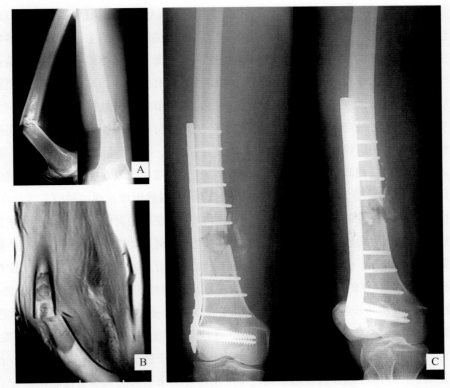

图 2-10-6　患者，女，56 岁，前驱症状：大腿疼痛 2 月，自发性骨折。A 术前 X 线片示髓腔内散在钙化灶，骨皮质不连续，术前诊断为"骨梗死"；B 术前 MRI T₁ 加权像示髓腔内异常信号；C 行单纯骨折复位内固定术，未行术中快速病理，术后病理为恶性纤维组织细胞瘤，术后 3 个月复发

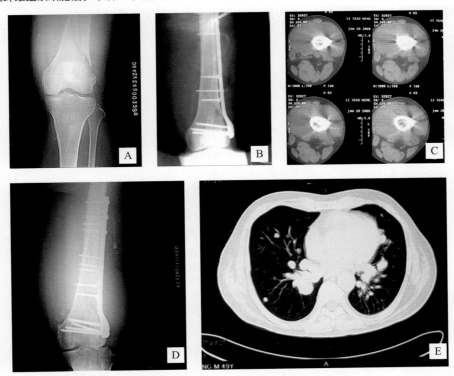

图 2-10-7　患者，男，49 岁，骨折前 1 个月因疼痛就诊，骑自行车时骨折（功能性负荷）。A X 线报告：股骨远端骨折，有骨痂形成；B 无 CT、MRI 检查；行单纯骨折复位内固定术；C 术后 5 个月，CT 示股骨周围巨大软组织肿块形成；D 术后 9 个月 X 线片示股骨远端巨大软组织肿块影；E 行截肢手术，术后病理为恶性纤维组织细胞瘤；截肢术后 1.5 个月，肺部 CT 示多发肺转移

　　病理性骨折避免误诊有三个关键因素：①临床医生具有警惕病理性骨折的意识，在处理骨折时留意。②询问病史，包括前驱症状和致伤暴力。疼痛应该是骨科医生接触最多的主诉，然而大多数患者并没有潜在的肿瘤病变，因此详细的询问病史及辨别疼痛的性质很重要，如是否伴有夜间痛，是否与负重或外伤有关，必要时进一步影像学检查。恶性肿瘤的夜间痛常常具有持续性，渐进性加重，严重影响睡眠，改变体位无法缓解等特点。即使患者既往有关节炎病史，若关节疼痛突然持续加重，也应立即进一步检查排除肿瘤病变的可能。另外应特别注意患者的致伤机制是否与损伤程度对应，轻微外伤所致骨折应高度怀疑为病理性。发现肿块应该积极检查原因，对无痛性肿块，不能排除肉瘤的可能性。事实上除非肿块很大造成邻近组织压迫或浸润，大多数软组织肉瘤常常无疼痛。当发现肿块后，查体时应注意检查其大小、是否有压痛、是否固定等。MRI是较好的影像检查方法。偶然影像发现的肿瘤常常是在患者创伤后，或进行其他部位检查时一并发现的。正确鉴别是否为肿瘤性病变对患者的预后有决定性意义。正规的肿瘤部位影像及病理检查均有助于进一步诊断。致伤机制对于鉴别这类损伤很重要。除一些极度衰老的老年人，通常主要的长管状骨不会自发骨折或受到微小暴力而骨折。如果受伤以前骨折部位存在疼痛的病史，应立即详细检查可能存在的病理性原因。③一旦考虑有病理性的可能，需要仔细阅读患者的 X 线片、CT 及其他影像资料，并进一步检查例如肺部及腹部 CT、ECT、肿瘤标志物、免疫蛋白固定电泳等。

　　当病理性骨折的诊断确立，治疗前的关键是立即寻找潜在的病理性原因。若病理为原发恶性骨肿瘤，常规的骨折固定方法会严重污染患肢，无法再行保肢手术。对于肿瘤导致的病理性骨折，首先应进行病理活检和肿瘤分期。在等待分期和病理结果此时可应用传统的牵引和夹板等方法临时固定。对于老年患者，不能武断地认为病理性骨折一定是转移瘤所致（例如软骨肉瘤或继发的骨肉瘤常与老年的转移性肿瘤相混淆），相反，有 1/4 转移肿瘤患者表现为原发恶性瘤的症状，对于这些患者应谨慎鉴别诊断。为此，我们总结了病理骨折就诊及诊断流程，尽可能避免误诊误治的发生（图 2-10-8）。

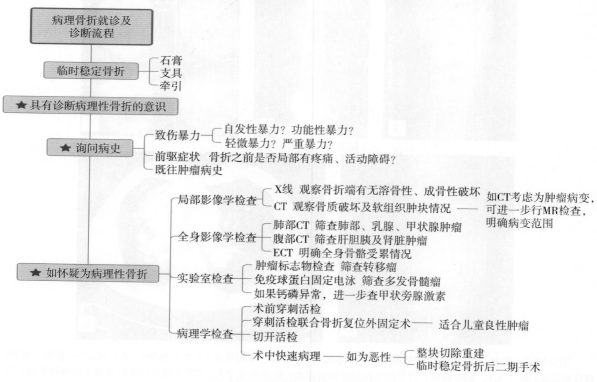

图 2-10-8　病理骨折就诊及诊断流程

（三）病理骨折的手术时机

由于肿瘤类型繁多，恶性程度各异，病变位置、病变大小以及侵犯的范围在个体间有很大的差异，另外还要考虑患者的年龄、经济条件等，应根据具体患者制订个体化的治疗方案。明确肿瘤的病变类型甚为关键，除了一些影像诊断特别明确的骨囊肿、内生软骨瘤等，均应术前活检，若术前无法活检，必须行术中冰冻检查，以防肿瘤类型与术前的预期相左，以便及时更改手术方案（图 2-10-9）。如临床可疑骨转移，尤其是那些不含软组织和内脏转移的单发骨病灶，应该进行穿刺活检，以明确诊断。目前，经皮穿刺活检术已成熟，阳性率较高，应是常用的方法。但有些病理性骨折局部出血，或病变较大，骨皮质较厚时，穿刺活检常阳性率较低。此时切开活检仍不失为一种较好的选择，可以同时行跨骨折、跨关节的外固定手术，临时稳定骨折，明确诊断后为下一步治疗创造条件（图 2-10-10）。

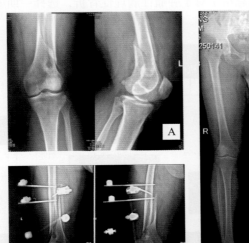
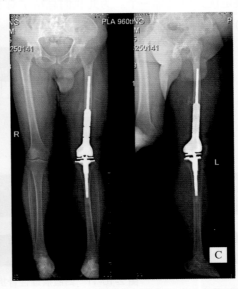
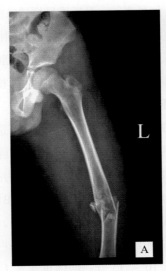
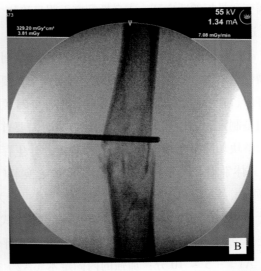

图 2-10-9　患者，男，42 岁，左股骨远端骨肉瘤病理性骨折。A X 线片示左股骨远端外侧皮质内骨质破坏并病理性骨折；B 行跨骨折、跨关节的外固定手术；C 同时取组织做病理检查，诊断为骨肉瘤；术前两疗程化疗后，行瘤段切除肿瘤型人工膝关节置换术

图 2-10-10　患者，男，12 岁。A X 线片示左股骨远端肿瘤并病理性骨折；B、C 全麻下行肿瘤穿刺活检，同时行骨折复位外固定架固定术；D 术后可见复位良好，穿刺病理为骨囊肿；术后 4 个月复查 X 线片示骨折愈合良好，拆除外固定架

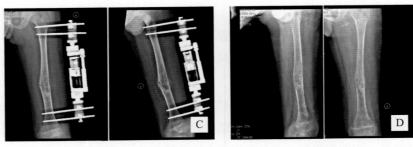

图 2-10-10　（续）

对于肿瘤性病理性骨折，需要解决的主要有两个问题：一是骨折问题，二是肿瘤问题。两个问题应根据具体情况决定优先解决哪一个。为此我们总结了对于肿瘤性病理性骨折，选择一期或二期处理的原则（图 2-10-11）。

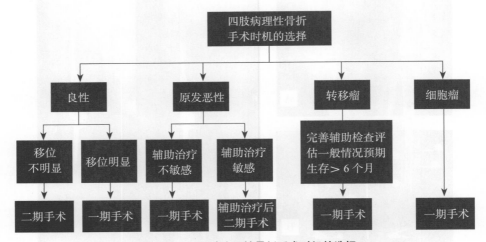

图 2-10-11　四肢病理性骨折手术时机的选择

一期同时处理病变和骨折的适应证：①转移瘤；②有明显骨折移位的大部分良性肿瘤；③对放疗、化疗不敏感的恶性肿瘤，如软骨肉瘤。

分期处理病变和骨折的适应证：①良性病变无明显移位（如骨囊肿、骨纤维异样增殖症）者，可待骨折愈合后手术，这样可以较容易清除病灶，不必使用内固定。②对放疗、化疗敏感的恶性肿瘤（如骨肉瘤、尤文氏肉瘤），需先行辅助的放疗和（或）化疗，使肿瘤缩小，以减少术中污染，利于保肢手术的实施。

在制订肿瘤性病理性骨折的治疗方案时应考虑几个重要因素：手术患者的选择、内植物的稳定性、内植物的使用寿命、肿瘤的部位、肿瘤类型等，但各个因素重要性不同。

肿瘤的类型是制定肿瘤性病理性骨折治疗方案时需要首先考虑的因素，良性肿瘤可选择刮除术，恶性肿瘤则需肿瘤整块切除重建术，转移瘤则应根据预计生存期和病变的位置，可选择切除或刮除后骨水泥填充内固定。具体手术术式可分为内固定术、假体置换术（表 2-10-4）。内固定术可分为：A0——微创；A1——简单内固定；A2——加强内固定；假体置换术可分为：B0——长柄普通假体；B1——肿瘤型假体；B2——骨干节段性假体。可以应用四肢转移瘤手术术式选择评分系统（表 2-10-5），通过对患者的生存预期、病变部位、病变大小、辅助治疗是否有效进行评估并计算分值。总分＜5分：微创或简单的内固定术（A0、A1）；5 ~ 10分：加强的内固定术（A2）；10 ~ 15分：假体重建术（B1、B2）。处理骨巨细胞瘤病理性骨折，需要对相关的影像学特征进行仔细分析。目前已有学者将病理性骨折划分为"简单骨折"和"复杂骨折"，制定出了标准、全面、精确、实用的骨巨细胞瘤病理性骨折治疗策略（图

2-10-12）。肿瘤的部位也是影响治疗方案选择的决定性因素之一。当肿瘤位于邻近关节的骨端或骨干，可选择内固定；若位于关节周围，恶性肿瘤应选择肿瘤切除、关节置换，良性肿瘤可选择刮除后钢板内固定，个别破坏范围较大，关节已经毁损，也可行人工关节置换；肢体转移瘤可以病灶内手术。术式选择多样，建议根据骨折的部位选择治疗策略（图 2-10-13）。

表 2-10-4　四肢转移瘤手术术式分型

A：内固定术	
A0：微创	微创钢板；Ender 钉；Rush 钉；Kuntscher 钉
A1：简单	交锁髓内钉；单钢板 + 骨水泥
A2：加强	交锁髓内钉 + 骨水泥；双钢板 + 骨水泥
B：假体置换术	
B0：	长柄普通假体
B1：	肿瘤型假体
B2：	骨干节段性假体

表 2-10-5 四肢转移瘤手术术式选择评分系统

生存预期	病变部位	病变大小	辅助治疗是否有效
< 1 年 =1	胫骨 =1	小（1/3）=1	有 =0
1 ~ 2 年 =3	股骨、肱骨 =2	大（1/2）=2	无 =3
> 2 年 =6	转子下、髁上 =3	缺损或病理性骨折 =3	

< 5 分	微创或简单的内固定术（A0、A1）
5 ~ 10 分	加强的内固定术（A2）
10 ~ 15 分	假体重建术（B1、B2）

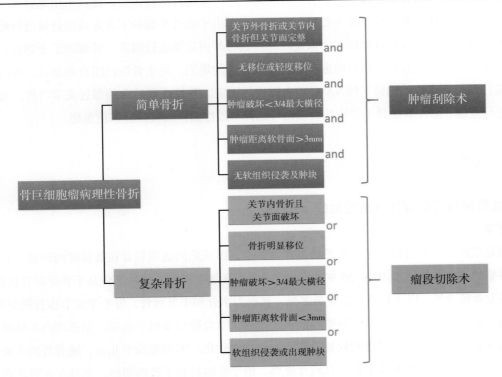

图 2-10-12　骨巨细胞瘤病理性骨折治疗策略图

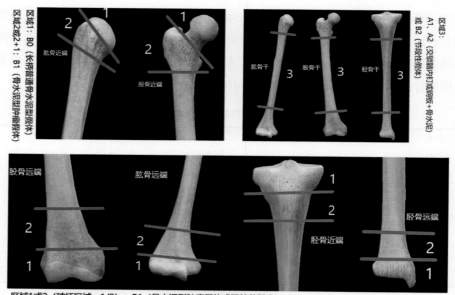

图 2-10-13　不同部位转移瘤治疗策略

良性肿瘤刮除后的骨缺损修复可使用颗粒植骨，多选择钢板固定、弹性髓内针或交锁髓内钉固定，邻近关节可选择解剖钢板。股骨近端病理性骨折的良性与恶性病变治疗差异较大，良性病变导致的股骨近端粉碎性骨折，由于股骨近端外侧骨皮质骨质条件差，建议采用髓内钉进行固定。内锁髓内钉可将股骨近端的应力分散到股骨中下段，远端内锁螺钉固定于正常骨之内，较为牢固，但应避免近端的内锁螺钉进入股骨头破坏股骨头骨骺。儿童骨骺未闭合，病变主要位于转子下区的患者，建议采用弹性髓内钉固定；病变位于转子间区，股骨头骺板下方股骨颈处残留骨量尚够进行螺钉固定，建议采用螺钉或动力髋进行固定，避免螺钉破坏骨骺；病变位于股骨颈区的患者，由于股骨头骺板下方无残留骨量进行螺钉固定，建议采用弹性髓内钉或克氏针经骺板内固定。亦可选择外固定架进行固定，近端固定于髂骨，远端固定于股骨近端，这种固定有利于植骨的愈合和防止股骨头的塌陷。对于骨骺已闭合的患者，可以根据病变部位，选择螺钉、弹性髓内钉、PFNA 或动力髋进行固定。恶性病变导致的邻近关节骨折，通常采用人工关节进行重建，恶性肿瘤骨干结构性缺损则可选择节段性假体或大段骨移植重建。

二、四肢病理性骨折的治疗

（一）良性骨肿瘤伴病理性骨折的治疗

1. 内生软骨瘤

内生软骨瘤是仅次于骨软骨瘤的第二常见的良性骨肿瘤，由成熟的透明软骨在骨髓腔内形成。它约占所有良性骨肿瘤的 10%，好发于 10 ~ 30 岁的青少年，男女无明显差异。好发部位是手和足短管状骨，大多为单发，多发者较少见。以手指近节指骨最多见，其次为掌骨和中节指骨，发生于远节指骨较少见。手部内生软骨瘤一般起源于干骺端，指骨肿瘤多倾向于近端，掌骨肿瘤多位于远端。据推测内生软骨瘤来源于骨骺内的残留透明软骨，这些透明软骨没有进行软骨内骨化。本病起始于儿童，随着骨的生长，肿瘤从干骺区移向骨干方向，并继续生长，直到骨成熟。由于肿瘤妨碍了骨的塑形，尤其在短管状骨，呈膨胀性生长，当骨成熟后，肿瘤停止生长，逐渐钙化，在单个结节周围出现软骨化骨。在肿瘤周围有一薄层皮质骨壳。在生长期，内生软骨瘤为活跃的 2 期病变，骨成熟后，为静止的 1 期病变。

内生软骨瘤一般无明显症状，而且肿瘤生长缓慢，常不易被注意。许多病例是由于不相关的原因偶然拍 X 线片发现，或在轻微创伤后出现病理性骨折就诊。X 线片可见主要病变呈溶解性改变，轻度扩张，因软骨矿化可见呈环状、弧形或碎裂状的散在钙化点。若骨质破裂，则呈病理性骨折改变。活跃期病灶表现为圆形或卵圆形、不规则、结节样低密度阴影，内有点状钙化，开始位于干骺端偏骺区，随着生长，逐渐位于骨干，一般位于中心，占据整个髓腔。与皮质的交界处呈不规则的"扇贝样"透亮区。如果在已矿化的病变周围出现穿透样透亮区，而且"扇贝"区增多增大，同时出现骨膜下反应骨并伴有临床症状，则为恶变的征象。单纯的"扇贝"征不是恶变的征象，必须同时伴有骨膜反应才有意义。随着其继续生长，恶变的肉瘤沿髓腔扩散，边缘被破坏，由于内骨膜的轻度反应，形成向髓腔突出的"拱架"征。

目前，临床对手足短骨单发内生软骨瘤的治疗方式主要为单纯刮除或刮除后植入自体骨、同种异体骨或人工骨等，均可获较好疗效。手足短骨单发内生软骨瘤伴病理性骨折较常见，文献报道发生率达43% ~ 56%。合并病理性骨折的单发内生软骨瘤手术治疗首先要彻底刮除病灶：根据病变的大小和部位，于受累骨皮质较薄的一侧做切口，指骨采用手指侧正中切口，掌骨采用背侧切口，切开皮肤、皮下组织，牵拉开肌腱，切开并剥离骨膜，根据肿瘤的大小，于骨皮质开一个长方形骨窗，用刮匙彻底刮除腔内松脆透明的软骨样肿瘤，反复冲洗髓腔后在瘤腔内植骨，紧密填塞，使之不遗留空隙。植骨、骨折复位后，可选择石膏外固定、克氏针内及钢板固定（图 2-10-14）。石膏托固定，骨折端不够稳定，且石膏托固定范围较大，不利于手部关节早期活动，常出现关节僵硬等并发症。克氏针内固定能获得较好的复位，但克氏针固定用于克服早期锻炼的应力则显然不够，造成骨折端的微动，需同时辅助石膏托固定，不利于手部关节早期活动。微型钢板内固定可获得良好复位及坚强的内固定，利于早期手部关节活动。北京积水潭医院熊革等对 36 例手部单发内生软骨瘤并病理性骨折患者采用传统方法，先待病理性骨折愈合后再行肿瘤刮除手术，其中 2 例因骨折畸形愈合，二期行截骨矫形术后应用内固定物（钢板、螺钉）治疗。29 例患者一期行肿瘤刮除同时应用内固定物治疗骨折，其中钢板、螺钉固定 26 例，克氏针固定 3 例。结果显示应用钢板、螺钉固定患者手指活动度优于未固定及克氏针固定患者，认为这可能与后者不能早期功能锻炼，而钢板、螺钉固定后能早期功能锻炼有关。对于手部单发内生软骨瘤合并病理性骨折，建议选择早期肿瘤刮除并一期骨折复位内固定治疗，以达到满意疗效。

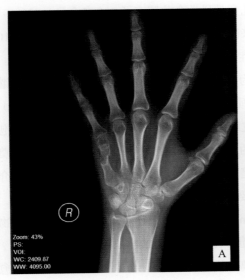
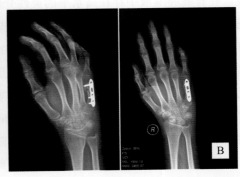

图 2-10-14 患者，女，17 岁。A X 线片示右手第五掌骨皮质变薄，病理性骨折；B 行肿瘤刮除植骨内固定术

2. 骨囊肿

单纯性骨囊肿（simple bone cysts，SBC）又名单房性骨囊肿（unicameral bone cysts，UBC），是儿童、青少年中常见的良性骨肿瘤病变，多好发于 10 岁左右儿童，约占儿童骨病变的 3%，男：女约为 2：1。SBC 好发于肱骨（50%）及股骨近端（25%），也可见于胫骨、桡骨、跟骨、骨盆等部位；疼痛及骨折为常见就诊表现，部分患儿因其他原因行放射检查而意外发现。该病起病隐匿，生长缓慢，往往并发病理性骨折后被发现，可使关节变形，影响肢体的发育。临床结合解剖可分为四型：典型的干骺端型，非管状骨型，骺板型，多发型。Jaffe 和 Lichtenstein 等将骨囊肿分为两期体。①潜伏期：囊肿离开骨骺板，移向骨干，说明病变稳定，有重建机制。②活动期：囊肿紧邻骨骺板，说明病变有活动性，具潜在生长能力。囊肿由骨骺板向骨干移动的程度取决于正常骨的生长能力，病变在肱骨近端的移动大于肱骨远端；相反，在股骨近端的则小于股骨远端。

X 线片表现具有特征性，呈类圆形溶骨改变。骨囊肿的 X 线表现是纯溶骨性的病变，皮质变薄，膨胀，周围没有任何骨膜反应，偶可观察到的骨膜反应多是由应力骨折造成，最重要的特点是病变从不穿透皮质，也不进入软组织中。典型的活动性骨囊肿具有下列 X 线征：①囊肿为邻近骨骺板的干骺部中心性病变，但不超过骨骺板，股骨上端病变可邻近大粗隆骨骺；②其长轴与骨干方向一致，显示为基底在骨骺板侧的截头圆锥体；③其横径往往不大于骺板。病理骨折 X 线片可显示为细裂纹或完全骨折，偶有移位。骨折后局部产生骨膜反应，囊腔内可出现不规则骨化阴影。骨折愈合后囊腔内出现不规则骨嵴，骨折可致游离骨片落入囊内，即 McGlynn 提出的"碎片陷落征"（fallen fragment sign），也称"落叶征"。有时骨片不能从皮质上完全游离而出现"悬片或折片征"（hinged fragment sign）。CT 扫描和 MRI 上可以看到落叶征，显示病变的真正囊性成分，囊的中央有来自骨折的皮质碎片。病灶囊壁为纤维组织，囊腔内多含淡黄色液体；其病因仍不明确，创伤、局部静脉阻滞等病因学说被相继提出。目前较认可静脉阻滞相关学说，认为病灶局部窦状静脉阻滞，使囊腔压力增高，病灶囊液形成，其囊液中存在前列腺素、白细胞介素、蛋白水解酶等破骨炎性介质成分，进而形成囊肿。近年研究发现，该病的发生也可能与遗传因素有关。

SBC 通常是儿童病理性骨折最常见的原因，约 75% 的 SBC 患者存在病理性骨折。SBC 导致的病理性骨折最常见的部位是肱骨近端，其次是股骨近端。肱骨为非负重骨，对于骨囊肿导致的非移位和轻度移位的肱骨近端、肱骨干病理性骨折，欧洲和北美儿童骨科学会共调查了 400 名会员，83% ~ 94% 的会员选择非手术治疗。可以通过患肢石膏或夹板制动来固定患肢，骨折均能最终愈合，但是仅 10% 的骨囊肿消失。对于仍存在囊肿的患者，可以采用微侵袭性手术治疗，手术时机为骨折后至少 6 周。常用的方法有以下 3 种。①经皮激素注射术：治疗机制可能为激素作用于囊肿内壁的结缔组织衬膜，继发成骨而达到骨修复。在骨囊肿囊液中存在高水平的炎性介质前列腺素 E2（prostaglandin E2，PGE2），与骨破坏的程度正相关，且有研究发现 PGE2 是由囊壁内皮细胞分泌，而激素可以阻止囊壁内皮细胞 PGs 的释放，从而解释了激素注射治疗骨囊肿出现阳性反应的原因，并为激素、抗炎药物治疗骨囊肿奠定了理论基础。虽然经皮激素注射治疗技术简单，但其不足是只通过激素阻止囊肿内皮细胞分泌炎性介质，抑制骨吸收，无促进成骨作用，仍有 13% 的复发率，需要多次注射，且有部分患者对治疗无反应。②经皮自体骨髓注射术：Di Bella 等自髂前上棘抽取 18 ~ 20ml 骨髓，离心后获得 9 ~ 10ml 骨髓离心物，其内包含有单核前体细胞、纤维蛋白和富血小板血浆等，随后将骨髓离心物与脱钙骨基质联合应用，184 例骨囊肿中 143 例行经皮激素注射治疗，41 例注射骨髓离心物和脱钙骨基质；不考虑注射次数的愈合率，骨髓离心物和脱钙骨基质组为 71%，高于激素注射组的 38%；为达到愈合，激素注射组平均需要 4.3 次注射，骨髓离心物和脱钙骨基质组平均需要 1.1 次注射；同时发现注射治疗后，囊肿面积＞21cm²、与骺板距离＞1.5cm、年龄＜8 岁者的失败率更高（判定失败的标准：发生病理性骨折、Neer 愈合分级为 IV 级、6 个月内无愈合征象）。虽然经皮自体骨髓移植可以增加成骨能力，但是经皮自体骨髓移植也存在部分患者治疗无反应性和需要重复注射的不足。③经皮激素和硫酸钙注射术：注射型硫酸钙（mini-invasive injectable graft，MIIG）是一种在硫酸钙颗粒基础上发展起来的移植物，具有硫酸钙颗粒的所有性能，所不同的是 MIIG 由特制硫酸钙粉剂和相应的稀释剂组成，具有可调和性，其优点为微创可注射性，具有良好的骨传导、骨诱导和血管生成作用；X 线片可显示病变的充填情况。MIIG 常用于治疗松质骨压缩性骨折、经皮椎体成形术、创伤性骨缺损等疾病，在这些适应证中 MIIG 吸收略显过快，但骨囊肿好发于儿童，此阶段的患者成骨能力最强，使得 MIIG 的降解吸收速度与新骨生成相平衡，从而更适合于骨囊肿的治疗。同时，骨囊肿囊液排除后，应用 MIIG 充填能起到临时填塞囊腔的作用，可以防止内膜再渗出和分泌溶骨因子。种涛等对骨囊肿行经皮双套管针穿刺冲洗囊腔后，将甲基泼尼松龙及注射型硫酸钙混合调匀注入囊腔，避免了注射激素后在囊腔内分布不均匀的不足，且随着 MIIG 吸收降解，激素可以达到缓慢持续释放；术后 37 例患者获得随访，X 线片可见囊腔内填充的 MIIG 于 1 个月后开始逐渐吸收，3 个月基本吸收完成，囊腔均出现不同程度的致密硬化骨，密度增高，骨囊肿皮质不断增厚，囊腔面积逐渐缩小，MIIG 降解速度与成骨速度平衡。临床表现为膨胀的骨干变细，逐渐塑形到正常的骨骼形状。随访期间无一例患者发生病理性骨折。因此在影像学引导下经皮双针注射甲基泼尼松龙及注射型硫酸钙是治疗骨囊肿的良好方法，该方法创伤小，手术时间短，可以多途径去除致病因素，最大限度地降低复发率和再次病理性骨折发生率。

对于严重移位的肱骨近端病理性骨折，欧洲和北美儿童骨科学会的 400 名会员中，40% 选择手术治疗，36% 选择保守治疗；选择手术治疗的会员中，60% 首选髓内固定。建议同时治疗骨折和囊肿，即一期行病灶清除植骨和患肢内固定或外固定术。其中，外固定包括石膏和外固定器（图 2-10-15），内固定包括克氏针、钢板螺钉及弹性髓内钉。无论何种固定，其目的都是为了早期提高病变骨的力学稳定性。外固定的力学稳定性低于内固定，内固定中克氏针的稳定性最低；钢板螺钉系统的内固定手术对患儿的创伤极大，且螺钉在病变骨的把持力可能减弱，易导致内固定失效。因此，对儿童长骨病理性骨折，弹性髓内钉内固定可以获得最佳的力学稳定性。弹性髓内钉内固定是一种微创手术，具有出血少、并发症发生率低的优点，骨折固定牢固，允许患者早期活动。从生物力学上比较，弹性髓内钉较钢板螺钉系统具有更强的抗剪切力，可获得对整个长骨的固定。病灶清除病理骨折复位内固定后，可选择自体骨、异体骨或人工骨植入瘤腔内。Guida 等采用三合一微创的方法治疗了 42 例骨囊肿合并病理性骨折的患者。第一步，移位的病理性骨折首先复位，微创植入弹性髓内钉；第二步，在透视引导下，确定囊性病变区域，并通过 0.5cm 的纵向切口进行活检，通过同一个切口，囊腔内植入套管针，使用不同大小的角度刮匙进行囊壁的机械刮除。第三步，在透视引导下，使用注射器或套管将等温磷酸钙基水泥注入腔内。经过两年的随访，骨折愈合时间均在 4～6 周，骨膜和骨膜内骨痂形成良好。无第二次病理性骨折，无囊肿复发。

股骨近端是骨囊肿第二好发病理性骨折的部位，病理骨折率为 52%。在 18 岁以下的儿童中，股骨近端病理性骨折约占所有股骨近端骨折的 35%。股骨近端分可为头颈区、粗隆间区和粗隆下区，大部分合并病理骨折的良性骨肿瘤侵袭范围跨越 2 个分区。股骨近端病理性骨折演变过程中可预测的后遗症有：①股骨头缺血性坏死，大多数情况下出现于经骨骺、经股骨颈骨折。股骨颈骨囊肿病理骨折有以下特点：股骨颈骨质破坏广泛，甚至累及股骨头，骨皮质菲薄；发生病理骨折后，通常表现为粉碎骨折，骨折移位明显；骨折后因骨质缺损较多，导致复位固定困难，对股骨头血运影响大。因此股骨颈骨囊肿合并病理骨折的治疗对骨科医师来说更是一个严峻的考验及挑战。对该类患者进行治疗时,对于骨折移位明显的患者,麻醉后先于牵引床上行骨折闭合复位,因骨质破坏严重常伴有不同程度骨缺损,造成复位困难,且位置不易维持,故需反复牵引整复,可加重股骨头、颈的血运破坏。手术时,对病灶的刮除可加重骨质缺损的程度,影响术后骨折愈合及血运重建;股骨头颈的骨缺损通常用自体髂骨、异体骨或骨水泥充填,会延缓骨折愈合及血运再生,因股骨颈骨折的愈合通过骨内膜完成,因此股骨颈正常骨质越少,其愈合难度越大,愈合时间越长,血运重建越困难。②假关节形成(6.5% ~ 13%)。③合并继发性髋内翻或骺板过早闭合(20% ~ 30%)。

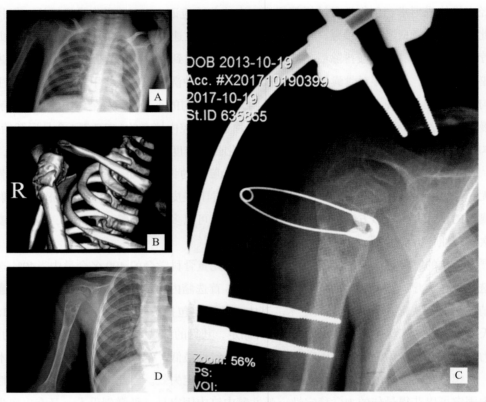

图 2-10-15   患者,男,3 岁 11 个月。A X 线片示右肱骨近端溶骨性破坏,骨皮质不连续;B CT 三维重建示病理性骨折移位较重,皮质碎裂;C 行骨折复位、外固定架固定;D 同时病灶内注射甲强龙,术后 2 个月可见囊腔内成骨,骨折愈合,拆除外固定架;术后半年复查,见骨折愈合良好,囊腔消失

在一组 20 例股骨近端骨囊肿合并病理骨折采用非手术治疗的病例中,8 例骨折发生了移位,虽然所有移位的 8 例病理骨折患者骨折均愈合了,但 1 例出现了髋内翻和股骨头无菌性坏死,1 例出现髋内翻畸形,1 例出现短髋畸形。12 例无移位的病理骨折患者骨折愈合良好,没有出现畸形及股骨头无菌坏死,但需要注射 1 ~ 7 次泼尼松龙以利于骨囊肿的愈合。2 ~ 5 年后有 6 例出现了再骨折。因次,大多数学者认为:股骨近端合并病理骨折的骨囊肿需要进行手术以避免畸形愈合和骨囊肿的持续存在。Wai 等报道了 11 例股骨近端骨囊肿合并病理骨折的处理结果,所有病例均采用病变刮除,高速磨钻打磨,自体骨和异体骨混合植骨,角状钢板固定,所有骨折愈合,并且没有肿瘤复发。

骨囊肿术中处理:骨囊肿病变组织与正常组织分界清晰,或病变周围有骨质硬化带,病变刮除后再辅以化学药物烧灼或液氮冷冻、电凝烧灼等方法处理瘤壁后,可基本清除肿瘤组织。但由于采用病灶内的刮除术,因此存在复发的危险。在术中应以大、中、小刮匙从不同方向搔刮,充分暴露整个瘤腔,对死角、凹陷、骨嵴等部位应特别注意刮除,以双氧水、生理盐水反复加压冲洗,如病变边缘邻近股骨头骨骺，刮除病变时应避免损伤骨骺。

植骨材料选择：理想的植骨材料应具有骨诱导、骨传导和骨生成作用，又易于获取。自体骨能够快速愈合、容易再血管化并且没有免疫排斥反应，但儿童可取的自体骨骨量有限，又可能造成供区的并发症。异体骨虽然存在骨愈合慢，容易感染、排异和传染疾病，但其可提供足够的骨量，有一定的支撑强度，并且避免了供骨区的并发症。骨替代材料如磷酸三钙人工骨具有良好的骨传导作用，来源丰富，其内部多孔的三维结构模拟人骨天然仿生组织结构，有利于细胞长入支架深部，并可能兼具骨传导和骨诱导的骨愈合机制，其最大的不足在于机械强度差。如术中内固定牢靠，建议采用骨替代材料，如人工骨，硫酸钙、磷酸钙骨水泥填充等。

内固定选择：股骨近端骨囊肿引起的病理骨折通常需要进行内固定以避免畸形的发生或矫正畸形，并且可使髋关节早期活动和方便护理。病变的部位、骨质损失的量决定了选择何种内固定以及内固定是否稳定，其中最为重要的是股骨头下骺板远端残留的骨量、股骨近端外侧骨皮质的情况以及骨骺发育成熟的程度。对于股骨近端粉碎性骨折，由于股骨近端外侧骨皮质骨质条件差，建议采用髓内钉进行固定。内锁髓内钉可将股骨近端的应力分散到股骨中下段，远端内锁螺钉固定于正常骨之内、较为牢固，但应避免近端的内锁螺钉进入股骨头破坏股骨头骨骺。儿童骨骺未闭合，病变主要位于转子下区的患者，建议采用弹性髓内钉固定；病变位于转子间区，股骨头骺板下方股骨颈处残留骨量尚够进行螺钉固定，建议采用螺钉或动力髋进行固定，避免螺钉破坏骨骺；病变位于股骨颈区的患者，由于股骨头骺板下方无残留骨量进行螺钉固定，建议采用弹性髓内钉或克氏针经骺板内固定（图2-10-16）。亦可选择外固定架进行固定，近端固定于髂骨，远端固定于股骨近端骨折远端，这种固定有利于植骨的愈合和防止股骨头的塌陷。国内张春林等采用此方法治疗11例股骨近端良性骨肿瘤合并病理骨折的患者效果良好。对于骨骺已闭合的患者，可以根据病变部位，选择螺钉、弹性髓内钉、PFNA或动力髋进行固定。

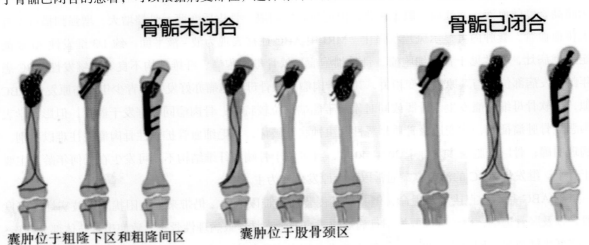

骨骺未闭合　　　　　　　　　　　　　　　　**骨骺已闭合**

囊肿位于粗隆下区和粗隆间区　　　　囊肿位于股骨颈区

图 2-10-16　股骨近端骨囊肿病理性骨折内固定选择

总之，儿童股骨近端骨囊肿所致病理性骨折因骨质薄弱往往破碎严重，所在部位邻近髋关节，使外科治疗面临许多困难。尽管骨折破坏明显，但骨膜等成骨结构一般保存完好，为肿瘤的病灶内切除后的骨重建提供了先决条件。手术设计时对病灶性质、范围、骨骺生长发育等问题应全面考虑，合理使用内固定，可获得满意治疗效果。

3. 动脉瘤样骨囊肿

原发性动脉瘤样骨囊肿（aneurysmal bone cyst, ABC）最早于1942年被Jaffe等描述，其发病率低，为 1.4 ~ 3.2/100 万，既往文献及临床资料提示该病是一类临床少见的良性骨肿瘤，近年有学者提出 ABC 并非良性肿瘤，而是有恶变倾向的中间性肿瘤。ABC 无明显临床症状，常因外力导致病理性骨折，局部肿痛就诊。

70% 的 ABC 为原发性，30% 为继发性。尽管 X 线片及 MRI 经常提示 ABC 的诊断，但准确的组织学评估仍然必不可少。可疑的 ABC 诊断不能作为治疗的依据，需要行肿瘤活检确诊。由于肿瘤内容物可能含有大量血性成分，给穿刺活检带来不便，必要时作切开活检。ABC 常需与骨巨细胞瘤、成软骨细胞瘤、成骨细胞瘤、软骨黏液样纤维瘤、骨肉瘤及骨纤维异样增殖症相鉴别。影像学检查为诊断 ABC 的主要方法，原发性 ABC 的 X 线片特点是病变呈纯溶骨性及膨胀性破坏。长骨的囊性膨胀性破坏可分为中央型和偏心型两种。①中央型：囊性病变位于长骨干骺端或骨端的中心，向两侧膨胀，纵轴与骨长轴一致。②偏心型：病变位于骨端的一侧，囊内可见粗细不等的骨嵴与巨细胞瘤相似，也可见菲薄如纸的骨包壳，呈"气球"样改变，直径可达 4 ~ 12cm，长径与骨纵轴一致。有些时候，特别是当病变位于长管状骨的干骺端、短骨或扁平骨时，囊肿显示为偏心性溶骨性破坏，并向骨松质延伸，直到整个骨受侵，病变内可为透光性或可出现小梁样的骨嵴。①病变早期：呈类圆形，轻度膨胀，边缘多较清楚，在短期内可有进行性发展和轻度骨膜反应，边界尚清晰似骨囊肿。②进展期：随病变进展病灶逐渐膨胀可呈"气球"样，骨皮质不同程度变薄。囊内可见粗细不等的骨嵴将病灶分隔呈多房性或肥皂泡样，病灶内可见纤细条纹状或弓形骨隔，密度不均，骨壳可部分中断。③稳定期或成熟期：骨壳较厚且不规整，骨的反应性增生明显，骨间隔粗细不均，出现多房腔性改变。④愈合期或钙化骨化期：呈进行性的钙化骨化，病变缩小，病灶内形成结构紊乱的致密骨块。CT 扫描对确定病变性质是有帮助的，有时可显示出病变内的液体平面。病灶呈囊状膨胀性骨破坏，病灶内密度不均，大部分区域为软组织密度，CT 值为 20 ~ 50Hu，边缘或中心区域可见小片状或囊状液体密度并形成液 - 液平面，上方为水样低密度，下方为略高密度的血液。病灶内一般无钙化，但可见骨性间隔。骨皮质变薄，骨骼增大。增强扫描可见有粗大供血血管，囊肿内可显示斑片状强化。MRI 中 ABC 往往表现为液 - 液平面。约 1/3 继发性 ABC 能确定原发病灶，较常见于骨巨细胞瘤、骨母细胞瘤、软骨母细胞瘤、纤维结构不良等。继发性 ABC 患者年龄和发病部位均与其原发病变相关，其中骨肉瘤及软骨母细胞瘤亦好发生于青少年，与原发性 ABC 相似，但软骨母细胞瘤发生于骨骺或同时累及干骺端部位较特殊；骨肉瘤同样好发于干骺端，但影像学表现为恶性骨肿瘤征象，病变边缘骨质呈恶性"虫蚀状"破坏，与毛细血管扩张性骨肉瘤往往难以鉴别，需病理明确；骨巨细胞瘤多发生于 20 ~ 40 岁，且多位于骨端；纤维结构不良可发生在任何年龄，主要位于骨干。继发性 ABC 的治疗方案通常以治疗原发病变为主。

虽然 ABC 并不会直接危及生命，但其具有侵袭性且难以治愈，仍带来很大困扰。下肢病灶常好发于股骨颈及胫骨远端，由于其高复发率且病灶位于应力骨，常导致病理性骨折，致使患者肢体部分残疾，大大降低生活质量。同时文献报道年龄较小的患儿复发率往往高于成人，考虑这可能与病灶位于骨骺或接近骨骺，术中为避免破坏骺板而不能完全清除病灶的原因相关。

动脉瘤样骨囊肿合并病理性骨折的治疗应该满足以下条件：治愈率高、功能恢复好、并发症少、复发率低。刮除植骨仍是原发 ABC 的主要治疗方式，刮除术的主要风险是刮除不彻底导致的复发，充分开窗、术中加用磨钻、采用石炭酸或氩气刀等辅助灭活手段能够降低复发风险。因合并病理性骨折，需要联合内固定治疗，如钢板、髓内钉或克氏针等（图 2-10-17）。对于儿童患者，面临着如何选择合适的内固定以及在保护骺板和彻底刮除病灶之间取舍的问题（图 2-10-18）。如果病理性骨折发生在肱骨、股骨或胫骨，因为动脉瘤样骨囊肿局部骨皮质为溶骨性破坏，一旦病灶复发或病变较为广泛时，钢板内

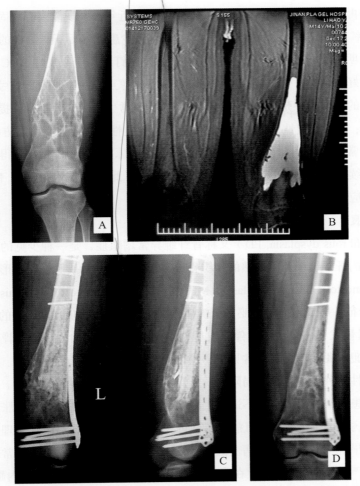

图 2-10-17 患者，男，14 岁。A X 线片可见左股骨远端膨胀性溶骨性破坏，骨皮质不连续；B MRI 可见病灶呈囊状膨胀性骨破坏；C 行肿瘤刮除、人工骨 + 自体腓骨植入内固定术；D 术后 2 年半复查，愈合良好，拆除内固定

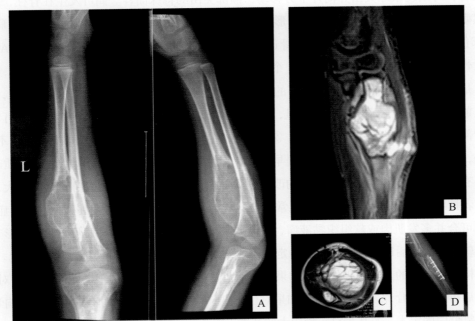

图 2-10-18 患者，男，6 岁。A X 线片示左桡骨近端膨胀性溶骨性破坏，骨皮质不连续；B MRI 可见病灶呈囊状膨胀性骨破坏；C 有液 - 液平面；D 行肿瘤刮除，自体腓骨植入钢板内固定术，术中保留桡骨小头

固定是否能起到预防再次病理性骨折和稳固作用有待商榷。近年来发现髓内钉内固定不仅可以提升原发性 ABC 患儿的治愈率、降低患儿的复发率，还可以明显减少患儿术后石膏固定的时间及复发患儿再次病理性骨折的风险，明显改善患儿术后生活质量。弹性髓内钉应用于原发性 ABC 的治疗有以下优势：弹性髓内钉凭借其良好的弹性，每根钉在髓腔内形成 3 个支撑点，在髓腔内呈双弓形分布，属于中央型内夹板固定，固定后的力学传导是应力分享式，对肢体的正常生物力学干扰少；提供 4 项生物力学稳定性，即抗弯曲稳定性、轴向稳定性、横向稳定性及抗旋转稳定性，固定后能有效防止移位、成角和旋转。临床工作中，我们常常可以看到部分病理性骨折及活检后的原发性 ABC 患儿获得了病灶的自愈，髓内钉内固定可以达到持续的囊内引流作用，从而降低囊内压力。此外，相比克氏针，髓内钉位于骨髓腔内，对周围组织的异物反应较小，可以长期滞留体内。

4. 骨纤维结构不良

纤维结构不良（fibrous dysplasia, FD）又称骨纤维异常增殖症，是一种少见的良性骨肿瘤。该病的特点是在正常骨髓腔内纤维组织及不成熟的编织骨异常增殖，导致骨质脆弱、畸形并易于发生骨折。临床上分为单发性（monostotic fibrous dysplasia，MFD）、多发性（polyostotic fibrous dysplasia， PFD）、McCune-Albright 综合征（PFD 伴有内分泌系统疾病，MAS）。MFD 与 PFD 病变的自然病程截然不同。MFD 病变局限，在骨骼发育停止后一般停止发展，是 3 型中最多见的。长管状骨多见于股骨近端，其次为胫骨，病变常侵犯干骺端。扁平骨常见于肋骨，颅面骨。肋骨常局限于一段。按其骨质破坏范围又可分为局限性及广泛性两种，前者病变局限，后者病变广泛，可破坏骨的大部分。局限性者比广泛性者多见，临床症状轻。患者常觉某局部有不适感、酸胀、轻微疼痛，往往因局部肿胀或发生病理骨折而就诊。而 PFD 和 MAS 病变可持续增大，且病变范围可累及整块骨骼，容易出现病理骨折和畸形，治疗难度大。PFD 症状发生早晚与严重程度和病变范围相关。病变侵犯全身多数骨骼，常偏于一侧肢体，双侧受累时并不对称，并产生各种畸形。发生在股骨，因多次病理骨折产生畸形如髋内翻或成角，短缩畸形，严重的呈"牧羊拐"畸形，产生跛行。发生在胫骨出现膝外翻或膝内翻，胫骨前凸，小腿过长等畸形。若发生在颅骨，可出现眼球突出并向外下方移动，额部突出的特殊面容。偶可发生在脊柱，多为腰椎，颈胸椎受累则更少见，可产生后凸、侧凸畸形。多发型病变累及范围较大。85% 的病例发生病理性骨折。可在同一部位发生多次病理性骨折，如股骨近端。多发型有时也可见到皮肤色素沉着。MAS 患者中绝大部分为女性，此型比多发型更少见，有 3 个特点。①皮肤色素沉着斑：呈棕色或棕黄色，典型的为牛奶咖啡斑，是因皮肤基底细胞出现异常增多的色素而形成。表现为边缘不规则，界线欠清楚，大小不等，不隆起。有的出生后皮肤色素沉着斑很明显，还有的色素沉着斑较浅，范围小，检查时方可发现。色素斑常位于背部、臀部及大腿等处，偏骨患侧。②性早熟：多见于女性，婴幼儿时期即出现阴道不规则出血，但不是月经，第二性征提前出现，性器官提早发育，男性主要表现为生殖器官增大。③骨质改变：本病对骨骼发育有影响，在儿童期由于内分泌的改变，骨骺发育比正常儿童快，故身材略为高大，但因骨骺闭合比正常者稍早，于是成年后身高则比正常人略显矮小。偶有智力减低，合并其他内分泌症状者很少。极少数病例可合并多发肌肉或软组织黏液瘤、甲状腺功能亢进、糖尿病、肾脏及心血管畸形。病程的发展在成熟前较快，成年后即变慢而且趋于稳定状态。妊娠期，病变又可趋向活跃，值得重视。

纤维结构不良导致的上肢病理性骨折如果移位不明显可以行闭合复位，应用石膏或夹板对患肢制动，待骨折愈合后再手术治疗原发病灶。但是如果对位不良，由于骨髓腔内本身有病变，会影响骨折愈合，需要行切开复位内固定术，尤其是对年龄较大的儿童（图 2-10-19）。上肢内固定包括克氏针、外固定架、钢板螺钉及弹性髓内钉固定（图 2-10-20）。无论何种固定，其目的都是为了早期提高病变骨的力学稳定性。

内固定中克氏针的稳定性最低；钢板螺钉系统的内固定手术对患儿的创伤较大，且螺钉在病变骨的把持力可能减弱，易导致内固定失效。对于儿童上肢病理性骨折，弹性髓内钉内固定可以获得较好的力学稳定性。弹性髓内钉内固定是一种微创手术，具有出血少、并发症发生率低的优点，骨折固定牢固，允许患者早期活动。从生物力学上比较，弹性髓内钉较钢板螺钉系统具有更强的抗剪切力，可获得对整个长骨的固定。

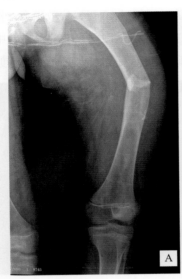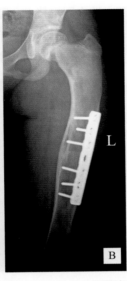

图 2-10-19　患者，女，9 岁，左股骨纤维结构不良并病理性骨折。A X 线片示股骨膨胀性磨砂玻璃样改变；B 行骨折切开复位，局部植入自体髂骨，未处理病灶，术后 2 年半复查见骨折愈合良好，拆除内固定

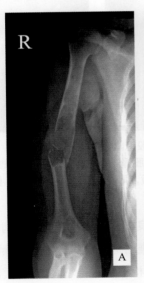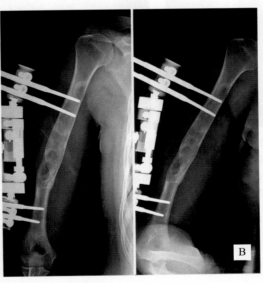

图 2-10-20　患者，女，16 岁。A X 线片示左肱骨中段溶骨性破坏并病理性骨折；B 行骨折复位、外固定架固定并术中穿刺活检，术后病理为纤维结构不良，术后 3 个月复查 X 线片示骨折愈合良好，瘤腔内成骨，拆除外固定架

　　股骨近端是纤维结构不良最容易累及的部位，在多发性病例中有 92% 累及股骨。股骨近端因应力高度集中容易出现骨折、畸形，成为 FD 治疗中的难点。当患者主诉髋部疼痛加重，需要评估骨折的可能性。对于下肢已经出现病理骨折的患者，需要手术治疗。但对于濒临骨折的患者，评估病理性骨折的风险具有很大的主观性和不确定性，需要临床医生的经验。目前还没有相关的临床评分系统，目前认为对于病变范围大（病变区波及髓腔直径 ≥ 50%，骨皮质完整）或骨强度不佳者（病变侵及骨皮质厚度

≥ 50%），需要手术并应用内固定治疗。对于股骨纤维结构不良病理性骨折使用何种内固定器械，目前尚无统一标准，主要取决于病灶范围和骨的质量。治疗骨折并纠正"牧羊拐"畸形的患者时，单纯从生物力学角度而言，髓内固定方式属于中心性固定，对于股骨近端及股骨中段病灶刮除后固定强度明显优于髓外接骨板固定（图 2-10-21）。欧洲小儿骨科协会对累及整个股骨近端并病理骨折的 8 例 PFD 患者使用钢板螺钉固定，结果均出现钉板断裂和松动，畸形加重。该协会对病变范围大、波及整个股骨近端的 12 例 PFD 患者采用了髓内针内固定技术，随访时间超过 10 年，疗效满意。但骨纤维结构不良患者髓腔内正常的松质骨成分被异常的纤维组织所取代且皮质骨强度明显变弱，在术中较难沿髓腔进行扩髓，同时由于髓腔及皮质骨强度减低易出现主钉误突破皮质等问题，从而使手术难度加大。

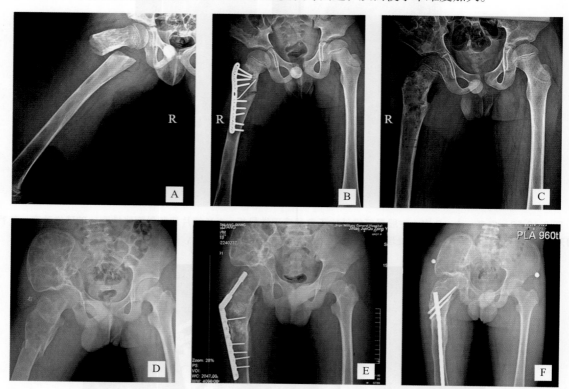

图 2-10-21　患者，男，9 岁时右股骨近段病理性骨折。A X 线片示股骨髓腔内磨砂玻璃样改变；B 行骨折切开复位钢板内固定术；C 术后 8 个月，骨折愈合，拆除内固定；D 术后 5 年，右股骨近端病变进展，再次病理性骨折；行动力髋内固定，病灶内植入人工骨；E 动力髋内固定术后 4 个月，主钉穿破皮质，再次行髓内针内固定；F 髓内针固定术后 19 个月复查，示内固定在位良好

　　病灶刮除植入自体骨或异体骨是治疗股骨近端纤维结构不良的常用方法，但对于病变广泛、骨强度不佳的患者效果较差。Ennecking 总结发现，25 例股骨近端纤维结构不良患者接受刮除松质骨植骨，13 例出现局部的吸收及病变复发。Guille 对 13 例股骨近端纤维结构不良进行了共计 24 次刮除自体松质骨和（或）皮质骨植骨，随访 2.5 ~ 41.3 年后发现，所有的植骨在 X 线片上都出现了吸收，病变没有消失或减小。本组 8 例行刮除植骨内固定术，3 例出现植骨部分吸收，给予帕米膦酸二钠治疗后，吸收范围稳定没有进展。为了解决植骨吸收的问题，Ennecking 通过试验发现皮质骨相对于松质骨更难于被吸收及爬行替代，提出了使用自体皮质骨植骨的方法，对 15 例股骨近端纤维结构不良者不刮除病灶，直接植入腓骨或胫骨条，平均随访 6 年，只有 2 例出现了局部吸收。Stephenson 建议采用有效的切开复位内固定而不处理病灶，这种方式虽然没有去除病变组织，但直接加强了局部的骨骼强度而有助于避免局部骨折或畸形等并发症的出现，报道中有 86%（19/22）的病例通过这种方法获得了平均 10 年的稳定期。

我们对 5 例患者采用内固定术而不刮除病灶，其中 1 例植入异体皮质骨板，1 例植入异体骨粒，术后均给予常规帕米膦酸二钠治疗，随访 15 ～ 18 个月，5 例均无骨折及畸形的发生，病灶均未进展。因此我们认为，对于病变范围局限、溶骨性破坏的病灶，可行刮除植骨内固定术；对于病变范围广、骨强度不佳的患者，可以采用单纯内固定术而不处理病灶，如溶骨性破坏范围较大，可植入皮质骨。

5. 嗜酸性肉芽肿

嗜酸性肉芽肿是局灶性地发生于骨的郎格汉斯细胞增生症（langerhans cell histiocytosis，LCH）。郎格汉斯细胞组织细胞增生症具有复杂的临床表现，一般包括 Letterer-Siwe 病、Hand-Schuller-Christian 病和嗜酸性肉芽肿。上述疾病的临床表现和预后差别极大，从具有自愈倾向直至迅速进展导致多器官脏器受累，患者短期内死亡。然而其却具有同样的病理学基础，表现为单克隆的郎格汉斯细胞增生症。嗜酸性肉芽肿是上述临床类型中症状最轻微、预后最好的一种。发生于骨骼的嗜酸性肉芽肿可发生于各年龄段，文献报道 80% ～ 85% 的患者年龄＜ 30 岁，60% 的患者＜ 10 岁。

嗜酸性肉芽肿可累及全身各处骨骼。好发部位为颅骨、脊柱、骨盆、肋骨等。四肢长骨相对少见，多发生于股骨、肱骨及胫骨。临床症状无特异性，常见间断疼痛及局部肿胀包块；体征不典型，无明显局部触压痛，多数患儿是因外伤或者骨折行影像学检查时偶然发现。儿童长骨嗜酸性肉芽肿病灶位于骨干或干骺端，髓腔内呈单房或多房溶骨性破坏，边界多较清楚，无明显反应性骨增生，可穿破骨皮质形成平行状或葱皮样骨膜反应，使骨干增粗，可伴软组织肿胀影。X 线片表现为界限清晰的溶骨性或穿凿状的破坏，可有骨膜反应且极似恶性病变。本病源于髓腔或骨松质，可为单囊状、多囊状或不规则形。病变处轻度膨胀，边缘清晰，周围可出现轻度或明显硬化环。病变侵犯骨皮质时，使骨皮质变薄或呈虫蚀样改变，甚至穿通断裂。上述表现的形成，是因髓腔内的肉芽肿缓慢地向周围生长，压迫侵蚀周围骨质所致。病变周围还可出现较明显的骨质增生；在嗜酸性肉芽肿处于晚期时髓腔可能狭窄，主要是病变本身发生纤维化或骨化所致。此外在骨破坏区还可见有残留骨嵴，小斑点状或小条片状死骨。骨膜反应：长骨嗜酸性肉芽肿常侵犯骨皮质，进而累及骨膜，引起骨膜增生，其发生率较高，这主要是病变多发生于长骨骨干处，骨干部位的骨膜与干骺及骨骺部位相比极为丰富，因而发生于骨干部位的病变其骨膜增生的发生率远高于干骺端者。另外，骨膜增生的形态表现为单层状、多层状或实变型，常超过病变范围。其范围常大于骨质破坏区，但无 Codman 三角软组织肿块，长骨嗜酸性肉芽肿可伴有软组织肿块，其形成主要是由于病变周围反应性水肿和（或）黏液性变所致。CT 显示骨干病变多起于髓腔，呈轻度偏心或中心膨胀性骨质破坏，骨破坏区呈均匀软组织密度影，低于肌肉密度，CT 值 40Hu 左右。病灶边缘清楚，有轻度硬化边，邻近骨皮质轻度变薄。增强扫描无或轻度强化。

本病易误诊为骨囊肿、骨纤维结构不良、慢性骨髓炎、骨结核、骨肉瘤等常见的骨肿瘤或肿瘤样病变。长骨嗜酸性肉芽肿影像学表现主要为骨内溶骨性破坏，周边可有不同程度硬化边缘，常见骨膜反应及软组织肿块。与之相比，尤文氏肉瘤病程一般较短，病变发展快，有癌性热，明显局部疼痛症状，病变范围广，边界不清，呈虫蚀样骨质破坏，无硬化边缘，骨膜反应呈葱皮样改变，边缘粗糙。慢性骨髓炎则增生硬化更明显，且骨质破坏周围伴有骨质增生表现。孤立性骨囊肿在干骺端呈中心性溶骨性透亮区，边缘清楚有骨质硬化环，皮质完整呈膨胀性改变，除病理性骨折外，一般无症状和骨膜反应，可穿刺出血清样液体。

嗜酸性肉芽肿破坏了正常骨结构，由于负重因素，儿童长骨嗜酸性肉芽肿很容易造成病理性骨折，对大部分病理性骨折需要进行一期内固定处理。对于肿瘤病灶，一般情况下应彻底刮除，如病灶破坏严重，无法保持完整的骨干连续性时，可考虑瘤段切除、植骨重建。临床上处理良性骨肿瘤病灶清除术后形成的骨缺损十分棘手，为了保持骨结构完整性和邻近关节功能的稳定性，常用自体骨、同种异体骨、组织工程骨及人工骨等植骨修复。但上述方式均有缺点，自体髂骨植骨存在来源有限、取骨手术增加创伤及发生并发症的可能性；同种异体骨有免疫排斥反应、交叉感染、愈合缓慢等缺点。对于病理性骨折，应积极采取措施，以个体化的手术原则，合理利用内固定材料，同期行骨折复位，以恢复肢体的解剖结构及强度。根据具体病情可选择弹性髓内针、钢板螺钉、克氏针等。对于儿童长骨病理性骨折，只要条件允许首选弹性髓内针内固定，其具有操作简便、损伤小、不累及骨骺、复位良好、允许早期锻炼及并发症少、二期取出时创伤小等优点。

6. 骨巨细胞瘤

骨巨细胞瘤（giant cell tumor of bone, GCT）是临床上常见的原发骨肿瘤，占原发性骨肿瘤14%～20%。2013年出版的第4版《WHO骨与软组织分类》根据国际肿瘤性疾病分类（international classification of diseases for oncology, ICD-O）不仅将骨肿瘤分为良性（ICD-O编码为0），恶性（ICD-O编码为3），还增加了中间型（ICD-O编码为1）。将骨巨细胞瘤以ICD来表示，其ICD-O编码为9250/1，定义为具有局部侵袭性的中间型骨肿瘤。GCT是溶骨性病变，常侵袭骨皮质使其变薄或突破骨皮质形成软组织肿块，骨皮质受到应力作用或外部暴力而发生皮质不连续，导致病理性骨折，其发生率高达9％～30％。由于GCT大多位于骨端且具有溶骨性破坏及偏心、膨胀的影像学特点，使得对于GCT伴病理骨折的诊断多数并不困难，而不像其他骨原发恶性肿瘤或骨转移癌伴病理性骨折后易导致误诊。病理性骨折可能会使肿瘤细胞沾染周围软组织，使肿瘤彻底清除困难，且增加手术难度。一般认为，出现病理性骨折提示GCT更具侵袭性，同无病理性骨折的GCT患者相比，其局部复发率较高且远期功能较差。

骨巨细胞瘤协作组（Giant Cell Tumor of China，GTOC）研究发现不同部位的GCT生物学行为有所不同，治疗方式也会相应不同。桡骨远端GCT刮除术后复发率较高，GTOC协作组回顾性分析48例桡骨远端GCT，总体复发率在30％，文献报道肿瘤刮除后复发率在25％～89％，因此对于Campanacci III级合并病理性骨折的患者应采用整块切除术，重建方法可采用腓骨移植。

肱骨近端GCT病理性骨折的发生率为16％～27％。有研究者认为上肢骨巨细胞病理性骨折的发生率低于下肢，原因是上肢负重较少不易发生病理性骨折。但是部分学者报告肱骨近端病理性骨折的发生率高于下肢，理由是肱骨近端干骺端皮质骨薄，主要为抗弯曲和旋转的松质骨构成，肱骨近端GCT常发生于干骺端，加上肩关节活动时有较大的旋转和弯曲力作用于干骺端，所以容易发生病理性骨折。GTOC协作组回顾性分析48例肱骨近端GCT，其中28例（58.3％）发生病理性骨折。病理性骨折高发的原因可能是：①肱骨近端松质骨丰富而皮质骨较薄，活动时因肌肉牵拉受应力较大；②骨巨细胞瘤好发于干骺端，干骺端松质骨被破坏50％时就极易发生骨折，当干骺端松质骨被破坏75％时可发生自发病理性骨折；③肱骨近端GCT发病隐匿，未发生病理性骨折时疼痛轻微，出现明显症状时病情已经发展到一定程度，甚至有相当一部分患者就诊时常常已经发生病理性骨折。28例病理性骨折患者中，20例行瘤段切除，8例行刮除术（图2-10-22）。

股骨近端GCT发病率较低，仅占全身各部位GCT的5.5％左右，病变主要侵及股骨颈及转子部，由于该部位是人体重要的力学传导途径，与膝关节周围GCT相比发生病理骨折的几率高。一项欧洲肿瘤协会与美国肿瘤协会的联合研究显示，在677例膝关节周围GCT患者中病理性骨折发生率为12％。目前对于股骨近端GCT相关文献报道较少，仍没有明确的治疗原则。扩大刮除重建术能保留患者自身关节，但是术后复发及再次病理性骨折率较高；整块切除重建术局部复发率低，但对于长期生存的年轻患者存在假体使用寿命有限和需要翻修的问题，大多数病例的治疗依靠的是手术者的经验。2014 年，Wijsbek 等对股骨近端骨巨细胞瘤进行回顾性研究，所有病理性骨折患者均行扩大切除人工关节重建术。2015 年，Carvallo 等报告股骨近端良性肿瘤病理性骨折与非骨折患者的治疗对比，骨折组骨巨细胞瘤 11 例，非骨折组 10 例；骨折组 3 例骨巨细胞瘤患者应用假体置换术，8 例肿瘤刮除植骨或骨水泥填充内固定术；骨折组 8 例、非骨折组 10 例保留关节成功。尽管 2 组各有 2 例复发，但均未行关节切除和置换，总体骨巨细胞瘤保髋率为 86%（18/21）。

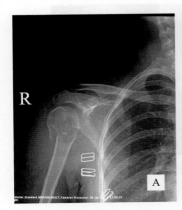
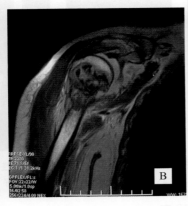
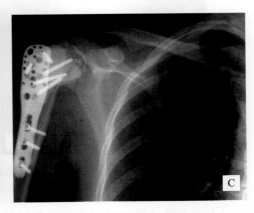

图 2-10-22　患者，女，27 岁。A X 线片示右肱骨近端溶骨性破坏并病理性骨折；B MRI T$_2$WI 像示右肱骨近端高低混杂信号；C 行肿瘤刮除骨水泥填充钢板内固定术，术后 X 线片示内固定牢固

　　膝关节周围（股骨远端和胫骨近端）是 GCT 最常见的发病部位，占所有 GCT 的 50% ~ 70%。膝关节是重要的负重关节，骨皮质易受到应力作用或外部暴力而发生断裂，形成病理性骨折，其发生率高达 9% ~ 30%。目前对膝关节周围 GCT 病理性骨折治疗方案的选择一般包括局限的囊内刮除和整块切除后人工假体置换。Jeys 等提出肿瘤突破皮质的病理性骨折可刮除治疗，粉碎骨折则需整块切除后重建；Heijden 等回顾性分析 63 例病理性骨折的治疗后总结，刮除术可用于较为简单的病理性骨折，用于较为复杂的病理性骨折则需慎重，当发生软组织侵袭、局部复发或当重建后结构完整性无法恢复时应考虑整块切除。王晗等对国内 5 家骨肿瘤治疗中心的膝关节周围 GCT 的多中心临床回顾性研究发现，病理性骨折及有无软组织肿块等对囊内刮除及整块切除术式选择的差异具有统计学意义，具有相关性，发生移位的复杂骨折更倾向于选择整块切除（图 2-10-23）。袁斌斌等分析了 91 例膝关节周围 GCT 病理性骨折的影像学特征，对相关的影像学特征进行初步的归纳分析，将病理性骨折其划分为"简单骨折"和"复杂骨折"，制订了标准、全面、精确、实用的膝关节周围 GCT 病理性骨折严重程度的临床分类方法。可以评估膝关节周围 GCT 病理性骨折的严重程度，有效指导其手术方案的制订。简单骨折定义为有关节外病理性骨折或有关节内骨折，但关节面完整，没有或轻度骨折移位，肿瘤体积 < 200cm³，肿瘤与软骨下骨距离 > 3mm，没有软组侵犯或肿块。复杂骨折定义为病理性骨折位于关节内伴有关节软骨的破坏，骨折明显移位，肿瘤体积 > 200cm³，肿瘤与软骨下骨距离 < 3mm，伴有软组织侵犯或肿瘤。根据病理性骨折的分类，GTOC 协作组制订了指导手术的膝关节 GCT 评分系统，该评分系统有 4 项指标：①是否存在病理性骨折（简单骨折？复杂骨折？）；②皮质骨破坏情况；③肿瘤大小；④软骨下骨和关节软骨受损情况。对于得分 1 ~ 4 分的患者，单纯行肿瘤刮除术；5 ~ 9 分，行肿瘤刮除内固定术；10 ~ 12 分行整块切除假体置换术。

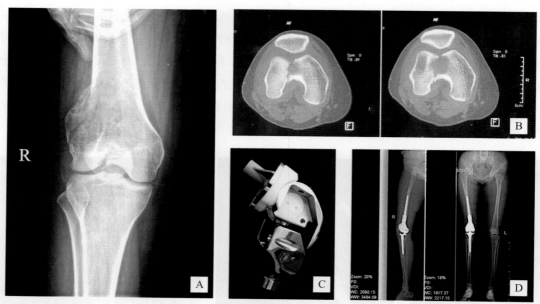

图 2-10-23　患者，女，36 岁。A X 线片示右股骨远端溶骨性破坏，股骨外髁病理性骨折；B CT 示股骨髁皮质不连续；C 行骨巨细胞瘤特制全髁负重假体（TUMS 假体）置换；D 术后全长片示假体位置良好

（二）恶性骨肿瘤伴病理性骨折的治疗

1. 骨肉瘤

骨肉瘤是最常见的恶性骨肿瘤，好发于青少年，恶性程度高、致残率高，自然病程的 5 年生存率仅 10% ~ 20%。经典型骨肉瘤，即普通骨肉瘤，是最常见的骨肉瘤亚型，发生率占所有骨肉瘤的 80%，好发于股骨远端和胫骨近端，转移方式多为血行转移，肺转移常见。

近 30 年来，国内骨肉瘤的诊断与治疗技术已取得较大进步，新辅助化疗的理念、广泛切除的外科边缘原则和方法已在国内得到推广；外科手术已被认为是原发和复发转移骨肉瘤行之有效的基础治疗手段；经典型骨肉瘤的 5 年生存率有了显著提高，无瘤生存率可达 60% ~ 70%，总生存率达到 60% ~ 80%；保肢治疗已成为肢体骨肉瘤的标准治疗方法之一，90% 的患者可以实施保肢治疗，其保肢成功率达到 60% ~ 80%。

对所有可疑骨肉瘤的患者，在活检前应转诊至骨肿瘤诊疗中心或具备专业骨肉瘤诊疗系统的机构，而实施保肢治疗的医院应具备骨肿瘤诊断的影像、病理、介入等多学科专家团队，具备骨肿瘤专科和具有骨肉瘤化疗经验的肿瘤内科；主诊医生负责落实患者整体治疗计划并与多学科团队协作会诊。

目前，保肢治疗被认为是肢体骨肉瘤的标准治疗方法以及有效的基础治疗手段。保肢治疗是经典型骨肉瘤在多学科团队医生共同努力下完成的新辅助化疗、保肢手术和辅助化疗等一系列治疗的总称。保肢治疗的目的是在提高患者生存率的前提下，减少局部复发，尽量保留良好的肢体功能。

保肢手术适应证：① Enneking II$_A$ 期、对化疗敏感的 II$_B$ 期骨肉瘤及对化疗敏感、转移灶可控的 III 期骨肉瘤；②化疗反应好的有病理骨折的四肢骨肉瘤；③可以或预期达到广泛切除的外科边缘；④主要血管神经未受累；⑤全身情况良好，体能状态评分（Kamofsky 评分）> 60 分；⑥有保留肢体及肢体功能的愿望强烈；⑦有良好的软组织覆盖条件。

保肢手术肿瘤切除原则是：①将包含肿瘤的骨与软组织完整广泛切除，即完整的正常肌肉软组织袖套在术中肉眼可见厚度不小于 1cm（基于 MRI），但仍存争议；骨的安全边缘距离在 MRI 显示的肿瘤边缘以远 3cm；连同活检切口与活检道周围正常组织与肿瘤作为一个整体整块切除；切除过程严格遵循肿瘤外科学的无瘤原则；主要神经血管束须分离保护，邻近重要血管神经束的手术切缘必须是无瘤切缘

（R0，镜下阴性）。②避免局部复发是保肢手术成功的标准。③骨与关节重建是在安全边缘基础上的外科治疗，允许多种重建技术联合应用；肿瘤进入骨髓或邻近关节时，关节及关节囊需要切除；需要考虑局部肌瓣转移重建，和足够的正常软组织对伤口进行覆盖。④儿童下肢可以一次性延长 1 ～ 1.5cm，尽量顾及儿童生长发育潜能。⑤建议应用基于数字化技术的手术前设计，有助于肿瘤的精准切除。

骨肉瘤恶性程度高，局部侵袭性强，细胞成分多且活跃，异型性较差并缺乏基质，因此极易造成病理性骨折。5% ～ 10% 的骨肉瘤在诊断或术前治疗中会发生病理性骨折。肢体发生病理骨折后肿瘤细胞可污染周围组织，外科自然屏障消失，增加了肿瘤获得安全外科边界切除的手术难度，另一方面局部血肿的形成利于肿瘤局部播散，同时增加了感染的风险。一些研究发现，合并病理性骨折的肢体骨肉瘤患者的局部复发率高，显著缩短了患者的生存时间，降低了患者的生活质量；而另一些研究则认为，病理性骨折并不影响骨肉瘤的局部复发率和生存时间。此外，在合并病理性骨折的患者中，截肢术或保肢术成为另一个争论点。一些学者认为，采取截肢术可避免肿瘤细胞的扩散和局部复发；而另一些学者则主张在有效新辅助化疗的前提下，对合并病理性骨折的骨肉瘤患者实施保肢术。

Ferguson 等比较了 31 例合并病理性骨折与 201 例未合并病理性骨折的骨肉瘤患者，发现两组的复发率差异无统计学意义；合并病理性骨折组的 5 年总体生存率为 52%，未合并病理性骨折组的 5 年总体生存率为 68%，差异有统计学意义。在另一项包括 484 例骨肉瘤患者的研究中，对接受新辅助化疗、手术及术后辅助化疗的骨肉瘤患者进行预后分析，结果发现病理性骨折组的 5 年总体生存率（34%）显著低于未合并病理性骨折组（58%）。而 Bacci 等对 735 例骨肉瘤患者进行了回顾性分析，结果发现有无合并病理性骨折的骨肉瘤患者的局部复发率、5 年无瘤生存率和总体生存率均无明显差异。

田聪等将合并病理性骨折对肢体骨肉瘤患者预后影响的文献进行 Meta 分析，共 10 项研究符合纳入标准，总样本量为 2604 例，其中合并病理性骨折 356 例（研究组），未合并病理性骨折 2248 例（对照组）；Meta 分析结果显示，研究组患者的 3 年总生存率和 5 年总生存率均低于对照组患者。研究组患者的 3 年无瘤生存率和 5 年无瘤生存率也均低于对照组患者；两组患者的局部复发风险差异无统计学意义。在合并病理性骨折组中，截肢术与保肢术的局部复发风险差异也无统计学意义。因此肢体骨肉瘤合并病理性骨折患者的预后较未合并病理性骨折患者的差，保肢术并未明显增加合并病理性骨折肢体骨肉瘤患者的局部复发风险。在有效新辅助化疗的前提下，对合并病理性骨折的骨肉瘤患者实施保肢术也能取得良好的疗效（图 2-10-24），不应将病理性骨折视为肢体骨肉瘤患者接受保肢术的禁忌证。

在化疗过程中，每周期化疗后均根据患者的症状、肢体周径差以及相邻关节活动度进行临床化疗效果评价，每两次化疗周期后除临床评价外，还应进行 X 线片、局部及肺部 CT 检查，有些患者还应进行局部 MR 检查，以从影像学上进行化疗效果的评价。同时将两种评价结果综合分析，进行术前分期再评价，确定其可否获得局部广泛切除的外科边界。对于那些化疗期间症状不缓解、肿瘤体积增大、影像学上肿瘤进一步进展的病例，往往被判定为化疗效果差，而采用截肢手术。反之，对于那些化疗期间症状缓解、相邻关节活动增加、影像学上肿瘤破坏区域骨化增加、边界清楚甚至骨折愈合的病例，即化疗效果好的病例，采用保肢治疗。

关于肢体骨肉瘤保肢手术，瘤段切除后缺损部位重建的方法有多种：同种异体骨假体复合重建、人工假体重建、大段异体骨重建、瘤段灭活再植、关节融合等。与其他重建方式相比，人工假体重建具有以下的明显优势：①可提供患肢的即刻稳定性。②避免瘤骨灭活后局部肿瘤复发率高，灭活瘤骨骨折、术后长期不能负重的问题。③不存在大段异体骨重建后不愈合、排异反应和传染病的潜在可能。因此对于骨骼发育成熟的患者建议行人工假体重建术（图 2-10-25），如关节内病理性骨折，肿瘤侵犯关节，需要行全关节切除假体重建术（图 2-10-26）。对于儿童骨肉瘤并病理性骨折保肢患者，可行可延长假体或半关节假体置换、大段异体骨重建等方法。可延长肿瘤型人工关节假体适用于发育期儿童股骨下端或胫骨上端骨肉瘤切除后骨缺损，预期残余生长能力 < 4cm 者。肢体预期生长能力参照 Anderson 和 Paley 方法计算。长期回顾性研究显示，该方法有较高的并发症发生率，最常见的是软组织并发症（46%），其次是假体结构故障（28%），感染和无菌松动分别是 17% 和 8%；平均延长 4.4 次，相关并发症的处理平均 2.5 次。半关节假体置换适用于年龄不足 11 岁患儿的股骨下端和胫骨上端骨肉瘤切除后的缺损重建，具有双轴运动轨迹的半膝关节假体理论上可以减少金属假体对于患儿胫骨关节软骨的磨损。

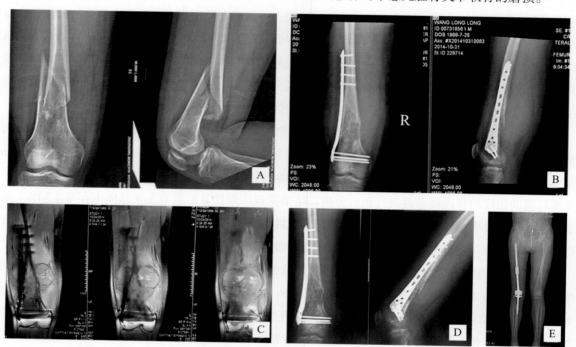

图 2-10-24　患者，男，26 岁。A X 线片示右股骨远端溶骨性破坏并病理性骨折；B 行切开复位内固定术后 5 个月，复查 X 线片示溶骨性破坏加重，股骨后方软组织肿块形成；C MRI 示原骨折处软组织肿块形成；D 明确骨肉瘤诊断后，行术前两疗程新辅助化疗后复查，X 线片示软组织肿块减小；E 行瘤段切除、肿瘤型假体置换术后 4 年，复查 X 线片示假体位置良好

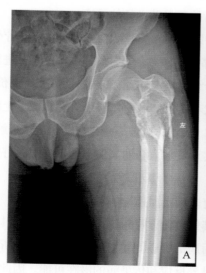
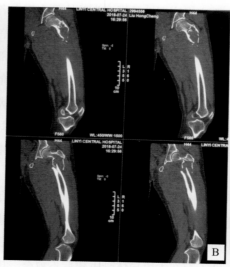
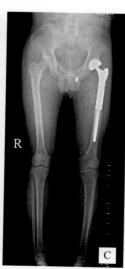

图 2-10-25　患者，男，49 岁。A X 线片示左股骨近端溶骨性破坏并病理性骨折；B CT 示肿瘤累及股骨颈及股骨近端，溶骨性破坏；C 行肿瘤瘤段切除肿瘤型人工半髋关节置换术

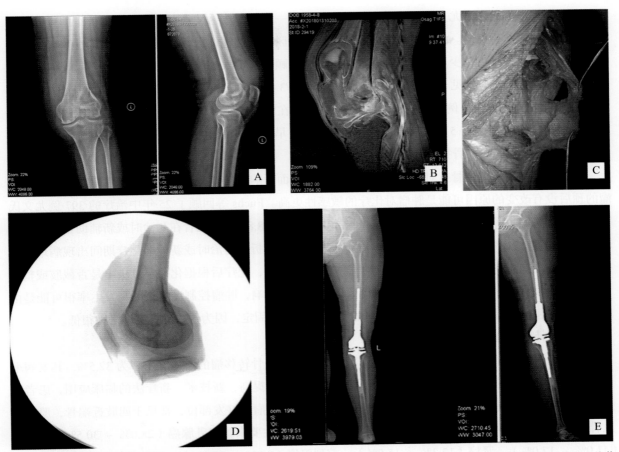

图 2-10-26 患者，女，60 岁。A 左股骨外髁溶骨性破坏并病理性骨折；B MRI 示骨折后肿瘤侵入髌上囊；C 行关节外整块切除，保留部分伸膝装置；D 术后肿瘤 X 线片示将关节囊连同股骨远端及胫骨近端一并切除；E. 术后复查 X 线片示假体位置良好

2. 尤文氏肉瘤

尤文氏肉瘤是小圆形细胞低分化的恶性肿瘤，占所有原发性骨肿瘤的 6% ~ 8%，是儿童和青少年常见的恶性原发性骨肿瘤。好发部位为长骨骨干，尤文氏肉瘤的 X 线所见在骨肿瘤中是最多样化的。可以发生在长管状骨和扁平骨，发生部位有时在骨干，有时在干骺端。此外，不同的病期，也会有不同的所见，诊断有一定难度。由于本肿瘤在髓内或髓外快速的增殖浸润，基本的 X 线表现有以下几点：①虫蚀状（moth-eaten）、浸透状（permeation）的溶骨性破坏；②骨皮质有破坏；③骨膜反应，如葱皮征（onion-peel）和 Codman 三角等；④缺少钙化的骨外软组织阴影。整体所见是上述诸项的不规律组合。但同样的 X 线表现也表现在嗜酸性肉芽肿、骨髓炎、神经母细胞瘤骨转移。所以，有时单凭 X 线表现较难将尤文氏肉瘤和前述病相鉴别。此外，发生在骨干部的尤文氏肉瘤，早期溶骨性破坏不明显，呈现一种看似疲劳骨折的 1 ~ 2 层骨膜反应和葱皮样变，应引起重视。CT 和 MRI 在尤文氏肉瘤的影像学诊断上是非常必要的。在 X 线片上鉴别有困难的嗜酸性肉芽肿和骨髓炎，一般没有大的软组织肿物，CT、MRI 见到大的软组织肿物时有利确诊为尤文氏肉瘤。尤文氏肉瘤 CT 的骨外肿物内部质地比较均匀，信号强度与肌肉形似，在很多部位与周围的肌肉界线不明确，较难据此设定术中的切除范围。偶尔在骨外肿物内，有破碎的骨片及反应性成骨，CT 上见到高信号区。与此相对，MRI 在确定病变边界上更有意义。尤文氏肉瘤在 MRI T_1WI 显示与肌肉相同或稍高的信号，而在 T_2WI 呈现明显的高信号。

尤文氏肉瘤病理性骨折的发生率为 5% ~ 10%，通常是由于病变本身导致溶骨性破坏，发生病理性骨折。近年来放射治疗是尤文氏肉瘤治疗的主要手段之一，由于放射性骨炎，病理性骨折作为一种并发症也会在最初治疗后发生。尤其是在股骨近端等高应力区域，这些骨折有不同的生物学特性和自身的发病机制，目前文献报道较少。美国田纳西大学医学院回顾分析了 93 例长骨尤文氏肉瘤患者，其中 14 例（15%）发生骨折，最常见于股骨。发生在股骨近端 1/3 的患者骨折发生率最高（50%），这些骨折通常在初次诊断时出现。14 例骨折中，9 例（64%）发生在放疗开始后，其中 3 例与局部复发或二次恶性肿瘤有关；14 名患者中有 5 名（36%）在最初诊断时（早期）出现骨折，另外 9 名（64%）在完成治疗期间或之后（晚期）出现骨折。

目前没有发现病理性骨折对尤文氏肉瘤的预后有负面影响，与骨肉瘤相比，病理性骨折后尤文氏肉瘤的预后没有改变的原因可能是肿瘤对化疗的敏感性更高。Fuchs 等回顾了 25 年中治疗的 397 例尤文氏肉瘤患者，共 35 例（8.8%）出现病理性骨折。其中 14 例（8.8%）的患者在初治时或新辅助化疗期间出现病理性骨折，21 例（61%）在术后放射治疗后发生病理骨折。初治时或新辅助化疗期间出现病理性骨折的治疗方式有：立即截肢；临时外固定恢复长骨的连续性，化疗后根据化疗反应决定是否截肢或整块切除重建。放射治疗后的病理性骨折对整体预后和生存率影响，肿瘤控制后骨折的高发生率很可能是由放射效应引起的。治疗方法为切开复位和非血管化自体骨内固定，因为这些骨折愈合潜力很低。

3. 四肢骨转移瘤

骨骼是恶性肿瘤最常见的转移部位，仅次于肺和肝脏，骨转移瘤的总体发生率为 32.5%，其发病率为原发恶性骨肿瘤的 35 ~ 40 倍。随着恶性肿瘤诊疗水平的提高，新技术、新疗法的临床应用，患者的生存期不断延长，骨转移瘤发病率越来越高。四肢骨是转移瘤的好发部位，常见于四肢近端骨，股骨、肱骨和胫骨约占 64%、21%、3%。文献报道四肢骨转移瘤主要来源于乳腺癌（28.0% ~ 30.5%）、肺癌（11.0% ~ 17.0%）、肾癌（12.3% ~ 15.0%）、前列腺癌（8.0% ~ 17.5%）。四肢骨转移瘤可引起疼痛、活动障碍、高钙血症、甚至病理性骨折。病理性骨折是导致骨转移瘤患者死亡的重要相关事件。四肢骨转移瘤外科治疗的目的是缓解疼痛、恢复功能、提高生活质量、治疗骨相关事件。目前四肢骨转移瘤的外科治疗还存在许多问题，如认识不统一、目的和适应证不明确、术前评估和治疗方案不规范、缺少多学科协作。研究表明对满足手术适应证的四肢骨转移患者，采用合理的手术方式可缓解疼痛、改善肢体功能、提高患者生存质量、延长生存时间。2019 年中华医学会骨科学分会骨肿瘤学组组织全国 20 余位专家，在原先共识的基础上，根据近年来国内外四肢转移瘤外科治疗的最新进展，借鉴国外相关指南，遵循循证医学原则，制定了《四肢骨转移瘤外科治疗指南》。

在骨转移瘤的检查中推荐常规行 X 线、CT 和 MRI 检查。X 线检查诊断骨转移瘤的敏感性较低，但影像空间分辨率高，是筛查骨转移瘤的基础方法。骨转移瘤 X 线表现为溶骨性、成骨性及混合性三种改变，前者最常见，表现为虫蚀样或地图状骨质破坏，边界不清，无硬化和骨膜反应；成骨性破坏可见斑点状、片状致密影，甚至象牙质样，骨小梁紊乱、增厚、粗糙，受累骨体积可增大；混合性破坏兼有溶骨和成骨特点。CT 分辨率和敏感性较高，可显示早期病变以及骨破坏的细微改变。MRI 有较高的敏感性和特异性，可以准确地显示转移瘤侵犯的部位和范围，尤其是髓内和周围软组织情况。

骨转移瘤诊断中建议行同位素骨扫描或（和）PET-CT 检查以明确病灶位置和数量。同位素骨扫描和 PET-CT 可以协助骨转移瘤的诊断。同位素骨扫描敏感性高，但特异性较差，主要用于骨转移瘤的筛查，有助于确诊转移灶的部位和数量。PET-CT 能够对原发灶和转移灶辅助定性和准确定位，可以早期诊断，敏感性、特异性较高，并可同时检查全身器官、淋巴结及软组织，全面评估肿瘤病变范围。

部分肿瘤标志物可作为四肢骨转移瘤诊断的辅助检查，协助判断肿瘤来源。部分标志物可以作为查找原发病灶的线索。推荐常用的非小细胞肺癌标志物有鳞状上皮细胞癌抗原、癌胚抗原、细胞角蛋白片段 19，小细胞肺癌标志物有胃泌素释放肽前体和神经元特异性烯醇化酶。临床表现为成骨转移的男性患者，推荐行前列腺特异性抗原（PSA）检查。甲胎蛋白对于肝癌的诊断也有一定价值。

既往无恶性肿瘤病史、肿瘤原发灶不明，或恶性肿瘤病史明确、仅出现单发骨破坏者，应考虑活检以明确诊断。对于首次穿刺活检未能明确诊断的病例，可以再次穿刺活检或切开活检。病理学检查，对明确骨转移瘤的来源十分重要，但有时还需要病史、影像学和病理三结合来综合判断。既往有恶性肿瘤病史，就诊时全身多发转移患者，可不行活检。但对于生存期较长的恶性肿瘤患者，如果出现新发骨病灶，则建议进行穿刺活检，因 15% ~ 18% 的新发骨病灶可能是其他新发肿瘤或非肿瘤病变，而不是原发肿瘤骨转移。研究表明骨肿瘤穿刺活检的准确率可达 80% ~ 97%。对于初次穿刺活检未能明确诊断的病例，有必要再次穿刺或切开活检。

对四肢骨转移瘤患者，推荐采用 Katagiri 评分系统来预测患者生存期。目前有不少评估系统用来评估骨转移瘤患者的预后和生存期，如修订的 Katagiri 评分系统、SSG score、PATHFx model、OPT Model、Janssen nomogram 和 SPRING nomogram。考虑评分统计方便简单，推荐修订的 Katagiri 评分系统来预测四肢骨转移瘤患者的生存期。Katagiri 评分系统是对原发肿瘤类型、内脏或颅内转移、ECOG 评分、前期化疗、多发骨转移 5 个方面分别赋值并进行累加，根据累计得分情况，评估骨转移瘤患者生存期、指导治疗。2014 年，Katagiri 对该评分系统进行了修订（表 2-10-6），将实验室检查分为异常和严重异常两个等级，并纳入影响预后的因素中。修订后的评分系统提高了骨肿瘤患者生存期评估的准确性。评分 ≥ 7 分的患者，评估为短期生存，6 个月的生存率为 27%，1 年的生存率为 6%，2 年的生存率为 2%；评分 4 ~ 6 分的患者，评估为中等期生存，6 个月的生存率为 74%，1 年的生存率为 49%，2 年的生存率为 28%；评分 ≤ 3 分的患者，评估为长期生存，6 个月的生存率为 98%，1 年的生存率为 91%，2 年的生存率为 78%。

表 2-10-6　Katagiri 骨转移瘤预后评分

预后因素		得分
原发肿瘤特点		
缓慢生长	激素依赖性乳腺癌和前列腺癌，甲状腺癌，多发性骨髓瘤和恶性淋巴瘤	0
中度生长	分子靶向药物治疗的肺癌，非激素依赖性乳腺癌和前列腺癌，肾细胞癌，子宫内膜和卵巢癌，肉瘤等	2
快速生长	没有分子靶向药物的肺癌，大肠癌，胃癌，胰腺癌，头颈癌，食道癌，其他泌尿系统癌，黑素瘤，肝细胞癌，胆囊癌，宫颈癌和未知来源的癌症	3
内脏转移	结节性内脏或脑转移	1
	弥漫性转移[1]	2
实验室检查	异常[2]	1
	严重异常[3]	2
ECOG 评分	3 分或 4 分	1
既往化疗		1
多发骨转移		1
总分		10

[1] 弥漫性转移：胸膜，腹膜或软脑膜的扩散

[2] 异常：CRP ≥ 0.4 mg/dl，LDH ≥ 250 IU/L，或血清白蛋白 < 3.7 g/dl

[3] 严重：血小板 < 100,000 /μl，血清钙 ≥ 10.3 mg/dl，或总胆红素 ≥ 1.4 μmol/L

推荐采用 Mirels 评分系统评估四肢骨转移瘤患者的病理性骨折风险。目前，评估四肢骨转移瘤患者病理性骨折风险最常用的是 Mirels 评分系统（表 2-10-7）。该评分系统包括病灶位置（上肢、下肢、转子周围）、疼痛程度（轻度、中度、重度）、病变类型（溶骨型、成骨型、混合型）、皮质破坏程度（< 1/3、1/3 ~ 2/3、> 2/3）4 个变量，总分 12 分，当评分 ≤ 7 分时表明病理性骨折风险较低（< 4%），不建议手术治疗，8 分时骨折风险为 15%，而 9 分时骨折风险达到 33%。当评分 ≥ 9 分时应进行预防性内固定（图 2-10-27）。近年来出现了基于 CT 的骨质刚度分析评价方法，即对病变骨 CT 扫描，利用图像分析软件分析计算每个骨截面的平均骨密度，通过弹性模量与骨密度计算公式计算出骨的结构刚度。其具有较高的敏感性和特异性，受到学者们的关注，但仍需大数据建模并进一步临床研究加以验证。

表 2-10-7　Mirels 评分

项目	1 分	2 分	3 分
部位	上肢	下肢	转子周围
疼痛	轻度	中度	重度
病变性质	成骨性	混合	溶骨性
皮质受累宽度	<周径 1/3	周径 1/3 ~ 2/3	>周径 2/3

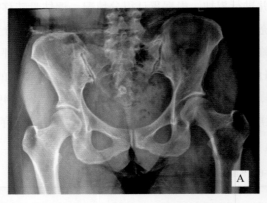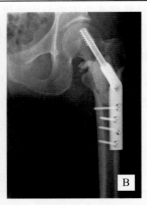

图 2-10-27　患者，女，61 岁。A X 线片示左股骨转子周围溶骨性破坏，濒临骨折，Mirels 评分 11 分；B 行肿瘤刮除骨水泥填充，动力髋内固定术

推荐对濒临骨折的患者进行手术干预，以缓解疼痛、维持肢体功能、改善生活质量。病理性骨折是四肢骨转移瘤的严重并发症，是导致患者死亡的重要相关事件，可缩短患者生存时间，并严重影响患者生存质量。因此，对于四肢骨转移瘤濒临骨折患者，应综合考虑病理性骨折的风险和患者预期生存时间，积极进行预防性固定或广泛切除假体重建。对于濒临骨折患者，预防性固定能够缓解疼痛、维持肢体功能、改善生活质量。同时，预防性内固定手术较广泛切除假体重建手术相对容易，手术时间较短，创伤小。但不是所有濒临骨折的患者均需要手术干预，夹板、石膏、支具等外固定亦有一定的价值，尤其是上肢非负重骨。

四肢骨转移瘤病理性骨折的患者，除非开放性骨折或合并血管、神经损伤等紧急情况，推荐明确诊断后根据患者的具体情况确定不同的治疗方案。明确原发灶后，根据患者一般情况、预期生存期、骨折部位、骨质条件、肿瘤包块大小、周围重要组织结构受累范围等确定不同治疗方案并进行规范化治疗。

随着靶向治疗和生物治疗进展、手术技术水平提高、综合治疗措施的进步，许多恶性肿瘤的生存期均得到延长。对于孤立性肾癌骨转移灶应行彻底手术切除并重建或内固定，多发病变彻底切除可以减少局部复发的风险。前列腺癌骨转移推荐彻底切除以减少局部并发症。由于靶向治疗和生物治疗的临床应用，部分肺腺癌生存期得以延长，对于有条件且生物治疗有效的肺腺癌骨转移患者，可以尝试相对彻底的手术方式。不同部位长骨转移瘤手术方式的选择（表 2-10-8）：长骨骨端转移瘤一般行瘤段切除、假体重建；骨干转移瘤行骨水泥填充坚强内固定或节段假体重建。

表 2-10-8　不同部位长骨转移瘤术式选择

股骨	近端	假体重建
	骨干	骨水泥填充内固定 / 节段假体
	远端	假体重建
肱骨	近端	假体重建
	骨干	骨水泥填充内固定 / 节段假体
	远端	假体重建或内固定
胫骨	近端	假体重建 / 钢板固定
	骨干	骨水泥填充内固定 / 节段假体
	远端	截肢 / 放疗
尺桡骨	—	假体 / 钢板骨水泥 / 放疗加支具

股骨骨端转移瘤濒临骨折或已发生病理性骨折的术式选择：根据股骨骨端病变破坏的范围，选择不同的手术方法。对于病变范围广泛、关节面受累者，或者骨端已经发生病理性骨折者，选择肿瘤切除、肿瘤型人工假体重建术（图 2-10-28，图 2-10-29）。病灶切除后肿瘤型人工假体重建术可提供即刻稳定性、允许早期负重、改善患肢功能；同时人工假体失效率较低，可以满足骨转移瘤患者生存期内的使用要求。对于四肢长骨骨端转移瘤病变范围较小者，可选择病灶刮除、骨水泥填充、内固定手术。

股骨干转移瘤濒临骨折或已发生病理性骨折的术式选择：文献报道对于股骨干转移瘤濒临骨折或已经发生病理性骨折的患者，病灶刮除灭活、骨水泥填充、钢板或髓内钉固定术，可以缓解疼痛，提供即刻稳定。与钢板固定相比，髓内钉固定术具有创伤小、出血少的优点，且可贯穿全骨长度，固定范围广泛，降低术后肿瘤进展导致病理性骨折的风险，机械稳定性好，可达到恶性肿瘤患者生存期内的使用要求。钢板固定范围应足够，以避免生存期内局部二次手术。对于股骨干病变范围较大，骨缺损严重者，可行肿瘤切除后节段型假体重建术（图 2-10-30）。节段型假体一般采用骨水泥固定，以提供即刻稳定和恢复肢体功能，提高患者生存期内的生活质量。

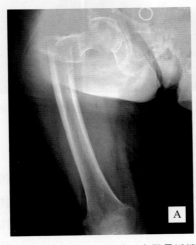
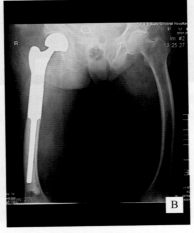

图 2-10-28　患者，女，87 岁。A X 线片示右股骨近端病理性骨折；B 行肿瘤切除、肿瘤型人工假体重建术，术后 X 线片示假体位置良好

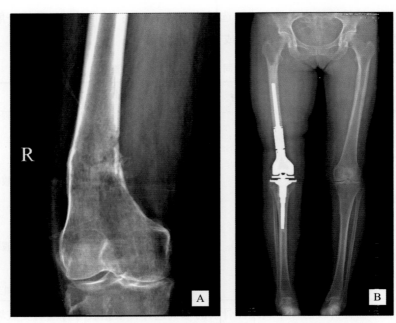

图 2-10-29　患者，女，65 岁。A X 线片示右股骨远端病理性骨折；B 行肿瘤切除、肿瘤型人工假体重建术，术后 X 线片示假体位置良好

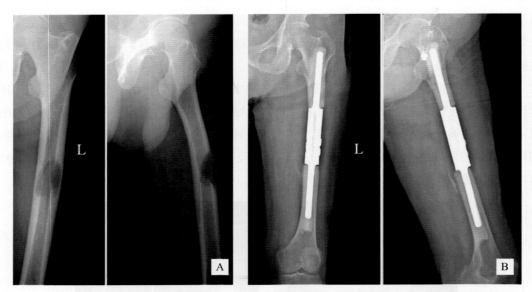

图 2-10-30　患者，男，78 岁，肾透明细胞癌术后。A X 线片示左股骨干溶骨性破坏，濒临骨折 Mirels 评分 10 分；B 行肿瘤切除、节段型假体重建术，术后 X 线片示假体位置良好

肱骨（骨端和骨干）转移瘤濒临骨折或已发生病理性骨折的术式选择：肱骨近端病灶较小时可行病灶刮除骨水泥填充钢板内固定术。骨质破坏严重的肱骨近端转移瘤倾向于半肩关节假体重建术（图 2-10-31），肱骨干的病理性骨折倾向于病灶刮除、骨水泥填充（图 2-10-32）、交锁髓内钉固定或节段性假体重建术（图 2-10-33）。肱骨远端病变如果骨质破坏严重，可以考虑广泛切除肱骨远端肿瘤型假体重建术。

物理消融技术可以减少手术中的肿瘤细胞播散和术中出血量。目前，最常用的物理消融技术为射频消融术和微波消融术。四肢长骨溶骨性转移病灶，消融结合预防性内固定可以达到缓解疼痛、减少术中出血、降低肿瘤细胞播散的目的，且未增加相关并发症的发生率。该方法适用于血运丰富、软组织包块较大的溶骨性转移病灶。术前或术中采用消融技术破坏转移灶血运，可以达到减少术中出血的目的。

　　术后放疗对四肢骨转移瘤的治疗有一定益处，可以减轻疼痛、减少局部进展或复发，尤其对于生存期较长的患者建议请放疗专家进行评估并配合放疗。四肢骨转移瘤濒临骨折或已发生病理性骨折者，手术恢复稳定性后配合放疗，可以有效控制肿瘤局部进展、降低再次手术的风险、改善患者肢体功能、减少术后复发。为了降低放疗对手术切口愈合的影响，放疗时机和剂量应由放疗科医师评估后决定。

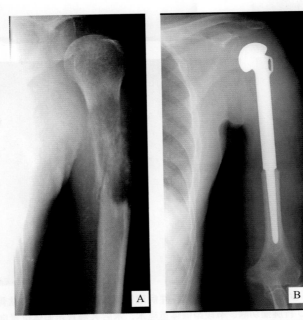

　　图 2-10-31　患者，男，62 岁，左肱骨近端上皮源性转移癌。A X 线片示左肱骨近端骨质破坏严重；B 行瘤段切除，半肩关节假体重建术，术后 X 线片示假体位置良好

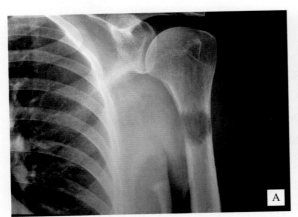
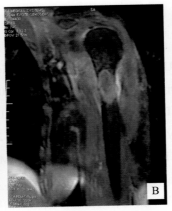
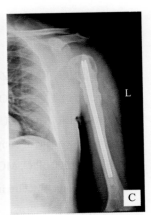

　　图 2-10-32　患者，男，70 岁，左肱骨肾癌骨转移。A X 线片示左肱骨干溶骨性破坏，濒临骨折，Mirels 评分 10 分；B MRI 示肿瘤破坏皮质骨；C 行肿瘤刮除、骨水泥填充、髓内针内固定术

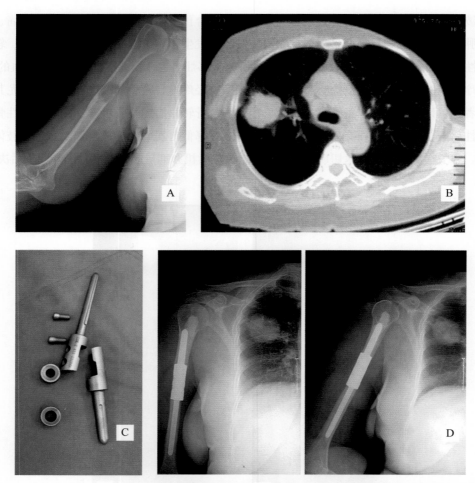

图 2-10-33　患者，女，66 岁，右肱骨干肺癌骨转移并病理性骨折。A X 线片示右肱骨干病理性骨折；B 肺部 CT 示右肺癌；C 定制节段性假体；D 行肿瘤切除、节段型假体重建术，术后 X 线片示假体位置良好

（胡永成，刘艳成，徐明，张浩然）

参考文献

［1］FUCHS B, VALENZUELA R G, SIM F H. Pathologic fracture as a complication in the treatment of Ewing's sarcoma［J］. Clin Orthop Relat Res, 2003, 415: 25-30.

［2］BRAMER J A, ABUDU A A, GRIMER R J, et al. Do pathological fractures influence survival and local recurrence rate in bony sarcomas?［J］. Eur J Cancer, 2007, 43(13): 1944-1951.

［3］FERGUSON P C, MCLAUGHLIN C E, GRIFFIN A M, et al. Clinical and functional outcomes of patients with a pathologic fracture in high-grade osteosarcoma［J］. J Surg Oncol, 2010, 102(2): 120-124.

［4］王晗，林秾，胡波，等 . 膝关节周围骨巨细胞瘤治疗的多中心回顾性研究［J］. 中华骨科杂志，2012, 32(11): 1040-1047.

［5］袁斌斌，胡永成，王臻，等 . 膝关节周围骨巨细胞瘤病理性骨折影像学特征研究［J］. 中华骨科杂志， 2014, 34(5): 564-571.

［6］田聪，王炯轶，刘峰，等 . 合并病理性骨折对肢体骨肉瘤患者预后影响的 Meta 分析［J］. 肿瘤，2015,

35(3): 312-321

［7］LUN D X, HU Y C, YANG X G, et al. Development and proposal of a scoring system for giant cell tumour of the bone around the knee［J］. Int Orthop, 2018, 42(1): 203-213.

［8］中华医学会骨科学分会骨肿瘤学组. 四肢骨转移瘤外科治疗指南［J］. 中华骨科杂志, 2019, 39(24): 1485-1495.

第十一节　骨外固定在骨肿瘤治疗中的应用

一、中国骨外固定与肢体重建外科的起源与整合

2013 年，在秦泗河等人的呼吁下，中国医师协会骨科医师分会成立"外固定与肢体重建专业委员会（Chinese External Fixation Society，CEFS）"，2015 年后，CEFS 依次组建了"骨折穿针外固定"、"肢体延长与重建"、"骨搬移糖尿病足"三个学组。截至 2019 年，中国已有医疗保健国际交流医促会、中华医学会骨科学分会、中国中西医结合学会骨伤分会等 8 个相关学术团体成立 CEFS。许多医院成立了"肢体矫形与重建"亚学科，其所治疗的病种远超出传统骨科学范畴。以经典骨外固定与 Ilizarov 技术为引擎，一个新的涵盖创伤修复、畸形矫正、肢体延长、功能重建等的整合学科——"肢体重建外科"（Limb Reconstruction Surgery）在中国大地形成了！

（一）骨外固定概念的改变

外固定不同于骨外固定。外固定通指一切躯体外表的固定方法，常见的如石膏、夹板和骨外固定等。骨外固定则专指经皮穿刺钢针于骨，再通过皮外装置组合连接成一个新的空间力学稳定体系。该装置称为骨外固定器，该方法称为骨外固定（external fixation，EF）。

骨外固定中，又以 Ilizarov 外固定（Ilizarov external fixation，IEF）为引擎，从最初的治疗骨折，到骨搬移治疗骨缺损、骨感染，又到肢体畸形矫正和最近的治疗缺血肢体慢性创面，这一系列技术已经发展成为一个骨科技术体系，成为解决骨科疑难杂症的最后杀手锏之一。该体系以实现肢体的形态和功能重建为目标，兼容多学科知识和技术，逐渐演变成一个全新交叉学科——肢体重建外科。多年来，国内有"矫形骨科"的概念和提法，但少有实际的科室。肢体重建外科实则是矫形骨科的凤凰涅槃和重生。"Orthopaedic Surgery"，在中国约定俗成翻译为"骨科"，该英文名词的直接内涵恰恰是矫形外科（Orthopaedics 一词译为"矫形"，该词是由法国巴黎大学教授 Nicolas Andry（1741）用 Orthos（直正无畸形）和 Paidios（儿童）组成，意思是"小儿骨畸形得到预防和矫正"）。正是由于 IEF 为主的肢体矫形技术的进步，矫形外科也才能从概念中孵化成实际的"肢体重建外科"。

（二）世界骨外固定学的发展

现代骨外固定技术的起源可追溯到 19 世纪 30 年代，美国的 Amesbury（1831 年）、法国的 Malgaigne（1840 年）及拉脱维亚的 Engelhardt（1857 年）等率先使用骨外固定器治疗骨折。1897 年，美国的 Parkhill 设计出第 1 个组合式外固定器。1902 年，比利时 Lambotte 设计了另一种外固定器。1905 年，意大利 Codivilla 报告的股骨转子下斜形截骨，跟骨穿针一次性牵引性延长和石膏固定的股骨延长方法，开启了肢体延长的概念。但快速延长后植骨的方法临床效果不佳。这一阶段，骨外固定的作用主要是模仿内固定，治疗骨折和关节融合。此阶段一直持续到 Ilizarov 外固定在全世界广泛传播之前，称为传统骨外固定阶段。该阶段中绝大部分发明的器械与手术方法退出了历史舞台。

20 世纪 60 年代，苏联 Ilizarov 发现"生物组织在持续、稳定、缓慢牵拉下能刺激细胞分裂、生成组织，从而可修复肢体的各种缺损"，即"张力 - 应力法则"。Ilizarov 等还发明了一系列环形外固定器和

200 多种附件，创立了标准的牵拉组织再生临床应用技术体系。IEF 可以根据临床需要组成不同几何构型，灵活多变地用于骨折、骨缺损、畸形矫正等，可对濒临截肢的下肢残缺畸形进行挽救。各种传统 EF 基本是静止的，而 IEF 则是活的，她似乎自带灵魂，根据需要可以实现牵、压、弯、矫等多种功效。如果说传统 EF 是单兵或单排作战，那么 IEF 则是军团作战。截至 2018 年，秦泗河矫形外科团队应用骨外固定技术手术治疗各种四肢畸形 8 113 例，除特殊少见骨病外，骨愈合率接近 100%，挽救了一批又一批濒临截肢的四肢残缺畸形患者。

另一个外固定大师——瑞士 Hoffman 医生的人生经历也很奇特。Hoffman 早年在家具店学木匠，后考入柏林大学和日内瓦大学攻读医学和神学。毕业后改行当了几年的牧师。然后再次攻读了医学博士学位。一战入伍，不当军医，却当山地步兵，天天在阿尔卑斯的雪地里放哨。之后写过一系列畅销读物，其中有一部关于他母亲的传记、一本探讨成功婚姻的小册子。战争结束，他发明了钝头针和"Grip"针夹。该针夹一头夹针，另一头则以球窝关节与外固定棒相连接，医生籍此可以对骨折进行三维复位。这种新式 EF 操作比以往 EF 都简便、快速、牢固。1939 年，Hoffman 发明了新的 EF，起名为"Osteotaxis"（希腊语："将骨骼放回到应有的位置上"）。60 年代以后，AO 管型 EF 盛行，Hoffman EF 被挤压得几乎不复存在。Hoffman 在 79 岁高龄时攀登了勃朗峰、马特宏峰，后于 1972 年去世。70 年代，Hoffman EF 在后继学者的发展下出现了第二代，有了快速卡扣装置，更加适应急救与战地等环境下的需要，被美军大量采购，并在骨科临床广泛应用。后来又出现了 MRI 兼容、灭菌包装的第三代。80 年代，Hoffman II、III 代外固定支架在整个欧美遍地开花。之后，由于国外专利到期，国内也开始大量生产并使用。至今为止，Hoffman EF 依然是国内应用最为广泛的外固定系统。

1963 年，德国的 Wagner 还发明了一种延长器，可以实现快速延长后植骨，但临床效果不尽人意。1982 年，意大利 Bastiani 在 IEF 的基础上进行改进，设计了单边多轴固定系统，该系统具有撑开、压缩、搬移和矫形的功能，其设计的产品后转由 Orthofix 公司生产。

1985 年，法国 Philippe Moniot 提出环形外固定机器人骨折复位的概念，并应用了六斜杆系统。1989 年，前苏联申请了六轴外固定器专利。1994 年，美国的 Taylor 在购买以色列专利和研究 IEF 的基础上，设计出 Taylor 三维空间外固定器（Taylor Saptial Frame，TSF），在计算机的辅助下，用六根连杆达到精确矫形，1997 年获得专利。该三维外固定使骨外固定技术的临床应用走上了由定性到定量、由描述到数学模型发展的科学轨道。

美国医生 Dror Paley 先是在意大利接触到了 IEF 技术，之后从 1986 年起多次前往库尔干跟随当时的 Ilizarov 学习外固定技术。1989 年在美国成立了国际 Ilizarov 技术应用与研究学会（Association for the study and application of the method of Ilizarov，ASAMI），在 Ilizarov 技术体系和日本安井夏生畸形成角旋转中心（the center of rotation of angulation，CORA）概念的基础上，创立了以下肢的机械轴、解剖轴、关节线作为参照对下肢骨或关节畸形进行量化描述的术前分析方法，并编著了《Principles of Deformity Correction（矫形原则）》一书。该书后来成为了矫形外科最具有普遍指导意义的方法与原则。该书中的原则和方法适合于一切固定方法。虽然源头依然是 IEF 的铰链，但对截骨后的非 IEF 外固定和内固定一样有指导意义。有意思的是，Paley 和 Ilizarov 两个人都是犹太人，磕磕碰碰，但都绝顶聪明。Paley 曾经说过："Without Ilizarov，I am nothing"。《矫形原则》一书，使得下肢畸形的治疗形成量化体系，但和临床应用仍有一些出入，手术过程中追求数学式的精确计算和完美会导致手术时间延长，使患者承受更多的痛苦和手术风险。在临床实用中，秦泗河提出的"一路两线三平衡"原则中的"两线"概念既充分遵循了矫形原则，也达到了治疗上简洁的要求。

现代 EF 技术发展形势迅猛，目前国际上主要的学术组织有：国际肢体延长与重建学会（International Limb Lenthening and Reconstruction Society，ILLRS）。1982 年 1 月，第一个 ASAMI 在意大利成立，多数欧洲和美国的骨科医生在意大利知道了 IEF。韩国 1992 年成立 ASAMI，日本 1995 年成立 ASAMI。

1990 年以前，日本骨科学会会长黑川高秀（创建了颈椎管狭窄症后路单开门和双开门法，至今是脊柱外科的经典术式）和安井夏生讲师就曾专门飞往加拿大听 Ilizarov 的课。1990 年，Ilizarov 到日本东京进行了一次正式的演讲，会上引起了日本骨科界的巨大震撼。在聆听 Ilizarov 的演讲中，不断有日本学者提问。黑川高秀不得不上台，请大家停止提问，只带着"耳朵和眼睛"听完和看完，这才使得报告顺利进行。之后黑川带领团队将研究的方向从脊柱转向 IEF。1995 年他带头成立了日本的 ASAMI。当时和他一起的还有安井夏生、土屋弘行、山野庆树和松下隆等一批日后 IEF 相关的著名人物。日本在 1990 年后不断委派年轻医生去俄罗斯学习，是世界上迄今为止除了美国以外去库尔干进修的医生最多的国家（200 多人次），最长的一次，一个骨科医生在俄罗斯进修 8 年。日本和俄罗斯曾是世仇，但日本学者依然能摒弃一切政治观点学习 IEF，其治学精神值得国人深思。日本出现了寺本司、门司顺一、大关觉等一批 IEF 专家，发展出了 CORA 角概念、连孔截骨器、"Chipping"技术（治疗会师端骨不连）、胫骨远端斜形截骨术（矫正踝内外翻畸形），为世界同行所尊敬。世界骨外固定学的发展又和中国有着千丝万缕的联系。

（三）中国骨外固定学的发展和代表人物

我国对骨外固定技术的研发和应用，始于 20 世纪 70 年代中期。

1976 年，唐山大地震时为了快速搬运救治几十万创伤骨折患者，孟和医师在尚天裕教授的指导下，原创性地发明了"孟氏外固定支架"，有效地用于创伤骨折的复位固定，后期逐渐演化并应用于膝内翻畸形的截骨矫正。孟和是中国骨外固定矫正四肢畸形的先驱，编著出版了《中国骨折复位固定器疗法》一书。

同一时期，在苏联留学的李起鸿教授，师从莫斯科中央矫形与创伤中心 Volkov 主任（该主任剽窃并长期打压 IEF，后因此被免职）。自 1982 年开始，归国后的李起鸿应用自制的半环槽式外固定进行了 300 例长骨延长，还进行了牵拉成骨的动物实验；1984 年，发表在《中华骨科杂志》上；1988 年编成《骨外固定器与临床应用》，销售一空；1992 年，编写《骨外固定原理与临床应用》，成为当时国内骨外固定的主要参考著作。在该书中，李起鸿提到："近代的外固定器大多能从机械力学方面为骨折提供牢固的固定，可满足早期功能锻炼的要求，同时还可利用其生物力学性能可调性这一独特优点，在骨折后期通过减少钢针或（和）连接杆的数目来降低固定刚度，以促进骨的愈合与改建。"之后夏和桃将 EF 的这个特性发展成其著名的"适应性固定刚度"的概念。李起鸿 1994 年成立"中华医学会骨科学分会骨外固定学组"（李起鸿任组长，荣国威、夏和桃任副组长），为中国外固定学的学术工作打下了基础，在这个学会的框架下，夏和桃和秦泗河得以相识，并持续推动外固定技术 20 多年。总体来说，李起鸿在骨延长的基础研究和临床应用方面做出了很大成绩，先后发表了大量学术论文，为我国骨外固定事业的发展奠定了良好的基础。

1988 年 9 月，中国台北荣民总医院骨科陈全木和国外 30 个医生赴俄罗斯库尔干学习，首先在中国台湾应用推广 Ilizarov 技术。1989 年 7 月，秦泗河邀请俄罗斯远东（比洛比詹市）Ilizarov 技术中心主任——克里斯尼科夫、瓦西里耶维奇教授来哈尔滨讲学和实施 Ilizarov 技术的手术示教，1990 年、1992 年秦泗河又 2 次去俄罗斯远东考察学习，并与俄罗斯签署中 - 俄医学合作协议。

1988 年，北京的夏和桃研制成功组合式外固定，该外固定器比 AO 外固定更轻巧，适合亚洲人体型。其杆针夹等部件为原始创新，不用弹簧装置，在多针固定时，比霍夫曼弹簧夹更稳定。

1989 年，北京儿童医院潘少川访美时获悉 IEF 技术，回国后即在《中华小儿外科杂志》上介绍了这一技术。

1990 年，哈尔滨的王衍盛从日本带回了日译本的《骨痂延长术》（意大利 Bastini 著），率先将骨痂延长术引入中国，在哈尔滨市第二医院开展了大量的骨延长增高技术。他实施的第一例双胫骨延长增高术是他的妻子。

1990 年，Ilizarov 到日本东京演讲时，在黑川处留学的曲龙博士聆听了这次演讲，并见证了这段历史。曲龙于 1997 年回国后，在哈尔滨开展 IEF 器械研发和技术应用。率先在国内使用胫骨横搬治疗脉管炎，用颅骨横搬术治疗颅脑缺血性疾病，发现了骨纵向搬移中的"哈尔滨现象"。

1991 年 9 月，Ilizarov 教授应某重要人物亲戚的肢体延长并发症的会诊而到北京 301 医院演讲，这次演讲并没有引起类似于在意大利、美国和日本的轰动，但也开创了一个新的局面。学术报告持续了 4 个小时，共播放了 500 多张系统、经典的临床幻灯片。会场上，卢世璧院士连连叫"好"和"神奇"。此次会议对潘少川、夏和桃与李刚等人产生了深远的影响。具有深厚机械学与工科技术背景的夏和桃聆听之后茅塞顿开，他做了大量笔记，收集了大量资料，进行研究，完善了组合式外固定器，并于 1992 年成立"北京骨外固定技术研究所"，由此奠定了骨外固定器械技术在中国的研究基础。IEF 在苏联成名主要是 70 年代，在欧美成名是 80 年代，正式到国内是 90 年代，算起来，我们迟了 20 年，但没有影响大局。Ilizarov 教授在北京的演讲，成为我国骨外固定与肢体重建发展与创新的原动力。

1992 年，锦州的于建新和 Ilizarov 的学生瓦西里耶维奇合作，在锦州中心医院成立了 Ilizarov 中国医疗中心，开始应用 IEF 治疗创伤骨折、四肢畸形等，6 年后在秦泗河主编的《下肢畸形外科》中进行了详尽的介绍。1992 年，长沙张湘生在意大利学习骨肿瘤治疗技术，接触到了 Ilizarov 骨延长术，从而将学习方向转向肢体延长与骨重建。回国后致力于骨延长工作。研究开发了"镶嵌式外固定支架"。2007 年首先在国际骨科权威杂志 J Bone Joint Surg（Br）发表骨痂延长术治疗儿童骨髓炎后伴骨缺损的文章。1992 年底，上海中山医院陈统一医师从日本留学回国后，首先在上海应用 Ilizarov 技术治疗胫骨骨不连、骨缺损。

1994 年，宁志杰在《小儿麻痹研究》杂志的基础上，创办《中国矫形外科杂志》，这本杂志对中国矫形外科的发展起到了很大引领、推动作用。同年，秦泗河率先在《中华骨科杂志》发文介绍了访俄罗斯见闻中 Ilizarov 生物学理论、器械与技术。

1995 年，夏和桃、秦泗河、李刚等凭借对骨外固定应用价值的高度敏感和执着，自发地形成了骨外固定"研究应用联盟小组"，有力地推动了我国骨外固定的基础和临床研究。2003 年在宁志杰教授与《中国矫形外科杂志》编辑部的支持下，三人在中国残疾人康复协会肢体残疾康复专业委员会，创建了第一个"Ilizarov 技术学组"，并举办了多次全国性学术会议和技术培训班。三人于 2006 年一起第一次去俄罗斯库尔干，合作至今。2005 年夏和桃创建了国内唯一以骨外固定为特色的医院，与俄罗斯 Ilizarov 技术治疗中心开展了专项技术合作。Ilizarov 髋重建等技术，即是从这个时期开始传入国内。彭爱民、韩义连、张庆彬等人在俄罗斯专家走后，继续了该技术在国内的临床研究。同年，夏和桃、秦泗河等举办了"北京首届国际肢体延长与重建论坛"。来自俄罗斯的 Ilizarov 技术中心主任 Shevtsov 教授、美国 Paley 教授以及来自英、德等国的诸多国际著名专家与我国学者进行了深入的学术交流。

2011 年，在秦泗河、夏和桃、葛建忠等人的努力下，中国成功加入国际外固定与骨重建联盟（ASAMI International and World Congress of External Fixation，ASAMI Int.and WCEF），成为正式会员国。2012 年 4 月，"国际骨外固定与骨关节重建学术会议"在北京召开。参会代表 506 人，是目前国内召开规模最大、演讲水平最高、内容涵盖最全面、参会人数最多的关于外固定与肢体重建的学术会议。2012 年 9 月，中国骨科医生代表团参加了在巴西召开的"第二届世界外固定与骨重建大会"。中国医生有 16 篇论文在大会发言交流，形成良好的国际影响。会议将"ASAMI Int.and WCEF"更名为"国际肢体延长与重建学会"（International Limb Lenthening and Reconstruction Society，ILLRS），中国是 ILLRS 的正式成员国。秦泗河被推选为国际执行委员会执委、中国组委会主席。

2013 年，在时任中国骨科医师协会王岩会长的支持下，由秦泗河发起，"外固定与肢体重建专业委员会"（CEFS）在中国骨科医师分会下成立，开启了中国骨外固定与肢体重建快速发展的局面。至 2016 年 6 月，中国医促会、中国中西医结合学会、世界中医药联合会骨科分会、中国康复辅具器具协会、中华骨科学分会等先后成立了与"骨外固定技术"相关的学组。2019 年 CEFS 组建了 3 个学组：骨折外固定学组，肢体延长与重建学组，骨搬移与糖尿病足学组。全国其他省市也纷纷成立相关学组。

2017 年，在葡萄牙里斯本召开的第三届世界外固定与肢体重建大会上，中国成功申获第六届"世界肢体畸形矫正与功能重建大会"主办权（北京，2023）。2018 年，中国与俄罗斯在政府层面签署了"中俄矫形外科战略合作协议"。 2019 年，英国利物浦召开的"第四届世界外固定与肢体重建大会"在全球范围内进行外固定大师的选拔，秦泗河入选，并被安排第一个上台演讲（另 3 位是：美国 Dror Paley、J.E.Herzenberg，意大利 Maurizio A.Catagni）。秦泗河团队编著的英文版下肢畸形外科《Lower limb Deformities》由斯普林格（Springer）出版，从此，中国外固定与肢体重建外科登上世界矫形外科殿堂。

最近几年，骨外固定技术蓬勃兴起。除老一辈的专家外，大江南北又涌现出一大批对骨外固定感兴趣的学者，其中就有北京的黄雷、彭爱民、郑学健、杜辉，天津的舒衡生、任秀智，上海的柴益民、康庆林，杭州的李杭，广州的余斌、覃承诃，昆明的徐永清、朱跃良，山西的张永红，广西的花奇凯、黄坚汉，山东的张锴、白龙滨、朱磊，南京的桂鉴超，湖南的梁捷予，香港的李刚，深圳的潘奇等。除了《中国矫形外科杂志》、《中华骨科杂志》外，还有《中国修复重建外科杂志》、《中华创伤骨科杂志》都对这个技术进行了专刊报导。

天津医院的舒衡生于 2004 年访美 HSS 医院，在肢体延长和重建研究所师从 Rozbruch 医生（Paley 的门生），回国后系统性的引进了 TSF 和 IEF 技术，并开展了许多临床实践。

天津的任秀智于 2005 年赴美国马里兰州巴尔的摩参加第 15 届肢体矫形学习班，并在 Sinai 医院 Paley 教授的研究所学习 1 个月。归国后在小儿骨科领域开始采用 IEF 治疗复杂儿童肢体畸形，取得良好效果。尤其在治疗大量成骨不全症患者时，他发现结合外固定器先牵伸挛缩的软组织再利用髓内针固定脆弱的骨骼可以显著降低患儿骨折的风险。成人成骨不全症一期先采用微创截骨，IEF 缓慢牵伸不仅可以延长软组织，还能增加骨端血运，软化骨骼，为二期手术髓内固定创造了条件。这一技术突破了国际上成人成骨不全症患者肢体畸形的治疗禁区。

2005 年起，北京积水潭医院的黄雷对 Orthofix 公司的外固定器进行了深入研究，结合 IEF 和 TSF 等，在积水潭医院卓有成效地开展了大量的肢体重建。2009 年，上海市第六人民医院的康庆林专赴俄罗斯 Ilizarov 中心系统学习 Ilizarov 技术 3 个月，之后又在美国和意大利学习，翻译了俄罗斯 Solomin 的《Ilizarov 技术基本原理与临床应用》著作，成为 IEF 技术的忠实推崇者。

2009 年，李刚结束了 16 年的英国留学生涯（师从 Hamish Simpson，骨感染领域的大师），回到中国香港继续 IEF 基础研究。广州南方医院余斌已经连续八届举办国际创伤高峰论坛，加强了与世界外固定同行的联系，并通过《中华创伤骨科杂志》的专刊约稿，推动了骨外固定技术的传播和发展。

时至今日，国内越来越多的三甲医院骨科都开展了骨外固定技术相关的亚专科，这一现象充分说明了骨外固定与肢体重建学科的真正兴起。国际外固定与骨重建学会主席 Nuno 教授，在 2010 年用各国的母语进行检索，发现中国是应用 Ilizarov 技术最活跃的国家。

（四）中国骨外固定领域的贡献

在中国的本土化技术发展过程中，中国学者前赴后继的对骨外固定的普及和推广做出了不懈努力，在理论研究、器械研制、手术技术和新学科的创立等方面，也取得了一系列的创新成果。

1. IEF 的中国化（夏和桃）

原版俄罗斯 IEF 器械较为粗大，适合西方人种。在扎实的工学基础上，夏和桃通过多年的努力逐步将 IEF 亚洲化和中国化，调整了洞孔环的直径、厚度和孔间距，用一体关节器代替组装关节器，设计并使用锥形螺纹半针等。在"巧力求稳"的基础上，优化穿针和布局，增加了患者的舒适性。今天国内的大量 IEF 的参数依然以夏和桃改进的 IEF 为标准。

2. 组合式外固定器（夏和桃）

根据国人肢体残缺畸形的特点，术前预先设计组装好个体化的可调组合式外固定矫形器，同时结合弹簧牵伸装置和螺纹半针技术，形成一个操作简单、调整方便且结构合理的新型构型。可满足多数肢体畸形矫正、残缺修复与功能重建的需要。2010 年西班牙国际外固定与骨重建大会上，夏和桃组合式外固定器被评为推进世界外固定器进展的成果之一。

3. 肌腱平衡术（秦泗河）

肌腱转位，是一个在大骨科中濒临灭绝的技术。畸形肢体的肌腱何时松解、何时转位、转什么、替什么，力量够不够，要做出最佳选择并不容易，需要长期和大量的临床实践。在 Ilizarov 技术向西方的流传过程中，很少有专家注意肌腱这个问题。但组织中对牵张最顽固的当属肌腱和韧带，处理不好会严重影响矫形效果或导致畸形复发。在数万例小儿麻痹后遗症手术经验基础上，秦泗河发展出了一套动力平衡的肌腱手术体系结合 IEF，使得肢体畸形矫正与功能重建如虎添翼。外科医生在全面掌握肌腱平衡术后 IEF 疗效翻倍、疗程减半。

4. 胫骨与跟腱同步牵伸延长器（夏和桃、秦泗河）

即在踝关节上安装弹簧牵伸装置，在胫骨延长过程中，小腿三头肌与踝关节内外侧、后侧肌腱同步牵伸，有利于足底负重锻炼行走，防止延长过程中出现垂足畸形，能减轻或避免踝关节软骨面的挤压破坏，可使早期牵伸力缓慢释放，其弹性固定对骨愈合后期的塑形阶段起到避免应力遮挡的作用，是符合仿生学特点的创新，得到了国际学术界的广泛认可。

5. 胫骨横向搬移（曲龙）

1995 年曲龙看到了 Ilizarov 的《Transosseous Osteosynthesis》中有关介绍 TTT 动物实验的内容，引起了极大的兴趣。2000 年，曲龙等在哈尔滨为一位血栓闭塞性脉管炎的患者实施了胫骨横搬手术，疗效显著。从此揭开了骨横向搬移技术治疗缺血肢体的新局面。最近在花奇凯、张定伟、张永红、朱跃良等一批年轻医生的倡导下，横搬技术成为这个领域内的生力军。

6. 微创截骨器（夏和桃）

通过双排管且经电钻在截骨端打孔，实现"邮票式断面"截骨（在仅 1cm 皮肤切口内实现截骨），发明了微创截骨延长技术，有利于截骨端的愈合，是真正符合微创、美学要求的截骨方法。日本安井夏生也有类似的发明。该双排管在很多公司已经演变成 3 排甚至多排，但基础原理依然是夏和桃的微创截骨器。

7. 骨折固定的适应性刚度理念（夏和桃）

如何对骨折和矫形截骨端实施合理的固定？答案是只有根据骨愈合的生物学规律，进行合理的分析，实施合适的固定刚度,才能满足不同情况的固定要求。夏和桃经过20余年对骨外固定技术的研究,提出"骨折固定的适应性刚度"概念,它是指利用骨对应力的适应性,调整骨的生长与吸收,促进骨折愈合,完成对肢体功能的重建——骨折早期需坚强固定,中期需有轴向和综合应力刺激的弹性固定,后期需平衡固定。骨折固定的适应性刚度这一概念符合骨折固定后愈合、重建的生物学过程,为骨外固定技术在临床上的合理应用提供了理论指导。目前,只有骨外固定技术能实现对骨折进行适应性刚度的固定。

8. 骨搬运治疗骨缺损的哈尔滨现象（曲龙）

曲龙发现在骨块缓慢推移修复骨缺损的过程中,部分患者骨缺损处的纤维软组织竟然转化为成骨组织,因而加速了断端骨愈合时间。在日本黑川的建议下,曲龙将这一再生现象称为"哈尔滨现象"。既往的临床思维认为骨断端或对合端嵌插的软组织影响骨愈合,需清除后再植骨,否则骨不会愈合,但"哈尔滨现象"却与此相悖,令学界对 IEF 骨搬移技术产生新的认知。

9. "一路、两线、三平衡"下肢矫形原则（秦泗河）

秦泗河将中国文化元素与达尔文进化论思想融合到矫形外科临床思维中,提出骨科（肢体）自然重建理念,并提出了临床治疗过程应遵循"应力调控"规则,形成中国特色的下肢矫形外科的"一路、两线、三平衡"原则。"一路":在走路中治疗,在治疗中走路。"两线":治疗目标是恢复下肢的持重力线——机械轴和关节线。"三平衡":治疗过程中重建下肢的静力和动力平衡、骨折固定刚度与骨愈合之间的平衡、患者肢体矫形与身心之间的平衡。

10. 短板长架截骨固定法（秦泗河）

截骨内外固定结合,一次截骨矫正畸形,短钢板结合长组合外固定,骨外固定于术后 3 ~ 6 周内拆除。此时骨痂已经初步形成,截骨处有短钢板的保护是安全的,切口小,带架时间明显比传统 IEF 少。

11. 快慢结合矫形法（秦泗河）

术中对股骨、足部等外形要求高,而力线要求不高的部位,予以一次楔形截骨,矫正一半以上部分畸形,剩余畸形用 IEF 缓慢矫正,缩短疗程,增加舒适度。这一理念技术随着患者对快速康复与舒适度要求的提高,越来越有价值。

12. 肢体重建外科学概念的推广（秦泗河）

骨科自然重建的核心观念是"医患同位、时空一体、难易相生、应力调控、因势利导、仿生重建"。下肢形态与功能障碍的原因涉及神经、血管、代谢、遗传、发育、皮肤、运动、退变等十几个方面,200多个病种,其诊治不能简单用骨的矫形来涵盖,而要考虑整个肢体,治疗需要多种技术的重叠与交融。因此肢体重建外科概念(Limb Reconstruction Surgery)初步发展为一个全新的整合学科,值得深入探索推广。

中国医师编著的著作、教程能满足临床医生需求。已经出版的代表性著作有《骨搬移治疗骨不连、骨缺损》《Ilizarov 技术骨科应用进展》《外固定与足踝重建》《外固定与上肢重建》《肢体延长与重建》、英文版下肢畸形外科《Lower limb Deformities- Deformity Correction and Function Reconstruction》。

（五）中国化的 Ilizarov 技术突出优点

中国化的 Ilizarov 技术体系与骨科自然重建理论指导,其最大的优势是简单,高效,医疗费低廉,且能够一期手术解决多个复杂的疑难问题。对于某些患者所出现的奇特疗效,目前的生物医学理论尚不能满意解释。

一例一期腓骨横向搬移重建缺失的胫骨缺损与再生延长 15cm 胫骨:

1. 患者一般资料

男 26 岁,幼年时患左胫骨骨髓炎致胫骨重度骨缺损,然后逐渐形成重度小腿短缩、内翻、内旋畸形。

X线片显示左下肢短缩18cm，左胫骨中段缺损、短缩、增粗，腓骨向胫侧弯曲呈反"C"形（图2-11-1）。

2. 手术方案

腓骨颈部、踝上截骨，中段向内搬移代胫骨，搬移的腓骨延长术。

3. 术前准备

准备Ilizarov外固定器及安装工具，电钻、锋利骨刀等。

4. 手术步骤

腓骨头颈部外侧切口，显露腓总神经，将其牵开保护，用骨刀在腓骨颈部截断腓骨，向内侧显露胫骨，于胫骨结节下将变尖的末端截掉，修整成平面；外踝上切口显露腓骨后，用电钻钻孔，然后用骨刀凿断；向内侧显露胫骨，将远端胫骨尖部修整平整后，矫正小腿内翻畸形，将腓骨向胫侧推移，腓骨两端分别与胫骨两端接触后临时用2mm克氏针将其固定，缝合切口，穿针安装Ilizarov外固定器，手术结束。

5. 技术要点及风险规避

腓骨颈部截骨及向内侧推移腓骨时注意保护好腓总神经，避免损伤；安装Ilizarov外固定器时，注意维持好胫骨轴线。术后观察胫腓骨接触部位的骨痂生长情况，根据骨痂生长情况进行延长速度的调整。

6. 术后管理

（1）术后5天扶拐下地，7天拍片复查后，开始先延长开大胫骨缺损的纵向间隙，矫正小腿内翻畸形。

（2）体外改变环式外固定构型，将游离的腓骨向胫骨缺损的中间横向推拉，直至推移到胫骨缺损部位。

（3）适当对环式外固定器加压，使搬移的腓骨上下两端与胫骨上下残端紧密接触，期望移位的腓骨与胫骨形成骨痂。

（4）实施腓骨与胫骨界面处骨痂延长术，延长速度0.5~1mm/天，分6次进行，期间扶双拐患肢可负重行走；最终延长15cm，患肢虽然仍短2cm，但站立双下肢形态功能显示等长，停止延长后鼓励患者用延长的腿负重行走。术后28个月，拆除外固定器，装配支具保护下行走。一期手术修复了胫骨缺损，矫正了畸形等长了下肢，移位的腓骨与胫骨界面之间再生延长15cm，未实施植骨，患肢恢复形态、长度和功能，骨愈合塑造非常满意。

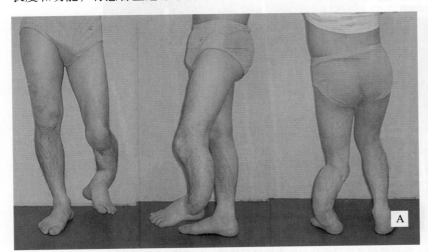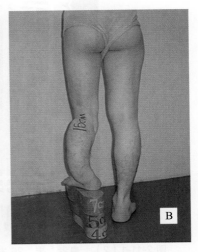

图2-11-1（1）　患者，男，26岁，腓骨横向搬移胫骨化治疗大段胫骨缺损。A 幼年时患左胫骨骨髓炎致胫骨重度骨缺损，形成小腿短缩、内翻、内旋畸形；B 左下肢垫高16cm后，双侧腘横纹达到同一水平；C 左小腿X线片显示胫骨中段骨缺损，腓骨增粗，呈前弓内弯畸形；D 双下肢全长片显示左下肢较对侧短缩约18cm；E 一期手术实施腓骨颈部截骨，外踝上截骨，腓骨中段内移代胫骨术，术后7天拍片复查，显示移位的腓骨与胫骨两端对合良好

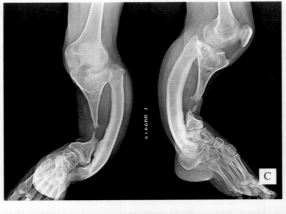

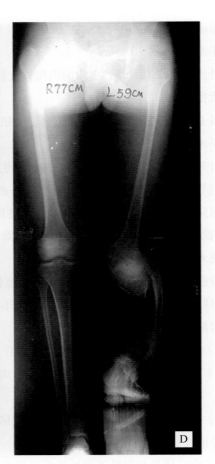

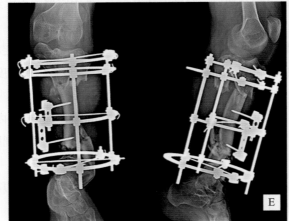

图 2-11-1（1） 续

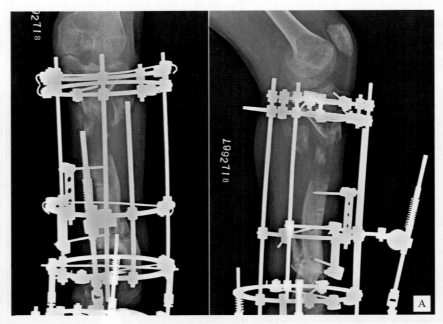

图 2-11-1（2） 患者，男，26 岁，腓骨横向搬移胫骨化治疗大段胫骨缺损。A 术后 10 天开始延长小腿近端，延长 1cm 后出现马蹄足畸形，安装足踝部外固定器牵拉矫正足部畸形，术后 45 天，已经延长约 2cm；B 术后 5 个月，患者坚持扶双拐术肢轻负重行走；C 膝关节功能良好；D 术后 28 个月，双下肢基本等长，力线恢复；E 膝、踝关节功能仍良好；F X 线片显示上下端骨均愈合；G 拆除外固定器后，双下肢力线基本恢复正常，长度恢复；H 腓骨横向搬移胫骨化后再延长示意图

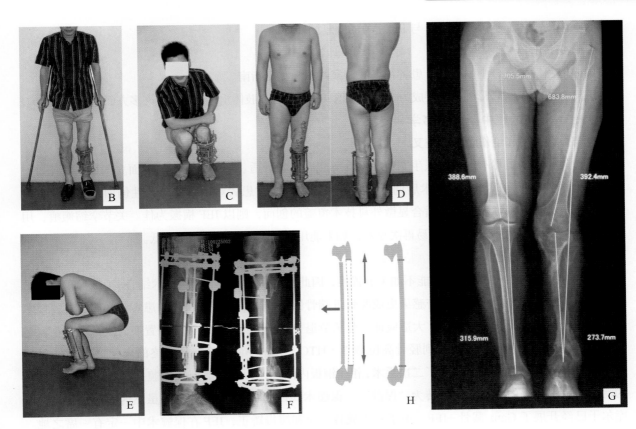

图 2-11-1（2） 续

（六）中国骨外固定领域的不足和展望

虽然贡献很大，中国的骨外固定发展也存在以下不足：

1. 克氏针性能欠佳

中国企业生产的 1.2 ～ 2.5mm 细钢针，质量没有达到俄罗斯、西方标准。细针是 IEF 中的灵魂部件之一，是通过体外调控作用于骨骼、软组织的唯一部件。其性能和钢材质量、冶炼工艺都有关系，期待未来这一细节能得到改善。

2. 智能化外固定器

中国缺乏注册了国际知识产权的自主研发的软件和器械，自主 TSF 的推广十分缓慢。对于简单调整而言，TSF 过于繁琐，全部通过计算机和多杆联动实现。但对于复杂的多平面合并旋转和短缩畸形，使用计算机辅助下的 TSF 等类似外固定器，大大简化了医生的脑力劳动，有其显著的优势。

3. 髓内延长

对于不用外固定的全髓内四肢延长术、骨纵向搬移术，中国没有系统引进开展。限于材料、机械加工和原始创新的不足，目前国内没有成熟的髓内延长产品问世。髓内延长可以极大的提高患者的舒适性，是 IEF 未来发展的重要趋势之一。美、德等国在髓内延长上已研究多年，中国也应该迎头赶上。

4. 规范构型，缩短学习曲线

IEF 技术复杂，虽然国内患者众多，医生众多，依然推广不利。如何能抽取一部分伤病的构型，予以规范化，从而降低初学者学习布局和穿针的难度，降低门槛，是继续教育的重要内容之一。

5. 康复跟进不足

在俄罗斯和英国，IEF 患者术后的康复都有专业的团队提供指导，有力地促进了患者身心恢复。康复治疗在国内总体上不够受重视，与 EF 相关的康复同样如此。

6. 缺少共识

国内依然缺少符合中国国情、患者特点的专家共识和临床指南。

进入 21 世纪后，矫形外科发展成为多学科知识、技术结合的肢体重建外科。有许多方面值得深入研究。

（七）发展过程中要注意多学科交叉

1. 与显微外科和创伤骨科的交叉

显微外科手术虽然时间长、医生辛苦，但麻醉醒后患者舒适、康复时间短，创面立刻得到了覆盖。而 IEF 手术虽然手术时间短，但术后调架和带架时间长，有时患者难以忍受。急性创面的覆盖，以显微皮瓣技术为佳；慢性创面或不适合显微外科技术覆盖的创面，则以 IEF 横搬为佳。关节挛缩瘢痕，用 IEF 撑开后虽然有再生，但瘢痕容易再次复发，如果能用皮瓣覆盖，则复发率降低。

2. 与关节外科结合

IEF 在重建光滑的关节面上功能不如关节置换，因此应该主动和关节置换技术结合。IEF 髋重建术，适合肢体短缩、髋置换有风险、有感染史或股骨近端骨性结构缺失等特殊情况的患者，和髋关节置换术有各自的最佳适应证，不应随意扩大适应证。膝关节退变性关节炎，过去以全膝置换为主，现在主流是保膝治疗。保膝流程从保守治疗到胫骨高位截骨（HTO）、到单髁置换、到最终的全膝置换。在 HTO 手术中，IEF 因为微创截骨和避免了二次手术，相比钢板内固定，有足够优势。成人髋关节发育不良（DDH）的治疗，也从过去的一律换髋，转为"保髋"。保髋术式以 Ganz 截骨术为主，虽然内固定是主流，但库尔干已经开展了 Ganz 截骨 +IEF，由于牵张成骨效应和缓慢矫正，IEF 在保髋术中一定有一席之地。踝关节内外翻畸形引起的骨性关节炎过去要么踝融合，要么踝置换，但有了胫骨远端截骨改变踝关节力线的各种术式，使得踝融合或置换不再是最优选择，"保踝"成为主流。而踝周截骨的术式中，IEF 的微创、术后可调等特性正发挥日益重要的作用。

3. 与运动医学结合

膝踝退变，用 IEF 关节牵张法，展现出了良好的效果。但即使如此，依然需要关节镜下处理骨赘、清创软骨和滑膜、软骨下打孔等手段的辅助。

4. 与骨肿瘤治疗结合

骨肿瘤切除后虽然可以通过显微外科重建软组织和骨，或使用定制假体解决骨缺损的问题，但生存期长的患者，容易出现定制假体松动。如果能用 IEF 牵张成骨，则可以实现大段骨缺损的重建。如能结合其他新技术，则必将开创出一片肿瘤切除后肢体修复重建的新天地。

（八）关注肢体重建外科社会需求的内涵变化

生命无贵贱，但病种的分布和国家、民族的居住地区、经济收入和国民综合素质有关。如在我国的部分地区，依然有骇人的"爬行人""折叠人"等极端畸形。即使随着经济发展，这样的病例在我国将逐渐减少，但印度、斯里兰卡、孟加拉国等南亚诸国和世界其他经济不发达国家和地区，依然有大批畸形病例。另一方面，欧美、日本、我国的北上广和东部地区，人口老龄化已经出现，IEF 主要适应证变成了内固定失效后的骨不连、畸形、感染和髋、膝、踝的退变性骨关节炎。

未来的肢体重建工作，除了要保留落后地区病种的治疗经验外，还应注意发达地区的病种治疗和研究。世界范围内，随着人民生活水平的提高和病种的悄然变化，患者对治疗舒适性的要求在提高，这也是为什么髓内延长技术在欧美这么受关注的原因。部分患者，宁可忍受长时间麻醉，只要醒来舒服就行，而不愿带一个架子数月甚至一年之久。

未来，骨外固定和肢体重建的内涵会继续变化。

（九）国内关于骨外固定与肢体重建的代表性专著

国内关于骨外固定与肢体重建的专著、医师培训教程已经出版了十几部（图 2-11-2），其中代表性著作是：李起鸿、许建中《骨外固定学》；曲龙《骨搬移治疗骨缺损骨不连》；夏和桃《实用骨外固定学》；秦泗河等主编《Ilizarov 技术骨科应用进展》，秦泗河等主编《外固定与足踝重建》《外固定与上肢重建》《肢体延长与重建》及由斯普林格出版的英文版《Lower Leb Deifomities》。这些作者及出版的著作基本上是应用中国自己研制的器械，在治疗大量中国患者后，积累总结而成书，尤其适合指导中国医生进行临床治疗。美国 Dror Pale 教授出版的《矫形外科原则》堪称下肢重建外科工具书，每个从事下肢矫形与重建的外科医生都应阅读、参考。

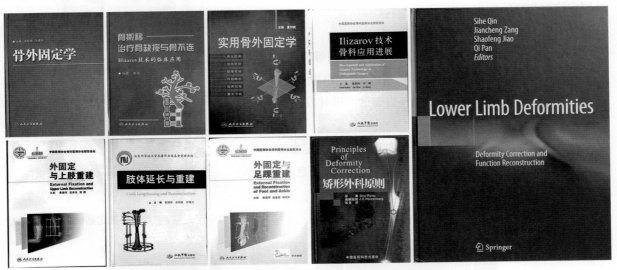

图 2-11-2　国内关于骨外固定与肢体重建的代表性专著

G.A.Ilizarov 教授 1992 年去世前出版的唯一英文著作《牵拉成骨技术——组织生长与再生的理论和临床》（Transosseous Osteosynthesis-theoretical and Clinical Aspects of the Regeneration and Growth of Tisssue）是 Ilizarov 教授及其中心 40 年基础研究、器械研究与临床治疗总结，是在前苏联政府投入巨大科研队伍、资金支持下创造的系统医学成果，是世界矫形外科学史上矗立的一座丰碑。导言结尾 Ilizarov 教授说："本书介绍在过去的 40 年中，我们在医学、生物学和工程学方面的研究以及骨外固定技术的创造性进展，现在已经产生 800 余种独特的、有效的治疗方法，且超出了创伤学与矫形外科学的领域，目前，血管再生技术已经成功地应用于循环系统疾病的治疗。我真诚的希望本书能为肌肉、骨与关节研究者，创伤学专家、整形外科、神经外科、血管外科医生、生物工程师和所有对骨及软组织再生研究的有志同仁，提供有益的帮助"。

（十）小结

Ilizarov 技术与现代多学科技术、理论的结合，在世界范围内昭示着一个全新的整合学科——肢体重建外科（肢体创伤修复畸形矫正与功能重建）的诞生。其理论构架、临床思维、医疗模式，远超出了经典骨科学范畴，整体观、进化论、生态学、系统工程等融入了这个学科。随着第六届世界肢体重建大会（北京，2023）的召开，应力调控下肢体形态与功能重建外科界的话语权，将在一定程度上由西方向东方转移。

二、常用骨外固定器构型与肢体重建应用原则

骨外固定技术应用部位涵盖头颅、脊柱、四肢，能够治疗的病种远远超出了骨科疾病范畴，其临床应用构型及其变通超过几百种，中国医生关于骨外固定与肢体重建的专著、医师培训教程已经出版了十几部，能满足指导临床的需求。代表性著作名称见本章第一节书图（图 2-11-2），本节不再详细论述，以下仅以图示介绍目前中国常用的骨外固定构型与穿针应用基本原则。

（一）治疗脊柱疾病的构型

1. 头 - 盆环牵伸架矫正脊柱重度侧凸、后凸等畸形

先缓慢牵伸大部分矫正脊柱畸形后，二期再做脊柱内固定手术，如此避免了一次矫正损伤脊髓的严重并发症（图 2-11-3）。

2. 椎弓根穿钉，背部安装矫正脊柱畸形的外固定支架

此支架依据矫正脊柱畸形的需要，能在体外任意改变构型，从而改变推拉力的方向（图 2-11-4）。

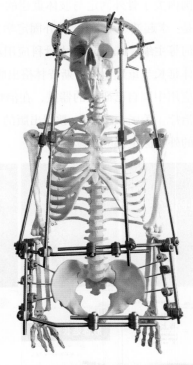

图 2-11-3　头 - 盆环牵伸外固定器构型及穿针部位

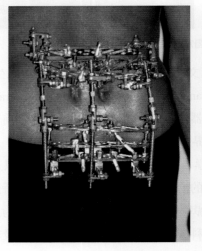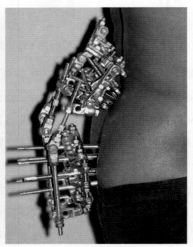

图 2-11-4　矫正腰骶椎滑脱的外固定架构型（印度 ASAMI 提供）

（二）上肢

1. 上臂与肘关节

（1）肱骨近端截骨延长器械构型（图 2-11-5）。

（2）外固定结合髓内钉的骨干延长方法（图 2-11-6）。

（3）肱骨缺损骨搬移修复模拟（图 2-11-7）。

（4）肘关节伸直位僵直，牵伸重建关节屈伸功能（图 2-11-8）。

（5）肘关节屈曲挛缩牵拉矫正（图 2-11-9）。

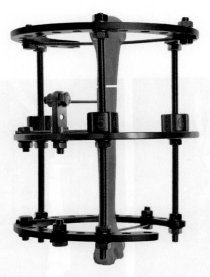

图 2-11-5 肱骨近端截骨延长器械构型

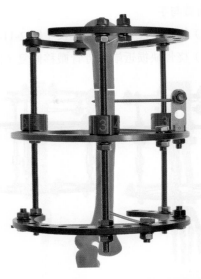

图 2-11-6 外固定结合髓内钉的骨干延长方法

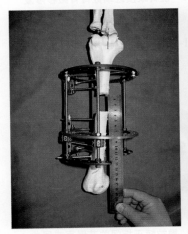

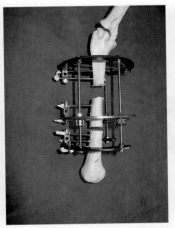

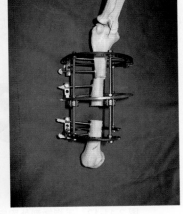

图 2-11-7 肱骨缺损骨搬移修复模拟

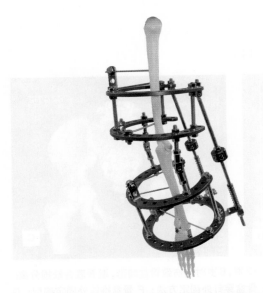

图 2-11-8 肘关节伸直位僵直，牵伸重建关节屈伸功能

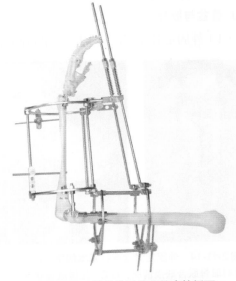

图 2-11-9 肘关节屈曲挛缩牵拉矫正

2. 前臂与手

（1）桡骨、尺骨双截骨延长（图 2-11-10）。

（2）桡骨缺损近端截骨骨搬移修复（图 2-11-11）。

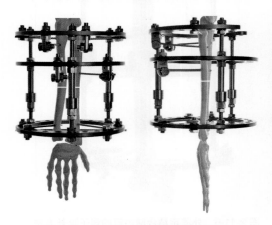

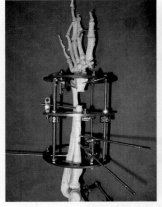

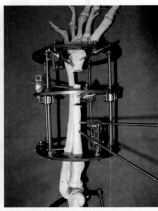

图 2-11-10　桡骨、尺骨双截骨延长

图 2-11-11　桡骨缺损近端截骨骨搬移修复

（3）手指微型外固定器构型（图 2-11-12）。

（4）推拉矫正指间关节僵直或屈曲挛缩的外固定构型（图 2-11-13）。

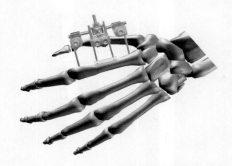

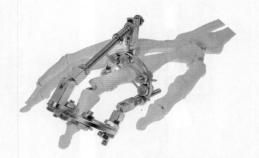

图 2-11-12　手指微型外固定器构型

图 2-11-13　推拉矫正指间关节僵直或屈曲挛缩的外固定构型

（三）骨盆与下肢

1. 骨盆与股骨

（1）外固定骨盆穿针基本构型治疗耻骨部缺损（图 2-11-14）。

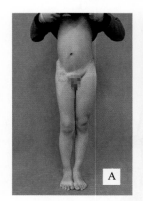

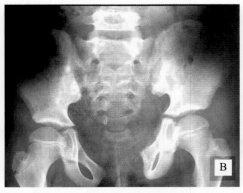

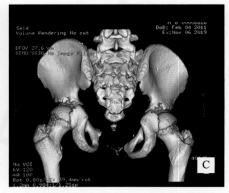

图 2-11-14　外固定骨盆穿针基本构型治疗耻骨部缺损。A 患者，男，12 岁，6 岁时创伤致骨盆畸形，耻骨联合缺损分离；B 就诊时耻骨联合缺损情况；C CT 三维成像状况；D 骨盆穿针模拟；E 骨盆穿针外固定方法；F 骨盆推拉外固定构型；G 外固定推拉 20 天，耻骨联合分离间隙缩小

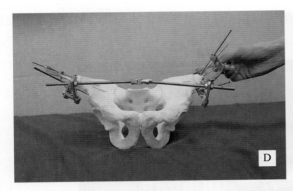
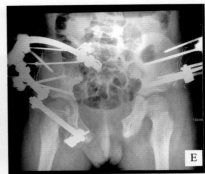
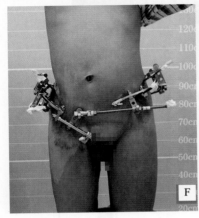
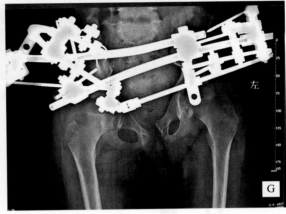

图 2-11-14　（续）

（2）股骨中上段延长与骨搬移修复骨缺损的基本构型（图 2-11-15）。

（3）股骨中下段骨缺损近端截骨搬移器械构型及手术模拟（图 2-11-16）。

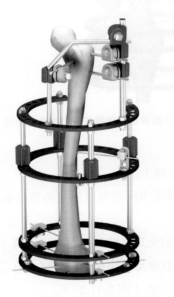
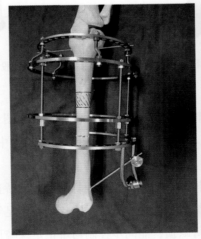
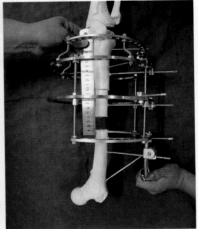

图 2-11-15　股骨中上段延长与骨搬移修复骨缺损的基本构型

图 2-11-16　股骨中下段骨缺损近端截骨搬移器械构型及手术模拟骨搬移修复了骨缺损，骨延长区域再生成骨重建

（4）股骨中下段截骨延长器械构型与手术方法（图 2-11-17）。

（5）单臂 Orthofix 外固定骨搬移修复股骨下段缺损，减少对膝关节的干扰（图 2-11-18）。

（6）股骨髁上截骨延长跨膝关节牵伸器械构型，如此能同期矫正膝关节畸形，防止膝关节软骨挤压性损伤（图 2-11-19）。

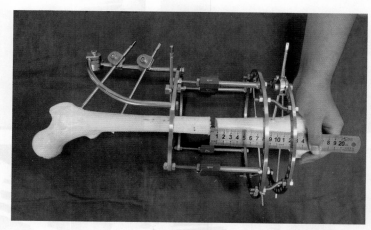

图 2-11-17　股骨中下段截骨延长器械构型与手术方法

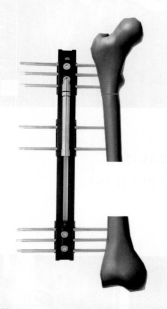

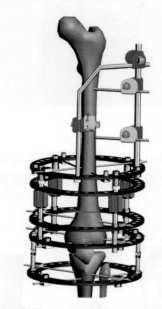

图 2-11-18　单臂 Orthofix 外固定骨搬移修复股骨下段缺损　　图 2-11-19　股骨髁上截骨延长跨膝关节牵伸器械构型

2. 膝关节小腿部

（1）膝关节屈曲挛缩牵伸器械构型——膝关节后是牵伸杆（图 2-11-20）。

（2）牵伸完成后膝关节伸直，注意在牵伸矫正屈膝畸形过程中，膝关节间隙可以通过关节铰链撑开（图 2-11-21）。

（3）小腿与足踝一体化基本构型，如此在延长胫骨的同时能矫正或避免足踝畸形（图 2-11-22）。

（4）胫骨横向骨搬移基本器械构型与手术方法，治疗糖尿病足等下肢缺血性疾病（图 2-11-23）。

（5）胫骨延长或骨搬移修复骨缺损，能同步控制与矫正足踝畸形的构型（图 2-11-24）。

（6）胫骨上段截骨延长，下段用小钢环与小腿形态匹配，增加穿针后的稳定（图 2-11-25）。

（7）六柱空间外固定架（taylor spatial frame，TSF）基本构型，具有多维度矫形数字化控制的优点，但是不方便调控截骨断端固定的刚度（图 2-11-26）。

（8）小腿与足踝一体化六柱外固定架（图 2-11-27）。

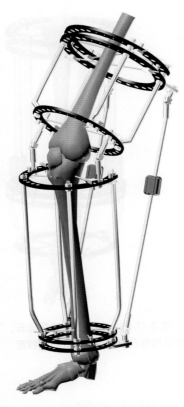

图 2-11-20 膝关节屈曲挛缩牵伸器械构型

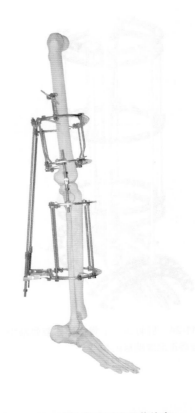

图 2-11-21 牵伸完成后膝关节伸直

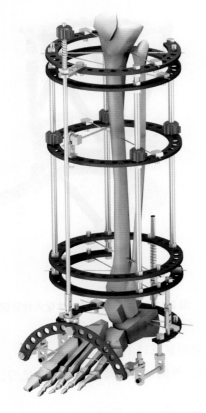

图 2-11-22 小腿与足踝一体化基本构型

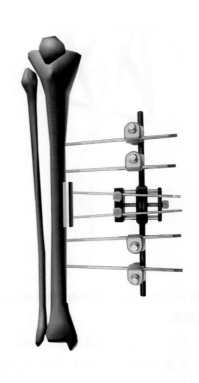

图 2-11-23 胫骨横向骨搬移基本器械构型

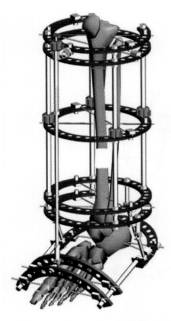

图 2-11-24　胫骨延长或骨搬移修复骨缺损，能同步控制与矫正足踝畸形的构型

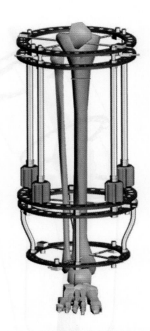

图 2-11-25　胫骨上段截骨延长，下段用小钢环与小腿形态匹配，增加穿针后的稳定

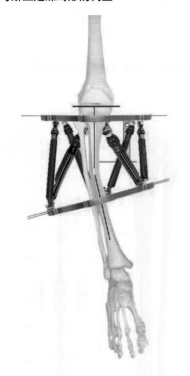

图 2-11-26　六柱空间外固定架基本构型

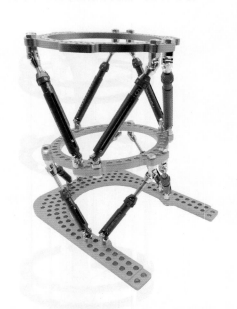

图 2-11-27　小腿与足踝一体化六柱外固定架

3. 足踝部

（1）碳纤维环足踝部器械基本构型，重量相较金属固定架明显减轻（图 2-11-28）。

（2）不锈钢环足踝部矫形与重建器械构型，矫正足内翻、外翻、马蹄高弓足、仰趾足等，在这个构型基础上安装附件变换（图 2-11-29）。

（3）骨外固定钢针、附件及基本安装工具（图 2-11-30）。

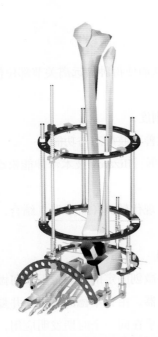

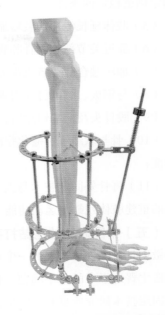

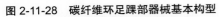

图 2-11-28　碳纤维环足踝部器械基本构型　　　　　图 2-11-29　不锈钢环足踝部矫形与重建器械构型

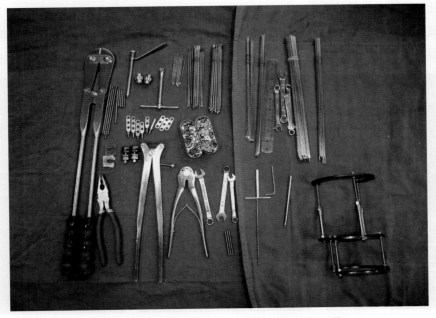

图 2-11-30　骨外固定钢针、附件及基本安装工具

（四）在骨与软组织肿瘤治疗中骨外固定的适应证

现代外固定与肢体重建技术在骨肿瘤中的应用逐渐增多，骨肿瘤科医生应注意了解、学习当前国内外肢体重建外科理论与技术的进展，必要时与矫形骨科医师合作，将不同的技术优化组合，以微小的创伤重建肢体的形态与功能。以下列举骨外固定技术在骨肿瘤治疗中的适应证：

（1）缓慢牵拉矫正脊柱、四肢关节软组织挛缩畸形；

（2）调控矫正各类复杂的骨与关节畸形；

（3）骨搬移修复骨肿瘤切除后的骨缺损、骨不连；

（4）在实施骨肿瘤切除中，骨外固定作为工具应用，维持截骨端的轴线或者矫形需要的位置，为内固定创造稳定的条件；

（5）肢体延长治疗四肢短缩或畸形；

（6）靠近关节部位的骨肿瘤，牵拉骨骺使其分离延长，从而使得肿瘤远离关节部位便于切除；

（7）加压融合膝关节或踝关节；

（8）与钢板、髓内钉等内固定联合应用，减少内固定的刚度；

（9）股骨头及上端切除后，采用 Ilizarov 技术髋重建术改善下肢形态与功能；

（10）骨与软组织肿瘤化疗或放疗后，继发关节僵直或畸形，Ilizarov 技术牵伸能松动关节，改善关节功能；

（11）将骨外固定技术与人工关节置换、显微外科技术、现代辅具（矫形器）结合，能优势互补，更好的重建肢体残缺与运动功能。

（五）中国研制的电钻打孔邮票式截骨器结构及应用

微创骨科是外科发展的一个重要方向，外固定技术是骨科微创固定的代表，但如何做到微创截骨是骨科医生普遍思考的一个问题。管状骨电钻打孔微创连孔截骨器，由日本德岛大学安井夏生、中国北京骨外固定技术研究所夏和桃医生，在相互不了解的情况下，几乎在同一个时期发明应用，目前在中国大陆已广泛应用。

1. 电钻打孔邮票式截骨器的由来

由于股骨截面是圆形，钻头在其表面很容易滑脱。将两个套筒固定在一起，连续钻两个孔，如此连孔截骨器的雏形诞生了（图 2-11-31）。经过进一步加工固定后，用于临床，发挥了无可比拟的优势。

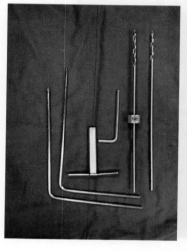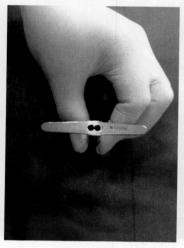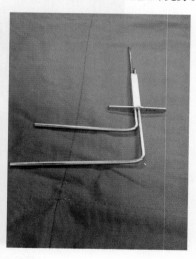

图 2-11-31 微创连孔截骨器的外观

2. 微创连孔截骨器的用法

（1）先用尖刀切开皮肤、皮下组织，用止血钳分开肌肉等软组织达骨面；

（2）插入连孔截骨器套筒顶住骨面；

（3）插入钻头垂直骨面钻孔；

（4）拔出钻头后，用一根克氏针通过套筒插入骨孔；

（5）用钻头从另一孔钻孔后拔出；

（6）用另一根克氏针通过套筒插入骨孔；

（7）拔出第一根克氏针，然后将套筒旋转 180°，用电钻通过套筒钻孔后拔出；

（8）用克氏针通过套筒插入骨孔；

（9）拔除另一根克氏针，套筒旋转180°，开始钻下一个骨孔。如此循环，直至到达骨的边缘。骨孔钻好后，插入窄骨刀，轻凿即可截断骨。

3. 微创连孔截骨器应用的注意事项

（1）钻孔时避免摇摆套筒及钻头，以防止钻头折断；

（2）到骨的边缘时，最易折断钻头，可改为克氏针钻孔；

（3）经过连续钻孔后，很容易断骨，故应先做固定然后再断骨，这样截骨端不易发生难以控制的移位。

4. 微创截骨器应用实例（图2-11-32）

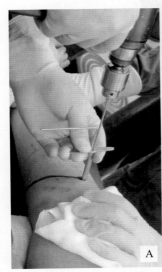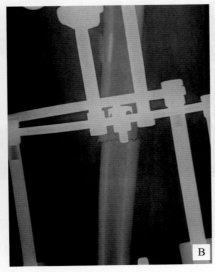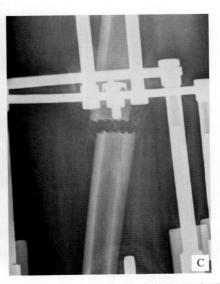

图2-11-32 微创截骨器应用实例。A 应用微创截骨器，通过小切口将股骨截断；B 透视见截骨确切，截骨端呈邮票边状；C 安装环形外固定架牵伸器，逐渐牵伸，可见阶截骨端呈邮票锯齿状边缘，以及截骨端牵拉成骨影

（六）如何预防和规避针道感染

骨外固定技术若应用不当，可以出现许多并发症，其中两个普遍的问题是针道感染、患肢戴外固定期间影响生活。依据秦泗河矫形外科应用骨外固定技术30余年手术8000多例的经验，证明这两个问题已经不是影响骨外固定应用的大障碍。

针道感染的预防：手术结束钢针与皮肤界面之间，仅仅用无菌干纱布缠绕即可，如果术后针道渗液、渗血较多，可以更换纱布（图2-11-33）。

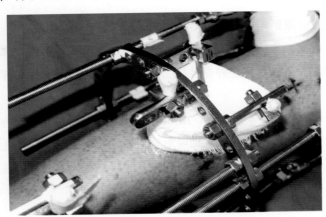

图2-11-33 无菌干纱布保护针道

如果没有针道红、肿、热、痛的感染现象，不能用酒精等消毒剂擦拭、清理针道周围，如此反而能诱发感染。

针道感染最常见的部位是大腿，皮肤薄且细腻的人容易发生针道问题，西北及高原地区的患者其皮肤厚而坚韧，一般不会发生针道感染问题。

针道周围有黄水流出是正常现象，当出现针道周围黄色干痂包绕钢针，是人体避免感染的自然保护性反应，此干痂不可去掉（图 2-11-34）。

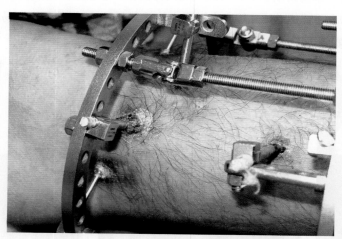

图 2-11-34　针道周围干痂

带外固定器超过 3 个月，多数人体对钢针穿骨及外固定器重量有了适应性相容，不适感基本消失。作者曾见到 1 例骨纤维异样增殖症女患者佩戴了 8 年小腿单臂外固定器，自诉对生活工作没有影响。

三、骨肿瘤致下肢畸形骨外固定治疗策略

（一）概述

常见的导致下肢畸形的良性骨骼肌肉系统肿瘤包括单发性外生骨疣、多发性外生骨疣（骨软骨瘤）、内生软骨瘤、骨囊肿导致的四肢畸形。利用手术结合 Ilizarov 技术矫形治疗，能达到满意疗效。此类畸形诊疗关键是通过术前的系统检查，正确评估手术矫形的利弊。恶性骨骼肌肉系统肿瘤发病率仅是良性肿瘤的 1/10，凡是疑似恶性骨肿瘤者必须建议患者至骨肿瘤科进行诊治，对于后期残留严重肢体畸形者，应建议至矫形外科进行重建。

1. 检查评估与个体化重建原则

医生应明确了解患者病史，家族史、发病年龄、病程发展速度等，进行查体以评估畸形程度，对外观功能的影响。进行影像学检查，以判定肿瘤性质、是否为骨化性肌炎导致。评估完成后再考虑是否实施肢体手术矫形。

对于肿瘤切除后的畸形矫正和骨缺损重建，Ilizarov 技术是最有效的骨重建方法。少年儿童某些骨肿瘤若没有明显发展变化，可以不切除肿瘤仅仅做畸形矫正，并密切追踪观察。儿童股骨恶性骨肿瘤大段骨切除后实施人工假体置换术，由于假体的刚度明显强于胫骨平台，术后很容易发生膝关节脱位或者假体表面皮肤挤压性破溃，可应用皮肤牵张器修复创面（图 2-11-35）。

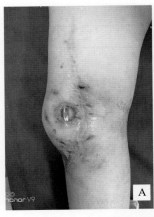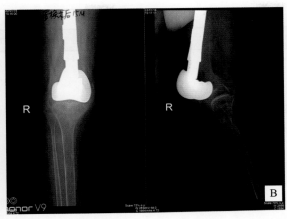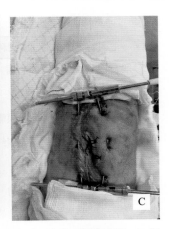

图 2-11-35　皮肤牵张器修复创面。A 11 岁男孩股骨骨肉瘤，股骨下段全切除后置换假体，皮肤破溃假体外露；B 胫骨平台后移位；C 穿针安装皮肤牵拉器后伤口闭合

2. 手术结合应用外固定（Ilizarov）技术

手术切除瘤段骨造成的节段性骨缺损常用带蒂腓骨移植、假体置换和（或）同种异体骨重建，而外固定技术可作一种辅助重建方式，可以通过骨延长或骨搬运重建恶性骨肿瘤瘤段骨切除造成的骨缺损，延长和（或）矫正因良性骨肿瘤导致生长停滞造成的肢体不等长和畸形，也能救治因为其他方法治疗失败的四肢残缺畸形。对于上肢骨肿瘤畸形，用牵开成骨技术治疗遗传性外生骨疣导致的单侧前臂畸形，还可以缓慢牵拉延长尺骨的同时使上移的桡骨头脱位下移。

Bilen 使用环装外固定器间接复位治疗了 3 例单侧慢性桡骨头脱位男性患儿（平均 6.3 岁，5 ～ 8 岁），术前尺、桡骨平均短缩 3.2cm（2.5 ～ 4cm），平均随访 62 个月（42 ～ 98 个月），发现所有患者经过平均 6 周时间达到了桡骨头完全复位，随访期内牵开区没有任何缺损和脱位复发。因此，我们认为环装外固定器延长尺骨可以治疗儿童单侧慢性桡骨头脱位，且该技术并发症少。

对于下肢骨肿瘤，依据肿瘤性质、畸形程度、患者年龄决定手术方法，最常用的是瘤段切除、骨搬移术修复，儿童靠近骨骺的肿瘤可以采用骨骺牵拉分离术，二期再做肿瘤切除。

总而言之，Ilizarov 方法突出优点在于瘤体骨切除后，节段性骨缺损能被有效重建，一旦成骨完全则骨的稳定性可靠，无机体免疫排斥反应，且新生骨有正常的再生能力，所以从远期肢体活动功能来看，该方法对于青少年患者远远优于假肢置换、异体骨移植等其他重建方法。在骨肿瘤患者中，该方法目前主要应用于四肢骨缺损的重建和矫形，且需长期佩戴外固定器，因此只要能够减少牵开和固定时间，外固定牵开成骨术在骨肿瘤的重建治疗中必定会占有重要一席。

（二）秦泗河矫形外科 109 例肿瘤致肢体畸形手术病例统计

具体统计结果见表 2-11-1 至 2-11-8。

表 2-11-1　109 例肿瘤类疾病致肢体畸形手术病例统计

肿瘤种类	手术例数
骨干续连症	30
骨纤维异样增殖症	24
内生性软骨瘤	14
家族性神经纤维瘤病	13
脊髓肿瘤致神经损伤	4

续表

肿瘤种类	手术例数
硬纤维瘤病	4
颅咽管瘤	3
椎管内脊膜瘤后遗症	3
股动脉周围纤维瘤	2
骨肉瘤	2
脊髓纤维瘤	2
淋巴管瘤	2
恶性周围神经鞘瘤	1
非骨化纤维瘤	1
骨化性纤维瘤	1
脊髓胶质瘤	1
脊髓血管瘤	1
颅内生殖细胞肿瘤	1

表 2-11-2　手术部位

手术部位	手术例数
上肢矫形与功能重建	11
下肢矫形与功能重建	98

表 2-11-3　性别比例

性别	手术例数	所占比例 /%
男性	58	53.2
女性	51	46.8

表 2-11-4　手术时年龄

年龄段 / 岁	手术例数	所占比例 /%
1 ~ 10	17	15.60
11 ~ 15	34	31.19
16 ~ 20	21	19.27
21 ~ 30	24	22.02
31 ~ 40	8	7.34
> 40	5	4.59
最大年龄	64	
最小年龄	4	
平均年龄	19.2	

表 2-11-5　109 例患者区域分布

区域	手术例数	区域	手术例数	区域	手术例数
山东	22	黑龙江	4	湖南	3
湖北	10	广西	4	贵州	3
河南	9	浙江	3	福建	3
山西	5	新疆	3	云南	2
河北	5	四川	3	青海	2
广东	5	陕西	3	甘肃	2
天津	4	江西	3	北京	2
辽宁	4	吉林	3	宁夏	1
内蒙古	1				

表 2-11-6　历年手术量

年份	手术例数
1987-1989	4
1990-1999	10
2000-2009	15
2010-2018	80

2010 年后，北京几个骨肿瘤专科医生遇到骨肿瘤继发四肢畸形者，多推荐给秦泗河矫形外科诊疗，因此手术矫形的患者明显增多。

表 2-11-7　四肢畸形侧别

畸形侧别	手术例数	所占比例 /%
双侧	34	31.19
右侧	48	44.04
左侧	27	24.77

表 2-11-8　骨外固定器使用情况

外固定器类型	使用例数
Ilizarov 外固定器	63
组合式外固定器	38

本组 109 例手术患者中，101 例结合应用骨外固定技术，其中 63 例应用 Ilizarov 器械，38 例组合式外固定中部分患者与 Ilizarov 器械结合应用，可见 Ilizarov 骨外固定技术在骨肿瘤肢体重建外科的优势。

（三）骨纤维异样增殖症致下肢畸形

骨纤维异样增殖症是以纤维组织大量增殖代替了正常骨组织为特征的骨内纤维组织增殖病变，又称骨纤维结构不良，按部位可分为单骨型和多骨型。本病以畸形、跛行、疼痛和病理骨折为特点，严重影响患肢功能，甚至致残。

1.病因与发病机制

骨纤维异样增殖症是一种原因不明的缓慢进展的自限性良性骨纤维组织疾病，主要与胚胎原始间叶组织发育异常、感染、外伤、内分泌功能紊乱、微循环障碍有关（但均未证实）。在病变区纤维组织呈分枝状侵蚀破坏，纤维组织从多处侵蚀穿破骨内膜及骨皮质，骨皮质变薄、破坏、缺损、膨胀、断裂、增粗增厚，骨小梁逐渐断裂变得稀疏，骨质丢失甚至形成空泡状。骨质硬度减弱，下肢因负重等原因出现病理性骨折，产生不同程度、不同类别的病理畸形。病理畸形严重者患肢将完全丧失功能（图2-11-36）。

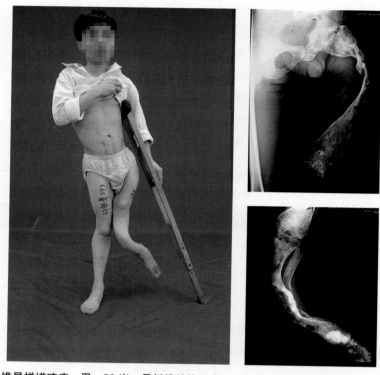

图 2-11-36　骨纤维异样增殖症。男，29 岁，骨纤维结构不良，左下肢严重畸形伴骨质广泛丢失并失去功能，患者仅能用右下肢负重行走

2. 临床表现与检查要点

可以发生于任何部位的骨骼，四肢受累骨频率依次为股骨、胫骨、肱骨等。单发型病损多位于股骨、胫骨、肋骨；多发型常集中于一个肢体，多见于下肢。本病症状较轻，病程较长，一般在 1 年左右，有时达数年或数十年之久，当下肢长管状骨大部或全部被累及时，常引起患肢短缩或成角畸形等（如股骨变弯向外凸，内收肌紧张与持续重力作用所致）。

X 线征象主要根据病理结构而不同。如果病变组织为纤维增殖及骨质增生，则在 X 线片上呈现磨砂玻璃样阴影；如果病变组织为纤维增殖及囊肿形成，则在 X 线片上呈现透明阴影；如果病变具有高度骨化，则呈现密度增高阴影。病变处骨皮质膨胀变薄，内壁有骨嵴形成，阴影呈多孔囊肿样。当病变累及长管状骨时，在 X 线片中常可出现各种不同程度肢体畸形，如内翻、短缩等（图2-11-37）。

3. 成年右下肢病变致复合畸形手术治疗

（1）临床表现：女，28 岁，骨纤维异样增殖症右下肢复合畸形，曾经做病理检查。患者于 8 年前在天津某医院行右股骨转子下外翻截骨行钢板内固定矫形，右胫腓骨中上段截骨穿针安装单臂外固定器。术后因胫骨截骨处一直不能牢固愈合，竟然佩戴外固定器生活了 8 年多。查体见右下肢外翻短缩畸形、股骨上端内翻、胫骨外翻畸形伴僵硬性足下垂畸形。X 线示右下肢股骨、胫骨纤维结构异常表现，股骨近端内翻，胫骨外翻畸形，令我们惊讶的是胫骨内侧佩戴的单侧外固定长达 8 年时间，螺纹钉与皮肤界面的针道却没有明显感染，证明该患者进入骨质的钢针已经与患者的身体融为一体。给予拆除外固定器，X 线检查显示右胫骨外翻畸形，右股骨近端旋转髋内翻畸形，见图2-11-38（1）。

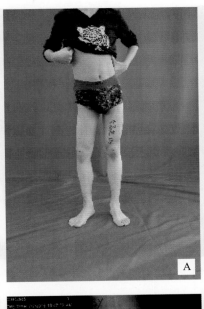
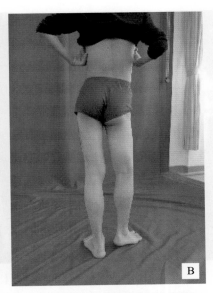
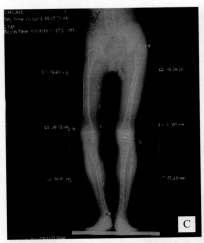
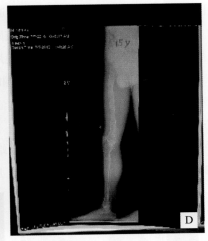

图 2-11-37　骨纤维异样增殖症。A 双下肢正面观，右下肢短缩、内翻、外旋畸形；B 双下肢后面观，右下肢短缩致骨盆下倾；C 双下肢全长立位 X 线片，右股骨短缩、内翻、外旋畸形；D 右下肢全长侧位 X 线片，右股骨短缩、远段反曲、近段前弓畸形

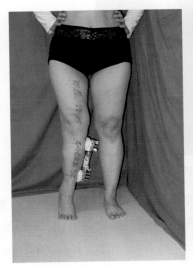
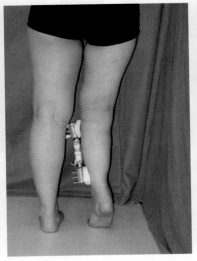
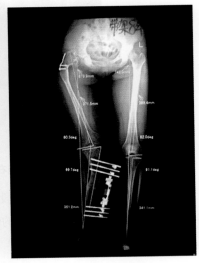

图 2-11-38（1）　患者来我科就诊时情况

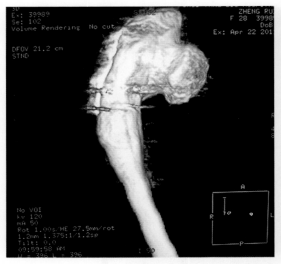
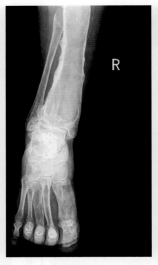
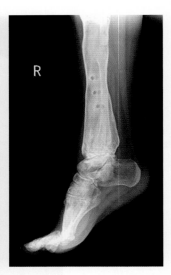

图 2-11-38（1）　（续）

（2）治疗目标与思路：该患者的治疗目标是，通过手术截骨结合外固定技术矫正右股骨、胫骨畸形，恢复右下肢正常力线。在骨外固定器的控制之下鼓励患者负重行走，以增加成骨能力。由于股骨上端骨纤维结构不良，股骨大转子下外翻截骨术后不能使用钢板内固定，而只能穿螺纹钉用组合式外固定，如此术后通过体外调控仍然能部分矫正残留的髋内翻畸形，通过二期手术结合 Ilizarov 技术矫正胫骨外翻畸形，最终达到右下肢畸形矫正与功能重建目标。

（3）手术方法与手术步骤：

1）第一期手术行右股骨近端外翻截骨，截骨断端用组合式外固定器固定，矫正股骨近端内翻畸形后，发现其下肢外翻畸形明显加重，见图 2-11-38（2）。股骨截骨矫形术后 36 天实施右胫骨外翻畸形矫形术。

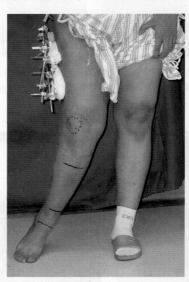
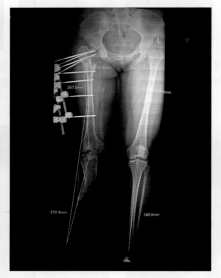

图 2-11-38（2）　第一期手术实施右股骨大转子下外翻截骨术，用组合式外固定器固定，术后显示膝外翻加重

2）二期手术行右胫腓骨中上段截骨 +Ilizarov 技术，矫正右胫骨外翻、短缩畸形，矫形目标是：基本恢复右下肢负重力线，整个下肢的骨纤维质量、骨质疏松达到明显改善，骨干应达到能徒手行走的强度。见 2-11-38（3）。

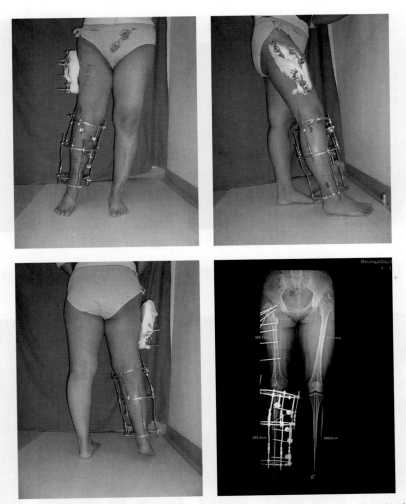

图 2-11-38（3）　第二期手术实施右胫骨截骨矫正外翻畸形并安装环式外固定器，并同时延长挛缩的跟腱

3）术后 20 个月复查，见图 2-11-38（4），X 线检查示，右股骨上端、胫腓骨截骨处骨愈合良好，先拆除右小腿外固定器，佩戴支具保护下行走，术后第 21 个月股骨外固定器拆除。

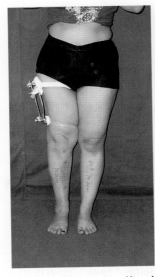
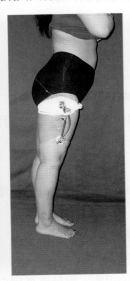
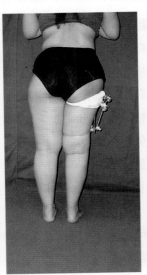
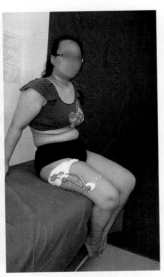

图 2-11-38（4）　第一次手术后 20 个月。复查，股骨、胫骨截骨处已坚强骨愈合，患者已徒手行走 6 个月，具备全拆除外固定器的条件

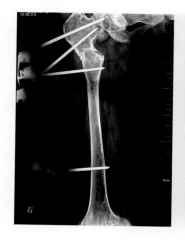
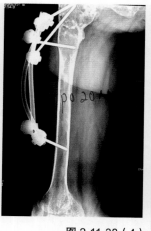
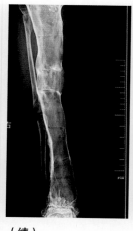
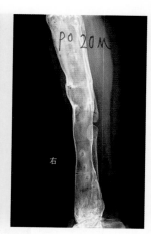

图 2-11-38（4） （续）

4）术后31个月复查，见图2-11-38（5），股骨、胫骨截骨处坚强骨愈合，右下肢力线恢复双下肢均衡，关节活动及站立行走功能完全恢复正常。

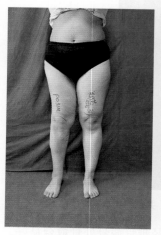
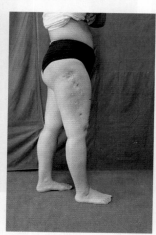
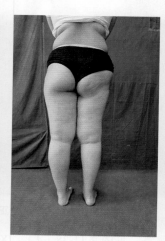
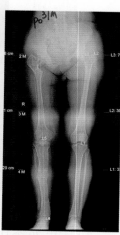

图 2-11-38（5） 该患者第一次术后近2年半（31个月）。来医院复查，右下肢持重力线、关节线及长度均满意恢复，整个下肢的骨骼结构与术前比较明显改善，髋膝关节功能与行走功能与常人无异

4. 肿瘤样疑难骨病为何能成功治愈

（1）技术要点与手术风险规避：

1）确定股骨、胫骨畸形中心位置即截骨部位；

2）选择锋利的骨刀或连孔闭合截骨器电钻打孔，减少截骨热损伤；

3）胫、腓骨截骨时注意松解截骨处深筋膜，放置引流，预防术后发生骨筋膜室综合征；

4）截骨、穿针时注意避免损伤神经。

（2）术后管理方法与质量控制：

1）术后3～5天可扶双拐下地，进行术肢负重行走功能锻炼，并逐渐增加负重行走的强度，刺激骨痂生长和整个下肢的功能；

2）术后5～7天伤口换药并拍片复查，开始调整外固定器矫形和延长；

3）护理针道，预防针道感染；

4）达到预定矫形标准和下肢机械轴线后，逐渐减少固定，钢针降低固定刚度，如此，应力作用在骨骼与截骨断端促进骨质再生，待骨牢固愈合后再拆除外固定器，然后再装配支具，在保护下行走；

5）该患者整个治疗恢复周期长达 2 年多，期间主持手术的医生必须与患者保持沟通，保证最终的医疗结果达到稳定的状态，避免畸形复发。

5. 老年期双下肢重度畸形的功能重建

骨纤维异样增殖症双下肢重度畸形发展至老年期，能否实施手术矫正畸形重建下肢功能，通过作者手术治疗的这个病例能给骨科医师提供有价值的启示。

（1）基本情况介绍：女，61 岁，骨纤维异样增殖症双下肢重度畸形，幼年即发现下肢轻度畸形，随年龄增长加重，近 5 年畸形加重明显，腰部及双膝关节疼痛，几乎难以站立行走，来我科就医。

检查：腰椎侧凸，左下肢重度内翻、内旋畸形，右下肢膝外翻、小腿外旋畸形伴短缩＞10cm。患者站立时身体向一边倒，呈现吹风样畸形。

X 线检查：腰椎扭转关节退变，左下肢股骨、胫骨内翻，膝关节明显呈现骨关节炎改变。右下肢外翻、短缩畸形，右股骨下段有明显空泡样囊性病理改变，双下肢广泛骨质疏松，见图 2-11-39（1）。

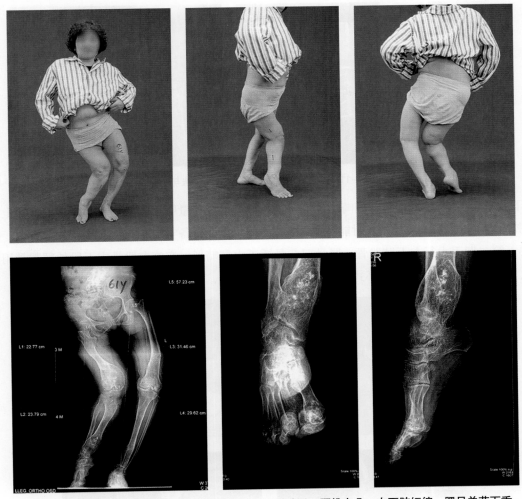

图 2-11-39（1） 患者术前站立及 X 线表现为吹风样畸形，腰椎右凸、右下肢短缩，踝足关节下垂

（2）第一期手术实施右下肢膝外翻矫正：将右膝外侧挛缩的髂胫束、股二头肌腱松解，腓骨头下截骨同时松解腓总神经，胫骨结节下截骨术中矫正膝外翻畸形。由于其股骨下段囊性改变，不能通过截骨矫形，因此，通过胫骨外翻截骨仅能部分矫正畸形。胫骨截骨穿针安装 Ilizarov 环式外固定，术后体外调控矫正残余胫骨外翻畸形。为稳定膝关节控制下肢力线，创造患者下肢站立行走的条件，大腿装配

辅具与胫骨环式外固定器相连接，并鼓励患者用经过矫正的右下肢负重锻炼行走，术后13天复查，发现骨愈合良好，股骨下段的囊性空泡内已经出现了钙化骨，骨质疏松有所改善，且患者有意愿接受继续手术治疗。拆除胫骨的外固定器，继续佩戴支具负重锻炼行走，见图2-11-39（2）。

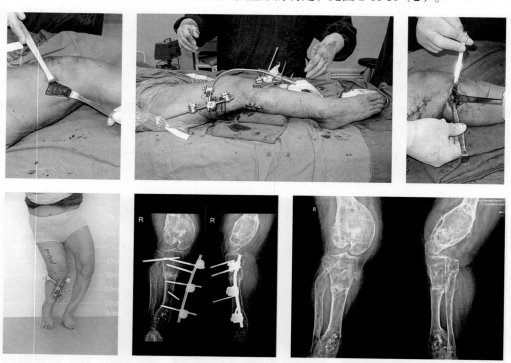

图2-11-39（2）　右下肢手术操作方法与步骤

右下肢术后12个月复查膝外翻畸形大部矫正，整个下肢骨量明显改善，尤其是右股骨髁上内侧空泡状囊腔内增生了大量骨质，站立时能够独立支撑身体重量，具备实施左下肢矫形手术的条件。

（3）第二期手术行左下肢股骨、胫骨双截骨矫正内翻畸形：实施左股骨中下段外翻截骨用胫骨钢板固定，胫骨高位外翻截骨术用环式外固定矫正膝内翻畸形，见图2-11-39（3）。

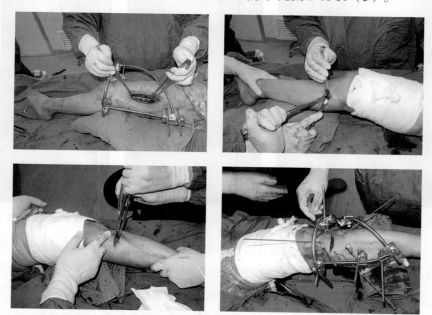

图2-11-39（3）　第二期手术股骨中下段外翻截骨钢板固定，胫骨结节下腓骨颈部截骨安装环式外固定器手术操作步骤

左下肢内翻畸形矫正后，右下肢仍然存在明显短缩畸形，给予装配补高矫形鞋后双手持助行器下床锻炼行走。术后 4 个半月左胫骨截骨处骨愈合并拆除外固定，见图 2-11-39（4）。

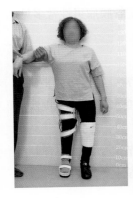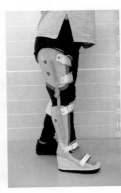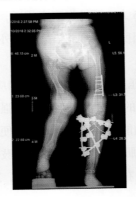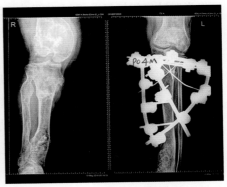

图 2-11-39（4）　术后 4 个半月左胫骨截骨处骨愈合

（4）双下肢术后随访结果疗效满意：左下肢术后 27 个月，右下肢术后 39 个月（3 年 3 个月）复查，患者已经 64 岁。双下肢畸形大部矫正，术前广泛的骨质疏松明显改善，右足配补高靴后能够徒手行走 500 米左右，双膝关节疼痛消失，伸屈功能基本正常，患者对治疗结果非常满意，见图 2-11-39（5），但是其腰部仍有胀痛感觉。

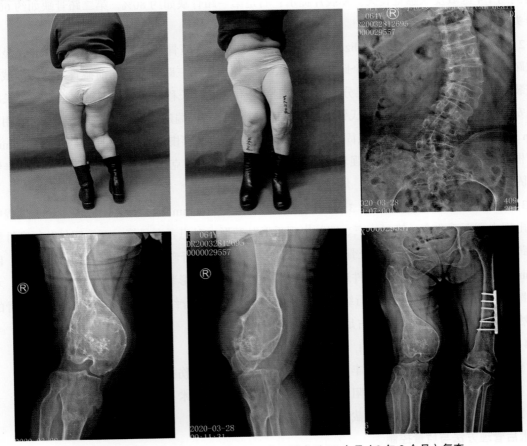

图 2-11-39（5）　左下肢术后 27 个月，右下肢术后 39 个月（3 年 3 个月）复查

患者已经 64 岁。双下肢畸形大部矫正，术前广泛的骨质疏松明显改善，右足配补高靴后能够徒手行走 500 米左右，患者对手术结果非常满意。该患者右下肢仍有继续手术矫形，进一步改善功能的条件。

（四）脊髓肿瘤神经损伤致下肢畸形

脊髓肿瘤包括椎管以及脊髓相邻接的组织结构所发生的肿瘤，是脊髓和马尾受压的重要原因之一。原发脊髓肿瘤每年每 10 万人口发病 2.5 人。两性发病率相近，惟脊膜瘤女性多见，室管膜瘤男性常多见。脊髓肿瘤尚无清楚病因，并非单一病因所致，可能与遗传、外伤及环境关系密切。

1. 临床表现特点与检查要点

（1）疼痛、感觉障碍：髓外肿瘤压迫神经根，可引起相应支配区疼痛与感觉异常，继以感觉丧失。

（2）运动功能障碍：肿瘤对脊髓的压迫，产生进展性强直性肢体瘫痪，伴病变水平以下表皮浅感觉与本体深感觉的障碍。括约肌控制功能的丧失可导致大小便的潴留或失禁。

（3）肢体畸形改变：支配区神经肌肉病变可导致相应肢体的畸形改变，如本节典型病例由脊髓肿瘤导致右足短缩畸形，足趾背伸畸形，右足内侧柱短缩畸形，X 线片示右足一至四跖骨完全或部分缺如，右足底前部感觉障碍。

2. 典型病例手术治疗

（1）患者一般资料：患者，女，34 岁。胸腰部脊髓瘤术后右前足内侧感觉丧失，后右前足神经营养性溃疡，继发右足跖骨骨髓炎，导致右足一至四跖骨不同程度坏死缺损，骨髓炎治愈后右前足内侧严重短缩畸形改变。入院查体：右足轻度外翻畸形，前足内侧短缩畸形，踇趾及二、三、四趾漂浮畸形，前足内侧约 1/4 区域皮肤感觉丧失。X 线片提示：右足第一跖骨缺如约 80%，第二跖骨缺如约 60%，第三跖骨头缺如，踝关节退行性改变。

（2）手术方案内侧跗骨截骨 Ilizarov 技术延长：足背第二跖骨基底部纵切口长约 3cm，显露一、二、三跖骨基底部，用骨刀在该 3 个跖骨基底部截骨，然后于第三跖骨外侧向前截骨，使内侧截骨块游离，安装 Ilizarov 延长架。该延长架分为近端固定半环和远端延长移动半环，通过 3 根螺纹延长杆连接组成，安装时用 1 根直径 2.5mm 克氏针横穿截骨远端骨块，与远端延长移动半环连接固定，并用两根直径 3mm 螺纹针穿骨块后与半环加强固定，近端固定半环通过横穿楔骨及足舟骨的两根直径 2.5mm 克氏针和两根螺纹半针固定，跟骨部加强环用 1 根横穿跟骨的 2.5mm 克氏针和斜穿的两根 2.5mm 半针加强固定，固定牢固后手术结束。

（3）术后外固定器调控：术后 3 天开始行截骨端延长，0.6mm/ 天，分 4 次完成。延长过程中，右足踇趾出现内翻下垂改变，第二、三、四趾出现爪形趾畸形。对患者右足第一至第四足趾行穿针纵向牵伸术，踇趾用 2mm 克氏针从末节趾骨远端向近端背侧穿透后，折弯后形成钩状回拉，二、三、四趾采用 1.5mm 克氏针同法穿针后，用附件通过螺纹杆形成纵向牵拉矫形装置进行牵拉矫正足趾畸形。术后继续行截骨端延长，同时对右足四趾行纵向牵伸。术后第 7 个月治疗结束，截骨端愈合良好，跖骨的骨不连皆自然愈合，拆除外固定装置，右足外观、长度恢复满意。

（4）技术要点与手术风险规避：

1）骰骨、楔骨周围血管、神经丰富，截骨、穿针时，避免损伤神经、血管；

2）截骨要完全、充分，否则会阻碍术后延长，甚至需再次手术；

3）穿针时注意不要有钢针贯穿截骨间隙，妨碍术后延长调整。

3. 术后管理方法与质量控制

（1）术后 3 ~ 5 天可扶双拐下地术肢负重行走锻炼；

（2）术后 5 ~ 7 天拍片复查，开始调整外固定器矫形和延长，延长速度 1mm/ 天（需根据患者反应进行调整）；

（3）仔细护理针道，预防针道感染；

（4）达到预定延长长度和解剖轴线后，维持固定，逐渐减少固定钢针，降低固定刚度，待骨牢固愈合后再拆除外固定器，遵循宁晚勿早的原则。Ilizarov 技术治疗胸腰部脊髓瘤术后继发足踝缺损畸形情况见图 2-11-40（1）（2）。

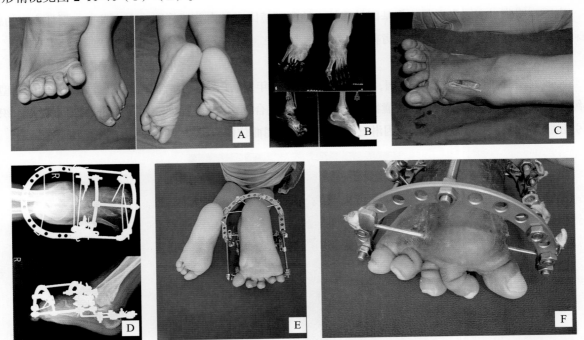

图 2-11-40（1）　Ilizarov 技术治疗胸腰部脊髓瘤术后继发足踝缺损畸形。A 术前外观；B 术前 X 线片显示一至四跖骨远端不同程度缺损、骨不连；C 内侧跖骨基底部截骨；D 术后 4 个月 X 线片，跖骨延长已结束；E 术后 4 个月外观，足内侧长度恢复；F 由于软组织牵拉，出现足趾关节挛缩畸形

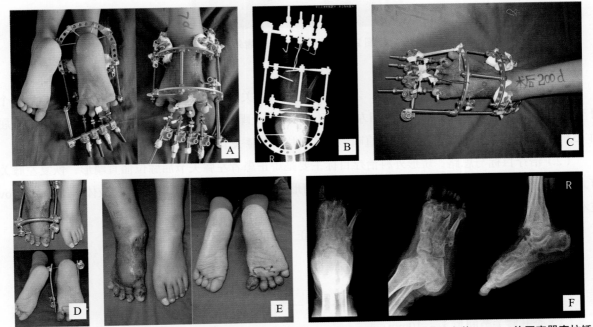

图 2-11-40（2）　Ilizarov 技术治疗胸腰部脊髓瘤术后继发足踝缺损畸形。A 足趾穿针安装 Ilizarov 外固定器牵拉矫正足趾畸形；B 术后 200 天，复查 X 线片显示延长段骨痂生长良好；C 术后 200 天足外观前足长度恢复；D 拆除足趾钢针，简化外固定器，方便患者负重行走；E 骨愈合后拆除外固定器，双足底对照足外形基本恢复正常；F 拆外固定器后 X 线片检查延长段骨愈合，术前的跖骨不连也愈合

（五）淋巴管瘤与淋巴血管瘤致下肢畸形

淋巴管瘤是一种淋巴管的良性过度增生，临床及病理上可分为单纯性淋巴管瘤、海绵状淋巴管瘤及囊性淋巴管瘤三型。

1. 病因与发病机制

病因不明确，多因素引起，如基因易感性、地理环境因素及内分泌等影响本病发生。而且病毒的感染和自身的免疫功能缺陷等也与本病有关。

2. 临床表现与检查要点

大多数在出生时或1岁以内发病，但也有迟发者或老年发病（图2-11-41），临床上虽可分为上述三型，单纯性淋巴管瘤、海绵状淋巴管瘤、囊性淋巴管瘤，但常混合存在。淋巴管瘤常弥漫性肿胀，累及周围组织，可引起肢体畸形，如本节典型病例因淋巴管瘤致膝关节屈曲位僵直。

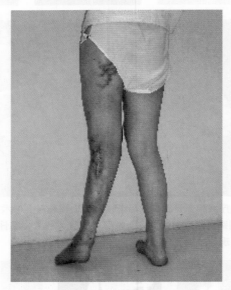

图2-11-41　淋巴管瘤患者外观

3. 典型病例手术矫形治疗过程

（1）一般情况：患者，女，22岁，左淋巴管瘤术后膝关节屈曲位僵直。曾因淋巴管瘤自生后9个月至1991年先后实施4次手术，后遗留左屈膝（约40°）及踝关节僵直畸形来治疗。查体见左膝关节屈曲45°僵直畸形，左踝关节跖屈20°僵直畸形，X线片示左膝关节屈曲、外翻。

（2）治疗目标与思路：矫形外科治疗目标主要是矫正患者左膝关节屈膝位僵直畸形，恢复左膝关节力线和功能。根据秦泗河矫形外科原则（矫正畸形，平衡肌力，稳定关节，等长肢体）结合Ilizarov技术，完成患者肢体的形态与功能重建。

（3）手术方案：左膝关节Ilizarov技术牵伸矫正左屈膝僵直畸形。

4. 外固定技术应用要点与手术风险规避

（1）穿针时注意避免损伤血管、神经；

（2）牵伸器关节铰链要与膝关节旋转中心位置一致；

（3）牵开膝关节间隙5～10mm；

（4）外固定术后管理方法、质量控制与其他矫正屈膝畸形的方法相同。淋巴管瘤致左膝关节屈曲位僵直情况见图2-11-42。

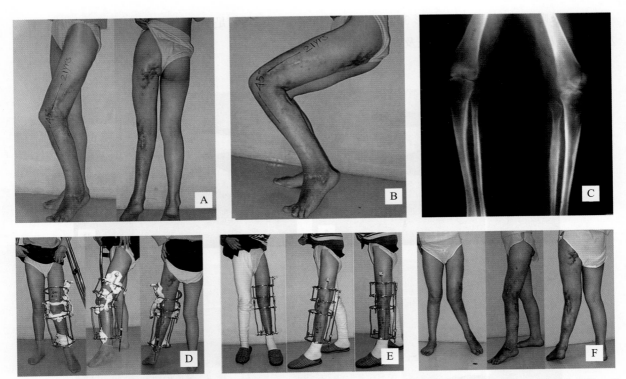

图 2-11-42 淋巴管瘤致左膝关节屈曲位僵直。A 左屈膝畸形约 40°，马蹄足畸形；B 术前左膝最大屈曲约 100°；C 术前膝关节 X 线片，膝关节屈曲畸形，胫骨近端外翻畸形；D 手术实施 Ilizarov 膝关节牵拉矫形术，术后 7 天外观；E 术后 2 个月，膝关节屈曲畸形矫正；F 术后 1 年随访，左膝关节屈曲畸形矫正

5. 海绵状淋巴血管瘤致下肢畸形

海绵状淋巴血管瘤是由扩张的、内皮细胞增生的淋巴管等结缔组织所共同构成的先天性良性肿瘤，内含淋巴液、淋巴细胞或混有血液。按照构成组织的淋巴管腔隙大小，可以基本上分为毛细淋巴管瘤、海绵状淋巴管瘤和囊状淋巴管瘤，本节介绍秦泗河矫形外科所诊疗的海绵状淋巴血管瘤继发下肢畸形。

（1）临床表现：海绵状淋巴血管瘤是淋巴管瘤中最常见的一种，自出生后家属就能发现皮下有隆起的包块，可以很小，也可很大，甚至侵及一个肢体和腹部，病损多边界不清。海绵状皮下组织肿块弥漫性肿胀，质软，硬度如脂肪瘤。除非伴有血管瘤，一般表面无颜色改变。这种淋巴血管瘤随婴儿年龄增长而增大，并向深处组织发展。软组织内淋巴血管瘤通常界限不清楚，淋巴血管瘤中常有较硬的结缔组织硬块，扪之似淋巴结，肿瘤表面覆盖有增厚的皮肤，在其皮下有时可见到扩张的血管。如果不早期手术切除或者采用硬化技术治疗，肿瘤会侵蚀到患部周围的神经组织，影响到患部正常的生理功能。位于面颊部的淋巴血管瘤，可使小儿容貌遭到严重破坏。比如生长在唇部可引起巨唇，生长在舌部可引起巨舌，影响说话和进食，严重者损害颜面容貌，破坏正常组织，造成进食、说话甚至引起呼吸困堆。一侧下肢罹患淋巴血管瘤者，由于血液循环较对侧肢体丰富，所以常继发关节挛缩畸形与下肢过度增长，导致跛行甚至残疾。

（2）典型手术治疗病例：患者，男，17 岁。出生后发现左腹部有包块性隆起并逐渐扩大，继而左下肢发生血管扩张，膝关节、踝关节发生畸形。6 岁曾实施左腹部淋巴血管瘤切除术，效果很好。因为左膝出现内翻畸形，在北京儿童医院实施左胫骨上端骨骺 "8" 字钢板阻滞术，以控制膝内翻畸形的发展，但是膝关节畸形、足踝部畸形随年龄增长逐渐加重。

左下肢畸形特点：左屈膝畸形 30°，膝内翻畸形 20°，左马蹄足 30°。下肢可见皮肤下血管扩张，左下肢佩戴辅具明显跛行，双上肢及骨盆未见病变（图 2-11-43）。

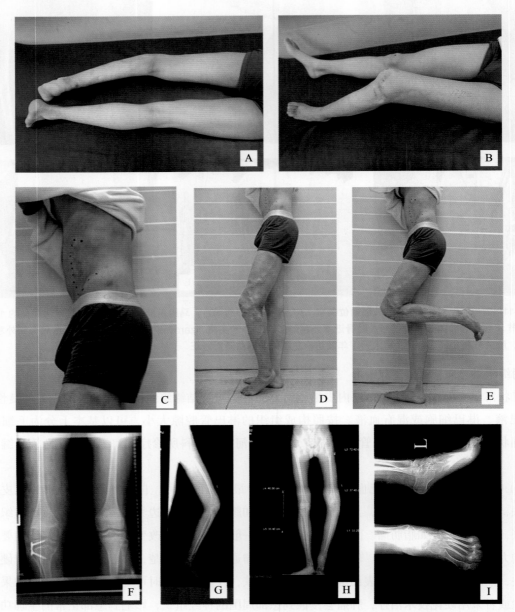

图 2-11-43　海绵状淋巴血管瘤致左下肢畸形。A、B 患者左膝关节屈曲、内翻小腿外旋畸形；C 左侧腰腹部显示既往有实施过手术切除肿瘤的切口；D、E 站立时左膝关节最大伸膝位与最大屈膝位；F 胫骨外侧曾经实施过 8 字钢板骨骺阻滞术；G、H 左下肢立位 X 线片显示屈膝、内翻；I 左踝关节显示足下垂畸形

（3）手术方法与操作步骤：胫骨结节下与腓骨头下截骨矫正内翻与小腿外旋畸形，跟腱皮下松解，然后穿针安装 Ilizarov 环形外固定器，术后同期矫正屈膝、马蹄足畸形（图 2-11-44）。

术后残留的屈足下垂畸形，通过旋转膝后和踝后的牵伸杆缓慢矫正，并定期实施 X 线检查（图 2-11-45）。

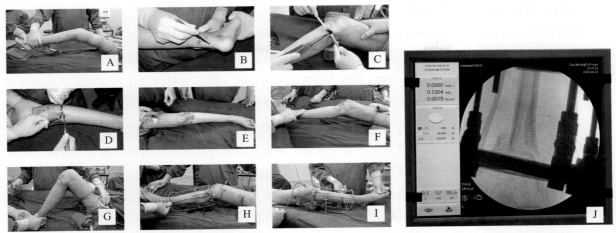

图 2-11-44　淋巴血管瘤左下肢膝、踝足畸形，手术结合 Ilizarov 技术操作步骤。A 用驱血带驱血后在大腿根部缠绕止血带；B 挛缩跟腱用尖刀皮下不同高度部分切断，如此减少外固定牵拉矫正的阻力；C 显露腓骨颈，保护好腓总神经，用骨刀截断腓骨；D 胫骨结节下小切口电钻打孔截骨；E 胫骨、腓骨在同一层面截断，术中矫正内翻、胫骨扭转畸形，用 2 枚钢针交叉贯穿胫骨截骨断端；F 术中测试胫骨内翻、膝关节屈曲畸形大部矫正；G 术中测试屈膝；H 套入预先组装好的 Ilizarov 环式外固定架，调整好穿针空间；I 患者尚残留屈膝畸形，外固定架跨膝关节固定，膝关节两侧加关节铰链；J 术中 X 线检测胫骨截骨后断端矫形位置，显示远端内移。胫骨外固定安装完成后，再穿针安装足踝部外固定器

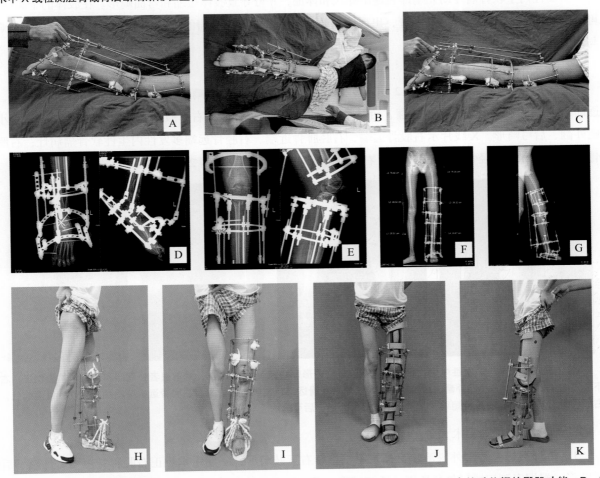

图 2-11-45　术后矫正过程。A、B 术后患者俯卧位测试弹性牵伸杆的效能；C 鼓励患者俯卧位锻炼臀肌功能；D、E 摄足踝部和膝部 X 线片检测关节位置；F、G 术后 3 周屈膝及马蹄足畸形基本矫正，摄下肢立位全长 X 线片宏观测评下肢力线矫正程度；H、I 鼓励患者负重锻炼行走；J、K 术后 3 周屈膝畸形矫正，拆除大腿及足踝部外固定器，装配支具锻炼行走。成年胫骨上段截骨矫形外固定佩戴时间需要 3 个月左右

（六）软骨瘤病致下肢畸形

软骨瘤病（metachondromatosis），包括内生软骨瘤病和遗传性多发性外生骨疣。其中长骨干骺端多发性内生软骨瘤（Ollier 病），由于其不对称性影响骨骺发育，临床表现为生长抑制、发展较快的大关节畸形。Ollier 病文献报告有 10%～30% 恶变为恶性的软骨瘤病，矫形骨科医师在实施矫形手术前应请骨肿瘤科医生会诊，确定合理的矫正畸形、重建功能的治疗方案。

内生性软骨瘤若发生在骨内称为中心型，发生在骨表面称为边缘型（骨软骨性外生骨疣）。本病有单发性和多发性两种。单发性者多发生于长骨干骨骺，多发性骨软骨瘤（内生软骨瘤病）为常染色体显性遗传，常见于男孩。肿瘤多发生于腕部、踝部和膝部，也可伴有软组织血管瘤（Maffucci 综合征）。单发性内生性软骨瘤生长缓慢，体积小，可长期无症状。多发性者在幼儿期即有症状和体征，导致肢体短缩和弯曲畸形，内生性软骨瘤是一种由胚胎性异位组织引起的肿瘤。

1. 临床表现与检查要点

手足部的管状骨内生性软骨瘤常导致手指或足趾的畸形，因骨膨胀刺激引起局部肿痛，或因病理骨折引起疼痛；而在四肢长骨，大部分内生性软骨瘤均无症状，仅因其他疾病或病理骨折拍 X 线片时才被发现。

多发性内生软骨瘤在幼儿期即表现出症状和体征，并可导致肢体短缩和弯曲畸形。在肢体的干骺端，可有轻微的膨胀，随着骨骼的发育，出现短缩畸形。治疗取决于肿瘤的位置和大小，儿童期不影响外观与功能的肿瘤不建议手术。

2. 典型病例手术治疗

（1）一般情况：患者，女，12 岁，多发性内生软骨瘤致右下肢畸形。1 岁行走时发现右下肢异常，逐渐出现右下肢短缩、右小腿外翻、后弓畸形，逐渐加重。查体见右下肢短缩畸形（17.78cm），右小腿外翻、后弓畸形。X 线片示右股骨远端、右胫腓骨近端、右胫骨远端多发性内生性软骨瘤病灶；右股骨短缩 6.23cm，右胫骨短缩 11.33cm，右胫骨外翻、后弓畸形。见图 2-11-46（1）。

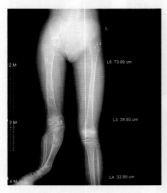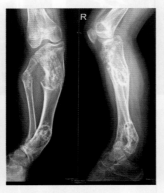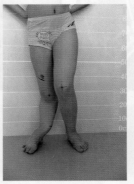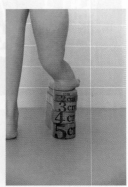

图 2-11-46（1）　多发性内生软骨瘤致右下肢重度畸形伴短缩。女，12 岁，术前患者外观照和影像学检查情况：右下肢短缩 17.78cm，右小腿外翻、后弓畸形。X 线示右股骨远端、右胫腓骨近端、右胫骨远端多发性内生性软骨瘤病灶，右股骨短缩 6.23cm，右胫骨短缩 11.33cm，右胫骨外翻、后弓畸形

（2）治疗目标与手术方案：

1）矫形目标：矫形外科治疗目标是矫正患者右下肢畸形，一期手术矫正右胫腓骨短缩、外翻、后弓畸形，根据秦泗河矫形外科原则（矫正畸形，平衡肌力，稳定关节，等长肢体）制定手术方案，实施多点截骨手术结合 Ilizarov 外固定技术，术后有步骤地调整外固定器，进行正确的功能锻炼，一期完成患者右小腿形态与功能重建；二期手术矫正右股骨畸形。

2）手术方案：右踝上（内翻）截骨矫形＋右腓骨头下截骨＋右胫骨中段截骨矫形（外翻、后弓），截骨后穿针安装环式外固定器，术后逐渐完成延长与矫正畸形的双目标（计划延长 11cm）。见 2-11-46（2）、（3）。

3）技术要点与手术风险规避：①胫腓骨周围血管、神经丰富，穿针时，避免损伤神经血管，由于多段截骨，注意术后预防发生骨筋膜室综合征；②术中确定截骨完全，否则妨碍术后延长，甚至需再次手术；③患者胫腓骨延长长度大（约 11cm），需要跨踝关节固定；

④术后管理方法与质量控制与经典 Ilizarov 技术下肢延长术相同。

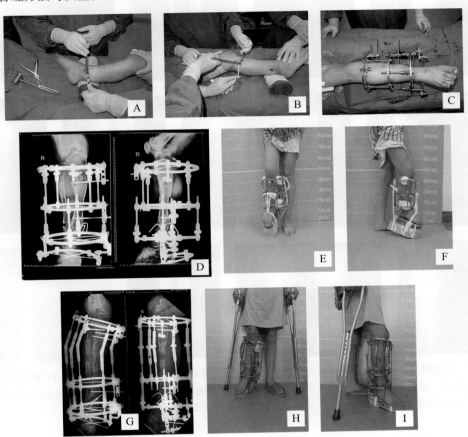

图 2-11-46（2）　手术步骤。A-C 实施右踝上截骨，右腓骨头下截骨，右胫骨中段皮下微创截骨，穿针安装 Ilizarov 外固定架；D-F 术后 6 天右胫腓骨正侧位 X 线片及外观大体照，右腓骨头下、右股骨中段截骨充分，右踝上外翻畸形部分矫正；G-I 术后 124 天影像学检查及外观大体照，胫骨延长 12cm，骨痂生长良好，小腿外翻畸形矫正

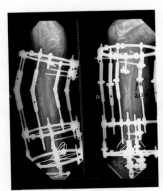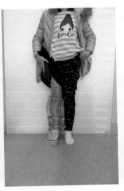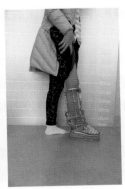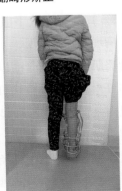

图 2-11-46（3）　术后 212 天影像学检查和外观大体照，延长处骨痂生长良好，胫骨上段出现内翻畸形，调整外固定架构型，矫正胫骨上段内翻畸形，患者在继续治疗中

3. 可恢复性骨骺阻滞术矫正儿童膝内外翻畸形案例

女，12 岁，4 岁多（2012 年）时发现右股骨下段内侧骨软骨瘤。

2012—2019 年，先后 2 次实施股骨外侧骨骺"8 字"钢板可复性骺阻滞术，以限制膝内翻畸形发展。2020 年 4 月门诊 X 线片显示，右股骨下段内翻、内旋，伴有股骨短缩 2cm（图 2-11-47）。

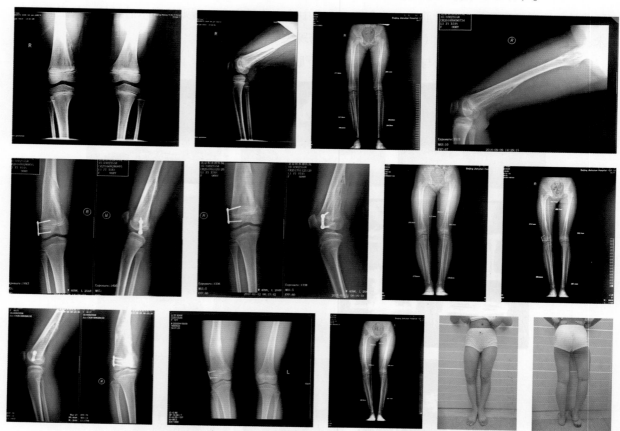

图 2-11-47　右股骨下段内侧软骨瘤累及生长板，继发股骨内翻畸形。该患儿曾经在 8 岁和 11 岁实施了 2 次可复性股骨外侧骺板阻滞术。以上图片显示患者从 4 岁到 12 岁期间，软骨瘤对肢体发育的影响，12 岁复查时右股骨轻度内翻伴短缩。建议患者 14 岁后实施 Ilizarov 技术，一期矫正股骨内翻畸形并延长短缩的股骨

四、Ilizarov 技术治疗血管瘤致下肢畸形

（一）血管瘤致下肢畸形原因与临床表现

1. 病理与临床表现

骨骼肌肌肉内血管瘤以血管在肌肉组织内异常增生为特征，属于血管瘤样畸形改变。可以浸润肌间隙，亦可累及邻近的数块肌肉组织，导致肌肉挛缩而发生骨关节的畸形。发生于小腿部肌肉累及腘窝部位的肌内血管瘤，容易引起膝关节疼痛并继发屈膝畸形甚至合并马蹄足畸形，造成跛行步态、骨盆倾斜、脊柱侧凸等继发改变。

就诊患者多数既往已经明确诊断为下肢的血管瘤，部分患者有血管瘤切除手术史，或局部注射过硬化剂（图 2-11-48）；也有少数患者未明确诊断，而以逐渐出现的屈膝畸形或足踝部畸形而就诊。

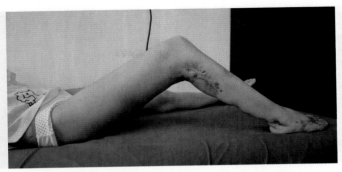

图 2-11-48　右下肢血管瘤实施过手术切除和硬化剂的注射

　　下肢血管瘤常于发育期儿童及青少年时期即出现症状，部分严重患者，患肢可见皮肤及皮下迂曲的血管瘤（图 2-11-49）。发生于小腿部肌肉累及腘窝部位的肌内血管瘤容易引起膝关节疼痛并继发屈膝畸形甚至合并马蹄足畸形（图 2-11-50）。下肢血管瘤继发的骨关节畸形以膝及足踝部畸形最多见。

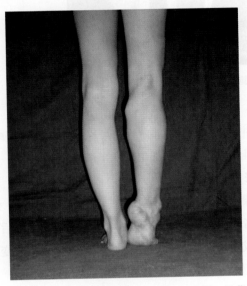

图 2-11-49　右下肢膝后、胫前、足跟、足背等皆可见皮肤及皮下的静脉瘤

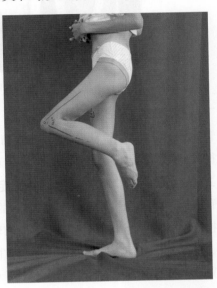

图 2-11-50　左下肢血管瘤致重度屈膝及马蹄内翻足畸形

2. 影像学特征

　　由于病灶内血流异常，易导致血栓、静脉石形成及新生血管生长。肿瘤破裂则可导致反复出血并继发血肿机化、纤维组织增生及钙化，所以 X 线检查可见肌肉软组织钙化影（图 2-11-51）。下肢的 MRI 检查能较好地反映瘤体部位、范围及深度情况（图 2-11-52）。

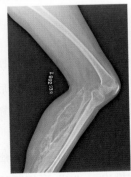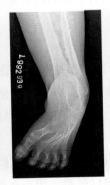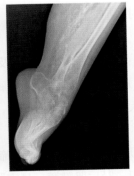

图 2-11-51　小腿血管瘤致马蹄内翻足畸形，X 线片显示小腿后软组织大片钙化

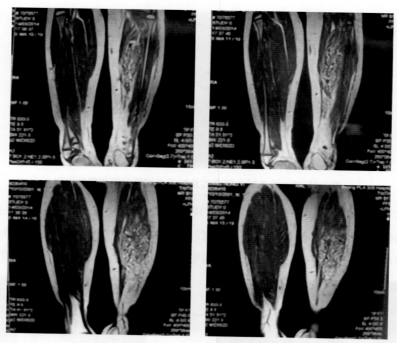

图 2-11-52　MRI 显示左小腿三头肌被血管瘤侵犯

3. 下肢血管瘤导致畸形的范围与性质

血管瘤致屈膝畸形，致足踝畸形，血管瘤致屈膝合并足踝畸形。髋部血管瘤可以继发屈髋外展畸形者，患肢往往较健侧增粗，并刺激骨骺，发育较对侧快，因此青年期几乎都出现双下肢不等长。

（二）血管瘤下肢畸形结合骨外固定手术矫形方法

血管瘤侵犯肌肉筋膜等软组织后，挛缩的肌肉、筋膜等组织内富含畸形的血管，用传统方法手术松解，不仅易损伤血管瘤引起出血，而且对于挛缩较重的患者难以进行彻底的矫正。血管瘤硬化疗法后遗的严重屈膝、足踝畸形往往患肢既有软组织严重的瘢痕形成及纤维性挛缩，也存在严重的骨关节改变，同时血管变异重、残存血管瘤的机会大，传统手术很难一次矫正。

1. 外科治疗原则

矫形外科主要针对血管瘤引起的屈膝畸形及足踝部的畸形进行治疗，以矫正畸形，恢复肢体的正常形态和负重力线为原则。对于屈膝畸形，如果腘后软组织存在血管瘤，则不宜做软组织松解，可采用 Ilizarov 技术牵拉矫正；足踝部畸形，可做经皮软组织松解，中重度畸形可做小切口距下关节截骨或距骨周围截骨，结合 Ilizarov 技术牵拉矫正术，可以有效防止畸形的复发。拆除外固定器后应佩戴一段时间的伸膝矫形支具，由于血管瘤的存在，所以有明显的畸形复发倾向，如果不采取固定措施，畸形很快会复发。支具的佩戴时间应适当延长。

2. 手术方法

（1）屈膝畸形：如果大腿下段后侧及腘窝部位存在血管瘤，可用尖刀于皮下切断紧张的筋膜及腘绳肌腱（图 2-11-53），然后安装 Ilizarov 膝关节牵伸器，尽量避开瘤体穿针，穿针后用纱布缠绕包扎针孔压迫止血。如果大腿下段后侧无血管瘤，可实施腘绳肌腱延长，以减少术后牵拉矫正的阻力，缩短治疗时间。

（2）足踝部畸形：足踝部畸形以马蹄内翻足多见，手术时内踝后上避开血管瘤纵切口长约 3cm，切开皮肤、皮下组织、胫后肌腱鞘，显露胫后肌腱，用止血钳挑出，"Z"形切断延长，如果同时存在屈趾长肌挛缩，可在同一切口内"Z"形延长屈趾总肌腱；然后助手上推距骨头部背伸踝关节，用尖刀皮下不同平面"Z"形切断延长挛缩的跟腱；再用尖刀皮下切断紧张的跖腱膜（图 2-11-54）；如果存在中后足的骨性内翻畸形，则在外踝下作弧形切口，行距下关节融合，重度足内翻畸形实施三关节截骨；最后穿针安装 Ilizarov 外固定矫形器。

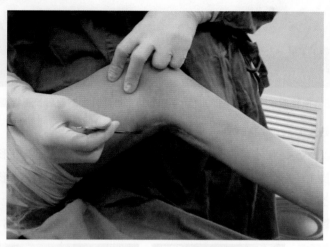

图 2-11-53　皮下松解挛缩的腘绳肌腱

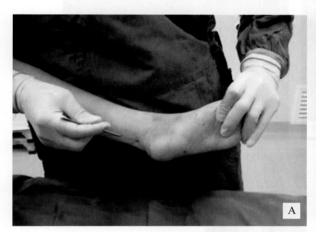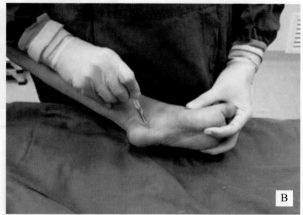

图 2-11-54　皮下松解跟腱及跖腱膜。A 松解跟腱；B 松解跖腱膜

（3）屈膝及足踝部畸形并发：则应一期矫正所有畸形，恢复下肢持重力线，否则畸形将很快复发。

3. 术中与术后如何规避出血

穿针时尽量避开血管瘤的部位穿针，如果瘤体较大、范围较广，无法避开时，尽量选择较细的钢针，以减少刺破瘤体时的出血量；术后可以用纱布缠绕包扎针孔，以压迫针孔止血。

尖刀松解腘绳肌、跟腱及跖腱膜时，应熟练掌握局部解剖，持刀要稳，避免损伤腘血管、神经及胫后神经、血管等邻近的重要神经、血管；应在熟练掌握开放性松解手术的基础上，再实施皮下松解手术。穿针操作时，应尽量避开神经、血管走行的部位，避免刺伤。

4. 下肢管型石膏的应用

Ilizarov 技术矫形结束拆除外固定器，改用管型石膏固定患肢，既能在石膏固定下早期进行患肢负重功能锻炼，又能够巩固并维持矫形效果，防止反弹（图 2-11-55）。下肢管型石膏能压迫血管瘤促其纤维化。

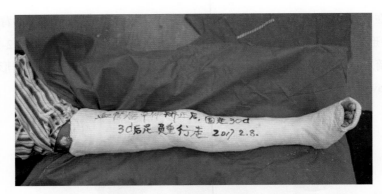

图 2-11-55　血管瘤致右屈膝畸形 Ilizarov 牵伸矫形拆除外固定器后长腿管型石膏固定

5. 合理应用辅具（支具）与追踪随访

为了维持矫形效果以及方便肢体负重及关节功能锻炼，下肢畸形外固定矫形结束拆除外固定器后，佩戴下肢辅具可维持患肢在矫形位一段时间，可以起到辅助功能锻炼和防止畸形反弹的效果。此类患者治疗过程中医生与患者之间需要经常交流，治疗结束后注意追踪随访 2 年或以上。

（三）极重度屈膝、马蹄足畸形 Ilizarov 技术矫正病例（图 2-11-56）

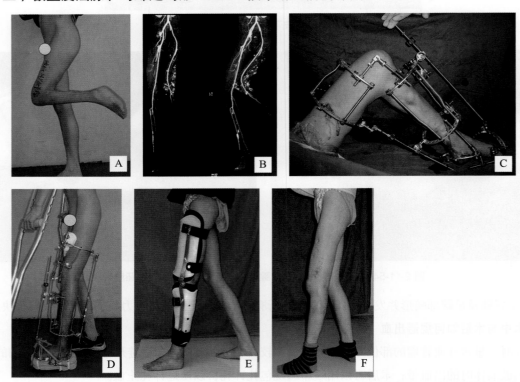

图 2-11-56　患者，男，14 岁，极重度屈膝、马蹄足畸形 Ilizarov 技术矫正。A 发现左下肢血管瘤并屈膝畸形 7 年，左小腿血管瘤术后并马蹄内翻足畸形 2 年。术前外观侧面，左屈膝畸形 110° 并马蹄内翻足畸形，仅能右下肢单肢负重行走；B 术前血管造影提示左下肢广泛血管异常；C 安装膝关节及足踝 Ilizarov 牵伸器同步矫形；D 术后 3 个月，左屈膝及马蹄内翻足畸形矫正；E 拆除外固定器后佩戴矫形支具；F 术后 2 年随访，左屈膝及马蹄足畸形矫形满意，能徒手行走

五、遗传性神经纤维瘤病合并胫骨假关节

神经纤维瘤病（neurofibromatosis，NF）是一种良性的周围神经疾病，属于常染色体显性遗传病。

其组织学上起源于周围神经鞘神经内膜的结缔组织。它常累及起源于外胚层的器官，如神经系统、眼和皮肤等，是常见的神经皮肤综合征之一。累及骨骼并发胫骨假关节者，是矫形骨科医生棘手的疑难病症，往往实施多次手术仍不能治愈。作者曾遇见既往实施 7 次手术治疗失败的患者，因此单独予以论述秦泗河团队的治疗经验。

（一）病因、分类与致病机制

1. 病因

NF1 的病因是 17q11.2 基因位点缺失，导致患病者不能产生神经纤维瘤蛋白（肿瘤抑制因子）进而引起细胞的过度增殖。NF2 的病因是 22q11.2 基因位点缺失，致使患者体内不能产生雪旺细胞瘤蛋白（该蛋白可能在细胞周期的运行、细胞内及细胞外信号转到系统中起作用）。

2. 分类

依据分类临床表现与基因位点不同，1988 年美国国立卫生研究院（national institute of health，NIH）将其分为神经纤维瘤病 I 型（neurofibromatosis type I，NF1）和神经纤维瘤病 II 型（neurofibromatosis type II，NF2），其中 NF1 型常合并脊柱畸形。

（二）神经纤维瘤病 I 型的临床表现

1. 一级亲属中有确诊 NF1 的患者（图 2-11-57）

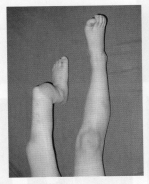
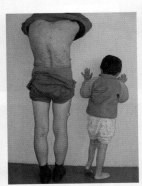
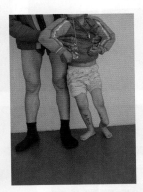
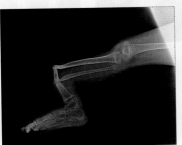
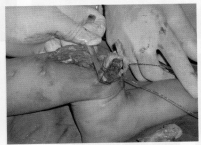
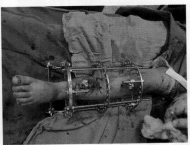
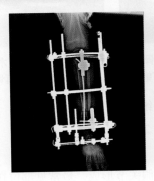
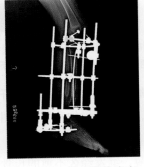
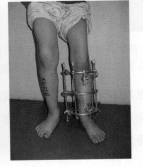

图 2-11-57　神经纤维瘤病

患者发生左侧胫骨假关节，其父亦患有神经纤维瘤病。患儿 7 岁时在秦泗河矫形外科接受手术治疗，髓内金属棒固定结合 Ilizarov 技术。

2. 皮肤出现多个牛奶咖啡斑

青春期前最大直径 5mm 以上，青春期后 15mm 以上，呈淡棕色、暗褐色或咖啡色，腋窝部出现雀斑样色素沉着（图 2-11-58）。

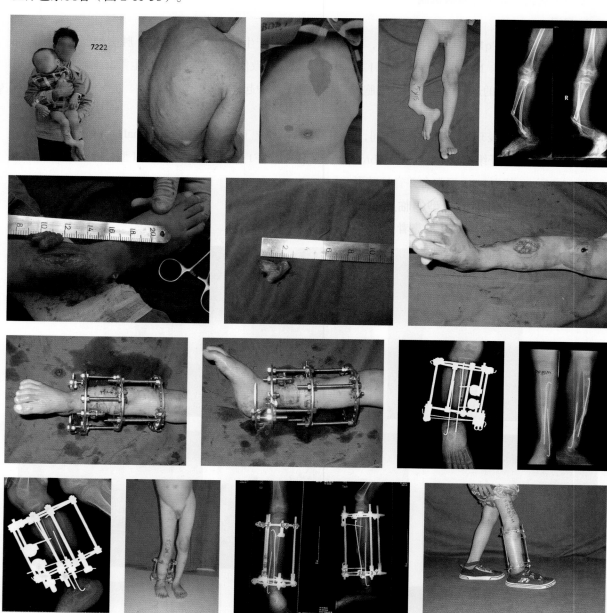

图 2-11-58　神经纤维瘤病。父子皆患有神经纤维瘤病，5 岁儿子右胫骨假关节，实施了手术治疗，术后 15 个月胫骨畸形基本矫正假关节愈合。但注意，该儿童患肢需要在长期佩戴支具保护下锻炼行走，否则有可能发生再骨折

3. 多发性皮肤不同类型的神经纤维瘤结节或 1 个丛状神经纤维瘤

患者常诉全身出现无痛性皮下肿物，并逐渐增加和扩大（图 2-11-59）。

4. 明显的骨骼病变或者损害

如蝶骨发育不良，长管状骨皮质菲薄，继发经久不愈的长骨假关节形成，最常见部位在胫骨下段。

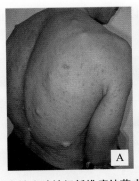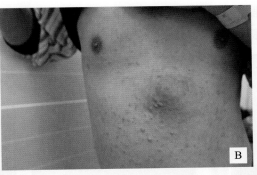

图 2-11-59　多发性皮肤神经纤维瘤结节或腹部丛神经纤维瘤。A 多发神经纤维瘤结节；B 腹部丛状神经纤维瘤

（三）神经纤维瘤病胫骨假关节手术治疗经验

截至 2017 年，秦泗河矫形外科团队手术治疗 81 例先天性胫骨假关节患者，13 例遗传性神经纤维瘤病合并胫骨假关节，8 例为父亲遗传，3 例为母亲遗传，1 例为手术失败，1 例为 5 年后再发生骨折。目前，我们对此类患者已总结出了标准的手术治疗方法与术后管理流程。

（四）手术基本方法与术后管理程序

1. 手术方法

（1）胫骨假关节部位病理骨切除，切除范围依据病理骨类型、长度而定，上下胫骨髓腔必须打通，骨膜、周围纤维组织也应切除；

（2）弯曲的胫骨应截骨矫正，以满足纵向穿入髓内钉或钛合金棒；

（3）在胫骨近端"邮票式"电钻打孔截骨，但是先不要断骨；

（4）从胫骨平台下纵向穿入钛合金棒，并同时贯穿踝关节，如此维持胫骨轴线，踝关节适当固定于跖屈位置；

（5）切取患者同侧髂骨骨片包绕在假关节部位，以线捆绑固定或者用细钢针斜穿固定在胫骨断端上，缝合所有手术切口后；

（6）穿针安装预备好的 Ilizarov 环式外固定器，外固定器应跨越踝关节固定，其中胫骨上下各交叉穿一组橄榄针；

（7）旋转折断胫骨近端的截骨部位，旋转螺纹牵伸杆，"C"型臂 X 线机透视骨段滑移效果。所有钢针用纱布缠绕包扎。

2. 术后处理流程

（1）术后 7 天开始旋转螺纹延长杆，延长胫骨并适当加压胫骨假关节的断端。胫骨延长过程中能刺激胫骨假关节手术部位的血液循环，从而促进骨愈合，胫骨延长的长度取决于胫骨短缩的程度；

（2）鼓励患足负重行走，刺激成骨，延长全部结束后，鼓励患足加大负重力度；

（3）假关节处骨愈合达到坚强后，嘱咐患者患肢全负重行走 3 个月后再拆除外固定，然后再装配支具保护下行走 3 ~ 6 个月。嘱咐患者必须定期复查。

（五）成年病例手术治疗过程与随访

一般资料，男，44 岁，神经纤维瘤病合并胫骨假关节，25 岁前曾经实施 2 次手术治疗失败。检查全身多发分布皮下结节，胫骨下段假关节向前成角畸形，遗留既往手术的钢板，下肢短缩 14cm，但能独立行走。

应用秦泗河采用的标准手术方法跨踝关节固定，术后胫骨延长 10cm，术后 30 个月随访，小腿长度基本恢复，胫骨假关节愈合。由于患者踝关节有过伸角度，所以骨愈合后特意保留向前成角畸形，患者对手术治疗结果很满意，见图 2-11-60（1）-（3）。

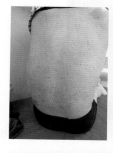
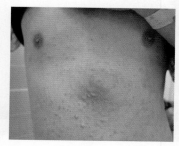
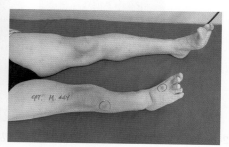
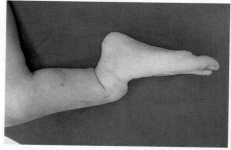
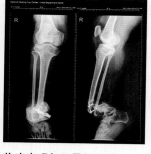
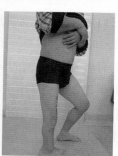

图 2-11-60（1） 临床表现与胫骨假关节

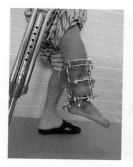
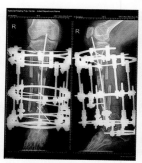
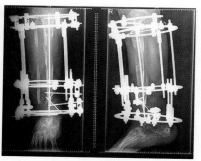
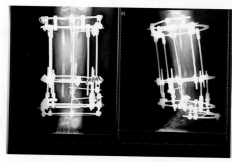
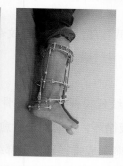
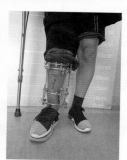
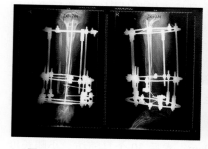
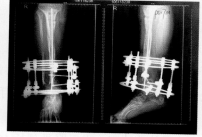
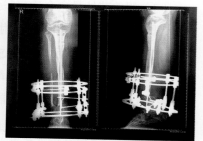

图 2-11-60（2） 实施假关节切除取髂骨植骨，髓腔内置入钛合金棒跨踝关节固定，Ilizarov 技术胫骨近端截骨延长

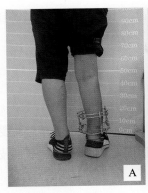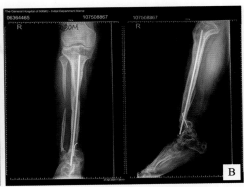

图 2-11-60 （3）术后随访。A 术后 18 个月胫骨近端延长外固定拆除，术后 20 个月全部拆除外固定；B 术后 30 个月随访假关节治愈，患者行走功能接近正常

六、硬纤维瘤病致下肢畸形

硬纤维瘤也称韧带样瘤，是一种少见的良性肌腱膜过度增生，发病率约为 3.7/ 万。它发生于肌肉、腱膜和深筋膜等处，十分坚硬。硬纤维瘤呈侵袭性生长，临床表现易复发，复发率高达 25% ~ 40%，故一般认为本病是一种低度恶性肿瘤，治疗以外科手术切除为主。

由于硬纤维瘤呈侵袭性生长，而且边界不清，发生于下肢的硬纤维瘤易侵犯正常的肌肉组织使肌肉纤维化、硬化、挛缩而引起肢体畸形，而且畸形僵硬，矫正困难，无法通过常规的松解手术治疗。实施过硬纤维瘤切除术的患者，手术松解等创伤刺激，可能引起肿瘤复发，也是影响畸形矫正的一个因素。

硬纤维瘤病引起的下肢畸形主要表现为关节的畸形和活动受限，尤其是关节附近的硬纤维瘤切除术后，如果再实施治疗，会形成坚硬的与骨骼相连的瘢痕组织，瘢痕组织的挛缩引起僵硬性关节畸形，关节活动受限。

此类肢体畸形的治疗目标是：矫正关节畸形，增加关节活动度，最大程度恢复下肢持重力线，从而改善患者站立及行走功能。由于硬纤维瘤切除术后，再次手术的创伤刺激肿瘤，易造成复发，所以治疗时应避免在肿瘤部位进行松解手术，对畸形严重者应采用 Ilizarov 技术缓慢牵拉矫正，患者无明显痛苦，效果满意手术创伤很小。Ilizarov 技术是救治此类骨科疑难病症、肢体重度残缺畸形的最后杀手锏、救生船。以下列举 3 例。

（一）右腘窝硬纤维瘤致屈膝、马蹄足畸形矫正

1. 患者一般资料

女，10 岁，14 个月前在当地医院实施了右腘窝硬纤维瘤切除术，术后逐渐出现右屈膝及马蹄足畸形并进行性加重，严重影响行走功能。入院查体：右膝关节屈曲挛缩畸形 25°，右马蹄足畸形，踝关节跖屈 60° 僵直（图 2-11-61）。

2. 手术矫形方法与操作要点

（1）手术方案：右跟腱经皮松解，Ilizarov 膝、踝关节牵拉矫形术；

（2）术前准备：备 Ilizarov 外固定器，电钻等；

（3）手术步骤：先用尖刀经皮松解跟腱（在不同平面切断不同的跟腱纤维）矫正部分马蹄足畸形，然后穿针安装 Ilizarov 外固定架；

（4）技术要点及手术风险规避：经皮松解跟腱时避免在同一平面切断超过横截面的一半，以防止

牵拉时横断；安装外固定架穿针时，注意避免损伤神经及血管；外固定架膝关节铰链应对应膝关节旋转中心，踝关节铰链应在内外踝连线上。

3. 术后管理方法与质量控制

（1）术后5天扶助行器下地行走，进行功能锻炼；

（2）术后7天开始调整外固定器牵拉，矫正屈膝及马蹄足畸形；

（3）正确的针道护理，预防针道感染；牵拉速度每天3～5mm，以患者能够耐受为度；

（4）畸形矫正后，维持固定3周，拆除外固定器后石膏巩固固定4周，更换为长腿支具巩固治疗3～6个月。

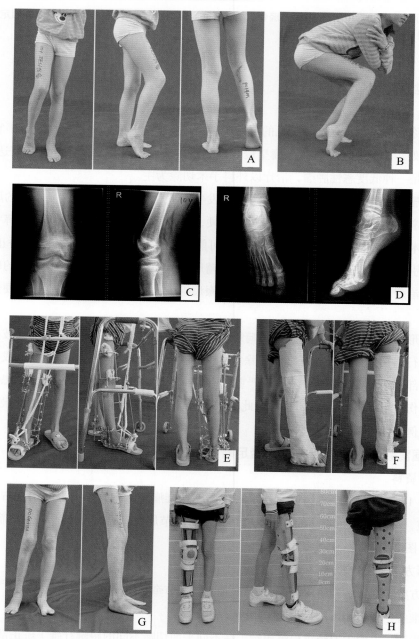

图2-11-61　右腘窝硬纤维瘤致屈膝马蹄足畸形。A 术前外观；B 术前右膝关节最大屈曲位；C 术前膝关节 X 线片；D 术前足踝部 X 线片；E 术后 2 周，屈膝和马蹄足畸形矫正；F 术后 5 周拆除外固定器后长腿石膏维持固定 1 个月；G 术后 6 个半月随访，右下肢畸形未复发；H 术后 1 年随访，仍佩戴支具行走，畸形未复发

（二）左臀部硬纤维瘤病致重度髋部畸形的矫正

1. 一般资料及专科检查

女，6岁。2岁时发现左臀部硬纤维瘤，曾4次手术切除，前3次切除后均复发，入院前最后一次切除术是一年前，术后行化疗，每周1次。患者两次硬纤维瘤切除术后，出现了左侧髋关节活动受限，瘢痕挛缩，逐渐出现了髋关节外展、外旋位僵直畸形，屈膝及马蹄内翻足畸形，严重影响患者行走功能。专科检查：重度跛行步态，左臀部可见弧形切口瘢痕长约20cm，臀部凹陷，瘢痕周围组织质硬，髋关节外展、外旋位僵直，左屈膝挛缩畸形70°，马蹄足畸形重度；X线片显示左髋关节间隙变窄（图2-11-62）。

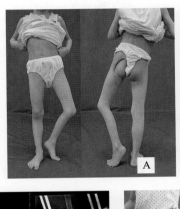
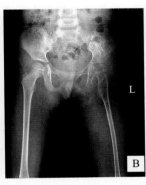
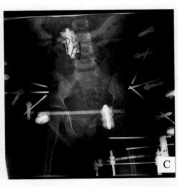
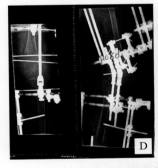
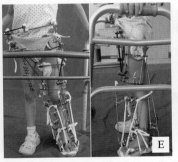
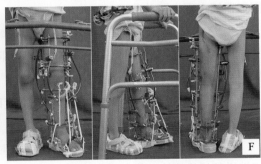
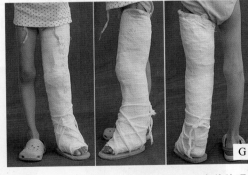
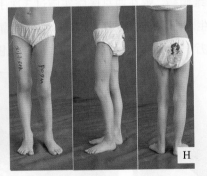

图 2-11-62　左臀部硬纤维瘤术后左下肢畸形。A 术前外观，左髋关节外展外旋畸形，左屈膝畸形，左马蹄足畸形；B 术前骨盆 X 线片，左髋关节间隙变窄，左髋外展外旋；C 术后 6 天骨盆 X 线片，左髋外展外旋好转；D 术后 6 天膝关节 X 线片；E 术后 12 天，扶助行器行走，左髋外旋矫正，仍轻度外展，左膝关节及马蹄足畸形明显改善；F 术后 41 天左髋部外固定器已拆除，屈膝及马蹄足畸形矫正满意；G 术后 58 天，拆除外固定器，更换为石膏固定；H 术后 9 个月随访，左髋、膝、踝畸形全部矫正，功能显著改善

2. 手术方案

有限手术结合 Ilizarov 技术矫正左下肢复合畸形。

（1）手术方法：双髂骨穿针左股骨穿针，Ilizarov 膝、踝关节牵拉矫形术，术后通过骨盆与下肢的推拉，逐渐矫正髋外展外旋畸形。

（2）术前准备：备组合式外固定器（髋部 Ilizarov 矫形）及 Ilizarov 外固定器，电钻等。

（3）手术步骤：麻醉成功后，先对髋关节行手法松解，助手按住双侧髂骨，术者抓住患肢在牵引下缓慢活动髋关节，以改善患者的关节活动度并矫正其外展外旋畸形，在松解过程中，若术者感觉松解阻力较大，应当停止手法松解，开始穿针安装外固定架，先从双侧髂骨翼沿髂骨内外板之间穿 3 根克氏针，左侧穿针避开切口瘢痕周围组织，避免刺激肿瘤复发；然后分别于大腿、小腿、足踝处穿针，安装 Ilizarov 膝、踝关节牵拉矫正装置。

（4）技术要点及手术风险规避：①不做皮肤切口及松解，仅穿针安装外固定器进行牵拉矫正；②髂骨穿针时，钢针在髂骨内外板之间走行，避免穿出髂骨内板进入盆腔；③大腿及小腿穿针时，注意避免损伤神经及血管；④外固定架膝关节铰链应对应膝关节旋转中心，踝关节铰链应在内外踝连线上；⑤应选择细钢针，避免穿针引起的股骨骨折。

3. 术后管理方法与质量控制

（1）术后 5 天扶助行器下地行走，进行功能锻炼；

（2）术后 7 天开始调整外固定器牵拉，矫正屈膝及马蹄足畸形；

（3）正确的针道护理，预防针道感染；牵拉速度每天 3 ~ 5mm，以患者能够耐受为宜；

（4）术后第 10 天，松开固定髋关节的外固定器，适度内收内旋髋关节，当患者不能耐受时，将外固定器锁定固定髋关节；

（5）术后 15 天同样方法再次矫正髋部畸形；经过 3 次外固定器的调整，髋关节外展外旋畸形矫正；

（6）畸形矫正后，维持外固定 3 周，拆除外固定器后石膏巩固固定 4 周，更换为左下肢长腿支具，保护下锻炼行走 3 ~ 6 个月。

（三）韧带型硬纤维瘤病左下肢重度畸形 Ilizarov 技术治疗

1. 病史及一般资料

男，12 岁，来自宁夏回族自治区。2 岁时发现左下肢、臀部有肿瘤样包块。3 岁在西京医院诊断为韧带样硬纤维瘤病。曾在西京医院实施过 3 次手术切除腰背 - 臀部、大腿上部纤维瘤，见图 2-11-63（1）。5 岁逐渐发生左屈膝挛缩畸形，9 岁左足背肿瘤复发形成明显包块，见图 2-11-63（2）。在北京肿瘤医院实施多次化疗、放疗后，足部肿瘤消失同，见图 2-11-63（3），但是继发严重的左下肢屈膝畸形。

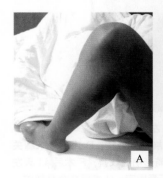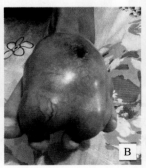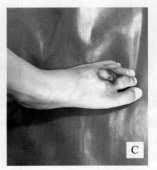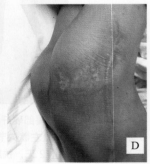

图 2-11-63（1）　韧带型硬纤维瘤病。A 左膝关节最大屈膝位置；B 左足背肿瘤形态；C 在北京肿瘤医院化疗、放疗后足背肿瘤消失，残留圆形瘢痕；D 幼年时手术切除腰背、臀部肿瘤之遗留手术切口

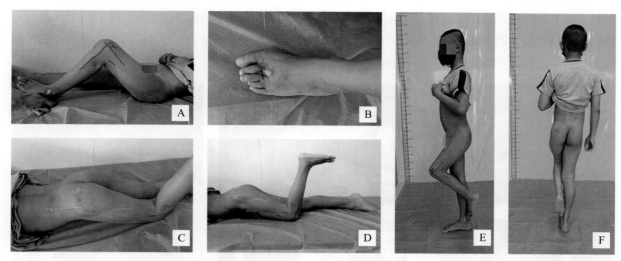

图 2-11-63（2）　韧带型硬纤维瘤病。患者临床表现：A 左下肢屈膝畸形 90°；B 前足趾瘢痕性仰趾畸形；C 屈髋 30°；D 主动屈膝达 90°；E 左下肢悬吊不落地，仅能用右下肢站立；F 站立后位

2. 专科检查与治疗方案

左侧从腰背到臀部有很长的线状手术切口，屈膝畸形 90°，屈髋畸形 30°，前足背可见钱币样瘢痕。因左下肢悬吊不落地，患者仅能用右下肢单腿站立持拐杖行走。X 线检查显示，左侧骨盆及髋臼发育不良，左下肢广泛废用性骨质疏松，膝、踝关节结构基本正常，见图 2-11-63（3）。

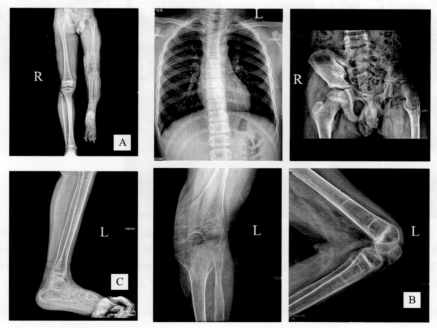

图 2-11-63（3）　X 线检查双下肢全长立位片。A 左下肢短缩；B 髋臼发育不良，左下肢广泛骨质疏松；C 踝关节结构正常

3. 手术治疗策略与疗效目标

矫正屈髋、屈膝畸形，恢复左下肢持重力线，使其能达到双下肢持重行走的疗效。由于患者屈膝挛缩畸形过于严重，且下肢明显存在废用性萎缩，所以矫形手术需要分为 2 期实施。

第一期屈膝挛缩有限松解后，穿针安装 Ilizarov 膝关节环形牵伸器，术后调整牵伸杆缓慢矫正膝关节屈曲畸形，见图 2-11-63（4）。待屈膝畸形基本矫正后，鼓励患者带外固定器患足负重行走以改善患肢的废用萎缩。再检查评价患肢存在的情况，实施第 2 次手术麻醉下拆除外固定器，手术松解矫正屈髋畸形，术后打石膏固定膝关节于伸直位置，髋关节自然也伸直了。石膏固定 3 周后拆除，更换下肢长腿支具后双下肢能徒手负重行走，其下肢废用性萎缩自然改善。

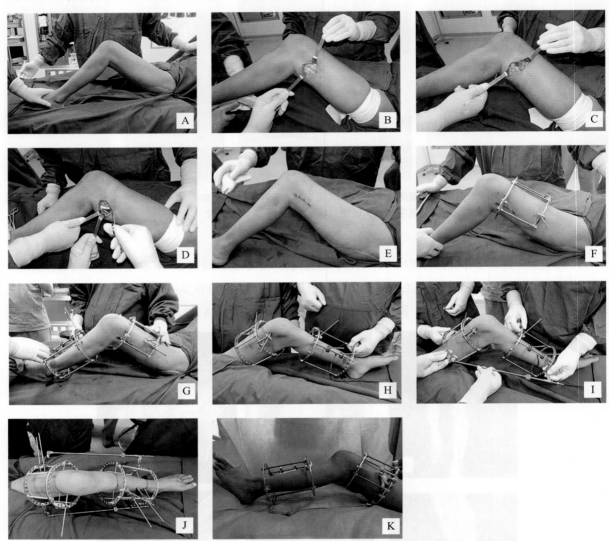

图 2-11-63（4）　屈膝挛缩有限松解结合 Ilizarov 技术，手术操作步骤。A 麻醉后牵拉测试屈膝畸形程度；B 膝上外侧切口显露髂胫束、股二头肌腱；C 松解挛缩的髂胫束；D 延长股二头肌腱；E 缝合切口；F 先穿针安装大腿的钢环；G 再穿针安装小腿钢环；H 大腿 - 小腿钢环之间安装弹性牵伸杆；I 膝关节牵伸器安装完成后正面看器械的构型；J 术中安装后外像；K 术后通过旋转膝后的牵伸杆，牵伸 2 周后膝关节屈曲畸形矫正了 40°

通过以上典型病例治疗结果证明，应用有限矫形手术结合 Ilizarov 技术，再恰当配合辅具（矫形器），为这类疑难杂症提供了矫正畸形改善功能的安全、高效的方法。其手术简单，疗效良好，极少发生严重并发症，值得大力推广。

七、外固定在上肢骨肿瘤重建的应用［以骨干续连症（多发性骨软骨瘤）为例］

（一）概述

骨干续连症也被称为干骺端续连症、多发性骨软骨瘤、家族性多发性外生骨疣、遗传性多发性骨软骨瘤病等，不伴有干骺端塑性缺陷的称为多发性骨软骨瘤，有干骺端塑性缺陷的称为骨干续连症。多发性骨软骨瘤波及到尺骨远端，往往导致前臂畸形，如尺骨短缩、尺骨弯曲变形、肘内翻、桡骨弓形变、桡骨头半脱位或脱位、肱桡关节脱位、桡骨远端向尺侧倾斜、尺桡远端关节分离、腕关节尺偏等，统称为尺骨骨干续连症，直接影响到肘关节、腕关节和前臂的功能。其中尺骨短缩、桡骨小头脱位对肘关节、腕关节和前臂旋转功能的影响最大，治疗上也最为困难。

　　多发性骨软骨瘤（multiple osteochondromatosis）是一种软骨生长紊乱疾病，它是小儿最常见的良性骨肿瘤，发病率约为 1/50000，属于常染色体显性遗传性疾病，65% ~ 90% 的病例有家族史，前臂多见（图2-11-64）。其特点是可发生在躯体内任何软骨内化骨的骨骼中，瘤体靠近长骨的骺板生长，如胫骨近端的干骺端、股骨远端干骺端、尺桡骨远端干骺端，常影响到长骨干骺端的再塑形及长骨的纵向生长。该病好发于尺骨远端，其次为桡骨远端、桡骨近端和尺骨近端。生长在尺骨远端的骨软骨瘤常导致前臂畸形，以尺骨短缩、弯曲最多见。

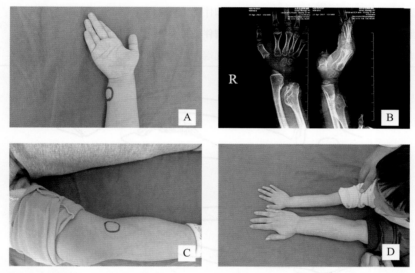

图 2-11-64　多发性骨软骨病。A-C 6 岁女童右尺骨、胫骨骨软骨瘤；D 其母亲右前臂骨软骨瘤曾经实施手术治疗

　　本病的发病原因尚不明确，目前考虑与下列因素相关：①先天性胚浆缺陷；②骨骺板的错置移位；③骨膜内层的残余幼稚细胞或化生而成的软骨细胞逐渐生长而形成骨赘；④骨膜生长不完全，不能约束骺软骨的增生，引起软骨的畸形或骨赘；⑤在骨骼生长过程中干骺失去共塑形的能力（破骨细胞活动能力不足），使干骺增宽并连续增殖而形成骨赘。该病所致前臂畸形的病因复杂，目前大部分学者认为其发生的原因是由于尺骨远端的骺板生长能力对尺骨长度的影响大于桡骨远端骺板的相应作用，且尺骨远端的骺板横截面比桡骨骺板小，所以尺骨远端骺板受到软骨瘤侵害后，发生尺骨生长紊乱的程度更严重。前臂多发性骨软骨瘤导致前臂畸形的发生率为 30% ~ 60%，桡骨头脱位的发生率约为 22%。

（二）临床表现

　　骨软骨瘤侵及长骨骺板，导致干骺端生长紊乱，干骺端进行性增大，同时软骨内化骨过程受累，影响长骨干纵向生长。骨软骨瘤发生于尺骨远端时，常引起尺骨纵向生长和桡骨不对称，导致尺骨短缩畸形。桡骨在腕关节的尺侧副韧带的栓系作用下逐渐出现向尺侧弯曲畸形，引起下尺桡关节脱位，同时桡骨的正常生长和尺骨的短缩畸形，使桡骨头自环状韧带脱出，出现桡骨头向外侧脱位。在尺骨短缩畸形、桡骨尺偏畸形、桡骨小头脱位发生的同时，出现肘关节屈伸、腕关节屈伸、尺桡偏及前臂旋转活动功能受限，严重者会引起前臂肢体功能的丧失，极大的影响患者的日常生活。部分患儿的瘤体会随着生长发育逐渐增大，严重者会压迫周围的神经、血管以及肌腱等组织，引起患肢麻木、疼痛，同时由于骨软骨瘤的骨皮质较薄，故易发生病理性骨折。

　　该病在儿童时期即可出现一定的临床症状，伴随儿童年龄的增长，症状会逐渐加重，并伴发肢体畸形。Ishikawa 曾报道骨软骨瘤在发病儿童出生即出现，80% 的病例在学龄前通过 X 线检查即可做出明确诊断，多数患儿在进入青春期后肿瘤停止生长。Solomon 曾报道本病有 10% 的恶变可能，多恶变为软骨肉瘤，主要表现为软骨帽附近软组织及肿瘤内钙化影明显增多，瘤体增长迅速，压迫周围的血管、神经，导致患者疼痛加重。分型参照 Masada 分型（见表 2-11-9，图 2-11-65）。

表 2-11-9　Masada 分型

Ⅰ 型	骨软骨瘤位于尺骨远端骨骺，尺骨短缩，桡骨弯曲，无桡骨头脱位，尺骨远端逐渐向桡骨倾斜。（如图 Type Ⅰ）
Ⅱ 型	尺骨短缩伴桡骨头脱位，分为 Ⅱa 型和 Ⅱb 型
Ⅱa 型	桡骨近端有骨软骨瘤伴桡骨头脱位。（如图 Type Ⅱa）
Ⅱb 型	桡骨近端无骨软骨瘤伴桡骨头脱位。（如图 Type Ⅱb）
Ⅲ 型	骨软骨瘤位于桡骨远端，桡骨短缩。（如图 Type Ⅲ）

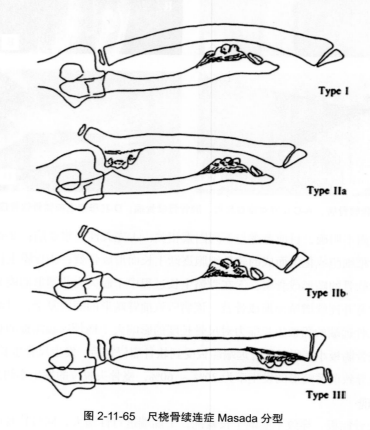

图 2-11-65　尺桡骨续连症 Masada 分型

（三）影像学表现

1. X 线表现

　　多表现为尺骨干骺端有骨赘形成，骨赘可呈菜花状、管状、钉尾状，均有基底部增宽，尺骨远端干骺端不规则增大，远端软骨帽钙化形成，背离关节面生长，周围骨皮质变薄，尺骨短缩，桡骨向尺侧弯曲，桡骨头脱位。

2. CT 表现

骨软骨瘤在 CT 的多平面扫描上多表现出突出于患骨表面的不规则骨性隆起，骨软骨瘤的骨皮质和髓质多为患骨的延续，局部骨皮质可增厚，密度不均匀，软骨帽呈线性低密度影。CT 扫描加三维重建可以清楚地显示出骨软骨瘤与患骨骨皮质的连续性，同时可以显示出软骨帽的钙化情况。

3. MRI 表现

大多数骨软骨瘤的中部多为松质骨信号，边缘区域多为皮质骨信号，软骨帽在 T_1WI 中呈低信号，在 T_2WI 中呈高信号，增强扫描中等强化。MRI 的检查可以显示软骨瘤软骨帽的厚度，对于判断骨软骨瘤是否恶变有一定的参考意义。有学者提出，若儿童和青少年软骨帽＞ 3cm，成人＞ 2cm 应考虑骨软骨瘤恶变的可能。

（四）诊断

尺骨骨干续连症的临床表现明显，且影像学表现确切，其诊断并不困难，可从以下几个方面进行诊断：①患者的发病年龄多在青春期前，并伴有家族遗传病史；②患者可出现肘关节、腕关节及前臂功能受限，严重者可出现前臂畸形；③ X 线检查可见尺骨干骺端有骨赘形成，可伴发尺骨短缩、桡骨向尺侧弯曲及桡骨头脱位 / 半脱位。此外还可行 CT、MRI 等影像学检查辅助诊断。可行组织病理学检查进一步确诊。当患者出现瘤体迅速增大或者疼痛持续性加重时，应考虑恶变的可能。

（五）鉴别诊断

1. 软骨肉瘤

软骨肉瘤可分为原发性和继发性，原发性软骨肉瘤是一种以肿瘤细胞形成软骨基质形成病灶的恶性骨肿瘤，而继发性软骨肉瘤多是由骨软骨瘤和内生软骨瘤恶变而成。软骨肉瘤好发于扁骨，多于40 ～ 60 岁发病，临床症状以疼痛和肿胀为主，病程较长。在 X 线和 CT 上多表现为骨质破坏或者软组织肿胀，软骨基质钙化，多呈绒毛状、环状或点结节状。

2. 多发性内生性软骨瘤病

多发性内生性软骨瘤病又称为 Ollier 病，为干骺端内软骨细胞错构增生而成，好发于四肢长骨的干骺端及手指、足趾等短骨，病变常为单侧，无遗传性，若合并有皮肤和其他软组织散在血管瘤和静脉石者，称为 Maffucci 综合征。在 X 线上常表现为手足部等短骨病变扩张成球形，骨皮质变薄，向四周扩展，中间常有钙化；四肢长管状骨表现为干骺端纵向透亮线向骨干延伸。儿童病变不累及骨骺，当儿童进入青春期骨骺闭合后，病变可向骨骺延伸。

3. 良性软骨母细胞瘤

良性软骨母细胞瘤是比较少见的原发肿瘤，好发于青少年时期，病变好发于肱骨近端、股骨远端和胫骨近端的骨骺，典型的 X 线表现是位于长骨骨骺或者骨端的边缘清晰的囊性破坏，并且伴有不同程度的硬化。

（六）手术治疗

关于多发性骨软骨瘤的治疗目前存在争议。有学者认为早期干预手术可预防或降低前臂畸形及 / 或功能障碍，特别是预防桡骨小头半脱位。也有学者认为骨软骨瘤生长在尺骨远端，术中切除骨软骨瘤时，可能损伤尺骨远端骨骺，影响尺骨的生长，并且早期干预手术，其前臂畸形复发的可能性大，因此不主张早期干预。因此手术时机的选择应根据患者的病情严重程度而定。对于前臂畸形严重，功能较差，不能满足日常需要的患者，应该尽早进行手术干预，避免因症状加重而引起不可逆的神经血管损伤和关节功能丧失。有学者提出如果处于生长期的患者前臂功能较差而不得不手术时，可以通过过度延长尺骨，以延缓前臂畸形的复发。对于前臂畸形较轻，对日常功能影响不大的患者，可以适当延迟手术年龄，但是应长期随访跟踪（图 2-11-66）。

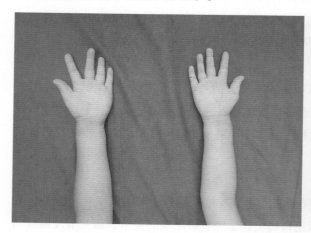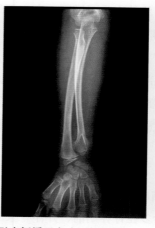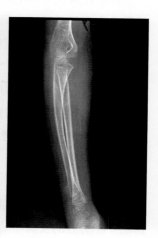

图 2-11-66　左前臂轻度畸形应暂缓手术（9 岁患者）

目前公认对于已经发生的前臂畸形应采取手术治疗。国内外不少学者曾尝试通过不同的手术方式来恢复前臂长度、力线和关节位置，解除疼痛和功能障碍。常用的手术方法包括尺骨延长、瘤体切除、桡骨截骨矫形及骺阻滞术等。

1. 尺骨截骨 Ilizarov 外固定器延长尺骨

术前根据患儿前臂长短、粗细及拟截骨位置，预组装 Ilizarov 外固定器。选用 4 组环，即截骨近端 2 组环，远端 2 组环。术中将预组装组合式 Ilizarov 外固定器进一步调整，使其和患儿前臂更匹配。之后，依次穿入 8 枚 0.8 ～ 1.2mm 的克氏针。在尺骨截骨远端所穿 4 枚克氏针中，有 1 ～ 2 枚贯穿尺桡骨，近端只固定尺骨，桡骨近端呈游离状态，用螺栓连接固定克氏针和环，拉紧钢针。取尺骨弯曲最凸处做纵向切口，自前臂前后肌群间隙分离，切开尺骨骨膜，剥离骨膜，以骨凿环形截骨，完成截骨手术。

术后 5 ～ 7 天开始延长尺骨，每天延长 1mm，分 4 次完成。4 次延长的时间根据患儿和家长作息时间及家庭条件而定，通常做如下延长时间安排：早晨 7 点起床后做第 1 次延长操作，中午 12 点做第 2 次延长，下午 5 点做第 3 次延长，晚上 10 点入睡之前做第 4 次延长。这样的安排不会干扰患儿睡眠和日常活动，对家长的生活和工作影响也较小。

向家长讲解手术的原理，指导术后延长的方法，教会如何进行对骨外固定器及针孔的护理，如何进行肘关节、腕关节、掌指关节和指间关节的功能锻炼。延长 3 天后拍摄 X 线片，检查尺骨是否延开及截骨远近段对位情况。之后每周门诊复查，检查骨外固定器稳定情况、针孔有无感染、家长是否正确掌握了延长方法以及患儿腕关节、掌指关节和指间关节功能锻炼情况，有问题随时纠正。X 线检查尺骨延长及桡骨头复位情况，延长过程中，如桡骨头实现复位，则行第 2 次手术，去除骨外固定器远端固定桡骨的克氏针，使桡骨远端呈"游离"状态，即桡骨远端无克氏针固定，在桡骨近端穿入 1 枚克氏针，固定复位后的桡骨头。如果桡骨头有偏移，可以采用橄榄针固定和帮助桡骨头复位。在尺骨截骨远端加穿 1 枚克氏针，之后继续延长尺骨，直至纠正尺骨短缩和腕关节尺偏，恢复腕关节正常解剖关系。

延长尺骨期间，加强肘关节、腕关节、掌指关节及指间关节功能锻炼。完成尺骨延长和桡骨头复位后，继续 Ilizarov 外固定器固定一段时间，直至尺骨延长段成骨完成，然后拆除外固定器，予石膏固定约 2 ～ 3 周后，去除石膏，继续进行肘关节、腕关节、掌指关节和指间关节的康复训练。典型病例手术治疗如图 2-11-67。

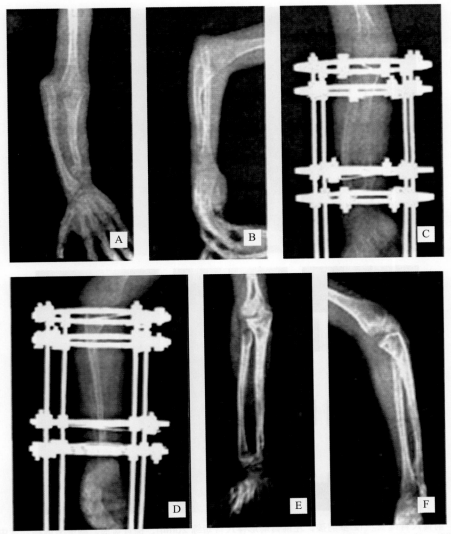

图 2-11-67　尺骨截骨 Ilizarov 外固定器延长尺骨。A、B 女，11 岁，内生软骨瘤致右尺骨短缩，桡骨头脱位；C、D 用 Ilizarov 技术在尺骨近端截骨延长，术后 30 天延长区域出现骨痂影像，延长速度由 1mm/ 天改为 0.8mm/ 天；术后 47 天检查延长断端无成角改变；术后 4 个半月尺骨延长达到预定目标，延长区域骨愈合良好；术后 5 个月拆除外固定器，嘱患者在前臂保护下劳动；E、F 术后 41 个月（3 年 5 个月）X 线检查显示，尺骨延长区域已经出现骨髓腔、右前部形态与功能恢复正常

2. Orthofix 单侧外固定肢体重建系统（前臂尺骨延长）

对于前臂畸形明显者，采用外固定架辅助下尺骨延长术纠正。术前选择合适尺寸的 Orthofix 单边外固定支架。全身麻醉生效后，上肢外展位。常规消毒铺巾，上臂近段上止血带止血。如果尺桡骨瘤体较突出，影响外观或阻碍前臂旋转活动，则予切除，术中保护骨骺。在患肢尺骨尺背侧远端，依据外固定支架模板夹块分别打入 2 枚螺纹钉固定；再于中部骨膜下截断尺骨皮质，然后安装 Orthofix 固定架。术中 "C" 型臂 X 线机透视确认尺骨截骨后对位、对线良好，再次确认 Orthofix 外固定架固定可靠。

术后处理：术后 7 天开始骨延长，采用延长的速度和频率为 1mm/ 天（0.25mm/6h），每周需摄片复查 1 次，严密观察，达到所需的延长长度后，再固定 6 周。治疗过程中鼓励患者邻近关节功能活动，并观察针道是否感染、神经血管症状以及邻近关节活动情况，如有异常发生及时调整，待 X 线片显示软骨痂完全钙化后，予以去除延长器。典型病例如图 2-11-68。

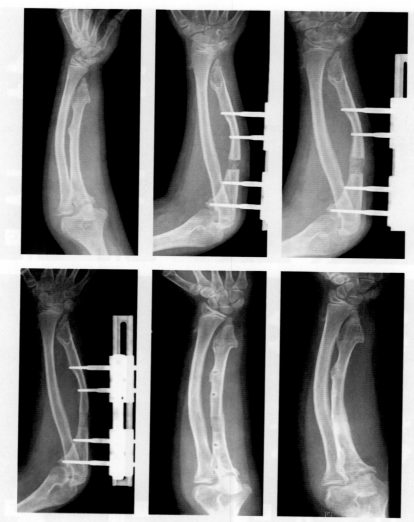

图 2-11-68　前臂尺骨延长。12 岁男孩，左前臂畸形伴尺骨短缩 20mm，桡骨弯曲、腕关节偏移。术中行尺骨干骨皮质切开，穿针安装单侧外固定逐渐延长尺骨。拆除固定器后矫正效果满意

3. 桡骨远端骺阻滞术延缓尺偏畸形进展（图 2-11-69）

取桡骨远端横向切口，保护好桡浅神经，通过 25G 针在透视下确定骺板位置，用安装枪放置 3 枚骨膜外阻滞钉。第一枚阻滞钉纵向置于桡骨外侧，第二枚置于第一枚钉的背侧靠近尺侧缘的位置，第三枚针置于第一枚针的掌侧，通过正侧位 X 线片检查确定放置是否合适。骨骼成熟后若出现突起或不适，可移除。

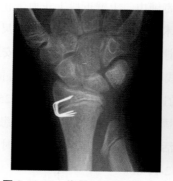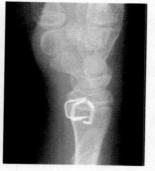

图 2-11-69　桡骨远端骺阻滞术后。X 线检查，减轻尺偏畸形发展

（七）手术效果评估

影像学评价：通过对患者术前和术后尺骨短缩长度、桡骨关节面尺倾角和腕骨偏差率进行比对分析，可评估术后患者的尺骨短缩、桡骨弯曲、腕关节尺偏和桡骨小头脱位的改善情况。功能评价：通过对患者的术前和术后肘关节、腕关节以及前臂旋转活动度的分析比较，来评价其前臂功能改善情况。

（八）预后

由于遗传性多发性骨软骨瘤是一种良性病变，恶变率较低，一般预后良好。对于骨软骨瘤引起的骨骼畸形及功能受限，通过恰当的手术治疗及术后恢复锻炼，大多可明显改善。若骨软骨瘤恶变为软骨肉瘤，则需对瘤体实施广泛切除，对机体损伤较大，并且软骨肉瘤有一定的复发率，复发可导致肿瘤病理级别的进展及去分化改变，预后较差。

（九）Ilizarov 技术的临床应用示例

1. 尺骨延长与桡骨截骨矫形术同期实施

（1）病例介绍：男，12 岁。6 岁时发现右肘部畸形，随年龄增长肘关节畸形加重而就医。查体：右肘关节屈曲、肘内翻畸形，桡骨头向外上脱位，肘后三角紊乱，右前臂弯曲，第 2、第 4 指短缩。X 线检查示：右肱桡关节脱位，桡骨头明显上移，尺骨弯曲短缩，桡骨弓形改变，远端向尺侧倾斜，前臂旋转功能障碍，既往未做过任何治疗，见图 2-11-70（1）-（2）。

（2）手术方案：右侧桡骨中段截骨矫正弓状畸形 + 钢板内固定 + 尺骨中段截骨延长术 + 桡骨头牵拉下移术。

（3）手术方法：

1）仰卧位。患肢常规碘酒酒精消毒，上橡胶止血带；

2）先进行桡骨中段截骨矫形，将桡侧腕伸肌分开，暴露桡骨，尽量少剥离骨膜，先电钻打孔，后用薄而锐的骨刀将其不完全截断。上下穿针后将桡骨完全截断，安装组合式外固定器矫正桡骨畸形，然后以一枚 4 孔钢板、4 枚螺钉固定。缝合切口，松开止血带拆除固定桡骨的外固定；

3）于尺骨中上段用闭合截骨器进行电钻钻孔截骨；

4）尺骨鹰嘴穿一枚 2.0mm 的克氏针，尺骨穿 3.5mm 的螺纹针，安装 Ilizarov 外固定器；

5）打开截骨端两侧外固定器，旋转截骨处两端外固定器螺钉，测试尺骨截断后再重新锁紧外固定器，缝合切口；

6）掌骨穿克氏针一枚 2.0mm 及两枚 3.0mm 螺纹钉，跨腕关节安装一半环，临时固定腕关节于功能位置，以防止在尺骨延长过程中跨腕关节的肌腱挛缩；

7）检查无误后以酒精纱布棉垫包扎伤口、钢针针道；

8）再次检查，桡骨外观畸形矫正满意，钢针布局合理，外固定器安装位置合适，"C"型臂 X 线机透视右尺骨截骨处断开充分，右桡骨内翻、旋转畸形矫正良好，钢板固定牢固，钢针深度合理，患肢远端血运正常；

（4）术后管理与追踪随访：术后 5 天更换包扎纱布的敷料，前臂 X 线检查后，开始尺骨延长，1mm/天，延长 1cm 后，改为 0.6mm/天，直至尺骨延长达到所需要的长度。在尺骨延长过程中可同时牵拉桡骨使其下移至肱骨髁水平；

（5）结果复查：外观、功能恢复均满意。见图 2-11-70（1）-（2）。

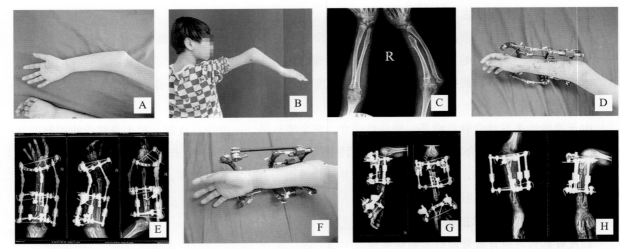

图 2-11-70（1）   桡骨截骨矫形、尺骨延长术治疗尺骨远端内生软骨瘤。A 术前患者右上肢外观和影像学检查；B 右肘内翻，桡骨头向外上脱位；C 肘后三角紊乱，右前臂，右手第 2、4 指短缩，尺骨短缩、弯曲；D、E 术后 9 天检查，钢针布局合理、桡骨内固定牢固，尺骨近端截骨线清晰；F、G 术后 20 天外固定架大体照及影像学检查，尺骨延长顺利；H 术后 60 天 X 线片情况，尺骨延长顺利，延长区域显示骨痂影像

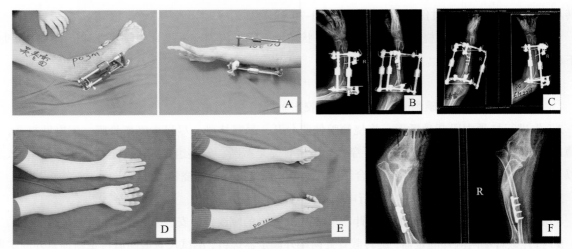

图 2-11-70（2）   桡骨截骨矫形、尺骨延长术治疗尺骨远端内生软骨瘤。A 术后 3 个月，手掌半环已经拆除，鼓励患者练习掌指关节功能活动；B 术后 X 线检查显示尺骨延长段骨痂生成及矿化良好；C 术后 6 个月，尺骨延长段骨愈合良好，可以拆除外固定架；术后 11 个月复查，患者外观形态达到满意位置，X 线片显示，尺骨延长段骨性愈合强度达到正常，桡骨、尺骨畸形矫正、等长；D ~ F 肘关节伸屈功能、前臂旋转功能恢复正常，手功能无任何影响

（6）讨论：该患者为右尺骨远端内生骨软骨瘤，致尺骨短缩远端缺如，继发肘关节、前臂、腕关节系列畸形改变，手术矫形的目标是矫正前臂畸形，恢复尺骨的长度，尽可能恢复肱 - 尺关节形态。手术决策是：截骨矫正桡骨内翻、旋转畸形，以钢板内固定；尺骨截骨延长使前臂均衡；在尺骨延长过程中能同期将桡骨头牵拉下移，如此暂时不切除桡骨小头。由于患者尺骨远端软骨瘤体较小、近期稳定，伴随尺骨延长推移到远端，所以可以先不做软骨瘤切除术。

因为患者尺骨纤细、远端骨质疏松，故选用 Ilizarov 环式外固定器延长，如此尺骨近端可以穿全针，截骨近端、远端螺纹钉穿钉能成一定角度，增加延长过程中的固定稳定性。

（7）注意事项：

1）前臂矫形、延长手术务必避免影响手的功能，手的主动运动能增加前臂血运，有利于骨愈合；

2）桡骨矫形术中采用内固定，如此不干扰尺骨延长术；

3）尺骨延长的外固定器可以分期拆除；

4）嘱咐患者及家属，18 岁之前应定期复查，如因瘤体变化发生新的畸形再做相应处理。

2. 右桡骨远端内生软骨瘤手术治疗

（1）病例资料：男，7 岁时（2008 年）右前臂摔伤后一个月发现桡骨远端增粗，手掌侧肿胀疼痛，2008 年诊断为桡骨远端内生软骨瘤，即刻住院实施手术治疗（具体手术方法不详），术后肿瘤复发，腕关节弯曲畸形逐渐加重。2014 年，患者 12 岁时来我科诊疗，见图 2-11-71（1）-（2）。

（2）专科及 X 线检查：明显桡偏、屈腕畸形，桡骨远端囊性改变，尺骨茎突明显突出，手的肌力及功能正常。

（3）手术方法：桡骨远端肿瘤切除，取同侧髂骨块填充骨缺损，安装 Ilizarov 环式外固定器，为了牵拉矫正屈腕、桡偏畸形，第二掌骨穿针跨腕关节固定。

（4）术后处理：通过环式外固定器调整腕关节的铰链，矫正屈腕、桡偏畸形，适当延长桡骨截骨断端以增加桡骨的长度。术后 57 天前臂形态及 X 线片，腕关节畸形矫正。随访：术后 23 个月随访前臂及手的功能恢复，腕关节外形满意。

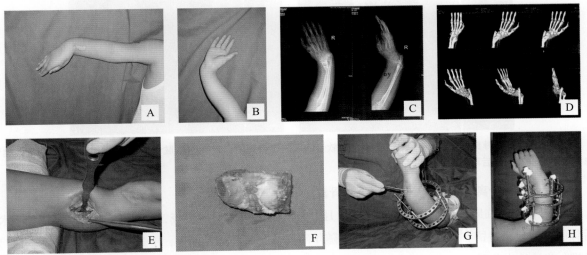

图 2-11-71（1） 右桡骨远端内生瘤。A ~ D 患者 12 岁右腕关节畸形与肿瘤病变部位，E ~ H 手术切除肿瘤取髂骨植骨，安装环式外固定

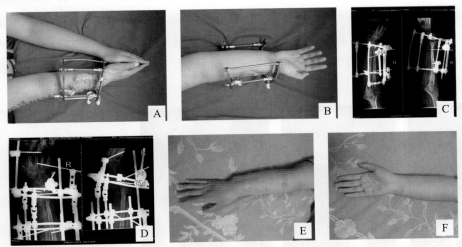

图 2-11-71（2） 右桡骨远端内生瘤。A ~ D 术后调整外固定矫正屈腕、桡偏畸形；E、F 术后 23 个月，患者在家中自拍摄前臂外形及功能影像，前臂畸形矫正，腕手功能正常

3. 肱骨良性骨肿瘤导致上臂短缩

由于影响上肢功能，不建议在少年期实施肱骨延长手术（图 2-11-72）。

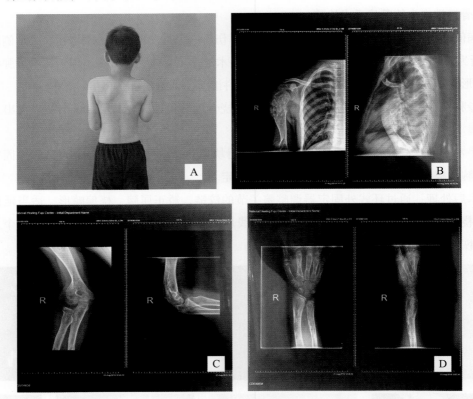

图 2-11-72　肱骨良性骨肿瘤。A 男 12 岁，骨软骨瘤致右上臂短缩；B ~ D 其肱骨近端、桡骨远端显示病变，建议患者定期复查，成年后再考虑实施肱骨延长术

4. 骨骺牵拉分离延长桡骨中心化修复尺骨缺失

（1）病史与临床表现：男，于 2000 年 1 月（5 岁）发生右尺骨骨髓炎，曾在当地医院实施清创手术，后骨髓炎治愈，遗留右尺骨几乎完全缺损，随年龄增长肘关节畸形加重，于 2006 年 6 月（11 岁）时为求进一步诊治来我科。

（2）临床表现：桡骨头向上脱位 5cm 以上，正常的尺骨 - 肱骨关节运动不存在，肘关节呈现连枷状态，屈伸活动完全依靠软组织支撑，屈肘位桡骨头明显隆起，肩关节与手的功能正常。X 线片显示右尺骨几乎完全缺损，近端仅遗留鹰嘴，远端少许尺骨茎突残留，见图 2-11-73（1），桡骨头向上脱位 5cm 以上，桡骨远端轻度尺偏畸形。患者前臂的肌力与功能未受到明显影响。诊断：右尺骨骨髓炎后遗尺骨缺失、桡骨头严重脱位、连枷肘关节。

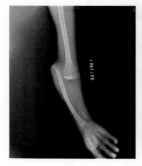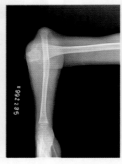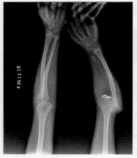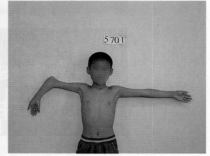

图 2-11-73（1）　右尺骨骨髓炎后遗尺骨缺失、桡骨头严重脱位、连枷时关节。患者术前 X 线检查与前臂形态

（3）右上肢存在问题与重建方案设计：

1）该患者存在与需要解决的4个问题：①右尺骨几乎全部缺失，仅残留鹰嘴；②桡骨头严重上移脱位；③桡骨远端尺偏畸形，如果继续发展下去，容易出现桡腕关节脱位；④肱-尺肘关节结构与功能丧失，仅能依靠肘关节周围软组织支撑运动。

2）重建目标：恢复右肱-尺关节与前臂的形态功能。

3）秦泗河设计的手术方案：一期手术仅穿针安装 Ilizarov 肘关节牵伸器，将桡骨头牵拉至肘关节以下水平。二期手术在桡骨颈部截断，远端推向尺侧，与尺骨鹰嘴残端对接融合，由此完成桡骨中心化，桡骨远端软骨化骨端轻度尺偏畸形截骨矫正，截骨断端用单臂外固定器固定，以防止发生桡腕关节尺侧移位。

4）手术重建后的预期结果：桡骨中心化，用一个桡骨支撑其前臂的运动功能，桡骨近端与尺骨融合重建肱-尺关节功能。

（4）第一期 Ilizarov 牵拉术发生的意外现象：2006年7月，未实施任何开放手术，仅跨肘关节穿针安装 Ilizarov 牵伸器，术后牵伸使得桡骨头牵拉到原位之下，然后再横向推拉，使得桡骨头对应在尺骨近残端部位。

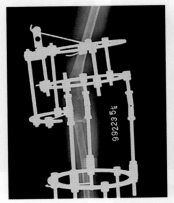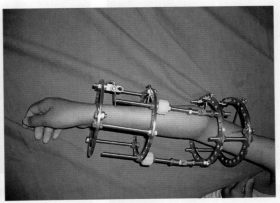

图 2-11-73（2） 将脱位的桡骨头牵拉复位

牵拉10天后意外发现尺骨鹰嘴残端骺板分离，继续分离性尺骨残端延长4cm后等待骨骺延长区域矿化。如此，自然而然地奠定了桡骨中心化的良好基础，证明了肢体是有意识的。

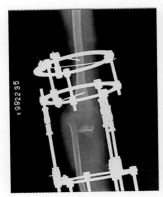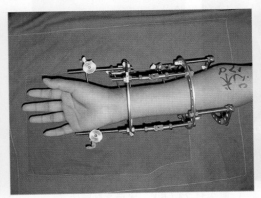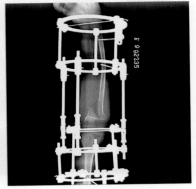

图 2-11-73（3） 牵拉17天桡骨头复位，尺骨鹰嘴意外发生骨骺分离性延长

（5）第二期实施桡骨前臂中心化手术：第一次术后74天实施，桡骨头下截骨后截骨远端推移至尺骨残端使其中心化融合，向尺骨残端靠拢，用4孔重建钢板将尺骨鹰嘴与桡骨固定，桡骨远端截骨矫正

尺偏畸形，截骨断端用组合式外固定固定，见图 2-11-73（4）。

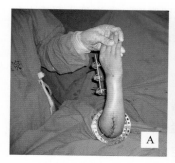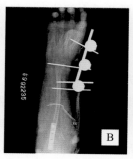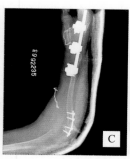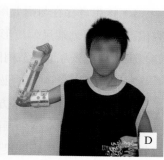

图 2-11-73（4）　A ～ C 该患者第二期手术桡骨近端截骨后与尺骨残端固定，桡骨远端截骨矫正尺偏畸形；D 由于患肢骨质疏松，桡骨与尺骨残端鹰嘴仅用 4 孔小钢板固定，术后保留跨肘关节 Ilizarov 外固定器，6 周后拆除环式外固定，装配跨肘、腕关节支具，并在其保护下运动

（6）手术后追踪随访 13 年疗效奇特：

1）术后 3 年随访：患者于 2009 年 7 月，拆除固定桡骨 - 尺骨近端的钢板。术后 3 年随访前臂外形、功能基本正常。嘱患者保护性使用右前臂，避免搬运重物，防止桡骨骨折。

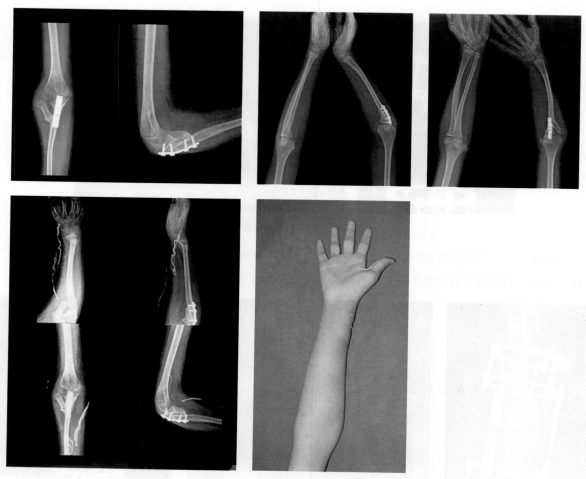

图 2-11-73（5）　术后 3 年随访

2）术后 4 年半 X 线检查桡骨发育良好，肘关节及腕关节功能正常，桡骨代偿性增粗，见图 2-11-73（6）。

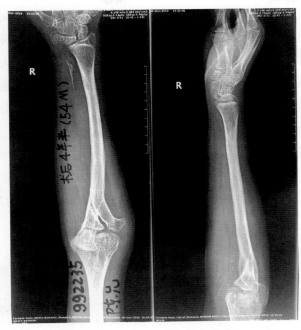

图 2-11-73（6） 术后 4 年半随访

3）术后 13 年 5 个月复查性随访：

2019 年 11 月第一次术后 13 年 5 个月随访，患者已经 24 岁，中心化的桡骨代偿性增粗，右前部外形、长度，肘关节、腕关节功能，前臂肌肉力量以及日常劳动，与健侧上肢没有差别。见 2-11-73（7）。

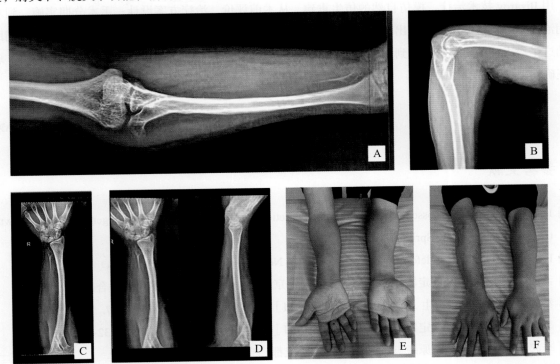

图 2-11-73（7） A ~ D 桡骨中心化术后 13 年随访，X 线检查肘关节正常，桡骨增粗；E、F 前臂形态及与健侧比较没有差别

（十）Ilizarov 技术奇特疗效给骨科学界的启示

应用 Ilizarov 技术治疗肢体复杂创伤与疑难疾病，经常会出现一些意想不到的奇特疗效如：长达

10cm 以上的骨缺损不用植骨也可自然再生修复；成年人四肢可以再生延长 20cm 以上而不会出现影响功能的并发症；基本上不用抗生素治愈慢性骨髓炎；牵拉成骨时意外发现糖尿病足溃疡愈合；在实施下肢延长时上肢的多年经久不愈合的慢性溃疡自然愈合……仅秦泗河矫形外科团队就治愈了上百例濒临截肢的下肢残缺畸形。这些颇具传说的奇特疗效用目前还原论的生物医学理论不能解释，启示我们思考：当前的医学科学理论指导是否"科学"？临床医学的评价标准又是什么？再回头分析以上介绍的尺骨缺损修复成功的病例，显示生命自然重建的力量是多么的神奇！

1. 软组织牵拉骨骺自然分离延长

患者整个尺骨几乎全部感染性缺损，但近端骺板还未被破坏。仅通过纵向缓慢牵拉，在桡骨头下移的过程中，尺骨骺板发生分离性延长，这是由于骨缺损处瘢痕软组织牵拉力迫使尺骨骺板发生分离性延长。

2. 巧妙的桡骨中心化

第二次手术桡骨中心化后，前臂能够正常参加劳动，未影响前臂的发育。远端桡骨截骨矫正尺偏后，在没有尺骨支撑的情况下，竟然没有发生桡腕关节尺偏移位。

3. 一根桡骨其前臂力量、功能几乎等同于健侧

术后 13 年半，患者 24 岁时随访，其右前臂外形、功能与健侧几乎没有区别。患者缺乏桡 - 尺关节，通过肩关节竟然能代偿前臂旋转功能。这证明了人类的前臂不需要垂直负重压力，只要保留了肱 - 尺关节与健康的桡骨，发育到成年后其上肢 - 手功能几乎与正常无异。

4. 模仿自然的肢体仿生重建

用 Ilizarov 技术治疗，模仿自然的仿生重建，从术前评价、治疗方案设计、手术分期实施，到术后远期治疗结果，整个过程体现出人体强大的自组织、自修复、自调控的自身潜力。医生仅仅给予辅助和调动这个潜力，即出现意想不到的奇特疗效。实践证明了秦泗河提出的"骨科（肢体）自然重建"理论的正确性。

（秦泗河，朱跃良，孙琳）

参考文献

［1］ILIZAROV G A. Transosseous osteosynthesis: theoretical and clinical aspects of the regeneration and growth of tissue ［M］. Berling: Springer-Verlag, 1992.

［2］PALEY D. Principle of deformity correction ［M］. New York: Springer, 2005.

［3］孟和 . 中国骨折复位固定器疗法 ［M］. 北京 : 北京医科大学中国协和医科大学联合出版社 , 1993.

［4］秦泗河 , 焦绍锋 , 舒衡生 . 肢体的延长与重建 ［M］. 北京 : 人民军医出版社 , 2017.

［5］李起鸿 . 半环槽式外固定器的研制与临床应用 ［J］. 中华骨科杂志 , 1984, 4(6): 332-336.

［6］李起鸿 . 骨外固定技术原理与临床应用 ［M］. 成都 : 四川科学技术出版社 , 1992.

［7］舒衡生 . 访美见闻 ［J］. 中国矫形外科杂志 , 2006, 14(3): 238-239.

［8］CHEN Y, KUANG X, ZHOU J, et al. Proximal tibial cortex transverse distraction facilitating healing and limb Salvage in Severe and Recalcitrant Diabetic Foot Ulcers ［J］. Clin Orthop Relat Res, 2020, 478(4): 836-851.

［9］PALEY D, CATAGNI M A, ARGNANI F, et al. Ilizarov treatment of tibial nonunions with bone loss ［J］. Clin

Orthop Relat Res, 1989, (241): 146-165.

［10］ZHANG X, LIU T, LI Z, et al. Reconstruction with callus distraction for nonunion with bone loss and leg shortening caused by suppurative osteomyelitis of the femur ［J］. J Bone Joint Surg Br, 2007, 89(11): 1509-1514.

［11］潘奇，秦泗河 . 外固定与上肢重建 ［M］. 北京：人民卫生出版社，2017.

［12］潘少川 . Ilizarov 外固定器及其理论的临床应用 ［J］. 中华外科杂志，1991, 29(5): 296.

［13］秦泗河 . 俄罗斯骨科见闻 ［J］. 中华骨科杂志，1994, 14(10): 634-635.

［14］秦泗河 . 突破骨不连与骨缺损治愈的瓶颈 ［J］. 中国骨伤，2013, 26(4): 7-10.

［15］秦泗河，葛建忠，郭保逢，等 . Ilizarov 技术在中国大陆 20 年（1991—2011 年）［J］. 中国矫形外科杂志，2012, 20(7): 662-666.

［16］SOLOMIN L. The basic principles of external skeletal fixation using the Ilizarov and other devices ［J］. New York. Springer, 2nd. 2012.

［17］秦泗河，郭保逢，焦绍锋，等 . 应用骨外固定技术矫正四肢畸形 8113 例数据分析 ［J］. 中国修复重建外科杂志，2018, 32(10): 1241-1248.

［18］曲龙 . 骨搬移治疗骨缺损与骨不连 : Ilizarov 技术的临床应用 ［M］. 北京：人民卫生出版社，2009.

［19］曲龙，秦泗河 . 伊利扎洛夫技术中 Bone Transport 的中文命名商榷 ［J］. 中华骨科杂志，2009, 29(3): 274.

［20］夏和桃 . 实用骨外固定学 ［M］. 北京：人民卫生出版社，2013.

［21］郑学建，泰泗河，彭爱民，等 . Ilizarov 技术同期治疗胫骨缺损合并马蹄足畸形 ［J］. 中华创伤骨科杂志，2013, 15(10): 863-866.

［22］朱跃良，徐永清 . 缓慢的力量——Ilizarov 技术在中国微言 [J]. 医学与哲学，2014, 35(10): 8-10.

第十二节　骨与软组织肿瘤微创外科治疗

一、骨囊肿的治疗

骨囊肿，也称为单纯性骨囊肿（simple bone cyst）、孤立性骨囊肿（solitary bone cyst）、单房性骨囊肿（unicameral bone cyst），是一种充满液体、腔性的骨组织良性病变。

（一）病因学

骨囊肿的病因有多种学说，包括：①原有肿瘤的愈合形式；②继发于骨髓炎；③干骺端出血包裹，压力增加逐渐扩大；④骺板微小伤，致软骨内骨化异常形成囊肿；⑤静脉淤滞，静脉发育异常，使组织间液集聚，集聚液体与未阻塞的血管达到平衡。

在这些学说中，静脉回流异常最可能是骨囊肿的病因，支持这种学说的原因有以下几种现象：①囊肿内压力比正常骨髓腔高；②在动脉造影检查中，囊肿周围动脉有扩张，在肱骨头静脉造影中，囊肿髓腔处的中心髓腔静脉中断，通过骨膜和远端干骺静脉与基底静脉相连；③囊液中的碱性磷酸酶活性明显高于血浆，而总蛋白含量和红细胞数量则较少；④在组织学上，新形成的骨皮质和邻近囊肿的松质骨小梁中，有充血的小动、静脉，与静脉淤滞的病理过程相似。总之，静脉回流的受阻和囊肿内压力的继发性升高在病变的扩大、发展中起着重要作用。

前列腺素 E_2 可由多种细胞分泌（包括成骨细胞），在 IL-1β 存在的情况下，可以通过刺激破骨细胞活性而诱导骨吸收。研究已经证实 IL-1β 可以直接作用于破骨细胞，通过直接诱导破骨细胞前体细胞的增生和成熟提高破骨细胞的数量。淋巴细胞毒素、肿瘤坏死因子、血小板衍生生长因子（platelet-derived growth factor，PDGF）、表皮生长因子也可促进骨吸收，但其作用明显不如 IL-1β。细胞外基质胶原和糖蛋白的降解与蛋白水解酶有关，在这些酶中，金属蛋白酶在骨吸收中起着重要作用，包括胶原酶、明胶酶和基质溶解素（stromelysin）。Komiya 研究表明在囊腔的液体中存有骨吸收因子，他在影像增强器引导下，将两枚套管针穿入囊腔，获取清亮的黄色囊液，在 3000rmp 离心 20min，检测溶骨因子。另外，将 $2\mu Ci^{45}Ca$ 同位素注入 2 天龄小鼠的皮下，第二天取出小鼠尺骨，将获取的囊液加入浸泡尺骨的液体中 72h 观察骨吸收情况，并加入前列腺素合成抑制剂吲哚美辛（indomethacin, 1μg/ml）观察对骨吸收的影响，同时检测囊肿液 IL-1β 含量和胶原酶活性。检测发现囊液中的前列腺素 E_2 含量增加，小鼠尺骨经囊液处理后可以导致骨吸收增加，加入前列腺素抑制剂吲哚美辛后骨吸收活动下降，表明前列腺素具有促进骨吸收的作用。囊液中 IL-1β 放射免疫测定值为 10.6 ~ 21.1，表明有高的 IL-1β 活性，并且证明囊液中加入 IL-1β 抗体可以阻止囊液对小鼠骨骼的吸收能力。囊肿液中的明胶酶和胶原酶含量也增加，使得胶原裂解，促进了骨吸收。因此证明前列腺素 E_2、IL-1β 和明胶酶在骨囊肿的骨吸收过程中起着协同作用。

从以上的发现可以推测骨囊肿的成因，静脉淤滞以及继发的囊内压力增加确实存在，这导致局部的骨组织坏死，造成渗出液的集聚。渗出液中单核和多核细胞分泌的 IL-1 刺激成骨细胞、成纤维细胞以及其他结缔组织细胞产生前列腺素 E_2，前列腺素 E_2 又增加破骨细胞活性，诱导骨吸收，这导致液体进一步集聚，使得骨吸收加速。骨吸收的抑制机制也可能同时存在，但其活性比骨吸收低。

（二）病理学

镜下可见骨囊肿的囊腔由疏松的网状及细纤维状结缔组织组成。这些组织形成许多囊状结构，进而合成一个大腔，囊腔壁被一单层间皮细胞所覆盖，腔内充有黄色略带红的液体，当合并病理性骨折时囊内液体为血性。囊液周围是光滑的骨壁，骨壁上有高低不同的骨嵴。在新形成的骨皮质和邻近囊肿的松质骨小梁中，有充血的小动、静脉，并发病理性骨折时可见骨膜新骨形成。大多数单房性骨囊肿内含有肉芽组织灶、陈旧性出血、纤维素、钙盐沉积、胆固醇、吞噬细胞、极少炎性细胞。

（三）临床表现

骨囊肿是儿童最常见的良性骨肿瘤之一，约占儿童所有骨肿瘤的 3% 左右，发病率在儿童中略低于外生骨、软骨和组织细胞瘤。骨囊肿多数无明显疼痛，也很少出现局部肿胀，一旦出现明显的疼痛或肿胀，多为病理性骨折所致，文献报道骨囊肿病理性骨折的发生率在 30% ～ 75%。骨囊肿的发生年龄具有明显高峰区间，平均发病年龄在 10 岁左右，绝大多数患者发生在 5 ～ 15 岁，其他年龄段虽可以发病但发生率明显减少。骨囊肿最常发生的部位是肱骨近端和股骨近端，在骨生长的过程中，骨囊肿逐渐向骨干方向移位并最终成潜伏病变。男性发病率明显高于女性，男女比例大于 2 ∶ 1。Glowacki 报道 132 例，其中男性 84 例，女性 48 例。意大利 Campanacci 报道的 563 例骨囊肿中，男性占 69%，女性占 31%。Ulichi 报道的 94 例骨囊肿中，69 例为男性，31 例为女性。从各家骨囊肿临床资料统计来看，性别可以作为诊断骨囊肿的一个重要参考因素之一。

（四）影像学

1. X 线片

在 X 线片上，骨囊肿为中心性、长形、低密度病变，骨皮质变薄，有轻度膨胀，无骨膜反应，病变区为磨玻璃样密度影。

Jaffe 和 Lichtentein 根据干骺端骨囊肿接近骨骺板的程度，将骨囊肿分为两期。

（1）活动期：具有活动性，靠近但不跨越骺板，病变长轴与骨干纵轴一致，膨胀程度不超过干骺端的宽度，占 40% ～ 50%。

（2）静止期：囊肿停止发展，呈静止状态，随骨的生长逐渐远离骺板，移向骨干，占 50% ～ 60%。

根据骨囊肿的囊腔形态和有无分隔，可分为单房性及多房性两种。

（1）单房性骨囊肿：多见，形状表现多为卵圆形，少数呈柱状，为边缘清楚、硬化的透亮区，呈中心性、椭圆形或梭形溶骨性破坏区。病变范围较小，膨胀生长，但膨胀多不显著。破坏区密度比髓腔还低，呈透明状，与两端正常骨分界清楚。骨皮质受压变薄，严重者可菲薄如纸，越近病变处越薄，但骨皮质仍完整；病变两端正常骨皮质显示增厚硬化，或为菲薄之硬化边；囊壁光滑，囊内偶可见少量纤细的线条间隔。

（2）多房性骨囊肿：少见，多发生于长骨干骺端松质骨内或骨干髓腔内，系囊肿壁骨嵴相互重叠的结果，囊肿大小不一，结构较粗糙，囊壁较厚，中心性生长，很少呈偏心生长，一般无骨膜反应。

长骨以外包括骨盆、肋骨及跟骨等部位的骨囊肿，不具有长骨囊肿的典型征象，但其基本表现亦为局限性膨胀性透亮区，边缘光滑，其中有不规则骨小梁间隔，呈皂泡状或蜂窝状，膨胀显著者骨皮质可断裂。

由于骨囊肿的骨皮质菲薄、膨胀，极易发生病理性骨折，是骨囊肿的主要临床特征之一，对骨囊肿的诊断和治疗起着重要作用。骨囊肿所致的病理性骨折具有一定的特点，可以归纳为：①发生率高；

30% ~ 75% 骨囊肿可伴发有病理性骨折。②暴力小：通常很小的暴力即可造成病理性骨折，有时骨囊肿没有明显遭受暴力的病史，因疼痛就诊，拍片时发现已经出现了病理性骨折；如果在治疗过程或随访中局部疼痛明显加重，或者局部肿胀明显，常提示病理性骨折的发生。③移位不显著：骨折端移位不明显，部分为不全骨折。④自愈性：在年龄较小的儿童，病理性骨折发生后有 15% 的骨囊肿可以自愈，年龄越小，自愈率越高，反之年龄较大的儿童，骨囊肿的自愈率较低，在成年患者中骨囊肿自愈罕见。⑤碎片陷落征（"fallen-leaf" sign）：骨折后囊内液体流出，骨折片可内陷，有时骨折片移入囊内，并可随体位而沉降于囊肿底部，称为碎片陷落征，是骨囊肿具有诊断意义的征象（图 2-12-1，图 2-12-2）。

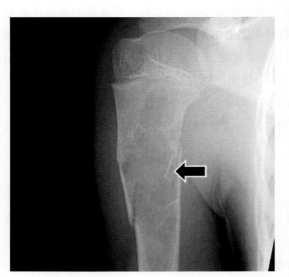

图 2-12-1　"碎片"陷落征。右侧肱骨近端骨囊肿伴病理性骨折，可见骨折片陷落于囊肿内

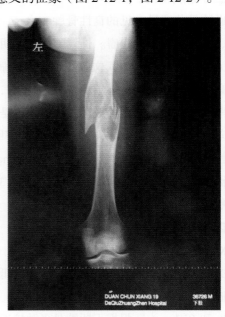

图 2-12-2　X 线平片。患者，男，18 岁，上床时滑倒后左大腿疼痛、功能障碍，股骨中段骨囊肿病理性骨折，X 线片显示有碎片陷落征

病理骨折后骨痂、软骨痂形成明显，甚至大量骨痂遮盖了骨囊肿的本来面目，囊腔内亦可被大量增生的骨质充填。有时病理骨折愈合后，囊肿更增大，致骨变形。病理骨折后局部有不同程度的骨膜反应。

2. CT

CT 扫描显示，病变一般呈圆形或卵圆形骨质缺损区，边缘清楚，无硬化，皮质轻度变薄，病变内部为均匀一致的低密度信号，偶可见到骨嵴，使囊肿呈多房状（图 2-12-3），囊内 CT 值变化较大，多接近水的密度，内部出血则 CT 值升高，增强扫描，囊肿内部无强化。

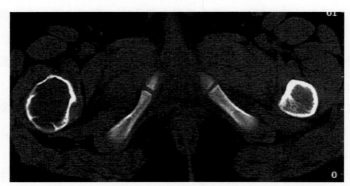

图 2-12-3　CT 扫描。CT 显示股骨近端病灶边缘呈浅分叶状，周围反应性硬化，内部呈水样密度，可见不规则骨嵴

3. MRI

MRI 显示病灶为圆形或椭圆形，边缘清楚，T_1 加权像为中低信号，T_2 加权像为均匀高信号，很少有液 - 液平面（图 2-12-4）。如合并病理骨折，可以观察到典型的骨膜下出血和囊内出血的 MRI 信号变化，即亚急性期 T_1WI、T_2WI 和质子加权像均呈高信号。

在影像学诊断中，由于骨囊肿 X 线和 CT 影像学特点较为明确，MRI 检查只具有辅助作用。但在以下情况时，X 线片和 CT 扫描诊断可能会有些困难，如：多房性骨囊肿、发生于少见部位或愈合过程中以及已愈合的病理性骨折者，以及与内生软骨瘤、动脉瘤样骨囊肿、纤维结构不良、非骨化性纤维瘤或者少见的毛细血管扩张性骨肉瘤鉴别时，必须进行 MRI 检查或增强 MRI 检查。

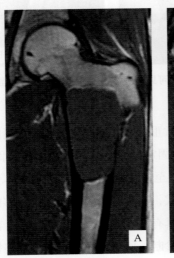
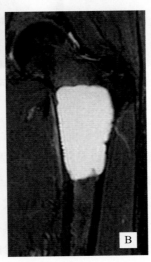

图 2-12-4　股骨近端骨囊肿 MRI。A MRI T_1WI 低信号；B T_2WI 高信号

对于伴有新鲜或陈旧性骨囊肿的患者，X 线片显示在骨囊肿的愈合过程中有骨膜反应，囊肿内此时多可以见到骨嵴，可以有一个或者多个液 - 液平面，碎片陷落征（"fallen-leaf" sign）见于新鲜骨折。Ga 灌注后，MRI 可以有局灶性强化、结节样强化、四周环状强化增厚等，其内为均匀液体信号（图 2-12-5、图 2-12-6）。

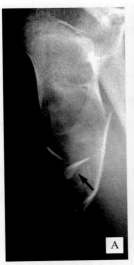
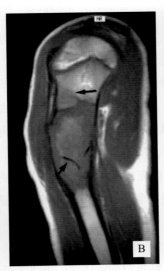
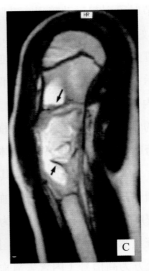

图 2-12-5　右侧肱骨近端骨囊肿伴病理性骨折。男，12 岁，A X 线片显示右侧肱骨近端骨囊肿，为多房性溶骨性病变，有病理性骨折，可见"落片"征（箭头所示）。B MRI T_1 加权像病灶为均匀低信号，有病理性骨折和"落片"征（箭头所示），由于出血病灶周缘信号较高；C MRI T_2 加权像病灶内高信号，病理性骨折

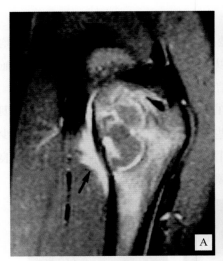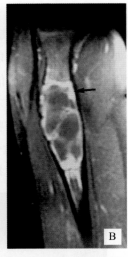

图 2-12-6　Ga 增强 MRI。A,B 可见多房性骨囊肿周围不均匀的强化

（五）鉴别诊断

在骨囊肿的治疗中，明确诊断和鉴别诊断非常重要，其原因如下：①骨囊肿在就诊时大部分以病理性骨折为首发症状，目前流行的观点是需要采用外固定治疗 3 ~ 6 周，待病理性骨折愈合后进行终极治疗，以减少治疗的难度，避免内固定；如诊断不明，甚至为恶性肿瘤，这段时间的等待将会造成严重的后果。②骨囊肿目前多选择创伤较小的经皮微创手术方式，通过穿刺的方式获取足够的病理标本较为困难，加之骨囊肿的病变组织较少，所以准确的病理诊断具有一定的挑战性，有些患者甚至完成治疗后也不能建立病理诊断，而只能通过影像学的特点建立临床诊断。所以，在决定骨囊肿终极治疗方案前，鉴别诊断是必不可少的工作。

1. 动脉瘤样骨囊肿

动脉瘤样骨囊肿（aneurysmal bone cyst, ABC）是最易与骨囊肿相混淆的疾病，两者在临床、X 线上均有相似之处，是骨囊肿鉴别诊断中最应排除的肿瘤。ABC 又称良性骨动脉瘤，病因不清，最常发生于 10 ~ 20 岁年龄段的人群，男、女发生比率为 1：2，60% ~ 75% 发生于股骨上段。主要表现为局部肿痛，病灶靠近关节时可引起运动障碍。动脉瘤样骨囊肿分为原发性和继发性两种，原发性好发年龄较小，而继发性 ABC 好发年龄较大，约占 1/3，为非骨化性纤维瘤、软骨母细胞瘤、骨母细胞瘤、软骨黏液纤维瘤和恶性纤维组织细胞瘤的继发性改变。

X 线片示：①偏心型：发生于长骨的多为此型，病灶偏于骨干的一侧，呈气球样膨出至骨外，动脉瘤样骨囊肿内有骨性间隔，似蜂窝状。②中心型：呈溶骨性囊状透明影，最大直径可达 10cm。囊内含有粗细不均的骨性间隔，呈多房状，横向扩张。③位于扁骨时，病灶呈囊状膨胀。位于脊柱者除呈囊状膨胀外还可跨越椎间盘，侵入邻近椎体。

CT 显示：为囊状膨胀性骨破坏，其内充满液体密度，均质，无钙化，可见骨性间隔。局部骨皮质变薄，骨骼膨大。增强扫描可见有粗大的供血血管，病灶可见斑片状明显强化。囊内若显示有液 - 气液平面，上为水样低密度，下为略高密度，则为典型表现。

MRI 检查显示：病灶主体于 T_1WI 上呈低信号，T_2WI 呈高信号，腔内间隔均呈低信号。T_2WI 可见液 -液平面者，上方为高信号（内含去氧血红蛋白的液体），下方为低信号（内有含铁血黄素），强烈提示动脉瘤样骨囊肿的诊断。

2. 毛细血管扩张性骨肉瘤

是骨肉瘤中少见的一种亚型，以侵袭性显著、出血、病情进展迅速和易误诊为主要特点，与骨肉瘤其他各型相比，是唯一易发生于骨干的骨肉瘤。发病年龄 10 ~ 30 岁，10 岁以前和 30 岁以后很少发病。临床上疼痛、肿胀及功能障碍的发生率和严重程度远高于骨囊肿。毛细血管扩张性骨肉瘤的早期 X 线表现往往不典型，病变呈现假性囊肿改变，病变处骨膜形成类似硬化性薄骨壳，囊内有粗细不等的骨小梁或骨嵴，使病变呈粗糙的肥皂泡样外观。CT、MRI 均可见溶骨性破坏及囊状膨胀性改变。肿瘤破坏区可见软组织肿块影及囊状液平，骨皮质变薄及筛孔样破坏。

3. 骨巨细胞瘤

多见于 20 岁以上的成年患者，好发于股骨远端及胫骨近端，病变呈多房状或泡沫状，具有高度偏心性和膨胀性，有一定的侵蚀性，可穿透骨皮质累及骨骺等特点。但股骨上端的骨巨细胞瘤与骨囊肿有时仍难以鉴别。

4. 单发的骨纤维异样增殖症

两者有时在临床及 X 线表现上极相似，特别是纤维异样增殖症无毛玻璃状表现或丝瓜瓤状改变而只呈囊状膨胀改变时，很难鉴别。但纤维异样增殖症病变范围较广泛，不一定呈中心性生长，除骨端外，常侵及干骺端及骨干。

5. 孤立性骨嗜酸性肉芽肿

该病病损范围常较小，可发生于骨的任何部位，但以骨干部为多，常伴明显疼痛，白细胞计数和嗜酸粒细胞计数均可增高，X 线影像上其病损边缘不如骨囊肿清晰，且多有骨膜反应。

（六）治疗

由于骨皮质变薄，造成骨强度下降，有发生病理性骨折的风险，因此骨囊肿手术的主要目的是防止病理性骨折发生，促进囊肿尽快愈合。骨囊肿与儿童一般良性骨肿瘤不同的是，生物学行为是良性肿瘤，但手术治疗后具有较高的复发率，这也使之成为治疗学中的一个难点。由于骨囊肿的发病机制不明，病因有多种学说，因此临床上也出现了众多的手术方法，各种方法都是根据不同病理基础的理解和解释而制定的，且均取得了一定治疗效果。总的来讲骨囊肿的治疗分成四大类：①刮除术——其理论基础是骨囊肿为肿瘤病变，需要进行切除和重建，包括切除、刮除植骨术，其一直作为标准的手术方式，可以提供足够的成骨刺激，促进愈合；②抗炎性治疗——以囊肿内有大量的骨吸收因子为理论基础，如经皮激素注射；③加强成骨能力的治疗——以囊肿有溶骨性病变为基础，如自体骨髓移植；④减压引流术——基于肿瘤产生是由于静脉淤滞所造成的，对骨皮质穿针、钻孔、开窗等囊肿减压可以达到较好的效果，包括钻孔、髓内空心针、空心螺钉。

尽管开放病灶刮除植骨术有较好地促进新骨形成的能力，但文献报道的复发率仍可达 5% ~ 50%。另外，由于开放手术本身的创伤较大，活动性骨囊肿靠近骺板时，存在损伤骺板造成发育畸形和肢体不等长的风险，对于这种良性、好发于儿童的病变，开放性刮除植骨手术已经逐渐废弃，而更倾向选择侵袭性小的手术。本章主要介绍目前在临床应用的几种微创方式治疗骨囊肿的方法。

1. 经皮激素注射治疗

1979 年意大利的 Scaglietti 首次报道了经皮激素注射治疗骨囊肿，由于并发症少、操作简单，可以达到 90% 的满意率而受到广泛关注。共 82 例患者，72 例获得了最终的评价，随访时间 1 ~ 3 年。72 例患者中，包括 47 例男性，25 例女性，年龄 16 个月至 27 岁，最常见的肿瘤部位为肱骨近端、肱骨中段、股骨近端和股骨中段。6 例患者刮除植骨手术后复发，16 例陈旧性病理性骨折后骨囊肿仍存在，病理性骨折的治疗方法为闭合复位石膏固定。对于新发病理性骨折的 26 例限制性石膏固定 45 ~ 60 天后行激素注射治疗。

手术方法：当骨囊肿为薄壁时，使用套管针，当骨囊肿的壁较厚时使用空心钻，在影像电视监视下钻入骨囊肿腔，为了获得囊内液体，需要其自行流出，此时需要单针钻孔，如果应用压力抽吸将会吸出混入的大量静脉血，而影响囊内物的定性诊断。注入的激素应流过整个骨囊肿表面，药物均匀地分布于囊肿内壁。在临床中发现，多房性骨囊肿愈合快于单房性骨囊肿。

激素注入的剂量，应根据个体的差异决定，包括骨囊肿的大小和患者的年龄：囊肿小 / 年龄小的患者应用 40 ~ 80mg，大的骨囊肿（体积大于 5ml 的囊肿）可用到 200mg。局限和微小的复发病灶应用 40 ~ 80mg。术后每 2 ~ 3 个月拍摄 X 线片，如果骨囊肿仍存在或者只有稀疏的成骨修复，则需要再次局部注射激素，激素注射用量同前，最多重复 6 次。注射甲基泼尼松龙后的第一个临床变化是疼痛迅速缓解。第一次注射后 2 ~ 3 个月拍摄 X 线片显示，骨萎缩减轻，囊肿壁骨皮质重建。如果骨修复的首个征象表现为病变向骨干移动，表示骨囊肿的活动性逐渐降低，最终将会愈合。向骨囊肿注入激素时，未出现骨骺板损伤，愈合方式可以认为是自发性愈合。72 例患者随访时间均超过 1 年半，96%（69 例）有明确的阳性结果，其中 60% 完全愈合，36% 接近完全愈合。在所有阳性反应患者中，注射后未出现病理性骨折。4%（3 例）至少 2 次注射后未出现反应，这可能由于患者的年龄较大所致，该 3 例患者的年龄均超过了 16 岁。临床结果显示注射微结晶皮质激素后骨囊肿可以愈合，恢复正常骨结构。最短的愈合时间见于 5 ~ 15 岁，该年龄段的患者成骨能力最强。

意大利 Rizzoli 研究所的 Capanna 也与 Scaglietti 一样，自 1974 后开始尝试激素注射治疗骨囊肿，其在 1982 年总结了激素注射后骨囊肿的自然转归病程，共有 95 例患者，超过 1 年随访时间的有 90 例患者。患者平均注射次数 2 ~ 3 次，最多的注射 7 次，均在门诊完成。90 例患者中，男性 68 例，女性 22 例，45 例患者在 6 ~ 15 岁。63 例骨肿瘤发生于肱骨，24 例发生于股骨，2 例胫骨，1 例腓骨。28 例骨囊肿的面积 ≥ 24cm^2，定义为大骨囊肿；62 例的面积 < 24cm^2，定义为小骨囊肿。7 例患者在激素注射期间发生了病理性骨折（7.8%）。

Capanna 发现对激素注射治疗有反应的患者，在影像学上愈合过程有一典型的规律：在第一次注射激素后，骨囊肿膨胀停止，骨皮质边缘增厚（1 期）；在治疗后的 6 个月，骨囊肿有磨玻璃样的密度（2 期），如果出现这种愈合模式，可以停止注射激素；在治疗后的 12 个月，骨囊肿愈合达到硬化骨的密度（3 期）。只有很少的干骺端能够恢复到正常的骨形态，而骨囊肿在骨干部位可以恢复到正常骨的形态。

在骨囊肿从一期到另一期的愈合过程中，愈合的进度在不同部位并不一致，这种情况在多房性骨囊肿更为明显。对治疗反应不敏感的部位是骨囊肿的两端和邻近生长板的部位。虽然多房性骨囊肿中的一些小囊肿有延迟愈合，但这并不是预后不良的征象，大部分囊腔最终会被新骨充填而达到愈合。

在 90 例患者中，46 例完全愈合，26 例愈合后留有残腔，12 例复发，6 例对治疗无反应，治疗后所有患者均未出现病理性骨折。既往文献报道影响骨囊肿常规手术治疗预后的主要因素包括：年龄、受累骨骼的部位及囊肿大小。激素注射治疗后复发和无反应在 5 岁以下高于其他年龄组；在肱骨和股骨部位的病变对激素注射治疗的反应相一致；同时囊肿越小，复发率越低。有 12 例在愈合后出现复发，回顾这 12 例激素治疗后复发的放射学特点，发现存在一些放射学复发危险因素：如果骨囊肿完全愈合后出现带有骨分隔的囊性区域，其复发率为 28.5%；如果骨囊肿愈合不完全，囊肿区持续存在溶骨区，复发率为 54%；如果骨囊肿完全愈合，囊肿周边区域存在溶骨区，复发率为 100%；如果激素注射后骨囊肿愈合，未有以上复发的影像学危险因素，复发率为 0。有 7 例患者出现两种上述复发的影像学危险因素，治疗结束后增加激素注射，骨囊肿最终完全愈合。因此，如果患者出现复发征象，应该对溶骨区增加激素注射。对经过激素注射治疗，骨囊肿能够完全愈合的患者，没有必要进行密切的影像学观察。

激素注射治疗单房性骨囊肿的效果优于多房性骨囊肿（愈合率为 94% vs. 64%）。在 90 例患者中，有 7 例在治疗疗程中发生了病理性骨折；在治疗结束后，16 例出现了肢体不等长，包括肢体短缩 12 例，肢体过长 4 例，其中 14 例肢体不等长与病理性骨折及手术史有关，另外 2 例肢体不等长患者原因不明。

应用简单的、非手术方法治疗骨囊肿，不同研究者会获得不同的治疗满意率，造成这些结果的差异可能是由于囊肿不同的复发率导致。根据 Capanna 的经验，如果影像学上有复发的危险因素，需要严密的影像学随访，如有必要，应及时补充激素注射，以减少复发。此外，年龄、囊肿的大小、形成囊腔的数量也影响着激素注射的治疗效果，这些因素在手术治疗中也具有同样的意义。激素注射治疗极少出现并发症，偶有股骨近端骨骺缺血性坏死与病理性骨折。这种技术简单，在门诊即可完成，不需要固定。

Flont 等为了观察影响激素注射治疗骨囊肿阳性治疗反应的临床、流行病学和影像学因素，回顾性分析了 62 例患者，平均随访 9.2 年。患者接受 1～6 次激素注射，平均 2.66 次，为单针注射，每次激素用量根据年龄、体重和囊肿大小为 40～120mg 甲基泼尼松龙，总激素用量为 40～760mg，治疗周期 6 个月至 6 年 8 个月，平均 17.5 个月，激素注射平均每 4 个月一次，根据 Neer 标准确定复发情况。患者愈合情况分为两组：阳性治疗反应，即 Neer 愈合分级 I 和 II 级共 39 例（62.9%）；复发即 Neer 愈合分级 III 和 IV 级共 23 例（37.1%）。结果表明：激素注射治疗对于单房性、面积小、肱骨的骨囊肿效果更好。

2. 经皮钻孔加压术

1981 年 Kuboyama 报道单纯经皮钻孔加压术，不注射激素。手术在影像增强器下进行，两枚带尖端的套管针经皮传入囊腔，用力吸净囊液，直到出现静脉血；用大量的生理盐水彻底冲洗囊腔，之后用克氏针经皮钻孔，在进针对侧的多个部位骨皮质也同时钻通，以利于诱导骨膜骨形成。骨囊肿的骨髓腔近端和远端也在多点穿破，以利于髓腔内的血流通过囊肿壁，手术后予患者固定或避免负重（图 2-12-7）。

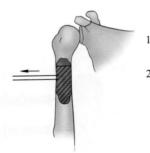

1. 减少囊肿内压
2. 去除骨吸收因子

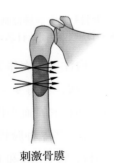

刺激骨膜

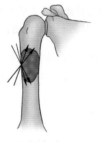

静脉循环

图 2-12-7 钻孔减压治疗骨囊肿的机理。吸出囊液可以有效地降低囊内压力，去除骨吸收因子。在囊壁多处钻孔可以刺激骨膜，诱导新骨形成。在髓腔内囊肿壁多处钻孔有利于改善髓腔的血液循环，对防止囊肿的复发具有重要作用

Komiya 采用这种技术治疗 11 例患者，其中肱骨近端 9 例，腓骨 1 例，尺骨鹰嘴 1 例。1 例肱骨近端术后发生了病理性骨折，行 Ender 髓内钉治愈；1 例肱骨近端骨囊肿有小的局灶性腔并逐渐长大，再行钻孔减压术治愈。钻孔减压有效的原因可能如下：①通过吸净囊液，囊肿内压力下降，囊肿壁的静脉血流改善，囊液的去除也有助于去除骨吸收因子，抑制了骨溶解过程；②囊肿壁骨皮质多处钻孔刺激骨膜诱导新骨形成，并可通过钻孔引流囊液；③囊肿壁髓腔部分钻孔改善髓腔内的静脉血运。当发生病理性骨折时，囊液从囊肿中流出，骨膜受到刺激加速骨形成，有 15% 的病理性骨折患者可以自行愈合；病理性骨折后骨囊肿未愈合的部分原因是骨折后囊液未能全部流出，髓腔内血运没有得到必要的改善。为了获得良好的效果，必须在囊肿壁髓腔骨进行彻底钻孔。目前这种手术尚未出现任何并发症，适用于治疗儿童和青少年的骨囊肿。

3. 经皮自体骨髓注射治疗

Bella 报道 1998 至 2009 年的 184 例骨囊肿，男性 122 例（66%），女性 62 例（34%），平均年龄 10 岁（2 ~ 21 岁）。134 例（74%）发生于肱骨，42 例（23%）发生于股骨，5 例（3%）发生于其他部位（桡骨、胫骨）；143 例（78%）发生了病理性骨折，9 例（5%）有疼痛，32 例（12%）为拍片时偶然发现；78%（144/184 例）为活动性骨囊肿。143 例行经皮激素注射治疗，41 例注射 DBM 加自体骨髓。两种手术均在全麻下进行，在影像引导下注射。激素注射组，在囊肿的远、近端穿入两枚针，并用生理盐水冲洗囊液（图 2-12-8）。

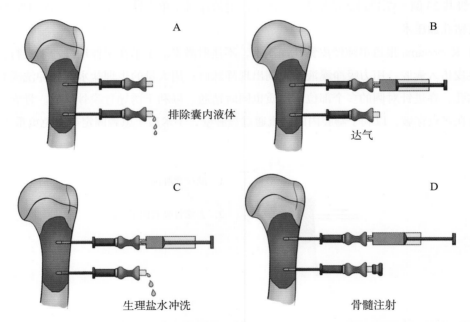

图 2-12-8　自体骨髓注射治疗骨囊肿的 4 个手术步骤。 A 套管针行骨囊肿穿刺，排除囊液；B 用注射器进一步吸净囊液；C 通过一枚针注入生理盐水，从另一枚针流出，洗净囊液；D 一枚针插入针芯将其封闭，通过另一枚针注入自体骨髓

不论囊肿大小均注入 80mg 甲基泼尼松龙，6 个月内注射 3 次作为一个治疗周期。在 DBM+ 自体骨髓注射组，从髂前上棘抽取 18 ~ 20ml 骨髓，离心 2 次，获得 9 ~ 10ml 骨髓离心物（bone marrow concentrate，BMC），经处理后包含单核前体细胞、纤维蛋白和富血小板血浆，与 DBM 粉混合后，骨髓提取物保持在半固体状态，注入囊腔后也保持半固体状态。当这种胶状物制成后，将单枚针穿入囊腔，以引流囊液，然后用穿刺针刮除囊壁内衬和内部小梁结构；将 DBM 和 BMC 混合物在压力下注入囊腔。根据囊肿的大小，DBM 的量在 5 ~ 15ml，两种手术均在 30 ~ 45min 内可以完成。手术当天出院，15 天内限制活动，之后可以进行自由活动和日常体力活动。

在第一次注射后,DBM+BMC组的愈合率明显高于激素注射组(图2-12-9),分别为59%(24/41例),21%(30/143例)。不考虑注射次数的愈合率,DBM+BMC组为71%,高于激素注射组38%。激素注射组143例中的56例(39.2%)和DBM+BMC组41例中的7例(17.1%)为不完全愈合(Neer III级:存在囊肿,但不需要立即治疗)。为达到愈合,激素注射组平均需要4.3次注射,DBM+BMC组平均需要1.1次注射。同时发现,囊肿面积大于21cm²、与骺板距离小于1.5cm、年龄小于8岁者的失败率更高(失败:病理性骨折,Neer愈合评级IV级,6个月内无愈合征象)。

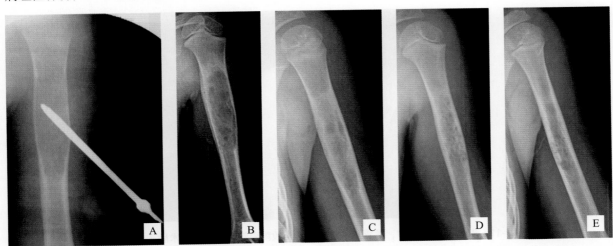

图2-12-9 患者,女,6岁,肱骨近端骨囊肿曾经两次病理性骨折。A术中确认穿刺针的位置;B DBM+BMC注射2个月后,囊肿内侧骨皮质可见致密骨膜反应;C术后6个月;D术后12个月;E术后18个月。术后2个月患者恢复正常的活动,包括体育活动

Chang比较了79例骨囊肿分别采用经皮注射激素或自体骨髓治疗的效果,两种方法的唯一区别是一组注射激素,另一组注射自体骨髓,激素注射组57%需要多次注射,自体骨髓组49%需要多次注射,结果表明与激素注射相比,自体骨髓注射并不具有优势。

4. 空心钉持续减压术

1983年,Chigra报告了经皮克氏针骨囊肿钻孔引流法,其治疗基础是清除囊液,降低囊内压力,改善局部血液循环,进而促进骨囊肿愈合,但7例中有3例复发,原因是钻孔在愈合后出现闭塞。Ekkernkamp做了一些改进以提高引流效果,采用空心钉持续引流减压,应用该方法治疗6例青少年单纯骨囊肿均获得愈合。此后,Tsuchiya等设计了更适合骨囊肿减压的螺钉,于1989—2000年间应用于连续收治的26例患者,其中第一组采用普通钛空心松质骨螺钉(15例),外径6.5mm,内径3.43mm;另一组采用特制的由羟基磷灰石和磷酸三钙合成的陶瓷钉(11例),外径为8mm,内径为3mm,其具有较高的骨亲和性,且不必二次手术取出(图2-12-10)。

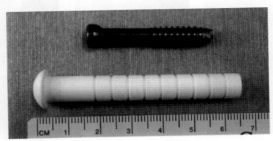

图2-12-10 空心钉。上枚钉:钛质空心螺钉,外径6.5mm,内径3.43mm。下枚钉:陶瓷空心钉,由羟基磷灰石和磷酸三钙合成的陶瓷针外径为8mm,内径为3mm,其具有较高的骨亲和性,且不必二次手术取出

在皮肤做 1 ~ 2cm 长切口，在囊肿壁钻 6.5mm 或者 8.0mm 直径的骨孔。在进行囊内刮除后，用克氏针进行多处钻孔，使囊肿与周围正常骨骼相连通。在使用陶瓷钉时，术中根据具体情况将其切割成合适的长度，然后将空心螺钉或者空心陶瓷钉插入。使用空心陶瓷钉的患者均愈合，无需再进行其他的手术，也无任何并发症发生，陶瓷钉均未取出（图 2-12-11、图 2-12-12、图 2-12-13）；在使用钛质空心螺钉的 15 例中，10 例（66.7%）愈合（图 2-12-14），有 4 例患者需要再次进行手术，最终的骨囊肿愈合率为 80%，所有钛质空心螺钉均在愈合后或再次手术时取出，在本组患者中出现了以下并发症，如表 2-12-1。

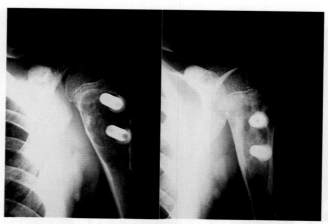

图 2-12-11　患者，男，11 岁，肱骨近端骨囊肿。两枚陶瓷钉置入囊腔，术后 7 个月完全愈合

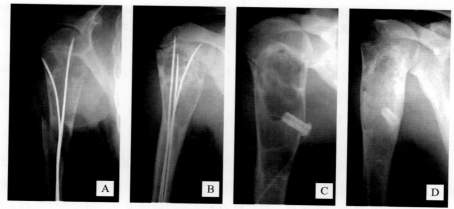

图 2-12-12　患者，男，16 岁，右侧肱骨骨折。A 右侧肱骨骨折行髓内穿针治疗；B 骨折愈合，但骨囊肿仍然存在，呈活跃表现；C 囊肿内置入陶瓷空心钉后 6 个月，有新骨形成；D 术后 53 个月囊肿愈合，无复发

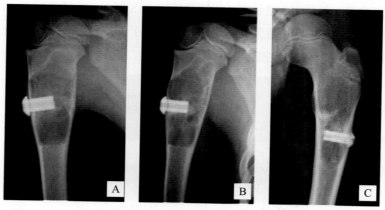

图 2-12-13　患者，男，8 岁，骨囊肿。A 骨囊肿内置入陶瓷空心钉；B 术后 10 个月新骨形成；C 术后 30 个月空心针尖端复发，考虑为新骨阻塞了引流孔

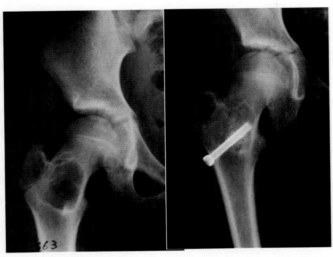

图 2-12-14 患者，女，8 岁，股骨近端骨囊肿。在刮除和钻孔后以空心螺钉插入囊肿腔。术后 7 个月囊肿愈合

表 2-12-1 15 例钛质空心螺钉置入治疗骨囊肿的并发症

	并发症	治疗方法	结果
1	延迟愈合	空心钉再通（5 个月） 异体骨移植（26 个月）	愈合（34 个月）
2	裂纹骨折（3 个月），延迟愈合	因骨折制动，空心钉再通（9 个月），异体骨移植（21 个月）	骨折愈合（5 个月） 囊肿愈合（41 个月）
3	复发（19 个月）	异体骨移植	部分愈合（31 个月）
4	两次复发（10 和 36 个月）	异体骨移植（两次）	部分愈合（25 个月） 部分愈合（46 个月）
5	延迟愈合	钻孔（12 个月）	部分愈合（90 个月）
6	延迟愈合	异体骨移植（8 个月）	愈合（24 个月）
7	骨折（1 个月）	髓内钉固定自体骨移植	愈合（6 个月）

Brecelj 设计了特制钛质空心螺钉进行持续囊肿引流。螺钉的外形设计可以应用特制的安装工具进行置入，当减压目的完成后也可方便取出螺钉，见图 2-12-15。

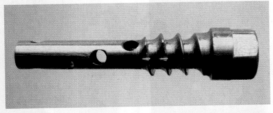

图 2-12-15 特制钛质空心螺钉。螺钉帽为六角形，有 2mm 光面的颈以防止骨组织长过钉帽。短的自攻螺纹可以以向下 45° 的角度固定到骨皮质中。特制的螺钉杆很薄、有孔、高度光滑的表面，以利于囊肿液的排除。根据囊肿的大小选择 15 ~ 35mm 长的螺钉杆。应用外径 4.5mm，最大内径为 2.6mm 的空心螺钉以减少纤维内衬组织阻断引流。囊肿液自行引流的时间可以延长，可以生长出正常骨

Brecelj 报道了 1983—2004 年收治的 69 例骨囊肿采用特制钛质空心螺钉治疗后的临床效果，男孩 46 例（67%），年龄 2 岁 8 个月至 16 岁，平均 10 岁；女孩 23 例（33%），6 岁 10 个月至 14 岁，平均 9.4 岁。55 例（80%）骨囊肿发生于肱骨近端，9 例（13%）发生于股骨近端，腓骨 2 例。57 例（82.6%）病变

有病理性骨折，36 例（52.2%）为活动性骨囊肿。手术方法包括以下三种：①开放刮除植骨术：8 例共进行了 11 次手术，手术在全麻下进行，手术步骤包括囊肿开窗、刮除、盐水冲洗和异体骨移植填充囊腔；②经皮激素注射：33 例患者，共进行了 111 次注射，根据囊肿的造影，向每个囊腔中注射甲基泼尼松龙 80 ～ 120mg；③空心钉持续减压：28 例患者，共进行 63 次手术。在影像增强器的引导下，2mm 直径的克氏针通过 5mm 的皮肤切口钻入，直到通过囊腔的中心固定到对侧骨皮质。将其保留在原位作为整个手术过程的导向针，通过导针对近侧骨皮质用 3.5/2.2mm 空心钻钻孔，再通过导针置入 4.5/2.6mm 持续引流的骨螺钉。为了达到合适的引流，螺钉的尖端应位于髓腔中心。通过螺钉吸净囊液，采用 50% 欧乃派克进行囊肿造影明确是否有其他分隔的囊腔。如果另有囊腔存在，按同样的方法置入一枚新的螺钉（图 2-12-16、图 2-12-17）。囊肿一旦愈合，将螺钉以经皮的方式取出。激素注射组第一次注射后只有 12% 完全愈合；开放手术组为 25%；空心钉组为 29%，均不需要进一步治疗。对于第一次手术不成功的患者其二次治疗成功率均较高，但以空心螺钉组最高，成功率为 65%。采用空心螺钉组的效果明显优于激素注射组和开放手术组。

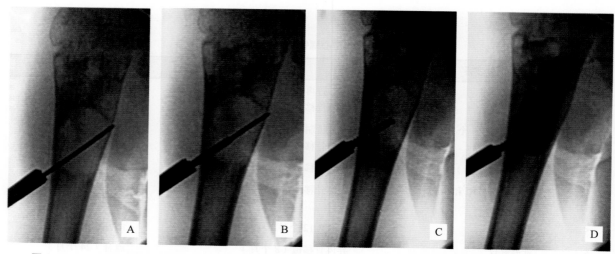

图 2-12-16　经皮置入空心螺钉。A 放置导针；B 在近侧骨皮质钻 3.5mm 孔；C 置入螺钉；D 通过螺钉注入造影剂，显示为单腔病变

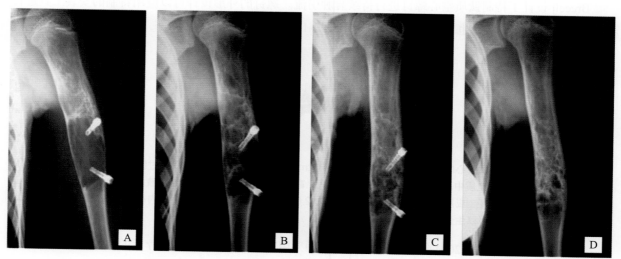

图 2-12-17　骨囊肿愈合的过程。A 放置螺钉；B 术后 9 个月；C 术后 24 个月；D 术后 36 个月取出螺钉

陶惠民等对 22 例患者进行开窗刮除囊壁内膜、多处钻孔、持续空心钉内引流减压治疗均治愈。根据影像学所示的病变部位，做约 1cm 长的皮肤切口，将骨病变处暴露。在骨囊肿壁上开一个直径约 0.8cm 的骨窗，用刮匙尽量将囊壁包膜刮除，标本送病理。病灶清除后，用生理盐水反复冲洗，并在周围骨上用导针多处钻孔。潜行拨开周围骨膜，将 2 枚导针距骨窗 0.4 ~ 0.5cm 处打入囊腔，若原切口软组织牵开比较勉强则可将导针经皮打入，用"C"型臂 X 线机透视明确位置。根据测量的长度，将 2 枚内径为 6.4mm、外径为 7.3mm 的 AO 空心拉力螺钉钻入，持续引流减压，将导针拔出后予以逐层缝合。其中 81.8% 完全愈合，18.2% 基本愈合。基本愈合的 4 例中，残留的小囊腔均分布在 1 枚空心钉周围，说明该空心钉引流不够通畅，可能被组织包绕，而有小囊腔遗留，故再次在局麻下切开皮肤，用克氏针贯通空心钉，达到空心钉再次内引流持续减压的目的。空心钉持续减压需注意的问题是空心钉内径需足够大，能确保引流通畅且持续减压，避免被组织包绕。

开窗刮除囊壁内膜可减少渗液，多处钻孔既可以减压引流，又可以引起出血产生大量成骨细胞，有利于囊腔骨质愈合，持续空心钉内引流减压可有效避免愈合后复发；此外，本方法只需做一约 1cm 的皮肤切口及部分经皮穿钉孔，手术创伤小，出血少，术后伤口瘢痕小。

5. 经皮弹性髓内针置入引流术

弹性髓内钉的弹性模量低于骨骼，其可变形的特性能够避免在弹性髓内钉表面形成过多的新骨组织，而影响其以后的拔出。弹性髓内钉可以经小切口置入，不必损伤过多的骨皮质，就可以获得足够的即刻稳定性，避免或减少外固定，特别适合已经出现病理性骨折或者可能出现病理性骨折的患者。

Masquijo 等报道了 1998—2000 年间采用弹性髓内针治疗的 54 例长骨骨囊肿患者，术前均不进行切开或者穿刺活检，诊断主要依靠影像学表现，以及术中吸出的囊液。位于肱骨和股骨的骨囊肿均采用逆行髓内针穿入方式，位于胫骨则采用顺行穿针方式。髓内针插入后，在骨囊肿髓腔部分进行开口，使髓腔与囊肿腔贯通，以利于对囊肿进行持续减压。手术中根据患者年龄、病变大小以及髓内钉的型号进行置入髓内针的选择。手术后是否进行外固定需要根据内固定的稳定性、骨囊肿的大小以及是否有病理性骨折决定。Masquijo 报道的 54 例患者中有 48 例获得了随访，其中男性 32 例，女性 16 例，平均年龄 10.3 岁（5 ~ 18 岁），最短随访为 5 年，平均随访 9.8 年。骨囊肿的部位：肱骨近端 24 例，肱骨干 2 例，股骨近端 19 例，胫骨远端 2 例，腓骨 1 例。62.5%（30 例）的患者有病理性骨折，25%（12 例）有疼痛或功能障碍，12.5%（6 例）为拍片时偶然发现的，病理性骨折均未累及生长板。有 1 例肱骨近端的患者因病变造成骨骺早闭而引起肢体不等长。39.6%（19 例）的患者曾经接受过治疗，其中 6 例接受了多次治疗。44 例使用 Ender 钉，其中 23 例使用了 1 枚钉，15 例使用了 2 枚钉，6 例使用了 3 枚钉。根据 Capanna 影像评价标准，89.6% 治疗结果为成功，其中 26 例为完全愈合（图 2-12-18），17 例为部分愈合。并发症的发生率为 4%，1 例患者出现桡神经瘫痪，2 个月后自行恢复；1 例患者观察到 Ender 钉移位，需要重新调整位置。这种方法的优点就是切口小，失血量少，不必在变薄的骨皮质上开窗，住院时间短，恢复快。这种方法可以与其他治疗手段联合应用，例如激素注射或者自体骨髓注射。

为了提高骨囊肿的成骨能力，Kanellopoulos 采用弹性髓内钉联合 DBM+BMC 注射的方法，共有 9 例儿童接受治疗，其中男性 7 例，女性 2 例，平均年龄 12.6 岁（4 ~ 15 岁）。采用囊肿指数和囊肿直径来评价骨囊肿的状态和活跃程度，确定病变的严重度（图 2-12-19）。本研究中，治疗的都是较大的骨囊肿，病变在长骨纵轴上的长度是横径的 2 倍以上，并且都是活动期，靠近骺板。6 例骨囊肿发生于肱骨，3 例发生于股骨，2 例已发生了病理性骨折。

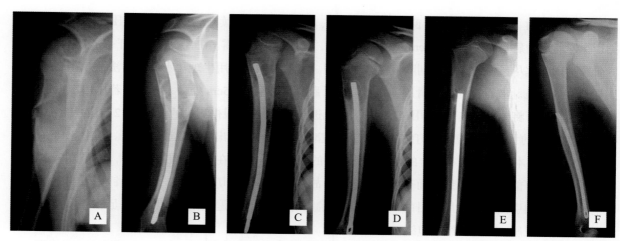

图 2-12-18　患者，女，6 岁，肱骨近端节、肿伴病理性骨折。A 肱骨近端骨囊肿伴有病理性骨折；B Ender 钉固定术后即刻；C 随访 6 个月；D 随访 1 年；E 随访 5 年；F 随访 9 年

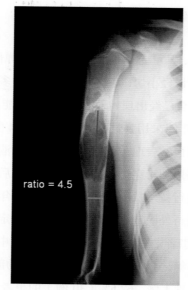

图 2-12-19　骨囊肿指数。骨囊肿的纵轴长度除以病变部位的横径，用来判断骨囊肿的严重程度

　　手术方法为：采用全身麻醉，不用止血带，用影像增强器确定病变和骺板的位置。常规消毒、铺巾；用细套管针穿破骨皮质，吸净囊液、排空囊腔；进行囊肿造影，患者均未见造影剂静脉回流，如果出现较大的静脉引流，则会取消注射 DBM+BMC。用小刮匙在影像监视的引导下取病理，所有患者均取到了足够的组织标本。在影像增强器的引导下，以弹性钛质髓内钉逆行穿入，弹性髓内钉的直径为 2 ~ 4mm，根据具体情况修正到合适长度，髓内针的直径和长度根据术前 X 线正、侧位片进行测量。把所选择的髓内钉放在患肢前面，在影像增强器下确定长度是否合适，选择以不侵入骨骺板的最长长度为置入髓内钉的长度；髓内的直径选择标准为 2 枚髓内钉占据髓腔的 2/3。在病变远侧的肢体部分做两个小切口，距关节线近侧 1 ~ 2cm 处的内、外侧各一个。钝性显露骨皮质，在影像增强器的监视下，在内外侧预定的位置进行克氏针钻孔（图 2-12-20）。

　　在克氏针引导下用空心钻在骨皮质开孔。为了避免刺激尺神经，做一小切口保证钻套稳定地固定在骨皮质表面。两枚髓内钉方向确定好后向近侧进入囊肿壁，每次进入一枚髓内钉，避免穿入近侧和远侧的骨骺板。髓内针的远端进行适当修正，骨外露出的部分不进行弯曲，以免关节活动时刺激周围的软组织。从髂骨抽取自体骨髓，用粗针抽取骨髓以保证有充足的骨髓组织，也能够防止血液凝固，每隔 1 ~ 2cm 进行多点穿刺，每个点抽取 1 ~ 2ml，总量在 10ml 左右，将骨髓与 DBM 混合后注入到骨囊肿内。平均随访 77 个月（5 ~ 8 年），骨囊肿指数平均值为 4.6（3.2 ~ 6.3）。DBM+骨髓的用量平均为 25（15 ~ 50）ml。下肢的骨囊肿 4 周内避免负重，之后逐渐开始负重。术后 6 周时所有的患者疼痛消失，邻近关节恢复了正常活动，到随访时未出现病理性骨折、再骨折和骨囊肿复发，唯一的并发症为髓内针入口有刺激症状。术后 3 个月内所有的患者均愈合，没有患者需要再次治疗。

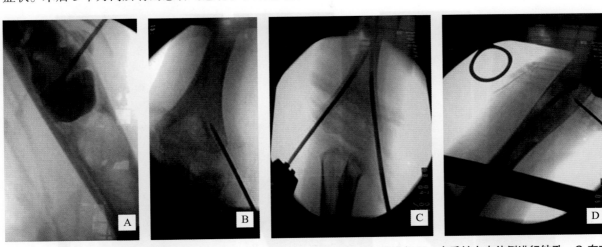

图 2-12-20　骨囊肿。A 囊肿造影并取组织行病理检查；B 在影像增强器监视下，克氏针在内外侧进行钻孔；C 在克氏针引导下用空心钻在骨皮质开孔，确定好弹性髓内钉的方向，钻入骨囊肿；D 将髂骨的骨髓与 DBM 混合后注入囊肿内

总之，联合机械的弹性髓内针和生物的 DBM 加自体骨髓方式治疗大的活动性长骨骨囊肿，能够达到空心固定、囊肿持续减压和稳定的作用。同时，骨髓和 DBM 混合有利于诱导新骨形成，使自体骨髓和 DBM 的成骨有协同作用。

6. 经皮减压填充术

Dorman 报道了经皮肤小切口使用关节镜套筒进行骨囊肿减压清理的方法，具体手术方法为：患者全身麻醉，采用影像增强器确定病变的位置，Jamshidi 套管针经皮穿入囊腔中，最好通过囊肿壁骨皮质较薄的部位进入，吸净囊液，用水溶性造影剂进行囊肿造影，观察是否为单房。确认诊断后，在穿刺的部位做 0.5 ~ 1.0cm 纵行切口，用 6mm 锐利的关节镜套管在囊肿壁做穿入口，以便通过刮匙。在影像引导下，囊壁内衬用长髓核钳以及不同尺寸和角度的刮匙清除。所去除的标本送冰冻以确认诊断。用弹性髓内钉或带角度的刮匙进行髓腔减压，影像增强器确认囊腔与髓腔贯通。囊腔置入硫酸钙片，影像确认已完全充满髓腔（图 2-12-21）。对于已有病理性骨折者，术前固定 3 ~ 6 周后再进行手术。

Mike 报道 2000—2005 年收治的 55 例儿童骨囊肿，均采用上述方法进行治疗，其中男孩 36 例，女孩 19 例，平均年龄 10.8（1.3 ~ 18）岁，平均随访 24 个月。58%（32/55 例）有病理性骨折，33%（18/55 例）有疼痛（可能是 X 线不可见的微小骨折引起），9%（5/55 例）为偶然发现。病变位于肱骨近端 15 例，肱骨中段 13 例，肱骨远端 1 例，股骨近端 7 例，股骨干 4 例，股骨远端 1 例，跟骨 9 例，腓骨 2 例，胫骨 1 例，骨盆 1 例，锁骨 1 例，桡骨 1 例。11 例曾进行过治疗，出现复发，其中 4 例曾行刮除植骨术，6 例有多次激素注射，1 例 Grafton 注射。

随访结果表明，所有的患者均达到了愈合，未出现复发或者病变残留。55 例患者共进行了 74 次微创手术。80%（44/55 例）患者在 1 次手术后完全（33/55 例，60%）或者部分（6/55 例，11%）愈合，不需要再进行手术，20%（11/55 例）需要再次手术。再次手术后，11 例中有 7 例完全愈合，1 例部分愈合，两次手术后累计愈合率为 94%（52/55 例）。2 例患者 3 次手术后完全愈合，3 次手术后累计愈合率为 98%（54/55 例）。1 例患者 4 次手术后完全愈合，最终累计愈合率为 100%。临床上所有患者均恢复了术前的运动范围和肌肉力量，术后 6 ~ 12 周完全恢复了日常活动。2 例患者出现伤后渗出，口服抗生素后治愈，没有发生伤后深部和浅部感染。3 例发生了病理性骨折，其中 2 例骨折明显，1 例微小骨折，表明骨窗的部位骨皮质较为薄弱。

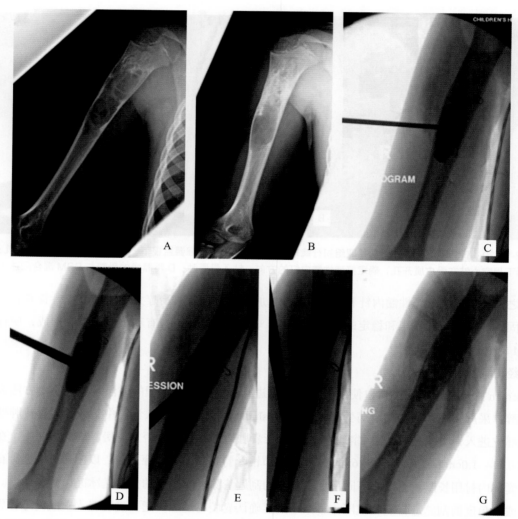

图 2-12-21　患者，男，13 岁，肱骨近端骨节肿。肱骨近端骨囊肿曾行 2 次激素注射。A 术前 X 线片显示骨囊肿；B 激素注射后 6 个月显示仍有病变；C 术中囊肿造影可见囊腔残留；D 用髓核钳去除囊壁内衬；E 用带角度的刮除进行近端髓腔减压；F 用带角度的刮除进行远端髓腔减压；G 置入硫酸钙片，并已达到囊壁外髓腔内，表示髓腔已经完全减压

7. 激素和硫酸钙经皮注射术

为降低骨囊肿治疗的复发率，缩短治疗周期，减少手术的创伤，治疗方案应根据骨囊肿的病因制定，采用多途径去除致病因素，包括重建正常的血运循环、去除骨吸收因子、填充囊肿腔的空间防止内膜再渗出和分泌、提高成骨能力、钻孔减低囊腔的压力。

笔者团队 2006 年 10 月起对单房性骨囊肿患者进行经皮穿刺注射甲基泼尼松龙及注射型硫酸钙治疗。手术方法为：肱骨骨囊肿采用臂丛麻醉，股骨骨囊肿采用腰麻，患者呈仰卧位，常规消毒铺巾。在"C"型臂 X 线机透视下确定病变部位，用两枚套管针（15G）分别穿入囊腔的近端与远端。拔出其中一枚针

芯，如果穿刺针位于囊肿内，则可见淡黄色液体由针芯流出；自一枚穿刺针注入欧乃派克造影剂确认两枚针均在囊腔内，且囊腔呈单房性。抽吸积液后，自一枚穿刺针针芯向囊内注入 1500 ~ 3000ml 生理盐水反复冲洗囊腔，可见盐水由另一枚穿刺针芯流出，否则调整进针角度与深度，直至两针均与囊腔相通，将囊腔内的囊液彻底冲洗干净，拔出远端穿刺针，纱布按压伤口。将注射型硫酸钙 MIIG 的粉剂与稀释剂 X3（minimally invasive injectable graft X3，美国 WRIGHT 公司）调配成流质状，与 120mg 甲基泼尼松龙混合后置入专用注射器内，在"C"型臂 X 线机实时透视下，自囊肿近端穿刺针将其缓慢注入，可见混合物逐渐充满囊腔（图 2-12-22、图 2-12-23）。拔出近端穿刺针，无菌纱布按压穿刺针孔 3 ~ 5min，防止硫酸钙自针孔流出。弹力绷带加压包扎伤口。

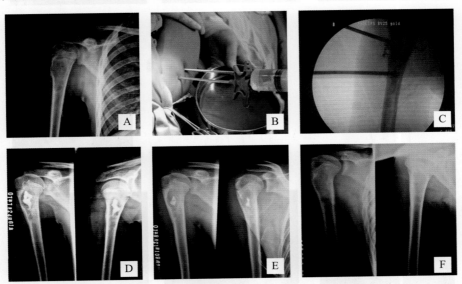

图 2-12-22　右侧肱骨近端活动性骨囊肿。A 右肱骨近端骨囊肿，肱骨近侧干骺端囊状骨质破坏，病灶轻度膨胀，病灶界限清楚，内部可见不规则残留骨；B 在影像增强器引导下穿入两枚粗套管针，确认进入囊腔后用吸净囊液，用大量生理盐水冲洗囊腔；C 注入激素和注射型硫酸钙；D ~ F 分别为注射后 1 个月、2 个月和 3 个月的 X 线片，可见术后硫酸钙在逐渐吸收，骨囊肿的密度在逐渐增加，膨胀性在逐渐减轻，到 4 个月时硫酸钙已完全吸收

手术注意事项：①确定双针位于囊腔内且保持通畅。若两针不相通，抽出囊液时，囊腔内形成负压，可导致囊壁和髓内血管破裂出血，使骨囊腔内压力迅速增高，血液从针孔溢出。这时即使加压注射，也只有少量硫酸钙与甲基泼尼松龙混合物能进入骨囊腔内，导致治疗效果欠佳。因此，只有两针通畅后才能注入药物。②穿刺时尽量选用直径较小的穿刺针，避免在拔出穿刺针后硫酸钙与甲基泼尼松龙混合物从针孔溢出囊腔。③合并骨折的骨囊肿须先行石膏外固定，直至临床愈合后才可行骨囊腔内穿刺注射治疗，其目的是防止骨折端在穿刺时发生移位，导致畸形愈合。

术后避免暴力和外伤，常规用药抗感染 2 ~ 3 天。肱骨骨囊肿患者术后用三角巾悬吊患肢 3 ~ 4 周，1 周后开始逐步行肘关节活动，2 周后逐步行肩关节锻炼。股骨骨囊肿患者术后 2 个月内负重不能超过体重的 50%，术后 3 个月内不能完全负重行走。

37 例患者获得随访，男 26 例，女 11 例，年龄 8 ~ 22 岁，平均 13.2 岁。其中轻微外伤致病理性骨折患者 12 例，经外固定治疗 3 ~ 5 周后骨折均已临床愈合，无明显成角或短缩畸形；手术刮除植骨后复发 3 例。股骨近端病变 5 例，患者均有大腿近端酸痛、跛行等症状；肱骨近端病变 32 例，其中 16 例有上臂近端酸痛等症状，余 16 例无症状。20 例囊肿邻近骺板，但均未超过骺板；17 例囊肿位于骨干。

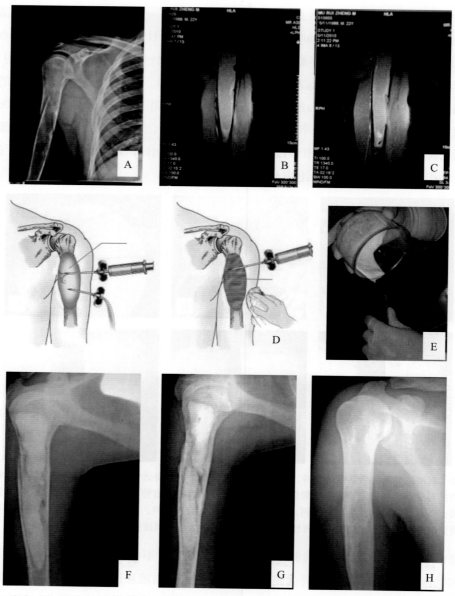

图 2-12-23　患者，男，22 岁，右侧股骨近端骨囊肿。A 外伤后右肱骨干骨折，4 个月后骨折已经愈合，骨囊肿仍然存在；B、C MRI 显示 T_2WI 病变为高信号；D 两枚套管针穿入囊肿，进行生理盐水中心，洗净囊腔；E 将注射硫酸钙与激素调和成糊状，导入注射器内；F 术后 1 个月，囊腔变小；G 术后 2 个月，囊腔进一步变小，骨皮质较前增厚；H 术后 2 年，肱骨近端恢复正常的骨骼形状，囊腔消失，改良 Neer 评级为 IV 级

　　手术时间 20 ～ 50min，平均 35min。术后住院 1 ～ 3 天，平均 2.3 天。术后无 1 例发生感染。根据改良 Neer 评级标准对骨囊肿愈合进行评估：术后 3 个月时随访 37 例，其中 II 级 6 例（16.2%），III 级 8 例（21.6%），IV 级 23 例（62.2%）；术后 6 个月时随访 31 例，其中 II 级 2 例（6.5%），III 级 4 例（12.9%），IV 级 25 例（80.6%）；术后 24 个月时随访 26 例，其中 III 级 3 例（11.5%），IV 级 23 例（88.5%）；术后 36 个月时随访 19 例，均为 IV 级。术后每隔 1 个月复查 X 线片，直至骨囊肿愈合。随访期间，可见囊腔内填充的硫酸钙逐渐吸收，囊腔均出现不同程度的硬化骨，密度增高，骨囊肿皮质不断增厚，囊腔面积逐渐缩小。临床表现为膨胀的骨干变细，逐渐塑形到正常的骨骼形状。如连续 2 个月复查的 X 线片示囊腔面积较前无变化或增大，则再次注射治疗。本组 37 例患者，6 例注射 2 次，31 例注射 1 次。注射后囊肿均愈合，术后 2 年未见囊肿复发。随访期间无患者发生病理性骨折。

1 例 18 岁患者术后即刻出现急性过敏反应，患者当时主诉心慌、胸闷，查体见患者心率加快，结膜充血，立即给予吸氧，并静脉注射 20mg 地塞米松和 1g 葡萄糖酸钙，10min 后缓解。1 例 22 岁患者术后由于精神紧张出现恶心呕吐、呼吸困难症状，经镇静和吸氧，4h 后完全缓解。

在 "C" 型臂 X 线机引导下经皮穿刺双针，可以迅速准确地将针穿入囊肿内；抽吸囊液可充分降低骨内压力；反复生理盐水冲洗可破坏囊膜，降低复发率。向囊内注入造影剂的目的是确认囊肿为单房或多房及病理性骨折后骨折端是否已经愈合。拔出远端穿刺针，自近端穿刺针注入流质状甲基泼尼松龙及硫酸钙混合物，不但可抑制囊腔内的炎性因子，减少骨破坏，而且使囊腔局部获得良好充填作用，逐步诱导新骨生成。因硫酸钙不透 X 线，故可全程监视注射过程，如发现渗漏则立即停止注射。

研究表明甲基泼尼松龙能减轻骨囊腔内毛细血管扩张，减少渗出、水肿，使囊壁继发性成骨，新骨组织从囊腔壁周围向中心生长，填满整个囊腔，完成修复。甲基泼尼松龙能抑制囊肿局部的炎性因子，阻碍破骨进程，但其在囊肿局部的维持时间不长，需多次注射才能使囊肿局部出现骨密度增高。

Alexander 等研究发现，硫酸钙的降解吸收曲线与骨生长曲线接近。实验及临床测试证明，硫酸钙不干扰成骨细胞系的增殖分化，单独应用或与自体松质骨混合形成的新生骨质量与植入自体髂骨接近。硫酸钙不但生物相容性好，且具有良好的微孔性，能为新骨形成提供支架，对骨形态发生蛋白具有亲和性，是生物活性肽、骨生长因子、骨髓间质干细胞、成骨细胞的理想载体，从而具有骨诱导性。硫酸钙植入体内后可完全被破骨细胞吸收，达到生物降解。组织学观察发现，成骨细胞聚集在植入的硫酸钙周围产生类骨质，但未见异物巨细胞反应、肉芽肿或炎症细胞。硫酸钙也有一定的不良反应，Rauschmann 等研究表明硫酸钙具有细胞毒性，Krebs 等通过动物实验证实血管内注入硫酸钙可引起肺栓塞，Sim 等报告血管内注入硫酸钙可引起患者血管收缩，导致死亡。

综上所述，在影像引导下经皮双针注射甲基泼尼松龙及注射型硫酸钙是治疗单房性骨囊肿的良好方法，但其远期疗效尚待进一步观察。

二、骨样骨瘤的治疗

（一）流行病学

骨样骨瘤是一种生长缓慢的、独特的良性成骨性肿瘤，占所有骨肿瘤的 2% ~ 3%，占良性骨肿瘤的 10% ~ 20%，为起源于成骨性间胚叶且具有形成大量骨样组织倾向的骨肿瘤。它由位于中央的瘤巢及周围包绕的硬化反应骨组成，在肉眼下肿瘤无包膜，为一直径很少超过 1cm 的圆形硬韧纤维样新生物。在显微镜下可见肿瘤含有数量不等的骨样组织小梁和富有细胞的纤维组织，偶尔可以发现骨化的骨小梁和少数的成骨细胞和成纤维细胞，故称为骨样骨瘤。影像学具有界限清晰的局灶性病灶，同时常伴有高密度、梭形及硬化的反应骨特点。本病可通过夜间疼痛的临床表现、特征性的影像学表现初步诊断，但某些病例已有长期疼痛史，或因瘤巢较小被致密的硬化骨遮掩而诊断较为困难，需要组织学检查确诊。

骨样骨瘤的定义于 1935 年由 Jaffe 首次提出，在此之前骨样骨瘤通常被诊断为 "慢性骨脓肿"、"硬化性非化脓性骨髓炎" 等。1930 年 Hitzrot 和 Bergstrand 及 1934 年 Milch 分别进行了类似病例的报道，但是他们都没有从骨样骨瘤的本质上进行阐述。而 Jaffe 于 1935 年通过 10 例骨样骨瘤的临床及病理特点上给出了骨样骨瘤的准确定义，此后 Jaffe 于 1940 年和 1945 年分别进行了 28 例和 29 例骨样骨瘤的报道，自此国内外通过文献报道的骨样骨瘤病例逐渐增加。

虽然骨样骨瘤诊断已明确多年，但关于骨样骨瘤的本质、发病机制及是否划分为肿瘤还是慢性炎症存在争论。Jaffe 曾提出外伤是骨样骨瘤的发病因素之一，而 O'Hara 等通过对手部骨样骨瘤的瘤巢、周围软组织的血管造影及病理学检查提出骨样骨瘤与周围血管的畸形或变化有关。Kaye 和 Arnold 等认为骨样骨瘤发病与病毒或炎症有关。而这些学说的共同点是都认为骨样骨瘤为一种良性病变。

（二）临床表现

骨样骨瘤好发于男性，男、女比为 2 ~ 3 ∶ 1。发病年龄常在 5 ~ 20 岁，婴儿及 40 岁以上成人很少发生。骨样骨瘤在白色人种中的发病率高于其他人种。

骨样骨瘤可发生于全身所有骨骼，主要好发于长骨的皮质，下肢的发病率约为上肢的 3 倍，超过 50% 发生于股骨和胫骨，近 30% 发生于脊柱、手及足，脊柱上的骨样骨瘤常发生于腰椎，主要集中在椎弓，局限于椎体的较少。另外骨样骨瘤亦可发生于颅骨、肋骨、坐骨、下颌骨及髌骨。近来髋关节内骨样骨瘤病例报道较常见。

持续疼痛为骨样骨瘤的主要症状，从数周到数年不等。疼痛出现较早，往往于 X 线片上出现病灶之前几个月就已存在，病初为间歇性疼痛，夜间加重，服用阿司匹林可以缓解。后期则疼痛剧烈，呈持续性，任何药物不能使之缓解。疼痛多局限，软组织可有肿胀，但受累区很少。病灶较小时，疼痛可伴有血管运动性反应如皮温增高和多汗。疼痛不一定限于患区，也可以放射至附近关节或远离病灶的区域，这就给影像学诊断带来困难。目前对于骨样骨瘤疼痛的病因与机制，多数学者认为有两个：一个是肿瘤内存在神经末梢，另外骨样骨瘤的瘤巢中可分泌高水平的前列腺素 E_2，其产物具有血管扩张以及降低痛觉感受器阈值的作用，可引起瘤灶内血管压力的改变，刺激局部的神经末梢产生疼痛。而 NSAIDs 作为前列腺素合成酶之一的环氧化酶的阻滞剂，可抑制前列腺素 E_2 的合成。有些患者也可没有疼痛症状，而以肿胀、包块、畸形或无痛性跛行为主要症状。

全身症候群在部分患者身上可以出现，而实验室检查正常。肿瘤位于下肢的患者通常伴有跛行或废用性肌萎缩。骨样骨瘤患者亦可出现发育不良而出现下肢长短不一。病变位于脊柱上的患者往往会出现脊柱侧凸，这主要是青少年时期疼痛带来肌肉痉挛所致，而非真正的脊柱侧凸。关节内骨样骨瘤无特征性表现，查体时可发现关节积液或滑膜炎，从而导致关节活动受限、僵直、屈曲畸形等。

（三）分类

Edeiken 等于 1966 年根据瘤巢的 X 线片定位将骨样骨瘤分为 3 类。

1. 皮质骨样骨瘤

典型表现为一小的圆形骨溶解区即瘤巢，中心可有不规则的不透过放射线的核体，周围是梭形的致密硬化骨包绕。病灶常位于长骨皮质内，以股骨和胫骨常见。骨膜反应或是成层的，又或是实质同源性的。在疾病后期，病灶可以完全被硬化骨隐蔽（图 2-12-24，图 2-12-25）。

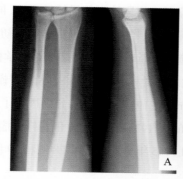
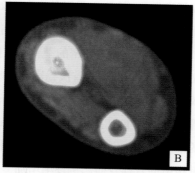

图 2-12-24　皮质骨样骨瘤。Ａ X 线片示病灶位于桡骨皮质内，周围是梭形的致密硬化骨包绕；Ｂ CT 示瘤巢位于皮质骨内，周围是梭形的致密硬化骨

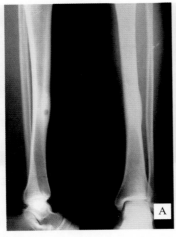 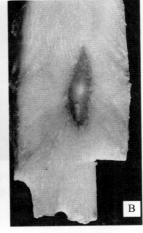

图 2-12-25　皮质骨样骨瘤。A X 线片示病灶位于胫骨皮质内，有一小的圆形骨溶解区；B 大体标本示病灶位于皮质骨内，由位于中央的瘤巢及周围包绕的硬化反应骨组成

2. 松质骨骨样骨瘤

最常见于股骨颈，其次是手足的小骨和椎体。病灶周围常无很多新骨形成，但有密度增加的骨环包绕病灶。偶见在远处发生反应性新骨形成（图 2-12-26，图 2-12-27，图 2-12-28）。

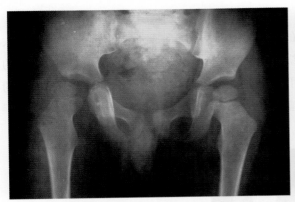 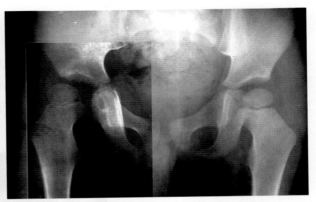

图 2-12-26 松质骨骨样骨瘤。X 线片示瘤巢位于右侧髋臼松质骨内，为小的圆形骨溶解区，有密度增加的骨环包绕病灶

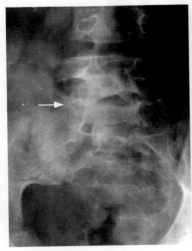 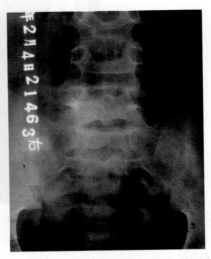

图 2-12-27　松质骨骨样骨瘤。X 线片示 S1 椎体内边界清楚的溶骨性破坏，周围无明显新骨形成

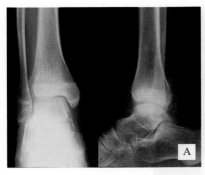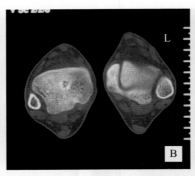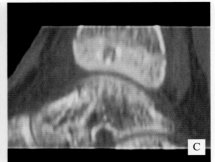

图 2-12-28　松质骨骨样骨瘤。A X 线片示胫骨骨骺内小的圆形骨溶解区；B CT 示肿瘤位于胫骨骨骺内，边缘略硬化；C 矢状位 CT 重建示瘤巢位于胫骨骨骺内，周围无明显新骨形成

3. 骨膜下骨样骨瘤

通常表现为骨附近的软组织肿块，最常见于股骨颈的内面及手和足。病灶正下方的骨骼有扇形区域，系由压迫萎缩或骨吸收所致。病灶接近关节时，无反应性骨生成，但可有关节肿胀，充血和疼痛。表现为急性滑膜炎的特征。关节两端骨除了明显脱钙外，没有其他改变。有证据表明本病可以自然消退，但必需经过很长时间。

（四）影像学特征

1. X 线表现

皮质内骨样骨瘤的 X 线表现具有特征性，其典型的表现为：有一小圆形透亮的溶骨区（瘤巢），大多数直径小于 1cm，周围有不同程度的致密硬化骨包绕，还可伴有骨膜反应、周围软组织或相邻关节的肿胀（图 2-12-29）。在近 50% 的病例中溶骨区中央可见一不透 X 线的高密度钙化核体。溶骨区周围的反应骨密度很高且呈分层状，反应骨可不断增多以致瘤巢被完全遮蔽，而增大影像学诊断的困难，在手术摘除骨样骨瘤后硬化的反应骨可以逐渐消失。

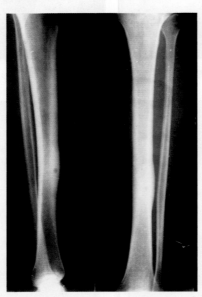

图 2-12-29　皮质内骨样骨瘤 X 线表现。X 线片示病灶位于胫骨皮质内，皮质变厚，有一小的圆形骨溶解区，周围有致密硬化骨包绕

关节内骨样骨瘤通常为松质骨骨样骨瘤或骨膜下骨样骨瘤，X 线诊断很困难。关节内骨样骨瘤大多数出现在髋关节，常无硬化的反应骨。早期 X 线片表现正常，随着病程的进展，X 线片可出现髋关节结

构改变，包括关节间隙增宽、股骨颈垂直变形及股骨头骨骺高度丢失。有些病例X线片上还可见骨骺提前愈合。当关节内骨样骨瘤发生于肘关节时会出现中等强度的硬化征。关节内骨样骨瘤的骨膜反应通常出现在关节囊外，且在关节两端同时出现。骨膜下骨样骨瘤的典型表现为近皮质的包块，同样缺乏硬化骨。

脊柱骨样骨瘤单从X线片上很难诊断，通常表现为正常或仅表现为骨硬化。大多数脊柱骨样骨瘤发生于后柱，很少发生于椎体。CT检查可以显示脊柱骨样骨瘤的瘤巢，从而作出诊断（图2-12-30）。

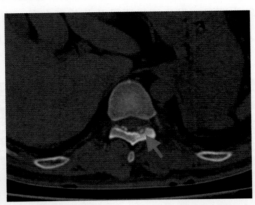

图2-12-30　患者，男，39岁，皮质内骨样骨瘤CT表现。T9椎板骨样骨瘤，CT示肿瘤位于T9椎板，为边界清晰的卵圆形低密度区，其内有斑点钙化

2. 同位素骨扫描检查

骨样骨瘤的同位素检查有助于诊断和解剖定位，瘤巢内同位素蓄积和瘤巢周围硬化骨摄取减少而形成典型双重密度的骨样骨瘤影像（图2-12-31）。有些疾病也可有类似于骨样骨瘤的同位素影像，所以同位素影像学检查对于骨样骨瘤不是特异性诊断方法。但是，术中同位素扫描对术中瘤巢的确诊将起到积极的作用。

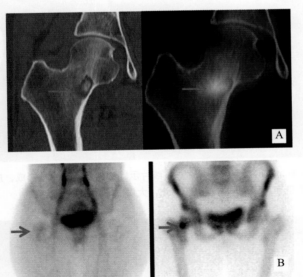

图2-12-31　患者，女，26岁，右股骨颈骨样骨瘤。A CT示肿瘤位于松质骨内，侵犯部分皮质骨，瘤巢内可见骨化影；B 同位素检查示瘤巢内同位素蓄积和瘤巢周围硬化骨摄取减少

3. CT检查

通过CT检查可以清楚的显示病灶并精确的定位瘤巢，特别是较小的及复杂解剖部位如脊柱、髋及关节等处的瘤巢，CT较X线检查更具有明显优势，被认为是诊断骨样骨瘤最有价值的检查方法，并且

误诊率很低。皮质内骨样骨瘤和松质骨骨样骨瘤的瘤巢在 CT 上表现为边界清晰的圆形及卵圆形低密度区，内可有斑点钙化或骨化影，即"靶征"（图 2-12-32，图 2-12-33，图 2-12-34）。骨破坏区周围有大量高密度硬化骨、皮质增厚和骨膜反应，瘤周软组织肿胀，脂肪间隙不清。瘤巢周边的骨质增生、硬化，骨膜反应程度因瘤巢所处部位不同而有差异，发生于长骨骨干或骨端骨皮质时，瘤巢周围常有广泛的骨膜反应骨，骨皮质增厚硬化，有时整个骨干均显示增粗硬化，密度很高，以瘤巢所在部位显著，位于长骨骨端的肿瘤，其骨膜反应亦较为明显。发生于松质骨及关节囊内者，瘤巢周围仅有轻微骨致密环，骨硬化不明显，甚至完全不出现。CT 还能显示病灶周围骨质疏松、软组织肿胀及近关节瘤巢所致关节囊肿胀、关节腔积液等征象。

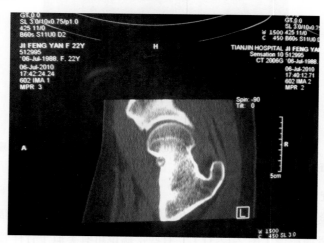

图 2-12-32　患者，女，22 岁，左股骨颈骨样骨瘤。CT 示瘤巢位于股骨颈，皮质破坏，瘤巢周边的骨质硬化

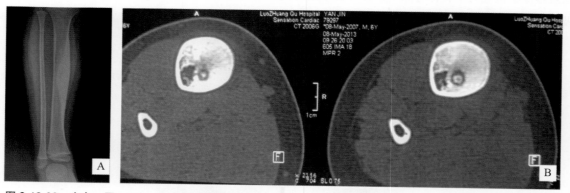

图 2-12-33　患者，男，6 岁，右胫骨骨样骨瘤。A X 线片示髓腔内反应硬化骨形成，皮质增厚；B CT 示瘤巢位于胫骨髓腔内，为边界清晰的卵圆形低密度区，其内有斑点钙化，大量反应硬化骨形成

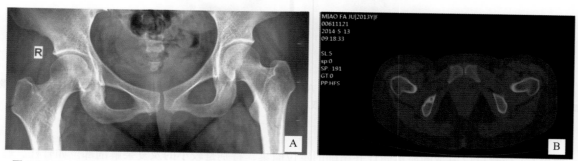

图 2-12-34　患者，女，27 岁，右坐骨骨样骨瘤。A X 线片示瘤巢位于右侧坐骨，瘤巢周边的骨质硬化，为边界清晰的卵圆形低密度区；B CT 示瘤巢位于坐骨髓腔内，周边的骨质硬化

CT 不仅可以作为检查手段，而且还可以作为某些手术方法的辅助设备，如近年出现的在 CT 引导下经皮切除骨样骨瘤的微创手术方法，以及在此基础上出现的 CT 引导下经皮骨样骨瘤射频消融或微波消融术等（图 2-12-35）。

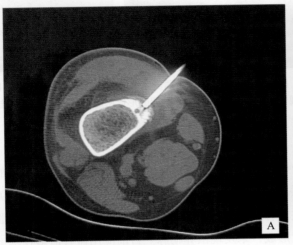
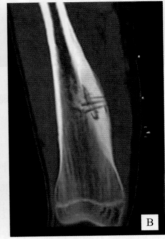

图 2-12-35 患者，男，13 岁，右股骨干骨样骨瘤。A 在 CT 引导下行肿瘤穿刺活检，微波消融术，术中穿刺至瘤巢，行微波消融；B 术后复查 CT 示肿瘤穿刺位置准确，消融满意

4. MRI 检查

瘤巢表现在 MRI T_1 加权像上呈低信号，在 T_2 加权像上呈高信号（介于肌肉与脂肪信号之间），并且在瘤巢周围伴有软组织和髓内水肿、炎性改变的高信号区（图 2-12-36）。Goldman 等学者认为 MRI 上瘤巢周围软组织和骨髓改变影与患者的年龄有关，而与发病部位、病程等无关，患者越年轻，MRI 上瘤巢周围软组织和骨髓改变越明显（图 2-12-37）。近来国外也有报道认为长时间应用水杨酸或非甾体类抗炎药的骨样骨瘤患者，其 MRI 上瘤巢周围软组织和髓内水肿、炎性改变减少或消失。总之，在对瘤巢的显示上，CT 明显优于 MRI，但是在对瘤巢周围软组织和骨髓改变的显示上 MRI 比 CT 更加敏感。

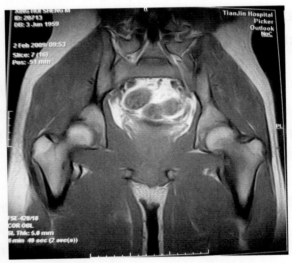

图 2-12-36 患者，女，50 岁，左股骨颈骨样骨瘤。MRI T1 加权像示瘤巢位于左侧股骨颈，呈低信号

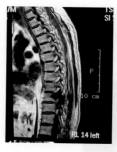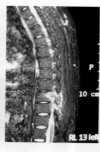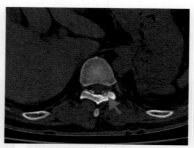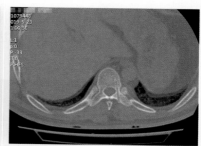

图 2-12-37　患者，男，38 岁，骨样骨瘤。因胸背部夜间痛（口服非甾体类抗炎药物缓解）在外院行 MRI 示 T9 左侧椎弓根及椎板 T1 像低信号，T2 像高信号，未发现位于 T9 椎板，边界清晰的卵圆形低密度瘤巢。行 T9 左侧椎弓根穿刺活检，未能明确诊断

5. 血管造影检查

国内外对于通过血管造影诊断骨样骨瘤的报道较少，O'Hara 曾报道 2 例腕部骨样骨瘤的患者，通过血管造影发现瘤巢均有管腔不规则的小供养血管。而在 Markj Kransdorf 等人报道中，2 例关节内松质骨骨样骨瘤分别位于肩关节和股骨颈，通过血管造影都显示瘤巢具有单一供养血管；而 1 例股骨远端皮质内骨样骨瘤血管造影显示瘤巢内血管过度形成，未发现供养动脉。目前应用血管造影技术诊断骨样骨瘤经验较少，效果不肯定。

（五）病理学检查

1. 大体病理学特征

骨样骨瘤为一小的、圆形或者梭形充血的肿瘤，直径很少超过 1cm，其本身较周围组织质软或呈沙粒状，但随着其中心的核钙化程度增高而变硬。当骨样骨瘤周围的反应骨不显著时，肿瘤本身可突出于骨表面。而当周围反应骨肥厚时肿瘤即被反应骨包绕，切除表面反应骨后可见粉红色或棕色的肿瘤。

2. 组织学特征

骨样骨瘤在显微镜下的典型特征是由包含小梁骨、片状骨及骨岛的类骨质和网状小梁骨组成。在类骨质周围可见大量的成骨细胞，少量的破骨细胞，而在类骨组织内又有充血扩张的毛细血管，同时伴有神经纤维出现。在瘤巢周围有时可出现疏松的组织区带，瘤巢周围的反应骨粗大，并由网状骨和板状骨混合而成。周围骨通常为未成熟骨或硬化骨，成骨细胞少见。

（六）诊断及鉴别诊断

1. 诊断

典型的骨样骨瘤诊断不难。初期局部呈间歇性疼痛，逐渐呈持续性，夜间加重，影响睡眠，水杨酸类药物可使疼痛暂时缓解。多见于青少年，长骨多见。病损区密度减低，呈圆型或椭圆形，直径为 0.5 ~ 2cm，称之瘤巢，其周围有广泛增生硬化骨，上述 X 线的特殊征象具有明确诊断的价值。瘤巢不明显者可行断层摄影或 CT 检查，协助诊断。

2. 鉴别诊断

（1）皮质内脓肿：为低毒性骨感染。胫骨好发，骨皮质内形成较小脓肿，颇似骨样骨瘤。主要区别为有感染史，局部有红、肿、热、痛等炎症表现，常反复发作，无明显夜间疼痛。X 线片为局限性骨质疏松，边界稍有硬化而无广泛的骨皮质增生硬化。抗生素治疗后症状可缓解。术中可见少量脓液。镜下有大量多核白细胞及淋巴细胞。

（2）硬化性骨髓炎：主要表现为部分骨干皮质广泛增长硬化。单纯从增生硬化看，较难与骨样骨瘤相鉴别。但无可见的瘤巢，常为间歇性疼痛，不如骨样骨瘤明显，也无夜间加重，服水杨酸类药物疼

痛不易缓解。

（3）外伤性骨皮质增厚：亦称外伤性骨膜炎。此病有外伤史，开始为骨膜下出血，继而骨膜增厚、机化、钙化、骨化。早期疼痛，随病程延长，症状减轻或消失。X线片见皮质外侧增厚而无瘤巢。

（4）成骨细胞瘤：Dahlin 称成骨细胞瘤为巨大骨样骨瘤。其与骨样骨瘤有类似的组织学形态，但肿瘤的大小及发病部位不同。X线片显示病损区域内有不规则骨样结构，肿瘤边缘可有硬化环，但无广泛的骨质增生硬化。成骨细胞瘤术后可发生恶变，骨样骨瘤则不然。

（5）骨梅毒：其X线表现有时与骨样骨瘤相类似。好发于胫骨，常为双侧对称，骨质增生有时很广泛，也可较为局限，但无瘤巢。疼痛轻，有治愈史，血清康瓦反应阳性，驱梅治疗有效。

（6）骨斑点：无任何症状，摄片偶然发现。股骨颈部多见。X线片显示为圆形或不规则状局限性骨质密度增高，无瘤巢可见。

（七）治疗

1. 非手术治疗

骨样骨瘤患者发病初期服用水杨酸类药物或非甾体类抗炎药可缓解，但不能根本治愈，而后期疼痛剧烈，呈持续性，药物不能使之缓解，需手术治疗。国外有些学者认为根据骨样骨瘤的自然病程可不予手术治疗，因为有证据证明骨样骨瘤为自限性肿瘤，病程不会持续发展并且随时间会自然消退。但那些长期持续疼痛，且服用水杨酸类药物无法缓解的患者，以及因疼痛而出现废用性肌肉萎缩，甚至造成肢体长度不一、畸形的患者往往需要早期手术治疗。

2. 手术治疗

无论使用何种手术方法，术前准确的瘤巢定位至关重要。

（1）完整手术切除：传统的手术方法将整块硬化骨质及瘤巢一并切除，彻底切除病灶后，症状很快消失。但是广泛切除具有很多缺点，首先广泛切除往往需要较长的切口，而且充分地暴露肿瘤所在的区域、过多地剥离周围软组织及骨膜组织会造成缺血性骨坏死，尤其是在股骨颈处的病灶，术后常出现股骨头坏死。其次，术中为了完整切除肿瘤往往需要切除大块骨组织，从而造成骨强度不足，这就需要进行切除区植骨、内固定以及术后的长期制动，从而增加患者经济负担及延长康复时间。另外由于术中很难确定需要切除的范围，常需术中"C"型臂X线机引导定位或四环素药物标记定位，从而延长手术时间。虽然手术切除范围广泛，但是因切除不完全而术后复发率仍然较高，文献报道复发率为30%。

（2）去顶切除术：除了传统的完整切除瘤巢及周围硬化骨手术外，基于瘤巢周围硬化骨术后可消退理论，一些骨科医生利用术前X线片、CT等检查定位或术中"C"型臂X线机准确定位瘤巢，采用局限性手术切除骨样骨瘤。

Campanacci 等报道了 1980—1997 年间收治的 100 例骨样骨瘤患者，对其中 97 例实施了手术治疗，包括 89 例采用局限性切除术，8 例采用完整切除术。采用局限性切除术治疗的患者术后疼痛很快消失，除 1 例术后佩带肢具外，其余均在术后 2 天即开始活动，术后随访 1 年未出现并发症或复发。

局限性切除术术中通常充分暴露瘤巢所在区域，瘤巢表面为不规则的反应骨，这个特征有利于直视下定位。利用骨刀或者球形磨钻在直视下行瘤巢表面骨薄层切除，直至看到红色的瘤巢，再用刮匙刮除瘤巢，用磨钻扩大基床 2 ～ 5mm 以保证完全切除瘤巢，可用自体骨或同种异体骨填充骨腔。虽然这种手术术后复发率较完整切除术低，但术后并发症仍较高，并且同样会延长术后制动及康复时间。

（3）经皮切除骨样骨瘤：

1）关节镜切除骨样骨瘤：Tüzüner 等于 1998 年报告 1 例 14 岁女性距骨颈骨样骨瘤患者，经临床症状、X 线片及 CT 等确诊，在关节镜下完整切除病灶，术后患者疼痛症状很快消失，随访 22 个月未复发。Zupanc 等 2007 年报告 1 例 24 岁男性肱骨小头关节旁骨样骨瘤患者，术前经临床症状、X 线片及 CT 等确诊为关节旁骨样骨瘤，首先在关节镜下进行病变局部滑膜清理术，并在 X 线透视下用钢丝在病变中心标记，再在关节镜下完整切除病灶。术后患者疼痛症状很快消失，随访 1 年未复发。关节镜下骨样骨瘤切除方法具有创伤小、定位准确的优点，对于其他手术方法无法涉及的关节内、关节旁骨样骨瘤可采取关节镜下切除。

2）CT 引导下经皮骨样骨瘤切除术：

①单纯 CT 引导下经皮骨样骨瘤切除术。Graham 等报告 1987—1990 年间收治的 7 例骨样骨瘤患者，全部采用 CT 引导下经皮骨样骨瘤切除术，其中 6 例患者术后影像学发现病灶完全切除，1 例手术失败，再次经切开手术切除。术后 6 例患者疼痛症状完全消失，随访 2 年未复发。Sans 等报告了 38 例应用 CT 引导下经皮骨样骨瘤切除术治疗的骨样骨瘤患者，术后所有患者疼痛消失，2 例患者在经皮切除部位出现病理性骨折，所有患者无复发。

CT 引导下经皮骨样骨瘤切除术，术前须经影像学检查结合临床表现诊断为骨样骨瘤，手术均应用环锯，并配大口径空心钻，表皮切开 1 ~ 2cm 切口，将空心钻沿切口穿过软组织到达瘤巢，再用环锯破坏瘤巢，可以同时钻取病理组织样本进行病理学检查，切口应用可吸收线进行皮内缝合。术后患者可在外部保护下早期进行功能锻炼。但是这项技术由于对骨破坏较大易造成病理性骨折，另外由于环锯速度很快会造成皮肤及组织的热灼伤、周围神经激惹、短暂性麻痹及骨髓炎等并发症。在 Sans 的研究中，总并发症发生率为 24%，均不严重。

而近年来国内外有报道采用直径 3 ~ 4mm、长 20cm 的骨穿刺针代替环锯，针头为锯齿状，锯齿间为刀刃状，故该穿刺针兼有钻和切的功能，治疗可采用 CT 引导经皮微创切除瘤巢。术中以 CT 薄层横断扫描确定病灶部位，应用骨穿刺针经皮穿入瘤巢中心，再次 CT 扫描证实穿刺针位置准确后，撤出针芯，以穿刺针套管刮除瘤巢瘤壁及其内肿瘤组织，再次 CT 扫描确认病灶已完全破坏并切除彻底。将切取的肿瘤组织用甲醛溶液进行固定后送病理检验。术后患者疼痛症状可明显缓解，并能早期下床活动，术后感染、血肿、病理骨折等并发症少见。

②CT 引导下经皮骨样骨瘤切除加无水乙醇注入治疗。Mowafi 等总结了 15 例骨样骨瘤病例，在 CT 引导下经皮切除骨样骨瘤后，用高速磨钻打磨病灶，再用无水乙醇灭活。术后 CT 检查显示病灶消失，平均经过 19（6 ~ 24）个月的随访，症状完全缓解。

Akhlaghpoor 等报告 2001 年 12 月—2004 年 11 月收治的 54 例骨样骨瘤患者，所有患者均用 CT 引导下经皮微波射频切除骨样骨瘤，之后再用浓度为 99.8% 的无水乙醇通过导针直接注入瘤巢。术后 24h 患者出院，治疗有效率 100%。术后 2 例出现并发症，包括进针部位的局部蜂窝组织炎和小腿前方的感觉异常。术后随访 13 ~ 48 个月，有 2 例分别在术后 1 个月和 3 个月复发，再次行 CT 引导下经皮微波射频加无水乙醇注入治疗后治愈。首次手术治愈率 96.3%，再次手术治愈率 100%。

CT 引导下经皮骨样骨瘤切除加无水乙醇注入治疗具有安全、有效、创伤小和治愈率高的优点，但是由于无水乙醇都是在 CT 引导下经皮切除基础上使用的，所以单纯无水乙醇对于治疗骨样骨瘤的有效率并不确定。

③经皮射频消融治疗骨样骨瘤。近年来基于 CT 引导下经皮骨样骨瘤切除术基础上还使用射频消融及激光等，以进一步对肿瘤进行物理或化学性损毁来避免复发，其中以 CT 引导下经皮射频消融治疗骨样骨瘤技术发展速度最快，它的高精确度、高有效率及低复发率，明显优于长期水杨酸药物治疗、完整

手术切除及单纯经皮切除术等传统治疗方法。国外学者公认经皮射频消融是影像学检查结合临床能够确诊为骨样骨瘤的首选治疗方法。射频消融治疗肿瘤的基本原理与激光、微波及高强度超声治疗相似，是一种热损毁的方法，它是在超声、CT、MRI 或内镜引导下，经皮将针状或多极伞状电极刺入患者肿瘤部位，将频率为 460 ~ 500kHz 的射频电流通过消融电极传送到肿瘤组织内，引起肿瘤组织中的导电离子和极化分子按射频交变电流的方向快速变化，使肿瘤组织本身产生摩擦热，当温度达到 60℃ 时，肿瘤组织产生不可逆的凝固坏死。

Barei 等总结了 1997 年 7 月—1998 年 5 月间收治的 13 例骨样骨瘤患者，年龄 8 ~ 45 岁，8 例患者年龄 < 22 岁，所有患者均进行 CT 引导下经皮射频消融切除治疗，术后患者疼痛消失并于 24h 内出院。作者对其中 11 例患者进行了 1 年的随访，只有 1 例 45 岁的股骨颈骨样骨瘤患者复发。此后经皮射频消融切除骨样骨瘤的文献报道逐渐增加，目前国外 CT 引导下经皮射频消融切除骨样骨瘤手术已经非常成熟，并被广泛应用于临床。

Woertler 等报告 1997—1999 年收治的 47 例骨样骨瘤患者，全部应用经皮射频消融切除治疗，术后 1 周所有患者疼痛消失，平均随访 22（8 ~ 39）个月，未出现并发症或复发。此外，Woertler 等还回顾了之前有关经皮微波射频切除骨样骨瘤的相关文献，认为这种手术的成功率较高，首次手术成功率 94%，二次手术成功率 100%。

Bitsch 等报告了 CT 引导下经皮射频消融切除骨样骨瘤对周围软组织影响的动物实验。他们在新鲜离体牛腿上进行骨样骨瘤造模，制造分别距股骨皮质 1mm、3mm、5mm 的 3 组瘤巢，并在距股骨皮质为 0mm、5mm、10mm 的周围软组织内插入热电偶，将肿瘤模型置于 37℃ 间生理盐水中，在瘤巢模型中进行微波射频。当瘤巢内达到 95℃ 时持续 6min，测量周围软组织温度，从而了解经皮微波射频切除骨样骨瘤治疗对周围软组织的影响，并得出瘤巢周围软组织温度与瘤巢深度及距瘤巢的距离有关的结论。

此手术应在 CT 室进行，多数采用全身麻醉或硬膜外麻醉，少数只采用 10% 利多卡因局麻，应用直径 2mm 的骨穿刺针、外径为 1.4mm 的射频探针及射频发生机。同样术中以 1 ~ 2mm CT 薄层横断扫描确定病灶部位，应用骨穿刺针经皮穿入瘤巢中心，因成年人骨皮质硬度较大，且瘤巢外骨硬化增生、厚度增加，手钻钻透皮质较困难，可选择钻头直径 3.5 ~ 4.0mm 的电钻进行钻孔。在使用电钻过程中，一定要使用钻头套筒，切忌用力过大或手部不稳，以避免钻头折断或滑脱时损伤周围肌肉、神经、血管。骨皮质钻孔后，用骨活检针经原通道取活检组织送病理检查。再次 CT 扫描证实穿刺针位置准确后，撤出针芯并将微波探针沿骨穿针伸入瘤巢中心，启动射频机将瘤巢中心温度逐渐加热至 90℃，保持 4 ~ 6min。Tillotson 等报告经皮射频消融治疗中对骨热损伤进行控制的试验，试验显示微波凝固治疗会在骨内产生一个直径约 1cm 的球形坏死区。因此，理论上此技术不能用于靠近脊髓或神经根的脊柱骨样骨瘤。

射频治疗的主要缺点在于，对一些疑似骨样骨瘤的患者，即使在治疗过程中可以取骨组织送病理检查，但因穿刺范围较小，且所取骨组织量有限，不一定能够作出明确的病理学诊断。同时，病理学诊断耗时相对较长，所以在确诊之前一般根据影像学表现做出骨样骨瘤的诊断。即使不同部位病灶有不同形态学表现，也可通过 X 线、CT 扫描和 MRI 检查作出诊断。动态计算机断层成像技术可以辅助鉴别骨样骨瘤与位于松质骨的 Brodie 骨脓肿。如实在难以鉴别，可考虑应用开放手术或者经皮病灶切除术治疗。

④经皮激光凝固治疗骨样骨瘤。经皮激光凝固切除骨样骨瘤（ILP）是通过激光对瘤巢局部发热而达到热凝固的方法，其疗效与经皮射频消融治疗骨样骨瘤技术（RFC）相同，但是设备费用昂贵。

Gangi 等报告 1993 年 7 月至 1998 年 5 月期间收治的 4 例骨样骨瘤患者，年龄 25 ~ 27 岁，其中 3

例患者应用 CT 引导下经皮激光凝固切除骨样骨瘤，术后 24h 内疼痛消失。随访 20 ~ 60 个月，无复发和严重并发症出现。

经皮激光凝固切除骨样骨瘤手术与经皮射频消融切除骨样骨瘤手术程序相同，不同的是将光学纤维经穿刺针插入瘤巢，启动波长为 805nm 的二极管激光器使功率达到 2W，维持 4 ~ 6min。Gangi 强调由于热传导对脊髓具有破坏性，在应用经皮激光凝固切除治疗脊柱骨样骨瘤时，瘤巢距脊髓至少应 8mm。

无论是经皮射频消融切除骨样骨瘤还是经皮激光凝固切除骨样骨瘤，都具有创伤小、不破坏骨稳定性、术后能较早进行功能锻炼、高准确性及高成功率等优点。通常对于 RFC 或 ILP 的不良作用报道多数是对周围软组织的热损伤或对脊柱重要神经系统的损伤，但是 Dupuy、Osti 等及 Cove 等的研究中认为 RFC 在切除脊柱骨样骨瘤时，如应用适当，也不会产生神经损害，有学者认为这是硬膜外静脉丛及脑脊液的局部热消除效应所致。

因此，应尽量选取定位准确、创伤小、疗效好及术后并发症少的手术方式治疗骨样骨瘤。经皮切除骨样骨瘤技术（包括 CT 引导下经皮骨样骨瘤切除术、RFC、ILP 等）因安全、创伤小、低复发率及费用低等优点而被广泛应用于临床。

⑤经皮微波消融治疗骨样骨瘤。微波是一种高频电磁波，微波消融常用的频率为 915MHz 和 2450MHz，微波作用于组织时由于组织自身吸收大量的微波能，使得组织内部迅速产生大量的热量，肿瘤因高热而瞬间热凝固坏死。由于人体主要是由水、碳水化合物、蛋白质等极性分子和大量细胞内外液的钾、钠、氯等带电粒子等成分组成，极性分子和带电粒子是微波场作用下产生热效应的物质基础。极性分子的转动可产生位移电流，而带电离子的振动产生传导电流。极性分子和带电粒子在微波场的状态、运动形式和产热方式有一定的不同，组织中的水分子、蛋白质分子等极性分子在微波电场作用下激烈振动，造成分子之间的相互碰撞、摩擦，将一部分动能转化为热能，使组织温度升高，此称为生物的偶极子加热；细胞内外液中的钾、钠、氯离子等带电粒子在外电场作用下会受电磁力的作用而产生位移，带电粒子受到微波交变电场作用后，随微波频率而产生振动，在振动过程中与周围其他离子或分子相互碰撞而产热，称为生物体的离子加热。在活体组织内的微波消融主要是通过水、蛋白质等极性分子的旋转摩擦产热来进行热消融的，相较于射频消融，微波消融具有升温快、瘤内温度高、用时短、受碳化及血流影响小、不受阻抗影响等特点，故在临床应用中得到了长足的发展。

微波消融和射频消融在肿瘤的治疗中都取得了满意的治疗效果，但两者在消融原理、场强分布、加热速度及消融范围等方面存在差异。微波消融系统属于开放系统，无需体外电极板，消融频率高（915MHz 或 2450MHz）且穿透力强，多针联合消融具有协同作用，受碳化及血流灌注影响小，因此微波消融产热快，瘤内温度高，消融时间短且消融范围大。而射频消融系统属于闭合系统，需要体外电极板形成闭合回路（双极针不需要），消融频率低（300 ~ 400kHz），且穿透力差，射频电流局限于消融电极周围，受阻抗及血流灌注影响大，因此射频消融的加热速度慢，瘤内温度低，消融时间长且消融范围小。

纪经涛等报告 2006 年 8 月至 2010 年 3 月间对 8 例髋部骨样骨瘤患者采用 CT 引导下经皮穿刺微波热消融术治疗，7 例采用硬膜外麻醉，1 例采用局部麻醉。术前通过 2mm 薄层 CT 扫描，确定瘤巢位置。选取瘤巢截面最大的层面，在 CT 引导下将穿刺针准确穿入瘤巢，撤出针芯，用穿刺针套管刮除瘤壁及瘤巢内肿瘤组织送病理学检查。再将微波探针沿骨穿刺针伸入瘤巢中心，将瘤巢中心温度逐渐加热至 90℃，保持 4 ~ 6min。再次 CT 扫描，确认病灶已被完全破坏。术后随访 5 ~ 21 个月，术后 24h 内疼痛均有不同程度缓解，其中 1 例病史 10 年患者术后 2 周内自觉右大腿近端酸胀不适，2 周后症状完全消失，随访 5 个月无复发；另 1 例左股骨转子间骨样骨瘤患者随访至 5 个月时仍有轻度夜间隐痛，再次行经皮穿刺微波热消融术，随访 8 个月无复发。

　　该术式可采用两种体位：平卧位和"4"字试验位。对于股骨颈、大转子及转子间骨样骨瘤可采用平卧位。针对小转子骨样骨瘤，设计了"4"字试验位（图 2-12-38，图 2-12-39），这种体位可充分暴露小转子区域，便于从大腿内侧将穿刺针穿入瘤巢。

　　采用三种入路：前侧入路、外侧入路和内侧入路。对股骨颈病灶采用前侧入路，术前需要标记股动脉、股静脉及股神经位置，避免术中受到损伤。对大转子及转子间病变采用外侧入路，对内侧反应骨较多，穿刺困难的小转子病变也可采用外侧入路，穿刺针需穿破股骨近端双层皮质进入瘤巢。对小转子病灶采用内侧入路，术中需要配合"4"字试验位进行。

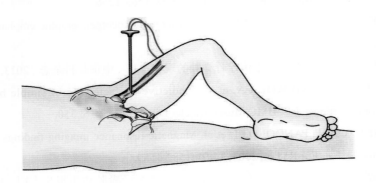

图 2-12-38　穿刺示意图。"4"字试验体位下将穿刺针穿入股骨小转子瘤巢，红色线为微波探针，蓝色线为微波测温针

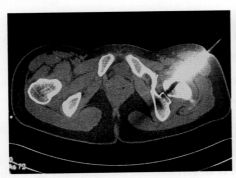 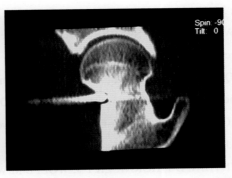

图 2-12-39　患者，女，22 岁，左股骨颈骨样骨瘤。于 CT 引导下行经皮穿刺微波热消融术。CT 引导下将微波探针及微波测温线同时沿骨穿针套管穿入病灶内，并在术中 CT 确定微波探针及测温线位于病灶中心

（胡永成，于秀淳，徐明，郑凯）

参考文献

［1］AYALA A G, MURRAY J A, ERLING M A, et al. Osteoid-osteoma: intraoperative tetracycline-fluorescence demonstration of the nidus［J］. J Bone Joint Surg Am, 1986, 68(5): 747-751.

［2］BITSCH R G, RUPP R, BERND L, et al. Osteoid osteoma in an ex vivo animal model: temperature changes in surrounding soft tissue during CT-guided radiofrequency ablation［J］. Radiology, 2006, 238(1): 107-112.

［3］BRECELJ J, SUHODOLCAN L. Continuous decompression of unicameral bone cyst with cannulated screws: a comparative study［J］. J Pediatr Orthop B, 2007, 16(5): 367-372.

［4］蔡郑东，郑龙坡，左长京，等. CT引导下经皮穿刺骨样骨瘤射频消融术［J］.中华骨科杂志，2008, 28(2): 122-126.

［5］CHIGIRA M, MAEHARA S, ARITA S, et al. The aetiology and treatment of simple bone cysts［J］. J Bone Joint Surg Br, 1983, 65(5): 633-637.

［6］DI BELLA C, DOZZA B, FRISONI T, et al. Injection of demineralized bone matrix with bone marrow concentrate improves healing in unicameral bone cyst［J］. Clin Orthop Relat Res, 2010, 468(11): 3047-3055.

［7］DUPUY D E, HONG R, OLIVER B, et al. Radiofrequency ablation of spinal tumors: temperature distribution in the spinal canal［J］. AJR Am J Roentgenol, 2000, 175(5): 1263-1266.

［8］EDEIKEN J, DEPALMA A F, HODES P J. Osteoid osteoma. (Roentgenographic emphasis)［J］. Clin Orthop Relat Res, 1966, 49: 201-206.

［9］陈晓鹏，胡永成，方成. 微侵袭性手术治疗骨囊肿的现状［J］.中华骨科杂志，2013, 33(11): 1164-1167.

［10］FLONT P, MALECKI K, NIEWOLA A, et al. Predictive characteristic of simple bone cyst treated with curettage and bone grafting［J］. BMC Musculoskelet Disord, 2015, 16: 350.

［11］GAETA M, MINUTOLI F, PANDOLFO I, et al. Magnetic resonance imaging findings of osteoid osteoma of the proximal femur［J］. Eur Radiol, 2004, 14(9): 1582-1589.

［12］陶惠民，杨正明，叶招明，等. 空心钉持续减压治疗单纯骨囊肿初步报告［J］.中华骨科杂志，2005, 25(9): 571-572.

［13］GHANEM I. The management of osteoid osteoma: updates and controversies［J］. Curr Opin Pediatr, 2006, 18(1): 36-41.

［14］GLOWACKI M, IGNYS-O'BYRNE A, IGNYS I, et al. Evaluation of volume and solitary bone cyst remodeling using conventional radiological examination［J］. Skeletal Radiol, 2010, 39(3): 251-259.

［15］MASQUIJO J J, BARONI E, MISCIONE H. Continuous decompression with intramedullary nailing for the treatment of unicameral bone cysts［J］. J Child Orthop, 2008, 2(4): 279-283.

［16］OSTI O L, SEBBEN R. High-frequency radio-wave ablation of osteoid osteoma in the lumbar spine［J］. Eur Spine J, 1998, 7(5): 422-425.

［17］ROSENTHAL D I, HORNICEK F J, WOLFE M W, et al. Percutaneous radiofrequency coagulation of osteoid osteoma compared with operative treatment［J］. J Bone Joint Surg Am, 1998, 80(6): 815-821.

［18］SANS N, GALY-FOURCADE D, ASSOUN J, et al. Osteoid osteoma: CT-guided percutaneous resection and follow-up in 38 patients［J］. Radiology, 1999, 212(3): 687-692.

［19］SCAGLIETTI O, MARCHETTI P G, BARTOLOZZI P. The effects of methylprednisolone acetate in the treatment of bone cysts. Results of three years follow-up［J］. J Bone Joint Surg Br, 1979, 61-b(2): 200-204.

［20］SMITH F W, GILDAY D L. Scintigraphic appearances of osteoid osteoma［J］. Radiology, 1980, 137(1 Pt 1): 191-195.

［21］SUNG A D, ANDERSON M E, ZURAKOWSKI D, et al. Unicameral bone cyst: a retrospective study of three surgical treatments［J］. Clin Orthop Relat Res, 2008, 466(10): 2519-2526.

［22］TILLOTSON C L, ROSENBERG A E, ROSENTHAL D I. Controlled thermal injury of bone. Report of a percutaneous technique using radiofrequency electrode and generator［J］. Invest Radiol, 1989, 24(11): 888-892.

[23] TONI A, CALDERONI P. Intracapsular metaphyseal osteoid osteoma of the femoral neck [J]. Ital J Orthop Traumatol, 1983, 9(4): 501-506.

[24] WOERTLER K, VESTRING T, BOETTNER F, et al. Osteoid osteoma: CT-guided percutaneous radiofrequency ablation and follow-up in 47 patients [J]. J Vasc Interv Radiol, 2001, 12(6): 717-722.

[25] CAPANNA R, SUDANESE A, BALDINI N, et al. Phenol as an adjuvant in the control of local recurrence of benign neoplasms of bone treated by curettage [J]. Ital J Orthop Traumatol, 1985, 11(3): 381-388.

[26] FINSTEIN J L, HOSALKAR H S, OGILVIE C M, et al. Case reports: an unusual complication of radiofrequency ablation treatment of osteoid osteoma [J]. Clin Orthop Relat Res, 2006, 448: 248-251.

[27] GANGI A, DIETEMANN J L, CLAVERT J M, et al. Treatment of osteoid osteoma using laser photocoagulation. Apropos of 28 cases [J]. Rev Chir Orthop Reparatrice Appar Mot, 1998, 84(8): 676-684.

[28] 种涛, 胡永成, 万宁军, 等. 影像引导下经皮穿刺注射甲基泼尼松龙及注射型硫酸钙治疗单房性骨囊肿[J]. 中华骨科杂志, 2011, 31(6): 582-586.

第十三节　截肢术

截肢术是指截除没有生机和（或）功能，或因局部疾病严重威胁生命的肢体。确切地讲截肢是经过一个或多个骨将肢体的一部分切除，而通过关节部位的肢体切除称为关节离断。截肢术是一种古老而传统的手术，对于四肢和骨盆的某些恶性肿瘤，以往几乎常规采用截肢治疗。近20年来，由于围手术期以化疗为主的辅助治疗方法和外科技术的进步，尤其是保肢手术快速发展，恶性骨肿瘤术后的治疗效果不断改善。通过局部病灶的彻底切除、假体的置换以及化疗的应用，不仅可以避免截肢，而且可以使肿瘤患者的存活率更高。因此，一些骨科医师对待截肢比以往更加慎重，而趋向于辅助化疗和保存肢体。需要注意的是，截肢术并非总能实现恶性骨肿瘤的根治性切除：截肢可能是根治性切除骨肿瘤，也可能是广泛性切除肿瘤，还可能是边缘性切除肿瘤。目前，只有大约15%～25%的恶性骨肿瘤患者因治疗失败或治疗过晚，不得已才施行截肢手术，而采用瘤段切除、原位灭活再植或假体置换进行保肢的病例日益增加。虽然如此，在我国仍有不少边远地区和基层由于患者就诊过晚、经济困难、缺乏治疗肿瘤的经验和条件，尚未开展化疗与放疗等原因，对于肿瘤侵犯范围已较广或保肢术后复发而不能再保肢者，或由于肿瘤造成肢体无功能者，截肢手术仍是治疗骨和软组织肿瘤的一种行之有效的方法。并且目前有很多接受截肢手术的骨和软组织肿瘤患者不仅保存了生命，而且安装假肢后还能获得良好的代偿功能，大大地提高了肿瘤患者术后的生活质量。

现代康复医学的观点认为某些截肢不仅是破坏性手术，同时是建设性手术。截肢手术并不是治疗的结束，而是治疗开始，这是一个相当漫长的过程。在这个过程中，截肢患者必须从心理上重新调整，以适应他们的残肢及其功能恢复。一个好的医疗团队必须从术后伤口愈合、提供功能性假肢、指导截肢者最大限度的康复等阶段提供最好的支持与帮助。术后并发症的处理也很重要，包括继发性出血、血肿、感染和伤口愈合延迟等。如今这些并发症已经明显减少，而假肢的选择和安装仍然是一个需要重点关注的问题，适合的假肢对于患者功能恢复与康复十分有益。

一、截肢的外科原则

（一）一般原则

（1）截肢的平面应该尽可能远，如果可能的话，最好保留关节。

（2）截肢手术必须精准，以便与假肢匹配，实现患者术后最大程度功能的恢复。

（3）一旦决定截肢，应尽快进行手术。

（二）一般适应证

因疾病或外伤导致肢体血运丧失且不可能重建和恢复，或危及生命时，是截肢手术的唯一绝对适应证。对于四肢骨和软组织肿瘤来说常见的适应证如下：

1. 局部复发

局部复发曾被认为是截肢的主要指征。然而，软组织恶性肿瘤局部复发现在被证明对患者生存的影响微乎其微。因此，在不影响肢体功能的情况下能否切除复发的肿瘤是考虑截肢与否的决定性因素，仅仅是复发性肿瘤目前并不是截肢的指征。虽然对原发性骨肉瘤的患者是否适用有待商榷，但大多数骨肿瘤治疗中心都是采用截肢治疗原发性骨肉瘤的局部复发。

2. 主要血管受累

当恶性肿瘤侵犯主要血管时，通常患者的预后不佳。只有在一小部分病例中，可以将肿瘤从血管上仔细地剥离出来，而在大多数血管受累的病例中，动脉被肿瘤广泛包绕，无法分离出来。在过去，血管移植的保肢手术并发症较多，使得截肢手术成为大多数此类病例的首选手术。现在血管移植手术较为可靠，因此血管受累本身不再是截肢的指征。

3. 主要神经受累

一般来说，切除一根神经时肢体功能尚可接受，但两根以上的神经切除会导致术后肢体功能不佳。目前采用神经移植尚不能获得满意的效果。对于大多数切除两根神经以上的保肢患者来说，无功能的肢体比截肢后的功能更差，截肢反而是较好的选择。神经受累通常合并主要的血管受累，在这种情况下，截肢手术通常是首选的治疗方法。一般良性病变很少进行截肢手术，但是，骨破坏的范围较大、软组织缺损较多以及神经血管受累的良性病变通常也是截肢的一个指征。

4. 软组织污染

出现病理性骨折、不当的活检或尝试性切除肿瘤失败后造成的广泛软组织污染，也曾是截肢的常见指征。在某些部位，由于其解剖特点，缺少真正的组织间隔使得恶性肿瘤可以在局部广泛地扩散，常常需要采用截肢术治疗。得益于目前有效的化疗方案，在软组织轻微污染的情况下也可以尝试保肢手术，但需要注意软组织的切除范围以及皮瓣的设计。活检计划不周详可能会影响保肢手术的成功率。病理活检切口和窦道均被认为含有肿瘤细胞，因此必须与原发肿瘤一并整块扩大切除。活检窦道的大小和伴发的血肿决定了软组织切除的范围。如果切除活检窦道，造成肌瓣的坏死或肢体功能严重受损，就需要截肢。在骨和软组织病变的病理评估中，强烈推荐针吸活检。

5. 感染

浅层或深部的感染通常是肿瘤经皮肤破溃或活检部位感染的结果。感染可能导致无法实施保肢手术，尤其是需要使用假体的保肢手术，因为感染后无法进行假体置换以及早期化疗。此外，感染还会降低术前和术后化疗的效果。只有感染在手术前得到完全控制，或者感染组织可以术中彻底切除的情况下，才可考虑实施保肢手术。

6. 骨骼发育不成熟

骨骼尚未发育成熟是一个需要考虑的重要问题，因为接受保肢手术的年轻患者常常因患侧骨骼生长发育停滞而出现明显的双下肢不等长。四肢长骨中段的切除对肢体生长发育影响不大，但骨骺切除对肢体骨骼的生长影响很大。由于大多数原发性骨肉瘤发生在 20 岁左右，此时大部分骨骼发育已成熟，并且由于可延长假体的普遍应用，骨骼发育不成熟已不再是截肢手术的适应证。

此外，临床中常用 Enneking 肿瘤外科分期系统进行恶性肿瘤的评估，此系统包含了影响肿瘤预后的重要因素，其能指导手术及辅助治疗方法的选择。按照 Enneking 肿瘤外科分期系统，恶性肿瘤截肢手术适应证如下：

（1）原发性高度恶性骨肿瘤，尚无远处转移，外科分期为 II_B 和某些 II_A 者。

（2）原发性高度恶性骨肿瘤，并有他处转移，外科分期 III 期者，如转移性肿瘤可手术切除，或者为减轻疼痛、消除局部合并存在的感染病灶，也应施行截肢或关节离断术。

（3）原发性恶性骨肿瘤，其外科分期虽系 I_B 或 II_A，但已失去做保留肢体的局部广泛性切除的条件者或保肢手术后多次复发者。

（三）术前计划

1. 临床评估

（1）对患者的整体状况进行评估：找出增加围手术期并发症（慢性肾功能衰竭、糖尿病、心血管呼吸系统疾病、营养不良、脓毒症）风险的相关因素，并进行相应的治疗。

（2）确定远离病变区的骨和软组织的受累情况：是否侵犯邻近关节或软组织间室，是否存在跳跃性转移灶。

（3）肢体的神经血管的评估：有无重要神经血管受累或压迫，受累血管和神经是否能够保留。

（4）患侧邻近关节功能评估：邻近关节有无受累，术中关节能否保留以及术后关节功能情况。

（5）术前心理指导：手术对患者身体不仅是一次巨大打击，对其心理也会引起极严重的应激反应，患者术前的思想是很复杂的：害怕麻醉效果不满意而发生术中疼痛，担心手术后不能坚持工作和丧失劳动力以及对肿瘤根治性手术的效果悲观等。因此术前心理指导尤为必要，有针对性地解除患者的各种忧虑，使患者对手术充满信心，建立起对手术的安全感和必胜的信念。

2. 影像学评估

（1）影像学检查：对于确定肿瘤的确切解剖位置和受累范围极其重要的。MRI 能够确定软组织受累的程度和肿瘤向周围扩散的情况；CT 在确定骨皮质的病变或破坏等方面非常有价值；骨扫描能够确定骨肿瘤的范围和筛查其他部位的转移。动脉造影能够明确肿瘤与神经和血管关系，观察血管分支和血管的变异或异常，同时能够评估肿瘤对新辅助化疗的反应，因为肿瘤坏死与肿瘤内血管的减少或缺失密切相关。

（2）多普勒超声、血管造影、核素影像学、光电容积脉搏波描记法等可以帮助确定截肢水平，以获得更可靠的残肢。

（四）手术治疗

1. 麻醉

（1）可采用全身麻醉、腰麻或神经阻滞麻醉；

（2）神经阻滞麻醉可以显著降低术后止痛的要求。

2. 手术台和设备

（1）标准骨科手术台；

（2）标准骨科手术器械：线锯 / 摆动锯、电钻和 2.5mm 钻头等；

（3）骨刀、骨挫、抗菌微乔 / 普迪斯可吸收缝合线、不可吸收缝合线；

（4）器械车和器械护士应在患侧肢体的一侧；

（5）止血带的使用：前臂（经桡骨）截肢止血带放置在上臂上 1/3，成人充气加压至 300mmHg，儿童充气加压至 200 ~ 250mmHg；小腿（经胫骨）截肢将止血带放置在大腿中上段，成人充气加压至 500 ~ 600mmHg，儿童充气加压至 300mmHg；上臂（经肱骨）截肢术和大腿（经股骨）截肢通常不使用止血带，如果可使用止血带时，可将止血带放置上臂或大腿尽可能高的位置。肿瘤患者不宜驱血，充气止血前应先抬高肢体 5min。注意动脉闭塞性疾病或糖尿病患者不应使用止血带，以免对侧支微循环造成二次损害。

3. 术中操作

（1）皮肤的处理：一般设计为前后等长"鱼嘴状"样皮瓣，有时根据肿瘤切除情况，需设计不典型皮瓣。当皮肤存在循环障碍时，可设计前后不等长皮瓣，根据情况将血液循环良好一侧的皮瓣留长。注意避免过多去除软组织，以免在缝合过程出现不必要的张力。

（2）血管的处理：进行截肢手术时，主要的大血管（包括动脉和静脉）必须双重结扎或缝扎后切断（图2-13-1A）。注意一些细小的血管也应彻底止血，以免术后形成血肿，影响伤口愈合。

（3）神经的处理：注意预防神经瘤的形成，神经不宜过分牵拉，以免神经纤维断裂或发生脱髓鞘改变，术后容易形成瘢痕、神经瘤而出现残肢痛。可将神经残端用丝线结扎后切断，使神经纤维包埋在神经膜外管内，切断的神经残端不能向外生长（图2-13-1A）。下肢截肢术后疼痛比上肢截肢更常见且严重，手术时用0.5%布比卡因（马卡因）滴注后切断神经即可预防。或者术中在神经残端外放置一根神经膜外导管（图2-13-1B），间歇性地给0.25%布比卡因（马卡因）3～5天，可以减轻术后疼痛，并可能缓解后期的灼性神经痛综合征。

（4）骨的处理：一般骨与骨膜在同一水平切断，骨膜不作剥离。截骨断端边缘应为斜面并打磨光滑（图2-13-1C）。因为骨残端边缘锐利可导致剧烈疼痛，导致术后无法安装佩戴假肢。关节离断时应彻底切除关节囊滑膜，关节软骨刮除至软骨下骨。除踝关节离断外，关节离断必须保留关节离断端的膨大部分，而踝关节离断需除去内、外踝的膨大部分。膝关节离断可以除去也可以保留髌骨。肩关节和髋关节离断，最好保留肱骨头和股骨头部。小腿截肢时，为获得残端良好的负重功能，增加残肢外侧方的稳定性，避免腓骨继发外展畸形，骨端的处理方法是胫腓骨等长，用保留的胫腓骨骨膜瓣互相缝合。股骨高位截肢时，如果有可能的话，应该在粗隆水平留下一个小残肢，可以加强假肢的固定。

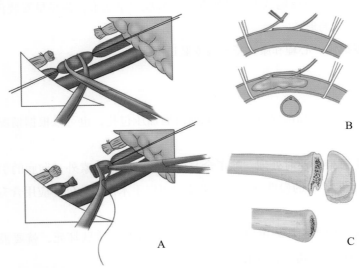

图2-13-1　神经血管及截骨断端的处理。A血管及神经的处理；B神经内放置神经膜外导管，用可吸收线缝合神经鞘，术后间歇性地给0.25%布比卡因（马卡因）3～5天；C截骨断端边缘应为斜面并打磨光滑

（5）肌肉的处理：肿瘤所在间室和侵犯的间室肌肉应一并切除，但注意肌肉去除过多时，肌肉自由回缩后会导致骨残端仅仅有皮肤和皮下组织覆盖。一般情况下，胫骨截肢时应该避免在胫骨远1/3水平截肢，因为该水平没有足够的肌肉包裹骨残端。拮抗的肌肉不能简单地相互缝合，这会导致肌肉在残肢骨端滑动而形成痛性囊肿。常用肌肉处理方法有肌肉固定术（mydesis）和肌肉成形术（myoplastic）。

1）肌肉固定术是将肌肉在截骨端远侧方3～5cm处切断，形成肌肉瓣，在保持肌肉原有张力情况下，经由骨端部钻孔，将肌肉瓣与骨相邻侧通过骨孔用丝线缝合固定。这样能使肌肉获得新的附着点，保持肌肉的原有张力，减少肌肉萎缩保持肌力，防止肌肉在骨端滑动和回缩，保持肌肉于正常的生理功能状态，有利于发挥肌肉的功能。例如股骨截肢时，股骨肌肉固定术能很好地恢复残肢的伸展和内收的力量，有利于残肢屈伸、外展和内收之间力量的平衡。但需要注意，该方法不能用于儿童患者的截肢。

2）肌肉成形术是将相对应的肌肉瓣断端互相对端缝合，将截骨端完全覆盖包埋。该方法使截骨断端不是直接与皮下组织相接触，使残肢端可以承重并形成圆柱状残肢，避免了传统的圆锥状残肢，可以满足现代全面接触全面承重假肢接受腔的装配要求。

（五）术后处理

截肢术后处理需要多学科协同努力，除了外科医师外，还需要理疗专家、职业治疗师、心理医师和社会工作者等共同参与。同时，还需要内科医师帮助处理术后的内科问题。

1. 常见问题

（1）按照抗生素应用指南合理使用抗生素预防伤口感染。

（2）完善全血的血细胞计数和标准的生化检查。纠正术后贫血、电解质失衡及肝肾功能的异常。

（3）患侧肢体抬高，以利于静脉回流，减轻残肢水肿，术后充分镇痛，缓解患者术后痛苦。

（4）持续性负压引流一般需要 3 ~ 5 天，当引流量少于 20ml/ 天时，去除引流管。

（5）术后 48h 检查伤口情况。

（6）一般截肢术后 2 周伤口可以拆线，但存在伤口裂开高危因素的病例（如：糖尿病、营养不良、吸烟者等）术后 3 周拆线。

（7）预防血肿形成及残肢肿胀，应用弹力绷带或硬质绷带（石膏绷带）包扎。硬质绷带包扎的优点是压迫均匀、固定可靠，能有效地减少残肢肿胀，使残肢尽早塑形，为尽早安装正式假肢创造条件，能同时有效地避免关节挛缩畸形。

（8）术后早期康复锻炼、心理和康复指导及安装适配假肢。

2. 术后并发症

（1）早期并发症：

1）血肿：一般的血肿可以局部穿刺，将积血抽出后加压包扎，也可以根据情况拆除一两针缝线，将血肿引流后加压包扎。

2）感染：一旦发生感染应及时处理，除了全身应用敏感的抗生素外，彻底的引流是非常重要的，可以配合物理治疗。对长期不愈的慢性感染灶，必要时可以手术彻底清创并应用含有抗生素的溶液进行持续冲洗。

3）皮肤坏死：小面积的皮肤坏死可以换药治疗，较大面积的皮肤坏死，就要根据情况进行游离植皮或皮瓣移植来处理，有时甚至需要再截肢。

（2）晚期并发症：

1）残端痛：残肢痛的原因较多，主要分为四类：①疼痛性神经瘤；②残肢端循环障碍；③残端肌肉紧张异常；④残端骨刺及异位骨化。根据具体情况采用不同的治疗方法，如物理、药物等保守治疗。对保守治疗无效者，要根据病因进行治疗，如残端骨刺及异位骨化可行骨刺或异位骨化切除；对痛性神经瘤可行神经瘤切除或神经束吻合等方法治疗。

2）关节挛缩畸形：关节挛缩畸形主要包括上臂截肢后肩关节内收挛缩、前臂截肢后肘关节屈曲挛缩、大腿残肢的髋关节屈曲、外展、外旋挛缩和小腿残肢的膝关节屈曲挛缩，足部残肢的马蹄内翻畸形等。截肢术后早期预防关节挛缩是非常关键的，肢体应放在正确的体　位，早期进行增强肌肉力量及增加关节活动的功能锻炼。一旦发生轻度挛缩，可以通过正确摆放残肢体位，被动拉伸关节和加强控制关节的肌肉力量来矫正。对中度和严重的固定性挛缩畸形可能需要使用楔形石膏或外固定架进行逐渐牵拉矫正，或者进行手术松解挛缩组织。对因局部瘢痕挛缩造成的关节畸形，如果不能安装和佩戴假肢，就应该进行瘢痕切除并根据具体情况采用游离植皮或皮瓣移植。

3）皮肤并发症（如瘢痕形成和疣性增生等）：若影响对假肢接受腔的适配和对假肢的控制能力，可行手术处理。

4）幻肢痛：幻肢痛发病机制尚未完全阐明，目前仍缺乏有效的治疗方法，常常采用多种方法综合治疗，主要包括药物治疗、心理治疗、物理治疗、中医治疗、外科治疗等方法。

3. 术后安装假肢对截肢平面的要求

（1）残肢承重要好；

（2）长度适宜；

（3）残肢无畸形、无关节功能障碍；

（4）软组织条件好；

（5）残肢肌力在 III 级以上、残肢无疼痛；

（6）骨组织、神经组织、肌组织处理良好；

（7）残端不应有压痛、骨刺、神经瘤；

（8）全身状况良好。

（六）术后评定

截肢术后患者因丧失肢体、幻肢痛、肿瘤疾病治疗带来的伴随症状等，以及患者较大的心理压力，会严重影响患者术后的生存质量。尤其是因恶性肿瘤截肢的患者，既存在恶性肿瘤本身所带来的一系列生存质量影响因素，如生存期短、特殊药物使用、经济负担重等，又伴随截肢带来的幻肢痛、自我形象紊乱、心理社会适应能力及活动障碍、假肢配备和使用等因素，其生存质量受到严重影响。因此需要构建相应量表对恶性肿瘤截肢患者的生存质量进行评估。目前我国常采用 SF-36 健康调查问卷（the medical outcomes study 36-item short form survey, SF-36）和世界卫生组织生存质量量表简表（the World Health Organization Quality Of Life Questionnaire-Brief Version, WHOQOL-BREF）对患者术后功能及生存质量进行评定，这些量表主要是针对普通患者人群设计的普适性量表，而截肢患者与普通人群存在着明显的不同，需要面对因肢体缺失产生的一系列躯体、社会及心理等方面的挑战，这些问题直接或间接地影响截肢者的生存质量。此外，恶性肿瘤截肢患者存在着由肿瘤本身和截肢创伤带来的特殊性，而这些量表缺乏相应评估条目。因此，对恶性肿瘤截肢患者进行评定时有必要使用专门针对这一特定群体的伤残结局和生存质量评定的量表。欧洲癌症治疗研究组织（European Organization For Research And Treatment Of Cancer, EORTC）针对肿瘤患者制定了生活质量核心问卷 QLQ-C30，包括 30 个条目：5 个功能领域（躯体、角色、认知、情绪和社会功能），3 个症状领域（疲劳、疼痛、恶心呕吐），1 个整体健康状况和 6 个单一条目。但该量表在对恶性肿瘤截肢患者存在的幻肢痛、自我形象紊乱、活动障碍、假肢使用体验等生存质量影响因素评定时也缺乏相应评估条目，所以对恶性肿瘤截肢患者的生存质量评定仍有一定的局限性。近年来国际上较为常用的是 Trinity 截肢和假肢体验量表（Trinity Amputation And Prosthesis Experience Scale, TAPES）。TAPES 量表专门针对截肢患者设计，对截肢患者生存质量的评定具有良好的信度和效度，十分适合用来评定截肢患者的生存质量和伤残结局，并可作为康复疗效判断的依据。该量表操作简便，分为上、下肢截肢患者量表两种，主要包括：心理社会适应分量表、活动障碍量表、假肢满意度分量表。但恶性肿瘤截肢患者在肿瘤伴随症状、肿瘤治疗的不良体验等方面存在特殊性，

TAPES 量表还需要进一步的论证和研究。

（七）儿童截肢

儿童截肢术在手术操作技术上与成人没有很大的差别，但是考虑到儿童肢体解剖结构及其生长发育等因素，儿童截肢的原则有所不同。儿童截肢术的特点主要有：一般儿童截肢要比成人截肢采取更加保守的方法，尽可能保留残肢的长度；保留关节比关节离断更可取，保留邻近部位骨骺更有意义；儿童适应能力强，对假肢的应用比成人好，较少有心理问题；儿童皮肤对假肢的耐压适应性较强，儿童的皮肤和皮下组织能耐受在张力下缝合关闭伤口，中厚层皮肤游离植皮更容易提供永久的皮肤覆盖；儿童截肢后的幻肢感常存在，但很少有烦恼，截肢患者年龄越小，幻肢感越模糊，越少发生幻肢痛；儿童截肢切断的神经假如不处理都会形成神经瘤，但一般很少引起不适；断端肌肉的处理应行肌肉成形术，用以覆盖骨端，而不能行肌肉固定术，因为肌肉固定术对骨远端有损伤，可能造成骨端的过度生长——这是由于骨端组织的生长所致，而不是由残肢近端骨骺生长造成，常导致骨端呈钉尖样，可能穿破皮肤，造成感染，用骨膜骨皮质瓣覆盖骨端的方法可以限制骨端不良的过度生长；儿童截肢后可能需要再次截肢。

二、上肢截肢术

正常人上肢的主要功能是完成日常生活活动和劳动，手非常灵巧，具有很好的协调能力，可以从事精细的作业，目前即使是最高级的智能型假手也不能完成上述要求，因此在决定上肢截肢之前一定要慎之又慎。根据实际情况经过外科评估确定必须截肢时，就要尽量想方设法地保留肢体长度。现代假肢装配技术和新型的假肢部件已经完全改变了需要在上肢某个确定水平截肢的旧观念，残肢只要有良好的皮肤愈合和满意的软组织覆盖就能装配假肢。上肢截肢的原则：残肢原则上要尽量保留长度，保证残肢有足够的杠杆力和良好的肢体控制能力；残肢关节功能良好，无挛缩畸形；残肢应无痛；残肢皮肤良好。上肢的截肢术主要包括：肩胛带离断术、肩关节离断术、上臂（经肱骨）截肢术、肘关节离断术、前臂（经桡骨）截肢术和腕关节离断术。

接受上肢截肢的恶性肿瘤患者面临着特殊的心理问题，因为他们不仅面临着生命威胁，而且还会失去上肢。除了明显的审美缺陷外，上肢的丧失，特别是优势肢体的丧失，也会对肢体功能产生巨大影响。因此，这些患者的康复在术前早期评估时就应当开始了。整个医疗团队必须与患者建立信任和诚实的关系，并将患者纳入所有决策的早期阶段。在这种互动的基础上，患者将能够更好地接受截肢，并为回归生产生活而设定现实的目标。患者的家人、病友和护理团队的每一名成员都至关重要。所有接受截肢手术的患者都可能经历幻肢痛，一般上肢截肢患者的幻肢痛并不像下肢截肢患者的那样严重。尽管如此，在手术前应该与患者讨论这个问题，让患者明白这是正常的，如果出现幻肢痛可以有效治疗。

（一）肩胛带离断术

1. 简介

肩胛带离断术（forequarter amputation）又称肩胛胸廓间截肢术，需要手术切除整个上肢和肩胛带，包括肩胛骨和部分锁骨（图 2-13-2）。肩胛带离断术是治疗肩关节周围（如肱骨近端和肩胛骨）骨和软组织恶性肿瘤的推荐方法。肩胛骨和肱骨近端是原发性恶性肿瘤的常见部位，主要有儿童的骨肉瘤和尤文氏肉瘤，以及成人的软骨肉瘤。肱骨近端是骨肉瘤的第三大常见部位，而软骨肉瘤和尤文氏肉瘤往往发生在肩胛骨。上肢软组织肿瘤常会侵犯肩胛带。转移性肿瘤，特别是肾上腺肿瘤，也有向肱骨近端转移的倾向。

在 20 世纪 70 年代以前，肩关节周围的恶性肿瘤大多数都需要采用肩胛带离断术治疗。此外，由于神经血管受累，肩胛周围和腋窝区域的一些软组织肉瘤也需要行肩胛带离断来防止局部复发。目前需要行肩胛带离断术的病例很少，因为大约 90% ~ 95% 肩关节周围恶性肿瘤患者可以通过人工假体重建以及新辅助化疗、放疗进行保肢治疗，尤其是对于软组织恶性肿瘤来说，无法切除的情况目前很少见。肩胛带离断术最常见的手术指征是化疗效果不佳和（或）肿瘤持续恶化的肱骨近端骨肉瘤。起源于肩胛带区的高度恶性肿瘤通常较大，常常侵犯神经血管。当肿瘤包绕或侵犯臂丛以及累及腋动脉时，如比较罕见的锁骨上或锁骨下累及臂丛的软组织肉瘤，肩胛带离断术是其主要治疗手段。软组织恶性肿瘤，或新辅助化疗失败而复发的骨肉瘤通常需要行肩胛带离断术。肩关节周围的肿瘤复发是一个比较棘手的问题。如果多次局部切除效果不满意且放射治疗失败，唯一的选择就是肩胛带离断术。

局部复发的未转移的乳腺癌患者，当肿瘤广泛累及肩部、胸肌和 / 或臂丛时，可能需要行姑息性肩胛带离断术。姑息性肩胛带离断术是治疗肩周巨大肉瘤以及多次手术、放射治疗后复发的乳腺癌的重要方法。不幸的是，相当数量的女性患者在腋窝、胸大肌或邻近的锁骨或肩胛带出现局部复发，再加上先前由于放疗导致的淋巴水肿，以及臂丛病变，往往导致一侧上肢丧失功能。肿瘤复发、臂丛受累、肩关节周围被侵犯、疼痛无法缓解，以及无法控制的肿瘤溃疡、出血和感染，都可以采用个体化皮瓣或植皮进行姑息性肩胛带离断术。有时对于肿瘤已发生转移的患者也可以采用肩胛带离断术进行截肢，当没有肿瘤转移的证据时，该手术则更为适合。因为肿瘤未发生转移时，肩胛带离断术可以彻底切除肿瘤。姑息性肩胛带离断术的手术方法与标准肩胛带离断术不同，因为它需要设计一个大型的上臂后侧筋膜皮瓣，其从肩部一直延续至肘部，从中间延伸到后外侧。这个巨大的皮瓣必须有良好的血运，可以转位闭合胸壁缺损。该技术以往主要用于上肢和肩胛带的严重挤压伤，以及严重的枪伤，现在可用于一些肿瘤患者的治疗，例如曾接受放射治疗后复发的肿瘤无论有无感染，都可以采用该术式。这个手术效果令人满意，患者感染和疼痛等症状几乎立即得到缓解，并持续整个余生。尽管如今肩胛带离断术的使用已经较少，但它既可以挽救生命，又可以长期地缓解癌症患者的痛苦。

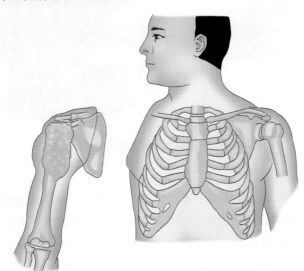

图 2-13-2　肩胛带离断术。定义为包括肩胛骨和锁骨外侧部分的上肢完整切除

2. 适应证

（1）肱骨近端和肩胛骨无法单纯切除的高度恶性骨肿瘤（原发性骨肉瘤或者转移病变），累及广泛的软组织，并且侵犯肩关节和周围肌肉；

（2）累及臂丛及周围血管的上臂或腋窝巨大软组织肿瘤；

（3）保肢手术失败后局部复发的骨或软组织肿瘤；

（4）肩胛带部放射源性肿瘤；

（5）姑息性截肢（肿瘤破溃、感染、出血或对放、化疗无反应并迅速增大，顽固性疼痛）；

（6）复发性乳腺癌累及臂丛；

（7）高度恶性肿瘤出现病理性骨折时，特别是在化疗反应差的情况下。

需要注意的是，当肿瘤侵犯到胸壁时，禁忌行肩胛带离断术。当肿瘤侵犯到椎旁肌和颈后三角时同样是肩胛带离断术的禁忌证，因为在这种情况下很难获得阴性切缘。

3. 解剖（图2-13-3）

（1）上肢和肩胛骨借由三角肌、斜方肌、背阔肌、肩胛提肌、菱形肌、胸大肌、胸小肌、前锯肌与上躯干和胸壁相连。肱骨头通过肩袖肌肉悬吊于肩胛骨上，重要的肌肉包括冈上肌、冈下肌、肩胛下肌、大圆肌和小圆肌。行肩胛带离断术时必须切断这些肌肉。

（2）在手术前必须评估腋动脉和肱动脉以及锁骨下的臂丛等重要结构。腋动脉和臂丛从锁骨中段下方穿过，至大圆肌下缘移行为肱动脉。喙突作为体表标志可以很容易被触摸到，其正下方、位于三角肌筋膜下即为臂丛和腋动脉。常规需要对腋动脉进行评估，以确定安全的离断平面，尤其是当大肿瘤位于胸廓出口附近时。

（3）肩胛带离断术前还必须评估的重要结构是颈后三角、邻近的胸椎椎旁肌和胸壁深部，肩周的肿瘤很容易侵犯到这些结构中。当这些结构受累时，采用肩胛带离断术时需要慎重，因为很难获得阴性切缘。

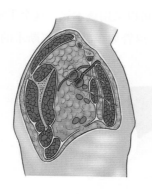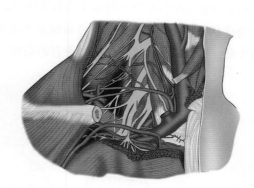

图2-13-3　肩部解剖（腋窝的旁矢状斜位观）

4. 术前评估

在实施肩胛带离断术之前，确定无瘤的手术切缘很关键。因此，评估未切除的解剖结构很重要。胸壁、颈后三角和胸椎椎旁肌——如果这些平面安全，肩胛带离断术才可以继续进行。

（1）体格检查：在确定肿瘤是否延伸到肱盂关节、神经血管受累或肿瘤是否侵犯胸壁。如果肿瘤已经侵入肩关节，肩部活动范围通常会减小，患者可能会有不适和疼痛的主诉。神经血管检查异常或脉搏减慢/消失提示神经血管受累或压迫。患者主诉神经疼痛或无力，结合肱静脉造影阳性，通常表明肿瘤侵犯了臂丛，而不是臂丛的简单移位。在某些情况下，神经疼痛或感觉运动障碍，伴随肱静脉和腋静脉造影显示阻塞，是肿瘤侵犯臂丛的特征诊断。胸壁查体发现肿物通常提示胸壁受累。

（2）MRI：能确定软组织受累的程度和肿瘤向关节或胸壁扩散的范围，准确评估可能的软组织边缘，包括颈部、椎旁肌和胸壁。肩胛上区的肿瘤可能会向下延伸至肩胛下肌下方，向上延伸至喙突附近，MRI 对评估该区域的肿瘤特别有用。此外，MRI 可以清晰显示肿瘤与神经血管位置关系，同时评估髓内肿瘤的范围，这对于确定截骨平面很有必要。但 MRI 在评价肿瘤对新辅助化疗的反应方面并不可靠。

（3）CT：CT 可以作为 MRI 的补充来评估胸壁、锁骨和腋窝。在评价新辅助化疗的骨反应和疗效方面比 MRI 更可靠。

（3）ECT：能提示肋骨是否受累以及肿瘤是否向邻近关节或其他骨骼侵犯。三时相显像技术有助于确定肿瘤内的血管情况。

（4）血管造影（angiography）：血管造影能明确腋动脉和 / 或其解剖位置，对于评估这些结构是否受肿瘤侵犯非常有帮助，有时还会发现一些解剖学异常（例如双腋动脉）。同时血管造影也可以准确地确定腋动脉结扎的水平。对于臂丛的评估有时难度较大，因为目前没有任何影像学检查可以准确地评估臂丛是被肿瘤侵犯还是被肿瘤推挤移位。腋静脉造影是评估臂丛是否受累的一种简单而有效的间接方法。当肿瘤侵犯到臂丛时，腋静脉造影则显示主腋静脉完全阻塞，而若未侵犯臂丛，则显示腋静脉移位，但血流通畅。

（5）病理活检（biopsy）：活检创口应该设计在截肢切口的附近，这样才能在截肢时很容易地一并切除。注意不要污染背部皮瓣、胸三角区、肩胛上区（尤其是颈部附近）和胸肌。肱骨近端较大的肿瘤应经三角肌前部进行活检；肩胛骨肿瘤应该沿着腋窝边缘活检，这样在截肢时可一并切除。

5. 手术技术

肩胛带离断术有几种方式：经前路 Berger 手术技术、经后路 Littlewood 手术技术和前后路联合 Ferratio 手术技术。Littlewood 手术技术易于操作，因此应用较多。但对于肩胛骨和肩胛上的巨大肿瘤来说，单独后路操作不可靠且风险较大。当巨大的肿瘤压迫腋动脉和锁骨下动脉时，从前方暴露尤为重要，因为从单独后方入路分离来避免损伤这些结构极其困难，而从前方则可以很容易地显露腋动脉和臂丛。

（1）经后路肩胛带离断术（Littlewood 手术技术）：

1）患者健侧卧位，患侧在上，髋部用约束带固定在手术台上，腋窝下放置腋垫便于术中胸部前后倾斜移动，同时髋部垫海绵橡皮垫以保护皮肤不受压伤（图 2-13-4A）。

2）须做两个皮肤切口：后侧切口（颈肩胛切口）和前侧切口（胸腋切口）（图 2-13-4B）。

3）先做后侧切口（颈肩胛切口），起自锁骨内侧端，沿整个锁骨向外侧延伸，经肩峰向下达腋后皱襞，再沿肩胛骨腋缘到肩胛角下方，转向内侧，距背部中线 5cm 处止。从肩胛肌表面提起整个全厚皮瓣和皮下组织，向内侧分离至肩胛骨脊柱缘内侧，向下至肩胛骨下角。

4）找到斜方肌和背阔肌，靠近肩胛骨切断。将肩胛骨自胸壁牵开，找到并切断肩胛提肌和大、小菱形肌（图 2-13-4C）。

5）结扎颈浅血管分支和肩胛降血管。

6）在靠近肩胛骨上角部切断前锯肌上头。沿肩胛骨脊柱缘切断前锯肌附着点的其余部分。此时可以将肩胛骨从胸壁上掀起露出后胸壁，术者可以将手放入腋窝间隙中进行探查，以确定胸壁或肋间肌是否受累（图 2-13-4D）。如果没有，可以继续进行肩胛带离断术。如果有胸壁受累，可以进行胸壁 / 肩胛带离断联合截肢术。

7）在锁骨内侧头断开锁骨和锁骨下肌。注意锁骨下血管和臂丛位于前锯肌上头附近的纤维脂肪组织中（图 2-13-4E）。靠近脊柱切断臂丛诸神经束，钳夹、双重结扎切断锁骨下动静脉。注意避免损伤胸膜顶。

8）切断肩胛舌骨肌，结扎切断肩胛上血管和颈外静脉丛。

9）做前侧切口（胸腋切口），起自锁骨中点，弧形转向下，经三角肌、胸大肌间沟外缘并与之平行，延至腋前皱襞，向下向后在肩胛骨腋缘下 1/3 处与后侧切口交会。

10）切断胸大肌和胸小肌，取下肢体。

11）充分冲洗创面。放置烟卷式橡胶引流条或负压引流管，修剪皮瓣，无张力下间断缝合皮瓣（图 2-13-4F）。有时需要将皮瓣缝至胸壁并移植皮瓣才能完全关闭切口（图 2-13-4G）。

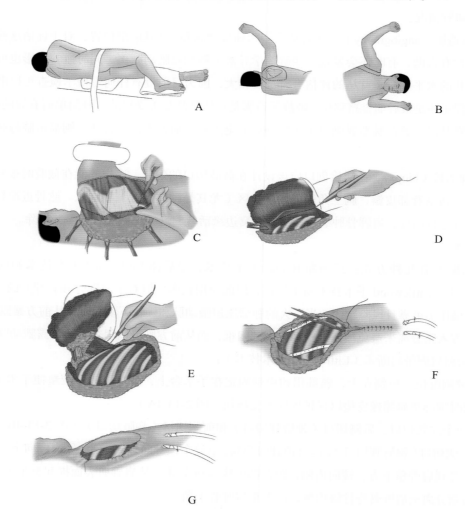

图 2-13-4　经后路肩胛带离断术。A 手术体位；B 皮肤切口；C 切断菱形肌、斜方肌、肩胛提肌和背阔肌在肩胛骨的附着部分；D 切断前锯肌，显露后侧胸壁；E 显露神经血管；F 肩胛带离断后显露的胸壁和保留的筋膜皮瓣；G 切除肿瘤后皮肤缺损较大时，采用中厚皮片移植来覆盖胸壁表面的软组织缺损

（2）经前路肩胛带离断术（Berger 手术技术）：

1）切口的上部起自胸锁乳突肌外缘，沿锁骨前侧面向外侧延伸，经肩锁关节，越过肩关节上方到达肩胛冈，然后经过肩胛体到达肩胛角。切口的下部起自锁骨中 1/3，沿三角肌、胸大肌间沟向下延伸，经过腋部，在肩胛角与上部皮肤切口相连（图 2-13-5A）。

2）在切口的锁骨部深切至锁骨，切断并向远侧翻转胸大肌的锁骨起点。

3）紧贴锁骨分离锁骨上缘的深筋膜，用手指和弧形钝性分离器游离锁骨深面。牵拉颈外静脉，如有碍手术可结扎、切断。

4）用线锯在胸锁乳突肌外侧缘截断锁骨，向上提起，切断肩锁关节后去除锁骨（图 2-13-5B）。

5）分别切断胸大肌在肱骨上的止点和胸小肌在喙突上的起点，完全显露神经血管束（图 2-13-5C）。游离双重结扎、切断锁骨下动脉和静脉。

6）分离出臂丛，轻轻向下牵拉至术野，逐个切断，任其向上回缩（图 2-13-5D）。

7）切断背阔肌和连接于肩胛带和前胸壁间的软组织，让肢体坠向后方。

8）握住上臂横过胸壁，并轻轻向下牵引，从上向下切断将肩关节固定在肩胛骨上的肌肉。

9）切断将肩胛骨固定于胸壁上的斜方肌、肩胛舌骨肌、肩胛提肌、大小菱形肌及前锯肌（图 2-13-5E）。至此，整个上肢完全游离，可以移去。

10）缝合胸大肌、斜方肌及其他残留肌肉，覆盖外侧胸壁，形成一个软组织衬垫。对合皮瓣，修整边缘。放置烟卷橡胶引流或塑料负压引流管，用不吸收缝线间断缝合皮缘（图 2-13-5F）。

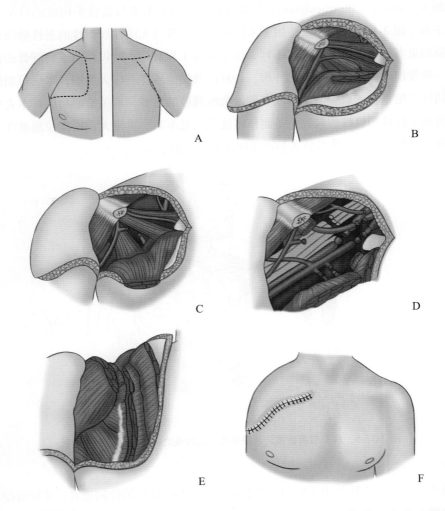

图 2-13-5 经前路肩胛带离断术。A 手术切口；B 截断锁骨；C 提起胸肌，显露神经血管；D 切开腋筋膜、胸小肌附着点、喙胸筋膜和锁骨下肌后截断神经、血管；E 切断肩胛骨的支持肌肉；F 完成截肢

6. 术后管理

术后通常持续性负压引流 5 ～ 7 天，围手术期持续应用预防性抗生素直至引流管拔出。皮瓣缺血通常发生在皮瓣浅层和边缘。由于肩胛带的血供较为丰富，所以这一问题通常不用特殊处理。后侧皮瓣有时会出现全层坏死，一般 4 ～ 7 天后坏死界线清晰时可以行清创术，创口可一期缝合关闭。

幻肢痛（灼痛）是高位截肢后的一个主要问题。上肢高位截肢幻肢痛的发生率一般低于下肢高位截肢术，且程度较轻。手术时可在腋神经鞘上置入神经膜外导管，术后输注 0.25% 马卡因 3 ~ 5 天。这样可以减轻术后疼痛，并可能减轻晚期灼痛综合征。

肩胛带离断术是一种毁损性手术，对患者的外貌、心理以及行为功能等方面的影响非常巨大，因此术后早期的心理指导和专业康复治疗非常关键。患者术后早期由于突然的上躯干两侧重量不均等而难以保持平衡，容易向健侧跌倒，需要借助辅助工具行走，一般数日后可以自行缓解。此外，需要指导患者适应单一上肢进行日常活动，若优势侧肢体截肢，这环节就更加重要。通常在术后 4 ~ 6 周，伤口愈合且肿胀消退后安装美容性假肢。

（二）肩关节离断术

1. 简介

肩关节离断术（shoulder disarticulation）是通过肩胛骨的关节盂与肱骨头构成的肩关节进行离断切除整个上肢的手术（图 2-13-6），主要适用于未侵犯到肩关节且无法保肢治疗的恶性肿瘤患者，很少有用于创伤或感染的患者。与肩胛带离断术不同，由于保留了肩胛带，所以保留了肩胛骨的运动。但肩关节离断术也是一种毁损性手术，对患者的外形、心理以及功能同样有巨大影响，术后早期的心理指导和专业康复治疗同样也很重要。肩关节离断及肩胛带离断截肢的患者，肩关节的功能基本丧失，目前虽然有肩关节离断的肌电假肢和机械假肢，但是制作难度大、成本高、重量大、操作控制难度大，而且恢复的功能十分有限，因此，绝大多数截肢者都选择使用装饰假肢。

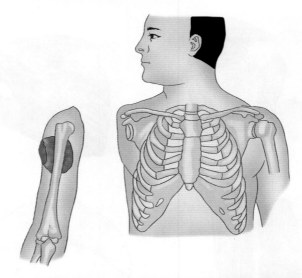

图 2-13-6　肩关节离断术。从关节盂和肱骨头之间离断切除整个上肢

2. 适应证

肩关节离断术主要适用于肱骨中上段的原发恶性肿瘤，不能保肢治疗的患者，或肿瘤侵犯神经血管，预计保肢术后患肢无功能的患者。

3. 解剖

（1）肩关节由肱骨头和肩胛骨的关节盂组成，关节囊薄而松弛，其前、后壁和上壁有肌肉及韧带加强，囊内有肱二头肌长头腱通过。肩关节的肌肉主要包括臂肌（肱三头肌、肱二头肌和喙肱肌）、上肢带肌（三角肌、冈上肌、冈下肌、大圆肌、小圆肌和肩胛下肌）和躯干肌（胸大肌和背阔肌）。在肩关节离断时需切断关节囊和这些肌肉。

（2）术前需要评估主要血管（腋动脉及其分支胸肩峰动脉、腋静脉）和神经（正中神经、尺神经、肌皮神经和桡神经）的解剖结构。腋动脉和腋静脉位于第一肋外缘与胸小肌上缘之间，向下走行于胸大肌、胸小肌深层，腋动脉在胸小肌后方发出胸肩峰动脉。正中神经、尺神经、肌皮神经和桡神经与腋动静脉伴行。在肩关节离断时需要双重结扎、缝扎这些血管。

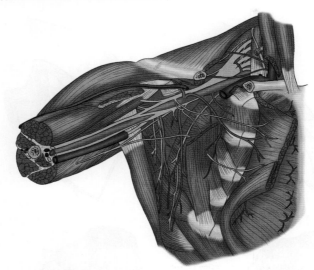

图 2-13-7　肩关节解剖（前面观）

4. 术前评估

（1）体格检查：检查肿瘤是否侵犯至肩关节、上臂重要神经血管是否受累、腋窝淋巴结是否累及。

（2）MRI 和 CT：能确定上肢骨与软组织肿瘤侵犯的边界。能显示肿瘤与神经血管位置关系，有助于确定肱骨的截骨平面。

（3）ECT：能提示肿瘤有无向近端肢体侵犯或向其他部位转移。

5. 手术技术（图 2-13-8）

（1）患者仰卧位，患肩下垫起，使患者背部与手术台成 45°。

（2）皮肤切口前方起自喙突，沿三角肌前缘向远端延伸至该肌止点。然后沿三角肌后缘向上止于腋皱襞后方，经腋窝做第二切口将第一切口两端相连。

（3）在三角肌、胸大肌间沟游离、结扎并切断头静脉。

（4）分离三角肌和胸大肌，将三角肌牵向外侧。

（5）在止点处切断胸大肌并向内侧翻转。在喙肱肌和肱二头肌短头间隙内显露神经血管束，分离、双重结扎、切断腋动脉和腋静脉，找到胸肩峰动脉分离、双重结扎、切断，使上述血管在胸小肌下方向近端回缩。

（6）找到并游离正中神经、尺神经、肌皮神经和桡神经，轻轻向下牵拉，尽可能高位切断，使它们回缩至胸小肌下方。

（7）将喙肱肌和肱二头肌短头在喙突上的起点附近切断。然后在三角肌肱骨止点处游离切断该肌并向上翻转，显露肩关节囊。将大圆肌和背阔肌在止点附近切断。

（8）将上臂内旋，显露外旋肌群及肩关节囊的后方，切断上述所有结构。

（9）将上臂置于极度外旋位，切断肩关节囊前方和肩胛下肌。在起点处切断肱三头肌，切断肩关节下方关节囊，从躯干完全离断上肢。

（10）将所有肌肉残端翻入关节盂腔并在该处缝合，充填去除肱骨头后遗留的空腔。

（11）将三角肌瓣向下牵拉，在关节盂下方缝合。

（12）在三角肌瓣深部放置橡胶引流条或负压引流管，切除过度突起的肩峰，使其外形圆滑；修剪皮瓣，用不可吸收缝线间断缝合。

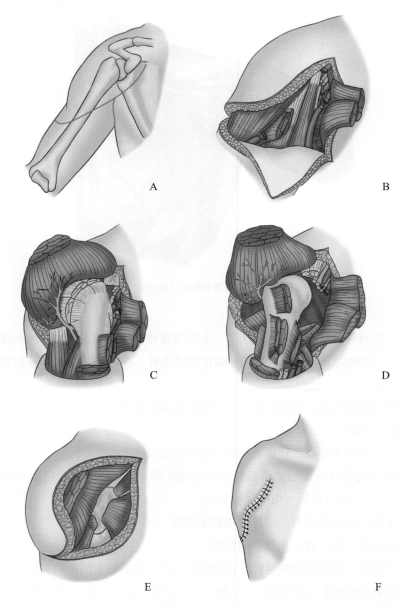

图 2-13-8　肩关节离断术。A 皮肤切口；B 显露并切断神经血管束；C 掀开三角肌，上臂置于内旋位，可见冈上肌、冈下肌、小圆肌和后关节囊断面以及喙肱肌和肱二头肌在喙突的断面；D 上臂极度外旋，肩胛下肌和前关节囊已切断；E 关节盂腔内缝合肌肉；F 闭合伤口，完成截肢

6. 术后管理

术后切口内持续性负压引流 5 ~ 7 天，围手术期持续应用抗生素预防伤口感染。切口愈合后可早期佩戴假肢。术后患者往往感到截除的肢体仍然存在，并有针刺感和麻木等不适感，此种幻肢感一般会逐渐消退，不会影响配戴假肢。少数有严重的幻肢痛，表现为整个幻肢难以忍受的疼痛，持续存在，尤其夜间更为明显。术后早期需要对患者进行心理指导和康复治疗。

（三）上臂（经肱骨）截肢术

1. 简介

上臂（经肱骨）截肢术（arm/transhumeral amputation）是指从肱骨髁上至腋窝皱襞之间任何水平的截肢手术。截肢的水平会随着肿瘤位置不同而有所不同，一般根据截肢水平分为干骺端水平截肢、骨干水平截肢和髁上水平截肢（图 2-13-9）。

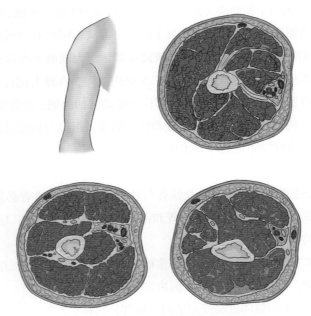

图 2-13-9　上臂不同水平截肢及其横断面解剖

上臂（经肱骨）截肢术在彻底切除肿瘤的同时应尽可能多地保留肱骨的长度。不同水平的截肢，其术后安装的假体也不尽相同。上臂（经肱骨）截肢术的高位截肢是指三角肌粗隆以近的截肢，该水平截肢的患者比三角肌和胸大肌附着点远端截肢的患者更难适配假肢，安装的假肢与肩关节离断的假肢类似。由于上臂残肢短，所以假肢接受腔的适应较困难，稳定性较差，断端的活动范围不到健侧的一半。但由于保留肱骨近端部分（肱骨头），可以保留正常的肩关节外形，满足了美观的需要，同时因为存留部分肱骨有可能使假肢接受腔更为稳定，所以对于患者来说也是有意义的。骨干和髁上水平截肢，其上臂残肢的长度和形状与假肢接受腔比较契合，残肢的活动度能大致接近正常，可以安装标准上臂假肢。由于肱骨截肢丧失了腕与肘两个关节，上臂假肢的代偿功能有限，且操作繁琐、重量大、价格昂贵，所以许多人（特别是单侧截肢者）宁愿要轻巧、漂亮的装饰假手。

上肢的骨与软组织肿瘤常常位于手臂远端和肘关节内侧，即使肿瘤靠近主神经血管束，绝大多数病例也可以行保肢治疗，需要截肢的病例较为罕见。主要原因是：上臂远端和前臂是发生骨与软组织恶性肿瘤相对罕见部位；与下肢肿瘤不同，上臂和前臂暴露在外，肿瘤常常在早期就可被发现，一般可以早期切除而不必截肢；术前化疗，特别是通过动脉内给药或使用孤立肢体灌注，能显著缩小肿瘤，增加了保肢手术的概率；假体的发展增加了保肢的可行性，目前使用假体置换可以重建肱骨远端、尺骨和桡骨近端，甚至桡骨远端，并且术后功能较好。尽管如此，上臂（经肱骨）截肢术在上肢骨与软组织肿瘤的治疗中仍然起着重要的作用，对于肿瘤不能完整切除的患者，截肢术还是十分有必要的。

2. 适应证

上臂（经肱骨）截肢术主要适应于上肢骨和软组织恶性肿瘤范围较广、无法重建肢体，或保肢术后不能获得较好功能的患者。如肿瘤在上臂累及肱动脉，或前臂同时累及尺、桡动脉，在这种情况下，其复发率以及肿瘤切除后采用血管移植重建的失败率都非常高，只能选择截肢术。如肿瘤累及上臂主要神经，需切除上臂的三根主要神经，即使保留无功能的手臂，其术后效果也未必好于截肢。目前采用神经移植的方法桥接正中神经、桡神经或者尺神经缺损，其修复术后患肢功能恢复均不理想。

3. 解剖

（1）上臂肌由内侧和外侧两个肌间隔分隔成前、后两群，前群（肱二头肌、喙肱肌和肱肌）为屈肌群，后群（肱三头肌和肘肌）为伸肌群。上臂（经肱骨）截肢时需从不同水平切断上述肌群。

（2）术前需要评估的神经血管：腋动脉行于腋窝深部，至大圆肌下缘移行为肱动脉，肱动脉沿肱二头肌内侧下行至肘窝。正中神经伴肱血管行于肱二头肌内侧沟，在臂上部行于肱动脉外侧，在臂中部斜过动脉前方至其内侧下行至肘窝。尺神经在臂上部位于肱动脉的内侧，在臂中部与尺侧上副动脉伴行，穿臂内侧肌间隔至臂后区。桡神经在臂上部位于肱动脉的后方，继而与肱深动脉伴行，进入肱骨肌管至臂后区。上臂（经肱骨）截肢时需注意处理上述神经血管。

4. 术前评估

（1）需要行上臂（经肱骨）截肢术的原发性骨与软组织恶性肿瘤患者必须进行仔细术前评估，术前完善各项检查，使手术医生能够明确肿瘤的位置和范围，进而决定皮肤切口的位置、皮瓣的形状以及截骨的水平和软组织切除的范围。

（2）必须综合 X 线、CT 和 MRI 等影像学检查来确定肿瘤在骨内及周围软组织侵犯范围。一般来说，骨或软组织两个受累平面中，近端的一个受累平面决定了截肢的水平。

（3）ECT 可提示肿瘤有无向肢体近端侵犯或向其他部位转移。

5. 手术技术

（1）患者仰卧，患侧肩下垫起。

（2）在近端从预计截骨平面开始，做前后等长的“鱼嘴状”皮瓣，每侧皮瓣长度等于上臂截骨平面直径的 1/2（图 2-13-10A）。有时需要做内外侧等长的“鱼嘴状”皮瓣或不典型皮瓣。

（3）在截骨平面近侧双重结扎、切断肱动脉和肱静脉。在更高平面横断正中神经、尺神经和桡神经，轻轻牵向远端约 2cm，用不可吸收缝线双重结扎后用刀切断，使其回缩至残端近侧（图 2-13-10B）。

（4）在截骨平面远端 1.3cm 处切断前间室的肌肉，使其回缩至截骨水平。

（5）在截骨平面远侧 3.8 ~ 5cm 处切断肱三头肌，将近端牵向近侧。

（6）环形切开骨膜，截断肱骨，锉圆骨端（图 2-13-10C）。

（7）将肱三头肌切成斜形的薄肌瓣，包绕肱骨残端，与前方肌筋膜缝合。

（8）在深处放置烟卷式橡胶引流条或负压引流管。用可吸收缝线间断缝合筋膜。修整皮瓣，用不可吸收缝线间断缝合（图 2-13-10D）。

（9）术后立即坚实地加压包扎以减轻疼痛和水肿，有利于残端愈合。必须注意充分保护直接覆盖在骨头上的皮肤（图 2-13-10E）。

6. 术后管理

伤口内一般持续负压引流 3 ~ 5 天，应用抗生素直到去除引流管。术后可以立即使用硬质敷料加压包扎以减轻疼痛和水肿，促进残端伤口的愈合，但必须注意保护残端骨周围的皮肤，防止压迫导致缺血坏死。上肢残端水肿一般不是很严重，术后可以尽早安装假肢及功能锻炼。根据术后患者的耐受程度，逐渐进行肩关节主动和被动活动度的锻炼。

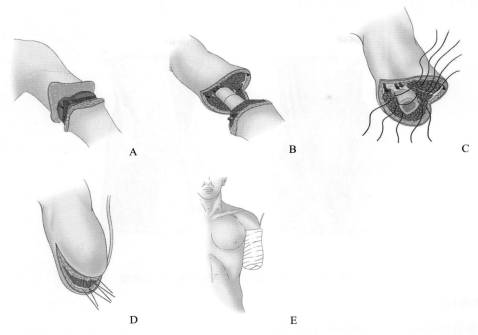

图 2-13-10 上臂（经肱骨）截肢术。A 前后等长的"鱼嘴状"皮瓣；B 在适当的位置截骨，切断肌肉软组织，处理神经血管；C 肌肉包绕肱骨截骨断端；D 逐层闭合筋膜和皮肤，置负压引流管；E 硬敷料包扎以减轻术后水肿和疼痛

（四）肘关节离断术

1. 简介

肘关节离断术（elbow disarticulation）是指通过肱骨远端关节面与尺桡骨近端关节面构成的肘关节离断切除整个前臂的手术。如果前臂肿瘤致桡骨和尺骨不能保留，常常需要进行肘关节离断术。肘关节离断术因保留了正常的肩关节活动，上臂的活动功能良好。由于肱骨髁的骨性膨隆，对假肢的悬吊和控制能力强，无需肩部悬吊，同时肱骨旋转可以很好地传递到假肢上，因此现在大多数外科医生认为肘关节离断比上臂（经肱骨）截肢术后效果更好。

2. 适应证

肘关节离断术适用于前臂中远段和手部的骨与软组织的恶性肿瘤、无法保留上臂或上臂无功能的患者。

3. 解剖

（1）肘关节由肱骨下端和尺骨、桡骨上端构成，包括三个关节，即肱尺关节、肱桡关节和桡尺近侧关节。肘关节周围主要有部分上臂肌群和前臂肌群包绕（图 2-13-11）：上臂肌群主要有前群（肱肌、肱二头肌）和后群（肱三头肌、肘肌）；前臂肌群主要有前群（肱桡肌、旋前圆肌、桡侧腕屈肌、尺侧腕屈肌、掌长肌、指浅屈肌）和后群（桡侧腕长伸肌、桡侧腕短伸肌、指伸肌、小指伸肌、尺侧腕伸肌、旋后肌）。肘关节离断时需要切断上述肌群。

（2）肘前面为肘窝，内有正中神经、肱动脉及其伴行静脉、肱二头肌腱和桡神经及其分支。肘后的主要结构有尺神经。肘关节离断时注意结扎处理这些重要结构。

4. 术前评估

（1）体格检查：检查肿瘤是否侵犯至肘关节，肘部重要神经血管是否受累。

（2）MRI 和 CT：能明确骨与软组织肿瘤的侵犯范围。能显示肿瘤与神经血管位置关系。

（3）ECT：能提示肿瘤有无向近端肢体侵犯或向其他部位转移。

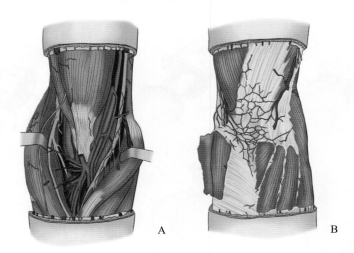

图 2-13-11　肘关节解剖。A 前面观；B 后面观

5. 手术操作

（1）患者仰卧位，上肢外展 90° 置于小桌上。

（2）做前、后等长皮瓣。切口起自肱骨内、外上髁，后侧皮瓣向远端延至尺骨鹰嘴远侧 2.5cm，前侧皮瓣至肱二头肌肌腱止点稍远侧。必要时也可做不典型皮瓣。然后，将皮瓣翻至肱骨内、外髁的近侧，从肘关节内侧开始分离深层组织（图 2-13-11）。

（3）找到并切断肱二头肌腱膜，然后从肱骨内上髁离屈肌总腱起点，将肌肉翻向远端，显露走行于肱二头肌内侧的神经血管束。

（4）在肘关节近侧分离、双重结扎并切断肱动脉。

（5）向远端轻轻牵拉正中神经约 2cm，用不可吸收缝线双重结扎后用刀切断，使其自由回缩。在内上髁后方的尺神经沟中找到尺神经，按同样方式处理。

（6）从桡骨剥离肱二头肌腱止点，从尺骨冠突剥离肱肌腱的止点。

（7）在肱肌、肱桡肌间沟中找到桡神经，分离并向远端牵拉约 2cm，用不可吸收缝线双重结扎后用刀切断，使其回缩到残端近侧。

（8）在关节线远侧 6.3cm 处，横断起于肱骨外上髁的伸肌群，将近侧端向上翻转。

（9）在尺骨鹰嘴尖附近将肱三头肌肌腱和后方筋膜一起切开。

（10）切开前关节囊，去除前臂，完成关节离断。

（11）保留完整的肱骨关节面。把肱三头肌肌腱前移，与肱肌腱和肱二头肌肌腱缝合。

（12）将肱骨外上髁剩余的部分伸肌群修剪成一薄的肌瓣，向内牵拉，与起于肱骨内上髁的屈肌残端缝合。然后缝合骨膜和肌瓣，覆盖肱骨残端的所有骨性突起和显露的肌腱。

（13）修整皮瓣便于无张力缝合，用不可吸收缝线间断将皮瓣边缘缝合。筋膜下放置烟卷式橡胶引流条或负压引流管。

6. 术后管理

伤口内一般持续负压引流 3 ~ 5 日至引流量少时去除引流管，应用抗生素预防伤口感染。术后可以早期安装假肢，逐渐进行肩关节主动和被动的功能锻炼。

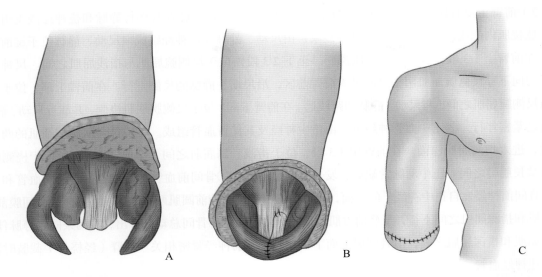

图 2-13-12　肘关节离断术。A 切断前臂屈肌群和伸肌群；B 将肱三头肌腱与肱二头肌、肱肌腱残端缝合，将伸肌群肌瓣修整后与肱骨内上髁残留屈肌断端缝合，覆盖肱骨远端关节面；C 闭合伤口皮肤

（五）前臂（经桡骨）截肢术

1. 简介

前臂（经桡骨）截肢术（forearm/transradial amputation）从腕上至肘下之间任何水平的截肢手术，也同其他部位截肢一样，应尽可能地保留桡骨和尺骨的长度。前臂截肢根据截肢水平可分为前臂近 1/3 截肢、前臂中 1/3 截肢和前臂远 1/3 截肢。但目前需要前臂（经桡骨）截肢术的病例较为罕见，其原因基本同上臂（经肱骨）截肢术：前臂远端及手部是发生骨与软组织恶性肿瘤的罕见部位；肿瘤能早期被发现，可早期完整切除；术前化疗增加了保肢的机会；假体的发展增加了保肢的可能性，并且术后功能较好。

由于前臂远端的深部软组织基本是由血供相对较差的肌腱和筋膜构成，伤口不像近端截肢那样容易愈合，因此前臂中远 1/3 处截肢更为可取。一般手部恶性肿瘤采用前臂截肢治疗，而前臂远端的肿瘤常常需要更高水平的截肢（如肘关节离断或肱骨髁上截肢）。从桡骨粗隆以远至少需要 2.5 ~ 3cm 的骨残端才能安装功能性假肢。从功能上来说，保留患者的肘关节非常重要，因为前臂近侧截肢，即使肘下只保留了 3.8 ~ 5.0cm 的短残端，其术后功能也优于经肘关节或肘上截肢。在非常短的残肢中，可以通过松解肱二头肌肌腱来获得额外的长度；肱肌将提供残肢足够的屈曲能力，而经验丰富的假肢专家也可为极短的肘下残端装配优良的假肢。对于前臂截肢的患者，肌电假手是很好的选择。经过训练的截肢者使用肌电假手可以配合健手穿衣、做饭等，基本实现生活的自理。

2. 适应证

前臂（经桡骨）截肢术适用于前臂和手部的骨与软组织的恶性肿瘤范围较广，不能完整切除的患者。

3. 解剖

（1）前臂肌位于尺、桡骨的周围，分为前（屈肌）、后（伸肌）两群。前臂肌大多数是长肌腹位于近侧，细长的腱位于远侧。前臂屈肌群有肱桡肌、旋前圆肌、桡侧腕屈肌、掌长肌、尺侧腕屈肌、指浅屈肌、指深屈肌、拇长屈肌、旋前方肌；伸肌群有桡侧腕长伸肌、桡侧腕短伸肌、指伸肌、小指伸肌、尺侧腕伸肌、旋后肌、拇长展肌、拇短伸肌、拇长伸肌、示指伸肌。前臂（经桡骨）截肢时需要从不同水平切断上述涉及的肌群或肌腱。

（2）前臂主要有四个神经血管束：①桡血管神经束：由桡动脉及其伴行静脉和桡神经浅支组成。走行于肱桡肌内侧或深面。②尺侧血管神经束：由尺动、静脉及尺神经组成。尺动、静脉位于旋前圆肌深面，在前臂上 1/3 段，行于指浅屈肌深面，至下 2/3 段则位于尺侧腕屈肌与指浅屈肌之间。尺神经经尺神经沟向下穿尺侧腕屈肌两头之间进入前臂前区，沿尺动、静脉的尺侧下行。在前臂上部，位于指深屈肌与尺侧腕屈肌之间，与尺动、静脉相距较远。在前臂下部，位于尺侧腕屈肌桡侧，并靠近尺动、静脉，随后与之紧密伴行。③正中血管神经束：由正中神经及其伴行血管组成。正中神经从旋前圆肌的两头之间穿过，进入指浅屈肌深面。在前臂中 1/3 段，位于指浅、深屈肌之间，至前臂下 1/3 段位于桡侧腕屈肌腱和掌长肌腱之间。正中动脉常缺如，发自骨间前动脉。④骨间前血管神经束：由骨间前血管和神经组成。骨间前神经发自正中神经干的背面，通常在正中神经穿旋前圆肌两头之间处。沿前臂骨间膜前方、拇长屈肌和指深屈肌之间下行，至旋前方肌深面。骨间前动脉自骨间总动脉分出，有两条同名静脉伴行，在拇长屈肌和指深屈肌之间，沿骨间膜前面下行，与骨间前神经紧密相关。前臂（经桡骨）截肢时需要处理上述神经血管。

4. 临床评估

（1）前臂（经桡骨）截肢术的术前评估需要综合 X 线片、CT 和 MRI 等影像学检查来确定肿瘤在骨内及周围软组织侵犯范围。骨或软组织两个受累平面中，近端的一个受累平面决定截肢的水平。

（2）ECT 有助于提示肿瘤有无向肢体近端侵犯或向其他部位转移。

5. 手术技术

（1）患者仰卧位，上肢外展 90° 置于小桌上。

（2）从预计截骨平面的近侧做前、后等长皮瓣（有时需做不典型皮瓣）；皮瓣的长度约等于截肢处前臂直径的 1/2（图 2-13-13A）。将皮瓣、皮下组织和深筋膜翻向截骨平面近侧。

（3）在截骨平面近侧分离钳夹、双重结扎、切断桡动脉和尺动脉。

（4）找出桡神经、尺神经和正中神经，轻轻向远端牵拉约 2cm，用不可吸收缝线双重结扎后用刀切断，使其自由回缩到残端近侧。

（5）在截骨平面远端横行切断前臂肌腹，任其回缩至截骨平面。

（6）横行截断尺骨和桡骨，将骨端锉平。如果残端在肱二头肌止点以上，应将肱二头肌腱远端 2.5cm切除。这将增加功能性残端的长度，有利于装配假肢。即使没有肱二头肌的屈肘功能，依靠肱肌肘关节也可满意地屈曲（图 2-13-13B）。

（7）用可吸收缝线缝合深筋膜，用不可吸收缝线间断缝合皮瓣。在筋膜深层放烟卷式橡胶引流条或负压引流管。

（8）如需要，可行肌肉成形术闭合伤口：在掀起适当长度的皮肤和深筋膜之后，将屈指浅肌做成一个肌瓣，其长度能绕过截骨残端至背侧深筋膜。在截骨平面横断其他软组织。截骨并锉平，将肌瓣向背侧翻转，越过背侧肌肉与深筋膜缝合。为防止残端臃肿，绝不能将整个掌侧肌肉全做成肌瓣。用前述方法处理残端。

（9）术后立即坚实地加压包扎以减轻疼痛和水肿，有利于残端愈合。必须注意充分保护直接覆盖在骨头上的皮肤。

6. 术后管理

一般伤口内持续负压引流 3～5 天，应用抗生素预防感染直到去除引流管。术后可以早期使用硬质敷料加压包扎，需注意保护残端的皮肤。术后可以尽早安装假肢、功能锻炼。根据术后患者的耐受程度，进行肩和肘关节的主动和被动活动度的锻炼。

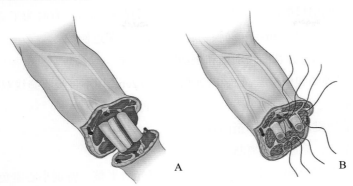

图2-13-13 前臂（经桡骨）截肢术。A 设计前后侧"鱼嘴状"皮瓣，切开皮肤和浅筋膜；B 适当的位置截骨，切断软组织，处理神经血管后，肌肉包绕尺桡骨截骨断端

（六）腕关节离断术

1. 简介

腕关节离断术（wrist disarticulation）指通过下尺桡关节面与近排腕骨关节面构成的腕关节进行离断切除腕骨以远的肢体。对于需要前臂截肢的病例，只要有可能，应尽可能施行腕关节离断术或经腕骨截肢术，而不要做前臂截肢术，因为腕关节离断术保留了完整的下尺桡关节，使前臂具有良好的旋前、旋后功能，尽管只有部分旋前或旋后功能可以传递到假肢，但对患者而言，意义极其重要；目前可以制作出功能较好且美观的腕关节离断假肢，很大程度上克服了以往假手或假钩长于对侧正常手的缺点。如果有可能，建议选用肌电假肢，也可选择索控假手；腕部离断术保留了较长的力臂，利用腕部悬吊，不需要肱骨髁上悬吊，使用假肢时更加方便、有力。

2. 适应证

腕关节离断术适用于手部恶性骨与软组织肿物，未累及腕关节者。

3. 解剖

（1）腕前区主要结构有腕尺侧管、腕管和腕桡侧管及其内容物和浅层的桡动、静脉和掌长肌腱：①腕尺侧管为腕掌侧韧带内侧端与屈肌支持带之间的间隙，内有尺神经和尺动、静脉通过；②腕管由屈肌支持带与腕骨沟共同围成，内有指浅、深屈肌腱及拇长屈肌腱及其腱鞘和正中神经；③腕桡侧管为屈肌支持带桡侧端分两层附着于舟骨结节和大多角骨结节之间的间隙，内有桡侧腕屈肌腱及其腱鞘通过；④桡动、静脉在屈肌支持带的上方，位于肱桡肌与桡侧腕屈肌腱之间；⑤掌长肌腱细而表浅，在腕上部贴正中神经表面下行，经屈肌支持带浅面进入手掌并展开形成掌腱膜。

（2）腕后区主要由伸肌支持带与尺、桡骨的背面形成6个骨纤维性管道，从桡侧向尺侧排列依次通过各骨纤维管的肌腱及腱鞘为：①拇长展肌和拇短伸肌腱及腱鞘；②桡侧腕长与腕短伸肌腱及腱鞘；③拇长伸肌腱及腱鞘；④指伸肌腱与示指伸肌腱及腱鞘；⑤小指伸肌腱及腱鞘；⑥尺侧腕伸肌腱及腱鞘。

腕关节离断术需切断上述肌腱，注意处理神经和血管。

4. 临床评估

腕关节离断术的术前评估需要综合 X 线片、CT 和 MRI 等影像学检查来确定肿瘤在骨及周围软组织侵犯范围。ECT 能提示肿瘤有无向近端肢体侵犯或向其他部位转移。

5. 手术操作

（1）做一个掌侧长皮瓣和一个背侧短皮瓣。切口起自桡骨茎突远侧 1.3cm，向远端延伸，越过手掌，再弧形转向近侧，止于尺骨茎突远侧 1.3cm 处。

（2）越过手背，与掌侧切口的两端相连，形成一个短的背侧皮瓣。有时为了避免截肢平面过高，也可设计非标准皮瓣。将皮瓣、皮下组织和筋膜一起翻向桡腕关节近侧。

（3）在关节近侧钳夹、结扎并切断尺动脉和桡动脉。

（4）找出正中神经、尺神经和桡神经，轻轻向远端牵拉约 2cm，用不可吸收缝线双重结扎后用刀切断，使其自由回缩到残端近侧。

（5）在近侧切断所有肌腱，任其回缩至前臂。

（6）环形切断腕关节囊，完成关节离断。

（7）切除桡骨茎突和尺骨茎突，锉平残端，使其外形光滑平整。特别小心避免损伤下尺桡关节和三角韧带，这样可保留前臂的旋前和旋后活动，并能避免关节疼痛。

（8）用不可吸收缝线间断缝合皮瓣，覆盖截骨残端，放置橡胶引流条或负压引流管。

6. 术后管理

一般伤口内持续负压引流 3 ～ 5 天，应用抗生素预防感染直到去除引流管。术后尽早进行肩和肘关节的主、被动功能锻炼。

三、下肢截肢术

近几十年中，下肢截肢术一直是骨与软组织恶性肿瘤标准治疗的主要方法。随着对肿瘤的生物学认识的加深，以及外科技术、生物工程、影像学、放疗和化疗的进步，保肢手术开始兴起。术前通过静脉或动脉给药或孤立肢体灌注进行化疗，可以使肿瘤组织明显坏死、缩小肿瘤，使以前肿瘤无法切除的患者可以接受保肢手术。保肢手术目前是治疗四肢骨和软组织恶性肿瘤的标准手术，现在大约有 90% 的骨和软组织恶性肿瘤患者可以保肢。对患者必须进行细致评估，根据具体情况决定是否进行截肢手术。需要充分考虑肿瘤的部位，肿瘤的分级和分期，以及手术效果和对心理的影响。股骨或大腿远端恶性肿瘤往往需要更高水平截肢（例如髋关节离断或半骨盆切除术），一般不能采用大腿（经股骨）截肢术进行治疗，而小腿恶性肿瘤的标准治疗方法是大腿（经股骨）截肢术。

大量文献报告已经证实，截肢术后康复的效果与截肢水平密切相关。膝下截肢至少有 90% 的患者使用假肢，而膝上截肢的患者仅有 25% 甚至更少的患者使用假肢，其主要的原因是在行走时使用膝上假肢的患者要比使用膝下假肢的患者耗能明显增加。因此，在下肢截肢术后的康复中要想取得更好的效果，就需要在尽可能远的水平进行截肢。小腿截肢以中下 1/3 交界为佳，即在腓肠肌腱腹交界处的水平，一般保留 15cm 长的残肢就能够安装较为理想的假肢。而小腿远端因软组织少、血运不良，不适合在小腿远端进行截肢。下肢截肢的原则：残肢的形状适合于假肢接受腔；皮肤状况良好；膝上或膝下残肢的形状最好是倒锥形，且骨骼最好没有任何的弯曲变形；残肢的末端最好有足够的软组织作为衬垫，以确保残肢的有效长度；残肢骨骼的末端也必须经过适度的修整，膝下截肢患者，腓骨最好比胫骨短，以避免残肢末端皮肤受到过多的力量牵拉。下肢截肢术主要包括半骨盆切除术、髋关节离断术、大腿（经股骨）截肢术、膝关节截肢术、小腿（经胫骨）截肢术和踝部截肢术（Syme 截肢术）。

（一）半骨盆切除术

1. 简介

半骨盆切除术（hemipelvectomy）又称髂腹间离断术，其切除范围很广，包括半侧骨盆和整个下肢。

由于保肢手术的出现，加上有效的化疗和（或）放疗，大大减少了半骨盆切除术（根治性下肢截肢术）的需要。越来越多的骨盆根治性切除经验和髋臼、髋关节切除重建的新技术进一步减少了需要半骨盆切除术患者的数量。血管移植技术以及采用旋转皮瓣和微血管游离皮瓣技术的发展扩大了保肢手术的适应证。肿瘤切除造成股神经或坐骨神经的缺损可以通过患者教育和膝关节或脚踝支具来弥补，这进一步增加了保肢手术患者的数量。尽管如此，半骨盆切除术仍然是原发性大腿近端、髋部和骨盆肿瘤的理想手术方案，同时也是严重骨盆创伤或下肢不可控制的脓毒血症患者挽救生命的选择。以前选择半骨盆切除术须十分慎重，术中出血较多，需要注意及时输血以纠正术中大量失血。最近的一系列研究报告表明，半骨盆切除术患者的死亡率并不高，对适合的患者来说其生存率是可接受的。对于半骨盆切除术后患者生活质量的研究表明，半骨盆切除术患者远期并发症的发病率并不高于其他癌症患者。半骨盆切除术主要包括后侧皮瓣半骨盆切除术和前侧皮瓣半骨盆切除术。

后侧皮瓣半骨盆切除术（posterior flap hemipelvectomy）有几种不同的分型。"经典半骨盆切除术"是指经耻骨联合和骶髂关节离断，切断髂总血管，并用后侧的筋膜皮瓣闭合创面的手术方式。经典半骨盆切除术适用于骨盆内巨大肿瘤的切除。"改良半骨盆切除术"是指保留供应臀大肌的髂内血管和臀下血管，用带血管的后侧肌皮瓣闭合创面的手术方式，与"经典半骨盆切除术"不同之处还在于切除了髂骨翼或对侧耻骨支。改良半骨盆切除术最常用于切除累及大腿和（或）髋部以无法保留肢体的肿瘤。"扩大半骨盆切除术"指的是经骶骨翼和骶神经孔切除半骨盆，适用于切除接近或累及骶髂关节的肿瘤。

前侧皮瓣半骨盆切除术（anterior flap hemipelvectomy）是对经典后侧皮瓣半骨盆切除术的一种改良术式。向后方浸润的臀部巨大的软组织肉瘤或骨盆骨肉瘤的患者，不能采用标准的后侧皮瓣半骨盆切除术进行截肢，一般采用前侧皮瓣半骨盆切除术。前侧皮瓣半骨盆切除术经骶髂关节和耻骨联合处离断截肢后，采用大腿前侧肌皮瓣闭合创面，而不是传统使用臀部后侧皮瓣闭合创面。这种改良术式可以用于治疗后侧皮瓣已被肿瘤累及或侵犯的臀部及骨盆肿瘤。该手术允许切除整个臀部至后正中线的所有皮肤和软组织，甚至臀部肿瘤侵犯至后正中线的患者都有治愈的可能。该手术最初使用前侧的股浅动脉皮瓣，后来经过改良，使用股四头肌皮瓣。这种手术也适用于尝试保肢手术失败后的患者，以及非肿瘤截肢的患者〔例如，无法控制的骨盆和（或）髋关节慢性骨髓炎的患者〕。前侧皮瓣半骨盆切除术的最大优势是可以用一个足够大的带血管的肌皮瓣修复后侧巨大缺损，并且皮瓣坏死的风险很小。根据缺损面积的大小，可以尽可能多地保留大腿前侧组织，因为股浅动脉发出的许多股四头肌肌支为股四头肌以及其皮肤和皮下组织提供了良好的血液供应。在切取皮瓣的过程中，必须非常小心，不要解剖或修剪股四头肌上方的皮下组织和皮肤，因为这会影响皮瓣血运。由于该皮瓣带有动脉，所以绝大多数患者的手术伤口愈合很快，早期并发症很少。在接受标准的后侧皮瓣半骨盆切除术的患者中，有近1/4的患者出现了严重的皮瓣缺血坏死，而这一并发症在前侧皮瓣半骨盆切除术中较为罕见。而且，前侧皮瓣半骨盆切除术术后继发感染的风险也很低。血运良好的肌皮瓣对放射的耐受性良好，因此术后需要大剂量放射治疗的患者应尽可能考虑该手术。由于这种类型的皮瓣愈合时间短，可以早期安装假肢。股四头肌的软垫作用可以明显减轻骶骨切缘产生的压痛。老年患者和无症状股动脉粥样硬化的糖尿病患者必须在术前进行仔细的血管造影评估。对于组织学分级较低的肿瘤，如果可能，应行臀大肌切除术（臀部切除术）。然而，如果肿瘤通过臀大肌延伸到臀中肌或臀小肌，或者肿瘤包裹坐骨神经，或者肿瘤邻近骨盆，则需要使用股前肌皮瓣进行根治性截肢。

2. 适应证

（1）累及多个间室的无反应性恶性肿瘤：半骨盆切除术最常见的适应证是对化疗和（或）放疗无

效的原发恶性肿瘤。此外，涉及大腿多个间室的巨大恶性肿瘤患者可能需要立即截肢，以避免肿瘤破溃、出血和继发感染。在这些情况下进行的半骨盆切除术的类型取决于肿瘤的解剖位置和预期的切除所造成的缺损面积。例如，若肿瘤累及臀部和坐骨神经，则不能采用后侧皮瓣半骨盆切除术切除，可以用带血管的前侧皮瓣半骨盆切除术切除。

（2）肿瘤污染周围组织：不当的活检和（或）非计划内切除骨盆、髋部和大腿近端肉瘤引起的广泛间室内污染的患者可以考虑半骨盆切除术。此外，股骨近端的病理性骨折经常会污染周围较大范围的软组织，一般采用半骨盆切除术治疗。而目前一些治疗机构正尝试术前新辅助化疗和髋"人"字位石膏固定后进行保肢治疗。

（3）患肢难以保留：患有严重外周血管疾病的老年患者，或患有真菌感染的肉瘤而不能进行保肢手术的患者，可以考虑半骨盆截肢术。相反，患有原发性肉瘤的骨骼尚未发育成熟的儿童，由于不可避免的肢体不等长的问题而不适合进行保肢治疗的，可以进行半骨盆切除术。通常情况下，年轻的患者能更容易完全适应肢体缺失所带来的不便，术后生活质量比较满意。在这种情况下，对父母和家庭进行心理咨询是非常有必要的。

（4）前次切除失败：对于大腿或臀部肿瘤局部复发的患者，经积极的外科和内科治疗后，半骨盆切除术被认为是一种最终的补救手术。仔细的患者评估是必要的，注意排除肿瘤转移的可能。在髋部和骨盆肿瘤患者进行保肢术后，也可能需要半骨盆切除术来控制感染。

（5）姑息性截肢：半骨盆切除术用于转移性肿瘤患者的情况很少见。半骨盆切除术姑息性截肢的适应证包括因肿瘤侵犯腰骶丛、坐骨神经和股神经而引起的无法控制的疼痛。转移性癌症引起的局部疾病无法控制的患者，如果所有常规治疗（包括放疗和化疗）都失败了，也可考虑采用半骨盆切除术。在这种情况下，对患者和家属的心理支持是必不可少的。

（6）非肿瘤学适应证：对于长期瘫痪的患者，难以控制的褥疮和髋部、骨盆骨髓炎，可能需要改良式或前瓣半骨盆切除术。当慢性败血症的病因清除后，患者的功能和情感健康通常都会迅速改善。对于部分骨盆截肢和开放性骨盆骨折伴出血的患者，急诊行半骨盆切除术可以挽救患者生命。在这两种情况下因为不涉及到确定肿瘤切除边缘的问题，手术更简单、容易。

3. 解剖

骨盆的骨骼解剖和盆腔内容非常复杂，胃肠道、泌尿系、生殖器官的主要部分，以及一些肢体的神经血管干都位于骨盆内。了解三维解剖结构对于在半骨盆切除术中识别和保护这些结构至关重要。更重要的是，正常的解剖结构可能会被肿瘤组织混淆。参考易于触摸和识别的解剖标志有助于术中辨认这些重要解剖结构。半骨盆切除术的手术入路应基于这些解剖标志和结构来进行显露和识别。

（1）骨的解剖：骨盆的基本骨解剖可以看作是一个环状结构，从后部骶骨至前部耻骨联合。主要关节包括大而扁平骶髂关节、髋关节和耻骨联合。髋关节很容易通过肢体的运动来定位，而其他关节可以很容易通过简单的触诊来定位和识别。其他容易触摸到的骨隆起包括髂嵴、髂前上棘、坐骨粗隆和股骨大转子。这些解剖标志对于在手术过程中设计合理的皮肤切口是必不可少的。同样，识别骨性标志有助于定位相邻的结构。通过触摸骶髂关节定位腰骶丛，坐骨神经和臀上血管位于坐骨神经切迹下方，尿道位于耻骨联合弓的下方。

（2）血管解剖：外科医生必须熟悉骨盆解剖以及大腿肌肉和血管。该手术的解剖学关键是骨盆和下肢的主要血管。正确结扎盆腔的血管是截肢手术成功的关键。根据不同的手术分型来决定截肢的类型，这也决定了结扎血管的平面。腹主动脉和下腔静脉下降到骨盆处分叉，形成髂总动、静脉。这个分叉通常发生在 L4 水平，较低的可能在 S1 水平。左侧主动脉、髂动脉和髂外动脉位于骨盆主要静脉的前面。髂内动脉（髂腹下动脉）从髂总动脉的后面发出，向下至坐骨神经切迹。骨盆内的肿瘤肿块有时会扭曲这一解剖结构，使得在进行结扎之前必须对每条血管进行辨认和分离。髂内（髂腹下）血管供应盆底、直肠、膀胱和前列腺，以及臀肌。由于与对侧血管形成丰富的吻合血管，结扎这些血管一般不会影响这些结构，但会明显减少臀大肌的血供。传统的半骨盆切除术需将这些血管分离，直接导致伤口并发症的发生率很高。

髂外动脉离开骨盆，穿过股三角续为股总动脉。在腹股沟韧带正下方，伴随髂外动脉的内侧有时会发出髂嵴支。股浅动脉沿大腿向下走行于缝匠肌深面，穿过收肌裂孔，在膝后侧续为腘动脉。股三角的主要分支是股深动脉，于股浅动脉的后侧发出，向深层走行至股骨后面。切取前侧皮瓣需要结扎股深动脉，保留股总动脉和股浅动脉。

股四头肌、内收肌和缝匠肌都有来自股浅动脉的分支血管供应。股深穿支位于股外侧肌内，在穿过肌间隔时发出。将股四头肌肌腱分离至髌骨上方，从股骨前内侧骨膜外形成剥离肌皮瓣时，为防止出血，必须注意在收肌裂孔水平结扎所有穿支血管以及股浅血管。

游离腹股沟皮肤和髂外动脉使整个皮瓣可以根据需要旋转，以覆盖截肢造成的缺损。该皮瓣外观较好，且便于安装假肢，改善假肢功能。此外，该皮瓣还能够耐受术后放射治疗，很少出现伤口不愈合等并发症。与传统的后侧皮瓣半骨盆切除术相比，前侧皮瓣半骨盆切除术更适用于骨盆后侧大面积切除的患者，可以安全地切除整个臀部组织（如臀肌、坐骨神经、骶棘韧带和骶骨翼）。

（3）盆腔脏器解剖：除重要的血管结构外，在半骨盆切除术中，胃肠道和生殖泌尿系等主要器官也需要分离和显露。这些结构应该在手术前进行全面评估。膀胱和尿道以及男性的前列腺，位于耻骨联合上、下方。术前放置导尿管的气囊在手术中很容易触及到。在分离耻骨联合时必须注意不要损伤尿道。此外，前列腺周围的静脉丛特别容易出血，即使直视下也很难止血。输尿管从外向内跨过髂动脉的部位很容易被损伤，有时输尿管的蠕动有助于识别这些结构。对于女性患者，卵巢、输卵管、子宫、宫颈和阴道需要识别和保护。对于没有接受过子宫切除术的女性，这些结构在膀胱下面和附近，它们可以很容易和安全地牵拉出术野外。胃肠道的大部分被腹膜保护，将其轻轻地拉出术野区。特别需要注意的是乙状结肠，在左侧半骨盆截肢时必须保护好。在截肢前悬吊肌分离过程中，结肠和直肠也必须认真识别和保护。手术前插入直肠管有助于识别这两种结构并对其减压。由于这些结构可能受到细菌污染，所以术前必须进行肠道准备和使用抗生素。

4. 术前评估

（1）X 线片：X 线是检测和诊断骨肉瘤的金标准。对可疑骨盆和髋部 / 大腿肿瘤患者的评估均需拍摄标准的骨盆正位 X 线片，范围从髂骨翼顶部至耻骨联合下方。一些特殊位置的骨盆 X 线片可能也会有所帮助，包括髂骨翼斜位、闭孔斜位、入口位和出口位。鉴于骨盆解剖的复杂性，横断面图像尤为重要。

（2）CT 和 MRI：CT 和 MRI 都能提供骨盆横断面的影像资料。由于二者影像学检查具有互补性，所以对特殊病例可能需要两种方法联合应用以得到完整的影像学资料。腹膜后淋巴结可以用这两种影像学检查中的任何一种来评估。此外，CT 和 MRI 可以明确肿瘤是否累及骶骨或腰椎，而脊柱受累是半骨盆切除术的禁忌证。CT 对骶髂关节、坐骨神经切迹和耻骨联合的评估非常有用。口服造影剂、静脉造影剂或直肠造影剂的使用可大大提高 CT 扫描对盆腔脏器成像的能力。MRI 能在矢状面和冠状面提供更好的影像。MRI 通常能更好地显示软组织及骨组织髓内病变范围。

（3）血管造影术：除了使用骨盆常规影像学（X 线、CT/MRI 和骨扫描等）检查确定半骨盆切除术的适应证外，对于接受半骨盆切除术的患者还应行股动脉造影，由于股深动脉变异较多，以及老年患者或有吸烟史患者的股浅动脉经常出现无症状性动脉粥样硬化，这些都会极大地影响手术的效果。此外，术前骨盆血管造影在明确髂血管与肿瘤之间的关系方面非常有用，可以帮助明确血管是否被肿瘤侵犯。对于考虑行改良半骨盆切除术的患者，血管造影可以显示髂总动脉分叉的水平。此外，术前血管栓塞可以减少半骨盆切除术患者术中、术后的出血。

（4）其他造影和检查：对骨盆内脏结构的评估可能还需要其他额外的检查。如果怀疑盆腔内脏受累，使用结肠、直肠、膀胱、尿道和子宫的造影剂进行专门的放射学评估非常有意义。有必要时，还应通过乙状结肠镜和膀胱镜进行直接视诊。如果临床怀疑静脉阻塞（如出现下肢水肿）应进行盆腔静脉造影检查。静脉瘤栓多见于盆腔巨大的软骨肉瘤，手术过程中应清除瘤栓。

（5）活检：骨盆和股骨近端周围肿瘤的活检必须做好计划，以避免前侧或后侧皮瓣受到污染，这是半骨盆切除最常见的并发症。活检时，最好负责截肢的骨肿瘤医师能在活检现场，以保证活检术能正确完成。

（6）术前影像学分期：完整的患者影像分期对于患者选择和术前计划是必不可少的。常规的术前分期应包括胸部 CT 扫描和全身骨扫描，可以发现转移性病灶。肝脏和腹部的影像适用于一些特殊肿瘤患者，如黏液样脂肪肉瘤，这些肿瘤可能会出现罕见的转移部位。

5. 手术技术

（1）前侧皮瓣半骨盆切除术：可解决的臀部或大腿近端后侧病变。此术式中，股浅动脉提供股四头肌肌皮瓣的血供，用以覆盖后侧的巨大缺损。

1）患者取侧卧位，患侧在上。在右髂嵴和大转子下放置垫子防止压迫皮肤造成坏死。在腋窝处塞入软垫保证胸腔能充分扩张，同时防止臂丛损伤。手臂放置在 Krasky 支架上。手术台弯曲使髂嵴和腰椎成一角度。肛门临时缝合。皮肤消毒范围从足趾至胸廓，铺单时肢体外露。设计并标出皮肤切口，确保前侧皮瓣的长度和宽度足以覆盖后方缺损。

2）切口始于髂嵴后内侧，绕髂嵴上方，再沿肛门外侧绕过臀部，至大腿内侧中点。沿大腿向下延长切口至皮瓣足够覆盖后方缺损，水平绕过大腿前方至外侧中点，再向上与上方切口汇合。

3）行后方切口。保留肛周 3cm 的皮肤。于骶骨处剥离臀大肌和骶棘肌。然后从髂嵴处剥离腹外斜肌、骶棘肌、背阔肌和腰方肌。

4）屈髋，维持臀褶皱处组织张力。从尾骨和骶结节韧带上分离臀大肌的残留止点。在直肠外侧钝性分离至坐骨直肠窝。

5）在大腿中下 1/3 交界处加深前方切口，经股四头肌至股骨，外侧向近端延长至髂前上棘，从股骨上切断股外侧肌，于阔筋膜处分离阔筋膜张肌，使其与病变一并被切除。

6）从 Hunter 管开始向内侧解剖，结扎和切断股浅血管。沿着血管向上至腹股沟韧带，分离和结扎至内收肌的小血管丛。

7）向上掀起肌皮瓣，从股骨上分离股内侧肌和股中间肌。

8）将股深血管在其起自股动、静脉上的起点处进行结扎、切断。

9）将腹肌、缝匠肌、股直肌、腹直肌分别于髂嵴、髂前上棘、髂前下棘和耻骨上分离，以实现在骨盆上游离肌皮瓣。

10）向内牵开皮瓣，沿股神经解剖进入骨盆来显露髂血管。

11）保护膀胱和尿道，分离耻骨联合。

12）在髂内血管于髂总血管处的起点结扎和切断髂内血管。向内牵开膀胱和直肠，切断髂内血管的脏支。在腰大肌与髂肌交汇处切断腰大肌，并切断其下方的闭孔神经，但要保留进入皮瓣的股神经。同时切断腰骶神经和骶神经根。

13）上提患肢以牵开盆膈，在贴近骨盆处依次切断尿生殖膈、提肛肌和梨状肌。

14）分开骶髂关节和髂腰韧带，切除病灶。

15）将股四头肌向后翻转，覆盖后方缺损，留置引流管，将股四头肌缝至腹壁、骶棘肌、骶骨和盆膈上，关闭创口。

（2）后侧皮瓣半骨盆切除术：一般来说，改良后侧皮瓣半骨盆切除术适用于大腿及腹股沟病变，经典后侧皮瓣半骨盆切除术适用于骨盆肌肉以及骨组织肿瘤。经典的后方皮瓣半骨盆切除术可以想像为由五个主要手术部分组成。

1）患者置于改良的半仰卧位。首先完成腹壁切口，在腹膜后分离出髂血管。根据完成半骨盆切除的类型选择性结扎髂总血管、髂内血管或髂外血管。

2）通过髂腹股沟切口的前方腹膜后入路。通过这个切口分离腹股沟韧带和髂骨翼上的腹壁肌肉暴露腹膜后间隙。巨大的髂骨肿瘤会进入具有较多脂肪的后腹膜间隙，从肿瘤上翻开腹膜，就能暴露后腹膜间隙，输尿管也位于腹膜返折内。结扎切断髂动脉及下腹部血管，切断髂腰肌及股神经，自耻骨联合至髂后上棘范围内，从髂骨翼上剥离腹壁。只有当所有前方结构被切断后，才能实行下一手术步骤。认清所有血管结构非常重要，以防止结扎时出现任何错误。根据不同术式，于不同水平结扎及切断髂血管及其两个主要分支（髂内、髂外血管）。经典的半骨盆切除术需要结扎髂总动、静脉。改良的半骨盆切除术需要保留下腹部血管，尤其是第1分支，髂外动、静脉要结扎。前方皮瓣半骨盆切除术要求保留髂外动脉，因为髂外动脉是股四头肌的营养血管；因此髂内动脉在从髂总动脉分出时结扎，髂外动脉不结扎。

3）会阴切口。第二个主要步骤是会阴切口。该切口从耻骨联合向下沿耻骨下支至坐骨。坐骨直肠间隙沿耻骨下支显露至耻骨联合。分开耻骨联合，膀胱用一个可塑性拉钩拉开，并放置一个小的可塑性拉钩在耻骨联合弓的下方，以保护尿道。尿道很容易触及，用一个可塑性拉钩保护、牵开，放置一根导尿管。对于盆底大的肿瘤，尿道可能被肿瘤的假包膜围绕。因此，必须非常谨慎，不要进入肿瘤或前列腺包膜周围组织。

4）暴露臀肌后方皮瓣。做后侧筋膜皮瓣或皮下皮瓣，沿着髂胫束及大转子至骶髂关节。经典的半骨盆切除术中，要求去除所有的臀肌结构而只留下皮下组织作为皮瓣。经典的半骨盆切除包括骶髂关节的离断，故要求将骶棘肌以下的腹壁肌肉完全剥离。

5）剥离盆底肌肉。在这个手术步骤中，要求髋关节屈曲外展，术者站于双下肢之间，面向骨盆。当助手外展髋关节时，盆底肌肉拉紧，术者利用 Kely 钳自耻骨支至骶髂关节，有序结扎离断盆底肌肉。

6）将骶髂关节解脱，完成截肢手术。使用骨凿离断骶髂关节后完成截肢，同时使腹膜内容物回缩并避免切断髂血管。助手同术者站在手术床同侧，助手屈曲外展下肢为术者暴露盆底肌。于伤口下方利用缠纱布的手指将直肠从骨盆悬吊肌中推开。行左半骨盆切除术时，为了避免直肠损伤，推动时必须十分小心。同样也利用 Kelly 钳将悬吊肌切断。最后需要分离的结构就只剩下骶髂关节前方的关节囊及腰骶干了。需要提醒的是，在先前的手术操作中，为了避免骶旁静脉丛损伤出血，不必要过早地分离骶髂关节。如果采用后侧改良半骨盆切除术，需在坐骨切迹到髂骨中段这一范围内将髂骨翼切除，保护髂内动脉而结扎髂外动脉。术前需决定是采用经典半骨盆切除术还是改良后方皮瓣半骨盆切除术。在改良半骨盆切除术中，需要保留部分髂骨翼、臀大肌及臀下血管。因此，切除髂骨翼的部位应该从坐骨切迹开始，然后从内部切断髂肌，纵向切断外展肌（后方）。必须注意的是，所有的骨盆前方肌群都将在这个步骤中切断。最后辨认骶髂关节并结扎骶髂关节周围的血管，准备离断骶髂关节，此为手术的最后一步。

7）关闭切口并放置28号胸管作负压引流。术后使用两根马卡因神经膜外导管持续镇痛，一根放置于腰骶丛，另一根放置于股神经残端。将准备的肌皮瓣旋转并缝合至腹壁和肋腹壁来关闭切口。

6. 围手术期管理

接受半骨盆切除术的患者面临着失去肢体的心理压力和手术创伤的病理打击。为患者和家属提供持续的心理支持是必不可少的。整个医疗团队必须与患者和家属建立和保持诚实的关系，并将他们纳入决策过程。帮助患者接受截肢并设定现实的目标，可以增强信任和理解。

降低半骨盆切除术相关的并发症发生率和死亡率需要患者充分的生理和心理准备。术前接受化疗或放疗的患者需要纠正中性粒细胞减少症和贫血，使用生长因子，如促红细胞生成素和粒细胞集落刺激因子非常有益处。输血纠正术前贫血和补充术中出血是降低术中死亡风险的关键。此外，继发的营养不良以及化疗引起恶心和呕吐的患者可能需要在手术前后进行高营养支持，以减少伤口愈合的问题。

为了降低术后感染的风险，所有患者都应该进行肠道准备。围手术期需应用抗生素预防需氧皮肤菌群和厌氧肠道菌群的感染。使用大口径引流管和硬敷料加压包扎预防术后血肿和水肿。使用导尿管和鼻饲管防止腹胀，同时降低皮肤闭合的张力。皮肤缝合术后3～4周拆线，最大限度地降低伤口裂开的风险。

早期半骨盆切除术中失血量很大，但严格遵守上述的手术技术可使失血量控制在500～2000ml。使用促红细胞生成素等生长因子能够在不输血的情况下对患者实施截肢手术。对于肿瘤包绕或累及主要血管的患者，术前应想到术中会大量失血。大量失血和补血超过患者循环量的一到两倍可能会造成危及生命的弥散性血管内凝血（disseminated intravascular coagulation，DIC）和肺部并发症。

另一个严重的术后并发症是皮肤坏死。在经典的后侧皮瓣半骨盆切除术中结扎髂总血管会影响皮瓣的主要血供，10%～50%的患者可能会出现严重的皮瓣缺血。长时间卧床或坐位导致皮瓣长时间受压，也会引起皮瓣的缺血性坏死。建议尽早发现坏死和尽早手术治疗，最大限度地减少皮肤坏死的并发症。术中注意保留筋膜瓣血管和部分臀大肌可以降低皮瓣缺血性坏死的发生率。

所有接受半骨盆切除术的患者术后感染的风险都很高，原因包括与肿瘤相关的高分解代谢、慢性营养不良、化疗引起的贫血和中性粒细胞减少等。因此，大约15%的患者可能出现感染。增加感染风险的其他因素还包括手术应激引起的免疫抑制、输血和心理抑郁等。减少感染发生率的措施包括术前肠道准备，术中使用荷包缝合关闭肛门，围手术期应用广谱抗生素，以及使用粗引流管以防止腹膜后血肿。感染可能会严重延缓伤口愈合，积极的外科清创和长时间的换药通常是必需的。

术中腹膜刺激和术后麻醉药的使用会导致肠麻痹、梗阻的发生，这种肠梗阻可能持续一周或更长时间。常规放置鼻饲管进行胃肠减压是很有必要的，能防止恶心、呕吐、吸入、腹胀和可能的伤口并发症，早期可静脉补充营养。切断骶丛可能会导致同侧膀胱和阴茎神经支配的丧失，导致膀胱无力和阳痿。这些问题通常是暂时性的，往往在1～3个月内随着对侧神经支配变得占优势而得到解决。保留导尿管直到患者可以活动为止，拔除导尿管后应该检测留置尿管后的残留物。

半骨盆切除术后最难解决的远期并发症之一是幻肢痛。几乎所有的患者都有幻肢感觉，大约有20%的患者每天都有严重的幻肢痛，需要应用麻醉性镇痛剂。无论前侧皮瓣术还是后侧皮瓣半骨盆切除术后患者幻肢痛的发生率无明显差异。与失去肢体相比，幻肢痛对患者来说可能是一个更具破坏性的长期问题。耐心教育、合理用药及严格的物理康复治疗对减轻幻肢痛有一定帮助。于腰骶神经丛、股神经及坐骨神经中注射和输注局麻药可以显著减轻术后即刻疼痛和幻肢痛。随着时间的推移，幻肢痛的不适症状会逐渐减轻。

半骨盆切除术后患者康复功能还是比较令人满意的，患者可使用常规假肢，可以不用拐杖带着假肢走路。佩戴假肢可使患者能够在没有支撑的情况下长时间站立，并腾出双手进行其他活动。半骨盆切除术后股四头肌为骶骨提供了一个有活性的软组织垫，可以用来承受佩戴假肢的重量，假肢佩戴较为舒适，不会损伤表面的皮肤。如果保留了一部分髂骨，可以使用吊带悬吊假肢。老年和肥胖患者可能更多地依赖轮椅。

（二）髋关节离断术

1. 简介

髋关节离断术（hip disarticulation）是指通过骨盆的髋臼和股骨头构成的髋关节进行离断切除整个下肢的手术。髋关节离断术主要是在 20 世纪 70 年代新辅助化疗之前用于股骨远端骨肉瘤截肢。由于存在骨内跳跃性转移，当时肿瘤学原则要求切除整个股骨。因此，髋关节离断术曾是股骨远端骨肉瘤的标准手术。现在髋关节离断术的次要适应证是不超过小转子水平的股骨干巨大肿瘤。如果肿瘤累及股骨头和股骨颈，则需要改良半骨盆切除术，而股骨其他部位的骨肿瘤，一般可行大腿（经股骨）的高位截肢术。大腿中段的软组织肉瘤通常可行保肢手术，而小部分侵犯股骨和股浅动脉者通常需要截肢。目前，结合新辅助治疗〔软组织肉瘤的新辅助化疗和（或）术前放疗〕，股骨远端和骨干肿瘤的保肢手术成功率很高，只有大约 5% ～ 10% 的患者需要截肢。大多数软组织肉瘤对新辅助化疗和（或）术前放疗反应较好，只有极少数需要截肢来控制局部病变。对于没有其他治疗方法的恶性肿瘤，髋关节离断是很好的姑息治疗方法，可以改善患者的生活质量。

在决定是髋关节离断术还是半骨盆切除术时，必须评估肿瘤在髋关节周围、直肠坐骨间隙和坐骨神经切迹周围的范围。大腿近端肿瘤最常需要行改良半骨盆切除术。大腿中段肿瘤可以通过髋关节脱离术来治疗。需要注意的是，这两种手术术后的功能差异不大。因此，最安全的手术还是改良半骨盆切除术，因为该术式是骨盆对侧的关节外截肢，保留了臀大肌和回肠，所有可能受到污染的组织结构一并切除。而髋关节离断术一般是一种效果不确切的肿瘤切除手术，髋关节离断患者的五年生存率为 32%，如果有局部复发，五年生存率降至 25%。尽管术前进行了详细的影像学评价，但髋关节离断术局部复发的风险仍然存在，因为髋关节周围附着的肌肉、关节囊和髋臼未能彻底切除。髋关节离断术后局部复发率为 2% ～ 12%，而因复发而截肢或切缘离肿瘤较近的患者复发率更高。

2. 适应证

（1）骨干髓内的肿瘤：肿瘤可向股骨近端和远端侵犯，如果髓内肿瘤向近端侵犯超过小粗隆的水平，则不符合保肢手术标准，需要行髋关节离断术。肿瘤累及股骨头和股骨颈的需要行改良半骨盆切除术。

（2）骨肉瘤合并病理性骨折：对新辅助化疗不敏感和石膏固定制动无效者，可能需要髋关节离断进行局部控制。

（3）无法切除的局部复发肿瘤：保肢手术和（或）大腿或股骨远端放疗后的局部复发的病例可能需要髋关节离断术。

（4）无法切除的大腿软组织肉瘤：大腿肿瘤侵犯两个或三个筋膜间室，包绕坐骨神经和（或）股动脉，是不能彻底切除的，最好的治疗方法是截肢。如果肿瘤位于大腿中 1/3 以下，髋关节离断术就足够了。如果肿瘤位于较近的水平，则需要进行改良半骨盆切除术，以获得阴性切缘。

3. 解剖

（1）髋关节周围有 21 块肌肉，可分五群。①前群：缝匠肌、股直肌、髂腰肌和耻骨肌；②内侧群：

长收肌、短收肌、大收肌、股薄肌和闭孔外肌；③下后群：半腱肌、半膜肌、股二头肌和臀大肌；④外侧群：臀中肌、臀小肌和阔筋膜张肌；⑤后群：包括梨状肌、上孖肌、闭孔内肌、下孖肌和股方肌。

（2）熟悉髋关节周围的血管走行并分离和结扎，可以减少术中的出血。这些动脉包括股深动脉、旋股内外侧动脉以及闭孔、臀上和臀下动脉。髋关节主要的神经支配髋关节周围肌肉，主要包括闭孔神经前支（行于长收肌和短收肌之间），闭孔神经后支（行于短收机和大收肌之间），通过于髋关节内侧。坐骨神经由梨状肌下孔出盆，行于关节后方。臀上神经行于臀中、小肌之间，位于关节后上方。

（3）股动静脉和股神经行于股三角内，隔耻骨肌与髋关节相对。股三角的上界是腹股沟韧带，外侧界是缝匠肌，内侧界是大收肌，髋关节离断是经过髋关节囊的截肢，坚韧的纤维层覆盖在髋关节前方至转子间线，但股骨颈后方大部分没有纤维层覆盖。

（4）髋部肿瘤可以侵犯至坐骨直肠窝，这可以通过术前的 CT 和 MRI 发现。坐骨直肠窝内侧为肛门外括约肌和盆膈下筋膜，外侧为坐骨结节和闭孔筋膜，前方是会阴浅筋膜，后方为臀大肌和骶结节韧带。在术前设计皮瓣时要特别注意这一区域肿瘤侵犯的情况。

4. 术前评估

（1）CT 和 MRI：对确定肿瘤范围，特别是股骨近端肿瘤范围非常有价值。必须仔细评估坐骨直肠窝、髋关节和腹股沟是否有肿瘤侵犯。MRI 对评估肿瘤髓内范围特别有意义。如果肿瘤未超过小转子水平，可行大腿（经股骨）高位截肢或髋关节脱离术。如果肿瘤位于股骨头或股骨颈部，关节受累的风险很大，因此需要行改良半骨盆切除术。有报道用关节外髋关节切除术治疗股骨近端肿瘤来代替改良半骨盆切除术，但这本质上也属于髋关节脱离术的范畴，即髋臼与股骨近端的关节外整块切除。

（2）ECT：有助于确定股骨侵犯范围，以及邻近骨盆和髋臼的结构是否受侵犯。髋臼受累（跨关节转移）是髋关节离断术的禁忌证，是改良半骨盆切除术的适应证。

（3）血管造影：血管造影有助于评估髂外、股总动脉及股深动脉。

（4）病理活检：截肢前活检是十分必要的。即使由于功能限制和假体安装需要髋关节离断，在术前仍然推荐进行病理活检。

5. 手术技术

（1）患者取侧卧位。

（2）前切口从髂前上棘内侧 1cm 开始，下行越过耻骨结节，到坐骨结节和臀横纹远侧 2cm。如果臀部皮瓣非常厚，前切口应该向外侧移。后切口从大转子前面 2cm，绕到大腿后面，达臀横纹远侧。根据患者骨盆前后径的大小，对大腿后侧横切口与臀横纹间的距离做相应的调整。切开皮肤、皮下脂肪和腹壁浅筋膜，直至腹外斜肌腱膜。

（3）结扎、切断大隐静脉的分支。结扎腹壁浅动脉和阴部外血管多个分支。显露圆韧带（女性）或精索（男性），并避免损伤。沿腹股沟韧带下作皮肤切口，到卵圆窝，暴露腹股沟韧带下方的股动脉、静脉和股神经，分离并结扎股动、静脉，轻轻向远侧牵拉股神经，在腹股沟韧带下方切断股神经使其近侧端缩入腹外斜肌腱膜之下。

（4）分离缝匠肌周围的筋膜，在髂前上棘起点处切断缝匠肌。用电刀切断股血管后面的股鞘和疏松结缔组织，暴露髋关节。

（5）轻度屈曲髋关节，从内向外游离髂腰肌至小转子止点，切断髂腰肌。在切断之前，注意保护该肌浅表的血管。

（6）从外向内将内收肌群从骨盆上切断。保护闭孔外肌。用一个手指从耻骨肌深面穿过，用电刀从起点切断耻骨肌。显露出耻骨肌下面的闭孔动脉、静脉和神经的分支。

（7）从耻骨联合上切断股薄肌、长收肌、短收肌和大收肌的起点。闭孔动、静脉和神经常常在短收肌处形成分支。在解剖中注意识别闭孔动脉的分支并结扎，以免其破裂后近端缩入骨盆中造成难以控制的大出血。

（8）极度外展髋关节有助于找到坐骨结节，并牵开内收肌的断端。识别屈髋肌、坐骨神经和股方肌，避开邻近的旋股血管，从坐骨结节上切断半膜肌、半腱肌和股二头肌长头的起点，保留股方肌和坐骨神经。

（9）此时髋关节前后的所有肌肉已经切断，切开股骨头表面的关节囊，电刀切断圆韧带。

（10）术者从患者前面移到后面，把患者的躯干从后外侧位变成前外侧卧位。切开剩余皮肤并切开深面的臀筋膜，在切口的深面切断阔筋膜张肌和臀大肌。这些是唯二的不从起点和止点上切断的肌肉。紧贴这些肌肉下面是股直肌，用电刀从髂前下棘起点处将其切断。切断臀大肌以后，暴露止于大转子上的肌腱，包括臀中肌、臀小肌、梨状肌、上孖肌、闭孔内肌、下孖肌和股方肌的肌腱。用电刀靠大转子上切断这些肌肉的止点。

（11）切开髋关节后侧关节囊，离断髋关节，分离坐骨神经周围的肌肉，切断坐骨神经，使近侧断端缩入梨状肌下面。

（12）把闭孔外肌和臀中肌缝合在一起，用软组织覆盖骨性隆起和髋臼。

（13）将臀筋膜与腹股沟韧带和耻骨支缝合在一起，尽量对合整齐。在关闭伤口前，于臀筋膜下放置负压引流管。

（14）修剪皮瓣的多余软组织，用不可吸收缝线间断缝合皮肤。当臀部皮瓣很厚时，需要在皮下组织内的间隙再放置一个引流管。

6. 术后管理

术后伤口加压包扎 3 ~ 5 天以减轻肿胀，定期检查伤口并重新加压包扎。影响切口愈合因素主要是积液和血肿，充分引流可以减少这种并发症的发生。留置引流直至引流量少时方可去除。术后伤口愈合且肿胀减轻后可安装假肢，一般术后需要 4 ~ 6 周时间。髋关节离断的患者使用假肢的比率为 5% ~ 60%，较大腿（经股骨）截肢患者少，原因在于髋关节离断者假肢较沉重，如厕不方便等，但有研究发现髋关节离断的患者，无论是否佩戴假肢，其术后功能均能接受。

（三）大腿（经股骨）截肢术

1. 简介

大腿（经股骨）截肢术（thigh/transfemoral amputation）根据截肢水平的不同大体分为经股骨远端（髁上）截肢、经股骨中部（骨干）截肢和经股骨近端（小转子下）截肢。一般来说，任何水平的股骨截肢都能很容易安装假肢。甚至在股骨粗隆下截肢（高位截肢），对于假肢的安装也比髋关节离断更为理想；如果小粗隆远端还有 3 ~ 5cm 的骨组织，那么患者也一样可以安装大腿截肢的假肢。股骨周围的肌肉重建是确保肢体功能的关键。骨的断端必须充分覆盖和填充肌肉，以避免佩戴假肢带来的压力。髋屈肌比伸肌强大，因此，股二头肌应该比腘绳肌保留得长些，二者缝合固定时腘绳肌稍微紧一点。

坐骨神经和股神经的断端很容易形成神经瘤，佩戴假肢时，会出现严重的残端痛。因此，神经断端必须处理好，可以缝合在邻近的肌肉内。Malawer 等人描述了使用布比卡因持续注入神经外膜间隙来控制术后疼痛。这种方法可以显著减少术后静脉和口服镇痛剂的需求。

大腿（经股骨）截肢者的要求与小腿（经胫骨）截肢者的要求略有不同。他们的能量需求几乎高出 100%，大腿（经股骨）截肢的患者通常需要借助辅助设备（如拐杖）才能行走，其运动的能力比小腿（经胫骨）截肢的患者低。年轻和积极的患者可以获得良好的肢体功能，但年长的患者肢体功能恢复较差。

2. 适应证

大腿（经股骨）截肢术的主要适应证为：①恶性肿瘤局部复发，无法保存有功能肢体或无法有效切除肿瘤；②肿瘤累及大血管，伴主要血管的侵犯，通常手术结果及预后不良；③软组织污染，如病理性骨折后；④下肢远端肿瘤累及主要神经（如累及腘窝）；⑤计划和执行不当的活检，引起广泛的污染感染，尤其是在肿瘤溃烂的情况下；⑥骨骼未发育成熟的年轻患者进行保肢手术时，预计会出现难以避免的肢体不等长；⑦肿瘤累及范围较广泛，肿瘤切除重建后没有足够的软组织覆盖假体。

3. 解剖

（1）大腿肌分为前群、后群和内侧群：前群主要有缝匠肌和股四头肌；后群主要有耻骨肌、长收肌、股薄肌、短收肌和大收肌；内侧群主要有股二头肌、半腱肌和半膜肌。大腿（经股骨）截肢术时需在不同水平切断上述肌群。

（2）股动脉在股三角内下行，经收肌管，出收肌腱裂孔至腘窝，移行为腘动脉。腘动脉在腘窝深部下行，至腘肌下缘，分为胫前动脉和胫后动脉。股静脉为腘静脉的延续，起自收肌腱裂孔，向上与股动脉伴行，位于股动脉后方。大隐静脉经股骨内侧髁后方约2cm处，进入大腿内侧部，与股内侧皮神经伴行。股神经沿髂筋膜深面，经肌腔隙内侧部，进入股三角，随即发出众多肌支、皮支和关节支。坐骨神经多以单干形式出梨状肌下孔，于臀大肌深面，坐骨结节与大转子之间，进入股后区，行于大收肌和股二头肌长头之间，下降至腘窝上角，分为胫神经和腓总神经两终末支。大腿（经股骨）截肢术时需在不同水平处理上述神经和血管。

4. 术前评估

原发的骨和软组织恶性肿瘤需要行大腿（经股骨）截肢的患者必须确定肿瘤的分期，以便外科医生确定截肢的水平、软组织切除的范围以及截肢皮瓣的类型。选择皮瓣类型的主要依据是肿瘤侵犯软组织的范围、放疗的区域和瘢痕，目的是避免局部复发，防止肿瘤污染皮瓣。年轻患者中几乎任何大小的皮瓣或肌瓣都能愈合，没有必要一定选择等长的皮瓣。后侧长皮瓣、前侧长皮瓣或内侧长皮瓣都可以很快愈合。综合评价X线片、CT和MRI是确定肿瘤髓内和髓外病变范围的必要手段。一般说来，截肢水平取决于两个受累平面（髓内和髓外）中靠近端的一个平面。截骨水平应在该平面以近至少5～10cm。

（1）X线片：可以对截肢的必要性以及截肢的水平进行初步的评估。

（2）CT和MRI：可有效评估髓内肿瘤的范围以及骨外软组织受累情况，从而确定截肢的水平。MRI可以用来评估肿瘤累及神经血管情况。在发现跳跃转移病灶方面，MRI是最可靠的影像学手段。

（3）ECT：有助于评估肿瘤累及骨组织范围，其结果与MRI有较好的一致性。

（4）血管造影：有助于确定主要血管的受累或受压迫的情况。

（5）活检：一般情况下，病理活检需在确定截肢的水平之前进行。过去对于股骨远端的骨肉瘤曾推荐髋关节离断术，而现在往往采取大腿（经股骨干）截肢术。若股骨远端肿瘤患者的保肢手术失败，仍可行大腿（经股骨）高位截肢术。

5. 手术技术

（1）患者仰卧于手术台上，患肢外展屈曲，臀下可垫卷垫，髁上截肢术中可使用止血带。

（2）自预期截骨平面近侧，向前方和后方画出等长的皮瓣，其长度至少为大腿截肢平面处直径的1/2。更高平面的截肢则常使用非典型皮瓣。

（3）前侧皮瓣始于预计截骨平面处的大腿内侧中点，向远端及外侧做圆滑的弧形切口，在大腿前方经过上面已经确定的平面，然后弧向近端，止于大腿外侧与内侧切开起点相对应处。同法处理后方皮瓣。

（4）股骨周围主要肌肉需用电刀小心横断以减少出血，也利于术后软组织重建。需要横断的肌肉取决于截肢的水平，但股四头肌、腘绳肌以及内收肌在各水平的大腿（经股骨）截肢中均需切断。

（5）在大腿截骨平面分离、结扎并切断股管内的股动、静脉。在腘绳肌下方找到坐骨神经，轻拉出2cm用不可吸收线结扎并横断。如需放置神经膜外导管可用缝线标记股神经及坐骨神经以区别。如不放置神经膜外导管，则让神经回缩至肌肉内，在截骨平面的近端结扎，在结扎处的稍远端将神经切断。

（6）环形切开股骨骨膜，在此处稍远锯断股骨，以骨锉磨平残余股骨的边缘或修整为斜面并打磨光滑，使其与假体的接触面无突出部分。股骨截骨后必须进行细胞学检查和近端骨髓管冰冻切片，以确定肿瘤没有隐匿性的髓内侵犯。应对任何可疑部位进行冰冻切片。

（7）分离并切断所有周围神经，使其残端可以很好地回缩至肢体断面近端。用生理盐水冲洗切口，冲去骨屑。

（8）修剪多余的肌肉或筋膜组织，四头肌及腘绳肌相互重叠覆盖股骨残端。为防止股骨残端屈曲和外展，可在股骨残端上钻孔，用缝线将内收肌和腘绳肌固定在股骨钻孔上。这也有助于重建部分的肌力，增加股骨肌肉的稳定性。肌肉需在较低的张力下缝合。

（9）浅筋膜须紧密缝合，在肌瓣与深筋膜下放入塑料负压引流管，于肢体残端近侧10～12.5cm处，从大腿外侧穿出。

（10）用不可吸收线间断缝合切口。缝合皮肤时应避免有多余组织或大片皮肤皱褶，以日后免影响假肢的装配。

（11）截肢术后应采用硬质敷料包扎法，以减轻患肢肿胀并防止屈曲挛缩的发生。

6. 术后管理

大腿（经股骨）截肢患者的康复需要协调一致的努力，这应该在术前评估的时候就开始了。医疗团队必须与患者和家属建立诚实的关系，并从一开始就将他们纳入决策过程。在此基础上，患者将能够更好地接受截肢，并为康复设定现实的目标。应该告诉患者术后可能会有幻肢感觉和幻肢痛。这些感觉是康复过程中出现的正常现象。幻肢痛通常是通过合理使用止痛药和时间的推移来缓解的。

手术完成后，应该使用石膏绷带固定，可以用来减轻肿胀，如果位置离髋关节足够近，还可以防止髋关节的屈曲挛缩。股骨残端较短时髋关节挛缩更为常见；为了防止这种问题，石膏绷带应该一直固定到腹股沟，并用腰带固定在适当的位置。在截肢早期，患者往往会有轻度的疼痛和心理障碍。使用石膏的患者总是比使用软敷料的患者更早活动。术前或术后早期化疗并不是石膏固定和早期活动的禁忌证。引流管通常在手术后3～4天或每天引流量少于50ml时拔除。最好使用弹力绷带或"残肢弹力袜"对术后残肢保持压力。一旦伤口愈合，残端没有明显肿胀（通常在手术后4周左右），患者就可以进行第一次安装假肢。

大腿（经股骨）截肢术后早期需要注意的是伤口愈合和残肢适应问题。通过石膏固定、俯卧位、物理治疗来预防髋关节屈曲挛缩。术后即刻使用假肢比小腿（经胫骨）截肢者耐受性更好。临时假肢可为患者提供一种简单、易于适应的设备进行训练，同时也能作为正式假肢的备用品；而正式假肢是在残肢体积稳定后定制的、可以长期佩戴的假肢。假肢选择的两个关键是膝关节机制和悬挂系统的选择。有许多具有不同程度的耐用性、步态参数、重量和稳定性的设计可供选择。应根据患者特点（如年龄、体重、日常活动类型和所需的体育活动等）选择合适的产品，并需要与假肢专家密切协商。

（四）膝关节离断术

1. 简介

膝关节离断术（knee disarticulation）是指通过由股骨远端关节面和胫骨近端关节面构成的膝关节进行离断切除整个小腿，在所有截肢手术中所占比例不到 2%，通常用于外伤性截肢。尽管如此，膝关节离断仍然是一个可行的、理想的肿瘤性截肢的术式之一，因为膝关节离断术可以保留一个良好的负重残端。与大腿（经股骨）截肢术相比，膝关节离断术的优势在于：①股骨远端有大的骨端负重面，有适合负重的皮肤和软组织覆盖，使断端得到较好的保护；②可形成由强有力的肌肉控制的长杠杆臂；③残端上的假肢更稳定。实践证明膝关节离断假肢在穿戴舒适程度、行走功能以及步态等方面都明显优于大腿（经股骨）截肢所装配的假肢，并且应用假肢后的步行训练也比大腿假肢要容易得多。经过膝关节离断术的患者能获得较长的残肢，能更好地保持坐姿和平衡，同时可以避免小腿（经胫骨）截肢常见的膝关节屈曲挛缩和残肢远端溃疡等并发症。

2. 适应证

膝关节离断术主要适用于小腿远端恶性肿瘤、无法保留肢体的患者。

3. 解剖

（1）膝前区主要结构有股四头肌腱、髌骨及髌韧带，外侧部有髂胫束，内侧部有由缝匠肌腱和股薄肌腱共同形成的"大鹅足"。

（2）膝后区为腘窝：外上界为股二头肌腱，内上界主要为半腱肌和半膜肌，下内和下外界分别为腓肠肌内、外侧头。腘窝顶（浅面）为腘筋膜，腘窝底自上而下为股骨腘面、膝关节囊后部及腘斜韧带、腘肌及其筋膜。腘窝内含有重要的血管和神经，由浅至深依次为胫神经、腘静脉和腘动脉。其外上界还有腓总神经。

（3）膝关节的韧带有囊外韧带和囊内韧带，为关节提供稳定性。囊外韧带主要有髌韧带、胫侧副韧带、腓侧副韧带、腘斜韧带。囊内韧带有前叉韧带、后叉韧带、膝横韧带。

膝关节离断时，需要对上述肌肉（腱）、神经血管进行切断、处理。

4. 术前评估

膝关节离断术术前评估需要综合评价 X 线片、CT 和 MRI 来确定肿瘤的位置和侵犯的范围。血管造影可以对膝关节周围主要血管的受累或受压迫的情况进行评价。

5. 手术指南

（1）患者仰卧位。

（2）从髌骨的下极开始测量，做一个长而宽的前方皮瓣，长度等于膝关节的直径。从腘窝平面开始测量，做一短的后方皮瓣，长度为膝关节直径的 1/2。皮瓣的外侧缘位于胫骨髁平面。

（3）将前方切口向深部切开，经深筋膜到达骨，并将前方皮瓣与胫骨及邻近的肌肉分开。皮瓣中包括肌腱止点和鹅足止点。

（4）从胫骨的前、后缘切开膝关节囊，显露膝关节；切断十字韧带并将后关节囊从胫骨上离断。

（5）分辨胫神经并轻柔地向远方牵拉，在近侧切断，使其回缩到截肢平面的近侧。

（6）辨认分离并用双线结扎腘血管。

（7）从腓骨头上游离股二头肌肌腱，这样就完成了后侧部分的手术，此时离断小腿。

（8）不要切除髌骨或试图将它与股骨髁相融合。此外不要处理股骨髁及髌骨的关节软骨。有明确指征方可同时行滑膜切除术。

（9）将髌腱缝合至十字韧带上，将腓肠肌残端缝合至髁间窝软组织上。

（10）将负压引流管放入切口。

（11）用可吸收缝线缝合深筋膜及皮下组织，切口边缘用不吸收缝线间断缝合。

（12）如果所剩皮肤不足，无法对合切口，应切除股骨后髁以防皮瓣缺失。由于切口通常能很快愈合且可在 6～8 周后安装永久性假肢，因此残端回缩不对此产生影响。即使切口不能一期愈合，也不必担心再次行截肢术，通常都可以形成新鲜肉芽而满意地愈合，无需再次手术。

6. 术后管理

术后引流管通常在手术后 3～5 天拔除。残端可使用弹力绷带或"残肢弹力袜"对残肢保持压力。术后早期进行髋关节活动锻炼，防止髋关节屈曲挛缩。伤口愈合后残端没有明显肿胀方可以安装假肢。

（五）小腿（经胫骨）截肢术

1. 简介

小腿（经胫骨）截肢术（leg/transtibial amputation）指的是膝关节以下踝关节以上的任何平面的截肢手术。小腿远端原发性骨肉瘤患者进行小腿（经胫骨）截肢的截肢水平必须仔细斟酌。小腿（经胫骨）截肢必须获得广泛切缘，因此，必须仔细评估骨肿瘤在髓内、外的范围，必要时需行更高水平的截肢。小腿（经胫骨）截肢为获得较好的治疗效果通常要求下肢有足够的长度，即胫骨粗隆下方至少 3cm。同时为了获得良好的软组织覆盖和胫骨远端的圆滑轮廓，腓骨需缩短几厘米。一般来说，残肢越长，术后功能越好。骨骼发育成熟前大部分胫骨生长源于自胫骨近端，因此任何水平的小腿（经胫骨）截肢对儿童都是可以接受的。儿童的适应能力一般都很好，随着生长均能获得功能性残肢。对于腓肠肌肌腱以下的肿瘤，小腿（经胫骨）高位截肢都是可以接受的。

一般情况下，踝部和足部恶性肿瘤需行小腿（经胫骨）截肢术，因为这些部位的肿瘤浸润范围比较广泛，如果不切除神经、肌肉（腱）或其他功能重要的解剖结构的话，肿瘤很难完整切除，在行保肢手术后，往往会出现患肢功能差，不如安装假肢功能好的情况。近年来，术前化疗和辅助放疗的进步使得局部肿瘤得到了较好的控制，因此对于大多数病例可行保肢手术，但仍有大约 20%～25% 的肿瘤患者需截肢治疗。这一比率远远高于膝关节周围肿瘤患者的截肢率（约 5%～10%），这是由于两个部位解剖学结构的显著差异造成的。首先，足踝周围不存在真正的解剖间室，缺少较厚的筋膜间隔及解剖间室会导致病变大范围扩散，不利于将病变局限；第二，功能性间室（例如，屈伸肌腱和肌肉）之间的解剖间隙较小，大多数肿瘤可以侵犯邻近的两个间室。这两个原因解释了为什么足踝部的肿瘤在生长早期就能扩散生长并横跨足部的不同区域，也同时解释了为什么即使会导致严重的功能丧失也要广泛切除的原因。小腿（经胫骨）截肢没有严格的指导方针、适应证或禁忌证；具体问题需要具体分析，与其他截肢手术一样，所有患者都要接受四肢手术的评估，只有在无法保肢的情况下才能进行小腿（经胫骨）截肢手术。

主要血管或神经受累并不是小腿（经胫骨）截肢的手术指征，因为在下肢，远端血管和神经被骨性结构分隔。低度恶性肿瘤很少早期进行截肢手术。辅助放射治疗可减低转移的概率，可行肿瘤边缘切除。由于胫骨前仅有皮肤覆盖，并且小腿前间室的肌肉相对较少，建议使用小腿后侧长皮瓣，而不是经典的"鱼嘴状"皮瓣。小腿（经胫骨）截肢的患者术后可能会非常痛苦，尤其对于年轻患者来说，因此，强烈建议使用神经膜外导管进行持续的神经膜外镇痛。

2. 适应证

小腿（经胫骨）截肢术的主要适应证为：（1）胫骨远端、踝关节和足部肿瘤复发不能行保肢手术者；（2）浸润性高分化软组织肉瘤或其他下肢恶性肿瘤；（3）广泛浸润的下肢骨肉瘤；（4）姑息手术；（5）

足背部和足底部肿瘤经放疗失败者。

3. 解剖

（1）小腿前群肌肉由内向外为胫骨前肌、拇长伸肌和趾长伸肌。外侧群为腓骨长肌和腓骨短肌。后群浅层为小腿三头肌，深层为腘肌、趾长屈肌、胫骨后肌和长屈肌。小腿（经胫骨）截肢时，需在不同水平切断上述肌肉或其肌腱。

（2）小腿的主要神经和血管有：胫前动脉——于腘肌下缘由腘动脉分出后，即向前穿骨间膜，进入小腿前骨筋膜鞘，紧贴骨间膜前面，伴腓深神经下行；上 1/3 段位于胫骨前肌和趾长伸肌之间，下 2/3 段位于胫骨前肌和拇长伸肌之间。主干下行至伸肌上支持带下缘处，移行为足背动脉。胫前静脉为 2 支，与胫前动脉伴行。胫后动脉为腘动脉的直接延续，在小腿后区深浅肌层之间下行，经内踝后方进入足底。胫后静脉有 2 支，与胫后动脉伴行。腓动脉起自胫后动脉上部越胫骨后肌表面，斜向外下，在长屈肌与腓骨之间，下降于外踝后方，终于外踝支。胫神经是腘窝内胫神经的延续，伴胫后血管行于小腿后群浅、深肌之间，经内踝后方，进入足底。腓浅神经于腓骨颈高度发自腓总神经，在腓骨长肌深面下行，继而行于腓骨长、短肌与趾长伸肌之间，终支在小腿中、下 1/3 交界处浅出为皮支。腓深神经于腓骨颈高度，由腓总神经分出，在腓骨与腓骨长肌之间斜向前行，伴随胫前血管于胫骨前肌和趾长伸肌之间，继而在胫骨前肌与拇长伸肌之间下行，最后经踝关节前方达足背。小腿（经胫骨）截肢时，需在不同水平面处理上述神经及血管。

4. 术前评估

（1）X 线片：虽然 X 线片在辨别足部和踝关节的软组织肿瘤方面意义不大，但对于内生软骨瘤、骨巨细胞瘤和其他骨的原发肉瘤的初步诊断是很有帮助的。

（2）CT 和 MRI：有助于判断肿瘤髓内、外的浸润程度，决定截肢的水平。MRI 还可以显示肿瘤累及神经血管的程度，这也是截肢手术必须考虑的因素。

（3）ECT：肿瘤位于踝关节或以上时需行骨扫描。骨扫描结果与 MRI 密切相关。通常截肢水平选在骨扫描异常处以上 4 ~ 7cm 处。

（4）血管造影：对明确胫前动脉和胫后动脉的累及程度非常有帮助。具体累及哪个血管决定着采用何种皮瓣。这对术后伤口能否良好愈合非常重要。

（5）活检：无论任何水平的截肢，在截肢之前都应当做活检，以便明确诊断。

5. 手术技术

（1）患者仰卧于手术台上，上气囊止血带。

（2）自膝关节前内侧间隙，向远端测量需保留的骨骼长度，并用皮肤记号笔在胫骨嵴上做出标记。画出等长的前后皮瓣，每个皮瓣的长度等于预计截骨平面的小腿直径的 1/2。由于胫骨位于皮下以及小腿前侧的肌肉组织稀少，长后侧皮瓣要优于传统的鱼口瓣。

（3）垂直皮肤表面依次切开皮肤、浅筋膜和皮下组织。用电刀切断肌肉组织，结扎分离血管，大血管要缝扎。神经从周围肌肉组织中分离出来，并轻轻提拉出 2cm，用不可吸收缝合线双重结扎。

（4）胫骨用摆锯或线锯截断，冲洗伤口，清除骨屑。腓骨较胫骨应多切除几厘米，以便残肢能够形成坡度。胫骨的断端应用锯或骨锉锉平，胫骨边缘最好为斜面，以便以后安装假肢。原发骨肉瘤或软组织肉瘤行截肢术时，应从胫骨残端的髓腔内或周围软组织取适量组织送冰冻切片，以证实残端无瘤细胞残留。

（5）斜行切开腓肠肌及比目鱼肌肌群，使形成的肌筋膜瓣有足够的长度，能经过胫骨的末端包至前方筋膜。将腓肠肌与比目鱼肌肌瓣覆盖在截骨末端，并将它们缝至深筋膜和前方骨膜。必要时通过胫骨远端的钻孔，将主要肌肉群牢固缝合在胫骨上。其他肌肉组织应覆盖在骨骼断端。

（6）浅筋膜必须缝合紧密，否则会产生术后并发症，导致假肢安装推迟。

（7）在肌瓣及筋膜深部放置塑料引流管，自截骨平面近侧 10 ~ 12cm 处从外侧穿出。修剪皮瓣使之无张力，用不吸收缝线间断缝合皮瓣。缝合皮肤时应避免残留过多的组织和大型皮肤皱褶，这可能影响与假肢的匹配。

（8）术后要用加压敷料覆盖至膝盖，以防止形成血肿和屈曲挛缩。加压敷料拆除后（通常术后 10 ~ 14 天），穿上残肢收缩袜，以减轻残肢体肿胀。

6. 术后管理

为了防止术前化疗、放疗或术后化疗影响伤口愈合，伤口闭合必须小心仔细。充分引流和加压包扎预防血肿和积液。术后引流管一般 3 ~ 5 天引流量少时去除。

小腿（经胫骨）截肢患者康复需要多学科的协调努力。可能需要长达 6 个月的时间才能最终安装假肢。恢复过程分为三个阶段。第一阶段的目标是确保残肢的伤口愈合，通过物理治疗对残端进行调整，使其能够适应假肢。可用弹力绷带或特制的"残肢弹力袜"来减轻肿胀，使用简单的膝盖固定器或定制夹板用来预防膝关节屈曲挛缩。使用可活动夹板有助于物理治疗，防止外伤，便于检查伤口。术后即刻使用假肢的缺点为：风险高，效果差，影响伤口愈合，且会使疼痛管理更加困难。第二阶段，伤口已愈合，残肢无压痛，并能承受临时假肢的压力。这个阶段是为了逐渐增加磨损时间，使患者能够耐受假肢。不戴假肢时，患者需要穿上弹力绷带或"残肢弹力袜"。这样可以防止残肢体积的变化，影响假肢的安装以及出现残端疼痛。第二阶段可能持续 3 ~ 6 个月，直到患者能够一整天都戴着假肢而感觉不到疼痛，并且残肢的体积不会发生明显变化时为止。第三阶段，即假肢最终安装时。由于残肢体积的最终变化，通常需要定制一个新的假肢。最终假肢的选择取决于患者的特点，如年龄、体重、日常活动类型和期望的运动。

（六）踝部截肢术

1. 简介

踝部截肢（ankle amputation）一般不推荐使用踝关节离断术，需要在该水平截肢的患者最常采用 Syme 截肢技术。踝部截肢必须满足残端负重的要求，而且在残端与地面之间必须留出佩戴具有某种踝关节机制的人工足的空间。Syme 设计的截肢术能够很好地满足以上的条件。Syme 截肢术的截骨平面在胫腓骨远端、踝关节缘上方约 0.6cm 处，并且通过踝穴中央顶部切除全部足骨，截骨平面要求站立位时截骨面与地面平行，保留足跟部跖面的皮肤来覆盖胫腓骨远端，充分保留胫腓骨端的松质骨。该术式术后残端被完整、良好的足跟皮肤所覆盖，比较稳定、耐磨，不易破溃，因此残肢端有良好的承重能力，有利于日常生活活动，其功能明显优于小腿假肢。Syme 截肢术避免了跗间关节截肢所致的严重马蹄畸形，还避免截肢术后跟骨和胫骨下端之间骨性融合的困难，既形成了一个利于负重的残肢端，又使下肢的短缩恰到好处，便于佩戴假肢行走。该术式最常见的两个并发症为足跟垫后移和过度修剪"狗耳朵"造成的皮肤坏死。但这两点均可以通过仔细操作来避免。该术式最大的缺陷是外观问题，胫骨远端膨大处覆盖有很厚的跖侧皮肤，造成了臃肿的残端，因此应用于女性患者时需要斟酌。典型 Syme 截肢后的假肢包括一个可成形的塑料接受腔、一个硬踝和有缓冲足跟的假脚，为了使较大的残肢端能够通过狭窄的接受腔，需要在接受腔的内侧开一个窗。

2. 适应证

踝部截肢术主要适用于足部跖、跗骨恶性肿瘤，不能保留足的患者。

3. 术前评估

详细全面的术前评估是十分必要的。需要综合 X 线片（包括前后位、侧位和斜位）、CT 和 MRI 等影像学检查来确定肿瘤在骨及周围软组织的侵犯范围，并且有助于鉴别肿瘤的良恶性。其中 MRI 检查对于评价跗、趾骨中髓内病灶的范围、确定合适的截肢平面等方面尤为重要。

4. 解剖

踝部以内、外踝为界，分为踝前区和踝后区：踝前区主要结构有胫骨前肌腱、胫前血管、腓深神经、长伸肌腱、趾长伸肌腱和第 3 腓骨肌；踝后区主要有胫骨后肌腱、趾长屈肌腱、胫后动、静脉和胫神经、长屈肌腱和腓骨长、短肌腱。Syme 截肢时需切断这些结构，处理上述神经和血管。

胫后动脉的切断位置宜在其分出足底内、外侧动脉之后，应尽量靠远侧结扎切断，以免影响足跟部皮瓣的血供。在足跟部的皮瓣中，从皮肤至跟骨骨膜和跖骨筋膜发出许多纤维间隔，它们包绕脂肪组织形成许多小腔，有液压缓冲作用。这是足跟部皮肤抗压力强的主要原因。因而在切除跟骨时要在骨膜下进行，以免破坏这一机制。还需使足跟皮肤垫于胫骨远端愈合，以免滑动。

5. 手术技术（Syme 截肢术）

（1）采用单一的后跟长皮瓣。切口由外踝远端开始于胫骨远端越过踝关节前方至胫骨内踝下方一横指处；然后直接转向跖侧面，越过足底至外侧面，止于起点。

（2）分开所有结构至骨质。

（3）切除跗骨的方法为：将足跖屈，切开踝关节囊前部。

（4）将手术刀插入内踝与距骨之间的关节间隙内，向下切断三角韧带，注意保护后面的胫后动脉；在外踝以同样的方式切断跟腓韧带。

（5）将骨钩放入距骨后方，使足进一步跖屈，向后继续解剖，切开踝关节后方关节囊。

（6）继续向后解剖，接近跟骨的上表面。

（7）辨认和显露跟腱，于跟骨止点处切断跟腱，注意勿损伤表面皮肤，以免皮缘坏死。

（8）使用骨膜剥离器从跟骨内、外侧表面将软组织分离，并将足进一步跖屈。继续沿跟骨下面行骨膜下解剖分离，直至达到跖侧皮瓣的远端。

（9）去掉除足跟皮瓣以外的所有足部。向后牵开皮瓣自胫骨和踝部分离软组织。

（10）在关节间隙上方 0.6cm 处环形切断骨膜，在这个平面截断胫骨和腓骨，使截骨线正好经过踝穴的顶部中央。这样截骨可以保证患者站立时胫骨和腓骨截骨面与地面平行。将截骨残端修整圆滑。

（11）然后分离跖内、外侧神经，并将其在截骨断端近侧切断。

（12）向下牵开并切断所有裸露的肌腱，使其向近端回缩到小腿内。

（13）游离胫后动脉和静脉，在足跟皮瓣远侧缘的近侧处结扎、切断。在前方皮瓣内结扎胫前动脉。

（14）最小幅度修整跖侧的所有肌肉残端和足跟皮瓣筋膜，注意保留完整的皮下脂肪及其间隔组织，因其是一种很好的承重组织。

（15）防止足跟垫在残端上移动的几种方法——如用胶布条将足跟垫固定于小腿上，或用克氏针将皮瓣固定于跟骨上，或保留一小条跟骨与足跟皮瓣相连，并将该跟骨条与胫骨末端融合。

（16）在胫骨、腓骨前部钻几个骨孔，经孔道将跟垫内层的深筋膜缝至骨端。

（17）放置引流管后，将足跟皮瓣和足背皮瓣皮肤拉近，用不可吸收缝线无张力间断缝合。在每个缝线末端可能出现大的皮肤残端突出或"狗耳朵"；千万不可将其切除，因为它们可以为足跟部皮瓣提供大量的血供，并且在包扎后会很快消失。

6. 术后管理

术后如果有皮瓣坏死，必要时需要清创植皮。浅表感染往往可以短疗程应用抗生素治疗。如发生深部感染，可能需要早期手术清除失活感染组织。在清创前可行细菌培养，以确定敏感的抗生素。术后镇痛可以允许患者的早期活动。术后 10 ～ 12 天，可用带衬垫硬质敷料，如用衬垫良好的石膏。患者可佩戴简单的鞋型假肢，在截肢术后的 3 个月后即可走动。

四、幻肢痛

幻肢痛（phantom limb pain）即身体某个已经不存在的部分感觉到的疼痛，是截肢术后最严重的并发症，约 50% ～ 80% 的截肢者会出现幻肢痛。法国军队外科医生 Ambroise Paré 在 16 世纪中叶首次描述这种现象，他提出假设并认为外周因素和中枢疼痛记忆可能是导致幻肢痛的原因。1972 年 Mitchell 在一项对南北战争时期截肢者的详细观察报告中，首次提出并命名这一特殊现象，并将这种不适症状分为几类，主要有幻肢痛、幻肢感觉、残端痛和附加幻觉。幻肢痛是指缺失肢体的一种不愉快、甚至痛苦的感觉。幻肢感觉是缺失肢体的非痛性的感觉。残端痛是仅限于截肢部位的疼痛。附加幻觉是指对附着在幻肢上的物品的感觉，如手表或戒指。患肢痛可能与幻肢的某个位置或运动有关，也可能由一系列物理因素（如天气变化或残肢压力）和心理因素（如情绪压力）引起或加剧。其可以有几种不同的表现形式，如刺痛、跳痛、灼痛或压痛。

幻肢痛通常易与截肢处的疼痛（残端痛）容易混淆。残端痛在大多数情况下与幻肢痛呈正相关。残端痛也可能呈非痛性表现，如刺痛、瘙痒、抽筋或不自主运动。此外，截肢后的伤口疼痛必须与残端痛和幻肢痛区分开来，前两者疼痛可能在截肢术后的早期同时出现。截肢前急性和慢性疼痛可能与截肢后期幻肢痛的频率、类型和严重程度有关，在不同截肢人群中发生的比例各不相同。

（一）临床表现

幻肢痛曾经被认为是相当罕见的，其原因很可能是因为患者因为害怕被嘲笑而不愿提及这种疼痛，担心被认为是精神问题。大多数幻肢痛的患者可能经历多种类型的疼痛。Sherman 定义了三种主要的疼痛类型：撕裂痛、抽筋痛和烧灼痛。其他的类型还有：针刺感、瘙痒感、捏痛感、螯痛、隐痛、压痛、绞痛和碾痛。疼痛的分布很少遵循被切断的神经走行。疼痛通常是持续性的，但许多截肢者有间歇性疼痛加剧。幻肢痛可发生在截肢术后早期，并且可以持续很长时间。下肢截肢发生幻肢痛的概率大于上肢截肢，且幻肢痛程度也强于上肢。下肢截肢水平越高，中度到重度疼痛的发生率就越高。许多儿童也会有幻肢痛，但在儿童人群中幻肢痛发生率低于成人，这个差异可能是由于对于儿科疼痛的报道不足所致。

截肢患者的幻肢感觉可能非常真实，大多数截肢者都会感受到幻肢的长度和体积，甚至有截肢者会试图用幻手触及物体或用幻足行走。幻肢有时会出现一种"伸缩现象"。这最常见于那些有无痛性幻肢的截肢者，通常发生在截肢后的第一年内。"伸缩现象"表现为幻肢的中间部分感觉变短，而受神经支配的区域，如手或脚，感觉就像是贴在残端附近或直接连在残端上。"伸缩现象"多发生在上肢截肢的患者，随着时间的推移，截肢者可能会有幻肢明显缩短的感觉。幻肢感觉可能会加强患者截肢前的肢体感觉，这种现象被称为躯体感觉记忆。软组织、骨骼或关节受伤时的疼痛或截肢前经历的各种疼痛可以直接延续至截肢后的幻肢上，例如，截肢前患肢足部溃疡的疼痛可能会在截肢后的幻足上持续存在。

（二）病因学

截肢前患肢疼痛是截肢后幻肢痛发生的一个高危因素。在截肢前几个月或几年内患肢的疼痛也可以作为幻肢痛再次出现。心理因素似乎不是导致幻肢疼痛的原因，但可能会影响疼痛的进程和严重程度。焦虑、烦躁等情绪和情绪触发因素可能会导致幻肢疼痛的持续或加剧。另一个可能与幻肢疼痛有关的因素是化疗，特别是那些已知会导致周围神经毒性的药物。幻肢疼痛也可能因肿物转移或肿瘤复发而加剧。

（三）病理生理学

幻肢痛曾经被认为是一种精神及心理的疾病，但随着研究的不断深入，目前大多数学者认为幻肢痛是一种神经病理性疼痛。目前对幻肢痛的研究报道很多，但对幻肢痛产生的机制还不是很清楚。现存幻肢痛产生机制的理论与假说有：大脑皮层重组与神经可塑性理论、机体图式理论、神经矩阵理论、本体感觉记忆假说、外周理论等。但到目前为止，没有任何一个理论可以独立完整地解释截肢者出现幻肢痛的机制。因此，现在普遍认为幻肢痛是外周和中枢神经系统之间复杂相互作用的结果。

（四）预防

预镇痛（在手术切口前镇痛）可以通过防止伤害性刺激从外周传递到脊髓来控制术后疼痛。围手术期和术后给予硬膜外和神经膜外镇痛，是较好的疼痛管理方法。有了这些技术，使得患者术后对阿片类药物的需求及其相关的不良反应已经减少。最近，神经膜外镇痛被认为不仅可以很好地控制截肢后的疼痛，还可以降低幻肢痛的发生率。然而，由于样本量小和随机化程度不够，这些研究的有效性受到质疑。

（五）治疗

目前幻肢痛的治疗方法很多，在最佳治疗方案上没有达成共识，可能某些治疗方法只对某些特定的患者群体有效。已报道的用于治疗幻肢痛的方法见表 2-13-1。

表 2-13-1　目前已报道的用于治疗幻肢痛的方法

药物治疗	心理治疗	物理治疗	中医治疗	外科治疗
阿片类药物	想象疗法	健侧肢体经皮神经电刺激	针灸	残端修整术
抗抑郁药	催眠疗法	外耳经皮神经电刺激	中药	神经瘤切除术
抗惊厥药	精神疗法	电惊厥疗法	推拿按摩	交感神经切除术
β 受体阻滞剂	镜像疗法	假肢训练调节疗法	头皮埋线	脊神经根入口损毁术
NMDA 受体拮抗剂		生物反馈疗法		神经根切断术
降钙素		残肢超声波疗法		背侧脊髓切开术
非甾体抗炎药				前外侧脊髓切开术
				脊髓刺激
				丘脑刺激
				交感神经阻滞
				硬膜外灌注
				中枢神经系统刺激

目前用于治疗幻肢痛常见的药物主要有阿片类药物、抗抑郁药、抗惊厥药物、利多卡因/美西律、可乐定、氯胺酮、阿米替林、非甾体抗炎药和降钙素。虽然已经进行了多项药理学研究，用以检验各种药物的干预对幻肢痛的疗效，然而，这些研究的结果均未能揭示最佳治疗方法或某个药物的特殊有效性。

阿片类药物在外周和中枢与阿片受体结合起到镇痛作用，同时不丧失触觉、本体感觉或意识。阿片类药物包括哌啶、吗啡、曲马多、氢吗啡酮和芬太尼。有进一步的证据表明，阿片类药物可能会减少皮质重组，从而扰乱可能产生幻肢痛的机制之一。吗啡已被证明在某些情况下在降低幻肢痛方面有效，但可其成瘾性且不良反应较多，不宜长期使用。口服曲马多同样能有效缓解幻肢痛，且无明显不良反应。三环类抗抑郁药如氯硝西泮和氟西汀，能阻断脑内去甲肾上腺素和五羟色氨的再摄取，增加中枢神经系统内源性疼痛的抑制，降低其兴奋性，从而达到减轻或缓解疼痛的作用。抗惊厥药为钠通道阻滞剂，通过抑制病变神经元的异常放电而发挥作用，如加巴喷丁对幻肢痛有明显的缓解作用，且长期服用不会发生性格改变等不良反应，但易产生耐药性。有研究发现静脉注射 N- 甲基 -D- 天冬氨酸（NMDA）受体拮抗剂（氯胺酮）对持续性幻肢痛和残肢痛患者均有不同程度的缓解作用。NMDA 受体拮抗剂能抑制中枢神经的过度兴奋，对神经性疼痛有较好疗效，但氯胺酮对中枢神经系统有较强的不良反应。而非竞争性 NMDA 受体拮抗剂美金刚可以减轻癌症患者的手术神经病理性疼痛，且不良反应较氨胺酮小。其他治疗方法如：持续静注利多卡因、一次性静注鲑降钙素、围手术期硬膜外输注二氢吗啡、可乐定和布比卡因联用、可乐定和美西律联合方案、β 受体阻滞剂以及非甾体抗炎药。有研究发现硝酸甘油类药物可增加残肢端血流以缓解烧灼样痛，而肌松类药物可缓解痉挛样痛。一些可能减轻幻肢疼痛的新药物正在研究中，包括环氧合酶抑制剂、一氧化氮合成抑制剂、轴浆转运抑制剂。另外，可防止中枢敏感化的药物也正在研究中。

物理疗法可以帮助截肢者提高力量、柔韧性和平衡性，对减轻幻肢痛可能会有一定的效果。术后早期安装合适的假肢可减轻幻肢痛，尽管幻肢痛的严重程度似乎与假肢的使用程度无关。对健侧肢体应用经皮神经电刺激（TENS）可能会减轻幻肢疼痛；外耳 TENS 可缓解搏动样和压迫性幻肢痛，其原因可能是脑干的激活可抑制脊髓背侧角感受疼痛的神经元。生物反馈疗法主要以降低肌张力和增加残肢端血流来缓解幻肢痛。

心理治疗包括催眠和精神疗法等，心理治疗可以减轻患者截肢后经常出现的焦虑，增强克服疼痛的信心。截肢者需要明白他们的术后疼痛管理选择，并理解他们的疼痛将得到积极的管理。首先要使患者接受截肢的事实，从心理上给予安慰，结合患者的兴趣，引导其转移注意力，其中加强肢体训练是转移注意力的有效办法。

中医治疗幻肢痛（包括针灸、中药、推拿按摩等）具有一定疗效，且不良反应较小。但病例数较少，缺乏对照研究，疗效评定标准不一致。

外科手术治疗幻肢痛的效果并不乐观。残端修整术或神经瘤切除术对那些残肢端有局部特定病变（如残端神经瘤引起幻肢痛）的患者可能有效。脊神经根入口毁损术对创伤后截肢患者的疗效优于肿瘤截肢患者。其他手术如脊髓前外侧切断术、丘脑切开术、交感神经切除术等虽能在短时间内使幻肢痛缓解，但易复发、创伤大、并发症多且无长期疗效的随访报道，因此有些手术已逐渐被介入手术代替。

尽管上述治疗方法治疗幻肢痛的早期效果令人振奋，但缺乏有效的对照组，且样本小，因此疗效不确定。目前还没有单一的治疗被证明可以有效地减轻幻肢痛，因此跨学科的治疗方法可能会获得最佳的效果。

（六）小结

目前幻肢痛的发病率较高，而且严重影响着截肢患者术后的生活质量，但是患者和医生对幻肢痛尚未引起足够的重视，因此许多截肢患者没有进行充分有效的治疗。幻肢痛发病机制目前尚未完全阐明，至今仍缺乏有效的治疗方法，国内外文献报道也存在争议，有效、统一、标准的治疗和预防方法还没有确立，还需要进一步的研究。由于幻肢痛的个体差异较大，个体对幻肢痛的感受不同，单一治疗很难长期缓解疼痛。因此需要针对不同患者采取多学科（疼痛学、肿瘤学、内科学、外科学、康复医学、行为医学和护理学等）相互配合、综合治疗。此外，术前患者教育和心理指导也是必不可少的。随着对幻肢痛病理机制研究不断的深入，观念不断的更新，新技术不断的出现，治疗手段不断的完善，幻肢痛的治愈率终将会不断提高。

（张剑锋，杨立，张浩，许明悠）

参考文献

［1］YANG J C, CHANG A E, BAKER A R. Randomized prospective study of the benefit of adjuvant radiation therapy in the treatment of soft tissue sarcomas of the extremity［J］. J Clin Oncol, 1998, 16(1): 197-203.

［2］KARAKOUSIS C P, KARMPALIOTIS C, DRISCOLL D L. Major vessel resection during limb-preserving surgery for soft tissue sarcomas［J］. World J Surg, 1996, 20(3): 345-349.

［3］FANOUS N, DIDOLKAR M S, HOLYOKE E D. Evaluation of forequarter amputation in malignant diseases［J］. Surg Gynecol Obstet, 1976, 142(3): 381-384.

［4］SIM F H, PRITCHARD D J, IVINS J C. Forequarter amputation［J］. Orthop Clin North Am, 1977, 8(4): 921-931.

［5］DAHLIN D C, UNNI K K. Bone tumors: general aspects and data on 8,547 cases. 4th Ed［M］. 1986.

［6］MERIMSKY O, KOLLENDER Y, INBAR M, et al. Is forequarter amputation justified for palliation of intractable cancer symptoms?［J］. Oncology, 2001, 60(1): 55-59.

［7］WITTIG J C, BICKELS J, KOLLENDER Y. Palliative forequarter amputation for metastatic carcinoma to the shoulder girdle region: indications, preoperative evaluation, surgical technique, and results［J］. J Surg Oncol, 2001, 77(2): 105-113.

［8］BICKELS J, WITTIG J C, KOLLENDER Y. Limb-sparing resections of the shoulder girdle［J］. J Am Coll Surg, 2002, 194(4): 422-435.

［9］SIMON M A, ASHLIMAN M A, THOMAS N. Limb-salvage treatment versus amputation for osteosarcoma of the distal end of the femur［J］. J Bone Joint Surg Am, 1986, 68(9): 1331-1337.

［10］MALAWER M, BUCH R, REAMAN G. Impact of two cycles of preoperative chemotherapy with intraarterial cisplatin and intravenous doxorubicin on the choice of surgical procedure for high-grade bone sarcomas of the extremities［J］. Clin Orthop Relat Res, 1991, 270(270): 214-222.

［11］EGGERMONT A M, SCHRAFFORDT KOOPS H, KLAUSNER J M. Isolated limb perfusion with tumor necrosis factor and melphalan for limb salvage in 186 patients with locally advanced soft tissue extremity sarcomas. The cumulative multicenter European experience［J］. Ann Surg, 1996, 224(6): 756-764.

［12］SUGARBAKER P H. Major amputations done with palliative intent in the treatment of local bony complications associated with advanced cancer［J］. J Surg Oncol, 1991, 47(2): 121-130.

［13］MELLER I. Palliative major amputation and quality of life in cancer patients［J］. Acta Radiol Ther Phys Biol, 1997, 36(2): 151-157.

［14］SUGARBAKER P H. Surgical technique of hemipelvectomy in the lateral position［J］. Surgery, 1981, 90(5): 900-909.

［15］MILLER T R. Hemipelvectomy in lower extremity tumors［J］. Orthop Clin North Am, 1977, 8(4): 903-919.

［16］GIANOLA F J. Quality of life assessment of patients in extremity sarcoma clinical trials［J］. Surgery, 1982, 91(1): 17-23.

［17］CUNNINGHAM B L. Popliteal-based filleted lower leg musculocutaneous free-flap coverage of a hemipelvectomy defect ［J］. Plast Reconstr Surg, 1992, 89(2): 326-329.

［18］TAKEDA N. Pelvic reconstruction with a free fillet lower leg flap ［J］. Plast Reconst Surg, 1997, 99(5): 1439-1441.

［19］BOWDEN L, BOOHER R J. Surgical considerations in the treatment of sarcoma of the buttock ［J］. Cancer, 1953, 6(1): 89-99.

［20］FIDLER W J. A new technique for hemipelvectomy ［J］. Surg Gynecol Obstet, 1976, 143(5): 753-756.

［21］MNAYMNEH W, TEMPLE W. Modified hemipelvectomy utilizing a long vascular myocutaneous thigh flap. Case report ［J］. J Bone Joint Surg Am Volum, 1980, 62(6): 1013-1015.

［22］LOTZE M T, SUGARBAKER P H. Femoral artery based myocutaneous flap for hemipelvectomy closure: amputation after failed limb-sparing surgery and radiotherapy ［J］. Am J Surg, 1985, 150(5): 625-630.

［23］KING D, STEELQUIST J. Transiliac amputation ［J］. J Bone Surg, 1943, 25(A): 351-367.

［24］RODRIGUEZ-MORALES G, PHILLIPS T, CONN A K, et al. Traumatic hemipelvectomy: report of two survivors and review ［J］. J Trauma, 1983, 23(7): 615-620.

［25］MALAWER M M, BUCH R, KHURANA J S. Postoperative infusional continuous regional analgesia. A technique for relief of postoperative pain following major extremity surgery ［J］. Clin Orthop Relat Res, 1991, 266: 227-237.

［26］SHARON M. Phantom limb pain and related disorders ［J］. Neurol Clin, 1998, 16(4): 919-935.

［27］MITCHELL S W. Injuries of nerves and their consequences ［M］. Philadelphia, PA: JB Lippincott. 1872.

［28］SHERMAN R A. Stump and phantom limb pain ［J］. Neurol Clin, 1989, 7(2): 249-264.

［29］ROTH Y F, SUGARBAKER P H. Pains and sensations after amputation: character and clinical significance ［J］. Arch Phys Med Rehabil, 1980, 61: 490.

［30］KRANE E J, HELLER L B. The prevalence of phantom sensation and pain in pediatric amputees ［J］. J Pain Symptom Manage, 1995, 10(1): 21-29.

［31］JENSEN T S, KREBS B, NIELSEN J. Phantom limb, phantom pain and stump pain in amputees during the first 6 months following limb amputation ［J］. Pain, 1983, 17(3): 243-256.

［32］BARON R, MAIER C. Phantom limb pain: are cutaneous nociceptors and spinothalamic neurons involved in the signaling and maintenance of spontaneous and touch-evoked pain? A case report ［J］. Pain, 1995, 60(2): 223-228.

［33］NIKOLAJSEN L, ILKJAER S, KRONER K. The influence of preamputation pain on postamputation stump and phantom pain ［J］. Pain, 1997, 72(3): 393-405.

［34］SUGARBAKER P, WEISS C, DAVIDSON D. Increasing phantom limb pain as a symptom of cancer recurrence ［J］. Cancer, 1984, 54(2): 373-375.

［35］CHANG V T, TUNKEL R S, PATTILLO B A. Increased phantom limb pain as an initial symptom of spinal-neoplasia ［J］. J Pain Symptom Manage, 1997, 13(6): 362-364.

［36］KATZ J. Prevention of phantom limb pain by regional anaesthesla ［J］. The Lancet, 1997, 349(9051): 519-520.

[37] KATSULY-LIAPIS I, GEORGAKIS P, TIERRY C. Pre-emptive extradural analgesia reduces the incidence of phantom pain in lower limb amputees [J]. Br J Anaesth, 1996, 76: 125.

[38] WILDERSMITH C H, HILL L T, LAURENT S. Postamputation pain and sensory changes in treatment-naive patients: characteristics and responses to treatment with tramadol, amitriptyline, and placebo [J]. Anesthesiology, 2005, 103(3): 619-628.

[39] BARTUSCH S L, SANDERS B J, DALESSIO J G. Clonazepam for the treatment of lancinating phantom limb pain [J]. Clin J Pain, 1996, 12(1): 59-62.

[40] BONE M, CRITCHLEY P, BUGGY D J. Gabapentin in postamputation phantom limb pain: a randomized, double-blind, placebo-controlled, cross-over study [J]. Reg Anesth Pain Med, 2002, 27(5): 481-486.

[41] DERTWINKEL R, HEINRICHS C, SENNE I. Prevention of severe phantom limb pain by perioperative administration of ketamine - an observational study [J]. Acute Pain, 2002, 4(1): 9-13.

[42] MACFARLANE B V, WRIGHT A, OCALLAGHAN J. Chronic neuropathic pain and its control by drugs [J]. Pharmacol Ther, 1997, 75(1): 1-19.

[43] JAEGER H, MAIER C. Calcitonin in phantom limb pain: a double-blind study [J]. Pain, 1992, 48(1): 21-27.

[44] JAHANGIRI M, JAYATUNGA A P, BRADLEY J W. Prevention of phantom pain after major lower limb amputation by epidural infusion of diamorphine, clonidine and bupivacaine [J]. Ann R Coll Surg Engl, 1994, 76(5): 324-326.

[45] DAVIS R W. Successful treatment for phantom pain [J]. Orthopedics, 1993, 16(6): 691-695.

[46] HALLIVIS R, DERKSEN T A, MEYR A J. Peri-operative pain management [J]. Clin Podiatr Med Surg, 2008, 25(3): 443-463.

第十四节　骨与软组织肿瘤保肢手术中大血管与神经的处理

近 20 年来，Enneking 分期系统的创立及肿瘤切除原则的提出为骨与软组织肿瘤的手术治疗提供了一个统一的并为大家广为接受的标准，彻底的肿瘤切除对提高局部控制率和生存率具有较大的益处，也是四肢骨与软组织肿瘤手术中需要满足和坚持的最基本原则。

随着影像学、辅助治疗、手术切除技术和重建手段的进步，保肢手术已逐渐代替截肢手术，成为目前的主要手术治疗方式，尽可能保护功能的肿瘤切除已经成为手术追求的目标之一。但在某些部位，或一些体积较大肿瘤，大的神经血管束（major neurovascular bundles）可能受累，此时在肿瘤切除时为达到合适的切除边缘，就要面临如何对大神经、血管进行处理的问题。

一、大血管的切除与重建

（一）应用解剖

1. 上肢动脉（图 2-14-1）

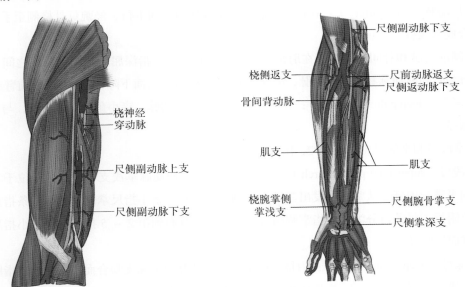

图 2-14-1　上肢动脉。A 上臂动脉；B 前臂动脉

（1）腋动脉（axillary artery）：行于腋窝深部，至大圆肌下缘移行为肱动脉。其主要分支有：

1）胸肩峰动脉（thoracoacromial artery）：在胸小肌上缘处起于腋动脉，穿出锁胸筋膜，迅即分为数支至三角肌、胸大肌、胸小肌和肩关节。

2）胸外侧动脉（lateral thoracic artery）：沿胸小肌下缘走行，分布到前锯肌、胸大肌、胸小肌和乳房。

3）肩胛下动脉（subscapular artery）：在肩胛下肌下缘附近发出，向后下行，分为胸背动脉和旋肩胛动脉。前者至背阔肌和前锯肌；后者穿三边孔至冈下窝，营养附近诸肌，并与肩胛上动脉吻合。

4）旋肱后动脉（posterior humeral circumflex artery）：伴腋神经穿四边孔，绕肱骨外科颈的后外侧至三角肌和肩关节等处。

腋动脉还发出胸上动脉至第 1、2 肋间隙，旋肱前动脉至肩关节及邻近肌。

在冈下窝，来源于腋动脉的旋肩胛动脉与来源于锁骨下动脉的肩胛上动脉、肩胛背动脉形成肩胛动脉网，在肩胛下动脉起点以上结扎腋动脉时，通过该网可建立充分的侧支循环。

（2）肱动脉（brachial artery）：沿肱二头肌内侧下行至肘窝，平桡骨颈高度分为桡动脉和尺动脉。肱动脉位置比较表浅，能触知其搏动，当前臂和手部出血时，可在臂中部将该动脉压向肱骨以暂时止血。

肱动脉最主要分支是肱深动脉（deep brachial artery）：肱深动脉斜向后外方，伴桡神经绕桡神经沟下行，分支营养肱三头肌和肱骨，其终支参与肘关节网。

肱动脉还发出尺侧上副动脉、尺侧下副动脉、肱骨滋养动脉和肌支，营养臂肌和肱骨。

（3）桡动脉（radial artery）：先经肱桡肌与旋前圆肌之间，继而在肱桡肌腱与桡侧腕屈肌腱之间下行，绕桡骨茎突至手背，穿第 1 掌骨间隙到手掌，与尺动脉掌深支吻合构成掌深弓。桡动脉下段仅被皮肤和筋膜遮盖，是临床触摸脉搏的部位。

桡动脉在行程中除发分支参与肘关节网和营养前臂肌外，主要分支是：

1）掌浅支（superficial palmar branch）：在桡腕关节处发出，穿鱼际肌或沿其表面至手掌，与尺动脉末端吻合成掌浅弓。

2）拇主要动脉（principal artery of thumb）：在桡动脉出现于手掌深部处发出，分为三支分布于拇指掌面两侧缘和示指桡侧缘。

（4）尺动脉（ulnar artery）：在尺侧腕屈肌与指浅屈肌之间下行，经豌豆骨桡侧至手掌，与桡动脉掌浅支吻合成掌浅弓。

1）骨间前动脉和骨间后动脉：在肘窝处起自尺动脉，行于指深屈肌与拇长屈肌之间，到前臂骨间膜近侧端分为骨间前动脉和骨间后动脉，分别沿前臂骨间膜前、后面下降，沿途分支至前臂肌和尺、桡骨。

2）掌深支（deep palmar branch）：在豌豆骨远侧起自尺动脉，穿小鱼际至掌深部，与桡动脉末端吻合形成掌深弓。

（5）掌浅弓和掌深弓（图 2-14-2，图 2-14-3）：

1）掌浅弓（superficial palmar arch）：由尺动脉末端与桡动脉掌浅支吻合而成。位于掌腱膜深面，弓的凸缘约平掌骨中部。从掌浅弓发出三条指掌侧总动脉和一条小指尺掌侧动脉。三条指掌侧总动脉行至掌指关节附近，每条再分为二支指掌侧固有动脉，分别分布到第 2～5 指相对缘；小指尺掌侧动脉分布于小指掌面尺侧缘。

2）掌深弓（deep palmar arch）：由桡动脉末端和尺动脉的掌深支吻合而成。位于屈指肌腱深面，弓的凸缘在掌浅弓近侧，约平腕掌关节高度。由弓发出三条掌心动脉，行至掌指关节附近，分别注入相应的指掌侧总动脉。

2. 上肢静脉

上肢的静脉分浅静脉和深静脉两种，最终都汇入腋静脉。

（1）上肢深静脉：从手掌至腋窝的深静脉都与同名动脉伴行，而且多为两条，伴行静脉之间有广泛的吻合，同时与浅静脉间也有多处吻合。两条肱静脉多在胸大肌下缘处汇合成一条腋静脉。腋静脉（axillary vein）位于腋动脉前内侧，收集上肢浅、深静脉的全部血液，跨过第 1 肋骨外缘后续为锁骨下静脉。

（2）上肢浅静脉：手指浅静脉丰富，在指背形成相互吻合的指背静脉，上行至手背后，汇合成不同类型的手背静脉网，继续向心回流途中逐渐汇成下列主要静脉，即头静脉、贵要静脉和肘正中静脉（图 2-14-4）。

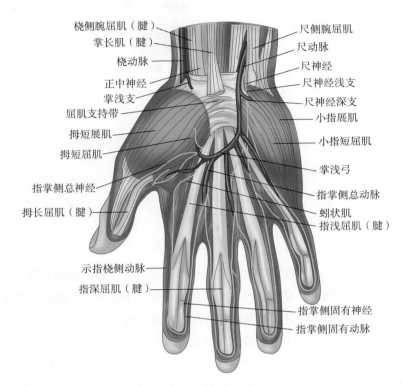

图 2-14-2 手掌浅动脉

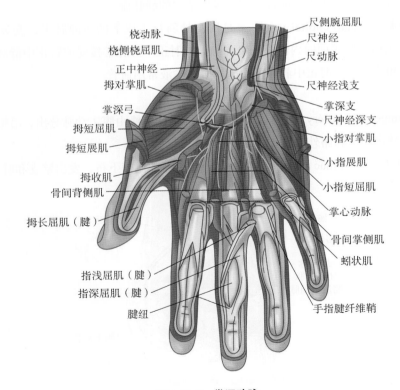

图 2-14-3 掌深动脉

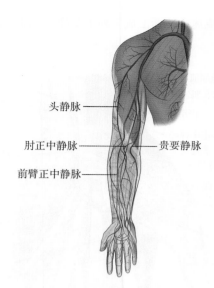

图 2-14-4 上肢浅静脉

1）头静脉（cephalic vein）：起自手背静脉网的桡侧，沿前臂桡侧、前面上行至肘窝，再沿肱二头肌外侧沟上行，经三角胸大肌间沟，穿深筋膜注入腋静脉或锁骨下静脉。头静脉收集手、前臂桡侧浅层结构的静脉血。头静脉在肘窝处通过肘正中静脉与贵要静脉相交通。

2）贵要静脉（basilic vein）：起于手背静脉网的尺侧，沿前臂前面尺侧上行，在肘窝处接受时正中静脉后，继续沿肱二头肌内侧上行，至臂中点稍下方穿过深筋膜注入肱静脉，或伴随上肢静脉汇入腋静脉。由于贵要静脉口径较粗，位置表浅恒定，注入肱静脉或腋静脉处角度小，临床经常用贵要静脉作插管等有关的医疗操作。贵要静脉收集手及前臂尺侧部浅层结构的静脉血。

3）肘正中静脉（median cubital vein）：是肘窝处斜行于皮下的短静脉干，变异较多，一般由头静脉发出，经肱二头肌腹膜表面向内侧汇入贵要静脉。肘正中静脉常接受前臂正中静脉，后者有时分叉分别注入贵要静脉和头静脉。肘正中静脉是临床取血、输液常用血管。

3. 下肢动脉

髂总动脉（common iliac artery）左、右各一，平 L4 椎体下缘由腹主动脉分出，沿腰大肌内侧下行，至骶髂关节处分为髂内动脉和髂外动脉。

（1）髂内动脉（internal iliac artery）：为一短干，沿盆腔侧壁下行，发出壁支和脏支（图 2-14-5）。

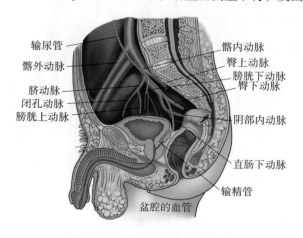

图 2-14-5 为髂内动脉及其分支

1）壁支：

①闭孔动脉（obturator artery）：沿骨盆侧壁行向前下，穿闭膜管至大腿内侧，分支至大腿内侧群肌和髋关节。

②臀上动脉（superior gluteal artery）和臀下动脉（inferior gluteal artery）：分别经梨状肌上、下孔穿出至臀部，分支营养臀肌和髋关节等。

此外，髂内动脉尚发出髂腰动脉和骶外侧动脉，分布于髂腰肌、盆腔后壁以及骶管内结构。

2）脏支：

①脐动脉（umbilical artery）：是胎儿时期的动脉干，出生后其远侧段闭锁形成脐内侧韧带，近侧段管腔未闭，与髂内动脉起始段相连，发出 2～3 支膀胱上动脉（superior vesical artery），分布于膀胱中、上部。

②膀胱下动脉（inferior vesical artery）：分布于膀胱底、精囊腺和前列腺。女性分布到膀胱和阴道。

③直肠下动脉（inferior rectal artery）：分布于直肠下部、前列腺（男）或阴道（女）等处。该动脉与直肠上动脉、肛动脉吻合。

④子宫动脉（uterine artery）：沿盆腔侧壁下行，进入子宫阔韧带底部两层腹膜之间，在子宫颈外侧约 2cm 处从输尿管前上方跨过，再沿子宫侧缘迂曲上升至子宫底。子宫动脉分支营养子宫、阴道、输卵管和卵巢，并与卵巢动脉吻合。

⑤阴部内动脉（internal pudendal artery）：在臀下动脉前方下行，穿梨状肌下孔出盆腔，继经坐骨小孔至坐骨直肠窝，发出肛动脉、会阴动脉、阴茎（蒂）动脉等支，分布于肛门、会阴部和外生殖器。

（2）髂外动脉（external iliac artery）：沿腰大肌内侧缘下降，经腹股沟韧带中点深面至股前部，移行为股动脉。髂外动脉在腹股沟韧带稍上方发出腹壁下动脉（inferior epigastric artery），经腹股沟腹环内侧上行，进入腹直肌鞘，分布到腹直肌并与腹壁上动脉吻合。此外，发出一支旋髂深动脉，沿腹股沟韧带外侧半的后方斜向外上，分支营养髂嵴及邻近肌，是临床上用作游离髂骨移植的重要血管（图 2-14-6，图 2-14-7）。

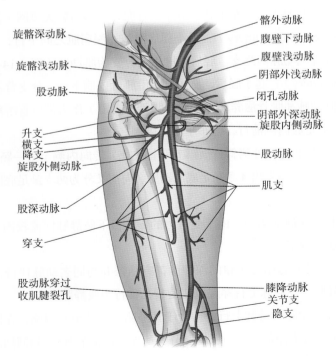

图 2-14-6　髂外动脉及其分支

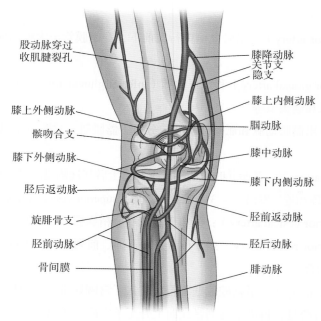

图 2-14-7 下肢动脉

（3）股动脉（femoral artery）：在股三角内下行，经收肌管，出收肌腱裂孔至腘窝，移行为腘动脉。在腹股沟韧带稍下方，股动脉位置表浅，活体上可触及其搏动，当下肢出血时，可在该处将股动脉压向耻骨下支进行压迫止血。股动脉的主要分支为股深动脉（图 2-14-8）。

股深动脉（deep femoral artery）：在腹股沟韧带下方 2 ~ 5cm 处起于股动脉，经股动脉后方行向后内下方，发出旋股内侧动脉至大腿内侧群肌；旋股外侧动脉至大腿前群肌；穿动脉（3 ~ 4 条）至大腿后群肌、内侧群肌和股骨。

（4）腘动脉（popliteal artery）：在腘窝深部下行，至腘肌下缘，分为胫前动脉和胫后动脉。腘动脉在腘窝内发出数条关节支和肌支，分布于膝关节及邻近肌，并参与膝关节网（图 2-14-8）。

（5）胫后动脉（posterior tibial artery）：沿小腿后面浅、深屈肌之间下行，经内踝后方转至足底，分为足底内侧动脉和足底外侧动脉两终支。胫后动脉主要分支为腓动脉（图 2-14-8）。

1）腓动脉（peroneal artery）：起于胫后动脉上部，沿腓骨内侧下行，分支营养邻近诸肌和胫、腓骨。临床上常取腓骨中段带腓动脉和腓骨滋养动脉（起自腓骨中上段）作为带血管游离骨移植的供骨。

2）足底内侧动脉：沿足底内侧前行，分布于足底内侧。

3）足底外侧动脉：在足底，向外侧斜行至第五跖骨底处，转向内侧至第一跖骨间隙，与足背动脉的足底深支吻合，形成足底弓。由弓发出 4 条跖足底总动脉，向前又分为两支趾足底固有动脉，分布于足趾。

4. 下肢静脉

下肢的静脉分浅静脉和深静脉两种，由于受重力的影响，下肢静脉回流较困难，因而下肢静脉瓣膜丰富，浅、深静脉间交通支较多。

（1）下肢深静脉：从足底起始至小腿的深静脉都有两条并与同名动脉伴行，胫前静脉和胫后静脉在腘窝下缘汇成一条腘静脉，该静脉上行穿经收肌腱裂孔移行为股静脉。

股静脉（femoral vein）伴随股动脉上行，初行于其外侧，渐转至其内侧，在腹股沟韧带深面延续为髂外静脉。股静脉属支主要有大隐静脉及与股动脉分支所伴行的诸静脉。股静脉收集下肢、腹前壁下部、外阴部等处的静脉血。股静脉在腹股沟韧带下方位于股动脉内侧，位置恒定而且可借股动脉搏动而定位，因此，当其他部位采血困难时，可在股静脉进行穿刺或作插管等操作。

（2）下肢浅静脉：足背浅静脉发达，在跖骨远端皮下相吻合形成足背静脉弓，其两端沿足内、外侧缘上行，分别汇成大、小隐静脉。（图 2-14-8）。

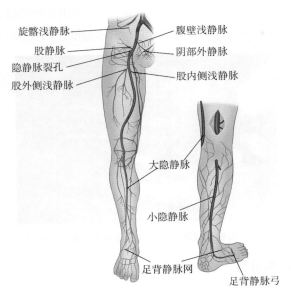

旋髂浅静脉 ——
股静脉 ——
隐静脉裂孔 ——
股外侧浅静脉 ——
—— 腹壁浅静脉
—— 阴部外静脉
—— 股内侧浅静脉
大隐静脉
小隐静脉
足背静脉网
足背静脉弓

图 2-14-8　下肢浅静脉

1）大隐静脉（great saphenous vein）：是全身最长的浅静脉，自足背静脉弓内侧端起始，经内踝前方，沿小腿内侧伴隐神经上行，过膝关节内后方，再沿大腿内侧转至大腿前面上行，于耻骨结节下外方 3～4cm 处，穿过阔筋膜的隐静脉裂孔注入股静脉，在注入股静脉前还收集下列 5 条属支，即股内侧浅静脉、股外侧浅静脉、腹壁浅静脉、旋髂浅静脉和阴部外静脉。大隐静脉除收集足、小腿内侧、大腿前内侧部浅层结构的静脉血外，还收集大腿外侧、脐下腹前壁浅层及外阴部的静脉血。大隐静脉经过内踝前方时，位置表浅而恒定，是静脉输液或切开的常用部位。

2）小隐静脉（small saphenous vein）：起自足背静脉弓外侧部，经外踝后方，沿小腿后面上行，经腓肠肌两头之间至腘窝，穿过深筋膜注入腘静脉。小隐静脉沿途收集足外侧部及小腿后的浅静脉。

（二）肿瘤累及血管的发生率

四肢肿瘤累及大血管的发生率并不高，但如果进行保肢则手术的难度加大，约有 1%～5% 的四肢肿瘤，大血管不得不与肿瘤整块切除（en block resection）。Faenza 等回顾意大利 Rizzol 医院从 1990—2004 年间收治的 1650 例四肢骨与软组织肿瘤保肢手术的患者，在 650 例骨肿瘤中，10 例（1.5%）动脉和 4 例静脉进行了切除；而软组织肉瘤血管累及率较高，在 1000 例中，进行了 32 例（3%）动脉和 13 例静脉进行了切除。Schwarzbach 等在 213 例下肢成人软组织肉瘤中，有 21 例（9.9%）进行了血管切除，其中动脉切除 20 例，静脉切除 18 例。

在下肢，大血管累及常发生的部位为：腹股沟区、大腿内侧（收肌管）和腘窝；在上肢，则主要在锁骨上窝、腋窝和肘窝。其原因是由于这些部位是大血管的走行区，同时在这些部位的某些区域肿瘤解剖学屏障薄弱或无解剖学屏障，肿瘤在这些部位很容易或很早就侵犯血管。

Schwarzbach 等报道的 21 例下肢软组织肉瘤累及血管的部位为：股部 16 例（76%），腹股沟区 5 例（24%）。Leggon 等报道总结的 92 例血管切除重建保肢手术的血管受累部位，根据所占的比例依次为：股部 52 例（56.5%），髂外 13 例（14.1%），腘窝 13 例（14.1%），胫后 8 例（8.7%），锁骨下 3 例，肱部 2 例，桡部 1 例。Nishinari 等在 17 例四肢骨与软组织肿瘤中，大血管累及的解剖部位为：股部 7 例，腹股沟区 4 例，腓骨 2 例，股骨 1 例，腘窝 1 例，锁骨上窝 1 例，颈部 1 例。Spark 等报道 9 例下肢软组织肉瘤累及血管进行保肢手术，大血管累及的部位为：5 例表现为腘窝肿块，4 例腹股沟或股内侧肿块，病理学诊断为：平滑肌肉瘤 4 例，滑膜软骨肉瘤、滑膜肉瘤、恶性周围神经鞘瘤、脂肪肉瘤和骨肉瘤各 1 例。4 例平滑肌肉瘤均表现为腹股沟区肿块，均切除了股总动脉和静脉，2 例还切除了股神经（图 2-14-9）。

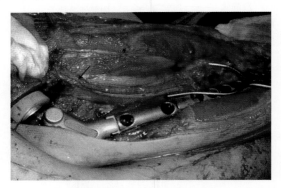

图 2-14-9　股骨近端肿瘤人工关节置换股动静脉切除重建术

（三）血管累及的诊断和分型

1. 血管累及的诊断

肿瘤起源于大血管或侵及大血管的术前评估，除包括询问病史、体格检查了解有无患肢肿胀、下肢深静脉血栓（deep vein thrombosis, DVT）、神经功能受损外，主要依靠的影像学手段，包括彩色多普勒超声、CT、MRI、动脉和静脉造影等。彩色多普勒超声不仅可以观察血管与肿瘤的关系，还可以观测受累血管的形态和血流变化。数字减影造影（digital subtraction angiography, DSA）是诊断血管病变的金标准，常用在肿瘤切除手术方法的术前评估中，可以很好地显示肿瘤的软组织和骨病变与动静脉的关系，可以清晰显示动脉的解剖学改变，静脉造影可显示静脉与肿瘤的关系。术前造影增强 3D 血管影像技术对了解血管结构与肿瘤的关系更具有价值（图 2-14-10）。

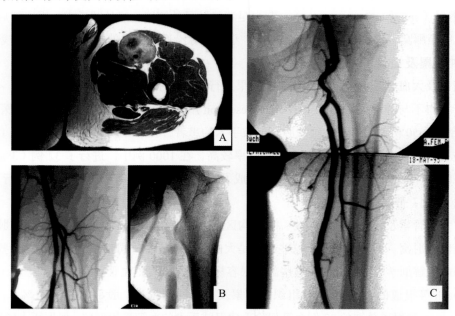

图 2-14-10　术前影像学检查。A MRI 显示 MFHC 包绕股动静脉；B DSA 显示股动静脉均有压迫，对侧大隐静脉重建股动脉；C 由于同侧大隐静脉引流好而未行静脉重建

MRI 具有较大软组织对比的性能，有利于对于软组织起源肉瘤的评估。肿瘤在 MRI T_1 加权像显示低到中等信号，在 T_2 加权像上为高信号，血凝块在 T_1 加权像上为高信号，可以很清晰地与低信号血管壁相区分。MRI 动脉血管造影优于常规的 DSA 和超声多普勒。MPI 技术（multi-planar imagine）可以比2D 方法如 DSA 更能准确地评估血管的包绕、挤压和移位，也能够显示血管累及的准确长度，有利于术前计划。CT 可以更好显示骨性结构，比 MRI 有更好的空间分辨率，与 MRI 结合具有在多方位显示肿瘤与血管关系的能力。造影增强 CT 和 MRI 无论是在动、静脉混合相或者早期动脉相和延迟静脉相，都可以显示动脉和静脉的解剖结构（图 2-14-11 ～图 2-14-14）。

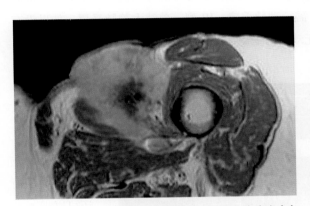

图 2-14-11 MRI 显示多次复发的基底细胞癌完全包绕骨血管束

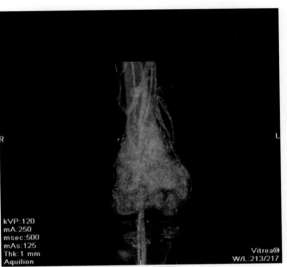

图 2-14-12 股骨远端骨肉瘤的动脉造影的 CT 表现

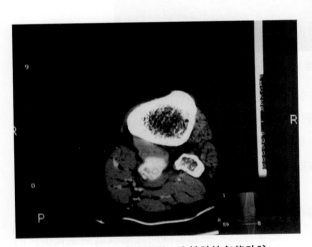

图 2-14-13 CT 动脉造影，实性肿块包绕动脉。

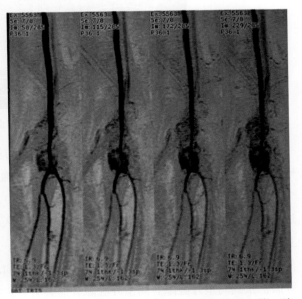

图 2-14-14 MRI 动脉造影，肿瘤包绕胭血管，肿瘤血流丰富。

但应当注意的是，为准确确定病变对大血管的累及的范围和程度，彩色超声多普勒、CT、MRI 和DSA 是相互结合和补充的，其作用不可相互替代，直接对血管累及的证据较难获得，即使 DSA（可以评价肿块近端和远端区域）和 MRI 也是如此。PET-CT 的价值目前尚不清楚。

2. 血管累及的分型

（1）根据病因，大血管的累及可以分为两种类型：①原发性血管受累：肿瘤起源于大

血管；②继发性血管受累：肿瘤浸润（infiltrating）、包裹（encasing）或累及（affecting）大血管。当影像学显示肿瘤与血管边界内无正常组织或者血管在肿瘤内时，定义为血管受累（involvement）。但决定血管是否需要进行切除以及切除的范围时，除依赖于术前等影像学外，术中所见如大血管在肿瘤内或与肿瘤的相连程度，应是重要的参考因素。

（2）根据动静脉受累情况：Schwarzbach 等采用高清晰 CT、MRI 在术前评价血管受累的范围，对肢体肿瘤大血管累及进行分类，并依据切除的血管、血管缺损的范围以及剩余静脉的回流情况提出治疗策略和原则。Ⅰ型：大动脉和静脉均被肿瘤累及，在与肿瘤整块切除后，需要进行动脉重建，是否进行静脉重建，将依据同侧肢体静脉的回流情况。如果能够保留同侧肢体的足够静脉回流，则不必进行静脉重建；Ⅱ型：单纯大动脉受累，在与肿瘤整块切除后需行动脉重建；Ⅲ型：单纯大静脉受累，如果没有足够同侧的静脉回流，则应进行静脉重建；Ⅳ型：无动静脉受累，即使不进行血管切除，仍可达到合适切除边缘。治疗流程见（图 2-14-15）

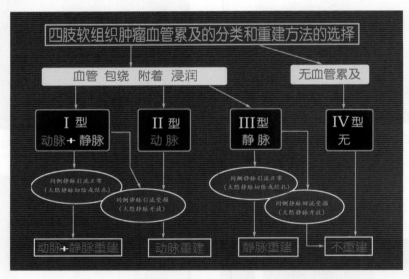

图 2-14-15　四肢软组织肿瘤血管累及的分类和重建方法的选择

（3）根据与间室外腔隙关系：间室外腔隙的基本结构是由肌肉和邻近间室的筋膜组成的腔壁，其中有脂肪、纤维组织和神经血管束。下肢大神经血管束周围均有一个腔隙（virtual space）。在下肢有 3 个主要的间室外腔隙（extra compartmental spaces），即股三角、收肌管和腘窝。每一个紧密的腔隙由周边的肌肉间室所包围。由于股血管束从股三角进入收肌管，再通过收肌裂孔进入腘窝，使得每个腔隙相互连通，神经血管束穿过三个腔隙。

起源于间室外腔隙的肿瘤并不是在所有的方向均有紧密的肌肉间室筋膜所包绕，其也可能由间室内肿瘤扩张到间室外腔隙。间室外腔隙肿瘤具有一定特有生物学特点：肿瘤可以向近侧或远侧生长很长的距离，解剖学的屏障作用很小，起源腔隙内肿瘤与神经血管束很近，很早就可发生神经血管束的侵犯。

Sternheim 根据术中所见，并依据肿瘤侵犯的结构，为便于计划手术切除的界面，将间室外腔隙肿瘤分为 3 种类型（图 2-14-16）：

Ⅰ型：肿瘤起源于腔隙内，不侵犯周围的结构，一般是起源于腔隙内的脂肪或纤维组织，被称作腔内肿瘤，肿瘤可能靠近但不侵犯腔隙壁或者腔隙内的动脉、静脉和神经，肿瘤可以连同周围一层健康组

织一并切除，有时腔隙切开后肿瘤可能自动出来。

Ⅱ型：肿瘤侵犯腔隙的一个壁。该类型肿瘤与壁的肌肉筋膜相连，但局限在腔隙内，肿瘤在腔隙内生长，但不侵入肌肉，腔隙壁上的病变需要与肿瘤及腔壁起源的肌肉一并切除，通过切除肿瘤、起源的肌肉和肌肉筋膜能够到达广泛切除。

Ⅲ型：肿瘤累及神经血管束，被称为血管病变（vessel lesion）。手术需要切除所累及的血管。动脉切除必须重建，静脉切除后如果同侧大隐静脉良好可不重建。神经受累需要与肿瘤整块切除，如坐骨神经、股神经、胫神经和腓总神经。切除这些神经不一定必须要截肢，可以尝试保肢手术。神经外膜下界面可以用来分离神经，特别是在腘窝。

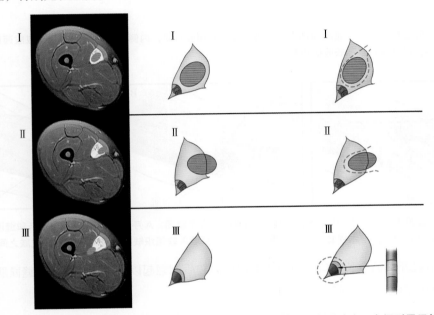

图 2-14-16　间室外肿瘤切除的示意图。左侧列显示的是缝匠肌管内的 3 种类型肿瘤；中间列显示的是 3 种类型肿瘤的部位；右侧列显示的是建议切除的界面（点状线）。Ⅰ型：腔隙内肿瘤，与周围正常组织一并切除；Ⅱ型：腔壁肿瘤，起源于腔隙壁肌肉，与相连肌肉一并切除；Ⅲ型：累及血管肿瘤，累及神经血管束，与肿瘤整块切除血管

不同间室外腔隙解剖特点和手术方法：虽然上述三个腔隙具有一些共同的特点，但每一个均有各自的特性，相互间有所差异。

1）股三角腔隙的解剖特点和手术方法：股三角可以看作为倒金字塔形（图 2-14-17）。底部为腹股沟韧带，外侧为缝匠肌和股直肌，内侧为长收肌的内侧缘或股薄肌前缘。股三角的底部为髂腰肌外侧以及耻骨肌和长收肌内侧。尖端在缝匠肌横过收肌的部位。穿过管道的主要解剖结构有内侧至外侧依次为：股静脉、股动脉和股神经。

采用通过腹股沟韧带的"S"形切口。将皮瓣翻起，缝匠肌可以向外侧翻开，为更好地显露也可以在近侧切断。股神经于股三角内在腹股沟韧带下方穿过后立即分为感觉支和肌肉支。神经分支可能被肿瘤包绕，肌肉分支多在腹股沟三角的深层，通常被向后推移，应努力保留股神经的运动支（图 2-14-18）。

2）收肌管的解剖特点和手术方法：收肌管横断面的形状类似倒置的金字塔。其顶部为缝匠肌，并组成管的前侧和内侧壁。长收肌组成管的底部，外侧缘是股内侧肌的较厚筋膜，后侧缘是收肌间室，即大收肌。后侧和外侧缘也覆盖有较厚的筋膜。股动静脉位于管内深部，并覆盖有较厚的筋膜，近侧从股三角的顶部进入管内，远侧从收肌裂孔传出。其内部没有重要神经，但大隐静脉和神经在管内靠近股内侧肌。

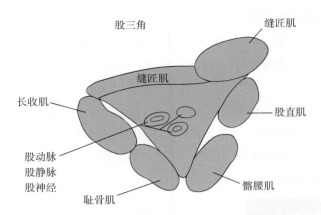

图 2-14-17　股三角。底部为腹股沟韧带，外侧为缝匠肌和股直肌，内侧为长收肌的内侧缘或股薄肌前缘。股三角的底部为髂腰肌外侧，以及耻骨肌和长收肌内侧

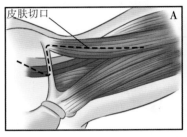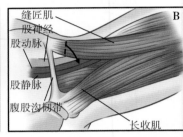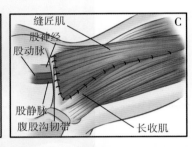

图 2-14-18　起源于股血管平滑肌肉瘤 3 型切除的肌肉缝合示意图。A 手术切口沿腹股沟韧带和缝匠肌走行；B 在近侧切断缝匠肌以便更好地显露手术视野，并用作重建；C 缝匠肌填入软组织缺损并作为股血管和皮肤之间的肌肉屏障

通常采用沿缝匠肌的全长切口，筋膜皮瓣向前侧和后侧翻起以进行广泛显露。缝匠肌在远侧切断翻开，下部边缘的肌肉可向前翻起（图 2-14-19）。

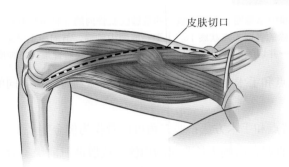

图 2-14-19　起源于内收肌壁缝匠肌管内肿瘤进行 2 型切除示意图。未与血管靠近，由于肿瘤未侵入血管筋膜鞘，血管得以保留。沿缝匠肌切口，如从肿瘤的角度有必要时可以切除缝匠肌，如果肿瘤未与血管相连，缝匠肌可以从远侧切断以便更广泛地显露。需要利用股薄肌转位对缝匠肌内血管覆盖

　　3）腘窝的解剖特点和手术方法：腘窝形状为三维的菱形结构（图 2-14-20）。在腘窝近侧的外缘是止于腓骨后侧面的股二头肌。在腘窝近侧的内缘止于胫骨近端后侧和内侧的半腱肌和半膜肌。在腘窝的远侧，其内、外缘股骨远端后的腓肠肌内、外侧头。腘窝深面（前方）是膝关节后侧的关节囊。腘窝的浅层（后方）是一层厚的腘窝筋膜。腘窝内的血管是腘动静脉，其从收肌裂孔进入腘窝，从腓肠肌内外侧头之间在远侧穿出腘窝，坐骨神经更浅（偏后侧），在腘窝顶部进入后分为胫神经和腓总神经。

　　膝关节后面切口，从膝关节近端内侧至远端的外侧。切口的近侧部分有利于分离从收肌裂孔进入的

腘血管，切口的远侧的部分有利于显露腓骨小头后方的腓总神经，如需要更广泛的显露，可将腓肠肌和腘绳肌在起、止点切断。肿瘤切除后，腘血管应采用充分的软组织覆盖。肿瘤切除常出现伤口感染和放疗后的皮肤裂开。所以应尽可能保护皮肤的血运和皮下组织的覆盖。如果切除肿瘤后血管软组织覆盖不佳，可以采用肌肉转移的方法。股三角的部位可以采用缝匠肌的近侧，缝匠肌管可以采用股薄肌转移，腘窝重建可以将腓肠肌腱缝合到腘绳肌重建。

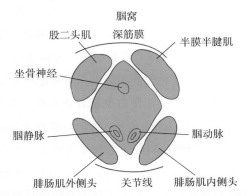

图 2-14-20　腘窝形状为三维的菱形结构。在腘窝近侧的外缘是止于腓骨后侧面的股二头肌。在腘窝近侧的内缘止于胫骨近端后侧和内侧的半腱肌和半膜肌。在腘窝的远侧，其内外缘股骨远端后的腓肠肌内外侧头。腘窝深面（前方）是膝关节后侧的关节囊。腘窝的浅层（后方）是一层厚的腘窝筋膜

针对下肢间室外腔隙肉瘤的切除，Sternheim 等总结出下列原则：①广泛显露非常重要，必要时切断覆盖的肌肉揭开腔隙的顶部（unroofed）；②由于在肿瘤的远侧和近侧解剖结构没有变形（distorted），手术时首先在肿瘤的远侧和近侧找出、分离和控制大血管；③采用沿肿瘤外周环形广泛切除肿瘤。当肿瘤与大血管较近时，血管筋膜鞘未被肿瘤侵犯，血管的筋膜鞘应与肿瘤整块切除。从肿瘤的对侧切开血管鞘，以便在肿瘤与筋膜鞘粘连时，观察肿瘤是否已经侵犯了血管壁；④对于肿瘤侵犯的血管必须切除（图 2-14-21）；⑤当大体上未见肿瘤侵犯的血管筋膜鞘与肿瘤整块切除后，应进行冰冻切片检查，排除小的组织学上的侵犯（micro-invasion）；⑥需要邻近的肌肉转移覆盖血管。如果出现伤口裂开，应采用带有良好血运的软组织覆盖。

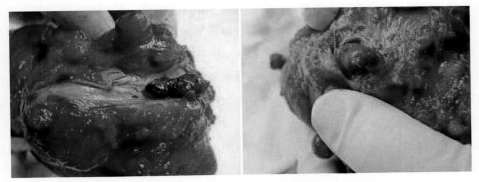

图 2-14-21　3 型切除股三角肿瘤。大体上可见肿瘤已经侵犯了股动脉壁

（四）大血管受累保肢后的生存率和复发率

在 21 世纪初，截肢是下肢肉瘤唯一的治疗手段；而当今，保肢作为一种治疗选择已经得到证明，切除的肿瘤周围有正常组织包裹可以达到局部的治愈。然而，约有 5% 的患者，肢体的主要血管不得不与肿瘤整块切除。这就提出了是保肢还是截肢的问题。在下列情况下血管将必须切除：①肿瘤完全包绕血管，在这种情况下，任何尝试显露肿瘤的方法，均会导致囊内切除；②血管靠近肿瘤，在影像学上肿

瘤与血管之间无可见的界面；③肿瘤靠近肿瘤，在术前的影像上可以显示有一层正常组织的界面，这是术前放疗、化疗的适应证，以达到清理界面内肿瘤的目的，以便进行保肢手术，但这种尝试可以导致不合适的切除缘，也应考虑直接切除血管。

如果肿瘤起源于动、静脉，必然需要切除相应的血管；但在肿瘤靠近但未被肿瘤包绕时，即影像学显示在肿瘤与血管界面之间有薄层正常组织时，采用有效的辅助治疗手段（软组织肉瘤放疗、骨肉瘤放疗）消灭这层组织内的肿瘤细胞（卫星病灶）；或者肿瘤虽然离血管较近，但可能仅侵及血管的筋膜鞘（血管筋膜鞘可以作为肿瘤屏障），沿血管外膜下剥离的方法来切除肿瘤。在这两种情况下采用血管外膜下剥离技术目的是：在保留大血管连续性的情况下，获得广泛或者局部边缘性的广泛切除。

但采用大血管筋膜鞘剥离术时，除关注血管筋膜鞘剥离后可能造成复发外，还要注意所剥离血管损伤问题。我们曾经遇到 2 例出现了类似问题。1 例右侧髂骨成骨性骨肉瘤，Enneking 骨盆肿瘤分区为 I 区和 II 区，髂骨内侧肿块为中等大小，约 12cm×8cm，肿块与髂外动脉距离较近，但未形成明显的血管包绕，术中遂对动、静脉进行筋膜鞘下分离，以便进行肿瘤切除术，行内半骨盆切除术后患肢即没有明显的血运，患肢苍白。术后 6h 行股动脉造影显示有血栓形成，行导管股动脉血栓取出术，动脉血栓从腹股沟至膝关节水平近侧，术后患肢血运恢复。另外 1 例为右侧股骨近端巨大的软骨肉瘤，术中发现质地坚硬的肿块完全包绕股动、静脉，考虑到病史已经有 5 年，肿瘤进展缓慢，探查时虽肿块完全包绕血管，但肿瘤未侵入血管的筋膜鞘，进行了血管筋膜鞘下的分离，由于肿块几乎完全为骨性，在分离中对血管产生了一定的机械性损伤。术后 8h，患者突然感到患肢剧痛，检查发现患肢呈缺血性改变，经 2 次行导管股动脉血栓取出术后，仍再次形成股动脉血栓，最后不得不行髋关节离断术。我们在治疗股骨近端后侧皮质旁骨肉瘤时也尝试于血管临近处进行腘动、静脉筋膜鞘下剥离术，由于有些肿块与肿瘤较近，而且骨性肿块可用的空间较小，很容易对血管产生机械性损伤或导致血管破裂。因此对于骨性肿瘤，如皮质旁骨肉瘤、成骨肉瘤、软骨肉瘤，或者肿瘤质地较硬的软组织肉瘤，如恶性显微组织细胞瘤、滑膜肉瘤、硬纤维瘤，采用血管筋膜鞘下剥离时应注意减少对血管的机械性损伤，防止血管内膜损伤形成血栓。

肿瘤包绕主要血管不超过 50%，且肿瘤分级较低时，Fortner 等提出可采用恰当的外膜下剥离技术，即在血管靠近肿瘤的部位，从肿瘤对侧纵行劈开血管筋膜鞘，在筋膜鞘下界面分离，类似"翻书本"一样，分离出血管，达到对血管的完全剥离，血管的外膜保留在肿瘤侧，肿瘤全长的血管分支在大血管起源处结扎、切断，将血管外膜留在肿瘤"床"上起到肿瘤屏障作用，与肿瘤切除的筋膜鞘采用冰冻切片进行验证，确认无肿瘤细胞存在。Fortner 和 Bonardelli 分别报道了血管外膜下剥离技术分离保留大血管，两位作者加在一起也只有 5 例的报道，所以说这种技术应用的适应证有限。血管外膜下剥离的方法虽然保留了大血管的连续性，但肿瘤污染的风险很大，难以保证达到合适的切除边缘，在大血管累及的情况下血管切除重建技术应是更为安全的措施。

对于累及大血管的肿瘤，如果是起源于动、静脉的肉瘤，必然需要切除相应的血管；但如果是肿瘤侵犯或包绕血管，如果在不切除血管时不能达到阴性切除的边缘，则应将血管与肿瘤一并切除。以往认为，累及大血管是肿瘤彻底切除的相对禁忌证，保肢手术可能对局部控制率、长期生存率以及围手术期的并发症产生不利影响，应为截肢手术的指证。但随着血管切除和重建的技术的发展，对于累及大血管的肿瘤仍然可以尝试保肢手术，有计划的血管切除重建可以达到合适的切除缘。目前认为累及大血管的肿瘤仍然是保肢手术的适应证。

为评价血管重建保肢手术的效果，Leggon 等回顾文献并结合其自己的 17 例，共报道 92 例血管重建保肢手术中，90% 的患者可以成功地完成血管移植的保肢手术，76% 可以获得具有功能的肢体。满意的功能是可能的，即使牺牲一个主要的神经也是如此。局部复发率为 15%（广泛性切除的复发率为 3%，囊内切除的为 20%）。这表明需有计划的血管切除重建并不显著增加局部的复发率，支持对累及大血管的肿瘤进行保肢手术。

为探究不同间室外腔隙肿瘤位置与预后的关系，Sternheim 等报道从 1980—2005 年收治的 633 例下肢软组织肉瘤，其中 53 例（8.4%）为间室外腔隙肉瘤（股三角、收肌管和腘窝），其中 15 例（28%）在股三角，16 例（30%）在收肌管，22 例（42%）在腘窝。最常见的肿瘤为脂肪肉瘤（20 例）和恶性纤维组织细胞瘤（14 例）。在 53 例中，50 例进行了保肢手术，3 例因肿瘤体积大并广泛侵犯神经血管束而膝上截肢（2 例）和半骨盆离断（1 例）。根据其自己提出的肿瘤分型：Ⅰ 型（腔内肿瘤）11 例（21%）；Ⅱ 型（腔壁肿瘤）55%；Ⅲ 型（累及血管肿瘤）13 例（24%）。在 13 例 Ⅲ 型肿瘤切除中，6 例动脉切除重建（5 例股动脉，1 例腘动脉），3 例截肢，8 例静脉切除（股静脉 5 例，股总静脉 2 例，腘静脉 1 例），2 例腓总神经切除。6 例为动静脉同时切除，2 例单纯静脉切除。该研究中，总的生存率为 77%，总的复发率为 14%，具体肿瘤转归见表 2-14-1。

表 2-14-1　53 例下肢腔隙肉瘤的生存率和复发率

项目	例数	2 年 / %	5 年 / %
生存率			
全部患者	53	88	80
解剖腔隙			
缝匠肌管	16	79	79
腘窝	22	91	86
股三角	15	93	73
切除类型			
1 型	11	100	100
2 型	29	93	80
3 型	13	67	67
局部复发率			
全部患者	53	10	14
解剖腔隙			
缝匠肌管	16	6	6
腘窝	22	9	9
股三角	15	8.5	29
切除类型			
1 型	11	0	0
2 型	29	14	20
3 型	13	9	9

目前文献的报道，骨肉瘤截肢的复发率为 4% ~ 11%，软组织肉瘤为 0 ~ 8%；骨肉瘤保肢的局部复发率为 10% ~ 11%，软组织肉瘤为 0 ~ 20%。1992 年 Williard 等比较了累及大血管肿瘤患者的长期生存率，第一组进行截肢手术，第二组为大神经血管束受累者行间室切除的保肢手术，结果两组的长期生存率相似。1995 年 Karakousis 等报道同样的患者，截肢患者五年生存率为 28%，保肢手术为 52%，

截肢手术的局部复发率为 0，保肢手术为 9%，在两组间无显著性差异。1999 年，Hohenberger 等报道了累及大血管并与肿瘤整块切除（en block resection）后 5 年的局部复发率和生存率，与无血管累及者相同。总之，血管重建保肢手术的局部复发率和生存率，与未行血管切除重建者相似。

（五）血管重建材料的选择

血管重建在临床外科具有十分重要的地位，诸如各主要动脉和静脉病变，即严重外伤、先天性畸形、动脉和静脉瘤、动脉和静脉闭塞性疾病，以及设计大血管的肿瘤根治术和各重要脏器的血管分流术等，都必须行血管重建，以恢复患者健康，甚至挽救生命。

重建血管的方法，有旁路转流和间置移植两种，前者为最常采用。血管重建时，供选用的移植物种类较多，可归纳为生物血管和合成材料两大类。理想的移植物应当具备的条件为：①有受体相应组织长入，与受体血管连成一体；②不引起异物反应和排斥反应，无或仅有轻微的细胞毒性；③移植的动脉，能耐受动脉高压，防止膨大成动脉瘤；④移植的静脉，不被扭曲或塌陷；⑤术后长期保持通畅，内壁无组织过度增生、粥样硬化或血栓形成等；⑥术中与受体血管吻合时，操作方便，不致破损；⑦可按需要选取各种不同长度和管径；⑧易于消毒和保存；⑨具有良好的顺应性；⑩价格便宜，能为广大患者所承受。

由于动脉和静脉的组织结构不同，所以动脉和静脉移植物也各有其特殊的要求。动脉血流速度快、压力高、有搏动，其移植物应有较高的抗张强度和较好的弹性或顺应性，不易在吻合口附近产生涡流而损伤内皮细胞。大动脉的流速和压力与小动脉不相等，因此适用于小动脉的移植物，不一定适用于大动脉；静脉内压力低，其移植物应有较坚固的关闭，不易因外力的影响而塌陷。又因静脉血的流速慢，容易发生血栓形成，所以同一种移植物，适宜以致于较小动脉者，并不适宜移植与同等大小或较大的静脉。

1. 生物血管

生物血管主要有同种（自体和异体）和异种血管两大类。自体静脉作为动脉和静脉移植物，可选用大隐静脉、小隐静脉、股静脉（图 2-14-22）、臂静脉和头静脉等。自体动脉作为动脉移植物时，可取胸廓内动脉做冠状动脉搭桥；脾动脉代替左肾动脉；颈外动脉代替颈内动脉和桡动脉代替冠状动脉等。

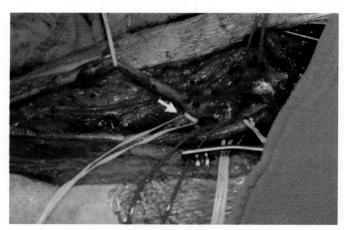

图 2-14-22　股静脉的取材，注意保护股深静脉与股静脉的连接处（箭头），以减少对术后静脉回流的影响

文献报道，有利用异种动脉，如牛的颈动脉，作为动脉移植物者。此外，还有一些学者在实验和临床研究中，采用自体、同种异体或异种生物材料支撑血管移植物，如心包、腹膜、气管、小肠等。

脐静脉也可作为同种异体材料的动脉移植物。它是将胎盘的脐静脉去除，用酶液处理或剥离，清除管壁周围的间质等，经戊二醛鞣化后，使其管壁坚固，并失去抗原性，然后外套聚酯膜保护。据 Dardick、Cranley、Kimach 和 Renthal 等报道，3 年通畅率为 39% ~ 76%。但因脐静脉制备困难、价格贵、管径小，且远期通畅率不高，所以未能在临床普遍采用。

同种异体相应的动脉和静脉移植，在理论上具有结构相同、取材方便、管径匹配和长度合适等优点，但因免疫排斥反应等问题未能解决，至今仍停留在实验阶段。其材料可取自新鲜实体，经过特殊处理，静脉作为动脉或静脉移植物；动脉作为动脉移植物。上海交通大学医学院附属第九人民医院血管外科在动物实验中，将犬的股动脉和股静脉取下后，先做冷冻干燥（-70℃）处理，再以放射辐照（0.2～0.4kGy），然后移植于异体犬的股动、静脉。随访6～8个月，移植段的通畅率在95%以上。生化检测证明，移植段经处理后，其抗原性已基本消除；组织学检查表明，移植段关闭结构均为正常的再生组织，内膜完整，内皮细胞前列环素的生成量与正常股动、静脉无显著差异。

生物血管材料种类虽然很多，但目前除大隐静脉外，其他生物移植物在临床极少有应用价值。自体大隐静脉具有强韧的肌层，足以承受动脉压力，是替代中、小管径动脉的首选移植物，多用于下肢动脉闭塞性病变以及颈部、内脏病变动脉的替代物。各家认为，以大隐静脉作为移植物重建血管，其远期通畅率与其内皮细胞的损伤程度有密切关系。内膜损伤包括术中和术后早期内膜撕裂、脱落、血栓形成、假性动脉瘤，以及后期的平滑肌细胞增生、粥样斑块形成等，这些都可导致管腔狭窄或闭塞的不良后果。

（1）离体静脉移植段内皮细胞损伤的因素：

1）离体时间的影响：离体时间越长，损伤越严重，这主要是缺氧所致。静脉内膜暴露于空气中10min，即可造成内皮细胞严重损伤和脱落；

2）手术操作的损伤：有学者在动物实验中，将犬的大隐静脉段间置于股动脉，发现术后48h内出现内皮细胞损伤，认为这主要与手术创伤有关；

3）手术器械损伤：通过光学显微镜和扫描电镜观察，发现不少"无损伤"器械实际上都会使血管内膜撕裂和脱落，以致并发血栓形成和假性动脉瘤等；手术后也可因内膜损伤处的平滑肌细胞增生，引起管腔狭窄。实验证明，采用血管钳、夹阻断血流，当钳、夹所施的压力达到30g/mm^{2}时，即可使该段血管内膜脱落和中层组织坏死。血管钳引起的管壁损伤，除与血管钳所施加的压力有关外，还与血管钳的几何形状、血管壁本身的弹性和可塑性有关。

此外，自体静脉移植物内膜损伤，还可能与化学、干燥，应用高张溶液保养或冲洗，以及与管壁内酶的变化有关。

（2）减少静脉移植段内膜损伤的几种方法：

1）保养液：静脉移植段离体后，应用适当的保养液，增强内皮细胞对各种损伤因素的耐受性，减轻其病理变化，以提高移植的成功率。在采用保养液保存或灌洗静脉移植物，以消除或减轻内膜损伤等方面，有以下几个值得注意的问题：①高钾保养液能引起内皮细胞损害，使其存活力降低，并发血栓形成、胆固醇聚集和外膜纤维素增生等；②保养液温度和蛋白质等成分也会造成影响，如静脉移植物先以温暖的保养液灌注扩张，然后置于冷保养液中，可在较长时间内保持静脉移植物内膜的完整性。有些学者所采用的保养液含有一定量的蛋白质，或者用抗凝自体血液作为保养液，旨在减少移植物内皮细胞损伤，以延长其活力和完整性。许多学者指出，利用含蛋白的溶液保养离体静脉的效果，优于不含蛋白质的溶液；未作扩张的静脉段所发生的病理变化，轻于以高压做扩张灌注者。实验中证实，采用自体抗凝血液或保养液（生理盐水200ml、肝素6250U、2%利多卡因10ml，4℃），可使离体静脉段内皮细胞在30min内基本保持完整。

2）克服静脉移植段痉挛方面的改进：灌洗扩张与内皮细胞表面血流层的作用不同，可能会加重内皮细胞的退行性变化，从而导致术后早期并发血栓形成。有研究者主张用盐酸罂粟碱做静脉周围浸润注射，或者加入保养液中，以消除静脉移植物的痉挛。

有学者通过力学因素，如血管的零应力状态、静态顺应性和血流多普勒信号分析等，对自体静脉移植物进行研究，发现术后早期张开角变小，接近正常动脉的张开角，以后逐渐增大，恢复至正常静脉的张开角；移植物具有与正常静脉相同的顺应性；不同时间之间血流搏动指数和移植物远端的每搏血流量，均无明显差异。说明自体静脉是重建中、小动脉优选的移植材料。

（3）大隐静脉移植的总体评价与要求：

自体大隐静脉作为血管移植物，也有其自身的局限性。我国成人大隐静脉的管径一般为 3 ~ 4mm。因此只能作为中、小动脉的移植物，用于静脉移植则易并发血栓形成而闭塞。此外，有些人的大隐静脉特别细小，呈多支型或因炎症使管壁增厚，管径明显缩小，也可以因曲张性病变等而施剥脱术。综合文献报道，大隐静脉作为移植物的可利用率为 50% 左右。

大隐静脉作为动脉移植物，远期通畅率尚不能令人满意。综合各家报道，5 年通畅率为73% ~ 88%；10 年通畅率为 60%；自体静脉重建动脉 12 年后，通畅率仅为 29%。造成静脉移植物闭塞的原因，早期为血栓形成，以后为管壁组织增殖性病变。研究发现静脉移植物在术后 2 ~ 4 周，即有内膜及内膜下平滑肌和纤维组织增生。还有学者在自体大隐静脉行冠状动脉搭桥者的尸检中发现，术后16 ~ 21 天，血栓闭塞者占 10%。

用来重建动脉的大隐静脉，其管壁结构必须基本或完全正常，柔软并有一定的弹性，内径应大于3mm；移植物越长或跨越的关节越多，则远期通畅率越低。术后 2 ~ 4 周，静脉移植物的手术创伤性反应逐步消退，内皮细胞开始再生；内膜于术后 6 周基本修复。在这段时间内，应采用有效抗凝、移植血小板聚集等综合治疗，预防血栓形成。

为了克服大隐静脉管径较小的不足，可将大隐静脉段纵行剖开，以螺旋形绕在一根与所需管径相等粗细的玻璃棒上，做连续外翻缝合，制成管径较大的血管移植物，以重建管径较大的动、静脉。也可把两根管径较小的大隐静脉纵行切开，将切缘相对缝合成管径较大的血管移植物。但是这样的移植物长度有限，而且管壁尤其是内膜的损伤较大，远期通畅率不够满意。笔者等利用暂时性动静脉瘘制备大隐静脉，取得较好的效果，即在选定的大隐静脉远侧段，于内踝上方取一段浅静脉，倒置后，在胫后动脉与大隐静脉间搭桥，将动脉血引入大隐静脉。4 ~ 6 周后，经动脉血流冲击而受损伤的静脉内膜已基本修复完全，管径增大 1 倍以上，是较好的血管移植材料。

2. 高分子合成材料血管

1952 年，Voorhees 在实验中，应用维纶人造血管移植于犬的腹主动脉获得成功，次年，即应用于临床，并创立了人造血管网孔理论，是血管替代物发展史上一个重要的里程碑。50 多年来，曾有各种材料的人造血管问世，如尼龙、奥纶、涤纶、泰氟纶、真丝和膨体聚四氟乙烯（polytetrafluoroethylene, PTFE）等（图2-14-23）。有织物和非织物两种，制作方法有机织、编织、针织、铸型等，经过长期动物实验和临床应用，目前最常用者为涤纶和膨体聚四氟乙烯人造血管。人造血管均有网孔，植入人体后邻近组织中的成纤维细胞在移植物外形成一层"新外膜"，并经网孔进入内壁，使附于内壁的纤维蛋白机化，形成一层"新内膜"。同时毛细血管也循网孔长入，为"新内膜"提供营养，从而使移植物与受体血管合为一体。受体血管的内皮细胞可跨越吻合口长入移植物。但在人体，一般只能越过吻合口 1 ~ 2cm，其余的内壁并无真正的内皮细胞覆盖。

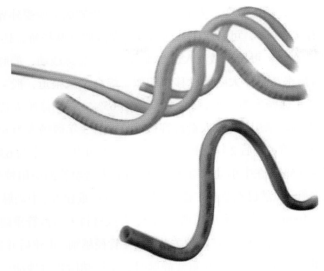

图 2-14-23 PTFE

人造血管网孔大者，成纤维细胞和毛细血管可迅速长入，及早形成较薄的机化"新内膜"。如果网孔过小，则"新内膜"不能完全机化，以致在内壁面形成溃疡，因此内壁表面极易有血小板沉积并发血栓，也可由溃疡和反复纤维蛋白沉积，使"新内膜"增生，导致管腔狭窄或闭塞。涤纶人造血管的网孔较大，移植前应先预凝，即将移植物浸入患者自体血液，使纤维蛋白填塞网孔，放置移植后漏血。PTFE人造血管网孔较小，移植前无需预凝；但其网孔数量多，故网孔度大，"新内膜"形成较快。

合成人造血管植入后，血液即经网孔渗入形成凝血层，外周肉芽组织包绕吻合口和管壁的纤维丝束，并进入内壁成为肉芽内膜面，供内皮细胞和平滑肌细胞爬行生长、覆盖。与PTFE相比，涤纶与周围组织的反应较大，生物相容性稍差，抗血栓的能力较小。内皮细胞和平滑肌细胞于植入后24h开始向人造血管内长入，48h达到高峰。内皮细胞的来源有：①受体血管；②血液循环中脱落的内皮细胞；③由巨噬细胞转化而来。内皮细胞的功能为：①生成前列环素抗血栓形成；②抗凝血；③调节间质细胞生长；④抑制平滑肌细胞过度生长。

血管顺应性指每单位压力所引起血管腔容积或内径改变的比值。可用数字公式表示：$C_d = \Delta D / \Delta P$。$C_d$ 为顺应性、ΔD 为动脉搏动血管内径改变的差值，ΔP 为动脉压差。移植物的顺应性与合成材料、管壁厚度、吻合口内径、血流流型（湍流/层流）、免疫等有关。人造血管与受体血管顺应性一致或相近，是移植成功的重要条件。

综合文献报道，血管移植失败的原因，早期多为：①手术操作不当，包括吻合口狭窄、移植物扭曲等，多在术后72h内发生；②流出道受阻；③血栓形成，动脉粥样硬化、内膜增生和内膜不全。晚期失败的原因多于下列因素有关：①移植物材料，采用PTFE人造血管性门-腔静脉分流术者，较少发生血栓形成，而采用涤纶人造血管者，术后6年通畅率仅为30%～40%。②管壁增生和顺应性改变；二者为反比关系，增生越明显，则顺应性越小，失败率越高。

近年，经过不断改进的PTFE人造血管在临床广泛应用，取得较好的效果，但价格较昂贵。PTFE人造血管由两层材料组成，内层材料为横向性，外层材料为纵向性，两层都是具有极高强度的管壁。新一代产品的特点是：①具有纵向伸长性；②剪裁时不起毛边；③柔顺易弯曲且不致扭结或成角；④具长期抗张强度，不发生瘤样扩张。实验证明，当腔内膨胀压力为15.96kPa时，涤纶人造血管内经扩大者占10%～17%；压力为26.6kPa时，则增为20%～22%。PTFE抗扭结性，在温室和腔内无压力时，或在

40℃和腔内压力为 13.17kPa 时，均无改变。为了加固管壁，不折皱成交或受外界压迫而塌陷，在管壁中或管壁外有加固环。不但有"Y"形，可做腹主动脉与双侧髂或股动脉搭桥，还有一端内径为 7mm，另一端为 4mm，呈锥形的人造血管，可用于做流入道与流出道管径悬殊或动、静脉间的转流。

PTFE 人造血管术后通畅率与自体大隐静脉移植相似。综合文献报道，股 - 腘动脉搭桥术中，采用自体大隐静脉移植，术后 3 年通畅率为 72%，5 年通畅率为 65%；采用涤纶人造血管移植，术后 3 年和 5 年通畅率分别为 55% 和 43%；采用 PTFE 人造血管移植，术后 3 年通畅率为 65%。据今年文献报道，内径 4 ~ 5mm 的 PTFE 人造血管，术后 2 年通畅率为 82%；术后 4 年通畅率为 63%。内径 6 ~ 10mm 者，术后 5 年通畅率可达 85% ~ 95%。在中小动脉重建术中 PTFE 人造血管的应用较涤纶人造血管更多一些。

合成材料制成的人造血管，虽然已在临床广泛应用，但是只在重建大、中动脉时，效果比较令人满意。重建小动脉即内径小于 3 ~ 4mm 者，常于术后短期内闭塞。合成材料人造血管重建静脉，即使是下腔静脉，也易并发血栓形成。采用的人造血管越长、跨越的关节越多、管径越细，重建后并发血栓形成或组织增生，导致管腔闭塞使手术失败的发生率也越高。在重建静脉时，于远端做暂时性动、静脉瘘，可提高术后通畅率。

另有学者提出，将受体血管内皮细胞种植于人造血管内壁，可提高小口径人造血管的通畅率和重建静脉的效果。目前，仅有少量临床应用的报道。除上述生物和合成材料外，还有学者采用自体大隐静脉加人造血管（成为复合血管），以补充大隐静脉长度的不足。据报道，用大隐静脉加接 PTFE 人造血管，行股 - 腘动脉旁路转流，6 年通畅率可达 63%。

目前，无论是生物血管，还是高分子合成材料血管，其临床应用的远期通畅率都还不能令人满意。尤其作为静脉移植物时效果很差。今后的研究重点将是：①寻找更符合生理要求的材料制备人造血管；②人造血管内皮化；③同种异体血管制备工艺的改进和完善。期待组织工程技术在血管移植物方面的突破。

3. 血管组织工程

目前也有通过组织工程与血管替代物结合、血管组织工程等方法获得的血管移植物。其血管重建的临床实践表明，大口径动脉移植替代物已广泛应用，效果也较理想，但小口径移植物，特别是静脉替代物效果甚差。组织工程有望在以下几个方面展示其作用：①利用组织工程改造原有的移植材料，如用共聚物制成可降解的小口径生物移植材料；②研制复合血管，即生物材料与人工材料的组合；③利用组织工程技术，从形态、结构及功能方面整体还原组织，即在体外复制自然血管。组织工程所制作的生物移植材料以其无抗原性、来源无限制、可按预先设计塑性并具有细胞活性等特征及优点，为血管替代物的应用展示了广阔的前景。

4. 小口径人造血管制备的进展

近年来，通过学者们的不懈努力，采用血管组织工程方法，制备小口径血管替代物（< 5mm）的研究不断取得新的进展，主要表现在以下几个方面。

（1）人造血管内壁药物涂层：水蛭素有强烈对抗凝血酶的作用，Iloprost 是血小板激活和聚集的强烈抑制剂，又有强烈的扩血管作用。Heise 等选用含有聚乙烯乙二醇的多乳酸化合物复合体，作为涂层的机制，可保证着两种药物可以在数月内缓慢释出，使移植物保持长期通畅。在动物实验中，将这种涂层材料制备的 PTFE 人造血管（长 8cm，管径 4cm）移植到实验猪的双侧股 - 腘动脉。术后 6 周 36 条移植段全部通畅，而作为相对照的两组（一组单用 PTFE 人造血管，另一组用 PTFE 人造血管并在内壁只作基质涂层），术后 6 周通畅率均低于 67%。

（2）可降解物制备生物血管：Lepidi 利用可降解的透明质酸制成生物血管（长 1.5cm），移植于实验鼠的腹主动脉。术后90天，生物支架完全降解，移植段已形成正常的动脉结构，移植段未发生动脉瘤、管腔狭窄或破裂。他们指出，透明质酸是一种氨基聚糖（glycosaminoglycan, GAG），为细胞外基质重要成分之一，主要存在于血管的内膜和外膜中，大多数的管壁组织均由此分化而出，所以，这种生物血管在降解后，可建成与受体血管相同的结构。

（3）生物血管的新材料：Enonoto等将丝素蛋白（fibroin）制成的血管（长10mm，管径1.5mm）移植于实验动物的腹主动脉后，发现其具有强烈的抗凝血作用，同时降解缓慢，一般可持续1年以上。在其完全分解前，可保持生物血管的抗张能力，完全分解后，受体的内皮细胞和平滑肌细胞已完全长入生物血管，形成正常的血管壁组织。术后70周检查发现生物血管通畅率80%，明显高于相对照的动物实验组。最终得到结论，丝素蛋白有强烈的抗凝血作用，降解缓慢，是血管生物工程的优选材料。

5. 临床保肢手术中血管材料选择

临床上常用作血管移植重建的材料有：自体血管（大隐静脉、股静脉、头静脉、颈静脉）、人工血管（PTFE、Dacron）和同种异体血管。

（1）自体血管：对侧的大隐静脉是最常用的血管移植材料，在肢体远端的动脉和静脉重建中更为有效。也有学者报道采用股静脉进行血管重建，McKay等报道利用股静脉对切除的静脉进行重建，3例下腔静脉，4例股静脉。股静脉的优点为：自体材料，管径大，抵抗感染、扭转和血栓的能力较强。1986年Schulman等报道了42例股静脉下肢桥接的应用，其在最初2年的通畅率优于传统的大隐静脉，3年的通畅率在80%（大隐静脉为67%），此外，未发现明显的晚期并发症。但作者指出，较大的静脉移植（如管径超过1.3cm），或腹股沟区以远的血管重建后通畅率较低，建议避免在此部位使用过大的移植物。另外也有其他报道指出采用股静脉移植具有良好的效果，Modrall等采用股静脉进行肠系膜动脉重建，发现可以更好地改善症状，获得更高的通畅率。股静脉的自体特性在污染、感染血管床时有利于得到更好的结果，甚至可以用于主动脉。

利用股静脉进行血管重建的相关并发症是可以接受的，相关研究报道了7例股静脉血管重建，其中5例出现了轻微的术后并发症，其与肿瘤切除相关，与股静脉重建无关。3例患者重建侧肢体术后出现了持续数年的慢性腿肿，可能由多种原因导致，如术前放疗、肿瘤切除和放疗对淋巴系统的损伤以及静脉回流功能下降。1例术后出现早期静脉阻塞，与肿瘤切除时的深静脉血栓形成（deep venous thrombosis, DVT）有关。6例修复后静脉长期处在通畅状态。根治性切除范围包括血管周围大面积的软组织，这严重破坏了肢体的淋巴回流。淋巴水肿是腹股沟黑色素瘤切除最多见的并发症，发生率可达40%左右。一些学者也报道，切除骨血管周围的软组织可以明显增加引起症状的淋巴水肿发生率。

（2）人工血管：采用人工血管重建可以缩短手术时间、避免自体血管取材造成的损伤和并发症，同时可以作为无法获得满意自体血管（患有血管疾病或已经切除者）以及当重建血管直径过大时的一种选择，其缺点是可能具有较高的感染率。一篇关于92例血管切除重建的保肢手术文献报道，人工血管感染率为26%，而自体血管移植的感染率仅为3%。Faenza等早期的动脉桥接手术主要使用PTFE人工血管，16例患者中有4例感染，1例行截肢，3例行静脉移植，最终2例成功，1例3次手术后截肢。在后期的16例动脉桥接治疗中，均采用生物血管重建，其中自体静脉9例，组织库同种移植7例，仅1例感染且未经特殊处理后治愈。Bonardell等提出在选择动脉重建的材料时，远端吻合口的位置是决定因素，在膝关节近侧髂股和股腘区域的血管直径较大，自体血管和人工血管均可应用；在膝关节远侧，由于血管直径较小，最好选择自体血管，如同侧或对侧的大隐静脉、头静脉或对侧股静脉。

（3）同种异体血管：同种异体血管具有获取方便、节省手术时间、直径匹配理想、既可用动脉也可用静脉作为供体的优势，现已逐渐被应用于临床。Faenza 在 16 例动脉桥接中，采用 7 例同种异体血管移植（其中动脉 5 例，静脉 2 例）；在 13 例静脉桥接中，采用同种异体移植 5 例（其中静脉 3 例，动脉 2 例），并发症发生率低。

在膝上髂股和股腘区域，主要应用合成材料进行动脉重建，其目的是缩短手术时间、保护同侧大隐静脉的功能。另外，也可以取对侧的大隐静脉作为移植材料。如果股动静脉均受累，应对两者均进行重建。在远端的动脉重建中，我们更愿意选择自体桥接的方式。静脉重建与否，依赖于同侧大隐静脉的完整性。如果同侧大隐静脉得以保留并通畅，将股静脉的残端予以结扎。但当大隐静脉功能下降（硬化）、缺如或与股静脉一并切除，则应进行重建，此时进行静脉重建，可以预防肢体肿胀，减少手术相关并发症（如切口愈合、疼痛、水肿、皮肤张力的改变）。相关研究显示自体静脉移植在保肢手术中长期结果的通畅率并不优于合成材料。

（六）动脉重建

在四肢肿瘤累及主要动脉时，在与肿瘤整块切除主要动脉后，必须进行动脉重建，否则肢体会因缺血而导致较高的截肢率。需要注意的是，在术前影像学的基础上，术中必须对血管的状况进行再次评估，如果术中发现血管在瘤体内或与肿瘤紧密相连，应采用与肿瘤连同血管的整块切除方式。其原则是：从肿瘤学观点认为需要切除血管，且其余部分肿瘤可以切除，对肿瘤和血管切除的可行性应不存在疑问。动脉阻断的时机应在肿瘤各部分分离、切除后，最后再实施动脉的钳夹和切断，以减少缺血时间、避免肢体静脉淤滞。

文献报道动脉重建的结果较静脉好，3 ~ 5 年的动脉通畅率在 62% ~ 100%。但当患肢有神经肌肉障碍，或有慢性缺血性小动脉病变时，应慎重进行血管重建手术。Schwarzbach 等在 213 例下肢成人软组织肉瘤中，对 21 例（9.9%）进行了血管切除。大部分（90%）为继发性血管累及；2 例肿瘤起源于血管壁。血管切除方式为：I 型 17 例（81%）；II 型 3 例（14.3%）；III 型 1 例（4.7%）。术后病理组织学检查显示：9 例（43%）血管被肿瘤侵及（infiltrating），其中 4 例为动脉和静脉均侵及；4 例为静脉侵及，1 例（5%）为动脉侵及；9 例（43%）患者显示有大神经受累（involvement），其中 6 例行股神经部分切除，3 例行坐骨神经部分切除，神经受累只见于 I 型软组织肉瘤中。21 例中，20 例（95.2%）行动脉切除，I 型 17 例，II 型 3 例。平均随访 34 个月，20 例中，有 7 例动脉重建后闭塞，2 年和 5 年动脉的通畅率均为 58.3%。自体血管和人工血管移植均有重建后闭塞发生，其中 8 例自体股腘大隐静脉移植动脉重建中，有 3 例发现血栓形成（37.5%），12 例人工血管（PTFE）股腘动脉重建中，有 4 例血栓形成（33.3%）。重建翻修 2 例，重建置换 3 例，手术探查 1 例，1 例术后 16 个月出现无症状的动脉闭塞，采用保守治疗。之后的 2 年和 5 年的动脉重建通畅率均为 78.3%。

Nishinari 等在 17 例患者中，9 例进行动脉和静脉重建，6 例单纯动脉重建，2 例单纯静脉重建。由于大部分感染发生人工合成材料中，加之大隐静脉与肢体血管直径具有良好的匹配，更愿意应用自体移植。在 15 例动脉重建中，12 例使用的是对侧大隐静脉。3 例采用的是人工血管重建，其中 1 例颈 - 锁骨下动脉手术野外的端 - 侧吻合应用的是人工血管（PTFE），以避免二次颈动脉钳夹，另 1 例因曾经静脉手术而切除双侧大隐静脉以及 1 例大隐静脉管径不佳者。有 1 例动脉重建由于伤口感染出现大隐静脉移植物破裂予以结扎，该患者术前已有股腘动脉阻塞并形成了较好的侧支循环，这可能是在结扎后出现代偿和切口愈合的原因。考虑到肿瘤手术时已经切除了侧支循环以及这仅为个案，他认为即使术前形成了侧支循环，肿瘤切除时结扎动脉残端仍是非常危险的。

Leggon 等报道 1969—1996 年 16 例累及主要血管的患者通过血管重建进行了保肢手术。平均年龄

45 岁（14 ～ 83 岁）。16 例中，4 例发生血栓（25%），2 例在术后 5 天和 3 个月行动脉重建移植材料的血栓切除术。第 3 例患者需行截肢，第 4 例患者尽管有动脉血栓存在（胫后动脉栓塞，术后 5 个月），但感觉良好。另外，Leggon 等 1977—1996 年共回顾了 8 篇文献。最大组病例数为 21 例，最小组病例数为 1 例，合计 92 例行血管重建保肢手术。重建包括：静脉重建 9%，动脉重建 36%，动静脉同时重建 55%。在进行血管实验室检查的患者中，长期动脉通畅率为 87%，静脉通畅率为 64%。另外，自体血管与人工血管的通畅率差异不明显，最终的动脉通畅率为：自体材料（83% 初始，88% 最终，n=24）；人工材料（73% 初始，83% 最终，n=15）（采用血管实验室检查）。最终的静脉通畅率为自体材料 75%，人工假体 56%（n=16）。在进行血管实验室检查的患者中，长期动脉通畅率为 87%（n=39），静脉通畅率为 64%（n=28），在动脉组中采取了更积极的抗血栓治疗。只有 9 例（10%）在末次随访时或死亡时进行了截肢手术。造成截肢的原因为：动脉阻塞 3 例，感染 2 例，肿瘤复发 4 例。只有 3%（3/92）因血管闭塞而需行截肢。

（七）静脉重建

关于肢体肿瘤主要血管切除的报道不多。由于恶性肿瘤少见，大多数报道的例数均不超过 15 例。这些报道也多研究动脉重建和保肢的结果。静脉切除的长期结果未有报道。然而，主要静脉损伤结扎后，有时会引起慢性静脉疾病，如肿胀、静脉淤滞改变，与血栓后综合征相似。这些症状主要是由于静脉阻断所致。残留的静脉可以存在返流，特别是大的功能不全侧支静脉形成后。

大静脉切除后是否应该进行重建尚存在争议。Fortner 等建议为防止术后早期出现严重的、顽固性肿胀，在切除主要血管时应同时进行动脉和静脉重建。但很多静脉移植术后不久即发生阻塞。同时很多单纯静脉切除后的肿胀可以通过抬高患肢和弹力支撑得以治疗。在血管创伤时则相反，Rich 报道静脉重建长期效果良好。这可能是由于创伤患者比肿瘤患者的静脉移植较短。为防止出现截肢的危险，在创伤时也建议进行静脉重建。但是，对于肿瘤患者进行静脉切除时，血管阻塞似乎与保肢无明显关系，所以很多医生在肿瘤中不进行静脉重建。Mckay 等在 7 例肿瘤切除时需要切除静脉而达到阴性切除缘，3 例切除下腔静脉，4 例切除髂静脉或股静脉，其中 6 例进行了静脉重建。1 例静脉移植物术后第 2 天发生闭塞，采用抗凝和弹力袜的保守治疗，未发生 DVT。Hardwigsen 等 6 例下腔静脉切除未重建的 3 例中出现了明显的临床症状，因此他们和一些学者建议进行下腔静脉的重建。

1. 静脉重建短期结果

静脉切除并不一定需要进行重建。单纯切除股静脉，保留股深静脉时患者常可以耐受，不会出现继发性水肿。同样的耐受也可见于一些其他的临床情况，如股静脉取材用作自体移植。而对于单纯切除髂外静脉，患者也可以很好的耐受。

所以，Bonardell S 等认为，进行静脉重建或搭桥的绝对适应证是整块同时切除股浅和股深静脉。对这些患者，一些学者建议在远端做动静脉瘘，以增加血液流速、减少在重建静脉内形成血栓的风险。此观点受到很多学者的质疑，这样只能增加静脉的压力，使吻合口远端的动脉血流相对不足，不能明显减轻术后周围水肿的效果。文献报道动脉的重建结果较好，3 ～ 5 年的通畅率为 62% ～ 100%，但静脉重建效果不能同样满意，具有较高的失败率。根据经验，同时进行动脉和静脉重建效果好。这种技术可以成为保肢手术的重要辅助技术。然而，一些技术细节应当被认真对待。特别是限制静脉吻合的数量，如有可能，进行大隐静脉的对接（该组中有 2 例）。另一个好的方法是当移植物直径与残端不能准确匹配时，采用外支撑，使自体移植物端尽可能张开（该组 1 例重建 4 年后仍通畅）。后项技术对减轻术后常出现的淋巴淤滞很有必要，如果静脉保持通畅，其通常会完全消退。

由于一些静脉重建后不久即发生闭塞，这成为了是否有必要进行静脉重建争议的原因之一。Schwarzbach 评价 213 例下肢成人软组织肉瘤中静脉切除和移植物的功能，18 例行静脉切除，有 12 例进行了重建（66.7%），其中 10 例用 PTFE 重建，2 例用大隐静脉重建。结果静脉通畅的为 7 例（58.3%），静脉闭塞 5 例（41.7%），2 年和 5 年原发和继发的静脉通畅率分别为 54.9% 和 54.9%。静脉血栓形成的平均间隔为 12 个月，均未进行手术或有创治疗，静脉血栓形成多无症状，或患者可以耐受。Faenza 等报道在骨性肿瘤的 4 例静脉重建中（3 例 PTFE，1 例自体静脉），在术后 3 个月，只有 1 例通畅；在软组织肉瘤的 13 例静脉桥接中，2 例应用 PTFE，其中 1 例 6 个月时有通畅的动、静脉瘘形成；11 例采用生物材料：6 例用自体静脉，3 例用同种异体静脉，2 例用同种异体动脉。在 6 个月时，11 例中只有 3 例通畅，1 例还发生了较小的肺栓塞。

2. 静脉重建长期结果

目前，保肢手术已经替代截肢成为下肢恶性肿瘤的标准治疗方法。在以往，肢体恶性软组织肉瘤的截肢率在 40% ~ 47%，由于近年来手术切除、放疗、化疗等综合治疗的开展，截肢率已经降到 2% ~ 4%，且对局部复发和生存率无不良影响。在现代的治疗策略中，主要动静脉累及者，如果能够进行重建，则不是保肢手术的禁忌证。在这种情况下，静脉通常不进行重建，因为即使如此，对保肢也无直接的影响。

肢体肿瘤静脉切除的长期效果尚无报道。一些学者报道有轻度到中度的肿胀，通过弹力支撑可以治疗。在一项研究中，采用血管外科标准的方法评估慢性静脉性疾病，临床 C_{0A} 或 C_{3A} 病变在 10 例中有 7 例出现。但是，C_{3S} 或 C_{4S} 病变只发现在股静脉和股深静脉连同近侧内收肌群完全切除的 3 例患者。临床静脉功能障碍为 2 分（每天行走 8h，仅用辅助支具）。其中的 2 例即使应用弹力袜也有间歇性跛行。需要注意的是，一些学者取自体股静脉进行动脉重建，发现只有很轻的下肢静脉并发症。在该组患者中，同时切除股深静脉和周围的肌肉与慢性静脉性疾病有关。我们认为，股深静脉连同周围的肌肉是形成侧支循环的重要来源。这可以解释为什么慢性静脉性疾病在这些患者中严重。在其他的患者，由于静脉侧支循环的形成，可以防止出现下肢静脉性疾病。所有患者其静脉的淋巴组织也被切除。但我们认为本组大部分腿肿是由于静脉性而非淋巴性。

由于大部分患者能够生存 5 年以上，并且静脉不重建的血流淤滞引起的症状可能在术后数年出现，这些患者能够细致地随访静脉症状。为观察静脉切除后不重建的长期临床结果，Matsushita 等报告 13 例下肢或腹膜后恶性或侵袭性肿瘤需要涉及大血管进行整块切除的保肢手术，大动脉由血管外科医生重建，静脉不重建。在 13 例中，平均随访 4 年，10 例仍存活并完成了评估，切除的静脉包括下腔静脉 2 例，髂外和股总静脉 3 例，股静脉 3 例，腘静脉 2 例。长期慢性静脉性疾病以临床静脉疾病分型为标准，结果 C_{0A}6 例，C_{3A}1 例，C_{3S}2 例，C_{4S}1 例，2 例 C_{3S} 患者有严重的肿胀和静脉性间歇性跛行，需佩戴弹力袜行走，但控制效果很差，术后患者患肢开始站立行走时即出现症状。1 例 C_{4S} 患者有疼痛以及腿的前内侧色素沉着区有瘙痒，该例患者术后下肢有轻度的肿胀，术后 5 年开始出现色素沉着，无活动性或愈合的溃疡发生。

Matsushita 的结论是从短期结果来看，不必要进行静脉重建。然而，从长期结果来看，应重新考虑静脉重建的适应证，提出静脉重建的必要性主要决定于在术前已经形成和切除后得以保留同侧静脉引流的状况，当切除包括主要动静脉及周围肌肉和侧支静脉主要来源时，下肢肿瘤保肢后可能出现慢性静脉性疾病，发生慢性静脉性疾病可能性大，静脉重建显得尤为必要。Beck 等 24 例精原细胞癌行 IVC 切除的结果，他们发现静脉功能不全严重者 1 例（3 分），中度者 2 例（2 分）。只有功能障碍 3 分者被认为是静脉重建的适应证。在本次研究中，2 例静脉功能不全 2 分者尽管穿戴弹力袜仍有严重肿胀和静脉性间歇性跛行。其中 1 例也腿大面积色素沉着和湿疹。我们在股静脉、股深静脉和近端收肌切除后可以预测其可能发生这些症状。所以，静脉切除同时行周围肌肉和侧支静脉主要来源时，选择静脉重建更为合理。类似 Rich 等在静脉损伤后重建的发现一样，同时行静脉重建可以预防晚期静脉症状。对侧大隐静脉通常作为静脉的移植材料。但可能存在供体与受体直径不匹配的问题。使用颈内静脉或 PTFE 可能增加静脉的通畅率。

归纳起来，静脉重建的选择应该有以下几个因素：①术前受累静脉的状态：超声多普勒等影像学检查术前静脉是通畅，还是已经闭塞，如果术前由于肿瘤压迫的原因已经闭塞，此时可以肯定，经过长时间的闭塞，已经建立了一定有效的侧支循环，则静脉切除后不一定进行重建；②同侧肢体其他静脉的状态：如果同侧肢体的其他静脉，如大隐静脉已存在病变，静脉功能不全，或者因某种原因大隐静脉已经切除，或者大隐静脉已经被切取，应考虑进行静脉重建；③静脉的部位：关节部位是血管网丰富的区域，如果静脉切除的长度不大，没有破坏关节周围的血管网，则对患肢的静脉引流影响有限；如果肿瘤位于关节周围，例如位于腘窝、腹股沟区、锁骨上窝、肘窝的屈窝软组织肉瘤（soft tissue sarcoma of flexor fossae），静脉切除不重建将对患肢的静脉引流影响较大；④软组织切除的范围：如果肿瘤切除过程中，对周围的肌肉等软组织的切除的范围较大，将影响侧支循环的建立，同时也会影响淋巴引流，如果不予静脉重建，患肢出现肿胀、疼痛、色素沉着的机会较大，静脉重建是明智的选择。

总之，当切除包括主要动静脉及周围肌肉和侧支静脉主要来源时，下肢肿瘤保肢后可能出现慢性静脉性疾病。在这些患者中，长期的保肢手术率很满意。患者切除股静脉、股深静脉及内收肌群发生慢性静脉性疾病可能性大。他们应该是静脉重建的适应证。

3. 静脉功能检测指标

空气体积扫描仪（air plethysmography，APG）是测量静脉功能有效的方法。在改良方法中，患者在坐位进行检查，这使得检查容易完成，特别是在下肢具有功能障碍的患者。尽管有这些改良，在对照组和具有静脉疾病的患者的结果与以往的报道相似。总之，静脉充盈指数（venous filling index，VFI）是一种有效评价肢体回流程度的指标。Criado 等报道 VFI 在一定程度上可以预测静脉溃疡的发生率。与此相反，Araki 发现异常的射血分数（ejection fraction，EF）或残余静脉分数（residual volume fraction，RVF）是溃疡发生的最有利的指标。其中 $EF = (EV/VV) \times 100$，VV（静脉容积，venous volume）；EF（射血分数，ejection fraction）；EV（射血容积，ejection volume）。

在 Matsushita 等研究中，具有症状的患者比无症状者的 EF 和 RVF 更差。但两者的 VFI 则无明显的差异。在切除髂外、股或腘静脉后，有症状者 VFI 更差，但统计学无明显差异。由于小隐静脉部分保留原位，大隐静脉的残端促使了症状的发生。VFI 在 2 例 IVC 切除患者中虽无症状，但数值较高。这些患者应该进一步仔细监测有反流引起的静脉淤滞的发生。1 秒静脉流出量（1-second venous outflow，VO1）作为静脉阻断的指标，在下腔静脉（inferior vena cava，IVC）切除的患者并不减低。在切除更近侧的静脉时较低。所以，在近端静脉阻断者形成侧支循环更容易。

（八）血管重建的围手术期处理

术前进行超声多普勒扫描，一是观察肿瘤区的血管状态，如果肿瘤累及的静脉已经处于闭塞状态，且同侧大隐静脉未有严重的静脉引流不全或闭塞，一般肿瘤累及静脉切除后不需要进行静脉重建；二是如果取自体静脉作为移植材料，需要观察供体静脉是否通畅，排除静脉疾患，同时观察供体的其他重要静脉是否功能正常，防止出现供体取材后肿胀、筋膜间室综合征等并发症的发生。如有条件，在手术中静脉切除或桥接前，采用 8MHz 超声多普勒再次确认大隐静脉和股静脉的通畅情况。

　　术后建议采取抗凝治疗，特别是动脉重建后须用更积极的抗凝措施，术后应用华法林 6 个月，穿戴 III 级（40 ~ 50mmHg）静脉压力袜，以降低重建血管血栓形成的危险，防止切除血管的肢体近端或远端的 DVT 发生。在 6 个月随访时进行超声检查，如果无 DVT、持续腿肿或静脉回流障碍情况，即停用华法林。除非因心脏、周围或颅外基底血管疾病需要，一般不同时联合应用血小板抗凝药物。如果血管移植后患肢仍肿胀，可以采取抬高患者的方式减轻腿肿的程度，另外可以长期穿戴弹力袜。

　　Nishinari 在 17 例患者中 7 例出现血管并发症，1 例动脉移植物破裂，3 例静脉移植物闭塞，4 例淋巴水肿加重，1 例出现淋巴水肿。动脉移植物破裂发生在围手术期，由于严重的感染和手术伤口坏死所致，在结扎移植物后进行了清创。该患者术前表现为股腘阻塞，下肢固定后有所恢复，二次手术后切口愈合。3 例患者出现静脉移植物阻塞，表现为患肢的突然肿胀，具体诊断通过超声检查予以明确。下肢阻塞发生在术后 2 ~ 3 个月，上肢阻塞发生在术后 12 个月，通过全身的抗凝治疗，所有患者的肢体轻度肿胀逐渐恢复。5 例出现淋巴水肿，与手术切除软组织的范围、肿瘤的部位（如腹股沟区）、以及术前、术后放疗有关，可采用穿戴弹力袜治疗。

二、大神经的切除与重建

（一）应用解剖
1. 上肢神经（图 2-14-24）

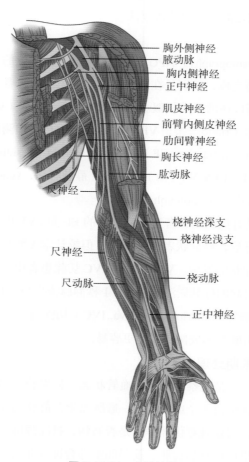

胸外侧神经
腋动脉
胸内侧神经
正中神经
肌皮神经
前臂内侧皮神经
肋间臂神经
胸长神经
肱动脉
尺神经
桡神经深支
桡神经浅支
尺神经
尺动脉
桡动脉
正中神经

图 2-14-24　上肢神经

在处理上肢肿瘤时，经常遇到的重要神经主要有：

（1）腋神经（axillary nerve）：由 C5、6 发出，在腋窝发自臂丛后束，穿四边孔，绕肱骨外科颈至三角肌深部。肌支支配三角肌和小圆肌。皮支（臂外侧上皮神经）由三角肌后缘穿出，分布于肩部和臂外侧上部的皮肤。肱骨外科颈骨折，肩关节脱位或腋窝的压迫，都可能损伤腋神经而导致三角肌瘫痪，导致臂不能外展，三角肌区皮肤感觉丧失。由于三角肌萎缩，肩部骨突耸起，失去圆隆的外观。

（2）肌皮神经（musculocutaneous nerve）：由 C5 ~ C7 发出，自外侧束发出后斜穿喙肱肌，经肱二头肌和肱肌间下降，发出肌支支配这块三块肌。其终支（皮支）在肘关节稍下方穿出深筋膜延续为前臂外侧皮神经，分布于前臂外侧的皮肤。

（3）正中神经（median nerve）：由 C6 ~ T1 发出，由分别发自内、外侧束的内、外侧两根合成，两根夹持着腋动脉，向下呈锐角汇合成正中神经干。在臂部，正中神经沿肱二头肌内侧沟下行，由外侧向内侧跨过肱动脉下降至肘窝。从肘窝向下穿旋前圆肌，继而在前臂正中下行于指浅、深屈肌之间达腕部。然后自桡侧腕屈肌腱和掌长肌腱之间进入腕管，在掌腱膜深面到达手掌。正中神经在臂部一般无分支，在肘部、前臂发出许多肌支，支配除肱桡肌、尺侧腕屈肌和指深屈肌尺侧半以外的所有前臂的屈肌。在屈肌支持带下缘的桡侧，发出一粗短的返支，行于桡动脉掌浅支的外侧并进入鱼际，支配拇收肌以外的鱼际肌。在手掌发出数支指掌侧总神经，每一指掌侧总神经下行至掌骨头附近，又分为两支指掌侧固有神经，循手指的相对缘至指尖，支配第 1、2 蚓状肌以及掌心、鱼际、桡侧三个半指的掌面及其中、远节手指背面的皮肤。

（4）尺神经（ulnar nerve）：由 C7 ~ T1 发出，发自臂丛内侧束，在肱动脉内侧下行，至三角肌止点高度穿过内侧肌间隔至臂后面，再下行至内上髁后方的尺神经沟。在此处，其位置表浅又贴近骨面，经皮肤可触摸，易受损伤。再向下穿过尺侧腕屈肌起端转至前臂掌面内侧，继于尺侧腕屈肌和指深屈肌之间、尺动脉的内侧下降，在桡腕关节上方发出手背支，下行于豌豆骨的桡侧，经屈肌支持带的浅面分为浅深两支，经掌腱膜深方进入手掌。

尺神经在臂部未发分支，在前臂上部发肌支支配尺侧腕屈肌和指深屈肌的尺侧半。手背支转向背侧，分布于手背尺侧半和小指、环指及中指尺侧半背面的皮肤。浅支分布于小鱼际、小指和环指尺侧半掌面的皮肤。深支支配小鱼际肌、拇收肌、骨间肌及第 3、4 蚓状肌。

（5）桡神经（radial nerve）：由 C5 ~ T1 发出，是后束发出的一条粗大的神经，在腋窝内位于腋动脉的后方，并与肱深动脉一同行向外下，先经肱三头肌长头与内侧头之间，然后沿桡神经沟绕肱骨中段背侧旋向外下，在肱骨外上髁上方穿外侧肌间隔，至肱桡肌之间，在此分为浅、深二终支。桡神经在臂部发出的分支有：①皮支，在腋窝处发出臂后皮神经，分布于前臂背面皮肤；②肌支，支配肱三头肌、肱桡肌和桡侧腕长伸肌。桡神经浅支（superficial branch）为皮支，沿桡动脉外测下降，在前臂中、下 1/3 交界处转向背面，并下行至手背，分布于手背桡侧半和桡侧两个半手指近节背面的皮肤。深支（deep branch）较粗，主要为肌支，经桡骨颈外侧穿旋后肌至前臂背面，在前臂伸肌群的浅深层之间下行至腕部，支配前臂的伸肌。

（6）臂内侧皮神经（medial brachial cutaneous nerve）：由 C8 ~ T1 发出，发自臂丛内侧束，分布于臂内侧皮肤。

（7）前臂内侧皮神经（medial antebrachial cutaneous nerve）：由 C8 ~ T1 发出，发自臂丛内侧束，分布于前臂前内侧面的皮肤。

2. 下肢神经（图 2-14-25 至图 2-14-27）

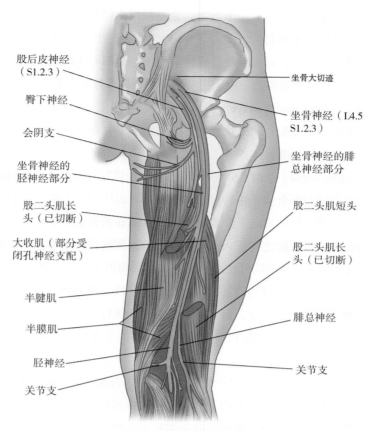

股后皮神经
（S1.2.3）

臀下神经

会阴支

坐骨神经的
胫神经部分

股二头肌长
头（已切断）

大收肌（部分受
闭孔神经支配）

半腱肌

半膜肌

胫神经

关节支

坐骨大切迹

坐骨神经（L4.5
S1.2.3）

坐骨神经的腓
总神经部分

股二头肌短头

股二头肌长
头（已切断）

腓总神经

关节支

图 2-14-25　下肢神经（前）

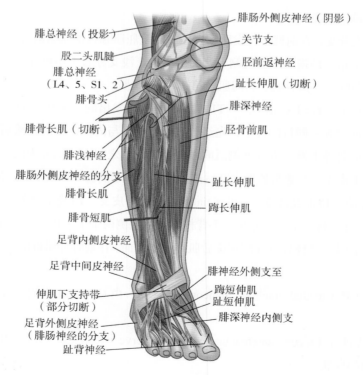

腓总神经（投影）

股二头肌腱

腓总神经
（L4、5、S1、2）

腓骨头

腓骨长肌（切断）

腓浅神经

腓肠外侧皮神经的分支

腓骨长肌

腓骨短肌

足背内侧皮神经

足背中间皮神经

伸肌下支持带
（部分切断）

足背外侧皮神经
（腓肠神经的分支）

趾背神经

腓肠外侧皮神经（阴影）

关节支

胫前返神经

趾长伸肌（切断）

腓深神经

胫骨前肌

趾长伸肌

踇长伸肌

腓神经外侧支至
踇短伸肌
趾短伸肌

腓深神经内侧支

图 2-14-26　下肢神经（侧）

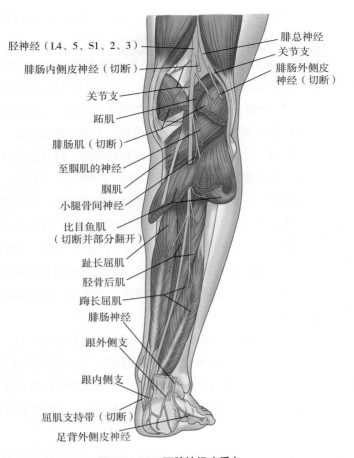

胫神经（L4、5、S1、2、3）

腓肠内侧皮神经（切断）

关节支

跖肌

腓肠肌（切断）

至腘肌的神经

腘肌

小腿骨间神经

比目鱼肌
（切断并部分翻开）

趾长屈肌

胫骨后肌

踇长屈肌

腓肠神经

跟外侧支

跟内侧支

屈肌支持带（切断）

足背外侧皮神经

腓总神经

关节支

腓肠外侧皮
神经（切断）

图 2-14-27　下肢神经（后）

支配下肢的主要神经主要为骶丛的分支：

（1）臀上神经（superior gluteal nerve）：由 L4～S1 发出，伴臀上动、静脉经梨状肌上孔出盆腔，行于臀中、小肌间、支配臀中、小肌和阔筋膜张肌。

（2）臀下神经（inferior gluteal nerve）：由 L5～S2 发出，伴臀下动、静脉经梨状肌下孔出盆腔，达臀大肌深面，支配臀大肌。

（3）阴部神经（pudendal nerve）：由 S2～L4 发出，伴阴部内动、静脉出梨状肌下孔，绕坐骨棘经坐骨小孔入坐骨直肠窝，向前分支分布于会阴部和外生殖器的肌和皮肤，其分支有：①肛（直肠下）神经（anal nerves）分布于肛门外括约肌及肛门部的皮肤。②会阴神经（perineal nerves）分布于会阴诸肌和阴囊或大阴唇的皮肤。③阴茎（阴蒂）神经（perineal nerve of penis clitoris）走在阴茎（阴蒂）的背侧，主要分布于阴茎（阴蒂）的皮肤。

（4）股后皮神经（posterior femoral cutaneous nerve）：由 S1～S3 发出，出梨状肌下孔，至臀大肌下缘浅出，主要分布于股后部和腘窝的皮肤。

（5）坐骨神经（sciatic nerve）：由 L4～S3 发出，是全身最粗大的神经，经梨状肌下孔出盆腔，在臀大肌深面，经坐骨结节与股骨大转子之间至股后，在股二头肌深面下降，一般在腘窝上方分为胫神经和腓总神经。在股后部发出肌支支配大腿后群肌。自坐骨结节与大转子之间的中点到股骨内、外髁之间中点的连线的上 2/3 段为坐骨神经的体表投影。坐骨神经痛时，常在此投影线上出现压痛。坐骨神经的变异主要有：①分支平面差异较大，有的分支平面很高，甚至在盆腔内就分为二支。②与梨状肌的关系多变，根据国人统计资料，坐骨神经以单干出梨状肌下孔者占 66.3%。而以单干穿梨状肌或以两根夹持梨状肌，一支出梨状肌下孔，另一支穿梨状肌等变异型者占 33.7%。

1）胫神经（tibial nerve）：由 L4 ~ S3 发出，为坐骨神经本干的直接延续。在腘窝内与腘血管伴行，在小腿经比目鱼肌深面伴胫后动脉下降，经内踝后方，在屈肌支持带深面分为足底内侧神经（medial plantar nerve）和足底外侧神经（lateral plantar nerve），二终支入足底。足底内侧神经经蹞展肌深面，至趾短屈肌内侧前行，分布于足底肌内侧群及足底内侧和内侧三个半趾跖面皮肤。足底外侧神经经蹞展肌及趾短屈肌深面，至足底外侧向前，分布于足底肌中间群和外侧群，以及足底外侧和外侧一个半趾跖面皮肤。同时，胫神经在腘窝及小腿发出肌支支配小腿肌后群。胫神经发出腓肠内侧皮神经，伴小隐静脉下行，在小腿下部与腓肠外侧皮神经（发自腓总神经）吻合成腓肠神经，经外踝后方弓形向前，分布于足背和小趾外侧缘的皮肤。胫神经损伤的主要运动障碍是足不能跖屈，内翻力弱，不能以足尖站立。由于小腿前外侧群肌过度牵拉，致使足呈背屈及外翻位，出现"钩状足"畸形。感觉障碍区主要在足底面。

2）腓总神经（common peroneal nerve）：由 L4 ~ S2 发出，自坐骨神经发出后沿股二头肌内侧走向外下，绕腓骨颈外侧向前，穿腓骨长肌分为腓浅和腓深神经。腓总神经的分布范围是小腿前、外侧群肌和小腿外侧、足背和趾背的皮肤。

腓浅神经（superficial peroneal nerve）：在腓骨长、短肌与趾伸肌之间下行，分出肌支支配腓骨长、短肌，在小腿下 1/3 处浅出为皮支，分布于小腿外侧，足背和第二至五趾背侧皮肤。

腓深神经（deep peroneal nerve）：与胫前动脉相伴而行，先在胫骨前肌和趾长伸肌间，后在胫骨前肌与蹞长伸肌之间下行至足背。分布于小腿肌前群、足背肌及第一、二趾背面的相对缘皮肤。

（二）神经缝合方法

每条神经纤维外面包裹一层薄纤细的结缔组织，称神经内膜。相同性质的神经纤维形成神经束，其外面包裹一层结缔组织，称为束膜。若干神经束聚合成组被较厚的结缔组织包裹形成一组，称为神经束膜组膜。周围神经最外面有较厚的疏松结缔组织为神经外膜。

周围神经横断后，传统的外科修复是行神经外膜缝合法。在日益向精巧细微发展的显微外科技术问世后，Smith，Millesi 和朱家恺等先后开展了神经束膜缝合法。此后，关于神经外膜缝合法与神经束膜缝合法孰优的比较出现了争论。为使周围神经缝合时，神经功能束能够得到准确可靠的对位，1986 年第一军医大学解剖教研室钟世镇等总结当时国内文献和学术会议有关的报道的三种意见，即①神经束膜缝合法优于外膜缝合法；②神经外膜缝合法优于束膜缝合法；③或者认为二者效果并无显著差异，但因束膜缝合操作较难，倾向于常用外膜缝合法。他们先后用醋酸滴浸分离法，自然分束分离法和乙酰胆碱酯酶法对四肢神经干进行过神经干内功能束的定性定位研究，内容包括下文 1 ~ 4。

神经血供来源于邻近的外部动脉干或分支，通过神经系膜分节段进入神经，先在神经外膜周围形成纵行的浅表血管，属小血管性质。然后分支入神经束间形成束间血管网，再从次血管分支穿过束膜并进入束内，供应神经纤维。这些血管网相互交通，因此手术时游离一段较长的神经干时，不至影响神经的血供。临床上曾有报告神经干游离 15cm 仍可成活的。但为安全起见游离长度以不超过 6 ~ 8cm 为宜。为了保护神经血供，减少神经损伤，以下内容 5 ~ 10 提供了一些临床及实验中神经损伤的处理方法。

1. 各种神经缝合方法及其特点

根据其研究结果，从解剖学的角度，对神经缝合方法的选择进行分析。总结各种神经缝合方法及其特点：

（1）神经外膜缝合法：利用神经外膜较厚的结缔组织层进行缝合，操作简易，不在神经干内分离，创伤反应小，瘢痕组织少。辨认神经干的外形和管径较大的外膜纵行血管，可以协助对位。对缺损不长的神经横断伤，对位准确性高；但对缺损较长，需行神经移植修复时，易错位对接；在神经干内结缔组织较多的部位，也易将神经束与结缔组织相对，影响再生神经轴索的通过。

（2）神经束膜缝合法：利用包绕神经束的一层菲薄而致密的束膜进行缝合，要求有精细的操作技术。若将功能性质相同的神经束对位缝接，可将再生神经轴索引至远端功能相同的神经终器，有利于功能恢复。在神经干内分离神经束时，对干内结果有所干扰，创伤反应大，瘢痕组织较多。同时，必须有鉴别神经束功能的解剖学知识配合，否则若将功能性质不同的神经束错误缝后，将招致全盘失败。

（3）神经束组缝合法：神经干内许多功能相同的神经束紧靠在一起，形成束组。束组周围有由外膜延伸而来的周围组织包被，较易分离。若按神经束组进行缝合，远较逐个神经束膜缝合简易，可减少分离创伤和缝线引起的异物反应。这种缝合法可保持神经束膜缝合法的主要优点，减少其缺点。事实上，目前临床上报道的"束膜缝合法"，多数实属于束组缝合法。

（4）神经外膜束膜缝合法（epiperineurial neurorrhaphy）：这种方法是结合神经束膜吻合和神经外膜吻合术两者特点的神经修复法。进行神经外束膜吻合术时，应注意保护神经外膜，神经清创时不应过分切除神经外膜。缝合前应将神经断端准确对位，防止旋转。为便于缝合，缝合前可用缝线或不锈钢针将神经断端做临时牵引固定。先从神经后方开始缝合，使用 9-0 或 10-0 无创缝线与神经断端的一侧开始，缝针依次通过神经外膜、较大的神经束束膜、另一端相对应的神经束膜、神经外膜，完成第一针缝合。然后由深及浅依次缝合。神经中间部分的神经束用 10-0 无创缝线进行束膜间断缝合，将相对应的神经束拉拢。靠神经前面的神经束同样采用神经束外膜的方法缝合。完成吻合后，于缝合口两侧 1cm 处放置不锈钢的 X 线定位标记。以备术后观察。术后用石膏将肢体固定于神经吻合口张力最低体位。

这种方法不分离神经束或束组，缝针同时贯穿外膜和束膜，既可保证部分神经束（组）的对位，又可避免对神经干内过多分离的不良反应。按临床上的习惯，多简分为神经外膜缝合法（包括外膜法和外膜束膜法）和神经束膜缝合法（包括束膜法和术组法）。

2. 神经干内部结构与缝合方式的关系

周围神经干内部结构复杂，神经束的功能组合变化很大，各部神经束与结缔组织比例也有差异。我们认为施行缝合时，应根据形态学结构特点进行选择。

（1）根据神经束的性质：按神经束的功能，可分为运动束、感觉束和混合束，用乙酰胆碱酯酶组化法可以明确区分。运动束或感觉束常是几个小束靠拢在一起，形成功能相同的束组。混合束在刚形成时，运动束与感觉束的神经纤维仅呈贴附关系，两种束的神经纤维仍然分界清晰；进一步混合后，运动束与感觉束神经纤维逐渐交错；最后完全混合。

1）混合束组聚集处宜用外膜缝合法：混合束组间的神经并不是平行走行，而是不断交错的，欲强行分离，可能会撕断交错纤维，即使将相邻的混合神经束加以分离，对神经束功能对接亦无帮助。因此，对混合束之间进行分离，再行束膜缝合，弊多利少。一些文献报道的动物实验性设计，存在混合束聚集处施行切断，然后作外膜缝合与束膜缝合法的比较，只能得出外膜缝合法优于束膜缝合法的结果。

2）运动束（组）与感觉束（组）已分开处，宜采用束膜或束组缝合法：在功能束已完全分开的部位，束（或束组）间的结缔组织较多，分离容易。借助解剖学的定性定位知识，可以准确对位缝合，有利于功能的恢复。

（2）依据神经干的部位：神经干的近端多为混合束，神经干的远端不同功能的束则完全分开。因此，一般地说，在神经干的近端多可采用外膜缝合法，远端宜采用束膜（束组）缝合法。

但神经干沿途均接纳皮支或肌支代表束的加入。新加入神经干的神经束或束组，常保持一段相当长的独立行程。肌支代表束（组）可单独分离的长度较小，皮支代表束（组）能单独分离的长度较大。因此，除对神经干内混合束行外膜缝合外，对新加入的功能束（组），还应区别对待，宜行束膜（束组）缝合法，否则神经束必然与远端的间质组织接触。新生的神经轴突难以再长入远侧断端的神经束内，受阻于间质，而盘旋形成压痛的神经瘤，以致功能不良。

（3）依据神经束与结缔组织的比例：周围神经的外膜结缔组织，不但包围在神经干的外部，也深入到神经干内神经束之间。在不同神经和不同平面，结缔组织所占神经干横断面的比例差异很大（一般在30%～70%）。在结缔组织含量少的部位，如接近神经根处，不易进行神经干内的分离，在断面上，神经束与神经束接触的机会又较大，选用外膜缝合法较佳。在结缔组织含量多的部位正相反，横断面上神经束与神经束接触机会少，而神经束与结缔组织接触的机会多。此等部位若行外膜缝合，再生轴索大量浪费在束间结缔组织内，而长入远端神经内膜管的机会小。若选用神经束膜缝合法较为有利。

3. 四肢神经缝合方法的解剖学建议

根据研究资料，可按照四肢神经干内神经束的排列和性质的形态特点，针对不同部位各神经干有针对性的选择相应的缝合方式。现分述如下：

（1）正中神经：在正中神经干内，运动纤维所占比例小（33%），感觉纤维所占比例大（67%）。一般外科修复后，往往感觉功能恢复较好，运动功能恢复较差。因此，首先应对运动束（组）的定位规律加以掌握，其他束的处理均可迎刃而解。

正中神经上臂段为混合神经，无自然分束，此部损伤，宜采用外膜缝合法。正中神经在肘部附近，在神经干的前端和后端，均有至前臂屈肌群的运动束组，但其自然分束的行程较短，如在此处损伤，缺损又较小，则可选用束组缝合法，否则仍用外膜缝合法。骨间前神经的损伤，应单独缝合。在腕管上方，神经干的外侧有鱼际肌支的运动束或束组，其自然分束长度约在1～2cm间，此处损伤，可选用束膜缝合法。其余感觉束可选用外膜缝合法。由于正中神经近腕管处结缔组织所占比例很大（约占70%），故在手术时，对其感觉束（组），也可多考虑采用束组缝合法。

（2）尺神经：尺神经干内运动纤维（40%）与感觉纤维（60%）的比例相差较小。尺神经上臂段无自然分束，应选用外膜缝合法。在前臂下部，尺神经浅支所代表的感觉束组位居浅部，深支代表的运动束组位居后部，两者的自然分束可达5～7cm，此段损伤，应选用束组缝合法。前臂中部，神经干内侧有分界明显的尺神经手背支感觉束组，其自然分束特别长，有时可达肘窝下部，可选用束组缝合法。前臂上部后端有一个支配尺侧腕屈肌的小运动束，可选用束膜缝合法。尺神经臂部全部为混合束，应选用外膜缝合法。

（3）桡神经：桡神经干内运动纤维（71%）多于感觉纤维（29%）。在臂下部及肘部，运动束组居后部，然后桡深神经，感觉束组居前部，然后成为桡浅神经。在神经干内深、浅神经的自然分束长度达5cm以上。在臂上部，神经干的内侧半有分界清晰的肱三头肌运动束和前臂后皮神经感觉束组，外侧半为混合束组。因此，桡神经臂上部和臂下部均应选用束组缝合法。在臂中部，运动和感觉两种纤维已贴附混合，运动为主的束组居内侧，感觉为主的束组居外侧。故在臂中部，桡神经可选用外膜缝合法，但应防止神经干的扭偏，才能取得良好的功能对位。

（4）肌皮神经及腋神经以运功纤维为主，一般可用外膜缝合。

（5）坐骨神经：在臀部的坐骨神经起始处至梨状肌下，坐骨神经干内分为胫神经与腓总神经两大束组，此部损伤可分胫、腓总神经单独缝合。腓浅神经主要为感觉束组，腓深神经主要为运动束组，故在邻近腘窝处宜选用单独缝合法。需要特别注意的是在腓骨颈以上至腘窝，支配肌肉为主的腓深神经先居后内侧，上行至腘窝则旋转180°，居于前外侧，在分束组缝合时要予以认清。在股中部，坐骨神经的各肌支各有短的独立行程，涉及有关的损伤，可单独缝合与该支有关的神经束或束组。在小腿，胫神经内分为跖内侧及跖外侧神经有关的束组，自内踝平面向上，其自然分束达20cm，可按束组进行缝合。

（6）股神经：主要为运动纤维。在腹股沟部，支配各肌的神经已经分开；至股中部，隐神经已单独分出。这些分支损伤，均采用单独缝合法。

4. 手术中鉴别感觉束组与运动束组的简要方法

在我们的临床实践中，应用外膜缝合，一般不需要鉴别感觉束与运动束，而是根据外膜血管及干内束组排列进行对合。主要需要鉴别的是腕上的尺神经深浅二支、正中神经的鱼际肌支、肘上桡神经的深浅二支及腓总神经的深浅两支。这些分支在神经干内，各形成以运动为主和以感觉为主的束组。这些束组应分别对位缝合而不能错误，若一旦错误对合，将完全丧失功能。对这些束组远侧断端鉴别较易，只要向远侧分离追踪，一般可清楚显示。关键是对近侧断端的鉴别，其要点是依靠该束组在主干中所处的位置，应在主干无旋转变位的情况下，找出该束组在干中的位置，然后进行分离。在局麻下手术时，用平流电分别刺激神经束组，有助于鉴别其感觉或运动功能。

5. 神经移植吻合术

（1）束间神经游离移植术（interfascicular nerve grafting）：1870年Philipeaux和Vulpian首先进行了神经移植术，并获得成功。1972年Mellesi报告采用束间神经游离移植治疗正中神经、尺神经缺损，取得良好效果。之后神经游离移植治疗神经缺损获得广泛公认，成为治疗周围神经损伤的主要方法。手术中实际切取的神经皮瓣长度应比实际测量的长度长10%~15%。可供移植用的神经有：腓肠神经，隐神经，股外侧皮神经，前臂外侧皮神经，前臂内侧皮神经，前臂后侧皮神经，桡神经浅支，尺神经背侧支，肋间神经等。可根据患者实际情况进行选择。一般临床上最常用的是腓肠神经。

（2）吻合血管的神经移植术（nerve grafting with vasculum）：随着移植长度的增加，疗效降低，引起了临床的重视。经研究人们认识到，随着移植神经长度的增加，游离神经的血供恢复减少，而由于血供不足，移植神经的第二个吻合口易发生瘢痕增生而影响神经再生；此外随着移植神经长度增加，神经束型变异增大，神经定向生长的可控性减少。为此人们设法改善移植神经的血供。1976年Taylor采用带桡动脉蒂的桡神经浅支移植修复前臂正中神经缺损22cm，获得感觉恢复的良好效果。此后Fachinell、Gitnetl分别于1981年和1984年进行带血管的腓肠神经及腓浅神经移植。我国钟世镇于同期首先报告了吻合血管的腓肠神经游离移植。1980年顾玉东设计了小隐静脉动脉化腓肠神经移植手术。具体移植方法是：将带血管的神经移植到受区，在手术显微镜下用9-0无创缝合线先缝接静脉与动脉，根据情况可行端端吻合或端侧吻合，用7-0~9-0无创缝合线行两个缝合口的神经缝合。如受区神经受阻，可加用传统的游离神经移植。可于缝合口部位涂抹透明质酸钠1~2ml防止术后粘连。

6. 其他神经吻合方法

使用缝线进行神经吻合技术，虽然取得了良好的效果，但其操作复杂，技术要求高，吻合部位存留较多缝线异物，并可能引起异物反应，增加吻合口部位的瘢痕。有时反复的针刺会造成神经损伤，外膜裂隙会造成神经纤维外溢、神经瘤形成等。为了探索更为简单有效的神经吻合方法，很多学者做了大量的实验研究。如：

（1）神经激光吻合法（laser suture）：系使用激光技术，将清创好的神经断端焊接在一起。一般使用低能量的激光，如能量为3.0W（输出能量为1.0W），脉冲时间为1.0s，光斑为0.5mm，长5mm的

CO_2 激光。神经断端清创后将两断端在无张力下靠拢，用激光进行神经外膜环状吻合。刘卫平等通过动物实验观察了激光吻合大鼠坐骨神经后神经再生及脊髓神经元变化情况。结果显示激光吻合组肌力恢复速度快且恢复程度明显好于常规缝合组，在反映脊髓反射弧恢复情况的热痛实验中激光吻合组也明显优于常规缝合组，术后 6 ~ 8 周激光吻合组神经纤维生长良好，无轴突外逸及神经瘤形成。激光吻合组神经再生纤维通过率、前角细胞数量、一级树突直径、长度、体积、总体积均明显高于缝合组。Fischer 等通过大鼠坐骨神经进行了激光吻合和常规缝合方法的比较，其将大鼠坐骨神经切断，一侧使用 10-0 尼龙线进行神经束膜缝合，对侧使用 CO_2 激光脉冲进行吻合。60 天后再次探查，记录通过吻合口的动作电位，并进行光镜和电镜检查。发现缝合组的手术不闭合率 100%，激光组的为 87%。缝合组和激光组通过神经吻合口记录到动作电位这分别为 78% 和 85%。形态学观察发现，吻合口部位瘢痕组织和挛缩情况，缝合组明显重于激光组。

综上，CO_2 激光在周围神经外科中是很有价值的一种技术。Menovsky 等进行了激光吻合神经的动物实验和临床应用，认为激光吻合神经具有较少神经瘤和瘢痕形成，缩短手术时间等优点。还指出激光吻合的主要不足是吻合口术后初期强度不足。可通过使用蛋白等增强吻合口的焊接强度。学者推测激光吻合神经效果好于传统缝合法的原因可能与以下因素有关：①激光吻合神经不损伤深部的神经纤维，对神经牵拉较轻；②激光吻合后封闭了神经外膜，从而保持了神经元内环境的稳定，减少了轴突内营养物质和因子的流失和周围环境对神经元的影响；③激光的热作用和生物效应作用于神经元，促进了神经的新陈代谢；④激光吻合神经，避免了缝线引起的异物反应，减少了局部神经瘤形成的机会。

（2）黏合法（fibrin suture）：黏合法是利用纤维蛋白原类的生物黏合剂将清创好的神经断端对位后黏合到一起的方法，其更适用于小的神经束的缝接。1940 年 Young 和 Mddawar's 在小鸡的血浆中加入溶解的纤维蛋白原使其浓度增加 10 倍，用于黏合神经。目前使用的制剂为纤维蛋白原灭菌粉末，每安瓿 250 单位。使用前先将灭菌蒸馏水加入到纤维蛋白原安瓿内，至安瓿 10ml 刻度处，以使纤维蛋白原粉末溶解，溶解时不要摇动，只能采用轻轻旋转方法使其渐渐溶解，一般 10min 左右大部分粉末即可溶解，但完全溶解约需要 1h 左右。粉末溶解后呈浑浊液体。该液体在普通冰箱内可保存数周。使用时先于 3 ~ 4 支灭菌试管内放入 2 滴凝血酶溶液，再用 2ml 灭菌生理盐水将凝血酶溶解，之后用灭菌吸管吸入纤维蛋白原溶液约 1ml（20 滴）注入事先放有凝血酶的试管里。用吸管反复吸入、挤出溶液数次，以使纤维蛋白原和凝血酶溶液充分混合。该溶液于普通冰箱内仅能保存 1 周。将清创后的神经断端准确对合后，用上述混合好的黏合液滴于吻合口处，保持神经断端对合位置直至黏合液凝结。可重复上述操作直至全部神经束黏合完毕。黏合时应注意，黏合液不可滴的太多，否则黏合液可形成"肉冻"，将神经包裹于其中，影响移植瓣的血供重建。这些技术目前尚未普遍应用于临床。

7. 神经埋藏术

当神经损伤位于神经与效应器结合部时，使用常规方法无法修复神经损伤，此时可使用神经埋藏术，将神经埋藏于相关的肌肉或皮内，使其重建神经对效应器的作用，恢复神经功能。

（1）神经肌肉内埋藏术：神经埋藏后肌肉恢复神经支配的原理是由于再生神经恢复了对原神经肌肉接点的支配还是再生神经发芽，长出新的受体呢？研究表明，当神经断裂后，神经轴突中断而引起一系列神经变性现象。神经损伤后 8 ~ 10h 内神经肌肉接头仍存在传递作用，到 20h 后则传递作用消失。传递消失的时间长短与远端神经残留长度有关，神经残端每延长 1cm，则传递消失时间延长 45min。传递功能消失后，接点的组织结构发生明显变化。由于神经肌支或神经肌肉结合点损伤时，断裂处离终板很近，故神经肌肉结合处的结构很快发生明显变化。观察发现，乙酰胆碱受体绝大部分集中于神经肌肉接头处。当肌肉失去神经支配后，则在终板区以外增殖大量接点外乙酰胆碱受体。去神经后每一级纤维的乙酰胆碱受体分子增加 5 ~ 50 倍，大部分新的受体分布在接点以外区域，大大提高了肌肉纤维对乙酰胆碱的敏感性。

神经损伤后有两种发芽形式，即结节发芽和末梢发芽。研究发现，将损伤神经埋入去神经支配的肌肉后主要表现为神经末梢发芽，形成终板连接。若将两条神经分别植入肌肉两端，有 10% 的肌纤维出现双重神经支配，在一条神经上出现两个终板。发现神经埋入肌肉后是与原有终板结合还是形成新的终板，与神经埋入肌肉的部位有关。埋入肌肉原终板者，则有可能与原终板结合，而埋入非终板区时，则将形成新的终板。

（2）神经皮下植入术：手外科奠基人 S.Bunnell 医师说："没有感觉，一个人很难拾起小的物体，而且常将捏持的东西脱落，所谓手的眼睛失明"。周围神经损伤后，造成其支配的运动功能障碍及所分布区的感觉功能丧失。因此在进行周围神经修复时，不仅要重视运动功能的修复，也应对感觉功能的恢复予以足够的重视。神经皮下植入术就是用来解决那些通过常规方法不能修复的感觉神经功能障碍的一种方法。神经修复后功能恢复快慢难易与神经纤维直径粗细有关，细纤维轴浆充满快，功能恢复快，粗纤维轴浆充满慢，功能恢复慢。功能恢复还与小体神经纤维支配数有关。环层小体由单一神经纤维支配，恢复慢。触觉小体由多条纤维支配，恢复较快。Merkel 细胞 - 轴突复合体，一个纤维支配数个 Merkel 细胞，恢复最难。因此临床上感觉功能恢复次序为痛觉最早，其次是 30 次 / 秒（counts per second, cps）振动觉，动态触觉，静态触觉及 256cps 振动觉。神经损伤后 3 ~ 6 个月感觉功能恢复最好，6 ~ 12 个月可成功，13 ~ 18 个月可部分成功，18 个月以上少数成功。

8. 神经端侧吻合术

周围神经端侧缝合的历史始于 20 世纪初，1903 年，Balance 等报道将面神经的远端缝合至副神经侧方治疗面瘫。Harris 于同年也报道了在治疗臂丛损伤时将臂丛上干受损神经的远端植入 C7 神经根的侧方。但由于功能恢复不理想，该方法曾一度被放弃。1992 年以来，国内外学者相继对神经端侧缝合进行了大量的实验研究，同时也有部分临床应用的报道。表明神经可以通过端侧缝合而再生。上海医科大学手外科董震等为了比较不同的端侧缝合方法治疗周围神经损伤后神经再生的优劣，通过将 SD 大鼠 90 只随机分成 5 组。前 4 组右侧腓总神经作端侧缝合，左侧切除长 1.5cm 的腓总神经作为对照。A 组：右侧远端与近端行侧端吻合，外膜不开窗。B 组：方法同 A 组，但束、外膜开窗。C 组：右侧近端与远端行端侧吻合，外膜不开窗。D 组：方法同 C 组，但束、外膜开窗。E 组：右侧以 45° 角、左侧以 90° 角作侧端吻合。结果表明周围神经可通过端侧吻合而再生，以束、外膜开窗及 45° 角的缝合方法为佳。

必须强调，尽管神经确能通过端侧缝合的方法重获再生，但其与神经直接缝合相比，尚有很大差距，因此临床使用时必须谨慎。在有条件进行神经直接缝合的时候，应首选神经直接缝合，只有在无法进行神经直接缝合时方选择神经端侧缝合法进行神经功能修复。在进行神经端侧缝合时，必须选择与修复神经性质相似的神经作为供体神经，否则修复结果是不满意的。

9. "细胞外科"技术在周围神经损伤中的应用

据报道，显微外科技术修复神经存在着以下三方面的局限性：①神经物理性撕脱发生于细胞水平，即使纤维缝接满意，也难以达到轴突轴向对位的水平；②显微缝接后神经对合端轴突受压明显；③显微外科手术存在着化学性损害。

为减轻这些损伤，1991 年 Medinaceli 提出了一种新的缝合技术，即"细胞外科"技术。该技术包括：①修剪前通过冷冻方法，使神经断端硬化，减轻修剪时的物理损伤；②应用振动刀片技术修剪神经断端，保持神经断端的光滑平面，减轻对神经的损伤；③冷冻前用特制液浸泡断端减轻冷冻和融化的损伤；④距吻合口一定的距离包埋橡胶带，缝合神经外膜，利用橡胶带回缩，将神经轻轻拉紧对合。

手术方法：首先将神经断端浸入细胞外科神经保护液中 10min，用液氮装置冷冻，勿超过 15s，冷冻后切割，在未融化前对位，并尽可能在神经外膜未回缩前将凝液滴于神经断端使其凝结、黏合。黏合稳定后用 11-0 无创尼龙缝合线缝合两针固定。使用该技术治疗 10 例上肢神经损伤，其中短期随访，10 例中有 9 例效果满意。张长青等对 Medinaceli 所采用的经验进行了改进，解决了神经黏合前外膜回缩的问题。

"细胞外科"保护液的配置。主要成分 KH_2PO_4 120mmol/L，NaC 110mmol/L，$NaHCO_3$ 5mmol/L，氯丙嗪 1mmol/L，聚乙烯醇 15% W/V，pH 6.8，其中氯丙嗪为钙离子阻滞剂，聚乙烯醇为外膜稳定剂。

10. 神经延长法

1905 年 Codibilli 首先进行了肢体延长术，证实了周围神经是可以延长的。1989 年 Milner、1991 年 Wood 及 1992 年姜保国等先后使用组织扩张器进行体内周围神经延长的实验研究，证明在一定长度范围内周围神经延长法可以代替神经移植来修复神经缺损。

（1）神经延长的生物力学和组织学基础：外周神经的黏弹性使周围神经具有独特的力学特点。研究表明，周围神经在张力作用下可以成比例地延长到某一弹性极限。此前神经表现为弹性组织，张力取出后神经可恢复原状。此阶段应力-应变曲线较为平缓，很小的应力就能造成很大的应变。但超过次极限神经呈半黏弹性表现，此时张力和应力不再成比例，应变即使很小，应力却急剧增加，神经对牵拉应力十分敏感，轻微的张力即可造成或加重神经损伤。外周神经的这种力学特点表现在组织学上有两种结构。一是在神经外面和外周组织之间有神经旁组织填充，另一个是神经束间存在有疏松结缔组织，神经外膜为纤维结缔组织，内层致密，外层稀疏，其中有胶原纤维和弹性纤维，其使神经具有牵张的储备能力，此外位于神经束间呈弯曲盘旋状排列的神经内网状血管结构也保证了当神经被拉长时，不会发生即时供血障碍。

（2）神经延长的极限：实验研究表明，神经延长到一定程度时就会发生明显的病理生理和组织学变化。一般认为神经一次性延长 10% 以下，神经的电生理变化、神经内血流变化及延长后组织病理学变化均不明显。因此认为 10% 以下的一次性延长是安全可行的。姜保国采用自行设计的神经扩张器，以平均每天 1mm 的速度对家兔正中神经进行延长，延长率达 18.4% 时，运动神经传到速度为正常的 67.8%，有髓神经纤维数为正常的 82.9%，用延长法和移植法修复家兔正中神经 10mm 缺损（延长 19.1%），4 个月后比较两者的神经传导速度、活动电位振幅、指浅屈肌收缩力及再生神经纤维数，无显著差异，实验表明用缓慢延长法延长神经可修复损伤的延长率约为 20% 以内。

11. 超声在判断外周神经缝合后再生状况中的应用

神经缝合后再生神经情况的检测主要通过以下方法：沿神经缝合口远端进行 Tinel 征测定，EMG 测定再生神经支配区肌肉的电生理表现，临床检查神经所支配肌肉的功能，这均需在神经再生至效应器（肌肉）后，才能做出相应判断，故此 3 种方式均无法早期判断神经再生的质量，延误了神经再生的"黄金时期"（一般在损伤后 3 个月）。肌电图作为最主要的神经功能辅助检测手段还有其他的局限性：它是一种功能检测手段，不能显示神经再生不良是吻合口神经再生障碍还是吻合口外的神经卡压所致，所以有时不能确定再次修复的部位；皮肤软组织缺损、表明瘢痕形成，机体的容积传导，神经异常支配，人为操作或判断失误也会对神经再生的状况产生误判。高频超声应用于外周神经检查的可行性已有报道，这使超声有可能对吻合口神经束的再生状况进行判断。

2008年复旦大学附属华山医院陈为民等为了探讨高频超声（ultrasonography, US）在判断缝合后外周神经再生状况中的作用。以术中肌电图体感诱发电位（somatosensory evoked potential, SEP）作为判断吻合后神经通过是否建立为金标准，通过对43例功能恢复不良患者的66条缝合神经进行术前超声检查，观察神经连续性，记录缝合口声像图特征，判断缝合后神经束通过吻合口的状况，与术中肌电图比较，计算超声诊断准确率。结果超声漏检1处吻合口，误判6处吻合口，诊断准确率90%。从而得出结论，即超声可根据声像图对一些类型的吻合口早于肌电图做出诊断，发现导致缝合后神经功能仍然障碍的原因；对外周神经吻合后再生状况做出较准确的判断，为进行二次手术提供有效的帮助。

缝合后神经功能恢复不良患者的声像图表现归纳为6型，I型：神经连续性中断，断端回声减低、膨大，形成神经瘤，超声提示神经断裂，神经通过未建立；II型：神经连续性中断，断端之间为低回声瘢痕组织，两断端可见神经束状结构，超声提示瘢痕愈合，神经通路未建立；III型：神经连续性中断，远端与之相延续的结构为低回声肌束或表现为致密增强平行回声带的肌腱，近端神经束粗大，超声提示缝合错误，神经通路未建立；IV型：神经连续性存在，吻合处形成缩窄，神经束结构较正常纤细，直径均一，回声减低，超声提示神经通路未建立；V型：神经连续性存在，吻合口明显膨大，吻合口内神经束对位较差，近端神经束粗大，超声提示神经通路可能未建立或可能建立；VI型：神经连续性存在，吻合口膨大，神经束由吻合口近端向远端延伸，两端神经束直径较均匀，超声提示神经通路建立。

超声与术中肌电图的比较：以术中肌电图的体感诱发电位（SEP）作为判断吻合口有无神经通路建立的金标准，SEP（+）说明吻合口神经通路建立，SEP（-）说明神经通路不存在。所有缝合口声像图类型与术中肌电图的对应情况及超声符合率见表2-14-2。

表 2-14-2 超声显示的各型缝合口对应的术中肌电图及超声诊断符合率

超声类型	SEP（-）	SEP（+）	总计	超声误诊或漏诊	超声准确率（%）
I 型	4	0	4	0	100
II 型	2	0	2	0	100
III 型	2	0	2	0	100
IV 型	2	0	2	0	100
V 型	5	2	7	4	57
VI 型	2	52	54	3	96

影响超声检查准确性的因素：V型超声图像的误判来源于吻合口周边及内部瘢痕组织的再生影响声束的投射，导致成像分辨率下降。VI型中误判的2例，漏检1例均来自桡神经。桡神经走行曲折，探头长轴上不易处于一个水平，桡神经近腋段位置较深且神经较细，加之先前的创伤和手术遗留下的瘢痕组织均会影响检查结果。此外，早期诊断经验的缺乏也是导致误判的一个因素。

总之，超声检查可根据声像图对一些类型的吻合口早于肌电图做出诊断，发现导致再生神经功能仍然障碍的原因，对外周神经吻合后再生状况做出较准确的判断，为进行二次手术提供有效的帮助。

（三）坐骨神经

在下肢骨与软组织肿瘤中坐骨神经和股神经的切除对肢体的功能影响最大，也最受临床医生关注。

坐骨神经为全身最大的神经，在不同部位切除，临床的功能丧失会有所不同。在臀部切除后，因为腘绳肌肌支、胫神经及腓总神经均受累，因而出现腘绳肌、小腿前肌群、外侧肌群、后肌群和足的肌肉全部瘫痪，致使小腿屈曲障碍，足与足趾运动功能完全丧失、足下垂。因股四头肌正常，膝关节保持伸直状态，躯干重心可获得支持，故尚能行走。感觉障碍表现为小腿外侧及足部感觉丧失，足底负重区因无感觉常易导致损伤和溃疡，引起角质和胼胝的产生且易发生感染。在股部切除后，因为腘绳肌的肌支很高即从坐骨神经分出，因而腘绳肌通常不受累，膝关节的伸屈功能不受影响。

目前截肢手术的指征之一是肿瘤在多点累及重要的血管神经束，即所谓的"three kings"累及（血管、神经、骨骼）。而软组织肉瘤坐骨神经切除保肢手术首先在1984年报告，其理论依据是：无感觉的足和踝在佩戴支具后的功能优于髋关节离断。目前在许多医疗中心，即使肿瘤累及坐骨神经需要切除，也不采取截肢术。事实上，单纯牺牲坐骨神经是可以接受和代偿的，而需要同时切除主要的肌肉群、骨和神经血管束，保肢手术后可能出现所谓的"insensate foreleg"，出现这种严重功能障碍后截肢再安装假肢可能是更好的选择。

据作者所知，现无坐骨神经切除后功能评价的报道。目前有很多的保肢手术后功能评价系统。Davis等评价97例下肢软组织肉瘤的功能结果，采用SF36、TESS、MSTSS87和MSTSS93，作者发现TESS有更好的测量特性及可靠性，是检测这些患者有效的测量方法。

1. 切除不重建

当大腿肿瘤累及坐骨神经时，治疗会遇到问题。广泛性切除保肢手术在技术上是可行的，但尚不清楚保留的肢体是否感觉缺失或部分瘫痪，而影响保肢手术的价值。目前报道软组织肿瘤切除后的功能评价并不多。

在骨盆和大腿的部位，与肿瘤整块切除坐骨神经其曾被认为是截肢手术的指征，现很少应用，理由是坐骨神经切除后会导致腿与足部不可接受的感觉和运动功能丧失，以及压力性溃疡而导致继发性截肢。但一些学者则认为，坐骨神经切除保肢手术的肢体功能优于截肢者，术后并发症并不一定导致截肢，建议进行坐骨神经切除的保肢手术。

在1984年和1991年，有研究人员首先报道了软组织肉瘤坐骨神经切除保肢手术，提出无感觉的足和踝佩戴支具的功能优于髋关节离断，但这种假设曾受到质疑。但其后的多个研究结果显示该手术所获得的结果优于所想象的，Nambisan报道1例神经肉瘤在保肢手术中切除了坐骨神经，功能只有轻度损害。O'Connor认为股四头肌完好者在坐骨神经切除后采用踝－足支具，可以弥补神经功能的丧失，能够获得较好的功能，功能优于髋关节离断术。此后，坐骨神经累及后的肉瘤治疗观念开始出现变化。目前在许多医疗中心，即使肿瘤累及坐骨神经需要切除，也不采取截肢手术。

Bickels报道15例坐骨神经周围的恶性肿瘤进行坐骨神经切除的保肢手术，在某次随访时，14例可以行走，7例行走时需要辅助用具（拐杖或手杖），1例需要轮椅，功能评价良11例，可3例，差1例。术后功能与坐骨神经切除平面相关，与坐骨神经切除平面相关的评价见表2-14-3。在骨盆水平切除坐骨神经的4例患者中，良2例，可1例，差1例；在臀部水平切除坐骨神经的1例功能评价为可；在大腿水平的10例患者中，良9例，可1例。本组的15例中，坐骨神经切除保肢手术后功能良好，但本研究的例数较少，变化较大，坐骨神经各亚组中未能发现明显的差异。但在低位切除坐骨神经的功能似乎优于高位者，这可能是由于在低位切除时，半腱肌、半膜肌和股二头肌的神经支配得以保留。虽然所有的患者均有单侧足感觉丧失，无一出现幻肢痛、灼痛及应力性溃疡，无患者需要二次截肢。这类患者通常被认为需行截肢，他认为由于短期功能较好，因此坐骨神经需要与肿瘤整块切除者并不是截肢手术的指征。

Brooks总结1982—2000年MSKCC治疗的1505例下肢软组织肉瘤，其中18例（1.2%）进行了坐骨神经、胫神经或腓总神经切除。9例为原发性肿瘤，9例为复发性肿瘤。最终的病理证实：9例神经受到侵犯，9例神经未包绕而无侵犯。2年无瘤生存率为48%，2年总的生存率为77%。11例完成部分或全部的术后评估，无患者出现失神经区域的皮肤破溃，只有1例需要手杖，6例切除坐骨神经者均需要佩戴踝支具。11 例患者中采用多伦多保肢评分（toronto extremity salvage score, TESS）评分，6 例坐骨神经切除功能评分 5 ~ 10 分，3 例腓总神经切除功能评分 5 ~ 10 分，2 例胫神经切除功能评分 8 ~ 10 分，生活质量由 9.5 下降到 8.5。总之，功能和生活质量还是满意的。

表 2-14-3　15 例坐骨神经切除的患者功能结果

坐骨神经切除平面	功能结果		
	良	可	差
骨盆	2	1	1
臀部	-	1	-
大腿	9	1	-
总共	11	3	1

在最近多中心坐骨神经切除的回顾性研究中，Fuchs 采用 TESS 评价临床效果，在研究中仅纳入坐骨神经两支均受累的 20 例大腿肿瘤，10 例总分在 74% 以上，表明术后的功能具有较高水平，有 1 例反复出现足部溃疡，术后 6 年截肢。因此作者提出，虽然功能水平较高，但在术前应告知患者保肢后所造成功能丧失。目前尚无应用化疗和放疗时重建的大神经再生能力的基础研究，Robinson 报道超过 60Gy 的放疗可以显著降低肌力、ROM（range of motion）、纤维化增加，最终影响临床效果。因此，推断辅助治疗可以明显影响神经再生。此外，神经重建延长手术时间，由于结果难于肯定，Fuchs 认为坐骨神经切除后不必重建。

Fuchs 等人评价大腿软组织肉瘤保肢手术后的功能效果。1987—1998 年，20 例在大腿切除了坐骨神经（包括胫神经和腓总神经）。所有患者满足以下标准：①肿瘤位于大腿，未有扩展到坐骨切迹；②坐骨神经被肿瘤完全累及；③病理呈侵袭性；④坐骨神经中的胫神经和腓总神经均切除；⑤患者愿意保肢而拒绝截肢。肿瘤学所见：在平均 35 个月随访中，14 例存活，7 例无瘤生存，7 例带瘤生存。在 6 例死亡者中，5 例死于肿瘤。2 例局部复发，1 例为硬纤维瘤，其在外院曾经进行了两次手术，肿瘤完全包绕了坐骨神经。另外复发的 1 例也曾经进行了两次手术。功能评价：2 例行走不需要辅助用具；2 例仅使用支具；4 例使用一个手杖；2 例使用两个手杖或拐杖。10 例中，4 例完全无痛，不需要止痛药物，3 例偶尔应用药物，3 例长期用药，每天一次或两次。影响活动的最常见因素为：僵硬（4 例），无力（3 例），感觉缺失（3 例）。10 例的平均 TESS 评分为 74%（46% ~ 99%）。3 例中认为有 4 个项目不可能进行，1/3 以上的患者对日常活动无任何影响。在 280 项的评估项目中，72% 下肢功能没有或仅有轻度损害，16%（45/280）手术后下肢功能有轻度损害。而 11%（30/280）完成动作非常困难。正如所预料的一样，最困难的是上、下斜坡、参加体育活动、从事重的家务劳动和从跪位站起。并发症：1 例发生足部溃疡，术后 6 年截肢。2 例发生感染，其中 1 例清创后治愈，1 例应用抗生素治疗。由于切除范围大，4 例需要局部肌肉瓣转移。

骨盆、臀部、大腿恶性肿瘤手术中，整块切除坐骨神经将导致严重的感觉和运动丧失。所以，应尽可能地保留坐骨神经。神经鞘在初期可以作为肿瘤扩展的屏障，但局部侵袭性肿瘤长时间未能确诊并进行有效治疗可以侵犯神经鞘并传入神经中。虽然物理检查和影像学能够评估神经受累的程度，最终的决定应在术中完成，如果肿瘤能够从神经鞘分离，即使可能造成阳性边缘，神经也应尽量保留，术后患者给予辅助放疗。只有在神经大部分被肿瘤侵犯，难以找出分离界面时，才选择神经切除。

神经切除后仍具有一定功能，坐骨神经切除本身不是截肢手术的绝对指征。我们对神经包绕在肿瘤内者，不尝试神经外膜剥离。但神经切除者的功能远不如神经外膜剥离者，表明神经如不被包绕肿瘤中，采用神经外膜保留对患者功能有益。

坐骨神经切除将造成足部的畸形和功能丧失，股神经分支隐神经可以保留一些本体感觉。这种非固定的马蹄内翻足，没有能力利用踝伸肌产生推力。对于这些患者，足靴或高筒橡皮底帆布鞋会有帮助。腓总神经切除者会造成足下垂，动力支具有利于在行走中将足恢复到中立位。有一些患者喜欢固定支具恢复美学形态。在踝伸肌起点以下切除胫神经，可能只需弓形支撑（arch support）而不需要支具。在这些失神经者，会出现推力不良的跟骨步态（calcaneal gait），偶尔这些患者需要固定的踝支具，甚至踝关节融合。所有患者均进行康复训练，小心钉子，鞋内放减缓冲击的垫，告知经常检查失去感觉的区域，防止皮肤破溃。

我们的研究显示，主要神经切除的保肢手术不伴有明显的功能障碍增加或疼痛。我们认为，单一神经受累不是截肢手术的指征，如需要，神经切除是一种可以接受的方法。这些患者术前必须告知所带来的神经功能和本体感觉的丧失，以及恰当的预防措施以恢复日常功能。最近的一篇文献报道，比较了下肢保肢手术与截肢的功能效果。在截肢的患者中，功能障碍增加，有很高的致残率。即使在肿瘤学角度讲保肢也是正确的，技术是可行的，但手术的预期结果仍需与患者进行讨论。

2. 剥离

在软组织肿瘤手术中，为达到广泛的边缘切除，需要切除肿瘤周围包围完整的连续的正常组织套，以减少肿瘤复发的风险。但当肿瘤与重要功能的解剖结构相连时，如坐骨神经，达到手术阴性切除边缘时可能会遇到一些困难，多数观点认为肿瘤手术时切除坐骨神经并不妨碍保肢的进行。

虽然动脉重建的效果较为满意，但是坐骨神经重建后恢复到正常功能的概率很低，保留坐骨神经在保肢手术中仍然是相当重要的目标。国内张锐对肢体恶性肿瘤同时伴有神经损害症状截肢的 12 例标本进行组织学检查，大体所见：7 例神经干受肿瘤的挤压，推移移位，局部变细。神经外膜组织水肿，血管充血。肿瘤与神经干有薄层结缔组织相间隔或有显微组织粘连。3 例神经一个侧面受肿瘤侵及，不能行肿瘤与神经干分离。2 例肿瘤完全包裹神经干。组织学检查显示：7 例神经外膜完好，无肿瘤细胞侵入，轴突形态正常、分布均匀。3 例见肿瘤细胞侵及神经外膜，轴突增粗，部分轴突溶解和髓鞘溶解。2 例神经外膜结构消失肿瘤细胞侵入神经干内，神经束完全"淹没"在肿瘤组织内。Clarkson 在过去 19 年中，对于与肿瘤表面紧密相连的坐骨神经，采用神经外膜剥离技术来保留坐骨神经。收集 94 例臀部、大腿内侧或后侧间室的巨大肿瘤（＞6cm）。在 94 例中，44 例不需要坐骨神经外膜剥离（A 组）；43 例需要神经外膜剥离（B 组）；7 例需与肿瘤一并切除坐骨神经（C 组）。在 A 组的 44 例中，无局部复发，全身转移 17 例；B 组的 43 例中，3 例复发（7.0%），18 例转移；两组在局部复发和转移上无统计学差异。两组病理组织学上阳性边缘相似（7/44 例 vs. 8/43 例）。3 例局部复发者回顾边缘的病例，均为阴性边缘。两组的功能结果也无明显的差异。神经外膜剥离者的功能优于神经切除者（81.4% vs. 47%）。

在沿重要神经血管结构进行有计划的切除时，所造成的显微组织学阳性边缘，如果在综合治疗中采用相应的辅助治疗，则并不增加肿瘤的局部复发。以上观点已被 Clarkson 等人证实，其研究结果证明：与放疗联合应用，采用神经剥离不增加局部复发，坐骨神经剥离与无坐骨神经处理者功能效果相似，优于坐骨神经切除者。但当肿瘤瘤体完全包绕坐骨神经时，还需进行神经切除。

3. 切除移植

传统的观点认为，在肿瘤患者中，肢体的神经受累是截肢的指征。由于截肢之后通常需要昂贵的假肢，患者也不舒服，对患者的心理造成负面影响，并不能改善生存率，因此学者们提出是否还有更有效的方法改善上述情况。神经自体移植是神经重建的金标准。近年的研究采用支架材料的方法桥接神经。1988年有报道采用异体神经重建坐骨神经产生了较好的效果。Melendez 报道了在肿瘤中坐骨神经切除后采用自体神经重建的效果。在 619 例下肢肉瘤切除的患者中，有 5 例切除肿瘤同时切除了一段受累的坐骨神经，并采用自体神经移植进行重建。5 例肿瘤均在大腿后侧，采用自体同侧腓总神经移植，其中 2 例还同时应用了腓肠神经。神经缺损长度平均为（13±3.2）cm（移植物平均长度的为 11 ~ 19cm），对 1 ~ 4 股神经纤维进行移植。5 例坐骨神经重建的患者中，4 例表现有术后部分远端感觉恢复，1 例患者恢复了 1/5 足内翻和屈趾运动。所有存活患者自述应用踝关节辅助用具可以达到正常的行走功能。

虽然本组的患者数量有限，难以确定全面的结论，但仍可得出一些基本原则。首先，肿瘤需行广泛性切除，不能过分强调冰冻切片精确性，延迟重建功能预后较差；其次，重视骨骼的重建；再次，肌肉、神经和软组织缺损需要认真评估和重建，必须进行软组织覆盖，可以减少术后伤口的并发症。

下述标准传统上对于保肢是相对禁忌证，但这些相互结合可能是截肢手术的适应证：

①重要神经血管受累；

②病理性骨折；

③活检部位污染或活检技术不良导致肿瘤局部播散；

④感染；

⑤广发肌肉受累，难以进行功能重建。

对于坐骨神经受累者，如何对其评价，又如何进行保肢手术？首先，对于感觉和运动功能在术前和术后需进行定量评估。测量震动、静止、两点运动、痛觉、温觉和保护性感觉。X 线片、CT、MRI、肌肉电刺激和神经传导检查均有帮助。这有时较为困难，特别是肿瘤较大时更是如此。在下肢的目的是重建趾侧的感觉，这可以防止出现溃疡或损伤，避免继发性的感染和截肢。

其次，显微修复应采用 9-0/10nylon 线缝合。神经端进行对接，不应结扎过紧。一般需要 2 ~ 4 针缝合。一定注意不必要大范围缝合材料修复，防止过多的瘢痕形成。

再次，神经修复不应有张力，纵向滑移决定于神经的部位。有很多神经可以作为移植的供体。如果肿瘤缺损小，可选择上臂的感觉皮神经（前臂外侧和前臂内侧皮神经的前支）。但供体区的感觉将会缺失。使用前应评价供体神经确定其为正常神经。腓肠神经是本组中最常使用的移植材料。在肿瘤显露的同时，重建医生即可以对神经取材。另外，我们也取患肢的腓总神经。本组的 5 例中，5 例取了腓总神经，其中的 2 例还取了腓肠神经。这些患者移植神经的目的是重建趾侧保护性感觉，腓总神经作为不常用的自体移植材料，为重建提供了一种途径。如果需要神经移植或缝合，不鼓励采用肢体的姿势改变减小修复的方法。肢体应在中立位，保持神经无张力。为了修复神经改变中立位，一旦患者清醒后活动可能影响修复部位的张力。

然后，原神经的修复优于神经移植。神经修复最佳时机是在肿瘤切除后，延迟修复可能会伴有组织瘢痕增加和放疗后的纤维化。

最后，运动和感觉的再培养有利于增加神经移植的效果。康复训练对功能恢复很重要，应在术前即开始进行。

根据目前的技术水平，采用物理和影像学检查应当能够评价神经受累的情况。如果怀疑有神经受累，应准备术中的电刺激。肿瘤医生评价肿瘤，术中评价神经受累确定神经功能障碍是邻近的神经受压，还是神经的直接侵犯。肿瘤侵犯的神经远近段均需游离。采用放大镜或显微镜辅助，神经纤维束更易显露和分离。

　　另外，Melendez 还对臀部肿瘤累及坐骨神经切除 1cm 进行了直接神经缝合，随访时患者自述有感觉恢复。初期的感觉恢复沿足弓和足趾背侧。术后 33 个月，这例患者恢复了足跖屈功能。患者自述运动功能恢复后感觉功能恢复迅速。在末次随访时，患者已经术后 42 个月，在最近的 10 个月中，感觉和运动恢复很快。客观评价显示整个足背有保护性感觉，跖面局部感觉性恢复。运动功能测试显示：跖屈恢复 3/5。患者接受电刺激康复治疗。患者佩戴踝关节辅助支具可以正常行走，在不熟悉或不平坦的地方用手杖辅助。总的来看原神经缝合修复优于神经移植。

　　Fuchs 等人的研究中，无一例进行坐骨神经重建。据作者所知，尚无应用化疗和放疗时重建的大神经再生能力的研究。Robinson 报道超过 60Gy 的放疗可以显著降低肌力、活动度（ROM）、纤维化增加，最终影响临床效果。因此，推断辅助治疗可以明显影响神经再生。此外，神经重建延长手术时间，由于结果难以肯定，作者认为坐骨神经切除后不必重建。

4. 动力性重建

　　神经损伤、吻合及移植后要多久才能认为是不可恢复而改用肌代法，过去认为 1 年，但有学者曾遇到 2 例患者神经吻合术后 14 个月才恢复功能。故定义为一年半以上为界限，尚需肌电图协助诊断。

　　坐骨神经切除造成神经功能的永久性障碍。此时，为了恢复肢体的功能，必须进行功能重建。其目的在于重新恢复肢体功能、重新恢复失神经支配区的皮肤感觉功能。方法包括：①肌肉手术，如肌肉转位手术、带神经血管的肌肉移植手术等；②骨关节手术，如关节融合术等；③皮肤转移手术，如带蒂血管的皮岛转移术。神经损伤所致的畸形，根据神经损伤的范围不同，分为动力性和静力性两种。动力性畸形一般需要通过肌力重新分配手术，即肌腱转位手术来治疗，而静力性畸形通常须行关节融合手术处理。因此治疗前必须确定患者畸形的类型。对动力性畸形来说，单纯的肌腱转位手术常常可以达到既稳定关节，又恢复关节活动的目的。而关节融合术治疗动力性畸形常常导致畸形复发。对静力性畸形而言，单纯肌腱转位手术常常是不够的，必须进行关节融合术。

　　坐骨神经如果在股骨部损伤胫神经及腓总神经支配的小腿及足部肌肉瘫痪，踝关节失去肌力控制不稳定，走路时足下垂，摇摆步态，"连枷足"畸形。过去常采用单纯踝关节融合或四联关节融合术，常致患者上坡或下蹲时不方便。国内外学者采用踝后骨阻断术治疗，从而保留踝关节一部分活动范围，给患者生活上带来一些方便。但时间长阻断骨块吸收，又出现畸形。坐骨神经在臀部损伤，常引起股二头肌、半腱肌、半膜肌瘫痪，造成膝关节屈曲功能障碍，除治疗上述踝关节稳定外，尚需要重建屈膝功能。

　　对于屈膝功能重建采用股直肌后移的方法，适用于坐骨神经在臀部位置损伤，股二头肌、半腱肌、半膜肌瘫痪，膝屈曲功能障碍，股四头肌肌力正常的患者。术中注意保护滋养股直肌的神经、血管以及大腿内侧皮下的大隐静脉和隐神经。术后用石膏夹板将患肢于屈膝 30° 位固定 2 周，拆线后改用长腿石膏继续固定 4 周，拆除石膏后行功能锻炼及物理治疗；"槌枷足"畸形仍需要进行关节融合或踝后骨阻挡手术。

　　坐骨神经一般在腘窝上方分为腓总神经和胫神经。腓总神经损伤时胫前肌、拇长伸肌、趾长伸肌及腓骨长短肌均瘫痪，出现下垂足畸形，行走时患者只好抬高患肢出步，如果损伤时间长可致跟腱挛缩及足内翻畸形。可采用 BARR 胫后肌前置术，适用于腓总神经永久性损伤，胫前肌等瘫痪，无骨质结构改变，或有轻度跟腱挛缩、站立时足尖负重，以及轻度足内翻畸形。术中及术后注意：①小腿石膏夹板固定足背伸 10° 位，两周拆线后改管型石膏继续固定 4 周，拆石膏后拔除钢丝行功能锻炼；②胫腓骨骨间膜孔要宽大，以便胫后肌腱滑动。胫后肌腱通过隧道要呈直线，不要扭曲；③如果有跟腱挛缩，同时要行跟腱延长术；④如有马蹄内翻尚需行跟距或三关节融合。

胫神经损伤小腿三头肌、胫后肌、跖内、跖外肌全部瘫痪，而足背伸肌肌力正常，行走时仅足跟负重，步态畸形严重，故称跟行足。有 3 种方法进行功能重建：①跟行足胫前肌代跟腱术，适用于胫神经永久损伤，胫后肌、小腿三头肌瘫痪，胫前肌力量正常，足伸趾等肌力正常。术中注意避开胫后及胫前血管神经束。术后膝下至足趾石膏夹板固定患足于跖屈 25° 位，2 周后拆线更换管型石膏继续固定 4 周后拆除石膏行功能锻炼；重度患者尚要加跗横关节融合或三关节融合术；骨间膜开窗时不要损伤骨膜或开窗太小，以防粘连影响功能。②腓骨长、短肌代跟腱术（GREEN 和 GRICE 法），适用于胫神经损伤小腿三头肌、胫后肌等瘫患者，由于腓骨长短肌肌力正常而使足外翻、跖屈，长时间后会出现跟行外翻足畸形，而取用腓骨长短肌正好平衡了内外肌力。术后先用石膏夹板固定患足于跖屈 20° 位 2 周，拆线后改小腿管型石膏固定 4 周拆除石膏行功能锻炼。重度患者需作距下关节或三关节融合术。③胫神经损伤及小腿三头肌毁损跟行足显微修复，适用于胫神经及小腿三头肌缺如，亦可形成跟行足畸形，同样可用游离背阔肌肌皮瓣来修复。

（四）股神经

股神经发自腰丛，经腹股沟韧带深面，在髂前上棘至耻骨联合中点的外侧 1.2cm 处入股，位于股动脉的外侧，其本干走行极短距离后即分为许多似马尾的分支。股神经干断裂时，能引起股四头肌瘫痪，显著影响膝关节的伸直运动，患者能行走但极困难。由于阔筋膜张肌的代偿作用，仍稍能伸膝。还有髌骨过度活动的表现。

股神经在腹股沟韧带以上发出髂肌支、腰大肌支及股动脉；在腹股沟韧带远侧 3 ~ 4cm 处、股动脉的外侧分为前、后两股，从前股分出耻骨肌、缝匠肌的肌支、股中间皮神经和股内侧皮神经，而后股则有分支为隐神经及至股四头肌四个头的肌支。在股三角内股神经与股动脉及股静脉相邻近，股神经的损伤常伴有股动静脉的损伤。

股神经损伤的临床表现可以分为两种类型：①腹股沟韧带以远；②腹股沟韧带近侧即骨盆内的股神经损伤。骨盆内的股神经损伤除了表现为股四头肌瘫痪和大腿前内侧感觉减退外，还表现为缝匠肌功能丧失，出现髂腰肌及股四头肌运动障碍，髋关节不能屈曲，膝关节不能伸直；如果损伤在股三角内，可表现为股四头肌完全或部分障碍，髂腰肌不受影响，因而表现为屈髋正常而屈膝不能。感觉障碍表现为大腿前侧及小腿内侧感觉减退或消失。

1. 切除不重建

股神经切除不像坐骨神经切除争议多，其部分原因是股神经切除能够较好的耐受。在文献中股神经特异性的切除受关注较少，Jones 等人通过回顾软组织肉瘤股神经切除的功能效果，来鉴别股神经切除后功能影响，研究的结果不支持上述观点。研究报道了 10 例大腿、腹股沟区和骨盆部位的肿瘤手术，合并切除了股神经，其中 8 例为初次肿瘤广泛切除时切除股神经，2 例为复发时切除。在长期随访中，10 例中的 6 例出现了 8 次骨折。2 处骨折与放疗有部分关系，1 处为转子下骨折，1 处为髋臼骨折，因为这两例首先表现为应力骨折，无明确的跌倒史。其余的 4 例患者中 6 处骨折由跌倒所致，均出现移位，包括 3 例双踝骨折，1 例转子间骨折，2 例髌骨骨折，所有这些骨折需要手术治疗。

10 例患者无屈曲挛缩畸形，均能达到完全伸膝，只有 2 例为了有效的反膝步态（effective back-knee）而出现轻度的过伸。膝关节屈曲范围 90° ~ 120°，平均 103° ±13°。在最近随访中，6 例使用辅助行走支具或手杖：4 例始终使用助行器，1 例始终使用手杖，1 例助行器和手杖轮流使用。5 例行走时使用不同的膝关节支具。功能结果：总分 35 分，髋 25.2 分（71.4%），膝关节功能较差，为 20.6 分（64.0%）。在与 9 例大腿行坐骨神经切除比较中发现，这 9 例坐骨神经切除者功能评分为：总分 35 分，26.6 分（60.9%）。

虽然在功能评分上，坐骨神经和股神经切除后功能评价无明显差异，这可能是由于本研究例数较少所致。由于肿瘤靠近髋关节，技术上不可行，采用MSTS计算膝关节功能显示，股神经切除后有严重的功能丧失，9例评价为差。在早期报道的20例软组织肉瘤坐骨神经切除的病例中，只有1例由于神经性并发症需行截肢，但在股神经切除者的10例中，6例由于股神经切除后功能丧失造成跌倒导致了骨折（图2-14-28），这种较大的差异具有重要的临床意义。这个发现得出了有悖于以前的观念中关于哪种神经切除时功能更好的结果，研究结果证明坐骨神经切除的结果似乎比预想的要好，而股神经切除的结果比预想的要差。

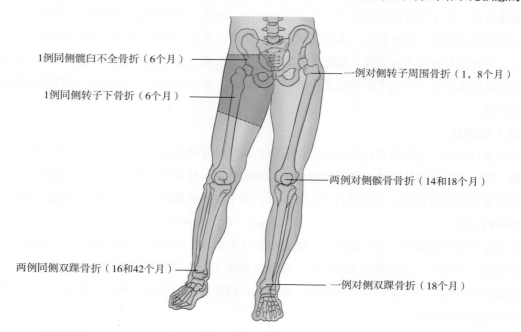

1例同侧髋臼不全骨折（6个月）

一例对侧转子周围骨折（1，8个月）

1例同侧转子下骨折（6个月）

两例对侧髌骨骨折（14和18个月）

两例同侧双踝骨折（16和42个月）

一例对侧双踝骨折（18个月）

图 2-14-28　10 例在大腿完全切除股神经后6例患者发生的8处骨折的部位

尽管 John 等人研究的例数有限，但优点达到了完全的随访，进行医生和患者的功能评价。其研究结果提示，医生应当向患者介绍股神经切除后的功能预期。事实上，股神经切除后耐受性不强，功能并没有预期的好，患者容易跌倒并造成骨折。由于先前没有预知的股神经切除并发症，也许应当考虑肌肉肌腱转移重建膝关节伸膝力量，这种情况探索不多，由于大范围切除后伤口并发症发生率高，应当慎重尝试。

2. 神经移植

不像坐骨神经支配跖侧感觉，股神经终末支对腿和足的感觉支配是可以牺牲的。然而，失去股神经运动支配比预想的更不可接受，股神经切除后跌倒造成需手术的骨折是常见的并发症。大部分骨折不是发生在围手术期，而是多在术后几个月，说明患者长期存在跌倒的危险。

当周围神经完全被包绕在肿瘤中时，与肿瘤整块切除受累神经是唯一策略。这样的神经切除已不再认为是截肢的指征。但神经的特有的功能效果是决定手术方案中的一个重要因素。由于肿瘤位于近侧、神经缺损的长度大、伤口大、软组织覆盖不佳、大部分软组织肉瘤患者为成年人以及辅助放疗的应用，因此在下肢软组织肉瘤中，不可能采用神经重建的方法重建功能。所以，在股神经切除后，除非目前的方法有改进，残留神经功能缺损是永久的。

3. 动力性重建

股神经支配着髂肌、耻骨肌、缝匠肌及股四头肌。其中股四头肌中的股直肌和髂腰肌是主要屈髋肌，如果股神经较高部位损伤，可造成屈髋肌及伸膝肌瘫痪，患者行走困难，可出现挺腹前后摇摆步态，用手撑住大腿前侧或扶拐行走。但是屈髋肌中不全属股神经支配，如腰大肌由腰丛支配，阔筋膜张肌由臀上神经支配，股薄肌由闭孔神经前支支配，如果该三组神经均正常，患者尚可作屈髋动作，但力量减弱，亦须加强。治疗中可先重建屈髋功能，再重建伸膝功能，亦可屈髋伸膝同时重建。

（1）屈髋功能重建：1979 年我国学者首先报道了腹直肌 - 髂胫束重建屈髋功能应用于临床，取得较好疗效。1977 年邬氏采用腹外斜肌异位重建伸膝动力，1978 年毛氏应用腹直肌异位重建屈髋和股四头肌功能手术取得成功。有关此类手术的远期疗效观察，文献报道并不多。

（2）伸膝功能重建：股神经支配着股四头肌，股四头肌是人体站立和跨步的主要运动肌肉。当股神经在腹股沟韧带以下损伤，股四头肌瘫痪造成膝关节不稳定。由于患者不能自主地伸膝而向前跪倒，只有用手扶腿步行。当腘绳肌及小腿三头肌肌力正常时，膝关节被固定在轻度过伸位时，患者走路无明显影响，但是攀登高坡、跑步或上楼，呈重心前移的特殊步态，稍不注意就会跌倒。故多数学者主张积极重建股四头肌功能。常用的手术方法为股二头肌和半腱肌前移联合代股四头肌术。适用于坐骨神经正常，而膝关节无屈曲挛缩，可被动置于 0° 位的患者。术中注意：①股二头肌腱膝部内侧至腓骨小头后下方有腓总神经；②做皮下隧道时不能太紧，以免嵌压移位的肌腹。术后石膏夹板固定患肢于伸直位 2 周，拆线后继续用长腿石膏固定 3 周，解除石膏后行理疗及锻炼。

（3）腹直肌、腹外斜肌及髂胫束联合重建屈髋伸膝功能：股神经在腹股沟以上部位损伤，常出现屈髋及伸膝功能受限。可用腹直肌、腹外斜肌及髂胫束联合术式重建屈髋伸膝功能。适用于股神经永久性损伤，屈髋肌和股四头肌瘫痪，腘绳肌瘫痪，但是臀肌肌力正常的患者。本方法由于有 2 个动力肌，使肌力加大。术中注意：①骨缝接处要牢靠；②为了使缝合处光滑些防止粘连，最好用髂胫束包绕缝合腹直肌及腹外斜肌缝合处。术后不要被动暴力作屈髋及伸膝锻炼，防止缝接部断裂及切口疝发生。用过髋关节及膝关节石膏夹板固定患肢于全髋 30° 及伸膝 0° 位，6 周后拆除石膏在不负重条件下行功能锻炼，2 周后扶拐杖练习行走。

成都军区总医院曾祥荣等从 1979 年 12 月至 1986 年 12 月共开展腹外斜肌 - 腹直肌联合转移重建屈髋伸膝功能 24 例，其中男 14 例，女 10 例；年龄为 15 ~ 24 岁；左侧 8 例，右侧 16 例；术前肌力测定：全组病例屈髋肌与股四头肌肌力均在 1 级以下，臀肌肌力 1 级 1 例，2 级 5 例，3 级以上者 18 例；术前步态：扶双拐行走者 2 例，徒手行走者 21 例；术式选择：单用腹外斜肌转移重建者 4 例，单用腹直肌转移重建者 6 例，两者联合转移重建者 14 例；作者对 24 例患者术后进行了 1 ~ 8 年的随访观察与门诊复查，结果优 18 例（占 75%），良 5 例（占 21%），差 1 例（占 4%），其优良率为 96%。作者认为腹外斜肌 - 腹直肌联合转移重建屈髋伸膝功能的手术疗效明显优于单独转移腹直肌或腹外斜肌，臀肌是否有力对重建的屈髋伸膝功能能否正常发挥其作用关系极大。为了提高手术效果，应注意：①必须正确游离腹外斜肌和腹直肌；②保证阔筋膜条的长度与宽度足够；③肌腱缝接时应适当保持一定张力；④肌腱固定点宜选择在髌骨上；⑤术前、后应积极锻炼转移肌肉，以便术后充分发挥其功能效应。

（五）髂内动脉栓塞术后的神经并发症

髂内动脉分成前支和后支，前者形成三个肌肉血管和三个内脏血管，后者分成臀上动脉，骶外侧动脉和髂腰动脉。髂内动脉栓塞术后有四种可能的神经损害区域：脊髓被膜，股神经跨过髂腰部，坐骨神经根，和坐骨神经本身。

髂内动脉（下腹部）栓塞已经被用于有效地控制骨盆肿瘤、创伤、经尿道切除术、血管畸形、产后期和全髋关节置换术等相关的出血。文献中这个手术的并发症报道很少，包括皮肤坏死，膀胱壁坏死，肌肉坏死，栓子注入主要下肢血管，和 6 例神经侵犯。Wallace 描述了 1 例具有单侧足下垂和 1 例骨盆巨细胞瘤栓塞后麻木。Giuliani 等描述了一例膀胱肿瘤后髂内动脉栓塞后脊髓半切综合征。Dianond 等描述了膀胱肿瘤动脉栓塞术后 1 例双侧瘫痪和 1 例单侧腿无力。Kelemen 等注意到患者栓塞后腓神经感觉迟钝。

髂内动脉前后分支的栓塞可能产生下肢瘫痪。后支的闭塞使脊髓被膜、坐骨神经根和股神经血管的完整性受到损害，是一个影响预后的明显因素。前支的闭塞阻断了坐骨神经伴行动脉，可能引起坐骨神经的缺血性改变。

1983 年 William 曾报道了 3 例癌症终末患者行髂内动脉（下腹部）栓塞后发生广泛性下肢瘫痪。其中 2 例患者是为了控制出血，1 例是为了减小转移性肿瘤的体积（图 2-14-29）。结果使用的栓塞物导致了髂内动脉前后分支广泛性大小血管闭塞。这种瘫痪是由于坐骨神经和股神经缺血导致的；之前的放疗也可能是促发因素，它减少了潜在的血管吻合；另外过度栓塞可引起髂内动脉外周血管床的闭塞。为了减少瘫痪的发生率，建议鉴别出血的血管后选择性栓塞，对于学术研究和实践都具有非常重要的意义。

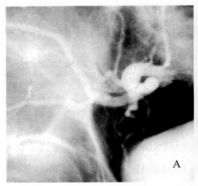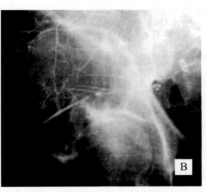

图 2-14-29　患者，男，50 岁，肾细胞癌三年前行肾切除术。在患者拒绝行进一步治疗前行单独的右髂骨转移放射治疗。12 个月后发现右侧和腹股沟区大的肿块。为了减小肿瘤的体积，行右髂内动脉栓塞。因为髂骨系统的弯曲度，用导管在主干血管进行栓塞。A 栓塞前动脉造影：起源于右侧髂骨的前半部分的大肿瘤主要是由臀上动脉供应血供，前分支的分支具有正常的口径。B 栓塞后 X 线片显示阻塞血管内的丙碘酮和主干血管内的金属环。水化丙碘酮（propylidone, Glaxo laboratories）小量直接注入到肥大的臀上动脉循环，直到前后分支不再有血流，gianturco 套圈置入髂内动脉主干。随后可以看到不透明的丙碘酮充满肿瘤的臀上动脉的分支，而在髂内动脉的前分支只有少量的丙碘酮

股神经是由髂腰部动脉跨过髂骨翼的髂分支供应的。因此，后分支的栓塞可能产生股神经缺血性改变。坐骨神经根是由穿过骶前孔的骶外侧动脉供应的。因此，如果栓子阻塞来源于髂内动脉后分支的血管，坐骨神经根很容易受到损害。

坐骨神经在臀部区域的血供是坐骨神经伴行动脉，它是来源于髂内动脉前分支和臀下部动脉的一个分支。Miller 等人描述了猪髂内动脉栓塞后，后腿及臀部出现瘫痪。他们还发现在一例患者坐骨神经微血管中的栓子，因此进一步提示伴行动脉作为神经瘫痪的潜在血管性风险。

栓子的类型和栓塞使用的方式在决定坐骨神经损伤发生上也有重要的意义。极细的明胶粒子和粉剂以及丙碘酮可有效地阻断极细的动脉树。含水丙碘酮已经被发现在外科手术前栓塞肾肿瘤有效。它可以有效地栓塞非常细的血管，由于其不透明的特性，通过荧光检查它的引入很容易被控制。如果不能选择性闭塞血管，且导管位于血管主要支干中，为了保护外周循环，以及降低并发症的风险，建议使用的明胶海绵栓子不应小于 1mm × 1mm × 10mm。

Steinhart 等人注入明胶（不小于 1mm × 1mm × 10mm）到髂内动脉的主干血管。55 例样本中没有瘫痪发生，提示坐骨神经损伤可能与阻断极细的血管有关。然而，在大约 30% 的病例中栓塞并不成功，外周循环始终通畅。如果选择性的栓塞不能控制出血，必须接受这个事实，而不是冒着患者神经瘫痪的风

险使用极细的物质注入到整个髂内动脉床。

近期临床上引起坐骨神经损伤最常见的原因是：全髋关节置换术。其次为：肌内注射，脉管炎，动脉栓塞，动脉旁路转流术，糖尿病，放射治疗，良恶性肿瘤，子宫内膜异位，动脉瘤，永存坐骨动脉干，骨化性肌炎，脓肿等。2008年Erkan等报道了1例右臀部肿瘤患者，男，32岁，用血管造影诊断为来源于右侧髂内动脉后支动、静脉畸形，参与了动、静脉畸形的动脉被成功的栓塞（图2-14-30）。然而，术后3h患者的右足感觉麻木无力，查体发现踝关节跖屈无力，而后进展到第一拇趾跖屈无力（二者肌力均为0/5），L5感觉迟钝，S1麻木，跟腱反射缺失。引起足下垂主要的原因是踝关节背伸无力（特别是胫骨前肌）和趾长伸肌（拇长伸肌和趾长伸肌），所有这些均由坐骨神经支配。据此，Erkan等提出对供应坐骨神经的动脉进行栓塞均有可能造成这种瘫痪。临床上要警惕这种罕见并发症的发生。

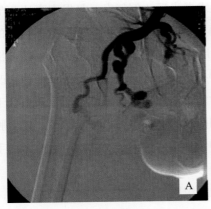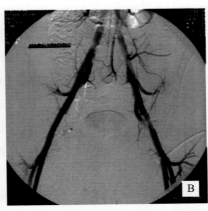

图2-14-30　患者，男，32岁，右侧髂内动脉后支动静脉畸形。A右侧髂内动脉的后支构成主要的动静脉畸形；B栓塞术后完整的髂动脉

综上，当施行髂内动脉栓塞的时候，对这个并发症的了解显得重要。我们建议使用分级来尝试鉴别和选择栓塞出血血管，保护好后分支。如果可能的话，臀下动脉也应尝试着保护。球囊的应用可能有效减少栓子向无关血管的充盈。当使用导管在主干栓塞时，只能用明胶海绵来减少瘫痪的发生率，减弱可能的控制性出血。提醒患者和医生这种可能的并发症应该作为一种常规流程。

（六）上肢神经

2009年，美国癌症协会诊断了10660例新发软组织肉瘤（soft tissue sarcomas, STS）的患者，其中3820例因肿瘤死亡。大约50%的STS发生在四肢，其中的30%发生在上肢。四肢STS治疗的整体存活率在过去的十年提高到了80%。STS必须截肢的患者不到5%，保肢手术是目前主要治疗方法。保肢手术，伴或不伴辅助性放射治疗的多学科方法保证了90%的病例得到了局部控制，此方法对患者的无瘤生存率有明显提高。然而，成功的外科治疗不能仅仅依靠肿瘤学和保肢的结果来评估。因此，以外科手术为基础的，上肢STS患者治疗标准包括：充分的肿瘤边缘切除，以及后续没有延迟的治疗方案，可获得比截肢相同或更好的功能恢复。

1. 上肢神经切除术

正中神经由臂丛内、外侧束的正中神经内、外侧头组成，于喙肱肌起点附近移至腋动脉前方，在上臂肱动脉内侧与之伴行。在肘前方，通过肱二头肌腱膜下方进入前臂，穿过旋前圆肌、肱骨头与尺骨头之间，于指浅屈肌和指深屈肌之间下行，发出分支支配旋前圆肌、指浅屈肌、桡侧腕屈肌、掌长肌。在旋前圆肌下缘发出骨间掌侧神经，沿骨间膜与骨间掌侧动脉同行于指深屈肌与拇长屈肌之间，至旋前方肌，发出分支支配上述三肌。其主干至前臂远端与桡侧腕屈肌腱与掌长肌腱之间，发出掌皮支，分布于掌心和鱼际部皮肤。然后经过腕管至手掌部发出分支，支配拇短展肌、拇短屈肌外侧头、拇指对掌肌和1、2蚓状肌，3条指掌侧总神经支配桡侧3个半手指掌面和近侧指关节以远背侧的皮肤。

以往的文献报道中，对正中神经脂肪瘤，多数作者倾向于作单纯肿瘤切除正中神经减压术。为了介绍正中神经脂肪瘤的诊治经验，王涛和杨剑云等人从1993年10月至2004年2月，采用屈肌支持带切断、正中神经松解、单纯肿瘤切除和正中神经病变切除术治疗正中神经脂肪纤维瘤6例。术中发现肿瘤通常沿正中神经的走行呈膨胀性生长如纺锤形，大小为（1.0～2.8cm）×（2.1～13.5cm），神经外膜完整，肿瘤与周围组织分界清楚。神经束间有大量增生的脂肪和纤维组织。行单纯肿瘤切除的5例患者术后随访6个月至5年，仅有手指麻木的并发症；但在术后3年内有4例患者肿瘤复发。行正中神经病段切除术的5例（4例为单纯肿瘤切除的复发病例），术后5例的正中神经支配区感觉均消失，4例的拇指不能对掌；无1例肿瘤复发。综上，5例单纯肿瘤切除术者术后4例复发，复发率高达80%。而复发的肿瘤会进一步影响正中神经功能与患手的外观，需要再次手术，对患者的心理造成相当大的压力。据此，王涛和杨剑云等倾向于作正中神经切除术，尤其是对肿瘤复发和有较严重合并症（如巨指症）的病例。

不同手术方法的优缺点与手术适应证：①单纯肿瘤切除术：其优点是可缓解症状，改善外观，对各种神经的正常功能损害小；缺点为肿瘤复发率高，常需要再次手术。手术适应证：适合于初诊患者肿瘤的任何时期，复发病例最好不用；②正中神经病变切除术：其优点为可根治肿瘤，术后肿瘤复发率低；缺点是对正中神经的正常功能损害严重，常需要行神经移植术与拇指对掌功能重建术。手术适应证：适合于肿瘤的任何时期。

神经内脂肪瘤和神经纤维脂肪错构瘤是罕见的软组织肿瘤，最常见于前臂和腕关节，特别是正中神经。神经内脂肪瘤和纤维脂肪错构瘤有明显的不同（图2-14-31）：神经内脂肪瘤通常有很好的囊壁，神经纤维从其外面经过，因此，彻底切除而不伴神经损害是可能的；另一方面，神经的纤维脂肪错构瘤是由纤维组织、脂肪组织和正常的神经纤维构成的，使得完全切除而不伴神经损害变得困难。当病变足够大时，它们都可能引起进展性的神经压迫。这些病变都是实体瘤性质的，根据肿瘤不同的临床和放射影像表现需要不同的外科治疗。因为每一个病例都有特征性的表现，术前应根据临床和放射中的发现来区别切除和不切除的部位，以此设计术前计划来优化治疗选择。当MRI的发现提示为前臂脂肪瘤时，要考虑神经内脂肪瘤的可能性，需要小心治疗。当MRI提示是一个神经纤维脂肪错构瘤的时候，术前应对患者术后可能长期的运动或感觉缺失仔细设计重建计划。

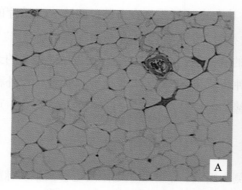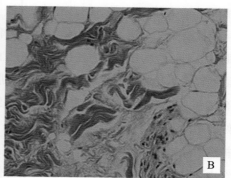

图2-14-31　脂肪瘤与纤维脂肪错构瘤的区别。A脂肪瘤；B纤维脂肪错构瘤

滑膜软骨瘤病（synovial chondromatosis, SC）是关节的骨膜或滑膜囊、腱鞘内所发生的软骨性、纤维软骨性或骨软骨性小体。临床上以关节疼痛、肿胀、关节交锁或出现捻发音为主要表现。2013年Muramatsu等人报道了1例男性，60岁的SC患者，伴有尺神经瘫痪，术中发现肿瘤包被腕管近端的尺

神经致其严重瘫痪。通过显微镜可安全的分离尺神经血管束。之前没有这种神经并发症的报道。虽然滑膜软骨瘤病伴外周神经病变非常罕见，但必须认识到其在上肢卡压神经的可能。

2. 上肢大神经切除后动力性重建

肩周肌肉包括三角肌、肩胛下肌、冈上肌、冈下肌、胸大肌、背阔肌、大圆肌及小圆肌。Saha 将控制肩关节活动的肩周肌肉按功能分为三类：①原动力肌，包括三角肌和胸大肌锁骨头。此组肌肉在肩关节抬高时其力在三个方向上作用到肱骨近中 1/3 连接处。②转向肌，包括肩胛下肌、冈上肌和冈下肌。其力作用在肱骨头颈、肱骨头颈与肱骨干的结合部。在肩关节运动时，随着臂的抬高，肱骨头以滚动和滑动两种形式运动，恒定地改变着肱骨头与肩胛盂之间的接触点。这些肌肉在抬肩中发挥的作用力很小，其主要功能是在运动过程中始终将肱骨头稳定在关节盂内。③抑制肌，包括胸大肌胸骨头、背阔肌、大圆机和小圆肌，这些肌肉一次附着于肱骨近1/4部位。在举肩时，其使肱骨干旋转。并在运动中的最后几度，抑制肱骨头的活动。它们在肱骨头上仅起很小的驱使作用。因此，这部分里的确并不会导致明显的残疾，仅仅影响手臂将重物举过头顶的动作。

（1）腋神经损伤所致三角肌瘫痪的功能障碍：1916 年 Mayer 报道了利用斜方肌转位治疗三角肌瘫痪的手术方法。之后 Bateman 改良了 Mayer 的技术，其将肩胛冈的一部分连同斜方肌一起切除转位，使用螺钉将斜方肌固定与肱骨上。Saha 也改良了这一技术，其将斜方肌的上中部分从起始部向外完全游离，同时将锁骨外端、肩峰及与之比邻的部分肩胛冈切断，使其和斜方肌一起转位。这样一方面可确保在不伤害血管、神经的情况下游离出 5cm 长的肌肉，便于肌肉转位。明显增加了转位肌肉在肱骨上的杠杆作用。另一方面可使螺钉将斜方肌固定于肱骨上。到目前为止，斜方肌止点转位仍是重建三角肌功能的最满意的手术。但采用上述一块肌肉转位重建肩关节外展时，肩关节的外展不会超过 90°，肩肱运动会有明显障碍。因此利用肌肉转位重建肩外展功能前，必须认真评估肩胛下肌、冈上肌和冈下肌的功能，当其中任何两个出现瘫痪时要同时恢复其功能。否则手术后患者会出现随着肩关节的外展，转位的斜方肌的作用会明显减弱。

（2）高位桡神经损伤伸肘功能重建：高位桡神经损伤可引起肱三头肌瘫痪，导致伸肘功能障碍。当肱三头肌瘫痪时，由于重力作用，肘关节在多数情况下，可借助重力被动伸直。所以伸肘功能障碍的临床意义不像屈肘功能障碍那样重要。但在有一些情况下伸肘功能显得十分重要，如从床上或椅子上起来时，用铅笔做戳、推动作时，均需要将肘关节锁定，此时三角肌的功能就显得特别重要。此外，当人直立时，要把手举过头顶，必须借助于三头肌的力量将肘关节伸直，以克服重力作用。当需要伸肘功能重建时，可采用肌肉转位的方法，包括三角肌后部转位术（Moberg）和背阔肌转位重建三头肌功能。

严重的桡神经损伤不能通过手术修复，或虽经手术治疗，经 6 ~ 12 个月的观察，神经功能没有恢复者，可行肌腱转位手术，以达到恢复功能的目的。桡神经在臂部损伤时，出现垂腕、拇指外展及背伸障碍，其他四指不能伸直等症状。此时可将旋前圆肌腱转位到桡侧腕长、短伸肌腱；桡侧屈腕肌腱转位到拇长伸肌腱；掌长肌腱转位到拇长展肌、拇短伸肌腱；尺侧屈腕肌腱转位到指总伸肌；示指固有伸肌和小指固有伸肌腱。桡神经深支在肘下损伤时，因伸腕功能存在，故只需重建伸拇、外展拇及伸指功能即可。即将桡侧屈腕肌腱转位到拇长展肌、拇短伸肌及拇长伸肌腱；尺侧屈腕肌转位到指总伸肌、示指和小指固有伸肌腱。而屈腕功能仍由掌长肌腱维持，可保持腕伸屈功能平衡。

（3）高位正中神经、尺神经损伤所致功能障碍的重建：高位尺神经损伤所致功能障碍除手内肌瘫痪外，尚有环指、小指指深屈肌和尺侧屈腕肌瘫痪。其治疗可使用上述重建手内肌肉的方法。但由于环指指深屈肌也已瘫痪，所以不能再利用环指指浅屈肌腱进行转位。环、小指远端指间关节的屈曲功能，可借助将该两指的指深屈肌腱缝合到中指的指伸屈肌腱上来重建。有时为了进一步增加肌力，可将桡侧伸腕肌肌腱转位到中、环和小指。但治疗时应时刻记住，中指的指深屈肌有时完全是由尺神经支配的。但更多是由尺神经部分支配的。

高位正中神经损伤所致功能障碍除大鱼际肌瘫痪外，最重要的是前臂旋前，屈腕，拇、示、中指屈曲等功能障碍。示指、中指指深屈肌的功能可借助将该两指的指深屈肌腱同由尺神经支配的环指和小指指伸屈肌腱行侧侧缝合来解决。有时为了加强肌力还可将桡侧伸腕长肌转位修复示、中指指深屈肌功能。屈拇功能可通过将肱桡肌腱转位与拇长屈肌腱缝合来重建。

在肘关节以上正中神经和尺神经联合损伤时，手功能的重建完全依靠桡神经支配的肌肉转位来解决。这些肌肉包括肱桡肌、桡侧伸腕长肌、桡侧伸腕短肌、尺侧伸腕肌、示指固有伸肌等。Omer 建议行拇指掌指关节融合术、所有手指掌指关节行 Zancolli 关节囊成形术。再将桡侧伸腕长肌从腕关节桡侧转位到指深屈肌腱，肱桡肌转位到拇长屈肌腱，尺侧伸腕肌借用游离肌腱移植延长后从前臂尺侧转位到伸拇短肌腱。

当不能转移伸肌时，可采用带血管神经蒂的背阔肌转位同时重建屈腕、屈指功能。

（4）手部肿瘤切除后功能重建：手是运动和感觉器官，其捏、抓、钩动作是其三个主要功能。这些功能通过手、腕和前臂 29 块骨组成的关节和起运动及稳定作用的 50 块肌肉共同完成。为了达到目标，运动必须时时刻刻被控制。这种控制是通过运动肌肉间起对抗作用的平衡肌肉之间的平衡来完成的。因此手的动作都是从一个稳定的位置转向另一个稳定的位置的有节奏的活动过程。这种活动过程靠的是肌肉间的协调和协同作用，如伸腕肌、屈指肌和指内收肌很容易共同发挥作用。同样屈腕、伸指和手指外展也是协调动作。因此，在手部肿瘤切除使用肌肉转位治疗肌肉失衡时，应首先选择那些在正常情况下和瘫痪肌肉协调作用的肌肉。

1）拇对指功能重建：拇对指是协调作用的复杂运动，包括：①从示指掌面的拇外展；②拇掌指关节屈曲；③拇内旋或旋前；④拇近节指骨在掌骨上桡偏；⑤拇向指的运动。尽管如此，外展拇指短肌是最重要的一块肌肉，其有内旋、外展拇指近节指骨，对抗伸拇长肌伸指间关节的作用。因此，Littler 和 Riordan 建议通过肌腱转位恢复拇对指功能时，转位的肌腱应被附着于拇短伸肌腱上。用于重建拇对指功能的肌肉转位手术方法有很多种。但所有手术均包括选择一个手外肌作为动力，将其转位到拇指上，使其以合适的角度将拇指前向对指位。转位肌腱达到拇指的方向一般从腕或掌的尺侧，肌腱常常要通过一个滑车，以改变其方向。滑车有两种，即静止滑车和动力滑车。前者是由尺侧腕屈肌的部分肌腱做一个圈而形成，后者系将转位的肌腱围绕尺侧腕屈肌转一个圈而形成。在考虑选择作为动力的最合适的肌肉时，首选应属环指的指浅屈肌，其次是中指指浅屈肌。当没有屈指肌可供选择时，也可考虑选用示指固有伸肌。其他可供选择的肌肉还有掌长肌、桡侧腕长伸肌、桡侧腕短伸肌。但这些肌肉由于行程较短，转位时必须延长。

2）拇内收功能重建：拇对指功能是手的重要功能之一。在完成拇对指动作时，拇内收肌起着十分重要的作用，其将拇指稳定于对指位，保证对指功能的完成。当拇内收肌瘫痪时，要完成在拇指指腹和屈曲的示、中指之间的稳定捏合是不可能的。而且拇指更不能完成经过掌部与环、小指的捏合。当单纯拇内收肌瘫痪时，可利用肱桡肌或桡侧伸腕肌之一的转位进行重建。重建时，需先延长肌腱，并将其经第三掌骨间隙达手掌部，然后固定于拇内收肌腱上。但该手术只能提供拇内收。因此其更适用于常见的单纯尺神经损伤。Omer 提出在利用肌肉转位恢复拇内收肌功能时，应同时考虑恢复示指外展。为此其设计了一种手术，即将指浅屈肌腱劈成两半，一半固定于拇内收肌上，另一半固定于第一背侧骨间肌上。

Brand 利用环指指浅屈肌转位作为动力肌，将其于筋膜浅面横穿掌部止于拇指桡侧，这样可使拇指旋前，同时恢复部分拇内收。

3）手指手内收肌功能重建：手指手内收肌的主要作用是伸指间关节屈掌指关节。其和长屈指肌起协同作用。低位正中神经、尺神经损伤可导致手指手内收肌瘫痪。此时当屈手指的长肌屈指时，失去了拮抗肌的作用，导致掌指关节屈曲力量的丧失，使手指的抓力丧失 50% 以上。另外，由于掌指关节同相位的屈曲丧失，当手指长屈肌工作时，首先使末节指间关节屈曲，然后屈曲近指间关节，最后屈曲掌指关节，其结果使手不能抓大的东西。

在考虑重建手指手内肌时应记住一个原则，即骨间肌和蚓状肌的作用是屈掌指关节同时伸指间关节。而长伸指肌只有在掌指关节被稳定而不过伸时才能伸指间关节。因此稳定掌指关节是重建手指手内肌功能的关键环节。也是许多重建手指手内肌功能手术的基础。稳定手指掌指关节的方法很多，包括：关节囊成形、肌腱固定（Riodan 法）、骨阻（Mikhail 法）、关节融合及肌腱转位等。由于肌腱转位手术可以主动伸指间关节同时屈曲掌指关节，因此优于其他方法。单选用这类手术应考虑到可用来转位的肌肉情况，指、腕关节被动活动情况及医师的经验等因素，①方法一（bunnell）：当屈指、屈腕和伸腕肌肌力较强，而又无习惯性屈腕时，可选用此手术方式，动力肌采用患肢指浅屈肌；②方法二（brand）：当伸腕肌肌力强而屈腕及肌力弱时选用此方式，动力肌为桡侧伸腕长或短肌；③方法三：当环指指浅屈肌和屈腕或伸腕肌不能用作转位时，可用此方法，利用固有伸示指肌和伸小指肌作为动力肌；④方法四：当没有可用于转位的肌肉时，可采用掌指关节关节囊成形术。

（胡永成，许明悠，李佶锴，杨立）

参考文献

［1］BICKELS J, WITTIG J C, KOLLENDER Y, et al. Sciatic nerve resection: is that truly an indication for amputation? ［J］. Clin Orthop Relat Res, 2002, 399: 201-204.

［2］BONARDELLI S, NODARI F, MAFFEIS R, et al. Limb salvage in lower-extremity sarcomas and technical details about vascular reconstruction ［J］. J Orthop Sci, 2000, 5(6): 555-560.

［3］BROOKS A D, GOLD J S, GRAHAM D, et al. Resection of the sciatic, peroneal, or tibial nerves: assessment of functional status ［J］. Ann Surg Oncol, 2002, 9(1): 41-47.

［4］CALDARELLI G F, BARELLINI L, FAVIANA P, et al. Leiomyosarcoma of the popliteal artery: case report and review of the literature ［J］. J Vasc Surg, 2003, 37(1): 206-209.

［5］CLARKSON P W, GRIFFIN A M, CATTON C N, et al. Epineural dissection is a safe technique that facilitates limb salvage surgery ［J］. Clin Orthop Relat Res, 2005, 438: 92-96.

［6］DIPERNA C A, BOWDISH M E, WEAVER F A, et al. Concomitant vascular procedures for malignancies with vascular invasion ［J］. Arch Surg, 2002, 137(8): 901-906; discussion 906-907.

［7］DORSI M J, ZWAGIL Z S, HSU W, et al. Epithelioid sarcoma of the tibial portion of the sciatic nerve ［J］. Clin Neurol Neurosurg, 2011, 113(6): 506-508.

［8］FAENZA A, FERRARO A, GIGLI M, et al. Vascular homografts for vessel substitution in skeletal and soft tissue sarcomas of the limbs ［J］. Transplant Proc, 2005, 37(6): 2692-2693.

［9］ FUCHS B, DAVIS A M, WUNDER J S, et al. Sciatic nerve resection in the thigh: a functional evaluation ［J］. Clin Orthop Relat Res, 2001, 382: 34-41.

［10］ GHERT M A, DAVIS A M, GRIFFIN A M, et al. The surgical and functional outcome of limb-salvage surgery with vascular reconstruction for soft tissue sarcoma of the extremity ［J］. Ann Surg Oncol, 2005, 12(12): 1102-1110.

［11］ GHOSH J, BHOWMICK A, BAGUNEID M. Oncovascular surgery ［J］. Eur J Surg Oncol, 2011, 37(12): 1017-1024.

［12］ GHOSH J, NAIK J, CHANDRASEKAR C, et al. Use of a superficial femoral artery autograft as a femoral vein replacement during en bloc sarcoma resection ［J］. Vasc Endovascular Surg, 2011, 45(7): 665-667.

［13］ GIBBONS C P, FERGUSON C J, EDWARDS K, et al. Use of superficial femoropopliteal vein for suprainguinal arterial reconstruction in the presence of infection ［J］. Br J Surg, 2000, 87(6): 771-776.

［14］ HAGINO R T, BENGTSON T D, FOSDICK D A, et al. Venous reconstructions using the superficial femoral-popliteal vein ［J］. J Vasc Surg, 1997, 26(5): 829-837.

［15］ HARE W S, HOLLAND C J. Paresis following internal iliac artery embolization ［J］. Radiology, 1983, 146(1): 47-51.

［16］ HERRERA F A, KOHANZADEH S, NASSERI Y, et al. Management of vascular graft infections with soft tissue flap coverage: improving limb salvage rates--a veterans affairs experience ［J］. Am Surg, 2009, 75(10): 877-881.

［17］ HOHENBERGER P, ALLENBERG J R, SCHLAG P M, et al. Results of surgery and multimodal therapy for patients with soft tissue sarcoma invading to vascular structures ［J］. Cancer, 1999, 85(2): 396-408.

［18］ HRUBAN R H, SHIU M H, SENIE R T, et al. Malignant peripheral nerve sheath tumors of the buttock and lower extremity. A study of 43 cases ［J］. Cancer, 1990, 66(6): 1253-1265.

［19］ JONES K B, FERGUSON P C, DEHESHI B, et al. Complete femoral nerve resection with soft tissue sarcoma: functional outcomes ［J］. Ann Surg Oncol, 2010, 17(2): 401-406.

［20］ KAWAI A, HASHIZUME H, INOUE H, et al. Vascular reconstruction in limb salvage operations for soft tissue tumors of the extremities ［J］. Clin Orthop Relat Res, 1996, 332: 215-222.

［21］ KIM D H, KLINE D G. Management and results of peroneal nerve lesions ［J］. Neurosurgery, 1996, 39(2): 312-319; discussion 319-320.

［22］ LEGGON R E, HUBER T S, SCARBOROUGH M T. Limb salvage surgery with vascular reconstruction ［J］. Clin Orthop Relat Res, 2001, 387: 207-216.

［23］ MATSUSHITA M, KUZUYA A, MANO N, et al. Sequelae after limb-sparing surgery with major vascular resection for tumor of the lower extremity ［J］. J Vasc Surg, 2001, 33(4): 694-699.

［24］ MCKAY A, MOTAMEDI M, TEMPLE W, et al. Vascular reconstruction with the superficial femoral vein following major oncologic resection ［J］. J Surg Oncol, 2007, 96(2): 151-159.

［25］ MELENDEZ M, BRANDT K, EVANS G R. Sciatic nerve reconstruction: limb preservation after sarcoma resection ［J］. Ann Plast Surg, 2001, 46(4): 375-381.

［26］ MODRALL J G, SADJADI J, ALI A T, et al. Deep vein harvest: predicting need for fasciotomy ［J］. J Vasc Surg, 2004, 39(2): 387-394.

［27］ MODRALL J G, SADJADI J, JOINER D R, et al. Comparison of superficial femoral vein and saphenous vein as conduits for mesenteric arterial bypass ［J］. J Vasc Surg, 2003, 37(2): 362-366.

［28］董震, 成效敏, 袁伟. 不同端侧缝合方法对周围神经再生的影响［J］. 中华手外科杂志, 1998, 14(3): 175.

［29］NISHINARI K, WOLOSKER N, YAZBEK G, et al. Vascular reconstruction in limbs associated with resection of tumors ［J］. Ann Vasc Surg, 2003, 17(4): 411-416.

［30］OKUBO T, SAITO T, MITOMI H, et al. Intraneural lipomatous tumor of the median nerve: Three case reports with a review of literature ［J］. Int J Surg Case Rep, 2012, 3(9): 407-411.

［31］OZGüçLü E, KILIç E. Sciatic nerve paralysis following arteriovenous malformation embolization ［J］. Am J Phys Med Rehabil, 2009, 88(1): 82.

［32］REID J D, MACDONALD P S. Removing the infected aortofemoral graft using a two-stage procedure with a delay between the stages ［J］. Ann Vasc Surg, 2005, 19(6): 862-867.

［33］SAINI R, BALI K, GILL S S, et al. En bloc resection of osteosarcoma of the proximal fibula. An analysis of 8 cases ［J］. Acta Orthop Belg, 2010, 76(6): 806-810.

［34］SCHWARZBACH M H, HORMANN Y, HINZ U, et al. Results of limb-sparing surgery with vascular replacement for soft tissue sarcoma in the lower extremity ［J］. J Vasc Surg, 2005, 42(1): 88-97.

［35］SPARK J I, CHARALABIDIS P, LAWS P, et al. Vascular reconstruction in lower limb musculoskeletal tumours ［J］. ANZ J Surg, 2009, 79(9): 619-623.

［36］SPIELMANN A, JANZEN D L, O'CONNELL J X, et al. Intraneural synovial sarcoma ［J］. Skeletal Radiol, 1997, 26(11): 677-681.

［37］SUGAWARA S, EHARA S, HITACHI S, et al. Patterns of soft-tissue tumor extension in and out of the pelvis ［J］. AJR Am J Roentgenol, 2010, 194(3): 746-753.

［38］TSUKUSHI S, NISHIDA Y, SUGIURA H, et al. Results of limb-salvage surgery with vascular reconstruction for soft tissue sarcoma in the lower extremity: comparison between only arterial and arterovenous reconstruction ［J］. J Surg Oncol, 2008, 97(3): 216-220.

［39］TURCOTTE R E, FERRONE M, ISLER M H, et al. Outcomes in patients with popliteal sarcomas ［J］. Can J Surg, 2009, 52(1): 51-55.

［40］VANEL D, BONVALOT S, GUINEBRETIèRE J M, et al. MR imaging in the evaluation of isolated limb perfusion: a prospective study of 18 cases ［J］. Skeletal Radiol, 2004, 33(3): 150-156.

［41］WELLS J K, HAGINO R T, BARGMANN K M, et al. Venous morbidity after superficial femoral-popliteal vein harvest ［J］. J Vasc Surg, 1999, 29(2): 282-289; discussion 289-291.

［42］MURAMATSU K, HASHIMOTO T, TOMINAGA Y, et al. Severe ulnar nerve palsy caused by synovial chondromatosis arising from the pisotriquetral joint: a case report and review of literature ［J］. Acta Neurochir (Wien), 2013, 155(6): 1153-1156.

［43］刘志雄, 张伯勋. 周围神经外科学［M］. 北京: 北京科学技术出版社, 2004.

第十五节　骨巨细胞瘤

　　骨巨细胞瘤（giant cell tumor of bone, GCT）是一种原发性骨肿瘤，病理上以含多核巨细胞，散在分布于圆形、椭圆形或纺锤形的单核基质细胞为特征。多数学者认为 GCT 起源于骨髓中未分化的间充质细胞。1818 年，Cooper 首次从大体标本上描述这种病变，认为该肿瘤属良性病变。1845 年，显微镜的出现使 Lebert 得以识别多核巨细胞，因而能将 GCT 与其他的骨实质性肿瘤和骨转移性肿瘤（那时都被认为是骨肉瘤）区分开来。1940 年，Jaffe 对 GCT 做了更为详细的描述，认为 GCT 是临床、X 线、病理上与其他骨肿瘤完全不同的独立病变。由此，人们对 GCT 有了更深入的了解，能够将 GCT 与成软骨细胞瘤、软骨黏液样纤维瘤、动脉瘤样骨囊肿、单纯性骨囊肿、非骨化性纤维瘤、甲状腺功能亢进所致黄色瘤及其他富含多核巨细胞的肿瘤区别开来。

　　在 WHO 分类中曾用"破骨细胞瘤（osteoclastoma）"一词来描述，1959 年，方先之教授认为：骨巨细胞瘤常称谓"良性骨巨细胞瘤"或"破骨细胞瘤"，它是一种局部破坏性较大、生长活跃的肿瘤，采用比较保守的外科搔刮手术治疗后，有相当数目的病例的局部肿瘤可能复发，甚至转变为恶性或形成远距离转移瘤；部分病例因局部感染、外伤或经久未治而可发生恶变；也有少数病例的肿瘤一开始即为恶性。因此，把它一律称谓"良性 GCT"，是不符合实际的，且给人以不应有的假安全感，对疾病的处理十分不利。GCT 中的巨细胞，在组织形态上与破骨细胞相似，但它的来历和作用尚未确定。因此，把它命名为"破骨细胞瘤"，缺乏有力的科学基础。在目前阶段，"骨巨细胞瘤"这个名称比较恰当，既不否定它具有良性肿瘤性质的主要方面，但也不排除在相当数目的病例中，肿瘤有恶性趋向或恶性本质存在的事实，并同时能比较正确地反映本瘤在病理上的实际情况。他认为病理检查在 GCT 的诊断中占十分重要的地位，它对处理的决定和预后的测知起指导作用。因此，病理检查尽量要求做到彻底、广泛、仔细。仅凭局部一小块组织检查的结果，来断定整个肿瘤的性质，很难达到肿瘤正确的分级。手术时可以根据冰冻切片或活体标本检查，结合临床和 X 线所见进行治疗，术后对切除的全部标本应再做更全面、更周密的检查，以便肯定分级，确定肿瘤性质，以便更好地进行观察或选择另一步治疗手段。

　　西方人 GCT 发病率较低，而中国人发病率较高。文献报道欧美国家骨肉瘤较 GCT 为多见，前者的发病率为骨肿瘤的 15% 左右，后者仅占 5% ~ 8%；在中国骨肉瘤占 15%，而 GCT 则高达 13% ~ 15%。日本的骨肉瘤发病率与其他国家相近，GCT 的发生率则在欧美与中国之间。Larssen 发现瑞典每百万人口 GCT 的发生率，农村为 3.6%，城市为 9.9%。王臻等报告我国西北多民族地区 2548 例骨肿瘤患者中，GCT 为 13.7%，骨肉瘤为 18.2%，后者相对的高。牛晓辉等统计了北京积水潭医院 1989—2009 年的 5942 例原发性骨肿瘤患者，其中 GCT 患者 814 例，约占 13.7%。表 2-15-1 提示不同国家中，骨肉瘤的发生率基本相同，而 GCT 以中国为最高，日本次之，欧美国家则较低。

　　目前普遍认为我国 GCT 发病率高于欧美国家，具体原因尚不明确，为了解决 GCT 诊治方面的一系列问题，许多骨肿瘤学者付出了巨大的精力，甚至将毕生精力投入至 GCT 相关研究。如于秀淳教授，30 余年前在攻读硕士研究生时，其课题即为骨巨细胞瘤相关研究，于 1990 年发表论文《骨巨细胞瘤 DNA 定量分析及其意义探讨》，在 30 余年的临床工作中，始终从事骨巨细胞瘤的相关研究。2018 年受中华医学会骨科学分会骨肿瘤学组的委托，与胡永成教授一同执笔撰写《中国骨巨细胞瘤临床诊疗指南》，用 30 年的临床及科研工作践行了中国骨肿瘤医生的责任和担当。同样致力于 GCT 临床研究的骨肿瘤前辈还有：郭卫教授、杨迪生教授、胡永成教授、王臻教授、吕智教授等，他们均是从 20 世纪 90 年代开始从事 GCT 相关研究，为 GCT 的临床诊治积累了丰富的临床经验，为临床治疗提供了参考依据。

表 2-15-1　不同国家骨巨细胞瘤（GCT）及骨肉瘤发病率的比较

国名	作者	骨肿瘤	良性 GCT		恶性 GCT		骨肉瘤	
		例数	例数 / 率	/ %	例数 / 率	/ %	例数 / 率	/ %
中国	刘子君（1986）	11055	1440	13.0	122	1.10	1724	15.6
	宋献文（1985）	8227	1282	15.6	-	-	1293	15.7
	王臻（1994）	2548	349	13.7			464	18.2
	牛晓辉（2012）	5942	814	13.7				
美国	Huvos（1979）	4404	265	6.0			605	13.7
	Dahlin（1978）	6221	264	4.2	20	0.32	962	15.5
日本	JOA（1973）	4967	484	9.7	51	1.03	773	15.6
瑞典	Larssen（1975）	692	53	7.6	-	-	-	-
阿根廷	Schajowicz（1981）	4193	362	8.6	-	-	512	12.2

注 *JOA 日本骨科学会。

为了更好的积累临床资料，进一步提高我国 GCT 临床诊治水平，在前期工作的基础上，在胡永成、于秀淳、王臻、吴苏稼、叶招明等倡议下，2012 年中国骨巨细胞瘤协作组（Giant cell tumor team of China, GTOC）正式成立，首批加入单位包括天津医院、空军军医大学西京医院（原第四军医大学西京医院）、解放军第九六〇医院（原济南军区总医院）、解放军东部战区总医院（原南京军区总医院）以及浙江大学附属第二医院，后期又有河北医科大学第三医院、内蒙古医科大学第二附属医院及其他国内数家骨肿瘤治疗中心加入 GTOC。GTOC 成立的目的是为了积累更多的临床病例，综合多中心的临床经验，提高临床研究的可信性，推动一系列多中心临床研究的进行。在过去的 8 年时间里，GTOC 实现了协作组内资料共享，积累了数千例 GCT 临床资料，开展了二十余项临床多中心回顾性研究及探索性研究，发表了 80 余篇学术论文。

在本节中，我们将结合 GTOC 近期相关临床研究成果，阐述 GCT 的基本特征、诊断、治疗及预后等，以期为阅读者提供有价值的参考。

一、骨巨细胞瘤临床表现

（一）性别

GCT 发病率在性别上是否存在显著差异仍有争议，诸多来自美国和德国的回顾性研究发现女性发病率略高，如 Klenke 等发现 GCT 的男女之比为 0.82∶1，Balke 等报道 214 例 GCT，其男女比为 0.83∶1。但来自中国和意大利的大宗病例报告显示，男女发病率相似，甚至男性发病率要高于女性，如 Errani 等分析 349 例 GCT 后发现男女比为 1∶1.03；意大利四肢肿瘤协会统计了 1900—2009 年 1350 例 GCT，其男女比约为 1.08∶1；牛晓辉等报道单中心 621 例 GCT 患者，男性 359 例，女性 262 例，男女比约为 1.73∶1；GTOC 成员胡永成等完成的一项多中心临床研究数据显示，410 例膝关节周围 GCT 男女性别发病比例为 1.12∶1，研究同时发现，男性患者股骨远端 GCT 术后复发率明显高于女性患者（29.1%

*vs.*14.3%）。这些研究提示 GCT 发病率在性别上的不同可能与地区、人种差异有关，对于一些特定解剖部位的 GCT，术后复发率差异可能与性别差异存在相关性。

（二）年龄

GCT 好发年龄为青壮年，70% ~ 80% 甚至更高比例的病例发生于 20 ~ 50 岁。发生于骨骺闭合之前的 GCT 少见，尤其 10 岁之前。Dahlin 认为，如果病变不是发生在骨端或病变发生于骨骺未闭合以前，GCT 的诊断应当怀疑。Picci 在 1162 例 GCT 的总结中发现仅 1.7% 的病例发生于骨骺未成熟以前。Chakarun 等研究发现，发生于 10 岁以内的 GCT 患者仅占 3%。宋献文等统计了 208 例 GCT，20 岁以下的发生率为 15.4%。此外，GCT 在 50 岁以上者亦较少见，美国骨科医师协会的数据显示，约不到 10% 的患者年龄大于 60 岁。GTOC 成员赵立明等完成的一项多中心临床研究结果显示，以膝关节周围 GCT 为例，小于 20 岁患者占 6.9%，20 ~ 30 岁占 34.3%，31 ~ 40 岁占 27.7%，41 ~ 50 岁占 18.1%，大于 50 岁占 13%。（图 2-15-1）

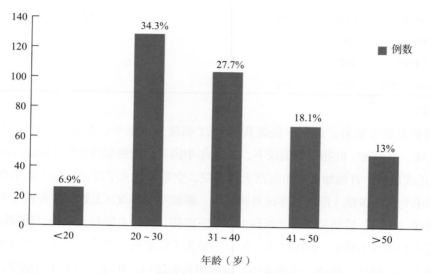

图 2-15-1　GTOC 多中心研究纳入 376 例膝关节周围 GCT 患者的年龄分布图

（三）好发部位

典型的 GCT 一般为单发，好发于生长活跃的骨区，常发生于长骨末端软骨区或骨骺区。约 50% ~ 70% 的病变位于膝关节周围，即股骨远端和胫骨近端，股骨近端、肱骨近端、桡骨远端相对较少，其他部位更为少见。就膝关节周围 GCT 而言，GTOC 多中心临床研究发现，股骨远端与胫骨近端的分布并没有明显的差别，股骨远端约占 50.6%，胫骨近端 49.4%。意大利四肢肿瘤协会的统计数据显示，约 50.3% 的 GCT 位于股骨远端和胫骨近端，其他好发部位依次是桡骨远端、股骨近端、肱骨近端、腓骨头、骶骨及骨盆等。Campanacci 等对 1229 例 GCT 发病部位进行了统计分析，结果显示膝关节周围是 GCT 最常见的发病部位（图 2-15-2）。极少病例发生于长骨骨干，若发生于骨干者，多为骨骺线未闭合的患者。脊柱 GCT 发病率较低，多累及椎体，相比活动椎，骶骨更为常见。手、足等小骨上发病率低，掌骨、跖骨较指骨、腕骨和跗骨常见。无论同时或异时发生，多发 GCT 发生率很低，美国骨科医师协会的数据显示多发性 GCT 约为 0.041%，牛晓辉等统计 621 例 GCT 也仅发现 3 例为多发性 GCT，发生率约 0.48%。一个值得注意的现象是，多发性 GCT 患者往往有一个或多个病灶位于手部。胡永成等认为多发性 GCT 占所有 GCT 的 1%，在临床特征、影像表现及病理特征上与单发 GCT 并无明显区别，初次就诊为少见部位的 GCT，应考虑到存在多发性 GCT 的可能，在诊断时尤其需要与甲状旁腺功能亢进所导致的棕色瘤进行鉴别。

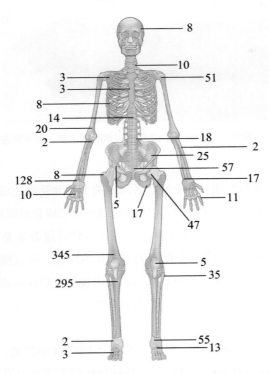

图 2-15-2　Campanacci 统计 1229 例 GCT 的发病部位，显示膝关节周围是其最主要好发部位

（四）症状

1. 疼痛

与负重无关的局部持续加重性疼痛是最常见的临床症状，但无明显特异性，临床上约一半患者有外伤史，但是外伤只是诱因而非病因，可使肿瘤生长加快。Szendröi 等研究发现 GCT 早期最常见的症状是病变区域疼痛敏感性增加，通常持续 2 ~ 6 个月后，约 1/3 的患者肿瘤生长超过所在部位骨直径的 50%，破坏骨皮质以及侵犯关节软骨下骨。疼痛产生的原因可能与肿瘤侵袭性生长破坏骨质以及骨髓腔内压力增高所致。Robert 等研究发现，初期即生长迅速的恶性 GCT，病程较短，症状出现较早，疼痛剧烈。在短期内突然生长迅速的恶性 GCT，一般会由隐痛变为持续性剧痛，此时可伴有全身性症状，如贫血，消瘦，恶病质等。发生于脊柱和骶骨的 GCT，疼痛也是最常见的症状。由于肿瘤生长缓慢及肿瘤质软、质脆的特性，发现肿瘤时往往瘤体体积较大，多伴有神经或脊髓压迫表现。

2. 肿胀、肿块

Szendröi 等研究发现局部肿胀可见于肢体 GCT 患者，但往往不能触及明显的软组织肿块。局部肿胀出现迟于疼痛症状，肿胀一般较轻，多数因骨质膨胀性改变及周围组织反应性水肿所致。Robert 等认为局部肿块或软组织肿物并不十分常见，但若出现一般是由于肿瘤进展导致骨皮质破坏，形成软组织肿块（图 2-15-3）。肿胀通常表现为逐渐加重，有时也会迅速加重，后者多因肿瘤内出血所致。伴有软组织肿块的 GCT 手术治疗应予以重视，术中切除不彻底可能导致 GCT 在软组织中复发。GTOC 成员赵立明等完成的 376 例膝关节 GCT 多中心临床研究中，软组织无侵袭的患者 115 例，占 30.6%，软组织侵袭但无肿块的患者 155 例，占 41.2%，存在软组织肿块的患者 106 例，占 28.2%。

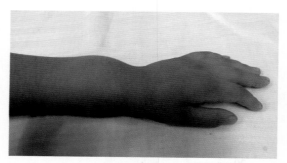

图 2-15-3　软组织肿胀、肿块。女，31 岁，左前臂远端肿痛 1 年，加重伴左腕关节活动受限半月

3. 关节功能障碍

GCT 常见于关节周围，疼痛和肿胀一般会使患者出现关节活动受限造成功能障碍；长骨骨端肿瘤周围局部组织反应也可造成关节功能障碍；GCT 侵袭周围软组织并形成软组织肿块也可造成关节活动受限。GTOC 成员王晗等在一项临床研究中发现 GCT 很少穿破关节软骨侵袭至关节腔，但软骨下骨被肿瘤侵袭破坏的情况并不少见，软骨下骨受侵袭通常伴有关节软骨的塌陷，可直接造成关节功能障碍。通常认为，轻度关节功能障碍是 GCT 侵袭性生长诱发疼痛所致，中度关节功能障碍多为 GCT 软组织肿块所致，重度关节功能障碍最常见的原因是 GCT 合并病理性骨折发生。

4. 病理性骨折

GCT 是纯溶骨性肿瘤，骨质破坏较重，骨强度会有不同程度的降低，因此病理性骨折常见，约 9% ~ 30% 的患者以病理性骨折为首发症状就诊。合并病理性骨折的患者通常出现疼痛加剧和关节功能障碍加重。

GCT 病理性骨折于关节内外均可发生，骨折线多经过病变，通常存在以下两个临床特点：①发生病理骨折之前，约 60% 患者存在先驱症状，即由于病变所导致的局部疼痛、酸胀、活动障碍等不适表现；②造成病理性骨折的致伤因素通常为正常功能负荷或者是轻度暴力，这也是病理性骨折与创伤性骨折常见的鉴别点。Dreinhöfer 等及 Lewis 等认为合并病理性骨折的 GCT 通常提示肿瘤侵袭性强，病理性骨折易污染周围组织及关节腔，通常被认为具有更高的局部复发风险，相比未发生病理性骨折的患者，GCT 病理性骨折在肿瘤处理和骨缺损修复重建方面更为困难，手术并发症更为多见。

GCT 伴发的病理性骨折，不能简单地统称为 GCT 伴病理性骨折，应根据影像学对骨折的特点进行分析，GTOC 在国内外首次对病理性骨折进行了观察性研究，提出了简单骨折（simple fracture）和复杂骨折（complex fracture）的概念和分类方法，以便探讨其对治疗决策和预后的影响。

首先是部位（location），即骨折的具体位置是关节内骨折还是关节外骨折，在 GTOC 成员袁斌斌等完成的一项关于膝关节周围 GCT 合并病理性骨折的多中心临床研究中，纳入 38 例病理性骨折患者资料，其中 23 例（60.5%，23/38）患者仅存在关节外骨折，12 例（31.6%，12/38）患者仅存在关节内骨折，关节内及关节外均表现有骨折者 3 例（7.9%，3/38）。

其次是骨折移位程度（dislocation），由于肿瘤的破坏造成病变骨骼的生物力学下降，GCT 发生病理性骨折多无外伤或轻微外伤所致，大部分骨折不会出现明显的移位，小部分移位者也表现为轻度移位；在 GTOC 的研究中，38 例患者有 24 例为无移位骨折（63.2%），14 例（36.8%）为移位骨折。

再次是骨折形态（profile），GCT 多在干骺端且为偏心生长，在长骨的骨折形态可表现为单髁塌陷骨折、髁间骨折、累及单皮质骨折和关节面粉碎骨折等。

最后，在处理 GCT 合并病理性骨折时，还需要考虑病理性骨折与 GCT 其他因素的关系，如年龄、软组织肿块、肿瘤与关节面距离、肿瘤大小等。

　　在选择手术治疗方案时，必须将病理性骨折分为简单骨折（无移位、关节外骨折等）和复杂骨折（严重移位、粉碎、关节面骨折等），并与其他因素进行综合考虑（图 2-15-4）。

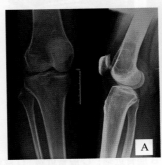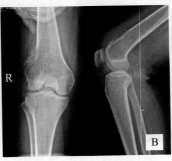

图 2-15-4　右股骨远端骨巨细胞瘤。女，36 岁。A 可见右股骨远端溶骨性骨质破坏（2019-9）；B 同一部位溶骨性病灶进展合并病理性骨折发生（2019-11），穿刺病理及术后病理均证实为骨巨细胞瘤

（五）体征

　　Szendröi 等认为 GCT 的体征特异性不强，常表现为与负重无关的局部肿胀、疼痛，病程较为缓慢，症状持续时间约为 2 ~ 6 个月，之后约 1/3 的患者其肿瘤横径会超过所在部位骨的 50%。初期肿瘤一般较小，逐渐增大可突破皮质骨，持续进展可导致病理性骨折发生。肿块表面通常较为光滑、可呈结节状，与周围正常组织大多无粘连。肿块较大时，可出现局部皮肤潮红、皮温升高、静脉显现、肿瘤周围组织水肿，甚至浅静脉网状充盈等体征。骨壳完整且较厚时，可触及硬韧的肿物，薄的骨壳可有弹性。骨壳破坏或无骨壳者，呈囊性肿物。有时肿瘤可呈现搏动，少数患者可以触及血管搏动和闻及血管杂音，提示肿瘤血运丰富。发生于脊柱的 GCT，可导致椎体压缩性骨折、脊髓损伤及截瘫。位于骶骨者可引起骶区疼痛、马鞍区麻木合并大小便功能障碍，肛门指诊可触及骶前肿物。

二、骨巨细胞瘤影像学特征

（一）X 线片

　　Robert 等认为 GCT 的影像学表现在一定程度上具有特异性，有助于其初步诊断的建立。GCT 在 X 线上多表现为长骨干骺端中央或偏心性溶骨性破坏，以偏心性为主，多呈膨胀性生长，并可向关节方向侵袭破坏软骨下骨，病变边界较清楚，边缘锐利但无硬化缘，病灶周围一般有反应性薄层骨壳存在，骨壳内壁可有骨嵴突出于病灶内，形成 X 线下所谓分叶状或皂泡样改变（图 2-15-5）。

　　Turcotte 等发现 GCT 在 X 线片上常出现假间隔影，认为这是由于肿瘤对骨不规则破坏所引起。胡永成等对 76 例 GCT 进行了影像学分析，研究结果显示囊性型 29 例，X 线片表现为骨端膨胀性偏心性骨破坏。典型病例可呈"皂泡样"或"蜂窝样"，骨壁膨胀呈"蛋壳样"。溶骨型 39 例，X 线片亦显示病灶位于骨端，呈偏心性生长，溶骨破坏界限不清，骨壁极薄，一般病灶内见不到骨嵴残留。侵袭型 8 例，X 线片显示膨胀性、无分房、周边无硬化的溶骨性骨质破坏，骨皮质薄且模糊不清，皮质破坏呈筛孔状或虫蚀状，有的可见到 Codman 三角。伴动脉瘤样骨囊肿 19 例，X 线片与一般 GCT 相比较无明显特征性，CT 及 MRI 上所见到的液 - 液平面是较具有特征的影像学表现。少见部位的 GCT 大部分具有 GCT 的基本影像学特征，有的因部位特殊存在不同表现，CT 和 MRI 对病变的范围及内部结构显示具有较高的诊断价值。

此外，肿瘤可破坏或突破骨皮质，进入周围软组织，形成软组织内肿块。骨膜反应一般不存在，有病理性骨折时则另当别论，GCT 通常没有钙化肿瘤基质。

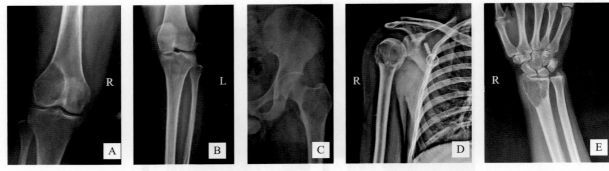

图 2-15-5　典型的骨巨细胞瘤 X 线片表现。A 股骨远端；B 胫骨近端；C 股骨近端；D 肱骨近端；E 桡骨远端

Campanacci 根据 GCT 的 X 线片表现将其分为 3 级，它与良性肿瘤的 Enneking 分级是对应的：Ⅰ级：静止性，肿瘤的骨皮质完整，或仅仅有皮质变薄而未扩展，骨质溶解区边界完整，肿瘤周围有轻度的骨肥厚，一般不会扩展到关节软骨，一般没有症状，有较好的预后。Ⅱ级：活动性，较常见，骨皮质很薄，可能呈现轻度的动脉瘤样改变，有时基本全部被侵蚀，但是肿瘤与骨膜之间的边界清晰。骨外形仍然可以保持其连续性，骨溶解的边界模糊，病变可接近或者已经累及关节软骨。Ⅲ级：侵袭性，骨皮质已经被侵蚀，瘤体穿入周围的软组织，肿块外面没有骨膜包被。常可累及大部分或全部骨骺并常累及关节软骨，较少见，术后复发率较高（图 2-15-6）。

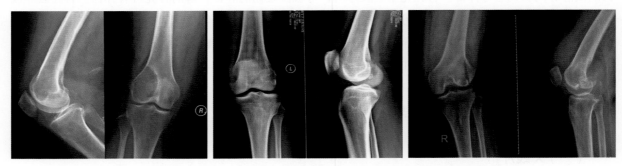

图 2-15-6　基于 X 线片的 Campanacci 分级。由左至右分别为Ⅰ级、Ⅱ级和Ⅲ级

（二）CT

CT 检查在确定肿瘤边界方面优于 X 线及断层拍片，可以清楚地显示肿瘤的范围和骨皮质的破坏程度及有无病理性骨折（图 2-15-7），但对肿瘤与主要神经、血管的关系评价作用较小。Szendröi 等发现 GCT 病灶内的 CT 值约为 20 ～ 70Hu，若 CT 值小于 20Hu，则 GCT 的诊断应慎重，高度怀疑动脉瘤样骨囊肿。有时肿瘤内含有囊腔，但很少像动脉瘤样骨囊肿那样可以看到液 - 液平面，但 Chakarun 等报道 14% 的 GCT 可以继发动脉瘤样骨囊肿，进而在影像学上出现液 - 液平面。

CT 对显示囊性膨胀性骨破坏区的边缘非常清楚，可以观察骨皮质破坏程度和骨壳的完整性。反应性骨壳与正常皮质骨不同，较少钙化。CT 检查对于明确肿瘤与关节软骨及关节腔的关系和肿瘤侵犯周围软组织的程度很有帮助，双螺旋 CT 通过静脉注射造影剂后进行各层面的重建，有助于显示肿瘤内外的血管结构，可代替动脉造影。对于解剖部位复杂的 GCT，如脊柱及骶骨的 GCT，因组织之间重叠较多，X 线片无法清楚显示肿瘤的范围，可以采用 CT 清楚显示肿瘤的范围及软组织受侵袭的程度。

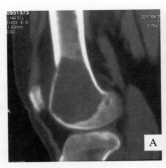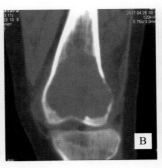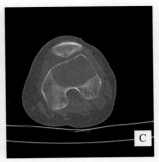

图 2-15-7　右股骨远端 GCT 行 CT 检查。A 矢状位；B 冠状位；C 水平位 CT。通过 CT 检查，能够充分评估肿瘤对周围骨质破坏情况，为手术方案的制定及术中重点关注区域提供参考

（三）MRI

MRI 具有高质量的对比度和分辨力，成像清楚，尤其是观察髓内病变及软组织病变有优势（图 2-15-8），有助于判断病灶浸润髓内、软组织及关节的程度和范围。Hermman 等及 Turcotte 等认为 MRI 检查是观察 GCT 侵犯程度的最佳影像手段，结合 CT 检查对早期发现 GCT 复发可能有帮助。肿瘤在纵向弛豫时间（T_1 加权像）呈现中或低强度信号，在横向弛豫时间（T_2 加权像）表现为混杂信号强度伴有细小的高强度信号。GCT 在骨髓内和骨皮质均有清楚锐利的边界，看髓内病变最好用 T_1 加权像，在观察皮质外病变时最好用 T_2 加权像。国内有研究认为，信号不均匀常与肿瘤内存在出血、坏死及囊变有关。肿瘤出血后会出现液 - 液平面，其上部为液性信号，下部为有形成分，T_2 加权像为中等信号。吴文娟等认为肿瘤内出血后还可伴有含铁血黄素沉积，范围较广，含铁血黄素沉积在 T_1 与 T_2 加权像上呈低信号，与附近的骨皮质信号相似。含铁血黄素沉积在 GCT 中很常见，可能是主要征象。MRI 在显示骨外的侵犯及关节累及程度方面具有明显优势，而 CT 更有利于观察皮质骨破坏及反应性骨壳。

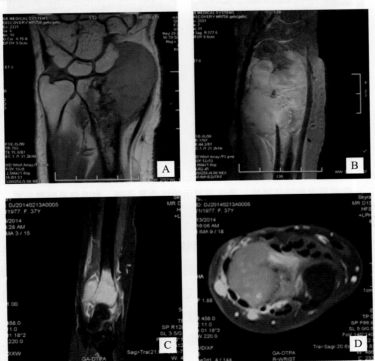

图 2-15-8　右桡骨远端 GCT 的 MRI 检查。右桡骨远端骨质破坏并软组织肿块形成。A 软组织肿块在 T_1 像上呈低信号改变；B T_2 像上病变呈不均匀的高低混杂信号；C T_1 增强像可见肿瘤明显强化；D 横断面 T_1 增强像见肿瘤与周围正常软组织边界清晰

（四）超声影像及彩色多普勒血流显像

GCT 是一种血运较为丰富的原发性骨肿瘤，有着非常特征性的影像表现，如骨端偏心性、膨胀性、溶骨性病变，骨皮质菲薄等。而二维灰阶超声也可观察到 X 线片中骨端偏心性、膨胀性、溶骨性的表现，此外超声对软组织结构的显示要明显优于普通 X 线，可对软组织肿块的范围及是否侵及周围血管、神经等情况做出判断。超声影像的优点可归为：①设备价格低廉；②可以多次重复检查及环绕瘤体多方向多平面检查；③能发现骨皮质、髓腔、骨膜及软组织的侵犯。

袁宇等对 37 例病理确诊的四肢长骨 GCT 患者进行超声和彩色多普勒检查，发现骨端一侧低回声骨质破坏区，多数回声较均匀，无肿瘤骨及钙化生成，出现内部囊性无回声区 15 例。骨皮质变薄，出现骨皮质溶解中断 14 例。病变边界清楚，17 例肿瘤向外生长穿破骨皮质形成边界清楚、包膜完整的均匀低回声软组织肿块。Campanacci 分级 I 级的 GCT 血流信号以周边血流为主，内部可探及散在的血流信号，II ～ III 级 GCT 的血流信号明显丰富（图 2-15-9）。

除了二维超声可作为普通 X 线检查的重要补充之外，利用彩色多普勒技术可直接对肿瘤的血供情况做出判断。田焕等研究发现一般恶性肿瘤阻力指数低，良性肿瘤阻力指数高，袁宇等的研究也表明 Campanacci I 级的血流阻力指数显著高于 Campanacci II ～ III 级，血流阻力指数是在超声频谱多普勒上利用流速计算得到的一个血流动力学参数，其反映的是检测处血流行进时所遇到的前方阻力。

北京积水潭医院应用这两项技术检查骨肿瘤，已积累对照 X 线、CT 及病理检查逾千例的经验，认为结合采用多普勒血流显像，能动态的观察骨肿瘤的血运。血流增加的部位，反映肿瘤侵犯的范围，常比 X 线片所见的范围更大。GCT 血运丰富，很适于用此技术诊断。需要注意的是，超声多普勒对四肢和骨盆病变的检查是很有用的，但通常不能用于对于脊椎肿瘤的检查。

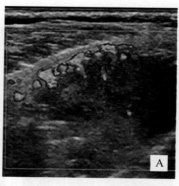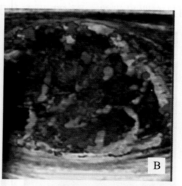

图 2-15-9　Campanacci 分级。A 股骨内髁 Campanacci I 级 GCT，骨质完整，以周边血流信号为主；B 桡骨远端 Campanacci II 级 GCT，一侧骨质溶骨破坏消失，声像图显示肿块边界清晰，血流信号明显丰富

（五）PET（正电子发射断层摄影术）

PET 是反应病变代谢及功能状态的显像设备，利用正电子核素标记葡萄糖等人体代谢物作为显像剂，引入人体后，应用正电子扫描机而获得病灶对显像剂获取的化学影像，它可显示脏器或组织的代谢活性剂受体的功能。由于 PET 可无创伤性地、动态地、定量评价活体组织或器官在生理状态及疾病过程中细胞代谢活动的生理、生化改变，被称为"活体生化显像"而广泛应用于临床。

沈智辉等回顾分析了 11 例经病理证实 GCT 患者的 PET/CT 影像及临床资料，11 例 GCT 患者的 PET/CT 影像学表现为：所有患者均伴有不同程度的 FDG 摄取异常增高，SUV_{max} 为（10.15 ± 4.42）。病理分级 I 级 4 例，SUV_{max} 为（7.73 ± 3.15）；II/III 级 7 例，SUV_{max} 为（12.17 ± 4.45）。Hoshi 等报告 GCT 呈明显的 FDG 代谢增高，SUV_{max} 为 8.8（5.8 ～ 11.1），GCT 的平均 SUV_{max} 要高于骨肉瘤，认为

GCT 的代谢增高与己糖激酶 2 的过度表达造成葡萄糖代谢增强有关。GCT 在 PET 上表现出典型的高代谢活性（图 2-15-10）。

需要注意的是，尽管 PET 是良性肿瘤与恶性肉瘤鉴别以及对恶性肿瘤程度分级的重要工具，但对于 GCT 来说，其典型的高代谢表现并不代表已发生恶变，PET 不是 GCT 常规影像学检查，通常认为以下三种情况可选择行 PET 检查：①怀疑存在多中心 GCT；②怀疑恶性 GCT 并可能存在转移病灶；③ GCT 地舒单抗药物治疗后肿瘤生物学评价。

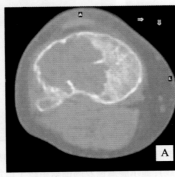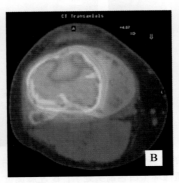

图 2-15-10　GCT 在 PET 上表现。A 胫骨近端 GCT，CT 可见胫骨平台的溶骨性破坏；B 同一部位 18 氟脱氧葡萄糖 PET 显示，肿瘤显示出典型的高代谢状态

三、病理学

随着免疫组化、细胞发生学、遗传学、基因组学及蛋白组学的快速发展，对 GCT 的研究也从细胞水平进入至分子水平、基因水平。本节将对 GCT 的大体病理、病理组织学、免疫组织化学以及分子病理学进行简略描述，重点探讨 GCT 中各种类型细胞的特点及其相互作用，以及 GCT 骨溶解发生的机制。

（一）大体外观

肿瘤组织通常是实质性，颜色呈褐黄色，质软，由血管及纤维组织组成，伴有出血（图 2-15-11）。瘤内出血、囊性变及坏死相当常见。肿瘤位于长骨的骨端及干骺端区域，肿瘤可破坏关节软骨下骨，导致病理性骨折的发生，但很少侵犯关节软骨。少数骨骺未闭合的患者，肿瘤可发生于干骺端，穿过骺板到达关节软骨下骨。肿瘤侵袭性生长，可穿破骨皮质并形成软组织肿块（图 2-15-12）。GCT 瘤腔的内壁多呈献出凸凹不平的表现，肿瘤可以累及滑膜组织、关节囊、韧带及肌腱等，少数情况下肿瘤可沿软组织侵及关节外骨质，如胫骨 GCT 侵犯腓骨，桡骨远端 GCT 侵及尺骨、腕骨等。

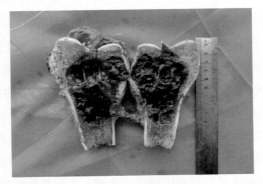

图 2-15-11　股骨远端 GCT 大体病理像。可见股骨远端溶骨性骨质破坏，其内为褐黄色瘤体组织，呈多房样改变，伴有肿瘤内出血

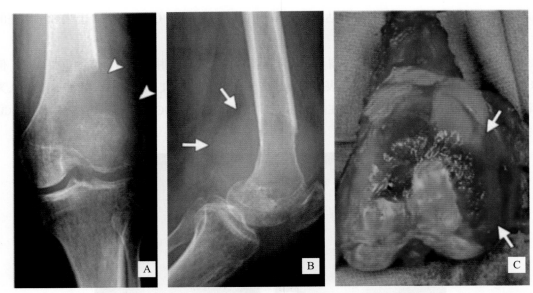

图 2-15-12　GCT 的侵袭性表现。A 左膝前后位 X 线片显示股骨远端偏心性溶骨性破坏，肿瘤侵及关节软骨下骨，无硬化缘，外侧存在骨皮质破坏（白色箭头处）；B 左膝侧位 X 线片显示肿瘤侵及周围软组织（白色箭头处）；C 大体病理显示股骨外侧髁完全破坏，并形成软组织肿块（白色箭头处）

（二）镜下观察

组织学检查应选取保存完好的肿瘤区域，而不是出血、坏死及纤维化的部位，对一般临床检查来说，无需电镜及特殊染色。GCT 组织富含细胞，由圆形、椭圆形的单核细胞，纺锤形的单核间质细胞和弥散分布的多核巨细胞组成（图 2-15-13，图 2-15-14）。单核间质细胞核大，核膜清楚，核一般位于细胞的中心，胞浆较少。细胞界限不太清楚，细胞间物质也较少。可见核分裂象。间质细胞的数量、大小、形态等在不同肿瘤以及在同一肿瘤的不同部位可有所不同，因此病理科医生常按照以间质细胞表现为主的镜下变化，将 GCT 分级。多核巨细胞分布在间质细胞之间，直径为 30 ~ 50μm。细胞核多聚集在细胞中央，数目可达数十个甚至上百个。巨细胞胞浆内常有空泡出现。间质血管丰富，有时血管壁或血管腔内可见肿瘤细胞。有人认为血管浸润是发生转移的原因之一。多核巨细胞是 GCT 的特征性成分，但许多骨病变中都有多核巨细胞，如孤立骨囊肿、动脉瘤性骨囊肿、非骨化性纤维瘤、纤维异样增殖症、骨化性纤维瘤、软骨黏液样纤维瘤、骨母细胞瘤等。因此，要诊断 GCT，必须综合临床、影像和病理三方面资料，排除其他含巨细胞的病变。肿瘤内有时可见长条形间质细胞并产生胶原，这些区域相当于肉眼所见的瘤内纤维隔膜。如果肿瘤内有大片致密的胶原纤维形成，应考虑是否存在恶变、放射治疗后或植骨后复发。GCT 肿瘤本身并不成骨，但有时可见骨样组织（图 2-15-15），有可能为反应性新骨形成，纤维性间质的骨性化生或病理性骨折后形成的骨痂。此外，GCT 地舒单抗药物治疗后可有骨基质形成，肿瘤组织镜下病理与骨肉瘤极为相似，在行病理检查时，需要告知病理科医生是否接受地舒单抗药物治疗。

20 世纪 70 年代初，Gallardo 等及 Troise 等相继报道了 GCT 的体外培养研究结果，Goldring 等观察到 GCT 体外单层培养 2 ~ 6 天后，多核巨细胞开始退化，1 ~ 2 周后，多核巨细胞基本消失。持续繁殖生长的是梭形细胞，排列成拱形生长，能在体外长期存活。冯传汉等于 1980 年报告了 22 例 GCT 的体外培养，培养 8 ~ 12h 后，基质细胞首先在组织块的周围形成生长晕，培养到 2 ~ 3 周时，生长更旺盛，可见细胞分裂象。多核巨细胞从组织块中移出较晚，在培养 1 ~ 2 天后，未见多核巨细胞有丝分裂现象。基质细胞能在体外分裂、繁殖和传代。异种接种可以致瘤。说明基质细胞本身是 GCT 的瘤细胞成分。多核巨细胞一般在培养传代后退化消失。这些所见及观点已为若干学者接受并证实。

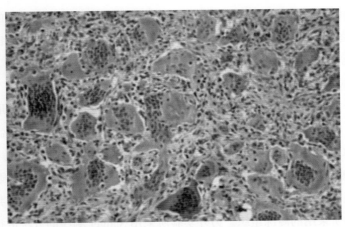

图 2-15-13　GCT 病理图像。单核间质细胞背景中存在多核巨细胞（HE 染色）

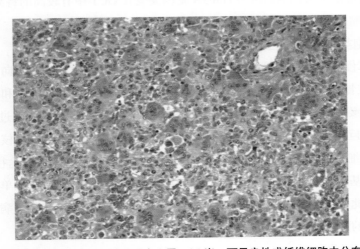

图 2-15-14　股骨远端 GCT 低倍镜下观察。男，35 岁，可见良性成纤维细胞中分布大量巨细胞

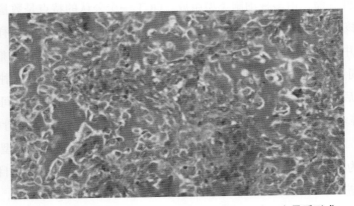

图 2-15-15　尺骨近端 GCT 镜下观察。男，31 岁，有骨质形成

（三）分子病理学——组蛋白 3.3（H3F3A）检测

组蛋白是负责真核生物染色体纤维核小体结构的基本核蛋白，四个核心组蛋白（H2A、H2B、H3 和 H4）中的两个分子形成一个八聚体，大约 146bp 的 DNA 被包裹在一个称为核小体的重复单元中。近年来 H3F3A（H3.3）与 GCT 发病相关研究十分热门，2017 年美国外科病理学杂志报道，H3.3 G34W 突变是 GCT 的特征性改变，研究者对抗组蛋白 H3.3 G34W 兔单克隆抗体在多种肿瘤中的敏感性和特异性进行了研究，其中包括形态学上易与 GCT 混淆的肿瘤，以评估其作为诊断性标志物的价值，通过评价基

因表型和 H3.3 G34W 免疫染色结果来判定 H3.3 G34W 突变在原发恶性骨肿瘤中的发生率，研究者共测试了 3163 例肿瘤。最终，H3.3 p.G 34W 抗体在 235 例 GCT 中有 213 例（90.6%）细胞核阳性表达。但是，H3.3 p.G34L、M、V 等罕见亚型并非如此，它们往往发生于手骨、髌骨、中轴骨。如果剔除这些部位，H3.3 p.G34W 抗体在 GCT 中的阳性表达率高达 97.8%。

马小梅等完成了一项 H3F3A G34W 免疫组织化学标记 GCT 病变的临床病理研究，在他们的研究中，H3F3A G34W 在 32 例 GCT 单核样间质细胞的细胞核阳性表达，阳性率为 91.4%（32 /35），研究者认为 H3F3A G34 W 是 GCT 特异性标记，在 GCT 的诊断和鉴别诊断中有重要作用。陈修文等研究了 GCT 中 H3F3A 基因突变检测及其临床意义，在他们的研究中，32 例 GCT 中 H3F3A 基因突变阳性率为 65.6%，突变阳性率低于文献报道，可能的原因是实验中采用福尔马林固定石蜡包埋组织并进行脱钙处理，导致阳性率低于文献报道中所采用的冷冻组织。另外实验所采用 Sanger 测序的方法进行检测，该方法敏感性低于文献中采用的高通量方法，他们认为 H3F3A 基因突变在 GCT 中有较高的特异性，可用于 GCT 与相关富于巨细胞骨肿瘤的鉴别诊断。

（四）各种细胞类型及其相互作用

GCT 是一种局部侵袭性原发性骨肿瘤，详细了解其发病机制对发展新的靶向治疗手段至关重要。GCT 以体积巨大的破骨细胞样多核巨细胞散在分布于单核纺锤体样的间质细胞和单核细胞中为特点。GCT 广泛的骨溶解主要归因于多核巨细胞的作用；然而，纺锤体样的间质细胞通过募集单核细胞和促进单核细胞融合成多核巨细胞而成为 GCT 主要的病理特点。间质细胞也可增强多核巨细胞的溶骨能力。本小节将探讨多核巨细胞的形成过程以及骨溶解的机制，特别强调了 RANKL 途径在 GCT 发生发展中的意义以及肮酶类如基质金属蛋白酶的重要性，间质细胞的间质谱系以及造血性单核细胞的起源也在本小节中进行了讨论。此外，GCT 的某些方面的特性仍需要进一步的研究，包括其病原学、其远处转移的机制、恰当动物模型的制备等。

1. 间质细胞

GCT 是一种异质性肿瘤，由多种细胞类型组成。GCT 一个公认的特点是数量不等的多核巨细胞散在分布于纺锤体样单核间质细胞以及其他单核细胞中。Goldring 等发现，纺锤体样单核间质细胞可在培养条件下快速增殖，并可在鼠类动物模型中形成肿瘤，因此认为它是 GCT 的肿瘤性组成成分。Lan 等发现，Stro-1 阳性的间质细胞具有干细胞的性质，这有力证明间质细胞为 GCT 肿瘤性细胞的观点。事实上，GCT 外科手术后的高复发率可能与残存的具备重新形成肿瘤能力的单核间质细胞有关。Ghert、Nishimura 及 Salerno 等多位学者发现，间质细胞可阳性表达骨涎蛋白、骨结合素、骨桥蛋白以及 Runx2 等，偶尔可见骨钙素表达，表明其具有间质细胞谱系的特性以及成骨细胞前体细胞显型。

间质细胞本身即为一种异质性细胞系，它可包含多种不同分化阶段的细胞。目前，关于体外刺激条件下间质细胞是否可进一步分化为成熟的成骨细胞仍存争论。Wülling 等报道，发现间质细胞不仅可分化为成骨细胞，而且还可分化为脂肪细胞以及软骨细胞；然而 Alberghini 等及 Gupta 等在 GCT 中却只观察到少量的成骨区域。James 等报道，体外培养条件下，经过较长的潜伏期，间质细胞可形成矿化结节，当移植于小鼠动物模型皮下时可见刺激性骨形成，但这种现象只在部分并不是所有的小鼠模型中表现出来。Cowan 等认为 GCT 成骨表现不足的现象可能是由于具有骨溶解能力、类似破骨细胞的多核巨细胞在 GCT 中数量占优势的原因。此外，破骨细胞可抑制成骨细胞分化，巨细胞产生的介质可减弱成骨细胞介导的胶原形成。

GCT 肿瘤样本的核型分析显示，非克隆性的染色体畸变是 GCT 一个较为常见的特点，包括染色体插入、缺失、移位以及其他染色体结构或数量的重新排列。然而，Moskovszky 等在 GCT 中也观察到少数的克隆性变异，且克隆性变异在复发性 GCT 中比原发性 GCT 更为多见，这提示 GCT 的复发可能是由于一个或少数发生克隆性变异的间质细胞引起的。GCT 最常见的细胞遗传学现象是末端着丝粒的融合，即两个不同的染色体臂在末端着丝粒处进行融合。Gorunova 等发现这种融合现象约出现在 70% 的患者中，并且在独立培养的间质细胞中也发现了这种现象。考虑到多核巨细胞不进行有丝分裂，而遗传变异仅在 CD-68 阴性的细胞中观察到，因此，上述染色体的变异极有可能存在于纺锤体样单核间质细胞中。Gorunova 等及 Sawyer 等研究发现，末端着丝粒的融合在某些特定的染色体如 11p、15p、19q、20q 等较其他染色体更为常见，但目前对这种现象的意义仍不明确。端粒长度的减小使某些特定的染色体更易发生融合，而端粒的融合又可反过来导致其他形式的染色体变异。末端转移酶端粒在 GCT 中被异质性激活的现象进一步表明端粒的不稳定性可能参与 GCT 的发生与发展。然而 Cowan 等在大量分析现有研究的基础上发现，这些细胞遗传学异常与现有的 GCT 临床分级系统的相关性不大，表明 GCT 的产生不能归因于一个统一的遗传学因素。上述诸多细胞遗传不稳定性的存在可能表明多个遗传学变异共同导致 GCT 的发生、发展以及与之相适应的临床结果。

考虑到 GCT 中存在的上述遗传学变异，可以认为 p53 肿瘤抑制基因以及其他细胞周期调节因子的功能状态可能与 GCT 的发生发展相关。Wu 等发现在 GCT 中 p53 基因通常会发生变异；而与此相反，Osaka 等、Moskovszky 等及 Saito 等多个团队研究发现，尽管间质细胞 p53 可能与肿瘤局部复发、恶性变以及远处转移相关，但在原发性 GCT 中 p53 的突变并不是其典型表现。Oda 等研究发现，MDM2 可在原发性 GCT 中过度表达，而 MDM2 可通过促进 p53 泛素化及降解而抑制 p53 的活性。Fellenberg 等及 Li 等发现，GCT 中泛素羧基末端水解酶 LI 基因的失活也进一步加剧了 p53 的不稳定性以及 MDM2 的聚积。总之，上述结果表明，在 GCT 中 p53 的肿瘤抑制功能并不充分。有趣的是，Radaelli 等报道在 p53 缺失的小鼠模型中自然发生了 GCT 样病变。因此，有必要对 GCT 中 p53 及其相应蛋白进行全面的分析，以更清晰阐释其在 GCT 发生发展中的作用。

2. 多核巨细胞

GCT 中巨细胞是一种体积巨大的多核细胞，表现出破骨细胞的多种特性。实际上，GCT 先前被称为"破骨细胞瘤"，从 GCT 中分离出来的巨细胞也曾被当做真正的破骨细胞。巨细胞可表达 TRAP、组织蛋白酶 K、碳酸酐酶 II 以及许多破骨细胞的特征性受体如 RANK、降钙素受体、$\alpha v \beta 3$ 整联蛋白（图 2-15-16）。而且，巨细胞具有溶骨能力，Kanehisa 等及 Steiner 等在电子显微镜下观察到巨细胞数量不等的膜内折现象，这与真正的破骨细胞褶折的细胞膜非常相似。目前认为巨细胞与破骨细胞最重要的区别可能在于，巨细胞可以体积非常巨大，且包含上百个细胞核。

巨细胞由造血性前体细胞形成，而这一过程由纺锤体样间质细胞以类似破骨细胞生成的方式进行介导。间质细胞产生多种炎症趋化因子如 SDF-1、MCP-1，以募集单核细胞迁移至肿瘤部位。研究发现，这些单核细胞特征性表达 CD-68，以及不定表达其他巨噬细胞系标志物如 HLA-DR，CD14，CD33，CD45，CD51 等。Zheng 等研究认为单核细胞前体细胞约占单核细胞系的 1/3，并认为其来源于脉管系统。事实上，GCT 是一种富含血运的肿瘤，Kumta 等发现，临床上侵袭性较强的患者中可见 VEGF 的表达。低氧以及其他生长因子可有助于 GCT 中 VEGF 的表达，引起原有脉管系统的血管生成，从而导致数量不等的标记有 CD31 和 CD34 阳性内皮细胞的小血管形成。由于 VEGF 受体 1（Flt-1）在 GCT 中与 CD68 共存，并且 Matsumoto 等在体外实验中发现 Flt-1 与单核细胞趋化性密切相关，因此 VEGF 本身可能参与单核细胞的募集。若假设只有纺锤体样单核细胞发生远处转移，那么 GCT 中单核细胞来源于脉管系统的现象就很好地解释了为什么继发肿瘤部位能产生多核巨细胞。然而，James 等将单核细胞注射至免疫缺陷的大鼠皮下却并没有多核巨细胞的产生。并且，Balke 等发现尽管小鸡绒毛膜囊内的血运十分丰富，但生长于小鸡绒毛膜囊内的肿瘤组织却并没有出现小鸡单核细胞募集及形成多核巨细胞的现象。因此，目前单核细胞的来源仍不明确，且成功的远处转移需要的不仅仅是间质细胞。如今不少研究者认为远处转移是由于肿瘤原发部位的瘤栓转运至远处所致。

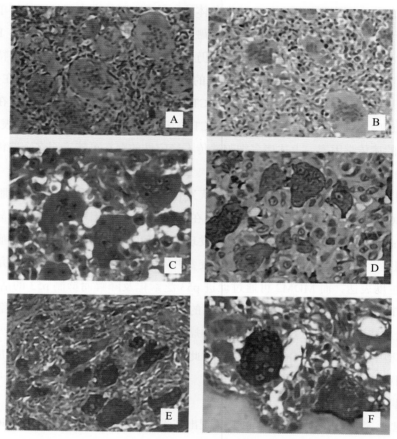

图 2-15-16 GCT 肿瘤组织石蜡切片染色。A HE 染色；B APAAP 免疫染色，抗 MIB；C APAAP 染色，抗 CD-68 KP-1；D 示巨细胞 TRAP 染色；E、F 示 APAAP 免疫染色，抗 H+–ATP 酶

在单核细胞募集至肿瘤部位后，间质细胞通过单核细胞表面表达的 CSF1R 合成 M-CSF 和白介素 -34，进而促进单核细胞的增殖与分化。Arai 等发现，M-CSF 也可诱导单核细胞 RANK 的表达，而在 GCT 中也确实观察到表达 RANK 的单核破骨细胞前体细胞的存在。单核细胞的融合由 RANKL 途径启动。RANKL 是 TNF 超家族中与细胞膜结合的成员，由纺锤体样间质细胞表达。在 GCT 中，RANKL 特征性显著增加。骨保护素 OPG 是 RANKL 的一种可溶性诱导受体，也可由间质细胞表达。虽然目前仍无法精确确定最终融合形成多核巨细胞的单核细胞谱系，但 Forsyth 等的研究发现，CD-33 阳性的单核细胞是构成多核巨细胞的必要细胞成分。体外可形成破骨细胞的 CD-14 阳性单核细胞在 GCT 中与 CD-33 阳性的多核巨细胞聚集，并可最终融合进 CD-33 阳性的多核巨细胞。然而，Alberghini 等发现，一旦多核巨细胞形成则不再表现一些造血性标志物，如 CD14、HLA-DR。

研究发现，间质细胞具有诱导周围血单核细胞或鼠类单核细胞系 RAW 264.7 形成破骨细胞的能力，且无需通过细胞与细胞之间的接触。这表明可溶性 RANKL 可通过选择性剪接作用表达；Hikita 等发现 GCT 能表达可溶解 RANKL 的两种基质金属蛋白酶 MMP3 与 MMP4，以及 TNF-α 转化酶 TACE，因此可溶性 RANKL 还可以通过蛋白水解产生的裂缝形成。Grimaud 等发现 GCT 患者血清中 RANKL 的浓度显著增加，进一步验证了可溶性 RANKL 的存在。然而，Hemingway 等的研究已经确认了某些体外途径在没有 RANKL 的情况下仍可促进破骨细胞形成，因此，GCT 中可溶性 RANKL 存在与否对多核巨细胞的形成作用仍需进一步的阐明。

Gohda 等研究发现，RANKL 对 RANK 的刺激可有效诱导 NFATc1 的表达。NFATc1 是一种转化因子，它可直接调节多种破骨细胞相关因子的表达而在破骨细胞的形成过程中发挥重要作用。例如，NFATc1 与组织蛋白酶 K、TRAP、降钙素受体以及 β3 整联蛋白的表达密切相关。此外，NFATc1 与 RANKL 刺激后自身的扩增也密切相关。因此，NFATc1 在 GCT 中高水平表达也就不足为奇。Miyamoto 等研究发现，NFATc1 也可刺激破骨细胞刺激性跨膜蛋白 OC-STAMP 的表达，而 OC-STAMP 可与树突细胞特异性跨膜蛋白 DC-STAMP 相协作以介导单核细胞的融合。Chiu 等发现 DC-STAMP 可在单核细胞表面表达，而它对破骨细胞形成过程中细胞融合至关重要。虽然细胞融合的机制尚没有彻底明了，但 RANKL 在一些单核细胞中诱导 DC-STAMP 的细胞内摄作用已成为共识。这种内摄作用通过潜在的未知配体来实现，因此降低了 DC-STAMP 在细胞表面的表达。Mensah 等发现若 DC-STAMP 表达水平较低的单核细胞与其他类型单核细胞的比例越高，则可诱导产生体积更大、数量更多的多核巨细胞。这在 GCT 的发病机制中十分重要，因为 GCT 中 DC-STAMP 的表达水平较高。Tian 等发现腺嘌呤解聚素金属蛋白酶 ADAM 12 也在 GCT 中表达，由于它与破骨细胞生成有关，因此它也可能参与单核细胞的融合过程。

此外，Smink 等发现在 GCT 的多核巨细胞中，转化因子 CCAAT 增强子结合蛋白 β（C/EBPβ）短亚型表达增加，推测其可能与多核破骨细胞的形成有关。而且，间质细胞也表现出 C/EBPβ 的高水平表达，可能与促进 RANKL 的高水平表达相关。Morgan 等研究表明，巨细胞中 C/EBPβ 表达的增加也可同样归因于巨细胞 RANKL 表达的增加。他们的研究显示了巨细胞中 RANKL 的 RNA 表达，以及免疫组化显示 RANKL 蛋白可观测到的或清晰的染色。这些研究以及巨细胞为 IL-34 重要来源的事实表明，巨细胞本身即可使 GCT 内破骨细胞的生成成为可能。一旦巨细胞形成，其细胞周期即停止，因为研究发现其细胞周期蛋白 D1 集聚而细胞周期蛋白 B1 缺失（调节细胞由 G_2 期向 M 期过渡）。

诸多学者曾探索间质细胞 RANKL 高表达的潜在原因。Nishimura 等认为钙离子可通过其与间质细胞表达的钙感受受体 CaSR 的接触来增加 RANKL 基因的表达。由于 GCT 与导致甲状旁腺功能亢进的褐色素瘤非常相似，因此 Cowan 等假设甲状旁腺荷尔蒙相关蛋白 PTHrP 可能与 RANKL 的表达以及 GCT 的病理机制有关。有趣的是，巨细胞可表达 PTHrP，这在正常的破骨细胞蛋白水平并没有观察到其表达，但在甲状旁腺功能亢进患者中分离的破骨细胞可见 PTHrP 表达。尽管间质细胞可表达 PTHrP，但 PTHrP 的表达仍应在新鲜肿瘤样本组织中进行具体量化以观察其表达是否增加。图 2-15-17 总结了 GCT 的各种细胞类型中多种重要因子的表达。表 2-15-2、图 2-15-18 总结了 GCT 中所表达的各种因子及其作用。

综上，随着近年来细胞生物学、免疫细胞化学标志物技术的发展，人们越来越认识到单核间质细胞为 GCT 的肿瘤性成分，破骨细胞样多核巨细胞来源于单核细胞，并且在间质细胞的"监督指导"下完成单核细胞增殖、融合。有学者认为"GCT"以及"破骨细胞瘤"的命名并不能真实反映本肿瘤真实的组织发生学，称之为"间质细胞瘤"或许更为恰当。但目前 GCT 中间质细胞的特征仍有待于进一步的研究。

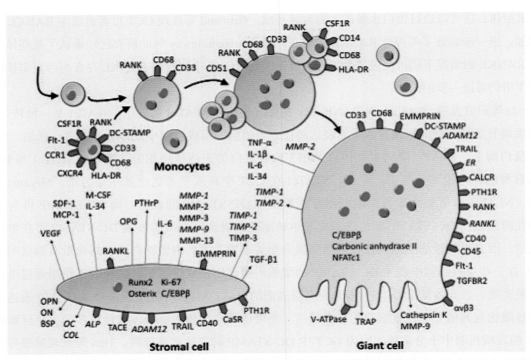

图 2-15-17　GCT 中纺锤体样单核间质细胞、单核细胞以及巨细胞表达的各种关键因子。蛋白或是分泌型因子如 VEGF，或是膜相关蛋白如 RANK，或是细胞核 / 细胞质蛋白如 Runx2。OC- 骨钙素；ALP- 碱性磷酸酶；COL- 胶原；OPN-骨桥蛋白；ON- 骨结合素；BSP- 骨涎蛋白；TRAIL- 肿瘤坏死因子相关凋亡诱导配体；CALCR- 降钙素受体；ER- 雌激素受体；TGFBR2-TGF-βII 型受体；CCR1- 炎症趋化因子（C-C motif）受体 1；CXCR4- 炎症趋化因子（C-X-C motif）受体 4

表 2-15-2　GCT 所表达的各种因子及其功能

功能	细胞类型	细胞因子	在 GCT 中功能
单核细胞募集	S	SDF-1	通过 CXCR4(M) 发挥炎症趋化作用
	S	MCP-1	通过 CCR1(M) 发挥炎症趋化作用
	S	VEGF	促进血管生成，通过 Flt-1(M) 促进趋化性
单核细胞增殖	S	M-CSF	通过 CSF1R(M) 刺激单核细胞增殖与 RANK 表达
	S/G	IL-34	通过 CSF1R(M) 刺激单核细胞增殖
细胞融合	S	RANKL	刺激 RANK(M)，诱导巨细胞形成
	S	OPG	RANKL 的诱导受体，抑制巨细胞形成
	M/G	NFATc1	破骨细胞特异性基因的关键转化因子
	M/G	DC-STAMP	对细胞融合发挥关键作用的跨膜蛋白
	S/G	C/EBPβ	促进 RANKL 表达的转化因子；诱导较大破骨细胞形成
	S	CaSR	骨钙素受体，引起 RANKL 表达的刺激活动
	S	PTHrP	通过 PTH1R(S) 刺激 RANKL 表达
骨溶解	G	Cathepsin K	降解骨的有机成分
	G	V-ATPase	羟基磷灰石晶体去矿化；为 Cathepsin K 提供酸性环境
	G	TRAP	骨基质蛋白去磷酸化；参与巨细胞迁移
	G	avβ3 整联蛋白	调节巨细胞骨架，使与骨黏附
	G	MMP-9	通过巨细胞刺激骨溶解
	S	MMP-13	通过巨细胞刺激骨溶解
	S	MMP-2	与血管侵袭有关
	S	TGF-β2	通过 TGFBR2(G) 对巨细胞发挥趋化作用

注：细胞类型中 S 代表间质细胞；G 代表多核巨细胞；M 代表单核细胞。

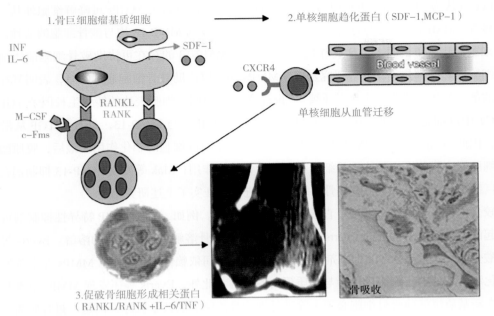

1.骨巨细胞瘤基质细胞　　　　　　2.单核细胞趋化蛋白（SDF-1,MCP-1）

INF
IL-6

SDF-1

CXCR4

Blood vessel

M-CSF

RANKL
RANK

c-Fms

单核细胞从血管迁移

3.促破骨细胞形成相关蛋白
（RANKL/RANK +IL-6/TNF）

骨吸收

图 2-15-18　GCT 中各种细胞、各种因子在其发生发展中的相互作用机制

3. 骨溶解的发生机制

　　GCT 最主要的表现是其明显的骨溶解作用，因此对其骨溶解机制的探索在 GCT 的研究中占有重要地位。巨细胞是 GCT 中发挥骨溶解作用的细胞。尽管间质细胞的存在可增强骨溶解作用，但 Balke 等研究发现巨细胞本身即可独立对骨质进行溶解。事实上，巨细胞可表达破骨细胞发挥骨溶解作用的必要成分，如组织蛋白酶 K（主要降解骨的有机质）、V-ATP 酶（主要对羟基磷灰石中的结晶体发挥去矿化作用）、TRAP（骨基质蛋白脱磷酸化以及协助破骨细胞的迁移）。上述酶的存在表明，巨细胞发挥溶骨作用的形式与传统的破骨细胞相一致。

　　此外，在 GCT 中已确认了多种 MMPs，包括分别由间质细胞与巨细胞表达的明胶酶类 MMP-2 和 MMP-9。Schoedel 等研究表明巨细胞也可表达 MMP-2，而 Rao 等研究发现原代间质细胞可产生 MMP-9，但其表达在后代细胞中减少或消失。Rao 等发现新鲜 GCT 培养组织的基质可诱导后代间质细胞表达 MMP-9，添加巨细胞分泌的 IL-1β 和 TNF-α 也可恢复间质细胞表达 MMP-9。Skubitz 等利用基因芯片技术已经证明 GCT 肿瘤组织与其他各种正常组织相比 MMP-9 的表达显著增加 100 倍。

　　另一个在 GCT 中特征性增加的 MMP 是 MMP-13，它由间质细胞表达，在整个肿瘤样本组织 PCR 及基因芯片分析均可发现其显著升高。研究也发现其他一些肮酶类可在 GCT 中表达，如 MMP-1、MMP-3、MMP-14 以及多种组织蛋白酶类。此外，巨细胞也可表达细胞外基质金属蛋白酶诱导物 EMMPRIN，它可刺激 MMP 的产生。然而，GCT 中多种肮酶类是否存在尚没有被确认。一些可抑制 MMP 生物活性的金属蛋白酶组织抑制物 TIMPs 也在 GCT 中表达，包括 TIMP-1、TIMP-2（由巨细胞和间质细胞不等程度表达）以及 TIMP-3（由间质细胞表达）。

　　尽管在 GCT 表达多种 MMPs，但他们在 GCT 中发挥的具体作用仍不是非常明确。众所周知，MMP-2 与肿瘤血管破碎有关，而 MMP-9 可能参与巨细胞的血管侵袭作用。考虑到组织蛋白酶类以及 MMPs 在肿瘤血管生成、正常骨溶解以及破骨细胞生成中的作用，因此推测组织蛋白酶类以及 MMPs 在 GCT 中可能发挥类似的作用。例如，多种 MMPs 已被证明可使炎症趋化因子 SDF-1 158 和 MCP-1 159 脱离与失活。MMPs 可促进血管生成，机制有：Xu 等认为 MMPs 可暴露血管形成所必须的整联蛋白结合位点；Lee 等认为 MMPs 可增强 VEGF 生物活性；Stratman 等认为 MMPs 可降解细胞外基质以允许内息细胞迁移等。MMPs 还可参与骨溶解的启动过程。MMP-9 与 MMP-13 均与破骨细胞的活性密切相关，参与破骨细胞褶边膜下的骨基质矿化作用。MMP-9 与 MMP-13 的存在可协助破骨细胞前体细胞迁移至骨内破骨细胞成熟的部位。Sato 等研究发现，MMPs 还可以协助破骨细胞通过胶原，表明其在破骨细胞迁移至新的部位发挥溶骨作用中至关重要。Zheng 等认为由间质细胞表达的转化生长因子 TGF-β1 可能也参与 GCT 中巨细胞的趋化作用；由于 MMPs，包括 MMP-9 与 MMP-13，具有将 TGF 从潜伏状态激活的作用，因此 Deng 等认为 MMPs 也可能参与 TGF-β1 对巨细胞的趋化作用。最后，胶原酶活性通过刺激破骨细胞褶边膜的形成而使破骨细胞本身开始骨溶解作用；Mak 等发现 MMP-13 抑制剂在体外与间质细胞和巨细胞共培养条件下可减弱骨溶解作用也进一步证实了上述研究结论。

也有较多的证据表明，MMPs 可直接参与骨溶解作用。例如，由于 MMP 特异性抑制剂可以抑制破骨细胞引起的骨基质降解，因此 Everts 等认为 MMPs 参与骨溶解过程中胶原的溶解。Everts 等使用特异性半胱氨酸蛋白水解酶或 MMP 抑制剂抑制颅骨溶解的时间依赖性现象表明，MMPs 在半胱氨酸蛋白水解酶去矿化和随后的消化作用后也参与基质蛋白的溶解。此外，Everts 等还发现 MMPs 也参与骨形成过程，因为在新基质沉淀前骨衬细胞必须去除破骨细胞骨溶解后的残余胶原，而这一过程则需要 MMPs。综上，在 GCT 中 MMPs 通过巨细胞积极发挥骨溶解作用。通过巨细胞调节骨溶解的其他因子包括 IL-1β、IL-6、以及 17β-雌二醇。

（五）基础研究的探索

随着 GCT 基础研究的进步，其发病机制逐渐被人们所掌握。然而，目前 GCT 仍存在若干方面的重要问题需要去探索。其中最重要也是目前了解较少的即为 GCT 的来源。虽然对巨细胞形成机制的认识达成一定程度的共识，但破骨细胞形成增加的潜在原因仍不甚明确。尽管频繁的末端着丝粒融合以及其他细胞遗传学异常可能有助于解释 GCT 的发生，但目前尚不明了这些变化如何使 RANKL 以及其他促进巨细胞形成的因子的表达增高。关于 GCT 病原学一个较早的假设是肿瘤的发生与骨损伤有关，因为一些患者的肿瘤生长于曾经遭受过创伤的部位。破骨细胞生成增加有可能是机体对创伤做出的失败反应，导致肿瘤细胞的形成。然而，也有可能是细胞遗传异常直接导致破骨细胞形成的增加，尽管目前还没有连贯的基因变异得到证实。此外，一旦巨细胞形成，巨细胞本身也可能会通过潜在阻断间质细胞的分化而增加肿瘤细胞的表现。不管怎样，目前来看 GCT 病原学仍较模糊，仍需要进一步的研究确定导致肿瘤发生发展的根本因素。

GCT 另一个需要探索的重要方向为间质细胞注射入免疫缺陷小鼠皮下却不能促进多核巨细胞形成的原因。GCT 中的单核细胞一般认为并不是来源于脉管系统，而是来源于骨髓，这就需要将间质细胞直接注射入骨内。有趣的是，被认为是巨细胞前体细胞的 CD-33 阳性细胞可能较 CD-14 阳性细胞代表更早期的分化阶段。GCT 单核细胞骨髓来源支持了包含巨细胞的瘤栓发生远处转移的假说。然而，骨外破骨细胞样 GCT 的存在表明，巨细胞有可能来源于脉管系统。因此，现有小鼠动物模型本身就有可能阻碍了巨细胞的发生发展，所以有必要使用非免疫缺陷小鼠来构建 GCT 动物模型。有研究发现，GCT 可在免疫小鼠中自然发生。而且，肿瘤浸润淋巴细胞先前是从新鲜的 GCT 活检组织中分离出来的，而"T"细胞可能会对 GCT 发病机制产生影响。最终，一个成功的 GCT 动物模型可能会促进新的 GCT 治疗手段的出现，以及有利于解释 GCT 远处转移发生的机制。

四、GCT 生物学行为的评估

骨肿瘤的生物学行为包含几个方面：如生长情况、范围大小；临床及病理的良或恶性表现；影像学所见，如骨质破坏程度，溶骨或成骨，软组织有无复发，有无转移等。诸多学者曾从病理学、影像学、组织形态学以及 DNA 定量和细胞周期分析等方面提出了对 GCT 生物学行为的评估系统或方法，但各个评估系统或方法的临床实用价值不一。

（一）病理学分级

GCT 具有刮除术后易复发及可发生远处转移等特点，其生物学行为复杂，将其准确地分级并与预后相联系是医生普遍关心的问题。Jaffe 于 1940 年根据单核基质细胞的形态，细胞核的大小及深染程度，有无核分裂及多核巨细胞的大小、多少，将 GCT 分为三级。I 级良性，多核巨细胞多，其体大核多且大小均匀，单核间质细胞分化良好，密度小。III 级为恶性，多核巨细胞少，体积小，核少且大小不均，单核间质细胞分化差。介于其间者为 II 级（图 2-15-19）。此后，许多学者发现此分级系统不能完全反映肿瘤本身的生物学行为。1980 年，Sanerkin 等回顾了 86 例 GCT 患者的病理学表现，发现肿瘤学分级与 GCT 侵袭性之间并无明显的相关性。1996 年，Lausten 等研究了 GCT 病理学分级的预后价值，发现无一例 I 级 GCT 术后复发，26% 的 II 级 GCT 和 56% 的 III 级 GCT 术后复发，但组间并无显著差异。因此，他认为基于 GCT 病理学分级不能精确预测其侵袭性。1988 年，孙德青等将 60 例 GCT 的切片分别请三位病理学家分级，其不一致率超过半数，也证实了此分级系统不可靠。

此外，Jaffe 将 III 级 GCT 定义为"恶性"，但恶性骨肿瘤应采取如高度恶性肉瘤一样的整块切除；然而，对于 GCT 首先要考虑的手术方法仍是囊内刮除，尽可能保留患者的自身关节，而且对于绝大多数 GCT，囊内刮除可彻底清除肿瘤。因此，Jaffe 病理学分级对于预后的判断、手术方式的选择并不可靠，临床上多已摒弃。

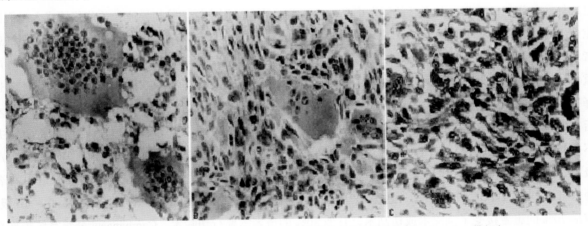

图 2-15-19 Jaffe 于 1940 年对 GCT 的组织学分级（从左至右分别为 I、II、III 级）

（二）影像学分级

1987 年，Campanacci 等结合影像学表现和组织学基质细胞异型性进行分级。Campanacci 的影像学分级 I、II、III 级代表肿瘤的临床行为，表现为静止、活跃和侵袭。Campanacci 分级为 I 级时，通常认为肿瘤相对静止、活跃度较低，此级约占 GCT 的 10% ~ 15%，临床症状轻微或没有，病程平稳。X 线片显示有薄的、完整的骨皮质包裹肿瘤。溶骨性破坏局限于成熟骨构成的骨壳内，有膨胀性改变。核素浓集呈中等程度，并限于病灶内。血管造影显示血运不丰富。组织学上呈 I ~ II 级，有时可有大片坏死或纤维化。II 级通常认为肿瘤活跃 此级最多，约占 70% ~ 80%，临床症状明显，但临床过程较平稳，没有快速发展表现。X 线片显示溶骨性破坏，边界不清楚。皮质骨破坏，但肿瘤局限于薄层反应骨内。核素扫描显示，肿瘤及周围组织有核素浓集。血管造影显示肿瘤血运丰富，组织学分级通常在 II 级。III 级通常认为肿瘤侵袭性强，此级约占 10% ~ 15%，临床症状与恶性肿瘤相似，病情进展迅速，病理性骨折多见。X 线片显示溶骨性破坏，边界不清，骨皮质破坏，甚至消失。肿瘤突破骨皮质形成软组织肿块。核素广泛浓集于肿瘤及肿瘤周围区。广泛的肿瘤及肿瘤外血管形成。组织学分级在 II 级或 III 级。

　　GTOC 成员宁宪嘉等在一项关于骨巨细胞瘤形态学特征的文献分析研究中认为 Campanacci 分级为 I 级的患者可能所占比例极少，研究中检索获得 3866 篇文献，经严格筛选后最终纳入 57 篇文献，研究认为按照 Campanacci 影像学分类标准（II 级骨巨细胞瘤特征是骨皮质变薄，膨胀但完整；而 III 级骨巨细胞瘤特征是骨皮质破坏，已有周围软组织包块），当影像学为 II 级或 III 级骨巨细胞瘤时，骨皮质已经受到破坏，术中切除或刮除肿瘤时通常会进一步破坏局部结构，严重影响皮质骨的连续性和稳定性。文献报道 II 级或 III 级骨巨细胞瘤的发生率很高。Balke 等研究发现 71.2% 患者在诊断时为 Campanacci III 级；28.1% 为 II 级；仅有 0.7% 的 I 级骨巨细胞瘤，骨皮质破坏比例为 99.3%。Errani 等对 349 例骨巨细胞瘤研究发现，136 例为 Campanacci III 级、200 例为 II 级、13 例为 I 级，骨皮质累及率为 97.3%。Blackley 等发现在骨巨细胞瘤确诊时仅有 3% 为 Campanacci I 级，49% 为 II 级，47% 为 III 级，骨皮质破坏的比例为 97%。Malek 等发现在所有骨巨细胞瘤中 Campanacci I 级占 5%、II 级占 65%、III 级占 30%，骨皮质破坏比例为 95%。GTOC 开展的一项纳入 410 例膝关节周围 GCT 多中心临床研究中发现，Campanacci I 级占 12.7%、II 级占 39%、III 级占 48.3%。

　　目前，临床上较常用 Campanacci 分级系统，它对于指导 GCT 的诊断、外科术式的选择在一定程度上提供了参考标准。部分学者根据 Campanacci 分级也提出了诸多学术观点。Lackman 等认为对于 I 和 II 级 GCT，由于未突破骨皮质，术后复发率较低，可采用囊内刮除植骨术；而对于 III 级 GCT，其骨皮质已破坏、软组织已受累，其术后的复发率高，功能差，故应采用广泛切除加异体骨关节移植或人工假体重建。Turcotte 等认为 III 级 GCT、病理性骨折伴移位、骨皮质严重破坏无法应用内固定或关节受累的患者，应行广泛切除。Errani 等认为广泛切除通常适用于以下情况：具有侵袭性的 III 级 GCT、骨破坏严重伴软组织肿块较大、保留关节较为困难等。但是，Campanacci 影像学分级系统在预测术后复发率和选择手术适应证时，仍存在较大争议。Mankin 等研究发现对于 III 级 GCT，采用囊内切除和广泛切除的术后复发率没有统计学意义，GCT 影像学分级并不是选择手术方法的指征。Lackman 等认为 III 级 GCT 并不是囊内手术的禁忌证。Klenke 等通过回顾分析 118 例 GCT 手术方法选择的影响因素，其中 50 例 I/II 级 GCT 中的 5 例、67 例 III 级中的 13 例采用了广泛切除，由此认为手术治疗方法的选择并不受 GCT 各种分级的影响。GTOC 研究表明，尽管 87% 的膝关节周围 GCT 患者 Campanacci 影像学分级为 II ~ III 级，但是 70% 的患者接受了刮除术或切刮术，其他 30% 的患者需要行切除术。Campanacci 分级系统虽然在术前对于评判 GCT 的影像学表现以及其严重程度具有一定的实用性，但对指导手术方案的选择仍存在较大的局限性。

（三）侵袭度指数

　　1987 年，夏贤良等根据 133 例长骨 GCT 的资料，提出侵袭度指数的方法以评估肿瘤的生物学行为，用以指导对手术方法的选择。其中病理 I ~ III 级的指数分别为 1 ~ 3；X 线静止、活动、浸润型分别为 1 ~ 3；临床表现为 0 ~ 2，相加为 2 ~ 8。指数 4 者可采用边缘性手术，以保留关节功能；指数为 5 ~ 6

者应做广泛手术以减少复发；指数达 7 者仍有希望保留肢体；指数达 8 者应予截肢。此系统提出后，临床应用较少，目前已摈弃。

（四）组织形态计量学检测

近年来组织形态计量学得到迅速发展，用测量的组织学参数描述组织像，有可能减少病理学观察者的主观变异，从而使组织像得到较为客观的反映。1989 年，孙德青及冯传汉等用 16 项组织测量指标，观察了刮除术术后随访 3 年不同预后的 40 例组织像，单因素分析表明，孤立地考虑任一组织像指标均无助于预后判断。多因素判别分析结果提示：手术方法、较大核的细胞所占比例、基质细胞核面积的变异程度和单位面积基质细胞核的数目等四项组合起来有助于预后判断。具体说来，刮除手术后附加冷冻处理或骨水泥填充，胞核面积大于 $10\mu m$ 的基质细胞百分数低，核面积变化小，基质细胞密度小的病例倾向于痊愈。反之，倾向于复发。于顺禄等对 24 例不同分级的 GCT 中基质细胞和多核巨细胞进行了细胞数量、大小、形态和所占视野面积等 11 项指标的组织形态计量学研究。以多核巨细胞面积和 / 或基质细胞面积、细胞面积指数、多核巨细胞大小、形态指数五项指标，在三个级别肿瘤间差别均具有高度显著意义，可以做为 GCT 分级的主要依据。多核巨细胞面积越大，基质细胞面积越小，细胞面积指数越小者，越趋于组织分化好，反之则趋于分化不良。而在多核巨细胞数及其核数越多时，越趋于肿瘤分化好。但根据组织形态学分析在术前对 GCT 严重程度过于繁杂，临床实用性不强。

（五）流式细胞术 DNA 定量及细胞周期分析

Sara 等报告一组 60 例 GCT 的流式 DNA 分析，显示 70% 的 GCT 呈二倍体干系，27% 非整倍体，3% 的四倍体。37.5% 的非整倍体患者有复发，仅 9.5% 的二倍体患者有复发。于秀淳等对 45 例 GCT 的 52 个标本进行细胞核 DNA 定量分析及细胞周期分析，结果发现随病理学分级的增加，异倍体百分数、S 期细胞百分数依次增加，且高于以往的文献报道。周磊、冯传汉等报告了 44 例 GCTDNA 倍体的流式细胞仪分析结果，I 级与 II 级 GCT 均有二倍体、近二倍体和异倍体存在。各组之间差异均无统计学意义。而原发瘤与复发瘤在异倍体与增殖状态（$S+G_2/M$ 期）细胞都有显著性差异，后者更为显著。郭卫、冯传汉等继续此项工作并综合总结该研究室 96 例的材料，证实前述结论。周磊、冯传汉等用自制的抗 GCT 肿瘤细胞成分的单克隆抗体 GCF-5 标记率达到 70% 以上。任侠飞、周磊等对 GCT 不同增殖周期的细胞作了 DNA 含量及 GCF-5 抗体标记率的双参数分析，结果显示部分 G_0/G_1 期细胞阳性，而几乎所有 $S+G_2/M$ 期细胞呈阳性，在原发级与复发组间的差异非常显著，表明抗 GCT 单抗标记可显示 GCT 的增殖活性，进而预测肿瘤预后。流式细胞术 DNA 定量及细胞周期分析有助于对 GCT 发病机制的研究，但若用于评价临床治疗与预后则价值不大。

五、鉴别诊断

通常情况下，骨巨细胞瘤的诊断并不复杂，但临床误诊仍时有发生，主要是因为在影像学方面，溶骨性骨质破坏并不是特征性的影像表现，许多其他肿瘤均能显示出类似的影像学表现；在病理诊断方面，镜下所见的多核巨细胞在其他骨肿瘤病理检查中也时常可见，在明确诊断时仍需要与动脉瘤样骨囊肿、软骨母细胞瘤、骨母细胞瘤、非骨化性纤维瘤、软骨黏液样纤维瘤、富含巨细胞的骨肉瘤等相鉴别（表 2-15-3）。因此，为了提高诊断水平，避免误诊误治，临床诊断与鉴别诊断时应该严格遵循临床、病理、影像学三结合原则。

原发性动脉瘤样骨囊肿是 GCT 鉴别诊断中经常需要考虑，原发性动脉瘤样骨囊肿可侵及关节下骨端，常见于更年轻的患者，液 – 液平面是动脉瘤样骨囊肿的特征性表现，但 GCT 可有继发性动脉瘤样骨囊肿，而在动脉瘤样骨囊肿中没有明显的实性部分。有时仅依赖影像学检查，难以鉴别 GCT 和动脉瘤样骨囊肿。

原发性甲状旁腺功能亢进的骨病变，组织学上可能与 GCT 一致，根据临床、影像学及实验室检查，诊断容易做出。在下列情况下应当怀疑甲状旁腺功能亢进，并予以排除：①非典型的 GCT 临床及影像学特点；②非 GCT 好发部位；③肿瘤呈多部位。通常在考虑到甲状旁腺功能亢进的可能诊断后，结合实验室检查及甲状旁腺超声检查，做出甲状旁腺功能亢进的诊断较为容易。

部分原发性恶性肿瘤也需要与 GCT 做鉴别诊断，如透明细胞软骨肉瘤、毛细血管扩张性骨肉瘤、髓内高分化骨肉瘤等，这些原发性恶性骨肿瘤可呈现与 GCT 相似的溶骨性骨质破坏，且有时并不表现出骨膜反应、瘤性成骨和成软骨等恶性肿瘤特征影像表现，这时在做出 GCT 诊断时需要更加慎重，穿刺诊断明确组织病理类型尤为重要。

骨髓瘤和某些骨转移瘤（如甲状腺癌、肾癌）影像学上与 GCT 相似，通常这些患者更为年长，多存在恶性肿瘤疾病史，结合患者既往史、实验室检验及常见肿瘤影像学检查，可做出鉴别诊断。

发生于 Paget 骨病的 GCT 少见。肿瘤可发生于非 GCT 的好发部位，如椎体、骨盆、头面骨等，也趋向于多部位，累及两处以上的 Paget 病变骨。X 线片显示不典型的 GCT 特征，包括一些 Paget 骨病的及一些溶骨性肿瘤的表现。组织学上与原发 GCT 相同，它的自然过程是无限制的生长。由于位置特殊及多病灶，外科治疗难以起效。通常 Paget 骨病的 GCT 不转移。有些病例对刮除及放疗反应良好。虽然有向肉瘤转化的危险，但放疗对 GCT 及 Paget 病都有作用。

尽管多数情况下，考虑患者年龄、发病部位、病史特征、体征及影像表现等，做出 GCT 的诊断并不十分困难，但是通过穿刺活检明确病理诊断仍是必要的诊断步骤，极少数情况下可能出现术后病理诊断与穿刺诊断不一致，这是受穿刺组织局限性的影响，如骨肉瘤中也可有局限性 GCT 和动脉瘤样骨囊肿的病理结构，这已是病理学家公认的事实。GTOC 成员郑凯等曾经开展一项了有关 GCT 病理诊断的研究，研究中随机抽取了非本院 50 例诊断为 GCT 患者资料，对其病理切片进行了再回顾分析，发现近 1/3 的病理切片诊断 GCT 存疑。尽管如此，我们依然认为 GCT 的诊断应该严格遵循临床、病理、影像学三结合原则，如果临床工作中遇到病理诊断存疑，可考虑行病理会诊，做出准确的诊断是避免误治的最有效方法。

表 2-15-3　含多核巨细胞骨病变的鉴别要点

含多核巨细胞骨病变	好发年龄	好发部位	X 线特点	大体表现	组织学特征	
					多核巨细胞	基质细胞
GCT	21 ~ 40 岁	骨（骺）端	偏位扩张、透射	肉样、柔软	大量，发布均匀，核多	肥硕，多边形，大量胞浆
非骨化性纤维瘤	10 岁内	干骺端	偏位椭圆缺损	肉样、柔软	分布灶性，小，核少	细，梭形，胞浆少
动脉瘤性骨囊肿	20 岁内	脊柱或长骨干骺端	偏位，肥皂泡样	含血囊腔	局灶性，围绕血腔隙	细小或肥硕，含铁血黄素
孤立性骨囊肿	20 岁内	干骺端	透射中有分隔	含清液囊腔	局灶性，围绕胆固醇颗粒	纤维性囊壁
骨化性纤维瘤	11 ~ 30 岁	上、下凳骨	放射阻射	坚硬似骨	少，局灶性分布	纤维组织内有板层骨小梁
骨母细胞瘤	11 ~ 30 岁	脊椎	放射透射或阻射	柔软或硬	局灶性分布	骨样组织小梁间大量骨母细胞

含多核巨细胞骨病变	好发年龄	好发部位	X线特点	大体表现	组织学特征	
					多核巨细胞	基质细胞
软骨母细胞瘤	11~20岁	骨骺	透射，伴斑点状阻射	柔软或坚实	少，局灶性分布	大，肥硕，圆形，细胞周围钙化
软骨黏液样纤维瘤	11~30岁	干骺端	偏位，皮质扩张	柔软或坚实	局灶性分布	软骨样，粘液样
纤维异样增殖症	20岁内	干骺端	磨砂玻璃样	坚实砂砾状	少，局灶性分布	交织骨及纤维组织
骨肉瘤	11~30岁	干骺端	透射	柔软或坚实	局灶性分布	恶性梭形细胞，直接形成骨样组织
巨细胞修复性肉芽肿	11~30岁	上、下颌骨	透射	肉样，柔软	大量，围绕含铁血黄素	细长或肥硕
棕色瘤（副甲亢）	任何年龄	任何部位	牙硬板层缺如	肉样、囊样	局灶性，围绕含铁血黄素	纤维基质中细长细胞

六、外科治疗

GCT是一种交界性肿瘤，外科手术是最主要的治疗措施。GCT手术后虽然发生远处转移的机会很小，但局部复发率却很高，文献报道局部复发率多在10%~30%。在多种骨肿瘤分类中一直将GCT定义为"一种良性、侵袭性骨肿瘤"，胡永成、于秀淳等认为临床医生容易对GCT产生"良性肿瘤"所带来的假安全感，轻视对其手术治疗的研究和重视，因此在《中国骨巨细胞瘤临床诊疗指南》中，摒弃了良性肿瘤的称呼。

理想的手术治疗是彻底清除肿瘤的同时，尽可能保存正常的骨结构和关节功能。胡永成等总结了GCT手术治疗现存问题：①Jaffee病理学分级不能指导手术方案的制定，与临床预后也无明显相关性；②Campanacci影像学分级过于简单，缺乏足够的指导性；③不同术者的治疗经验和对疾病的判断差异较大，具体手术方式主观性较强；④没有充分认识到GCT行肿瘤假体置换的远期并发症及假体翻修相关问题。

GTOC开展的一系列回顾性研究，希望通过临床数据分析，为GCT手术方案的制定提供参考，以达成治疗方案的一致性，提高临床疗效。

在GCT手术治疗中首先需要关注的问题是如何降低复发率，达到有效的局部控制。胡永成等依据肿瘤清除方式，将GCT的手术方法分为三种：囊内刮除术、肿瘤部分切除联合囊内刮除术、肿瘤整块切除的边缘切除术。Deheshi等及郭卫等研究表明，影响术后复发最重要的因素是肿瘤的切除方式，即囊内刮除术的复发率高于切刮除术和边缘切除术，边缘性切除因切除的范围最大而复发率最低。有研究报道，股骨远端GCT采取肿瘤切除人工假体置换术后肿瘤复发风险会明显低于囊内刮除术，但手术并发症会增加，尤其多数GCT患者较为年轻，长期生存且从事体力劳动的患者往往需要面对肿瘤假体翻修的问题。GCT外科治疗方式的选择需要仔细权衡，在彻底清除肿瘤、控制局部复发的前提下，最大限度减少对正常骨关节组织结构的损伤和肢体功能的影响。因此，在确定手术方案时应遵循临床研究证据、结合手术医生实际临床经验，尊重患者个人意愿，综合考量制定出最符合患者利益的理想方案。

（一）手术方法的选择

GTOC成员普遍认为手术方式的选择决定于多种因素，如病理性骨折、骨皮质破坏程度、软组织侵袭程度，肿瘤体积及关节软骨下骨破坏程度等，并结合患病部位、患者年龄以及患者全身情况进行综合评估。在任何时候，尽可能彻底清除肿瘤与最大程度保留骨质结构都是一件需要反复权衡的事情。Prosser 等强调在任何可行的情况下，采用较为保守的手术治疗方式，细致彻底刮除 GCT 应该是首先考虑的治疗方案，对于肿瘤细胞附着的骨内壁，可使用高速磨钻磨出正常骨质以及烧灼处理。叶招明等认为当软骨下骨质已非常薄或完全破坏时，可于软骨下行自体骨植骨，厚度为 1 ~ 2cm，然后行瘤腔骨水泥填充。如果由于肿瘤的破坏，残存正常骨已较少或者病变位于机械应力的部位（如股骨颈）时不建议应用骨水泥，可用自体或异体骨移植来恢复其完整性。

通常认为下述情况可采用刮除术：Campanacci 分级 I 级，多数 II 级，部分 III 级的病灶，残存骨能够承受机械应力，并且整块切除是不适合的或者存在较大的手术风险及较多的机体功能丧失。

切除术的适应证为：少数 II 级及部分 III 级的病例。肿瘤已经广泛破坏骨质结构，合并存在病理骨折发生和病变位于非重要的骨骼。切除术包括整块切除（常用于肢体）和分块切除（常用于脊柱）。

GTOC 膝关节周围 GCT 多中心临床研究结果显示，Campanacci 分级 I 级 30 例患者，9 例（30%）行刮除术，21 例（70%）行刮切术；Campanacci 分级 II 级 162 例患者，45 例（27.8%）行刮除术，87 例（53.7%）行刮切术，30 例（18.5%）行边缘切除；Campanacci 分级 III 级 184 例患者，25 例（13.6%）行刮除术，70 例（38%）行刮切术，89 例（48.4%）行边缘切除术。

GTOC 对膝关节周围 GCT 开展了一系列临床研究，对于手术方式进行了总结和分类，并提出如下手术治疗方案以供术者参考。

肿瘤刮除术：肿瘤未突破骨皮质，或骨皮质轻度破损但无明显软组织肿块，如有病理性骨折，也无明显移位。

肿瘤切刮术：肿瘤对骨皮质破坏范围较大伴周围软组织肿块，破坏部分的骨皮质已无保留可能，或肿瘤累及关节腔或者十字韧带，以及伴有不稳定的病理性骨折等，造成肿瘤壁的不完整，难以进行刮除而需行部分肿瘤切除，其余部分仍可刮除。

肿瘤边缘切除术：肿瘤导致广泛骨皮质破坏伴周围较大软组织肿块，软骨下骨破坏严重致关节面难以保留，病理性骨折累及关节面，复发 GCT 骨与软组织的病变范围较大，难以再次行刮除术或切刮术（图 2-15-20）。

需要引起我们注意的是，GCT 各种不同手术方式的适应证较难把握，目前也无一个统一的标准，各个骨肿瘤治疗中心的手术适应证或多或少存在着差异，多中心研究也证实了这一点。

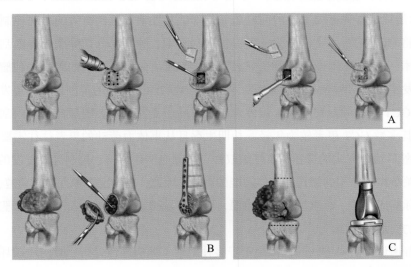

图 2-15-20　肿瘤边缘切除术。A 刮除术手术示意图；B 切刮术手术示意图；C 切除术手术示意图

（二）肿瘤囊内刮除

1. 手术方法

传统手术方法是肿瘤刮除植骨术，肿瘤切口入路的选择根据解剖部位和肿瘤累及范围而定。切口应包括肿瘤反应区及周围正常骨，显露的范围可以允许开窗和彻底切除病变。Blavkley 等认为通过一个瓶颈行瘤内刮除是不可行的，应做充分的骨皮质开窗，直视下彻底刮除病灶，避免瘤壁肿瘤残留。Turcotte 等提出可使用口腔镜置入瘤腔内，用于观察刮除后瘤壁是否存在肿瘤残留。在笔者的实际临床应用中，因为光线问题，口腔镜观察效果通常不理想，彻底开窗显露是确保刮除彻底的根本保证。早期行 GCT 刮除术肿瘤复发率高，可达 45%，术后通常长时间外固定肢体，患肢关节功能差。20 世纪 90 年代后，国内外开始尝试在刮除基础上辅以液氮、苯酚、双氧水或骨水泥等治疗，使术后复发率降至 17%。Campanacci 等报道 120 例 GCT 单纯刮除后 30 例出现了复发。GCT 瘤壁在肉眼和显微镜下均可见凸凹不平的骨嵴，常规刮匙并不能刮除骨嵴间的肿瘤细胞，残留肿瘤细胞常成为复发的根源（图 2-15-21）。Algawahmed 等认为高速磨钻的钻速可高达 60000 转 /min，对骨组织具有较强的切割作用，能较易磨平凸出的骨嵴，有利于去除骨陷窝里残存的肿瘤细胞，虽然仍为病灶内手术，但是高速磨钻的应用扩大了手术刮除的范围，近似于边缘切除，有利于提高肿瘤清除的彻底性。术中应用辅助治疗是否能够达到降低肿瘤复发的作用，Algawahmed 等研究认为高速磨钻是唯一能够降低囊内刮除术后肿瘤复发率的辅助治疗手段，因此，对于 GCT 推荐采用高速磨钻处理瘤壁。

直视下应用高速磨钻沿各个方向仔细磨除瘤腔内壁表面骨质，尤其是瘤腔顶部，如果磨除困难，可更换带不同角度的弯磨头。扩大瘤腔，额外去除瘤腔皮质骨下 1 ~ 5mm 的骨组织，直至显露正常骨质为止（图 2-15-22）。对于侵袭软骨下骨的 GCT，部分软骨下骨也需要磨除，即使病变部位骨组织因侵蚀破坏后变薄或者已经穿破，应用高速磨钻可能钻破骨皮质，也应继续磨除残留骨皮质，达到肿瘤彻底清除。术中注意保护周围正常软组织，最大程度避免肿瘤细胞污染周围正常软组织。

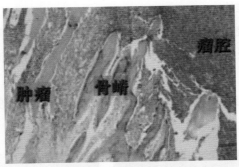

图 2-15-21　GCT 瘤腔内壁在显微镜下表现。可见凸凹不平的骨嵴，常规刮匙并不能刮除骨嵴间的肿瘤细胞，残留肿瘤细胞常成为复发的根源

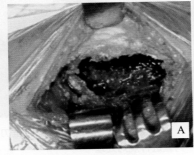
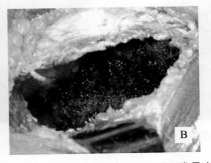

图 2-15-22　高速磨钻瘤腔情况。A 高速磨钻前瘤腔内壁；B 高速磨钻后瘤腔内壁，可见正常骨皮质以及渗血

2. 术中辅助剂的应用

在 20 世纪以前，GCT 的外科治疗主要是截肢术。1912 年，Bloodgood 首次提出并倡导刮除植骨在 GCT 中的应用。在刮除术应用于 GCT 治疗的早期，由于对肿瘤的认识不足，肿瘤刮除不彻底导致肿瘤复发率高，长骨的局部复发率可达 40%～60%，而手足的局部复发率可高达 85%。刮除术的成功与否与肿瘤是否被彻底清除有关，此外，术中辅助剂被广泛应用于肿瘤刮除后瘤腔内壁的处理，这些外科治疗方法的创新推动了 GCT 外科治疗的发展。

Marcovc 等从 1964 年开始使用液氮冷冻方法治疗骨肿瘤，使 GCT 局部复发率降低至 2%，他们于 1982 年总结结果并分享相关技术。虽然这种方法大大降低了复发率，但 Blackley 等认为接受该治疗的患者需长时间佩带长腿支具，以避免冷冻骨骨折，直至植骨块融合，手术并发症较为常见，其中暂时性的神经损害发生率为 2%，皮肤坏死发生率为 8%，后期骨折发生率为 25%。国内曾一度采用此法，由于并发症多，目前已较少使用。

苯酚一直被认为是较液氮更安全的辅助剂。苯酚可引起蛋白质凝固，破坏 DNA，导致细胞坏死。Schiller 于 1987 年报道了采用刮除和苯酚灼烧用于良性骨肿瘤术中辅助治疗（图 2-15-23），包括应用于 GCT 的治疗，结果显示 31 例患者中只有 3 例复发。与液氮相比，苯酚的优点在于其渗透性较低，只能导致 1～1.5mm 的骨损伤，故术后并发骨折的概率较低。用弱酚溶液烧灼刮除后肿瘤残腔的瘤壁，杀灭可能残存的肿瘤细胞，可以降低局部复发率，Mayo Clinic 采用此方法治疗 GCT，结果显示长骨 GCT 的复发率由 50% 降至 25%，患者很少需要肢体制动，短时间内关节就可达到正常的活动范围。但 Klenke 等于 2010 年发表的大样本研究显示，单独应用苯酚并不能有效降低术后复发率。同时 Szendröi 等及 Blackley 等报道苯酚对神经系统、心脏、肾脏、肝脏都存在细胞毒性，并且较容易被皮肤、黏膜和开放伤口所吸收。既往有报道皮肤暴露于苯酚中致死的病例，而在术中使用苯酚，可能造成苯酚的快速吸收，另外 GCT 病灶较普遍存在广泛的皮质不连续，因此，在这种情况下，既要保证苯酚充分浸润瘤腔又要防止苯酚的渗漏是存在一定困难的。

王臻等报道了采用氯化锌烧灼 GCT 刮除后的肿瘤残腔，其复发率降低到 12%～14%。也有使用酒精浸泡肿瘤刮除后遗留空腔的报道。另有实验证实使用 10% 高渗盐水浸泡肿瘤，渗透快，具有不可逆地杀灭残存肿瘤的作用。近年来，也有人利用大功率激光来气化残存肿瘤，利用氩气电刀等碳化肿瘤刮除后的残腔内壁（图 2-15-24）。于秀淳等提出在 GCT 刮除术前，采用微波消融预处理灭活肿瘤细胞，能够减少术中肿瘤出血，同时可降低术后肿瘤复发率。

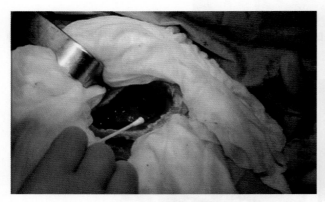

图 2-15-23　术中使用苯酚对肿瘤刮除的瘤腔内壁进行处理

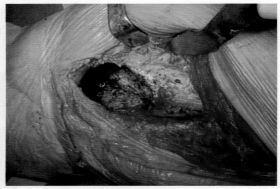

图 2-15-24　术中使用氩气电刀对肿瘤刮除的瘤腔内壁进行烧灼处理

GTOC 对于 GCT 手术中辅助治疗方式进行了相关研究，结果显示肿瘤囊内刮除后辅助剂的应用呈现出明显的地域性差异。不仅辅助剂的种类存在差异，如单独应用苯酚、氯化锌、酒精、双氧水等或联合其中几种共同使用，而且在辅助剂以及高速磨钻是否应用上也存在明显的差别。如胡永成等对高速磨钻的应用十分重视，术中打磨十分仔细，但较少应用各种辅助性治疗剂；于秀淳等较少应用高速磨钻，他们的经验是刮除术前的微波消融处理肿瘤、彻底刮除肿瘤不留死角、刮除术后使用电刀仔细的灼烧瘤壁，且多采用骨水泥填充瘤腔；有的单位则对高速磨钻与辅助治疗方式同等重视。尽管在瘤腔内壁的控制方法上存在明显的区别，但一个有趣的现象是，各个单位的 GCT 复发率却并未表现出明显的差异。因此，对于各种肿瘤控制手段对术后复发率的影响上，到底何种因素其主要作用、辅助剂是否真的有助于降低术后复发率、或术者手术操作的差异性等，仍有待于进一步的研究。

3. 瘤腔重建

GCT 囊内刮除后腔隙性骨缺损有多种重建方式，包括骨水泥、异体骨、自体骨以及骨替代材料等，其中以前两者的应用最为广泛。Persson 及 Wouters 于 1976 年首先报道用甲基丙烯酸甲酯（骨水泥）填充肿瘤刮除后遗留空腔和预防复发，研究显示骨水泥自由基以及其聚合时产生的热效应会导致松质骨 2 ~ 3mm 的坏死。利用骨水泥聚合中放出热量和在局部产生化学细胞毒性杀灭瘤腔内残存的瘤细胞，方法简单易行，并发症少，且能够获得早期稳定的生物力学结构，患者术后可早期进行功能锻炼，无需佩带支具，关节功能恢复良好。Mendenhall 等应用骨水泥填充 GCT 囊内刮除术后的瘤腔，研究结果显示 GCT 的术后复发率可降低至 10% 以下（图 2-15-25）。

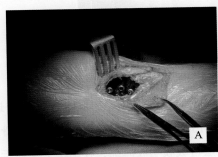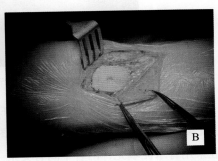

图 2-15-25　左胫骨近端 GCT 行刮除骨水泥填充螺钉内固定术。A 肿瘤刮除彻底后瘤腔预置螺钉预防骨水泥滚珠效应；B 骨水泥填充瘤腔

Gaston 等认为，骨水泥应用于 GCT 囊内刮除后瘤腔重建的隐患在于骨水泥应用的远期效果，不仅仅包括肿瘤复发，还有骨折时丙烯酸材料去除较困难以及当骨水泥应用于邻近关节软骨部位时其远期骨关节炎发生的风险。Prosser 等认为关节软骨下骨水泥填充时可导致软骨损伤以及随后的退变性关节炎，但尚有待进一步证实。骨水泥应用后，与生物化学成分改变相关联的关节退变性疾病已在动物模型的负重骨上得到证实。在一项欧洲和美国的 GCT 多中心临床研究中，GCT 刮除骨水泥填充的患者其关节退变发生率为 7%（14/204 例），而刮除植骨后关节退变发生率仅为 0.7%（2/280 例），且关节退变的发生与肿瘤和关节软骨的距离呈反比。Szalay 等对 GCT 囊内刮除后采用植骨术与骨水泥重建的患者进行随访，发现两年后植骨组关节退变发生率高于骨水泥组（分别为 13.6% 与 8.3%），但 4 年后骨水泥组却高于植骨组（分别为 19.4% 与 15.9%），分析认为瘤腔颗粒植骨早期支撑强度不足，致使关节面塌陷、骨折、关节退行性变发生，但骨重塑完成后可最大程度重获关节功能；骨水泥填充虽初期优点明显，但后期关节退变发生率较高，且日后行关节置换的比例明显高于植骨组患者（分别为 26.2% 与 15.0%）。

GTOC 成员郑凯等完成了一项关于膝关节 GCT 刮除术后瘤腔填充方式的多中心临床研究，共纳入

136 例膝关节周围 GCT 患者，其中 86 例接受了植骨填充，另外 50 例接受了骨水泥填充，骨水泥填充患者术后肿瘤复发率明显低于植骨填充患者，骨水泥填充患者手术并发症低于植骨填充患者，但差异并无统计学意义，研究者也观察到了骨水泥填充后膝关节蜕变的发生，但发生关节蜕变的患者均无明显临床症状，认为骨水泥填充后高温热灼伤造成软骨下骨神经末梢坏死，蜕变的关节类似于夏科关节，因此并无临床症状发生。

植骨术是 GCT 刮除术后瘤腔填充的最常用方法，在 GCT 肿瘤彻底清除后，视瘤腔大小及残余骨质的情况，可以选择单纯异体颗粒骨填充，或异体颗粒骨填充并钢板内固定（图 2-15-26）。GCT 刮除后瘤腔植骨的优点在于一旦植骨改建完成，其生物力学性能、生物学功能等与正常骨质基本相同，但同时确实存在一些影响因素制约植骨术的应用，如自体骨移植造成取骨部位的创伤，而异体骨移植存在疾病传播、异体骨排异、异体骨骨折及异体骨改建时间长等问题。另外，在 GCT 术后随访过程中，植骨改建与 GCT 局部复发通常难以鉴别，这是瘤腔植骨术后随访需要面对的一个现实问题。

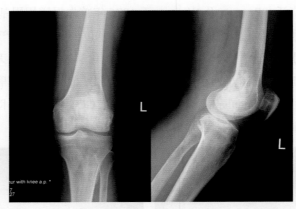

图 2-15-26　左股骨远端 GCT。行肿瘤刮除后取自体髂骨行植骨处理

对于累及软骨下骨的 GCT，其治疗的难点在于如何在术后预防骨折以及关节面塌陷的发生。Gajiwala 等对于此类肿瘤提出采用"三明治"法（图 2-15-27），即肿瘤刮除后采用自体骨或异体骨重建软骨下骨，瘤腔采用骨水泥填充，两者中间有夹杂一层可吸收明胶海绵，在结构上类似于三明治。此法的优点在于：①重建软骨下骨，恢复关节的组织结构，减少关节塌陷、骨折；②减少复发率，避免关节置换；③使用明胶海绵和异体骨可以避免骨水泥直接接触造成软骨损伤。而缺点在于：①开窗处皮质骨缺损，残余皮质骨力学发生变化，恢复时间长；②骨水泥不能被吸收，骨组织无法完全重塑；③骨水泥出现应力遮挡，可能出现周围骨质吸收，骨折发生。

Ayerza 等提出皮质骨重建法，肿瘤刮除后填充松质骨条，外面辅以异体皮质骨移植，最后使用钢板进行内固定。这种技术适用于：①有足够的残余软骨下骨，能够承担关节的负荷；②皮质骨缺损较大，必须进行皮质骨重建。禁忌证为：①已经累及到关节内的肿瘤，或已经发生病理性关节内骨折；②无足够的残余软骨下骨，不能够承担关节的负荷；③关节内已经有退行性变。此方法恢复了开窗处骨皮质的连续性，避免骨皮质骨折；但由于软骨下骨承担应力较大，松质骨无法恢复生物力学的要求，而且需要使用内固定，增加患者的经济负担。

胡永成等提出了瘤腔内结构性植骨的治疗方法（图 2-15-28），通过皮质骨开窗将肿瘤刮除，高速磨钻磨平骨嵴，然后瘤腔内异体腓骨支撑植骨，用异体松质骨条填充瘤腔，最后将开窗处皮质骨回植。此法的优势在于：①异体腓骨支撑植骨可以保护关节面不塌陷，而自体皮质骨回植则可以恢复皮质骨的连续性，分担应力分布；②皮质骨与宿主骨内膜直接接触，血液丰富，异体骨融合时间短；③植入的异体腓骨可以起到"内夹板"的作用，减少对内固定的需求；④适应证广泛，除适用于关节附近病变外，还适用于骨干部位病变。胡永成等使用此方法治疗 10 例四肢骨肿瘤患者，包括 7 例 GCT、2 例韧带样纤维瘤、1 例骨囊肿；部位包括胫骨近端、股骨远端、肱骨中段、桡骨近端、胫骨远端。术后随访发现，所有重建均维持了骨的完整性，无软骨塌陷、骨折以及肿瘤复发发生，异体骨愈合时间为 8 ～ 17 个月，患者均恢复正常关节功能（图 2-15-29，图 2-15-30）。

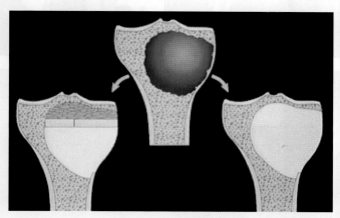

图 2-15-27　"三明治"法治疗胫骨近端 GCT 示意图

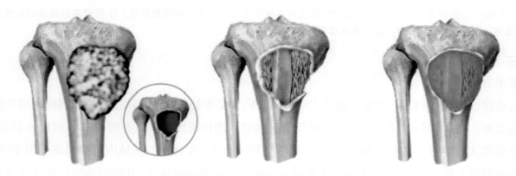

图 2-15-28　胫骨近端 GCT 肿瘤刮除后结构性植骨重建示意图

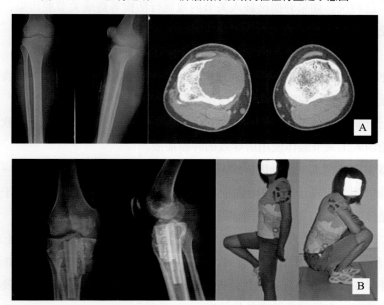

图 2-15-29　右胫骨近端 GCT。A 肿瘤已经累及胫骨平台，且范围均超过胫骨平台前后径后左右径的一半；B 行肿物刮除结构性植骨术，术后 1 年复查，下肢活动正常

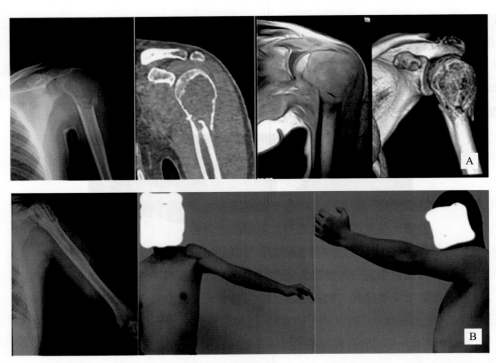

图 2-15-30　左肱骨近端 GCT。A 肿瘤破坏骨质合并病理性骨折，不伴有明显移位；B 行囊内刮除术结构性支撑植骨加颗粒型填充，术后 21 个月随访，左上肢活动良好

（三）肿瘤切除

1. 手术方法

广泛切除或边缘切除，一定要暴露到正常皮质与病变交界处。以便确认正常组织到病理组织的移行，这一点很重要。在肿瘤膨胀部之外可以找到反应区接缝，进行锐性解剖。有些 GCT，可能在就诊前，肿瘤已经长得很大，并且在某些区域穿破骨皮质进入周围组织，在这样的区域内可能出现界限不清楚，使用钝性剥离易进入肿瘤造成污染。因此，手术时一定要沿着组织间隙进入，切除的边缘均位于正常组织内。切除后进行区域的广泛冲洗。如果肿瘤已破入关节内或施行活检等造成关节腔污染，应同时施行滑膜切除术。必须注意避免软组织污染，防止肿瘤在软组织中复发。

2. 骨缺损重建

GCT 常发生于长骨骨端，若选择边缘切除或广泛局部切除，则常造成关节功能丧失，需要进行关节重建。目前主要的重建手段包括肿瘤假体重建以及大段异体骨 / 骨关节移植重建。

非生物材料进行骨缺损重建可选择人工关节，人工关节假体置入前应确保骨与软组织中肿瘤已彻底切除，应该重点避免因人工关节假体使用所导致的肿瘤播散。

铰链式人工全膝关节置换术是填补因肿瘤截除后导致大块骨缺损的手术方法之一，应用较为广泛。因其不仅能彻底切除肿瘤，而且还能保留了肢体并能恢复受累关节的部分功能，优于膝关节融合术和异体膝关节重建术，是膝关节 GCT 治疗中可选择的一种方案。

有学者提出 GCT 切除铰链式人工关节置换术的适应证为：①股骨远端、胫骨上端病变超过横径的 1/2，不宜行刮植术者；②经刮植术后复发病例，不宜再行植骨术者；③病理检查 III 级，但软组织受累不严重者；④病变累及关节面或伴有病理性骨折者；⑤个别病例，虽然临床、X 线及病理呈恶性表现，但软组织条件尚不太差时，在做好截肢准备的情况下仍可试行。

GCT 肿瘤切除人工关节假体重建术应该慎用，尤其对于年轻患者，肿瘤假体翻修是远期常见问题。

GTOC 成员陈国景等完成一项股骨远端 GCT 人工关节置换疗效的多中心回顾性研究，共纳入 42 例患者，原发 GCT 患者 28 例，复发 GCT 患者 14 例，其中复发 1 次者 11 例，2 次者 3 例。随访时间 20～158 个月，平均 68.7 个月。假体三年生存率 83.33%、五年生存率 57.14%。假体松动 18 例，占 42.8%（18/42）。术后初次随访 X 线片示假体髓针与髓腔的力线矢状位偏移＞3°者 19 例。瘤段截骨长度与假体松动明显相关（$OR=0.132, P=0.003$），假体髓针力线偏移角度与假体松动明显相关（$OR=25.000, P=0.000$）。截骨长度＞12cm 及假体髓针力线偏移＞3°会导致假体更易松动；患者年龄、性别、职业、假体类型等与假体松动无相关性（$P＞0.05$）。步态分析显示不恰当的假体偏置角度可明显改变假体所受关节力。术后美国骨肿瘤学会评分系统（musculoskeletal tumor society 93，MSTS 93）功能评分平均（25.43±4.256）分，优 33 例、良 7 例、差 2 例。原发患者膝关节屈伸功能好于复发患者，且复发 1 次者功能好于复发 2 次者（$P=0.003$）；假体未松动及翻修者的膝关节屈伸功能优于松动者（$P=0.001$）；截骨长度＜12cm 者肢体膝关节屈伸功能优于截骨长度＞12cm 者（$P=0.002$）。研究者认为假体松动与髓针和髓腔的不匹配、截骨长度、假体旋转能力、假体植入位置及角度因素相关，假体的功能主要受手术次数、假体服役状态、截骨长度及医源性低位髌骨等因素影响。以上研究可以看出，GCT 切除假体重建术后具有很高的翻修率，5 年假体在体率仅为 57.14%，其中假体无菌性松动是假体失败的最常见原因，术后 3 年内假体松动 5 例，术后 3～5 年假体松动 9 例，术后 5 年以上假体松动 4 例，另外感染是假体失败的另一重要原因，在此研究中，4 例患者出现了感染，术后 3 年内 2 例，术后 3～5 年 1 例，术后 5 年以上 1 例。GCT 假体重建存在较多的临床问题，多数患者需要面对假体翻修的问题。因此，在进行临床决策时，行 GCT 切除假体重建应该慎重。另一方面，部分 GCT 患者因各种原因只能行肿瘤切除假体重建，为了减少肿瘤假体失败的发生，GTOC 研发了第一代膝关节 GCT 肿瘤假体，该假体目前处于临床试验阶段，希望 GTOC 假体的推出能够解决 GCT 肿瘤假体长期在体的生存问题。

很多学者对膝关节周围肿瘤人工假体重建后的感染率进行了报道。Jeys 等对 1264 例肿瘤人工假体平均随访 5.8 年，发现胫骨近端感染率最高 23.1%，股骨远端 10.3%，肱骨最低 1.1%。Flint 等报道胫骨近端感染率为 15.9%，Sharma 等报道股骨远端感染率为 7.8%。可见，胫骨近端人工假体重建后感染率较高。Jeys 的研究也表明最常见的病原菌为凝固酶阴性葡萄球菌，这在感染处理中抗生素的选择上具有一定的指导意义。

假体周围感染是灾难性并发症，在假体初次重建后两年内或假体翻修术后一年内是感染的高发期，应引起足够的重视（图 2-15-31）。假体周围感染的诊断主要依赖临床症状并结合实验室检查及微生物检验。患者表现为发热，局部红肿、皮温升高，夜间痛及静息痛明显，功能已恢复的膝关节突然出现不明原因的疼痛及关节功能减退。在感染诊断中，C 反应蛋白、血沉、白细胞计数等炎症标志物虽缺乏特异性，但可以提供参考：术后红细胞沉降率、C 反应蛋白恢复正常后再次升高，或一直未恢复正常。病变部位穿刺抽液并细菌培养是假体周围感染最可靠的诊断方法。

由于感染发生在植入物 - 骨界面中，因此不去除假体和骨水泥，很难达到彻底清创。单纯依靠抗生素控制感染的成功率极低。假体周围感染是采用一期还是分期翻修术，适应证的准确把握十分重要。

在以下情况下多考虑一期假体翻修术：毒力低的革兰阳性菌感染；假体初次植入时应用抗生素骨水泥固定；术后抗生素使用时间较长。欧洲不少学者主张在充分清创、冲洗、去除原有植入物的基础上，一期再植入新假体，并使用庆大霉素骨水泥。但文献报道分期翻修术后感染控制率及保肢率更高，多数学者支持分期翻修术。

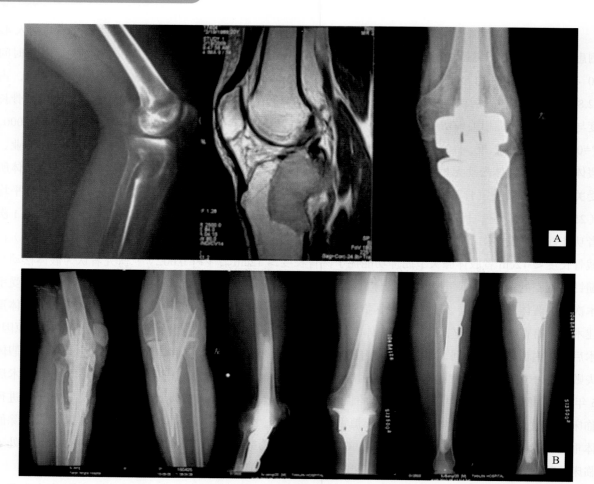

图 2-15-31　胫骨近端 GCT。男，21 岁，A 行肿瘤切除膝关节假体置换术；B 术后 1 周感染，遂行瘘道切除。瘘道切除术后又发生数次感染，行骨水泥填充克氏针内固定、二期假体翻修

　　分期翻修术的适应证为：初次翻修手术清创不彻底；采用非骨水泥型假体；细菌培养不明或混合感染；革兰阴性菌感染；慢性窦道形成。具体手术步骤：①取出人工假体；②彻底清创，包括假体周围感染组织、瘢痕组织及髓内骨水泥；③植入占位器且静脉滴注抗生素至少 6 周，这是分期翻修术的关键步骤。骨水泥占位器需要在尺寸上与再次植入的假体相近，而骨水泥中加入何种抗生素应根据药敏试验确定。植入占位器后根据细菌培养确定感染是否仍然存在，如果细菌培养阳性则取出初次占位器更换新的占位器，并更换抗生素，直至细菌培养阴性；④感染完全控制后，再次植入人工假体。对于二期翻修患者，两次手术时间间隔至少 6 ~ 8 周，一般为半年左右。我们认为主要应根据患者全身健康状况、术前感染程度、前次清创术后感染控制情况以及局部软组织条件等决定假体再次植入的时机。如果致病菌为毒力较强的革兰阴性菌或严重的混合感染，患者全身状况较差，二期翻修植入假体时机可尽量延长。

　　Grimer 等报道 34 例假体周围感染采用分期翻修术，1、5、10 年感染控制率分别为 91%、74%、65%，最终保肢率为 82%。Manoso 等报道 11 例膝关节保肢手术后感染进行分期翻修手术，平均进行 3 次（2 ~ 4 次）清创后再次植入人工假体并用背阔肌或腹直肌瓣游离移植覆盖假体，最终保肢率达 100%。该研究提示，肿瘤型人工假体感染分期翻修时清创很重要，并不是一次清创即可解决问题，多次清创保证局部细菌培养阴性是再次植入假体成功的基础。

　　文献报道铰链式肿瘤型膝关节置换术后远期感染率较高，可达 19%，通常需要行截肢。通常认为远期感染的主要原因是关节假体长期磨损产生大量金属碎屑，这些金属碎屑会引起严重的生物组织反应，

在机体抵抗力较低时，容易成为感染区域。在肿瘤关节假体翻修术中，可以经常见到关节假体周围存在黑色的纤维界膜组织，有文献报道，这种纤维界膜组织最厚达 1.5cm，切除后重量可达 600g，有时在关节与纤维组织之间可见黄色的米汤样液体。远期假体感染患者，在皮肤破溃前可出现局部反复红、肿、热、痛现象。胫骨近端假体相比股骨远端假体晚期感染率更高，主要是因为胫骨前内侧肌肉组织覆盖差，炎性反应刺激较为明显。如何预防因晚期感染而造成的截肢？有学者提出只要局部出现感染征象，应尽早施行翻修手术，去除炎性反应物，大量生物盐水冲洗伤口后重新安装关节假体。

膝关节周围骨肿瘤切除人工假体重建后，假体无菌性松动率因假体植入部位、假体设计和骨切除长度、软组织切除范围的不同而差别较大，文献报道发生率为 2.2% ～ 31.4%。

首先，肿瘤部位与假体松动存在相关性。股骨远端由于其生物力学特点，假体无菌性松动发生率高于胫骨近端。Wu 等报道胫骨近端假体无菌性松动发生率为 2.2%，Kawai 等报道股骨远端发生率为 21.9%。股骨长轴与通过股骨头中心和股骨髁中心力线的偏心距（offset）可作为衡量弯曲力矩的指标。偏心距在近端较大，所以弯曲力矩也较大。Duda 等人报告股骨力学分析表明，弯曲力距从大转子水平的 140Nm 降至前十字韧带止点水平的 0Nm。假体与宿主骨接触面的受力最主要集中在假体柄尖端。相关临床研究表明，骨水泥固定柄 60% 的载荷可转移到髓腔柄的尖端区域。因此，股骨远端假体柄越靠近近端，假体与宿主骨接触面受力越大，假体无菌性松动发生率越高。

相似的理论可以解释胫骨近端假体无菌性松动发生率较低的原因。由于站立相时胫骨外翻只有 3°，所以偏心距很小，而且胫骨髓腔横断面更似三角形而非类似股骨的卵圆形，假体柄与骨髓腔可以更好的嵌合。

其次，假体设计与无菌性松动的发生密切相关。旋转铰链式假体与铰链式假体相比，可允许胫骨端假体柄内旋或外旋 5°，降低了髓内假体柄与宿主骨接触面的扭转力，因此明显减少了无菌性松动的发生。Kawai 等报道了 82 例股骨远端假体重建，51 例 Lane-burstein 铰链假体的无菌性松动发生率为 31.4%，而 31 例 Finn 旋转铰链式假体的发生率仅为 6.5%。Choong 等报道 32 例膝关节旋转铰链式假体重建，随访 3.5 年时只有 1 例发生假体无菌性松动。另外，假体柄与宿主骨结合部位羟基磷灰石喷涂或多孔喷涂也可减少假体无菌性松动的发生。Myers 等分析了旋转铰链假体与铰链式假体因无菌性松动而致假体翻修率的差异，其中 162 例铰链式假体翻修率为 35%，15 例无羟基磷灰石喷涂的旋转铰链式假体为 24%，158 例羟基磷灰石喷涂的旋转铰链式假体为 0。股骨假体髓内柄还应具备合适的曲度，而胫骨假体髓内柄则不需要任何曲度，这样更符合不同部位骨的解剖特点，从而减少假体无菌性松动的发生。

最后，假体柄固定方式也影响假体无菌性松动的发生。假体固定越稳定，局部微环境的受力越小，无菌性松动率越低。目前常用第二代或第三代骨水泥固定，假体无菌性松动发生率为 2.2% ～ 31.4%，但非骨水泥固定可以显著降低假体无菌性松动发生率。Griffin 等报道了 99 例膝关节周围假体非骨水泥固定，假体松动发生率为 2.0%。Flint 等报道 44 例胫骨近端人工假体非骨水泥固定，平均随访 5 年时，假体松动发生率为 0。但 Kawai 等认为人工假体采用不同的固定方式，假体生存率无显著性差异。

假体无菌性松动在术后 2 年内发生较多，表现为局部疼痛且进行性加重，X 线片显示假体周围产生透亮线。治疗则根据患者局部骨质及假体状况，选择假体重新固定或更换假体。假体无菌性松动关键在于预防，应从固定方式、假体设计等方面减少假体无菌性松动的发生。

文献报告了 84 例肿瘤关节假体中 5 例出现假体柄折断（股骨型 3 例，胫骨型 2 例），均行翻修手术治疗。发生假体柄折断的原因：①与材质有关 1 例，折柄断端有空隙出现；②关节杠杆作用力强。由于瘤段骨切除范围较长，平均 11cm，而插入髓腔内的假体柄又较细，因而断柄部位均在关节与柄的结合部位。

目前通常建议股骨假体柄直径不小于11mm，另外可选择球式膝关节，这种关节除有屈伸活动以外，还有10°～15°的旋转活动，能够适应人体膝关节的生理功能，大大降低了关节的杠杆强力固定。但是对于二次翻修术的病例，大多有骨皮质吸收现象，为加强关节的稳定性，主张还是采用铰链式人工膝关节为好。

人工全膝置换术和全肘关节置换术后，约40%～60%的患者发生下肢深静脉血栓，约0.5%～2%的患者发生致命性肺栓塞，因此选择有效的方法预防人工关节置换术后下肢深静脉血栓的形成十分重要。肿瘤假体置换手术相比常规假体置换，往往存在手术创伤大，术后引流多的问题，使用抗凝药物预防血栓的同时可能造成创面持续渗出，影响术后切口愈合。目前国内骨肿瘤专家对于肿瘤关节术后是否常规应用药物进行预防性抗凝治疗存在争议，但对于术后血栓发生存在较高风险的患者，如既往有血栓发生史、肥胖、下肢静脉曲张及糖尿病等，术后应用药物进行预防性抗凝治疗是必要的。

（四）合并病理性骨折的手术治疗

GCT是单纯溶骨性肿瘤，由于骨皮质常受到肿瘤的侵袭，骨皮质变薄，骨皮质局部所受的应力分布不平衡，常出现病理性骨折，发生率为9%～30%。约15%的病例以病理性骨折为首发症状，GTOC研究数据显示，膝关节周围GCT合并病理性骨折的发生率为33.9%（139/410）。通常认为伴有病理性骨折的GCT侵袭性更强，肿瘤组织可能污染周围的软组织，具有较高的局部复发风险和较差的术后肢体功能。

GTOC成员袁斌斌等完成了一项膝关节周围骨巨细胞瘤病理性骨折影像学特征研究，在这项研究中，共纳入了91例患者资料，根据影像学资料中肿瘤是否伴发病理性骨折，分为无病理性骨折组（53例，58.2%）和病理性骨折组（38例，41.8%）。研究结果显示，病理性骨折组的肿瘤体积明显大于无病理性骨折组，病理性骨折组的肿瘤到软骨下骨的距离小于无病理性骨折组，GCT不同Campanacci分级之间病理性骨折的发生率差异无统计学意义，软组织受侵袭不同程度GCT的病理性骨折的发生率差异有统计学意义，38例病理性骨折患者中，23例（60.5%，23/38）患者仅存在关节外骨折，12例（31.6%，12/38）患者仅存在关节内骨折，关节内及关节外均表现有骨折者3例（7.9%，3/38），38例病理性骨折中，24例为无移位骨折（63.2%），14例（36.8%）为移位骨折。上述结果表明肿瘤体积、肿瘤到软骨下骨的距离、软组织受侵袭情况这三个肿瘤指标与病理性骨折的存在密切相关，将这三个指标结合骨折线的部位（关节内或关节外）、骨折是否移位、骨折的形态等综合对患者行影像学分析。当病理性骨折影像表现符合如下特征（图2-15-32）：①骨折位于关节外；②骨折位于关节内，但关节面完整；③无移位或轻微移位；④肿瘤体积＜200cm³；⑤肿瘤到软骨下骨的距离＞3mm；⑥无软组织侵袭及肿块。满足上述六条中的①或②且同时符合③、④、⑤、⑥时，应考虑为"简单骨折"。本研究中简单骨折7例（18.4%）。当病理性骨折影像表现符合如下特征：①骨折位于关节内且关节面受到破坏；②骨折明显移位；③肿瘤体积＞200cm³；④肿瘤到软骨下骨的距离＜3mm；⑤软组织受到侵袭或出现肿块。当骨折符合上述任一条或多条时，应考虑为复杂骨折，本研究中复杂骨折31例（81.6%）。

因此，GTOC研究认为在GCT出现病理性骨折时，要根据影像学资料对骨折的类型和特点进行分析分类：①部位，即骨折的具体位置，是关节内骨折还是关节外骨折；②骨折移位程度，由于肿瘤的破坏造成病变骨骼的生物力学下降，GCT发生病理性骨折时多无外伤或由轻微外伤所致。大部分骨折不会出现明显的移位，小部分移位者也表现为轻度移位；③骨折的形态，GCT多在干骺端且为偏心生长，在长骨的骨折形态可能表现为单髁塌陷骨折、髁间骨折、单皮质骨折和关节面粉碎骨折等；④病理性骨折与GCT其他因素的关系，如年龄、软组织肿块、肿瘤与关节面距离、肿瘤大小等。选择手术治疗方案时，应将病理性骨折分为简单骨折（无移位、关节外骨折等）（图 2-15-33）和复杂骨折如严重移位、粉碎、关节面骨折等（图 2-15-34），并与其他因素进行综合考虑。

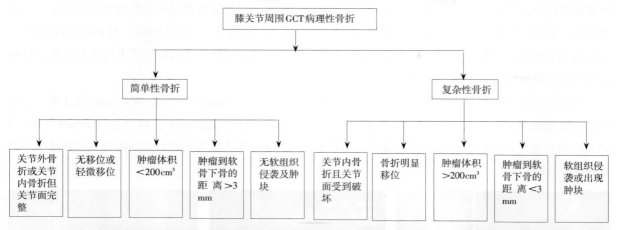

图 2-15-32　膝关节周围 GCT 病理性骨折分类诊断确定示意图。影像学特征符合其下全部五个条件，可以初步诊断为简单骨折；影像学特征符合其下五个条件中的一条或多条，可以初步诊断为复杂骨折

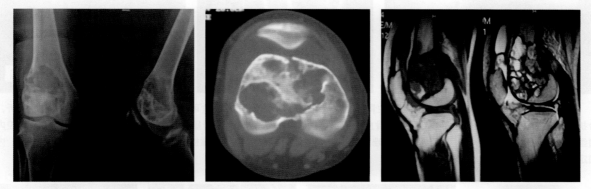

图 2-15-33　右股骨远端 GCT 简单病理性骨折的 X 线、CT、MRI 表现。骨折为关节外骨折，无移位，无髁间骨折，无周围软组织肿块

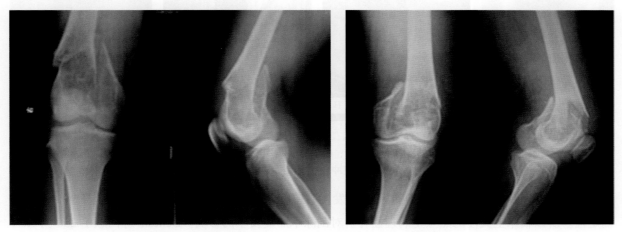

图 2-15-34 股骨远端 GCT 复杂病理性骨折。骨折出现明显移位

病理性骨折使手术对瘤体的处理和骨缺损重建的难度加大。因此在 GCT 治疗中，对病理性骨折的治疗和研究显得尤为重要。目前对病理性骨折治疗方案的选择一般包括局限的囊内刮除和整块切除人工假体置换术。Jeys 等对不同类型病理性骨折的手术方案的选择进行了分析发现，对于皮质被肿瘤仅轻度

突破的骨折更适用于刮除术；而移位的、不连续的骨折多选择了切除术。

刮除术适用于病理性骨折但是骨折无明显移位或骨折处于关节外，此时肿瘤一般未突破骨皮质或者肿瘤虽然已突破骨皮质，但是未见软组织肿块。肿瘤刮除后，可用高速磨钻对瘤腔内壁仔细磨除，或者用液氮、苯酚、氯化锌、过氧化氢、酒精等化学辅助剂灭活瘤腔内残存的肿瘤细胞。对于刮除后的瘤腔，可采用骨水泥填充、异体结构植骨或异体骨加自体颗粒骨移植重建等。囊内植骨或者骨水泥填充之后可以用螺钉钢板辅助固定（图 2-15-35，图 2-15-36）。

刮除后用骨水泥填充治疗病理性骨折的这种方法最早是由 Wouers 提出的，Wuisman 用这种方法治疗肱骨近端的病理性骨折，但是随后的第二例手术时将植入的骨水泥换成了自体骨片。Hubert 等建议 I 和 II 级的肿瘤应该在骨折完全愈合之后再行刮除术。而 Kuner 等人认为应该尽快刮除植骨且在必要时用外固定进行固定。

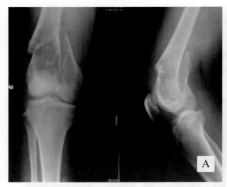
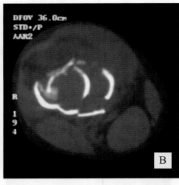
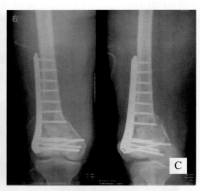

图 2-15-35　右股骨远端 GCT 并病理性骨折。男，18 岁，A 正侧位 X 线片可见右股骨远端骨巨细胞并病理性骨折，骨折处于关节外伴有明显移位；B CT 可见骨皮质变薄，骨皮质缺失，连续性明显中断；C 囊内刮除后，磨钻磨除瘤腔内瘤组织，用氯化锌烧灼骨面，双氧水、甲硝唑反复冲洗，异体骨整块结构性支撑植骨结合颗粒植骨，锁定接骨板固定，内固定良好

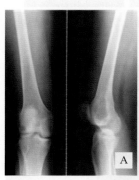
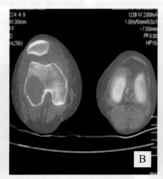
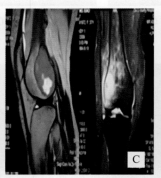
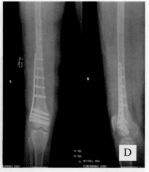

图 2-15-36　右股骨远端 GCT 并病理性骨折。女，36 岁，A 正侧位 X 线片可见右股骨远端骨巨细胞伴病理性骨折；B CT 可见骨皮质变薄，骨皮质缺失，连续性明显中断；C MRI 未见周围明显软组织肿块；D 囊内刮除后，磨钻磨除瘤腔内肿瘤组织，用氯化锌烧灼骨面，双氧水、甲硝唑反复冲洗，切取同样大小异体后内髁骨做结构性植骨，锁定接骨板固定

由于病理性骨折的存在，肿瘤组织可能在发生病理性骨折的时溢出肿瘤包膜，彻底刮除肿瘤存在不确定性。所以临床上关注的焦点是病理性骨折对刮除术后复发率的影响。Deheshi 等回顾了 250 例 GCT 患者，其中 139 例发生于负重长骨，病理性骨折占 31%。对无骨折组的 96% 的患者进行刮除术，骨折组 84% 的患者进行刮除术，两组复发率分别为 17.9% 和 20.7%，说明负重长骨 GCT 发生病理性骨折采用保留关节的囊内刮除术是可行的。Heijden 等分析伴有病理性骨折的 GCT 48 例，采用刮除术 23 例，整块切除术 25 例，结果显示刮除术后复发率为 30%，切除复发率为 0，但对囊内刮除组进行复发的多因素

进行分析，仅存在"软组织肿块"这一个增加肿瘤局部复发的因素。复杂的骨折、关节内骨折和肿瘤靠近关节软骨都不会增加复发的风险。Deheshi 等报道对于没有软组织肿块的简单骨折，刮除后的复发率仅为 7%。Dreinhofer 等对 15 例伴有病理性骨折的 GCT 治疗进行研究发现，在控制局部复发率和保护关节功能方面，刮除术加骨水泥填充与整块切除假体重建同样可以取得良好结果。其优势在于刮除术加骨水泥填充术后可以使骨尽早固定，获得早期活动。在 GTOC 成员王晗等完成的一项膝关节周围 GCT 多中心临床研究中，无病理性骨折发生的患者，93 例（72.7%）行刮除术，3 例（2.3%）行切刮术，32 例（25%）行切除术，存在病理学骨折但无移位的患者，21 例（48.8%）行刮除术，2 例（4.7%）行切刮术，20 例（46.5%）行切除术，存在病理学骨折且移位的患者，8 例（26.7%）行刮除术，3 例（10%）行切刮术，19 例（63.3%）行切除术，另外，是否存在病理性骨折与肿瘤术后复发并无明显相关性，手术方式是影响 GCT 术后复发的唯一因素。因此，不能简单的认为 GCT 合并病理性骨折时一定会增加肿瘤复发风险，更不能将所有合并病理性骨折的 GCT 手术治疗方案均定为肿瘤切除术。肿瘤切除假体重建是 GCT 合并病理性骨折的一种手术方式（图 2-15-37），但这不是唯一的手术方式，对于能够行刮除术和切刮术的患者，我们认为仍应首选刮除术或切刮术。

对于复杂骨折，行肿瘤刮除术存在术后复发率高的问题，整块切除可以降低术后的局部复发率，但是会牺牲肿瘤邻近的关节，造成骨缺损较大，重建后对肢体功能存在一定的影响，易出现肢体功能重建的相关并发症。Heijden 等报道整块切除术并发症发生率与囊内刮除术并发症发生率分别为 16% 和 4%。而既往文献中并发症发生率更高：植入的异体骨骨折约 16%，骨不连 19%，假体无菌性松动 19%，假体周围感染 11%～34%。并发症的风险不因存在软组织侵袭、复杂骨折、关节内骨折和靠近关节等因素增加，而只与手术本身大小有关。Heijden 等研究结果显示刮除术后患者的 MSTS 功能评分为 23～30 分，整块切除术后患者的 MSTS 功能评分为 13～30 分，这与以往文献报道中的评分结果基本一致。说明囊内刮除后比整块切除术后患者的肢体功能恢复要理想。

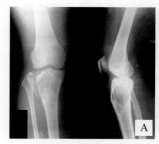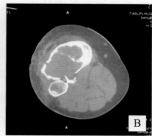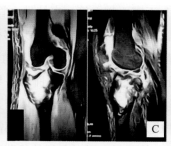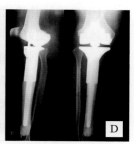

图 2-15-37　右胫骨近端 GCT。女，47 岁，A 正侧位 X 线片可见右胫骨近端骨巨细胞伴病理性骨折，骨折明显移位；B CT 示骨皮质缺失、中断，明显移位病理性骨折，肿瘤突破皮质生长；C MRI T2 加权像显示肿瘤体积较大，病变周围软组织信号改变；D 旋转铰链式膝关节假体重建术后 X 线片

（五）其他常见部位的外科治疗

1. 桡骨远端 GCT 的外科治疗

桡骨远端是 GCT 发生的常见部位。在 Campanacci 统计的 1229 例 GCT 中，桡骨远端 GCT 有 128 例，发病率为 10.4%，仅次于股骨远端和胫骨近端，是 GCT 第三好发部位。

桡骨下端具有掌、背、桡、尺、远端五个面，掌侧凹陷，背侧凸起，掌侧有旋前方肌附着，背侧有伸肌腱通过，桡侧形成桡骨茎突，尺侧与尺骨构成下尺桡关节，远端与腕骨构成腕关节。当桡骨远端发生肿瘤，需要切除肿瘤行骨缺损重建时，如关节结构不能获得良好的重建，会造成腕关节功能障碍。对于累及桡骨远端的 GCT，当肿瘤较小，桡骨远端关节面无明显累及，肿瘤刮除后骨皮质保存较好，关节稳定时，可单纯行肿瘤刮除植骨术或在刮除术后行瘤腔骨水泥填充。对于肿瘤累及范围较广时，需要行肿瘤整块切除。桡骨远端 GCT 节段切除适应证：① Campanacci Ⅲ 级骨质破坏严重的 GCT；② 桡骨远端 GCT 广泛累及软骨下骨，预计刮除后无软骨下骨或残留较少；③ GCT 突破关节面，累及腕关节间隙。

目前桡骨远端 GCT 的手术方案主要包括刮除术和瘤段切除术，如选择刮除术，可在刮除术后行瘤腔植骨或骨水泥填充术，如选择切除术，则需要考虑骨缺损重建的方式，常用的骨缺损重建方式包括：自体腓骨近端移植、带血管蒂自体腓骨移植、自体髂骨移植腕关节融合、自体尺骨远端移位腕关节融合、异体骨移植重建、假体重建等。另外，极少数患者需要采用前臂截肢术。

（1）肿瘤刮除术：对于部分肿瘤早期，皮质破坏较小，尚未出现严重病理性骨折的，不伴有或仅有较小软组织肿块，Campanacci 分级为 Ⅰ 级、Ⅱ 级或部分 Ⅲ 级的患者可以采用刮除术。胡永成等认为桡骨远端 GCT 较其他部位 GCT 更容易出现复发，在决定手术方案时，应该充分考虑到术后肿瘤复发可能。于秀淳等提出对于桡骨远端骨巨细胞瘤，如选择行刮除术，推荐在刮除肿瘤前行肿瘤微波消融处理，另外在彻底刮除肿瘤后，需要使用电刀仔细灼烧瘤壁，瘤腔使用骨水泥予以填充，采用这种方式可将桡骨远端 GCT 术后复发率控制在 10% 以下，需要注意的问题是：因桡骨远端周围软组织较少，术中显露肿瘤行微波消融过程中，应小心保护肿瘤周围肌腱及皮下组织，避免肌腱及皮下组织烫伤，使用冷盐水纱布予以隔离，术中注意监测周围正常组织的温度是预防烫伤的有效方法。桡骨远端 GCT 刮除术的优势在于保留了腕关节的正常结构，术后腕关节功能可基本恢复正常，而腕关节是非负重关节，腕关节面的软骨退变并不十分常见，多数患者长期随访并无明显不适，需要指出的是，控制术后肿瘤复发是桡骨远端 GCT 刮除术最需要关注的问题。

（2）瘤段切除后自体腓骨移植：自体腓骨移植修复桡骨远端 GCT 切除术后的骨缺损是一个经典的术式，包括带血管腓骨移植和不带血管腓骨移植（图 2-15-38），儿童患者还包括带血管及骨骺的腓骨移植。自体腓骨移植修复桡骨远端骨缺损存在几个问题需要关注：

1）自体腓骨移植是否需要带血管，支持带血管腓骨移植的学者认为，带血管的自体腓骨移植能与桡骨远端获得更好的骨愈合，且有研究认为如果移植骨过长（超过 7.5cm）骨不愈合的发生率可达 80% 以上。带血管腓骨移植的另外优点是可以减少移植骨并发症的发生，如骨质疏松、应力性骨折等。Pho 研究显示，带血管腓骨移植腕关节固定术（腓骨头与舟骨和月骨融合）在 MSTS 评分、前臂和腕关节活动度及手部握力方面均明显优于关节成形术。对于儿童患者，由于带血管骨骺腓骨移植具有生长良好、塑形快的优点，该方法成为最佳治疗方案。认为不需要带血管自体腓骨移植的学者认为，自体腓骨与桡骨远端在良好的内固定条件下可以通过爬行替代获得骨愈合，影响骨愈合的因素是稳定的固定，另外，带血管的腓骨移植存在许多问题，如带血管的腓骨移植会增加手术难度、延长手术时间、增加术中出血，这都可能导致手术感染风险增高。同时，吻合的血管也存在栓塞的可能，能否为移植的腓骨提供血运值得怀疑。一项对 69 例尸体下肢标本的解剖测量发现，滋养动脉起点至腓骨小头的距离为（13.2 ± 2.46）cm，腓骨干除了主要由腓骨滋养动脉供血外，尚有丰富的来自肌支的血管和骨膜支的血管，所以在行带血管的腓骨移植时，不仅需要保留腓骨滋养动脉，还需要保留腓骨周围适当厚度的软组织附着以保障更多的腓骨供血。胡永成等认为，如果移植腓骨长度大于 8cm，建议选择带血管的腓骨移植，如果移植腓骨长度小于 8cm，可选择不带血管的腓骨移植。

2）选择同侧腓骨移植还是对侧腓骨移植。由于胫腓骨关节表面与桡腕关节面有一定的相似性，因此选择自体腓骨时希望利用胫腓骨关节面替代桡腕关节面，有学者主张取同侧腓骨，也有学者认为应该取对侧腓骨，他们均认为各自取材的腓骨关节面能够更符合桡腕关节面，但是到目前为止，并没有充分的证据显示，采用同侧腓骨移植与对侧腓骨移植之间存在差异。

3）自体腓骨移植后，如何重建腕关节的稳定性。既往认为可以使用石膏外固定腕关节于功能位，用创面瘢痕来稳定腕关节。临床上也有在腓骨移植后采用人工韧带重建腕关节韧带结构的方法，虽然该方法能够增加腕关节的活动度，但常因关节面的不匹配而产生关节不稳定，长期随访结果显示关节脱位、狭窄、关节炎等并发症并不少见。对于长期处于脱位状态的腕关节，在腓骨移植后行腕关节融合术，虽然牺牲了腕关节的活动度，但可以获得稳定无痛的关节，也是可以考虑的治疗方法。

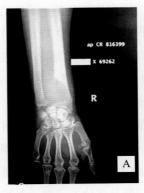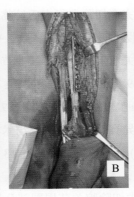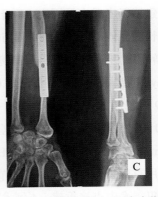

图 2-15-38　右桡骨远端 GCT。男，30 岁，A 术前 X 线示右桡骨远端溶骨性膨胀性破坏；B 术中将自体腓骨与桡骨进行固定；C 术后随访示移植的腓骨与桡骨愈合，存在明显的下尺桡关节分离

（3）瘤段切除自体髂骨移植腕关节融合术：髂骨是良好的骨库，也是良好的植骨取骨区，较吻合血管腓骨移植术操作简单，且供区不会出现神经损伤、肌肉损伤以及腕关节不稳定等并发症。牛晓辉等回顾性分析了 48 例桡骨远端 GCT 病例资料，Campanacci 分级均为 III 级，其中 39 例（81%）采用自体非血管化髂骨移植行腕关节融合术，27 例（69%）获得不少于 24 个月的随访（平均 45 个月；范围 24 ~ 103 个月），患者适应证包括 Campanacci 分级为 III 级，预计切除长度为 8cm 或更短，随访包括临床和放射学评估和功能评估，髂骨远端平均愈合时间为 4 个月，近端平均愈合时间为 9 个月。27 例患者中，11 例（41%）需要再次手术，其中 8 例（30%）出现了并发症，3 例（11%）出现了局部复发，术后平均 MSTS 功能评分为 29 分，患者手部平均握力为健侧的 51%，前臂旋转平均弧度为 113°，认为自体髂骨移植修复桡骨远端 GCT 术后骨缺损是一种简便易行的方法，可获得良好的功能效果，其并发症和复发率与其他治疗方式相近，是桡骨远端 GCT 切除术后骨缺损重建的一个合理的选择（图 2-15-39）。

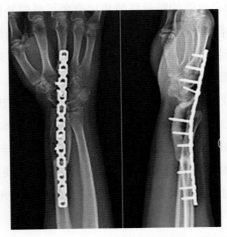

图 2-15-39　桡骨远端 GCT 行肿瘤切除髂骨块重建腕关节融合术

（4）3D 打印假体重建桡骨远端 GCT 切除后骨缺损：近年来，随着 3D 打印技术的不断发展，个性化假体逐渐被应用于肿瘤骨缺损修复重建，作为一种新的重建技术，3D 打印假体具有独特的临床使用优势。闵理等报道了 13 例桡骨远端 GCT 患者实施 En-bloc 切除联合 3D 打印生物型假体重建，患者平均年龄 37.8 岁，所有患者均为 Campanacci 分级为 III 级或局部复发，2 例局部复发者曾行局部病灶刮除 + 灭活 + 骨水泥填充术，术前根据镜像健侧桡骨远端数据，个体化设计并制作 3D 打印生物型桡骨远端假体，对于腕关节周围韧带和关节囊可保留患者行直接重建，对于部分切除者行残留韧带、关节囊及周围软组织联合重建辅以术后支具固定，对于完全切除者行克氏针临时固定桡腕关节。研究结果显示：桡骨远端平均截骨长度为 6.6cm，假体主体与假体柄长度几乎一致，平均随访时间为 17.8 个月，至末次随访无肿瘤复发及转移，末次随访时，患侧腕关节除掌屈外，腕关节背伸、腕关节旋前、腕关节旋后、患侧手部握力、Mayo 手腕评分分别由术前 41.69° ± 11.35°、41.92° ± 11.09°、40.00° ± 7.64°、(16.84 ± 6.280) mmHg、(47.69 ± 9.27) 分提升至 57.46° ± 17.18°、55.00° ± 17.91°、53.46° ± 19.30°、(23.08 ± 6.29) mmHg、(70.00 ± 11.55) 分，手术前后的差异有统计学意义。与术前相比，术后患侧腕关节功能受损程度 (disability of arm shoulder and hand，DASH) 评分显著下降了近 13 分。术中 1 例腕关节周围韧带及关节囊全部切除，使用克氏针临时固定桡腕关节，术后患者功能较差。余 12 例中 8 例腕关节周围韧带和关节囊未受肿瘤侵犯，术中直接重建；4 例术中切除腕关节周围部分韧带及部分关节囊，并行残留韧带、关节囊及周围软组织缝合于假体联合术后支具固定。将 8 例直接重建腕关节周围韧带和关节囊的患者与 4 例行残留韧带、关节囊及周围软组织缝合于假体联合术后支具固定的患者术后末次随访进行对比，腕关节背伸、掌屈、旋前、旋后、握力、DASH 评分及 Mayo 手腕评分均无统计学差异，所有患者未见假体脱位或半脱位、假体松动，无腕关节退变及其他假体置换相关并发症。研究者认为 3D 打印生物型桡骨远端假体因其个性化的精确设计、生物型固定方式在治疗 Campanacci 分级 III 级、复发性桡骨远端 GCT 方面具有一定优势，临床应用中，应注重术前腕关节关节囊及周围韧带受累情况的评估以及软组织修复技术。

（5）瘤段切除后同侧尺骨远端移位重建腕关节：1982 年 Seradge 等曾经报道采用这种方法重建桡骨远端瘤段切除后的骨缺损（图 2-15-40）。目前此方法应用尚不广泛，文献报道也较少。用同侧尺骨远端移位重建桡腕关节术后，由于前臂的长度可用合适的尺骨长度来替代，保持了前臂重建后的外观。可以维持手掌的位置位于前臂的中轴，还可以保证手掌的握力及前臂的旋转等活动。由于同侧尺骨移位提供了带血管的尺骨移植，与吻合血管的腓骨移植相比避免了显微外科手术操作，手术简便。Seradge 等对 2 例患者进行了这种重建手术，术后截骨部位愈合良好，前臂旋前旋后良好，腕关节出现过伸过屈，但是随着长时间腕骨间关节的活动，这种症状会得到一定程度的代偿。残余的尺骨近端会保持非常稳定，2 例患者均没有出现外形及功能障碍。

（6）异体骨修复桡骨远端骨缺损：异体骨修复桡骨远端骨缺损能够获得良好的解剖学匹配，但是异体骨移植存在排异反应的可能，桡骨远端软组织包容差，一旦发生异体骨排异反应，往往需要再次手术，另外长期随访发现异体骨移植存在移植骨与宿主骨不愈合的问题以及异体骨远端关节软骨下骨吸收塌陷等问题。李靖等将腕关节 SK 手术的理念引入桡骨远端肿瘤切除后骨缺损的修复，其方法为选择同种异体骨重建桡骨远端，将尺骨远端打断，行远端尺桡关节融合，临床研究结果提示：SK 手术能够提高术后腕关节的功能（图 2-15-41）。

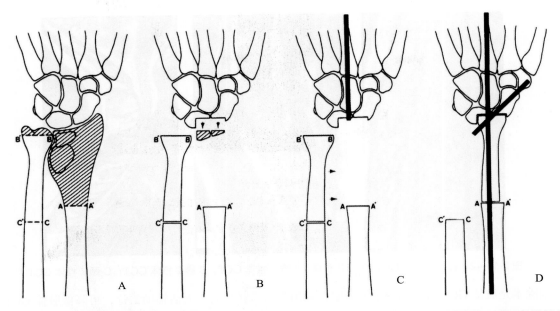

图 2-15-40　尺骨移位技术示意图。A 根据肿瘤大小确定桡骨尺骨截取平面；B 截除桡骨远端瘤段，并且切除部分舟骨以容纳尺骨段；C 将尺骨移位；D 用克氏针将移位尺骨段与桡骨和掌骨固定

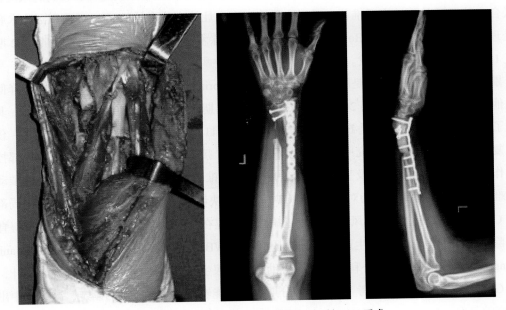

图 2-15-41　桡骨远端骨巨细胞瘤切除后行 SK 手术

2. 脊柱活动椎体 GCT 的外科治疗

脊柱是 GCT 易发生的另一部位，约占 1.4% ~ 9.4%，相比椎体附件，GCT 更常发生于椎体（图 2-15-42）。在 Campanacci 统计的 1229 例 GCT 中，颈胸腰椎 GCT 有 42 例，发病率为 3.4%。相比肢体 GCT，脊柱 GCT 患者更加年轻。脊柱 GCT 起病隐匿，多数患者就诊时即出现肿瘤病变向椎管侵犯，临床上多表现为影像学骨质破坏明显，而神经损害症状相对较轻，这就对手术切除提出了较高的要求。同时由于脊柱 GCT 血供丰富、术中出血多、解剖关系复杂、术中显露困难等因素，导致肿瘤切除不易彻底，手术并发症常见，术后复发率高，脊柱 GCT 的治疗存在一定难度。

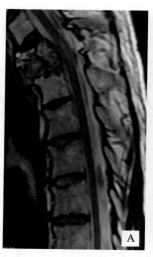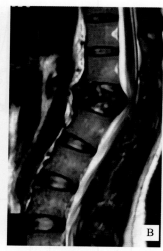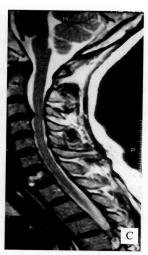

图 2-15-42　脊柱各部位 GCT 的 MRI 表现。A 胸 2 椎体 GCT；B 腰 2 椎体 GCT；C 颈 7 椎体 GCT

　　刮除术是肢体 GCT 最常用的手术策略，采用刮除术联合瘤腔灭活辅助治疗，可降低肢体 GCT 术后复发率，且能够避免整块切除后应用人工关节置换所带来的远期并发症。然而，对于脊柱 GCT，因其解剖结构复杂，难以实现瘤腔的充分显露，术中进行瘤腔的灭活存在效果不确定性和较高的风险，因此，刮除术联合瘤腔灭活并不被广泛推荐。对于边界清晰、病灶较小的脊柱 GCT，可采用刮除术联合高速磨钻的处理以提高局部控制率。Boriani 等采用病灶内切除术治疗了 16 例 Enneking 分期为 2 期的脊柱 GCT，仅 1 例患者出现了术后复发。

　　对于累及脊柱的 GCT，尤其是肿瘤突破骨皮质时，Boriani 等认为整块切除术能够明显降低肿瘤复发率，在他们的一项临床研究中，20 例 Enneking 分期为 3 期的脊柱 GCT 接受了病灶内切除，其中 9 例患者出现了术后复发，相对应的是 Enneking 分期为 3 期的 11 例脊柱 GCT 接受了整块切除术，仅 1 例患者出现了复发。在另外的一些研究中，也支持了脊柱 GCT 接受整块切除能够获得更好的局部控制，而熟练的操作能够降低术中出血以及手术并发症的发生。颈椎 GCT 常常是肿瘤突破皮质包绕椎动脉，整块切除是难以实现的，有研究认为对于颈椎 GCT，采用分块切除联合放疗也可以获得良好的局部控制。同时脊柱 GCT 的整块切除的手术风险应该被正确认识，应在术前做好充分的准备。为了获得脊柱肿瘤的整块切除，越来越多的外科医生逐渐认识并开始使用 WBB 外科分期系统（Weinstein-Boriani-Biagini surgical staging system）。WBB 外科分期系统有助于外科医生在术前进行良好的手术方案设计，对于每一例脊柱 GCT，在术前设计时参考 WBB 外科分期系统，能够帮助手术方案的制定，减少术中出血，减少术后肿瘤的复发。

　　脊柱 GCT 的手术入路是另一个值得关注的问题，对于仅破坏椎体的脊柱 GCT，采用前方经胸或经腹膜后入路，能够充分显露椎体，予以完整切除。对于累及椎弓根、附件及软组织肿块形成时，手术切除的难度将明显增大。目前通常采用 Tomita 手术进行整块切除，即采用单一后路切口显露，切除正常的后方结构，游离硬膜囊和神经根，对于胸椎的神经根，在手术中为了更好显露，可以切断一侧，将脊柱肿瘤从后路整块切除并取出。Boriani 报道了采用前后联合入路行全椎体切除术，该手术方法风险较小，从前方显露病变椎体不仅可以更容易处理节段血管，还能获得尽量充分的切除边界，同时可以保留全部神经根，但手术流程复杂，耗时较长，约 12h。这两种手术方法均能达到脊柱 GCT 的完整切除效果，局部复发率均可控制在 5% 左右（图 2-15-43）。

　　由于脊柱解剖结构复杂，常与椎管、重要的血管神经等相毗邻，位置较深，发现肿瘤时，一般肿瘤体积较大,外科治疗较为困难。与四肢GCT不同的是,在控制肿瘤的同时又必须最大限度的保护神经功能。目前治疗方法主要有外科切除手术、放疗及动脉介入栓塞治疗等。

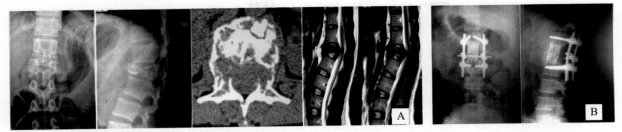

图2-15-43 腰2椎体GCT。累及全椎体并向椎管内压迫,行Ⅰ期前后路联合椎体全切术。A 术前X线、CT、MRI;B 术后X线

3. 骶骨GCT的外科治疗

骶骨是GCT在全身的第四好发部位,仅次于股骨远端、胫骨近端和桡骨远端。在Campanacci统计的1229例GCT中,骶骨GCT有57例,发病率为4.6%,同时,GCT是继脊索瘤之后骶骨的第二好发肿瘤。虽然GCT是良性肿瘤,但是由于一般发现时肿瘤已经较大,其具有局部侵袭性,骶骨周围神经血管解剖复杂,外科手术治疗时出血较多,复发率高,所以骶骨GCT的外科治疗仍然较为困难(图2-15-44)。

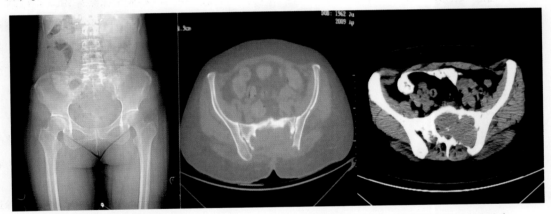

图2-15-44 骶骨GCT X线、CT影像。可见骶骨呈溶骨性骨质破坏,肿瘤组织呈低密度改变

(1)治疗方法的选择与复发率:骶骨GCT的治疗方法包括放疗、囊内刮除、囊内刮除联合放疗、囊内刮除后辅助治疗、病灶边缘切除加刮除、边缘切除、广泛切除以及连续性动脉栓塞等。Ellis等提出GCT放疗可以取得很好的效果,有学者建议将放疗作为骶骨GCT囊内刮除术后的辅助治疗,但郭卫等认为放疗的优点在于可避免手术造成的损害,但缺点在于其对GCT的局部控制效果不甚理想,且容易引起继发性肉瘤样变;Dahlin等认为放疗可能是一种好的辅助治疗,但是并不能降低肿瘤的复发率。囊内刮除联合放疗或边缘切除联合囊内刮除术可避免损伤神经根,保护局部血管神经,保持骨盆环的完整性等优点,但是术后复发率相对较高,Randall等报道囊内刮除术后骶骨GCT的复发率高达50%,Turcotte等报道囊内刮除患者复发率较高,约为33%。广泛性切除以及整块切除可以最大限度降低复发率,诸多学者也报道了较为理想治疗结果,但同时也增加了手术并发症,如术中大量出血、感染以及神经功能损害。因此,骶骨GCT最佳的治疗方法仍存在争议。

(2)骶骨的分区及手术方法的选择:为了便于对骶骨GCT进行治疗,诸多学者提出可以对骶骨GCT根据肿瘤侵袭的范围进行分区治疗。郭卫等以S1～S2、S2～S3椎间盘为界,将骶骨可以分为上

位骶椎（Ⅰ）、中位骶椎（Ⅱ）、下位骶椎（Ⅲ）三个区域；另外，骶骨的肿瘤累及到髂骨定义为Ⅳ区，累及到腰椎定义为Ⅴ区。根据肿瘤的性质和累及的区域，采用不同的手术入路及切除方法。对于累及骶骨Ⅲ区的 GCT 采用单纯后方入路，可以满意的完整切除肿瘤。累及Ⅰ、Ⅱ区的 GCT，由于其体积较大、血供丰富，术中出血较多，可采用术中腹主动脉临时阻断术。切除肿瘤方式：对于累及 S1～S5、S1～S4 或 S2～S5 的 GCT，S2 以远部可采用边缘切除，受累及的 S1、S2 部位进行肿瘤刮除。这种"切刮术"既可以有效降低局部复发率，又可以最大程度的保留骶神经功能。肿瘤累及Ⅳ区，可根据肿瘤侵入盆腔的大小，而选用前后路联合切除或单纯后路切除。另外，当肿瘤侵袭范围较广，瘤体巨大时，可以考虑骶骨切除术，由于骶骨周围神经结构复杂，骶骨切除术可能会导致神经和性功能障碍，术前需要与患者进行详细沟通，告知手术风险和相关并发症，获得患者的理解和支持。

　　蔡郑东等根据肿瘤的部位对骶骨 GCT 进行分区治疗（图 2-15-45），若肿瘤侵及 S3～S5，可采用整块切除，图中绿线表示手术切除边缘；若肿瘤位置较高，偏心性，但肿瘤不侵袭越过中线，则采用边缘切除（图 2-15-46）；若肿瘤位置较高，不呈偏心性表现，单纯刮除或刮除联合边缘切除。对于 S3 以远的 GCT 可采用边缘切除，S1、S2 以近可采用刮除术。

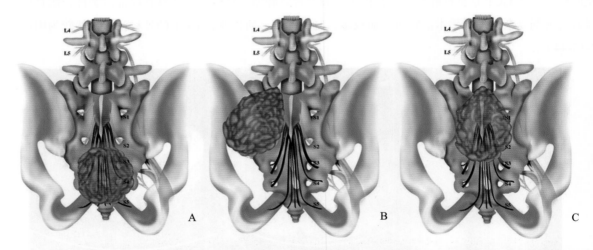

图 2-15-45　蔡郑东等提出的骶骨 GCT 分区。分为 A S3 以远；B 偏心性；C S3 以近（图中绿线代表肿瘤的切除边缘）

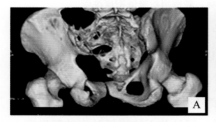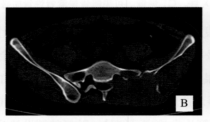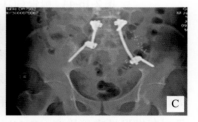

图 2-15-46　骶骨 GCT。男，31 岁，A 骨盆三维重建后面观显示左侧 S1～S3 骶骨破坏，并累及左侧骶髂关节和髂骨；B 横断面 CT 示肿瘤累及左侧骶髂关节以及左侧 S1 椎间孔，但并未越过中线；C 行骶骨 GCT 切刮术、腰椎-骨盆重建

　　（3）术中出血的控制手段：骶骨 GCT 一般侵犯高位骶椎、体积较大血供丰富，手术时可能会大量出血。为了减少出血，获得清晰的手术视野，以便在保护神经及其他组织结构的条件下彻底切除肿瘤，必须控制好术中出血。目前常用术中控制出血的方法有：①前入路腹膜后分离阻断腹主动脉的方式：手术取侧卧位，前路行单侧倒"八"字切口，经腹膜外间隙进入，游离结扎同侧髂内动脉，腹膜后分离腹主动脉，临时阻断腹主动脉血流后，再采用后方入路切除肿瘤。②肿瘤血管造影栓塞（图 2-15-47），选

择单侧或双侧髂内动脉及肿瘤供血血管栓塞，但有时单纯栓塞后术中控制出血效果并不满意。Lackman等研究却发现使用血管栓塞可降低肿瘤的复发率，10年复发率降至31%，15和20年的复发率为43%。③腹主动脉球囊阻断的方法（图2-15-48，图2-15-49），术前在腹主动脉内置入球囊，手术切除肿瘤时根据出血情况，必要时使用球囊临时阻断腹主动脉血流，起到与前路手术阻断腹主动脉同样的控制出血效果，同时显著缩短了手术时间，避免了前路手术分离阻断血管相关并发症，提高了手术的安全性。郭卫等报道骶GCT术前行血管阻断可以显著减少术中的出血量，增加手术安全性，使用血管阻断技术行骶骨GCT切除手术平均失血量为3278ml，未行血管阻断时，手术平均失血量为5150ml。另外，使用血管阻断术后患者GCT复发率为30.43%，未行血管阻断GCT复发率为66.67%，但不同阻断方式对于复发率的影响没有差异。

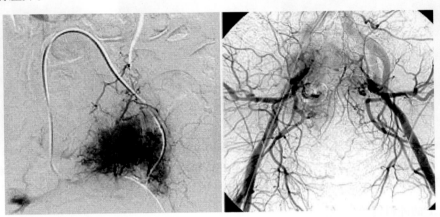

图2-15-47　肿瘤血管栓塞前后对比。左图示肿瘤血管栓塞前，右图示肿瘤血管栓塞后，血管流量减少，但未完全阻断

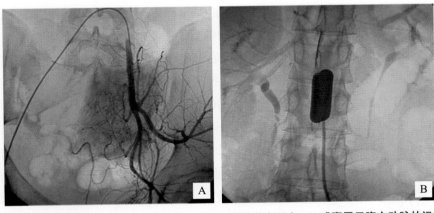

图2-15-48　腹主动脉球囊阻断。A血管造影术显示肿瘤血管的分布形态；B球囊置于腹主动脉的远端，阻断血流

　　（4）骶骨GCT手术并发症：骶骨GCT手术的主要并发症包括大量失血、脏器损伤、切口感染、脑脊液漏等。由于上述三种控制出血方法的应用，手术失血问题基本可以解决。直肠损伤往往会导致伤口的严重感染甚至患者死亡，通常需要进行结肠造瘘处理，并进行伤口的清创手术及内固定取出。由于骶骨GCT手术通常进行切刮术，保留部分神经根，因此脑脊液漏的发生率较高。可通过伤口加压包扎、头低脚高位卧床等保守治疗即能获得痊愈，但应预防性应用抗生素，防止中枢神经系统感染。骶骨GCT手术切口邻近肛门，易出现切口感染，围手术期需要做好胃肠道管理，采取无渣饮食，保持切口干燥、清洁，适当延长抗生素使用时间，是预防手术切口感染的有效方法。

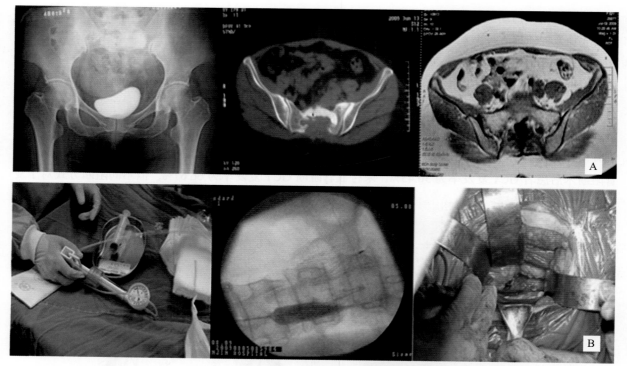

图 2-15-49　骶骨 GCT。女，50 岁，A X 线、CT、MRI 显示骶骨溶骨性破坏，瘤体巨大；B 为控制术中出血，球囊阻断腹主动脉后切除肿瘤

4. 骨盆 GCT 的外科治疗

GCT 约占所有原发骨肿瘤的 3%～8%，大多数的 GCT 发生在长骨的两端，骨盆并不是 GCT 常见的发病部位，该部位的发病率约为 1.5%～6.1%，在 Campanacci 统计的 1229 例 GCT 中，骨盆 GCT 有 47 例，发病率为 3.8%。文献回顾提示，骨盆 GCT 的临床研究多为个案报道，既往最多的一组为 27 例，临床对照研究极为少见，有关骨盆 GCT 的临床多中心研究鲜见报道，为了探讨骨盆 GCT 治疗方式，我们收集了 GTOC 早期成员的骨盆 GCT 病例资料，包括国内五家骨肿瘤治疗中心，分析了骨盆 GCT 发生部位、治疗方式及临床结果之间的关系，提出骨盆 GCT 临床治疗决策。

因骨盆 GCT 临床少见，目前尚无被广泛认可的骨盆 GCT 最合适的临床治疗方法。因骨盆解剖结构复杂，而 GCT 发病隐匿，导致了骨盆 GCT 患者就诊时间往往较晚，另外，目前尚无指南及共识指导骨盆 GCT 的临床治疗，这些因素共同导致了骨盆 GCT 临床治疗存在挑战。骨盆 GCT 的临床治疗选择包括：地舒单抗、干扰素药物治疗、连续血管栓塞治疗、放疗、病灶内刮除术和整块切除术。尽管非手术治疗也可获得不错的临床效果，但是对于可切除的骨盆 GCT，手术切除仍然是首选的治疗方法。对于手术治疗而言，病灶内刮除术的优点包括保留了骨盆环结构的完整性和最大限度降低了神经损伤的风险，其缺点为刮除术可能导致具有侵袭性的 GCT 术后复发。而整块切除术尽管能够降低术后肿瘤的复发，但是其存在手术时间长、创伤大、出血多、神经损伤风险高及术后感染率高的问题，另外使用假体重建整块切除后的骨盆结构，存在假体远期并发症的问题。一些研究者提出了骨盆 GCT 治疗策略的建议，但不可避免的存在个人偏好。

（1）刮除术及切刮术：一般认为，对于骨盆 GCT，瘤内刮除术能够减少神经、血管和盆腔脏器的损伤，同时能够尽可能保留骨盆骨性结构，手术创伤相对较小，尽管相比整块切除术，刮除术具有较高的术后复发风险，但是，对于患者和医生来说，刮除术似乎是更好的选择，即使是复发性的 GCT，仍然可以考虑选择再次刮除术治疗。为了降低刮除术后 GCT 局部复发的风险，目前已经使用各种辅助性治疗来处理刮除术后的瘤腔壁，常用的辅助性治疗包括使用细胞毒性试剂如苯酚，氯化锌，乙醇和物理辅助剂如聚甲基丙烯酸甲酯，液氮冷冻，微波灭活和高速磨钻。另外，一项研究表明，基于 CT 分类的瘤内刮除术可以降低术后复发率。在 GTOC 成员郑凯等完成的一项多中心骨盆 GCT 回顾性研究中，3 例患者在行刮除术前接受了肿瘤微波消融，其微波消融装置由胡永成设计，采用辐照式微波消融进行处理，显然，微波消融和其他辅助治疗之间的差异是微波消融的操作是在刮除术之前，而其他辅助性治疗的操作均在刮除术之后，从理论上分析，微波消融时肿瘤瘤壁未曾打开，彻底消融后肿瘤细胞已不具有活性，此时行肿瘤刮除术相对安全，因为刮除的肿瘤细胞不会造成周围组织的肿瘤种植可能。另外，微波消融使用的是热损伤的原理，GCT 是一种富血的肿瘤，肿瘤组织本身有利于热传导，这就使得肿瘤组织容易被充分灭活，降低了具有活性的肿瘤细胞残留的可能。该方法的关键操作是术中进行消融前，应该对肿瘤周围组织进行保护，避免周围正常组织因为热传导的作用产生损伤。另外，这 3 例患者的 GCT 尽管发生于髋臼区，但未造成明显的髋臼软骨下骨的骨质破坏，这也是患者在术后能够获得良好的肢体功能的前提之一。在这项研究中，2 例患者在行肿瘤刮除术后接受了骨水泥的填充，其中 1 例出现了复发，2 例患者在刮除术后接受了高速磨钻处理瘤壁，术后患者均无复发（图 2-15-50）。

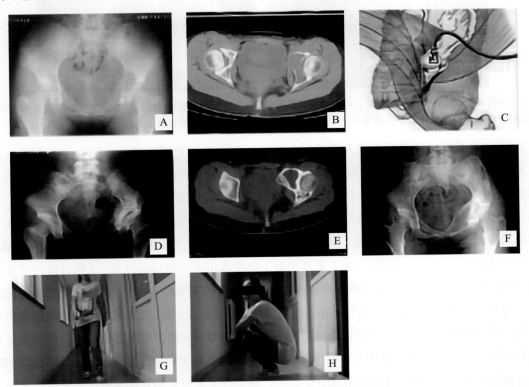

图 2-15-50　骨盆 GCT 患者资料。女，15 岁，A 骨盆正位 X 线片可见左髋臼区一溶骨性病灶；B CT 扫描可见病灶累及髋臼，但髋臼软骨和软骨下骨仍可部分保留；C 微波灭活肿瘤示意图；D 术后 6 个月复查 X 线片可见左耻骨区存在可疑病灶，无临床症状；E 术后 4 年 CT 检查提示左耻骨溶骨性病灶出现了明显的矿化边；F 术后 11 年复查 X 线片未见肿瘤复发；G、H 末次随访可见患者肢体功能正常无影响

（2）切除术：切除术可以使肿瘤复发率降低且术后肿瘤一般不会转移，但是会增加手术的并发症。Milch 和 Radley 最初于 1990 年提出肿瘤的局部切除并应用于坐骨 GCT。Shankman 等相继于 1998 年报道了其治疗的 2 例坐骨 GCT 采用切除术，切除后未做重建，认为重建对术后功能的恢复没有太大的意义，而且在这个解剖部位进行重建较为困难，而且会增加手术过程的并发症。郭卫等认为为了获得更好的局

部控制，骨盆 GCT 应该行整块切除，整块切除手术并发症高于肿瘤刮除术。郑凯等认为整块切除术能够降低术后肿瘤复发率，并且对于 I 区和 III 区的 GCT，手术操作并不复杂，但是对于 II 区的 GCT，整块切除后往往涉及骨盆环的重建和髋关节的重建，完成这样的手术具有挑战性，即使是对于有经验的骨肿瘤外科医生，在完成骨盆肿瘤的整块切除并进行骨盆和髋关节的重建后，手术并发症也并不少见。

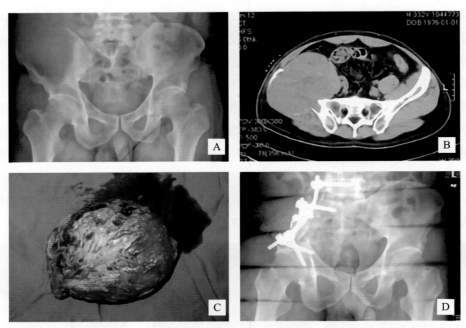

图 2-15-51   骨盆 GCT。男，32 岁，A 术前骨盆 X 线片可见右髂骨区溶骨性病变；B 术前 CT 可见肿瘤破坏髂骨且巨大软组织肿块形成；C 术中给予肿瘤整块切除；D 术后 X 线片可见钉棒系统重建了骨盆环连续性

（3）肿瘤复发：无论是在亚洲人还是在欧美人，骨盆 GCT 比其他部位的 GCT 似乎拥有更高的术后复发率，这可能是因为骨盆肿瘤深在，往往难以发现，而就诊时肿瘤又较大，骨盆手术的难度大等一系列的原因造成了骨盆 GCT 的治疗较其他部位 GCT 的治疗难度更大。骨盆 GCT 手术难度大，术后复发率高，未行整块切除术的患者术后复发率可高达 43%。Sanjay 等报道一组骨盆 GCT 患者资料，15 例接受刮除术的患者中有 3 例患者出现了术后局部复发，2 例行整块切除术的患者术后均无复发。Balke 等研究提示，16 例接受刮除术的骨盆 GCT 患者中有 1 例患者出现术后局部复发，3 例行整块切除术的骨盆 GCT 患者术后均无复发。Guo 等的研究更支持整块切除能够降低骨盆 GCT 的术后复发率，他们的研究显示，13 例接受刮除术的骨盆 GCT 中有 4 例出现术后局部复发，而 14 例接受整块切除的患者术后无一例复发。在郑凯等的研究中，21 例骨盆 GCT 进行整块切除术的患者中有 2 例出现术后局部复发，而 8 例骨盆 GCT 接受刮除术的患者中有 1 例出现了术后局部复发。统计学分析显示刮除术和整块切除术两组间术后局部复发率的差异似乎并没有统计学意义，认为刮除术后局部复发率较低的原因，可能与刮除前的微波灭活、刮除术后的瘤腔辅助性治疗有一定关系。目前普遍接受的是，整块切除可以降低术后局部复发的风险。对于有些骨盆 GCT，由于解剖结构复杂，整块切除很难完成。在进行充分的术前计划后，经瘤的刮除术也可以是恰当选择。初始手术治疗对于骨盆 GCT 的治疗非常重要，因为骨盆肿瘤的局部复发往往使得再次手术的难度成倍增加，许多复发的肿瘤由于边界不清及与周围重要组织的广泛粘连，导致整块切除几乎不能完成，即使能够做到肿瘤的整块切除，术中为了获得良好的安全边界，往往需要牺牲重要的组织结构。因此，不推荐没有足够骨肿瘤临床治疗经验的医生治疗骨盆 GCT。在术前计划中，应考虑肿瘤大小和影像学 Campanacci 分级。参考 Enneking 骨盆肿瘤手术分区方法，如果骨盆 GCT 不局

限于一个分区以内，则应该推荐进行肿瘤的整块切除术。如果 Campanacci 影像学分级为 III 级，因为骨皮质被肿瘤侵蚀破坏及肿瘤突破皮质后可能形成的软组织肿块，为了避免刮除术后可能导致肿瘤细胞的残留，推荐进行整块切除术以确保获得肿瘤切除的安全边界。

（4）术后补充放射治疗：骨盆 GCT 术后补充放疗通常被认为可以减少局部肿瘤复发，但 Leggon 报道的肿瘤刮除后放疗的复发率高达 46%，认为术后放疗并不能使肿瘤的复发率降低，刮除后放疗患者的复发率不比只刮除肿瘤患者的复发率低，其中 11% 的原发或复发患者接受放疗后导致了肿瘤的恶变。

5. 肱骨近端 GCT 的外科治疗

肱骨近端 GCT 发病率较低，约占全身各部位 GCT 的 5%，在 Campanacci 统计的 1229 例 GCT 中，肱骨近端 GCT 有 51 例，发病率为 4.1%。肱骨近端 GCT 和下肢的 GCT 存在较大差异，肩关节的主要功能是灵活活动，下肢的主要功能是负重，两者功能不同，术后对功能的康复要求也不同。为了明确肱骨近端 GCT 外科治疗方案，GTOC 成员郭世炳等完成了一项囊内刮除术与瘤段切除术治疗肱骨近端骨巨细胞瘤的多中心回顾性研究。

GTOC 的研究纳入了 27 例肱骨近端骨巨细胞瘤患者，其中男 15 例，女 12 例，首诊时年龄（33.1±12.2）岁（范围：18～55 岁）。Campanacci 分级 II 级 17 例，III 级 10 例。其中 17 例发生病理性骨折，14 例合并移位，3 例有骨折线、无移位。14 例采用囊内刮除术治疗，其中 3 例刮除、11 例切刮；骨缺损采用自体植骨 2 例、自体加异体植骨 1 例，异体骨植骨 3 例，骨水泥填充 8 例，其中 10 例患者采用钢板螺钉内固定。13 例采用瘤段切除肩关节重建术治疗，其中半肩关节置换 10 例，大段异体骨关节移植髓内钉固定 3 例。术后定期随访。研究结果显示刮除术和瘤段切除术后各有 1 例出现了局部复发，4 例瘤段切除患者术后发生并发症，并发症发生率 14.8%（4/27），其中 2 例大段异体骨吸收（1 例伴肿瘤复发）行半肩关节置换术，1 例半肩关节置换后肩关节半脱位，1 例术后 5 年假体松动外露再次手术更换骨水泥型假体进行翻修；囊内刮除术的并发症发生率低于瘤段切除术，有无病理性骨折与手术治疗方案的选择无相关性，Campanacci 分级与手术治疗方案的选择有相关性；有无病理性骨折、不同 Campanacci 分级、不同手术方式的患者局部复发率差异均无统计学意义；刮除术术后肩关节功能明显优于瘤段切除术。研究者认为肱骨近端骨巨细胞瘤相比较于其他部位容易发生病理性骨折，刮除术或瘤段切除术均可获得较好的局部控制，而刮除术后肩关节功能明显优于瘤段切除。由于瘤段切除术后并发症的发生率较高，尤其是瘤段切除大段异体骨关节移植后骨吸收等问题，建议尽可能地选择囊内刮除手术作为肱骨近端骨巨细胞瘤的治疗方案。

6. 股骨近端 GCT 的外科治疗

发生在股骨近端的 GCT 约占全身各部位 GCT 的 5.5%，在 Campanacci 统计的 1229 例 GCT 中，股骨近端 GCT 有 55 例，发病率为 4.5%。股骨近端 GCT 主要侵及股骨颈及转子部，由于该部位是人体重要的力学传导途径，与膝关节周围 GCT 相比发生病理性骨折的概率更高。Wijsbek 等报道了 24 例股骨近端 GCT，其中 11 例（46%）患者治疗前发生病理性骨折，高于 GTOC 报道的膝关节周围 GCT 病理性骨折发生率（33.9%）。为了明确股骨近端 GCT 外科治疗方案，GTOC 成员徐明等完成了一项股骨近端骨巨细胞瘤治疗的多中心回顾性研究。

GTOC 的研究纳入了随访时间超过 2 年的 28 例患者资料，其中男 19 例，女 9 例；首诊平均年龄 28.7 岁。按照骨肿瘤国际保肢协会（International Society of Limb Salvage，ISOLS）股骨近端的分区方法，H1 区 2 例，H2 区 20 例，H1+H2 区 6 例。Campanacci 分级 II 级 22 例、III 级 6 例，其中 7 例合并病理性骨折。

21 例患者初次手术行刮除术，占 75%（21/28 例）。12 例患者采用外侧 Watson-Jones 入路，5 例患者采用前外侧 Smith-Peterson 入路，2 例患者采用外侧及前外侧联合入路，2 例患者采用后外侧入路。应用外侧入路时，如果股骨颈处有肿瘤侵犯，需要从转子部前方显露，暴露股骨颈前方，开窗后直视下刮除肿瘤组织。应用外侧及前外侧联合入路，从前方"SP"入路刮除肿瘤组织并植骨，通过外侧"WJ"入路放置内固定，还可以在"SP"切口直视下行外侧入路的内固定操作。术中要充分显露病变部位，骨钻沿开窗周边钻孔，注意防止劈裂性骨折，骨窗应足够大，以便直视下刮除肿瘤组织。所有患者均应用电刀烧灼瘤壁，应用高速磨钻 33%（7/21 例），苯酚 38%（8/21 例），氯化锌 29%（6/21 例）处理瘤腔。肿瘤刮除后，骨缺损采用自体结构性植骨 2 例，自体颗粒骨植骨 4 例，异体颗粒骨植骨 9 例，人工颗粒骨植入 2 例，自体 + 人工颗粒骨 2 例，自体 + 异体颗粒骨 1 例，骨水泥填充 1 例；13 例患者应用钢板螺钉内固定。

　　肿瘤的切除边界在肿瘤的囊外，包括肿瘤外软组织 1cm，骨骼 2 ～ 3cm，达到边缘切除的边界。重建方法包括人工髋关节假体、大段异体骨。7 例患者初次手术采用整块切除术，占 25%（7/28 例）。重建方法有：肿瘤型髋关节假体 4 例，全髋关节假体置换 2 例，大段异体骨重建 1 例。4 例患者采用髋关节后外侧入路，根据肿瘤侵犯范围将外旋肌群、臀中肌、髂腰肌切断，尽可能保留股外侧肌，用于覆盖假体。远端截骨距肿瘤 2 ～ 3cm，近端切开关节囊，分离前方软组织，保护坐骨神经，将瘤段完整切除。测量切除段骨骼的长度，调和骨水泥，安放特制股骨假体，以股骨髁间连线平面和股骨粗线作为参照控制假体旋转，使股骨颈前倾 15°。另 3 例患者采用前外侧 Smith-Peterson 入路，部分剥离阔筋膜张肌、臀中肌在髂骨外板的附着点，切断臀中肌位于股骨大转子的止点，于肿瘤边缘外切断股直肌直头，显露髋关节囊。分离股中间肌与股外侧肌间隙，远端截骨距肿瘤 2 ～ 3cm，向近端分离周围肌肉，切开关节囊，将瘤段完整切除，其中 2 例患者行特制股骨假体置换，1 例患者应用髓内针行大段异体骨重建。7 例行整块切除术患者中，5 例常规行髋臼置换；1 例应用双极股骨头置换，1 例行大段异体骨重建，均未处理髋臼。

　　研究结果显示刮除术后的 21 例患者中 2 例（9.5%）出现了局部复发，行整块切除的 7 例患者均无复发，28 例患者治疗及随访情况见图 2-15-52。病理性骨折及 Campanacci 分级是影响手术方式选择的因素。手术方式、病理性骨折、Campanacci 分级与患者的局部复发率无相关性。相比切除术，刮除术后患者肢体功能更优。研究者认为股骨近端 GCT 主要侵犯股骨颈及转子部，与膝关节周围骨巨细胞瘤相比发生病理性骨折的风险高，整块切除重建术的适应证为合并病理性骨折或 Campanacci III 级的患者。通过不同手术入路充分显露、刮除病灶，合理的预防性内固定可以降低刮除术后的复发率和并发症。

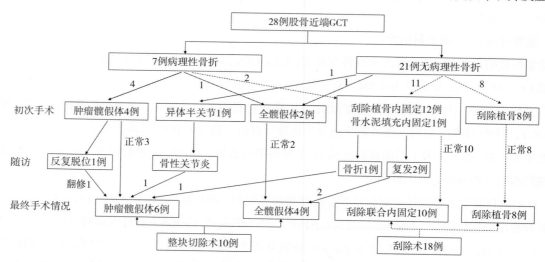

图 2-15-52　28 例患者初次及最终治疗方案及随访情况（虚线为刮除术）

（六）手术方法选择的影响因素

手术方式的选择决定于多种因素，如病理性骨折、骨皮质破坏程度、软组织侵袭程度，肿瘤体积以及关节软骨下骨破坏程度等，并结合全身情况进行综合的评估。2002 年加拿大学者提出 GCT 的手术治疗策略，虽然评价指标较为全面、仔细，但诊治流程繁琐复杂，难以识记，而且部分参数未明确测量方法，过度依赖于主观判断，故临床实用意义有限。近 10 年来，GTOC 围绕 GCT 一系列相关临床问题，进行了多项多中心临床研究工作，填补了多项空白数据，为 GCT 临床治疗提供了宝贵的参考意见。

1. 病理性骨折

刮除术和肿瘤切除假体置换术是合并病理性骨折 GCT 最常用的两种手术方式，由于病理性骨折的存在增加了肿瘤彻底刮除的难度，因此在临床上关注的首要问题是病理性骨折对刮除术后复发率的影响。GTOC 成员王晗等回顾 159 例膝关节周围 GCT，99 例无病理性骨折患者，13 例出现术后复发，复发率为 13.1%，60 例合并存在病理学骨折患者，10 例出现了术后复发，复发率为 16.7%，差异并不明显，表明膝关节周围 GCT 是否合并存在病理性骨折并不是影响术后肿瘤复发的决定因素。Heijden 等回顾合并病理性骨折的 GCT48 例，采用刮除术 23 例，整块切除术 25 例，结果表明刮除后的局部复发率为 30%，切除组为 0，但对囊内刮除组进行复发的多因素分析中，仅存在软组织肿块一个因素增加肿瘤局部复发的风险，复杂骨折、关节内骨折和肿瘤靠近关节软骨等因素与肿瘤复发无明显相关性。而对于无软组织肿块的简单骨折，刮除后的复发率仅有 7%。

对合并病理性骨折的 GCT 患者，选择手术治疗方案时除考虑局部复发外，还要考虑手术并发症的发生率和肢体功能情况。Heijden 等报道了合并病理性骨折的 GCT 手术并发症，刮除术后并发症的发生率为 17%，整块切除术后并发症发生率为 32%。并发症是否发生与软组织肿块、复杂骨折、关节内骨折和靠近关节面等因素无明显相关性，只与手术本身的大小有关；另外，刮除术后功能明显优于切除术后。Dreinhofer 等强调病理性骨折的存在并不是 GCT 囊内刮除治疗的手术禁忌证，合并病理性骨折的 GCT 采取囊内刮除辅以骨水泥填充，无论是对肿瘤局部复发的控制还是对肢体功能的保留，均不逊于肿瘤边缘切除重建术。

GCT 合并病理性骨折时，GTOC 建议应根据影像学对骨折的类型和特点进行分析和分类。首先是部位，即骨折的具体位置是关节内骨折还是关节外骨折，Deheshi 等报道的 37 例长骨 GCT 合并病理性骨折，16 例为关节外骨折，21 例为关节内骨折；其次是骨折移位程度，由于肿瘤的破坏造成病变骨质的生物力学下降，GCT 发生病理性骨折多无外伤或轻微外伤所致，大部分骨折不会出现明显的移位，小部分移位者也表现为轻度移位；再次骨折的形态，GCT 多在干骺端且为偏心生长，在长骨的骨折形态可能表现为单髁塌陷骨折、髁间骨折、累及单皮质骨折和关节面粉碎骨折等；最后是病理性骨折与 GCT 其他因素的关系，如年龄、软组织肿块、肿瘤与关节面距离、肿瘤大小等。在选择手术治疗方案时，应将病理性骨折分为简单骨折（无移位、关节外骨折等）和复杂骨折（严重移位、粉碎、关节面骨折等），并与其他因素进行综合考虑。

2. 肿瘤体积

任何器官肿瘤的治疗，肿瘤大小均与手术切除难易和预后密切相关。GCT 以溶骨性病变为主，易找到腔隙性骨缺损，病变多在骨皮质解剖间室内，肿瘤大小对切除和重建的作用较为重要。

为研究肿瘤体积对 GCT 手术治疗的影响，首先，应分析肿瘤体积是否与 GCT 骨破坏严重程度存在相关性。Jeys 等基于股骨远端 GCT 患者术前 X 线片测算肿瘤体积，研究发现合并病理性骨折 GCT 肿瘤体积平均 $258cm^3$，而骨皮质完整患者只有 $121cm^3$；合并病理性骨折的 GCT 肿瘤体积与股骨远端骨段体积的比值也明显大于骨皮质完整患者。其次，要考虑 GCT 肿瘤体积是否有助于预测术后并发症，并指导临床选择合适的手术治疗方案。Mankin 提出的骨肿瘤诊治原则表明，体积较大的骨肿瘤往往预示患者转归较差。Hirn 等对 146 例良性骨肿瘤囊内刮除后未进行任何重建（其中 GCT 患者数量占 47%），患者平均术后 6 周实现完全负重，14 例术后继发病理性骨折，16 例继发骨关节炎。发现术后继发病理性骨折患者的肿瘤平均体积为 108cm³，显著高于未发生病理性骨折患者的 58cm³；患者术后病理性骨折及退变性骨关节炎等并发症的发生与肿瘤体积高度相关，肿瘤体积＞ 60cm³（直径约 5cm）的患者术后并发症发生率明显增高。因此，Hirn 建议对于溶骨性骨肿瘤如 GCT，若肿瘤体积≤ 60cm³ 则可以考虑不进行重建，而＞ 60cm³ 则须采用植骨或其他重建手段。可见，肿瘤体积作为重要的形态学因素对于 GCT 手术治疗的指导作用是毋庸置疑的，应引起临床的足够重视。

目前，关于 GCT 肿瘤体积测量的报道少见，主要原因在于缺少一种科学、客观、精确性及可重复性较好的肿瘤体积测量方法。常用方法为肿瘤体积公式计算法，通过在术前 X 线片、CT、MRI 上测量 GCT 最大长径、宽径与前后径，基于椭圆体体积计算公式测算其体积；但此基于二维影像获得肿瘤体积的测量方法其科学性值得商榷，可重复性较差，精确性也难以令人满意。

为了解决这一临床问题，胡永成等收集了 20 例腔隙性骨肿瘤患者影像资料，包括 X 线、薄层 CT 扫描 Dicom 数据以及 MR 扫描数据等。将患者 CT 数据导入数字化骨科临床研究平台系统，采用三维表面重建法重建出包含肿瘤的周围骨性结构的三维图像。具体测量步骤如下：①深入观察，通过二维 MPR 图像对肿瘤病损作大体定位；②应用自由剖面选择技术，逐层暴露肿瘤腔隙；③选择区域充填功能模拟填充囊腔；④通过三维团块分割技术，提取虚拟充填物；⑤通过三维团块测量技术，计算虚拟充填团块的体积及最大径（图 2-15-53）。并将数字化测量结果与术中实体肿瘤体积测量法以及基于公式计算法的结果对比分析。

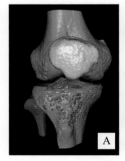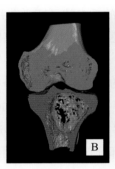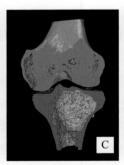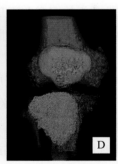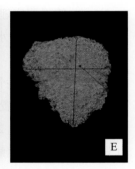

图 2-15-53　腔隙性骨肿瘤体积的数字化技术测量步骤。A 三维表面重建法重建出包含肿瘤的周围骨性结构三维图像；B 暴露瘤腔；C 应用区域充填法虚拟充填瘤腔；D 充填后的表面重建透视模式；E 提取虚拟充填物，进行体积及冠状面、矢状面、横断面最大径测量

研究发现，数字化肿瘤体积测量耗时要显著低于术中实体肿瘤体积测量法以及基于公式计算法。数字化肿瘤体积所测结果与术中实体肿瘤体积测量法高度相似，而两者与公式计算法的结果均存在显著的差异。

数字化肿瘤体积测量的优势在于：

（1）操作过程高效、便捷：2000 年，Moon 等曾经提出应用计算机辅助技术测量骨肿瘤体积，但该研究过程操作复杂，需联合应用多套软件，人工操作过多，可重复性较差。在数字医学研究领域，一体化的数字图像解决方案及三维图像分割技术是提高临床、科研工作效率的主要途径。图像分割是进行图像编辑的前提，也是所有虚拟操作的基础。但图像分割一直是计算机图像识别领域的经典难题，尤其是在医学图像的三维分割技术上。目前，由用户参与控制、引导的交互式分割方法受到越来越多的关注。传统的二维分割技术通常需要操作者手工标记出重要的分割点，由于医学图像的数据量较大，手工分割的工作相当繁重，且分割结果与操作者的解剖学、临床及图像处理经验密切相关，结果无可重复性，若遇骨骼交错部位，则完全无法进行精确分割。我们应用的数字化骨科临床研究平台系统拥有一组迄今为止最强大的图像分割工具模块，可帮助完全不具备图像处理专业技术的临床医生快速完成图像的分割。在研究中，依托于高效的三维图像分割技术的数字化腔隙性肿瘤体积测量法进行肿瘤体积测量平均耗时4.2min，而术中肿瘤体积测量法平均耗时16.1min，肿瘤体积公式计算法平均耗时22.5min。可见，应用高端的数字化技术测量肿瘤体积具有高效性。

（2）可重复性：在既往的测量方法中，如公式法需通过骨肿瘤X线片、CT或MRI获取肿瘤的最大长度、宽度、高度。但是医生无法从获取的少量影像学资料中精准界定所取的值是否为极限值，即使同一例患者的两次摄片，由于投射角度的偏差，也可出现误差。本研究中的术中体积测量法与手术入路、术中开窗位置、瘤腔刮除程度、水容积法中水分向肿瘤组织的渗透、骨水泥法的热膨胀性等均存在密切关系，测量结果也存在较大误差。而数字化骨科临床研究平台系统的数字化肿瘤体积测量方案依赖的是可靠性及可重复性极高的三维图像分割操作及计算机的精确量化，不受测试者主观因素的影响。

（3）精确度高：医学影像学检查中的数据基准格式为DICOM。目前，1993年发布的DICOM标准3.0，已发展成为医学图像信息学领域的国际通用标准。而DICOM标准3.0数据涵盖了医学数字图像的采集、归档、通信、显示及查询等几乎所有信息交换的协议，也包括高精度医学图像比例尺。数字化骨科临床研究平台系统正是一款基于DICOM标准3.0数据的数字医学影像后处理多功能操作平台。在此基础上所进行的任意测量模式精确度可达0.01mm，无须再等比例放大与缩小。本研究中，经术中体积测量模式验证（平均值为16.65ml），与数字化肿瘤体积测量值比较（平均值为14.92ml）无明显差异；而公式计算法测量值与前两组数据存在明显的差异。

3. 骨皮质破坏与软组织侵袭

GCT为起源于骨内的肿瘤，由于肿瘤进展或其侵袭性较强可逐渐造成骨皮质受侵袭、变薄、膨胀乃至穿透，并累及周围软组织，形成软组织肿块。骨皮质的破坏程度以及肿瘤周围软组织肿块的大小一定程度上决定了肿瘤手术切除与肢体缺损重建的难易。

目前认为，对于广泛骨皮质破坏伴较大软组织肿块患者应首先考虑切刮术或边缘切除术（图2-15-54，图2-15-55）。GTOC进行的多中心膝关节周围GCT的临床回顾研究表明，骨皮质破坏与否可显著影响手术治疗方案的选择，若骨皮质保持完整，则仅有14.6%的患者实施肿瘤边缘切除，若肿瘤突破骨皮质生长，则高达51.3%的患者进行边缘切除治疗。同时还发现周围软组织肿块的存在与肿瘤边缘切除方式高度相关，若肿瘤突破骨皮质生长伴有明显的软组织肿块，边缘切除占63.5%，而不伴有或伴有较小软组织肿块的患者，边缘切除占25.2%。Lackman等对63例无病理性骨折的CampanacciII级与III级GCT均行肿瘤囊内刮除治疗，术后两者的复发率相似，分别为7.7%与5.4%；患者术后肢体功能评分平均为27.9%，肿瘤邻近关节的功能恢复97%，表明对于突破骨皮质生长或伴有软组织肿块的CampanacciIII级GCT采用囊内刮除治疗仍可在术后获得较低肿瘤复发率与较好的肢体功能。可见，GCT造成的骨皮质破坏与软组织肿块对手术方式选择的影响是肯定的，但关于"广泛"骨皮质破坏和"较大"软组织肿块尚无明确的评价方法与标准，其精确定义及其严重程度并没有形成广泛共识。因此，有必要统一对"骨皮质破坏"与"软组织肿块"的认识，以更好把握GCT边缘切除术的适应证。

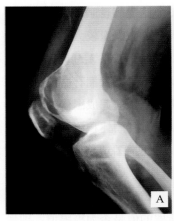
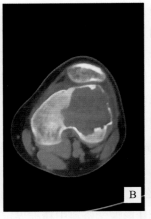
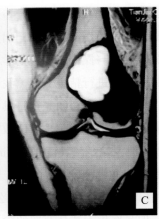
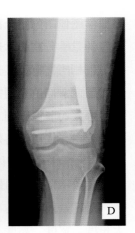

图 2-15-54　右股骨远端 GCT。男，36 岁，A 侧位 X 线片示右股骨外髁膨胀性溶骨性改变；B CT 示骨皮质破坏严重；C MRI T_1 加权像示肿瘤邻近关节面，病灶内呈高信号，股骨髁间病理性骨折；D 行肿瘤切刮除术，异体颗粒骨植骨，锁定钢板内固定

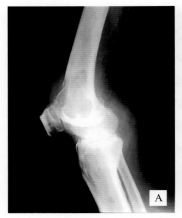
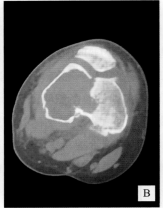
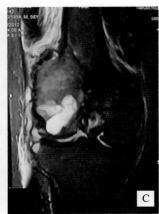
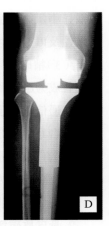

图 2-15-55　右股骨远端 GCT。男，59 岁，A 侧位 X 线片示右股骨远端膨胀性溶骨性改变，伴病理性骨折；B CT 横断面示骨皮质破坏严重；C MRI T_2 加权像示肿瘤邻近关节面，病灶内信号不均匀；D 行肿瘤边缘切除，旋转铰链型人工假体重建膝关节

随着骨皮质破坏与软组织侵袭程度的加重，GCT 术后的复发率出现逐渐增加的趋势。Prosser 等回顾性分析 193 例 GCT 患者术后复发的影响因素，发现 GCT 术后复发与术前肿瘤是否突破骨皮质生长密切相关，未突破骨皮质生长的 GCT 术后复发率为 7%，但若突破骨皮质生长则复发率高达 29%。Balke 等报道 214 例 GCT 患者的手术治疗及预后分析，发现软组织受侵袭与否为术后肿瘤复发的独立危险因素，若肿瘤周围软组织未受侵袭，则复发率为 16.2%；但若软组织受侵袭，则复发率可高达 29.7%。王晗等报道 159 例膝关节周围 GCT，52 例软组织无侵袭，7 例（13.5%）复发，68 例软组织侵袭但无明显肿块，10 例（14.7%）复发，38 例存在软组织肿块，6 例（15.8%）复发。在决定 GCT 手术治疗方案及对术后复发率进行预后判断时，骨皮质破坏与软组织侵袭是重要参考因素之一。

4. 软骨下骨破坏

软骨下骨是关节软骨的支撑结构，其完整性与否影响着关节面的平滑以及关节功能。若软骨下骨破坏严重，会失去对关节面的支撑作用而发生关节面塌陷、骨折及关节退行性变，因此需要进行必要的重建以恢复或保持软骨下骨正常解剖学形态。

由于 GCT 多发于干骺端，软骨下骨常有不同程度的受累、破坏。影像学上，当软骨下骨与肿瘤的距离＜ 3mm 时即认为软骨下骨受肿瘤侵袭。Chen 等在 X 线上测量软骨下骨破坏的最大长径、宽径，进而计算关节软骨下骨破坏面积。研究发现，若软骨下骨破坏面积与整个软骨下骨面积的比值超过40%，则术后并发症发生率显著增加，认为这些患者应慎重选择肿瘤囊内刮除术。Ward与Li等认为若软骨下骨受累面积超过50%，应推荐肿瘤整块切除术。软骨下骨破坏对GCT手术治疗的影响还体现在对患者术后预后的判断。Chen等报道进行囊内刮除治疗的GCT其软骨下骨平均破坏面积占整个软骨下骨的18.6%，术后肢体功能评分平均为88%，软骨下骨破坏面积与术后肢体功能存在显著相关性，破坏面积越大，肢体功能越差；而对于选择肿瘤边缘切除的GCT患者其软骨下骨平均破坏面积为68.2%，但软骨下骨破坏面积与术后肢体功能评分的相关性不明显。郑凯等研究认为，膝关节GCT行刮除骨水泥填充术，中长期随访结果显示软骨下骨受累情况与术后膝关节功能并无明显相关性，软骨下骨受累情况与膝关节软骨退行性改变存在相关性，远期临床疗效需要进一步评估。此外，软骨下骨的完整性及肿瘤与软骨面的距离对肿瘤囊内刮除后骨水泥如何填充、是否需要松质骨垫、是否需要辅以钢板内固定等重建问题也存在一定影响，需术前仔细谨慎评估。因此，术前观察GCT软骨下骨的累及状况、慎重选择合适的手术方案非常重要。

由于影像学技术的限制，软骨下骨破坏面积的精确测量存在一定难度。Chen等基于GCT术前X线片，通过人工观察、手工勾画软骨下骨破坏的长度与宽度，进而计算软骨下骨破坏程度；但软骨下骨破坏并非规则的二维矩形，且人工勾画破坏边缘主观性明显，因此这种方法的科学性、客观性、精确性、可重复性均有欠缺。胡永成等基于新型数字化技术，将CT扫描DICOM数据导数字化骨科临床研究平台系统进行三维重建，人机交互智能选择关节软骨下骨破坏的自由剖面，并计算软骨下骨破坏程度以及肿瘤与软骨面的距离（图2-15-56）。这种方法操作过程高效、便捷，测量结果的可靠性、可重复性及精确性较高。

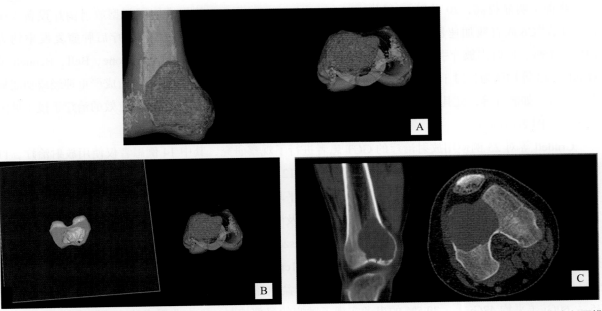

图2-15-56　数字化技术测量GCT关节软骨下骨破坏程度及肿瘤与关节软骨面的距离。A 在透视模式与自由剖面模式下进行观察肿瘤的大体形态；B 选择恰当的横断面；C 测算肿瘤与关节软骨面的距离，以及关节软骨下骨肿瘤破坏面积（红色）和相应骨横断面面积（蓝色）

5. 年龄

GCT好发于20～45岁，骺板未闭合患者少见，在小于10岁的儿童罕见。Klenke等回顾118例GCT患者后发现，年龄是GCT术后复发的独立危险因素，低于25岁的患者术后复发率最高，并随患者年龄的增大而降低。Kivioja 报道年轻 GCT 患者术后肿瘤复发风险较高,年龄每增大 1 岁,其复发风险降低 2%,并认为原因可能与年轻患者骨代谢较快有关。GTOC 多中心临床研究结果显示,159 例膝关节周围 GCT,小于 20 岁患者 9 例,2 例(22.2%)患者出现了术后肿瘤复发,20 ~ 40 岁患者 104 例,16例(15.4%)患者出现了术后肿瘤复发,大于 40 岁患者 46 例,5 例(10.9%)患者出现了术后肿瘤复发,肿瘤术后复发率呈现出随年龄增大而降低的趋势。

此外,由于 GCT 好发于中青年,手术治疗后患者生存期较长且对肢体功能有较高的要求;同时考虑到 GCT 非恶性骨肿瘤的病理学特点,因此,肿瘤边缘切除辅以肿瘤型人工假体或大段异体骨关节移植的手术方案应慎重。

任何单一的影像学、病理学、形态学以及临床因素均无法对 GCT 进行细致精确的评估并提供可靠的预后判断,GCT 手术方式的选择具有一定的主观性。因此,对影响 GCT 手术治疗的各种因素进行综合分析解读、提出有临床实用价值的评价系统,以标准化、客观化指导 GCT 手术治疗决策的制定是目前 GTC 临床研究的重要任务之一。

七、其他治疗

(一)放射治疗

20 世纪七八十年代,四肢、骨盆、骶骨和脊柱 GCT 常规使用放射治疗,但治疗结果令人失望,据报道肿瘤局部复发率为 50% ~ 70%。20 世纪 70 年代,Dahlin、Goldengerg 及 McGrath 等相继报道接受放射治疗的 GCT 患者出现肿瘤恶变,发生率约为 7% ~ 25%。随着放疗技术的进步,GCT 放疗临床疗效获得了明显提高,20 世纪 90 年代,Malone、Schwartz 及 Suit 等报道使用新型放射治疗设备(超高电压,^{60}Co 或直线加速器),选择放射剂量在 40 ~ 60Gy 之间进行治疗,放疗后肿瘤复发率约为 10% ~ 15%,同时因放疗引起的继发肿瘤恶变也较低,约为 0 ~ 8%。因此,Malone、Bell、Bennett 及 Mendenhall 等均认为,对于不能彻底刮除的部位,如骨盆、脊柱以及外科手术可造成严重神经或功能损害的部位,如骶骨等,尤其是侵袭性较强或复发性的 GCT,放疗不失为一种较为有效的治疗手段(见图 2-15-57,图 2-15-58)。

Crudell 等对 25 例使用放射治疗的 GCT 患者进行了观察研究,其中 14 例患者仅使用放射治疗,11 例在手术治疗后使用放射治疗;13 例原发性 GCT,12 例复发性 GCT;脊柱 12 例,骶骨和骨盆 9 例;肿瘤直径为 2 ~ 20cm;放射治疗剂量 25 ~ 65Gy(平均 46Gy);平均随访时间 8.8 年。研究发现,原发性 GCT 的 5 年无瘤生存率、无远处转移生存率以及肿瘤局部控制率均明显高于复发性 GCT。此外,还有学者研究了影响 GCT 放射治疗效果的因素。Miszczyk 等发现当肿瘤直径 ≤ 4cm 时,5 年肿瘤局部控制率高达 90%;而当肿瘤直径 > 4cm 时,每增加 1cm 其局部控制率下降约 8%。Kriz 等报道 35 例接受放射治疗的 GCT 患者,主要包括胸腰椎 12 例,骨盆 10 例,其余部位 13 例;患者接受放射治疗剂量 35 ~ 60Gy(平均 42Gy),79.5% 的患者实现了肿瘤的局部控制,而在非手术治疗或复发性 GCT 中,治疗反应仅为 52.6%;研究还发现,治疗剂量大于或小于 42Gy,联合或不联合手术,肿瘤大于或小于 10cm 等的肿瘤局部控制存在显著性差异。但 GCT 应用放射治疗时应注意,目前放射治疗尚无一种较为客观的评价标准,Turcotte 等认为患者临床症状的改善、疼痛的减轻以及进行性钙化均提示肿瘤对放射治疗的反应较好。

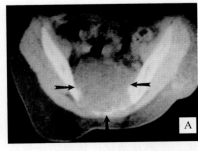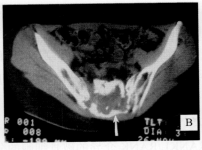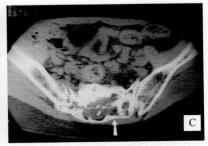

图 2-15-57　骶骨 GCT 伴较大软组织肿块。女，23 岁，A 肿瘤大小 6cm×7cm，穿刺活检确诊后行放射治疗，平均放射治疗剂量 47Gy；B 放射治疗 1 年后，可见软组织肿块完全消失，以及放射治疗后骨性改变；C 放射治疗 10 年后，无肿瘤复发表现，存在骨性重塑以及放疗引起的明显的骨硬化表现（白色箭头处）

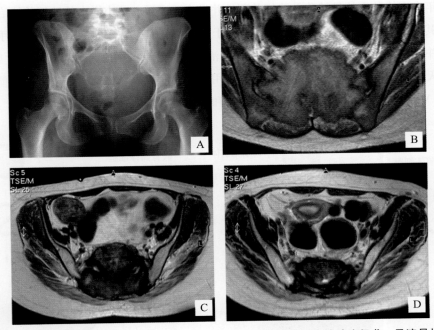

图 2-15-58　骶骨巨大 GCT。女，29 岁，A 术前 X 线片示几乎整个骶骨均被肿瘤侵袭，呈溶骨性改变；B-D 患者接受放射治疗，使用 MRI 观察患者对放射治疗的反应，总剂量 50.4Gy（B 放射治疗前 MRI，C 放射治疗结束后 6 个月 MRI，D 放射治疗结束后 12 个月 MRI，可见肿瘤逐渐减小）

（二）药物治疗

1. 地舒单抗

在组织学上，GCT 由增殖的单核梭形成纤维细胞样间质细胞，伴有大量非肿瘤性破骨细胞样巨细胞与骨髓单核巨噬细胞样单核细胞（MLC）。梭形基质细胞是肿瘤的主要成分，其增殖产生大量的细胞因子和介质，包括受体活化核因子 -κB 配体（RANKL），基质细胞衍生因子（SDF-1），单核细胞趋化蛋白（MCP-1）等，它们是破骨细胞形成、功能和生存的重要介质，招募破骨前体细胞并诱导其成熟多核破骨细胞。RANKL 激活破骨细胞样巨细胞及前体高表达 RANK，RANK 和 RANKL 相互作用促进破骨细胞生成，最终造成广泛的骨破坏并分泌更多的细胞因子刺激肿瘤生长。临床上首选手术治疗，包括病灶内刮除术、切刮术和整块切除术，随着对瘤腔处理措施的重视，近年来四肢 GCT 的术后复发率明显降低。然而，一些术后反复复发或难治性 GCT 为了降低复发风险，可能实施了导致严重并发症的手术（如关节切除，关节 / 假体置换，半骨盆切除，截肢等）。对于手术难以切除的中轴骨如骶骨和脊柱或发生转移的患者，以非手术治疗为主，包括动脉栓塞、地舒单抗、干扰素、聚乙二醇干扰素和 / 或放射治疗。

而以地舒单抗为代表的靶向治疗在上述类型的患者中表现出良好的疗效及生物安全性。有学者认为 GCT 的治疗进入了地舒单抗治疗时代。随着近年来应用地舒单抗治疗 GCT 的临床证据逐渐增加，相关专题报道也较多，但是有关最佳治疗剂量，持续时间和间隔时间以及药物的安全性等问题还未完全达成统一意见。如何正确认识该药物在治疗中的价值与临床意义，地舒单抗应用适应证、并发症等仍是值得研究的问题。

（1）地舒单抗治疗 GCT 的临床疗效：地舒单抗是一种全人源化 RANKL 单克隆抗体，通过模仿机体内源性 OPG 的作用机制，阻止 RANKL/RANK 介导的破骨细胞的分化、成熟及活化，从而防止骨质溶解及骨相关事件的发生（图 2-15-59）。先后用于治疗骨质疏松、多发性骨髓瘤和骨转移癌等骨溶解相关疾病，总体疗效显著优于双膦酸盐 – 唑来膦酸。据此，美国等国家于 2010 年开始先后批准地舒单抗用于预防成年人实体肿瘤的骨转移骨骼相关事件并发症。通过一项小样本的地舒单抗治疗 GCTII 期临床试验验证了其疗效。2013 年被美国 FDA 批准用于成人和骨骼发育成熟的青少年不能手术或手术切除可能造成严重并发症或手术禁忌证 GCT 患者的临床治疗。地舒单抗用法为 120mg 皮下注射 1 次 /28 天，首月第 8、15 天加注 1 次，称之为标准治疗方案。用药期间监测患者血清钙浓度和肾功能。肌酐清除率 < 30ml/min 或 VI 或 V 期慢性肾病患者禁用，儿童和孕妇慎用（见后不良反应）。

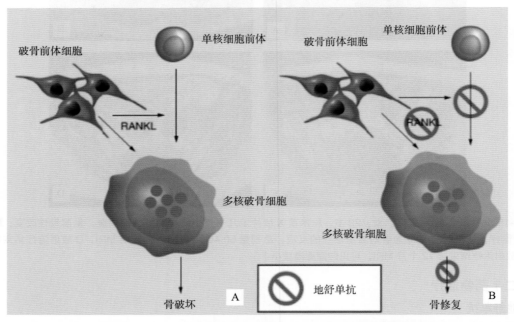

图 2-15-59　地舒单抗作用模式图。A 肿瘤基质细胞分泌 RANKL，招募破骨前体细胞至肿瘤部位，并诱导其成熟为多核破骨细胞，导致骨质吸收；B 地舒单抗阻断 RANKL 信号通路，导致巨细胞消失，停止骨质破坏，使骨质重塑并修复

（2）地舒单抗治疗 GCT 临床 II 期研究：2010 年 Thomas 等首次报道了一项小样本 II 期临床非对照试验研究。37 例（≥ 18 岁）肢体、骨盆、脊柱和骶骨等部位的 GCT 患者，接受地舒单抗标准治疗 25 周。86% 的患者（30/35，95%CI：70 ~ 95）疗效满意（2 例受试者因资料不足而排除）。虽然这项研究中未做疼痛或生活质量评估，其数据表明仍有 26 例疼痛减轻或功能改善。此后有学者报告了成人和骨骼成熟青少年 GCT 患者应用地舒单抗的 II 期临床试验。患者随机分为三组：1 组：无法手术的，包括骶骨和脊柱以及转移性肺疾病患者；2 组：可以手术但并发症严重的，如关节置换术、截肢、半骨盆切除术或神经损伤；3 组：以前地舒单抗治疗 GCT 需继续治疗的。281 例患者接受至少一个疗程的治疗，研究时间为中位数 10.4（5.3 ~ 16.7）个月。所有受试者完成 6 个月的地舒单抗治疗，手术治疗的患者术后

继续 6 个月的治疗。因用药期间发生严重不良事件、已行手术治疗或其他原因等退出研究的受试者不作为疗效评价。结果表明第 1 组中，中位数随访 13（5.8～21.0）个月，96%（n=163/169）的患者病情稳定无进展。第 2 组可以手术的患者接受 6 个剂量的地舒单抗治疗后，中位随访时间 9.2（4.2～12.9）个月，74%（n=74/100）原计划手术（关节切除、截肢、或半骨盆切除术等）的患者在药物治疗 6 个月时无需手术。16/26 例（62%）地舒单抗治疗 GCT 后接受了比原计划更少并发症的刮除手术。所有手术的患者术后继续药物治疗 6 个月，没有肿瘤进展和复发。总体 61% 患者地舒单抗治疗 GCT 后获得了临床受益。

为了评估地舒单抗治疗 GCT 后对手术分期下调的影响，Rutkowski 等发表了一篇多中心 II 期临床研究报告，证实了 Chawla 等结果，接受地舒单抗治疗中位数 14.2（12.0～17.7）个月后手术的 116 例患者影像学显示病灶内钙化，重现皮质骨的完整性并增厚，病灶有所减小。在计划整块切除的 85 例患者中，有 71 例（84%）行刮除或部分切除术或无需手术。关节保存率分别为 96%（n = 24/25）和 86%（n = 30/35）。计划行刮除术的 18 例患者中，8 例（44%）不需要手术，7 例（39%）按计划行刮除术。总体 38% 的患者降底了手术分期，表明经地舒单抗治疗复杂或晚期需手术的 GCT 后，手术容易且并发症降低。2014 年，在一项针对临床症状的大样本队列 II 期研究报告中，将 GCT 患者分为 2 组，不能手术切除的 170 例，手术可能有严重并发症的 101 例。接受地舒单抗治疗 GCT 前后分别进行疼痛评分，结果显示用药一周，两组患者疼痛得到缓解分别为 29% 和 35%，50% 以上患者持续用药 2～30 个月，对于中 / 重度疼痛患者无明显缓解，1 组中 30% 和 2 组中 10% 患者治疗 27 个月后，疼痛加重，大多数患者在研究期间没有或少量使用镇痛药。一项多中心 II 期前瞻性评估报告，利用影像学客观的评价地舒单抗治疗 GCT 的疗效，并用疼痛量化表评定了疼痛程度，测定了骨代谢标志物。治疗的中位时间为 13.1 个月。进一步验证了地舒单抗抗 GCT 的肿瘤作用。

上述几项关于地舒单抗治疗 GCT 的 II 期临床试验分别对其应用的主客观缓解率、影像学、肿瘤体积、肿瘤学结果以及手术分期等多方面进行了研究，结果表明地舒单抗治疗 GCT 后的患者可以迅速缓解疼痛和神经相关症状，功能有所改善，影像学表现出明显的疗效反应。但是这些研究的不足是随访时间短，地舒单抗的长期安全性、疗效评估和复发等还在研究中。

（3）地舒单抗在中轴骨和转移性 GCT 治疗中的应用：众所周知，脊柱、骨盆和骶骨 GCT 因其复杂的解剖位置，肿瘤相对大，诊断时已邻近脊髓及神经根及大血管、神经。单纯的刮除出血多，术后几乎全复发。理想的治疗是部分和 / 或整块（全脊椎或骶骨）切除加复杂的重建术，但是手术难度大，可能发生重大的并发症，包括大出血、神经系统损伤、感染和死亡等。研究表明使用地舒单抗辅助治疗后肿瘤体积缩小，手术变得相对简单，失血减少，对中轴部位的 GCT 治疗是一种很好的选择。一篇个案报道了一例 25 岁男性 L_4 椎体 GCT 伴椎旁巨大软组织肿物，接受 6 个疗程治疗后，CT 扫描显示椎旁肿块体积减少 90% 以上伴有椎体钙化，实施了 L4 全脊椎切除前后融合重建术，在术前没有栓塞下失血约 1000ml，这对于脊椎 GCT 是罕见的，作者认为是药物使肿瘤血管减少所致。Agarwal 等报道了一例 27 岁女性 T6 椎体 GCT 术后复发。由于广泛的脊椎和血管受累，无法手术，调强放疗效果不明显，肿瘤大小为前后 9cm×8.9cm，上下 9.2cm×10.2cm。经过地舒单抗治疗 11 个月，肿瘤缩小到 1.9cm×5.4cm。行右肺下叶和 T5～T8 脊椎扩大切除术。术后 7 个月病情稳定无复发。一项多中心回顾性研究报道了 5 例脊柱 GCT 辅助地舒单抗治疗情况。对治疗过程、不良事件、手术过程、并发症、影像学和组织学反应以及患者预后进行分析。结果表明药物治疗平均 6 个月期间没有治疗相关的不良事件，所有患者肿瘤体积缩小 10% 以上，并行部分或整块肿瘤切除术，平均随访 12（4.5～26）个月，所有患者无临床和影像学复发证据。类似的有多篇地舒单抗主要用于不能切除的或难以手术的骨盆、骶骨和脊柱 GCT 辅助治疗的小样本研究和个案报道。

已有报道地舒单抗治疗 GCT 肺转移。Karras 等报告了一例 10 岁女孩患髋骨 GCT 及其周围 3 个相邻的皮下结节和无数的转移肺结节。经地舒单抗治疗 4 个月后疼痛明显改善，不需要止痛药。经过 6 个月的治疗，她从坐轮椅到溜冰。药物持续治疗 2 年临床和影像学有显著改善。Yamagishi 等报告一例 19 岁男性骶骨 GCT 伴肺转移，药物治疗 10 个月后肺转移结节缩小并手术切除。研究发现地舒单抗对于肺转移灶早期治疗后可以快速使肿瘤缩小，但后期长达 4 年药物治疗仍保持在稳定状态，病灶没有消失。

（4）地舒单抗在肢体 GCT 治疗中的应用：文献报道地舒单抗治疗四肢 GCT 患者，主要包括复发性病变，转移病灶者，手术并发症高的 CampanacciII 级病变和 III 级病变。Traub 等的一项前瞻性非随机研究中，19/20 例肢体 GCT 患者接受 6 ～ 11 个月的术前地舒单抗治疗后疼痛缓解，影像学中显示病灶有新骨形成，皮质骨和软骨下骨厚度明显改善（17/19 例，89%），6 例病理性骨折患者在药物治疗过程中骨折愈合。18 例关节和关节面破坏严重者药物治疗后行病灶刮除术而保留了关节。最近一项挪威全国性多中心回顾性研究报告了 18 例 GCT 应用地舒单抗治疗长期结果，最终用于评价的 10 例不能手术或手术可能有严重并发症患者接受治疗中位数 41（18 ～ 60）个月后病情稳定，肢体 5 例手术患者术前辅助治疗 7 ～ 12 个月，术后药物治疗 0 ～ 7 个月，其中 3 例在停药 13 个月之内局部复发，目前认为辅助地舒单抗治疗 GCT 不能防止局部复发。Müller 等报告了 25 例 GCT 患者术前和 / 或术后接受地舒单抗治疗，16 例（64%）由于肿瘤侵及范围广而无法刮除计划行瘤段切除术，经药物治疗后，有 10 例患者肿瘤周围形成新的皮质骨改为病灶刮除术从而保留关节及功能。一项回顾性分析报道了 5 例尺桡骨远端 GCT 患者术前接受 3 个月的地舒单抗治疗，停止药物治疗平均 28 天后行刮除术和骨水泥填充，平均随访 37 个月，所有患者药物治疗后 2 个月内腕部疼痛减轻和功能改善，4 例患者具有良好的临床和功能结果，1 例复发。Vaishya 等报道 1 例 27 岁男性肱骨近端 GCT 患者无法手术，接受地舒单抗治疗 6 个月后病变周围硬化进行了刮除骨水泥填充内固定。Park 等报道一例 25 岁男性桡骨远端 Campanacci III 级 GCT 患者，使用地舒单抗后成功治愈。另一例 29 岁女性桡骨远端 GCT 患者经 6 个周期（6 个月）地舒单抗标准治疗后，症状完全缓解，病变骨皮质完整、增厚，以后用维持剂量 120mg，每 3 个月一次。Gaston 等成功治疗了一例 15 岁股骨近端 GCT 患者使用地舒单抗 6 个月后通过刮除术治愈，避免了全髋关节置换。

除外几项地舒单抗治疗 GCT 的 II 期临床试验报告，分析现有的关于地舒单抗在四肢 GCT 中应用文献，小样本临床研究报告有 9 篇，个案报道 19 篇，其中手术 140 余例，包括可以直接切除如腓骨近端、尺骨远端、桡骨近端和手足部位的 GCT；部分肱骨近端、股骨远端，胫骨近端和桡骨远端最终行瘤段切除假体置换（腓骨移植）的 GCT；伴有肺转移的 GCT。最终实施刮除术的几十例患者中，术后复发率仍然很高。在这些研究中术后是否用药、用药周期仍有争议，Chawla 等建议术后继续 6 个月的地舒单抗治疗。有研究认为地舒单抗不能控制需要手术治疗的 GCT 复发。除了部分病变计划瘤段切除而牺牲关节的 GCT，用药后手术降级得以保留关节者，对于本身就需瘤段切除治疗的 GCT，尽管使用地舒单抗后病变硬化、皮质骨形成，肿瘤界限清楚，使得手术切除简单，考虑到"效益 - 收益平衡"，这部分患者用药有无意义值得商榷。总之 地舒单抗在四肢 GCT 中应用还需今后进一步验证。

（5）地舒单抗与肿瘤复发：随着临床研究不断积累，随访时间延长，术后停药后局部高复发率仍然是一个问题。早期的研究没有复发病例，可能是由于术后随访时间短。Rekhi 等报道 27 例经地舒单抗治疗 GCT 后刮除 15 例，切除 12 例，平均随访 17.6 个月（25 例随访占 80%），5 例（20%）在 9 ～ 18 个月复发，局部复发率 18.5%，遗憾的是作者没有区分两组患者复发率的差异，因而不可能知道刮除和切除真实的复发率。Boye 等报告 6 例术前接受药物治疗，术后 13 个月内停药后 4 例局部复发。Rutkowski

等报告手术治疗 116 例，术后随访中位数 13（8.5 ~ 17.9）个月，局部复发率 15%（17/116 例）。术后至局部复发中位数时间 13.6（10.5 ~ 15.7）个月。Traub 等报告术后随访中位数 30（20 ~ 45）个月，局部复发率 17%（3/18 例），3 例分别发生在术后第 10、12、25 个月。Girolami 等报告术前经地舒单抗治疗 GCT 平均 6（5 ~ 7）个月后，刮除 9 例，切除 6 例，术后用药 6 个月以上，随访中位数 13 个月，刮除复发率为 33.3%（3/9）。Matcuk 等报告一例 24 岁女性桡骨远端 GCT 地舒单抗治疗 GCT 2 年显示了良好的治疗反应，然而停止治疗的 2 个月内，肿瘤表现出快速的复发和进展，伴随着生长、骨溶解和软组织的增大，尽管再次地舒单抗治疗仍无法控制肿瘤生长和破坏，最终导致肘关节以下截肢。

有作者认为地舒单抗停止治疗后复发是停药后的反弹效应。Boye 等对高复发率解释是药物治疗选择的病例为预期高复发风险难治的病例，辅助地舒单抗治疗 GCT 不能防止复发。研究发现地舒单抗治疗 GCT 后，最常见的是病灶内原有的溶骨性破坏转变成坚韧的纤维骨基质和硬化组织，有时难以确定肿瘤的真实程度，由于肿瘤边缘形成新骨和增厚的骨皮质，这些新生骨足以支撑无需担心骨强度允许刮除，但在刮除过程中也很难分离病变组织和正常组织，在这些边缘新骨里可能含有肿瘤细胞，研究观察到地舒单抗治疗 GCT 大约 2 年手术时发现边缘新骨骨化很厚，这样肿瘤残留的概率会很高。事实上，肿瘤细胞可以"隐藏"在增厚的皮质和软骨下骨。因刮除困难，故不能确定是否有效刮除，这就会增加局部复发的风险。有作者提出如果确定需要手术，在地舒单抗开始后 3 ~ 4 个月进行，防止过厚的边缘骨形成而影响刮除，术后需维持药物治疗防止复发。但是 Deveci 等指出，由于地舒单抗对复发率没有影响，术后是否使用没有达成共识。另外，停药后出现肿瘤高复发是否暗示该药不足以达到病理完全应答，目前没有足够的数据来量化这种风险，但许多复发将在停止治疗 7 ~ 9 个月内出现。还不清楚使用这种药是否对继发进展，能达到一个新的响应。因此，患者停止地舒单抗后复发的风险需要前瞻性临床试验的严格评估。如果一个周期地舒单抗治疗 GCT 停止后肿瘤复发是不可避免的，那么，不能手术治疗的患者可能需要接受长期的治疗来预防肿瘤的进展，或许重新考虑替代疗法，如放疗。

（6）地舒单抗治疗后 GCT 恶变倾向和恶变：Thomas 等的研究首次报道接受地舒单抗治疗后的 GCT 会转变为恶性肉瘤，1 例上肢 GCT 在治疗期间转变为高级别肉瘤和另 1 例治疗 8 个月停药后转变为恶性 GCT 伴肺转移。Chawla 等的研究中，2 例转变为新的肉瘤，1 例疑似原有的，1 例认为是恶变的。Rutkowski 等报告的 2 例骨盆或骶骨 GCT 恶变，作者认为是初始活检诊断时将原发性恶性误诊为 GCT。其他个案研究也报道了复发 GCT 接受药物治疗后转变为骨肉瘤。这些研究中的患者从用药临床获益直到发生恶变没有放疗史。由于发表的数据有限，到目前报道少于 10 例。应用地舒单抗治疗 GCT 与发生肉瘤转变之间有无潜在的关系和机制还不清楚。或许接受地舒单抗治疗 GCT 的患者通常具有多次复发和治疗的长期病史，其具有较高肉瘤转变的风险。也有研究认为由于 RANKL 的表达在 B 和 T 细胞分化和树突状细胞的存活中起着重要的作用，地舒单抗抑制骨破坏最终也会抑制免疫而引起恶性肿瘤的风险。有关地舒单抗治疗 GCT 的肉瘤转变需要进一步对照研究和长期随访才能得出明确的结论。

（7）地舒单抗药物不良事件：地舒单抗治疗 GCT 期间大多数患者会出现类同双膦酸盐的不良事件，包括一般的不良反应，如发热、恶心、疲劳、虚弱、头痛、肌肉骨骼疼痛、背痛，偶有呼吸困难、急性呼吸窘迫综合征、贫血、人绒毛膜促性腺激素增加、白内障、湿疹、流感样综合征和抑郁症等。也可发生下呼吸道感染、骨髓炎等。对个体患者而言，可出现一项或多项这些不良反应。对于想要怀孕或已怀孕的患者，地舒单抗有增加死胎的风险，因此建议女性用药时采取适当的避孕措施。治疗期间及停药后主要为抑制骨代谢的骨相关事件，严重不良事件包括低钙血症，颌骨坏死、非典型应力性骨折以及停药后高钙血症。

地舒单抗治疗期间出现低钙血症通常不严重，无症状（偶有肌肉痉挛和束缚感），常规补充钙和维生素 D 以预防这些不良反应。地舒单抗会影响骨密度，儿童长骨骨端会出现硬化，因此对骨骺未闭合的儿童慎用。两篇个案报道地舒单抗治疗儿童 GCT 出现一个严重的不良反应——高钙血症，尽管治疗期间补充钙、磷和维生素 D_3，其血清钙、磷水平维持在正常范围低水平，但是停药几个月后血清钙水平明显升高，推测是由于地舒单抗对破骨细胞的成熟和功能的抑制作用丧失，导致破骨细胞的活性和骨吸收增加，随着形成骨硬化。他们的研究中地舒单抗是成人的标准治疗方案，相对于儿童是大剂量治疗，可能与此有关。

由于骨质过度硬化会发生颌骨坏死，颌骨坏死在多数文献中均有报道，是常见和严重的不良事件之一，一旦发生颌骨坏死被迫中断药物治疗，它与地舒单抗注射的数量和持续时间有关，建议治疗前和治疗期间定期检查牙齿。

由于长期使用地舒单抗治疗 GCT 的远期影响是未知的，对于一个年轻的良性肿瘤患者没有预期死亡的疾病，这些不良事件也是一个主要问题。Chawla 等研究数据显示治疗 2 年后毒性风险增加。最近报道了一项有关地舒单抗长期使用后不良反应评估的研究结果。在 2006—2015 年，97 例患者分别于第 1、8、29 天和之后每月注射地舒单抗 120mg，每天补充钙剂，治疗的中位时间为 20（6 ~ 115）个月。根据不良反应的常见毒性标准分级每 3 个月进行评估。结果为 6 例发生颌骨坏死，手术切除组 1/43 例（2%），不可切除组 5/54 例（9%），5 年颌骨坏死生存率 92%（95% CI 84% ~ 100%），长期地舒单抗治疗患者出现轻度周围神经病（11%）、皮疹（9%）、低磷酸盐血症（4%）和非典型股骨骨折（4%）。

为了最大限度地减少需要长期连续治疗的患者不良事件发生，可减少地舒单抗剂量频率（9 ~ 12 个月或更少），需要有休息时间（或"药物假期"）如同长期使用双膦酸盐降低患者非典型骨折的风险。Agrawal 等使用地舒单抗治疗脊柱 GCT 广泛切除后每 3 个月的"维护"剂量。重要的是，目前尚不清楚改变了给药方案或药物休假是否影响肿瘤反应的长久性。如果临床决定不能手术的疾病停止药物治疗后重新使用时，可考虑检测相关骨转换的指标，尿 N- 端肽、血清 C- 肽和抗酒石酸酸性磷酸酶 5b（破骨细胞分泌的骨吸收标志物）作为指导以防止疾病进展复发及其不良反应。这些生物标志物可以预示出地舒单抗失效，肿瘤复发。

（8）地舒单抗治疗 GCT 后影像学变化：绝大多数 GCT 患者经地舒单抗治疗后影像学变化明显，常规 X 线和 CT 检查发现病变骨溶解停止，新骨逐渐沉积，病灶边缘会出现钙化骨壳，重建骨皮质并增厚（图 2-15-60）。增强 MRI 动态观察表明地舒单抗治疗 GCT 后软组织浸润减少。地舒单抗对于肿瘤体积的影响不同，绝大多数位于肢体长骨内的病变经地舒单抗治疗后都不会发生太大变化。Traub 等报告 18 例 GCT 地舒单抗治疗后 11 例病灶稍有增加（10% ~ 25%），5 例肿瘤的大小保持相对稳定，4 例有所减少。所有病例均有从中心硬化到新骨形成（范围 5% ~ 70%），软骨下骨和皮质骨不同程度增厚，13 例病变周围完全或接近完全形成硬化边。不同于肢体 GCT，中轴部位脊柱、骨盆和骶骨药物治疗后体积明显缩小，可能和这些部位肿瘤软组织肿块大有关，是否地舒单抗对 GCT 血运丰富的软组织成分作用更强。因此 MRI 检查主要用于中轴部位 GCT 疗效的判定。

研究表明 18F-FDG-PET 扫描 SUV_{max} 摄取量可以反映 GCT 中多核破骨巨细胞代谢状况，可作为 GCT 治疗敏感的早期生物标志物和新骨形成的疗效指标。Thomas 等发现地舒单抗治疗 GCT 后 SUV_{max} 摄取量显著降低，提示破骨细胞数量减少、代谢受到抑制。Boye 等报告 17/18 例患者地舒单抗停药后平均 4.7 周行 PET/CT 疗效评价。中位数平均基线 SUV_{max} 值由 11（6.3 ~ 18.5）减少为 4.9（1.9 ~ 14.9）。16/17 例（94%）SUV_{max} 值平均减少 5.6（1.4 ~ 9.7），也表明 PET/CT SUV_{max} 值是药物对肿瘤反应的早期敏感指标。类似的结果在两个 II 期研究中报告，分别是 25/26 例（96%）和 14/17 例患者药物治疗后代谢减弱。

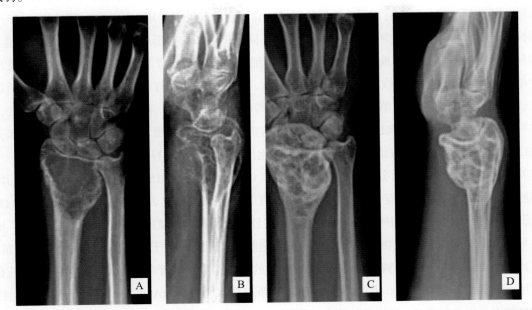

图 2-15-60 桡骨远端 GCT。A、B 患者，男，25 岁，正、侧位 X 线片显示桡骨远端 GCT；C、D 地舒单抗标准方案治疗 2 年后正、侧位 X 线片显示 GCT 转变为硬化的新骨

（9）地舒单抗治疗 GCT 后的病理组织学变化：研究已证实地舒单抗治疗 GCT 后的组织学变化特征是破骨巨细胞的耗竭和新骨形成。由于用药的单次剂量相同，应用于不同的患者（包括病情差异），治疗周期不同，治疗后的组织学表现差异较大，文献报道结果不尽相同。总体归纳为几方面：①刮除术中或切除标本肉眼观察到病灶周围形成新的不同程度增厚的皮质骨、骨小梁及内壁。肿瘤组织呈灰白色、质硬纤维样组织。②多数研究中地舒单抗治疗 GCT 前后组织学显示多核巨细胞完全或接近完全消失。③病灶中增殖性肿瘤基质细胞的比例降低，代之以非增殖性分化良好的新骨组织，由中心区域逐步向周围过渡为不规则小的编织骨小梁和新生骨，病灶内可见片状圆形或卵圆形肿瘤细胞聚集区，细胞区域内梭形细胞呈席纹状排列，极少或没有细胞外基质；具有丰富纤维的细胞外基质区域，其特征是骨小梁或蜂窝状结构。有不同程度致密的纤维组织和 / 或新骨沉积。这些组织模式是不规则、带状分布，肿瘤中心区域为细胞聚集区，外围富含基质的区域。④多数患者治疗后的肿瘤周围形成反应性编织骨壳，肿瘤骨样基质似乎与皮质骨融合。也观察到部分编织骨区域仍有增殖的基质细胞和 RANK 阳性单核细胞。⑤免疫组化研究表明，基础肿瘤样本（药物治疗前）中均可看到密集的 RANKL 阳性肿瘤基质细胞，大量随机分布的 RANK 阳性巨细胞以及单核细胞。地舒单抗治疗后 RANKL 阳性肿瘤基质细胞明显减少，而纤维骨组织和 / 或新骨增加替代了原有的 RANK 阳性肿瘤细胞，也看到残留肿瘤组织中高水平表达 RANKL 的肿瘤基质细胞和表达 RANK 的单核细胞，而肿瘤巨细胞通常不存在（图 2-15-61）。而另一项 14 例治疗前后样本比较结果表明 RANKL 的表达没有显著变化，其中 3 例减少（由 ++ 转变为 +），1 例增加（由 + 转变为 ++），5 例 RANK 的表达增加（由 + 转变为 +++）。

一项针对地舒单抗治疗相关的组织学变化研究，观察了治疗不同阶段的组织学差异。结果表明治疗早期（2 ~ 8 个月）组织学表现为片状中度异型单核细胞和局灶性席纹状生长模式的细胞增殖。伴有不同数量的淋巴细胞为主的炎症（图 2-15-62）。泡沫状组织细胞不同程度地呈现在背景中，通常分散在整个病灶内，部分区域成串排列。治疗后的肿瘤周围形成反应性编织骨壳，聚集了大量的成骨细胞，肿瘤瘤内有不同程度的新骨沉积。新骨的数量似乎与治疗时间相关，随着时间的推移显著增加。边缘更明显，新骨沉积的模式为多种形式，通常是连续的（图 2-15-63）。最早出现的新骨是小而圆的聚集体和短束状类似硬化的胶原。部分区域有增厚，圆形的区域成骨细胞在其外围聚集。长治疗时间（19～55个月）治疗后标本显示，细胞结构减少。残留的基质包括不同程度温和的梭形单核细胞和泡沫组织细胞。这些结果解释了有报道称，短时间地舒单抗治疗 GCT 后组织学显示新生骨呈无序状排列，在没有骨形成的基质中单核梭形细胞增生呈席纹状改变，与肉瘤相似，称之为假肉瘤样改变，是一种早期治疗后的组织学改变。总之，不同患者地舒单抗治疗 GCT 后组织学改变大不相同，有的类似于其他良性病变，如骨纤维结构不良，良性纤维组织细胞瘤样改变等，有的类似于低度骨肉瘤。因此，有学者强调要区分地舒单抗治疗 GCT 后的巨细胞瘤与骨肉瘤或其他梭形细胞肉瘤的病理学差异。

有关地舒单抗治疗 GCT 后分子学研究文献有限，Girolami 等报告 15 例地舒单抗治疗 GCT 后增殖指数（即肿瘤分化细胞数量）明显降低。Mak 等对 GCT 巨细胞培养研究表明，虽然地舒单抗治疗 GCT 后的样本没有出现巨细胞，但是肿瘤基质细胞仍然存在且继续增殖，增殖速度慢于未治疗的 GCT，地舒单抗似乎只是抑制破骨细胞的生物活性，一旦间质细胞脱离了地舒单抗干预，肿瘤细胞会继续增殖。Lau 等研究比较了地舒单抗和唑来膦酸对 GCT 基质细胞的作用，发现地舒单抗不同于唑来膦酸，只有最小抑制作用而没有细胞凋亡作用，通过测定 mRNA 和蛋白质水平发现 RANKL 和 OPG 没有表达，巨噬细胞集落刺激因子蛋白的表达、碱性磷酸酶和 I 型胶原 α1 均无变化，作者提出了新见解，即药物作用有限，患者停药后复发的风险需引起人们的关注，该药是否是治疗 GCT 唯一有效的。对地舒单抗治疗 GCT 前后样本蛋白质组学分析表明，参与细胞外骨基质降解，抑制骨质溶解的基质金属蛋白酶（MMP-9）明显下调，残留的基质细胞也可引起骨溶解。

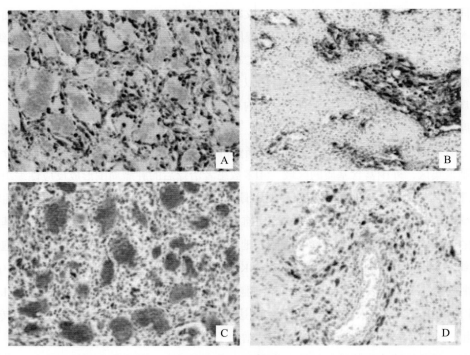

图 2-15-61　地舒单抗治疗前后 RANKL 和 RANK 染色（HE）细胞变化情况。地舒单抗治疗前：A RANKL 阴性的巨细胞周围可见大量 RANKL 阳性肿瘤基质细胞；C RANK 阳性的巨细胞被 RANK 阴性的肿瘤基质细胞所包围。地舒单抗治疗后：B 广泛的低矿化纤维骨基质中残留有密集的 RANKL 阳性肿瘤基质细胞区；D 残余的 RANK 阳性肿瘤基质细胞，未见 RANK 阳性的巨细胞

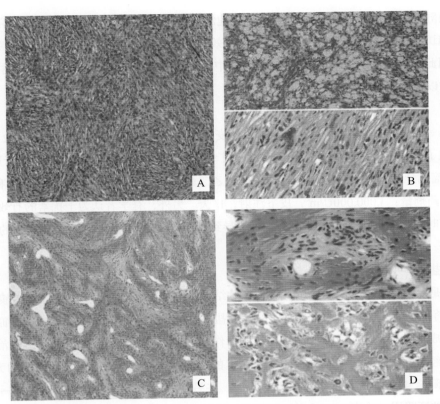

图 2-15-62 地舒单抗治疗 GCT 组织学特征。A 治疗早期, 肿瘤细胞呈席纹状生长方式伴有慢性炎症; B 高倍镜下泡沫细胞 (上) 和细胞异型性 (下); C 治疗中后期, 相对于 A 肿瘤细胞减少, 以相互连接成带状新生骨为主; D 呈现温和的梭形基质 (上), 有时呈细薄不规则状, 细胞轻度异型性, 相对细胞基质少 (下)

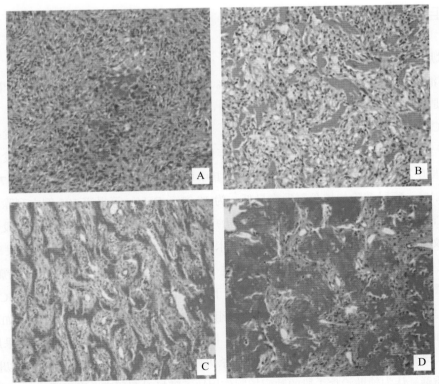

图 2-15-63 地舒单抗治疗 GCT 中不同形态的新骨形成。A 早期治疗中显示大量细胞基质背景下局灶性骨形成, 与骨肉瘤相似; B-D 治疗中后期, 病变逐渐被新沉积骨取代, 呈小片状, 互相连接的薄条状 (C) 或大而圆片状 (D)

（10）地舒单抗在 GCT 中应用前景：自应用地舒单抗治疗 GCT 以来，有关临床研究缺乏大样本、对比、长期随访的报道。尽管初期取得一定临床疗效，但随着随访时间的延长，报道相关并发症的文献逐渐增加。因此如何正确认识该药物在 GCT 治疗中的价值与临床意义，尚需要开展多中心研究并进行更长期的随访以评价其临床价值。

2. 干扰素

干扰素是一种细胞因子，有抗病毒、调节免疫以及抗肿瘤作用，Wei F 等报道了 2 例复发的脊柱 GCT 患者接受了单纯的干扰素药物治疗，分别随访了 46 个月和 40 个月，结果显示 1 例患者肿瘤明显缩小，另 1 例患者肿瘤病灶消失，另外一项研究也证实了聚乙二醇干扰素可用于治疗复发的 GCT 和 GCT 肺转移。干扰素推荐用药剂量：3,000,000U/m^2，皮下注射，1/ 天。另外，有学者认为干扰素的有效性需要足够的剂量以及用药时间，降低用药剂量和停药，可能导致肿瘤进展。使用干扰素治疗 GCT 的最佳停药时机有待临床研究。

3. 双膦酸盐

双膦酸盐是一类具有磷 - 碳 - 磷（P-C-P）特殊结构的小分子化合物，是内生性焦膦酸盐的同分子异构体，能够竞争性抑制骨破坏。除此之外，双膦酸盐具有诱导肿瘤细胞凋亡，抑制肿瘤细胞黏附、浸润和新生血管形成等机制，产生直接和间接的抗肿瘤作用。Tse 等报道了 1988—2004 年收治的 24 例 GCT 患者，术前均经过 2 个疗程及肿瘤切除术后 3 个月的持续双膦酸盐治疗，随访时间平均为 48 个月，其治疗组复发率降至 4.2%，明显低于对照组的 30%。在另外的研究中，第三代双膦酸盐——唑来膦酸和伊斑膦酸钠均被证明用于治疗 GCT 有效。推荐药物剂量：伊斑膦酸钠，4mg，静滴，1 次 /4 周，连用 3 次；唑来膦酸，4mg，静滴，1 次 / 月，连用 6 次。

八、骨巨细胞瘤的预后

（一）术后复发与治疗

GCT 手术治疗后 2 ~ 3 年的局部复发率可达 8% ~ 62%，降低术后肿瘤复发率、获得良好的近期及远期肢体功能是骨肿瘤医生不断追求的治疗目标。

随着对 GCT 潜在复发与转移认识的不断加深，以及手术切除技术的进步，其复发率已由过去的 30% ~ 75% 降至当前的 10% ~ 20%。20 世纪 80 年代以前 GCT 手术治疗后的局部复发率相对较高。Goldenberg 等报道 218 例 GCT 中，复发率为 35%，其中单纯刮除复发率最多，占复发的 77.8%，刮除植骨复发率为 24.1%，瘤段截除加植骨复发率最低，为 18.2%。Dahlin 等报道 195 例中刮除植骨术后复发率为 44.6%。Campanacci 等报道 209 例 GCT 临床治疗，刮除植骨术复发率为 58%，瘤段切除术复发率为 13%。宋献文等报道 208 例 GCT，其中刮除植骨术后复发率为 41.2%，瘤段切除组复发率仅为 7.1%。20 世纪 80 年代中期以后，随着人们对 GCT 认识的进一步加深以及各种辅助性手术治疗措施的临床应用，如骨水泥等（图 2-15-64），其术后复发率相对有所下降。牛晓辉等报道 283 例原发性 GCT 患者，术后平均 19 个月复发，复发率为 12.4%，其中单纯刮除组 56.1%，应用各种辅助性治疗措施如磨钻等的扩大刮除组 8.6%，而采用边缘切除的复发率仅有 1.6%。因此有学者提出肿瘤囊内刮除后可采用高速磨钻或辅助剂如液氮、苯酚、氯化锌、过氧化氢等清除与杀灭残存肿瘤细胞，进一步扩大手术切除边缘；也有学者对此提出质疑，认为辅助治疗手段的肿瘤控制作用缺乏随机对照研究，尚无明确证据支持其有效性。GTOC 多中心临床研究的结果表明，14.5% 的患者术后出现复发，平均复发时间为 24 个月（图 2-15-65）。

囊内刮除后是否应用高速磨钻与辅助剂虽无显著统计学意义，但应用高速磨钻组与辅助剂组的术后复发率的确低于未应用高速磨钻与辅助剂组（10.3% *vs*.21.6%，12.7% *vs.* 20.8%）。

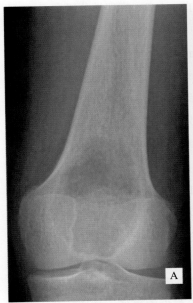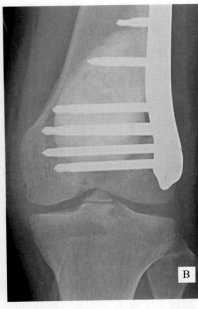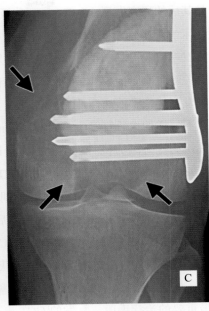

图 2-15-64　GCT 复发病例。A 左膝前后位 X 线片显示左股骨远端溶骨性破坏，无硬化缘，肿瘤侵及骨骺，病理证实为 GCT；B 术后 X 线片示肿瘤囊内刮除骨水泥填充钢板内固定；C 术后 8 个月随访 X 线片示，在骨 - 骨水泥交界处可见增大的透明带（黑色箭头处），CT 引导下进行穿刺，证实为 GCT 复发

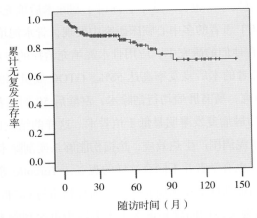

图 2-15-65　膝关节周围 GCT 多中心研究中术后复发时间及复发率的统计结果

GTOC 多中心临床研究结果显示，唯一与术后肿瘤复发明显相关的因素为肿瘤切除方式，囊内刮除患者术后复发率为 17.9%，而边缘切除为 9.4%（*P*=0.049）。Kivioja 等通过对多中心 294 例 GCT 患者研究发现，肿瘤切除方式是影响复发的唯一变量。牛晓辉等单中心 283 例原发 GCT 患者回顾分析结果提示，肿瘤切除边缘是影响患者无复发生存率的唯一因素，单纯刮除、扩大刮除术后复发风险分别为边缘切除术后 43.7 倍与 6.3 倍。有研究发现复发性 GCT 患者手术治疗后再次复发风险较高，且术后至再次复发的时间间隔大于原发性 GCT 治疗后的复发患者，但这种趋势是否确切仍需要进一步的研究。

GCT 的一个重要特点是具有易复发性，而肿瘤的多次复发会导致肿瘤恶变和肺转移的发生，如何治疗复发的 GCT 是临床医生面对的一个重要问题。同其他肿瘤一样，大多数 GCT 的术后复发发生于术后 2 年内，术后 5 年复发率相对较低，因此 NCCN 指南推荐术后 2 年内每 3 个月随访 1 次，术后 2 ~ 5 年每半年随访 1 次，术后 5 年每年随访 1 次。在探讨复发的 GCT 治疗策略之前，首先需要明确的是，许多因素与 GCT 术后复发存在联系。早期的研究认为，Jaffe 病理学分级与 GCT 的术后复发存在联系，但是其后的研究发现，Jaffee 病理分级并不能预测 GCT 术后复发情况，因此，Jaffee 病理学分级在 GCT 的临床治疗中逐渐不被重视。Prosser 等在一项对 137 例 GCT 术后随访中发现，CampanacciI 级和 II 级的复发率仅为 7%，而 III 级的患者复发率却高达 29%，据此认为术前 Campanacci 影像学分级与术后复发有关。也有学者提出 GCT 合并软组织肿块或病理性骨折的患者更易出现术后复发，但是 Deheshi 等研究发现伴或不伴病理性骨折的 GCT 患者术后复发率没有明显区别。有学者提出 GCT 不同的发病部位存在不一样的术后复发率，如 O'Donnell 等认为桡骨远端的 GCT 术后复发率高于股骨远端和胫骨近端，其认为这是因为桡骨远端骨的质量以及其邻近尺骨和腕骨近端众多小骨块的特殊性所导致，因此，对于 Campanacci III 级的桡骨远端 GCT 推荐进行广泛切除术。但这些研究并未获得广泛认可。总的来说，GCT 容易复发与其生物学行为具有明显的侵袭性有关，易复发的因素可以总结为以下两方面：一方面是 GCT 本身的侵袭特性，具有高的术后复发率，另一方面，由于术前设计不当，手术方式的不正确，导致 GCT 肿瘤细胞的残留或污染，是 GCT 术后复发的另一个重要因素。无论如何，对于复发的 GCT 应该重视，制定更为合适的治疗策略能够获得肿瘤的再次控制。

尽管放疗、药物治疗和血管栓塞是复发 GCT 治疗可选择的方案，但是手术切除仍然是复发的 GCT 最重要的治疗手段。复发的 GCT 患者初次手术多为刮除术，整块切除术复发率极低，整块切除术后肿瘤复发的患者临床少见。不少学者研究了刮除术后肿瘤容易复发的原因，并在总结病例时提出了一些用于降低术后复发率的辅助治疗方法，如高速磨钻能够在术中充分打磨骨嵴，能够将存在骨陷窝里的肿瘤细胞彻底清除，进而降低术后复发率。也有一些学者探讨了刮除术后填充物对于术后肿瘤复发的影响，Kivioja 等在一项包含 294 例 GCT 患者的多中心临床研究中发现，骨水泥填充 GCT 刮除术后的瘤腔能够明显降低肿瘤的术后复发率，在他们的研究中，应用骨水泥填充治疗的患者术后复发率为 20%，而未采用骨水泥填充骨缺损的 GCT 患者的术后复发率高达 56%。GTOC 成员郑凯等报道了一项纳入 136 例膝关节周围 GCT 的多中心临床研究，所有肿瘤均行刮除术，刮除后 50 例患者行骨水泥填充，86 例患者行植骨术，研究发现骨水泥填充后肿瘤复发率明显低于植骨术。这样的结论也被其他学者所认可，他们认为使用骨水泥填充，能够在骨水泥周围产生热效应，热损伤能够杀死刮除术后瘤壁可能残存的肿瘤细胞，进而降低了术后复发率。但是，也有学者并不同意这样的观点，Turcotte 等在另一项包含 186 例 GCT 患者的多中心研究显示，是否使用辅助性治疗和瘤腔内填充何种物质与 GCT 术后复发之间并无联系。

对于 GCT 复发的患者，需要关注的问题是再次手术方案为再次刮除术或整块切除术。有学者认为对于初次刮除治疗失败的 GCT，应该进行广泛切除术以避免再次复发，但也存在学者提出了相反的观点，他们的研究结果认为复发的 GCT 可以通过再次刮除术进行治疗，并且再复发率较低。Steyern 发现长骨复发性 GCT 通过肿瘤刮除和骨水泥填充后再复发的风险没有增加。他们的大部分复发患者在进一步刮除和骨水泥填充后成功治愈，功能良好。如何掌握是否对初次刮除失败的 GCT 进行整块切除是一个难题，什么情况下再次行刮除术是不合适的，有学者提出，初次手术切除肿瘤不彻底，肿瘤术后复发的诊断延误 6 个月以上，以及肿瘤在关节软骨下复发是再次治疗不能保留自身关节的重要因素。对于术后肿瘤复发的患者，接受整块切除人工肿瘤型关节置换的患者，有学者研究发现，尽管是二次手术，整块切除术后仍然能够获得与初次 GCT 整块切除相似的肿瘤控制率，且两者之间的肢体功能评价并没有明显的差异。

以上的研究结果提示，对于复发的 GCT，没有必要为了获得最低的肿瘤复发率而必须接受整块切除，再次刮除仍然是可以选择的治疗方案，并没有临床证据显示再次刮除后肿瘤的复发率高于初次刮除的患者肿瘤复发率，而接受整块切除人工关节置换的患者，同样可以获得良好的再次肿瘤局部控制。因此，有学者认为，一旦诊断为 GCT 术后复发，可再次行手术治疗，对于 Campanicci 影像学分级 II 级、Enneking 分期 2 期以内的复发 GCT 可再次行肿瘤刮除并联合辅助治疗，并建议使用骨水泥填充术，而Campanicci 影像学分级 III 级的患者建议行肿瘤整块切除自体或异体骨移植或肿瘤型关节假体置换。

（二）术后肢体功能

骨肿瘤手术治疗必须综合考量两个关键因素：①如何完整切除肿瘤，防止其复发；②如何有效重建骨缺损，保留肢体功能。确定影响术后肢体功能的相关危险因素，可更全面审视 GCT 的治疗，选择恰当术式。已有相关研究未明确表明，与边缘切除相比，GCT 囊内刮除术后肢体功能较好、并发症较少。Prosser 等报道 112 例 GCT 囊内刮除患者平均随访 55 个月后肢体功能 MSTS 评分为 27.5 分（91.7%，27.5/30），15 例边缘切除患者随访 122 个月后肢体功能 MSTS 平均为 26 分（86.7%，26/30），两者间无显著差异。Turcotte 等对 148 例患者囊内刮除后植骨或填充骨水泥，发现两组术后肢体功能亦无明显差异。GTOC 多中心临床研究结果显示，获得随访的囊内刮除患者术后肢体功能 MSTS 评分为（27.49 ± 2.56）分，边缘切除为（22.83 ± 6.31）分，前者明显优于后者，两组存在统计学意义，研究结果与牛晓辉等、Errani 等大样本临床研究相似。此研究未发现囊内刮除后植骨与骨水泥填充术后肢体功能 MSTS 评分的明显差异；但发现 Enneking 分期、解剖学定位、软组织肿块以及 MSTS 评分存在显著区别，这在以往文献中未见报道。GTOC 研究显示，肿瘤突破关节软骨面导致解剖间室外侵袭、病变周围存在明显软组织肿块、首诊复发患者的术后肢体功能较差，考虑与上述三种因素可显著影响术式选择有关，即术者更倾向于选择边缘切除进行治疗。

（三）肿瘤转移

约 1%～6% 的 GCT 病例发生肺转移。在 GTOC 多中心临床研究中，1.8% 的患者在手术治疗后发生肺转移。多数肺转移的病例为 Campanacci 分级 III 级的 GCT，不论是原发还是复发，都可发生肺转移。若 GCT 在手术治疗后较晚发生复发，如 5～10 年，则常常伴有肺转移。从发病到出现转移的时间可为 1～10 年，平均为 3 年。Goldenberg 报道了一组 GCT 临床治疗，有 13 例出现 GCT 肺转移，其中有 7 例组织学上为良性 GCT。宋献文报道了 7 例 GCT 发生肺转移，病理组织学结果显示 3 例为 II 级。GCT 即使发生肺转移，其预后也相对良好，宋献文报道的 7 例 GCT 肺转移中，只有 3 例死于肺转移，另外 4 例仍存活。转移病灶可通过肺的楔形切除而治愈，辅助性放疗只用于不能手术的病例。有的肺转移灶可长年保持不变或自行消退。然而，约有 20% 的肺转移病例，病情可进展迅速，导致死亡。肺外转移很少见。组织学检查，转移病灶与原发病灶性质一样，没有肉瘤表现。近年来，地舒单抗被用于治疗 GCT 肺转移，其相关研究结果已在前文描述，此处不再赘述。

（四）恶变

肉瘤可以原发于 GCT，大多数是由良性 GCT 发展而来的，可称为骨巨细胞肉瘤。这样的诊断是指肉瘤与良性 GCT 同时并存，或者是以前曾有活检证实为 GCT，随后出现肉瘤变（图 2-15-66）。这一种原发骨巨细胞肉瘤通常是纤维肉瘤或恶性纤维组织细胞瘤，属高度恶性肿瘤，出现概率较小，低于 3%。Mayo Clinic 曾报告 5 例，占同期 GCT 的 2.6%。Sloan-Kettering 纪念医院确诊 8 例，占 GCT 的 1.9%。李瑞宗等在 100 例 GCT 的观察中，发现合并纤维肉瘤者 6 例。

肉瘤可继发于 GCT 放射治疗后，通常超过 30 个 Gy。Dahlin 于 1970 年报道发生率约占放射治疗的 GCT 的 20%。发生频率高且转化为肉瘤的时间也较短，这些现象提示，放射治疗可加速 GCT 的恶性进展。有些病例恶变的间隔期较长，并且看上去 GCT 已治愈，这些病例可能是放疗诱发的新肉瘤。

Mayo Clinic 的 20 例恶性 GCT 中，13 例继发于放疗后。Marcove 于 1978 年报告良性 GCT 刮除术后，附加冷冻的 52 例中有 1 例恶变（1.9%）。张嘉庆、冯传汉于 1964 年报告 1 例右尺骨上端 GCT 放射治疗 38Gy，随访 7 年时发现原肿瘤部疼痛，X 线片示尺骨上端骨质破坏，行尺骨上段切除并移植一段腓骨，病理诊断为纤维肉瘤，仍可找到残留多核巨细胞。术后 1 年 8 个月发现腋下及锁骨上窝淋巴结转移，随行淋巴结大块切除并口服甲酰溶瘤素治疗。第二次手术后 7 个月死于肺转移。

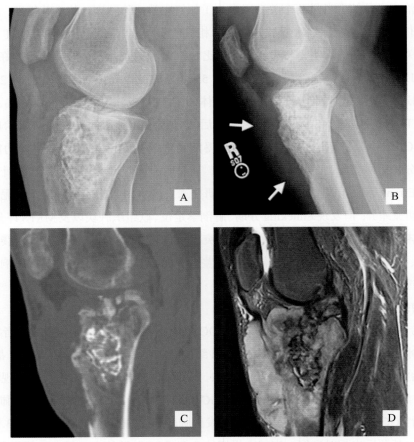

图 2-15-66　GCT 恶性变。A 右胫骨近端 GCT 患者侧位 X 线片，肿瘤刮除异体骨植骨术后；B 术后 23 年随访 X 线片，可见溶骨性破坏以及软组织包块；C 矢状位 CT 显示皮质骨破坏；D 矢状位 MRI T₁ 像显示广泛的软组织肿块。病理证实为高度恶性肉瘤

值得注意的是，几乎所有的 GCT 放疗后恶变患者病例均于 20 世纪 80 年代前报道，随着放疗技术的改进及对肿瘤放疗认识的提高，近年来罕见 GCT 放疗后恶变的文献报道。

九、骨巨细胞瘤临床评价系统

1818 年 Cooper 和 Travers 提出了 GCT 的命名，1960 年 Jaffe 基于其组织学表现提出了 GCT 的病理学分级，1987 年 Campanacci 基于 X 线片骨皮质破坏的程度提出影像学分级系统，以上这些研究对提高 GCT 的诊断与治疗水平起到了非常重要作用。但近 20 年来，GCT 的基础研究与临床治疗似乎进入"瓶颈期"，进展不多。近十年来，GTOC 开展了系列临床研究，对于指导临床决策的评价系统也进行了相关研究，GTOC 研发的 GCT 临床评价系统包括：Hu 骨巨细胞瘤临床评分系统、基于 Delphi 法与 AHP 法构建膝关节周围骨巨细胞瘤临床评分系统、GTOC 骨盆骨巨细胞瘤评分系统。

（一）Hu 骨巨细胞瘤临床评分系统

GCT 具有良性肿瘤的细胞组织学特征，却有恶性肿瘤的生物学行为，如局部侵袭性或远处转移性，原发性 GCT 的远处转移率为 1%，复发性 GCT 的转移率为 6%。正由于 GCT 细胞组织学特征的特殊性，目前在治疗方案上存在较大的争议，如肿瘤切除方案、重建方案及辅助治疗方法的选择。通常，临床医生在确立 GCT 治疗方案时必须考虑三个问题：第一、肿瘤切除方法的选择，是囊内刮除还是整块切除？第二、瘤腔重建方法的选择，是不填充，选择结构性支撑植骨，颗粒植骨，还是骨水泥填充？第三、是否需要选择辅助治疗，以及选择何种辅助治疗方法？目前尚无一种较为科学、客观的临床分型系统能有效的指导治疗方案的确定。本部分研究通过基于 CT 三维重建图像的数字化技术，回顾性分析了 GCT 的临床疗效与三维形态学特征的相关性，创建了一组 GCT 的临床评分系统，并探讨了该系统的有效性。

1. Hu 骨巨细胞瘤临床评分系统的建立

选取临床资料、影像学资料完整并已获得随访的膝关节周围 GCT 若干例，术前均行 X 线片、多层螺旋 CT 扫描并拆薄处理及 MRI 检查。采用三维表面重建法（surface shaded display, SSD）和容积重建法 (volume rendering，VR)，重建出 GCT 的三维形态并进行观察、测量（图 2-15-67 至图 2-15-71），具体包括：① GCT 是否伴发病理性骨折，骨折是否移位，骨皮质是否被破坏；② GCT 体积测量，具体步骤包括应用自由剖面选择技术，逐层暴露肿瘤腔隙；选择区域充填功能模拟填充囊腔；通过三维团块分割技术，提取虚拟充填物；通过三维团块测量技术，计算虚拟充填团块的体积；③ GCT 对关节面的破坏面积占关节面面积的百分比，以胫骨近端 GCT 为例，具体步骤包括选择内侧胫骨平台最高点、外侧胫骨平台最高点、胫骨髁间脊前缘中点，三点形成一自由剖面，在离关节下软骨 3mm 内选择 GCT 最大破坏面积，同时测量此平面的关节面面积，计算百分比；④ GCT 顶点距关节面的距离。股骨远端关节面呈马鞍弧形状，可通过矢状位 MPR 成像逐层遴选量化肿瘤离关节面的最近距离；胫骨近端关节面较为平整，可通过三维图像上测量肿瘤顶点到面最近距离实现。

根据 GCT 治疗方案选择及判断预后的常见因素，包括 Campanacci 影像学分级标准、是否发生病理性骨折、骨皮质或关节面的破坏程度及肿瘤体积的大小，结合数字化的二维、三维人机交互式智能观察、测量系统，我们创建了一套全新的 GCT 临床评分系统，简称 Hu 骨巨细胞瘤评分系统，满分为 12 分，详见表 2-15-4。

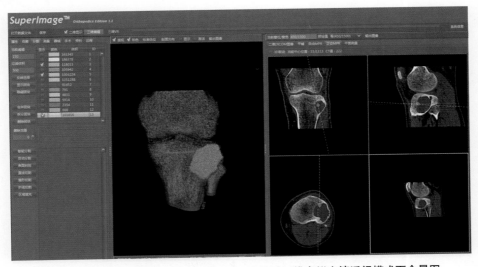

图 2-15-67　胫骨近端 GCT 的二维 MPR 定位及三维虚拟充填透视模式下全景图

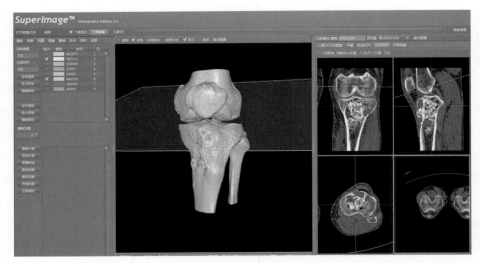

图 2-15-68　GCT 三维容积重建图像及 MPR 图像。深入观察 GCT 是否伴发病理性骨折，骨折是否移位，骨皮质是否被破坏

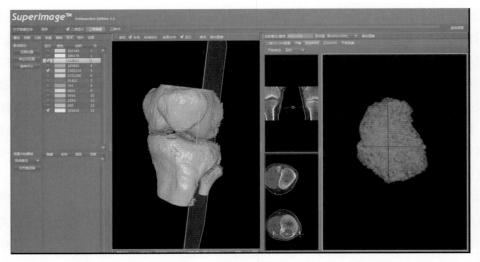

图 2-15-69 GCT 数字化体积测量模式。左图为囊腔虚拟充填后的三维表面重建图像，右图为虚拟充填物的体积测量

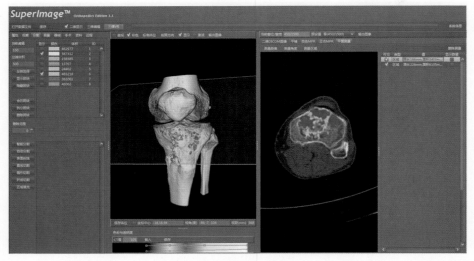

图 2-15-70　GCT 对关节面破坏面积占关节面面积的百分比测量模式，左图为胫骨近端 GCT 三维重建图像的自由剖面选择，右图为在此剖面下的关节面破坏面积与关节面面积测量

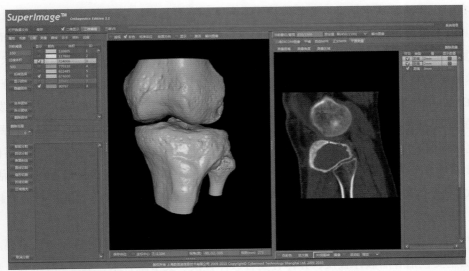

图 2-15-71　GCT 顶点距关节面的距离测量模式，左图为胫骨近端 GCT 三维容积重建图像的全方位观察，右图为通过矢状位 MPR 成像逐层遴选量化肿瘤离关节面的最近距离

表 2-15-4　Hu 骨巨细胞瘤评分系统（Hu-Chen Giant Cell Tumor Scale）

项目	分级	评分
病理性骨折		
	无	0
	有，无移位	1
	有，伴移位	2
骨皮质影响度		
	未侵袭骨皮质	0
	骨皮质变薄，但完整	1
	突破骨皮质生长	2
肿瘤体积 /ml		
	< 60	1
	60 ~ 200	2
	> 200	3
肿瘤与关节面的距离 /mm		
	> 3	1
	≤ 3	2
关节面破坏面积 /%		
	< 25	1
	25 ~ 50	2
	> 50	3

2. Hu 骨巨细胞瘤临床评分系统的验证

（1）肿瘤切除方法的选择：GCT 治疗主要目的是降低肿瘤术后复发率和提高患肢术后功能效果，常用的手术方法包括囊内切除和广泛切除。但是，囊内切除术后复发率较高，术后肢体功能较好，并发症较少；而整块切除术后复发率很低，术后肢体功能较差，并发症较多。可见，低的复发率和好的术后

肢体功能存在一定矛盾，这也是难以选择最佳手术方案的主要原因。Dürr 等认为 GCT 术后复发率与肿瘤切除边缘具有明显相关性。Prosser 等研究发现 135 例 GCT 囊内刮除术后复发率为 19%，而 15 例广泛切除术后的复发率为 6.7%。Gitelis 等研究发现 20 例 GCT 广泛切除术后的并发症为 33%，术后功能评分为 23 分，术后复发率为 0；而 20 例囊内刮除术后并发症为 10%，术后功能得分平均为 29 分，术后复发率为 5%。在我们的研究中，Hu 评分在 9 分以上的均选择了广泛切除术，目前尚无一例复发；Hu 评分在 9 分以下的均选择了囊内刮除术，有 1 例复发，且复发 GCT 的 Hu 评分为 8 分。从病例特征分析，复发的 GCT 生长部位为股骨远端，由于股骨髁关节面呈马鞍形，GCT 离关节面距离可能在后侧已非常接近关节面，而在前方离关节面尚有一段距离。根据 Hu 评分系统中，肿瘤离关节面最近距离的估算与评分，复发的患者 GCT 分值较高，可见在选择囊内刮除术的患者中，GCT 分值越高，复发的可能性越大。因此，Hu 评分系统可有效指导肿瘤切除方案的选择。

（2）肿瘤重建方法的选择：选择适宜的重建方法对患者术后肢体功能的恢复至关重要。广泛切除术后重建方法主要包括肿瘤假体置换、异体骨复合假体置换、关节融合术、截趾/肢术等。囊内刮除术后瘤腔重建方法主要分为两类，一是充填性植骨，主要目的是促进瘤腔快速成骨，如自体骨、同种异体骨或人工骨；二是结构性支撑植骨或骨水泥填充加用内固定或无需用内固定，主要目的是增强骨质稳定性，如骨水泥或游离腓骨支撑等，以恢复肢体功能。在我们的研究中，Hu 评分在 9 分以上的均选择了假体置换术，术后肢体功能 MSTS 评分平均为 27 分；Hu 评分在 6 分以下的仅选择了充填性植骨，如异体/自体骨颗粒性植骨，肢体功能 MSTS 评分为 30 分；Hu 评分在 6～8 分的患者选择了结构性支撑植骨或骨水泥填充，肢体功能 MSTS 评分为 29 分。可见，正由于 Hu 评分系统已包括了对肿瘤体积的评估，而肿瘤体积正是选择重建方案的重要因素，如 Shin 等提出应根据肿瘤体积的大小选择瘤区重建方式等。因此，Hu 评分系统可有效指导重建方案的选择。

（二）基于 Delphi 与 AHP 法构建膝关节周围 GCT 临床评分系统

20 世纪 60 年代，美国兰德公司在研究如何通过有控制地反馈以更好地收集和改进专家意见时，将此方法命名为 Delphi 法，并首次将其应用于技术预测领域。此后该方法被迅速广泛地采用，除科技领域的预测外，几乎用于任何领域的预测，如军事预测、人口预测、医疗保健预测、经营和需求预测以及教育预测等。20 世纪 70 年代，Delphi 法开始应用于医学领域，如护理学研究、临床应用研究、卫生经济学、流行病学以及医疗服务质量指标体系等。在骨科领域，2010 年 Delphi 首次被报道应用于构建肿瘤性疾病导致脊柱不稳定性的评分系统。

Delphi 法是专家会议预测法的一种发展，主要用于对指标或要素的筛选。其核心是通过匿名方式进行几轮函询/邮件咨询征求专家的意见。预测、评价领导小组对每一轮的意见都进行汇总整理，作为参考资料再反馈给每位专家，供专家分析判断，提出新的论证意见。如此反复多次，使专家的意见逐步趋向一致，最后根据专家的综合意见，从而对评价对象作出评价的一种定量与定性相结合的预测、评价方法。其最大的优点是简便直观，无需建立繁琐的数学模型，而且在缺乏足够统计数据和没有类似历史事件可借鉴的情况下，也能对研究对象的未知或未来的状态作出有效的预测。它是系统分析方法在意见和价值判断领域内的一种有效的方法，是传统定性分析的一个飞跃，突破了单纯的定性或定量分析的界限，能科学地综合专家们的预测意见，为科学、合理地制定决策开阔思路。

在使用 Delphi 法确定了指标/要素以后，一般还要对指标的权重进行设定。权重的设定有好多种方法，目前科学性比较大、信度比较高是层次分析法。层次分析法（analytic hierarchy process，AHP）在 20 世纪 70 年代由美国运筹学家 T. L. Saaty 提出和广泛应用的。它是一种定性与定量分析相结合的多目标决策分析方法，是系统分析的数学工具之一。其核心思想可以归结为：决策问题的关键往往在于对行为、方案、人进行评价选择，而这种评价选择总是要求对决策对象进行优劣排序，取优排劣。在进行优劣评价排序中，人们需要建立完整的评价指标体系。它可以简化为有序的递阶系统，运用简单的两两比较方法对系统中的各项指标进行比较评判。通过对比较评判结果的综合运算处理，可以得到评价指标的权重，定量的确定各评价指标的相对重要性，进而对决策对象作出评判。将评判结果与指标权重综合运算，便可以得到关于决策对象，即方案或人选的优劣排序。决策者可以此作为决策的依据。

综上可见，Delphi 法是一种典型的综合性群体决策方法，是解决多目标非结构化问题的有效手段；而 AHP 法则是从系统的观点出发考虑决策的问题，将各种难以量化的因素，进行重要性、影响力、优先程度的量化分析，为评价系统的制定提供依据。因此，在 Delphi 法定性分析的基础上，应用 AHP 法建模，能够结合两者优势，实现评价系统各指标的具体量化识别，从而为评价系统的制定提供重要的依据。

1. 研究方法

（1）准备工作：首先成立了本课题的领导预测小组，包括国内权威骨肿瘤临床专家、信息学专家、决策科学家、系统综述与指南的方法学专家，如天津医院胡永成教授、南京军区总医院刘玉秀教授、天津医科大学总医院宁宪嘉、王景华教授等。其次，根据如下条件进行咨询专家的遴选：①在骨肿瘤/骨科领域连续工作 10 年以上；②具备本专业高级技术职称的人员，如教授、主任医师；③所在单位应为医科大学直属/附属三级甲等医院，具备良好的学术研究平台与水平；④对本研究课题感兴趣。最后，通过大量查阅与 GCT 手术治疗线相关国内外文献，将影响膝关节周围 GCT 手术治疗的指标进行整合，并在一定的理论基础上，构建评价指标的体系框架。然后小范围征询相关专家的意见和建议，根据专家意见对指标体系进行多次修改完善，初拟指标体系。本课题拟定的影响膝关节周围 GCT 手术治疗的评价指标体系包括一级指标 8 个，包括年龄、病理性骨折、肿瘤体积、瘤体与关节面的距离、骨与软组织破坏程度、软骨下骨破坏程度、骨横截面最大破坏程度、骨髁周围骨皮质破坏程度，以及二级指标 37 个。

（2）第一轮专家咨询：设计第一轮专家咨询表并分发给遴选专家，请专家依据各个指标的相对重要程度对我们初拟的指标根据 Likerts 5 级评分法对其进行评分；专家还可以增加、删除、改动现有任何一级指标，但需给出理由。将第一轮专家咨询表回收后，根据专家对各指标的评分，计算如下统计学指标：专家积极系数，专家权威程度，专家意见集中程度（均数，中位数，满分比），各指标评价结果的变异系数，以及第一轮咨询表的信度。

（3）第二轮专家咨询：设计第二轮专家咨询表并分发给遴选专家。在第二轮专家咨询表的前言中，预测领导小组将为参与第二轮咨询的专家提供第一轮专家咨询的结果（包括各一级指标的平均值、中位数与变异系数；各二级指标的平均值、中位数与变异系数；以及第一轮专家咨询表的信度评价）以及初拟的膝关节周围 GCT 临床评价系统各指标的修改情况（包括删除与改动的一级指标及理由；删除与改动的二级指标及理由；以及第一轮专家咨询后筛选出的影响膝关节 GCT 手术治疗的各一级及二级指标），以让专家参考第一轮中各指标的平均值、中位数与变异系数，以决定是否同意预测领导小组对于该指标舍弃或保留的改动意见；同时请让专家对保留的各指标采用 Likerts 5 级评分法再次进行评分。将第一轮专家咨询表回收后，根据专家对各指标的评分，计算如下统计学指标：专家对第一轮保留的一级指标的意见；专家对第一轮舍弃的一级指标的意见；专家对第一轮修改的各二级指标的意见；专家对第一轮咨询中部分专家提出的修改建议的意见；以及第一轮与第二轮保留的一级指标的平均值对比。

（4）运用 AHP 法确定各个影响膝关节 GCT 手术治疗指标的权重：首先建立目标图/结构模型；其次，构造判断矩阵，对指标间两两重要性进行比较和分析判断；再其次计算单一层次各指标权重系数及进行一致性检验；最后计算总层次各指标权重系数（组合权重）及进行随机一致性比率。

（5）构建膝关节周围 GCT 临床评分系统：在通过 Delphi 法筛选出影响膝关节周围 GCT 手术治疗的评价指标以及基于 AHP 法确定上述各个指标的相对权重后，召开专家会议，就各指标的权重展开深入讨论，构建一个简明实用的膝关节周围 GCT 临床评分系统。

2. 研究结果

（1）专家基本情况：参与第一轮咨询的专家共 32 名，其中 18 名（56.25%，18/32）为中华医学会骨科学分会骨肿瘤学组成员，其余 14 名专家为中华医学会骨科学分会其他学组的委员。共分布于全国 16 个省市。专家平均年龄约 50 岁，平均工作年限约 27 年，均具有高级技术职称。

（2）专家积极系数：第一轮与第二轮专家积极系数分别为 100% 与 86.21%，表明专家对本研究给予了足够的重视，积极参与了本次调查。

（3）专家权威程度：专家权威程度较高，均大于 0.80，表明专家对领导预测小组初拟的 8 个一级指标的熟悉程度较好，能很好地根据其对指标的理解进行判断。

（4）第一轮专家咨询结果：各一级指标的平均值、中位数及满分比的结果发现，病理性骨折、骨皮质及软组织破坏程度、瘤体与关节面的距离以及关节软骨下骨破坏程度等 4 个指标的平均值、中位数及满分比较高，说明专家认为上述一级指标对膝关节 GCT 手术治疗的影响较大。

"年龄"下各二级指标的平均值、中位数与变异系数的结果显示，"年龄"下各二级指标（"< 20 岁"，"20 ~ 50 岁"，"> 50 岁"）的平均值与中位数较低，表明专家认为上述二级指标对膝关节 GCT 手术治疗影响不明显；同时上述各二级指标的变异系数较大，表明专家对上述评价指标相对重要性的波动程度较大，意见较为分散。

"病理性骨折"下各二级指标的平均值、中位数及变异系数的结果显示，专家对"病理性骨折"的认可程度较高，但其各二级指标的平均值与中位数的分布较为分散且差异较大，同时其变异系数较大，考虑与病理性骨折的分组不合理有关，需在第二轮专家咨询时对此指标进行修改。

"骨皮质及软组织破坏程度"下各二级指标的平均值、中位数与变异系数的结果显示，"骨皮质及软组织破坏程度"下各二级指标的平均值及中位数均较高，同时变异系数较小，表明专家对此指标的认可度较高。

"肿瘤体积"下各二级指标的平均值、中位数及变异系数的结果显示，"肿瘤体积"下各二级指标平均值与中位数均不高，且变异系数也较大。考虑原因为文献中关于肿瘤体积对 GCT 手术治疗影响的报道较少，且临床上肿瘤体积难以精确测量，因此专家未能较好地理解。

"瘤体与关节面的距离"下各二级指标的平均值、中位数及变异系数的结果显示，瘤体与关节面的距离越近，其平均值与中位数越高，变异系数越低，表明专家对这些指标的认可程度较高；而瘤体与关节面的距离越远，其平均值与中位数越低，而变异系数越高，表明专家的认可程度较低，有待进一步修改。

"关节软骨下骨破坏程度"下各二级指标的平均值、中位数及变异系数的结果显示，随着关节软骨下骨破坏程度的增加，指标的平均值及中位数越高，变异系数也越小，表明专家认为关节软骨下骨破坏越严重，对 GCT 手术治疗的影响也越大。

"骨横截面最大破坏程度"下各二级指标的平均值、中位数及变异系数的结果显示，随着骨横截面破坏程度的增加，其指标的平均值与中位数也增大，但与其他一级指标相比，专家的认可程度较低。此指标的变异系数较大也支持了上述观点。

"骨髁周围骨皮质破坏程度"下各二级指标的平均值、中位数及变异系数的结果显示，随着骨髁周围骨皮质破坏程度的增加，其指标的平均值与中位数也随之增大，变异系数随之降低，表明专家对骨皮质破坏程度的认可程度较高。

第一轮专家咨询表的 Cronbach's α 为 0.906，信度较高，表明测量结果的可靠性、稳定性及一致性均较好。

在第一轮专家咨询的统计工作完成之后，召开统计学专家、部分参与咨询的骨肿瘤 / 骨科专家的小范围专家会议。专家结合各评价指标的平均值、中位数、变异系数等进行深入讨论，并结合第一轮专家咨询过程中有关专家提出的指标增删及改动意见，对初拟评价指标体系进行修改。修改后的指标体系如表 2-15-5 所示：

表 2-15-5　修改后的膝关节周围 GCT 临床评分系统指标体系

一级指标	二级指标
病理性骨折	无病理性骨折
	简单骨折
	复杂骨折
肿瘤体积（/ml）	较小体积（＜ 60）
	中等体积（60 ~ 100）
	较大体积（＞ 100）
瘤体与关节面的距离	肿瘤与关节软骨下骨未接触
	肿瘤与关节软骨下骨接触，但未突破
	肿瘤突破关节软骨下骨生长
骨皮质破坏程度	骨皮质未侵袭
	骨皮质变薄，但完整
	肿瘤突破骨皮质生长

（5）第二轮专家咨询结果：专家对第一轮保留的一级指标的意见表明专家对预测领导小组在第一轮专家咨询后保留的一级指标的认可度较高。专家对第一轮舍弃的一级指标的意见表明虽然有部分专家对预测领导小组在第一轮专家咨询后舍弃的一级指标持不同意意见，但 75% 以上的专家对上述指标的舍弃表示认可。专家对第一轮咨询后修改的各二级指标的意见表明极少部分专家对预测领导小组在第一轮专家咨询后舍弃的一级指标持不同意意见，90% 以上的专家对上述指标的修改表示认可。专家对第一轮咨询中部分专家提出的修改建议的意见表明，对于第一轮咨询中部分专家提出的修改建议，每一指标持同意意见的专家数均未超过 50%，而较高比例的专家持不同意或部分同意意见，因此预测领导小组对上述指标未予采纳。

对于第一轮咨询后初筛的 4 个一级指标，对其两轮的平均值与标准差进行 Paired t 检验，结果表明，在两轮咨询中，专家对上述保留的 4 个一级指标的认可程度较好，未出现明显的波动，凸显了上述指标在膝关节周围 GCT 手术治疗选择中的重要性。

第二轮专家咨询表的 Cronbach's α 为 0.911，信度较第一轮增高，表明测量结果的可靠性、稳定性及一致性均较好，专家的意见也趋于一致和收敛。

运用 AHP 法确定各个影响膝关节 GCT 手术治疗指标的权重。

单一层次各指标权重系数的计算结果及一致性检验结果如表 2-15-6 所示。

表 2-15-6　单一层次各指标权重系数计算结果及一致性检验结果表

项 目	权 重	一致性系数
膝关节 GCT 临床评分系统		CI < 0.001
病理性骨折	0.27	
骨皮质破坏程度	0.26	
肿瘤体积	0.22	
瘤体与关节面距离	0.25	
病理性骨折		CI < 0.001
无病理性骨折	0.20	
简单骨折	0.22	
复杂骨折	0.47	
骨皮质破坏程度		CI < 0.001
骨皮质未侵袭	0.18	
骨皮质变薄，但完整	0.33	
肿瘤突破骨皮质生长	0.49	
肿瘤体积（/ml）		CI < 0.001
较小体积（< 60）	0.20	
中等体积（60 ~ 100）	0.22	
较大体积（> 100）	0.47	
瘤体与关节面距离		CI < 0.001
肿瘤与关节软骨下骨未接触	0.21	
肿瘤与关节软骨下骨接触，但未突破	0.34	
肿瘤突破关节软骨下骨生长	0.45	

总层次各指标权重系数（组合权重）的计算如表 2-15-7 所示，同时随机一致性比率 CR < 0.001，表明判断矩阵具有满意的一致性。

表 2-15-7　总层次各指标权重系数计算结果表

膝关节 GCT 临床评分系统	权 重
病理性骨折	
无病理性骨折	0.054
简单骨折	0.089
复杂骨折	0.127
骨皮质破坏程度	
骨皮质未侵袭	0.047
骨皮质变薄，但完整	0.086
肿瘤突破骨皮质生长	0.127
肿瘤体积 /ml	
较小体积（< 60）	0.045
中等体积（60 ~ 100）	0.073
较大体积（> 100）	0.122
瘤体与关节面距离	
肿瘤与关节软骨下骨未接触	0.053
肿瘤与关节软骨下骨接触，但未突破	0.085
肿瘤突破关节软骨下骨生长	0.112

（6）构建膝关节周围 GCT 临床评分系统：最终构建的 Hu 膝关节周围 GCT 临床评分系统如表 2-15-8 所示：

表 2-15-8 膝关节周围 GCT 临床评分系统

膝关节 GCT 临床评分系统	评分
病理性骨折	
无病理性骨折	2
简单骨折	3
复杂骨折	5
骨皮质破坏程度	
骨皮质未侵袭	2
骨皮质变薄，但完整	3
肿瘤突破骨皮质生长	5
肿瘤体积（/ml）	
较小体积（＜60）	2
中等体积（60～100）	3
较大体积（＞100）	5
瘤体与关节面距离	
肿瘤与关节软骨下骨未接触	2
肿瘤与关节软骨下骨接触，但未突破	3
肿瘤突破关节软骨下骨生长	5

同时，对各指标的研判进行了图释（图 2-15-72 ~ 图 2-15-82）。

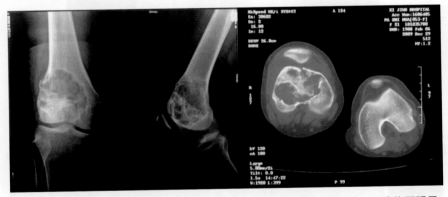

图 2-15-72 简单骨折。右股骨远端 GCT 伴外髁病理性骨折，骨折单一且移位不明显

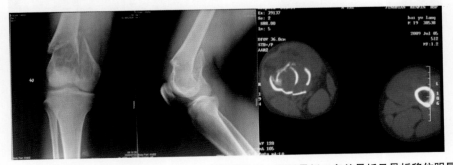

图 2-15-73 复杂骨折。右股骨远端 GCT 伴嵌插骨折、髁间骨折，多处骨折且骨折移位明显

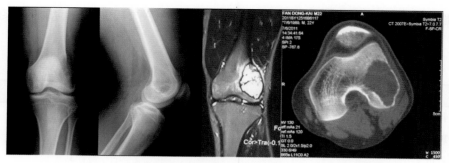

图 2-15-74   左股骨远端 GCT。外髁处见一溶骨性破坏，骨皮质未受侵袭

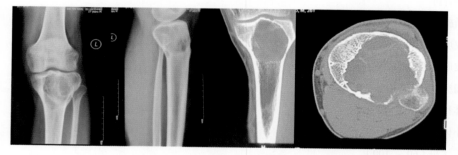

图 2-15-75   左胫骨近端 GCT，骨皮质受到侵袭变薄，但肿瘤未突破骨皮质生长

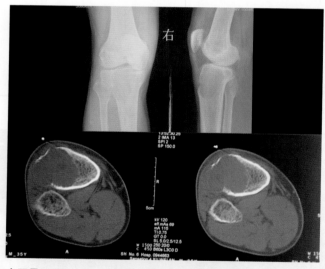

图 2-15-76   右胫骨近端 GCT，可见骨皮质中断，肿瘤突破骨皮质生长并形成软组织肿块

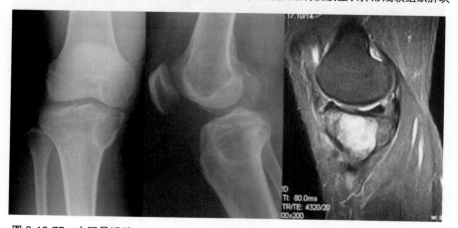

图 2-15-77   右胫骨近端 GCT，可见一较小的溶骨破坏，边界清晰，体积约小于 60 ml

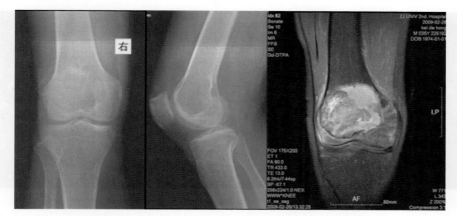

图 2-15-78 右股骨远端 GCT，可见一中等大小 GCT，体积约为 60 ~ 100 ml

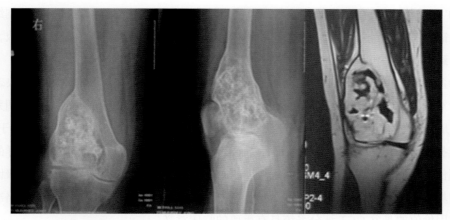

图 2-15-79 右股骨远端 GCT，可见一破坏范围较大的肿瘤，体积约大于 100 ml

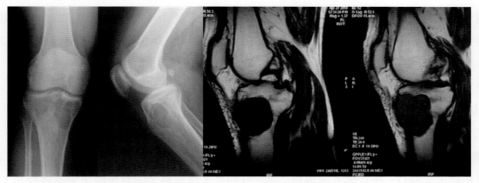

图 2-15-80 右胫骨近端 GCT，肿瘤与关节软骨下骨存在一定距离，两者未接触

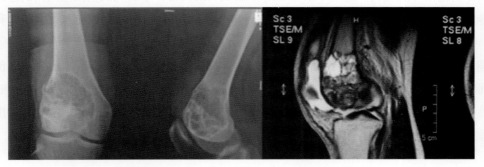

图 2-15-81 右股骨远端 GCT，肿瘤与关节软骨下骨相接触，但并未突破其生长

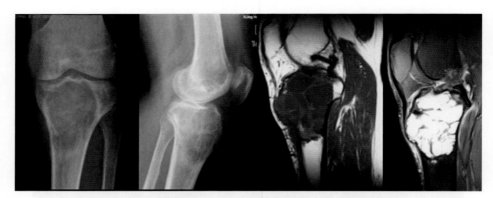

图 2-15-82　左胫骨近端 GCT，可见肿瘤突破关节软骨下骨至关节腔内生长

（三）GTOC 骨盆骨巨细胞瘤评分系统

骨盆 GCT 与肢体 GCT 存在相似的地方，同时，因骨盆肿瘤发生部位深在，局部解剖结构复杂，在治疗过程中，需要考虑神经、血管、骨盆环及髋关节等系列问题，其治疗存在较大的挑战，合适的手术策略直接关系到患者术后获益情况。

目前，骨盆 GCT 临床治疗方式多样，报道的临床疗效差异甚大，其根本原因在于缺乏可用于指导临床治疗的针对骨盆 GCT 的评价系统。Campanacci 影像学分级系统和 Enneking 肿瘤分期系统在前文已详细描述，这是目前临床决策可参考的评价系统，但是，Campanacci 分级系统因为仅关注于影像学表现，以此为参考依据指导临床决策势必存在片面性，而 Enneking 肿瘤分期系统对于 GCT 这样的侵袭性肿瘤并不具有实用价值，同时，在预后判断方面，目前缺乏可以预测的评价系统。病理学分级因对临床治疗及预后判断的均无明显价值而被临床弃用。因此，为了使得临床决策有据可依，治疗策略准确规范，建立具有临床实用价值的骨盆 GCT 评分系统具有重要的临床意义。

骨盆 GCT 发病率低，临床研究较少，缺乏足够的循证医学证据指导临床实践，在这样的情况下，本研究采用专家咨询法和层次分析法，建立骨盆 GCT 评分系统，其目在于建立涵盖影响骨盆 GCT 治疗策略和预后判断主要因素的骨盆 GCT 评分系统，另一方面，通过回顾性分析多中心骨盆 GCT 临床病例资料，初步验证骨盆 GCT 评分系统的准确性。

1. 研究方法

（1）专家咨询法（Delphi 法）：（前文已详述，本部分省略）；

（2）层次分析法（Analytic hierarchy process，AHP）：（前文已详述，本部分省略）；

（3）初拟指标体系：在课题设计阶段，成立研究小组，成员包括：骨肿瘤专家成员 2 名，分别是于秀淳教授和胡永成教授；统计学专家成员 2 名，分别是天津医科大学总医院宁宪嘉教授和王景华教授；本研究的具体实施由郑凯完成。遴选专家是 Delphi 法成功的关键，本研究从全国范围内的遴选出骨肿瘤临床诊治专家 15 名，遴选专家的条件包括：①在骨肿瘤领域连续工作 10 年以上；②具备骨科专业高级技术职称；③既往发表过有关 GCT 临床治疗的学术论文或有主题是 GCT 的大会发言经历；④对本研究内容感兴趣。通过前期的有关骨盆 GCT 的研究工作，结合文献资料，研究小组提出多项评价指标，在小范围征询相关专家的意见，对指标内容进行多次修改。本研究拟定的初级评价指标包括一级指标 9 个，包括：年龄、性别、病理性骨折、肿瘤体积、发病部位、软组织肿块情况、神经功能受累程度、血管受累程度、骨盆环连续性，二级指标 24 个（表 2-15-9）。

表 2-15-9　初拟的骨盆 GCT 评分系统评价指标体系

一级指标	二级指标
年龄 / 岁	＜ 20
	20 ~ 50
	＞ 50
性别	男性
	女性
病理性骨折	存在病理性骨折
	无病理性骨折
肿瘤体积 /ml	＜ 50
	50 ~ 100
	＞ 100
发病部位	髂骨区
	髋臼区
	耻坐骨区
软组织肿块情况	无软组织肿块
	软组织肿块累及一侧皮质
	软组织肿块累及双侧骨皮质
神经功能受累程度	无受累
	轻度受累
	重度受累
血管受累程度	无受累
	小血管受累
	重要血管受累
骨盆环连续性	骨盆环连续性完整
	骨盆环连续性中断

（4）两轮专家咨询：专家咨询表是应用 Delphi 法获得研究内容相关信息的主要来源，专家咨询表设计的好坏，直接影响到结果的准确性。专家咨询表的目的包括：①简要的说明本研究的目的；②告知专家需要履行的任务；③将初拟的指标体系告知遴选的专家群体；④专家通过完成表格中的填写内容，能够充分体现专家的个人意见。本研究组通过第一轮专家咨询，将研究组初拟的指标体系相关信息告知专家，由专家对一级指标和二级指标进行评价，评价分为 5 个等级，分别为：很重要、重要、一般、不重要、很不重要，另外专家组成员可提出自己认为需要增加的一级指标和二级指标。研究组回收第一轮专家咨询表，将专家组成员填表的信息进行汇总统计分析，同时研究组成员及统计学专家召开专题会议，参考专家组成员的意见，对指标体系进行修改，形成第二轮专家咨询表。将第二轮专家咨询表发送给专家组成员，第二轮专家咨询表内包括第一轮专家咨询表所获得的相关内容，将此作为专家进行第二轮专家咨询表填写的参考依据，而第二轮专家咨询的主要目的是确定已筛选指标的相对权重。

（5）验证患者资料：基于 GTOC 临床数据库搜集临床病例，时间范围为 2000 年 1 月到 2013 年 12 月，全国 6 家骨肿瘤治疗中心的骨盆 GCT 病例纳入本研究，包括：天津医院、空军军医大学西京医院（原第四军医大学西京医院）、解放军第九六〇医院（原济南军区总医院）、解放军东部战区总医院（原南京军区总医院）、浙江大学医学院附属第二医院、上海市第一人民医院，本研究共纳入临床及随访资料完整的骨盆 GCT 患者 38 例，包括男性患者 17 例，女性患者 21 例，平均年龄 38.9 岁，最小年龄 15 岁，最大年龄 57 岁。依据 GCT 累及的部位可以分为：15 例患者肿瘤单纯累及髂骨，4 例患者肿瘤单纯累及髋臼，单纯累及耻坐骨的患者 10 例，肿瘤同时累及髋臼及髂骨的患者 4 例，肿瘤同时累及髋臼及坐骨的患者 5 例。患者术前影像学检查包括 X 线片、螺旋 CT 扫描及 MRI 检查。依据患者接受的手术治疗方式可以分为：GCT 刮除术 12 例、GCT 切刮术 17 例，GCT 切除术 9 例。刮除术和切除术的概念在研究一中已做陈述，GCT 的切刮术是将切除术和刮除术联合应用治疗 GCT 的一种治疗方式，如 GCT 存在软组织肿块时，对于具有骨性包壳的肿瘤部分，可以进行刮除术，而对于软组织肿块的肿瘤部分，刮除术是难以做到无肿瘤残留的，此时可以将 GCT 的软组织肿块部分采用切除术的办法予以去除，这就是切刮术，另外，对于某些特殊部位的肿瘤，如骶骨的 GCT，将低位骶骨中的肿瘤切除后，对于高位骶骨行切除术可能造成骶神经的损伤导致术后骶神经功能缺失，这时可以对高位骶骨中的 GCT 上位部分进行刮除术，这也是一种治疗骶骨 GCT 的经典切刮术。切刮术和刮除术均是一种经瘤的手术操作，本研究中所有的经瘤手术均联合使用了辅助性治疗，包括：术前微波灭活、电烙术处理瘤壁、高速磨钻处理等。本研究中 20 例患者在去除 GCT 肿瘤成分后接受了重建，行骨盆环重建的患者有 9 例，行骨水泥填充或异体骨重建的患者有 11 例。纳入研究的 38 例患者随访资料完整，随访时间（57.5±38.8）个月，最短时间 24 个月，最长时间 162 个月。

使用创建的骨盆 GCT 临床评分系统对纳入研究的 38 例骨盆 GCT 患者进行回顾性评分，依据一级指标和二级指标的评价结果，可以获得每例患者的得分情况，依据患者的评分情况将 38 例患者分为低分组（总得分 4~6 分）、中分组（总得分 7~9 分）和高分组（总得分 10~12 分），将各组之间年龄、年龄组构成、性别、随访时间、切除方式、重建方式、复发情况、并发症发生、术后功能进行统计学分析，进行初步临床验证。

2. 研究结果

（1）骨盆 GCT 评分系统的建立：经过两轮专家咨询，研究组对专家意见进行汇总，通过统计学分析获得各项二级指标的权重，研究组将创建的评分系统命名为骨盆 GCT 评分系统，评分系统包括一级指标 4 个、二级指标 12 个。骨盆 GCT 评分系统最终确定的一级指标包括：肿瘤部位、肿瘤大小、软组织肿块、骨盆环连续性。

对于骨盆 GCT 的治疗而言，肿瘤发生的部位是影响肿瘤手术方案和术后肢体功能的重要因素，因此，骨盆 GCT 评分系统将肿瘤部位作为一个独立因素成为一个一级指标。在探讨骨盆肿瘤的发病部位时，为了交流方便，本研究组参考了 Enneking 对骨盆肿瘤切除部位的划分方法，按照解剖部位将骨盆分为三区：髂骨为 A 区，髋臼为 B 区，耻骨及坐骨为 C 区（图 2-15-83）。A 区及 C 区的骨盆 GCT 手术方法相对简单，术中能够比较容易的获得肿瘤的边界，采取整块切除既不会造成严重的手术并发症，也能够获得良好的局部控制，切除术后根据骨盆环的稳定性，可以选择简单重建或不重建，术后肢体功能通常无明显影响。B 区的 GCT 的治疗是骨盆 GCT 治疗的难点，髋臼位置深在，且是构成髋关节的重要解剖结构，术中的完全显露存在难度，整块切除手术创伤大并发症多，且术后髋关节功能重建相对复杂，而行刮除术治疗又存在术后肿瘤复发的可能，髋臼 GCT 的治疗存在争议，有学者提出髋臼 GCT 应行肿瘤整块切除骨盆重建及人工髋关节置换术，但是即使对于熟练骨盆手术的骨肿瘤外科医生而言，手术风险和术后并发症也是需要考虑的因素。因髋臼在骨盆肿瘤中部位的特殊性，本研究组在应用 Delphi 法和 AHP 基础上，对于骨盆肿瘤发病部位再细分，三个二级指标分别是：①单纯侵袭非髋臼区域（A、C 区），评分为 1 分；②单纯侵袭髋臼区（B 区），评分为 2 分；③同时侵袭髋臼及非髋臼区，评分为 3 分。

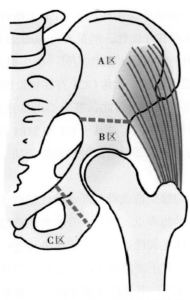

图 2-15-83 按肿瘤发病部位不同，将骨盆分为三区

肿瘤的大小不仅体现肿瘤的生长速度，也是影响肿瘤治疗的重要因素，骨盆 GCT 因位置深在，发病症状隐匿，就诊时往往较大，随着肿瘤体积的增大，肿瘤会与周边组织产生粘连，甚至侵袭破坏，而骨盆内血管、神经及盆腔脏器等解剖结构复杂，当肿瘤巨大时，势必会造成手术难度的增大。因此，肿瘤大小被作为本评分系统的另外一个一级指标。如何对一级指标进行进一步的区分量化，专家组成员各有意见。在 GTOC 既往的研究中，在肢体 GCT 的评分系统的建立时，对肿瘤的大小进行了数值定量区分，但是骨盆结构形态不规则，受性别、身高、体重等个体因素影响较大，采用数值定量区分存在较大误差，另外数值定量也存在术前评估不直接，需要应用特殊软件导入图片资料完成计算，大多数临床医生并不能掌握。因此，基于专家咨询结果和研究组的会议讨论，本研究组设计了基于标准前后位骨盆 X 线片的半骨盆九分格均分法，采用肿瘤所占格数的多少进行肿瘤大小评分计算，半骨盆九分格均分方法为：拍摄标准的前后位骨盆 X 线片，上界为髂骨最高点连线，下界为坐骨结节连线，两侧为髂骨最外侧切线，半骨盆被九分格均分（图 2-15-84）。这种相对大小的计算方法能够避免个体差异导致的评分不准确，也有利于临床医生在实际的评分过程中简单易行。具体的二级指标及评分为：①肿瘤大小占 1 格，评分为 1 分；②肿瘤大小占 2 格，评分为 2 分；③肿瘤大小超过 2 格，评分为 3 分。

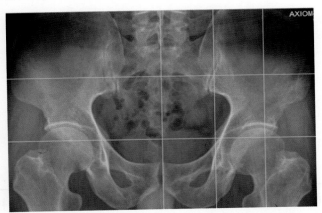

图 2-15-84 正位骨盆 X 线片，上界为髂骨最高点连线，下界为坐骨结节连线，两侧为髂骨最外侧切线，半骨盆被九分格均分。此患者病变大小 1 格，评分为 1

Campanacci 影像学分类系统是目前临床医生在进行 GCT 术前评价时最常用的评价方法，单纯使用 Campanacci 影像学分类进行病情评估存在片面性，但是 Campanacci 影像学分类考虑到了 GCT 对骨皮质侵蚀破坏的特点。因此，在本研究中，软组织肿块作为另一个一级指标纳入骨盆 GCT 评分系统，软组织肿块的形成是 GCT 侵袭性生长的直接体现，骨盆 GCT 存在软组织肿块时，其手术治疗难度明显增大，评价软组织肿块是决定手术方式的重要依据，因此，基于 Delphi 法和 AHP，最终确定软组织肿块为一级指标，其包括 3 个二级指标，二级指标的设定是基于 CT 和 MRI 对于肿瘤软组织肿块检查的基础上，具体包括：①无软组织肿块，评分为 1 分；②软组织肿块局限骨质一侧，评分为 2 分；③软组织肿块突破双侧皮质骨，评分为 3 分。

骨盆手术的另一个难题是肿瘤的切除会造成骨盆环连续性被破坏，需要考虑骨盆环连续性和特殊的骨盆生物力学结构，这是骨盆肿瘤手术的难点。因此，专家组成员的一致意见认为骨盆环连续性是影响手术决策的重要参考指标。在对骨盆环连续性这个一级指标进行进一步划分和量化时，主要考虑骨盆环连续性中断所发生的部位，换而言之，对于非负重区的骨盆环，即使连续性被中断，也可以通过简单的重建获得成功，但是对于负重区的骨盆环，其连续性被中断后，势必要进行骨盆环的重建，这种重建不仅要考虑解剖学上的连续性，还应该关注骨盆生物力学结构的稳定性，其重建方式较为复杂。研究组结合专家咨询意见，经过小组讨论，最终确定二级指标及量化评分为：①骨盆环连续性良好，评分为 1 分；②非负重区骨盆环连续性被破坏，评分为 2 分；③负重区骨盆环连续性被破坏，评分为 3 分。

据此，研究组获得了骨盆 GCT 评分系统量表，一级指标 4 个，二级指标 12 个，评分区间为 4 ~ 12 分，评分量表见表 2-15-10。

表 2-15-10　骨盆 GCT 评分系统

评价指标	评分
发病部位	
非髋臼区	1
髋臼区	2
非髋臼区 + 髋臼区	3
肿瘤大小	
1 格	1
2 格	2
> 2 格	3
软组织肿块	
无	1
突破一侧皮质	2
突破双侧皮质	3
骨盆环连续性	
无影响	1
非负重区被破坏	2
负重区被破坏	3

（2）临床结果及验证：使用骨盆 GCT 评分系统对 38 例骨盆 GCT 患者资料进行回顾性的评分验证。根据肿瘤发生的部位，38 例患者中 25 例肿瘤单纯累及非髋臼区，有 7 例患者的肿瘤病灶单纯累及髋臼区，肿瘤病灶同时累及非髋臼区及髋臼区的患者有 6 例；根据评分系统中肿瘤大小评价 38 例患者，病

灶相对大小占 1 格的患者有 12 例，2 格 13 例，超过 2 格 13 例；根据评分系统中软组织肿块评价情况可将 38 例患者分为：无软组织肿块患者 7 例，软组织肿块突破一侧皮质骨的患者 17 例，软组织肿块突破两侧皮质骨的患者 14 例；根据最后一项一级指标骨盆环连续性评分患者，其中骨盆环连续性良好的患者有 14 例，非负重区骨盆环连续性破坏的患者有 11 例，负重区骨盆环连续性破坏的患者有 13 例。

根据骨盆 GCT 评分系统对 38 例患者的评分结果，可以将 38 例患者分为 3 组，总得分为 4 ~ 6 分纳入低分组，包括 12 例患者，总得分为 7 ~ 9 分纳入中分组，包括 17 例患者，总得分为 10 ~ 12 分纳入高分组，包括 9 例患者（表 2-15-11）。

表 2-15-11　38 例骨盆 GCT 患者评分结果

组别	评价组	例数	百分比 /%
低分组	4 ~ 6 分	12	31.6
中分组	7 ~ 9 分	17	44.7
高分组	10 ~ 12 分	9	23.7

对 38 例患者依据得分情况进行分组，对不同得分组间的一般性资料进行统计分析，低分组患者平均年龄为 43.3 岁，中分组患者平均年龄为 36.5 岁，高分组患者平均年龄为 38.0 岁，统计学分析显示各得分组间的年龄差异无统计学意义（$F=1.878$，$P=0.168$）；为了分析患者年龄构成组之间的差异，研究组将年龄构成划分为 < 20 岁、20 ~ 30 岁、30 ~ 40 岁、40 ~ 50 岁、≥ 50 五个亚组，统计学分析结果提示三个得分组之间年龄构成无统计学差异（$\chi^2=7.718$，$P=0.461$）；三个得分组之间性别差异统计分析提示差异并无统计学意义（$\chi^2=2.938$，$P=0.230$）；随访时间分别为低分组平均随访 75.6 个月、中分组平均随访 77.3 个月，高分组平均随访 77.2 个月，三个得分组随访时间差异无统计学意义（$F=0.419$，$P=0.658$）。由上所见，患者年龄、年龄组构成、性别、随访时间均不影响患者的得分情况。

不同得分组之间手术方式及预后的情况，在本研究中通过切除方式、重建方式、复发、并发症、MSTS 功能评分五个方面进行分析，结果提示：三个得分组之间切除方式存在统计学差异（$\chi^2=19.358$，$P=0.001$），分析切除方式与评分之间的相关性，其结果显示切除方式与评分之间存在正性高度相关（Pearson 相关系数 $r=0.730$）；三个得分组之间重建方式具有统计学差异（$\chi^2=16.559$，$P=0.002$）；高得分患者较中、低得分患者术后复发更为常见，差异具有统计学意义（$\chi^2=8.015$，$P=0.018$）；高得分患者较中、低得分患者术后并发症更为常见，差异具有统计学意义（$\chi^2=8.782$，$P=0.012$）；低得分患者较中、高得分患者术后功能好，差异具有统计学意义（$F=6.837$，$P=0.003$）。由上所见，评分高的患者，多需要行切除术及术后重建，而同时存在术后复发率高、并发症多、功能差。

3. 研究意义

GCT 的临床治疗存在陷阱，如何在治疗中既能彻底清除肿瘤，又能够尽可能的保护周围正常组织结构，同时还能够让患者在术后获得良好的肢体功能，这些众多因素使得 GCT 的临床治疗难以达成一致。骨盆肿瘤的临床治疗，因骨盆解剖结构复杂，涉及神经、血管、脏器多，肿瘤切除困难，需要兼顾骨盆生物力学和髋关节功能等因素，使得骨盆肿瘤的临床治疗成为骨肿瘤外科的难点。骨盆 GCT 又是 GCT 中治疗的难点，如何为骨盆 GCT 临床治疗策略提供参考意见，预测术后肿瘤复发情况及肢体功能情况，是目前骨盆 GCT 临床研究需要解决的问题。到目前为止，可用于骨盆 GCT 临床治疗的参考依据仅有 Campanacci 影像学分类系统，其临床指导价值有限，尚无一种分型或评分方法能较为有效地指导骨盆 GCT 治疗方案的选择及预后判断。因此，本研究采用 Delphi 法和 AHP 建立骨盆 GCT 评分系统，并基于多中心临床病例，回顾性分析临床资料，初步验证建立的骨盆 GCT 评分系统的有效性和准确性。

骨盆 GCT 发病率低，临床治疗缺乏循证医学证据的指导，治疗方案直接影响患者术后肿瘤控制情况及肢体功能情况。目前临床决策的制定多依赖个人经验，在缺乏高水平循证医学证据指导治疗的情况下，权威专家的观点和共识是规范治疗的解决方案。因此，本研究采用广泛应用的 Delphi 法和 AHP，通过两轮次的专家咨询，获得具有指导骨盆 GCT 临床治疗的参数，分为一级指标和二级指标，并对二级指标进行量化打分，构建骨盆 GCT 评分系统。以期能够用于指导骨盆 GCT 临床治疗及进行预后判断。

骨盆 GCT 的治疗难点在于尽可能降低术后肿瘤复发率的同时获得术后长期满意的肢体功能，尽管关注骨盆 GCT 临床治疗的文献较少，但这些文献所报道的临床治疗方式多样，已报道过应用于骨盆 GCT 的治疗方式包括：连续血管栓塞、放疗、干扰素治疗、双膦酸盐药物治疗、狄诺塞麦药物治疗、肿瘤刮除术、肿瘤切刮术、肿瘤切除术，刮除术联合辅助性治疗（包括术前血管栓塞、微波灭活、术中放疗、冷冻、苯酚、氯化锌、高速磨钻、电烙术），肿瘤切除后的重建方式也各不相同，报道的方法包括骨水泥填充、自体骨填充、同种异体骨填充、髋关节旷置、钉棒重建骨盆结构、定制假体重建及 3D 打印个体化假体等重建。骨盆 GCT 治疗方式多样，提示目前尚缺少足够的证据显示某种治疗方法更优越，临床医生在选择治疗方案时只能依赖个人经验。规范骨盆 GCT 的临床治疗，让患者获益，就需要建立骨盆 GCT 的评价体系，通过科学、客观的指标评价指导临床。

在本研究中，38 例骨盆 GCT 患者资料被应用于回顾性分析，用于初步验证骨盆 GCT 评分系统的准确性。依据患者得分情况进行 3 个层级的分组，对一般性资料进行统计分析，其结果显示三组间年龄、年龄组构成、性别、随访时间的差异均无统计学意义，这提示各组间存在的年龄、随访时间的差异不是影响治疗方式、预后的因素。比较三组之间肿瘤手术方式的差异，统计学分析相关性提示分值与切除方式存在正性高度相关，评分得分高的患者，其手术方式多为切除术，而评分得分低的患者，其手术方式多为刮除术。对三组间肿瘤切/刮除术后重建方式差异的统计学分析显示，评分得分高的患者，接受人工假体重建的比例明显高于评分得分低的患者，评分得分在 10～12 分，即高分组中，约有六成的患者接受了人工假体重建（6/9，66.7%）。统计学分析三组间术后复发情况显示，评分得分高的患者复发率明显高于评分在中、低分组患者（4/9，44.4%），在高得分组的 9 例患者中，行瘤内手术的 2 例患者术后均出现了肿瘤复发，另外 7 例行整块切除的患者有 2 例出现了术后肿瘤复发，结果提示，评分高的患者具有术后高复发率的风险，接受整块切除术可能是降低手术后肿瘤复发率的有利因素。三组之间手术并发症的统计分析显示，得分高的患者手术并发症发生率明显高于得分处于中、低分组的患者（5/9，55.6%），手术并发症的发生与手术创面的扩大、手术时间的延长、术中出血等因素有关，而评分得分高的患者肿瘤体积大，对周围组织侵袭严重，从而造成手术复杂、手术时间长。三组间功能情况经统计学分析显示，得分低的患者术后肢体功能明显优于得分处于中分组和高分组的患者，术后肢体功能与手术方式、切除范围、重建方式关系密切，得分低的患者病灶相对较小，对骨盆环生物力学结构及髋关节功能影响不大，多不需要重建，手术对关乎肢体功能的重要组织结构无不明显破坏，这些因素共同决定了得分低的患者能够获得好的术后肢体功能。

临床评价系统的建立不同于实验室的研究，它的形成是临床工作的实际需要，是临床经验的总结，不是一时研究的突破，因此，临床评价系统来自于临床，也需要回归于临床，需要在临床工作中进行长期验证，对其存在的问题进行修改，其后再验证，逐渐获得服务于临床的科学评价体系。骨盆 GCT 评分系统的建立是基于 Delphi 法和 AHP 的信息数据统计学分析，经过研究组成员多次讨论所形成。由于专家组成员存在对问题认识度的不一致以及受个人临床经验所影响，且受 Delphi 法方法学的影响，研究组所采集的信息数据并不能代表所有专家成员的全部意见，因此，建立的骨盆 GCT 评分系统需要进一步被更多的专家应用和完善。另外，由于骨盆 GCT 临床发病率低，尽管基于 GTOC 多中心临床数据，可用于临床验证的骨盆 GCT 患者样本量仍较小，更大样本量的临床验证可能更具说服力。另外，本研究的临床验证是回顾性初步临床验证，更加严谨的前瞻性临床验证有待展开。

十、中国骨巨细胞瘤协作组成员发表部分内容导读

中国骨巨细胞瘤协作组（GTOC）是一个以促进 GCT 多中心临床研究为目的而成立的学术团体，在过去的八年时间里，GTOC 参与单位超过了十余家，参与 GTOC 研究的学者超过了百余人，推进的多中心临床研究十余项，发表学术论文八十余篇，培养博士、硕士研究生数十人，在众多的研究中，我们选择了部分有代表性的研究论文、临床教程以及权威指南进行摘录，希望这部分内容能有助于阅读者更加深入的认识 GCT。

（一）《中国骨巨细胞瘤临床诊疗指南》

（《中华骨科杂志》2018 年 7 月第 38 卷第 14 期）

受中华医学会骨科学分会骨肿瘤学组委托，GTOC 专家组成员于秀淳教授、胡永成教授执笔撰写了《中国骨巨细胞瘤临床诊疗指南》，这是我国第一部用于指导骨巨细胞瘤临床诊疗的指南，内容涉及骨巨细胞瘤的定义、诊断、治疗原则、诊治流程等内容，指南的内容经过中华医学会骨科学分会骨肿瘤学组全体委员的多次讨论，阅读相关内容，能够有助于全面认识骨巨细胞瘤，掌握诊治原则，规范诊治流程。

（二）《桡骨远端骨巨细胞瘤节段切除及骨重建技术》（骨科教程）

（《中华骨科杂志》2015 年 2 月第 35 卷第 2 期）

在这部分内容里，GTOC 专家组成员王臻教授对于桡骨远端骨巨细胞瘤切除及骨缺损重建技术进行了详细介绍，阅读此部分内容有助于全面认识桡骨远端 GCT 切除及各种重建手术的优缺点，必能有助于提高手术技巧。

（三）《Sex Differences in the Recurrence Rate and Risk Factors for Primary Giant Cell Tumors Around the Knee in China》

（《Scientific reports》2016（6）:28173）

GTOC 专家组成员胡永成教授发表了这篇文章。文章摘要：虽然骨巨细胞瘤在西方国家的女性中更为常见，但在亚洲国家，它往往更常见于男性。研究纳入了 410 例膝关节周围 GCT，比较了男、女性别间 GCT 发病年龄、局部局部复发率等，研究发现男性局部复发与肿瘤位置和手术方式显著相关，女性仅与手术有关。

（四）《Surgical treatment for pelvic giant cell tumor: a multi-center study》

（《World Journal of Surgical Oncology》2016（14）:104）

GTOC 成员郑凯等发表了这篇论文。文章摘要：本研究旨在探讨骨盆骨巨细胞瘤的临床结果，以确定理想的手术治疗方案。研究纳入了 29 例骨盆 GCT 患者资料。研究认为髋臼区手术治疗常导致术后并发症和功能低下，髋臼区骨盆 GCTs 手术治疗困难，常伴有并发症和功能低下，与广泛切除术相比，病灶内手术结合细致的术前计划可以降低复发率，获得良好的术后功能效果。

（五）《Development and proposal of a scoring system for giant cell tumour of the bone around the knee》

（《International orthopaedics》2018, 42(1):203-213）

GTOC 成员伦登兴等发表了这篇论文，创新性提出了膝关节周围 GCT 评分系统，用于指导临床决策。文章摘要：本研究旨在建立一套以证据和专家意见为基础的巨细胞瘤评分系统，为外科医生提供有效、可靠的手术决策指导。采用改进的 Delphi 技术和层次分析法建立 GCT 评分系统。GCT 评分系统包括病理性骨折、皮质骨破坏、肿瘤大小和关节面受累。总分从 1 分到 12 分。评分为 1 ~ 4 分的患者建议单纯行病灶内刮除术，可获得良好的术后功能；5 ~ 9 分行病灶内刮除联合内固定术，控制手术相关并发症；10 ~ 12 分行假体置换以实现长期局部控制。

（胡永成，郑凯，乔睿琦，张浩）

参考文献

［1］袁斌斌，胡永成，王臻 . 膝关节周围骨巨细胞瘤病理性骨折影像学特征研究［J］. 中华骨科杂志，2014，34(5): 564-571.

［2］BAI W Z, GUO S B, ZHAO W, et al. Comparison of outcomes of 2 surgical treatments for proximal humerus giant cell tumors: a multicenter retrospective study［J］. J Shoulder Elbow Surg, 2019, 28(11): 2103-2112.

［3］CAO H, LIN F, HU Y, et al. Epidemiological and clinical features of primary giant cell tumors of the distal radium: a multicenter retrospective study in China［J］. Sci Rep, 2017, 7(1): 9067.

［4］郭林，胡永成，袁斌斌，等 . 膝关节骨巨细胞瘤复发的危险因素分析［J］. 中华骨科杂志，2014，34(7): 762-768.

［5］郭世炳，于秀淳，胡永成 . Denosumab 治疗骨巨细胞瘤的研究进展［J］. 中华骨科杂志，2018，38(14): 889-896.

［6］HU Y, ZHAO L, ZHANG H, et al. Sex Differences in the recurrence rate and risk factors for primary giant cell tumors around the knee in China［J］. Sci Rep, 2016, 6: 28173.

［7］LIN F, HU Y, ZHAO L, et al. The epidemiological and clinical features of primary giant cell tumor around the knee: A report from the multicenter retrospective study in china［J］. J Bone Oncol, 2016, 5(1): 38-42.

［8］LUN D X, HU Y C, YANG X G, et al. Development and proposal of a scoring system for giant cell tumour of the bone around the knee［J］. Int Orthop, 2018, 42(1): 203-213.

［9］QI D W, WANG P, YE Z M, et al. Clinical and radiographic results of reconstruction with fibular autograft for distal radius giant cell tumor［J］. Orthop Surg, 2016, 8(2): 196-204.

［10］WANG H, WAN N, HU Y. Giant cell tumour of bone: a new evaluating system is necessary［J］. Int Orthop, 2012, 36(12): 2521-2527.

［11］王晗，林秋，胡波，等 . 膝关节周围骨巨细胞瘤治疗的多中心回顾性研究［J］. 中华骨科杂志，2012，32(11): 1040-1047.

［12］王臻，李靖 . 桡骨远端骨巨细胞瘤节段切除及骨重建技术［J］. 中华骨科杂志，2015，35(2): 195-200.

［13］ZHENG K, YU X, HU Y, et al. Surgical treatment for pelvic giant cell tumor: a multi-center study［J］. World

J Surg Oncol, 2016, 14: 104.

［14］郑凯，于秀淳，胡永成，等．骨盆骨巨细胞瘤临床评分系统的建立及初步临床验证［J］．中华骨科杂志，2016, 36(8): 449-456.

［15］郑凯，于秀淳，胡永成，等．骨盆骨巨细胞瘤临床治疗的系统文献综述［J］．中华骨科杂志，2015, 35(2): 105-111.

［16］HU P, ZHAO L, ZHANG H, et al. Recurrence rates and risk factors for primary giant cell tumors around the knee: a multicentre retrospective study in China［J］. Sci Rep, 2016, 6: 36332.

［17］胡永成．膝关节周围骨巨细胞瘤手术治疗的相关预后因素［J］．中华骨科杂志，2012, 32(11): 1083-1090.

［18］李荣锐，胡永成．四肢骨巨细胞瘤术后复发危险因素的荟萃分析［J］．中华医学杂志，2014, 94(47): 3778-3783.

［19］宁宪嘉，伦登兴，胡永成．骨巨细胞瘤的形态学特征及其治疗方法的选择［J］．中华骨科杂志，2016, 36(20): 1335-1340.

［20］ZHENG K, WANG Z, WU S J, et al. Giant cell tumor of the pelvis: a systematic review［J］. Orthop Surg, 2015, 7(2): 102-107.

［21］ZHENG K, XU M, WANG B, et al. Giant cell tumor of the mobile spine occurring in pregnancy: a case report and literature review［J］. Orthop Surg, 2017, 9(2): 252-256.

［22］徐明，张慧林，耿磊，等．股骨近端骨巨细胞瘤治疗的多中心回顾性研究［J］．中华骨科杂志，2014, 34(11): 1110-1118.

［23］赵立明，徐明，胡永成，等．376例膝关节周围骨巨细胞瘤的临床特征分析［J］．中华骨科杂志，2015, 35(2): 97-104.

［24］ZHENG K, YU X C, HU Y C, et al. How to fill the cavity after curettage of giant cell tumors around the knee? A multicenter analysis［J］. Chin Med J (Engl), 2017, 130(21): 2541-2546.

［25］GUO L, JIA P, HU Y C, et al. Measurement of morphological parameters of giant cell tumor of bone in the knee［J］. Oncol Lett, 2019, 17(4): 3867-3873.

第十六节　骨移植材料

目前，骨科手术往往都涉及到骨缺损问题，比如创伤所致骨不连及骨缺损的处理、骨肿瘤的保肢治疗以及脊柱重建技术等，在这些手术治疗中，使用骨移植材料（bone substitute）进行骨缺损修复已成为一种常见手段，文献指出每年有超过 200 万例骨科手术需要进行骨材料移植。临床上在进行骨缺损修复重建时，骨移植材料的应用和填充是临床疗效的重要保证，尽管自体骨被认为是骨移植的"金标准"，但是由于供区并发症较多（8% ~ 39%）、可获得数量较少以及骨缺损部位的不规则性等原因，限制了自体骨移植的适用范围。因此，其他骨移植替代材料引起了骨科医生的广泛关注。越来越多的学者着眼于对其他骨移植替代材料的研究如同种异体骨、异种骨、天然材料以及生物陶瓷材料等。

一、自体骨

自体骨是最早应用于骨肿瘤缺损修复的移植材料，作为骨移植材料的"金标准"，在异体骨和人工骨填充材料大量应用于骨肿瘤缺损修复前，自体骨是最主要的骨移植材料。自体骨移植的优点是不会发生免疫排斥反应，主要获取于髂骨或胫骨近端，取材方便，不易损伤重要血管及神经；其缺点是取骨过程增加了手术时间，给患者带来额外创伤，并且取骨部位术后可能出现疼痛、感染等并发症。自体骨移植最主要的局限性在于当骨需量较大时，患者自身可获取的骨量有限，导致无法充分修复骨缺损，造成患者预后不良。自体骨移植主要包括单纯自体骨移植和复合自体骨移植。

（一）单纯自体骨移植

自体骨移植作为一种传统的骨移植技术，其技术成熟，疗效确切。此类移植术主要包括：皮质骨移植和松质骨移植。

1. 皮质骨移植

皮质骨是由骨板按照受力方向不同而有规律地排列而成，有 10 ~ 20 层，其中 Haversian 骨板环绕中心管组成的哈弗斯系统（即骨单位）是皮质骨的主要功能单位。皮质骨质地坚硬，能满足承重骨的骨应力要求，所以在移植后能为骨缺损部位提供相当坚强的力学支撑，还能起到机械牵张作用。

皮质骨主要取材于髂嵴，胫骨、腓骨、桡骨、肋骨也可。在骨移植后，皮质骨在修复处出现骨溶解过程，其骨陷窝内的骨细胞被释放，参与成骨过程，该变化伴随骨缺损修复过程减慢而停止。伴随骨修复过程，骨缺损两端的皮质骨发生特征性改变。在骨愈合再生期，可为骨修复过程提供促进骨修复的细胞及物质。而在骨愈合改建期，也参与各种骨痂的改建过程。

2. 松质骨移植

松质骨具有多孔结构，其刚度和强度均明显小于皮质骨，但从另一角度而言，松质骨又比皮质骨更富有弹性。松质骨移植主要用于填充较小的骨缺损，适合于缺损范围 4 ~ 6cm，且通常对移植骨强度无特殊要求的部位。松质骨表面有大量活跃的成骨细胞，所以松质骨形成新骨的潜能大于皮质骨。

松质骨移植主要取材于髂骨，原因是髂骨处取骨操作简便，手术的安全性高，且移植骨成活率高。除此以外，股骨（近端、远端及大转子等处）也可以作为松质骨移植的供骨区。松质骨可迅速与宿主骨相融合，其表面的骨细胞由于受组织液的营养而在骨缺损处得以存活，并积极参与骨形成；松质骨的孔隙状结构更易使细胞爬行及血管重建，这种结构可有效发挥骨材料的骨诱导和骨传导作用，利于新骨形成。但松质骨移植也存在一定并发症，主要包括供骨区大于 6 个月的持续性疼痛、供骨区感染、血肿、神经损伤以及伤口处感觉障碍等。因此，在手术中术者操作应精细轻柔，尽可能减少取骨处的周围组织损伤。

扩髓冲洗吸引（reamer irrigator aspirator, RIA）系统最早是为长骨髓腔来扩髓操作的一种设备，由于可以连续冲洗和负压吸引，所以可以减轻髓内压。而在对 RIA 吸引物的进一步研究中，发现其是很好的骨移植材料。吸引物的主体是松质骨，其次是皮质骨碎片，这种成分构成使其具有骨传导性。吸引物中还有成骨源性干细胞以及少量的骨诱导活性细胞因子。从数量和质量而言，RIA 吸引物也具有极大的优势。

（二）复合自体骨移植

1. 自体骨复合骨髓移植

红骨髓含有大量的骨祖细胞和各种具有骨诱导活性的生长因子，有较强的成骨能力。研究证实，自体红骨髓移植到骨缺损部位后有明显的促进成骨作用，对治疗骨折不愈合有良好疗效。骨髓基质中骨源性干细胞可在诱导下成骨，是骨折愈合过程中参与骨化的重要细胞。在骨移植材料修复骨缺损过程中，自体骨髓中含有的骨祖细胞和生长因子，在非血管化骨移植的骨形成过程中对细胞诱导、分化有重要意义。即使采用血管化的自体骨移植，术后定期在术区注入红骨髓仍有利于骨折愈合和塑形。这种技术的缺陷是：单纯自体红骨髓移植后骨髓容易流失、局部浓度下降过快，且自体红骨髓移植凝固后易碎、位置不易保持，可导致骨折处渗血，同时不能充分填充骨缺损空间。

2. 自体骨复合骨形态发生蛋白

自 Urist（1965 年）首先发现并制备出了牛的骨形态发生蛋白（bone morphogenetic protein, BMP）粗提物以来，BMP 被广泛应用于骨缺损和异位成骨的研究。BMP 可对细胞分裂、基质合成和组织分化等发挥调节作用，同时也是骨生长的启动因子，能诱导骨髓基质细胞分化为成骨细胞和骨细胞，诱导成骨细胞表型的表达，促进矿化结节和骨基质的形成。研究已经证实骨折愈合与 BMP 表达有关，表达水平越高，骨折愈合越快。单纯植入 BMP 浸提液能提高组织成骨作用，且操作简单，易于掌握，但单纯植入 BMP，无论是全身或局部应用都易于在体内扩散稀释以及被蛋白酶降解，而且难以在新骨形成全过程中充分发挥其诱导成骨的作用，对大面积的骨缺损没有塑形功能，所以其修复效果远不如自体骨复合BMP。

3. 自体骨复合血管内皮生长因子

骨愈合过程受到全身因素和局部因素的影响，其中血供在骨愈合中是最基本的局部因素之一。充足的血供不但可以将损伤修复所需的各种营养物质、生长因子等输送到骨愈合部位，还能把代谢产物带离。血管的重建贯穿于骨修复的全过程，多种细胞因子和生长因子参与新血管的形成，其中血管内皮生长因子（vascular endothelial growth factor, VEGF）起着重要作用。VEGF 作为一种特异性促血管内皮细胞增生及促血管形成的生长因子，在骨缺损愈合过程中的血管再生具有重要作用；另外，VEGF 可介导其他因子的作用，多数骨诱导因子促进骨修复可能也是通过刺激 VEGF 的产生来实现的。

自体骨移植伴有一定的并发症，但因操作方便、易行、疗效确切，所以在临床有着广泛的应用。此外，大量自体骨移植替代物也在不断研究当中，相关研究依然停留在基础研究阶段，但是，这些移植材料替代物的研究不仅丰富了骨缺损修复方法，而且提供了全新的、具有前景的方向，随着医学的不断发展和创新，自体骨移植技术也会有进一步改善和发展。

二、同种异体骨

同种异体骨来源于捐献的人体骨组织，一般分为两种类型：冷冻干燥的异体骨和新鲜冷冻的异体骨。冷冻干燥的异体骨由于经过干燥处理，因此可以在室温下长期保存，并且具有较低的抗原性；新鲜冷冻的异体骨需要保存在 –20℃的低温下，才能保证其生物力学不会减弱并且能够保存长达 1 年。不同的处理和保存技术会对同种异体骨的骨传导性、骨诱导性和抗原性产生不同的影响。一般而言，异体骨具有较强的骨传导性，较弱的骨诱导性和一定程度的抗原性。由于经过抗原处理，因此异体骨不含有任何活细胞，不具备任何的成骨潜能。异体骨移植主要作用在于提供一个骨爬行支架并实现其骨传导性。免疫排斥反应和疾病传播是早期异体骨移植存在的重大问题，但随着现代科技的不断进步，供体的有效筛选和辐照灭菌技术的应用，异体骨移植造成的疾病传播和感染被有效控制。在异体骨的处理技术中，冷冻干燥、深低温冷冻和辐照大大降低了异体骨的抗原性，在少量植骨后，极少发生免疫排斥反应。相比于自体骨，同种异体骨移植可以有效避免因取骨带来的伤害与并发症，并且不受植骨数量和部位的限制，被广泛应用于临床。

（一）同种异体骨的临床应用

同种异体骨通过自身骨传导的作用方式，对骨缺损和骨创伤进行修复，达到骨愈合或骨融合的目的。冻干骨粒、骨条和骨块具有良好的骨传导性能，其网状多孔结构利于再血管化和新骨爬行替代；其次移植骨内的 BMP 可诱导间质干细胞分化为成骨细胞，形成新骨。

在临床上根据骨移植部位不同，其植入方式和目的（融合、填充）会有所不同。在脊柱外科主要是后外侧融合和椎体间融合（图 2-16-1）；在人工关节翻修手术中主要是采用打压植骨填充包容性骨缺损，恢复骨量（图 2-16-2）；创伤骨科中是修复骨折、骨不连和骨不愈合的骨缺损，促进骨愈合（图 2-16-3）；在骨肿瘤治疗中是填充骨肿瘤切除后的腔性骨缺损（图 2-16-4）；对四肢长骨结构性缺损则可以结合内固定进行骨缺损修复（图 2-16-5）。

1. 脊柱外科

脊柱外科疾病往往涉及到脊柱肿瘤、侧凸畸形、脊柱结核、椎体压缩性骨折等，在对这些疾病进行外科干预时，有时需要对相关病椎及附件进行切除，并进一步重建脊柱稳定性，保证其正常功能。临床研究表明，同种异体骨用于脊柱稳定性重建，可为患者带来良好的临床疗效。买买提等回顾性分析 27 例小儿脊柱结核，所有患儿均接受前路病灶清除后同种异体冻干骨植入内固定手术治疗，术后继续抗痨治疗 12 ~ 18 个月，观察内固定疗效及骨愈合情况。随访期间未出现血液、组织、免疫等排斥反应，无钛合金腐蚀、磨损等材料反应的发生。在全身抗痨治疗的基础上，认为前路病灶清除同种异体冻干骨植入内固定治疗小儿脊柱结核是安全可行的。对于脊柱侧凸矫形融合，贾全章等对比同种异体骨与自体骨移植在重度僵硬性特发性脊柱侧凸矫形融合术中的应用效果，术后平均随访 6 个月，3 个月时 X 线片见植骨颗粒已经模糊，6 个月时见脊椎后弓结构已显示不清，被高密度骨组织覆盖，两组间比较无明显差异。结果表明在重度僵硬性特发性脊柱侧凸矫形融合术中，同种异体骨与自体骨移植具有同样的融合效果。张宏其等也采用同种异体骨联合自体肋骨的复合骨移植方法矫正脊柱侧凸畸形，并对 112 例脊柱侧凸患者进行了回顾性分析，所有病例均接受一期后路矫形植骨内固定术。术后愈合率均较为满意，且均无感染、无延迟愈合、无假关节形成等并发症。同种异体骨用于脊柱融合及脊柱稳定性重建具有诸多优点，不仅可以避免自体骨移植导致的供区并发症问题，而且其取材来源广泛，此外具有与自体骨移植相当的临床疗效。

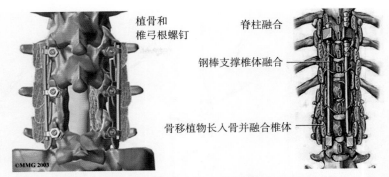

图 2-16-1　脊柱后外侧融合示意图：在横突间和椎板上植骨，使病变节段椎体达到骨愈合稳定，起到骨关节融合作用

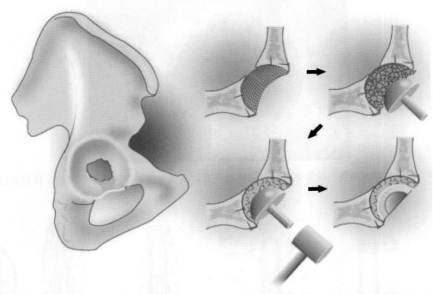

图 2-16-2　打压植骨方法示意图：在髋臼包容性骨缺损区植入冻干骨，并用植骨器打实，完成骨缺损填充，恢复骨量

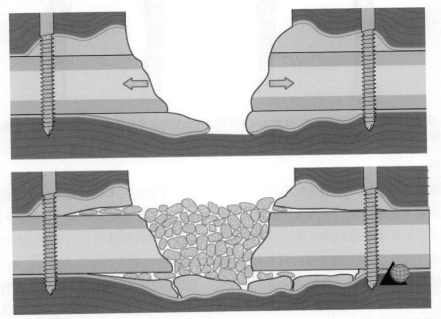

图 2-16-3　骨折骨缺损植骨手术示意图：在长骨骨折后骨缺损区植入冻干松质骨，主要是发挥骨传导作用，促进骨折的愈合

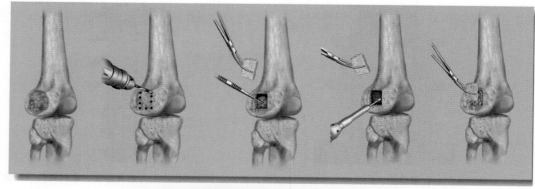

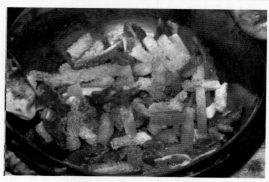

图 2-16-4　骨肿瘤填充植骨：股骨远端骨巨细胞瘤开窗刮出植骨术，冻干骨填充瘤腔，修复腔性骨缺损

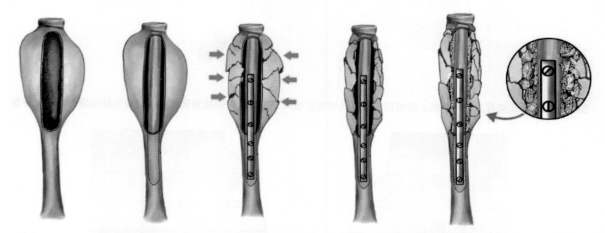

图 2-16-5　冻干骨辅助内固定使用方法：桡骨近端韧带样纤维瘤切除后用异体腓骨结构性移植起到重建骨干的连续性，采用钢板固定腓骨，冻干骨填充骨缺损，恢复骨量

2. 创伤骨科

由创伤所致粉碎性骨折，使用常规内固定方法处理时，疗效往往不佳，此外由于骨折延迟愈合或愈合不良，可导致骨不连的发生。上述情况均是骨科医生面临的不可避免的难题，需要进行骨材料移植并辅以内固定技术，从而维持骨结构的连续性和功能的稳定性。同种异体骨作为重要的骨移植材料，在创伤骨科的应用也十分广泛。王劲等探讨同种异体骨移植在粉碎性骨折的应用及意义，对 80 例长骨粉碎性骨折并伴骨缺损的患者分别采用单纯内固定（A 组）与异体骨移植内固定（B 组）进行治疗，对比观察其临床疗效。B 组在骨折愈合上优于 A 组，无术后伤口感染并发症。丁树伟等探讨自体骨或同种异体骨移植结合交锁髓内钉固定治疗股骨干骨不连的疗效。34 例股骨干骨不连分为 A、B 两组，A 组采用自

体骨移植结合交锁髓内钉固定，B 组采用同种异体骨移植结合交锁髓内钉固定。所有患者平均随访 73 周，B 组骨折平均愈合时间较 A 组长，差异有统计学意义（$P < 0.05$）；两组术后 50 周膝关节 HSS 评分差异无统计学意义（$P > 0.05$）。同种异体骨移植结合内固定技术治疗创伤所致粉碎性骨折及骨不连，其临床疗效可靠确切；在同种异体骨材料的骨传导作用下，有利于骨细胞及血管内皮细胞的攀爬与聚集，促进骨组织早期愈合，进而降低骨不连的发生率。

3. 关节外科

在关节外科领域，由于关节发育不良会导致患者步态及外观出现畸形，此时需要对患者进行外科手术矫正畸形，切除部分骨组织并植骨，以便保证骨结构的稳定性及维持骨关节的正常功能。此外，对于关节置换术后的患者，因假体松动、塌陷、外露等需要进行翻修时，由于瘢痕组织及假体与周围组织的粘连，造成翻修困难，此类情况需要取出假体并行骨材料移植。李楠竹等观察同种异体骨移植治疗小儿先天性髋关节发育不良的效果，对 36 例先天性完全性髋关节脱位患儿截骨后采用同种异体骨块移植治疗，影像学评价髋关节脱位治疗效果。术后随访 1.0 ～ 2.5 年，未出现伤口渗液，疼痛，无排斥反应，无同种异体骨骨块移位及吸收病例；影像学评价髋关节脱位疗效显示，优良 38 例（90%），中 3 例（7%），差 1 例（2%）。表明在小儿先天性髋关节发育不良骨盆截骨治疗中，选用同种异体骨移植，临床疗效满意。叶一林等采用同种异体骨移植对 18 例髋关节置换术后的患者进行翻修，包括 17 例全髋关节置换术后因髋臼周围骨溶解导致髋臼假体松动的患者以及 1 例髋臼发育不良行髋臼截骨术后继发骨关节炎的患者。术后 3 ～ 6 个月 X 线检查，可见髋臼植骨区骨长入，1 年后植骨区骨整合良好，随访期间未发现髋臼再松动，认为冷冻干燥异体骨打压植骨可有效恢复髋臼骨量。

4. 骨肿瘤科

肖鹏等探讨同种异体骨联合自体骨复合骨移植应用于儿童瘤样骨病的治疗效果，回顾性分析了 40 例进行瘤样骨病刮除植骨术的患儿。根据植骨材料的不同将患者分为两组，包括 20 例同种异体骨联合自体骨移植和 20 例自体髂骨移植。术后观察比较两组患儿体温、白细胞、红细胞沉降率恢复正常的时间及需要引流管留置的时间。术后平均随访 1 ～ 3 年，两组患儿均有大量骨痂形成，但复合移植组患儿骨痂形成量明显多于自体移植组。所有病例中均无感染、延迟愈合或假关节形成。表明同种异体骨联合自体骨复合移植的植骨融合情况优于自体骨移植。瘤样骨病的病灶较大，需要的同种异体骨量较多，因此机体的反应时间明显延长，术后必须延长引流管留置时间、合理应用激素及抗生素，抑制免疫反应及其潜在诱发感染的风险，才能真正发挥复合骨移植在儿童瘤样骨病治疗中的优势，确保植骨融合。

（二）同种异体骨移植的并发症

1. 感染

感染可导致骨髓炎和骨溶解，延缓骨愈合，降低同种异体骨移植的临床效果。整体上同种异体移植的感染率约为 1.2% ～ 9%（骨肿瘤术后患者感染发生率为 8%，大段同种异体骨移植后感染率可达 9%）。同种异体骨污染最常见的病原体为凝固酶阴性葡萄球菌。数据分析显示，移植同种异体骨感染艾滋病病毒的概率仅为 160 万分之一，低于输血感染艾滋病病毒的概率。约 75% 的移植物感染发生在同种异体移植后 4 个月内。临床上应注重产品的灭菌、加强术中的无菌操作及受体易感因素的管控。经过适当的筛选和制备程序，同种异体骨传播疾病风险可降到最低。

2. 过度吸收

理想的同种异体骨移植物愈合过程，涉及宿主骨对坏死移植物的包裹，其中包含由造血细胞和成骨细胞组成的重塑单元。通过破骨细胞介导的骨吸收以及骨形成，进行爬行替代。于国胜等对同种异体骨在椎体内植骨的病例进行了回顾性分析，结果发现椎体内植骨量越大，后期形成空洞的可能性就越大。研究者归其主要原因为植骨量过大，而骨折处血液循环破坏导致爬行替代能力不足；次要原因为异体骨骨诱导能力不足和免疫反应。临床上常常将这类情况归类为萎缩型骨不连。同种异体骨移植后骨吸收发生率为 10.78%。由于存在骨缺损，再次植骨是基本治疗方案。骨吸收缺损较大时，自体、同种骨混合植骨可能是合适的选择。

二膦酸盐及焦磷酸的合成类似物在抑制移植骨吸收上有较大的应用前景。二膦酸盐与骨矿物具有较强的亲和力，吸收后可诱导破骨细胞凋亡。通过添加破骨细胞抑制剂二膦酸盐，可以在药理学上调节因使用 BMP 引起的过量骨吸收，且不减少骨形成。在动物实验中发现，用唑来膦酸盐溶液进行同种异体骨移植的药理修饰，可以降低破骨细胞介导的同种异体骨移植的吸收。

3. 免疫排斥反应

免疫排斥是指移植接受者的免疫系统识别移植物抗原，对后者进行免疫攻击。植入物发生免疫反应意味着细胞不容易贴附及周围组织长入，不利于植入物周围血管的生长，从而减慢异体骨植入后早期的爬行替代过程，延缓移植骨与宿主骨愈合。骨愈合不良、大量骨质吸收以及感染等都与同种异体移植物的免疫反应相关。同种异体骨移植入宿主后引起的免疫排斥反应是以活性淋巴细胞和细胞毒性抗体的产生为特征，主要通过 T 淋巴细胞介导的细胞免疫。通过深度冷冻、冷冻干燥等物理方法，使同种异体骨细胞表面的蛋白质失活，从而达到消除或减弱抗原性的目的。

Toll 样受体（Toll-like receptors, TLR）的表达也与免疫排斥相关。其中 Toll 样受体 4（Toll-like receptors 4, TLR4）与多种急性免疫排斥有关，髓样分化因子（myeloid differentiation factor 88, MyD88）则是 TLR4 信号通路的重要下游分子。Hsieh 等的动物模型实验显示，TLR4 和 MyD88 的表达在同种异体骨移植的小鼠中上升，而 TLR4 短发夹 RNA（short hairpin RNA, shRNA）和 MyD88 shRNA 则有效抑制了 TLR4 和 MyD88 表达，表明局部抑制 TLR4 和 MyD88 可能会降低免疫反应并改善同种异体骨的排斥反应。

良好的加工技术可以使同种异体骨的免疫反应达到最小化。其中，冻干同种异体骨移植所引发的免疫反应为程度较轻、范围局限的慢性免疫排斥反应，对全身的影响较小，对移植骨的愈合没有明显影响。严重的同种异体骨免疫反应则来源于新鲜冷冻同种异体骨的骨膜细胞和骨髓，以及大段关节移植时保留的韧带、肌腱等组织。传统的同种异体骨加工方法尚无法同时做到保留骨生成能力、骨诱导性和肌腱、韧带等组织活力的同时消除免疫原性。但最新的研究也证明很多加工方法的有效性，能在保留同种异体肌腱、韧带等组织活性的同时降低免疫原性。

免疫排斥相对难以预防，目前也少有针对性的治疗方法，除环孢素等应用于非肿瘤患者外，大多数大段移植的肿瘤患者并不推荐使用免疫抑制剂，如采取早期引流，维持换药的方法治疗，平均换药时间长达 18 天。如采用负压引流术则可减少换药次数，缩短伤口愈合时间，降低感染发生率。

三、脱钙骨基质

脱钙骨基质（demineralized bone matrix，DBM）是由正常骨组织剔除了骨表面附着的所有软组织和骨膜成分，并经过清洗、无机溶剂脱钙、干燥和灭菌等处理得到的一种天然衍生生物材料。该类材料保留了骨骼中大部分天然的蛋白成分（主要为 I 型胶原蛋白，亦包含少量 IV 型及 X 型胶原蛋白）、非胶原蛋白及生长因子（主要为 BMP）、不同含量的钙盐和无机磷酸盐（1% ~ 6%）以及微量的细胞碎片。DBM 具备传统同种异体骨无可比拟的优势，脱钙后 BMP 可以从周围的矿物成分中释放出来，充分发挥其骨诱导潜能，同时脱钙过程也破坏了绝大部分的抗原成分，极大地降低了其免疫原性。I 型胶原蛋白作为 DBM 中的主要成分，不仅对细胞有良好的亲和力，可以促进细胞生长黏附，同时可作为多种生长因子（如 BMP）的载体。DBM 良好的骨诱导性和骨传导性，使其被认为是一种拥有良好临床应用前景的自体骨替代材料，在骨修复中逐渐受到广大医师的青睐。

（一）DBM 黏性载体

DBM 的粉末或颗粒结构松散，不能牢固地停留在填充部位，在手术过程中受到血液或盐水的冲洗后容易流失，从而与填充部位形状不一致，导致骨不愈合或延迟愈合。为使 DBM 充分填充骨缺损并保持稳定，可将 DBM 粉末 / 颗粒与生物相容性黏性载体复合，制得可塑形的 DBM 产品。一般说来，根据分子量，黏性载体可分为以下两类：①高分子材料，如胶原、壳聚糖、透明质酸（hyaluronic acid, HA）、羧甲基纤维素（carboxymethyl cellulose, CMC）和泊洛沙姆 407 等；②低分子材料，如甘油、硫酸钙和生物活性玻璃等。

（二）DBM 骨诱导活性及其影响因素

骨诱导的概念是在 20 世纪 60 年代，继 Urist 对 DBM 和 BMP 的开创性工作之后确立的。实际上早在 1934 年和 1938 年，Levander 就依据 Sperman 胚胎诱导细胞转化机理，首次提出了骨诱导学说，但之后被 Hemen 和 Axhausen 等人的实验所否定。1965 年，Urist 使用 DBM 在肌肉内成功诱发异位成骨，再次证实了骨诱导学说，当时 Urist 预言 DBM 中含有一种特殊的蛋白，后被证实为 BMP，其可诱导血管周围游动间充质细胞转化为不可逆性骨系细胞，从而可在骨骼或骨骼以外部位产生软骨和骨组织。在此后，关于 DBM 骨诱导活性的研究十分活跃，大量动物实验和临床实验发现 DBM 的诱导成骨活性方面因 DBM 颗粒大小、供体的年龄以及骨脱钙程度等因素的不同而表现出存在明显的差异。

1. 颗粒大小

DBM 颗粒大小与其成骨能力存在一定的关系，目前的研究主要集中于动物实验。Howes 等人将不同颗粒大小的 DBM 植入尖耳鼠胸部皮下，于 7、10、14 天取得标本，进行组织学检验，发现小颗粒 DBM 有更好的骨诱导性，分析认为可能是由于小颗粒增加了表面积，进而导致 BMP 更好地释放。Syftestad 和 Urist 等人通过动物实验对比不同颗粒大小 DBM 的成骨能力，发现当颗粒体积小于 $0.125mm^3$ 后，骨诱导能力随体积变小而降低，分析可能是由于以下原因：①小颗粒中的骨诱导因子释放过快，导致骨诱导能力下降；②小颗粒需要更长时间的研磨，研磨过程中造成的热损伤使 BMP 变性或失活。Sampath 和 Reddi 等人将 74 ~ 420μm 的粗颗粒及 44 ~ 74μm 细颗粒分别植入鼠皮下观察其诱导成骨活性，发现 74 ~ 420μm 组局部骨化而 44 ~ 74μm 组却无骨生成，他们认为 DBM 颗粒大小是影响诱发软骨内成骨分化发生生化级联反应的关键因素。Dozz 等人报道称 DBM-S（< 0.5mm）、DBM-M（0.5 ~ 1mm）与 DBM-L（1 ~ 2mm）细胞相容性均较好，但是 DBM-M 组诱导成骨性能明显优于 DBM-L 组和 DBM-S 组。Timothy 等人把 4 种不同大小 DBM 颗粒植入马肌袋中，研究发现 2 ~ 4mm³ 和 5 ~ 10mm³DBM 颗粒骨诱导活性好且炎症反应轻，而 0.425 ~ 0.850mm³ 和 0.85 ~ 2.0mm³DBM 颗粒骨诱导活性低且炎症反应高。由此可见，DBM 颗粒大小与范围以及几何学结构与 DBM 骨诱导活性密切相关。

2. 供体年龄

供体年龄的不同导致骨源具有不同的生物学特性，从而可能对 DBM 骨诱导活性存在影响。然而，目前这方面的相关研究数量有限。Nyssen-Behets 等人为研究年龄与 DBM 骨诱导活性的关系，将 8 例年轻人（平均 36.6 岁）和 9 例老年人（平均 80.2 岁）来源的 DBM 植入裸鼠体内，通过组织形态学和碱性磷酸酶（alkaline phosphatase, ALP）活性评估骨诱导活性。尽管两组的组织形态学观察没有显著差异，但是老年组中的 ALP 活性明显低于年轻组，反映出老年组成骨细胞活性较低，骨诱导能活性较差。Traianedes 等人利用无性系大鼠异位成骨模型，评价人类供体［男性（133 例）和女性（115 例），按 10 ~ 85 岁分组］年龄和性别对 DBM 骨诱导活性的影响。在男性中，年龄和骨诱导活性在统计学上存在显著的线性关联（$P < 0.001$），而在女性中则未见统计学关联（$P=0.2$）。与供者年龄（仅供者年龄 < 76 岁）和性别相关的双因素方差分析显示，骨诱导活性与年龄组、性别及其相互作用没有显著的统计学关联。结果证实，85 岁以上的供体来源的 DBM 经过适当处理是一种可行的骨移植材料。

3. 脱钙程度

BMP 是保证骨诱导活性最主要的生长因子，主要存在于骨基质中，只有很少一部分存在于矿物质中。骨中含有的矿物质会阻碍 BMP 的表达，脱钙后，BMP 可以从周围的矿物成分中释放出来，充分发挥其骨诱导潜能。尽管很多方法应用 0.5 ~ 0.6mmol/L 的盐酸脱钙，但没有确定一个标准脱钙方法。Pietrzak 等人应用牛骨颗粒检测不同浓度的盐酸（0.125mmol/L、0.25mmol/L、0.5mmol/L）及脱钙时间与 DBM 中 BMP-7 含量的关系，发现脱钙 90min 后，钙剩余量达到最低最小（用 0.25mmol/L、0.5mmol/L 盐酸，钙剩余 1% 重量比；用 0.125mmol/L 盐酸，钙剩余 17% 重量比）；测量到 BMP-7 含量峰值出现在 90min（用 0.25mmol/L、0.5mmol/L 盐酸，161 ~ 165ng/g；用 0.125mmol/L 盐，55.2ng/g），之后 BMP-7 之所以下降，是因为其扩散到了酸中。Urist 等人为研究不同脱钙程度对骨诱导活性的影响，将不同程度脱钙的同种异体骨基质植入兔子的前腹壁，5 周后取出样本做 X 线、组织学、生化分析，发现脱钙充分的同种异体骨诱导性能更好。Zhang 等人为研究脱钙程度对其骨诱导性的影响，在体外实验中，用含有 DBM 的培养基培养人骨膜细胞，4 周后通过检测 ALP 活性推断骨诱导能力，之后将不同脱钙程度的 DBM 植入裸鼠体内，4 周后取出样本检测钙含量，用来推断骨诱导能力。最终结果显示相较于轻度脱钙和重度脱钙，98% 脱钙的 DBM 拥有最大的骨诱导能力。Koga 等人将不同脱钙程度的 DBM 植入鼠颅骨缺损，于 4、8 周取出样本进行 Micro-CT、组织学、免疫组化分析，发现部分脱钙（脱钙 70%）的 DBM 样本成骨量显著大于未脱钙骨和完全脱钙的 DBM。

（三）DBM 应用现状

1. DBM 在脊柱中的应用

（1）DBM 在颈椎的应用：多个研究均支持 DBM 在颈椎的植骨融合应用中有着不劣于自体骨的融合效能。An 等人在其随机对照实验中发现 DBM 组相对于自体骨移植，移植物的塌陷率更高（39.7% vs.23.7%），当移植物出现塌陷意味着有手术失败的风险，但两组差异并无统计学意义。此外，在所有 77 例患者中，8 例进行了翻修手术，其中 3 例来自 DBM 组，5 例来自自体骨组，两组之间差异仍无统计学意义。Christodoulou 及其同事对 15 例使用 Grafton DBM 行单节段颈椎前路融合术（anterior cervical discectomy and fusion，ACDF）患者进行了回顾性研究，经过 84 个月的平均随访，所有患者均出现了骨融合，无并发症出现，该作者认为 DBM 在 ACDF 中可以作为自体骨材料的理想替代物。Kim 等人通过一项包含 130 例患者的回顾性病例研究对比了 Bonfuse DBM 混合羟基磷灰石（hydroxyapatite，HA）与自体骨的融合效能，24 个月后两组患者均实现了骨性融合。该作者认为，Bonfuse DBM 混合羟基磷灰石在 ACDF 中可以作为自体骨替代品使用。

值得注意的是，尽管与自体骨相比融合率并无统计学差异，但是在术后第一年 DBM 组融合率明显低于自体骨，术后两年 DBM 材料提供了与自体骨相当的融合率。尽管如此，大多数研究者认为，与自体骨相比 DBM 材料在颈椎植骨融合的应用中消除了自体骨取骨的并发症且拥有相当的融合率，可以作为自体骨的扩充剂使用。

（2）DBM 在胸椎的应用：相比于其他人工陶瓷材料，DBM 具有更高的骨诱导性，但在胸椎损伤中，DBM 的使用仍然较少。Baumann 等人回顾性分析了 62 例急性胸椎损伤后植骨治疗病例，其中包括自体骨移植 46 例，DBM 混合局部碎骨移植 16 例，18 个月后两组融合率分别为 100% 和 94%，两组间无统计学差异（$P=0.26$）。相比于自体骨移植组，DBM 组在手术时间有明显的缩短（87min $vs.$99min），作者认为 DBM 的使用不会增加并发症的发生，其融合率与自体骨无差异且缩短了手术时间，是一种可用于急性胸椎损伤的可靠的骨移植材料。Kuklo 等人将 DBM 材料填入钛笼后植入椎间以治疗化脓性胸椎骨髓炎，所有 10 例患者术后 3 个月全身及局部症状均得到改善，红细胞沉降率及 C 反应蛋白指标值恢复到正常水平，没有出现复发及感染，同时所有患者均未出现新的神经功能缺损。

尽管 DBM 的骨诱导活性得以确定，但是 DBM 在胸椎的融合效果并未得到充分的证实，目前相关研究较少且均为回顾性研究，导致选择性偏移难以消除，较小的样本量使作者难以肯定 DBM 确切的融合作用。因此在胸椎段的使用中，DBM 的融合效果仍需要大样本量前瞻性的临床研究予以证实。

（3）DBM 在腰椎的应用：关于评估 DBM 在腰椎融合中的临床研究较多，腰椎退行性病变的发病率明显高于颈椎胸椎，仅在美国每年约有 30 万例腰椎融合术。在一项前瞻性随机对照研究中，Kang 对比了 Grafton DBM 与自体髂骨在单节段后外侧腰椎融合术中的临床疗效，其中 DBM 组（28 例）与自体骨组（13 例）共 41 例均接受了最短 24 个月的随访，术后 24 个月两组融合率分别为 84% 与 92%，两组间无统计学意义。术中数据显示 DBM 组出血量明显低于自体骨组（512ml $vs.$883ml，$P=0.003$），此外，DBM 组手术时间更短（200min $vs.$226min，$P=0.06$）。值得注意的是，随访期末 24 个月时在腰椎生理功能评估上，DBM 组患者表现优于自体骨组，ODI 评分（16.2 $vs.$22.7，$P=0.234$），SF-36 评分（44 $vs.$40，$P=0.08$），尽管均无统计学意义，但作者认为在单节段腰椎后外侧融合的应用中，DBM 材料的临床效果可以与自体髂骨相媲美。Fu 等人通过一项回顾性病例对照研究对比了 DBM 与自体髂骨在腰椎后外侧多节段（≥3 节段）融合的临床效果，DBM 组（26 例）与自体髂骨组（21 例）术后 12 个月影像学检查融合率分别为 80.8% 和 85.7%，两组之间无统计学差异（$P=0.720$）。术中数据显示 DBM 组术中出血量明显优于自体髂骨组（700ml $vs.$1200ml，$P=0.02$）；手术时间 DBM 组短于自体髂骨组（284min $vs.$304min，$P=0.280$）。术后 DBM 组 2 例患者出现移植部位深部感染，接受了 2 次清创手术；自体髂骨组 1 例患者出现原因不明的持续发热，给予抗生素 2 周后发热减退。术后最后一次影像学检查发现 DBM 组中 11 例出现螺钉松动，而自体髂骨组仅有 6 例，但该差异无统计学意义（$P=0.330$）。该作者认为 DBM 混合局部椎板碎骨与自体髂骨融合效果相同，均能够形成长时间稳定的多节段骨性融合，这样的结果可能得益于移植物提供了骨传导性、骨诱导性及骨发生性，因此在多节段腰椎后外侧融合中，DBM 混合术中椎板碎骨可以作为自体髂骨的替代物使用。

已有较多文献涉及到 DBM 在腰椎融合的应用，已经证明 DBM 是一种有效的骨移植物，可用于自体骨扩容剂，在腰椎融合中展现出与自体髂骨相似的融合效果，但所有文献描述的手术方式均为腰椎后路融合，DBM 在腰椎前路融合中的作用尚未证实。由于 DBM 缺乏力学强度，因此难以单独应用与需要力学支撑的临床情况，DBM 在腰椎的植骨应用通常与具有结构强度的骨替代物或者椎间 cage 结合使用，至今尚无临床证据支持在腰椎融合中单独使用 DBM。

2. DBM 在四肢中的应用

（1）DBM 在骨折的应用：多数粉碎性骨折需要额外植入骨材料以填充骨折缺损部位，以促进骨折愈合，避免骨折延迟愈合及不愈合发生，目前已有多篇研究关注于 DBM 治疗骨折的临床效果。

Lindsey 等人通过一项前瞻性对照研究对比了 DBM 联合自体骨髓移植与自体髂骨移植在治疗长骨骨折的临床结果，其中 Grafton DBM 组与自体髂骨组共 18 例患者，12 个月随访期过后 DBM 组愈合率为 100%，而自体髂骨组为 63%，两组间并无统计学意义，因此作者认为在长骨骨折的治疗中，DBM 联合自体骨髓与自体髂骨移植效果相当，可作为髂骨替代物使用。Cheung 等人回顾性对比了 Grafton DBM 与 Orthoblast DBM 在治疗骨折的愈合效果，共纳入 28 例患者，对于两组患者均采用了 DBM 联合异体松质骨植入，12 个月随访期后两组愈合率分别为 100% 和 69%，此外未发生与移植物相关并发症。作者认为在骨折的治疗中，Grafton DBM 联合异体松质骨片可以作为自体骨替代物使用。

（2）DBM 在骨不连的应用：骨不连是骨折后常见并发症，又称为骨折不愈合，是骨折端在某些条件影响下，骨折愈合功能停止，骨折端已形成假关节。骨不连的治疗通常需要断端二次清理、植骨及固定，其中骨移植是主要治疗措施。

Hierholzer 等人通过回顾性研究对比了 Grafton DBM 与自体髂骨植骨在治疗肱骨骨折不愈合的临床效果，两组患者均施行切开植骨内固定术，DBM 组与自体髂骨组各纳入患者 33 例与 45 例，术后约 6 个月随访期过后发现 DBM 组愈合率为 97%，自体髂骨组愈合率为 100%，但两组间并无统计学差异，DBM 组平均愈合时间略短于自体髂骨组（4.2 个月 *vs.*4.5 个月）；值得关注的是自体髂骨组中 44% 的患者出现了供区部位并发症，该作者认为考虑到自体骨移植带来的供区并发症，Grafton DBM 可以作为自体髂骨的有效替代物。Wilkins 等人应用 AlloMatrix DBM 联合自体骨髓移植治疗长骨不愈合，术后愈合率为 88%（61/69），平均愈合时间为 8.1 个月，另外 7 例患者在二次手术后达到了骨愈合，作者认为 AlloMatrix DBM 联合自体骨髓移植治疗长骨不愈合可以替代自体髂骨，不但可以消除供区并发症，而且缩短了住院时长。然而，Ziran 等人使用 AlloMatrix DBM 联合异体松质骨片治疗萎缩性及无血管骨不愈合，术后出现了与移植物相关的并发症，41 例患者中 13 例出现全身反应、伤口感染等症状，13 例患者均接受了二次手术与严格康复护理，此外 14 例患者出现手术区深部感染，11 例接受了二次手术，该作者认为与文献报道的异体骨移植并发症发生率相比，使用 AlloMatrix DBM 联合异体松质骨片移植并发症发生率较高，AlloMatrix DBM 不应推荐适用于骨不愈合的治疗。

（3）DBM 在骨囊肿的应用：骨囊肿是一类常见的良性鼓囊性瘤样病变，又称孤立性骨囊肿或单房性骨囊肿，多发于 11～12 岁青少年，约 70% 的骨囊肿发生于肱骨近端及股骨近端，刮除病灶并植骨填塞是常用的手术治疗方式之一。

Park 等人回顾性比较了 23 例经皮局部注射冻干异体骨混合自体骨髓（异体骨组）与 DBM 混合自体骨髓（DBM 组）治疗跟骨骨囊肿患者的临床效果，平均随访时间为 4 年，在异体骨组中 13 例中 9 例患者达到了完全愈合，而 DBM 组中 10 例患者中 5 例完全愈合；在异体骨组中未愈合的 4 例及 DBM 组中 2 例患者形成了缺损性愈合，DBM 组中另外 3 例患者形成了持续性骨囊肿，但未出现感染、病理性骨折现象。Rougraff 等人应用经皮 DBM（Grafton DBM）混合自体骨髓以治疗 23 例骨囊肿，平均随访 50 个月后愈合率为 78%，其中 5 例患者需要第二次手术，但所有病例均无出现病理性骨折。Hass 等人以 DBM（Grafton DBM）为填充物行刮除填塞治疗 9 例儿童骨囊肿，8 个月后经影像学检查所有患儿均愈合，其中 1 例患儿在术后 5 个月出现胫骨远端病理性骨折，作者认为 Grafton DBM 在治疗儿童骨囊肿是可以被推荐使用。

（4）DBM 在足踝的应用：关节融合术是治疗足踝关节炎及踝关节后足畸形的常用方法，包括距骨缺血性坏死、神经关节病及全踝关节成形术失败的抢救。为避免骨不连，术中常在足部及踝关节成形术中植骨强化，以改善骨诱导及骨传导过程。虽然自体骨移植仍然是金标准，但是自体骨移植带来较多局限，如增加的手术时间、更多的失血、供体有限性、不可控制的质量，因此很多临床医生使用异体骨替代自体骨以获得相同的临床效果。

Michelson 和 Curl 等人评估了 55 例使用自体髂骨或者 DBM 植骨进行距骨融合、踝部三关节融合术的临床结局，在距骨融合中，3 例使用自体髂骨均达到了的影像学融合，8 例患者使用了 DBM 植入，7 例融合成功，1 例随访期末仍显示骨不连接，但疼痛获得减轻；在踝部三关节融合中，使用自体髂骨移植 15 例中 13 例融合成功，使用 DBM 植骨的 29 例患者全部达到融合；所有患者平均愈合时间均在 3～4 个月，与预期相对符合的是出血量指标上，DBM 组远低于自体髂骨组（33 ± 25ml *vs.*206 ± 192ml），两组之间存在统计学差异，作者认为 DBM 在足踝关节的融合能力与自体髂骨相似，没有供体相关并发症，建议在足踝关节融合中使用。Thordarson 和 Kuehn 等人对比了 DBM 与 DBM 混合异体松质骨在踝关节融合术中的融合能力，63 例患者中 37 例采用 DBM 植骨融合，26 例采用 DBM 混合异体松质骨植骨融合，术后 6 个月，单独使用 DBM 植入的 37 例患者融合率为 86%（32/37），而 DBM 混合异体松质骨融合率为 92%（24/26），但是两组之间并无统计学差异。在该研究中未讨论除骨不连以外的具体不良结果，作者认为由于研究样本量的限制，尚不能说明在踝关节融合中 DBM 混合异体骨是更好的移植材料。

3. 结论

尽管已经有大量研究关注于 DBM 单独使用或者与其他骨移植材料结合使用的临床应用，但单独应用 DBM 作为唯一骨移植材料的研究较少，而且 DBM 产品的详细信息匮乏，结论难以肯定 DBM 的真实作用。在市场上可获得的 DBM 产品中，只有少数商业产品进行了临床研究，多数产品无可查询的临床数据。另一方面，大量研究探讨了 DBM 与成骨性移植物（如自体骨髓）、骨传导性填充物（如硫酸钙）、其他同种异体骨移植物（如同种冻干松质骨）的联合使用，尽管临床数据有限，仍取得较好临床结局。但是基于目前研究，不同产品在骨传导及骨诱导特性上存在明显差异，因此尚无法确认 DBM 在某一使用环境的有效性及安全性，应以具体产品及现有研究为准。对于 DBM 产品，应尽快建立起统一的制备标准，降低产品间异质性，产品标准化的建立将有利于 DBM 产品尽快推广到临床。DBM 在临床应用之前应进一步开展大样本量随机对照研究，以明确 DBM 或 DBM 作为移植物扩充剂的临床安全性及有效性。

四、人工合成无机材料

（一）羟基磷灰石

临床上，羟基磷灰石（hydroxyapatite, HA）作为骨替代生物材料已被广泛用于临床，是骨科研究中比较成熟的生物活性材料，但其仍存在一些问题，如脆性大、成骨作用缓慢以及不易吸收等。纳米羟基磷灰石（nano-hydroxyapatite, nHA）对正常细胞如成骨细胞、成纤维细胞具有良好的细胞相容性，但是对各种癌细胞却具有抑制作用，可抑制癌细胞增殖，可以用于栓塞肿瘤末端毛细血管来抑制肿瘤的生长。在 nHA 制备过程中也可引入放射性元素，用来对癌细胞进行灭活。但 nHA 机械性能低、脆性大、不耐疲劳，限制了 nHA 在临床上的应用。nHA 复合材料的研制进一步改善了纳米羟基磷灰石的性质，弥补其成骨活性和力学性能的不足。因此，在骨组织工程研究中常选择合适的材料与 nHA 进行复合，用于修复骨肿瘤、外伤、感染等多种原因导致的骨缺损。

（二）珊瑚羟基磷灰石

随着海洋资源的深入研究和开发，发现各种不同种属的海珊瑚具有与人骨组织结构相类似的互相连通的孔隙结构。早期人们用此类原始珊瑚碳酸钙作为骨移植材料，但其很快被组织溶解吸收，成骨能力有限。Roy 等首先将海珊瑚经"热液交换反应"处理使碳酸钙转变成羟基磷灰石，孔隙结构仍保持不变，经动物实验和临床应用证实其具有良好的生物相容性，与骨组织结合时具有较好的亲和性。目前，珊瑚羟基磷灰石作为人工骨在临床已被广泛应用。

天然珊瑚是海洋无脊柱动物从海水中获取钙和碳酸盐的主要途径，具有类似天然骨组织的微孔结构，化学成分为碳酸钙。经过特殊理化处理，可将其转变成与人骨无机成分相似的羟基磷灰石，并保持多孔结构特征，晶相结构与人骨无机成分相同，能与体液相适应，可促进骨内生长及钙盐沉积。

（三）复合型纳米羟基磷灰石

1. nHA- 壳聚糖复合材料

壳聚糖是一种由氨基葡萄糖和 N- 二氨基葡萄糖组成的线性多糖，具有 β-1, 4 糖苷键，被作为抗菌材料、组织创伤愈合及再生材料广泛应用于生物领域。壳聚糖可根据不同需要制作成微球型、生物膜型及各种三维支架，具有优良的成孔能力、阴离子结合能力、抗菌活性和生物降解性，但生物支撑性能欠佳。

nHA 与壳聚糖复合后可模拟正常骨组织的结构，提高其生物力学性能。nHA- 壳聚糖复合物的制备方法很多，最常用的是原位化学法。Kong 等原位制备的 nHA- 壳聚糖支架孔隙率 95%，孔径 20 ~ 60μm，成骨能力和生物相容性良好；而该支架的 ALP 活性约为纯壳聚糖支架的 6 倍，抗压能力则高出 0.511MPa。研究显示：nHA- 壳聚糖复合材料在仿生过程中更易形成磷灰石，提示其具有较好的矿化活性，促进成骨能力也更高。

亦有研究表明，与纯壳聚糖支架相比，nHA- 壳聚糖复合支架不仅能诱导成骨细胞分泌更多的细胞外基质，提高骨钙蛋白含量，而且在植入鼠颅骨骨缺损模型中还能表现出良好的生物相容性和骨传导性。然而，尽管 nHA- 壳聚糖复合支架应用于骨缺损修复潜力巨大，但仍需进一步优化其在生物降解性、骨传导性等方面的性能，以便更适用于临床。

nHA 还可与细菌纤维素结合，生物安全性及降解性良好，除可促进成骨细胞增殖外，还具有一定的骨支撑能力，但目前研究多停留在安全性及生物相容性方面，机械性能、结构等研究尚有不足。除此之外，肝素、硫酸软骨素等多糖复合物也可与 nHA 复合，以满足骨缺损修复对人工骨替代材料的不同需求。

2. nHA- 蛋白质类复合材料

（1）nHA- 胶原复合材料：胶原蛋白是骨骼的主要成分，具有直径 50 ~ 500nm 的纤维结构，这种纳米尺寸的胶原蛋白可影响细胞的附着、增殖和成骨能力。而 nHA 在骨组织中长约 50nm、宽约 25nm、厚 2 ~ 5nm，其在骨组织中的排列方向受到组织中胶原纤维分子的影响，与胶原复合后可模仿天然骨的组成和结构，是目前骨组织工程生物材料研究的热点之一。此外，nHA- 胶原支架还具有均一的相互连接的大孔结构，可承受（2.67 ± 0.37）MPa 的压缩应力，明显高于人工骨。

体外研究证实了 nHA- 胶原复合支架可提高骨髓间质干细胞（bone marrow mesenchymal stem cells, BMSCs）的黏附、增殖和分化能力。Hayrapetyan 等制备的 nHA- 胶原复合物支架力学强度可达到天然松质骨的下限（1MPa），1 周内可观察到成骨细胞在多孔复合支架上黏附、扩散和增殖，提示该支架可明显增强 BMSCs 的成骨能力。

（2）nHA- 明胶复合材料：明胶是一种半透明固体物质，含有明胶的 nHA 是骨组织工程研究的重要复合材料之一。

nHA- 明胶复合物具有较好的拉伸强度和抗压强度，还具有天然多孔结构。体外实验则证实，nHA-明胶复合材料生物相容性良好，具有修复骨缺损的合适结构，可用于制作骨组织工程支架。但其力学性能较差，通常需要与其他材料进行交联制备，nHA、明胶、聚乙烯醇三者混合制备可大大提高 nHA 复合材料的强度。

（3）nHA- 丝素蛋白复合材料：丝素蛋白（silk fibroin, SF）因其良好的生物降解性、生物相容性和极其轻微的炎症反应而在骨组织工程研究中深受关注。有研究表明，采用冷冻干燥技术制备的 nHA-SF支架，其抗压强度明显增大，为 2.0 ~ 3.2MPa，而以共沉淀法制备的针状 nHA 直径约为 10nm、晶体长度为 50 ~ 80nm 且分布均匀。孙庆治采用冷冻干燥技术制备 nHA-SF 支架，植入兔股骨骨缺损模型后 12 周，影像学检查提示植入支架完全降解，并被新生骨组织替代，因此 nHA-SF 支架的生物降解能力及成骨能力得以肯定。

（四）骨水泥

骨科手术中骨水泥的应用始于全髋关节置换术，John Charnley 用冷固化聚甲基丙烯酸甲酯（polymethyl methacrylate, PMMA）将丙烯酸杯连接到股骨头和金属股骨假体中，认识到骨水泥可用于填充骨髓腔且易与骨移植物混合。到了 20 世纪 70 年代，骨水泥开始被广泛用于临床假体固定，骨水泥使用率开始逐步上升。椎体成形术中需要将骨水泥注入患者病椎内以达到稳定脊柱的目的，因此作为填充材料的骨水泥选择十分重要。

1. 聚甲基丙烯酸甲酯骨水泥

PMMA 是通过混合液体甲基丙烯酸甲酯单体和动力甲基丙烯酸甲酯 - 苯乙烯共聚物这 2 种无菌组分形成的丙烯酸聚合物。采用 PMMA 骨水泥联合骨移植材料对骨质疏松性椎体压缩性骨折患者进行经皮椎体后凸成形术治疗，术后发现 VAS 评分、ODI 指数、伤椎 Cobb 角以及椎体前缘高度压缩比值较术前均有明显改善，表明 PMMA 可以诱导新骨的形成且减少由骨折引起的不良反应发生率。

PMMA 虽然在诱导新骨形成和减少由骨折引起的不良反应发生率上有良好表现，但其仍存在一些缺点，如固化时温度较高、与组织的生物相容性欠佳、不可自行降解、与椎体的机械稳定性不匹配等。大量临床数据表明，PMMA 骨水泥临床应用时其常见的不良反应包括：血清谷氨酰转肽酶升高、血栓性静脉炎、假体松动或移位、浅表或深部切口感染、股骨粗隆性滑囊炎、短期心脏传导不规则、异位骨化、疼痛、坐骨神经阻滞、肠梗阻、骨水泥植入综合征等。因此亟需更多的研究改善 PMMA 骨水泥质量，减少或消除骨水泥的不良反应。

2. 磷酸钙骨水泥

磷酸钙骨水泥由固相和液相组成，其中固相由磷酸四钙、磷酸三钙、二水磷酸氢钙、无水磷酸氢钙、磷酸二氢钙、氟磷灰石及其他磷酸钙盐组成，而液相可以是磷酸盐溶液、蒸馏水或血清。磷酸钙因其出色的生物相容性和骨再生能力应用于骨修复，临床上常作为可注射材料填充骨缺损，并通过在人体内的凝固反应来模仿骨骼的矿化过程，从而促进自然骨向内生长和重塑。磷酸钙骨水泥也是良性骨肿瘤切除手术的有效骨替代物，具有良好的骨传导性和持久稳定性，而且无需使用内固定。Higuchi 等评估了良性骨肿瘤切除手术中植入磷酸钙骨水泥的中长期疗效，发现肿瘤切除后立即填充磷酸钙骨水泥可取得良好的临床疗效，且出血较少。

虽然磷酸钙骨水泥具有生物相容性、骨传导性和生物可降解性，但是磷酸钙骨水泥由于固化时间长，固化过程中热释放相对较低，因此其黏合力和强度相对较差，容易从骨质中崩解，故临床应用较少。

3. 硫酸钙骨水泥

硫酸钙骨水泥大多以半水硫酸钙的形式进行应用，临床上多通过注射进行骨修复，鉴于其优异的生物相容性和体内吸收能力，现已广泛应用于骨重建手术中。同时其本身的原位自固化能力使硫酸钙骨水泥易于处理而适用于不同类型的骨损伤。但由于其生物活性差，不能在硫酸钙移植物和骨组织之间形成化学键，会快速降解，可在植入体内后6周内被完全吸收，这种快速降解情况与骨形成过程不匹配。因此，以硫酸钙作为唯一成分进行治疗修复的骨水泥很少，临床上大多使用的是硫酸钙复合材料。

（五）磷酸钙生物陶瓷

磷酸三钙主要包括：α-磷酸三钙（α-TCP）、β-磷酸三钙（β-TCP）等，其中β-TCP是广泛应用的陶瓷材料，具有良好的生物相容性和生物可降解性，当其植入人体后，降解下来的钙、磷离子能进入活体循环系统形成新生骨。致密型β-TCP生物陶瓷力学性能好，但不利于材料在体内降解，因此实际应用不多。而多孔β-TCP生物陶瓷巨大的表面积可促使材料在体内降解，因此作为广泛应用的骨移植材料。

1. 多孔β-TCP生物陶瓷的特性

（1）骨诱导活性：不少研究者认为，供新骨组织长入的TCP孔径不可小于$100\mu m$，但Eggli等在比较了两种不同孔径和孔间连通侧孔的TCP材料后，得出了不同的结论。他发现小孔（$50\sim100\mu m$）侧孔连通丰富的TCP材料，在新骨生长深度上优于大孔（$200\sim400\mu m$）而侧孔少的同种材料，因而他认为孔间丰富的连通通道可以促进血管和组织的长入，相比于孔径，对新骨生长的深度更具有决定意义。

（2）生物降解性：β-TCP材料植入体内后可逐渐发生生物降解，其生物降解有助于植入部位的骨修复。在人体的生理环境下，多孔的β-TCP会发生物理化学降解，这取决于周围环境的pH值，新的表面相可能形成非晶态磷酸钙等替换物，或在晶界等活性较高的区域分解成较小的颗粒，此外一些生理因素的影响，如吞噬作用可以降低周围的pH值，也会使多孔的β-TCP发生降解。此外，Manjubala等认为破骨细胞在β-TCP双相陶瓷的降解吸收过程中起重要作用。

（3）生物相容性：β-TCP材料的体外实验显示该材料具有良好的细胞相容性，动物或人体细胞可以在β-TCP材料上正常增殖、分化及凋亡，众多的动物体内实验和临床应用也表明，该材料具有良好的生物相容性，无局部刺激性，无炎症反应，不致溶血或凝血，不致突变或癌变。

2. β-TCP在骨科中的应用

β-TCP材料在口腔颌面外科、眼科、耳鼻喉科等均有广泛应用，临床上用于齿周骨性缺损的修补、颌面重建、根管充填以及药物的缓释载体等。目前，更多的其他材料及因子得到认识和开发，β-TCP的应用形式也日趋丰富多样。

β-TCP植入骨组织后，在其界面形成一种钙磷的固-液平衡态，维持这种平衡的离子来自周围的骨组织和植入材料。这些钙磷离子"媒介"最终以生物性磷灰石的形式形成钙磷固体沉积在界面，使β-TCP与骨直接结合或骨性结合。

β-TCP与其他材料复合，能优化β-TCP人工骨的性能，如多孔β-TCP与BMP、红骨髓等活性成分复合，或者在此基础上再添加其他活性成分，形成兼具骨传导和骨诱导双重特性的复合材料，可以显著提高材料的成骨能力。

以β-TCP为基体的药物载体连同药物植入体内患处，体液由微孔渗入载体，使药物溶解，形成药液，并在病灶区域持续缓慢释药，从而杀灭病灶区细菌，提高疗效，并且减少了不良反应，此方法还可用于骨肿瘤及其他骨病的治疗。总之，随着其他材料的不断研究和进展，β-TCP人工骨的应用前景也将日益广阔。

（六）硫酸钙

硫酸钙人工骨具有良好的生物相容性、成骨性、可降解性，可止血和诱导骨生成，其作为骨移植替代材料及诱导组织再生材料已得到了广泛的认同。

1. 硫酸钙的研发历史

1892 年，硫酸钙被首次应用于临床填充骨缺损。1961 年 Peltier 报道用硫酸钙填充治疗 20 例骨囊肿和骨髓炎患者，认为硫酸钙不仅有良好的组织相容性，而且对有感染的缺损无不利影响。美国 Wright 医疗公司通过控制 α-半水硫酸钙化合物晶体的形状和大小，成功研制出了医用硫酸钙 Osteoset，该产品为外科级 α-半水硫酸钙，具有吸收率可预测，降解速率与血管长入速率一致等特点。该产品在 1996 年 6 月获得美国食品药物管理局的认证，同年获得欧洲安全认证，之后的相关临床应用也表明了这种材料是安全且有效的。此外，英国、德国也研制成功了商品化的硫酸钙人工骨材料 Encore、Stimulan 和 Surgiplaster。在此基础上，美国 Wright 公司又研制出了微创、可注射性的硫酸钙骨移植替代材料，该材料与 Osteoset 原料一样，不同的是该产品可在术中将硫酸钙粉末与相应的固化液混合成糊状，注射入骨缺损部位，大约 5min 后开始硬化，更利于临床的使用。

2. 硫酸钙的临床应用机制

硫酸钙作为一种骨移植替代材料，具有良好的生物相容性、可降解性，有一定的抗压强度。常用的有注射型和油灰型两种，易于塑形。硫酸钙可以填充骨缺损，恢复骨的外形轮廓，阻止软组织长入，其降解吸收（4 ~ 5 周）过程同步于骨的爬行替代过程，在降解的同时为血管和成骨细胞的长入提供了空间和引导性支架作用。

硫酸钙拥有不同于磷酸盐的骨诱导性，临床主要应用于重建肿瘤切除后的骨缺损。硫酸钙在体内降解后能够形成微酸及高钙环境，有利于新骨形成，促进成骨细胞的增殖与分化。此外，硫酸钙还具有使宿主骨局部脱钙的作用，从而促进成骨诱导因子的释放，有助于成骨。

3. 硫酸钙的复合应用

硫酸钙可以与许多物质复合使用，扩展其应用范围，提高其临床效果，例如：用包衣技术来控制硫酸钙的降解时间和释放速度，可起到恒释、缓释的作用；复合 BMP 可提高硫酸钙人工骨的骨诱导活性；复合抗生素研制抗生素缓释制剂，适用于有感染的骨缺损。此外，硫酸钙复合富血小板血浆、硫酸钙混合自体骨、硫酸钙复合壳聚糖、硫酸钙复合明胶等复合材料的使用也在进一步研究之中。

（马树伟，刘永恒，李佶锴，刘杰）

参考文献

[1] BAI M, YIN H, ZHAO J, et al. Application of PMMA bone cement composited with bone-mineralized collagen in percutaneous kyphoplasty [J]. Regen Biomater, 2017, 4(4): 251-255.

[2] HABAL M B, REDDI A H. Bone grafts and bone induction substitutes [J]. Clin Plast Surg, 1994, 21(4): 525-542.

[3] CHESNUTT B M, YUAN Y, BUDDINGTON K, et al. Composite chitosan/nano-hydroxyapatite scaffolds induce osteocalcin production by osteoblasts in vitro and support bone formation in vivo [J]. Tissue Eng Part A, 2009, 15(9): 2571-2579.

［4］ LANE J M, SANDHU H S. Current approaches to experimental bone grafting ［J］. Orthop Clin North Am, 1987, 18(2): 213-225.

［5］ SCHOUTEN C C, HARTMAN E H, SPAUWEN P H, et al. DBM induced ectopic bone formation in the rat: the importance of surface area ［J］. J Mater Sci Mater Med, 2005, 16(2): 149-152.

［6］ 叶一林, 朱天岳, 柴卫兵, 等. 混合植骨技术结合髋臼加强杯或钛网杯重建髋臼严重骨缺损 ［J］. 中华骨科杂志, 2012, 32(9): 830-836.

［7］ GRUSKIN E, DOLL B A, FUTRELL F W, et al. Demineralized bone matrix in bone repair: history and use ［J］. Adv Drug Deliv Rev, 2012, 64(12): 1063-1077.

［8］ THITISET T, DAMRONGSAKKUL S, BUNAPRASERT T, et al. Development of collagen/demineralized bone powder scaffolds and periosteum-derived cells for bone tissue engineering application ［J］. Int J Mol Sci, 2013, 14(1): 2056-2071.

［9］ TRAIANEDES K, RUSSELL J L, EDWARDS J T, et al. Donor age and gender effects on osteoinductivity of demineralized bone matrix ［J］. J Biomed Mater Res B Appl Biomater, 2004, 70(1): 21-29.

［10］ HAYRAPETYAN A, BONGIO M, LEEUWENBURGH S C, et al. Effect of Nano-HA/Collagen Composite Hydrogels on Osteogenic Behavior of Mesenchymal Stromal Cells ［J］. Stem Cell Rev Rep, 2016, 12(3): 352-364.

［11］ VAIL T B, TROTTER G W, POWERS B E. Equine demineralized bone matrix: relationship between particle size and osteoinduction ［J］. Vet Surg, 1994, 23(5): 386-395.

［12］ KUBO M, KUWAYAMA N, HIRASHIMA Y, et al. Hydroxyapatite ceramics as a particulate embolic material: report of the clinical experience ［J］. AJNR Am J Neuroradiol, 2003, 24(8): 1545-1547.

［13］ HULTH A, JOHNELL O, HENRICSON A. The implantation of demineralized fracture matrix yields more new bone formation than does intact matrix ［J］. Clin Orthop Relat Res, 1988, 234: 235-239.

［14］ 张宏其, 唐明星, 鲁世金, 等. 同种异体骨联合自体肋骨应用于脊柱侧凸矫形的围手术期治疗 ［J］. 脊柱外科杂志, 2008, 6(2): 83-87.

［15］ LI G, HUANG J, LI Y, et al. In vitro study on influence of a discrete nano-hydroxyapatite on leukemia P388 cell behavior ［J］. Biomed Mater Eng, 2007, 17(5): 321-327.

［16］ DUMAS J E, BROWNBAER P B, PRIETO E M, et al. Injectable reactive biocomposites for bone healing in critical-size rabbit calvarial defects ［J］. Biomed Mater, 2012, 7(2): 024112.

［17］ NABAVINIA M, KHOSHFETRAT A B, NADERI-MESHKIN H. Nano-hydroxyapatite-alginate-gelatin microcapsule as a potential osteogenic building block for modular bone tissue engineering ［J］. Mater Sci Eng C Mater Biol Appl, 2019, 97: 67-77.

［18］ CHOW D, NUNALEE M L, LIM D W, et al. Peptide-based Biopolymers in Biomedicine and Biotechnology ［J］. Mater Sci Eng R Rep, 2008, 62(4): 125-155.

［19］ 杜辉, 付勤. 同种异体骨移植与自体骨移植修复四肢粉碎性骨折: 骨性愈合及骨活性比较 ［J］. 中国组织工程研究, 2015, 19(8): 1206-1210.

［20］ 李楠竹 林山. 异体骨移植治疗小儿先天性髋关节发育不良 ［J］. 中国组织工程研究, 2012, 16(5): 827-830.

［21］ BOSE S, ROY M, BANDYOPADHYAY A. Recent advances in bone tissue engineering scaffolds ［J］. Trends Biotechnol, 2012, 30(10): 546-554.

［22］WAGONER JOHNSON A J, HERSCHLER B A. A review of the mechanical behavior of CaP and CaP/polymer composites for applications in bone replacement and repair［J］. Acta Biomater, 2011, 7(1): 16-30.

［23］Senn on the healing of aseptic bone cavities by implantation of antiseptic decalcified bone［J］. Ann Surg, 1889, 10(5): 352-368.

［24］URIST M R, MIKULSKI A, LIETZE A. Solubilized and insolubilized bone morphogenetic protein［J］. Proc Natl Acad Sci U S A, 1979, 76(4): 1828-1832.

［25］KEATING J F, MCQUEEN M M. Substitutes for autologous bone graft in orthopaedic trauma［J］. J Bone Joint Surg Br, 2001, 83(1): 3-8.

［26］DUMAS J E, ZIENKIEWICZ K, TANNER S A, et al. Synthesis and characterization of an injectable allograft bone/polymer composite bone void filler with tunable mechanical properties［J］. Tissue Eng Part A, 2010, 16(8): 2505-2518.

［27］SYFTESTAD G, URIST M R. Degradation of bone matrix morphogenetic activity by pulverization［J］. Clin Orthop Relat Res, 1979, (141): 281-285.

［28］SAMPATH T K, REDDI A H. Importance of geometry of the extracellular matrix in endochondral bone differentiation［J］. J Cell Biol, 1984, 98(6): 2192-2197.

［29］HOWES R, BOWNESS J M, GROTENDORST G R, et al. Platelet-derived growth factor enhances demineralized bone matrix-induced cartilage and bone formation［J］. Calcif Tissue Int, 1988, 42(1): 34-38.

［30］KONG L, GAO Y, CAO W, et al. Preparation and characterization of nano-hydroxyapatite/chitosan composite scaffolds［J］. J Biomed Mater Res A, 2005, 75(2): 275-282.

［31］丁树伟, 徐学振, 张寿强, 等. 自体骨或同种异体骨植骨结合交锁髓内钉固定治疗股骨干骨不连的疗效观察［J］. 中国骨与关节损伤杂志, 2013, 28(6): 565-566.

第十七节 手部内生软骨瘤

内生软骨瘤是一种良性的、髓内的、生长缓慢的透明软骨肿瘤，是手部最常见的原发骨肿瘤，约占手部骨肿瘤的90%。病变多发生于10～50岁，尤其好发于30～40岁，病变部位倾向于手尺侧的管状骨。手部内生软骨瘤最常见的发病部位在近节指骨，其次为中节指骨、掌骨和远节指骨，偶有腕骨发病报道，但仅为手部全部发生率的1%～3%。肿瘤的发病原因尚未明确，部分研究认为髓管内残留的赘生物增殖可能是导致肿瘤发生的原因。手部内生软骨瘤的特殊之处在于它可能表现出细胞过多和细胞异型性，这种表现通常与长骨的软骨肉瘤一致，从而增加肿瘤诊断和治疗的难度。随着影像学、组织病理学等相关技术的发展，骨肿瘤的诊断及治疗多强调"三结合"原则，即临床、病理、影像学表现，此原则尤其适用于手部内生软骨瘤的诊治。

一、病史与查体

内生软骨瘤常无特异的临床症状，肿瘤生长缓慢，早期多于患者常规检查时偶然发现，表现为无痛性或轻度不适的肿块；后期可由于肿瘤的膨大生长，出现患指局部疼痛、梭形肿胀、畸形等非特异性症状和体征。单发的孤立性内生软骨瘤较为常见，多发的内生软骨瘤病综合征非常罕见。在相关病例中，约40%～60%的患者初次就诊时即自诉轻微活动时出现手指的疼痛、畸形、功能障碍（即表现为病理性骨折），远节指骨受累时可同时出现甲板畸形或/和指深屈肌腱止点撕脱，导致远指间关节屈曲功能丧失。

有助于特定患者鉴别诊断的病史包括：年龄、既往肿瘤情况或内分泌的失调，包括甲状腺功能亢进，以及发热、疲劳、夜间痛和盗汗、体重减轻等症状；同时，还应确定肿瘤生长和手指畸形的进展速度。查体时应着重检查手部和腕部的肿胀和旋转畸形情况。严重变形的手指需通过手术进行复位和固定，移位较小的病理性骨折需等待骨折愈合后进行治疗。触诊有利于确定病变的大小及活动性，如病变周围无疼痛症状，需检查掌指关节、近指间关节和远指间关节的主被动活动范围并标定为患指运动的基线状态，以此帮助指导制定治疗目标；同时还应评估屈肌腱和伸肌腱的功能，以及手部，尤其是患指的神经血管情况，同样记录为患指的基线状态，以指导制定治疗目标。

二、影像学检查及鉴别诊断

已有患指疼痛、肿胀或畸形的患者初次就诊时，应进行患手X线检查，以明确诊断，避免漏诊或误诊。为提供足够的拍摄视野和明确病变的伴随征象，对单发病变的手指进行手的正、侧、斜位X线检查。发生在长骨的内生软骨瘤常位于干骺端，发生在手管状骨的内生软骨瘤常位于干骺端、骨干、骺板或跨越整个指骨。手部内生软骨瘤常无骨膜反应和软组织受累，而在部分较晚期的病例或软组织肉瘤的病例里，可发现变薄、皮质膨胀或皮质破裂等影像表现。

内生软骨瘤的X线表现为界限明确的溶骨性病变，伴有点状钙化或分叶（图2-17-1A）。CT可显示早期小的内生软骨瘤及特征性的肿瘤钙化，透亮区内的钙化影是诊断内生软骨瘤的主要依据（图 2-17-1B），增强 CT 扫描无强化。MRI 的 T_1 加权像可见分叶状等低信号，T_2 加权像可见高信号，钙化的软骨基质在 T_1、T_2 上均呈低信号（图 2-17-1C, D）。然而，并非所有的病变都包含点状钙化，手部的影像变化可能很大，Takigawa 等提出了一种针对内生软骨瘤影像表现的分类方法，包括：①中央型；②偏心型；③在同一个骨的不同部位出现多个病变；④多中心型（即涉及大部分管状骨的髓腔）；⑤巨型类别。孤立性病变可描述为单发性病变，而影响不同骨骼的多发病变可称为多发性内生软骨瘤病。

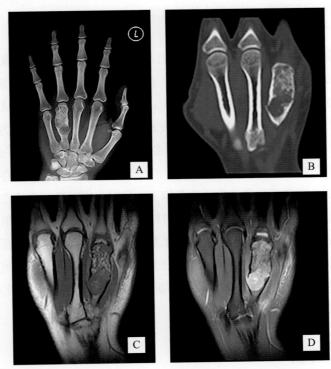

图 2-17-1　左第 4 掌骨内生骨软骨瘤。男，42 岁，A X 线可见溶骨性改变，内可见钙化；B CT 可见肿瘤内的点状钙化；C MRI 可见 T_1 分叶状等低信号；D T_2 高信号

多发性内生软骨瘤病多为 Ollier 病和 Maffucci 综合征（即多发性内生性皮肤病，或皮肤或内脏血管瘤），两种情况均为非遗传性疾病，常侵袭一侧肢体，造成不良影响。疾病的发病年龄、肿瘤大小、数量和发病部位差异很大。

当呈现扩张性溶解性病变时，往往提示内生软骨瘤的分化程度较高。然而，由于其影像学表现形态变化大，需与感染、肿瘤样疾病及不常见的良、恶性肿瘤相鉴别，如：

1. 骨髓炎以及结核或球孢子菌病感染

影像学表现与内生软骨瘤相似，但骨髓炎的 X 线表现有骨膜反应、骨质破坏，以及坏死骨。

2. 动脉瘤样骨囊肿和单纯骨囊肿

X 线检查表现为中心性椭圆形或圆形边界清晰、透明的病灶，伴有皮质扩张，但动脉瘤样骨囊肿呈气泡状，并且病灶内无钙化。

3. 创伤后角质填充导致的骨内表皮样囊肿

影像学表现同样与内生软骨瘤相似，尤其是发生在远节指骨的表皮样囊肿。

4. 骨巨细胞瘤

为一种交界性的局部侵袭性病变，具有转移潜能，通常表现为皮质扩张，伴有或不伴有邻近软组织破坏，但病灶内无钙化，并且皮质膨胀高于内生软骨瘤。

5. 巨细胞肉芽肿

独立于骨巨细胞瘤，为一种好发于手和脚等小管状骨，表现为扩张性、溶骨性的病变，好发于10 ~ 25 岁。

6. 低度恶性的软骨肉瘤

内生软骨瘤与低度恶性的软骨肉瘤很难鉴别，相关文献统计，如果有软组织肿块、骨膜反应及骨骺、干骺端的骨皮质破坏，骨皮质增厚，则可能为软骨肉瘤。

7. 转移瘤病变

尽管指端转移瘤病变仅占全部骨骼转移的0.1%，但若患者年龄大于40岁，影像学显示指端溶骨性病变，应注意指端转移瘤病变的可能。指骨远端是手内最常发生转移的部位，而拇指是最常受累的手指。肺（34%），胃肠道（25%）和肾（10%）是最常见的原发肿瘤部位，其他较常见原发肿瘤部位是乳房（5%）、鼻咽喉（4%）以及膀胱、尿道区域（4%）。Afshar 等研究发现，74% 的手部转移病变为孤立性病变，26% 的手部转移病变为多发病变，其中有21% 是双手发病。而多发转移中有26% 的患者手是唯一的转移部位。

对手部孤立性内生软骨瘤患者需行患手正、侧、斜位 X 线检查，除非患者存在症状，否则无需检查对侧，当患者病史及病变的影像学征象与内生软骨瘤不一致时，需行进一步检查。与更具侵略性的肿瘤相一致的影像学征象包括侵袭模式、具有侵略性溶解行为的大病变、邻近的软组织侵袭以及多处病变。进一步的影像学检查包括 CT 和 MR 检查，其中，CT 检查可更好显示骨组织的征象，比如骨样骨瘤的瘤巢；MR 检查可以更好地显示骨骼和软组织征象，利于缩小鉴别诊断的范围，并可揭示特有的肿瘤特征，比如动脉瘤样骨囊肿的液 – 液平面；骨扫描可显示局部核素摄取情况，可表明内生软骨瘤的活跃性，然而，骨扫描的特异性较差，更适用于骨转移病灶。

三、组织病理学评估

骨肿瘤的诊断现多依靠临床、影像、病理三结合的方式进行，由此，内生软骨瘤的诊断多通过外科医生、影像科医生和病理科医生间的反复沟通而确定。实验室检查对内生软骨瘤的诊断没有意义。内生软骨瘤的镜下特征包括：界限分明、暗染的细胞相对较少，以及嵌入软骨基质中的软骨细胞。主要病理表现为肿瘤 4 由活跃的增殖期软骨形成分叶状结构，软骨细胞成"簇"或"花"样排列。

在组织学上，需与内生软骨瘤主要鉴别的是软骨肉瘤，其具有更大的细胞型和更多的双核软骨细胞数量；软骨肉瘤的特征还在于细胞分布不规则，多态性，黏液样变化，肿瘤包埋宿主骨和皮质破坏。手内生软骨瘤相对特殊，其可表现出与其他骨骼部位的恶性肿瘤相一致的细胞过度增生和细胞学异型性。不同于长骨的软骨肉瘤，手的软骨肉瘤很少发生转移；并且低度恶性软骨肉瘤的局部复发率为 12.5%。手部高度恶性软骨肉瘤发生罕见，转移风险也很低。手足趾骨软骨肉瘤转移的发生率约为 2%。软骨肉瘤累及掌骨的转移风险可能更高。内生软骨瘤和低度恶性的软骨肉瘤在镜下很难鉴别，两者的有丝分裂活性均较低；并且，在评估低级别细胞学非典型性组织学标本时，观察者之间存在很大差异。

尽管组织学评估对确定诊断至关重要，但是手部的内生软骨瘤和低度的软骨肉瘤间的明确区分并不十分关键，分化程度并不改变疾病的治疗策略，也不会影响预后。实际上，基于良好的生存数据及截肢后导致的严重功能丧失，一些作者更倾向于采用肿物刮除术来治疗指骨的低度和高度恶性的软骨肉瘤。关于指骨软骨肉瘤低转移性的原因，Mankin 提出了几种原因：①肿瘤较小；②手指中的血管环境不太适合转移；③手指温度低于核心体的温度，不利于转移。

四、治疗

尽管内生软骨瘤是一种活动性病变，但由于其生长缓慢，所以恶变情况少见。如患指出现疼痛、进行性肿胀症状，则提示恶变风险较高。常用的治疗方法包括：保守治疗、单纯病灶刮除术和病灶刮除联合植骨治疗。手术过程中应注意肿瘤手术的原则，避免发生交叉污染和肿瘤播散，尤其是避免自体骨移植部位的肿瘤播散。

（一）保守治疗

对于病变较小的无症状患者或无肿瘤家族史的无症状患者，可进行常规影像学随访，若无变化可继续保守治疗；对于病变较大且有症状的患者，需进行评估，以明确病变程度，决定治疗方案，可疑恶变的患者可采取活检或肿物刮除治疗。

（二）手术治疗

经典的手术方式是单纯病灶刮除术，可同时联合植骨治疗（图 2-17-2）。麻醉方式可选择全身麻醉或神经阻滞麻醉，如需植骨，可联合取骨部位局部麻醉。术中可常规进行冰冻切片病理检查，但不建议更改已制定好的手术方案。具体诊断主要依靠影像学检查和术后永久性切片病理而定。

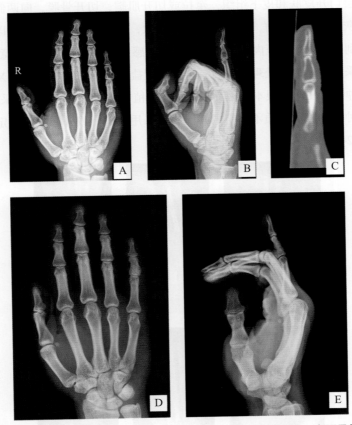

图 2-17-2　右小指中节内生骨软骨瘤。女，36 岁，A、B X 线可见溶骨性改变，内可见钙化；C CT 可见肿瘤内的点状钙化；D、E 行肿物刮除植骨术，术后骨质愈合好

1. 手术切口的选择

（1）掌骨病变：根据术前 X 线检查的病变位置，取掌骨背侧切口，注意保护伸肌腱和矢状束（图

2-17-3A）；

（2）近、中节指骨病变：根据术前 X 线检查，在骨皮质破坏最严重部位，取侧方正中、背外侧或背侧正中切口，避免损伤中央腱、侧腱束和神经血管束，如切开伸肌腱，术后需给予修复，并注意操作轻柔，避免肌腱粘连（图 2-17-3 B、C）；

（3）远节指骨病变：不建议取背侧切口，以避免损伤甲床。可根据病变情况，取侧方切口，但要避免切口超越远指间关节；

（4）腕骨病变：根据受累情况，逐个处理。

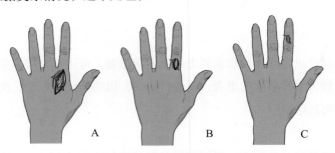

图 2-17-3　手部内生软骨瘤切口的选择

2. 手术操作

麻醉成功后，逐层切开皮肤和皮下组织，牵拉或切开肌腱，切开骨膜，向两侧推开，在骨皮质膨胀处开窗，可见肿物呈灰白色、沙粒样（图 2-17-4），质软，可进行冰冻切片检查以明确诊断。用不同大小和形状的刮匙彻底刮除肿物，直至肉眼观察不到或刮匙感觉不到肿瘤组织，注意不要造成医源性骨折。生理盐水冲洗髓腔，采用辅助方式处理瘤腔后，再次生理盐水冲洗髓腔。术中行 X 线检查评估病灶刮除情况，刮除不彻底是肿瘤复发的最根本原因。根据情况，植骨或不植骨，将骨窗采取同样的处理后回植。如存在病理性骨折或肿物刮除后骨质不稳定的情况，可采用克氏针或外固定架固定，避免肌腱粘连影响功能（图 2-17-4 至图 2-17-6）。

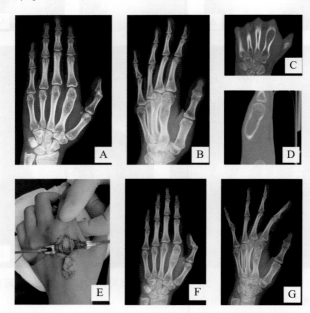

图 2-17-4　左第 2 掌骨内生软骨瘤。女，29 岁，A、B X 线示第 2 掌骨溶骨性改变，内可见点状钙化；C、D CT 示第 2 掌骨溶骨性改变；E 取第 2 掌骨背侧切口，开窗，见肿物为灰白色、沙粒样；F、G 术后复查 X 线示肿瘤未复发，植骨愈合好

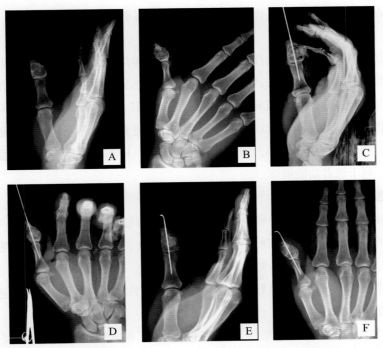

图 2-17-5　右拇指远节指骨内生软骨瘤。男，46 岁，A、B X 线可见拇指远节溶骨性改变，内可见分隔及点状钙化，骨皮质变薄；C、D 术中给予刮除植骨克氏针内固定；E、F 术后 X 线可见植骨充分，固定牢靠

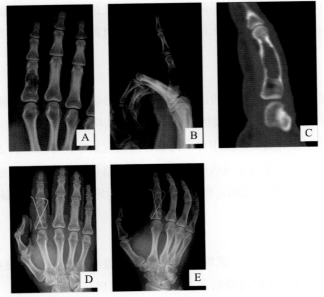

图 2-17-6　右示指近节指骨内生软骨瘤。女，23 岁，A～C X 线、CT 可见示指近节溶骨性改变，累及双侧骨皮质，内可见钙化，骨皮质变薄；D、E 术后 X 线可见植骨充分，内固定位置好，固定牢靠

术后修补切开的肌腱，逐层缝合，有骨折者给予支具或石膏外固定，术后定期复查 X 线片，远节或中节指骨需外固定 2 周，掌骨和近节指骨需外固定 6 周，去除外固定并开始进行康复锻炼，骨质愈合后，去除克氏针或外固定架。

3. 术中辅助治疗方式的选择

术中辅助治疗方法较多，均呈现出良好的治疗效果。包括：石碳酸、无水乙醇、二氧化碳激光、聚甲基丙烯酸甲酯骨水泥、高速磨钻、高渗盐水或液氮冰冻，其中液氮易造成皮肤冻伤、神经衰弱和术后骨折。尚没有研究表明何种辅助治疗方式在防止肿瘤复发上有明显优势。

4. 瘤腔的处理

目前对于肿瘤刮除后是否行植骨治疗仍存在争议。建议单纯行肿瘤刮除术的医生认为，植骨治疗仅仅增加了手术的步骤，并没有增加病变区的骨强度，对预防术后骨折或肿瘤复发没有作用，并且自体骨移植还会产生供区并发症，合成材料或异体骨移植有感染和引入异物、传播疾病的风险。植骨治疗的医生认为，植骨后可提供早期的结构支撑或骨传导环境，可促进骨愈合并降低骨折和复发的可能性。笔者认为，肿物刮除后，残留的瘤腔如较小，未侵及双侧骨皮质，可不行植骨治疗；如瘤腔较大，可植骨以缩短骨质愈合时间，利于患者功能锻炼。

5. 植骨材料的选择

常用的植骨材料包括自体骨、同种异体骨、磷酸钙生物陶瓷、骨水泥。

（1）自体骨：常取髂骨骨质，无排斥反应、植骨易愈合、手术花费小，为最理想的植骨材料，但可造成供区并发症，如取骨处疼痛、感觉过敏、骨折等。

（2）同种异体骨：来源丰富，具有良好的骨传导性、骨诱导性，但可能产生排斥反应，导致伤口不愈合、感染，以及骨质不愈合等情况。

（3）磷酸钙生物陶瓷：为多孔微结构，可促进新骨形成和血管长入，利于恢复生物力学功能，无细胞毒性和排斥反应，并且可完全降解吸收，但机械性能较差，易断裂。

（4）骨水泥：应用较少，可提供支撑，但无血运，不利于骨质愈合。

Sassoon 等通过对 80 例患者的 102 处手部内生软骨瘤病灶进行植骨治疗，随访发现病变手指恢复完全活动度的时间未见明显区别，最终认为无论使用何种植骨材料，大多数患者都能获得完全的骨愈合和充分的活动范围。

6. 康复治疗

目前尚无确切的康复方案，具体方案的选择取决于刮除骨量和固定结构的强度，以及患者对功能的需求和预期。Zheng 等刮除肿瘤后，使用微型钢板固定联合结构性自体骨移植治疗，术后 24h 即开始行主动功能锻炼。Bickels 等刮除肿瘤后，使用骨水泥联合内固定治疗，并在术后 2 周软组织充分愈合后，允许患者不受限制活动。Lubahn 等行单纯病灶刮除，不给予植骨和固定治疗，根据病情，使用夹板固定 2～6 周，通常远节和中节指骨固定 2 周，近节指骨和掌骨固定 6 周，直到有证据证明骨愈合，去夹板后行功能锻炼。

（三）并发症

术后最常见的并发症是关节僵硬、挛缩和畸形，往往通过功能锻炼可缓解，不需要手术松解。Sassoon 等报告 97 例手术治疗内生软骨瘤的患者中有 30 例出现运动范围受限，但通过康复锻炼后，大部分病例得以缓解，仅 3 例需要进行伸肌腱松解。在另一项研究中，采用延期单纯刮除病灶治疗，24 例患者中，3 例出现关节僵硬和畸形，包括近指间关节挛缩、掌指关节伸直受限（需关节囊松解）以及鹅颈畸形。并发症常出现在复发病例的再次手术后。

在孤立性内生软骨瘤病变中，复发并不常见，恶变更为罕见。Ollier 病患者的复发率往往比较孤立性软骨瘤患者高，而 40 岁以上的患者中有 25% 的患者将恶变为软骨肉瘤，多见于长骨病变而非手部病变。Maffucci 综合征患者的复发率和恶变率也较高，据报道，恶变为软骨肉瘤的概率高达 18%。患者几乎均会出现骨骼或非骨骼的恶性肿瘤，更有可能死于来自头部或腹部的非骨骼肿瘤，因此需定期进行头部和腹部的体格检查。

总之，尽管内生软骨瘤是最常见的手部原发性骨肿瘤，但发生概率仍较低。现有的研究表明，对于有症状的患者，手术通常是有利的，术后并发症发生率和肿瘤复发率均相对较低。尽管内生软骨瘤和低度恶性的软骨肉瘤区分困难，但两者的治疗方案一致，治疗效果相近，只需注意定期随访，若出现病情变化，及时采取进一步治疗即可。

（张浩，赵云龙，张净宇，刘永恒）

参考文献

［1］AFSHAR A, FARHADNIA P, KHALKHALI H. Metastases to the hand and wrist: an analysis of 221 cases ［J］. J Hand Surg Am, 2014, 39(5): 923-932.e17.

［2］BACHOURA A, RICE I S, LUBAHN A R, et al. The surgical management of hand enchondroma without postcurettage void augmentation: authors' experience and a systematic review ［J］. Hand (N Y), 2015, 10(3): 461-471.

［3］FAJARDO M, SZABO R M, GLEASON B C. Haemorrhagic epithelioid and spindle cell haemangioma misdiagnosed as a metacarpal enchondroma ［J］. J Hand Surg Eur Vol, 2014, 39(8): 902-904.

［4］GREGORY J R, LEHMAN T P, WHITE J R, et al. Chondroblastoma of the distal phalanx ［J］. Orthopedics, 2014, 37(5): e504-507.

［5］宫丽华，钱占华，刘宝岳，等. 长骨内生软骨瘤及原发性软骨肉瘤的临床病理分析 ［J］. 诊断病理学杂志，2012, 19(4): 14-17.

［6］郭林，王植，宫可同，等. 手部骨肿瘤和肿瘤样病变的影像学诊断及鉴别诊断 ［J］. 中国中西医结合外科杂志，2017, 23(3), 323-327.

［7］LUBAHN J D, BACHOURA A. Enchondroma of the Hand: Evaluation and Management ［J］. J Am Acad Orthop Surg, 2016, 24(9): 625-633.

［8］MURAMATSU K, KAWAKAMI Y, TANI Y, et al. Malignant transformation of multiple enchondromas in the hand: case report ［J］. J Hand Surg Am, 2011, 36(2): 304-307.

［9］杨虎，卢荟. 内生软骨瘤综合诊治进展 ［J］. 浙江中西医结合杂志，2016, 26(9): 877-880.

［10］杨勇，田文，李淳，等. 单纯病灶刮除治疗手部内生软骨瘤的疗效分析 ［J］. 中华手外科杂志，2011, 27(4): 202-204.

［11］WEBER K L. Evaluation of the adult patient (aged >40 years) with a destructive bone lesion ［J］. J Am Acad Orthop Surg, 2010, 18(3): 169-179.

［12］HUNG Y W, KO W S, LIU W H, et al. Local review of treatment of hand enchondroma (artificial bone substitute versus autologous bone graft) in a tertiary referral centre: 13 years' experience ［J］. Hong Kong Med J, 2015, 21(3): 217-223.

［13］KUMAR A, JAIN V K, BHARADWAJ M, et al. Ollier Disease: Pathogenesis, Diagnosis, and Management ［J］. Orthopedics, 2015, 38(6): e497-506.

［14］谭一慜，丁晓毅. 影像学检查在内生软骨瘤与Ⅰ级软骨肉瘤鉴别诊断中的价值 ［J］. 国际骨科学杂志，2016, 37(3): 36-39.

［15］SASSOON A A, FITZ-GIBBON P D, HARMSEN W S, et al. Enchondromas of the hand: factors affecting recurrence, healing, motion, and malignant transformation [J]. J Hand Surg Am, 2012, 37(6): 1229-1234.

[16] SIMON M J, POGODA P, HöVELBORN F, et al. Incidence, histopathologic analysis and distribution of tumours of the hand [J]. BMC Musculoskelet Disord, 2014, 15: 182.

[17] 赵睿, 丛锐, 李靖, 等. 磷酸钙生物陶瓷在治疗手部内生软骨瘤中的临床应用 [J]. 中华手外科杂志, 2009, 25(5): 273-274.

[18] 赵勇, 竺湘江, 潘科良, 等. 病灶刮除加自体髂骨植入治疗手部内生软骨瘤 21 例 [J]. 临床骨科杂志, 2011, 14(2): 122-123.

第十八节　四肢关节肿瘤的关节镜治疗

一、膝关节囊肿

（一）囊肿病理学特点

囊肿是一种良性疾病，广义上定义为良性的肿块，由内外两层包膜构成，内膜由单层细胞组成，外膜由一层厚厚的纤维组织包裹，中间含有囊液，囊液中包含前列腺素、氧自由基，白介素、金属酶、透明质酸等物质。阿尔辛蓝染色显示囊肿内透明质酸增加。囊肿可发生在任何关节周围，但常见于膝关节、肩关节和肘关节，髋关节较少见。

（二）囊肿的分类

膝关节周围囊肿局限于关节内或关节外。关节内囊肿可由前十字韧带、后十字韧带、髌骨下脂肪垫、半月板横韧带引起。关节内囊肿很少见，发病率为 1%。大多数关节内囊肿无临床症状。临床上膝关节囊肿分为以下几类：①滑膜囊肿；②神经节囊肿；③半月板囊肿；④骨内囊肿。类似地，"囊肿样"病变可分为：①正常的膝关节囊，②正常的膝关节凹陷，③其他囊肿样病变。

腘窝囊肿、半月板囊肿、胫腓关节近端囊肿和十字韧带神经节囊肿是常见于膝关节周围的囊性肿块。囊肿产生机制目前还没有具体统一的说法，文献中报道囊肿的产生可能与关节炎性疾病、创伤、免疫性疾病等相关。囊肿可与关节腔相通，也可能是局部封闭的囊腔。

（三）膝关节各类囊肿的特点

1. 滑膜囊肿

滑膜囊肿是由滑膜细胞产生关节旁积液聚集而成，囊肿包膜由滑膜细胞构成。囊肿包膜是区别于其他关节旁积液的特异性组织学特征。从病理生理学的角度来看，滑膜囊肿代表关节液的局限性扩张，可以向任何方向延伸，也可以不与关节相通。滑膜囊肿具体发病机制不清楚，大多情况是突然发现的，膝关节滑膜囊肿通常和骨关节炎、创伤、类风湿关节炎、痛风、系统性红斑狼疮和青少年类风湿关节炎等有关。

膝关节常见的滑膜囊肿包括腘窝囊肿（也称贝克氏囊肿）和近端胫腓关节（PTFJ）滑膜囊肿。一般无临床症状，症状性囊肿有时可以表现为膝关节局部肿胀、疼痛、活动受限。

腘窝囊肿是腘窝内滑液囊肿的总称，位于膝关节后侧，多发生在半膜肌腱滑囊和腓肠肌内侧头与半膜肌之间的滑囊，多与关节腔相通。在 MRI 上，腘窝囊肿表现为边界清晰的单房或多房囊性肿块，膨大的腓肠肌 – 半膜囊在 T_2WI 上表现出高信号。囊肿如出血、破裂在关节内 MRI 上可产生滑膜增生性表现，这需要与其他囊肿样病变和软组织肿瘤相鉴别。

PTFJ 滑膜囊肿相对少见，发病率 0.09%～0.76%。目前 PTFJ 滑膜囊肿的病因尚不清楚，一种理论认为 PTFJ 囊肿是由膝关内压力增高，关节囊脱出而引起；另一种理论认为囊肿是由于关节附近软组织的刺激或损伤，或由于神经鞘瘤或神经鞘瘤的退化而出现在 PTFJ 关节囊中。PTFJ 滑膜囊肿与膝关节腔相通大约 10%，不与膝关节相通的 PTFJ 囊肿在成形后可能与关节无连接，或者退化成纤维索。文献中报道 PTFJ 囊肿的直径通常在 3 ~ 5cm。目前该囊肿没有正式的分类系统，主要依据 PTFJ 囊肿侵犯的组织（肌内、骨内或神经内）位置进行分类。

症状性 PTFJ 囊肿表现为膝关节远端外侧的疼痛、肿胀，运动和长时间站立时，囊肿增大，疼痛剧烈，休息时症状消失。囊肿压迫腓总神经、侵袭周围软组织，导致膝关节前方或外侧间室活动受限，并伴有足部下垂、疼痛或沿小腿前外侧、足背的感觉丧失等症状。PTFJ 囊肿早期无症状，但有明显症状可能伴有囊肿出血。

在辅助检查上：超声用于评估 PTFJ 囊肿的大小、位置，但对于囊肿与关节间隙连接以及评估囊肿是否为良恶性方面不足。X 线片上囊肿表现不明显，仅显示软组织肿胀影，对于骨内囊肿，X 线片上可表现出骨质侵蚀征象。MRI 评估囊肿的准确率较高，在 T_2 图像上，近端胫腓骨关节滑膜囊肿呈现均匀的梭形高信号表现。在巨大囊肿累及腓总神经时，T_2 图像上，腓总神经前室肌层信号强度增高，并伴有邻近骨的侵蚀样改变。病理检查是 PTFJ 滑膜诊断的金标准。

PTFJ 囊肿诊断上需要与仅表现为关节"饱胀"或膝关节外侧疼痛症状的疾病相鉴别，包括关节内退行性病变和肿瘤，如关节病、半月板撕裂、可能导致神经功能受损的神经鞘瘤和神经纤维瘤。

囊性肿块的准确描述及其与胫腓骨或膝关节近端的关系（尤其是腓总神经）是治疗的关键。文献中报道，单纯囊肿无神经损伤症状者可超声引导下囊肿抽吸和类固醇注射，但复发率高；症状性 PTFJ 囊肿通过手术切除囊肿并将与关节连接处滑囊进行清理；当囊肿累及腓总神经时，应立即进行囊肿切除，因为随着病程的延长，患者运动和感觉神经损伤恢复的可能性降低，即使进行了充分的手术切除，囊肿复发率也很高，文献中报道复发率为 10% ~ 38%。对于复发性 PTFJ 囊肿可以再次切除并保护腓总神经。文献中报道 PTFJ 融合术可能更有效地治疗复发性 PTFJ 囊肿。

2. 神经节囊肿

神经节囊肿是一种良性囊性肿块，周围有致密的结缔组织，无滑膜，内层是一种富含透明质酸和其他黏多糖的凝胶状液体。其发病原因尚不清楚，文献报道可能与胚胎发生过程中滑膜组织移位、多潜能间充质细胞增殖、滑液向囊肿内迁移以及创伤后结缔组织变性有关。神经节囊肿也可以沿着神经血管路径从关节内部紊乱的区域进入周围的软组织。神经节囊肿主要见于膝关节、腕关节周围，也可附着在关节囊或腱鞘上，有时与滑膜腔相连，也有文献报道神经节囊肿发生在肌肉、韧带、肌腱或神经内。其临床表现取决于神经节囊肿的位置和大小，在大多数情况下，该囊肿无临床症状，偶然发现，囊肿局部压迫会引起膝关节疼痛和肿胀，但很少会因压迫而导致腓神经麻痹。

神经节囊肿按部位分为关节内、关节外、骨内和骨膜（罕见）四类。

关节内神经节囊肿是相当罕见的囊性病变，通常发生于十字韧带，最常见于前十字韧带，在 MRI 中，病变的一部分散布在前十字韧带纤维内，可向前延伸至 Hoffa 脂肪垫或向后延伸至股骨髁间窝，很少在前十字韧带和后十字韧带之间出现。后十字韧带神经节囊肿具有更典型的外观，位于关节内中央，主要位于后十字韧带后方，并且在后十字韧带背侧表面附近和沿着后十字韧带背侧出现多房性囊肿，Hoffa 脂肪垫内或髌上隐窝囊内的神经节囊肿通常表现为清晰的多房性囊肿，最常见于外侧半月板前角前方（图 2-18-1）。

关节外神经节囊肿可见于膝关节周围的任何关节外软组织，包括关节囊、肌腱、韧带、肌肉和神经。在极少数情况下，关节外神经节囊肿可能与关节腔相通。囊肿对周围的骨和囊周软组织造成破损。在 MRI 上，它们表现出清晰的圆形或椭圆形的积液，通常伴有周围充满液体的假足和清晰的内部分隔（"葡萄串状外观"）。T_2WI 上，神经节囊肿呈高信号，在 T_1WI 上，神经节囊肿的信号强度取决于囊液的蛋白质浓度。在 MRI 检查神经节与关节囊之间潜在的关系,对术前计划非常重要。

骨内神经节囊肿位于长骨的干骺端,最常见于胫骨,通常位于软骨下骨内,邻近关节或韧带附着部位,其发病机制尚不清楚,与退行性囊肿、插入性囊肿或外伤后囊肿的不同尚存在争议。MRI 表现为孤立性、单房性或多房性,常伴有硬化边缘。

骨膜神经节囊肿非常罕见,通常是由骨膜黏液变性和囊肿形成引起的。它们最常见的位置在胫骨近端,靠近腓肠肌。在 MRI 上,它们通常表现为以骨膜为基础的、界限清楚的均匀性病变,并伴有高信号液体强度,表面皮质糜烂或呈扇形,以及反应性新骨表现。其他骨膜源性病变(如骨膜软骨瘤、骨膜下血肿、慢性骨膜下脓肿或恶性软组织肿瘤)侵蚀邻近骨引起骨膜反应时,需要与骨膜神经节囊肿鉴别诊断。

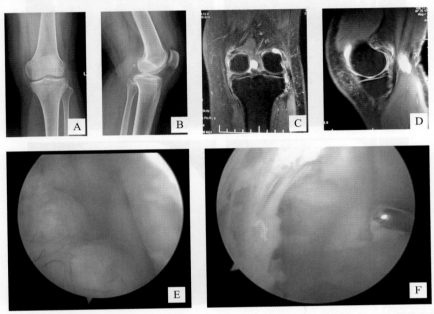

图 2-18-1 后十字韧带神经节囊肿。A、B 左膝关节 X 线未见明显异常;C、D MRI 示冠状位和矢状位 T$_2$ 像上后十字韧带囊肿成高信号;E、F 关节镜下囊肿形态和囊肿切除后状态

3. 骨内囊肿

骨内囊肿可分为骨内神经节囊肿、关节下退行性囊肿(geodes)和插入性(撕脱牵引)囊肿。骨内神经节囊肿在上面的"骨内神经节囊肿"部分已描述。退行性或关节下囊肿不是真正的囊肿,因为它们没有内膜。骨囊肿通常伴有骨关节炎,多为多发的、小的囊性病变。骨囊肿位于膝关节两侧负重区,常见的骨关节炎改变,如骨赘形成、软骨缺失、关节间隙狭窄和周围明显的骨水肿,是 MRI 诊断中常见的伴随诊断线索。这些特征通常足以区分 geodes 和其他囊性病变。插入性囊肿和神经节囊肿、骨内脓肿、巨细胞瘤、成软骨细胞瘤和软骨肉瘤等囊性病变可出现在同一骨解剖区域,最可能起源于韧带插入部位,由于该部位慢性撕脱和牵引应力引起的骨弱化和微骨折造成的局部病灶的骨吸收,插入性囊肿常发生在十字韧带或半月板胫骨韧带附着处,MRI 表现为小而尖锐,边界清楚,常为均匀液体填充的病变,外缘由纤维组织包绕呈现低信号边缘。

4. 半月板囊肿

半月板囊肿分为间质囊肿和旁膜囊肿,间质内囊肿是位于半月板内的局部包裹积液囊肿,旁膜囊肿是一个位于半月板附近的局灶性关节积液囊肿,两种类型的囊肿都与半月板撕裂有关。与半月板撕裂有关的囊肿可能在 MRI 上显示,也可能不显示,半月板囊肿通常在 MRI 显示为明确的囊性肿块,具有液体信号强度，偶尔由于囊肿出血或囊液高蛋白含量，在 T_1 加权像上可能显示与骨骼肌等信号强度。此外，T_2 加权像上的低信号强度可能是继发于有残留高密度的旁组织对水分的吸收，或者是由于含铁血黄素的沉积造成。大多数旁膜囊肿呈分叶状、内部分隔，很少引起邻近骨侵蚀。最常见的内侧旁膜囊肿是邻近半月板后角的囊肿，由于内侧半月板后角撕裂更常见。外侧半月板旁囊肿最常见的位置是邻近前角或外侧半月板体部，起源于外侧半月板前角和体部的旁膜囊肿可穿透外侧支撑结构，甚至延伸至髂胫束，连接外侧半月板与关节囊（图 2-18-2）。半月板囊肿的诊疗具体见后文。

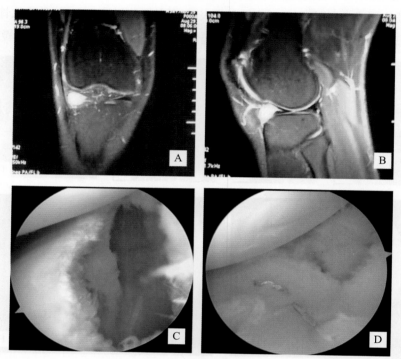

图 2-18-2　半月板囊肿。A、B MRI 冠状位和矢状位 T_2 图像上高信号；C、D 分别为囊肿切除后和半月板缝合后图片

（四）常见的几种膝关节囊肿

1. 贝克囊肿

贝克囊肿发生于各个性别、年龄段人群中，成人多见，儿童鲜有发生。贝克囊肿，也称为滑膜囊肿，是指在膝关节后部滑囊中产生的过多液体的异常集合，囊肿会导致膝关节后方软组织的局部隆起和紧绷，并进一步引起严重的膝关节疼痛。这个囊肿以最早描述它的外科医生威廉·莫兰特·贝克博士的名字命名。

（1）病因：膝部贝克囊肿的病因有很多，由于贝克囊肿与膝关节疼痛有关，通常是由膝关节肿胀引起的。关节炎引起的任何膝关节炎症都可能导致贝克囊肿，最常见的关节炎是骨关节炎也被称为退行性关节炎，另一种可能与贝克囊肿有关的常见关节炎是类风湿关节炎。这两种情况在成年人中都很常见。另一个可能导致贝克囊肿的病因是膝关节损伤，如软骨撕裂和其他膝关节外伤，其他原因如膝关节受伤或创伤也会导致膝关节积液，从而引发贝克囊肿。局部感染也会导致膝关节周围液体潴留，这将进一步导致贝克囊肿。无明显诱因的贝克囊肿也可以在儿童和成人中出现。

（2）病理：根据尸体研究，膝关节后囊的瓣膜开口高出腓肠肌的内侧，深至腓肠肌的内侧头，占成年人的 40% ~ 54%，将不渗透染料注射到关节囊中证实液体能够从膝关节流入囊肿而不可能逆流。有学者认为这种单向瓣膜开口允许液体进入腓肠肌 - 半透明肌囊，由于关节腔内病变常常伴有积液，因此贝克囊肿通过单向阀降低膝盖内的液压压力，膝关节屈曲时，瓣膜开口打开，液体单向流动，膝关节伸直时，由于半膜肌和腓肠肌内侧头的张力增加，瓣膜口被压缩闭合，从而对膝关节提供保护作用。研究证实滑膜囊肿的体积与膝关节积液的多少有关。在组织学上，囊肿壁类似于滑膜组织，具有明显的纤维化，并且可能存在慢性非特异性炎症。骨软骨游离体可能未在膝关节中看到，也可在囊肿内发现。滑膜囊中纤维蛋白的存在可能会使囊肿液增稠。在显微镜下没有发现有症状和无症状囊肿的组织学差异。

贝克囊肿最常见于腓肠肌内侧头和半膜肌之间，但它们在其他部位也有报道。Jensen 和 Jorgensen 报告了 1 例腘窝囊肿的外侧表现，它在髁间窝与膝关节相通，并通过髂胫束向外侧突出。如果发现后外侧贝克囊肿，应进一步评估以排除半月板囊肿或软组织肿瘤，通常膝关节外侧腘窝囊肿发生率很低。

由于骨溶解或聚乙烯碎片导致的全膝关节置换术失败也会出现贝克囊肿，囊肿呈多叶状，组织病理学上可见巨噬细胞吞噬聚乙烯颗粒和颗粒引起的滑膜炎表现。因此，在膝关节置换术后发现的贝克囊肿可能是由关节部件松动或聚乙烯磨损所致。

（3）临床表现：患者膝关节通常表现为半月板或软骨病理症状。与囊肿相关的症状包括后内侧或后部肿胀、疼痛、局部肿块和僵硬。Bryan 等人报道了 38 例贝克囊肿患者的常见症状，最常见的症状是腘窝肿胀（76%）和后部疼痛（32%），偶尔表现膝关节末段伸展时的疼痛。在功能上，由于囊肿太大，可能会限制膝关节屈曲活动范围，从而在机械上阻碍了屈曲活动。

查体上最常见的是膝关节半月板或软骨病理体征。如果囊肿较大，可扪及后内侧充盈或压痛。如果可触及，囊肿在膝关节伸展时通常会变硬，在膝关节屈曲时则会变软。这一发现通常被称为 "Foucher 征"。Foucher 征是由于在膝关节伸展过程中，腓肠肌内侧头和半膜肌与关节囊之间的囊肿压迫所致，它有助于区分贝克囊肿与其他腘窝肿块，如腘动脉动脉瘤、神经节、外膜囊肿和肿瘤，这些肿块的触诊不受膝关节位置的影响。

体积较大的或破裂的腘窝囊肿，患者有时表现出血栓性静脉炎的体征或症状，如小腿疼痛或肿胀和阳性的 Homan 体征，即所谓的假性血栓性静脉炎综合征。

（4）辅助检查：

1）X 线片：膝关节 X 线片可以看到软组织肿胀影，可以获得早期评估，如贝克囊肿合并骨关节炎、类风湿关节炎等，可以看到贝克囊肿中有游离体。

2）关节造影：在 MRI 出现之前，直接关节造影术被广泛用于检测腘窝囊肿。这涉及关节内注射气体或碘化造影剂，然后造影剂（或气体）进入囊肿。然后透视检查囊肿中是否有造影剂（或气体）。关节造影术的缺点包括使用电离辐射和使用侵入性技术注入造影剂。临床目前很少用。

3）超声检查：超声在很大程度上取代了关节造影术，成为对贝克囊肿初步评估的有效方法。其优点包括成本低，无创操作和无辐射。贝克囊肿的检测能力接近 100%，但超声缺乏与其他疾病（如半月板囊肿或黏液样肿瘤）区分的特异性；另一个缺点是，它不能充分显示与这些囊肿相关的膝关节内的其他情况，如半月板撕裂。贝克囊肿在超声上无回声，横跨膝关节后内侧，位于腓肠肌内侧头和半膜肌之间，提示囊肿充满了液体，贝克囊肿内偶见回声区，通常说明囊肿内存有游离体。

4）MR 检查：MRI 仍然是诊断贝克囊肿和区别于其他疾病的金标准。囊肿中液体在 T_1WI 为低信号，T_2WI 为高信号，MRI 可以评估所有膝关节相关疾病，如半月板撕裂、软骨缺损、滑膜炎、骨关节炎和韧带撕裂等，MRI 比超声更容易与其他囊肿鉴别。它的主要缺点是成本高。因此，如果没有必要评估关节内结构，超声应被视为一种筛查方式（图 2-18-3）。

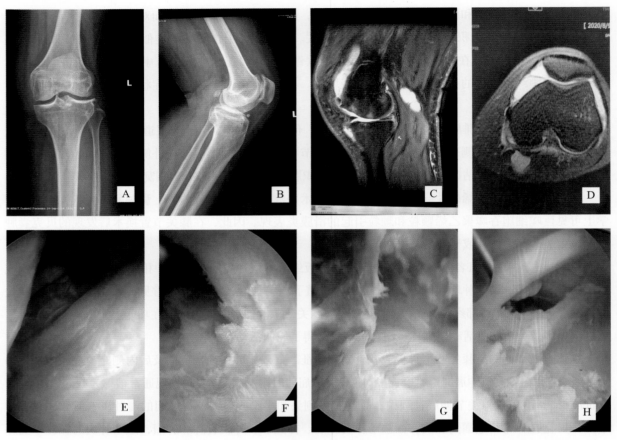

图 2-18-3　腘窝囊肿。A、B 膝关节 X 线；C、D MRI 矢状位和冠状位图像；E 关节镜下探查美蓝标记的疝囊内口；F 扩大疝囊内口；G 刨除部分疝囊囊壁；H 囊壁刨除后图片

（5）诊断：目前贝克囊肿的诊断主要结合临床特征和 MRI 表现，病理检查是目前诊断的金标准。

（6）鉴别诊断：贝克囊肿的鉴别诊断包括腘动脉动脉瘤、软组织肿瘤、半月板囊肿、血肿、血栓栓塞和血清瘤。

（7）并发症：贝克囊肿相关的并发症包括感染、破裂和神经血管压迫。Baker 报告的腘窝囊肿与大多数患者的感染有关，还与其他化脓性腘窝囊肿和败血症关节炎有关。作者推荐对有腘窝囊肿病史、临床检查发现腘窝囊肿或类风湿关节炎病史的脓毒症膝关节患者进行特殊的影像学检查，如超声、CT 或 MRI。此外，对脓毒症关节炎进行标准冲洗和清创后未能改善的患者应进行影像学检查，以排除腘窝囊肿的存在，这可能是局部化脓性感染的原因。

腘窝囊肿可引起局部解剖组织受压，导致血栓性静脉炎、隔室综合征和压迫性神经病。血栓性静脉炎和假性血栓性静脉炎在临床上很难区分，假性血栓性静脉炎是由大囊肿引起的小腿疼痛引起的。如对诊断有疑问或怀疑有深静脉血栓形成，应行超声检查。腘窝囊肿压迫腘静脉或导致动脉狭窄或血栓形成的患者应行囊肿切除。

贝克囊肿破裂后出血可导致隔室综合征，一般很少发生。大的贝克囊肿可压迫神经，大多累及胫神经，累及腓神经也有报道，临床症状主要表现为小腿萎缩麻木和肌无力。开放性切除是治疗这些压迫性囊肿以防止进一步损伤神经的首选方法。

（8）治疗：除非患者有症状，否则通常不需要对贝克囊肿进行治疗。

1）保守治疗：保守治疗通常对症状轻微的患者和较小的退行性半月板撕裂患者有效。具体的保守治疗措施包含以下几个方面：①休息或改变运动方式；②应用非甾体类药物；③体育锻炼或康复治疗；④吸入或注射类固醇：中度至晚期三室变性膝关节炎情况下，可的松注射液可治疗膝关节本身疾病，这可以帮助管理患者的症状，并在临床上区分腘窝囊肿本身对患者日常症状的影响；可以由经验丰富的介入放射科医生进行超声引导的抽吸和注射，年轻患者的复发率低，老年患者和伴有囊肿变性的半月板撕裂人群复发率高。

除非存在血管或神经压迫，对有症状的腘窝囊肿的最初治疗至少应非手术治疗 6 周。在前 6 周内，应该着重维持膝关节灵活性的锻炼，以避免在屈伸末期出现疼痛而导致僵硬。在保守治疗中可以考虑使用皮质类固醇注射，关节内注射皮质类固醇可以减少囊肿的大小并缓解症状。超声引导下穿刺注射皮质类固醇是治疗膝骨关节炎合并腘窝囊肿的一种相对低风险和成功的方法。在 Acebes 等的研究中，17 例膝关节骨关节炎和有症状的腘窝囊肿患者，在关节内注射皮质类固醇和囊肿抽吸 4 周后的随访中，患者膝关节疼痛和肿胀明显减轻，囊肿大小显著减小，43% 的患者囊肿壁厚显著减少，66% 的患者活动范围得到改善。囊肿体积缩小与膝关节范围增大呈正相关。文献中报道皮质类固醇直接注射到腘窝囊肿中，囊肿体积比之前减少，患者的膝关节疼痛总体减轻，但容易出现囊肿复发迹象。值得注意的是，所有复发性囊肿被归类为复杂性囊肿。复杂性囊肿可能由于囊内分隔和囊内碎片很难抽吸和注射，所以对复杂性囊肿囊内注射皮质类固醇没有很好的长期疗效，因此在治疗前对贝克囊肿进行分类可能有助于指导治疗。

文献中报道硬化疗法用于复杂性贝克囊肿的患者，在连续注射硬化剂（12.5% 葡萄糖和鱼肝油酸钠）7 个多月后，在 MRI 上，腘窝囊肿大小明显减小。尽管有报道称患者在通过这些方法下获得了积极的结果，但大多数作用都很小，而且需要更高水平的证据来证明这种治疗是安全有效的。使用纤维蛋白胶作为封闭剂有一定的吸引力，但这项技术还没有得到文献的支持。虽然保守和微创措施可用于治疗一些与腘窝囊肿相关的疾病，但在没有侵入性干预的情况下，并非所有情况都能得到改善。

2）手术治疗：手术治疗包括关节镜下清创术、囊肿减压术、半月板修复术、半月板部分切除术，以及囊肿开放切除术。

对于所有有症状的贝克囊肿患者，积极治疗原发病将有助于减少滑液积聚和囊肿扩大。文献报道单纯手术切除滑膜囊肿而未治疗原发疾病，术后囊肿复发率高，结果并不理想。这种高复发率是由于关节内病理的持续存在和相关的复发性积液导致的。Rauschning 和 Lindgren 报道了 46 例通过单纯囊肿减压手术治疗贝克囊肿，结果 63% 复发，33% 术后出现伤口并发症或假性血栓性静脉炎。他们和其他作者提出，手术治疗关节内病变是治疗腘窝囊肿的主要手段，囊肿总是与关节内病变有关。

Jin Hwan Ahn 等通过改良的关节镜技术，对腘窝囊肿进行减压，同时关闭与贝克囊肿相通囊门、切除囊肿，所有 31 例患者均接受 MRI 检查，平均随访 36.1 个月（范围 12～72 个月）后，所有患者均能轻微受限制或无限制地恢复正常的日常活动，随访 MRI 显示，17 例（55%）双膝囊肿消失，31 例患者中 14 例（45%）囊肿明显缩小。关节镜检查具有微创性，风险较低，直接治疗关节内病变和囊肿，并允许早期积极康复锻炼的优势。

2. 前十字韧带神经节囊肿

神经节囊肿是一种富含黏液的假膜囊肿，好发于关节或腱鞘。腕、足、膝关节浅层神经节囊肿临床上可触及且容易诊断，但较深的神经节囊肿临床上很难诊断，如膝关节内神经节囊肿、肩胛盂上切迹神经节囊肿、髋臼周围神经节囊肿等。

（1）流行病学：神经节囊肿的发病率为 0.2%～1.9%，男性多发（男、女比例 1∶10），直径约

0.5～4.5cm。前十字韧带腱鞘囊肿并不常见，文献报道，膝关节内神经节囊肿的发生率在膝关节 MRI 上为 0.20%～1.33%，在膝关节镜下为 0.6%～2.0%。其中膝关节神经节囊肿近 62% 患者位于前十字韧带上，约 35% 的患者中前十字韧带神经节囊肿与前十字韧带黏液样变性并存。

（2）病理学：前十字韧带囊肿在组织学上与其他部位见的腱鞘囊肿相似，最常见于腕部。囊肿外有一层包膜，包含黏液样物质。其发病机制仍有争议，目前有两种理论支持：一种是前十字韧带黏液样变性后遗症，滑膜疝或滑膜细胞先天性移位到十字韧带所致；另一种学说是囊肿的形成是由于关节囊或肌腱鞘的缺损引起的滑膜组织的突出，间质干细胞增殖或十字韧带细胞增生导致透明质酸释放和囊肿形成。目前最普遍接受的理论是，持续压力下十字韧带的黏液样变性是囊肿形成的原因。

（3）临床表现：膝关节症状可以是间歇性或持续性的，运动后症状往往更严重，尤其是蹲着，这会挤压十字韧带和髁间切迹顶部或十字韧带之间的囊肿。膝关节疼痛是最常见的症状，常表现为隐伏发作的慢性膝关节疼痛，病程持续时间从几周到几个月，有时是几年不等。在膝关节剧烈运动时加重，休息后缓解，偶伴有机械交锁、点击感觉和膝关节僵硬。位于胫骨附着前部的前十字韧带囊肿可导致伸膝末端受阻，而位于后部的前十字韧带囊肿可产生屈曲受阻。通常膝关节神经节囊肿没有膝关节不稳定的病史。这些症状多为自发性发作，无外伤史。

单独导致膝关节症状而不伴有任何关节内病变的孤立前十字韧带神经节囊肿统称为"症状性神经节囊肿"，而偶然发现的与其他膝关节病变相关的前十字韧带神经节囊肿，则被归类为"无症状性神经节囊肿"。

查体：关节线压痛，Kim 等人对 20 例神经节囊肿患者进行了回顾，发现所有患者均存在膝关节疼痛，但仅 12 例患者的疼痛在查体时可发现（内侧关节线疼痛 4 例，外侧关节线疼痛 3 例，髌骨下疼痛 3 例，腘窝痛 2 例）。膝关节肿胀、活动受限。前十字韧带前抽屉试验（-）、拉赫曼试验（-）、轴位移试验（-）。

（4）辅助检查：

1）超声检查：超声检查能准确诊断膝关节周围囊肿，并确定囊肿的来源，评估前十字韧带神经节囊肿的大小、位置深度，为临床外科治疗提供重要信息。但超声对于囊肿的性质、类型和良恶性无法作出准确评估。

2）X 线片检查：膝关节 X 线片显示骨结构比较好，尤其关节线的改变。前十字韧带囊肿在 X 线片上仅表现为软组织模糊肿胀影，对于合并有骨内囊肿的可显示出骨侵蚀破坏征象，其特异性和准确率较差。

3）CT 检查：CT 能够显示出肿瘤的位置大小及周围的毗邻关系，评估囊肿性质、良恶性有限。

4）关节腔造影：关节腔造影检查是一项侵袭性检查，能够显影囊肿的边界、大小、位置，临床中目前很少用。

5）MRI 检查：是一项金标准的检查，因为它从多层面显示滑膜组织及关节内病变。并且敏感性、特异性较高，属于无创检查，并且在术前计划中起到很重要的作用。前十字韧带神经节囊肿呈梭形或圆形，边界清晰，沿前十字韧带延伸或穿插在韧带纤维内。前十字韧带神经节囊肿在 T_1WI 上呈低信号，在 T_2WI 上显示高信号。

6）关节镜检查：关节镜检查能够直视下观察囊肿的大小、位置及毗邻关系，为神经节囊肿的诊断治疗提供了一个有效的工具。临床医师可以通过探查韧带囊肿，决定是否对囊肿进行抽吸减压。

（5）诊断：神经节囊肿的诊断基于膝关节 MRI 的表现和临床表现。前十字韧带神经节囊肿的 MRI 诊断标准基于韧带实质内的液体信号，至少符合以下三个标准中的两个：①前十字韧带纤维的质量效应；

②分叶边缘；③与关节不相称的前十字韧带液体。另外，前十字韧带必须从胫骨到股骨止点保持完整，以排除部分或完全的前十字韧带断裂。

（6）鉴别诊断：前十字韧带神经节囊肿主要与前十字韧带黏液样变性相鉴别，膝关节周围囊肿更广泛的鉴别诊断包括：腘窝囊肿、半月板囊肿、腱鞘囊肿、前十字韧带重建后胫骨隧道和胫骨前囊肿、膝关节积液（具体见各个囊肿的特点）。

前十字韧带黏液样变性：前十字韧带黏液变性是一种少见弥漫性间质性病变，其发病机制、以及与其他关节内膝关节结构损伤的关系尚不清楚，一般无明显外伤史，无膝关节不稳史，通常表现为进行性膝关节疼痛，活动受限。前十字韧带黏液变性 MRI 特征是：①前十字韧带异常增厚，界限不清，体积庞大；②韧带内信号增多（T_1WI 中等信号强度，T_2WI 高信号强度），分散在可见完整纤维之间（芹菜茎外观）；③前十字韧带方向和连续性的无异常。前十字韧带黏液变性与半月板撕裂、软骨损伤和韧带股骨及胫骨附着处骨内囊肿有较高的相关性。

（7）治疗：

1）保守治疗：对于无症状十字韧带神经节囊肿，定期复查。对症状较轻，无关节活动受限者，康复锻炼和非甾体类抗炎药能够有效缓解症状。

2）手术治疗：适用于囊肿较大，疼痛症状较重，关节活动受限，保守治疗无效者。手术方式有：穿刺抽吸：在 CT 扫描和超声引导下行囊肿穿刺抽吸，术前定位囊肿的位置，空针抽取，但该方法仅适用前十字韧带神经节囊肿，对十字韧带黏液变性无效；在不影响前十字韧带完整性的前提下，关节镜治疗是首选的治疗方法。关节镜治疗包括清创术和部分切除前十字韧带损伤部分，保留前十字韧带前内侧和后外侧边界的残余部分，以及胫骨和股骨完整附着部分，使囊肿不撞击髁间窝顶部或外侧壁。部分切除 ACL 可立即缓解疼痛并改善活动范围，患者可以立即开始完全负重并很快恢复活动。

Bai 随访了经关节镜和病理证实的 ACL 和 PCL 神经节囊肿的 16 例患者，平均年龄为 45.6 岁，随访时间 2 年，在关节镜下完全切除囊肿和囊肿壁，而不损伤前十字韧带和后十字韧带的纤维束，术后对患膝关节进行加压包扎，术后早期支具保护下康复训练，结果所有膝关节痛、肿胀、膝关节交锁等症状消失，关节活动范围恢复正常。作者建议十字韧带神经节囊肿的手术治疗首选关节镜下切除，也可采用超声治疗和 CT 引导下穿刺，建议完全切除囊肿和囊肿壁，以避免复发。

Partha 报告了一例分叶状神经节囊肿，该囊肿深层延伸至髌骨下脂肪垫，浅层延伸至支持带的皮下间隙，在诊断性关节镜检查后，对囊性肿块进行了开放性切除，术后患者恢复良好。作者建议关节镜下切除和清创是治疗膝关节神经节囊肿的金标准。不完全切除，留下残余组织，可能导致复发。因此，对囊肿的彻底切除和清创是治疗神经节囊肿的关键。

3. 半月板囊肿

半月板囊肿是位于半月板内或邻近半月板的局部滑液聚集。囊肿内有充满液体，外围有一层厚厚的纤维组织膜构成半月板囊腔的腔。半月板囊肿位于半月板的边缘，最常见于半月板水平部病变。半月板囊肿的发生率在 1.8% ~ 20%。关于半月板囊肿发生位置尚有争议，一些作者报告说，半月板囊肿主要发生在内侧部位，也有报道主要发生在外侧部位。Campbell 回顾了 2572 份膝关节 MRI 检查，以确定半月板撕裂和囊肿的发生率和位置，他们发现内侧半月板撕裂是外侧半月板撕裂的两倍，半月板囊肿的总患病率为 4%，2/3 的囊肿位于内侧室，1/3 位于外侧室。虽然内侧囊肿的总数较多，但囊肿的发生率与半月板撕裂的发生率呈正相关。Tschirch 回顾了 102 例无症状膝关节的 MRI，并观察到内侧半月板囊肿占优势，其中 4 例为内侧囊肿，未发现外侧囊肿。半月板囊肿常见于中青年人群中。

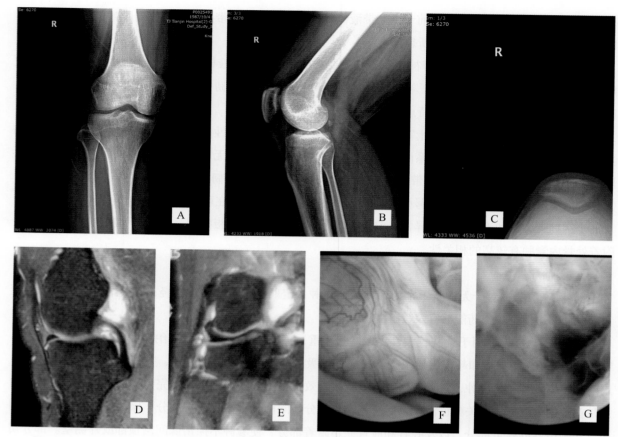

图 2-18-4　前十字韧带囊肿。A-C 为膝关节正、侧、轴位 X 线片；D、E 分别为前十字韧带囊肿在矢状位和冠状位 CT 图像；F、G 分别为前十字韧带囊肿在关节镜下探查、切除后状态

（1）半月板囊肿的发病机制：半月板囊肿形成有两种理论，一种理论认为滑膜细胞移位到半月板并产生黏蛋白导致囊肿形成，该理论可能是由于半月板的异常应力或创伤，一些研究报告半月板囊肿的患者高达 50% 有创伤史。半月板病变的大小与囊肿的大小之间没有相关性。大的半月板病变可能显示出非常小的囊肿形成，并且大的半月板病变可能具有小或没有半月板病变。第二种理论认为囊肿的形成是由于滑液通过撕裂的半月板组织挤压而产生的，半月板的囊性变性可能导致半月板外围增大（即半月板内囊肿）或挤入半月板组织（即半月板旁囊肿），在 96% 的病例中，半月板囊肿的 MRI 信号特征显示与滑液相当。 第二种理论更可能是由于具有以下事实：在 98% 或更高的水平上，半月板囊肿与半月板病变有关。

（2）临床表现：半月板囊肿的主要症状是关节疼痛，尤其在负重位时，活动时疼痛加剧。有时和膝关节内侧或外侧肿胀有关，病史一般比较长，数月至数年不等。

查体：6% 的内侧或外侧半月板囊肿可触及，外侧部位的可触及率为 20% ~ 60%，外侧半月板囊肿比内侧更容易通过体格检查诊断，因为它们的位置相对较靠前且皮下位置较高，团块质韧。囊肿的大小可能会随着膝外翻程度的变化而变化，半月板外侧囊肿累及腓神经时可出现小腿麻痹症状。发生于关节间隙的囊肿，伸膝时增大，屈膝时减小，伴有半月板撕裂的膝关节出现绞索、打软腿等症状。Pisani 征阳性，即膝关节屈曲 45° 时，囊肿不明显或消失。

（3）辅助检查：

1）X 线片：膝关节间隙变窄，胫骨平台局部可有侵蚀，X 线检查特异性和敏感度较差。

2）CT造影检查：敏感性和特异性分别为91.7%～100%和98.1%。考虑其为有创操作和辐射，一般不作为常规检查手段。

3）超声检查：超声检测半月板病变的敏感性和特异性，据报道为70%～80%，高分辨率超声（HRUS）显示出更高的灵敏度和特异性，分别为94%～97%和86%～100%，主要适用于有MRI禁忌证的患者。

4）MRI：目前对半月板的诊断主要基于MRI检查，MRI上91%的半月板囊肿紧邻半月板病灶。只有4%的囊肿似乎与半月板分离，MRI能够确定囊肿的大小位置、形态，在T_2WI上表现出高信号（图2-18-5）。

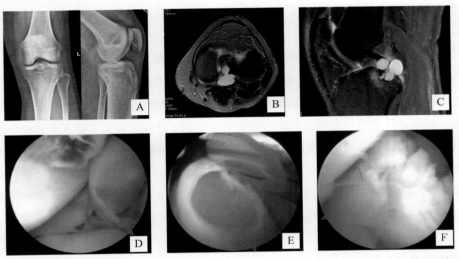

图2-18-5　半月板囊肿，行缝合术。A膝关节正、侧位X线片；B、C MRI水平面和矢状面图像上内侧半月板后根部囊肿；D、E分别为关节镜下半月板囊肿探查、切除；F为半月板缝合后图片

（4）治疗：半月板囊肿的治疗包括保守治疗和手术治疗，手术应包括切除或修复半月板病变以及清除半月板囊肿。

1）保守治疗：早期无症状者可予以观察处理；症状较轻者可予类固醇注射。文献报道注射类固醇可抑制囊液的产生，导致囊肿破裂和囊腔闭合。注射类固醇的疗效通常只持续数周时间。

症状稍重可行超声引导下经皮半月板囊肿穿刺引流。Mac Mahon在2006年第一次回顾了对18例采用超声引导下经皮半月板囊肿穿刺技术治疗半月板囊肿的患者，囊肿在手术完成前注射局部麻醉剂和类固醇，结果10例患者囊肿抽吸术后症状完全缓解，并恢复高强度活动，2例患者后期出现间歇性疼痛。6例患者8周后复发。在这项研究中，患者的预后与半月板囊肿的特征没有关联，而且囊肿保持完整，复发的风险很高。Chang报告了在超声引导下抽吸和注射类固醇的31例半月板囊肿患者，结果在6个月时患者症状"轻微"改善。因此，选择超声引导下经皮半月板囊肿抽吸注射类固醇是一种耐受性好、微创、操作简单、安全的方法，对于有手术禁忌证、手术延迟或推迟的患者，可考虑作为临时治疗。

2）手术治疗（开放手术、关节镜手术）：半月板囊肿的手术治疗包括半月板病变的切除或修复以及半月板囊肿的清创；半月板的病变处理有不同的选择，在治疗病变前首先应进行关节镜检查。半月板囊肿常合并有半月板的撕裂或退变，这些病变包括水平撕裂、放射状撕裂、盘状半月板等合并囊肿，其中以水平撕裂常见，所以在处理囊肿过程中需要对半月板进行成形或切除，然后对囊肿进行减压或切除闭合等。对于半月板无病变者可单纯行囊肿切除或减压，在适当的半月板切除和囊肿减压术后，应在关节间形成一个直径至少5mm的通道进入关节，以避免囊肿复发。Reagan等回顾分析了32例半月板外侧囊肿患者，术后平均随访41个月，其中20例行关节镜下半月板清创联合囊肿清创治疗，12例仅行半月板清创术，未行囊肿治疗，长期保留囊肿伴小撕裂的病例，囊肿处理组有80%的良好或优良结果，而囊肿未处理的病例只有 50% 的良好或优良结果。作者建议对于有症状的半月板囊肿彻底地进行半月板修复或切除合并囊肿清创是治疗的关键。

Glasgow 等回顾了 72 例半月板囊肿患者，通过半月板次全切除术进行囊肿减压，随访 18 个月至 7 年无复发，89% 的患者恢复良好。Mills 和 Henderson 也报告 20 例患者，其中 19 例接受关节镜减压和半月板囊肿清创术的患者恢复到了日常活动水平。Hulet 等回顾了 105 例经关节镜减压治疗的外侧半月板囊肿患者，随访 5 年，8 例仅使用关节镜技术，大约 87% 的囊肿得到了充分的减压，其余 13%（囊肿大于 2cm）需经皮穿刺抽吸以补充关节镜减压，大约 87% 的患者恢复优秀或良好。作者建议囊肿减压是半月板囊肿预后良好的关键。

El-Assal 等对关节镜手术和开放手术两种术式在膝关节半月板囊肿减压术中的疗效进行了对比研究，在确诊的 27 例膝半月板囊肿的患者中，对 22 例半月板囊肿行关节镜下充分减压，5 例半月板囊肿除行关节镜手术外还行开放性囊肿摘除，平均随访 58 个月，27 例中有 22 例疗效良好，两种减压方法之间的结果没有差异。Sarimo 等在一项前瞻性的联合研究中也提到了开放式和关节镜下半月板囊肿减压术之间的差异，35 例半月板囊肿中，16 例囊肿采用关节镜下半月板清创术和半月板裂孔囊肿减压术治疗，19 例囊肿采用关节镜下半月板清创术后开放性囊肿切除术治疗，86% 的患者有良好的效果，两种手术方式之间无统计学差异。值得注意的是，预后较差的患者与先前的膝关节损伤、手术或关节病有关。根据文献回顾和我们的临床经验，有症状半月板囊肿应进行囊肿减压和半月板的处理。

二、滑膜软骨瘤病

（一）引言

滑膜软骨瘤病是一种罕见的滑膜源性良性疾病，目前病因不明，目前主要观点认为滑膜软骨瘤病源于炎性滑膜增生及局灶性化生，产生软骨结节并脱落，钙化。1558 年 Ambrose 第一次对膝关节滑膜软骨瘤病进行了描述，1813 年 Leannac 首次提出关节内疏松软骨小体源于滑膜组织。滑膜软骨瘤病最常累及的关节是膝关节，其次是髋关节，病理学特点为钙化的疏松软骨小体形成。滑膜软骨瘤病起病隐匿。X 线、CT 和 MRI 能明确诊断。推荐治疗为尽快手术切除软骨疏松小体，以防止进一步的关节和关节周围破坏。滑膜软骨瘤病恶化为软骨肉瘤很罕见，但临床医生应该意识到这种可能性，特别是在患者发生反复滑膜软骨瘤病复发的情况下。

（二）流行病学

滑膜软骨瘤病好发于 30 ～ 50 岁的成年男性。儿童中滑膜软骨瘤病比较罕见，自 1813 年 Leannac 首次报道滑膜软骨瘤病以来，仅有部分病例报告了儿童中发生滑膜软骨瘤病。男性发病率是女性的 2 ～ 4 倍，可发生于任何滑膜关节，膝关节是最常受累的部位，其次是髋关节、肘关节、肩关节、颞下颌关节和踝关节等。在少数情况下，滑膜软骨瘤病可发生于关节腔外，此类瘤体多源于腱鞘和滑囊，其在腱鞘和滑囊中形成典型的软骨疏松小体。

滑膜软骨瘤病分为原发性和继发性。原发性滑膜软骨瘤病，也称为特发性滑膜软骨瘤病，与创伤、滑膜炎、遗传学或感染没有明确的联系。一般来说，与继发性滑膜软骨瘤病相比，原发性滑膜软骨瘤病发生年龄更早（30 ～ 40 岁），且相对比较少见。继发性滑膜软骨瘤病更常见，通常发生在年龄较大的患者中（50 ～ 60 岁），这些患者通常伴有关节破坏性疾病，包括骨关节炎、创伤、剥脱性骨软骨炎、Charcot 关节（神经性）关节病或晚期骨坏死。

（三）病理生理学

滑膜软骨瘤病是一种涉及滑膜病灶异常软骨化的疾病，可累及关节滑膜、滑膜囊和腱鞘，发病原因尚不明确。大多数研究发现滑膜软骨瘤病自然病程中出现一系列典型的化生表现，同时疾病缺乏异型性或侵袭性，故大多数观点认为滑膜软骨瘤病属于化生性疾病。然而也有一些研究发现滑膜软骨瘤病与染色体异常有关，故认为滑膜软骨瘤病属于肿瘤性疾病，Emilie 等人分析 8 例滑膜软骨瘤病患者，发现有 5 例（62%）患者 6 号染色体异常。不过迄今为止，在滑膜软骨瘤病患者中尚未发现特异性的染色体异常。

在滑膜软骨瘤病发生发展中，病灶处先出现与滑膜相连的不带蒂软骨体，随后演化出带蒂的软骨体，带蒂的软骨体发生松动形成关节内或关节周围疏松的软骨小体。大多数疏松软骨小体产生于滑膜 - 软骨之间的移行区，可能是由于此区域富集多能干细胞。2/3 的软骨体存在软骨内骨化，其余部分没有骨化。一旦疏松软骨小体从滑膜组织脱落，可以继续从滑液中获取营养并增大。反之，疏松软骨小体也可以重新附着到滑膜上并被吸收。通常情况下，疏松软骨小体会脱落到滑膜关节间隙内，但当腱鞘和滑囊中出现软骨疏松小体时，称为关节外受累。

肉眼观下，高光泽灰白色息肉样软骨结节是滑膜软骨瘤病的特征性表现。结节大小不一，也可融合形成一个更大的软骨体。当受累关节肿胀时称为肿胀性滑膜软骨瘤病。肿胀性滑膜软骨瘤病在放射学和病理学上可能与肉瘤混淆。

在原发性滑膜软骨瘤病中，疏松软骨小体尺寸均匀，小而圆，被滑膜组织所包绕，软骨结节呈分叶状、蓝白色、数量众多，可累及周围的滑囊、软组织并侵蚀骨骼。软骨结节可相互融合，呈巨大球样。滑膜组织充血、肥厚，可见突出的绒毛和大小不等、数量不同的软骨体附着，软骨体呈息肉、长蒂样。镜下软骨结节具有细胞聚集、软骨细胞肥大特征，通常是非典型的多核细胞，细胞核巨大拥挤，抗原呈阳性。

继发性滑膜软骨瘤病可能由单一的创伤或反复机械刺激引起，疏松软骨小体尺寸变化更大。退行性改变在导致继发性滑膜软骨瘤病发生中的确切作用尚不清楚，相关研究显示在一些被认为是继发性滑膜软骨病的患者中，滑膜软骨瘤病可能是在关节退变之前就已经存在了，并且疏松软骨小体的存在导致了随后的关节退变。

（四）临床表现

滑膜软骨瘤病多累及滑膜丰富的大关节，以膝关节最容易发病。最常见的症状为疼痛、肿胀、关节活动度下降以及游离体引起的关节交锁。

1977 年 Milgram 将滑膜软骨瘤病描述为自限性疾病，依照病理表现将其分为三期：I 期为滑膜内炎性活动，软骨体形成，但疏松软骨小体形成，患者表现为局部关节疼痛和肿胀，也可能无症状。II 期为滑膜活跃增生，从有蒂的软骨体过渡到游离的疏松小体，逐渐形成疏松软骨小体。患者表现为机械交锁，活动受限。III 期为滑膜病变静止期，存在多个疏松软骨小体，游离体，这个时期滑膜疾病和炎症最少，可以认为是疾病的静止阶段，患者可能是无症状的，也可能表现为机械交锁症状。尽管 Milgram 分期对临床医生的实用价值有限，但其有助于了解疾病的病理过程。

（五）影像学

X 线表现取决于瘤体的钙化程度，结构和位置。X 线片可显示为多灶、球状、关节或关节周围钙化密度影。外周致密而增白的部分为软骨基质钙化层，中央低密度部分为中心的松质骨，钙化影数目多，犹如一袋小石子。慢性病变患者和多次复发者可引起继发性疾病如骨关节炎或关节间隙狭窄。X 线片可用于诊断滑膜软骨瘤病，但用于排除诊断时应谨慎，由于瘤体钙化有时间依赖性，大约 20% 的滑膜软骨瘤病患者 X 线片没有钙化影。非钙化的软骨结节可能表现为模糊的充盈影，类似于积液。同时 X 线片可用于评估滑膜软骨瘤病复发或关节退行性改变。

CT 在滑膜软骨瘤病诊断中具有先天的优势，CT 分辨率高，图像无重叠，即使游离体未钙化依旧可以被检测出来，可用于早期诊断滑膜软骨瘤病。CT 影像上可见钙化或骨化的游离体位于关节腔内，也可呈线状聚集于滑膜上，可见关节软骨变性，关节腔内少量积液，纤维组织增生及滑膜增厚、钙化，可显示对邻近骨的压迫性骨吸收骨破坏。

MRI 具有高组织分辨率，良好的组织对比度和多层面、多方位成像特点，可清楚显示病变的大小、范围及向邻近骨质和软组织侵犯的情况。在 MRI 中，关节囊内可见多个小结节影，疏松软骨小体 T_1WI 呈低信号强度，但高于肌肉软组织；T_2WI 信号不均，钙化部分呈低信号，而未钙化部分呈中等或高信号强度改变。MRI 检查可为手术提供详细的解剖信息，特别是关节积液和关节软骨的侵蚀。值得注意的是，对于反复出现膝关节交锁的患者，即使 MRI 检查为阴性，也并不能完全排除膝关节滑膜软骨瘤病可能。

（六）诊断与鉴别诊断

滑膜软骨瘤病史倾向慢性和渐进性，结合影像和病史可对滑膜软骨瘤病进行诊断。滑膜软骨瘤患者病史和体格检查可能无异常，可能出现活动范围减小、关节肿胀、反复积液、疼痛、关节交锁等，还可能出现机械性疼痛（关节咔嗒声或摩擦声）、可触及肿块，关节线压痛等。早期诊断和快速治疗可预防并发症。

鉴别诊断包括任何导致关节内疏松软骨体或滑膜增生的疾病。包括但不限于色素沉着绒毛结节性滑膜炎（PVNS）、膝关节滑膜血管瘤、创伤性关节炎和退性行骨关节病时出现的游离体、剥脱性骨软骨病、神经营养性关节病等。

1. 色素沉着绒毛结节性滑膜炎

常呈结节或分叶状肿块征象，广泛关节内滑膜受累，富含铁血黄素沉着，常合并关节积液，但此病不显钙化和骨化。

2. 膝关节滑膜血管瘤

好发于髌下脂肪垫，为单一的软组织肿块，边界相对范围局限，伴关节内血性积液。

3. 创伤性关节炎和退行性骨关节病时出现的游离体

前者有外伤史，常有关节内骨折或关节骨端畸形。后者出现游离体时，骨关节退行性变显著，关节间隙变窄，且游离体数目不会太多，且形态不完整。

4. 剥脱性骨软骨病

通常只有一个游离体且邻近关节面有局限性骨缺损。

5. 神经营养性关节病

以关节无痛性肿大、严重结构紊乱、半脱位及关节邻近散在不规则骨碎片为典型表现。

（七）治疗及预后

滑膜软骨瘤病的自然病程具有高度变异性，应当尽量做到个体化治疗。治疗策略取决于患者年龄、症状及病变阶段等。由于滑膜软骨瘤病具有自限性，可以考虑使用非甾体抗炎药（NSAIDs）等进行保守治疗。保守治疗的目的是管理关节疼痛和肿胀，但不能解决关节交锁或活动受限的问题，且保守治疗可能使疏松软骨体变得更大以及进一步骨化，有损伤关节的风险。唯一有效的彻底解决原发性滑膜软骨瘤病的治疗方法是手术清除疏松软骨体，而滑膜切除术则是一个值得讨论的问题。

滑膜切除术是一种非常直观的辅助治疗滑膜软骨瘤病的手段。然而目前还没有足够的证据支持在行游离体清除术的同时进行滑膜切除术。早期文献指出与单纯清除游离体相比，联合滑膜切除术没有表现出明显优势。1989 年 Dorfmann 等分析了 31 例滑膜软骨瘤病接受单纯游离体清除术而没有接受滑膜切除术的患者，最终只有 3 例患者需要再次手术。1990 年 Shpitzer 等报告了 31 例接受滑膜软骨瘤病治疗的患者，12 例行游离体清除术的同时进行滑膜切除术，6 例仅进行了游离体清除术，2 例行全髋关节置换术，1 例行切除关节成形术，有 26 例患者平均随访时间达 6 年 4 个月，作者得出结论为游离体清除联合滑膜切除术与单纯游离体清除术临床疗效没有差异。

也有学者认为滑膜切除术有助于预防滑膜软骨瘤病复发。这些学者认为炎症滑膜具有持续的化生可能性，会增加复发风险。Ogilvie 对 13 例膝关节滑膜软骨瘤病患者进行了前瞻性研究，其中 5 例患者接受了单纯游离体清除术，在大约 1 年的随访中，3 例患者出现术后复发，行关节镜治疗后无再次复发，8 例接受了游离体清除联合滑膜切除术，无一例患者出现术后复发。Schoeniger 等在采用髋关节前脱位技术治疗髋关节滑膜软骨瘤病患者中行滑膜切除术，术后患者没有复发情况。Marchie 指出髋关节滑膜软骨瘤病患者可行关节镜下部分滑膜切除术，尤其是对没有实质性软骨疾病的患者，在他们的研究中，患者随访时间达 64 个月，复发率为 24%。

对于开放治疗与关节镜治疗滑膜软骨瘤病来说，关节镜技术治疗滑膜软骨瘤病是否能提供更好的可视性还有待商榷。但总的来说关节镜技术相比开放治疗滑膜软骨瘤病功能恢复快，康复期短，术后疼痛感更轻。Coolican 等报道了 18 例关节镜下治疗膝关节滑膜软骨瘤病患者，患者术后没有活动范围的丢失，但有 4 例复发。Murphyetal 等指出在 32 例接受开放性滑膜切除术的患者中，41% 的患者出现中度到重度的运动范围丧失。

2008 年 Boyerd 等发表了关于髋关节滑膜软骨瘤病的大样本分析，样本纳入了 111 例接受关节镜检查的髋关节滑膜软骨瘤病患者，平均随访时间达 78.6 个月。42 例（37.8%）患者接受关节镜检查后还需要行开放手术，23 例患者（20.7%）进行了一次以上的关节镜手术。111 例患者中有 63 例（56.8%）有很好的疗效，在最后的随访中有 22 例（19.8%）患者接受了全髋关节置换术。作者指出髋关节镜手术对髋关节滑膜软骨瘤病的患者是有益的，在一半以上的病例中可提供良好或优异的疗效。2014 年 Darren 等对相关文献进行了系统回顾，共纳入 197 例接受髋关节镜手术治疗髋关节滑膜软骨瘤病的患者，患者年龄在 13 ~ 81 岁，随访时间为 1 ~ 184 个月，结果显示术后髋关节复发率为 7.1%，作者得出结论是髋关节镜治疗髋关节滑膜软骨瘤病患者是安全有效的。

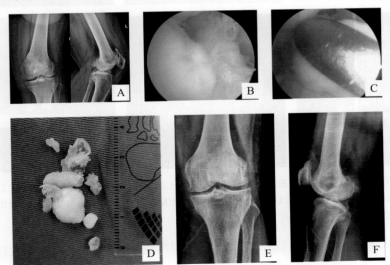

图 2-18-6　膝关节滑膜软骨瘤病，行关节镜下取出术。A 膝关节正侧位 X 线片；B、C 关节镜下探查滑膜软骨瘤及游离体取出图片；D 关节镜下取出的游离体照片；E、F 游离体取出术后膝关节正侧位 X 线片

　　然而，对大多数外科医生来说，髋关节镜检查可能技术难度比较高，同时髋关节层次深，关节空间相对有限，存在关节镜盲区，在这种情况下，最佳的治疗方案是利用外科脱位技术，切除滑膜软骨瘤，作者曾于 2019 年为 1 例 32 岁男性患者在髋关节外科脱位技术下行滑膜软骨瘤清除术，术中无明显大血管损伤，术后没有股骨头坏死等并发症，患者疗效满意。

　　另一个争论点是滑膜次全切除术与完全切除术的有效性比较。2006 年 Lim 等分析了 21 例髋关节滑膜软骨瘤病患者，其中 13 例患者采用关节切开术行游离体清除术联合滑膜切除术（不完全滑膜切除术），8 例采用前脱位行游离体清除术联合滑膜切除术（完全滑膜切除术），经过 4 年随访，患者总体髋关节Harris 评分从 58 分提高到 91 分，两组之间没有差异。13 例接受不完全滑膜切除术患者中有 2 例复发，8 例接受完全滑膜切除术患者中无一例复发，但 8 例前脱位患者并发症发生率较高（8 例中有 1 例发生股骨头坏死，1 例发生小转子撕裂，1 例发生股神经麻痹）。他们得出结论：不完全的滑膜切除术导致更高的复发率。

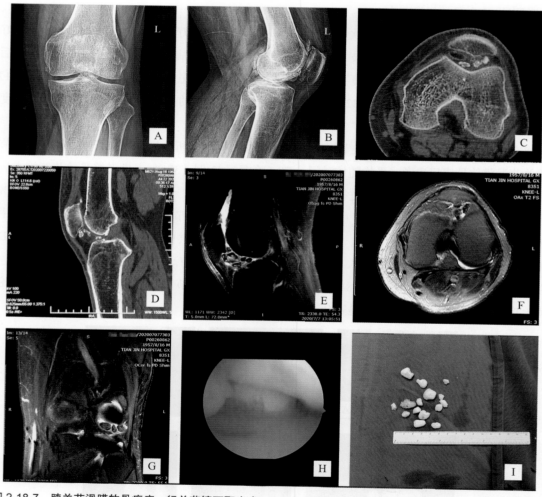

图 2-18-7　膝关节滑膜软骨瘤病，行关节镜下取出术。A、B 术前膝关节正侧位 X 线片；C、D 术前膝关节三维 CT 显示关节内多发游离体；E-G 术前膝关节矢状面、水平面及冠状面 MRI 示关节内多发游离体；H 术中关节镜下探查滑膜软骨瘤图片；I 术后关节镜下取出的游离体照片

　　尽管对于滑膜软骨瘤病源于化生或肿瘤缺乏共识，但滑膜软骨瘤病恶性转化为软骨肉瘤的风险很小。Evans 等回顾分析了一个大型骨科肿瘤学数据库后指出在 78 例原发性滑膜软骨瘤病患者中，5 例患者恶性转化为软骨肉瘤，恶性转化率为 6.4%，但考虑到大量未被诊断或未纳入该数据库患者，实际转化率很

可能要低得多。Galat 等人报告了 1970—2006 年 8 例诊断为足部和踝部滑膜软骨瘤病的患者，有 3 例术后复发，2 例（25%）随后恶性转化为软骨肉瘤。

滑膜软骨瘤病恶性转化治疗依赖于准确的诊断。病理活检是非常重要的，然而对于病理学家来说，鉴别滑膜软骨瘤病和软骨肉瘤可能是一个诊断难题。对于临床医生来说，这也是一个两难的问题，因为更可靠的恶性肿瘤指标——如骨侵袭、渗透和关节破坏性生长是疾病进展的后期发展表现。我们强调复发，特别是多次复发可作为一种应引起考虑恶性转化的迹象。在怀疑滑膜软骨瘤病恶性转化的情况下，我们建议在活检前转诊给骨肿瘤科。恶性肿瘤往往导致关节的恶性转化，因此通常需要行关节外切除术（意思是在不进入关节的情况下切除关节）。

关节镜技术治疗滑膜软骨瘤病是首选的，其具有良好的关节内可视化和微创方法，以及微创优势。在游离体分布广泛且数量巨大，关节镜下移除耗时耗力或无效的情况下，可以辅助小切口或者开放切除。虽然我们仍在讨论目前的争论，认识到滑膜切除术可能不会带来额外的收益，但我们仍会进行滑膜切除术。关节镜手术中，在不会增加手术时间、技术难度和发生并发症可能性下，我们尽可能进行彻底的滑膜切除。需要特别提到的是，在治疗髋关节滑膜软骨瘤病中，髋关节镜手术有盲区，尤其是后侧与后下方，不能取干净游离体，可以应用"髋关节外科脱位"保髋技术，把髋关节滑膜软骨瘤彻底清理，切除干净，同时可以避免股骨头坏死。滑膜软骨瘤继发严重的骨关节炎也可以进行关节置换，可能会获得更好的治疗效果。

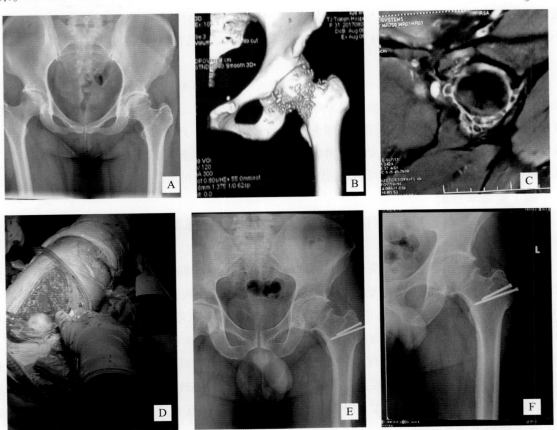

图 2-18-8　髋滑膜软骨瘤病，行切开取瘤术。A 术前骨盆正位 X 线片；B 术前 CT 示髋关节周围多发游离体；C 术前髋关节 MRI 显示髋关节腔内多发滑膜软骨瘤病性游离体；D 术中髋关节外科脱位技术下取出髋关节内游离体；E、F 术后游离体取出术后左髋关节 X 线片

三、色素沉着绒毛结节性滑膜炎

（一）引言

色素沉着绒毛结节性滑膜炎（Pigmented Villonodular Synovitis, PVNS）是一种罕见的与滑膜良性增生相关的疾病。1852 年 Édouard 首次将其描述为滑膜结节性损伤。1914 年 Jaffe 等人首次将其定性为炎症反应性病变并命名为 PVNS。PVNS 发病率约为 1.8 人／100 万人，总体来看该疾病好发于 20 ～ 50 岁人群，其中髋关节色素沉着绒毛结节性滑膜炎好发于 20 ～ 30 岁人群。PVNS 病因尚不清楚，目前有争议的病因包括创伤、关节内出血、慢性炎症、脂质代谢紊乱、染色体异常等。PVNS 可分为弥漫性和局限性，也可分为关节内和关节外。

（二）病理

根据世界卫生组织（World Health Organization，WHO）的分类，色素沉着绒毛结节性滑膜炎可分为局限性色素沉着绒毛结节性滑膜炎和弥漫性色素沉着绒毛结节性滑膜炎。肉眼下局限性色素沉着绒毛结节性滑膜炎病灶范围通常为 5 ～ 40mm，边界清楚，分叶，灰黄色。弥漫性色素沉着绒毛结节性滑膜炎病灶范围通常大于 50mm，呈海绵状或多色。在组织学检查中，色素沉着绒毛结节性滑膜炎病灶表面有增生的滑膜和绒毛状结构，病灶中单核细胞为主，有散在或局灶多核巨噬细胞、含有含铁血红素的巨噬细胞和成纤维细胞等。在免疫组化检查中，较大的单核细胞表达钙视网膜蛋白，对结合蛋白反应阳性，较小的单核细胞表达 CD68、CD163 和 CD45，而多核巨细胞显示破骨细胞型表达谱。

（三）临床表现

色素沉着绒毛结节性滑膜炎起病隐匿、缺乏典型临床症状。疾病好发于青壮年，最常累及膝关节。局限性色素沉着绒毛结节性滑膜炎常表现为疼痛、关节肿胀、绞索，肿胀慢性发展可导致关节活动受限，关节僵硬。弥漫性色素沉着绒毛结节性滑膜炎出现弥漫滑膜增生，产生大量积液，关节腔抽吸液呈暗红色或铁锈色。关节内色素沉着绒毛结节性滑膜炎多表现为疼痛和肿胀，部分可出现功能障碍。关节外色素沉着绒毛结节性滑膜炎多表现为可触及的巨大软组织团块，部分可出现疼痛，功能障碍比较少见。

（四）影像学检查

影像学检查对色素沉着绒毛结节性滑膜炎的诊断、治疗具有重要意义。主要检查技术包括 X 线、CT 和 MRI。

部分色素沉着绒毛结节性滑膜炎患者 X 线片表现正常，疾病早期阶段可见大小不等、密度增高的局部软组织肿块影，后期可能出现骨密度和关节间隙改变，也可能出现骨质边缘压力性侵蚀现象。

CT 对评估色素沉着绒毛结节性滑膜炎病变侵袭范围，骨质受累范围优于 X 线检查，在 CT 影像中肥厚的滑膜表现为软组织肿块，由于含有含铁血黄素，滑膜与邻近肌肉相比可能会出现高密度表现。

MRI 有助于色素沉着绒毛结节性滑膜炎的诊断，由于其能够精确定位病灶位置及范围，能够进行准确的术前评估。色素沉着绒毛结节性滑膜炎在 T_1WI 和 T_2WI 上均表现为不均匀的低信号，可见滑膜肿物样增生，边缘分叶，呈弥散或局限型，内部可见单结节，结节内由于血铁蛋白的沉积出现低信号强度。

（五）诊断及鉴别诊断

色素沉着绒毛结节性滑膜炎常易漏诊甚至误诊，其确诊需结合病史、影像学检查、术中观察和病理学检查。

鉴别诊断应包括滑膜软骨瘤病、横纹肌肉瘤、树状脂肪瘤：

1. 滑膜软骨瘤病

大部分病例X线片显示关节内钙化灶，大小和形状相似，具有典型的"环状和弧形"软骨样矿化。

2. 横纹肌肉瘤

X线片显示肿块钙化、转移、骨缺损。MRI表现为T_1WI低中信号、T_2WI高信号。

3. 树状脂肪瘤

组织病理学检查显示缺乏含铁血黄素细胞，MRI显示滑膜肿块，信号强度和结构与脂肪序列相似，缺少与含铁血黄素相关的磁效应。

4. 类风湿关节炎

具有典型的长期临床病史和表现，影像学检查可显示关节区骨质疏松、关节腔狭窄、肌肉萎缩等。

（六）治疗及预后

我们认为，外科手术是唯一充分的治疗手段。治疗的重点是通过关节镜或开放手术消除由疾病引起的损伤、减轻疼痛、恢复关节功能。

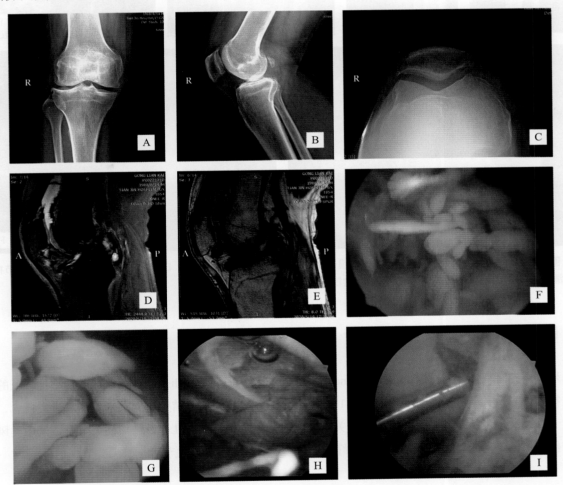

图 2-18-9　膝关节色素沉着绒毛结节性滑膜炎，行关节镜下滑膜清除术。A-C 右膝关节正侧轴位片；D、E 膝关节核磁可见滑膜增生、肿胀；F-H 膝关节镜下可见关节腔内滑膜增生，含铁血黄素沉着；I 关节镜下滑膜清理术后图片

彻底的全滑膜切除术是个理想的标准，这意味着完全切除了所有病变组织。全滑膜切除术包括关节镜技术和开放手术（包括关节成形术）。关节镜技术创伤小，恢复快，我们建议首选关节镜技术进行全滑膜切除术。但对于位于部分髋关节色素沉着绒毛结节性滑膜炎，关节镜检查可能是不合适的，一方面

髋关节局限性色素沉着绒毛结节性滑膜炎很少见，另一方面存在髋关节镜盲区，这种情况下，开放手术是最好的解决办法。开放手术虽增加了完全切除髋关节病变的可能性，但增加了术后并发症和恢复时间。

Auregan 等分析 124 例行开放手术治疗色素沉着绒毛结节性滑膜炎患者，其中有 28 例（23%）观察到局部复发，124 例关节镜手术患者中有中有 20 例（16%）观察到局部复发，随访时间分别为 6 年和 5 年。

放射治疗可作为外科治疗的补充，临床结果常令人满意。同时，抗肿瘤坏死因子抗体也已被提出作为补充的治疗手段。

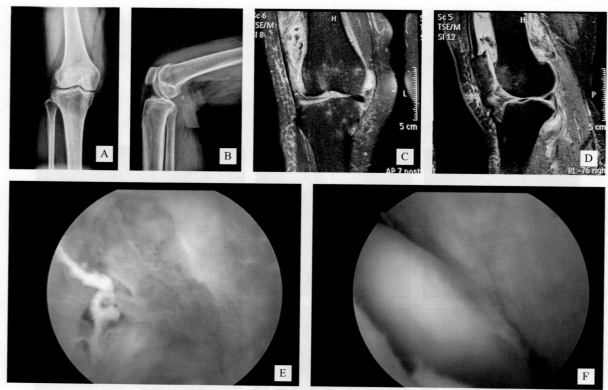

图 2-18-10　膝关节色素沉着绒毛结节性滑膜炎，行关节镜下滑膜清除术。A、B 膝关节正侧位片；C、D 膝关节核磁显示滑膜结节样增生；E、F 关节镜下探查可见含铁血黄素沉积结节样增生

四、米粒体样滑囊炎

米粒体样滑囊炎（Rice body mass formation mimicking a neoplastic disease）是临床发病率比较低的一种非特异性累及关节和滑膜的炎性反应，1895 年 Riese 首次在膝关节结核中提及米粒体滑囊炎概念，多继发于慢性滑囊炎、慢性滑膜炎、类风湿关节炎、血清阴性关节炎、SLE 及结核性关节炎，其中类风湿关节炎较多见，具体发病机制尚不明确，好发于肩关节、膝关节、髋关节等全身大关节。

（一）病理特征

米粒体是由无细胞结构纤维素及胶原等物质组成的非结晶状软组织结节，直径 2 ~ 10mm，外观为瓷白色、米黄色，粒状小结节，质韧光滑，游离于关节囊液中，形似米粒样。具体来源目前有两种学说，一种认为滑膜组织发生微小的梗死、变性、坏死，被关节腔滑液中的纤维素包裹形成。还有学者认为米粒体是一种新生物，可以其为中心导致纤维蛋白在其周围聚集、包裹，形成米粒体，由此引发滑囊炎，此类在类风湿关节炎中较为多见。

关节镜下可见滑膜明显增生肥厚，有的伴充血水肿，满视野灰白色半透明米粒大小颗粒，游离于滑膜囊腔里，小部分蒂结于滑膜表面囊腔，部分有蒂与滑膜相连，部分米粒体聚集成大小不一的团块（图2-18-11）。

显微镜下示无细胞结构纤维素及胶原等物质组成的非结晶状软组织结节 HEX40（图2-18-12）。组织学表现：滑膜组织表现为非特异性慢性炎症性改变，可见少许中性粒细胞浸润；米粒体无软骨细胞成分，部分区域可见纤维素样改变并伴坏死组织形成。

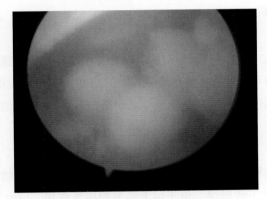

图 2-18-11　关节镜下可见大量米粒大小颗粒

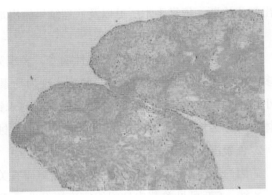

图 2-18-12　米粒体显微镜下所见

（二）临床表现

主要临床表现为不同程度的关节肿、痛及活动受限。追问病史在发病初期通常自感无明显不适，因此早期不易发现，未予重视。当滑囊内肿物（米粒体）数量剧增后，反复炎性刺激产生中到大量积液，患者自觉关节肿胀突然加重，伴不同程度疼痛及活动受限，病情反复发作。随着病情进展、逐渐加重出现关节不同程度疼痛及活动范围的降低，严重影响患者日常生活及工作而就诊。

（三）发病原因

导致米粒体滑囊炎的确切病因尚不明确，多数人认为包括外伤、结核及非特异性慢性感染和慢性关节炎、类风湿关节炎，银屑病关节炎等，其中以类风湿关节炎最为多见。

（四）辅助检查

X 线仅显示关节囊肿胀、关节面下骨质密度局限性降低，米粒体不显影。CT 可显示关节面下骨质破坏，关节囊肿胀，可见片团状不均匀软组织样稍高密度影，米粒体未见显影。肌腱、韧带包绕，部分侵蚀，关节面下骨髓水肿，不同程度骨质破坏，为诊断米粒体提供主要依据。

MRI 对软组织具有较为良好的分辨率，是早期诊断米粒体形成的首选检查方式，MRI 表现为 T_1WI 和 T_2WI 之间的中等强度图像，在 T_1WI 上呈中低信号，而在 T_2WI 上呈低信号，相比于 T_1WI 而言，T_2WI 能更好地显示肿物。T_1WI 序列表现为关节滑膜囊的肿胀、增厚，不能显示囊内弥漫分布的米粒体，与同层面骨骼肌信号相比，呈稍低信号；T_2WI-FS 序列则有着较为明显且有特征性的信号，表现为在长 T_2 信号关节囊内积液的背景下弥漫分布的大小不一（2 ~ 12mm）的低信号结节灶，结节灶边界清楚，信号均匀，大小结节分布无明显规律。

肩关节米粒体样滑囊炎 X 线及 CT 检查多显示关节囊肿胀，肱骨头骨质破坏，未见米粒样改变，MRI 可显示肩峰 - 三角肌下滑囊、关节囊、腋囊积液，内见多个米粒状 T_1WI 等、稍短信号，T_2WI 短或稍长信号影，T_2 压脂序列像呈稍高信号。髋关节米粒体样滑囊炎 X 线及 CT 示关节囊肿胀，可见片团状密度稍高影，未见米粒样改变，MRI 可见关节囊、耻骨下滑囊积液，内见多个粒状 T_1WI 等信号、T_2WI

短信号影，T_2WI 压脂序列像上稍高信号，髋臼、股骨头骨质侵蚀、骨髓水肿，关节间隙变窄。膝关节米粒体样滑囊炎 X 线及 CT 检查可见膝关节肿胀，未见米粒样改变，MRI 表现可见关节滑膜增生、增厚、关节囊、鹅足腱滑囊、腘肌腱鞘滑囊积液，内见多个粒状 T_1WI 等信号、T_2WI 短信号影，T_2 压脂序列上稍高信号，包绕邻近韧带及肌腱。

（五）诊断及鉴别诊断

MRI 的 T_2WI 上多见与周围关节积液相比非常明显的类圆形低信号，可通过这一影像学表现对本病做出初步诊断，依靠手术所见以及病理结果做出最终诊断。

1. 滑膜骨软骨瘤

为滑膜软骨化生的一种少见良性病变，表现为关节、黏液囊或腱鞘滑膜多发软骨结节样化生，膝关节多见，其次为髋、肩、肘关节，临床表现为受累关节疼痛、肿胀、运动受限。X 线、CT 可见外形规则、大小均一的钙化软骨小体，MRI 可显示钙化与未钙化的游离小体，T_1WI 呈等或稍低信号，T_2WI 高信号液体内可见无信号的游离小体，同时可显示骨侵蚀。

2. 色素沉着绒毛结节性滑膜炎（PVNS）

病因尚不清楚，可能与外伤及脂代谢障碍有关。临床表现为慢性轻度疼痛，受累关节肿胀伴活动受限。X 线、CT 可见关节内软组织密度影及非承重区软骨下骨侵蚀，由于绒毛结节顺磁性作用，MRI 各序列均可见低信号结节影，同时显示滑膜增生及骨侵蚀范围。而 PVNS 可以使用梯度回波序列进行区分，由于 PVNS 病变组织内的含铁血黄素，PVNS 患者梯度回波序列中存在敏感伪影，但在米粒体中却不存在。

3. 痛风关节炎

可见关节周围软组织肿块，边缘锐利的骨侵蚀、悬挂边缘的骨破坏及滑膜增厚。痛风石在 T_1WI 上呈低信号，在 T_2WI 上信号强度不定，低至中等混杂信号最为常见，信号的高低与其内的尿酸盐含量有关。根据临床病史及实验室检查结果诊断一般比较明确。

4. 腱鞘囊肿

起源于关节和肌腱附件，位置表浅，腕、膝关节多见，壁菲薄，呈卵圆形或分叶状，边界清，不与关节相通。与骨骼肌相比，T_1WI 呈均匀低或等信号，T_2WI 呈均匀高信号，增强扫描示壁可强化。

5. 其他

还需与慢性滑膜炎、滑囊炎等鉴别。

（六）治疗

1. 保守治疗

对于关节无症状者，关节活动无影响，可以先行保守治疗，包括生活方式改变、药物治疗，包括口服药物及关节内注射药物等。

（1）注意事项包括适当休息，减少蹲起、上下楼梯及爬山，避免提重物，减轻关节负担，并适当进行股四头肌力量练习，因为良好的股四头肌肌力是保证膝关节功能的重要前提，并注意减肥，减轻关节负担，使用手杖、拐杖、助行器等行动支持。

（2）积极治疗原发病：尤其对于伴发类风湿关节炎、血清阴性关节炎、SLE 及结核性关节炎的患者，要积极治疗原发病，而且要贯穿治疗始终，这也是避免复发的关键。

（3）药物治疗：

口服药物：①非甾体抗炎药（nonsteroidal antiinflammatory drugs，NSAIDs）：NSAIDS 是一类具有解热、镇痛、抗炎、抗风湿作用的药物，主要机制是通过抑制体内环氧化酶（cycloxygenase, COX）

的活性而减少组织对炎症介质——前列腺素（prostaglandin，PG）的合成，而达到临床效果，世界各机构将对乙酰氨基酚和非甾体抗炎药作为骨关节炎治疗的一线用药。而一般的非甾体类抗炎药的不良反应，诸如对胃肠道的不良反应，使其不能作为长效控制骨关节炎所造成疼痛的首选药物，选择性非甾体类抗炎药，比如塞来昔布，由于其选择性抑制 COX-2 而使其大大降低了对胃肠道等的不良反应。非甾体类抗炎药效果肯定，但对于药物的选择，如何兼顾疗效与更少的不良反应，是临床医生必须考虑的问题。②糖皮质激素（glucocorticoid, GC）：从 20 世纪 50 年代始，关节腔穿刺抽液减轻肿胀，并关节内注射糖皮质激素治疗炎症及疼痛就已经开展，通过缓解关节内的炎性反应，其有短期缓解由于炎症所致关节疼痛的效果。普遍认为，其仅适用于暂时性缓解症状，不宜长期大剂量使用，并注意无菌操作，治疗原发病，避免继发感染等并发症。

2. 手术治疗

非特异性米粒体腱鞘炎不是孤立的，尽管它比结核性或类风湿腱鞘炎罕见。但目前还没有确定的治疗方法，在可能的情况下，彻底的外科切除术为患者提供了最好的恢复机会。

传统开放手术创伤大、并发症多，术后患侧肢体功能恢复慢，且术中视野模糊，米粒体数量巨大，关节解剖复杂，难以彻底清除，易残留病变组织，导致术后较高的复发率。近年来，关节镜技术突飞猛进，因其创伤小，正常组织破坏少，恢复快，滑膜清除彻底等优势，临床上逐渐取代开放手术用于肩关节相关疾病的诊断与治疗，特别是影像学阴性病例，取得了满意的疗效及低复发率。

注意事项：①关节镜下可见米粒体绝大多数处于游离体状态，且米粒体数量较多，这时应认真探查清理，术中可适当提醒巡回护士放松牵引装置，并反复挤压关节周围，以释放可能隐匿的米粒体，避免米粒体残留。②术前 MRI 可准确定位病变滑膜及米粒体具体位置及相应数量，以肩关节为例，行盂肱关节的探查，如术中盂肱关节内无异常，应避免扩大探查入路及打破盂肱关节与肩峰下间隙之间的屏障，尽量避免二者完全相通，导致米粒体或脱落的病变滑膜进入盂肱关节腔内发生种植导致再次复发。③对镜下发现充血增生的异常病变滑膜及附着的软组织结节，应彻底清扫至正常滑膜，必要时可行滑膜全切，以防止术后复发，但需注意的是避免损伤并打破正常关节囊屏障。④患者全身麻醉，控制性降压，使用低温 3L 等渗冲洗液（加入 1ml 肾上腺素）。这些措施可以减少充血滑膜切除后的出血，保证镜下手术视野清晰，减少等离子射频止血过程可能带来的热损伤，同时减少出血量和缩短手术时间。⑤除了对肩峰下滑囊进行清理外，还应包括三角肌下前、后、外侧滑囊。通常从肩峰前外侧角开始，由前向后、从外向内，交替使用刨削器和等离子射频清除病理滑囊及滑膜并充分止血，始终保持术中良好视野。同时推荐使用无齿刨削刀头，减少对正常滑囊及滑膜的过度清除。⑥手术体位的选择除了根据手术医生的经验和习惯决定外，还需考虑所在医院现有的设备（沙滩椅），以及高风险的低压麻醉。严格掌控患肢牵引重量及手术时间，可完全避免因牵引时间过长或重量过大而带来的皮肤损伤及神经牵拉伤、会阴软组织损伤等。⑦相对于膝关节，肩部、髋部肌肉丰厚，骨性结构复杂、邻近部位血管神经较多，关节镜外科医生需要熟悉掌握肩、髋关节周围解剖结构，术前需准确描述重要体表标志。从最基本的镜检开始，到熟悉掌握这门技术，需要经历较长时间的"学习曲线"。

（七）预后

关节镜手术治疗关节米粒体性滑囊炎的安全性好、效果佳，部分病例存在术后复发的可能性。以往文献大多为个案报道。Serkan 等报道 1 例髋部大转子滑囊炎术后复发患者，后给予切开滑囊切除，实验室检查提示类风湿因子指标阳性，18 个月无复发；Wael Bayoud 等报道了 1 例 82 岁全髋关节置换术后出现髋关节米粒体样滑囊炎患者，结核菌素试验（PPD）及类风湿因子（EF）均阴性，给予切开滑囊切除，术后观察 2 个月无复发；M. Cegarra-Escolano 等报道 1 例手指米粒体样滑囊炎患者，无风湿及结核病史，给予切开滑囊切除术，建议长期随访避免复发。葛冠男报道了 5 例肩关节米粒体样滑囊炎患者，均接受全关节镜下滑囊切除术，术后 1 例复发，为类风湿关节炎患者，余类风湿因子均阴性，未复发。我们收治的包括肩、肘、髋、膝关节米粒体样滑囊炎患者共计 13 例，均采用关节镜下滑囊切除术，其中类风湿因子测定阳性 3 例，术后平均随访 25 个月，均未复发。

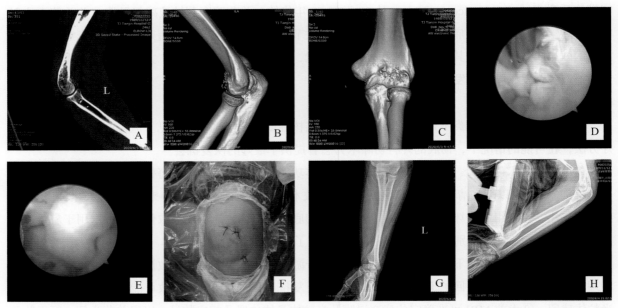

图 2-18-13　左肘关节米粒体样滑囊炎，行关节镜下清除术。A-C 肘关节 CT 示肘关节周围多发米粒样高密度影像；D、E 肘关节镜下可见多发米粒样增生肿物；G、H 术后 X 线显示关节周围高密度影像消失

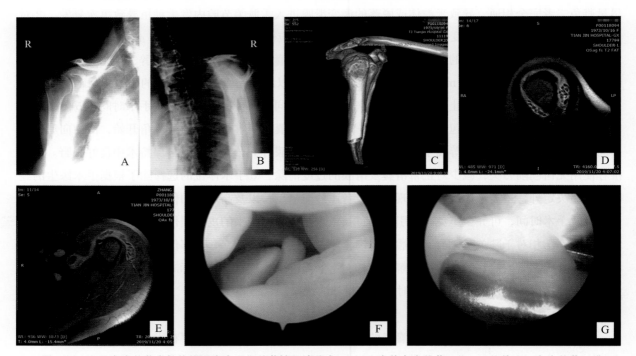

图 2-18-14　右肩关节米粒体样滑囊炎，行关节镜下清除术。A、B 术前右肩关节正位、Y 位片；C 右肩关节三维 CT 重建片；D、E 右肩关节 MRI 检查片；F、G 右肩关节镜下所见及清理图片

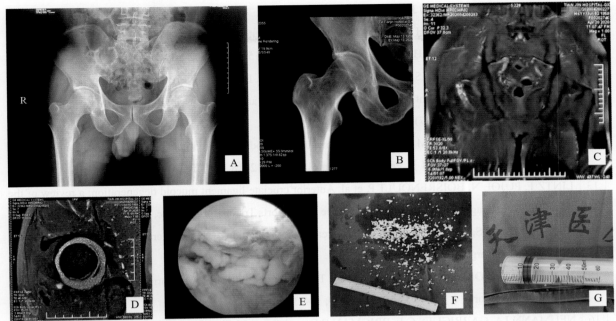

图 2-18-15　右髋关节米粒体样滑囊炎，行关节镜下清除术。A 骨盆正位片；B 右髋关节三维 CT 重建片；C、D 右髋关节 MRI 检查片；E 右髋关节镜下可见多发米粒体样物；F、G 为髋关节镜下取出的米粒体样增生颗粒

（陈德生，王同富，赵军伟，朱佳旺）

参考文献

［1］葛冠男，钱军．关节镜手术治疗 5 例肩关节米粒体性滑囊炎［J］．中华骨与关节外科杂志，2017, 10(3), 212-215.

［2］ANDERSON J J, CONNOR G F, HELMS C A. New observations on meniscal cysts［J］. Skeletal Radiol, 2010, 39(12): 1187-1191.

［3］ANGELINI A, ZANOTTI G, BERIZZI A, et al. Synovial cysts of the hip［J］. Acta Biomed, 2018, 88(4): 483-490.

［4］BASHAIREH K M, AUDAT Z A, JAHMANI R A, et al. Epidermal inclusion cyst of the knee［J］. Eur J Orthop Surg Traumatol, 2019, 29(6): 1355-1358.

［5］BEAMAN F D, PETERSON J J. MR imaging of cysts, ganglia, and bursae about the knee［J］. Radiol Clin North Am, 2007, 45(6): 969-982, vi.

［6］CEGARRA-ESCOLANO M, JALOUX C, CAMUZARD O. Rice-body formation without rheumatic disease or tuberculosis in a "sausage" ring finger［J］. Hand Surg Rehabil, 2018.

［7］DEREK STENSBY J, FOX M G, KWON M S, et al. Primary synovial chondromatosis of the subtalar joint: case report and review of the literature［J］. Skeletal Radiol, 2018, 47(3): 391-396.

［8］ERGUN T, LAKADAMYALI H, AYDIN O. Multiple rice body formation accompanying the chronic nonspecific tenosynovitis of flexor tendons of the wrist［J］. Radiat Med, 2008, 26(9): 545-548.

［9］GUERMAZI A, HAYASHI D, ROEMER F W, et al. Cyst-like lesions of the knee joint and their relation to incident knee pain and development of radiographic osteoarthritis: the MOST study［J］. Osteoarthritis

Cartilage, 2010, 18(11): 1386-1392.

［10］HONG S E, PAK J H, SUH H S, et al. Rice Body Tenosynovitis without Tuberculosis Infection after Multiple Acupuncture Procedures in a Hand ［J］. Arch Plast Surg, 2015, 42(4): 502-505.

［11］IYENGAR K, MANICKAVASAGAR T, NADKARNI J, et al. Bilateral recurrent wrist flexor tenosynovitis and rice body formation in a patient with sero-negative rheumatoid arthritis: A case report and review of literature［J］. Int J Surg Case Rep, 2011, 2(7): 208-211.

［12］KARAMI M, SOLEIMANI M, SHIARI R. Pigmented villonodular synovitis in pediatric population: review of literature and a case report ［J］. Pediatr Rheumatol Online J, 2018, 16(1): 6.

［13］LINTZ F, PUJOL N, BOISRENOULT P, et al. Anterior cruciate ligament mucoid degeneration: a review of the literature and management guidelines ［J］. Knee Surg Sports Traumatol Arthrosc, 2011, 19(8): 1326-1333.

［14］LUNHAO B, YU S, JIASHI W. Diagnosis and treatment of ganglion cysts of the cruciate ligaments ［J］. Arch Orthop Trauma Surg, 2011, 131(8): 1053-1057.

［15］NAGASAWA H, OKADA K, SENMA S, et al. Tenosynovitis with rice body formation in a non-tuberculosis patient: a case report ［J］. Ups J Med Sci, 2009, 114(3): 184-188.

［16］NEUMANN J A, GARRIGUES G E, BRIGMAN B E, et al. Synovial Chondromatosis ［J］. JBJS Rev, 2016, 4(5).

［17］NOMURA F, ARIIZUMI Y, KIYOKAWA Y, et al. Pigmented villonodular synovitis occurring in the temporomandibular joint ［J］. Auris Nasus Larynx, 2019, 46(4): 609-617.

［18］PADHAN P, AHMED S. Synovial Chondromatosis ［J］. N Engl J Med, 2019, 381(14): 1364.

［19］PERDIKAKIS E, SKIADAS V. MRI characteristics of cysts and "cyst-like" lesions in and around the knee: what the radiologist needs to know ［J］. Insights Imaging, 2013, 4(3): 257-272.

［20］ROGER J, CHAUVIN F, BERTANI A, et al. Synovial cyst of the knee: A rare case of acute sciatic neuropathy［J］. Ann Phys Rehabil Med, 2017, 60(4): 274-276.

［21］SAXENA A, ST LOUIS M. Synovial Chondromatosis of the Ankle: Report of Two Cases With 23 and 126 Loose Bodies ［J］. J Foot Ankle Surg, 2017, 56(1): 182-186.

［22］STEINBACH L S, STEVENS K J. Imaging of cysts and bursae about the knee ［J］. Radiol Clin North Am, 2013, 51(3): 433-454.

［23］STEPHAN S R, SHALLOP B, LACKMAN R, et al. Pigmented Villonodular Synovitis: A Comprehensive Review and Proposed Treatment Algorithm ［J］. JBJS Rev, 2016, 4(7).

［24］VAISHYA R, ESIN ISSA A, AGARWAL A K, et al. Anterior Cruciate Ligament Ganglion Cyst and Mucoid Degeneration: A Review ［J］. Cureus, 2017, 9(9): e1682.

［25］WEN J, LIU H, XIAO S, et al. Synovial chondromatosis of the hip joint in childhood: A case report and literature review ［J］. Medicine (Baltimore), 2018, 97(51): e13199.

［26］YU S, WU M, ZHOU G, et al. Potential utility of anti-TNF drugs in synovial chondromatosis associated with ankylosing spondylitis ［J］. Int J Rheum Dis, 2019, 22(11): 2073-2079.

［27］ZHU W, WANG W, MAO X, et al. Arthroscopic management of elbow synovial chondromatosis ［J］. Medicine (Baltimore), 2018, 97(40): e12402.

［28］AHN J H, LEE S H, YOO J C, et al. Arthroscopic treatment of popliteal cysts: clinical and magnetic resonance imaging results ［J］. Arthroscopy, 2010, 26(10): 1340-1347.

［29］罗庆华. 高频彩超对膝关节周围囊性病变的诊断价值分析 ［J］. 临床医学, 2015, (5): 112-113.

第三章　软组织肿瘤外科治疗学

第一节　软组织肿瘤的外科治疗

一、概述

软组织是指人体除了网状内皮系统、神经胶质和实质器官的各种支撑组织以外的非上皮和骨外组织，包括骨骼肌、脂肪、纤维组织及血管，通常也包括周围神经系统。在胚胎学中，软组织主要由中胚层分化而来，部分来自神经外胚层。

软组织肿瘤是根据与成熟组织的相似性作为组织发生的基础进行分类的。例如，脂肪瘤和脂肪肉瘤是正常脂肪组织不同分化的肿瘤。软组织肿瘤通常被分成良性和恶性两大类。

良性肿瘤，通常更接近正常组织，其自主生长能力有限，很少出现局部浸润，手术后局部复发的概率很低。相反，恶性软组织肿瘤则是局部侵袭性生长，呈浸润性、破坏性生长，有复发和远处转移的能力。需要根治性手术，有些还需要在手术前后辅助其他治疗，例如放化疗等。本章内容以软组织肉瘤为重点。

软组织肉瘤（soft tissue sarcoma, STS）是起源于中胚层结缔组织的恶性肿瘤，可以发生于骨外任何部位。有超过 50 种不同组织亚型的软组织肉瘤，其中大部分都很少见。软组织肉瘤与其他肿瘤的区别在于它可发生于人体的任何部位、任何年龄，并且不分性别。虽然多见于中老年人，但是儿童和青年人也常有发生。成年人群体中软组织肉瘤占恶性肿瘤发病率的 1%，在儿童群体中软组织肉瘤发病率占所有恶性肿瘤的 7% ~ 10%。

（一）分类

软组织肿瘤的分类目前有几种方法，较为常用的为 WHO 分类方法和 Enzinger & weiss 软组织肿瘤分类方法。

每一种组织分类都分为良性组和恶性组。在某些肿瘤的分类中，一些肿瘤被分在交界组（临界或低度恶性潜能），提示有局部的高复发性和低转移风险。在原发和复发肿瘤中，许多肿瘤保持着相同的分化类型，但偶尔也会改变其分化类型，甚至沿多方向分化。

多形性未分化肉瘤（恶性纤维组织细胞瘤）和脂肪肉瘤是成人最常见的软组织肉瘤，占全部肉瘤的 35% ~ 45%。横纹肌肉瘤、神经母细胞瘤和骨外尤文氏肉瘤原始神经外胚层瘤（ES/PNET）肿瘤家族是儿童最常见的软组织肉瘤。软组织肿瘤的组织学分类见表 3-1-1。

表 3-1-1　软组织肉瘤的组织学分类

纤维母细胞 / 肌纤维母细胞瘤	脂肪肿瘤
良性 　　结节性筋膜炎 　　增生性筋膜炎 / 肌炎 　　器官相关的假肉瘤肌纤维母细胞增生 　　缺血性筋膜炎 　　腱鞘纤维瘤 　　皮肤多形性纤维瘤 　　项型纤维瘤 / Gardner 相关纤维瘤 　　弹力纤维瘤 　　鼻咽血管纤维瘤 　　瘢痕疙瘩 　　胶原性纤维瘤（促纤维增生性纤维母细胞瘤） 　　婴儿纤维性错构瘤 　　婴儿指端纤维瘤病 　　肌纤维瘤 / 肌纤维瘤病 　　幼年玻璃样纤维瘤病 　　牙龈纤维瘤病 　　颈部纤维瘤病 　　幼儿纤维瘤病 　　钙化性腱膜纤维瘤 　　钙化性纤维性假瘤 **交界性** 　　成人型纤维瘤病 　　浅表（掌、跖、阴茎、指节） 　　深部（腹外、腹部、腹内） **恶性** 　　纤维肉瘤 　　多形性未分化肉瘤 / 恶性纤维组织细胞瘤 　　席纹状 / 多形性型 　　黏液型 　　巨细胞型 　　炎症型	**良性** 　　脂肪瘤 　　血管脂肪瘤 　　肌间脂肪瘤 　　软骨样脂肪瘤 　　梭形细胞 / 多形性脂肪瘤 　　脂母细胞瘤 / 脂母细胞瘤病 　　髓内脂肪瘤 　　冬眠瘤 　　脂肪瘤病 **交界性** 　　非典型性脂肪瘤（浅表型高分化脂肪肉瘤） **恶性** 　　高分化脂肪肉瘤 　　　脂肪瘤样 　　　硬化性 　　　梭形 　　　炎症型 　　黏液样 / 圆细胞脂肪肉瘤 　　多形性脂肪肉瘤 　　去分化性脂肪肉瘤
平滑肌肿瘤及相关病变	胃肠道外间质肿瘤
良性 　　平滑肌瘤 　　血管平滑肌瘤 　　淋巴结内肌纤维母细胞瘤 　　乳腺肌纤维母细胞瘤 　　生殖道良性间质瘤 　　　血管肌纤维母细胞瘤 　　　富于细胞的血管纤维瘤 / 男性生殖道血管肌纤维母细胞瘤 　　　侵袭性血管黏液瘤 　　浅表宫颈阴道肌纤维母细胞瘤 　　静脉内平滑肌瘤病 　　腹膜播散性平滑肌瘤病 **恶性** 　　平滑肌肉瘤	**良性** **恶性**

续表

| 骨骼肌肿瘤 | 血管和淋巴管肿瘤 |

骨骼肌肿瘤

良性
心脏横纹肌瘤
成人型横纹肌瘤
胎儿型横纹肌瘤
黏液样（经典型）
交界性（富于细胞型，幼年性）
生殖器横纹肌瘤

恶性
胚胎型横纹肌肉瘤
普通型
葡萄状
梭形细胞型
腺泡状横纹肌肉瘤
多形性横纹肌肉瘤
硬化型横纹肌肉瘤
其他（横纹肌样特征、间变特征）
伴神经节细胞的横纹肌肉瘤（外胚层间叶瘤）

血管和淋巴管肿瘤

良性
乳头状内皮细胞增生
血管瘤
毛细血管瘤
海绵状血管瘤
静脉血管瘤
动静脉血管瘤
化脓性肉芽肿
获得性簇状血管瘤
鞋钉样血管瘤
梭形细胞血管瘤
淋巴管瘤
淋巴管肌瘤 / 淋巴管肌瘤病
血管瘤病
淋巴管瘤病

交界性
上皮样血管内皮瘤
鞋钉样血管内皮瘤（网状，Dabska 型）
上皮肉瘤样血管内皮瘤
Kaposi 样血管内皮细胞瘤
多形性血管内皮瘤

恶性
血管肉瘤
卡波西（Kaposi）肉瘤

血管周细胞肿瘤

良性
血管球瘤
普通型
血管球瘤（血管球 - 静脉畸形）
血管球肌瘤
球血管瘤
肌周细胞瘤
鼻腔血管外皮细胞瘤样肿瘤

恶性
恶性血管球瘤

滑膜肿瘤

良性
腱鞘滑膜巨细胞瘤
局限型
弥漫型

恶性
恶性腱鞘滑膜巨细胞瘤

间皮肿瘤

良性
腺瘤样瘤

交界性
多囊性间皮瘤
高分化乳头状间皮瘤

恶性
弥漫型间皮瘤
上皮型
肉瘤样型
双相型

外周神经鞘肿瘤及相关病变

良性
创伤性神经瘤
黏膜性神经瘤
环层神经瘤
栅栏状包被性神经瘤
Morton 指（趾）间神经瘤
神经鞘腱鞘囊肿
神经肌肉错构瘤
神经纤维瘤
普通型（局限型）
弥漫型
丛状

　　　　　　　　上皮样
　　　　　　　色素型
　　　　　　神经鞘瘤
　　　　　　　普通型
　　　　　　　富于细胞型
　　　　　　　丛状
　　　　　　　退变型
　　　　　　　上皮样
　　　　　　　神经母细胞瘤样
　　　　　　黑色素性神经鞘瘤
　　　　　神经束膜瘤
　　　　　　神经内
　　　　　　神经外
　　　　　颗粒细胞瘤
　　　　　神经鞘黏液瘤
　　　　　　黏液样
　　　　　　富于细胞型
　　　　　异位性脑膜瘤
　　　　　胶质异位
恶性
　　　恶性周围神经鞘瘤 (MPNST)
　　　　　普通型
　　　　　MPNST 伴横纹肌母细胞瘤分化（恶性蝾螈瘤）
　　　　　腺样恶性周围神经鞘瘤
　　　　　上皮样恶性周围神经鞘瘤
　　　恶性颗粒细胞瘤
　　　肌腱和腱膜透明细胞肉瘤
　　　恶性黑色素性神经鞘瘤
　　　脊髓外室管膜瘤

原始神经外胚层肿瘤及相关病变	副神经节瘤（神经节细胞瘤）
良性	**良性**
节细胞神经瘤	**恶性**
婴儿色素性神经外胚层肿瘤（视网膜原基肿瘤）	
恶性	
神经母细胞瘤	
节细胞神经母细胞瘤	
尤文氏肉瘤 / 原始神经外胚层肿瘤	
婴儿恶性色素性神经外胚层肿瘤	

骨外的骨与软骨肿瘤	其他肿瘤
良性	**良性**
骨化性肌炎	瘤样钙质沉积
指端纤维骨性假瘤	先天性颗粒细胞瘤
进行性骨化性纤维发育不良	黏液瘤
骨外软骨瘤 / 骨软骨瘤	皮肤
骨外骨瘤	肌间
恶性	关节旁黏液瘤
骨外软骨肉瘤	腱鞘囊肿
高分化软骨肉瘤	淀粉样肿瘤
黏液样软骨肉瘤	**交界性**

续表

	骨化性纤维黏液瘤
间质性软骨肉瘤	炎性黏液透明肿瘤
骨外骨肉瘤	混合瘤 / 肌上皮瘤 / 副脊索瘤
	多形性透明样变血管扩张性肿瘤
	血管外皮细胞瘤 / 孤立性纤维瘤 / 巨细胞血管纤维瘤
	血管周围上皮样细胞瘤家族

恶性

滑膜肉瘤

软组织腺泡状肉瘤

上皮样肉瘤

促结缔组织增生性小圆细胞肿瘤

恶性肾外横纹肌样肿瘤

（二）流行病学

软组织肿瘤的发病率，特别是良、恶性肿瘤的比例，几乎不可能精确测定。在数量上，良性软组织肿瘤的数量比恶性软组织肿瘤多很多。但事实上许多良性肿瘤，如脂肪瘤和血管瘤，由于普通患者一般不进行活检，使大多数医疗机构无法统计出数据。

另一方面，恶性软组织肿瘤最终都需要医学介入。与癌相比，肉瘤的发生率很低，在所有癌症中所占比例不足 1%。我国目前还没有软组织肉瘤发病率的统计报告。2006 年，美国新确诊的软组织肉瘤患者为 9530 例（表 3-1-2）。

表 3-1-2　预计不同部位新发肿瘤病例数（美国，2006 年）

部位	新发肿瘤病例数
前列腺	234460
乳腺	214640
肺	174470
结肠与直肠	148610
软组织	9530
骨与关节	2760

在世界各地，软组织肉瘤的发生率和在人体中的分布似乎是相似的。软组织肉瘤可能发生在人体的各个部位，但绝大部分分布在四肢、躯干和腹膜后间隙。和癌一样，肉瘤可发生在任何年龄段，老年患者更常见，15 岁以下患者占 15%，大于 55 岁以上患者占 40%。

软组织肉瘤在男性群体中更常见，其组织学类型有年龄相关性。例如，胚胎性横纹肌肉瘤几乎都见于年轻患者；多形性未分化肉瘤（恶性纤维组织细胞瘤）主要见于老年患者，很少发生于 10 岁以下儿童。目前软组织肿瘤尚没有种族差异的报道。

国内也有较多软组织肉瘤数据的报道。方志伟 2009 年报告天津市肿瘤医院在 1993 年 1 月—2006 年 12 月间收治的 1118 病例，男性 652 例，女性 466 例，男女之比为 1.4 ∶ 1。以恶性纤维组织细胞瘤发病最多，为 394 例（35.24%），其余依次为滑膜肉瘤 191 例（17.08%）、脂肪肉瘤 182 例（16.28%）、横纹肌肉瘤 141 例（12.61%）、纤维肉瘤 64 例（5.73%）、恶性神经鞘膜瘤 36 例（3.22%）、透明细胞肉瘤 30 例（2.68%），其他肿瘤均在 2% 以下。发病年龄为 1 ~ 89 岁，31 ~ 70 岁 785 例（70.2%），其中以 51 ~ 60 岁患者最多，为 238 例（21.2%），41 ~ 50 岁次之，共 227 例（20.3%）。恶性纤维组织细胞瘤和脂肪肉瘤均好发于

40 岁以上人群，分别占 79.9% 和 73.6%；而 64.4% 的滑膜肉瘤发生于 21 ~ 50 岁人群中（表 3-1-3）。

表 3-1-3 1118 例软组织肉瘤发病年龄分布

肿瘤类型	0 ~ 10 岁	11 ~ 20 岁	21 ~ 30 岁	31 ~ 40 岁	41 ~ 50 岁	51 ~ 60 岁	61 ~ 70 岁	71 ~ 80 岁	81 ~ 90 岁	合计 (%)
未分类肉瘤	1	1		4	4	2	4	2		18(1.61)
上皮样肉瘤		2	1	4	1	1	2	1		12(1.07)
纤维肉瘤		5	10	16	13	6	9	3	2	64(5.73)
恶性纤维组织细胞瘤	4	13	20	42	79	112	74	41	9	394(35.24)
脂肪肉瘤	3	4	16	25	50	52	20	10	2	182(16.28)
平滑肌肉瘤	2		5	3	4	3	4		1	22(1.97)
横纹肌肉瘤	24	25	11	19	21	22	11	7	1	141(12.61)
恶性间叶瘤					1	1				2(0.18)
滑膜肉瘤		21	46	39	38	28	15	4		191(17.08)
透明细胞肉瘤		6	6	6	6	1	3	2		30(2.68)
血管肉瘤	1			1	1	4	2	1		10(0.89)
腺泡状软组织肉瘤			3	2		2		1		8(0.72)
恶性血管外皮瘤	1	1	2		1		1	1		8(0.72)
恶性神经鞘膜瘤	1	2	6	8	8	4	5	2		36(3.22)
合计	37	80	126	170	227	238	150	75	15	1118(100)

注：括号内为构成比

方志伟报告的 1118 例软组织肉瘤发生于全身各部位，以下肢和臀部最多，为 461 例（41.23%），其次是上肢及肩部，为 210 例（18.78%），两者共 671 例（60%）。滑膜肉瘤、脂肪肉瘤及恶性纤维组织细胞瘤均好发于下肢及臀部，比例分别为 51.3%、51.6% 和 37.8%。横纹肌肉瘤多见于上肢和下肢（58.8%），半数以上的纤维肉瘤（56.2%）发生于下肢、臀部及腹壁。在下肢及臀部的软组织肉瘤中，恶性纤维组织细胞瘤、滑膜肉瘤、脂肪肉瘤和横纹肌肉瘤分别为 149 例（32.3%）、98 例（21.2%）、94 例（20.3%）和 52 例（11.3%），共 393 例（85.2%）。上肢的 210 例软组织肉瘤中，上述四种肿瘤分别为 76 例、39 例、30 例和 27 例，占上肢软组织肉瘤的 81.9%（表 3-1-4）。

表 3-1-4 1118 例软组织肉瘤发病部位分布（例）

肿瘤类型	头面颈部	下肢及臀部	上肢及肩部	胸部	腹壁	骨盆	躯干	两或多处	其他部位	合计
未分类肉瘤	4	6	2	3	1	1			1	18
上皮样肉瘤		2	5			2		1		10
纤维肉瘤	3	23	8	7	13	5	5			64
恶性纤维组织细胞瘤	14	149	76	47	22	51	32		3	394
脂肪肉瘤	2	94	30	18	3	17	15	1	2	182
平滑肌肉瘤		3	3	2	7	3	2		2	22
横纹肌肉瘤	16	56	27	13	7	16	5		1	141
恶性间叶瘤		2								2

续表

肿瘤类型	头面颈部	下肢及臀部	上肢及肩部	胸部	腹壁	骨盆	躯干	两或多处	其他部位	合计
滑膜肉瘤	6	98	39	13	12	19	4			191
透明细胞肉瘤	3	10	10	1	2	1	3			30
血管肉瘤	6	1	1		1				1	10
腺泡状软组织肉瘤		6	1				1			8
恶性血管外皮瘤		3	1	1	1	1	1			8
恶性神经鞘膜瘤	6	6	7	3		8	6			36
合计 (%)	60 (5.37)	461 (41.36)	210 (18.78)	108 (9.67)	69 (6.17)	124 (11.09)	74 (6.62)	2 (0.18)	10 (0.89)	1118 (100)

注：括号内为构成比

　　北京肿瘤医院骨与软组织肿瘤科 2007 年 7 月到 2011 年 3 月间共收治 214 例软组织肉瘤患者。根据手术后病理分型发病率较高者为脂肪肉瘤、恶性纤维组织细胞瘤、隆突性皮肤纤维肉瘤、滑膜肉瘤和成人纤维肉瘤, 分别占所收治例数的 19.2%（41 例）、13.6%（29 例）、9.8%（21 例）、9.8%（21 例）。AJCC 分期中以 II_A 期最多, I_A 期占 13.6%（29 例）、I_B 期占 5.6%（12 例）、II_A 期占 47.2%（101 例）、II_B 占期 14.5%（31 例）、III 期占 13.1%（28 例）、IV 期占 6.1%（13 例）。本组软组织肉瘤高发年龄段为 51 ~ 60 岁, 占 25.2%。发病率较高的部位为下肢, 大腿占 31.3%（67 例）、小腿占 9.8%（21 例）、前臂占 9.3%（20 例）、背部占 9.3%（20 例）。

　　以上两组病例中天津市肿瘤医院的 1118 例中包含了儿童肿瘤科小儿的软组织肉瘤, 因为横纹肌肉瘤是儿童好发肉瘤, 所以横纹肌肉瘤的发病率较高, 北京肿瘤医院骨与软组织肿瘤科的 214 例软组织肉瘤中以成年人为主, 所以横纹肌肉瘤的发病率较低。

　　北京肿瘤医院的 214 例软组织肉瘤中有 134 例 II、III 期发生于肢体。134 例中常见软组织肉瘤所占比例见图 3-1-1。

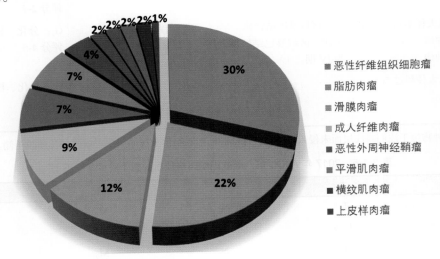

图 3-1-1　北京大学肿瘤医院 134 例中常见软组织肉瘤所占比例

　　按病理类型计, 上海医科大学肿瘤医院统计的 7239 例软组织肉瘤中, 最多见的依次为脂肪肉瘤、恶性纤维组织细胞瘤、横纹肌肉瘤、平滑肌肉瘤等。根据法国联邦癌症中心肉瘤组统计的 1240 例软组织肉瘤的资料，恶性纤维组织细胞瘤、脂肪肉瘤及平滑肌肉瘤占前三位，分别占软组织肉瘤的 28.15%、15.16% 和 11.94%，之后依次为滑膜肉瘤（10.08%）、恶性神经鞘膜瘤（5.81%）、横纹肌肉瘤（4.84%）和纤维肉瘤（3.06%）等。日本 2002 年发布的一组 2474 例软组织肉瘤中，发病率第一位的也是恶性纤维组织细胞瘤，占 26.3%，其次为脂肪肉瘤、滑膜肉瘤、横纹肌肉瘤和恶性神经鞘瘤等。由于 1993 年第 2 版和 2002 年第 3 版 WHO 新的软组织肉瘤分类逐渐推广，纤维肉瘤的诊断近年逐渐减少而恶性纤维组织细胞瘤的诊断增多，使得恶性纤维组织细胞瘤（多形性未分化肉瘤）的发病率上升到软组织肉瘤的首位。

（三）生物学行为及预后

1. 软组织肉瘤的生物学行为

说到软组织肉瘤的生物学行为及预后就不得不提到美国癌症联合委员会（American Joint Committee on Cancer Staging, AJCC）的分期系统（表 3-1-5，表 3-1-6），和目前比较流行的法国国家联邦癌症中心（la Federation National des Centres de Lutte Contre le Cancer, FNCLCC）（表 3-1-7，表 3-1-8）及美国国家癌症中心（National Cancer Institute, NCI）采用的三级分级方法（表 3-1-9，表 3-1-10）。

美国国立综合癌症网络（National Comprehensive Cancer Network, NCCN）采用的是 FNCLCC 系统的三级分级方法。NCI 分级的依据是肿瘤的组织学类型、部位和坏死程度，FNCLCC 分级的依据是肿瘤的分化程度、有丝分裂计数和肿瘤坏死程度。不同类型的肉瘤都有对应的组织学分级，例如，皮肤隆突性纤维肉瘤属于 G_1，而滑膜肉瘤、横纹肌肉瘤等多属于 G_3。另外，不同亚型之间还存在一定的差别，例如在脂肪肉瘤中，高分化者属于 G_1，黏液样者属于 G_2，而圆细胞性、去分化及多形性者都属于 G_3。在最后的分期中，G_1 的肿瘤都归属为 I 期，G_2 和部分 G_3（T1N0M0）归属为 II 期，T_2 以上和部分 $G_{2/3}$（$T_2N_0M_0$）归属为 III 期，有远处转移者归属为 IV 期。

表 3-1-5　2017 年 AJCC 第八版软组织肉瘤 TNM 分期（肢体与躯干）

原发肿瘤（T）	区域淋巴结（N）	远处转移（M）	组织学分级（G）
T_x：原发肿瘤无法评估	N_x：区域淋巴结无法评估	M_x：无法评估远处转移	G_x：无法评价组织学分级
T_0：未见明显原发肿瘤	N_0：无区域淋巴结转移	M_0：无远处转移	G_1：分化、核分裂像及坏死评分 2-3
T_1：原发肿瘤最大径不超过 5cm T_{1a}：表浅肿瘤 T_{1b}：深部肿瘤	N_1：区域淋巴结转移 （注：区域淋巴结转移者即为 IV 期。）	M_1：伴远处转移	G_2：分化、核分裂像及坏死评分 4-5
T_2：原发肿瘤最大径超过 5cm T_{2a}：表浅肿瘤 T_{2b}：深部肿瘤			G_2：分化、核分裂像及坏死评分 6-8

注：表浅肿瘤指肿物位于浅筋膜浅层而未侵入该筋膜，深部肿瘤指肿物位于浅筋膜深层或侵犯浅筋膜两侧。

表 3-1-6　2017 年 AJCC 第八版软组织肉瘤预后分组（肢体与躯干）

分期	T	N	M	
I_A 期	T_1	N_0	M_0	G_1，G_x
I_B 期	$T_{2/3/4}$	N_0	M_0	G_1，G_x
II 期	T_1	N_0	M_0	$G_{2/3}$
III_A 期	T_2	N_0	M_0	$G_{2/3}$
III_B 期	$T_{3/4}$	N_0	M_0	$G_{2/3}$
IV 期	任何 T	N_1	M_0	任何 G
	任何 T	任何 N	M_1	任何 G

表 3-1-7 FNCLCC 分级系统分级参数

参数	标准
肿瘤分化	
1 分	类似正常成人间叶组织的肉瘤（例如低级别平滑肌肉瘤）
2 分	组织学类型确定的肉瘤（例如黏液样脂肪瘤）
3 分	胚胎性及未分化肉瘤；类型不确定的肉瘤，滑膜来源肉瘤，软组织骨肉瘤，尤文氏肉瘤 / 原始神经外胚层肿瘤
有丝分裂计数	
1 分	0 ~ 9/10 HPF
2 分	10 ~ 19/10 HPF
3 分	≥ 20/10 HPF
肿瘤坏死程度（镜下）	
0 分	没有坏死
1 分	≤ 50% 肿瘤坏死
2 分	> 50% 肿瘤坏死
组织学分级	
1 级	总分 2 ~ 3 分
2 级	总分 4 ~ 5 分
3 级	总分 6 ~ 8 分

表 3-1-8 根据最新版 FNCLCC 系统组织类型制定的肿瘤分化评分

组织学类型	肿瘤分化评分
高分化脂肪肉瘤	1
黏液样脂肪肉瘤	2
圆形细胞脂肪肉瘤	3
多形性脂肪肉瘤	3
去分化脂肪肉瘤	3
高分化纤维肉瘤	1
普通型纤维肉瘤	2
低分化纤维肉瘤	3
高分化恶性外周神经鞘瘤	1
普通型恶性外周神经鞘瘤	2
低分化恶性外周神经鞘瘤	3
上皮样恶性外周神经鞘瘤	3
恶性蝾螈瘤	3
高分化恶性血管外皮细胞瘤	2
普通型恶性血管外皮细胞瘤	3
黏液样恶性纤维组织细胞瘤	2
典型的车辐状 / 多形性恶性纤维组织细胞瘤	2
巨细胞和炎症型恶性纤维组织细胞瘤	3

续表

组织学类型	肿瘤分化评分
高分化平滑肌肉瘤	1
普通型平滑肌肉瘤	2
低分化/多形性/上皮样平滑肌肉瘤	3
双相/单相滑膜肉瘤	3
胚胎性/腺泡状/多形性横纹肌肉瘤	3
高分化软骨肉瘤	1
黏液样软骨肉瘤	2
间叶性软骨肉瘤	3
普通型血管肉瘤	2
低分化/上皮样血管肉瘤	3
骨外骨肉瘤	3
尤文氏肉瘤/原始神经外胚层肿瘤	3
腺泡状软组织肉瘤	3
上皮样肉瘤	3
恶性横纹肌样瘤	3
透明细胞肉瘤	3
未分化肉瘤	3

表 3-1-9　NCI（美国国家癌症中心）分级

G_1(Grade 1)	G_2（ Grade 2）	G_3(Grade 3)
高分化脂肪肉瘤	多形性脂肪肉瘤	腺泡状横纹肌肉瘤
黏液型脂肪肉瘤	纤维肉瘤	软组织骨肉瘤
深部的皮肤隆突性纤维肉瘤	多形性未分化肉瘤	原始神经外胚层肿瘤
某些平滑肌肉瘤	恶性血管外皮细胞瘤	腺泡状软组织肉瘤
上皮样血管内皮瘤	滑膜肉瘤	间叶性软骨肉瘤
梭形细胞型血管内皮瘤	平滑肌肉瘤	或坏死 >15%
幼儿性纤维肉瘤	神经纤维肉瘤	
皮下黏液性纤维肉瘤	或坏死 0 ~ 15%	

表 3-1-10　根据 NCI 系统组织学类型指定的组织学分级

组织学类型	1 级	2 级	3 级
高分化脂肪肉瘤	+		
黏液样脂肪肉瘤	+		
圆形细胞脂肪肉瘤		+	+
多形性脂肪肉瘤			+
纤维肉瘤		+	+
MFH，多形性		+	+
MFH，炎症型		+	+

续表

组织学类型	1级	2级	3级
MFH，黏液样		+	
隆突性皮肤纤维肉瘤	+		
恶性颗粒细胞瘤		+	+
平滑肌肉瘤	+	+	+
恶性血管外皮细胞瘤	+	+	+
横纹肌肉瘤（所有类型）			+
软骨肉瘤	+	+	+
黏液样软骨肉瘤	+	+	
间叶性软骨肉瘤			+
骨肉瘤			+
骨外尤文氏肉瘤			+
滑膜肉瘤			+
上皮样肉瘤		+	
透明细胞肉瘤		+	
浅表 MPNST		+	
上皮样 MPNST		+	+
恶性蝾螈瘤			+
血管肉瘤		+	+
腺泡状软组织肉瘤			+
Kaposi 肉瘤		+	+

注：NCI：国立癌症研究院；MFH：恶性纤维组织细胞瘤；MPNST：恶性外周神经鞘瘤

2. 软组织肉瘤的预后因素

（1）肿瘤大小：肿瘤大小与局部复发和远处转移有关，AJCC 分期系统用直径 5cm 作为决定预后的一个重要指标。一项针对高级别恶性纤维组织细胞瘤的回顾性研究发现，肿瘤最大径＞5cm 是转移的独立影响因素。Lahat 等人在一项对 1091 例原发性 STS 的回顾性研究中发现，肿瘤 ≤ 5cm 组、5 ~ 15cm 组和 ＞15cm 组的 5 年生存率有显著性差异，分别为 85%、68% 和 52%，并建议在分期中应增加大小组别。较小的 STS 治疗效果良好。日本一项回顾性研究分析了属于 AJCC 分期中 T_1 期（肿瘤最大直径 ≤ 5cm）的 96 例患者，此组患者经过手术及辅助治疗后，5 年无病生存率达到 93%，5 年总生存率为 94.1%。但也有报道，高度恶性的肿瘤即使其直径较小，在 5 年后也会增加转移的风险。

（2）深度：筋膜是人体强有力的内天然屏障，肉瘤难以穿透。多数肉瘤局限于原发组织内，只有到了晚期才能穿透筋膜到达邻近的间室中。AJCC 第 8 版分期中将肿瘤深度分为两种：表浅肿瘤指肿瘤位于深筋膜浅层且未侵犯深筋膜层；深部肿瘤指肿瘤位于深筋膜深层、肿瘤位于深筋膜浅层但已侵犯深筋膜或肿瘤，同时位于深筋膜浅层及深层。腹膜后、纵隔及盆腔肉瘤都属于深部肿瘤。有研究发现位于肢体深部的 STS 患者有较低的无复发生存率、无转移生存率和总生存率。但另一项研究发现：当联合考虑肿瘤的大小和组织学分级时，通过多因素分析显示肿瘤深度并不能影响预后。

（3）组织学类型：STS 是一类来源于间叶组织的肿瘤，不同的组织学类型以及肿瘤生物学上的差异影响着疾病的预后。在 2002 版 WHO 软组织肿瘤分类中，不同组织类型肿瘤分为良性、中间性（局部侵袭性）、中间性（偶见转移型）、恶性 4 类。美国的一项对 8294 例 STS 的回顾性研究表明，肿瘤的组织学类型是影响 STS 预后的独立因素。滑膜肉瘤、横纹肌肉瘤、尤文氏肉瘤被认为是高风险肉瘤，比隆突性皮肤纤维肉瘤易发生转移。有研究发现，横纹肌肉瘤患者的 5 年生存率较患有其他类型肉瘤者低（56% $vs.$85%，$P < 0.001$），且该组织学类型是影响预后的独立因素。同一亚型的 STS 预后也不相同，黏液性恶性纤维组织细胞瘤与多形性恶性纤维组织细胞瘤的转移风险不同；同是来源于血管的肿瘤，血管肉瘤要比血管内皮细胞瘤更有侵袭性。

不同组织学类型对化疗疗法的敏感性不同。滑膜肉瘤对异环磷酰胺反应敏感；平滑肌肉瘤对异环磷酰胺的反应不佳，联合使用吉西他滨和多西紫杉醇或者单用曲贝替定却有很好的治疗效果；血管肉瘤对紫杉醇类药物表现出较高敏感性，尤其是脂质体阿霉素；透明细胞肉瘤和腺泡状软组织肉瘤对化疗药物不敏感。STS 或许需要依照不同的组织学类型"因材施教"，而不是按照统一的标准进行诊断和治疗。

（4）组织学分级：分级是基于一系列细胞形态学的特点，将转移风险的高低分成若干级别。目前以 NCI（美国国家癌症中心）和 FNCLCC（法国联邦国家癌症中心）的分级系统应用最广。近年来大量研究证实组织学分级是影响 STS 预后的重要因素。有研究分析了 17364 例 STS 的组织学分级对生存率的影响，结果发现死亡风险随着肿瘤组织学分级的升高而增加，低度恶性的风险为 8%、中度恶性者为 25.9%、高度恶性者为 38.3%。另一项关于亚洲肢体 STS 患者的预后因素研究发现，组织学分级是影响预后的独立因素，高级别肉瘤的患者较低级别者面临 10 倍的复发风险、12.7 倍的转移风险和 16.2 倍的死亡风险。

在指导临床治疗方面，高级别（G_3）肉瘤的患者肿瘤有转移的可能，适合化疗。低级别（G_1）由于转移率低，不适合化疗。对于 G_2 的病例，有研究人员建议肿瘤位于深部软组织，且大小 >5cm 的病例按照 G_3 肉瘤处理。而浅表肿瘤，且 < 5cm 者，与 G_1 肿瘤的治疗方式相同。

3. 常见软组织肉瘤的预后

我们现在还没有常见软组织肉瘤 5 年、10 年生存率研究结果的报道，在此引用日本国立癌中心骨与软组织肿瘤科的资料作为参考（表 3-1-11，表 3-1-12，表 3-1-13）。

表 3-1-11   1980-2003 全院 745 例恶性软组织肿瘤的生存率（日本国立癌症中心资料 2011 年）

病理类型	例数	5 年生存率（%）	10 年生存率 (%)
横纹肌肉瘤	194	34.4	27.5
脂肪肉瘤	159	86	72.4
黏液性纤维肉瘤	67	83.2	62.2
多形性未分化肉瘤	53	46.7	36.4
滑膜肉瘤	50	61.9	48.1
平滑肌肉瘤	32	33.6	（－）
血管肉瘤	30	15.4	（－）
恶性神经鞘瘤	25	45.2	36.1
上皮样肉瘤	25	40.1	26.7
骨外尤文氏肉瘤	21	50.4	37.8
纤维肉瘤	20	71.8	35.9
腺泡状软组织肉瘤	20	83.3	55.6

续表

病理类型	例数	5 年生存率（%）	10 年生存率 (%)
骨外软骨肉瘤	20	100	80
透明细胞肉瘤	16	36.5	7.3
骨外骨肉瘤	13	72.9	72.9

表 3-1-12　进行性复发骨软组织肉瘤的预后（日本国立癌中心 2002-2007）

例数	1 年生存率	2 年生存率	3 年生存率	5 年生存率
198 例	73.70%	38.10%	32.30%	15.30%

表 3-1-13　2006-2015 恶性软组织肿瘤（日本国立癌中心资料 2020 年）

病理类型	例数	5 年生存率
高分化脂肪肉瘤	86	97%
黏液性纤维肉瘤	67	83%
去分化脂肪肉瘤	62	79%
黏液性脂肪肉瘤	57	90%
多形性未分化肉瘤	53	69%
滑膜肉瘤	37	73%
平滑肌肉瘤	20	77%

二、软组织肿瘤的诊断策略

（一）临床诊断

1. 年龄和性别

与癌一样，软组织肉瘤可以发生于任何年龄，15 岁以下患者占 15%，55 岁以上占 40%。不同组织学类型有年龄相关性。胚胎性横纹肌肉瘤几乎都见于年轻人，而多形性未分化肉瘤（恶性纤维组织细胞瘤）主要见于中老年患者。滑膜肉瘤好发于 15 ~ 35 岁，脂肪肉瘤 30 ~ 55 岁多见，恶性周围神经鞘瘤多见于 40 岁左右患者。男性多于女性，方志伟报告男女之比为 1.4 ∶ 1。

2. 症状和体征

（1）肿块：大多软组织肿瘤表现为无痛性肿块，只有不到 30% 的患者诉有疼痛，所以延误诊治很常见。较深的肿块早期不易被发现，有些患者可以出现肿瘤压迫症状。

四肢的软组织肉瘤最常见于大腿的屈侧，有时肿瘤直径可达 20cm。触诊可感到肿瘤较正常组织硬，个别患者有压痛感。高度恶性肿瘤可见静脉的怒张和由于皮肤水肿引起的发亮症状。

（2）区域引流区淋巴结的肿大：成人软组织肉瘤发生局部淋巴结转移的概率很低，但是血管

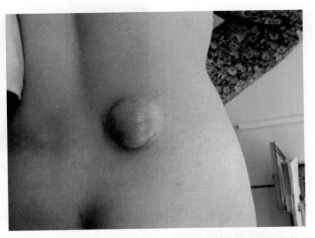

图 3-1-2　皮肤隆突性纤维肉瘤，体表突起于皮肤的肿瘤

肉瘤、横纹肌肉瘤、透明细胞肉瘤和上皮样肉瘤出现局部淋巴结转移的风险较高，应该仔细检查有无淋巴结肿大。

（二）影像学诊断

1. X 线片

（1）肿瘤的位置：清晰的 CR 片可以根据肿瘤的位置了解到肿瘤是位于肌肉内、肌间还是皮下。

（2）肿瘤的性质：根据肿瘤透 X 线的不同对肿瘤的性质进行判断。例如脂肪瘤、脂肪母细胞瘤和脂肪分化的肿瘤通过脂肪组织的强透光性即可判断。一部分血管瘤可以见到 X 线片上的静脉石。

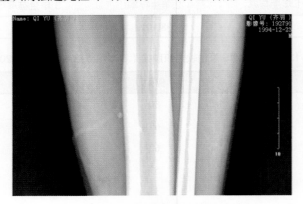

图 3-1-3　血管瘤可见软组织内的静脉石

另外，有钙化和骨化的肿瘤，如软组织软骨瘤、骨外骨肉瘤和骨外软骨肉瘤等可以从 CR 片中发现；神经鞘瘤、滑膜肉瘤也可以见到钙化和骨化的影像学变化。

（3）评判术前治疗的效果：骨外骨肉瘤或骨外尤文氏肉瘤经过术前化疗后拍片可以判断化疗效果，如化疗后肿瘤影缩小等现象。

2. CT

CT 检查可以得到肿瘤的大小和轮廓直观的图像，尤其是增强 CT 可以清楚地显示肿瘤和主要的血管之间的关系。另外软组织肉瘤如果发生侵犯骨皮质的情况也能在 CT 片中清楚地显示出来，对于骨侵犯的判断优于 X 线片。

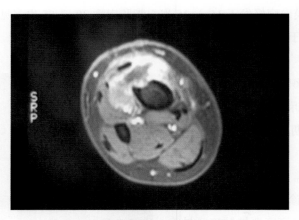

图 3-1-4　滑膜肉瘤侵犯胫骨前侧骨皮质

3. MRI

MRI 是软组织肿瘤诊断治疗很好的帮手，由于不像 X 线和 CT 检查有放射剂量的担忧，所以在临床工作中被广泛应用。不只是横断面，纵断面也可以成像，特别是可以显示出肿瘤周围的肌肉和肿瘤明确的界限，对于设计手术切除范围很有帮助。

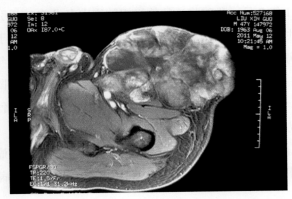

图 3-1-5 MRI 清晰地显示了左侧髋关节前巨大脂肪肉瘤

4. 超声

超声检查无创且简便易行，尤其是患者因肢体肿胀来门诊就诊，不能确定是否有肿瘤的时候做超声检查很实用。另外对于多发肿瘤、较小不易触摸到的肿瘤，术前做超声检查对肿瘤定位很有帮助。

软组织肿瘤影像学检查的意义包括：

（1）确定病变的部位，包括皮下、肌间、肌内、关节内；

（2）确定病变的形态、外形轮廓、信号强度和范围、与邻近重要脏器和血管神经的关系，如果是转移病灶还可以确定转移的部位和数量（引流区淋巴结和肺转移）；

（3）用于评估治疗效果，例如术前化疗前后的影像学资料可以评估化疗的效果，肺转移瘤化疗后可以观察转移瘤是否有缩小，转移瘤数量是否减少。

具有特征性影像学表现的软组织肿瘤有：脂肪瘤、血管瘤、神经鞘瘤、囊肿、滑膜软骨瘤病和色素沉着绒毛结节性滑膜炎。以上这些肿瘤往往不需要术前活检，单纯从影像学就可以做出诊断。

（三）病理学诊断

1. 穿刺活检

随着临床术前联合治疗的广泛应用，并且穿刺活检具有的方便、并发症少等优势，穿刺的病理诊断正在广泛地运用到多种肿瘤的术前诊断中。软组织肿瘤尤其软组织肉瘤，在手术前如果能够得到准确的病理结果对于指导手术的切除范围，决定术前是否需要辅助治疗具有重要的参考意义。我们的经验，有3 类患者常需要做穿刺病理诊断：①≥ 5cm 或位置较深较硬的肿瘤患者；②要求明确诊断的患者；③肿瘤手术后怀疑复发或者有肿瘤残留的患者。穿刺诊断的方法我院采用的是 B 超引导下穿刺（图 3-1-6）。

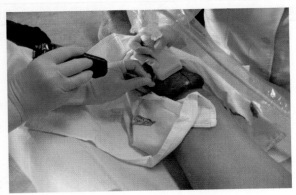

图 3-1-6 B 超引导下穿刺

（1）病例与标本：

自 2007 年 12 月到 2011 年 7 月，我院收治的软组织肿瘤中有术前 B 超引导下穿刺病理诊断及肿瘤切除术后病理诊断的患者共 80 例，均有完整的影像和临床资料，排除了由于穿刺活检标本不满意无法用于病理诊断的病例。发病患者均为软组织原发肿瘤，男女各 40 例，平均年龄 44.6 岁（范围 15 ～ 80 岁）。肿瘤部位分别为四肢 37 例、躯干 24 例、头颈 10 例、其他部位 9 例（腹腔、纵隔、盆腔和肛周）。48 例第一次手术的患者中，肿瘤直径大小范围为 0.8 ～ 22cm，其中 > 5cm 者 26 例，≤ 5cm 者 22 例。

（2）病理诊断及分类方法：

术后病理诊断以 WHO 的 2002 年版软组织肿瘤和 2010 年版消化系统肿瘤分类为标准，将其分为良性、中间性和恶性，80 例术后诊断结果如表 3-1-14。11 例无法确定诊断的病例如表 3-1-15 所示。本文

表 3-1-14　80 例软组织肿瘤术后病理诊断的类型

肿瘤类型	例数	肿瘤类型	例数
良性	20	**恶性**	48
神经鞘瘤	11	多形性未分化肉瘤	8
血管瘤	3	脂肪肉瘤	8
神经纤维瘤	2	胃肠道间质瘤	6
血管肌纤维母细胞瘤	1	平滑肌肉瘤	5
结节性筋膜炎	1	纤维肉瘤	3
脂肪瘤	1	恶性外周神经鞘瘤	3
黏液瘤	1	皮肤隆突性纤维肉瘤	3
中间型	12	黏液纤维肉瘤	2
纤维瘤病	11	骨外骨肉瘤	2
孤立型纤维瘤	1	低度恶性肌纤维母细胞肉瘤	2
		上皮样血管内皮瘤	1
		腺泡状横纹肌肉瘤	1
		腺泡状软组织肉瘤	1
		滑膜肉瘤	1
		恶性巨细胞瘤	1
		上皮样肉瘤	1

表 3-1-15　13 例穿刺不符合病例的术后病理诊断

肿瘤类型	病例数
无法诊断病例	11
神经鞘瘤	3
黏液性脂肪肉瘤	2
皮肤隆突性纤维肉瘤	2
胃肠间质瘤	2
低度恶性外周神经鞘瘤	1
低度恶性肌纤维母细胞瘤	1
错误诊断病例	2
黏液性脂肪肉瘤	2

根据穿刺活检的组织学形态特点分为梭形细胞组、黏液间质组和其他类型组，如表 3-1-16 所示。表 3-1-17 将 42 例软组织肉瘤（除去 GIST 肿瘤），根据术后病理形态表现，按照 FNCLCC 分级标准分为 G_1、G_2 和 G_3 组。穿刺的病理诊断符合率为术前与术后良、恶性诊断一致病例的百分比，即：病例数 -（无法诊断 + 错误诊断）/ 病例数 %，不符合病例包括了穿刺活检无法诊断良性或恶性，以及错误诊断病例。最后以 x_2 检验对各组数据进行统计学比较，$P < 0.05$ 认为有统计学意义。

表 3-1-16　80 例穿刺组织学类型各组的病理诊断符合率对比

组织学类型	病理符合	病理不符合	病例数	符合率（%）	P 值
梭形细胞型	54	7	61	88.52	
黏液间质型	7	6	13	53.85	$P < 0.01$
其他类型	6	0	6	100	
合计	67	13	80	83.75	

表 3-1-17　42 例术后病理 FNCLCC 分级各组的病理诊断符合率对比

组织学类型	病理符合	病理不符合	病例数	符合率（%）	P 值
G_1	4	7	11	36.36	
G_2	15	1	16	93.75	$P < 0.01$
G_3	15	0	15	100	
合计	34	8	42	80.95	

（3）穿刺活检结果分析：

80 例的穿刺术前和术后诊断符合率见表 3-1-16。穿刺的病理诊断符合率为 83.75%，其中 47 例良性、恶性和肿瘤组织分化类型完全一致，20 例仅有良性和恶性诊断，无法诊断者（不能判断良或恶性）11 例（13.75%）；误诊 2 例（2.50%）。11 例无法确定诊断的病例（如表 3-1-15 所示），黏液性病变 4 例（黏液性脂肪肉瘤和黏液性神经纤维鞘瘤各 2 例），低度恶性肿瘤 2 例，皮肤隆突性纤维肉瘤 2 例，胃肠间质瘤 2 例，普通神经鞘瘤 1 例。组织形态上除 2 例皮肤隆突性纤维肉瘤外，其余病例均细胞稀少，且以细胞异型性轻度为主。

穿刺活检的组织学形态各组结果如表 3-1-16。梭形细胞组 61 例，它涵盖了大多数类型的软组织良性和恶性肿瘤；黏液间质组为富于黏液间质，而细胞密度少或中等的病例，该组包括了良性肿瘤中的肌间黏液瘤（1 例）和神经鞘瘤伴黏液变性（3 例）；恶性肿瘤为黏液性脂肪肉瘤（6 例），低度恶性黏液纤维肉瘤（2 例）和腺泡状软组织肉瘤（1 例）共 13 例；其他类型组，包括了血管瘤、脂肪瘤、脂肪瘤样高分化脂肪肉瘤和恶性巨细胞瘤和腺泡状横纹肌肉瘤共 6 例。其中梭形细胞组诊断符合率为 88.52%，黏液间质组 53.85%，其他类型组 100%；各组诊断符合率统计对比结果为 $P < 0.01$，黏液间质组诊断符合程度低。黏液间质组中包括了无法诊断者（4 例），有神经鞘瘤伴黏液变性、黏液性脂肪肉瘤和低度恶性黏液纤维肉瘤；诊断错误者 2 例均为黏液组病例。

穿刺活检的 FNCLCC 分级各组结果如表 3-1-17 所示。42 例软组织恶性肿瘤的术前和术后诊断符合率为 80.95%，各组的诊断符合率分别为 G_1：36.36%，G_2：93.75%，G_3：100%，组间差异有统计学意义，G_1 组诊断符合率低。

将良性组、中间性组与恶性组、免疫染色组与无染色组、肿瘤的不同发生部位（四肢、躯干头颈、其他部位各组），以及肿瘤不同直径（> 5cm 和 ≤ 5cm 两组）进行比较，各类组间穿刺病理诊断符合率的统计学对比未见明显差异。

以上结果显示软组织肿瘤的穿刺病理诊断具有运用价值，它对于患者的术前放化疗和手术方案的确定有指导意义。但是我们要注意，黏液间质组和恶性肿瘤中组织学分级低级别 G_1 组的诊断率低，因此在穿刺活检伴黏液样病变的肿瘤时，若肿瘤细胞量少，细胞异型小，坏死和核分裂不明显，病理诊断要谨慎。在不能判断良性和恶性时，可以通过其他方式（如切开活检，切除肿物等）获取更多肿瘤组织，病理医生要了解临床病史和影像的情况，以帮助作出最后的明确诊断。

（4）穿刺活检的注意事项：

1）穿刺的进针点和针道应该在设计的手术切口内，手术时切除穿刺针道，防止针道肿瘤残留，以降低复发率；

2）穿刺应取肿瘤实质组织，避免穿刺肿瘤坏死组织、瘤内积血等影响诊断的组织；

3）对血供较丰富的肿瘤穿刺完成后，将穿刺针眼压迫止血，穿刺后可在诊室外观察 30min，看穿刺部位是否仍有渗血，若有，则采取相应的处理；

4）穿刺标本尽快送检，如有细胞诊断学科室，可同时做细胞学检查。

2. 切开活检

虽然软组织肉瘤的病理诊断大部分通过门诊穿刺活检就可以获取，但还是有少部分患者单靠穿刺活检不能得到明确的诊断，这种情况下为明确诊断可行切开活检。切开活检可以取得足够量的标本，为进一步做肿瘤的分子诊断提供材料。

（1）切开活检的手术切口也应设计在将来切口的手术范围内，便于下次手术时将切开活检切口一起切除，降低由于切开活检时切口污染可能残留的肿瘤；

（2）切开活检时，操作动作要轻柔，不过多污染切口周围正常组织，必要时在止血带下切检；

（3）为了证实确实取到了能够明确诊断的肿瘤组织，术中可送冰冻病理确认，否则术后石蜡切片报告未见肿瘤组织将给治疗带来麻烦。

3. 切除活检

对肿瘤较小又位于皮下者，常常在门诊局麻下切除肿瘤送病理检查。如果报告为恶性肿瘤要尽快入院做补充扩大切除手术。

4. 术中冰冻病理切检

术中送冰冻病理检查见于如下情况：

（1）怀疑手术的切缘不够。有时肉眼看切缘肿瘤已经切除干净，但是镜下可能是阳性，此时做切缘冰冻病理检查很有必要。若冰冻病理报告切缘阳性，还需要进一步切除。邻近重要神经、血管、脏器不能完全切除时于切缘阳性处放置银夹标记，便于术后放疗的精确定位。

（2）做切开活检时为证实确实取到肿瘤组织，用来证明切开活检成功。

三、软组织肿瘤的治疗策略

软组织肉瘤发病率不高，每年的发病率约为人口的 6/100000，占所有成人恶性肿瘤的 1%、儿童恶性肿瘤的 15%。外科手术是软组织肉瘤治疗的主要手段，20 世纪 80 年代以来软组织肿瘤的外科治疗有了很大的进展。研究者们发现，不经过根治性切除的软组织肉瘤局部复发率非常高；然而，根治性切除或者截肢可能会带来严重的功能损失。经过多年来对软组织肿瘤切缘与复发率的研究，并伴随着放疗、化疗等综合治疗手段的进步，保留功能的手术逐渐成为软组织肿瘤治疗中的主流。

（一）手术治疗

1. 四肢软组织肿瘤

软组织肿瘤种类繁杂，彼此之间特性差异巨大，因而应尽量指定患者到专业的肉瘤治疗中心治疗。这样不仅能保证患者得到规范的治疗，也能获得个体化的重建方式。

直至 20 世纪 70 年代，对于肢体软组织肿瘤的标准治疗方法还是包括截肢在内的大范围切除术。在 80 年代早期，肢体软组织肿瘤的大范围切除或截肢率或可高达 50%。而 1981 年，Enneking 等提出"解剖屏障"的概念，从而改良了软组织手术外科边界的定义。解剖屏障指的是包裹于肿瘤周围，能够抵挡肿瘤侵袭的解剖结构。最初的解剖屏障指的是肌肉筋膜，后来血管外膜、神经鞘膜及骨膜也被纳入了解剖屏障的概念中。肿瘤只要在解剖屏障内被完整切除，就被认为是"根治性切除"。根治性切除后可以获得阴性切缘，且潜在的局部复发率较低。若切除时以一层健康组织包裹肿瘤（距离肿瘤切缘＞2cm），此时我们将其定义为"广泛切除"。虽然广泛切除也可以达到切缘阴性，但局部复发率可能达到 20%～30%。若切除时肿瘤周围的健康组织距离肿瘤切缘＜2cm，此时定义为"边缘切除"。美国病理协会推荐所有距离肿瘤 2cm 的切缘均应仔细测量距离肿瘤的详细距离。

目前对于肢体的软组织肿瘤，保肢手术是主流的手术方式。但是在实行保肢手术之前，手术医生应判断患者是否适合保肢。一般来讲需要关注以下两点：①保肢手术能够达到安全的手术边界；②保肢手术后获得的功能必须优于或者等同于截肢后安装假体的功能。

保肢手术的相对禁忌证包括：①主要的神经血管束受侵，可预见保肢后肢体的功能不佳；②肿瘤侵犯或污染了多个解剖间室；③肿瘤侵犯大面积皮肤难以进行安全的重建手术。总之，是否行保肢手术，需要肿瘤医生根据不同患者的肿瘤位置、侵犯严重程度、患者身体状况、预计是否接受术后其他治疗及患者及家属本人意愿来综合考虑。

手术前根据影像学检查及病理检查对肿瘤本身的特性进行评估。手术切口必须包含并切除所有活检通道，通常推荐采用椭圆形切口，将活检切口包含在内。一般来讲切除边界需要距离活检切口和肉眼肿瘤边缘 2～4cm。若局部肿瘤边缘无法达到根治性或广泛切除标准，可采用术中标记以便术后辅助放疗。

作者需要强调的是，"切除范围距离肿瘤边缘＞2cm"是广泛切除的标准，而非指南的要求。2015 年美国 NCCN 指南"建议"切缘距离肿瘤边缘应大于 1cm，但是为保护如血管、神经或关节等重要结构，边缘切除也可以接受。2014 年的欧洲 ESMO 指南并未明确说明肿瘤切缘，建议应结合肿瘤位置、解剖屏障（如筋膜、骨膜等）、综合治疗（如新辅助化疗、放疗）及肿瘤亚型综合考虑。Gerrand 等研究发现，为保护关键结构，局部的边缘切除或镜下阳性切缘是可以接受的。O'Donnell 等发现，对于因保护关键结构而切缘阳性的患者，其 5 年无局部复发生存率为 85%；而切除关键结构的患者，其 5 年无复发生存率仅提高到 91%。2018 年，Erstad 研究发现，首次治疗即截肢的患者和先行保肢手术复发后再行截肢的患者，其疾病特异性生存和无转移生存率都没有明显差别。因此，为保护功能，适当的牺牲切缘也可以接受。若日后发生局部复发，再考虑截肢也为时未晚。

在中日肉瘤协作论坛会议上，来自于日本东京医科齿科大学 Keisuke Ae 博士总结了癌研病院骨与软组织肿瘤科 1978 至 2008 年 1827 例软组织肉瘤手术。从中选出原发高恶性肉瘤 517 例，研究局部控制率与外科手术切缘（最小切除距离）的关系。

对比两种切缘组的局部控制率，B 组（有屏障结构组）338 例，NB 组（无屏障结构组）179 例。切缘和局部复发的关系，得出结果是：如果不考虑是否有屏障结构，B 和 NB 组总的局部控制率：切缘大于 6cm，19 例，控制率 100%；5cm，12 例，100%；4cm，8 例，83%；3cm，20 例，94%；2cm，76 例，93%；1cm，234 例，91%；0cm，148，75%。0cm 与 1cm 切缘组的局控率有统计学差异。

无屏障结构组的外科切缘与局部控率：从 0 ~ 1 ~ 2cm 切缘组，局部控率有显著改善，在 2cm 达到稳定（＞90%），0cm 和 2cm 切缘组间有统计学差异。因此将 2cm 的切除距离定义为合适的切缘，而 0cm 定义为边缘切除。

有屏障结构组的外科切缘与局部控率：0cm 组和 1cm 组也有较高的局部控率，因此认为屏障结构对局部控率的影响不依赖于实际切除距离。

在 0cm 切缘的情况下，有屏障组的局部控率为 86%，无屏障组的局部控率为 57%，有显著统计学差异。在 1cm 切缘的情况下，有屏障组的局部控率为 94%，无屏障组的局部控率为 71%，有显著统计学差异。在 2cm 切缘的情况下，有屏障组的局部控率为 94%，无屏障组的局部控率为 93%，无统计学差异。

所以当切缘在 0 ~ 1cm 时，有屏障能显著提高局部控率，因为 2cm 已被证明是合适的标准切缘，因此在 2cm 组未观察到显著差异。

对于软组织肉瘤手术采取适当的切除缘是保障局部控制率的重要因素，所以软组织肉瘤切除的要达到合适充分的切缘。

术中重视无瘤原则非常必要，应尽可能完整地切除肿瘤，尤其是深部的肿瘤，切除时应避免进入肿瘤腔。手术中注意尽量采用钝性分离及牵引，避免锐利器械刺穿肿瘤污染术野。必要时术中可行冰冻活检，确保能够取得阴性切缘。放置引流时，应尽量使引流与切口位于同一条直线上，并尽量靠近切口，因为引流可能会导致潜在的肿瘤污染。

然而需要注意的是，虽然必要时可考虑进行冰冻病理检查，但软组织肉瘤的术中冰冻病理准确性存疑。因为术前放疗或低级别的肿瘤（如脂肪肉瘤或隆突性皮肤纤维肉瘤）都可导致梭形肿瘤细胞与健康但受压的组织细胞难以区分。目前并没有文献正式评估过软组织肉瘤术中冰冻病理的准确性。

手术切缘应根据肿瘤的特性进行个体化制定。部分软组织肿瘤进展缓慢，如高分化脂肪肉瘤（或称非典型脂肪瘤），若广泛切除可能影响肢体功能，可以考虑沿其假包膜进行切除，因为其复发率很低，且转移率和去分化率均不到 5%。若出现局部复发，再考虑进行广泛切除。而另一个例子就是皮肤隆突性纤维肉瘤。该肉瘤的特点在于其独特的沿着皮下广泛浸润的生长方式，使得即使对其广泛切除，也常常可能会有局部的阳性切缘。若广泛切除可能会造成患者的外表受损，可以采用 Mohs 手术术式或者观察，直至肿瘤复发再行二次手术。主要因为该肿瘤也是极少发生远处转移，但需要排除纤维肉瘤亚型。

若出现需要保护肢体功能而牺牲切缘的情况，可以考虑围手术期放疗。2020 年的 NCCN 指南推荐对 Ⅱ ~ Ⅲ 期的软组织肉瘤患者进行术前或术后放疗。Alektiar 分析了保肢治疗后切缘阳性的高级别软组织肉瘤患者，术后放疗组的 5 年局部控制率为 74%，而单纯手术组仅为 56%；Kim 等也发现保肢手术后阳性或边缘切除的负面效果可以由术后辅助放疗抵消。但是需要注意放疗与手术的间隔，我们认为放疗与手术间隔 4 周左右可降低伤口不愈合的可能性。对于曾行术前放疗的患者进行软组织重建时，尽量采用肌皮瓣重建而非皮肤移植，因为放疗后皮肤移植发生坏死的可能性明显增加。

软组织肿瘤切除后的重建方式多种多样，包括皮片移植、肌皮瓣修复（游离皮瓣、带蒂皮瓣或转移皮瓣）、神经移植、血管重建和骨移植等。软组织肉瘤侵犯主要动脉相对不常见，若侵犯动脉可以使用相应的静脉或人工血管重建，而受侵的静脉常常可以切除，尤其是术前静脉就已经受压、功能受限的情况下。神经移植可以恢复部分神经功能，尤其是在下肢的手术中。而在上肢手术中，由于神经切除后会造成严重的手部功能障碍，神经移植的效果可能并不令人满意。

最常见的软组织重建方法是皮片移植和邻近肌瓣或转移（肌）皮瓣修复。

皮片移植是未接受过放疗的表浅病变修复的良好方法，因为其下的肌肉和筋膜可为移植皮片提供良好的血液供应，且手术简单，耗时较短。但是需要长期负重的区域皮片移植愈合较慢，效果较差，如坐骨区域或足负重区。另外，若底层肌肉缺损较多，也不适合进行皮片移植。

肌皮瓣修复是软组织肉瘤手术重建的有效且广泛应用的方法。全身各处都有可移植的皮瓣，可根据手术部位的不同选取合适的皮瓣。表 3-1-18 列举了四肢及躯干软组织肉瘤手术中常见的组织瓣。

表 3-1-18　四肢及躯干软组织肿瘤中常见的组织瓣

受区部位	可选用组织瓣
胸壁	背阔肌肌皮瓣，胸大肌肌皮瓣，腹直肌肌皮瓣，侧胸皮瓣，肋间皮瓣，斜方肌瓣，腹外斜肌肌皮瓣
背部	背阔肌肌皮瓣，腰背皮瓣，腰骶皮瓣，腰臀皮瓣，骶棘肌肌皮瓣，胸大肌肌皮瓣
肘部	上臂内侧皮瓣，上臂外侧皮瓣，前臂桡侧皮瓣，前臂尺侧皮瓣，肱桡肌肌皮瓣，肋间皮瓣，背阔肌肌皮瓣，胸大肌肌皮瓣
手掌、手背及腕部	前臂桡侧皮瓣，前臂尺侧皮瓣，前臂背侧皮瓣，手背桡侧皮瓣，手背尺侧皮瓣，手指侧方皮瓣
腹壁及骨盆	腹直肌瓣，阔筋膜张肌瓣，臀大肌瓣，股薄肌瓣，骨直肌瓣
大腿及膝部	腓肠肌肌皮瓣，膝内侧皮瓣，膝下内侧皮瓣，股后侧皮瓣，股内侧肌肌皮瓣，远侧缝匠肌肌皮瓣，小腿内侧皮瓣，小腿外侧皮版，股直肌瓣，腹直肌瓣
小腿	腓肠肌瓣，比目鱼肌瓣，小腿内侧皮瓣，小腿外侧皮瓣，小腿前外侧皮瓣，小腿后侧皮瓣，胫前肌肌瓣，小腿筋膜皮瓣
足	足背皮瓣，足底内侧皮瓣，足外侧皮瓣，足底外侧皮瓣，足内侧皮瓣小腿内侧皮瓣，小腿外侧皮瓣

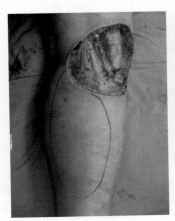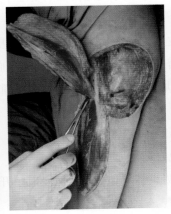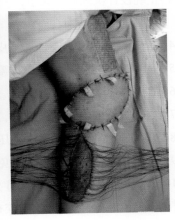

图 3-1-7　小腿复发肉瘤切除外侧皮瓣 1 例

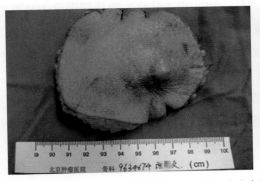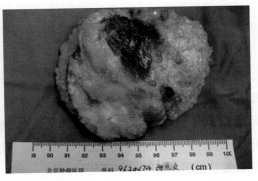

图 3-1-8　肉瘤广泛切除后切缘状况

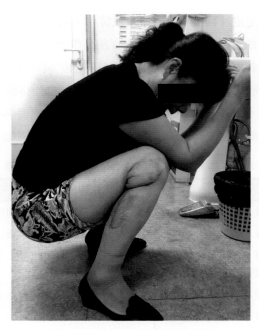

图 3-1-9　术后 8 年膝关节功能

进行肌皮瓣移植时应注意以下注意事项：

（1）掌握供区组织的血管神经解剖及可能出现的解剖变异，避免损伤；

（2）选用正常部位的皮肤和肌肉，尽量避免接受过手术、创伤或放疗后的区域作为供区；

（3）正确设计供区皮瓣大小，一般来讲由于皮瓣游离后要缩小，因此设计时较创面面积要大 2 ~ 3cm² 为宜；

（4）合理设计皮瓣，正确标明皮瓣旋转点及旋转半径，保证皮瓣转移后能无张力覆盖创面；

（5）保护动脉穿支，切取肌皮瓣应保护肌皮动脉穿支，避免血运受损；

（6）必要时切取完整的深筋膜，尤其是皮瓣面积超过肌肉范围时，这对于皮瓣远端成活有重要意义；

（7）注意止血，合理放置引流，避免加压包扎影响血运；

（8）隧道宽敞，避免血管蒂受压或扭转；

（9）肌皮瓣移位后应固定，避免血运受影响；

（10）术后观察血运，及时对症处理。如包扎过紧时及时松开敷料；有血肿时及时清除血肿；血管蒂受压扭转缺血者必要时及时手术探查。

2. 非计划性软组织肉瘤切除后补充切除

北京大学肿瘤医院骨与软组织肿瘤科 2007 年 7 月—2011 年 3 月收治的外院误诊为良性肿瘤而行局部切除的原发软组织肉瘤患者 78 例。临床主要观察终点为肿瘤的转移复发，分析影响预后因素包括肿瘤大小、位置、深浅、组织学评分及术后辅助治疗情况。结果显示：初次术后肿瘤残留共有 40 例，占 52%。补充广泛切除术后，中位随访时间是 17.4 月，其中复发 3 例、转移 5 例、死亡 3 例。Kaplan-Meier 法计算 1 年无瘤生存率为 93.6%，3 年无瘤生存率 92.3%。残留组和非残留组生存无差异。所以患者在非计划性切除后肿瘤残留率较高，接受补充广泛切除术是有必要的。补充广泛切除原因多为术前无明确病理诊断，无影像学检查。软组织肉瘤发病率较低，在临床上应慎重处理。

3. 腹膜后软组织肿瘤

腹膜后软组织肉瘤约占所有软组织肉瘤的 15%，以脂肪肉瘤（50%）和平滑肌肉瘤（16%）为主，预后较其他部位的软组织肉瘤为差。不同文献报道的腹膜后软组织肉瘤 10 年生存率仅为 30%。其原因可能在于：①腹膜后器官和血管丰富，难以取得良好的手术切缘；②腹膜后肉瘤常常发现较晚，体积巨大（>10cm），使腹膜后软组织肿瘤术后复发率极高（5 年复发率 41%～58%）。

虽然复发率很高，但手术治疗仍然是腹膜后软组织肿瘤治疗的核心方法，扩大手术范围仍然是降低复发率的主要方式。因为无法通过术前影像预测肿瘤是否已经浸润邻近器官，所以只能采取切除一切肿瘤周边器官的方式来保证获得安全的切缘。为达到肿瘤的边缘或扩大切除，常常需要切除单侧肾、结肠、局部腹膜和部分腰大肌。若肿瘤位于躯体左侧，可以一并切除肾和胰尾。近年来通过扩大手术范围，确实使得腹膜后软组织肿瘤患者的生存率得到提高。但是目前如何在手术范围与尽量保留器官之间取得平衡仍然存在争议。比如，目前对于肾周包膜能否视为有效的解剖间室就存在不同意见。有文献表明术后病理显示仅有 9% 的腹膜后软组织肉瘤存在肾实质的浸润。而 2003 年 Singer 的研究表明，对肾门的肿瘤进行肾周脂肪内的切除并不影响 5 年疾病无进展生存。此外，扩大手术范围所提高的生存率主要在低级别的肉瘤患者中有效，如脂肪肉瘤和孤立型纤维瘤患者。对于高级别的肿瘤，如平滑肌肉瘤，单纯手术常常难以取得满意的疗效，结合化疗是必要的治疗手段。而放疗在腹膜后软组织肉瘤中是否有效，目前并无确定性证据。

腹膜后软组织肉瘤解剖复杂、易于复发，初治时的手术范围具有重要意义。对于首次发现的软组织肉瘤患者，应建议到专业的肉瘤中心就诊。

（二）放疗

之前，放疗常被用于难以根治性切除的软组织肉瘤患者的辅助治疗，然而 20 世纪末的两项随机试验为放疗打下了坚实的基础。1996 年一项纳入了 164 名患者的随机试验，将患者分别分为术后辅助放疗组和无放疗组，5 年间两组的局部控制率有明显差别（放疗组 82%，无放疗组 69%，$P=0.04$）；1998 年 Yang 等通过随机实验发现，术后辅助放疗组的患者术后局部复发率较无放疗组的患者明显降低（1.4% $vs.$ 24.3%）。目前 NCCN 指南推荐（第 2 版）对于 II 期、III 期患者应进行术前或术后放疗；对于 I_A 期或 I_B 期的患者，如果术中切缘未净，也可以考虑术后放疗。

术前放疗有很多优点：①术前放疗的容积更小，因为没有必要覆盖手术野；②术前放疗能降低手术过程中的肿瘤种植风险；③不管肿瘤对放疗是否敏感，术前放疗都能使肿瘤的假包膜增厚，简化手术操作，降低复发风险；④对于肿瘤巨大、局部切除困难的肉瘤，指南建议先进行术前放疗，这样一些原本不可切除的肉瘤通过放疗后也可能有机会手术切除。但是，对于容易手术切除者是否应该进行术前放疗，目前还没有充足的临床证据。

对于术前放疗与术后放疗的优劣，目前还没有定论。2002 年，加拿大肉瘤协作组进行了一项三期随机对照试验，纳入了 190 例患者，随机分为术前放疗组和术后放疗组。结果发现，两组之间的局部控制率并无明显差别；术前放疗在减轻局部纤维化（32% $vs.$ 48%）、水肿（15.5% $vs.$ 23.2%）和关节僵硬（17.8% $vs.$ 23.2%）方面较术后放疗有优势，但是却增加了术后伤口并发症发生率（35% $vs.$ 17%）。通过分析美国国家癌症数据库中 27969 名肢体软组织肉瘤患者得到的数据发现，经过术前放疗组的 R_0 切除率高于无放疗组和术后放疗组的患者（90% 术前放疗组，80% 无放疗组，75% 术后放疗组，$P<0.001$）。目前 NCCN 指南并未强调放疗与手术的顺序，但是一般认为，年轻、无合并疾病的患者更能耐受术后伤口并发症，可以优先考虑术前放疗；而高龄、合并疾病较多的患者对伤口并发症的耐受能力较差。此外，虽然放疗可能造成肢体水肿、活动能力和肌力下降，但长期来看多数可以缓解，对生活质量影响不大。

传统的放疗方式是体外照射放疗。近年来随着技术进步，出现了各种新式放疗方式，如调强放疗、术中放疗、放射性粒子植入等。这些新技术有助于进一步增强放疗的效果，同时减少放疗的不良反应。一般而言放疗的推荐总剂量是 50Gy，每次以 1.8 ~ 2.0Gy 的剂量进行。进行过术前放疗的患者，术中若无肿瘤残余，不推荐术后继续放疗。若术后切缘阳性，可考虑观察或增强放疗。

如果要采用增强放疗，一般采用如下方案：

（1）体外照射放疗：镜下微转移，16 ~ 18Gy；肉眼可见残留，20 ~ 6Gy；

（2）短距离放射治疗（低剂量频率）：镜下微转移，16 ~ 18Gy；肉眼可见残留，20 ~ 26Gy；

（3）短距离放射治疗（高剂量频率）：镜下微转移，16 ~ 18Gy，每次 3 ~ 4Gy，每日 2 次；肉眼可见残留，18 ~ 24Gy。

对于腹膜后软组织肉瘤，目前是否行放疗仍然是一个存在争议的话题。NCCN 指南建议可以在腹膜后软组织肉瘤患者中考虑术前放疗，但是术后患者，除非是极特殊的情况，否则一般不建议进行术后放疗。2019 年美国肿瘤协会年会（ASCO）上汇报了一项多中心三期随机对照研究结果（STRASS-1），对比了腹膜后软组织肉瘤患者术前放疗联合手术或单纯手术的生存差异，其结果显示两组的 3 年无复发生存率无明显差别（60.4% *vs*.58.7%）；尤其是在平滑肌肉瘤中，术前放疗没有显示出任何作用；在高分化脂肪肉瘤和去分化脂肪肉瘤中两组的无复发生存率可能有一定差别（71.6% *vs*.60.4%）。但是这一亚组分析的阳性结果并未在其他研究中得到重复。2019 年 TARPSWG 的一项研究对比了腹膜后高分化脂肪肉瘤和去分化脂肪肉瘤患者进行单纯手术或手术联合围手术期放疗的生存差异，发现两组患者在总生存期和远处转移率方面都没有明显区别。因而对于腹膜后软组织肿瘤，是否行放疗可能需要肿瘤外科医生与放疗科医生进行讨论并根据患者的具体情况制定个体化治疗方案。术前放疗可能能够提高部分难切手术的 R_0/R_1 切除率，因而必要时也可作为治疗选项。

（三）化疗

软组织肉瘤最初的新辅助化疗研究是 2001 年欧洲癌症研究治疗协作组（EORTC）进行的一项二期临床试验，患者分为两组，分别进行 3 周的术前化疗或直接手术，化疗方案为多柔比星联合异环磷酰胺。随访显示，两组患者 5 年的无疾病生存率（56% *vs*.52%）和总生存率（64% *vs*.65%）没有明显差别。然而在一项回顾性研究中，研究者发现术前化疗在高级别、直径 > 10cm 的肢体软组织肉瘤患者中有所获益。另外，一项纳入了 48 例肢体高级别、直径 > 8cm 的软组织肉瘤患者的试验表明，围手术期 MAID 方案化疗（美斯纳，多柔比星，异环磷酰胺和达卡巴嗪）可使患者获益，其 5 年局部控制率、无远处转移率、无疾病生存率和总生存率分别为 92%、75%、70% 和 87%，均好于历史对照组。RTOG 试验纳入了 66 例患者，其特点在于肿瘤较大（直径 > 8cm），高级别（II ~ III 级），肿瘤位于肢体。通过围手术期化疗，使得局部控制率、无疾病生存率和总生存率均得到了改善。结合其他小型回顾性试验发现，对于高级别、肿瘤较大（一般 > 10cm）的软组织肉瘤，术前化疗可以使患者获益。NCCN 同样建议对 III 期肢体软组织肿瘤患者，可考虑术前化疗。

术后化疗对于肢体软组织肉瘤是否有效同样存在争议。约 20 个随机对照试验和 2 个 Meta 分析对术后化疗的意义进行了研究。1997 年 Sarcoma Meta-Analysis Collaboration 总结了 14 个研究，纳入了 1568 名患者，评估了以多柔比星为基础的术后化疗在软组织肉瘤患者中的有效性。结果发现，术后化疗显著改善了患者的无复发生存率，但是 10 年的总生存率仅提高了 4%。2008 年另一项 Meta 分析在 1997 年的研究基础上额外纳入了 4 个随机对照研究，共计 1953 例患者，其结果显示术后化疗较单纯手术可改善总生存率，但效果并不明显（HR=0.77）。EORTC 在 1995—2003 年进行了迄今为止最大规模的软组织肉瘤术后化疗对比试验，患者在术后接受 5 个周期的多柔比星联合异环磷酰胺方案化疗或单纯观察。

其结果显示，对于位于肢体的高级别、直径较大的软组织肉瘤，术后化疗具有改善无复发生存率和总生存率的趋势。

在目前的 NCCN 指南中，推荐 III 期肢体软组织肉瘤可考虑进行围手术期化疗。目前对于非特异性的软组织肉瘤，首选的化疗方案是阿霉素（多柔比星或表柔比星）联合异环磷酰胺，或可选择吉西他滨联合多西他赛的方案。对于非多形性横纹肌肉瘤，首选的化疗方案与尤文氏肉瘤相同，为长春新碱、放线菌素及异环磷酰胺；或长春新碱、多柔比星加异环磷酰胺与异环磷酰胺、依托泊苷轮流使用。对于血管肉瘤，首选方案则为紫杉醇，或与非特性软组织肉瘤一样选用阿霉素联合异环磷酰胺的方案。在 2020 年 ASCO 会议上日本研究人员报告了一组 143 例 $T_{2b}N_0M_0$ 复发无转移的 G_2、G_3 软组织肉瘤化疗的对照研究结果，AI 方案（阿霉素 + 异环磷酰胺）70 例，GD 方案（吉西他滨 + 多稀紫杉醇）73 例。经过对照研究临床试验（JCOG1306），得出的结论是 AI 方案优于 GD 方案，AI 方案仍为四肢和躯干高级别 STS 围手术期的标准化疗方案。

对于腹膜后软组织肉瘤，目前化疗的地位仍不明确，相关的前瞻性研究仍十分缺乏，目前的证据多是基于回顾性研究得出的。NCCN 指南对于化疗的推荐并不明确，对于术前的腹膜后软组织肉瘤，可以考虑化疗；对于术后的腹膜后软组织肉瘤患者，NCCN 建议对易于转移的亚型，如去分化脂肪肉瘤或平滑肌肉瘤，可考虑进行化疗。然而目前的回顾性研究证据不足。2014 年一项纳入了 132 例患者的回顾性研究表明，接受术前新辅助化疗的腹膜后软组织肉瘤患者并不比直接手术的患者有生存上的获益；2015 年一项利用美国国家癌症数据库的倾向得分匹配分析研究结果甚至发现，围手术期的化疗对腹膜后软组织肉瘤患者有害。因而目前仍无明确证据显示腹膜后软组织肉瘤围手术期化疗的作用。

由于软组织肉瘤发病率低、亚型众多，因此目前所发表的关于软组织肉瘤围手术期化疗的研究都不可避免地遇到了病例数量不足、临床病理复杂、分型众多等一系列不利于得出明确结论的问题。进一步对不同分型的软组织肉瘤进行亚组分析十分必要。

（四）免疫治疗

对于肿瘤的免疫治疗概念最早可追溯到 20 世纪初。William Coley 发现，将链球菌注射到晚期肉瘤患者中诱发丹毒后可使肿瘤缩小甚至消失，这可以说是肿瘤免疫治疗的滥觞。然而在当时这一结果并没有被广泛认可，直至 20 世纪 50 年代，随着免疫学的逐渐兴起，肿瘤免疫疗法才逐渐得到重视。70 年代，Marcove RC 将自体肿瘤溶解物注射到人体内，改善了骨肿瘤患者的预后。自此，肿瘤免疫疗法进入了新的发展阶段。

人体的免疫分为固有免疫系统和获得免疫系统，可以识别肿瘤细胞的新生抗原，促进肿瘤内部淋巴细胞的浸润（T-lymphocytes infiltrating the tumor, TILs），进而起到肿瘤杀伤的作用。然而免疫系统与肿瘤的关系并非单纯的猎手与猎物的关系：肿瘤在被免疫系统杀灭的同时也在逐步适应、控制肿瘤周边的免疫环境，这一过程在现代肿瘤免疫学中被称为"免疫编辑"（immunoediting）。目前免疫编辑的理论认为，肿瘤在发展的过程中，其与免疫系统的关系经过了"3E"阶段，即清除（elimination）、平衡（equilibrium）和逃逸（escape）。清除是指免疫系统识别并杀灭肿瘤细胞；平衡是指肿瘤通过免疫编辑调节周边的免疫微环境，实现肿瘤细胞增殖和被免疫系统杀灭的动态平衡；逃逸是指经过了平衡阶段免疫系统对肿瘤细胞的自然选择后，能存活的肿瘤细胞具有了抑制肿瘤周边免疫功能的能力，其生长进入了不受控制的阶段。其中，平衡期是肿瘤发展出免疫逃逸能力最关键的时期，在此期间，肿瘤细胞通过增加免疫检查点（immune checkpoint）的表达，减少主要组织相容性复合体（major histocompatibility complex, MHC）的表达，促进 T 调节细胞（Tregs）在肿瘤微环境中的聚集等方式来控制肿瘤周边的免疫环境。这一过程可能持续 20 年之久。

通过研究肿瘤细胞发生免疫逃逸的机制，我们可以针对性地调节肿瘤内部的免疫微环境，增强免疫系统对肿瘤细胞的杀伤作用。目前，对于实体肿瘤免疫治疗的研究方向主要有：①开发免疫检查点抑制剂（immune checkpoint inhibitors, ICI），拮抗肿瘤细胞对细胞毒性 T 细胞的抑制作用；②选择性地在体外增殖具有特殊肿瘤抗原受体的 T 细胞，回输入体内发挥抗肿瘤作用；③通过溶瘤病毒等增加肿瘤细胞抗原表达，或通过疫苗增强免疫系统对肿瘤细胞的识别能力；④清除肿瘤微环境中的 Tregs 细胞。

1. 免疫检查点抑制剂

T 细胞免疫功能的强度受信号通路调节，包括刺激信号和抑制信号，这些信号被称作免疫检查点（immune checkpoint）。免疫检查点的意义在于保持免疫系统对自身组织的识别，防止发生自身免疫疾病。然而，肿瘤细胞可以调节自身免疫检查点蛋白的表达，抑制肿瘤微环境中的免疫系统功能，促进免疫逃逸的发生。目前研究最透彻的两个免疫检查点受体是 CTLA-4（cytoxic T-lymphocyte-associated antigen 4，又称 CD152）和 PD-1（programmed cell death protein，又称 CD279）。

CTLA-4 是最早被发现的免疫检查点受体，它在 T 细胞中表达，通过与 CD28 竞争性地结合 CD80 和 CD86，起到抑制 T 细胞激活的作用。CTLA-4 抑制剂 Ipilimumab 在转移性黑色素瘤患者中取得了成功，将中位总生存期从 6.4 个月提高到了 10.1 个月，但是在肉瘤中单用 CTLA-4 抑制剂效果不佳。在 6 例晚期滑膜肉瘤患者中应用 Ipilimumab 1 ~ 3 周期后发现，患者的反应率为 0。此外，Ipilimumab 的不良反应发生率较高，3 ~ 4 级免疫相关的不良反应发生率约为 10% ~ 15%，最常见的不良反应是腹泻，约有 27% ~ 31% 的患者出现了该症状。考虑到 Ipilimumab 不良反应率相对较高，对肉瘤患者治疗效果不佳，目前 Ipilimumab 基本上仅与其他 ICI 联用。

PD-1 是免疫细胞上的受体，与周围正常组织细胞或肿瘤细胞上的 PD-L1 或 PD-L2 结合后抑制 T 细胞的活性。PD-1 主要在激活的 T 细胞和 B 细胞中表达，是激活型 T 细胞的一种表面受体，PD-1 有两个配体，分别是 PD-L1 和 PD-L2。机体内的肿瘤微环境会诱导浸润的 T 细胞高表达 PD-1 分子，肿瘤细胞会高表达 PD-1 的配体 PD-L1 和 PD-L2，导致肿瘤微环境中 PD-1 通路持续激活，PD-L1 与 PD-1 连接后，T 细胞功能被抑制，不能向免疫系统发出攻击肿瘤的信号。PD-1/PD-L1 抑制剂可以阻断 PD-1 与 PD-L1 的结合，阻断负向调控信号，使 T 细胞恢复活性，从而增强免疫应答。PD-1 和 PD-L1 的抑制剂在多种肿瘤中疗效显著。对 PD-1 受体进行抑制具有如下优势：① PD-1 主要在免疫效应期发挥作用，相比于 CTLA-4 抑制剂其不良反应更小；② PD-1 不仅存在于 T 细胞中，在 NK 细胞和 B 细胞上也有表达，抑制 PD-1 受体也能促进这部分细胞发挥溶瘤作用。在转移性或局部不可切除肉瘤患者中进行的 SARC-028 试验发现，分别有 18% 的软组织来源肉瘤患者和 5% 的骨来源肉瘤患者达到了客观缓解，尤其是在未分化多形性肉瘤（40%）和分化差的 / 去分化脂肪肉瘤（20%）中效果更为显著。

由于 PD-1 和 CTLA-4 抑制剂单独应用于软组织肉瘤效果均不满意，2015 年开展的 ALLIANCE A091401 试验致力于探索 PD-1 抑制剂单药和 PD-1 抑制剂联合 CTLA-4 抑制剂对于局部不可切除或转移性软组织肉瘤患者的效果对比。单药组和联合用药组的客观缓解率分别为 5% 和 16%，中位无进展生存期分别为 1.7 个月和 4.1 个月，中位总生存期分别为 10.7 个月和 14.3 个月，严重的治疗相关不良反应发生率分别为 19% 和 26%。联合 PD-1 和 CTLA-4 抑制剂在某些肉瘤亚型中能取得相对较好的效果，其不良反应可以耐受。

2. 获得性细胞免疫（adoptive cellular therapy, ACT）

获得性细胞免疫疗法，即 ACT 疗法，最初采取的是从肿瘤组织获得 TIL 后进行扩增再回输入人体内对肿瘤细胞进行杀伤的方法。在转移性黑色素瘤中该疗法取得了成功，其客观缓解率可达到 30% 以上。然而该疗法需要从肿瘤组织中获取足够的 TIL，对于其适应人群——晚期肉瘤患者来说并不容易。随后 Morgan 等通过逆转录病毒将特异性的 T 细胞受体（T cell receptor, TCR）导入从外周血获得的淋巴细胞中，使得这一部分淋巴细胞具有抗肿瘤的特异性。而之前发现的肿瘤 - 睾丸抗原（cancer-testis antigen, CTA）为这一新疗法提供了可能的靶点。CTA 是具有如下特征的一类蛋白的总称：①其前体 mRNA 主要在睾丸组织中表达，在其他正常组织中一般不表达；②在特定的肿瘤中高表达；③在肿瘤细胞的各个世代中表达均具有稳定性。NY-ESO-1 就是这样一种 CTA，它在 70% ~ 80% 的滑膜肉瘤细胞中都有表达。通过基因转录技术从外周血中获取 T 淋巴细胞，使其表达 NY-ESO-1 特异性的 TCR，将其输入经过淋巴细胞减灭的晚期滑膜肉瘤患者中，可以观察到 50% ~ 60% 的患者达到了客观临床缓解，而且循环 T 细胞至少能在患者体内存在 6 个月之久。这为晚期滑膜肉瘤患者提供了一个新的、长期有效的治疗选择。

此外，目前另外一种 ACT 治疗选择是 CAR-T 疗法。CAR-T，即融合抗原受体 T 细胞（chimeric antigenic receptor T cell）。CAR-T 细胞表面具有抗原特异性的受体，能够结合某一种抗原。目前最常见的应用方向是针对 CD-19 的 CAR-T 疗法，应用于 B 细胞淋巴瘤中。CAR-T 疗法目前在肉瘤患者中应用较少。其中一项小型的针对 HER-2 阳性的肉瘤的临床试验结果发现，输入 CAR-T 后可在肿瘤组织内检出相应的细胞，6 周后 CAR-T 细胞仍可在体内被检出；在 15.8% 的患者中观察到了肿瘤缩小，其中 1 例达到了 90% 以上的坏死率。目前除 HER-2 之外，GD2 抗原也是 CAR-T 疗法研究的其中一个目标。

（五）靶向治疗

近年来随着对软组织肉瘤认识的深入，各种治疗靶点逐渐被开发出来，有一部分靶向药物展现出了良好的治疗效果。下面对目前软组织肉瘤治疗常用的靶向药物作一简介。

1. 酪氨酸激酶受体抑制剂

酪氨酸激酶受体是体内广泛存在的一类酶联受体，具有多种类型，包括表皮生长因子受体（EGFR）、血小板生长因子受体（PDGFR）、巨噬细胞集落刺激生长因子受体（M-CSF 受体）、胰岛素和胰岛素样生长因子 -1 受体（IGF-1 受体）及血管内皮生长因子受体（VEGFR）等。伊马替尼和舒尼替尼是传统的酪氨酸激酶受体抑制剂，在转移性的软组织肉瘤患者中也有疗效。Cassier 等在局部晚期或转移性的腱鞘滑膜巨细胞瘤患者中应用伊马替尼后发现 19% 的患者肿瘤缩小。Morosi 等在 35 例转移性的孤立型纤维瘤患者中应用了舒尼替尼，结果发现有超过一半的患者可以使疾病获得控制，中位无进展生存期为 6 个月。Stacchiotti 等在 9 例转移性腺泡状软组织肉瘤患者中使用了索拉菲尼，其结果显示 5 例患者肿瘤缩小，平均无进展生存期为 17 个月。此外，索拉菲尼在一项小队列孤立性纤维瘤患者的研究中被证明有效。

近年来广泛应用的另一类酪氨酸激酶受体抑制剂是多靶点的抑制药物，包括阿帕替尼、帕唑帕尼及安罗替尼等。帕唑帕尼是经过美国 FDA 批准、进入 NCCN 指南的靶向治疗药物，在多项软组织肉瘤临床试验中取得了相对满意的治疗效果。如 EORTC 62072 研究纳入了非脂肪源性且一线化疗方案失败的 369 例转移性肉瘤患者，将其随机分为接受帕唑帕尼组和安慰剂组，研究结果发现帕唑帕尼可显著延长患者的无病生存期（4.6 个月 vs.1.6 个月）。需要注意的是，目前临床证据表明，帕唑帕尼主要对非脂肪源性软组织肉瘤有效。

另一个值得一提的药物是安罗替尼，这是由国内开发研制的多靶点酪氨酸激酶受体抑制剂，可以抑制 VEGFR1、VEGFR2、VEGFR3、PDGFR 及 FGFR 等多个靶点。由中国医学科学院肿瘤医院、北京大学肿瘤医院、上海第六人民医院等多家中心共同参与的 IIB 期前瞻性临床试验纳入了 166 例使用安罗替尼的转移性软组织肉瘤患者，其客观缓解率达到了 13%，中位无进展生存期和总生存期分别为 5.6 个月和 12 个月，证明安罗替尼对软组织肉瘤患者有效。目前多个安罗替尼相关临床试验正在进行中。

2. mTOR 抑制剂

PI3K/AKT/mTOR 通路与体内代谢、细胞生长、增殖和存活等关键调节因子密切相关，并且在癌症和神经退行性疾病中过度激活。其信号通路具体过程如下：PIP3 与信号蛋白 AKT 和 PDK1 结合，促使 PDK1 磷酸化 AKT 蛋白，进而使 AKT 蛋白活化；活化的 AKT 磷酸化多种酶、激酶等信号通路下游因子，从而参与细胞增殖、分化、凋亡和葡萄糖转运等多种细胞功能的调节。mTOR 是 PI3K/AKT 信号通路下游的丝氨酸/苏氨酸蛋白激酶，其 C 端与磷脂酰肌醇激酶（PI3K）催化域同源，能够协调细胞生长、代谢，影响转录和蛋白质合成，调节细胞的凋亡、自噬等。目前已发现 mTOR 在各种细胞过程中被激活，如肿瘤形成、血管生成、胰岛素抵抗、脂肪形成及淋巴细胞活化，并在多种癌症中表达失调。

mTOR 包括 mTORC1 和 mTORC2 两种复合体，这两种复合体均属于 PIKK（磷脂酰肌醇 3- 激酶相关激酶）蛋白家族。其位于不同的亚细胞区，进而可以调节不同的细胞进程。前者主要促进蛋白质合成、脂肪生成、能量代谢、抑制自噬作用和溶酶体形成；后者主要在肌动蛋白细胞骨架、细胞存活及代谢方面发挥作用。

目前已知的 mTOR 抑制剂参与的信号通路包括：①影响基因转录和蛋白质合成，参与细胞生长增殖过程；②影响 T 细胞中细胞因子表达，参与免疫抑制；③影响运动代谢等疾病发病。

目前临床上常用的 mTOR 抑制剂包括依维莫司、坦罗莫司和西罗莫司等。在血管周上皮样细胞瘤（PEComas）、淋巴管平滑肌瘤病及血管平滑肌脂肪瘤中均显示有疗效。淋巴管平滑肌瘤病是一种进展性的囊性肺病，患者常出现进行性呼吸困难、活动耐量下降。McCormack 在 89 例患有淋巴管平滑肌瘤病的患者中进行了西罗莫司与安慰剂的对照试验，发现口服西罗莫司后患者的肺功能能够稳定，生活质量好转，且血清中的血管内皮生长因子 D（VEDF-D）含量下降。Benson 等总结了 10 例应用西罗莫司或坦罗莫司的 PEComas 患者，在 7 名可评估的患者中，结果显示 5 例患者（50%）出现了部分缓解，1 例疾病稳定（10%），因而考虑 mTOR 抑制剂是 PEComas 的有效治疗药物。

3. 间变性淋巴瘤激酶（anaplastic lymphoma kinase, ALK）抑制剂

ALK 最早是在间变性大细胞淋巴瘤的一个亚型中发现的，随后在弥漫性大 B 细胞淋巴瘤和炎症性肌纤维母细胞瘤中均发现有多种类型的 ALK 基因重排，证明 ALK 是致癌驱动基因之一。目前发现在存在 ALK 基因突变的炎症肌纤维母细胞瘤中，克唑替尼可取得较好疗效。目前新型的 ALK 抑制剂还有 2014 年新审批的 ceritinib，当前适应证是有 ALK 阳性的转移性非小细胞肺癌。

4. 细胞周期蛋白依赖性激酶 –4（cyclin–dependent kinases, CDK–4）抑制剂

CDK-4 是细胞周期蛋白依赖性激酶家族的成员，其编码蛋白质是 Ser/Thr 蛋白激酶家族成员，对细胞周期 G_1 期进展非常重要。在高分化脂肪肉瘤和低分化脂肪肉瘤中常见 CDK-4 高表达。帕博西尼（Palbociclib）是针对 CDK-4 的靶向药物，在 CDK-4 高表达的高分化脂肪肉瘤和去分化脂肪肉瘤中具有一定疗效。Dickson 等报告 30 例高分化或低分化脂肪肉瘤患者，应用帕博西尼后患者的中位无进展生存期为 18 个月，有 1 例患者肿瘤部分缩小。

表 3-1-19　NCCN 指南推荐软组织肉瘤系统治疗方案（第 2 版）

非特异亚型的软组织肉瘤			
	推荐方案	可选方案	其他方案（在特定情形下）
新辅助 / 辅助化疗	• AIM（多柔比星，异环磷酰胺，美斯钠） • 异环磷酰胺，表柔比星，美斯钠	• AD（多柔比星，达卡巴嗪）-若异环磷酰胺不适用 • 多柔比星 • 吉西他滨，多西他赛	• 异环磷酰胺
进展期 / 转移肿瘤的一线治疗	• 基于蒽环类药物的方案： · 多柔比星 · 表柔比星 · 脂质体多柔比星 · AD（多柔比星，达卡巴嗪） · AIM（多柔比星，异环磷酰胺，美斯钠） · MAID（美斯钠，多柔比星，异环磷酰胺，达卡巴嗪） · 异环磷酰胺，表柔比星，美斯钠	• 基于吉西他滨的方案： · 吉西他滨 · 吉西他滨，多西他赛 · 吉西他滨，长春瑞滨 · 吉西他滨，达卡巴嗪	• 帕唑帕尼（不适用于静脉化疗的患者） • 拉罗替尼（Larotrectinib，NTRK 基因融合的肉瘤） • 恩曲替尼（Entrectinib，NTRK 基因融合的肉瘤）
进展期 / 转移肿瘤的后续治疗	• 艾瑞布林（脂肪肉瘤 1 级推荐，其他亚型 2A 级推荐） • 帕唑帕尼（非脂肪源性肉瘤） • 曲贝替定（脂肪肉瘤和平滑肌肉瘤 1 级推荐）	• 达卡巴嗪 • 异环磷酰胺 • 替莫唑胺 • 长春瑞滨 • 瑞格菲尼	

非多形性横纹肌肉瘤		
推荐方案	可选方案	其他方案
• 长春新碱，放线菌素，环磷酰胺 • 长春新碱，多柔比星，环磷酰胺与异环磷酰胺和依托泊苷交替使用	• 长春新碱，多柔比星，环磷酰胺 • 长春新碱，多柔比星，异环磷酰胺 • 环磷酰胺，拓扑替康 • 异环磷酰胺，多柔比星 • 伊利替康，长春新碱 • 长春新碱，放线菌素 • 卡铂，依托泊苷 • 长春瑞滨，低剂量环磷酰胺 • 长春新碱，伊利替康，替莫唑胺 • 多柔比星 • 伊利替康 • 拓扑替康 • 长春瑞滨 • 大剂量甲氨蝶呤 • 曲贝替定	

血管肉瘤		
推荐方案	可选方案	其他方案
• 紫杉醇 • 基于蒽环类或吉西他滨的方案（参考非特异亚型的软组织肉瘤方案）	• 多西他赛 • 长春瑞滨 • 索拉菲尼 • 舒尼替尼 • 贝伐单抗 • 帕唑帕尼 • 其他非特异亚型软组织肉瘤的推荐方案	

孤立型纤维瘤		
推荐方案	可选方案	其他方案
• 贝伐单抗和替莫唑胺 • 舒尼替尼 • 索拉菲尼 • 帕唑帕尼	• 其他非特异亚型软组织肉瘤的推荐方案	

腱鞘滑膜巨细胞瘤 / 色素性绒毛结节性滑膜炎		
推荐方案	可选方案	其他方案
• Pexidartinib（1级推荐） • 伊马替尼		

腺泡状软组织肉瘤（ASPS）		
推荐方案	可选方案	其他方案
• 舒尼替尼 • 帕唑帕尼 • 帕博利珠单抗		

PEComa，复发性血管平滑肌脂肪瘤，淋巴管平滑肌瘤病		
推荐方案	可选方案	其他方案
• 舒尼替尼 • 帕唑帕尼 • 帕博利珠单抗		

有 ALK 基因突变的炎症肌纤维母细胞瘤		
推荐方案	可选方案	其他方案
• 舒尼替尼 • 帕唑帕尼 • 帕博利珠单抗		

腹膜后高分化 / 去分化脂肪肉瘤		
推荐方案	可选方案	其他方案
		• 帕博西尼

未分化多形性肉瘤		
推荐方案	可选方案	其他方案
• 其他非特异亚型软组织肉瘤的推荐方案	• 帕博利珠单抗	

上皮样肉瘤		
推荐方案	可选方案	其他方案
• 他泽司他		

（方志伟，谭智超）

参考文献

［1］ Adjuvant chemotherapy for localised resectable soft tissue sarcoma in adults. Sarcoma Meta-analysis Collaboration (SMAC) ［J］. Cochrane Database Syst Rev, 2000, (2): Cd001419.

［2］ ABBAS J S, HOLYOKE E D, MOORE R, et al. The surgical treatment and outcome of soft-tissue sarcoma ［J］. Arch Surg, 1981, 116(6): 765-769.

［3］ AHMED N, BRAWLEY V S, HEGDE M, et al. Human epidermal growth factor receptor 2 (HER2) -specific chimeric antigen receptor-modified T cells for the immunotherapy of HER2-positive sarcoma ［J］. J Clin Oncol, 2015, 33(15): 1688-1696.

［4］ ALEKTIAR K M, VELASCO J, ZELEFSKY M J, et al. Adjuvant radiotherapy for margin-positive high-grade soft tissue sarcoma of the extremity ［J］. Int J Radiat Oncol Biol Phys, 2000, 48(4): 1051-1058.

［5］ ALKIS N, MUALLAOĞLU S, KOçER M, et al. Primary adult soft tissue sarcomas: analysis of 294 patients［J］. Med Oncol, 2011, 28(1): 391-396.

［6］ ANSARI T Z, MASOOD N, PAREKH A, et al. Four year experience of sarcoma of soft tissues and bones in a tertiary care hospital and review of literature ［J］. World J Surg Oncol, 2011, 9: 51.

［7］ BENSON C, VITFELL-RASMUSSEN J, MARUZZO M, et al. A retrospective study of patients with malignant PEComa receiving treatment with sirolimus or temsirolimus: the Royal Marsden Hospital experience ［J］. Anticancer Res, 2014, 34(7): 3663-3668.

［8］ BISSLER J J, MCCORMACK F X, YOUNG L R, et al. Sirolimus for angiomyolipoma in tuberous sclerosis complex or lymphangioleiomyomatosis ［J］. N Engl J Med, 2008, 358(2): 140-151.

［9］ BREMJIT P J, JONES R L, CHAI X, et al. A contemporary large single-institution evaluation of resected retroperitoneal sarcoma ［J］. Ann Surg Oncol, 2014, 21(7): 2150-2158.

［10］ BRENNAN M F, ANTONESCU C R, MORACO N, et al. Lessons learned from the study of 10,000 patients with soft tissue sarcoma ［J］. Ann Surg, 2014, 260(3): 416-21; discussion 421-422.

［11］ BUTRYNSKI J E, D'ADAMO D R, HORNICK J L, et al. Crizotinib in ALK-rearranged inflammatory myofibroblastic tumor ［J］. N Engl J Med, 2010, 363(18): 1727-1733.

［12］ CANTER R J, BEAL S, BORYS D, et al. Interaction of histologic subtype and histologic grade in predicting survival for soft-tissue sarcomas ［J］. J Am Coll Surg, 2010, 210(2): 191-198.

［13］ CASALI P G, BLAY J Y. Soft tissue sarcomas: ESMO clinical practice guidelines for diagnosis, treatment and follow-up ［J］. Ann Oncol, 2010, 21(5): 198-203.

［14］ CASSIER P A, GELDERBLOM H, STACCHIOTTI S, et al. Efficacy of imatinib mesylate for the treatment of locally advanced and/or metastatic tenosynovial giant cell tumor/pigmented villonodular synovitis ［J］. Cancer, 2012, 118(6): 1649-1655.

［15］ CHEUNG M C, ZHUGE Y, YANG R, et al. Incidence and outcomes of extremity soft-tissue sarcomas in children ［J］. J Surg Res, 2010, 163(2): 282-289.

［16］ CHI Y, FANG Z, HONG X, et al. Safety and efficacy of anlotinib, a multikinase angiogenesis inhibitor, in patients with refractory metastatic soft-tissue sarcoma ［J］. Clin Cancer Res, 2018, 24(21): 5233-5238.

［17］ COINDRE J M, TERRIER P, BUI N B, et al. Prognostic factors in adult patients with locally controlled soft tissue sarcoma. A study of 546 patients from the French Federation of Cancer Centers Sarcoma Group［J］. J Clin Oncol, 1996, 14(3): 869-877.

［18］COINDRE J M, TROJANI M, CONTESSO G, et al. Reproducibility of a histopathologic grading system for adult soft tissue sarcoma［J］. Cancer, 1986, 58(2): 306-309.

［19］COLEY W B. The treatment of inoperable sarcoma by bacterial toxins (the mixed toxins of the *streptococcus erysipelas and the bacillus prodigiosus*)［J］. Proc R Soc Med, 1910, 3(Surg Sect): 1-48.

［20］COLOMBO C, RANDALL R L, ANDTBACKA R H, et al. Surgery in soft tissue sarcoma: more conservative in extremities, more extended in the retroperitoneum［J］. Expert Rev Anticancer Ther, 2012, 12(8): 1079-1087.

［21］COSTA J, WESLEY R A, GLATSTEIN E, et al. The grading of soft tissue sarcomas. Results of a clinicohistopathologic correlation in a series of 163 cases［J］. Cancer, 1984, 53(3): 530-541.

［22］D'ANGELO S P, MAHONEY M R, VAN TINE B A, et al. Nivolumab with or without ipilimumab treatment for metastatic sarcoma (Alliance A091401): two open-label, non-comparative, randomised, phase 2 trials［J］. Lancet Oncol, 2018, 19(3): 416-426.

［23］D'ANGELO S P, MELCHIORI L, MERCHANT M S, et al. Antitumor activity associated with prolonged persistence of adoptively transferred NY-ESO-1 (c259)T cells in synovial sarcoma［J］. Cancer Discov, 2018, 8(8): 944-957.

［24］DAVIS A M, O'SULLIVAN B, TURCOTTE R, et al. Late radiation morbidity following randomization to preoperative versus postoperative radiotherapy in extremity soft tissue sarcoma［J］. Radiother Oncol, 2005, 75(1): 48-53.

［25］DELANEY T F, SPIRO I J, SUIT H D, et al. Neoadjuvant chemotherapy and radiotherapy for large extremity soft-tissue sarcomas［J］. Int J Radiat Oncol Biol Phys, 2003, 56(4): 1117-1127.

［26］DICKSON M A, TAP W D, KEOHAN M L, et al. Phase II trial of the CDK4 inhibitor PD0332991 in patients with advanced CDK4-amplified well-differentiated or dedifferentiated liposarcoma［J］. J Clin Oncol, 2013, 31(16): 2024-2028.

［27］DUDLEY M E, WUNDERLICH J, NISHIMURA M I, et al. Adoptive transfer of cloned melanoma-reactive T lymphocytes for the treatment of patients with metastatic melanoma［J］. J Immunother, 2001, 24(4): 363-373.

［28］DUNN G P, OLD L J, SCHREIBER R D. The three Es of cancer immunoediting［J］. Annu Rev Immunol, 2004, 22: 329-360.

［29］ENNEKING W F, SPANIER S, MALAWER M. The effect of the anatomic setting on the results of surgical procedures for soft parts sarcoma of the thigh［J］. Cancer, 1981, 47(5): 1005-1022.

［30］ERSTAD D J, READY J, ABRAHAM J, et al. Amputation for extremity sarcoma: contemporary indications and outcomes［J］. Ann Surg Oncol, 2018, 25(2): 394-403.

［31］FERGUSON P C, KULIDJIAN A A, JONES K B, et al. Peripheral nerve considerations in the management of extremity soft tissue sarcomas［J］. Recent Results Cancer Res, 2009, 179: 243-256.

［32］FIORE M, MICELI R, MUSSI C, et al. Dermatofibrosarcoma protuberans treated at a single institution: a surgical disease with a high cure rate［J］. J Clin Oncol, 2005, 23(30): 7669-7675.

［33］GERRAND C H, WUNDER J S, KANDEL R A, et al. Classification of positive margins after resection of soft-tissue sarcoma of the limb predicts the risk of local recurrence［J］. J Bone Joint Surg Br, 2001, 83(8): 1149-1155.

［34］GORTZAK E, AZZARELLI A, BUESA J, et al. A randomised phase II study on neo-adjuvant chemotherapy for 'high-risk' adult soft-tissue sarcoma［J］. Eur J Cancer, 2001, 37(9): 1096-1103.

［35］GROBMYER S R, MAKI R G, DEMETRI G D, et al. Neo-adjuvant chemotherapy for primary high-grade extremity soft tissue sarcoma［J］. Ann Oncol, 2004, 15(11): 1667-1672.

［36］GRONCHI A, MICELI R, COLOMBO C, et al. Frontline extended surgery is associated with improved survival in retroperitoneal low- to intermediate-grade soft tissue sarcomas［J］. Ann Oncol, 2012, 23(4): 1067-1073.

［37］GUILLOU L, COINDRE J M, BONICHON F, et al. Comparative study of the national cancer institute and french federation of cancer centers sarcoma group grading systems in a population of 410 adult patients with soft tissue sarcoma［J］. J Clin Oncol, 1997, 15(1): 350-362.

［38］GUTIERREZ J C, PEREZ E A, FRANCESCHI D, et al. Outcomes for soft-tissue sarcoma in 8249 cases from a large state cancer registry［J］. J Surg Res, 2007, 141(1): 105-114.

［39］HAAS R L M, BONVALOT S, MICELI R, et al. Radiotherapy for retroperitoneal liposarcoma: a report from the transatlantic retroperitoneal sarcoma working group［J］. Cancer, 2019, 125(8): 1290-1300.

［40］HASSAN I, PARK S Z, DONOHUE J H, et al. Operative management of primary retroperitoneal sarcomas: a reappraisal of an institutional experience［J］. Ann Surg, 2004, 239(2): 244-250.

［41］HAWKES E A, GRIGG A, CHONG G. Programmed cell death-1 inhibition in lymphoma［J］. Lancet Oncol, 2015, 16(5): 234-245.

［42］HODI F S, O'DAY S J, MCDERMOTT D F, et al. Improved survival with ipilimumab in patients with metastatic melanoma［J］. N Engl J Med, 2010, 363(8): 711-723.

［43］ITALIANO A, DELCAMBRE C, HOSTEIN I, et al. Treatment with the mTOR inhibitor temsirolimus in patients with malignant PEComa［J］. Ann Oncol, 2010, 21(5): 1135-1137.

［44］JEMAL A, SIEGEL R, WARD E, et al. Cancer statistics, 2006［J］. CA Cancer J Clin, 2006, 56(2): 106-130.

［45］KIM Y B, SHIN K H, SEONG J, et al. Clinical significance of margin status in postoperative radiotherapy for extremity and truncal soft-tissue sarcoma［J］. Int J Radiat Oncol Biol Phys, 2008, 70(1): 139-144.

［46］KRAUS D H, DUBNER S, HARRISON L B, et al. Prognostic factors for recurrence and survival in head and neck soft tissue sarcomas［J］. Cancer, 1994, 74(2): 697-702.

［47］KRAYBILL W G, HARRIS J, SPIRO I J, et al. Phase II study of neoadjuvant chemotherapy and radiation therapy in the management of high-risk, high-grade, soft tissue sarcomas of the extremities and body wall: radiation therapy nocology group trial 9514［J］. J Clin Oncol, 2006, 24(4): 619-625.

［48］LACHENMAYER A, YANG Q, EISENBERGER C F, et al. Superficial soft tissue sarcomas of the extremities and trunk［J］. World J Surg, 2009, 33(8): 1641-1649.

［49］LAHAT G, TUVIN D, WEI C, et al. New perspectives for staging and prognosis in soft tissue sarcoma［J］. Ann Surg Oncol, 2008, 15(10): 2739-2748.

［50］LAI J P, ROBBINS P F, RAFFELD M, et al. NY-ESO-1 expression in synovial sarcoma and other mesenchymal tumors: significance for NY-ESO-1-based targeted therapy and differential diagnosis［J］. Mod Pathol, 2012, 25(6): 854-858.

［51］LEHNERT T, CARDONA S, HINZ U, et al. Primary and locally recurrent retroperitoneal soft-tissue sarcoma: local control and survival［J］. Eur J Surg Oncol, 2009, 35(9): 986-993.

［52］LINSLEY P S, GREENE J L, BRADY W, et al. Human B7-1 (CD80) and B7-2 (CD86) bind with similar avidities but distinct kinetics to CD28 and CTLA-4 receptors［J］. Immunity, 1994, 1(9): 793-801.

［53］LIU C Y, YEN C C, CHEN W M, et al. Soft tissue sarcoma of extremities: the prognostic significance of adequate surgical margins in primary operation and reoperation after recurrence［J］. Ann Surg Oncol, 2010, 17(8): 2102-2111.

［54］LUKE J J, OTT P A. PD-1 pathway inhibitors: the next generation of immunotherapy for advanced melanoma［J］. Oncotarget, 2015, 6(6): 3479-3492.

［55］MAKI R G, JUNGBLUTH A A, GNJATIC S, et al. A pilot study of anti-CTLA4 antibody ipilimumab in patients with synovial sarcoma［J］. Sarcoma, 2013, 2013: 168145.

［56］MCCORMACK F X, INOUE Y, MOSS J, et al. Efficacy and safety of sirolimus in lymphangioleiomyomatosis［J］. N Engl J Med, 2011, 364(17): 1595-1606.

［57］MIURA J T, CHARLSON J, GAMBLIN T C, et al. Impact of chemotherapy on survival in surgically resected retroperitoneal sarcoma［J］. Eur J Surg Oncol, 2015, 41(10): 1386-1392.

［58］MORGAN R A, DUDLEY M E, WUNDERLICH J R, et al. Cancer regression in patients after transfer of genetically engineered lymphocytes［J］. Science, 2006, 314(5796): 126-129.

［59］O'DONNELL P W, GRIFFIN A M, EWARD W C, et al. The effect of the setting of a positive surgical margin in soft tissue sarcoma［J］. Cancer, 2014, 120(18): 2866-2875.

［60］O'SULLIVAN B, DAVIS A M, TURCOTTE R, et al. Preoperative versus postoperative radiotherapy in soft-tissue sarcoma of the limbs: a randomised trial［J］. Lancet, 2002, 359(9325): 2235-2241.

［61］PARDOLL D M. The blockade of immune checkpoints in cancer immunotherapy［J］. Nat Rev Cancer, 2012, 12(4): 252-264.

［62］PEIPER M, MATTHAEI H, BöLKE E, et al. Compartmental resection for subfascial extremity soft tissue sarcoma and quality of life in long-term survivors［J］. Wien Klin Wochenschr, 2011, 123(15-16): 488-495.

［63］PERVAIZ N, COLTERJOHN N, FARROKHYAR F, et al. A systematic meta-analysis of randomized controlled trials of adjuvant chemotherapy for localized resectable soft-tissue sarcoma［J］. Cancer, 2008, 113(3): 573-581.

［64］PHAM T, ROTH S, KONG J, et al. An update on immunotherapy for solid tumors: a review［J］. Ann Surg Oncol, 2018, 25(11): 3404-3412.

［65］PISTERS P W, HARRISON L B, LEUNG D H, et al. Long-term results of a prospective randomized trial of adjuvant brachytherapy in soft tissue sarcoma［J］. J Clin Oncol, 1996, 14(3): 859-868.

［66］ROBBINS P F, KASSIM S H, TRAN T L, et al. A pilot trial using lymphocytes genetically engineered with an NY-ESO-1-reactive T-cell receptor: long-term follow-up and correlates with response［J］. Clin Cancer Res, 2015, 21(5): 1019-1027.

［67］ROSENBERG S A, RESTIFO N P, YANG J C, et al. Adoptive cell transfer: a clinical path to effective cancer immunotherapy［J］. Nat Rev Cancer, 2008, 8(4): 299-308.

［68］RYDHOLM A, GUSTAFSON P. Should tumor depth be included in prognostication of soft tissue sarcoma?［J］. BMC Cancer, 2003, 3: 17.

［69］SALAS S, BUI B, STOECKLE E, et al. Soft tissue sarcomas of the trunk wall (STS-TW): a study of 343 patients from the French Sarcoma Group (FSG) database ［J］. Ann Oncol, 2009, 20(6): 1127-1135.

［70］SCURR M. Histology-driven chemotherapy in soft tissue sarcomas ［J］. Curr Treat Options Oncol, 2011, 12(1): 32-45.

［71］SHIU M H, CASTRO E B, HAJDU S I, et al. Surgical treatment of 297 soft tissue sarcomas of the lower extremity ［J］. Ann Surg, 1975, 182(5): 597-602.

［72］SINGER S, ANTONESCU C R, RIEDEL E, et al. Histologic subtype and margin of resection predict pattern of recurrence and survival for retroperitoneal liposarcoma ［J］. Ann Surg, 2003, 238(3): 358-70; Discussion 370-371.

［73］SINGH N, FREY N V, GRUPP S A, et al. CAR T cell therapy in acute lymphoblastic leukemia and potential for chronic lymphocytic leukemia ［J］. Curr Treat Options Oncol, 2016, 17(6): 28.

［74］SMITH S M, IWENOFU O H. NY-ESO-1: a promising cancer testis antigen for sarcoma immunotherapy and diagnosis ［J］. Chin Clin Oncol, 2018, 7(4): 44.

［75］SOMMERVILLE S M, PATTON J T, LUSCOMBE J C, et al. Clinical outcomes of deep atypical lipomas (well-differentiated lipoma-like liposarcomas) of the extremities ［J］. ANZ J Surg, 2005, 75(9): 803-806.

［76］STACCHIOTTI S, NEGRI T, LIBERTINI M, et al. Sunitinib malate in solitary fibrous tumor (SFT) ［J］. Ann Oncol, 2012, 23(12): 3171-3179.

［77］STACCHIOTTI S, NEGRI T, ZAFFARONI N, et al. Sunitinib in advanced alveolar soft part sarcoma: evidence of a direct antitumor effect ［J］. Ann Oncol, 2011, 22(7): 1682-1690.

［78］TANAKA M, TASHIRO H, OMER B, et al. Vaccination targeting native receptors to enhance the function and proliferation of chimeric antigen receptor (CAR)-modified T cells ［J］. Clin Cancer Res, 2017, 23(14): 3499-3509.

［79］TAWBI H A, BURGESS M, BOLEJACK V, et al. Pembrolizumab in advanced soft-tissue sarcoma and bone sarcoma (SARC028): a multicentre, two-cohort, single-arm, open-label, phase 2 trial ［J］. Lancet Oncol, 2017, 18(11): 1493-1501.

［80］TSUKUSHI S, NISHIDA Y, WASA J, et al. Clinicopathological assessment of T_1 soft tissue sarcomas ［J］. Arch Orthop Trauma Surg, 2011, 131(5): 695-699.

［81］方志伟，滕胜，陈勇，等. 软组织肉瘤 1118 例临床病理分析 ［J］. 中华肿瘤防治杂志, 2009, 16(4): 70-72.

［82］VAN DER GRAAF W T, BLAY J Y, CHAWLA S P, et al. Pazopanib for metastatic soft-tissue sarcoma (PALETTE): a randomised, double-blind, placebo-controlled phase 3 trial ［J］. Lancet, 2012, 379(9829): 1879-1886.

［83］VERWEIJ J, BAKER L H. Future treatment of soft tissue sarcomas will be driven by histological subtype and molecular aberrations ［J］. Eur J Cancer, 2010, 46(5): 863-868.

［84］WANG L, TAN M H. The natural history and prognosticative factors of adult extremity soft tissue sarcomas: an Asian perspective ［J］. Ann Acad Med Singapore, 2010, 39(10): 771-777.

［85］WOLL P J, REICHARDT P, LE CESNE A, et al. Adjuvant chemotherapy with doxorubicin, ifosfamide, and lenograstim for resected soft-tissue sarcoma (EORTC 62931): a multicentre randomised controlled trial ［J］. Lancet Oncol, 2012, 13(10): 1045-1054.

［86］YANG J C, CHANG A E, BAKER A R, et al. Randomized prospective study of the benefit of adjuvant radiation therapy in the treatment of soft tissue sarcomas of the extremity［J］. J Clin Oncol, 1998, 16(1): 197-203.

［87］ZHAO J, YANG Y.［Retrospective analysis of relative prognostic factors in stage III soft tissue sarcomas with standard treatments］［J］. Zhonghua Wai Ke Za Zhi, 2011, 49(11): 970-973.

［88］VALENTIN T, FOURNIER C, PENEL N, et al. Sorafenib in patients with progressive malignant solitary fibrous tumors: a subgroup analysis from a phase II study of the French Sarcoma Group (GSF/GETO)［J］. Invest New Drugs, 2013, 31(6): 1626-1627.

［89］　侯春林. 带血管蒂组织瓣移位手术图解［M］. 上海：上海科学技术出版社, 2006.

［90］LóPEZ J F, HIETANEN K E, KAARTINEN I S, et al. Primary flap reconstruction of tissue defects after sarcoma surgery enables curative treatment with acceptable functional results: a 7-year review［J］. BMC Surg, 2015, 15: 71.

［91］WANG J Q, CAI Q Q, YAO W T, et al. Reverse posterior interosseous artery flap for reconstruction of the wrist and hand after sarcoma resection［J］. Orthop Surg, 2013, 5(4): 250-254.

第二节　肌群切除术

一、臀大肌

（一）应用解剖

臀大肌是身体中最大的一个扁肌，该肌肉为菱形，起于髂骨臀后线以后的髂骨臀面，并以短腱起自髂后上棘、臀后线以后的髂骨臀面、骶骨下部与尾骨的背面以及两骨之间的韧带、腰背筋膜和骶结节韧带，平行向外下，止于股骨臀肌粗隆，大部分向下延续融入髂胫束止于胫骨外侧髁部。

臀大肌的主要血供来自臀上、下动脉的浅支，在肌肉的深面进入后发出分支。臀上动脉的分支呈放射状，供应臀大肌的上 1/3，臀下动脉的分支集中，供应臀大肌的下 2/3。臀大肌的支配神经来自臀下神经，经梨状肌下孔，在臀下血管内侧出坐骨大孔，与臀下血管伴行，分成数个分支进入臀大肌深面。

（二）适应证与禁忌证

1. 适应证：浅层软组织肉瘤累及臀大肌或局限于臀大肌内的软组织肉瘤。

2. 禁忌证：软组织肉瘤较大，超出臀大肌边缘，累及骨盆和坐骨神经。

（三）手术方法

1. 取侧卧位或俯卧位，全麻。切口以肿瘤部位为中心，做与臀大肌走行方向一致的梭形切口，内侧可至臀中线，外侧可达髂胫束。由于臀部皮肤活动性较好，必要时肿瘤可连同皮肤一起行大范围切除。

2. 分离皮瓣，在皮下游离皮瓣到臀大肌的边缘，内侧到臀大肌骶骨起点处，外侧至髂胫束外缘，近端至髂嵴，远端至大转子和臀大肌下缘。

3. 远端切除臀大肌止点，从臀大肌远端即股骨大转子和髂胫束上切断臀大肌止点，分离出臀大肌下缘，注意保持臀大肌和深筋膜的完整性，连同皮下组织一并完整切除。

4. 近端切除臀大肌起点，提起臀大肌止点，在臀大肌深面逆行向近端游离，在臀中肌后方找到梨状肌，在梨状肌的下方（也有从上方或穿过梨状肌体部）可见到臀上血管神经穿出，臀下血管和坐骨神经常见于梨状肌下方穿出，沿血管走行结扎支配臀大肌的分支。注意需要将臀大肌深层筋膜内的脂肪组织和标本一并切除。游离至近端，从后方髂嵴外侧向内侧切除臀大肌起点，便于保留完整瘤体。

5. 闭合切口，充分冲洗术野，确切止血。在皮瓣下方留置负压引流管，用可吸收线缝合皮下组织和皮肤，如张力大可用减张缝合。

（四）临床疗效

臀大肌是臀区软组织肉瘤的好发部位，易早期发现，大都局限于臀大肌内。由于臀大肌切除术的边缘与半盆截肢术的切除边缘类似，所以绝大部分发生于臀大肌的软组织肉瘤可以通过施行臀大肌切除术获得良好的外科切缘。低度恶性者单纯切除即可治愈，高度恶性者可辅助术后化疗。如果肿瘤巨大，突破臀大肌深面，累及臀部深层肌肉，很难达到彻底切除肿瘤的目的，这时建议辅助术后放疗。由于臀大肌下存在脂肪间隙，且坐骨神经多是受压而很少直接受到浸润，所以剥离周围脂肪组织后坐骨神经多可以保留。

　　单纯臀大肌切除者术后不会影响正常生活；由于臀部其他肌肉的代偿，跛行基本不明显，不必行修复术。总之，只要掌握好手术适应证，单纯的臀大肌切除术可以获得临床良好外科切缘。

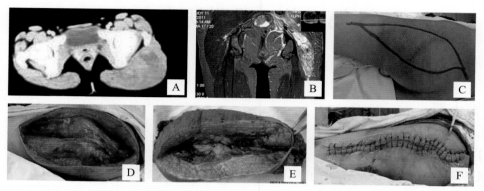

图 3-2-1　复发性腺泡状软组织肉瘤臀大肌全切术。A、B MRI 提示肿瘤位于臀大肌内；C 外观及切口线；D 臀大肌全切后；E 标本解剖；F 缝合伤口

二、股四头肌

（一）应用解剖

　　大腿的深筋膜又称阔筋膜，是全身最厚的筋膜。前方附于腹股沟韧带，外方起自髂嵴，后方与臀筋膜相连。由阔筋膜两侧向后至股骨发出三个肌间隔：外侧肌间隔比较发达，由股骨大转子下臀大肌止点最低处向下止于膝关节外侧，抵止于股骨粗线的外侧唇，分隔大腿前、后肌群；内侧肌间隔不明显，由小转子至收肌结节处，抵止于股骨粗线的内侧唇，分隔大腿内收肌群和股内侧肌；后侧肌间隔不太明显，在大收肌和半膜肌之间，分隔大腿内收肌群和肌群后部。由此大腿肌间隔及阔筋膜将大腿分为三个骨筋膜室，分别容纳了股部三个肌群。

　　股四头肌群切除术切除的肌肉包括股四头肌、缝匠肌和阔筋膜张肌。阔筋膜张肌和缝匠肌均起自髂前上棘，前者经髂胫束止于胫骨外侧髁，后者止于胫骨上端内侧面，单独切除二肌不会严重影响肢体功能。

　　股四头肌的四个头中只有股直肌起自髂前下棘，其余三个头均起自股骨体，四个头汇合后形成髌韧带经髌骨止于胫骨粗隆。其中股中间肌覆盖了基本整个股骨干，因此股中间肌的存在保护了股骨免于受到来自股四头肌其他肌肉肿瘤的直接浸润。来自股中间肌的肉瘤可以侵犯股骨表面，严重者可累及股骨髓腔。其他肌肉的肉瘤，如体积较小，则常局限在各自的肌腹中，很少累及邻近的肌肉，这个特点使得很多发生于股四头肌中较小的肉瘤可以通过股四头肌群的部分切除获得良好的外科切缘，得到满意的局部复发控制率和良好的术后患肢功能。

（二）适应证与禁忌证

　　1. 适应证：股四头肌群切除术适用于位于股四头肌群内的软组织肉瘤。

　　2. 禁忌证：软组织肉瘤筋膜间室外扩散；股骨受累；股动脉和股神经受累；以往手术已破坏屏障的复发性肉瘤、合并感染或广泛出血污染周围组织的肉瘤。

（三）手术方法

　　1. 取平卧位，麻醉可采用全麻或硬膜外麻醉。切口自髂前上棘沿大腿前方至髌骨上缘。如有针吸活检通道或切检手术切口，应在其边缘外 3～5cm 行椭圆形切除。

　　2. 分离皮瓣，从阔筋膜浅层掀起皮瓣，内侧至股薄肌，外侧至外侧肌间隔。游离内侧皮瓣时应分离出大隐静脉至卵圆窝入口处并保留。

3. 分离股血管，暴露出股三角，自外侧向内侧分离出股动脉、股静脉和股神经并保护，如见到股深血管，同样加以分离保护。向外侧牵拉股四头肌，可以见到股血管支配股四头肌的几个分支，从近侧向远侧逐一切断结扎各个分支。可在内收肌管处切断大收肌止点附着于股骨部的肌纤维。

4. 自髂嵴上切断肌肉的起点找到阔筋膜张肌和臀大肌之间的间隙，用电刀从髂骨翼上切断阔筋膜张肌的起点，然后找到缝匠肌和股直肌在髂前上棘和髂前下棘的起点并从腱性部分切断。

5. 从股骨上切断肌肉的起点，用电刀贴股骨表面切断股外侧肌、股中间肌和股内侧肌的起点，术中向上牵拉肌肉有助于分离。如肿瘤累及股外侧肌大部，可一并切除股外侧肌间隔。

6. 切断股四头肌群肌肉止点，在髌骨上极切断股四头肌止点，在股骨内上髁水平切断缝匠肌。注意保持膝内侧支持带的完整性。移除标本。

7. 重建膝关节稳定性及伸膝功能。外侧方选取股二头肌，内侧方选择大收肌，分别在其腱性止点附近切断，用非吸收线缝合到髌腱上。两肌腹之间紧密缝合覆盖股骨。

8. 闭合切口，充分冲洗术野，确切止血。在皮瓣下方留置负压引流管，逐层缝合皮下组织和皮肤。

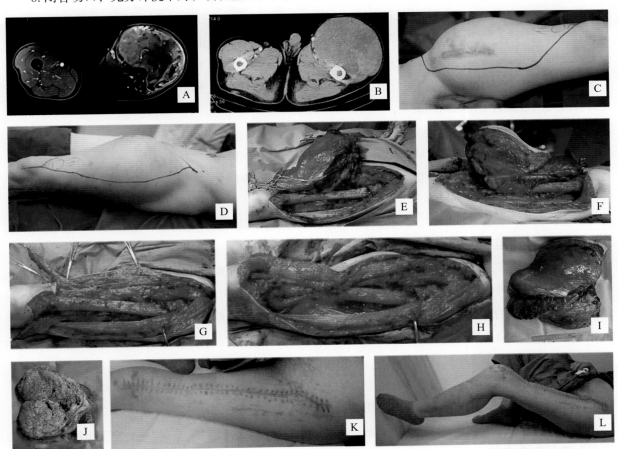

图 3-2-2　股四头肌群全切，股二头肌、股薄肌、大收肌向前转位重建术。A、B MRI 显示肉瘤尽管很大，但仍保留在股四头肌内，股血管位于前内侧外缘；C、D 肉瘤外观和切口设计；E、F 保护股血管行股四头肌群切除；G、H 股二头肌、股薄肌、大收肌向前转位重建；I、J 标本；K、L 切口愈合良好，正常抬腿

（四）临床疗效

选择股四头肌群切除术时肿瘤必须位于肌群中间，保证周围能有充分的阴性边缘。尤其当肿瘤位于股四头肌内侧头时，由于内侧深筋膜较薄，所以需在术前通过影像学检查确切评估切缘后再手术。

目前，对于大多数股四头肌群内的软组织肉瘤通过部分股四头肌群切除术可以满足广泛切除的条件。一方面是肿瘤多位于单个肌肉内，另一方面股四头肌之间存在较厚的肌间膜，最后由于股四头肌群切除术后即使重建也会严重影响肢体功能，所以有的临床医生为了保留功能而缩小切除范围，但同时补充放疗以达到局部控制的目的。

对于股四头肌群切除术后的重建，外侧用股二头肌，内侧可用大收肌、半腱肌。大多数学者认为使用大收肌较半腱肌手术操作简便，术后功能优于后者。重建后的膝关节稳定性多得到保障，但主动伸膝能力较差。国外学者介绍对于重建后不理想者，可行踝关节融合或使用足踝支具，虽然两者均无法使踝关节背伸，但至少可以跖屈5°，这样在患侧下肢负重的一瞬间靠地面的反作用力产生伸膝的作用。只有在不负重的时候，患肢才能够屈曲膝关节。

三、大腿后侧肌群

（一）应用解剖

股后肌群包括股二头肌、半腱肌和半膜肌，除股二头肌短头起自股骨粗线外均起自坐骨结节，股二头肌止于腓骨小头，半腱肌经"鹅足"止于胫骨上端内侧面，半膜肌止于胫骨内侧髁后内侧面。支配神经均为坐骨神经，它是股后肌群内最重要的结构。坐骨神经自梨状肌下孔钻出，下行过臀大肌下缘在股二头肌长头下面走行，继续向内侧走行位于内外侧腘绳肌之间。大约在中段下方，分为胫神经和腓总神经。坐骨神经周围包裹着丰富的脂肪组织，将内外侧腘绳肌分开。

（二）适应证与禁忌证

1. 适应证：股后肌群切除术适用于位于股后肌群中的软组织肉瘤。

2. 禁忌证：股骨受累；坐骨直肠窝受累；腘窝受累；坐骨神经受累。

（三）手术方法

1. 体位和切口，患者俯卧位，全麻。切口为大腿后方正中纵切口，起自坐骨结节至腘窝正中。如有活检切口或针吸通道，在其边缘外3～5cm作椭圆形切口切除。

2. 分离皮瓣，皮肤和皮下组织内侧分离至股薄肌，外侧分离至髂胫束。充分暴露股后肌群，内侧为半腱肌、半膜肌，外侧为股二头肌。

3. 切断腘绳肌的起点并向下分离标本，在坐骨结节处切断半腱肌、半膜肌和股二头肌长头的起点。向远端提起标本，自上向下分离，在股骨嵴上切断股二头肌短头起点。注意不要损伤下面的坐骨神经，切断结扎支配肌肉的小神经血管分支。

4. 切断腘绳肌的止点分离至标本下端，分别在半腱肌、半膜肌和股二头肌、腱结合部切断，完整移除标本。离断股二头肌下端时注意不要损伤腓总神经。

5. 闭合切口，充分冲洗术野，确切止血。在皮瓣下方留置负压引流管，逐层缝合皮下组织和皮肤。

（四）临床疗效

在大腿的三个筋膜间室中，大腿后筋膜间室是软组织肉瘤发生最少的部位，大约占15%～20%。事实上，股后间室的软组织肉瘤通常来自股二头肌一个头，行部分股后肌群切除即可达到广泛切除的目的。如肉瘤来自肌间，则可以使用完全的股后肌群切除术。

在大多数情况下，软组织肉瘤仅使坐骨神经移位，很少发生直接浸润。而由于坐骨神经的神经外膜很厚且周围有着较丰富的脂肪组织，所以即使肉瘤邻近坐骨神经只要不发生直接浸润，则通过切除坐骨神经外膜及其周边组织即可获得良好的外科切缘。而坐骨神经直接受累，如位于下端，因为坐骨神经已分为胫神经和腓总神经两支，必要时切除一支也可以接受，最好是保留胫神经。如受累部位于中、上部，可以尝试使用以下方法保留坐骨神经：①坐骨神经外膜切除，同时辅助放疗；②坐骨神经外膜剥离后用无水乙醇灭活。

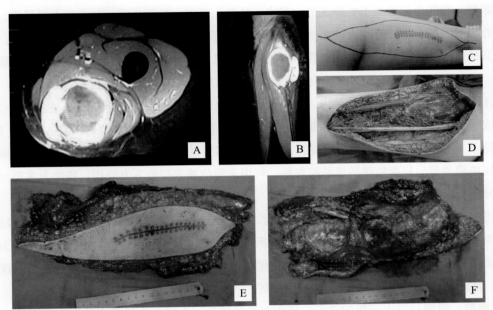

图 3-2-3（1）　股后肌群切除术。A、B MRI 显示病灶主要位于股后肌群内；C 切口设计；D 行股后肌群全切并保留坐骨神经；E、F 标本正、反面观

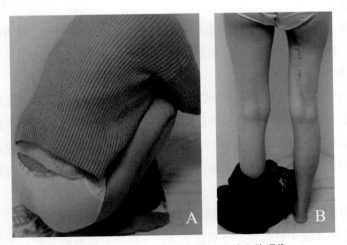

图 3-2-3（2）　A 下蹲外观像；B 站立外观像

四、小腿后侧肌群

（一）应用解剖

1. 小腿后浅层筋膜室

小腿后浅层筋膜是由后侧肌间隔、横肌间隔和脚筋膜围成。其中主要有小腿三头肌和跖肌腱走行筋膜鞘一直包被至跟腱的远端。

（1）小腿后浅间室肌群：

1）腓肠肌：以内、外侧头的形式，分别起自股骨内侧髁上的三角形隆起、外侧髁的压迹近侧端；在二头的深面各有一层滑膜囊。腓肠肌的二肌腹增大则组成腘窝的两个下壁，所成夹角约 25°～30° 过腘窝后汇合在一起，但实际仍相互分开。在小腿后部中点平面附近移行为一扁宽的腱膜，向下与比目鱼肌融合为跟腱。功能为屈膝关节、踝关节，其内、外侧头可内、外旋小腿，站立时上提足跟。在近端，肌肉起始处稍下方，有内、外侧头的完全独立的神经血管束入肌。腓肠肌的动脉发自腘动脉，约半数平对髁部，其他可为高位，平对髁上，血管蒂较长；或为低位，平对髁下，血管蒂较短；腓肠肌的静脉与动脉伴行，注入腘静脉或小隐静脉；为内、外侧头分别形成肌皮瓣创造了条件。

2）比目鱼肌：起自腓骨上部的后方，胫腓骨间的纤维弓和胫骨近端的腘肌下线。整个起点呈马蹄形，在中部形成一半圆形的腱弓，横架于小腿骨之上。在腱弓深面，有腘血管和胫神经穿入小腿。肌腹下行，大约在小腿下 1/4 下方移行为比目鱼肌腱膜，与腓肠肌移行的腱性部分融合在一起，共同组成跟腱。主要功能是屈曲踝关节。肌腹较腓肠肌的肌腹低，可用来转位覆盖胫骨下方缺损。肌肉为多源血供，近端由胫神经分支支配。

3）跖肌：为一退化的肌肉，有时缺如，与掌长肌相似，腱很长；起于股骨外侧髁的后方及膝关节囊，腓肠肌外侧头的起点上方。一半被腓肠肌外侧头所掩盖；肌腹下行至比目鱼肌腱弓附近移行为肌腱，走行在腓肠肌和比目鱼肌之间。之后，在跟腱的内侧缘参与其组成。理论上的功能是屈曲膝和踝关节，但微不足道，常忽略不计。但是，可作为肌腱的供区。

（2）跟腱：跟腱是以上三肌的总汇，抵止在跟骨结节。小腿三头肌是人体直立行走的重要组成肌肉之一，完全缺失将出现跛行。

2. 小腿后深层筋膜室

后深层筋膜室由胫、腓骨的后方、骨间膜和横肌间隔围成。其中走行三块肌肉和一组神经血管。在后深层筋膜室的近端，神经血管的入口处，横肌间隔欠完整，也较下方薄弱。

（1）后深间室肌群：

1）胫骨后肌：起于比目鱼肌起点以下，胫骨中段后面纵嵴外侧的骨面、腓骨头后面和腓骨干的内侧面上 2/3 的沟内及骨间膜，其起于骨间膜的起点较起于胫腓骨的起点低，至小腿下部与趾长屈肌同行于内踝的沟内，下行至内踝上方 3cm 左右移行为肌腱，然后经内踝后方入踝管至足底。止点广泛，包括舟骨结节、1～3 楔骨和 2～4 跖骨的足底面。主要功能是踝关节的跖屈和足内翻，是维持足内侧纵弓极为重要的肌肉。

2）趾长屈肌：起于胫骨后中 3/5 及小腿筋膜深层，越胫骨后肌达内踝之后，下行至踝关节附近移行为腱性，入踝管，至足底分成 4 根肌腱，分别止于 2～5 趾末节趾骨的基底。主要功能是屈 2～5 趾，协助屈踝关节和足内翻。

3）拇长屈肌：起于腓骨后方远端 2/3 及邻近骨间膜。以腱性入踝管，至足底，最后止于拇末节趾骨的基底。主要功能是屈拇，协助屈曲踝关节和足内翻及保持足纵弓。

胫后肌群均由胫神经分支支配，胫后动脉提供营养。

（2）血管和神经：

腘动脉在腘肌下缘分为胫前、后动脉。后者穿越比目鱼腱弓，进入后深间室。大约在腘肌以下 3cm，向外侧分出腓动脉。胫后动脉继续下行，在趾长屈肌和长屈肌之间入踝管。腓动脉走行于长屈肌的内侧，一直被其肌腹覆盖。至外踝上方浅出（最后一个穿支），参加外踝部血管网。发出外踝上动脉和足跟支，对形成外踝上皮瓣和足外侧皮瓣有意义。

胫神经入后深层筋膜室后一直与胫后血管伴行，并在动脉的后方共同进入踝管，后入足底。胫神经在腘窝位于动脉的浅面，在小腿肌肉间与胫后动脉伴行，初在动脉的内侧，在踝部则在其外侧及深面，位于趾长屈肌及拇长屈肌之间，借趾长屈肌及胫骨后肌与内踝隔开。它支配所有后侧群肌肉，随后在分裂韧带的深面分为足底内、外侧神经。胫后神经在小腿的分支之中尚有腓骨神经及骨间膜神经（或小腿骨间神经），前者几乎支配腓骨的全长，后者支配胫骨的上、下骨骺及腓骨骨干。腓浅神经及腓深神经也参与小腿的神经支配。小腿后面浅层肌的肌支多在股骨内上髁水平以下发自胫神经，但至腓肠肌内、外侧头、至腘肌及至比目鱼肌的肌支有些是在该水平以上或恰在此水平处发出。小腿后面的血管神经束由胫后血管、胫神经及腓血管所构成，围绕它们的蜂窝组织向上与腘窝的蜂窝组织相交通，向下与足底深部蜂窝组织相交通。在小腿上 1/3，在比目鱼肌腱弓处，血管神经束位于被盖胫骨后肌及趾长屈肌的筋膜表面，后向下经小腿腘管的上口而移行小腿腘管内，此管介于深、浅屈肌之间，它的前方为胫骨后肌，后方为比目鱼肌，两侧为趾长屈肌及拇长屈肌、腘肌与比目鱼肌腱弓围成管的入口。出口有二，一为前口，位于上方，骨间膜上部，胫前动脉由此行于小腿前面；另一为下口，位于比目鱼肌移行至跟腱的内侧缘及胫骨后肌之间。血管神经束的相互关系如下：最靠近胫骨者为胫后动、静脉，外侧为胫神经，最外侧近腓骨处，为腓动脉及腓静脉。横肌间隔，覆盖在神经血管束之上，两端附着于胫、腓骨相邻的骨面，直达踝管。只有近端不完整时，肉瘤才会自其中侵入腘窝。

（二）适应证与禁忌证

1. 适应证

（1）小腿后区的软组织肉瘤。小腿三头肌内的肉瘤或其浅层肿瘤侵犯后浅间室。小腿后浅间室肿瘤侵犯后深间室。肉瘤位于后深间室。

（2）神经血管束未受到肉瘤浸润，心、肺、肝、肾功能正常，能耐受手术。

（3）小腿后区的软组织肉瘤，局部切除或囊内切除术后，病理诊断明确，需补充行根治性切除。

低度恶性软组织肉瘤是此种手术的主要适应证。将肉瘤完全切除后，根据肉瘤生物学特点，术后予以辅助放、化疗，把肉瘤的局部复发率降到最低。对于高度恶性肉瘤，术前先化疗（静脉；介入；股动、静脉插管体外循环区域热药灌注术，即 HAP 术等），待肉瘤明显缩小以后再进行手术。对于巨大的肉瘤介入化疗和 HAP 术能够缩小肉瘤的体积，使局部肉瘤的广泛切除成为可能，从而可极大提高保肢术的比例。

2. 禁忌证

神经血管束受到肉瘤浸润及肉瘤突入小腿其他间室（无法获得阴性切缘）是该手术的禁忌证。如果将神经血管切除后严重威胁到肢体的存活及功能，最好行截肢术。

（三）手术方法

1. 小腿后浅间室切除及重建术

（1）体位：健侧俯卧位

（2）麻醉：全麻

（3）手术方法

1）切口：小腿后方以肿瘤为中心的纵行切口或长梭形切口，梭形切除针吸或切开活检瘢痕，上达腘窝平面，下至踝关节水平，切口远端指向内踝与跟腱之间。

2）后浅间室切除：沿内侧缘切开，于深筋膜的浅面，向内侧游离皮瓣，至胫骨后缘，切断深筋膜在胫骨的附着部。分离腓肠肌和比目鱼肌的内缘，切断横筋膜的胫骨附着部，横筋膜下分离。于切口近端，分离后浅间室的近端。于股骨内、外侧髁后分离腓肠肌内、外侧头和跖肌起点，结扎和切断腓肠肌内、外侧头血管和神经。切断比目鱼肌的起点及血管和神经。切口的外缘，同法分离浅间室的外侧，于腓骨近端切断比目鱼肌起点，将整体标本向下掀起，于跟骨结节上方5cm左右，横断跟腱的腱性部分，取下标本。

3）重建技术：小腿三头肌的任意一头保留即无须重建；在其全部切除后，虽然胫后肌等深间室的肌群和腓骨长、短肌亦有跖屈作用，但无法替代小腿三头肌的作用，必须重建。

于后深间室中下1/3的中间找到胫后肌，并向下分离。于胫后神经和血管的深面找到肌肉移行为肌腱的部分，分离时勿损伤血管和神经。在足跖屈、内翻位，切断胫后肌腱的远端，并从血管神经束的外侧抽出，然后将胫后肌腱与跟腱残端在足跖屈位行"U"形缝合。术后石膏托固定4～6周。

胫后肌起点位于趾长屈肌和拇长屈肌之间，正位于小腿的后正中，但远端却穿至趾长屈肌的内侧。远端切断，呈直线走行，替代跟腱效果良好。

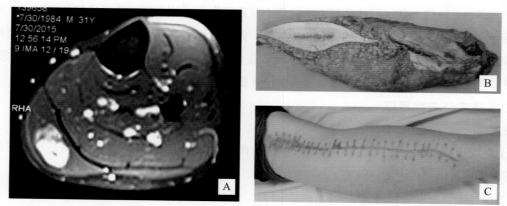

图3-2-4　小腿后浅间室切除术。A肿瘤位于腓肠肌内侧头；B肿瘤区域完全包裹在标本中；C伤口愈合良好

2. 小腿后深间室切除术

（1）切口：作小腿后浅间室切除术切口或比目鱼肌和胫骨内缘间切口，上、下端可弯向中线。

（2）后深间室切除：切开皮肤皮下组织，筋膜上游离皮瓣；切开比目鱼肌在胫骨后缘的附着部，比目鱼肌深层游离，并斜行切断跟腱，将小腿三头肌牵向外侧。于比目鱼肌的主要营养血管和神经的下方结扎并切断胫神经和胫后动、静脉。从胫后肌、趾长屈肌和拇长屈肌起点开始，连同胫、腓骨骨膜、骨间膜，切除深间室中所有肌肉和软组织。至远端腱性部分切断肌腱。结扎并切断神经、血管的远端。取下标本，作必要补充切除。跖屈位缝合跟腱，关闭切口。石膏固定，6周去石膏并功能锻炼。

（四）临床疗效

单纯行后深间室切除的情况不多。如需作后浅、深间室的一并切除，可综合前述内容，结合应用，术后作跟腱替代手术。方法有腓骨长肌代跟腱术、胫前肌代跟腱术等。由于肌肉被切除，动力被极大削弱，即使重建后踝关节的稳定性也明显受到影响，所以患足的功能将明显减弱。

胫神经切除后，不但影响足底感觉，关节的位置觉也同样受到影响，这些几乎无法恢复。因此，也有学者认为小腿后深间室内肉瘤，特别是累及胫后神经血管束时，后深间室切除后功能毁损严重，难以达到保肢的目的，应当选择截肢。由于小腿的功能相对简单，良好的义肢能满足绝大部分的生活需要。

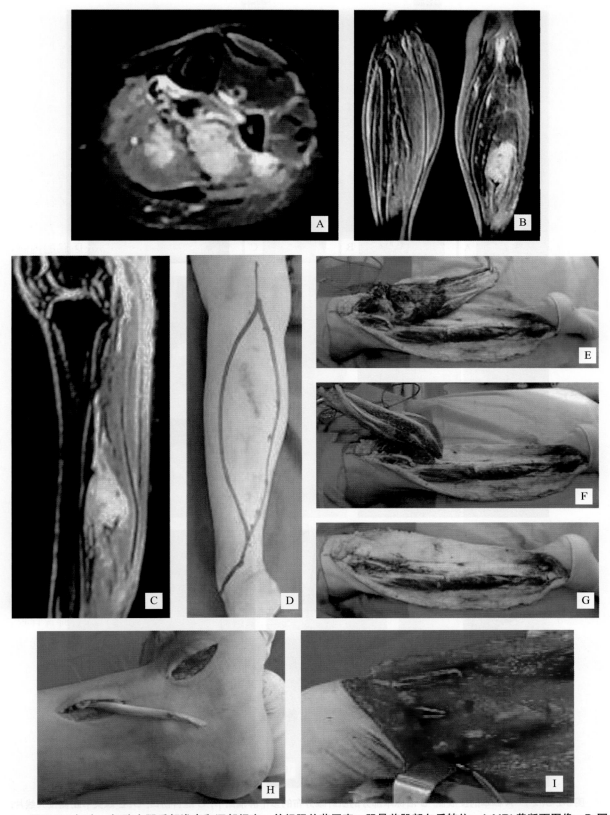

图 3-2-5（1） 切除小腿后部浅表和深部间室，并行踝关节固定，胫骨前肌部向后转位。A MRI 黄断面图像；B 冠状面图像；C 矢状面图像示小腿后肌肉群中有多个肿瘤结节，胫骨和腓骨后侧的信号强度不规则；D 切除设计；E-G 切除所有后部结构，包括部分腓骨；H 取胫骨前肌腱向后转位；I 用骑缝钉从后部固定踝关节，胫前肌与踇长屈肌、趾长屈肌吻合

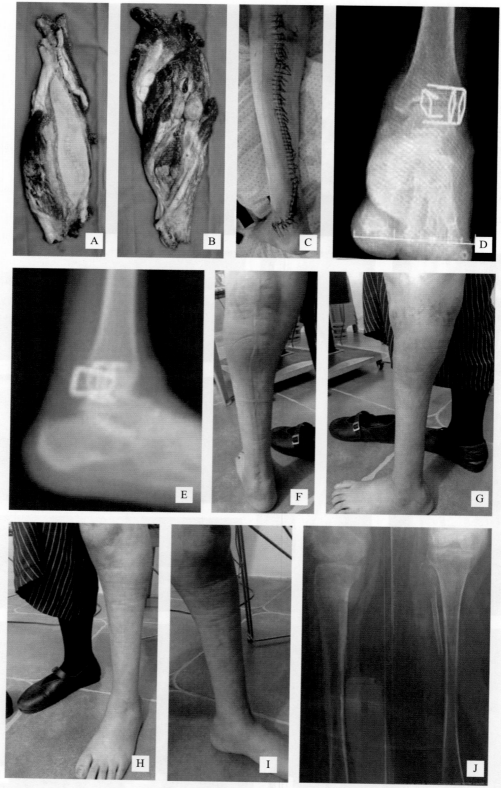

图3-2-5(2) A标本的皮肤侧；B沿标本部分的肌纤维分布的多个肿瘤结节；C缝合伤口；D、E踝关节正侧位X线片；F、G 14个月后门诊复查，腓骨头部隆起，随访小腿后方软组织中没有肿瘤复发；H、I 小腿前内侧；J X线片示腓骨头骨质呈溶骨性改变，伴软组织肿块形成

（陈勇，吴志强）

参考文献

［1］ ZHANG R M, SUN J, WEI X E, et al. Reconstruction of defects with the posterior femoral fascio cutaneous flap after resection of malignant tumors of the femoral greater trochanter, sacrococcygeal region and knee ［J］. Plast Reconstr Surg, 2009, 62(2): 221-229.

［2］ DE VITA A, MERCATALI L, RECINE F. Current classification, treatment options, and new perspectives in the management of adipocytic sarcomas ［J］. Onco Targets Ther, 2016, 9(4): 6233-6246.

［3］ JONES K B, FERGUSON P C, DEHESHI B. Complete femoral nerve resection with soft tissue sarcoma: functional outcomes ［J］. Ann Surg Oncol, 2010, 17(2): 401-406.

［4］ WILLIAM M, ROBERT A, STEVEN N, et al. Retroperitoneal soft tissue sarcoma. Cancer ［J］. 2005, 104(4): 669-675.

［5］ ALEKHTEYAR K M, LEUNG D H, BRENNAN M F, et al. The effect of combined external beam radiotherapy and brachytherapy on local control and wound complications in patients with high-grade soft tissue sarcomas of the extremity with positive microscopic margin ［J］. Int J Radiat Oncol Biol Phys, 1996, 36(2): 321-324.

第三节　屈窝软组织肿瘤的外科治疗

一、收肌管

软组织肉瘤是来源于间叶组织的恶性肿瘤，其病理诊断依赖肿瘤细胞的分化方向，约有 50 多种病理类型。其可发生于各个年龄段，但不同年龄段好发的肿瘤类型不同。儿童最多见的软组织肉瘤为横纹肌肉瘤。成人最常见的软组织肉瘤包括未分化多形性肉瘤、脂肪肉瘤、血管肉瘤、平滑肌肉瘤、黏液纤维肉瘤、滑膜肉瘤及恶性周围神经鞘瘤等，约占所有软组织肉瘤类型的 3/4。不同病理类型肿瘤的临床特征、治疗及预后不尽相同。

软组织肉瘤按肿瘤直径大小、位置深浅及肿瘤分级可分为高风险肉瘤及低风险肉瘤。低风险肉瘤表现为直径小、位置表浅及病理低级别，多数可通过手术及辅助化疗治愈；高风险肉瘤表现为直径大、位置深在及病理高级别，临床治疗往往需要综合手术及辅助放化疗等，临床预后较差。转移的高级别软组织肉瘤平均总生存期在 2 年以内。

软组织肉瘤可发生于身体各个部位，其中大腿及腹膜后为高发区域。发生于股内侧肌或者内收肌群的肿瘤往往侵犯收肌管内的股动静脉及股神经等，给外科治疗造成困难。

（一）应用解剖

收肌管位于大腿中 1/3 段前内侧，又称 Hunter's 管，是位于缝匠肌深面、大收肌及股内侧肌之间的三角形间隙。其前壁为大收肌腱板，此腱板为大收肌与股内侧肌之间的坚韧腱板，覆以缝匠肌，外侧壁为股内侧肌，内侧壁为大收肌。收肌管上口与股三角尖部相通，下口为收肌腱裂孔，与腘窝上角相通。股内侧肌与内侧结构之间的筋膜很薄弱，主要是大收肌的下部分，又兼有收肌裂孔和通向腘窝间隙的缘故，所以屏障作用不强。收肌管内的走行结构主要为大腿部的血管神经束，具体包括前方的股神经股内侧肌支和隐神经、居中的股动脉及后方的股静脉以及淋巴管等（图 3-3-1，图 3-3-2）。

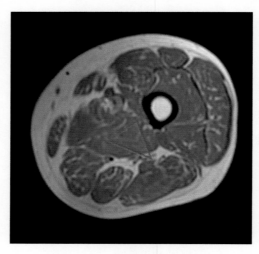

图 3-3-1　三角形区域为收肌管

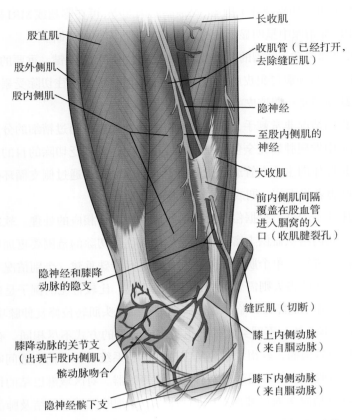

图 3-3-2　收肌管内走行的结构为股动静脉、隐神经及淋巴管等

图中标注：
长收肌
收肌管（已经打开，去除缝匠肌）
隐神经
至股内侧肌的神经
大收肌
前内侧肌间隔覆盖在股血管进入腘窝的入口（收肌腱裂孔）
缝匠肌（切断）
膝上内侧动脉（来自腘动脉）
膝下内侧动脉（来自腘动脉）
股直肌
股外侧肌
股内侧肌
隐神经和膝降动脉的隐支
膝降动脉的关节支（出现干股内侧肌）
髌动脉吻合
隐神经髌下支

（二）术前评估

1. 评估方法

软组织肉瘤实验室指标无特异改变，临床常用的检查项目为彩超、X 线、CT 及 MRI 检查，用以评估肿块性质、肿瘤范围及周围毗邻关系。

超声检查费用低、操作方便、肿块检出率高，可检查肿块大小、形态、内部回声、包膜及与周围组织的关系。超声检查同时可进行彩色多普勒血流显像检查，观察肿块内部及周边血流信号，作为肿瘤良恶性判断的依据。超声还可对区域淋巴结进行评估，以确定是否有淋巴结转移。

X 线及 CT 可用于评估肿块内钙化情况及周围骨骼侵犯情况，判断围手术期及术后骨折风险。血管源性肿瘤往往存在静脉石，因而能在 X 线上显示。另外许多肿瘤也存在一定的肿瘤内钙化情况如腺泡状软组织肉瘤、滑膜肉瘤等。骨化性肌炎等在临床上往往易被误诊为软组织肉瘤或骨肉瘤，而 X 线和 CT 能通过肿瘤内钙化类型加以区分。

MRI 是软组织肉瘤影像评估的重要部分，能精确显示肿瘤与周围组织的毗邻关系。不同序列可辅助肿瘤内性质判断及发现跳跃病灶。增强 MRI 可显示肿瘤内血供的情况，并及时发现是否存在肿瘤的主要滋养血管，为肿瘤滋养血管的介入栓塞及动脉灌注化疗提供依据。除此以外，还可准确评估肿瘤与股动静脉的关系，为手术方案的制定提供依据。

2. 评估内容

（1）肿块内性质：肿块内性质的评估在肿瘤的鉴别诊断中起重要作用。多数软组织肉瘤在影像上表现无特异性，MRI 多提示 T_1 低信号 T_2 高信号的混杂病变组织。但个别肿瘤类型存在特异性改变有利于鉴别。许多肿瘤富含黏液组织如黏液纤维肉瘤、黏液脂肪肉瘤等,可在彩超或MRI显示明显的液性成分。另外,脂肪组织可在MRI抑脂像中呈明显低信号,有利于脂肪肉瘤的诊断。

(2)肿瘤的范围及毗邻关系:肿瘤的范围及毗邻关系的评估非常关键,重要的毗邻结构包括皮肤、血管神经束、骨骼肌肉等。当肿瘤侵犯皮肤或直接位于皮下时,手术往往切除受累的皮肤,面临皮肤缺损的问题。创面的皮肤缺损需要一期植皮或者皮瓣转移修复。

肿瘤侵犯血管神经束的情况非常棘手,若部分推挤血管神经束可通过精细的分离技术对血管神经进行保护,但一旦术前或术中发现肿瘤完全包绕血管神经束,为达到广泛切除的目的,必须将血管神经一并切除;若受累的血管是肢体的主要血管或者优势血管,切除后无法通过侧支循环代偿,就需要进行血管移植或血管置换,否则患者将面临一期或者二期截肢的风险。

肿瘤侵犯骨骼在临床并不少见,根据侵犯骨骼的程度术中进行相应的处理。软组织肉瘤对肌肉的侵犯更为常见,临床上由于肌肉组织血供丰富,根据受累情况往往切除的范围要更加广泛。由于肢体的活动多通过一个或多个肌肉群进行,单个肌肉切除往往无需进行特殊重建。个别情况下,如果某个肌群整个受累或者切除后肢体重要功能丧失则需要一期进行功能重建。比较常见的例子是肉瘤侵犯股四头肌,术中切除股四头肌后患肢伸膝功能障碍,临床常在一期进行股二头肌转位修复伸膝功能。

(3)区域淋巴结及肺部评估:不同类型的软组织肉瘤转移的方式不尽相同。有上皮分化的肿瘤类型如上皮样肉瘤、上皮样血管肉瘤、软组织鳞癌等多通过淋巴系统转移,而多数间叶组织分化的恶性肿瘤如腺泡状软组织肉瘤、滑膜肉瘤等多通过血液转移至肺等脏器。对区域淋巴结的评估多通过彩超或者MRI进行评估,而肺部转移情况多通过肺部CT进行评估,仔细的区域淋巴结及肺部转移情况的评估对肿瘤的分期至关重要。

(三)活检

疑似软组织肉瘤的病变多需要进行活检以明确诊断并用以指导最终的治疗,通常在MRI之后进行,以免对影像评估造成影响。活检方式包括穿刺活检、切除活检以及切开活检。

临床上常应用穿刺活检,可徒手进行或者在B超引导下进行。穿刺活检临床上可分为细针抽吸活检及带芯活检针穿刺活检。前者常用于富含液体的肿瘤,取出标本为脱落细胞,因此多用于癌症的活检,肉瘤活检应用相对较少。带芯活检针穿刺通过套管针刺入病灶,可取出组织条,有利于镜下对肿瘤细胞形态及排列结构进行评估,因此临床多用于肉瘤的穿刺活检。

临床上也经常应用切除活检,多用于较小的肿块,一期切除可以达到理想的外科边界时。一期术中进行广泛切除,术后根据病理结果进行辅助治疗。

切开活检由于创伤较大,临床较少使用。特殊情况下进行切开活检时需要注意切口设计一定要与二次手术的切口在一条线上(多沿肢体长轴)。术中分离时尽量选择通过最短的距离暴露肿瘤,尽量直接劈开肌肉而不选择经肌肉间隙进入。取活检后应充分止血,引流管放置应沿切口长轴且不能太远,以利于二次手术一并切除。

(四)肿瘤病理诊断、分级与分期

软组织肉瘤的病理诊断和分类依据是结合肿瘤的分化特征、组织标本的形态学评估及免疫组化甚至基因检测等多种手段来完成的。

术前评估的重要环节是肿瘤的分级及分期。临床分期目前多参考Ennecking分期及AJCC第八版的分期内容,参见本书中相关章节,在此不再赘述。

（五）新辅助化疗

软组织肉瘤是否需要进行新辅助化疗目前尚无定论。有研究表明新辅助化疗能减小肿瘤负荷，降低手术难度，但对总体预后影响不大。目前新辅助化疗方案主要为多柔比星单药或者联合异环磷酰胺或达卡巴嗪等。新辅助放疗也可用于放疗敏感性软组织肉瘤，如尤文氏肉瘤，目的是减小肿瘤负荷，为手术做准备。其他新辅助药物方法如靶向治疗及免疫治疗目前虽有开展，但作用尚无定论。

（六）位于收肌管附近的肿瘤术前评估

收肌管位于股内侧区，而位于股内侧区的肉瘤并不少见。由于股内侧间室是大腿三间室中最复杂的一个间室，因此手术难度相对较大。收肌管位于股内侧下 1/3，由于此处的大收肌浅层已经接近末端，深层已经移行为肌腱，所以应视此部位肿瘤为血管间隙肿瘤，也属于跨越间室的类型。应具体分析肿瘤与前方血管、后方腘窝的关系，按照屏障原则选择切除。

（七）外科手术

1. 手术治疗难点

（1）肿瘤紧贴血管神经束：由于收肌管为大腿前内侧血管神经向后方腘窝的移行性通道，大腿内侧软组织肉瘤往往侵犯收肌管内的血管神经结构，因此治疗的难点是评估血管神经受累的情况及术中分离血管神经。评估方法包括增强 MRI，如果发现血管完全包裹肿瘤，则与患者及家属沟通术中可能切除血管进行人工血管重建或者直接选择截肢手术。

（2）肿瘤切除后软组织腔隙：由于收肌管深且大腿中段肌肉发达，肿瘤切除术后难免存在无法消除的死腔，故术后创腔内积液及感染等并发症发生率较高。

2. 手术切除方法

外科手术治疗是控制局部肿瘤的首要治疗手段。对体积较小的表浅肉瘤，外科手术可达到根治的目的。根据手术切除范围，手术方式可大致分为囊内切除、边缘切除、广泛切除及根治性切除。囊内切除是指在肉瘤的假包膜内进行肿瘤切除，切除后肿瘤的假包膜仍存在，这种切除方式是不彻底的手术切除方式，临床一般不采用。边缘切除是指紧贴肿瘤的假包膜外进行切除，虽然将肿瘤及其假包膜一并切除，但由于肿瘤外往往存在反应区，反应区内可能存在肿瘤的卫星灶，不将这些卫星灶切除将仍存在局部复发的可能。广泛切除较边缘切除范围更广，是在肿瘤包膜外 2cm 正常组织内进行切除，切除范围包括肿瘤、假包膜及反应区内的卫星灶等。切除彻底，术后复发率较低，但由于实际工作中肿瘤周围往往存在重要的结构如血管神经束、骨骼等，标准的广泛切除很难实现。

以上切除原则应用于收肌管内的肿瘤时，往往很难实现广泛切除。大腿收肌管肿瘤主要是指股三角的尖端至内收肌管的远端，血管入腘窝（收肌管裂孔）之前的一段发生的肿瘤。内收肌管的横断面呈三角形，大收肌和长收肌的下部是其后内侧壁。股内侧肌是其外壁，缝匠肌和大收肌腱板是其前壁。收肌管上接腹股沟区，下续腘窝区（此前解剖部分已经详细叙述），管内除股动脉、静脉之外还有隐神经走行。临床收治的以收肌管为中心的肿瘤，以未分化多形性肉瘤和脂肪肉瘤、纤维肉瘤多见；主要侵犯股动静脉，股内侧肌和大收肌，向上蔓延还可以侵犯长收肌，向下可以钻入腘窝。根据肿瘤侵犯的情况，切除的组织主要包括缝匠肌、股内侧肌、大收肌和长收肌等。股动静脉及隐神经若被肿瘤包裹无法分离，则需要一并切除；若切除股动脉，则需要行血管置换或血管移植。而临床上经常遇到的情况是：肿瘤并未完全包裹股动静脉，仅仅是紧贴或与血管粘连，术中可切除血管外膜，做到肿瘤的边缘切除，辅以术后的局部放疗或术中瘤床的酒精灭活，通常能够达到广泛切除的局部控制。长收肌深面的肌腱腱膜组织是很好的软组织屏障，特别是在股骨粗线内侧唇的止点附近，组织致密，是内侧与后方结构的有效分隔。

股内侧肌外侧切缘，可参考股前间室的切除原则，依照肿瘤侵犯的范围决定。大收肌的上部，由于前方有长收肌，可以仅切除下部，还可以参考内侧间室的切除原则决定切缘。

3. 手术边界的实现

（1）软组织肉瘤侵犯血管神经束：

1）手术技术：原位准备技术（in situ preparation）于 2002 年由日本学者首先提出，用于术中分离与血管神经束紧邻的肿瘤，作为软组织肉瘤广泛切除保肢治疗的补充；

2）适应证：肿瘤临近下肢血管神经束，术前评估肿瘤可以和血管神经束整体分离。尤其适合术后复发等二次手术的患者；

3）禁忌证：肿瘤巨大，无法将肿块连同血管神经束分离的患者；

4）手术过程：患者取平卧位，常规消毒铺巾。逐层切开皮肤及皮下组织，切开深筋膜，在正常边界内显露肿瘤近端及远端的血管神经束。将肿瘤与血管神经束作为整体，按广泛切除要求分离肿瘤的前后内外四个边界，将与血管神经束相连的肿瘤提起，下方放置隔水的材料如塑料套膜等，将术野与肿瘤隔离，沿血管神经外膜剥离，分离肿瘤与血管神经束，若术中发现肿瘤侵犯血管神经束，无法分离，则直接将肿瘤与受累血管神经一并切除，根据情况更换手术方式为血管重建或者截肢手术；

5）术中辅助治疗：临床中多数手术均无法实现广泛切除，多数情况下为了进行保肢，在重要结构如血管神经束、骨骼等部位可能存在切缘较近甚至切缘阳性的情况，因此需要术中辅助处理术野，以降低术后复发率。许多方法可用于术野的辅助治疗，常用的方法包括高温灭菌、注射用水浸泡、无水乙醇浸泡、术中放疗等；

6）手术边界评估：手术切缘的评估是术后病理的重要评估项目。阳性的外科边界往往提示局部复发率较高，因此需要配合辅助治疗。

（2）软组织肉瘤侵犯骨骼：

软组织肉瘤侵犯骨骼分为以下几个类型：①肿瘤邻近骨膜，体格检查中可推动肿瘤，术中往往发现骨膜完整，术中可行骨膜下切除往往可达到较好的局部控制效果；②肿瘤部分包绕骨骼，骨骼形态无异常，临床查体往往肿瘤无活动，这种情况下往往需要骨膜下切除肿瘤，在骨骼表面以电刀烧灼，同时可配合术中辅助治疗手段例如浸泡化疗药物、灭菌注射用水、无水乙醇等以降低术后复发率。若肿瘤侵袭性很强则临床上可发现肿瘤部分或者完全包绕骨骼，皮质骨有侵犯，这种情况下单纯骨膜下切除往往为囊内切除，因此需要将受累的骨骼一起切除，根据受累骨骼的部分进行灭活再植、异体骨重建或者人工假体重建等。

1）手术技术：原位准备技术切除肿瘤；

2）手术过程：患者取平卧位，患肢屈曲膝关节并外展、外旋髋关节，取大腿内侧纵切口，逐层切开皮肤及皮下组织，切开深筋膜，于缝匠肌深面可触及质硬肿块，沿肿块外正常肌肉组织内分离，约保留 2cm 正常肌肉组织鞘，深面将股血管与肿块一并游离并分离肿块的前后左右四个边界。将肿瘤提起，下方垫无菌的腔镜塑料套膜使其与周围的创面隔离。沿血管外膜分离，将肿瘤从血管表面剥离，更换手术器械及无菌手套，创面以温灭菌注射用水浸泡，闭合创面。

术中若发现肿瘤侵犯血管壁，无法剥离，则可考虑将血管与肿瘤一并切除，一期进行血管重建或者行大腿截肢术。血管重建手术存在一定的学习曲线，术后可能存在血管不通、感染等并发症；

3）围手术期并发症：①由于收肌管肿瘤往往邻近股血管，术中多数需要进行血管外膜的剥离，术后的常见并发症包括术后血管内血栓形成等，往往在术后短期内发生，表现为下肢缺血（股动脉受损）

和下肢回流障碍（股静脉受损）。血管彩超可迅速予以明确诊断，处理方法包括溶栓或者急诊手术探查进行血管移植重建；②收肌管区肿瘤切除时往往一并切除部分的股内侧肌及内收肌群肌肉，术后存在局部的死腔导致创腔积液甚至合并感染等。因此应根据术中切除肿瘤的情况，通过局部肌肉转位、将深筋膜修复于深层肌肉等方法消灭或者尽可能减小死腔，减少术后积液的发生。术后若确定发生创腔积液，可通过彩超引导下置入细管通畅引流，同时局部以弹力绷带适当加压包扎减小创腔。患者术后创腔积液留置引流管时注意保持无菌，持续观察引流液及血液内炎症指标，有感染迹象时及时给予抗生素治疗；③收肌管肿瘤术后的中长期并发症包括局部的肿瘤复发等。因此需要进行定期的复查，动态监测局部的肿瘤情况，若发现复发早期治疗。

（八）病例讨论

1. 典型病例

患者何某某，男，54 岁，以"右大腿无痛肿块 1 月余"为主诉入院，查体：右大腿中段可触及质硬肿块，边界清，活动可，无明显压痛，未触及波动感及明显搏动，Tinel 征阴性。肺部 CT 及腹股沟彩超未见明显转移。

（1）影像评估：

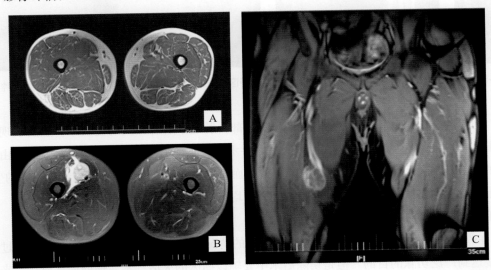

图 3-3-3　术前 MRI 示右大腿中段收肌管内结节状肿块。A 横断面 T_1 低信号；B 横断面 T_2 压脂序列混杂高信号，肿瘤紧贴并部分包绕股血管；C 冠状面增强扫描显示边缘强化明显，中心不规则强化

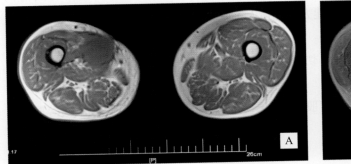
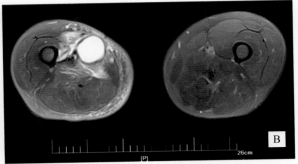

图 3-3-4　患者术后多柔比星 + 异环磷酰胺化疗。A 术后半年 MRI 示原术野区域均一的 T_1 低信号；B T_2 压脂序列高信号的囊性病变组织；C 增强扫描显示病灶边缘稍强化，中心无强化，提示术区积液。给予置管引流及创面加压包扎后积液消失

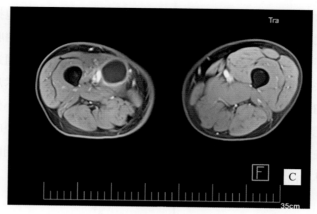

图 3-3-4　（续）

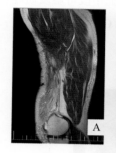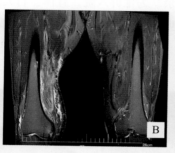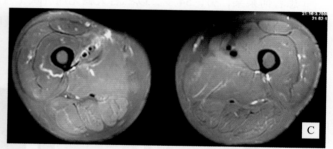

图 3-3-5　术后 3 年复查全身无转移。A MRI 显示原术野区域未见明显肿块；B、C 显示局部区域稍水肿，局部未见明显异常

（2）临床预后：收肌管软组织肉瘤相较于其他部位肿瘤术后有较高的复发率，主要表现为血管周围的肿瘤复发。肿瘤术后复发的最主要原因为首次手术未能实现阴性外科边界，而复发肿瘤由于首次术中对血管的污染，二次手术困难极大，多数需要进行血管重建或者截肢手术，严重影响患者的生活质量。非计划手术、肿瘤的多次复发及伴随肺部转移等因素均为肿瘤预后不良的指标。

2. 讨论

（1）在收肌管部位，股动静脉被肿瘤完全包裹的情况在临床上并不常见，通常可以通过切除血管外膜而间接达到广泛切除的目的。但是切除后术中要辅以瘤床的灭活、术后辅助局部放疗，来提高对局部肿瘤控制。

（2）如果肿瘤组织确实完全包绕股动静脉，术前证实患侧大隐静脉及股深动静脉通畅，股静脉离断结扎后不需要重建。但股动脉常需要重建，重建方式包括人工血管置换及血管移植，临床上更偏爱取对侧大隐静脉作血管移植。

（3）与股动静脉伴行的隐神经被肿瘤侵犯，切除后仅仅引起患侧小腿内侧部分浅感觉缺失，常不需要重建。

（4）收肌管部位肿瘤向上、下发展，侵犯腹股沟区或腘窝时，可以参考腹股沟区及腘窝等屈窝肉瘤的切除原则。

二、腘窝肿瘤

腘窝是位于膝关节后侧小腿和大腿之间的菱形间隙，分布着股部进入小腿的血管和神经，部位特殊，解剖复杂，是软组织肿瘤比较常见的发病部位。统计河南省肿瘤医院近十年内发生于四肢的软组织肿瘤共计 1032 例，其中发生于腘窝 46 例，占全部四肢软组织肿瘤的 0.45%。

（一）应用解剖

1. 腘窝的位置与边界

腘窝（popliteal fossa）为膝后区的菱形凹陷，内上界主要为半腱肌和半膜肌（缝匠肌、股薄肌和大收肌肌腱亦组成一部分），外上界为股二头肌，内下和外下界分别为腓肠肌内、外侧头（图 3-3-6）。腘窝底自上而下为：股骨腘面、膝关节囊后部及腘斜韧带、腘肌及其筋膜。腘窝顶的皮肤松弛、移动性大，深层是腘筋膜，腘筋膜是大腿阔筋膜的延续，向下移行为小腿固有筋膜。腘筋膜由纵横交织的纤维交织构成，致密而坚韧，向深部包绕腘血管和神经，形成血管神经鞘。当伸膝时，深筋膜紧张于构成腘窝边界的肌表面，使腘窝的界限不明显。当屈膝时，深筋膜松弛，腘窝的界限可清晰触及。致密的腘筋膜限制腘窝内脓肿和肿瘤向浅层扩散，但病变可沿筋膜下向近端和向远端扩散。因受腘筋膜的限制不能向后扩张，当腘窝内肿瘤体积较大时容易压迫走行的坐骨神经，并引起患侧小腿明显的胀痛，甚至麻木无力。由于腘筋膜的屏障作用，腘窝浅层病变不易侵袭筋膜下结构，手术比较容易取得安全边界。

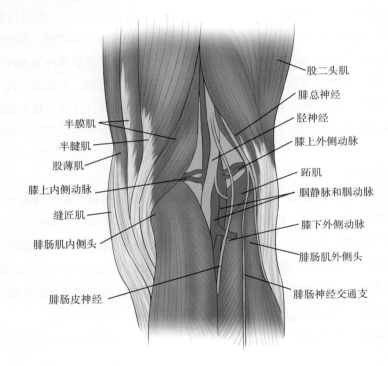

图 3-3-6　腘窝的边界

2. 腘窝内的主要结构

腘窝内含有重要的血管和神经，由浅至深依次为：胫神经、腘静脉和腘动脉。其外上界还有腓总神经，血管周围还有腘深淋巴结和大量的脂肪组织。

（1）胫神经与腓总神经：坐骨神经在腘窝上角处分出两条终末支，分别为胫神经（tibial nerve）和腓总神经（common peroneal nerve）。胫神经位于腘窝的最浅面，沿腘窝中线下行，到腘肌下缘穿比目鱼肌腱弓，进入小腿后区。分别发出腓肠内侧皮神经（沿腓肠肌两头之间下降）、腓肠肌内侧头支（1～2 支，由内上髁上方或下方发出）、腓肠肌外侧头支（2 支）和比目鱼肌支等。腓肠内侧皮神经伴小隐静脉下行至小腿后面，加入腓肠神经。

腓总神经沿股二头肌肌腱内侧缘行向外下，越腓肠肌外侧头表面，至腓骨头下方，绕腓骨颈，在此分成腓浅和腓深神经。腓总神经在腘窝发出关节支和皮支（腓神经交通支和腓肠外侧皮神经）。腓总神经在腓骨颈处紧贴骨面，位置比较表浅，周围没有很好的肌肉覆盖。发生在此处的恶性肿瘤缺乏可靠屏障，很容易侵犯腓总神经，手术时为取得安全切除边界往往需要切除腓总神经，引起感觉和运动功能障碍。

（2）腘动脉和腘静脉：腘动脉（popliteal artery）是股动脉的延续，位置最深，从收肌腱裂孔开始，贴股骨腘面进入腘窝（骨面与血管之间有脂肪组织和腘深淋巴结）。腘动脉上部位于胫神经内侧，中部居神经前方，下部转至神经外侧。腘动脉在腘窝共有五条分支，分别是膝上内侧动脉、膝上外侧动脉、膝中动脉、膝下内侧动脉和膝下外侧动脉，供应膝关节，并参与膝关节动脉网的组成。其他分支营养膝部的肌肉。在腘窝下角，腘动脉继续沿膝关节囊和腘肌下行，发出胫前动脉和胫后动脉两终支。

腘静脉（popliteal vein）与腘动脉伴行，并与腘动脉包于同一筋膜鞘内。腘静脉始端多位于腘动脉外侧，亦可位于腘动脉后外侧和后侧。腘静脉由胫前、胫后静脉在腘窝下角处汇成，接受小隐静脉注入。

（3）腘深淋巴结：腘深淋巴结（deep popliteal lymph nodes）位于腘血管周围，约 4～5 个。收纳小腿以下的深淋巴管和小腿后、外侧和足外侧部的浅淋巴管。其输出淋巴管注入腹股沟深淋巴结。膝关节以远有淋巴转移途径的恶性肿瘤可发生腘窝淋巴结转移，其发生率相对低于腹股沟淋巴结转移。

（4）腘肌：腘肌（popliteus muscle）为三角形的扁肌，构成腘窝下部的底。腘肌的特点是起自肌腱止于肌质，其以 2.5cm 长的粗腱起自股骨外侧髁一压迹，此腱居膝关节滑膜外方和纤维膜深面。第二部分起自腘弓状韧带。第三部纤维与膝关节囊交织，起自外侧半月板后角。肌腱斜向内下，经股二头肌和腓侧副韧带深面与外侧半月板之间，以肌质止于胫骨腘线以上的骨面。在腱与膝关节囊之间有一恒定的腘肌下隐窝，与膝关节腔相通。腘肌由一厚筋膜覆盖，此膜大部分由半膜肌肌腱扩展而来。腘肌有胫神经分支支配。

（二）腘窝常见肿瘤

腘窝肿瘤既有原发腘窝内的肿瘤，也有膝关节周围恶性肿瘤直接侵及腘窝的病变，还包括膝关节以远恶性肿瘤发生的腘窝淋巴结转移。腘窝肿瘤比较常见的种类有：①软组织肉瘤，包括滑膜肉瘤、脂肪肉瘤、纤维肉瘤、未分化多形性肉瘤、横纹肌肉瘤、平滑肌肉瘤、尤文氏肉瘤、腺泡状软组织肉瘤等；②良性肿瘤，包括纤维瘤、脂肪瘤、腱鞘巨细胞瘤、侵袭性纤维瘤、血管瘤等；③皮肤和淋巴恶性肿瘤，包括鳞癌、恶性黑色素瘤、淋巴瘤等，其中鳞癌、恶性黑色素瘤既可以是腘窝原发病变也可以是远端病变的淋巴结转移；④瘤样病损，包括色素沉着绒毛结节性滑膜炎、腘窝囊肿等。

腘窝常见肿瘤的临床特征和诊断治疗，可以参考相关章节，本章不再重复论述，下面就腘窝特有的瘤样病损作介绍。

1. 腘窝色素沉着绒毛结节性滑膜炎

色素沉着绒毛结节性滑膜炎（pigmented villonodular synovitis, PVNS）是一种局部破坏性的纤维组织细胞增生，特征是呈绒毛和结节样的突起，常发生于关节、腱鞘和滑囊的滑膜组织。PVNS 发病率为 1.8/100万，通常发生在 20～40 岁的年轻人群中，最常累及大关节的滑膜，80% 发生在膝关节，其病因和发病机制尚不明确。PVNS 发展过程缓慢，可有膝关节的肿胀和进行性加重的疼痛，疼痛轻重不一，关节活动受限，有时受累关节皮温升高。CT 能有效显示病变范围，CT 值增高的原因是滑液内铁含量升高，这一特征有助于鉴别诊断。MRI 可见关节滑膜弥漫结节状增生，T_1WI 中多为近似于肌肉信号的散在低信号区，代表肥大滑膜中含铁血黄素沉着，而 T_2WI 信号更低，还可伴有关节积液或关节空间缩小等征象。

2. 腘窝囊肿

又称 Baker's 囊肿，是腘窝内滑液囊肿的总称，是一种滑液疝，多发生于膝关节内后方半膜肌与腓肠肌内侧头之间，少数位于膝关节外后方。腘窝囊肿可分为原发性和继发性两种，分别好发于儿童和成人，后者可由滑囊本身的疾病如骨关节炎、类风湿关节炎、半月板撕裂、前交叉韧带撕裂、关节内感染、关节内创伤等引起。目前较为流行的观点认为其发病机制是单向流通的"阀门机制"：由于膝关节内的病变引起关节积液，关节积液增多引起的关节囊内压增高，通过横向裂隙样结构进入半膜肌与腓肠肌内侧头滑液囊，但不能逆流，导致囊肿的形成和持续存在。腘窝囊肿可以没有症状，或者仅仅表现为原发病的症状。若囊肿持续增大，可以表现为腘窝内肿胀，可触及表面光滑、质地柔软、有波动性的肿物，压痛不明显，与皮肤或其他组织不粘连，伴有机械性伸膝或屈曲膝运动障碍。囊肿较大时可妨碍膝关节的伸屈活动，甚至可影响腘窝的静脉回流，出现局部或膝关节以下肢体水肿。腘窝囊肿诊断比较简单，单纯超声即可确诊MRI检查可以更好地显示囊肿大小、与周围组织关系，为后续治疗提供更为详细的信息。

（三）腘窝肿瘤手术方式

1. 软组织肉瘤广泛切除术

软组织肉瘤是恶性肿瘤，手术切除仍是其主要治疗方法，手术需要获得安全的外科切除边界，术中肿瘤切缘对局部控制率至关重要，应该尽量做到 R_0 切除。因为腘窝特殊的解剖结构，部分肿瘤很难做到 R_0 切除；如果不能做到 R_0 切除，尽量做到 R_1 切除，R_1 切除联合术后放疗也能取得良好的局部控制。一般不推荐 R_2 切除，因为其术后肿瘤复发率较高，只有在姑息治疗时为减轻症状，保留肢体功能才会采用这种切除方式。

（1）术前计划：因腘窝解剖结构复杂，术前阅读影像学资料至关重要。MRI 可以多方位显示腘窝解剖结构，辨别肿瘤范围和肿瘤的侵及情况，以及与周围神经血管等组织器官的解剖关系。除非有检查禁忌，MRI 应作为一项术前的常规检查。如果没有骨质侵犯，单纯 MRI 检查一般即可满足术前规划需要；一旦有病变侵及骨质，还需要通过局部 X 线、CT 等判定骨质情况。通过对术前影像学资料的详细分析，术者可以对病变范围、周围解剖关系形成初步印象，制定治疗计划。对于病情复杂的患者，可采取多学科协作（multi-disciplinary team, MDT）的方式，制定个性化方案。通常，术前手术计划基本包括以下四个方面。

1）术前沟通：包括与医院其他部门和科室的沟通，同时也包括与患者和家属间的沟通。与病理科沟通，预约术中病理，判定术中切缘。与放疗科沟通，判定术前放疗必要性，并共同制定放疗计划。根据术中肿瘤切除情况，决定是否采用术中或术后放疗，若采用术后放疗，需要在可疑肿瘤残留部位放置定位夹协助术后放疗。与手术室沟通，预约特殊手术室，以备术中可能需要实施的术中放疗、术中 X 线定位。最为重要的是，术前还需要与患者及家属沟通，沟通内容除了常规沟通情况外，针对腘窝恶性肿瘤特殊性，沟通内容还应包括手术不能按原计划进行的可能性，术中血管神经的损伤和重建、术中截肢、创面闭合、术后辅助放疗及化疗等。

2）判定手术切除的可能性：首先评估能否在安全外科边界下完整切除肿瘤。如果不能获得显微镜下阴性切缘，可考虑 R_1 切除，并初步判定显微镜下阳性切缘范围。如果范围比较大，可通过术后放疗控制局部复发率，术中移除肿瘤后根据切除情况放置银夹标记定位，为术后放疗提供帮助。如果阳性切缘比较局限，可以通过术中放疗来提高局部控制率，术后放疗剂量可以相应减少，从而减少术后放疗局部并发症发生率。如果肿瘤整块切除困难，需要分块切除时，则需要慎重考虑该手术方式。需要充分了解分块切除可能造成的术中污染，术后局部高复发率、局部种植转移、以及潜在的远处转移可能。分块切除时应该采取相应的措施对周围组织进行保护，尽量坚持无瘤原则。移除肿瘤后可以对创腔进行局部处理（无水乙醇浸泡或者化疗药物浸泡），作为不能整块切除的补救措施，减少局部污染和种植。对于瘤体巨大，侵犯重要组织结构，切除后不能重建或重建后效果不佳的，应该选择截肢手术。

3）血管神经的处理：腘窝内走行的腘动脉和腘静脉周围有大量的脂肪组织，形成一个间隙，使解剖相对比较容易。一般腘窝软组织肉瘤的初次手术，瘤体与血管神经间仍有一定的组织结构屏障，手术比较简单，容易获得 R_0 切除。若病变局部侵及血管外膜，可以通过对血管外膜的剥离来完成对肿瘤的切除。当病变侵透血管外膜或者对血管形成包绕，保留血管困难时，为保证 R_0 切除，需要对血管切除并行血管重建。因此，当术前评估血管保留困难时，制定的术前计划需要包括血管移植。一般来说，腘静脉切除后侧支循环可以代偿，不会引起严重后果，可直接切除不重建。腘动脉切除后会引起远端血运障碍并引起肢体坏死，需要进行血运重建。为保证病变肢体血液回流，一般选择对侧大隐静脉血管移植。由于腘窝处血管缺损行人工血管移植重建的并发症发生情况尚不明确，远期效果尚不肯定，恶性肿瘤患者还要面临术后放疗的问题，应该尽量避免选择人工血管重建腘动脉。需要血管移植时，要提前规划手术体位和对侧大隐静脉供区消毒范围，根据术中情况，可变换体位。为避免术中医源性肿瘤种植转移，实施血管移植术时，必须严格执行无瘤原则，供区和受区器械需要严格分离。供区组织、物品可以无接触传递给受区，但受区物品不能传递回供区。

腘窝内神经与血管伴行，病变往往同时侵犯血管神经，血管组织较脆，神经组织相对质韧，解剖难度小，可以切开神经外膜游离神经。但是当肿瘤包绕血管神经，解剖分离无法获得安全切缘时，需要切除病变神经。肿瘤侵犯的神经切除后有缺损，无法直接吻合。选择神经移植重建时神经缺损处神经愈合周期长，功能恢复周期更长，存在远端废用性萎缩情况，功能恢复不能达到理想效果。对于需要术后放疗的患者，术后放疗会造成神经完全不能愈合，因此，一般不选择神经移植修复神经缺损。单纯切除腓总神经后会引起患侧踝关节背伸、外展功能障碍以及足趾背伸障碍，行走时跨阈步态，对患者生活质量有一定影响，但大部分患者可以接受。我科统计了 23 例腓总神经切除后患肢功能障碍患者，17 例患者认为功能可以接受，不接受进一步功能重建。对功能要求较高的患者，可以选择肌腱转位功能重建。重建时机分一期重建和二期重建，为减小手术难度、缩短手术时间、降低潜在污染风险，二期重建一般选择在术后 1 年以后。重建方法为选择足背伸功能的协同肌胫后肌肌腱转位，重建背伸功能。当病变同时侵犯胫后神经和腓总神经时，切除后会造成患者严重的下肢功能障碍，截肢手术是首选的手术方式。对保肢意愿强烈、局部可以获得安全的外科切除边缘的患者，可以行保肢手术。二期重建可以选择踝关节融合改善功能。

4）创面修复计划：腘窝内软组织肉瘤位于腘筋膜下的，皮肤一般不受侵及，术前切口设计除需要切除穿刺或切开活检的通道外，不需额外切除过多皮肤，创面闭合没有困难。腘窝浅层病变，皮肤受侵情况随病变大小、性质各有差异；依赖术前核磁共振判定皮肤受侵情况，保证安全边界情况下，设计切口保留正常皮肤组织。由于腘窝区域皮肤相对松弛，切开后适当游离皮瓣，大部分软组织肉瘤切除后创面闭合不困难。侵袭性比较强、瘤体巨大、皮肤侵犯多、瘤体破溃、不合理的活检切口等因素，会造成腘窝软组织肉瘤切除后皮肤缺损过多，无法直接缝合闭合创面。皮肤缺损时，试图强行缝合必然会面临切口愈合不良、切口裂开、感染等并发症，造成深层组织外露的严重后果；即使屈曲膝关节勉强可以缝合，也会造成术后膝关节伸直功能障碍；这种情况需要术前规划创面闭合计划。腘窝部位解剖特殊，缺乏肌肉覆盖，皮肤软组织缺损时常伴有血管神经外露，不能通过游离植皮来闭合创面，需要设计皮瓣移植来闭合创面。术前应该详细阅读 MRI 等影像资料，认真查体评估皮肤软组织条件，设计皮瓣。设计皮瓣的基本原则是：避繁就简、传统手术优先、就近、能带蒂不游离、只能次要部位修复主要部位。另外还要考虑供区，腘窝附近可供选择的皮瓣供区较多，一般都可以通过局部带血管蒂皮瓣移植完成修复任务。可供选择的皮瓣有：股后筋膜皮瓣、膝上内外侧皮瓣、膝内外侧皮瓣、腓肠肌肌皮瓣、比目鱼肌肌皮瓣、小腿内侧皮瓣、小腿前外侧皮瓣等。选择皮瓣闭合创面时，优先选择远端供区，当肿瘤复发需要截肢时，可选择截肢平面。如果瘤体巨大，局部皮瓣难以完成修复任务时，可以考虑选择游离背阔肌、股前外侧皮瓣闭合创面。使用游离皮瓣修复创面时仍需注意无瘤原则，不能污染供区。理论上，如果显微外科技术成熟、游离移植失败风险很小时，保证无瘤原则情况下，选择游离皮瓣移植优点更多。游离皮瓣可选择供区更多，意味着对皮瓣大小、厚度、需要携带的复合组织等要求更自由，手术污染范围更可控。

（2）手术实施：腘窝软组织肉瘤手术时体位根据病变位置、大小、侵犯情况、术者手术习惯和技术水平可采取俯卧位或侧卧位。患肢大腿根部使用气囊止血带后，视野清晰，易于术中操作，一般出血可控，常不需要术中输血。对初次手术病例，采用腘窝"S"形切口，由膝关节水平近端内侧向远端外侧延伸，可避免术后瘢痕挛缩影响膝关节功能。切口设计应该包括活检通道的切除，穿刺活检通道污染概率低、污染范围小，通道外1cm切除即可。对于切开活检后的通道，切除范围应该按照扩大切除来设计，包括皮肤活检切口周围至少2cm。由于腘窝内并没有肌肉组织即可靠的屏障来保证切缘，切除范围并不能按照普通四肢肿瘤广泛切除时设计边界来设计，理想的肿瘤切除应该做到"骨骼化"血管神经，将病变及周围软组织一并切除，仅保留腘窝内血管神经。腘筋膜非常薄且极易破碎，是一个极其重要的标志，因为它紧靠血管神经束近端（尤其是腓神经，其在腓骨头平行于筋膜深面）。腘窝的标志和各种结构常可透过腘筋膜扪及，便于切开。为了识别腘筋膜常需皮下分离，分辨出腘筋膜。腘筋膜紧贴腘窝的血管与神经组织，需要分辨腘筋膜与下方组织的间隙，切开腘筋膜，避免损伤腘窝的血管与神经。腘动、静脉从内收肌裂口穿出，在切口的近端内侧缘很容易识别腘动静脉；切口的远端外侧缘则很容易暴露位于腓骨头后方的腓总神经。切口的远端外侧缘还可以避免损伤行走于下肢内侧的大隐静脉。实际操作解剖血管神经时，首先应该在远近端正常结构内找到血管神经，充分暴露和确认血管神经束，逐渐向中间会师解剖游离神经血管束，在切除肿块前充分游离这些重要结构。当血管神经束外膜与肿瘤有粘连时，切开神经血管鞘及外膜，游离血管神经。当血管神经游离被保护后，即可在合适的边界实施肿瘤切除，将病变及侵及组织一并切除。术中切缘认定并进行冰冻切片以确定外科手术边缘。如果肿瘤包绕血管神经，需要切除，可以依前一章节描述的方法按术前规划切除重建。肿瘤切除后，可以选择蒸馏水、铂类化疗药物水溶液浸泡创腔10～20min，可以杀灭可能残留的肿瘤细胞并减低创腔种植的发生率，同时也不影响伤口愈合。也有文献报道应用无水乙醇浸泡创腔同样可以降低局部种植率，不会损伤血管神经，不影响切口愈合。浸泡后需要用生理盐水将创腔彻底冲洗干净，放置放疗定位用银夹。关节囊、韧带及周围肌腱筋膜切除后，一般不需重建。如果膝关节周围韧带切除过多，有影响膝关节稳定性的可能，可以选择肌腱转位重建。膝关节周围可供选择的韧带很多，重建难度不大。切除肿瘤后形成的创腔，可以用腓肠肌的两个头缝合在一起来覆盖填充。放置引流管后，根据术前计划选择直接缝合、局部植皮、皮瓣移植闭合创面。引流管的放置也应该遵循恶性肿瘤手术的基本规则，放置于身体长轴切口延长线上。

2. 腘窝淋巴结清扫

腘窝淋巴结转移发生较少，为非常规清扫部位，通常只有在明确存在大体转移时才行腘窝淋巴结清扫。术前计划、术中操作、创腔处理可以参考软组织肉瘤广泛切除。具体步骤如下：患者取俯卧位，患肢伸直，膝关节垫高，大腿近端止血带止血。切口取"S"形，视肿瘤解剖位置从内上向外下或相反，游离两侧皮瓣，暴露股二头肌、半腱半膜肌的肌腱和腓肠肌的内外侧头，其所围成的菱形区域即为清扫的范围。四周沿肌筋膜表面将脂肪组织分离，胫神经和腓总神经可锐性游离保护。转移肿大的淋巴结往往位置较深，位于静脉表面。深部打开腘动、静脉血管鞘，结扎血管分支，小心分离保护血管主干，完整移除病变组织（图3-3-7）。

病例介绍：

患者女性，19岁，左腘窝滑膜肉瘤术后复发。A 手术切口设计。腘窝"S"形切口避免术后膝关节伸直受限；B MRI的T_2压脂像见腘窝复发肿瘤，边界不规则；C 术中分离并保护胫神经和腓总神经；D 术中"骨骼化"腘窝处主要血管神经，并彻底清扫腘窝淋巴结、软组织及部分关节囊。

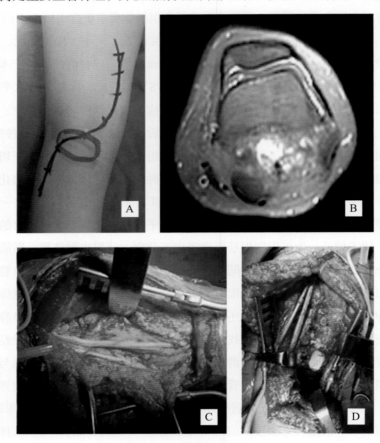

图 3-3-7　腘窝淋巴结清扫

3. 截肢术

（1）截肢术手术指征：

1）初次治疗患者：瘤体巨大，侵犯重要组织结构，无法在安全边界内完成整块切除的。由于组织侵犯太多，虽然可以获得安全边界切除，重建术后功能差或不能保留肢体的。

2）病变侵犯主要血管神经：手术方案在术前计划已经部分讨论过，当肉瘤侵犯主要血管意味着肿瘤侵袭性较强，伴随着较高局部复发和转移风险，通常预后不良。即使可以获得安全切缘并且可以采用血管移植来重建血运，仍首先推荐截肢术。腘窝内血管和神经伴行，当侵犯血管时往往同时累及主要神经。神经切除后神经移植重建功能较差，依靠二期重建恢复功能。术前评估如果重建后功能不能满足生活需要，截肢后佩戴假肢功能优于重建肢体，通常建议行截肢术。

3）复发病例：软组织肉瘤首次手术至关重要，如果不能获得R_0切除，复发概率高。肿瘤局部复发意味着首次手术外科边界不够，手术野存在广泛污染可能，再次手术仍存在较高的复发概率。术前详细阅读 MRI 等影像学资料，判定再次手术根治可能。对首次手术污染范围局限、没有突破局部屏障、还有保肢可能的，推荐行广泛切除术。当复发病灶不止一处，复发病灶巨大，复发病灶突破间室，肌肉间隙复发和血管神经周围复发则应选择截肢。

4）破溃或感染：对于局部破溃合并感染病例，需要结合局部软组织条件和 MRI 等影像学资料综合评估。对于病变局限、表浅的，仍可尝试保肢，但需要切除更多的正常组织获得 R_0 边缘。对于范围大、合并深部感染的，不建议行保肢治疗。

（2）截肢术手术方式：

恶性肿瘤的截肢术以根治肿瘤为目的，外科边界的问题同样存在，截肢按肿瘤学边界分类包括囊内、边缘、广泛、根治截肢，必须至少达到广泛截肢的标准。需要提前规划截肢平面，术前借助 MRI 评估软组织受累的最高点，截骨必须在该平面近端至少 5 ~ 10cm。皮瓣设计也不应该拘泥于常规截肢手术的要求，在保证肿瘤 R_0 切除的前提下，可以根据 MRI 评估的软组织受累情况、既往放疗部位和周围软组织条件灵活设计。大腿肌肉丰富，截肢后皮瓣或肌瓣易于愈合。对于腘窝恶性肿瘤经膝关节离断不能获得安全外科边界的，一般选择膝上截肢，截肢平面可以在股骨远端（股骨髁上）或股骨中段（股骨干）。

手术方法：患者取俯卧位，术区常规消毒铺巾。最常见的皮瓣为前侧和后侧"鱼嘴样"皮瓣，建议在术前即绘出手术切口。与皮肤边缘垂直切开皮肤、浅筋膜和皮下组织。应用电刀分离，将肌肉切成斜面。分离大的血管，结扎缝扎。神经自肌肉组织床轻柔地牵出约 2cm，局部利多卡因封闭，用不可吸收缝线结扎后切断，任其回缩。保护好软组织，用线锯或摆锯截骨，股骨截骨断面应打磨光滑。骨端必须有足够的肌肉组织覆盖包裹以避免假肢的压迫。股四头肌和腘绳肌覆盖骨端并相互缝合在一起。髋关节屈肌强于伸肌，因此腘绳肌应当比股四头肌切除更多，当两者缝合在一起时，保持腘绳肌张力更大些。之后再与髋内收肌缝合，并在股骨残端钻孔将内收肌与股骨缝合固定。在创腔深层和浅层放置闭式负压引流，紧密缝合浅筋膜，伤口管型加压包扎。绷带必须包扎至腹股沟近端并以腰带固定，以防止髋关节屈曲挛缩。

4. 腘窝良性肿瘤及瘤样病损的手术

（1）腘窝良性肿瘤手术方式：

1）普通的良性肿瘤：一般边界清楚，很少侵犯周围组织，大部分对血管神经仅仅是挤压推移，不会形成包绕。神经良性肿瘤对切除技术要求低，边缘切除即可，一般手术难度不大。对于瘤体巨大、手术有难度的，可以囊内分块切除。

2）神经源性肿瘤：起源于神经束或者神经外膜，起源于神经外膜的手术比较简单，可以保留神经功能。起源于神经束的神经纤维瘤，对载瘤神经的取舍需要综合考虑。有条件做术中神经功能检测的可以借助神经功能检测判定载瘤神经功能，决定取舍。一般根据患者的年龄、功能需求、神经支配区域功能是否有代偿可能等权衡利弊。切除方式可以选择载瘤神经的完整切除或保留神经的减瘤切除。

3）血管源性肿瘤：血管瘤虽然是良性肿瘤，但是呈侵袭性生长，会侵犯周围软组织，包括血管、神经，甚至骨骼。蔓状血管瘤和大部分海绵状血管瘤需要手术治疗。血管瘤切除边界虽然不用参照恶性肿瘤边界来切除，但是病灶必须完整切除，否则极易复发。血管瘤侵犯重要血管神经时，完整切除困难的，为保留肢体功能，可以允许部分病灶残留，借助术后放疗控制复发。

（2）腘窝交界性肿瘤手术方式：

交界性肿瘤局部侵袭性生长，局部生物学行为有恶性特征，边界不清，复发率高。腘窝交界性肿瘤手术方式应该按照软组织肉瘤的手术方式来实施。由于边界不清，和正常组织边界更难把握，部分交界性肿瘤例如侵袭性纤维瘤质地硬、活动度小，手术操作中交界性肿瘤手术难度不低于恶性肿瘤。

（3）瘤样病损手术方式：

1）腘窝囊肿：传统手术方法要求沿滑囊钝性分离囊肿与周围组织，向其深部和根部解剖，尽量保持滑囊不破。笔者认为，腘窝囊肿本质是滑液疝，可以按疝的处理原则来处理，不需要按照肿瘤的手术方法来处理。统计10年内笔者实施腘窝囊肿手术近53例，手术时间20～40min，无1例复发。经验分享如下：大部分腘窝囊肿是继发疾病，术前需要综合评估、积极治疗原发病，只有积极治疗原发病才能杜绝复发。术中依病变范围、术者习惯，体位可以选择俯卧位、侧卧位，由于腘窝囊肿多发于内侧，平卧位屈曲膝关节也可完成手术。腘窝囊肿病变局限，没有周围组织侵犯，囊壁血运不丰富，借助或不借助气囊止血带均可顺利完成手术。在腘窝内侧做一约7～8cm的"S"形切口，切开皮肤、皮下至深筋膜，显露膨出的滑囊。囊肿内一般半透明状，内为淡黄色的液性物质或胶冻状稠厚液体，均为无菌无瘤液体，可以直接切破囊壁，将囊内容物吸引干净。囊内容物抽吸干净后，囊壁塌陷，与周围组织解剖关系更容易鉴别，手术操作更安全、简单。此时可用血管钳囊内探查囊肿根部，寻找关节液漏出口，探查清楚后，剥离囊壁至根部，完整切除囊壁。囊壁切除后，可以直视下看到关节囊漏口。使用无菌注射器经膝关节前方穿刺，注入50～100ml甚至更多生理盐水，活动膝关节，可以看到生理盐水经漏口流出。此举既可以再次确认关节囊漏口，也可以对关节冲洗，减轻炎症反应，降低复发率。将盐水抽吸干净后，将漏口通道膜性结构切除暴露出新鲜结构，然后贯穿缝合，放置引流管，加压包扎，关闭切口。

2）腘窝色素沉着绒毛结节性滑膜炎：对于局限性疾病，不管发生在何部位，通过彻底切除都能够治愈。但是弥漫性疾病，单靠手术治疗复发率较高，可以借助术后放疗控制局部复发。手术时需要前后路联合完成切除。患者麻醉起效后取仰卧位，术野常规消毒铺巾，患肢大腿根部上气囊止血带。采取膝关节前侧切口，切开皮肤，分离皮下组织，暴露膝关节滑膜。将膝关节前侧全部病变滑膜切除。冲洗，留置引流，逐层关闭切口后加压包扎。将患者翻身后取俯卧位，消毒铺巾，取腘窝弧形切口，切开皮肤，分离皮下组织，暴露膝关节后侧滑膜，将膝关节后侧全部病变滑膜组织切除。冲洗，留置引流，逐层关闭切口后加压包扎。

5. 术后管理

（1）围手术期管理：

术后体位一般选择患肢抬高，膝关节屈曲15°～30°。腘窝部位手术术后常规弹力绷带加压包扎，可以减轻肢体肿胀、减少术后渗血。弹力绷带压力需要适中，以可以伸入一到两个手指为宜，包扎过松起不到压迫效果，包扎过紧影响静脉回流反而加重肢体肿胀，甚至有诱发下肢深静脉血栓形成的风险。一般术后需常规预防下肢深静脉血栓治疗。引流管通常在术后第3、4天或引流管每天引流量少于50ml时拔除。不同手术方式术后患肢制动时间不同，常规软组织肿瘤、截肢术后1周，皮瓣移植、创面植皮2周，有韧带或者关节囊重建者术后3周。腘窝囊肿术后患肢制动3周，膝关节6周后开始功能锻炼。患肢制动期间，足踝关节可以屈伸功能锻炼。制动期过后即可以开始积极的康复锻炼。

（2）术后辅助治疗：

术后辅助化疗会对伤口愈合产生影响，一般术后2周伤口拆线后进行辅助化疗。对于转移复发风险高、化疗敏感病例确需尽早实施化疗病例，术后1周依据伤口愈合情况判断是否开始化疗。在伤口拆线前开始化疗病例，拆线时间延迟至术后3周。对于需要应用抗血管生成的靶向药物治疗病例，术后开始用药时间原则上是1周后。目前没有关于术后免疫治疗对伤口愈合影响的研究。全麻术后过早应用免疫治疗对潜在发生免疫相关肺炎的风险的研究也没有报道。术后放疗应该于术后4～8周，待切口完全愈合、皮肤反应减轻后开始。由于腘窝处缺乏肌肉覆盖，术后放疗会引起皮肤和切口并发症，有血管神经暴露风险，需要与放疗专业人员及时沟通放疗剂量、皮肤情况。我科曾发生腘窝淋巴结清扫术后放疗引起皮肤溃烂、继发血管破裂大出血病例，值得警惕。

（3）术后复查：

术后复查周期依不同瘤种而异。临床表现比较温和的良性病变，术后半年、1年复查，随后每年复查至术后5年。侵袭性比较强、复发风险高的良性肿瘤和交界性肿瘤，需要按照软组织肉瘤的标准复查周期复查。软组织肉瘤标准复查周期为术后2年内每3个月一次，术后2～5年每6个月复查一次，术后5～10年每年复查一次，术后10年后可以不再复查。临床实际工作中可以不过于教条地安排复查周期，对恶性程度高、复查中有可疑复发或转移者需要密切复查，复查周期可以缩短；对恶性程度低、既往复查没有可疑复发或转移者可以根据具体情况适当延长复查周期。低度恶性肿瘤，复发周期较长，超过10年也有复发或转移。恶性病变复查项目包括胸部CT，腹部盆腔超声，区域淋巴结超声，病变部位MRI。由于MRI费用高，预约周期长，部分患者有禁忌，因此在超声技术成熟的医院病变局部也可以选择超声来排查。对于良性病变，仅复查局部MRI或者超声即可。

三、肘窝肿瘤

肘窝软组织肉瘤的发病率非常低，约是腋窝软组织肉瘤发病率的1/10。手术治疗往往是软组织肉瘤的主要治疗手段，但由于肘窝局部解剖结构复杂，有众多的血管和神经及其分支通过，给手术治疗带来了很多困难。因此发生于肘窝的软组织肉瘤治疗困难，患者总体预后较差。

（一）应用解剖

1. 肘窝的境界

肘窝位于肘关节前面，是上臂和前臂的移行部位，为肘前区的三角形凹窝，其尖指向上肢远侧，底位于上肢近侧。肘窝的上界为肱骨内、外上髁的连线，下外侧界为肱桡肌近端的内侧缘，下内侧界为旋前圆肌近端的上缘。自皮肤由浅至深解剖层次依次为皮肤、肘浅筋膜、深筋膜和肱二头肌腱膜、肱肌的远端、旋后肌的掌面和肘关节前方关节囊（图3-3-8）。

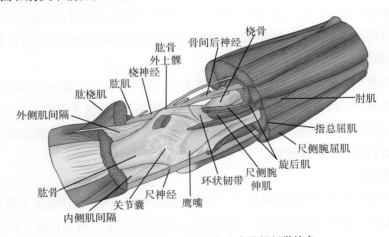

图3-3-8　肘窝的重要肌肉起止点及解剖学特点

2. 肘窝内的重要血管与神经

肘窝内有重要的血管和神经通过，其尺侧为正中神经，中间为肱动脉及其分支和两条伴行静脉，桡侧是肱二头肌肌腱和桡神经及其分支。

（1）肘窝的浅层结构和深筋膜：

　　肘窝的浅层结构皮肤薄而柔软，浅筋膜疏松。肘窝的深层筋膜上接上臂筋膜，下连前臂筋膜，肱二头肌肌腱的部分纤维向内下发散融入肘前区和前臂内侧的深筋膜，形成肱二头肌腱膜，它有自动使前臂旋后的功能。该腱膜与肱二头肌肌腱交界处，是触摸肱动脉搏动和测量血压的听诊部位。肘部筋膜向远端移行为前臂筋膜。

　　（2）肘窝内的血管：

　　浅层主要为头臂静脉和贵要静脉，分别行于肱二头肌肌腱的外侧和内侧，在肘前区相互交通，多借助肘正中静脉作为交通支。肘正中静脉自头静脉分出，斜向内上方注入贵要静脉，在肘窝中部与深部静脉之间有恒定的交通支相连。因此该静脉位置比较固定，临床上常经此进行静脉穿刺。但肘正中静脉变异较多，有的个体肘正中静脉很粗大，可将头静脉的全部或大部分血液分流至贵要静脉，致使头静脉上段变小甚至缺如。深层主要是肱动脉，肱动脉在肘窝深筋膜的深面、肱二头肌肌腱的内侧穿越肘窝；在桡骨颈平面约平肘横纹下 1cm 处分为桡、尺动脉。桡动脉较细，越过肱二头肌肌腱表面斜向外下，至前臂肱桡肌内侧，发出桡侧返动脉绕桡骨颈向外后上行，走在肱桡肌与旋后肌、肱肌之间与桡侧副动脉吻合，发出肌支营养邻近肌肉。尺动脉较粗，向下内走在屈肌群和正中神经的深面，发出尺侧返动脉。尺侧返动脉分前、后支，前支在肱肌与旋前圆肌之间上升，与尺侧下副动脉吻合；后支走在内上髁后方、尺侧腕屈肌两头之间，与尺侧上副动脉吻合并参与肘关节网。骨间总动脉多由尺动脉根部发出，分前后两支。肘窝动脉走行中均有静脉伴行，且形成肘窝动脉网，该结构往往造成肘窝部位肉瘤手术中易出血。

　　（3）肘窝的神经：

　　正中神经在肘部呈内（前）外（后）面和前（外）后（内）缘的方位，伴肱动脉夹于肱二头肌肌腱与旋前圆肌的沟中下行，继穿旋前圆肌肱、尺二头之间入前臂。在肘部发出四条分支，分别是旋前圆肌支、桡侧腕屈肌支、指浅屈肌支和指深屈肌支。桡神经出现于肱肌和肱桡肌之间的沟中，常于外上髁下方 1cm 处分为浅、深支（分叉位置变动于髁上方 3cm 至髁下方 3cm 的范围内）。浅支沿肱桡肌前缘深面下行，深支穿旋后肌两层之间，绕桡骨颈达背面。桡神经在肘部发出 4 条分支，分别是肱肌支、肱桡肌支、桡侧腕长伸肌支、桡侧腕短伸肌支。尺神经沿肱三头肌内侧头表面、行于臂内侧肌间隔和内上髁后面，继而通过尺侧腕屈肌肱、尺二头之间下降。当发生肱骨髁上骨折时，可合并肱动脉压迫或损伤，或桡神经、正中神经的压迫和损伤。肘窝部位的皮神经分为前臂内侧皮神经和前臂外侧皮神经。

　　（4）肘窝的淋巴结：

　　浅层淋巴结又称滑车上淋巴结，位于肱骨内上髁上方，约 1～3 个，收纳手和前臂尺侧半的淋巴结，输出管伴肱静脉注入腋淋巴结外侧群和中央群。深层淋巴结位于肱动脉末端附近，尺动脉起始处，收集前臂深部的淋巴液，注入腋淋巴结。手及前臂软组织肉瘤患者易造成肘窝部位淋巴结的转移。

（二）手术治疗评估和切除原则

1. 深筋膜浅面的肿瘤

　　肘窝的深筋膜虽然不如前臂的深筋膜典型，但较腋部的致密，屏障作用也优于腋部，特别是肱二头肌腱膜走行区。生长在深筋膜浅面的肉瘤，做包括深筋膜的切除术，效果良好。在切除时，应包括肱二头肌腱膜和肘部的浅静脉。在手术前，还要检查肘窝淋巴结，如有可疑阳性的肿大淋巴结，应同时切除。肘窝的皮肤及皮下组织较为松弛，较小范围的切除，多能直接缝合；肿瘤切除术后缺损的宽度超过3cm，底层仍有较好的软组织创面，应考虑游离植皮。如肿瘤切除术后不能直接缝合或无良好的软组织基底供游离植皮，应作皮瓣转位覆盖。上臂内、外侧皮瓣，不需牺牲主干血管，均可较松弛地带蒂转位。在进行跨越肘关节平面的直接缝合时，应注意缝合口勿与肘关节面垂直，以免出现术后瘢痕挛缩，发生伸肘困难。浅静脉最好至少保留一条，否则易出现远端水肿。

2. 深筋膜深面的肿瘤

原发部位在深筋膜深面的肉瘤，完全位于肘窝内者较少，往往是肉瘤的一部分在上臂的近端，而远端侵犯入肘窝；或者是前臂近端的肉瘤往近心端生长侵犯肘窝，偶尔也可见到跨越肘窝者。去除位于肘窝的肿瘤，是保肢治疗中的难点之一。手术切除的方法是尽量扩大应用屏障切除原则的范围，以减少复发的机会，并应遵循以下四个原则：

（1）保留主要的神经血管，尽可能多地切除肿瘤及被肿瘤浸润的组织，使尽可能多的部位或界面，达到理论上的阴性，术后补充放射治疗。

（2）按照屏障切除的原则作肿瘤切除，同时包括主要的神经和血管，然后作损毁结构的重建。但肘窝区窄小，又缺乏天然屏障，很难达到理想的屏障切除。有不少界面，可能仍是边缘切除，不能达到理论上的阴性切缘，而功能丧失却十分严重，常使得保肢的初衷与结果不相符。因此选择第一种方案更实际，可能效果更好。

（3）瘤段切除断臂再植也曾作为一种方法在临床使用，但由于有神经、血管切除后的同样问题和通常不能做到肌肉起、止点的切除，因而仍不能达到根治。而高位断肢再植对全身干扰较大，存在一定危险，功能恢复多不理想。因此，此种手术方法应该慎重使用。

（4）肘上截肢术作为肘窝软组织肿瘤的最终外科治疗手段，适用于上肢肿瘤范围广泛、不能被局部切除的侵犯肘窝范围较大的高度恶性软组织肉瘤。

（三）肘窝区域常见肿瘤

肘窝部位的软组织肿瘤相对于腘窝和腋窝来说，并不是常见的发病部位。但临床上仍然可以见到少数发生在肘窝的软组织肿瘤，下面介绍部分可能发生在肘窝附近的软组织肿瘤。

1. 良性肿瘤

（1）肘窝血管瘤：

肘窝血管瘤是发生于肘关节滑膜表面的血管良性增生性病变，在临床上并不多见。和腘窝血管瘤一样，肘窝血管瘤并无特异性临床表现，容易误诊。

1）病因及发病机制：滑膜血管瘤起源于滑膜下层的间叶组织，是一种血管性病变，含有不同数量的脂肪、纤维和肌肉组织，血管内有血栓。当病变完全位于关节内时，通常边界清楚，完全被包裹，常通过固定的蒂附着在滑膜上，大小不等，分别附着在滑膜的一个或多个面。

2）临床表现：肘窝血管瘤的患者主要症状是肘关节疼痛或者肘关节的活动受限，尺骨鹰嘴皮下可触见明显包块，界限清楚，质软，可活动，且明显压痛。当伴有关节出血时，表现为发作性关节疼痛加剧，发作前有轻微外伤史，关节肿胀，可抽出血性液体，血肿吸收后症状减轻。

3）影像学表现：对临床上有不明原因的反复发作的肘关节肿痛、轻微外伤后疼痛加重、自发性关节内积血及关节活动受限的患者，应考虑肘窝血管瘤的可能。①X线：部分肘窝血管瘤的患者X线表现正常，部分患者X线可以显示软组织肿胀，关节周围肿物和关节积液或侵蚀；②血管造影：和X线相比，血管造影能提供更多的特异性信息。血管造影常显示血管性病变，并能够显示血管瘤的特异性病症；③CT：肘关节的对比增强CT能显示典型的不均匀性软组织肿块，其软组织衰减率接近骨骼肌，并可见接近脂肪的衰减减低区。增强CT还能有效显示静脉石和周围的斑片状强化，以及病变内增强的管状区域和血池。在部分病例中，CT可以显示肿块的粗大供血血管和引流血管，以及皮下增粗的静脉；④MRI：MRI显示肿块T_1WI呈等低信号，T_2WI呈"葡萄串"样高信号或不均匀等低信号，其内见条索状或网格状低信号分隔。肘窝血管瘤的信号强度特征和多个因素有关，包括流速缓慢，血栓，血管闭塞，不流动血液内自由水含量增加，积聚在扩张的血管和扩大的血窦内，脂肪组织含量。

4）外科治疗：患者平卧位，术区常规消毒铺巾，患肢上臂置气囊止血带。根据瘤体范围取内侧或外侧切口入路。局限型滑膜血管瘤病变，用电刀彻底切除病变的滑膜或软骨组织，包括瘤体基底部及周围受累的滑膜组织；弥漫型滑膜血管瘤病变，病变可超出关节囊，合并肌肉、皮下组织及皮肤不同程度病变，彻底切除病变的滑膜、关节软骨、骨膜、关节囊及关节囊外软组织，电刀灼烧受血管瘤组织侵蚀骨皮质形成的血管孔，必要时配合骨蜡填塞止血。根据术中情况转移皮瓣修复皮肤、软组织大块缺损或带蒂肌瓣修复关节囊。大量生理盐水、过氧化氢及稀碘伏溶液冲洗创面及关节腔，肘关节内置创腔引流，术后持续负压引流，弹力绷带包扎患肢。

（2）肘窝囊肿：

1）临床表现：肘窝部位的囊肿和其他屈窝部位的囊肿类似，并无特殊表现。开始为肘窝内隐袭性肿胀，伴有机械性伸肘或屈肘运动障碍，偶尔会因张力持续增加而有轻微疼痛。囊肿较大时可妨碍肘关节的伸屈活动，但大多数患者自觉症状不明显。体格检查可以发现在肘窝部可触及表面光滑、质地柔软、有波动性的肿物，压痛不明显，与皮肤或其他组织不粘连。

2）外科治疗：患者取仰卧位，术区常规消毒铺巾，患肢上臂上气囊止血带。切开皮肤，充分暴露肘窝结构，注意保护正中神经、肱动脉和两条伴行静脉及桡动脉、桡神经及其分支，显露囊肿并钝性分离囊肿与周围组织，在囊肿的蒂部钳夹后切断，将蒂断端贯穿缝合结扎以关闭通道。冲洗，逐层关闭切口后加压包扎。

（3）肘窝色素沉着绒毛结节性滑膜炎：

1）病因和发病机制：肘窝色素沉着绒毛结节性滑膜炎病因不明，有学者认为是慢性炎症反应；有学者认为是滑膜细胞瘤性病变；还有学者认为肘窝色素沉着绒毛结节性滑膜炎具有炎症和肿瘤双重性，是介于炎症和肿瘤之间的病变；也有学者认为肘窝色素沉着绒毛结节性滑膜炎可能与脂质代谢紊乱以及创伤和出血有关。

2）临床表现：肘窝色素沉着绒毛结节性滑膜炎同其他部位的色素沉着绒毛结节性滑膜炎一样，其病程较长，症状呈进行性发展。肘窝色素沉着绒毛结节性滑膜炎可有肘关节的肿胀和进行性加重的疼痛，疼痛轻重不一。皮肤温度升高或正常，局部可有压痛，关节活动可受限。患者可伴或不伴有创伤史。

3）影像学表现：①X线：最常见的表现是关节软组织密度增高，有时可见关节囊内结节状及分叶状肿块影；②CT：CT能有效显示病变范围，CT值增高的原因是滑液内铁含量升高，这一特征有助于鉴别诊断；③MRI：可见关节滑膜弥漫结节状增生，T_1WI多为近似于肌肉信号的散在低信号区，代表肥大滑膜中含铁血黄素沉着；而T_2WI时信号更低，还可伴有关节积液或关节空间缩小等征象。

4）外科治疗：患者麻醉后取仰卧位，术野常规消毒铺巾，患肢肱骨近端置气囊止血带。以肘窝中心作弧形切口，逐层切开皮肤、皮下、深筋膜。暴露棕褐色绒毛状肿块，完整将肿块与周围软组织分离并切除干净，注意不要损伤肘窝重要的神经和血管。冲洗，留置引流管，逐层关闭切口后加压包扎。

2. 恶性肿瘤

肘窝区域的恶性软组织肿瘤相对少见，此处重点介绍肘窝上皮样肉瘤、多形性未分化肉瘤。

（1）上皮样肉瘤：

上皮样肉瘤是代表一类形态学上具有相似特征性表现的肿瘤，易与多种良、恶性疾病混淆，特别是肉芽肿性病变、滑膜肉瘤和溃疡性鳞状细胞癌。

1）流行病学：上皮样肉瘤是少见的恶性软组织肿瘤之一，据文献报道约占全部软组织肉瘤的 1.9%，无种族差异，好发于 26 岁（10 ~ 35 岁）青壮年，在儿童和老年人少见，但任何年龄均可发病，男性多见，男女比为 1.5 ~ 3.5 ∶ 1。发病原因不明，20% ~ 25% 有外伤史或在上皮瘢痕的基础上发生，与大多数软组织肉瘤一样，上皮样肉瘤没有确定的危险因素。创伤可能是肿瘤发生的因素，发病机理尚不明确。

2）临床表现：上皮样肉瘤通常发生于手指、手掌及前臂的屈肌面，其次为膝部及小腿（特别是胫前区）、臀部、大腿、肩部、手臂、脚踝、足和足趾。躯干和头颈部罕见，但头皮除外。上皮样肉瘤可发生于阴茎，其他少见部位还包括外阴、会阴、宫颈、肺和硬脑膜。肿瘤可发生于浅表和深部软组织。当发生于浅表部位时，常表现为质硬的单一或多发结节，具有胼胝样密度，常被描述为生长缓慢的无痛性"木质样硬结"或"质硬隆起"。位于真皮的肿瘤通常隆起高出皮肤表面，且常在首次发现后数周或数月内形成溃疡。此类病变可能被误诊为"硬结溃疡"、"引流脓肿"或"感染疣"，且经强化治疗仍不愈合。深在病变通常紧贴肌腱、腱鞘或筋膜结构，肿瘤较大，边界不清，表现为硬化区或多结节状包块，有时可随肢体运动而轻微移动。除非肿瘤侵犯大神经，否则疼痛或触痛症状不明显。肿瘤大小从几毫米到数十厘米不等，甚至更大，但在切除时多介于 3 ~ 6cm。由于一些病变呈多结节状，因此确定其实际大小通常比较困难。

3）影像学诊断：X 线检查可见明确的软组织肿物，偶尔伴有斑点状钙化。可见骨皮质变薄及磨损，罕见骨浸润及骨破坏。MRI 在判断肿瘤范围及确定手术范围方面非常有用。

4）病理学表现：大体检查通常可见单发或多发结节，最大径 0.5 ~ 5.0cm。深部肿瘤附着于肌腱或筋膜上，体积较大，表现为质硬、边界不规则的多结节状肿物。切面可见有光泽的灰白或黄褐色斑点。由于肿瘤灶状坏死及出血，局部可呈黄色或褐色。

上皮样肉瘤具有两种主要类型：经典型及中央型。组织学上，经典型上皮样肉瘤细胞呈显著的结节状排列，具有中央退变和坏死倾向，细胞呈上皮样具有嗜酸性胞浆。细胞可表现为含深红色胞浆的卵圆形或多角形大细胞，也可表现为肥胖的梭形细胞。部分病例以梭形细胞为主（"纤维瘤样"型），掩盖上皮样特征及结节状外观。一般而言，细胞多形性不明显，上皮样细胞与梭形细胞融合，不会呈现滑膜肉瘤明确的双相分化和假腺样结构。一些肿瘤细胞黏附性缺失伴继发出血，与血管肉瘤非常相似；而在另一些病例可见细胞内脂滴，类似上皮样血管内皮细胞瘤中的初始管腔。细胞间可见丰富的致密、透明胶原沉积，加之嗜酸性胞浆，形成肿瘤的深红色外观。10% ~ 20% 的病例可见钙化及骨化，但软骨化生罕见。大多数病例可见慢性炎细胞聚集于肿瘤结节周边，类似慢性炎症性病变。

5）免疫组织化学表现：多数上皮样肉瘤表达低分子量和高分子量细胞角蛋白、EMA 和波形蛋白。然而不同肿瘤之间，以及同一肿瘤不同部位之间免疫反应强度差异较大。有学者大规模免疫组化研究发现，肿瘤波形蛋白、EMA、CK8 和 CK19 阳性率分别为 100%、96%、94% 和 72%。部分病例呈 CK7 和 34βH12 局灶阳性。通常上皮样区域比梭形细胞区域的细胞角蛋白表达更加显著。60% 的病例 CD34 阳性。近来 Kato 等发现此肿瘤 CA-125 一致强阳性，部分患者血清 CA-125 升高，提示这一指标有可能作为肿瘤监测的血清标志物。通常不表达 S-100 蛋白、神经微丝蛋白、癌胚抗原、血管假性血友病因子和 CD31。

6）超微结构表现：肿瘤细胞的分化显示从上皮细胞至未分化成纤维细胞样间叶组织的特点，超微结构包括形成桥粒样细胞间连接、胞质内中间丝聚集：弥散分布，呈束状或漩涡状排列。胞浆内有囊状扩张的粗面内质网，形状不一的小泡、质脂，在被覆腔隙表面有微绒毛。

7）细胞遗传学表现：上皮样肉瘤的细胞遗传学数据相对有限，尚未发现其特征性改变。个别情况下可见 8q、18q11 和 22q11 重排。INI1 基因受累被认为是恶性肾外横纹肌样瘤的重要发病因素，由于 22q11 为肿瘤抑制基因 INI1 所在的位置，因此这一位置受到特别关注。

8）鉴别诊断：上皮样肉瘤的组织学、电镜及免疫表型并不具有诊断特异性，必须将临床资料、肿瘤组织形态、免疫组化甚至超微结构等相结合进行评价。鉴别诊断主要应考虑以下情况。①良性病变，一般情况下与感染性肉芽肿、渐进性脂肪坏死相鉴别，因为上皮样肉瘤病程长、肿瘤生长缓慢，在初始阶段仅表现为小的、单个或多个结节，伴轻微疼痛，而无恶性肿瘤的明显症状，有的可伴有皮肤溃疡，镜下也显示肉芽肿性病变等。但上皮样肉瘤坏死结节中可见肿瘤细胞残存，区别于炎症情况下发生的坏死。②恶性病变，主要有滑膜肉瘤、上皮样血管肉瘤、恶性周围神经鞘膜瘤、恶性黑色素瘤、溃疡性鳞癌等。滑膜肉瘤：在一些病例中滑膜肉瘤的鉴别诊断是困难的。滑膜肉瘤中虽然也存在上皮样瘤细胞及梭形细胞瘤，但瘤细胞间有较明确的分界而形成双相分化形态，这与上皮样肉瘤中两种形态瘤细胞逐渐移行不一样，且上皮样肉瘤多发生在手指、手和前臂，并可引起皮肤溃疡，而滑膜肉瘤多发生在大关节附近。上皮样血管肉瘤：上皮样肉瘤与上皮样血管肉瘤具有相似的特征。组织学上，二者均由含胞浆空泡的上皮样大细胞组成。此外，上皮样肉瘤可具有出血性假血管肉瘤表现。由于上皮样血管肉瘤有时也可表达细胞角蛋白及 CD34，使得二者更难鉴别。特异性内皮标志物（如血管假性血友病因子和 CD31）在上皮样肉瘤中的表达缺失，有助于鉴别诊断。恶性周围神经鞘膜瘤和恶性黑色素瘤：恶性周围神经鞘膜瘤 S-100 阳性，CK 及 EMA 阴性，而上皮样肉瘤不表达 S-100、CK 及 EMA 阳性。恶性黑色素瘤的细胞异型性明显，偶见黑色素 S-100 蛋白阳性和 HMB45 阳性。溃疡性鳞癌：一些上皮样肉瘤与溃疡性鳞癌的区别是困难的，然而上皮样肉瘤在邻近上皮部位缺乏角化珠和角化不良表现。免疫组化检测，大多数上皮样肉瘤 cyclinD1（细胞核）阳性，CD5/6 阴性，而鳞状细胞癌免疫表型恰恰相反。

9）临床病程和治疗：手术是治疗上皮样肉瘤的主要手段，大部分学者认为该肿瘤侵袭性强，可沿淋巴管、血管转移，主张广泛性或根治性手术，但术后复发率高。有学者研究 202 例患者的随访数据，结果显示复发和转移率分别为 77% 和 45%，32% 的患者肿瘤是其死亡的直接原因。鉴于上皮样肉瘤的生物学特点，应充分考虑手术切除的彻底性。鉴于上皮样肉瘤淋巴结的高转移率，与其他软组织肉瘤不同，淋巴结清扫在上皮样肉瘤的治疗中占有重要地位。但如果都进行淋巴结清扫，肯定会造成不必要的损伤，应尽量明确区域淋巴结状态，可进行淋巴结粗针穿刺活检等。

放疗治疗上皮样肉瘤报道较少，只有小样本的报道，随访时间也有限。上皮样肉瘤的化疗报道的样本量也较小，最佳的化疗方案还需进一步探讨。

10）病例介绍：

患者男性，43 岁，右肘窝肿物，伴右上肢酸胀感、无力及右肘部屈伸障碍，右手指尖麻木，无局部压痛。影像学检查核磁共振发现右肘窝软组织团块影，呈分叶状，T_1WI 等低信号影，T_2WI 压脂呈稍高信号影，扩散加权像呈高信号影，边界尚清，周围软组织内见条片状 T_2WI 压脂高信号影（图 3-3-9）。所示骨质信号未见明显异常。右侧腋窝多发结节样软组织信号影，T_2WI 压脂像呈稍高信号，较大者短径约 8mm；注入 Gd-DTPA 后右侧肱骨内侧软组织内肿块影动脉期不均匀强化，延退期持续强化，较大截面大小约 36mm×28mm×43mm。初步考虑是恶性软组织肿瘤，经活检证实是上皮样肉瘤，化疗后给予扩大切除，考虑如术中肱血管受侵犯无法与瘤体分离，术前备自体大隐静脉移植。术中可见肘窝质韧肿物，与正中神经、尺神经、肱动脉密切粘连，正中神经受压变细，受压远端神经束增粗、水肿。完全剥离松解肱动脉、正中神经、尺神经在肘窝及前臂远段 10cm 走行区，切除前臂内侧皮神经后，从肱骨内侧髁上连同骨膜完整切除肿瘤组织（图 3-3-9）。术后 2 周开始化疗，术后 4 周追加放疗。

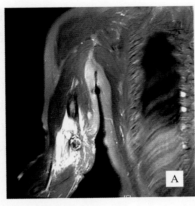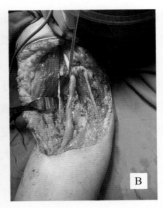

图 3-3-9　A 术前 MRI 示肿瘤位于肘窝，范围广泛；B 术中肿瘤切除后大体像，显示肱动脉、正中神经和尺神经

（2）肘窝未分化多形性肉瘤（恶性纤维组织细胞瘤）：

未分化多形性肉瘤指无明确分化界限的一类异型性肿瘤，按病理类型可分为：成纤维细胞型、巨细胞型、黏液样型、炎性细胞型和血管瘤样型五种亚型。

1）临床表现：恶性纤维组织细胞瘤多见于 50 ~ 70 岁成人，但各年龄组均可发病。患者多因大的（＞ 5cm）无痛性肿块就诊。大腿是最常见的发病部位，肩背部、肘窝等也可发生。

2）影像学表现：常规放射学检查可显示软组织密度，但通常是正常的。MRI 通常显示一个边界清楚的肿块，在 T_1WI 上呈低信号而在 T_2WI 上呈高信号。较大的肿瘤 MRI 图像上常显示有中心性坏死。

3）治疗：对于肘窝的恶性纤维组织细胞瘤，治疗常采用广泛性切除。对于瘤体较大或切缘距离瘤体较近的病例，可采用放疗作为辅助治疗，在术前或术后施行放疗均可。对于最初认为不能切除的肿瘤，应强烈考虑术前放疗。化疗的使用虽然之前有较大争议，但随着近几年来药物研发的进步及靶向药物的使用，恶性纤维组织细胞瘤的辅助化疗也能使部分患者获益。

（四）肘窝软组织肉瘤截肢术

随着综合治疗效果的改善，目前肢体软组织肉瘤的截肢术已较少使用。这是因为绝大多数的软组织肉瘤在经过术前放化疗等治疗后可以达到保肢治疗的目的，只有极少的软组织肉瘤由于肿瘤侵犯主要血管神经难以广泛切除，或切除后肢体功能不如假肢的功能时，截肢术才能使用。软组织肉瘤不同于骨肉瘤，一般只侵犯一个或数个相邻的组织间室，骨骼会受累，但发生较晚或侵犯较浅，可部分切除。这些特点决定了肢体软组织肉瘤的截肢率较低，也决定了软组织肉瘤的截肢术可以做不规范的手术切口而保留更长的残肢长度。血管的受侵犯可通过桥接手术切除后修复，单个主要神经受侵犯可做神经切断。软组织肉瘤截肢术涉及的问题要比骨肉瘤复杂。只有在迫不得已的情况下才决定行截肢术。要利用各种软组织修复重建技术，保留残肢的理想长度。

发生在肘窝的高度恶性软组织肿瘤，因为肘窝区域屏障结构极差，无理想切缘可寻，往往保肢效果不理想。这里介绍一下对于一些高度恶性肘窝部位的软组织肿瘤所采取的根治性治疗措施—肘上截肢术。

肘上截肢术作为肘窝软组织肿瘤的最终外科治疗手段，适用于上肢肿瘤范围广泛不能被局部切除的恶性肿瘤。其适应证如下：

1. 局部复发：这曾被认为是截肢的主要适应证。但是目前已经不是绝对的因素，能否在切除复发肿瘤的前提下保留肢体功能是判断截肢的最主要因素。

2. 累及重要血管：多数情况下，当肿瘤范围较大累及肱动脉时则很难与肱动脉剥离，截肢将不可避免。

3. 累及主要神经：总的来说，上肢的一支主要神经切除是允许的，两支主要神经切除也可以接受。三支神经切断将导致上肢功能的丧失，此时截肢是可行的。目前，尺神经、桡神经、正中神经移植术均不能带来上肢满意的功能。

4. 软组织广泛污染：不适当的活检和切除可导致周围软组织的广泛污染，这是截肢的常见原因。

需要行肘上截肢术的患者术前必须进行准确的分级，从而明确截肢的平面及软组织的切除范围。完善的分级可以使肿瘤切除完整，同时可以确定皮肤切口、皮瓣的形状以及截骨的平面。X 线、CT、MRI 可以明确肿瘤的骨内以及软组织的侵犯范围，大体来说，依据最靠近受累的两个平面（骨与软组织）决定截肢的平面。

手术方法：

患者取仰卧位，同时使患侧肩部垫高。选择标准的前后鱼口样切口，特殊情况下，中间 - 侧方切口也可以使用，由于上肢的血供较为充足，因此上肢的创口很容易愈合。垂直切开皮肤和浅筋膜，分离结扎并缝扎大血管（肱动静脉、贵要静脉、头静脉等），小心游离神经（正中神经、尺神经及桡神经、肌皮神经等），并将其牵拉出约 2cm，用不可吸收线双重结扎后快刀切断。肌肉依据皮瓣的形状离断，在手术前设定适当的位置离断肱骨。为达到术后的最佳功能，肌肉应紧密牢固地固定于骨残端。可在骨残端上钻口，用丝线将肌肉固定其上。放置引流后关闭皮肤及浅筋膜。加压敷料包扎以减少术后疼痛及患肢水肿，同时小心保护直接覆盖于骨端的皮肤。残端水肿很少发生于上肢。完全康复后要尽早进行术后假肢训练。

肘上截肢术骨骼、肌肉、神经及残端皮肤的处理：一般骨与骨膜在同一水平切断，禁止骨膜剥离过多，导致骨端环形坏死；截肢肌肉残端尽量不使其游离，行肌肉固定和肌肉成形术，将肌肉在截骨端远侧方至少 3cm 处切断，形成肌肉瓣，在保持肌肉原有张力情况下，经由骨端部钻孔，将肌肉瓣与骨相邻侧通过骨孔缝合固定，使肌肉获得新的附着点，防止肌肉在骨端活动和继续回缩。肌肉成形术是将相对应的肌瓣互相对端缝合，截骨端被完全覆盖包埋，保持肌肉于正常的生理功能状态，形成圆柱状残肢，可以满足全面接触、全面承重假肢接受腔的装配要求；在切断神经前残端用丝线结扎，可防止被切断神经伴行血管出血和神经瘤的形成。也可将神经外膜游离一段，在切断神经束后将神经外膜结扎，使神经纤维包埋在神经膜管内，切断的神经残端不能向外生长，防止了神经瘤的形成。不论在什么水平截肢，残端良好的皮肤覆盖是至关重要的。良好的残肢皮肤应有适当的活动性、伸缩力和正常的感觉。伤口愈合所产生的瘢痕，在假肢畸形接受腔的活塞运动中可能会造成残肢疼痛。软组织肉瘤常发生在一侧间室，可以利用肢体其他间室区域的组织瓣修复残端。

（五）手术技巧

肘窝区域的手术较腘窝区域的手术要容易。由于肘窝位置较为表浅，因此更容易暴露肿块以及一些重要的血管和神经。对于肘窝软组织肿瘤来说，一个良好的手术切除也应该包括病灶周围较宽的外科手术边缘，但很难做到，因为有可能损伤关节周围正常的空间位置及邻近的神经、血管结构。

（六）临床疗效

肘窝处的软组织肿瘤相对于腘窝和腋窝是非常少见的，一般来说，良性的软组织肿瘤只要切除干净是可以治愈的。但这并不代表不会复发，如肘窝的色素沉着绒毛结节性滑膜炎，复发率非常高。而对于恶性的软组织肿瘤来说，也是要以手术治疗为主，以放化疗治疗为辅综合治疗，才能提高患者的 2 年和 5 年生存率。

（七）讨论

1. 尽管肘窝软组织肉瘤的发病率非常低，但因为肘窝区结构复杂，层次重叠，结构交错，众多的血管和神经及其分支深入浅出，给手术 R_0 切除带来了很多困难，因而肘窝软组织肉瘤对患者本身危害很大，也直接影响到预后。

2. 肘窝肉瘤的治疗难点在于屏障结构极差，无理想切缘可寻。

3. 肘窝肉瘤要采用以手术治疗为主，以放化疗治疗为辅的综合治疗方式，这样才能提高患者的整体生存率。

四、腋窝肿瘤

（一）应用解剖

1. 腋窝的界限及四壁

腋窝位于胸廓近端外侧面和上臂近端内侧面之间，肩关节下方。为一类圆锥形的腔隙，上臂外展时明显，分为顶、底和前、后、内、外四个壁。

（1）腋顶：即腋窝的上口，由锁骨中 1/3、第一肋骨外缘和肩胛骨上缘围成，与颈根部相通；

（2）腋底：腋腔的下口，由皮肤、浅筋膜及腋筋膜封闭，腋筋膜中央部分薄弱，有皮神经、血管和淋巴管等穿过，也称筛状筋膜；

（3）腋前壁：由胸大肌、胸小肌、喙肱肌及喙锁胸筋膜构成。这些肌肉及筋膜参与构成腋前臂，仅为肌腹中的一部分，胸小肌下缘的筋膜与腋筋膜相延续。胸肌由来自臂丛神经外侧束的胸外侧神经（C5 ~ C7）和来自内侧束的胸内侧神经（C8、T1）支配；

（4）腋后壁：由肩胛下肌、大圆肌、背阔肌及肩胛骨构成。肩胛下动脉和胸背神经，沿后壁中线下行，并潜入背阔肌。三块肌肉分别由来自臂丛神经后束的上肩胛下（C5，C6）、下肩胛下（C5，C6）和中肩胛下（胸背神经）支配；

（5）腋内侧壁：由前锯肌及其深面的上 4 个肋间隙构成。由胸外侧动脉和胸长神经，沿腋中线前后下行，并支配前锯肌。胸长神经来自 C5 ~ C7 神经根；

（6）腋外侧壁：为肱骨的结节间沟，喙肱肌和肱二头肌的近端部分构成。喙肱肌和肱二头肌由臂丛外侧束分出的肌皮神经（C5 ~ C7）支配（图 3-3-10、图 3-3-11）。

2. 腋窝的内部结构

腋窝的内容主要包括有腋动脉、腋静脉、臂丛神经及腋窝淋巴结、淋巴管和填充在以上结构间的脂肪蜂窝组织。

（1）腋动脉及腋静脉：

锁骨下动脉走行于锁骨中段下方，出锁骨和锁骨下肌，至第一肋外缘，即称为腋动脉。在腋动脉的下内侧，有腋静脉伴行。腋动脉从腋顶入腋窝后，经喙突与胸小肌起点处之夹角，斜向下外走行于腋腔的中部，后入上臂的内侧，在背阔肌和大圆肌的下缘，续为腋动脉。腋动脉的全长可分为三段：

1）第一段：入第一肋的外缘到胸小肌的上缘。该段前方有胸大肌和胸锁筋膜覆盖。胸上动脉在该段发出，入第一肋间肌。头静脉在该段注入腋静脉。腋淋巴结尖群位于该段腋静脉周围。

2）第二段：位于胸小肌上、下缘之间，全部被胸小肌覆盖，需切开喙锁胸筋膜方可显露。有两根主要血管发于该段；胸肩峰动脉在腋动脉的前壁发出，斜行向上，出胸小肌上缘后，分数支、分别至三角肌、胸大肌、胸小肌、锁骨下肌及肩关节；腋外侧动脉发自腋动脉的下壁，在腋中线前方，前锯肌表面下行，有胸长神经伴行。胸前外侧和胸前内侧神经也在该段腋动脉、腋静脉的前方越过，进入胸大肌和胸小肌。

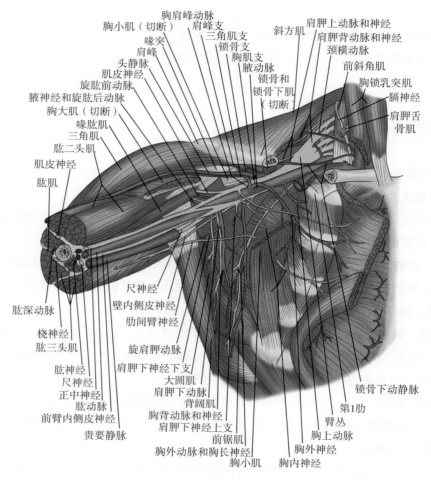

图 3-3-10 腋窝的壁及内容（正面观）

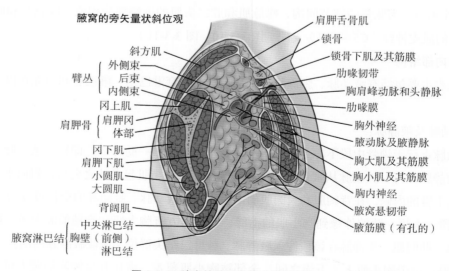

图 3-3-11 腋窝的壁及内容（侧面观）

3）第三段：胸小肌的下缘到背阔肌的下缘。前方有胸大肌覆盖，前外侧与喙肱肌和肱二头肌短头毗邻，几乎走行在腋腔的中央。肩胛下动脉在肩胛下肌的下缘附近发出，稍下行即分出旋肩胛动脉，穿三边孔入冈下窝。分出旋肩胛动脉之后的肩胛下动脉的终末支，称胸背动脉，与胸背神经伴行入背阔肌。腋动脉第三段的末端最为表浅，仅有皮肤、浅筋膜和深筋膜覆盖。

（2）臂丛神经：

臂丛神经来自 C5 ~ C8 和 T1 神经的一部分（有少许 C4 的神经纤维也参与臂丛神经组成）。从颈段脊髓发出神经根开始，至主干神经可分为 5 级，即：根、干、股、束、支。具体如下：C5、C6 神经根组成上干，C7 为中干，C8、T1 组成下干，三干向远端继续行走行成前、后股。三根后股组成后束，上、中干的前股合成外侧束，下干的前股延续为内侧束。后束主要分出桡神经和腋神经；外侧束的外侧半为肌皮神经、内侧半和内侧束的外侧半合成正中神经；内侧束的内侧半延续为尺神经。根、干和股段均位于锁骨上，而位于腋窝段的主要是束段和已形成的主干神经分支。入腋腔后，三根神经束位于腋动脉第一段的后外侧继而排列在腋动脉的第二段周围，然后围绕腋动脉的第三段分出 5 大终支。在臂丛的束段，还有 7 根次要终支分出，外侧束分出胸外侧神经，后束分出上、中、下肩胛上神经，内侧束分出胸内侧神经、臂内侧皮神经和前臂内侧皮神经。

（3）腋窝淋巴结的分布：

腋窝淋巴结总数约为 20 个，根据解剖位置分为以下几组：

1）外侧群（相当于腋静脉淋巴结）：位于腋窝外侧壁，分布于腋静脉内侧，收纳除了头静脉伴行的淋巴结引流液之外的上肢其他浅、深淋巴回流。

2）前群（相当于乳腺外淋巴结和胸肌间淋巴结）：位于前锯肌表面，胸小肌下缘及胸大、小肌之间。主要循胸外侧血管排列。收纳胸前外侧壁、乳腺中央和外侧部的回流淋巴液。

3）后群（相当于肩胛淋巴结）：位于腋窝后壁，沿肩胛下血管和胸背血管分布。收纳躯干背面大部分浅、深淋巴引流液。

4）中央群：位于腋窝中央，腋筋膜深面脂肪中。接纳外侧群、前群和后群的淋巴结输出管，将淋巴液引流入腋尖群。

5）腋尖群（即锁骨下淋巴结，或称内侧群）：位于腋窝最高点，胸小肌上缘的上方，沿腋静脉的近端（腋动脉第 1 段）分布。收纳中央群和乳腺上部的淋巴引流液。

6）三角、胸肌淋巴结：头静脉在入三角肌和胸大肌间沟后，一直到入腋静脉处，也有淋巴结分布。收纳沿头静脉分布的淋巴引流液，最后注入腋尖群。这一组淋巴结，虽然原则上不属于腋窝淋巴结群，但在上肢鳞癌或肉瘤的淋巴结转移中具有一定的意义。特别当肿瘤位于头静脉分布区内时，可能更明显。

从上述淋巴结分布分析，上肢鳞癌或肉瘤，腋窝淋巴结转移的途径可能有两条：第 1 条，由外侧群 - 中央群 - 腋尖群；第 2 条，沿着头静脉走行的淋巴引流 - 三角胸肌间淋巴结 - 腋尖群。

（二）手术治疗总论

1. 腋筋膜浅面的肿瘤

（1）肿瘤切除

腋窝的腋筋膜虽然从解剖位置上类似于身体其他部位的深筋膜，但其实际结构有特殊性，有众多皮神经、血管及淋巴管通过，远不如身体其他部位的深筋膜那样致密厚实，所以腋筋膜的屏障作用较差。对发生在腋筋膜浅面的肿瘤来说，如果经穿刺病理证实为恶性，除非肿瘤完全位于皮下组织内且肿瘤体积小（＜5cm），可以按照间室内肿瘤对待切除；否则应按照间室外肿瘤处理，酌情作广泛切除及必要的淋巴结清扫，提高肿瘤的局部控制率。

（2）创面修复

由于腋窝部位皮肤松弛，延展性大，对切除后创面小（直径＜5cm）的腋筋膜浅面肿瘤，除非既往接受过具备放疗或肿瘤破溃面积较大需要切除较多皮肤，一般不需要植皮或皮瓣移植修复，直接缝合即可获得较为满意的肩关节活动度。对创面较大（直径5～10cm）、直接缝合困难且需要进行植皮或皮瓣转移的病例，可选择游离皮片移植或设计周围随意皮瓣旋转覆盖创面，方法简单，效果良好。对皮肤软组织缺损大（直径＞10cm）的病例，可以选择背阔肌皮瓣、胸大肌皮瓣带蒂移植修复创面，可获得较为满意的临床效果。

2. 腋筋膜深面的肿瘤

大部分位于腋窝的恶性肿瘤基本上都位于或侵犯腋筋膜深面，可大致分为两大类：原发肿瘤和转移性肿瘤。转移性肿瘤多为腋窝淋巴结转移，也存在原发肿瘤位于腋窝内同时发生腋窝淋巴结的侵犯转移。

（1）原发肿瘤

1）淋巴结转移率较高的肉瘤

上皮样肉瘤、横纹肌肉瘤、滑膜肉瘤、腺泡状软组织肉瘤、透明细胞肉瘤等这些容易发生淋巴结转移的肉瘤病理类型，应在术前行彩超、CT或MRI检查，及时了解腋窝淋巴结情况，对于腋窝肿大的淋巴结（临床显性淋巴结，直径＞1～2cm）应采取进一步穿刺的办法获取病理学证据。对术前淋巴结检查未发现异常（临床阴性淋巴结），有条件的情况下应在术中切除肿瘤的同时行区域前哨淋巴结活检，并采取术中冰冻病理检查。如果发现前哨淋巴结转移，应一期行腋窝淋巴结清扫手术。虽然近年来对于已经发生前哨淋巴结转移的病例是否应该行区域淋巴结清扫存在争议，但我们更倾向于区域淋巴结清扫。这样可以帮助临床确定分期，提高局部肿瘤控制率，并避免肿瘤切除后转移淋巴结迅速增大而不得不采取二次手术，影响整个治疗方案的实施。

2）淋巴结转移率较低的肉瘤

较少发生淋巴结转移的软组织肉瘤有脂肪肉瘤、未分化多形性肉瘤、纤维肉瘤、平滑肌肉瘤等。有时肿瘤体积已经很大，但腋窝淋巴结却未发生转移。对这些不易发生淋巴结转移的恶性肿瘤，不需要额外的腋窝淋巴结清扫。但由于腋窝筛状筋膜薄弱，腋腔内走行有重要血管、神经结构，对发生在腋窝、体积比较大的原发软组织肉瘤，无法做到根治性切除，应尽量做到切缘干净的 R_0 切除术。

3）腋动、静脉与肿瘤的关系

腋窝肿瘤体积较大，并与腋血管关系密切的患者，应术前完善腋窝局部的MRI及CT扫描和增强检查，必要时行上肢血管三维重建，即肿瘤区域血管成像，充分评估肿瘤组织和腋动静脉的关系。若肿瘤尚未完全包裹腋动静脉，术中仍有分离血管后完整切除肿瘤的可能；若腋动静脉已经穿入肿瘤实质，术前应做好离断血管后完整切除肿瘤、血管移植重建的准备。目前可供移植的血管包括自体大隐静脉、人工血管。对于腋窝巨大的、恶性软组织肿瘤和血管的处理，我们的临床经验有以下几点：①反复复发、经历多次手术的患者一般局部瘢痕粘连严重，有时腋动脉尚可分离，但腋静脉血管壁薄弱而容易在分离过程中出现破裂出血；②对腋静脉受侵而术中无法分离的患者，若头静脉能够维持通畅，可牺牲腋静脉，患肢静脉回流一般没有问题；③对术中腋动静脉剥离后怀疑肿瘤残留的病例，应作术后放疗，提高局部控制率。

4）臂丛神经与肿瘤的关系

臂丛神经作为全身最重要的外周神经丛之一，控制上肢整体运动感觉，也是大部分肩胛带区运动神经的重要来源。臂丛神经的解剖走行如前所述。目前大部分医院MRI已经可以做到外周神经减影显像，从而能在术前明确肿瘤组织和臂丛神经的关系。当大部分臂丛神经被肿瘤侵犯时，应考虑截肢。神经部分受累时，应在术前充分评估肿瘤与臂丛神经的关系，并在术中力争保留尽量多的神经干。若肿瘤侵犯部分神经干，术中应对臂丛神经的解剖关系进行仔细辨认，尽量保留重要的神经（如正中神经），并适当牺牲无法保留的神经束（如肌皮神经），以保留上肢尤其是手部的功能，并在术后追加适量放疗。

5）放射治疗在原发肿瘤中的作用

对于腋窝恶性肿瘤来说，术中基本不可能做到间室外切除，所以我们建议大多数患者均应在术后追加放疗。对于有条件的单位，可在术中瘤床布管，术后给予放疗。术后放疗一般在术后 7 ~ 14 天开始，对于肿瘤软组织侵犯严重、术中给予转移皮瓣或游离皮片移植的患者，可以适当延长术后放疗开始的时间，但一般不超过 3 周。对于术前新辅助放疗，我们建议应根据肿瘤穿刺病理结果来决定是否应用，对于骨外尤文氏家族肿瘤、鳞癌、上皮样肉瘤等对放疗高度敏感的病理类型，应给予术前新辅助放疗，但照射剂量应由放疗医生和外科医生商议后决定。

6）肿瘤切除后肢体的功能康复

臂丛神经部分切除后，患肢功能康复重建可分为一期重建和二期重建。一期重建是指在肿瘤切除的同时取其他部位的次要感觉神经（例如腓肠神经或前臂外侧皮神经）修复受损的臂丛神经。但我们的经验是感觉神经纤维的修复效果尚可，运动神经修复后恢复不佳，尤其是尺神经束的修复。肢体功能的一期修复还包括肩关节周围重要动力肌切除后利用其他肌肉同期行转位动力重建（例如三角肌切除后受损之后，一期取同侧背阔肌转位修复动力重建）。二期修复是指肿瘤切除后，肿瘤得到基本控制、全身状态明显改善后施行，在肿瘤切除之后功能恢复之前应注意关节功能的保护，以避免关节僵硬、畸形、和肌肉挛缩等；晚期的功能修复，主要以平衡肌力为主，重点是手功能的修复。

（2）转移性肿瘤：

主要是指腋窝周围或上肢其他部位的鳞癌、肉瘤转移而形成的腋窝肿块。

上肢和胸壁的鳞癌常发生腋窝淋巴结转移，软组织肉瘤发生腋窝淋巴结转移虽然不是很多见，但偶尔在临床上也会遇到。对于这些类型的腋窝转移性肿瘤，我们常用的手术方法包括原发灶及转移灶的联合根治术及腋窝淋巴结清扫术。

当肉瘤位于上肢或腋窝附近的胸壁，并已经具备明确的腋窝淋巴结转移证据时，应将原发肿瘤、区域淋巴结以及二者之间的软组织走廊一同切除。因为理论上，这一段软组织走廊是肿瘤细胞进入淋巴管道的通路，有可能形成瘤栓滞留，一并切除后能够减少肿瘤复发的风险。原发肿瘤与区域淋巴结距离较远时，应分别进行肿瘤原发灶的切除及区域淋巴结清扫术。对于淋巴结转移已经不仅仅局限于区域淋巴结时，即使没有重要内脏的转移，是否应该做多区域淋巴结清扫则应该根据肿瘤病理类型、放化疗敏感程度、患者的一般情况等多因素综合考虑，并慎重对待。因为根据目前的主流观点，发生多区域淋巴结转移，淋巴结清扫或许能提高术后的疾病无进展生存期，但并不能明显延长患者的总生存期，决定患者术后预后的主要因素在于包括全身化疗、靶向治疗以及近年来比较热门的免疫检查点调节治疗（抗 PD1 治疗）。

由于上肢肉瘤发生区域淋巴结转移一般经过两条途径，即头静脉途径和头静脉外途径。所以在做腋窝淋巴结清扫之前应辨清肿瘤病灶部位，然后确定手术方案。原发肿瘤在头静脉走行区域之内时，应在腋窝淋巴结清扫同时清扫三角肌和胸大肌间沟头静脉入腋静脉段淋巴结。原发肿瘤在头静脉引流区以外时，一般可仅清扫腋窝淋巴结。

上肢鳞癌腋窝淋巴结转移时，不管走哪条淋巴通路，经过哪组淋巴结，最后都要注入腋尖淋巴结群，特别是头静脉走行区的肿瘤。如果头静脉入腋静脉段淋巴结阳性，腋尖群很可能也是阳性。因此，我们认为此种类型应该常规清扫腋尖群。原发肿瘤在非头静脉区的腋窝淋巴结转移时，是否可以不清扫腋尖群淋巴结还需进一步临床证实。临床上把握不大时，建议同期清扫腋尖群淋巴结。

（三）常用手术方法

1. 腋窝淋巴结清扫术

（1）适应证

上肢或腋窝附近胸壁的鳞癌、上臂特殊的肉瘤病例亚型（如上皮样肉瘤、滑膜肉瘤、透明细胞肉瘤等）经证实或高度怀疑发生腋窝淋巴结转移。

（2）体位和麻醉

平卧位，患侧肩胛骨下垫高 15°～30°，头偏向健侧，患侧上肢远端无菌敷料包扎保持术中可以活动。全身麻醉。

（3）手术方法

切口取腋中线小反"S"形切口，自胸大肌下缘至背阔肌前缘，并沿背阔肌前缘延伸 2～3cm。分离两侧皮瓣，前方至胸大肌外缘，后方至背阔肌前缘，上方在胸大肌与三角肌交界处，下方至第 5 或第 6 肋间水平，并暴露内侧前锯肌。外侧于邻近胸大肌止点下缘水平切开锁骨下区的深筋膜，暴露腋静脉，打开血管鞘，然后沿腋静脉主干小心分离，依次于腋静脉下方水平结扎腋动静脉的各个细小分支，至胸小肌外侧缘，向上方拉开胸小肌，继续分离腋静脉至腋尖淋巴结，将腋尖淋巴结及周围脂肪组织与腋静脉主干分离开。内侧沿胸大肌外缘将脂肪组织连同胸大肌肌膜掀起，将胸大、小肌间脂肪组织及淋巴结向外牵引，同样将胸小肌肌膜掀起达胸壁，标本向外侧牵引，可以见到贴胸壁的胸长神经，应将标本与胸长神经予以分离避免损伤。后方于背阔肌表面将肌膜掀起，下方至胸背神经血管入肌点以下，自腋动静脉起点至入肌点将胸背血管神经游离保护，脂肪组织及其内淋巴结牵向内侧，于前锯肌表面贴胸壁与前方汇合。标本向下牵引，再次牵开胸小肌，将腋尖脂肪组织及淋巴结游离，必要时可延至锁骨下，标本整块离断切除。

（4）创面修复

腋窝淋巴结清扫同时伴有大块胸壁皮肤软组织切除时，视缺损情况决定是否修复。当肿瘤组织或腋窝淋巴结转移、融合成团块状并侵犯皮肤，需要同时切除较多皮肤；有重要组织外露时，需要游离植皮或转移侧胸壁皮瓣及背阔肌皮瓣修复创面（图 3-3-12）。

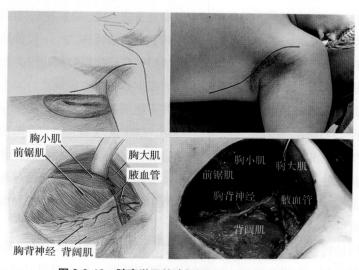

图 3-3-12　腋窝淋巴结清扫切口设计及术中照片

2. 累及腋窝及肩胛骨前方的巨大肿瘤，但术中能够保留腋动静脉及臂丛神经的边缘切除

（1）适应证

腋窝内肿瘤巨大，侵犯腋窝多个壁及肩关节囊，与臂丛神经和血管关系密切，尚能分离者。

（2）体位和麻醉

平卧位，患侧肩胛骨下方垫高 15°~30°，头偏向健侧，全身麻醉。

（3）手术方法

1）切口：根据肿瘤位置，沿肿瘤纵轴或上肢的纵轴切开，必要时可切除部分被肿瘤侵犯的表皮，而形成长梭形手术切口。对于复发的巨大软组织肿瘤，切口位置走行多不固定，应根据临床需要，并切除原手术瘢痕。

2）肿瘤切除：对位于腋窝较为巨大的软组织肉瘤，尤其是反复手术，反复复发的肉瘤，应在术前进行影像学评估，充分预见术中可能发生的情况，并预计肿瘤可能侵犯、术中预计切除的肌肉或肌群，并在术前同患者及其家属做好沟通工作。术中视具体情况，切除部分三角肌、部分胸大肌、胸小肌，游离肿瘤周围正常组织边界，并根据术前影像学情况（尤其是核磁共振成像＋动态增强）在重要血管神经周围作潜行游离。因为肿瘤巨大，所以在术中真正留给术者分离操作的空间并不大，尤其是在邻近重要血管神经的部位。根据我们的经验，建议应首先在肿瘤周围正常组织处（尤其是上臂正常组织处）探查寻找肱动脉、正中神经等，术中逆行探查，必要时切开紧张、缩窄肌肉的韧带止点处，松解肿瘤组织在肱骨或关节囊等固定部位的连接。这样能降低手术难度，缩短手术时间及术中出血。待充分探查重要血管神经结构、完整游离肿瘤边缘后，完整移除肿瘤标本，必要时可切除受累的关节盂部分骨质。

3）关节囊成形：视关节囊缺损情况，选用自体材料或人工补片修复，同时要兼顾肩关节的稳定性。

（4）典型病例

男性，64 岁，左侧腋窝及上臂内侧巨大黏液性纤维肉瘤，先后经历 4 次手术及术后复发。既往行放疗、介入治疗及放射性粒子植入等治疗。查体见：左侧腋窝及上臂前内侧 20cm×15cm 的质硬肿块，无活动度，肿块上方可见多个手术瘢痕，手术瘢痕延伸至左侧胸壁，瘢痕愈合良好，无溃烂渗液；左上臂外侧手术瘢痕远端皮肤色素沉着，质地干燥硬结似与肱骨粘连。左肩关节外展 30° 固定，前屈后伸亦严重受限，左手及左前臂凹陷性水肿，左手活动良好，肌力正常，尺侧两指及前臂内侧痛觉减退。术前增强 MRI/CT 检查显示腋窝内及上臂前内侧巨大软组织肿块，挤压腋动静脉及臂丛神经。术前评估结果：腋动静脉可作分离，臂丛神经或可游离松解或术中部分切除。术前与患者及其家属充分讨论沟通后同意再次手术。术中见左侧肩胛下肌、喙肱肌、肱二头肌长头及部分三角肌、胸大肌止点及肱骨部分骨膜被肿瘤侵犯，腋动静脉及臂丛神经被肿瘤严重挤压，但尚未完全包裹，游离探查上述重要结构后，完整地边缘切除肿瘤标本，闭合创面时皮肤紧张，取胸壁松弛区皮肤游离皮片移植修复（图 3-3-13）。

3. 腋窝肿瘤切除，自体大隐静脉 / 人工血管移植

（1）适应证

腋窝内肿瘤或腋窝邻近部位肿瘤突入腋窝者，血管受侵犯。

（2）体位和麻醉

平卧位，患侧肩胛骨下方垫高 15°~30°，头偏向健侧，全身麻醉。

（3）手术方法

1）切口和肿瘤切除：基本同前，对于复发的肿瘤可能需要动态调整；

2）血管重建：腋窝血管受累需要重建是指腋动静脉切除后必须重建，以恢复上肢正常的血供。我

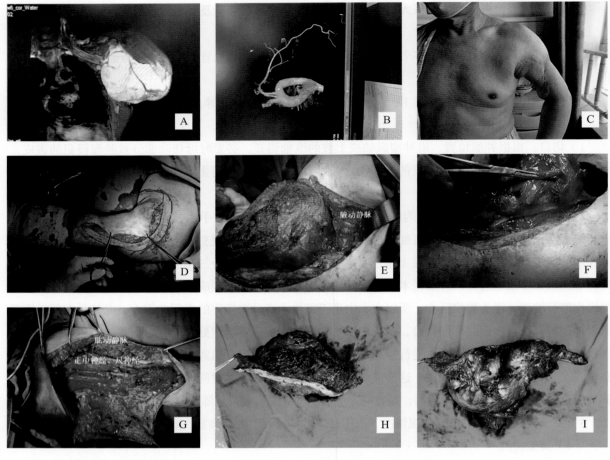

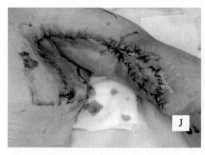

图 3-3-13　男，64 岁，左侧腋窝及胸壁巨大黏液性纤维肉瘤，既往多次术后局部放疗后复发伴左上肢剧烈疼痛。A 可见腋窝内巨大软组织肿瘤，充满腋腔并延伸至上臂内侧；B 上肢血管成像见上肢动脉通畅，可见肿瘤的滋养动脉；C 肿瘤大体观，多次手术及复发；D 术中切口设计；E 术中显露肿瘤边界，在近端正常组织内显露腋动静脉；F 术中探查腋动静脉、肱动静脉及上臂重要神经，可见肱动静脉被肿瘤组织严重挤压，但尚可分离保留；G 完整切除肿瘤后的软组织床，重要血管及神经骨骼化游离；H 连带既往手术瘢痕，完整切除肿瘤组织；I 肿瘤标本腹侧，切缘完整，未进入瘤体；J 术后 10 天可见伤口愈合良好，术中皮肤缝合紧张，游离皮片移植修复

们的经验是，腋动脉在术中受损或部分切除必须给予修复或移植重建；腋静脉如果在头静脉汇入之前受损或切除，头静脉尚能保留的情况下，不需要重建，患肢的静脉回流依然能保持正常；腋静脉如果在头静脉汇入之后或头静脉已经受损切除，则腋静脉必须给予修复。腋动静脉缺损＜ 2cm 时，利用体位和松解血管的两端，可以直接吻合，否则需要血管移植。

（四）临床讨论及建议

1. 对于腋窝内的肉瘤或鳞癌、恶性黑色素瘤，原发灶切除的同时，视肿瘤类型及术前腋窝淋巴结影像学检查，可一期或二期行腋窝淋巴结清扫术。

2. 腋窝软组织肉瘤侵犯腋动静脉及臂丛神经二者时，建议截肢；如果仅侵犯血管或神经的一部分，或尚未完全包裹上述重要结构，可尝试保肢，但术前应与患者及家属做好沟通。

3. 腋窝软组织肉瘤，尤其是复发的肉瘤，可能侵犯包裹腋动静脉。但由于上臂内收活动方便，血管也较为松弛，可充分利用体位作短缩缝合，因此临床上真正需要作血管移植术的病例并不多见。

4. 腋窝区术后皮肤缺损较大时，应首先选择松弛区随意皮瓣或游离皮片移植，多能一期闭合创面，取得满意效果。缺损较大或术前合并溃烂感染者，术中可取同侧背阔肌皮瓣、胸大肌皮瓣、腹直肌皮瓣修复创面。因为以上肌皮瓣不仅能够修复创面，同时丰富的肌肉组织带来良好的血供和吸收能力，能够有效地防止创腔发生感染。但在术前应该充分考虑肿瘤的位置和皮瓣血管蒂的关系，避免肿瘤切除后，计划转移的皮瓣血管蒂也被切除或受损。

（王家强，王鑫，张鹏，杜鑫辉）

参考文献

［1］EILBER F C, ECKARDT J J, ROSEN G, et al. Large, deep, high-grade extremity sarcomas: treating tumors of the flexor fossae［J］. Surg Oncol, 1999, 8(4): 211-214.

［2］MOHAIDAT Z M, SALEH A A, AL-GHARAIBEH S, et al. Case report: synovial sarcoma of the axilla with brachial plexus involvement [J]. World J Surg Oncol, 2018, 16(1): 166.

［3］NAKAMURA Y, TERAMOTO Y, SATO S, et al. Axillary giant lipoma: a report of two cases and published work review［J］. J Dermatol, 2014, 41(9): 841-844.

［4］WU Y, NGAAGE L M, GE S, et al. Reconstruction for axillary hidradenitis suppurativa using one-stage local tissue rearrangement: A retrospective analysis of 53 cases［J］. Int Wound J, 2020, 17(3): 701-707.

［5］YANG R S, LANE J M, EILBER F R, et al. High grade soft tissue sarcoma of the flexor fossae. Size rather than compartmental status determine prognosis［J］. Cancer, 1995, 76(8): 1398-1405.

［6］滕胜，宋金纲，张如明，等. 53 例屈窝软组织肉瘤治疗经验［J］. 中国骨与关节杂志, 2005, 4(2): 65-67.

［7］张如明. 软组织肉瘤现代外科治疗［M］. 天津：天津科学技术出版社, 2010.

［8］THOMPSON, JON C. 奈特简明骨科学彩色图谱［M］. 赵建宁，王瑞，译. 北京：北京大学医学出版社, 2014.

第四节　软组织缺损的重建

随着整形外科技巧及技术的进步，修复躯体和肢体的复杂软组织缺损已经成为可能。肿瘤科医师应该选用可行的修复和重建方法，以达到最佳的缺损覆盖和功能恢复，如果伤口不能一期缝合，可以选择多种方式重建，包括植皮、局部肌瓣、皮肤及筋膜瓣、游离皮瓣等。最常用的软组织覆盖方式是植皮、旋转皮瓣和游离皮瓣。肌皮瓣切取是组织瓣移植手术成功的关键，外科医生必须避免取肌皮瓣，否则会造成局部或者远隔转移。尽管只有很少的病例报道在软组织重建过程中出现种植性转移，但手术过程中必须尽可能避免。局部转移皮瓣较游离皮瓣更容易出现种植性转移，因为这些皮瓣与切除肿瘤后的缺损相连。例如，以腹直肌肌瓣修复大腿内侧缺损时，可能会发生腹壁的种植性转移。如果不按照正确的步骤操作，即使游离的肌皮瓣和植皮也会造成种植性转移。

一、常见皮瓣、肌瓣、肌皮瓣的设计应用

（一）皮瓣、肌瓣、肌皮瓣的设计

1. 皮瓣

皮瓣是指包括皮肤及其附着的皮下组织所形成的组织块。在瘢痕区裸露的骨、肌腱及主要血管神经等组织的创面上，不能移植游离皮肤，而需要应用皮瓣移植。

厚皮瓣对于未做过放疗的表浅缺损，其肌肉或者筋膜床有良好血供者，可以获得良好的创面覆盖。任何承重区的皮片一期移植的效果均较差。例如髂骨区或者足部承重区，如果没有附加肌瓣，植皮的效果特别差。

2. 肌瓣

肌肉瓣简称为肌瓣，是利用身体中某块肌肉或其部分进行局部移植或远隔移植。主要用于：重要肌肉功能重建；充填空腔；覆盖创面。有的需在移植的肌瓣上植游离皮片。局部旋转肌瓣常用于软组织肉瘤切除后的缺损覆盖，特别是对于局部放疗后并且需要软组织填充的区域。

当使用肌瓣时，不需要将皮下层一并移植。一般来说，如果创面皮瓣条件允许可以直接缝合覆盖肌瓣。这样，表面皮肤会有感觉，远期效果较单纯肌肉、皮下组织移植好。例如，胫骨上端人工假体置换术后常规行腓肠肌肌瓣旋转手术。

3. 肌皮瓣

肌皮瓣是指利用身体中某块肌肉或肌肉的一部分连同其浅层的皮下组织及皮肤一起切取，使之成复合组织瓣移植。肌皮瓣的选择取决于缺损部的情况和对供区可能带来的损害。只有在应用游离植皮和局部皮瓣不能获得满意效果的情况下才应用肌皮瓣，主要用于修复大面积皮肤缺损或同时重建缺失肌肉的功能。随着手术区域更多地出现在上肢或者下肢的远端，游离皮瓣的使用也逐渐增多。特别是游离带血管蒂的皮瓣、肌皮瓣更适合于前臂远端、手足部的缺损修复及上臂、胸壁、腹壁、胫前的缺损修复。

（二）带血管蒂皮瓣的特点

一块皮瓣中包含一组或数组知名血管，早期在受区依靠本身携带的血管维持代谢，其蒂部的皮肤和

皮下组织保持完好是典型的轴型皮瓣。当蒂部的皮肤和皮下组织均被切断，仅有血管相连者，称血管蒂皮瓣。经皮下隧道转位的也称为岛状皮瓣转位。目前，带蒂组织瓣转位已成为修复的主流。

1. 肩胛皮瓣

位于肩胛骨的后方，肩胛冈的下部，由旋肩胛动、静脉提供营养。主要用来修复腋窝和上臂。

2. 上臂外侧皮瓣

位于上臂的外侧，血供来自桡侧副动脉。可制成顺行皮瓣修复肩部，也可制成逆行皮瓣修复肘部。

3. 前臂桡侧皮瓣

位于前臂桡侧，血供来自桡动、静脉。可制成顺行和逆行皮瓣，几乎可以修复上肢任何一个部位的缺损。因需要牺牲一支主干动脉，故近年来使用减少。

4. 前臂尺侧皮瓣

位于前臂尺侧，供血动脉为尺动脉腕上皮支。由于皮瓣为逆行，所以以修复手部缺损为主。因该皮瓣不牺牲主干血管，故近年来使用较多，基本上代替了需牺牲尺动脉或桡动脉的前臂皮瓣。

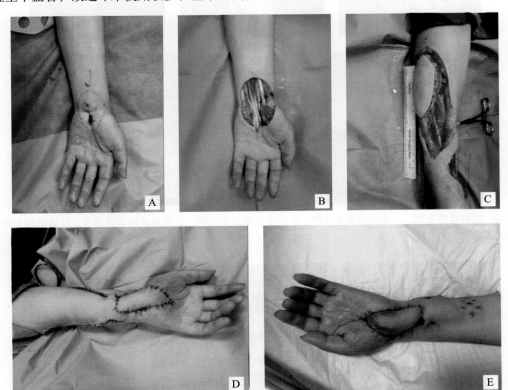

图 3-4-1　前臂尺侧皮瓣。A 术前肿瘤大体像；B 肿瘤切除术后创面；C 术中皮瓣切取情况；D 术后即刻皮瓣外观；E 随访皮瓣成活好

5. 前臂背侧皮瓣

位于前臂背侧的中部，供血动脉为骨间背侧动脉。逆行转位，可修复前臂背侧的缺损。

6. 示指背侧皮瓣

位于示指近节的背侧，以第一掌背动脉、指背动脉及桡神经浅支为蒂，提供营养。虽然皮瓣较小，但修复虎口和拇指的创面较好。

7. 剔骨皮瓣

由于手部的肉瘤往往切除范围较大，所以修复时可以利用邻近残指，剔除指骨保留皮瓣。以手指一侧的动、静脉为供血来源。根据不同的情况，获取不同的皮瓣，临床实用性非常强。

8. 股前外侧皮瓣

位于大腿的前外侧。营养血管为旋股外侧动脉降支。皮瓣切取面积大，带蒂转位可修复大转子、会阴部及腹股沟区。旋股外侧动脉的降支在大腿外侧下方与膝外上动脉交通，还可以此血管为蒂制成逆行皮瓣用来修复膝关节附近的创面。

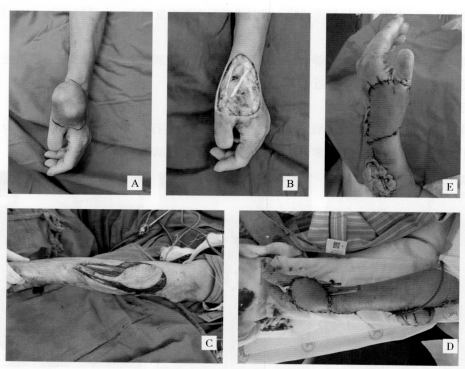

图 3-4-2　前臂背侧皮瓣。A 术前肿瘤大体像；B 肿瘤切除术后创面；C 术中皮瓣切取情况；D 术后即刻皮瓣外观；E 随访皮瓣成活好

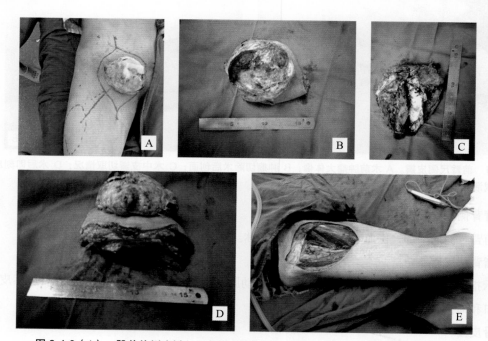

图 3-4-3（1）　股前外侧皮瓣。A 术前大体像；B-D 肿瘤外观；E 肿瘤切除术后创面

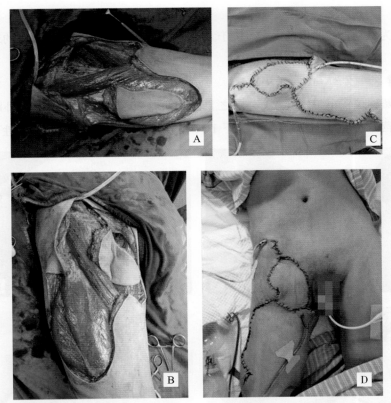

图 3-4-3（2）　A、B 术中皮瓣切取情况；C 术后即刻皮瓣外观；D 随访皮瓣成活好

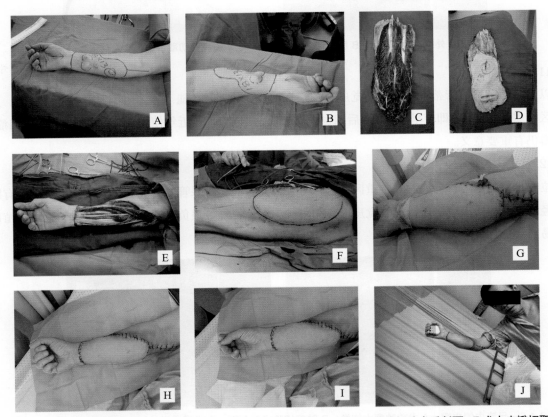

图 3-4-4　股前外侧皮瓣。A、B 术前肿瘤大体像；C、D 肿瘤切除后外观；E 肿瘤切除术后创面；F 术中皮瓣切取情况；G-J 术后皮瓣外观成活好

9. 股后侧皮瓣

以第三穿动脉为血管蒂的股后侧皮瓣，位于大腿后方的中下部，是修复腘窝区的理想供区，切取也比较简单。

10. 外踝上皮瓣

是一种逆行皮瓣，位于小腿外下方，外踝之上。腓动脉在下胫腓韧带近端发出外踝上动脉，其中升支血管即为皮瓣的营养血管。可用来修复小腿下 1/3、踝及足部创面。其优点是不牺牲下肢的主干血管。

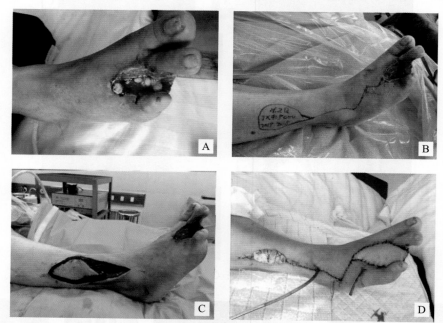

图 3-4-5　外踝上皮瓣。A、B 肿瘤切除术后创面；C 术中皮瓣切取情况；D 术后皮瓣外观

11. 足背皮瓣

以足背动脉为血管蒂，可制成感觉皮瓣，修复足跟、踝部及小腿下方。由于要牺牲主干血管，且足背供区植皮不易成活，即使早期成活，后期也因易破损，所以该皮瓣近年使用较少。然而在软组织肉瘤中，该皮瓣仍有重要意义。

12. 足底内侧皮瓣

位于足弓的下方，足底的非负重区。营养血管为胫后动脉出踝管后分成的跖内侧动脉。由于有跖内侧神经的伴行，所以也可以制成感觉皮瓣。跖内侧皮瓣是修复足跟负重区的最好供区，而且供区植皮非常容易成活，对行走无任何影响。

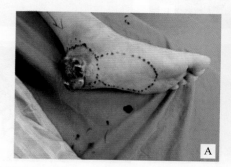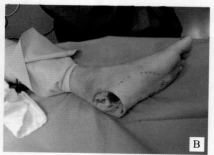

图 3-4-6　足底内侧皮瓣。A 术前肿瘤大体像；B 肿瘤切除术后创面；C 术后皮瓣外观；D 术后皮瓣、植皮成活好

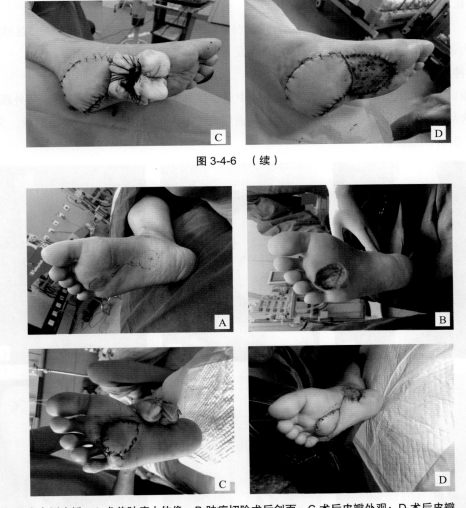

图 3-4-6 （续）

图 3-4-7 足底内侧皮瓣。A 术前肿瘤大体像；B 肿瘤切除术后创面；C 术后皮瓣外观；D 术后皮瓣、植皮成活好

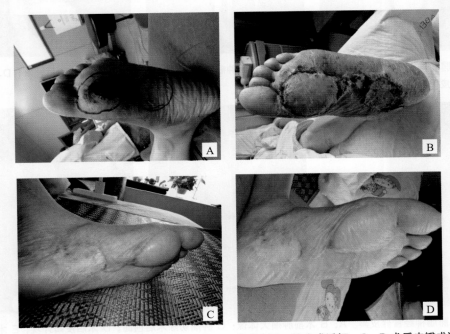

图 3-4-8 足底内侧皮瓣。A 术前肿瘤大体像；B 术后皮瓣、植皮成活好；C、D 术后皮瓣成活好

13. 第一趾蹼皮瓣

位于第一、二足趾之间，营养血管为足背动脉分出第一趾背动脉，再分出第一、二趾动脉，多以第一趾背动脉为蒂。只用来修复跖底负重区，对于前足背部的一些创面覆盖也适用。

14. 腓肠神经营养皮瓣

位于小腿后外侧，轴线为外踝尖与跟腱连线的中点至腘窝中点的连线，皮瓣旋转点为外踝上 5 ~ 7cm 处，皮瓣形状及大小的设计根据肿瘤切除后的缺损而定。皮瓣内包含腓肠神经和小隐静脉，为保证血运，需保留 2.5 ~ 3cm 的筋膜蒂。

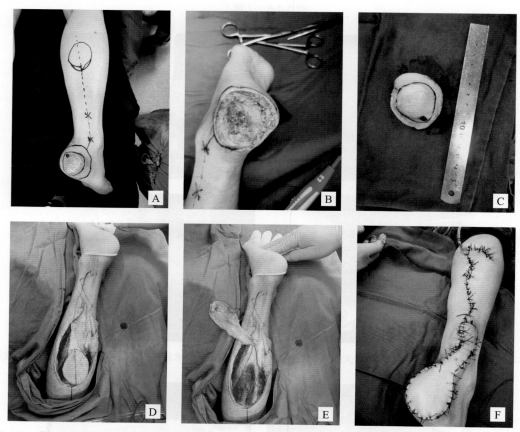

图 3-4-9　腓肠神经营养皮瓣。A 术前肿瘤大体像；B 肿瘤切除术后创面；C 术中肿瘤切除后外观；D、E 术中皮瓣切取；F 术后即刻皮瓣外观

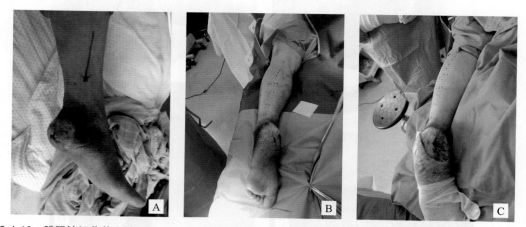

图 3-4-10　腓肠神经营养皮瓣。A、B 术前肿瘤大体像；C 肿瘤切除术后创面；D 术后皮瓣外观；E 术后皮瓣、植皮成活好

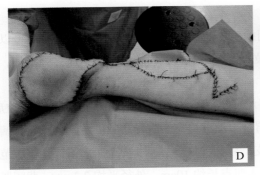
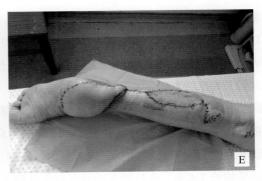

图 3-4-10 （续）

（三）带血管蒂的肌瓣和肌皮瓣特点

四肢主干血管几乎都可以成为肌肉的营养血管，然后经肌皮血管营养皮肤。在预制肌皮瓣时，可以仅保留神经血管蒂而切断全部其他组织；也可以同时保留一侧肌肉的附着点及一少部分的皮肤联系，视具体情况而定。后者由于维系的组织较多，更有利于成活，术后出现血管危象的机会也相对较少。能制成肌皮瓣的肌肉，几乎都可以制成肌瓣。根据创面的大小、部位及形状设计合适的肌皮瓣。切取肌皮瓣修复缺损组织时，注意血管长度及走行、血管蒂的口径、肌皮瓣的供血类型、肌皮瓣切取的大小及对供区造成的影响，应在最大限度满足受区修复的同时尽量减少对供区的影响。一般应以肌肉血管蒂部为中心，按该肌肉及其供养皮瓣的范围，沿其旋转弧测量转移瓣的远端，并达到受区的最远端，稍有富余为宜。肌皮瓣转移后先将远端缝在受区的最远处或受区的适当位置，缝合前用手轻轻牵拉肌皮瓣达预定的缝合位置，观察蒂部张力及皮缘的血运，血运满意后再缝合固定。肌皮瓣的选择应遵循就近取材的原则。

1. 肌皮瓣切取条件

（1）由肌肉上和肌肉内走行动脉供给皮肤血运；

（2）有协同肌可代偿其所丧失的重要功能；

（3）以血管蒂为轴有相当大的旋转范围。

2. Mathes 和 Nahai 通过实验观察，将人体可形成肌皮瓣的肌肉分为五种类型

（1）单一血管蒂型：进入肌肉的营养血管只有一组；

（2）优势血管蒂加小血管蒂型：在肌肉的起点或止点有一组较粗大的血管蒂，此外还有小的血管蒂进入肌腹；

（3）双优势血管蒂型：有两个大的血管蒂来自不同的动脉供给肌肉；

（4）节段性血管蒂型：一块肌肉由几组节段血管供给；

（5）一优势血管蒂加次要的节段血管蒂型。

3. 切取肌皮瓣的方法

切取岛状肌皮瓣按显露血管蒂的先后分以下两种方法：

（1）顺行切取：按解剖位置先将血管蒂部露出来，再根据设计向远侧切取肌皮瓣。血管蒂包括在切取的组织瓣内。

（2）逆行切取：切开肌皮瓣的远端皮肤和肌皮瓣的边缘，由远而近解剖，在肌皮瓣的近端显露血管蒂部，加以保护，切断其他组织，形成仅带血管蒂的肌皮瓣，切取的方向与血流方向相反者，称逆行皮瓣。较前者安全，操作方便。

4. 常用肌皮瓣

（1）背阔肌皮瓣：是修复肩胛区和上肢最常用的肌皮瓣，可以提供旋转皮瓣。此皮瓣可以提供胸腹部或者肘部以上区域的缺损覆盖和功能重建，转位可修复头、颈、肩、前胸及上肢多处缺损，如重建三角肌和肱三头肌。

背阔肌是人体最大的一块三角形扁平肌，肌腹宽大，肌力强，该肌肉两端均为肌腱，便于转位后缝合。手术中根据需要可切除全部或部分肌瓣，背阔肌由肩胛下动脉终支—胸背动脉供血此动脉在背阔肌近侧距腋皱襞 6 ~ 7cm 处进入背阔肌，末梢分内、外侧支，外侧支又分 2 ~ 3 支至肌前下部，供应范围大，胸背动脉平均长 7.4cm。自肩胛下动脉起点至外侧支入肌点长约 10cm，外径平均 2.3mm。背阔肌受胸背神经支配，一般起自腱前上缘平面上下 1cm 以内，与胸背动脉交叉后入肌，长约 7cm 左右；分为单干型及分散型两种，肌支多数走向起腱，少数走向止腱，与一般肌肉相反，肌支在厚层处呈分散型，在薄层处呈单干型。因为其上述解剖特点，所以切取的该肌瓣血运好（血管神经蒂长达 10cm，血管直径粗），适于较长距离的转位。而且背阔肌的内收、内旋、后伸肱骨等功能由胸大肌、大圆肌、肩胛下肌及修复后的三角肌等协同完成，对上肢功能无明显影响，是修复三角肌较理想的肌瓣移植材料。供区隐蔽，切取后创面多能直接缝合，对外观无影响。

肌瓣设计与转位：上臂后侧与躯干移行处为起点，沿背阔肌前缘下行 15 ~ 17cm，折向第 7 胸椎棘突旁 2cm，恰好为背阔肌后缘，沿背阔肌后缘向起点移行，作一连线，勾出与三角肌形状相似的三角形肌瓣。按所设计的切口切开，在近端分离血管神经蒂后，横断三角形底边的背阔肌，将肌瓣向近端掀起，在肱骨小结节嵴处切断背阔肌止点，通过腋后或腋前途径将游离的背阔肌转位倒置于原三角肌处，先缝合近端（即锁骨外端、肩峰和肩胛冈三角肌起始端），调节好肌张力，然后在肩关节外展 90° 位将远端缝合（即三角肌粗隆止点）。

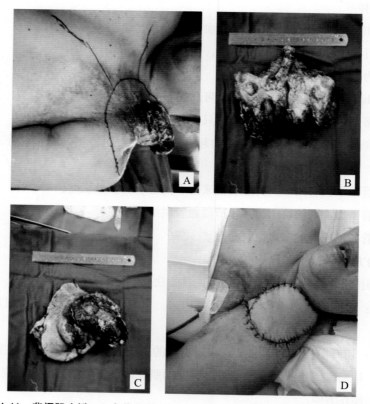

图 3-4-11　背阔肌皮瓣。A 术前外观；B、C 术中肿瘤切取后外像；D 术后皮瓣外像

（2）胸大肌皮瓣：位于一侧胸前部，呈扇形。主要营养血管来自胸肩峰动脉的上胸肌支，另一支来自腋动脉的下胸肌支。依上述两组神经血管，可以形成上、下两块肌皮瓣。胸大肌皮瓣可以胸肩峰动脉为蒂进行旋转，修复肩部的缺损，面积、体积均小于背阔肌，使用较少。胸大肌皮瓣转位也可以修复头、颈、腋及上肢等多处缺损。供区需皮片移植，术后早期常有紧缩感和外观不理想等缺点。

（3）腹直肌皮瓣：位于腹壁中线两侧，主要供血动脉为腹壁上动脉和腹壁下动脉，有独立的近端及远端血供。在大多数情况下可以较好地覆盖缺损。保留脐旁皮动脉时，肌皮瓣和脐旁皮瓣可制成一个肌皮瓣，供区多能直接缝合；以腹壁上动脉为蒂时，可以再造乳房，修复侧腹壁等缺损；以腹壁下动脉为蒂时可以修复两髂嵴及其以下区域。如果切除乳房的内侧，腹直肌的近端血供将受到影响。

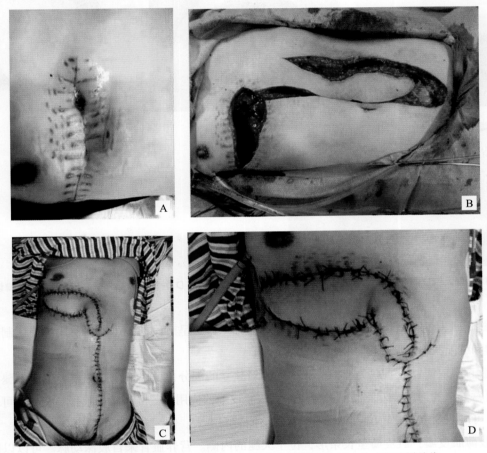

图 3-4-12 腹直肌皮瓣。A 术前外观；B 术中皮瓣切取；C、D 术后皮瓣外像

（4）腹外斜肌皮瓣：肌皮瓣的主体位于腹前壁的1/4，并可以适当外延。肌皮瓣的主要营养血管为第10、11肋间动脉和肋下动脉分出的肋间外侧动脉的内侧支。该血管在腹外斜肌深面行走并营养腹外斜肌，经肌皮血管营养皮肤。该肌皮瓣的面积较大，可以修复下胸壁的缺损，是比较可靠的皮瓣，也是修复髂臀部的较理想供区。供区多能直接缝合。

（5）臀大肌皮瓣：位于臀部，主要营养血管为臀上动脉和臀下动脉，两血管在肌肉有丰富的吻合。修复骶骨和髂骨区远端外侧时作用有限。供区常需皮片移植。

（6）阔筋膜张肌皮瓣：位于髂部至大腿的外侧，属于肌筋膜皮瓣，可抵达较远的部位。常用来修复同侧的股骨大转子、臀部、腹股沟区、下腹壁及会阴等。由于狭长的皮瓣愈合不良，所以筋膜组织愈合缓慢。供区缺损宽度在 8 ~ 9cm，多能直接缝合。

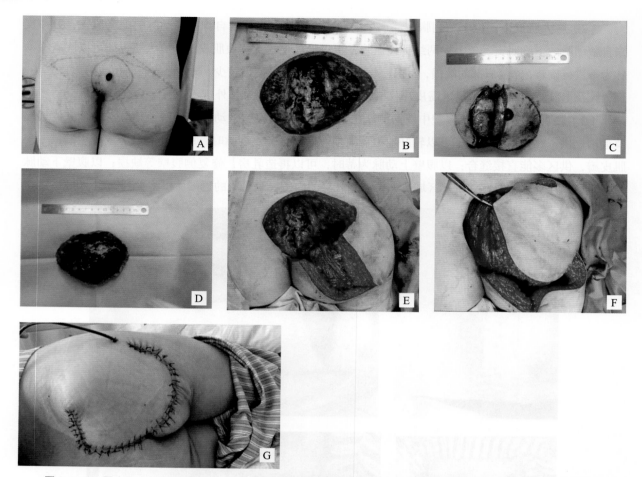

图 3-4-13　臀大肌皮瓣。A 术前外观；B 术中肿瘤切除后创面；C、D 肿瘤切除后外像；E、F 术中皮瓣切取；G 术后皮瓣外观

（7）缝匠肌皮瓣：呈长条形状，位于大腿的前方。血供呈节段性，可根据不同的受区制成缝匠肌上部肌皮瓣和缝匠肌下部肌皮瓣。供区可直接缝合。

（8）股直肌皮瓣：股直肌为股四头肌中间相对独立的部分，可以形成肌皮瓣。位于大腿前方的中央区。主要营养血管为旋股外侧动脉的分支。股直肌皮瓣的应用和范围与阔筋膜张肌相似，可以修复下腹壁缺损，可以双侧应用，转位后对股四头肌的功能影响不大。供区多可直接缝合。

（9）股薄肌皮瓣：肌皮瓣呈长条形，位于大腿的内侧。营养血管来自股深动脉。可以以肌皮瓣或者肌瓣修复，可修复坐骨及会阴等部位，也可以覆盖大腿前侧肉瘤切除后造成的血管暴露。修复下腹壁时可双侧同时转位，以弥补肌幅较窄的缺点。供区可直接缝合。

（10）腓肠肌皮瓣：位于小腿的后方。由于腓肠肌内、外侧头分别有供血系统，故可以制成腓肠肌内侧头肌皮瓣和腓肠肌外侧头肌皮瓣。内侧头和外侧头均可独立旋转，修复小腿上 1/3 的缺损。临床多用来覆盖膝关节及胫骨前方的裸露创面。供区需进行皮片移植。

（11）比目鱼肌瓣：比目鱼肌由于位于腓肠肌的深面，不直接与皮肤接触，故不能形成肌皮瓣，而只能制成肌瓣。比目鱼肌为多源供血，主要供血动脉为胫后动脉的比目鱼肌支。以主要血管为蒂可以制成顺行肌瓣。以远端较小的营养血管为蒂可以制成逆行肌瓣。比目鱼肌瓣可以覆盖小腿前侧中 1/3 处的缺损。此部位的其他皮瓣修复效果较差。转位后，需在肌瓣上移植皮片。

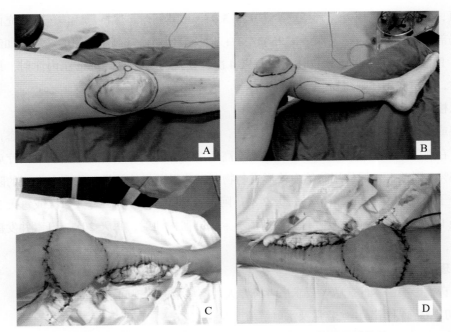

图 3-4-14 腓肠肌皮瓣。A、B 术前外观；C、D 术后皮瓣外观

二、围手术期的管理

完善的术前准备是组织瓣移植成功的重要措施。首先术前术者拟定手术方案，其次患者全身准备（包括心理准备，提高手术耐受力，完善必要的辅助检查），再次为患者的局部准备。

（一）血管选用

1. 一般选用的血管有一条动脉和两条伴行静脉，静脉血能充分回流。

2. 血管要有适当的长度和口径，受区血管的口径与移植组织的血管口径相一致，避免口径相差悬殊，在吻合口出现血管壁皱缩，形成涡流发生血栓。

3. 带神经的组织瓣移植，受区也应找到适当的感觉和运动神经备用。

4. 带肌肉或肌腱的组织瓣移植时，受区应有相应能缝合的肌肉或肌腱。

（二）供区准备

1. 提供组织瓣移植部位的皮肤外观应正常。

2. 游离组织瓣切取后，对局部功能和外观不应造成明显的影响。

3. 带有皮肤的组织瓣移植时，须考虑与受区的肤色和毛发分布相适应。厚薄也应与受区缺损组织尽量一致。切取的组织长宽比例一般应比创面大 2～3cm，若皮下脂肪厚、肌肉多时相应加大组织瓣切取面积。

4. 切口设计既要满足受区的需要，又要考虑供区功能以及移植组织的血管解剖特点。

5. 修复足底、足跟等特殊部位创面时，需移植带感觉神经的组织瓣，如足背皮瓣或股前外侧皮瓣等。

（三）术后治疗

1. 防治感染组织瓣

移植手术时间较长，增加了感染机会，一旦感染，伤口延迟愈合，炎症刺激血管引起痉挛甚至闭塞。

2. 防治血管痉挛

血管痉挛是组织瓣移植中常见的血管危象。根据引起的原因，术后常规采用以下措施：酌情采用止痛剂或镇痛泵，经留置的硬膜外导管持续给药止痛 3 天；患肢制动，保持舒适体位；补充血容量，维持正常血压；局部和全身保温，室温保持在 25℃ 左右；避免应用对血管刺激性强的药物，如红霉素等；常用解痉药物：罂粟碱 30 ~ 60mg 肌内注射，每天 4 次；妥拉唑啉 25 ~ 50mg 肌内注射，每天 4 次。小儿容易哭闹时，酌情应用冬眠药物。

3. 防治血栓

由于外科或手术等原因引起血管壁或组织损伤，凝血因子被激活，血液处于高凝状态，所以容易导致血栓形成。在血管内膜损伤严重时，血栓发生率高达 75%。在同等条件下采用抗凝治疗后，血栓发生率下降至 13.6%。因此，术后使用防治血栓形成药物可以获得理想的效果。临床上常用的防治血栓形成药物有：低分子右旋糖酐 500ml 静滴，每天 2 次。阿司匹林 25mg 口服，每天 2 次或每天 3 次。双嘧达莫 25 ~ 50mg 口服，每天 3 次。复方丹参注射液 2 ~ 4ml 肌内注射，每天 2 次。肝素并发症较多，掌握不好弊多利少，临床上全身应用较少。

4. 术后护理

护理工作直接影响手术的成败。要求患者有专人观察病情，发现问题及时处理。

（1）密切观察全身情况，血容量及水电解质变化；

（2）保温：温度改变对血管影响较大，温度过低会引起血管痉挛，持续性血管收缩造成血管栓塞，因此要尽快复温；

（3）室温应保持在 25℃ 左右。根据情况选用暖气、空调、煤炉、暖气机等设备；

（4）局部保温，观察部位用 60W 烤灯距离 40cm 直接照射，既提高了温度，又可以观察局部颜色变化。但遇停电时，将观察部位用棉被盖上，其周围放置热水袋以保温；

（5）全身保暖，患者回病房后躺在电热毯和盖上有电热毯的病床内，使肢体处在一个温暖的环境中；

（6）液体保温，在输液的管子周围用热水袋或热风机加温，使液体温度提高减轻对血管刺激；

（7）必要的制动及抬高患部，促进静脉回流，一般肢体抬高 15° ~ 25°（稍高于心脏位置），随时注意体位及固定情况，防止组织瓣受压；

（8）组织瓣观察，为防止发生不可逆转的血循环障碍，导致移植组织失败，密切观察尤为重要。主要观察肤色、张力、毛细血管充盈速度、皮温、渗血情况。术后 3 天内应连续监测或每 1 ~ 2h 观察记录一次，发现问题及时处理；

（9）血管危象发生，经局部换药及解痉处理 1h 无改善应及时手术探查；

（10）创口内引流条根据情况于手术后 24 ~ 72h 拔除；

（11）术后前 3 天应每日更换一次敷料，以了解伤口出血、血循环情况。3 天后隔日更换敷料。更换敷料时动作要轻，黏在伤口上的干痂敷料，先用 1 : 2000 氯己定液浸泡后，轻轻揭去，不可硬揭，粘于伤口上的凡士林油纱和油纱上层的干纱布应剪成 2 ~ 3cm 方块形状，不可用大块纱布紧贴伤口缠绕包扎，以避免换药时困难及影响患处血运。

三、肌皮瓣转移术的并发症及预防措施

（一）并发症

肌皮瓣的并发症主要是因供血不足而引起肌皮瓣部分或全部坏死。造成这种并发症的原因一般是：①局部解剖了解不清，误伤了主要营养血管；②设计方案不合理，切取皮瓣的范围超过主要营养血管的

供血范围；③切取和转移技术上错误，造成血管蒂受压或扭曲，继发痉挛，或操作疏漏损伤肌皮穿支；④因止血不彻底而形成血肿。

（二）预防措施

对转移后旋转角度大的肌皮瓣定时观察，如有水肿现象要抬高局部，并在肌皮瓣上轻轻反复按摩，促进回流，同时注意肌皮瓣下有无血肿。若表皮出现散在的紫斑及小水疱，表示有血运危象，应及时应用低分子右旋糖酐及血管扩张剂，如不缓解则应立即手术探查。对有感染的患者术后除全身应用抗生素外，应在肌皮瓣下放置塑料管向其内滴注抗生素。

确保肌皮瓣手术成功的最基本因素是：应具备丰富的解剖知识，肌皮瓣设计要合理，并注意手术操作要点。必须具备解剖知识，了解肌肉起止点，肌纤维走行，肌腱长度，肌体部长宽厚度、毗邻。清楚肌肉主要营养血管蒂的类型、来源、走行、口径及长度、入肌点，血管在肌肉内走行的特点。由于所供养肌肉的长度依靠主要营养血管蒂即可养活，并在肌皮瓣周围能携带一块随意皮瓣，故皮瓣部分可超过肌肉边缘，皮瓣部分可较肌肉大 50% 左右。但也有些肌肉的主要营养血管蒂仅能供养其上皮瓣的大部分，另一小部分系由小血管蒂供血，如股薄肌，若将远端小血管蒂结扎，所携带皮瓣超过肌肉中 1/3 和下 1/3 交界处，皮瓣边缘或能会发生坏死。因此，神经蒂与血管的关系、长度及粗细对肌皮瓣的成活很重要，特别在重建功能或切取有感觉的肌皮瓣时尤为重要。

另外，需要强调的是，筋膜非常重要，每个肌皮瓣切取时都应包括深筋膜。因为深筋膜有广泛的血管网，可组成皮肤血管丛，对皮瓣的成活有重要意义。这对阔筋膜张肌尤为重要，实际上其远端为一个肌筋膜瓣，筋膜上有供养皮肤的血管丛，如操作不当造成皮肤和筋膜分离，则会引起皮瓣的坏死。

（三）肌皮瓣的设计

肌皮瓣设计是否合理，是手术成败的关键，应注意以下几点：

1. 肌皮瓣要足够大

肌皮瓣完全切取游离后都要回缩，为达到无任何张力覆盖缺损，不论在长度还是宽度都要略大于计划覆盖的缺损区域，一般以大于 1/4 为宜。对于大的缺损不可勉强使用不理想的肌皮瓣覆盖，必要时重新设计或几个肌皮瓣联合应用，避免转移后有任何张力缝合。

2. 充分重视解剖变异

有时肌皮瓣的轴点有变异，可高可低，设计时要将旋转弧估计得小些，使有足够大的肌皮瓣和足够长的蒂，以便转移覆盖最远部的缺损。

3. 力求避开血供有损害的肌肉

既往做过手术、受过外伤或进行过放疗的区域，血管都有不同程度的损害。如放疗后，虽主要营养血供仍能通畅，但小的肌皮穿支可能大量闭塞，严重影响了肌皮瓣的血运，可靠性远较正常组织差。取此种肌皮瓣，要适当缩小皮瓣的大小，若按一般规律切取则可增加皮瓣皮缘坏死的可能性。

（四）手术操作要点

1. 慢性感染创面要彻底清创

切除所有的病变组织，包括创面和周围的瘢痕，是手术成功的基础。褥疮基底多为骨松质，容易被炎症浸润，应将病骨一并切除。然后用 1‰ 的新洁尔灭溶液浸泡 5min，再以生理盐水冲洗，更换敷料和器械，行肌皮瓣转移。

2. 务必保护好肌皮动脉穿支

肌皮动脉穿支是部分皮肤血运的唯一来源，切取肌皮瓣时一定要避免肌肉、筋膜与皮肤之间的任何剪力。这种剪力多在皮下脂肪与筋膜之间发生，极易损伤肌皮穿支，引起皮瓣缺血。防止剪力的最可靠的方法是将皮肤、皮下组织及肌肉一并切取下，边切边用丝线将皮缘和肌缘暂时缝合固定，以免发生剪力损伤肌皮动脉穿支。各肌皮瓣对剪力的耐受性也有差别，例如股薄肌与其表层皮肤之间的结缔组织极为疏松、移动性大，术中要特别注意及时将皮缘和肌缘缝合固定；而背阔肌与其表面皮肤连接较密切，特别是位于中心部位的岛状肌皮瓣更不易受损。

肌皮瓣转移到受区，其神经血管蒂位置安放恰当后，应先将肌皮瓣的肌肉和筋膜与受区的相应软组织固定数针，以防肌皮瓣在受区突然滚动或滑动损伤血管蒂，或致使肌皮间发生错动，而影响皮瓣的血运。

3. 保护好主要营养血管蒂

防止主要血管蒂受牵拉、扭曲和受压的主要措施是显露血管蒂时操作要轻柔。当肌皮瓣移位后，要注意观察血管蒂的走行，不得成锐角折弯。如过长可将其固定在周围的软组织上，使呈弧形走行。即使术中不显露血管蒂，由于牵拉和扭曲，也可能出现主要血管蒂痉挛。而血管痉挛一旦发生，常难以用药物缓解，最终导致肌皮瓣坏死，故肌皮瓣不可在张力下缝合。

岛状肌皮瓣旋转度数大，需广泛游离血管蒂，术中有可能伤及主要血管，切断浅静脉后有水肿的倾向等，较其他类型的肌皮瓣更容易发生血管痉挛，造成严重后果，故应用时更应加倍注意。

肌皮瓣转移的途径，尽量避免通过皮下隧道，防止血管蒂受压。必须通过时，皮下隧道一定要宽敞，足够容纳肌皮瓣蒂部，并留有余空，以备术后肿胀。为保护血管蒂，转移的肌皮瓣在皮下隧道内要携带一定量的肌肉蒂，使压力不直接作用在血管蒂上。对肌皮瓣要彻底止血，不得采用加压包扎止血。其下放引流管，引流管的方向最好平行于肌皮瓣的营养血管蒂走行。血管蒂的走行要避开骨突部位，这些都是保证血管通畅的重要措施。

4. 肌皮瓣转移

肌皮瓣的肌肉充填空腔或骨腔时，肌缘要确实固定于骨壁上，防止肌肉回缩，影响皮肤血运。

5. 彻底止血

切取肌皮瓣时，不论是否应用止血带，都应彻底止血，肌皮瓣下放引流，不宜采用加压包扎法止血，以免影响肌皮瓣血运。

（陈勇，吴志强）

参考文献

［1］D'ANGELO S P, SHOUSHTARI A N, AGARAM N P, et al. Prevalence of tumor-infiltrating lymphocytes and PD-L1 expression in the soft tissue sarcoma microenvironment ［J］. Hum Pathol, 2015, 46(3): 357-365.

［2］DOYLE L A. Sarcoma classification: an update based on the 2013 World Health Organization Classification of Tumors of Soft Tissue and Bone ［J］. Cancer, 2014, 120(12): 1763-1774.

［3］ENNEKING W F, DUNHAM W, GEBHARDT M C, et al. A system for the functional evaluation of reconstructive procedures after surgical treatment of tumors of the musculoskeletal system ［J］. Clin Orthop Relat Res, 1993, (286): 241-246.

［4］GRIMER R J. On the effect of setting of a positive surgical margin in soft tissue sarcoma ［J］. Cancer, 2014, 120(18): 2803-2805.

［5］MARETTY-NIELSEN K, AGGERHOLM-PEDERSEN N, SAFWAT A, et al. Prognostic factors for local recurrence and mortality in adult soft tissue sarcoma of the extremities and trunk wall: a cohort study of 922 consecutive patients［J］. Acta Orthop, 2014, 85(3): 323-332.

［6］NG V Y, SCHARSCHMIDT T J, MAYERSON J L, et al. Incidence and survival in sarcoma in the United States: a focus on musculoskeletal lesions［J］. Anticancer Res, 2013, 33(6): 2597-2604.

［7］O'DONNELL P W, GRIFFIN A M, EWARD W C, et al. The effect of the setting of a positive surgical margin in soft tissue sarcoma［J］. Cancer, 2014, 120(18): 2866-2875.

［8］TREASURE T, FIORENTINO F, SCARCI M, et al. Pulmonary metastasectomy for sarcoma: a systematic review of reported outcomes in the context of Thames Cancer Registry data［J］. BMJ Open, 2012, 2(5).

［9］YOUN P, MILANO M T, CONSTINE L S, et al. Long-term cause-specific mortality in survivors of adolescent and young adult bone and soft tissue sarcoma: a population-based study of 28,844 patients［J］. Cancer, 2014, 120(15): 2334-2342.

［10］丁易, 牛晓辉, 杨发军. 软组织肉瘤的诊断与治疗［J］. 中华外科杂志, 2011, 49(11): 19-22.

5 MARCHETTI-WILLEMSE K, IOSCI JHAMB V, ELIJEMBERG M, et al. Collagen type I beta 1 heterotopic microstructure and synergy in adult and joint anatomy structure of the dimensions depth of soft synthesis and dimensions that [J]. J Sci Lidon, 2016: 13(4): 263-166.

6 ... et al. Boston ... Kavaste Raccumle ...

7 WARD W G, gital. The effect of the Enhanced protocol chemotherapy 2014, 138 (6): 2506-2517.

8 ... PRZASNSKE E FIORENTINO F 55(3)KLE N, et al. Pigmentio: microadenoma the all soft and nuclear otyses and chromosome in the content of Chinpa Chemical ... are ... Bone ... [J]. H H thm.

9 ... which to puth AND ST J. CONSERSNE J S, etal. Long term survey ... of in dioaflbsotntnitm and ganglanbe iium inne-ina ... nunthia ... trial.jthi. Bone Comtuentian 5 ... Oncol of Journal ....

... [2015]2267-2382.

10 ... 33 ... 155...57 ... ununununununuunuruuhkyknwn...

第四章 骨与软组织肿瘤辅助治疗学

第一节 骨肿瘤辅助化疗

一、概述

恶性骨肿瘤的化疗通常以骨肉瘤和尤文氏肉瘤的化疗为代表。在过去近 50 年的时间里，无论是化疗药物的研制、化疗的方法、还是化疗的效果等方面，均有了一定的进展。特别是新辅助化疗（neo-adjuvant chemotherapy）概念的形成及其规则的应用，使化疗在恶性骨肿瘤长期生存率的提高、保肢率的增加等方面发挥了重要的作用，已成为与外科治疗、放射治疗、免疫靶向治疗等同等重要甚至是更为重要的治疗手段。所以在近几年，中华医学会骨科分会骨肿瘤专业委员会和中国抗癌协会肉瘤专业委员会均针对恶性骨肿瘤的化疗制定了指南，旨在提高国内相关专业医师进行恶性骨肿瘤化疗的规范化程度，从而达到恶性骨肿瘤化疗应该达到的效果。

目前，在临床上恶性骨肿瘤的原则和具体方法主要来自于规范的随机对照临床试验和相关医疗协会发布的化疗指南。但在化疗具体操作时，骨肿瘤等专科医师的临床经验和对化疗药物及化疗方法的熟悉程度也起到一定作用。化疗是采用细胞毒性和影响细胞生物代谢的药物来治疗恶性骨肿瘤的一种治疗方法，也是目前原发性恶性骨肿瘤最重要的内科治疗手段。在临床上常分为辅助化疗和新辅助化疗，对不能外科手术切除或出现远处转移的恶性骨肿瘤，有时采用姑息性化疗可以达到减轻症状，延长生存时间和提高生存质量的目的。本书也将恶性骨肿瘤的化疗药物及剂量强度、化疗药物的毒副作用、恶性骨肿瘤的新辅助化疗和骨肉瘤常用的化疗方案等化疗的重要方面再做阐述。

二、恶性骨肿瘤的化疗药物及剂量强度

恶性骨肿瘤化疗几乎不采用单药的化疗，较多采用多药组合的化疗模式。以下列举目前临床上骨肉瘤常用的一线和二线化疗的药物及建议的药物组合：①阿霉素（adriamycin, ADM）+ 顺铂（cis-platinum, DDP）；②顺铂，二线化疗的药物及建议的药物组合（复发 / 难治性或转移性疾病）：①吉西他滨（gemcitabine, GEM）+ 多西他赛（taxotere, TXT）；②环磷酰胺（cytoxan, CTX）+ 足叶乙苷（vepeside, VP-16）；③环磷酰胺 + 拓扑替康（topotecan, TPT）；④吉西他滨（gemcitabine, GEM）；⑤

大剂量异环磷酰胺（ifosfamide, IFO）+ 足叶乙苷；⑥大剂量甲氨蝶呤（methotrexate, MTX）+ 异环磷酰胺 + 足叶乙苷。实施二线化疗后肿瘤继续进展者，目前没有可以推荐的化疗药物，建议选择临床试验或其他治疗。

目前在临床上尤文氏肉瘤（含初次诊断就存在肺部转移的患者）常用的一线和二线的化疗药物及建议的组合：①长春新碱（vincristine, VCR）、阿霉素联合环磷酰胺或异环磷酰胺联合足叶乙苷（VAC/IE）；②长春新碱、阿霉素联合异环磷酰胺（VAI）；③长春新碱、异环磷酰胺、阿霉素联合足叶乙苷。二线化疗的药物及建议的药物组合：①环磷酰胺联合拓扑替康；②伊立替康（irinotecan, CPT-11）+ 替莫唑胺（temozolomide, TMZ）；③异环磷酰胺联合足叶乙苷；④异环磷酰胺、卡铂、足叶乙苷；⑤多西紫杉醇联合吉西他滨。

目前在临床上，也会使用一些不良反应相对较小的、相同作用机理的化疗药，如脂质体阿霉素替代阿霉素以减少心脏毒性或阿霉素已使用到最大剂量强度需要继续使用蒽环类药物，洛铂替代顺铂以减少呕吐的不良反应等。但这类药物的价格较高。

在评价不同药物联合化疗方案的效果时，应特别注意的一个重要因素是药物剂量。这是指患者在准确的时间，通过恰当的途径，接受准确的剂量，即要求化疗达到 100% 的剂量强度。在临床治疗中，造成药物剂量强度下降的主要原因主要有血象下降、手术并发症及一些社会因素等使给药延迟。需要特别强调的是在多药联合辅助化疗中，每个药物的剂量不能降低。如有剂量不足或两个疗程间给药延迟，即可引起药物的剂量强度下降，最终影响化疗效果。

恶性骨肿瘤常用药物的剂量与强度要求：

①尽量完成已经公布的高质量恶性骨肿瘤治疗临床研究（标准方案）的完整的给药次数（疗程），手术前的诱导缓解化疗（新辅助化疗）和手术后的巩固与强化治疗；

②第一次给药要求足量（标准方案剂量范围的上限），调整剂量差不超过 5%；

③除了儿童，化疗药物的剂量应该根据每一患者的体表面积，而不是根据其体重来确定；

④常用药物剂量：阿霉素累积剂量 240 ~ 480mg/m²，每次用药 60 ~ 90mg/m²；甲氨蝶呤累积剂量 48 ~ 168mg/m²，每次用药 12mg/m²；顺铂累积剂量 480 ~ 600mg/m²，每次用药 100 ~ 120mg/m²；异环磷酰胺累积剂量 30 ~ 96g/m²，每次用药 6 ~ 14g/m²。

三、恶性骨肿瘤化疗药物的不良反应

随着肿瘤学内科和外科治疗的不断进展，放射治疗和围手术期化疗目前被当作恶性骨肿瘤患者多学科治疗的重要组成部分，以提高原发性和转移性骨与软组织肿瘤患者的无病生存率和总存活率，然而这可能会导致一些并发症。化疗药物通常是在细胞分裂期杀伤细胞的，由于肿瘤细胞与正常细胞在生化代谢、DNA 合成等方面无显著的差异，造成化疗药物较差的选择性，即化疗药物对相关组织中处于分裂期的正常细胞也有杀伤作用，只不过是轻重程度不同而已。这也正是产生各种不同形式的化疗毒副反应的原因。各个器官和部位都有独特的药物剂量 - 体积反应模式，因此可能会出现不同种类的并发症，每种并发症都取决于给定治疗计划内的药物剂量分布。准确识别化疗对伤口、骨骼及各种器官的潜在不良反应可以帮助临床医生选择最佳的联合治疗方法，并预测哪些患者有并发症的风险，以便改进术前计划，预防并发症并更好地进行疾病监测。

（一）伤口、骨骼相关毒副作用

1. 伤口并发症

某种化疗药物对肿瘤患者的骨愈合和伤口愈合的影响很难进行评估，因为癌症患者常常是短期生存的并经常联合多种辅助治疗。然而，有动物实验研究表明，围手术期化疗对伤口愈合有明显的损害作用。在小鼠模型中评价不同抗肿瘤药物对创面愈合影响的实验研究表明，在使用长春新碱和甲氨蝶呤的术后3天，创面强度降低，但在之后的第7和21天创面强度没有进一步降低。放线菌素D对创面愈合早期有干扰作用，但在后期影响较小。博来霉素在术后第3天和第21天对创面强度无影响，但可阻止创面强度从第3天到第7天的增强；1-（2-氯乙基）-3-环己基-1-亚硝基脲可显著降低术后各时间点的创面强度，而5-氟尿嘧啶在任何时候均无明显作用。

在一项类似的研究中，围手术期连续5天给予环磷酰胺治疗对术后21天的小鼠手术创面强度无明显影响。治疗剂量范围内的阿霉素对小鼠伤口愈合无明显影响。然而联合应用环磷酰胺和阿霉素对21天的创面强度的损害程度大于单独使用任何一种药物，但对术后3天和7天的创面强度影响不明显。在切口模型和创腔模型中，用阿霉素治疗的大鼠在术后7天表现出较轻的愈合不良。围手术期给予阿霉素对伤口愈合的影响取决于给药和手术的间隔时间。术后14天、19天、20天给予阿霉素对伤口愈合造成损害，这种损害在给予阿霉素2周后表现出来；术后28天给予阿霉素对大鼠伤口愈合没有明显的损害。

在动物身上使用阿霉素、环磷酰胺和甲氨蝶呤等抗肿瘤药物的研究表明，伤口愈合存在剂量依赖性损害。将这些剂量外推到人类使用的治疗方案是非常困难的。有关人类伤口愈合中化疗药物并发症的信息只能从临床研究中获得。即使环磷酰胺是在围手术期立即给予的，也没有报道证明其会引起并发症的增加。据文献报道，5-氟尿嘧啶在手术后7天给予60mg/kg剂量会增加伤口并发症，但在手术后14天开始给药时不会增加伤口并发症。

上述研究结果强调有必要继续关注临床研究中报告的伤口并发症，并提示将化疗推迟到术后至少7天可能会对伤口愈合造成最小的损害。

2. 化疗导致的生长相关问题

儿童化疗引起的不良反应，主要是全身性的，这可能会导致严重的问题。与成人相比，儿童患者暴露在相似剂量下的不良反应往往非常不同。儿童在化学治疗过程中会出现生长迟缓，但停止化疗后生长速度会加快并达到正常水平，这种现象被称为"追赶生长"。骺是骨骼对放射线和化疗最敏感的部分。在接受化疗和放射治疗的患者中，已发现股骨头端和肱骨近端会发生骨骺滑脱。

在接受过低至3Gy辐射剂量的骨骼未成熟患者中，可以看到包括肿胀、碎裂和软骨细胞退化在内的组织学变化。延迟性改变包括继发于血管损伤和骨细胞直接损伤的软骨退化和骨萎缩，而导致身材矮小、畸形和骨盆不对称。辐射剂量的增加、在年轻时接受辐射和具有最大生长潜力的骨骼会表现出最大的生长障碍。

3. 化疗对骨代谢的副作用

关于抗肿瘤药物对骨生物活性的直接影响知之甚少。在儿童白血病的治疗中，尽管进行了适当的矫形治疗，甲氨蝶呤仍会导致骨质疏松症、骨痛和难以愈合的自发性骨折。很少有实验研究分析化疗药物对骨代谢的影响。短期服用甲氨蝶呤和阿霉素分别导致骨小梁净体积减小26.9%和11.5%，并且这两种药物都显著降低了骨形成率近60%。对成骨细胞的毒性作用体现在类骨质体积和厚度的减少，而不影响成骨细胞总数和骨小梁表面被成骨细胞覆盖的比例。

松质骨沉积率的差异表明，虽然临时化疗对骨的正常转换影响较小，是一种可逆效应，但会造成骨量的积累障碍以及可能增加病理性骨折和骨质疏松的风险。阿霉素、顺铂和环磷酰胺联合化疗对正常骨转换的影响已经在模拟当前癌症化疗的犬模型中进行了评估。作者使用电子显微镜、骨组织形态计量学和扭转试验对骨标本进行分析，将结果与接受类似手术方案但没有化疗的犬进行了比较，结论为在化疗后的 22 周时没有显示出机械性能上的差异；化疗对皮质骨的孔隙率、骨活性和矿物质沉积率无影响；松质骨周围孔隙率没有明显变化，但矿物质沉积率明显降低。

4. 化疗导致的骨折

高剂量放疗（≥50Gy）、软组织肉瘤切除术中的骨膜剥离、辅助化疗、女性、肿瘤在大腿前间隙的位置、肿瘤切除边缘阳性和年龄超过 55 岁，已被证实是放化疗诱发骨折的独立危险因素。化疗同时增加了放疗的毒性，所有骨折都发生在放疗区域内；已报告的放射治疗后的下肢骨折大多数发生在股骨近端。这些患者需要预先测量骨密度以评估骨折的风险。虽然总体骨折发生率可能没有高到需要预防性固定的程度，因为预防性固定增加了治疗程序的步骤和发生额外并发症的概率，但同时具有几个危险因素的患者应该考虑预防性固定。除此之外，对于在高剂量放疗中发生骨折的患者，应密切评估其后续骨折情况。

5. 化疗对骨折愈合的不良反应

骨转移后的病理性骨折是恶性肿瘤的常见并发症，当累及承重骨时尤其严重。除化疗对完整骨的影响外，涉及到的问题还包括骨折愈合、多孔涂层中的骨生长以及化疗期间的同种异体骨移植。

许多学者对骨折愈合过程中的力学性能、解剖学和组织学变化，包括细胞抑制剂对黏多糖和胶原代谢的影响进行了广泛的研究。生物化学和组织化学方法已被介绍，但主要针对骨的无机成分。Nilsonne 首先指出了有机成分在骨愈合中的重要性，认为"骨折不愈合不是矿化过程中原发性干扰的结果，而是有机基质的改变，降低或阻止了其钙化能力"。他们同时探讨了抗细胞药物对小白鼠骨痂的形成和演化过程及其对长骨生长的抑制等方面的负面影响。另有研究证实环磷酰胺对截骨后骨折愈合的延迟作用，表现为羟脯氨酸含量减少，骨折骨痂上抑制胶原形成的钙和磷沉积减少。此外，当环磷酰胺在截骨前停止治疗时，胶原的抑制减少。在一项使用骨移植的研究中，甲氨蝶呤表现出增加破骨活性和抑制内部破骨活性，而不影响骨组织的外围。在肿瘤重建手术中，骨愈合与化疗一般同时发生。一系列的骨诱导蛋白已经被描述并在动物模型中被证明可以促进骨形成。一项研究在一个骨缺损兔模型中评估了化疗对骨愈合的影响，组织学和放射学分析表明，化疗对骨诱导蛋白诱导的骨量和质量均有影响。这提示化疗对骨形成的影响可能与抑制骨诱导蛋白的特定途径有关。

6. 化疗对骨长入的不良反应

化疗药物对多孔涂层假体的骨结合和骨生长有负面影响。Young 等人研究了术前和术后顺铂化疗对采用多孔涂层生物固定假体的影响。虽然假体的骨向内生长没有受到影响，但电子显微镜、组织形态计量学和放射学分析显示，假体周围新骨的形成有明显不同。术前化疗不能改变新骨的形成，但术后用顺铂治疗的动物标本显示新骨形成明显减少。

另一项研究表明，即使在化疗的情况下，皮质外植骨也是一种有效的植入物固定方式。在这项研究中，作者对 8 只接受阿霉素、顺铂和异环磷酰胺围手术期化疗的杂种犬进行了单侧股骨骨干 6cm 的切除和多孔涂层节段假体的重建。将 8 条自体皮质骨均匀放置在股骨和假体表面的连接处。自体松质骨放置在皮质骨条的下方和之间。术前化疗 2 个周期，术后化疗 3 个周期。对这些动物进行了 12 周的随访，并进行了连续的负重评估和放射学评估。阿霉素、顺铂和异环磷酰胺联合化疗对新骨形成没有明显的负面影响。然而，在非化疗条件下，与不进行任何植骨相比，嵌套皮质松质骨移植方法提供了更好的假体生物固定效果。

7. 化疗对同种异体移植物的影响

虽然有限的临床证据表明同种异体移植物相关并发症的发生率很高，因此接受化疗的患者中，应该避免在保肢手术后的重建过程中使用大量的同种异体移植物。这些并发症包括愈合失败、延迟或不充分的结合导致移植物碎裂和塌陷，以及深部伤口感染的发生率增加。已知同种异体皮质骨移植比自体骨移植结合更慢、更不完全。节段性同种异体骨是一种无活性、无血管化的结构，具有一定的骨诱导潜能，可作为骨生长的支架提供骨传导。同种异体骨的冷冻和免疫原性已经被注意到会影响再血管化的速度和程度，以及会影响新骨的形成。这些效果在同种异体移植物植入后 4 周最为明显。Zart 等人研究了顺铂对动物新鲜同种皮质骨和冷冻同种异体皮质骨移植的影响，发现顺铂治疗组 2 个月时血运重建和宿主 - 移植物愈合较差，但 4 个月时新鲜同种异体骨中的血管生长情况接近对照组。冷冻的同种异体移植物在 4 个月后血运重建仍然很差。作者得出结论，与新鲜同种异体骨相比，冷冻异体皮质骨的结合更慢、更不完全，而且顺铂的应用加剧了这一障碍。

（二）其他器官相关不良反应

1. 化疗所致肿瘤

继发于化疗的恶性肿瘤常常发生在治疗后的第一个 5 年内，通常以急性非淋巴细胞性白血病的形式出现，特别会随着拓扑异构酶 II 抑制剂、蒽环类药物或烷化剂剂量的增加而增加。儿童化疗后发生白血病的可能性已显示为 1%～2%。Fuchs 等报告了在梅奥诊所治疗的 29 例肉瘤患者的继发性恶性肿瘤的进展情况，其中包含肉瘤 12 例、癌症 9 例、血液系统肿瘤 8 例。他们认为烷化剂和拓扑异构酶抑制剂可能是导致造血系统肿瘤的原因，虽然发生继发性恶性肿瘤的风险不大（5%～10%），但这些癌症似乎普遍预后不良。

2. 化疗引起的中枢神经系统不良反应

与化疗相关的神经系统不良反应包括疼痛和瘫痪。长期不良反应包括化疗后的认知障碍（"化疗脑"）。化疗引起的中枢神经系统不良反应可以是急性的，也可以是延迟性的。这些不良反应被归因于化疗药物对中枢神经系统祖细胞的毒性作用，以及化疗药物对血脑屏障通透性的影响。

几乎每种化疗药物都会引起头痛和癫痫发作。癫痫发作的原因包括直接毒性作用、与高水合作用有关的间接改变、代谢变化，如顺铂给药后的肾毒性，或长春新碱和异环磷酰胺给药后抗利尿激素分泌不当并伴有脑病。大剂量使用阿糖胞苷和氟尿嘧啶后可能发生小脑综合征。

丝裂霉素可以触发血栓性微血管病变，抗血管内皮生长因子药物可以引起脑出血和动脉梗塞。据报道，在接受卡莫司汀、环磷酰胺、顺铂、马法兰、阿糖胞苷和依托泊苷联合治疗非中枢神经系统肿瘤的 4 例成人患者中，出现了致命的白质脑病。可逆性后部白质脑病综合征与越来越多的抗癌药物有关。潜在机制尚不清楚，但可能与血管源性水肿有关。鞘内用甲氨蝶呤、阿糖胞苷及其脂质体制剂进行化疗，可产生无菌性脑膜炎，极少数患者会出现横贯性脊髓病。化疗引起的组织病理损害包括脱髓鞘、轴突丢失、胶质增生、坏死灶和巨噬细胞浸润，在人类和接受顺铂的动物中都有记录。

据报道，淋巴瘤单独化疗后出现的认知功能障碍，通常是在大剂量甲氨蝶呤与其他药物联合使用时出现的。此外，认知功能障碍有时与鞘内或脑室内化疗有关，或与硫替巴、白消安和环磷酰胺强化化疗有关。一组最初被称为"化疗雾综合征"的病症，指的是化疗后独立于抑郁、焦虑或疲劳的持续性认知变化，已在癌症幸存者中被报道。据报道，实体肿瘤化疗后 15%～50% 的成年幸存者出现了注意力、记忆和执行功能的部分受损。

3. 化疗引起的泌尿系统不良反应

很多化疗药物是需要经过肾脏排出体外的，因而化疗药造成的肾毒性直接关系到这些药物在体内的蓄积程度，并因蓄积可以引起其他相关的不良反应。

（1）化疗药物的直接肾脏不良反应：顺铂是骨肿瘤化疗中最常引起肾损害的药物之一，它所引起的肾损害与剂量相关。氮质血症多发生于接受 $50mg/m^2$ 顺铂的患者，而大剂量顺铂则有严重的不良反应，它主要造成严重的肾小管坏死。既往有肾功能障碍或化疗同时给予有肾毒害的抗生素（如氨基糖苷类）的患者，发生肾功能衰竭的风险会增高。多次的顺铂化疗可导致慢性肾衰，治疗比较棘手。

甲氨蝶呤也是主要经尿排出的。在酸性条件下，它易于结晶沉积于肾小管和集合管内，从而使尿素氮升高、肌酐清除率下降以至肾功能衰竭。虽有甲酰四氢叶酸的解救，中等剂量的甲氨蝶呤（200mg/ m^2 ）仍可产生严重的肾毒性，甚至致死。如患者在用药后12h至1周左右出现腰疼，应警惕肾毒性的发生。一般甲氨蝶呤所致的一过性肾衰多可在停药后2～3周内恢复正常。碱化尿液和利尿是防治甲氨蝶呤肾毒性的有效方法。应当注意的是甲氨蝶呤的肾毒性会造成其排泄延迟，进而导致该药在其他系统中的不良反应增加，因此在治疗上应给予重视，并加用甲酰四氢叶酸治疗。

（2）高尿酸血症：高尿酸血症肾病是尿酸结晶堵塞远端肾小管的结果。正常肾脏每天可排出尿酸500mg，血浆中尿酸含量约为0.02g/L。当pH值小于5.5时，尿酸处于非离子状态，导致尿酸沉淀、结晶。化疗过程中，细胞溶解释放大量尿酸，治疗前应采取措施预防肾功能衰竭。大量输液可防止尿酸在尿液中过度饱和，用碳酸氢钠碱化尿液可防止尿酸沉淀。别嘌呤醇可通过消耗嘌呤氧化酶抑制尿酸的形成。综上所述，化疗前后的肾功能监测非常重要，电解质的监测也很重要。

（3）出血性膀胱炎：在应用大剂量环磷酰胺时，高达40%病人可出现出血性膀胱炎，这是因为环磷酰胺代谢产物丙烯醛（acrolein）能引起泌尿系统上皮细胞的损害。因此，必须加以稀释并使之迅速排出。充分的补液可减轻出血性膀胱炎，在输注环磷酰胺前先要超过人体需要量补液，目的是保证充足的肾脏排尿。应用美司那（mesna）可与丙烯醛（acrolein）在体内形成无活性的产物，可有效地防止出血性膀胱炎的发生。美司那仅在尿中有活性，且不干扰环磷酰胺的抗肿瘤作用。

4. 化疗引起的脊髓不良反应

辐射引起的脊髓损伤可以是急性的（在辐射期间）、早期延迟的（长达6个月）或延迟的（放疗后6个月～数年）。早期延迟性肿瘤假性进展发生在治疗后6周～3个月内，原因是早发性放射性坏死或化学坏死，在临床和磁共振成像上均与肿瘤复发的表现类似。该综合征主要在放化疗联合治疗后出现。在支持性治疗和类固醇治疗下，肿瘤假性进展在几周到几个月内可以得到改善。

5. 化疗所致的周围神经不良反应

臂丛神经病变和周围神经损伤导致的进行性肌肉失神经和萎缩在放射治疗后更为常见。当患者在接受放疗的同时接受化疗，会使发生迟发性臂丛病变的风险增加。周围神经损伤的确切病理生理学机制尚不清楚。在手术或尸检中，神经丛的神经干内和周围有广泛的脱髓鞘、轴突丢失和微血管损伤。与臂丛转移不同，患者不会经历霍纳综合征和/或早期剧烈疼痛。治疗方案并不都不令人满意，神经松解术、交感神经切除术和华法林治疗都有报道，但成功率各不相同。

6. 化疗所致的肝脏不良反应

急性或亚急性肝胆毒性在放射治疗、化疗或造血干细胞移植治疗的患者中以不同的频率出现。此外，肝胆毒性和肝硬化与输血获得性慢性病毒性肝炎，输血相关铁负荷过高，完全肠外营养所致的胆汁淤积性疾病或静脉闭塞性肝病有关。肝损伤的风险随放射剂量、肝体积、治疗时年龄较小、先前肝部分切除和同期化疗而增加。化疗后出现肝功能障碍的潜伏期尚不清楚。

已经确定的具有肝毒性的药物包括硫嘌呤、抗代谢剂，如 6- 巯基嘌呤、6- 硫代鸟嘌呤、甲氨蝶呤，以及极少数情况下的放线菌素。尽管大多数因硫嘌呤化疗而患静脉闭塞性肝病的儿童会最终康复，但也有一小部分患者有进行性肝纤维化，进而导致门脉高压。在某些儿童白血病的治疗病例中，每天口服甲氨蝶呤后发生肝纤维化或肝硬化的风险比间歇性静脉注射要高 2 倍以上。急性和亚急性甲氨蝶呤诱导的肝损伤以血清转氨酶或碱性磷酸酶一过性升高为特征；有趣的是，生化变化与肝损伤的严重程度并不一致。甲氨蝶呤诱导的肝纤维化通常在停药后消退或稳定，在没有其他抗代谢治疗或合并症的情况下很少发生终末期肝病。晚期肝功能障碍表现为持续性的肝大、脾大和血小板减少。

7. 化疗所致的生殖系统不良反应

有几种细胞毒性药物与不孕症的高风险有关，包括丙卡巴嗪、环磷酰胺、异环磷酰胺、白花丹、马法兰、氯氨丁腈和氯甲烷。阿霉素和铂的类似物，如顺铂和卡铂，这种风险是中等的。生殖系统毒性较低的药物包括长春新碱等植物衍生物，博莱霉素和放线菌素等抗生素，以及甲氨蝶呤等抗代谢药物。一些患者在开始化疗前可能会选择几种保存生育能力的方法中的一种，例如冷冻储藏精液、卵巢组织、卵母细胞或胚胎等。

在患有肉瘤的孕妇中，在妊娠的前三个月致畸风险最高，可能需要考虑中止妊娠。妊娠中期和晚期接受化疗通常不会增加致畸风险和对胎儿认知发育的不良影响，但可能会增加各种妊娠并发症和胎儿骨髓抑制的风险。

8. 化疗所致的变态反应

在临床工作中，变态反应（allergic reaction）通常很难预测，而且发生突然，有时危及患者生命。多种恶性骨肿瘤化疗药物可引起变态反应，如顺铂、甲氨蝶呤、蒽环类等药物。变态反应的临床表现复杂多样，严重反应如低血压、心脏停搏、喉痉挛、高血压、呼吸急促和面部水肿等，严重者可导致死亡。其他表现包括寒战、皮疹、发热、荨麻疹、剥脱性皮炎、血管水肿等。变态反应常发生在第 1 次用药后 2 周左右，最早可发生在用药后的数分钟或更短时间内，主观症状较客观症状更早出现。顺铂单独使用时引起变态反应的发生率约为 5%，主要表现为 I 型变态反应，出现发热、咳喘、瘙痒、呼吸困难、眼睑肿胀、支气管痉挛、出汗、荨麻疹、血压下降等。阿霉素使用后可有注射部位的红斑和荨麻疹，这是由于给药后非特异性的组织胺释放引起的。异环磷酰胺可引起由 IgE 介导的免疫反应，出现荨麻疹、皮疹、支气管痉挛、血管水肿、腹部痉挛性疼痛和低血压等症状。大剂量甲氨蝶呤使用时变态反应发生率较高，主要表现为 I 型过敏反应，偶有 III 型变态反应发生，除可引起荨麻疹、皮疹、支气管痉挛、血管水肿、腹部痉挛性疼痛和低血压等变态反应外，还可引起以嗜酸性粒细胞增多为特点的肺炎，多是由于长期反复使用，导致机体产生相应的抗体所致（主要是 IgE）。紫杉类药物出现轻症变态反应发生率为 40%，重症为 2%，主要表现为 I 型变态反应，临床表现通常为呼吸困难、血管性水肿、荨麻疹、喉头痉挛、面部潮红等，这或与血浆游离组胺有关。一旦在化疗时出现上述变态反应应及时停药，视其轻重给予对症治疗，同时考虑再化疗时的用药问题。如变态反应严重，而该药又非必需药物，则可考虑不再应用该药。对于变态反应发生率较高，程度较严重的化疗药物需要预防性抗过敏治疗，如：紫杉类无论剂量大小、滴注时间长短，均必须行抗过敏预处理；局部荨麻疹并非停药指征，但需要严密观察或治疗好转后继续用药；如有全身过敏表现，应立即停药，联合应用 H1、H2- 受体拮抗剂，并根据病情变化适当应用糖皮质激素、升压药或支气管扩张药等。

9. 化疗引起的消化系统副反应

化疗药也可引起胃肠道黏膜广泛损伤，导致胃肠道黏膜弥漫性溃疡、出血，临床上表现为腹痛、黑便、呕血等，急性大出血可致低血压、休克甚至死亡。长期接受化疗的患者，痔疮的发生率也会增高，可致大便带鲜血，临床上应特别引起重视。MTX 引起的口腔黏膜炎、口腔溃疡、胃炎等临床上比较常见。MTX 引起胃炎的严重程度与用药频率呈剂量依赖性，其机理主要是 MTX 在腺上皮细胞的积聚。MTX 黏膜炎防治措施如下：①液体疗法：每日总液量 $3000ml/m^2$，用药前 12h 开始输液，持续 36h；②尿液碱化：通常在用药前 3 日起口服碳酸氢钠、并在输液过程中随时加用，保持尿 pH 值大于 7，避免 MTX 形成结晶沉淀在肾脏，损伤肾清除功能；③监测血液 MTX 浓度：用药后 24h 应小于 $2 \times 10^5 mol/L$；48h 应小于 $10^6 mol/L$；④甲酰四氢叶酸解救：结束 MTX 用药后 8 ~ 12h 给予四氢叶酸解救；⑤门冬酰胺酶（asparaginasum, L-ASP）可阻止细胞进入 DNA 合成阶段，减轻 MTX 毒性；⑥向患者介绍有关口腔卫生及护理的常识，每天观察患者口腔内感觉及味觉有无变化；保持口腔卫生，用软牙刷刷牙，选用非刺激性洁牙剂；进食后 30min 用复方硼酸溶液、3% 碳酸氢钠或 3% 过氧化氢含漱；忌烟酒、避免食用过热、过凉、辛辣、粗糙的刺激性食物。甲氨蝶呤所致黏膜溃疡用甲酰四氢叶酸局部涂抹以利愈合，应用甲酰四氢叶酸钙（calcium folinate）稀释液（40%）含漱以防止口腔黏膜炎及溃疡。另外对于继发感染的患者应给予抗生素对症治疗。

10. 化疗引起的眼部不良反应

在恶性骨肿瘤的化学治疗中，表现在眼部的不良反应不多见，可一旦出现往往引起患者极大的心理负担，这就要求我们对化疗引起的眼部不良反应有充分的认识，以利于更好地进行治疗。应当注意的是，有的化疗药会引起眉毛或睫毛的脱落，致使其保护作用丧失，导致结膜炎或过多流泪等；一部分化疗药则因其骨髓抑制作用导致结膜或视网膜出血性疾患，这应与化疗药所致直接的眼不良反应相区别。阿霉素可致流泪及结膜炎。顺铂可致乳头水肿、球后视神经炎，还可致一过性皮质盲，视力可在数小时至数日内恢复。异环磷酰胺可致一过性的视力模糊，但临床表现未见异常，视力可于数小时到数周内恢复正常，使用大剂量甲氨蝶呤的患者可于化疗后 2 ~ 7 天出现眼部烧灼感、视力模糊、瘙痒、干燥等症状，一般可逐渐恢复正常，但可于再次化疗时复发。

11. 化疗引起的心脏不良反应

阿霉素是骨肿瘤化疗中最常见的引起心脏不良反应的药物之一。临床表现有急性或慢性蓄积性心脏损害。急性毒性反应可发生在注射药物后数分钟至数小时，并且与剂量无关，表现为非特异性心电图变化：T 波平坦、S-T 段降低、室性早搏和室上性心律失常。慢性蓄积性心脏病是剂量限制型心脏病，在总剂量达到某一剂量时发生。一旦发生慢性蓄积性心脏损伤，则不能被修复。一般认为停药后损害可不再进展，但亦有报告说明病人在停药后 1 年仍能出现心衰，如临床上心肌病变进行性加重。影响阿霉素所致心肌病的因素很多，除剂量外，给药方案、患者年龄（儿童或老年人）、预激综合征、慢性心脏毒性与剂量呈线性关系，目前仍将累积剂量限制在小于 $550mg/m^2$ 为安全界线。慢性心脏病表现为充血性心衰，如可有乏力、呼吸困难、气促、双下肢水肿等表现。防治方法：①用药前监测心脏状态；②用药前或同时期使用保护心脏药物，如辅酶 Q10、维生素 E、ATP、维生素 C、肌苷等；③ 24h 缓慢注射，可降低血药浓度，为 1h 注射时的 1/10，但却可提高细胞内浓度从而减轻不良反应。另外，也可用静脉泵 72h 连续输注，可减轻对心脏的毒性作用；④有心脏损害后可用皮质激素、洋地黄制剂如地高辛，出现充血性心力衰竭时，首先应停药然后按常规慢性心力衰竭治疗原则进行治疗。

12. 化疗引起的肺部副作用

接受化疗的患者往往在停药后 1 ~ 3 个月内出现干咳、发热、静息时呼吸困难、发绀等症状，查体显示双肺底部可闻及啰音，有时还可闻及胸膜摩擦音，X 线片上可见双侧肺底部的浸润灶，严重的可发现肺叶实变，影像学上应注意与肺部转移瘤相鉴别。甲氨蝶呤所致肺部的不良反应有延迟性肺实变、非心源性肺水肿和急性胸膜炎性胸疼，也可引起自发性气胸，表现为突发的胸痛和咳嗽。轻者可不予处理而自行恢复，严重的可行胸腔闭式引流术。

甲氨蝶呤所致肺实变与剂量、性别、年龄、是否应用甲酰四氢叶酸及是否用药前后放疗无关，但与给药计划有关，其中每天或每周用药者发生率高。对出现上述并发症的患者无论是否给予特殊用药或停药，大多数可在 1 ~ 6 周内恢复正常，但也可导致患者死亡。治疗上以肾上腺皮质激素为主，恢复后可继续甲氨蝶呤的治疗。非心源性肺水肿在给药后 6 ~ 12h 发作，可急性致死。胸膜炎性胸疼主要是由于胸膜渗出、气胸或局部肺塌陷所致。在大剂量甲氨蝶呤化疗的患者中，不到 10% 的患者在 2 ~ 6 次化疗后有此种疾患发生，以右胸疼为主。

13. 化疗所致的其他不良反应

化疗所致局部刺激性主要为药物外渗与继发性静脉炎。可引起局部刺激性的药物有阿霉素、甲氨蝶呤、顺铂等。很多化疗药物具有血管刺激性，如 MTX 即使并无明显外渗亦可导致继发性静脉炎。这些药物注射到血管外，会造成局部剧烈疼痛、静脉炎、组织坏死或腐烂。严重程度可以从红斑到严重坏死，甚至造成肢体断残。抗肿瘤药物渗漏后可局部应用相关解毒剂缓解疼痛，避免溃疡形成，促进损伤的恢复。化学性静脉炎的治疗，目前尚无有效的方法，主要依靠预防。

继发性静脉炎根据其临床表现可分为三类：①红热型：沿静脉血管走向区域发热、肿胀及疼痛；②栓塞型：沿静脉走向处变硬，呈条索状硬结，外观皮肤有色素沉着，血流不畅伴疼痛；③坏死型：沿静脉穿刺部位疼痛加剧，皮肤发黑坏死，甚至深达肌层。为了防止药物外渗和继发性静脉炎的发生，用药前应仔细观察注射部位的组织完整性及其状态；注药前先向血管内注入 5 ~ 10ml 生理盐水，以确保静脉血管通畅；应选择前臂最容易穿刺的大静脉，切勿靠近肌腱、韧带和关节，避免在有皮下血管或淋巴管部位穿刺及 24h 内被穿刺过的静脉穿刺点远端再次穿刺；注射化疗药物时应注意观察注射部位有无红斑、水肿或疼痛。

脱发是众所周知的化疗不良反应。通常情况下，头发在最后一次治疗的几周后开始生长，有时会有卷曲的趋势（"化疗烫发"）。常用的化疗药物，特别是阿霉素和环磷酰胺可能会导致永久性脱发。脱发最早见于化疗后 1 ~ 2 周，2 个月后达到高峰，化疗停止 1 ~ 2 个月开始再生。它可以是化疗药物引起的直接皮肤不良反应，但也可以是药物过敏性皮疹，甚至是化疗期间营养状况不良或其他伴行皮肤感染引起的皮疹。阿霉素、环磷酰胺可通过作用于毛囊而引起严重的脱发，大剂量的甲氨蝶呤也可引起脱发。但甲氨蝶呤化疗应用甲酰四氢叶酸解救则无脱发发生。对于上述化疗药物引起的脱发，应使用性质和缓的以蛋白质为主的洗发剂，避免刺激性强的洗发用品；避免使用电吹风、发胶、卷发器，避免染发及过分梳头；使用降低头皮温度的方法来减轻其程度，如可在化疗给药前 10 ~ 15min 用冰帽覆盖整个头皮，持续到用药后 50 ~ 60min 来减少毛囊部血运，从而达到降低该部位血药浓度、减少脱发的目的。

化疗可引起指甲基底物质的改变。常见的有指甲上横形的色素沉着带，如化疗为持续性则指甲呈均匀色素沉着；如为间断化疗，则呈相间状，条带可呈水平或纵行排列。环磷酰胺和阿霉素可引起这种变化，一般指甲色素沉着与皮肤色素沉着伴发。

14. 化疗急症

化疗是肿瘤治疗的重要手段之一，上述常见的化疗不良反应一般能够做到预防、诊断和处理，但是某些罕见急症、重症（≤1%）容易被忽略或未足够重视，若在化疗过程中发生，后果往往严重。肿瘤的化疗过程中，化疗急症可能出现在呼吸、循环、消化等多个系统中，下面分系统介绍可能引起各种急症的与骨与软组织肿瘤相关的化疗药物，如何诊断以及相关的治疗。

（1）呼吸、循环系统急症

常见的呼吸、循环系统急症有急性呼吸窘迫综合征、致命心律失常、自发性气胸、致命间质性肺炎、化疗相关性急性肺炎与体质特异性药物反应等。

1）急性呼吸窘迫综合征：

可能引发的化疗药物有甲氨蝶呤、吉西他滨、多西他赛。患者使用这类药物后出现顽固性低氧血症，胸片检查提示肺部弥漫性渗出。当出现呼吸困难，且无左心衰迹象时，应考虑急性呼吸窘迫综合征。此刻应立即停药，予以机械通气并辅以相关的支持治疗。

2）致命心律失常：

可能引发的化疗药物有紫杉醇、阿霉素类、异环磷酰胺、顺铂。患者使用这类药物后出现晕厥、胸痛、心悸，予以心电图检查可明确诊断。相应的处理包括立即停药，纠正水电失衡，24h心电监护，重症时行相关药物治疗，必要时安装心脏起搏器。使用顺铂前后纠正低镁、低钾可降低心律失常发生率。

3）自发性气胸：

可能引发的化疗药物是肉瘤常用化疗药。患者使用这类药物2～7天后，反复出现突发胸痛并伴呼吸困难，可通过行胸片检查明确诊断。相应的处理包括穿刺抽气与闭式引流，必要时可行手术治疗。

4）致命间质性肺炎、化疗相关性急性肺炎与体质特异性药物反应：

可能引发的化疗药物有甲氨蝶呤、环磷酰胺。患者出现干咳、呼吸困难、低热、意识模糊、寒战及低血压，听诊可闻及双肺底爆裂音，行胸片检查提示肺底渗出及毛玻璃样改变时提示上述急性药物反应。应立即静脉滴注大剂量甲波尼龙或口服波尼松每天60～100mg，同时予以患者扩容，使用血管加压药、抗组胺药物与大剂量激素。

（2）消化系统急症

常见的消化系统急症有中性粒细胞减少性盲肠炎与急性胰腺炎。

1）中性粒细胞减少性盲肠炎：

可能引发的化疗药物有紫杉醇、顺铂、蒽环类。当患者出现有下腹疼痛、发热，血常规检查示粒细胞减少，CT或超声检查示超声肠壁增厚，结肠周围炎，肠壁囊样积气，腹水时可诊断。相应的治疗为：禁食、使用抗生素及集落细胞刺激因子，必要时手术治疗。

2）急性胰腺炎：

可能引发的化疗药物有：紫杉醇，异环磷酰胺，顺铂等。当患者出现恶心、呕吐及上腹痛时，血液检查淀粉酶、脂肪酶超正常范围3倍时可诊断。以保守治疗为主，禁饮禁食、静脉补液、镇痛和肠外营养。

（3）血液系统急症：

急性溶血性贫血：可能引发的化疗药物有顺铂、卡铂等。当患者出现以下临床表现：急性背痛、发热、寒战、呼吸困难、黄疸和尿色加深。血液检查提示：血红蛋白下降、球形红细胞下降、间接抗球蛋白阴性、直接抗球蛋白阳性，并存在特异性抗IgG抗体时可诊断。治疗方法为：立即停药，大量输液，抗感染，输血。若患者病情加重可应用大剂量激素，行血浆置换。

（4）神经系统急症：

常见的神经系统急症有脑血管事件和可逆性后脑白质脑病综合征。

1）脑血管事件：

可能引发的化疗药物有顺铂、MTX等。当患者出现脑血管病症状和体征时，应立即予以行CT或MRI检查，若检查提示卒中迹象并排除肿瘤脑转移后可诊断。可予以对症治疗，纠正高血压等危险因素。

2）可逆性后脑白质脑病综合征：

可能引发的化疗药物有顺铂、MTX、异环磷酰胺等。当患者出现突发头痛、行为改变或意识状态改变、癫痫发作和视力改变，行MRI检查示对称性顶枕部白质水肿时可诊断。治疗方法为去除致病因素（如高血压）。

（5）急性血管事件

常见的急性血管事件有急性动脉阻塞和急性肠系膜缺血。

1）急性动脉阻塞：

可能引发的化疗药物包括以顺铂为基础的化疗方案。当患者出现逐渐加重的剧痛、麻木、患肢苍白、发凉、脉搏消失、毛细血管再充盈减弱、皮肤花斑或严重时瘫痪，应立即行超声及血管造影可明确诊断。治疗方法有：抗凝治疗（静脉用肝素），必要时手术取栓，血管再通。如无禁忌可溶栓。

2）急性肠系膜缺血：

可能引发的化疗药物包括顺铂、MTX、环磷酰胺。当患者出现急性发作的腹痛，多数患者伴有腹膜炎体征，可行CT血管成像确诊，部分通过开腹手术确诊。治疗方法：大量补液、使用抗生素和必要时急诊手术处理。

随着肿瘤发生率增高和化疗药物的广泛应用，对罕见的危及生命的急症要有充分的认识，希望能及时发现，争取早期诊断，及时正确处理，医护人员在行化疗治疗前必须对化疗急症的严重性、原发肿瘤的情况以及是否继续化疗进行单独评估，以降低各类化疗不良反应的发生率。

总之，通过对化疗药物不良反应的分析讨论，使我们认识到：不要因惧怕化疗药的不良反应而随意减少药物的剂量或延长给药间期，影响化疗的效果；同时也不能单纯强调化疗效果而忽视化疗不良反应的存在，引起本可避免的不良反应，造成不必要的医源性损害。

四、新辅助化疗

在20世纪80年代之前，骨肉瘤的治疗主要是以手术截肢和单药辅助化疗为主。自80年代早期开始，骨肉瘤的保肢技术、多药联合化疗开始用于临床。由于当年保肢所采用的肿瘤假体均为定制性假体，制作假体需要一定的时间，同时约30%～50%的患者存在肺部及身体其他部位的微小转移病灶，因此在临床上开始使用骨肉瘤患者的术前化疗，目的是不浪费定制肿瘤假体所花费的时间和通过化疗消灭肺部的微小转移灶。但是这种术前化疗的方法受到一部分临床医师的质疑，他们认为拖延手术时间有可能使一些肿瘤负荷较大者（存在耐药的肿瘤细胞可能性增大）和一些化疗不敏感者加重病情的进展。为此，美国儿童肿瘤协作组在当时发起了一项"术前化疗＋手术＋术后化疗对比手术＋术后化疗"的随机多中心临床试验，获得了相同的治疗效果，加之术前化疗可以为计划外科手术方案和定制肿瘤假体赢得时间；可以避免患者直接外科治疗后出现并发症而推迟全身治疗的时间；还可以通过病理了解到术前化疗药物对肿瘤的疗效等诸多优点，使得这一术前化疗方式获得了临床的认可。Rosen医生也在他的T10方案中采用了术前化疗。为了与术后化疗相区别，将术前化疗的方式称之为新辅助化疗而将术后化疗称之为辅助化疗。但目前在临床上，也有一部分医师认为新辅助化疗的定义是术前化疗＋术后根据病理结果（肿瘤坏死率）修订后的化疗方案。但已有临床试验证实，依据术前化疗的肿瘤坏死率或化疗药物对肿瘤的反应修改的化疗方案（常见在 MAP 三药的基础上加用异环磷酰胺和依托伯苷），没有证据支持根据组织学反应修改化疗方案可以提高化疗效果。

由于尤文氏肉瘤对化疗和放疗高度敏感，所以含有异环磷酰胺和（或）环磷酰胺、依托泊苷、多柔比星和（或）放线菌素 D、长春新碱的多药联合化疗的术前的新辅助化疗辅以术前放疗已经成为尤文氏肉瘤规范化的治疗模式，可明显地缩减肿瘤体积，增加完整切除并获得镜下阴性边缘的概率。外科切除术后辅助化疗可提高大部分患者的 RFS 和 OS。

五、骨肉瘤常用的化疗方案

骨肉瘤的化疗开始于 20 世纪 70 年代，在这接近 50 年的时间里骨肉瘤的化疗药物、化疗方案、具体的化疗措施逐渐完善和规范。一线化疗常用的化疗药物，如阿霉素、顺铂、甲氨蝶呤、异环磷酰胺和依托泊苷在骨肉瘤的治疗中发挥了重要的作用，特别是在近 20 年的时间里。为了提高化疗的效果，多种形式的、多中心的随机对照临床试验已为临床上骨肉瘤的化疗提供了更为客观的循证医学证据，本章节将着重介绍一些在国内外有一定代表性的高质量临床研究，为我国实施骨肉瘤化疗的临床医师提供参考。

1. 代号为 EURAMOS-1 的欧美联合多中心随机对照临床试验是迄今为止国际上开展的最大规模的骨肉瘤临床试验，共有来自于 17 个国家的 326 家医院或肿瘤中心参加了该项试验。这项试验的目的是根据术前化疗的肿瘤组织学反应来寻找最佳的化疗方案，并通过肿瘤对化疗反应的程度（肿瘤坏死率）调整（或不调整）术后化疗方案来观察治疗效果，从而最终确定最为有效的骨肉瘤一线化疗方案。试验选择 40 岁以下、肿瘤可切除的患者接受术前甲氨蝶呤、阿霉素和顺铂三药联合的化疗方案（MAP 方案），术后根据肿瘤对化疗的反应即肿瘤的坏死率来调整化疗方案。坏死率大于 90% 的患者继续使用 MAP 方案，并在化疗结束后辅以干扰素维持治疗，对坏死率小于 90% 的患者随机选择继续使用 MAP 方案或 MAP 方案加异环磷酰胺和依托伯苷（MAP+IE 方案）。该试验时间为 2005 年 3 月—2011 年 8 月，入组患者 2260 例，平均年龄 14 岁，有 1334（59%）例患者随机入组，平均随访时间 5.2 年。未转移患者的 5 年无事件存率（event free survival, EFS）为 59%，5 年总生存率（overall survival, OS）为 75%，有远处转移的 357 例患者 5 年 EFS 为 29%，5 年 OS 为 46%。这项试验的结果显示：在肿瘤坏死率大于 90% 的患者中，加用干扰素维持治疗的患者并没有生存方面的获益；在肿瘤坏死率小于 90% 的患者中，加用 IE 方案组的患者也并没有提高生存率，反而肿瘤的复发率有所升高。根据这项国际多中心随机对照试验的结果，得出的结论是：MAP 三药联合的化疗方案是骨肉瘤一线治疗的推荐方案，方案的具体实施步骤见图 4-1-1。

与上述方案相类似，美国儿童肿瘤协作组推荐 MD-Anderson Cancer Center 采用的治疗未转移骨肉瘤的化疗方案（图 4-1-2）。MAP 方案药物累积剂量为甲氨蝶呤 144mg/m²，阿霉素 450mg/m² 和顺铂 480mg/m²。

周期	AP			M	M	AP			M	M	手术	AP			M	M	AP			M	M	A		M	M	A		M	M
	1	2	3	4	5	6	7	8	9	10		12	13	14	15	16	17	18	19	20	21	22	23	24	25	26	27	28	29
	1					2						3					4					5				6			

注：甲氨蝶呤，阿霉素，顺铂化疗方案。A：阿霉素，37.5mg/m²/d，第1、2天；P：顺铂，60mg/m²/d，第1、2天；M：甲氨蝶呤，12g/m²/d。

图 4-1-1   EURAMOS-1 推荐的可切除骨肉瘤的一线化疗方案及具体的用药剂量

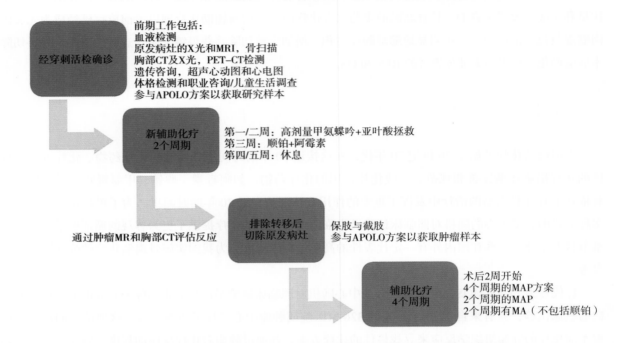

经穿刺活检确诊 —— 前期工作包括：
血液检测
原发病灶的X光和MRI，骨扫描
胸部CT及X光，PET-CT检测
遗传咨询，超声心动图和心电图
体格检测和职业咨询/儿童生活调查
参与APOLO方案以获取研究样本

新辅助化疗 2个周期 —— 第一/二周：高剂量甲氨蝶呤+亚叶酸拯救
第三周：顺铂+阿霉素
第四/五周：休息

通过肿瘤MR和胸部CT评估反应

排除转移后切除原发病灶 —— 保肢与截肢
参与APOLO方案以获取肿瘤样本

辅助化疗 4个周期 —— 术后2周开始
4个周期的MAP方案
2个周期的MAP
2个周期有MA（不包括顺铂）

图 4-1-2   美国 MD-Anderson Cancer Center 采用的治疗无转移骨肉瘤的化疗方案

2. 一项由法国多中心协作组开展的代号为 OS2006 的随机临床试验，目的是评价对儿童和成人骨肉瘤患者采用不同化疗方案所获得的效果，同时在化疗方案中加入唑来膦酸并评价其效果。该实验对儿童骨肉瘤患者采用 MTX+IE 方案，对成人骨肉瘤患者采用 API 方案。术后化疗方案根据肿瘤的坏死率再做调整，坏死率大于 90% 者，无论儿童或成人均继续采用术前的化疗方案；坏死率小于 90% 的儿童患者采用 AP 方案、成人患者采用 IE 方案。这项临床试验的时间为 2007 年 3 月—2014 年 2 月，318 例患者入组，其中 82% 的患者无转移、肿瘤可被切除。试验结果显示：采用 MTX+IE 方案的化疗有效率为 73%；采用 API 方案的化疗有效率为 40%，MTX+IE 方案在该试验中优于 API 方案。肿瘤坏死率大于 90% 的患者的 3 年 EFS 要明显高于小于 90% 的患者。采用 MTX+IE 方案时，肿瘤坏死率大于 90% 的患者的 3 年 EFS 为 80%，而小于 90% 的患者 3 年 EFS 仅为 40%。这项试验还发现，对肿瘤坏死率小于 90% 的骨肉瘤患者，调整术后化疗方案并不能提高患者的生存率。在该试验中，加用唑来膦酸并没有使患者的生存获益。

3. 一项临床试验在 2012 年由意大利肿瘤协作组设计开展，该试验比较了两种不同的化疗方案：A 组术前采用 MAP 方案，如果肿瘤坏死率小于 90%，则在术后化疗方案中加用异环磷酰胺；B 组术前术后均采用 MAP+ 异环磷酰胺方案。所有患者平均随访 66 个月，总体 5 年 OS 和 EFS 分别为 74% 和 60%。A 组患者 5 年 OS 和 EFS 分别为 73% 和 64%，B 组患者 5 年 OS 和 EFS 分别为 74% 和 55%。化疗敏感患者 5 年 EFS 为 69%，不敏感者为 52%，两者的差异具有统计学意义。这项试验结果显示，术前采用 MAP+ 异环磷酰胺方案并没有增加肿瘤的坏死率，反而化疗的不良反应有所增加。但是，在术前使用 MAP 方案未获得较好的化疗效果者，在术后化疗方案中可加用异环磷酰胺。

4. 美国儿童癌症协作组和儿童肉瘤协作组联合开展了代号 INTO0133 的多中心、前瞻性随机对照 III 期临床试验（2003—2008 年），目的是比较 MAP 方案与 MAP+ 异环磷酰胺方案治疗骨肉瘤的效果，以及在化疗中添加免疫调节剂木伐目肽（MTP-PE）是否能提高骨肉瘤患者的 EFS 和 OS。662 例无转移且肿瘤可切除的骨肉瘤患者被随机分为四组，具体的分组情况见图 4-1-3。试验结果显示四组患者的 EFS 和 OS 相似，随访 6 年，OS 达到了 70% ~ 78%（图 4-1-4）。在加入 MTP-PE 的分组中，患者的 EFS 和 OS 均略有升高。通过该试验得出的结论是：在 MAP 方案中加入异环磷酰胺与 MAP 方案相比，并没有提高骨肉瘤患者的 EFS 和 OS；在三药联合和四药联合两个方案中加入 MTP-PE，OS 的提高具有统计学意义，EFS 虽也有升高，但无统计学意义。

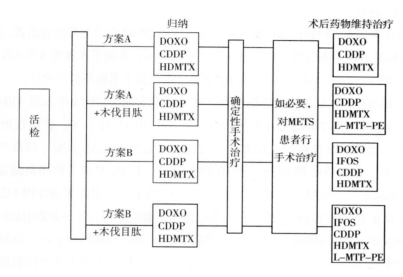

图 4-1-3 INTO0133 临床试验随机分组图

治疗方案	无事件生存期		生存期	
	4 年	6 年	4 年	6 年
所有患者	66	64	81	74
方案 A				
没有 MTP	66	64	78	71
有 MTP	65	63	82	75
方案 B				
没有 MTP	60	58	77	70
有 MTP	64	71	86	81
方案 A 联合 / 不联合 MTP	65	63	80	73
方案 B 联合 / 不联合 MTP	67	64	82	75
化疗				
没有 MTP	63	61	78	70
有 MTP	69	67	84	78

缩写：EFS 无事件生存期；MTP 胞壁酰三肽

图 4-1-4 INTO0133 临床试验结果

正因为如此，美国食品药品监督管理局（FDA）没有批准免疫调节剂木伐目肽在美国用于治疗骨肉瘤，但在 2009 年欧洲食品药品监督管理局批准该药在欧洲用于治疗骨肉瘤。在 2018 年，中国食品药品监督管理局曾就该药是否可在国内用于治疗骨肉瘤进行了讨论，最终未能批准在国内进行临床试验或在临床使用，可能由于以下原因：①与美国 FDA 未批准上市的原因相同，临床试验使用木伐目肽治疗骨肉瘤与对照组相比，长期随访过程中 EFS 没有统计学意义上的提高；②欧洲使用该药已有 9 年时间，未见有较高质量的相关文献报道长期随访下使用该药有效；③该药在欧洲一个治疗周期的费用约为 10 万欧元，在国内的费用预计要接近 100 万元人民币，过于昂贵；④ 2009 年以来，国内关于该药仅有一些个案报告，难以确定在国内人群中的效果；⑤该药目前在日本关西药厂生产，但日本食品药品监督管理局尚未批准该药在日本临床使用。

5. 关于 40 岁以上的骨肉瘤患者是否需要化疗，如果化疗，如何化疗以及化疗的不良反应如何，一直是临床上需要讨论的问题。

一项 2014 年的日本多中心回顾性临床研究报道了一组 86 例 40 岁以上骨肉瘤患者，其中部分无转移、肿瘤可切除的骨肉瘤患者，手术后接受化疗者 5 年 OS 为 63%、单纯手术者为 5 年 OS 为 65%。研究者得出的结论是：在诊断时未发生转移的大龄骨肉瘤患者可以仅做手术而不需要化疗。

另一项代号为 EURO-B.O.S.S. 的前瞻性欧洲多中心临床试验于 2014 年入组 430 例、年龄范围在 41 ~ 65 岁的骨肉瘤患者，通过采用与青少年骨肉瘤患者相似的化疗方案，验证其用于大龄骨肉瘤患者有效性和化疗不良反应。该试验的化疗方案、药物及剂量如下：AP 方案（阿霉素 60mg/m²、顺铂 100mg/m²）、ID 方案（异环磷酰胺 6g/m²、顺铂 100mg/m²）和 IA 方案（异环磷酰胺 6g/m²、阿霉素 60mg/m²）。三组方案反复交替使用三次，整个化疗周期一共使用 9 次，其中术前使用 3 次，术后使用 6 次，甲氨蝶呤（8g/m²）仅在术前化疗反应差的患者的术后化疗方案中使用。每一方案中总的药物累积剂量不超过：阿霉素 360mg/m²、顺铂 600mg/m²、异环磷酰胺 36g/m² 和甲氨蝶呤 40g/m²。该研究中，患者平均年龄 52 岁，其中半数患者为高级别骨肉瘤，化疗有效的患者比例低于青少年骨肉瘤患者，手术治疗有效者约占 66%。研究中患者出现的化疗不良反应及其所占比例分别为：4 期的粒细胞减少和 3 ~ 4 期的血小板减少分别占 56% 和 57%；31% 的患者有粒细胞减少性发热，给予输血和输血小板的比例分别为 59% 和 33%；31% 的患者出现肾不良反应，其中有 3 例患者需要透析治疗；25% 的患者出现周围神经的不良反应。值得注意的是，女性患者的骨髓抑制更为明显，常需要输血治疗。这项试验的结果显示：大龄骨肉瘤患者通过一定强度的化疗和手术治疗可以获得较好的治疗效果，其生存率与青少年骨肉瘤患者没有太大的差别，但这种较好的治疗效果伴随有较高的多系统化疗不良反应概率。

6. 骨外骨肉瘤是一种较为罕见的高度恶性骨肉瘤，也有学者认为其是一种高度恶性的软组织恶性肿瘤，关于这类骨肉瘤的化疗是采用以骨肉瘤为主的化疗方案还是以软组织恶性肿瘤为主的化疗方案，意见不一。本节将介绍关于骨外骨肉瘤的两项研究：

美国 Mayo Clinic 于 1990—2014 年收治了 43 例骨外骨肉瘤患者，其中 6 例在诊断时合并有转移。在该组患者中，无转移者采用化疗比例的为 73%，有转移者采用化疗的比例为 75%，化疗以蒽环类药物为主，22 例患者（84%）与铂类药物联合使用。接受化疗的患者中位 OS 和中位无进展生存期（progress free survival, PFS）分别为 50 个月和 21 个月，与未接受化疗的患者相比，有更长的 OS 和 PFS，其中接受以铂类为主的化疗方案的患者 OS 最长可达 182 个月。接受以铂类为主化疗方案的患者复发率是 41%，非铂类为主的化疗方案的患者复发率是 100%。这项研究的结果显示对于骨外骨肉瘤患者采用以铂类为主的化疗方案可以获得更好的治疗效果。

另一项研究是日本学者在 1992—2012 年完成的，该研究对不同化疗方案的临床疗效进行了对比。具体化疗方案为：①阿霉素 $60mg/m^2$ 和异环磷酰胺 $10g/m^2$；②顺铂 $100mg/m^2$ 和阿霉素 $70mg/m^2$；③卡铂 $300mg/m^2$、异环磷酰胺 $5g/m^2$ 和依托伯苷 $300mg/m^2$；④大剂量异环磷酰胺 $12 \sim 15g/m^2$；⑤表阿霉素 $80mg/m^2$ 和卡铂 $300mg/m^2$；⑥大剂量甲氨蝶呤 $8mg/m^2$，每个化疗方案治疗周期均为 2 次。这项研究的治疗结果显示：采用化疗组患者 5 年的无病生存率 66.7%，而不采用化疗组的无病生存率仅为 25%；其中有 9 例骨外骨肉瘤患者（平均年龄 61.5 岁）采用以阿霉素 + 异环磷酰胺为主的化疗方案，其 5 年无病生存率达到 100%，而采用其他化疗方案的患者 5 年无病生存率仅为 40%。该研究结果表明：采用使阿霉素 + 异环磷酰胺方案治疗骨外骨肉瘤可以获得比其他化疗方案更好的治疗效果。

7. 针对复发和转移性骨肉瘤的化疗是临床医生面临的难题，因为在目前的临床上还没有与一线化疗方案一样成熟有效的二线化疗方案，从 1995—2006 年间，有多个临床试验试图寻找多种药物来治疗复发和转移的骨肉瘤，但均没有得到较好的治疗效果（图 4-1-5）。

研究	患者数	药剂	反应	研究开展时间
A0971545	10	拓扑替康	无反应	1995-1998
ADVL012246	12	伊马替尼	无反应	2002-2004
ADVL042147	13	奥沙利铂	无反应	2004-2006
ADVL052448	11	怡沙匹隆	无反应	2006-2007
CCG-096249	23	多西他赛	1PR 1CR 2NE 19 无反应	1997-2001
EORTC phase Ⅱ 50	15	异丙铂	ISD 14 无反应	1997-1998
P976151	10	伊立替康	INE 9 无反应	1999-2005
P996352	16	蝴蝶霉素	无反应	2000-2003
Phase Ⅱ ridaforolimus53	NR	地磷莫司	2PR	2004-2005

缩写：ADVL 儿童癌症发展治疗委员会；CCG 儿童癌症组织；CR 完全缓解；EORTC 欧洲肿瘤研究治疗委员会；AE 未评估；NR 未报告；PR 部分缓解；SD 疾病稳定

图 4-1-5　多项 Ⅱ 期临床试验寻找二线骨肉瘤化疗的药物情况

有综述回顾了自 2003—2016 年关于使用二线化疗方案治疗复发骨肉瘤的临床试验，全世界共有 99 个临床试验被纳入，其中有 80 个 Ⅲ 期试验、17 个 I/Ⅱ 期试验和 2 个 Ⅱ/Ⅲ 期试验；主要用来评估靶向治疗（40 个试验）和单独化疗（26 个试验）的疗效，评估标准主要为 RECIST 标准；有 65 个多中心试验，其中 17 个是国际试验；仅有 9 个随机试验。该综述最后的结论是：这些临床试验对复发性骨肉瘤的治疗结果令人失望。建议下一步进行纳入所有年龄段患者、以 PFS 为主要评估终点、有多学科参与的多中心随机临床试验。

一项日本学者完成的代号为 UMIN000031004 的非随机 Ⅱ 期临床试验，目的是评估吉西他滨和多西他赛（GD）联合治疗复发或转移性骨肉瘤的疗效和不良反应。该试验入组 20 例患者，在第 1 天和第 8 天给予吉西他滨 $900mg/m^2$，在第 8 天同时给予多西他赛 $70mg/m^2$，3 周后重复给药直至肿瘤再次进展。分析 GD 方案治疗后患者的 PFS 和药物的不良反应，结果表明 GD 联合方案治疗复发或转移性骨肉瘤的效果和安全性均可接受，可用于各种肉瘤特别是骨肉瘤的二线、三线及某些特殊类型肉瘤的治疗。

美国儿童肉瘤协作组报告了一项前瞻性多中心临床试验，共有 12 家医院参与，探讨艾瑞布林（eribulin）治疗复发或难治性骨肉瘤 4 个月时的疾病控制率和药物的客观反应。共 19 例患者入组，平均年龄 16 岁（范围 12 ~ 25 岁），男 12 例，女 7 例，肿瘤病灶范围均可测量。具体治疗方法：在第 1

天和第 8 天给予艾瑞布林 1.4mg/m²，如无疾病进展，每 3 周重复一次，在治疗的第 6 周、第 15 周和以后每隔 12 周采用 RECIST 1.1 标准进行疗效评估。患者平均 PFS 为 38 天，所有试验患者均在用药 4 个月内出现疾病进展。这一结果表明艾瑞布林对复发和难治性骨肉瘤无效。

目前的各种资料显示，对有复发或转移的骨肉瘤患者几乎没有针对性的化疗方案。一项由意大利和斯堪的纳维亚的多中心研究表明：即使增加化疗药的剂量强度，也不能改变这类患者的生存率；对 HER-2 免疫染色阳性的转移性骨肉瘤患者，在标准化疗方案中加入曲妥珠单抗也不能提高患者的生存率；对于新辅助化疗后出现复发的患者，生存的可能性与复发的时间、复发的形式和手术是否能完全缓解等诸多因素有关；对复发的骨肉瘤患者何时开始化疗、如何化疗、化疗需要多长时间和是否所有复发患者均适合化疗等诸多问题也缺乏循证医学证据。这是因为骨肉瘤这种疾病的罕见性、异质性和复发模式的多样性，几乎很难用随机临床试验来研究肿瘤复发后的化疗方案和化疗效果。目前的临床实践发现，当肿瘤复发患者有全身化疗的临床指征时，可以考虑使用大剂量环磷酰胺、异环磷酰胺合并或不合并依托铂苷。有研究显示两个疗程的环磷酰胺 4g/m²（第 1 天）和依托铂苷 200mg/m²（第 2 天、3 天、4 天），化疗的反应率为 19%，4 个月时肿瘤无进展生存率为 42%。另外，本节前面提到，吉西他滨和多西他赛两药联合化疗可能对复发性骨肉瘤患者有效。一项法国儿科肿瘤协会的回顾性研究证实，采用 900mg/m² 硫代西奥替帕和自体干细胞移植治疗 45 例复发的骨肉瘤，化疗的反应率为 31%，3 年总体生存率为 40%，3 年无进展生存率为 24%。

8.1998 年 9 月，《中华骨科杂志》编辑部在北京组织召开了第一届全国骨肉瘤化疗座谈会，邀请了国内十余家医疗单位的从事骨肿瘤临床和基础研究工作的专家学者，对骨肉瘤化疗的相关问题进行了研讨。在 1999 年《中华骨科杂志》发表的纪要附件中附有四个骨肉瘤化疗方案。第一个方案是 Rosen 提出的 T12 方案；第二个是 Rizzoli 提出的 N3 方案；另外两个方案分别是当时根据国内骨肿瘤专家的经验和新辅助化疗原则提出的推荐方案 1 和推荐方案 2。在第二次全国骨肉瘤化疗座谈会上，来自不同单位的许多专家对这几种化疗方案提出了不同的意见和看法。其中浙江大学第二附属医院从十年前开始采用推荐方案 2 对 300 余例骨肉瘤保肢患者进行新辅助化疗，这组病例的结果证明推荐方案 2 最具可作性，疗效也最佳。他们对该方案进行了修正：①保肢术后第 4 天就开始化疗；②甲酰四氢叶酸钙解救可以推迟到甲氨蝶呤滴注 6h 后进行；③肿瘤坏死率小于 90% 时，可以用 IFO 替代 MTX；④术后化疗从 2 个疗程增加到 4 个疗程。中山大学附属第一医院从 1999—2008 年基本执行推荐方案 2，累计化疗 5000 例次。他们在细节方面对化疗方案做了一些修改：①骨肉瘤患者术后常规加用 IFO；②滴注 MTX 6h 后进行解救，间隔时间为 1 周。济南军区总医院也应用推荐方案 2，但 ADM 剂量增加至 25mg/m²，分 3 次给药，给药途径全部改为静脉给药。于秀淳认为推荐方案 1 适用于经济条件好的患者，推荐方案 2 相对便宜。

虽然多药联合化疗组织学反应明显优于单药化疗，但是在临床上治疗效果却不尽如人意。即使是采用四药联合化疗方案的患者的 5 年生存率仍在 60% 左右，并且一味追求高剂量强度会增加治疗费用以及致命性毒性反应。20 世纪 90 年代欧洲骨肉瘤协作组曾报告 AP 化疗方案（adriamycin，阿霉素；cis-platinum，顺铂）具有化疗疗程短、费用低、化疗方案相对安全等优点，但不符合当时大剂量多药联合的趋势而未被受到重视和普及。为了探索骨肉瘤新辅助化疗方案，天津医院胡永成团队尝试使用 AP 化疗方案并收获了良好效果。具体给药方式为阿霉素 30mg/m² 溶于 40ml 生理盐水静脉推注，分 3 天给药；顺铂 120mg/m² 溶于 500ml 生理盐水静脉滴注，第 1 天给药；化疗期间配合使用止吐、升白、脱水、利尿剂等药物。每次化疗持续 3 天，间歇两周再重复上述方案。术前化疗 2 次，术后化疗 4 次，共 6 次，整个化疗周期为 14 周。术前和术后化疗药物的剂量相同。

他们回顾性分析了 20 例采用 AP 化疗方案联合手术治疗四肢原发骨肉瘤的病历资料，平均随访了 35 个月。结果显示患者的 3 年生存率为 66%，其中末次随访时规范化化疗组的生存率为 75%，不规范化疗组的生存率为 50%。依据 WHO 化疗方案急性亚急性毒性分级标准，本组患者化疗药物相关的毒性常见的为恶心与呕吐、脱发、白细胞减少等，未发生因化疗药物毒性而死亡的病例。由此可见，AP 化疗方案联合手术治疗四肢原发性骨肉瘤患者生存率和保肢率尚可，可以作为一种选择性应用的骨瘤化疗方案（图 4-1-6）。

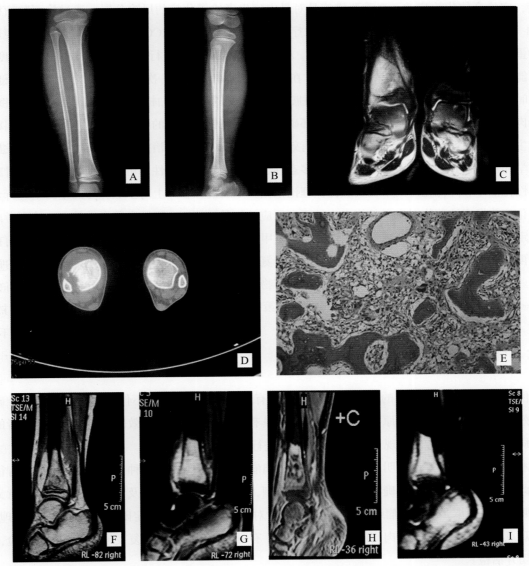

图 4-1-6　男，7 岁，右小腿前侧远端一局部隆起。A、B X 线片示右胫骨远端前外侧可见一溶骨性病变；C MRI 显示右胫骨远端占位，恶性肿瘤可能，考虑右胫骨远端骨肿瘤；D CT 显示右胫骨远端前外侧可见一溶骨性病变，考虑骨肿瘤；E 腰硬联合麻醉下行右胫骨远端骨肿瘤穿刺活检术，病理诊断示右胫骨远端骨肉瘤；F、G 第一次 AP 化疗后 MRI；H、I 第二次 AP 化疗后 MRI 显示化疗后肿瘤体积变小

天津医院胡永成团队认为 AP 化疗方案主要具有两大方面优势：① AP 化疗方案疗程短、费用低。本组患者应用 AP 化疗方案的周期为 14 周，而国内目前常用的多药联合化疗方案为 32 周或更长，化疗药物多且化疗方案相对复杂。目前国内骨肉瘤患者中途放弃治疗的常见原因为高额的化疗费用，最终影响骨肉瘤患者保肢手术的开展。本组患者 1 次化疗的费用约为 3000 元，明显低于其他化疗方案；疗程

短且费用低可以明显减轻家庭负担，保证化疗方案和保肢手术的执行；②化疗药物毒性小且化疗方案相对简单安全。本组患者中常见的化疗药物毒性反应为骨髓抑制，但化疗后持续皮下注射重组人粒细胞刺激因子后均缓解，没有发生因化疗药物毒性而死亡的病例。国内有因多药联合化疗药物而死亡的病例报道，发生率最高为4.3%，主要致死原因为大剂量甲氨蝶呤变态反应、排泄延迟以及细胞毒性反应。本组患者未发生阿霉素相关心脏毒性。

9. 为了进一步提高骨肉瘤化疗的有效性和针对性，近年来强调对骨肉瘤患者实施量身定做的个体化治疗，实施个体化治疗的一个重要措施是对骨肉瘤患者给予化疗的风险分层。通过检测肿瘤标记物ABCB1（也称P-糖蛋白，一种提示骨肉瘤化疗耐药的标记物）和ERCC1（属核苷酸切除、修复通路上的一种蛋白，会产生对铂类为主的化疗耐药），对患者的化疗耐药性进行评估。若发现ABCB1过度表达，患者可能会产生对阿霉素和顺铂的耐药。通常在临床上，若患者接受一次MAP方案时发现化疗反应差，则应及时改变化疗方案，给予高剂量异环磷酰胺化疗。如果这两种蛋白标记物在骨肉瘤中同时过度表达，这类骨肉瘤患者可能会受益于甲氨蝶呤、异环磷酰胺和依托铂苷为主的化疗方案，不建议使用阿霉素和顺铂为主的化疗方案。另一个试图提高化疗有效性和针对性的个体化治疗手段是通过近些年来发展的药物基因学和药物遗传学方法，鉴定多种遗传多态性，预测化疗的敏感性和可能的药物毒性，为骨肉瘤有效的个性化治疗和降低化疗的不良反应提供理论依据。如目前在临床上对甲氨蝶呤的基因型进行分析，可以在化疗前发现该药物对患者可能产生的不良反应（如骨髓抑制、心脏和肾毒性等），从而考虑常规使用规定的药物剂量还是需要减量慎用，为大剂量甲氨蝶呤的临床使用提供安全保障。同时目前在笔者医院，再结合病理对肿瘤坏死率的检测，可以对甲氨蝶呤不管是常规大剂量使用还是减量慎用的疗效做出评定。上述针对骨肉瘤患者的化疗风险分层、药物基因学和药物遗传学的监测分析等手段，将会有助于为每一个骨肉瘤患者更好地制定安全有效的化疗策略，最终达到骨肉瘤患者总体生存率提高的目的。

六、化疗效果的评估

即使采用具有较强杀伤力的术前化疗方案，仍有部分患者化疗效果不佳。因此，及时、准确地评价化疗效果，对制定手术切除原则及术后化疗方案具有重要意义。化疗疗效的评估主要依据患者的临床症状、病理学表现、影像学表现及实验室检查结果进行。

1. 术前化疗应在病理诊断明确之后进行。如骨肉瘤有多种亚型，且各种亚型之间的预后又有很大不同。因此，病理诊断应尽量明确肿瘤性质及病理分型，这对预测化疗效果及评价预后具有重要意义。如采用穿刺活检，应取足够的肿瘤组织，标本组织太少对骨性肿瘤诊断有一定困难，更难以进行病理分型。目前的观点是，切开活检对骨肉瘤的终极手术不利，有可能增加肿瘤局部复发或远处转移的风险，因此不提倡切开活检。

2. 影像学检查曾被用于骨肉瘤化疗疗效的术前早期评价，但其可靠性尚未明确。Bacci等的研究发现化疗后影像学表现差的51例患者（10%）均未获得完全肿瘤坏死，而影像学表现好的459例患者（90%）肿瘤坏死程度不一，因此认为影像学评价化疗疗效的敏感性较低。Wittig等认为影像学表现可以提示化疗疗效。一般认为影像学表现化疗反应差者，肿瘤细胞坏死程度较低，而影像学表现化疗反应好以及变化不明显者也并不说明肿瘤细胞坏死程度高。

3. 术前化疗后病人在几小时或几天后疼痛可有部分或大部分缓解。由于骨肉瘤为荷瘤，肿瘤体积难以快速减小，肿瘤完全吸收则更为困难。病理组织学证明骨肉瘤的体积缩小主要为瘤体内水肿、炎性反应及新生血管消失所致，临床观察表明影像学变化多在术前化疗的第二个疗程中出现，可见肿瘤的边界清楚，有新骨形成，肿瘤段骨密度趋于正常。

4.肿瘤组织学坏死率是反映骨肉瘤对化疗敏感与否最为有效的指标。以肿瘤组织坏死率 90% 为界，肿瘤组织坏死率在 90% 以上表明化疗反应良好，否则有必要调整化疗方案。术前化疗应至少进行两个正规疗程，这样方便对肿瘤坏死率进行正确的评估。术前化疗的肿瘤坏死率也是预测骨肉瘤预后的重要指标。这种化疗后肿瘤组织坏死程度与预后的关系被许多学者所证实，并在书前完成、未完成化疗及动、静脉化疗中均可以得到验证。

但有些研究却对使用肿瘤坏死率作为判断化疗疗效及患者预后指标的可靠性提出了质疑，增加化疗药物剂量也许能提高肿瘤坏死率，但并不能提高患者生存率，组织学反应与预后不一致。Hauben 等报告了欧洲骨肉瘤协作组（European Osteosarcoma Intergroup，EOI）对术前化疗常规剂量组与高剂量组的肿瘤反应良好率和患者生存率进行比较，结果发现提高术前化疗剂量可以提高肿瘤反应良好率（分别为 36% 和 50%），但并不能提高患者生存率（分别为 55% 和 58%），因此对肿瘤坏死率对预后的评估价值提出质疑。还有文献证实肿瘤坏死率 < 90% 的患者术后加用 IFO 不能提高五年生存率，更换化疗方案后无法应用肿瘤坏死率再次评估肿瘤对新药物的反应。

5.化疗前后肿瘤体积的变化。化疗效果与瘤体大小有很大关系，当肿瘤的体积较小时，效果往往比较明显。如果术前化疗规范，药物剂量理想，绝大多数可以控制肿瘤的继续生长。国外学者研究发现，放疗后与尤文氏肉瘤的坏死与体积的变化有明显的相关性，而且肿瘤坏死率与患者的生存率有明显的相关性。2006 年 Bacci 等研究分析了 789 例骨肉瘤患者，发现肿瘤体积不仅与化疗后肿瘤病理组织学反应密切相关（68.6% for smaller tumors *vs.* 58.9% for bigger tumors），而且与患者截肢率（89.9% for smaller tumors *vs.* 81.2% for larger tumors）相关。Moon 等回顾性分析了 38 例经病理学检查确诊的骨肉瘤患者，术前经过 3 个疗程的术前新辅助化疗，方案为阿霉素 + 顺铂。采取三维重建 MRI 图像进行手术前化疗前后体积测量，根据观察者之间及观察者内部差异，确定 4.5% 为体积变化分界线（体积变化在正负 4.5% 之间评估为体积稳定不变）。结果显示 14 例新辅助化疗后体积增加患者的平均生存时间 47.5 个月，体积稳定或减少患者的平均生存时间为 74.3 个月，差异有统计学意义。

然而目前肿瘤体积的测量仍存在一些亟待解决的问题，如测量方法少而简单、测量方法精确性差、测量方法缺乏科学依据，致使相关实验结果自相矛盾等。X 线片会低估瘤体，髓内肿瘤分析不足；CT 同样会低估瘤体，并且无法分析软组织影像；MRI 会将水肿带误读为瘤体而高估瘤体；钆增强核磁图像较准确，但难以区分活性肿瘤及炎症。

目前测量肿瘤体积的方式主要有最大直径代表法、公式计算法和断层扫描体积累加法。最大直径代表法的优点为操作简单，应用范围广；缺点为误差大，肿瘤直径不能代表肿瘤的体积。1990 年 Spanier 等回顾性研究分析 51 例骨肉瘤患者，对手术切除的标本进行最大直径测量，以 5cm 为界将患者划为三组（< 10cm 组 29 人；10 ~ 15cm 15 人；> 15cm 7 人）。与患者 disease-free survival（定义为从开始入选研究组到出现局部复发或转移或死亡）进行统计学相关分析发现两者之间未发现明显相关，无统计学意义。1987 年 Göbel 首次提出公式计算法，其优点为可重复性强、不受主观意识控制；缺点是只能计算出近似的肿瘤体积。操作方法为 MRI 图像经扫描和数字化处理勾勒出每幅图像上肿瘤边缘，自动得出二维图像面积，然后输入三维累加软件（MatLab）中，再将每一肿瘤平面区域面积乘以层厚再累加而计算出肿瘤绝对体积。采用增强三维 MRI 成像薄层扫描基础上进行较为精确体积的测量，由于 MRI 图像本身其优越的对比分辨力和显示纵断解剖的能力在评价骨肉瘤方面大大超过了传统影像技术，分析更为精确，说服力更强。三维 MRI 所测得的肿瘤体积变化可反映骨肉瘤化疗后肿瘤的病理组织学反应，因此化疗效果和肿瘤体积变化成正相关，简化了评价标准。

（吴苏稼，胡永成，周光新）

参考文献

［1］BERNSTEIN M, KOVAR H, PAULUSSEN M, et al. Ewing's sarcoma family of tumors: current management［J］. Oncologist, 2006, 11(5): 503-519.

［2］BROXSON E H, DOLE M, WONG R, et al. Portal hypertension develops in a subset of children with standard risk acute lymphoblastic leukemia treated with oral 6-thioguanine during maintenance therapy［J］. Pediatr Blood Cancer, 2005, 44(3): 226-231.

［3］CANNON C P, BALLO M T, ZAGARS G K, et al. Complications of combined modality treatment of primary lower extremity soft-tissue sarcomas［J］. Cancer, 2006, 107(10): 2455-2461.

［4］CASTELLINO S, MUIR A, SHAH A, et al. Hepato-biliary late effects in survivors of childhood and adolescent cancer: a report from the Children's Oncology Group［J］. Pediatr Blood Cancer, 2010, 54(5): 663-669.

［5］CHAN K W, KNOWLING M, BEAUCHAMP C P. Perioperative chemotherapy for primary sarcoma of bone［J］. Can J Surg, 1989, 32(1): 43-46.

［6］CHOU A J, KLEINERMAN E S, KRAILO M D, et al. Addition of muramyl tripeptide to chemotherapy for patients with newly diagnosed metastatic osteosarcoma: a report from the Children's Oncology Group［J］. Cancer, 2009, 115(22): 5339-5348.

［7］DAVIS L E, BOLEJACK V, RYAN C W, et al. Randomized Double-Blind Phase II Study of Regorafenib in Patients With Metastatic Osteosarcoma［J］. J Clin Oncol, 2019, 37(16): 1424-1431.

［8］DIETRICH J, HAN R, YANG Y, et al. CNS progenitor cells and oligodendrocytes are targets of chemotherapeutic agents in vitro and in vivo［J］. J Biol, 2006, 5(7): 22.

［9］DUFFAUD F, MIR O, BOUDOU-ROUQUETTE P, et al. Efficacy and safety of regorafenib in adult patients with metastatic osteosarcoma: a non-comparative, randomised, double-blind, placebo-controlled, phase 2 study［J］. Lancet Oncol, 2019, 20(1): 120-133.

［10］ELKRIEF A, ALCINDOR T. Molecular targets and novel therapeutic avenues in soft-tissue sarcoma［J］. Curr Oncol, 2020, 27(Suppl 1): 34-40.

［11］GATCOMBE H, LAWSON J, PHUPHANICH S, et al. Treatment related myelitis in hodgkin's lymphoma following stem cell transplant, chemotherapy and radiation: a case report and review of the literature［J］. J Neurooncol, 2006, 79(3): 293-298.

［12］GORTZAK Y, LOCKWOOD G A, MAHENDRA A, et al. Prediction of pathologic fracture risk of the femur after combined modality treatment of soft tissue sarcoma of the thigh［J］. Cancer, 2010, 116(6): 1553-1559.

［13］GRETEN T F, MANNS M P, REINISCH I, et al. Hepatocellular carcinoma occurring after successful treatment of childhood cancer with high dose chemotherapy and radiation［J］. Gut, 2005, 54(5): 732.

［14］GREVE J, BAS M, SCHULER P, et al. Acute arterial hemorrhage following radiotherapy of oropharyngeal squamous cell carcinoma［J］. Strahlenther Onkol, 2010, 186(5): 269-273.

［15］GRIGNANI G, PALMERINI E, DILEO P, et al. A phase II trial of sorafenib in relapsed and unresectable high-grade osteosarcoma after failure of standard multimodal therapy: an Italian Sarcoma Group study［J］. Ann Oncol, 2012, 23(2): 508-516.

［16］GRIGNANI G, PALMERINI E, FERRARESI V, et al. Sorafenib and everolimus for patients with unresectable high-grade osteosarcoma progressing after standard treatment: a non-randomised phase 2 clinical trial［J］. Lancet Oncol, 2015, 16(1): 98-107.

［17］HOLT G E, GRIFFIN A M, PINTILIE M, et al. Fractures following radiotherapy and limb-salvage surgery for lower extremity soft-tissue sarcomas. A comparison of high-dose and low-dose radiotherapy［J］. J Bone Joint Surg Am, 2005, 87(2): 315-319.

［18］HUNDSDOERFER P, ALBRECHT M, RüHL U, et al. Long-term outcome after polychemotherapy and intensive local radiation therapy of high-grade osteosarcoma［J］. Eur J Cancer, 2009, 45(14): 2447-2451.

［19］KRASIN M J, XIONG X, WU S, et al. The effects of external beam irradiation on the growth of flat bones in children: modeling a dose-volume effect［J］. Int J Radiat Oncol Biol Phys, 2005, 62(5): 1458-1463.

［20］LAFLEUR E A, JIA S F, WORTH L L, et al. Interleukin (IL)-12 and IL-12 gene transfer up-regulate Fas expression in human osteosarcoma and breast cancer cells［J］. Cancer Res, 2001, 61(10): 4066-4071.

［21］LAFLEUR E A, KOSHKINA N V, STEWART J, et al. Increased Fas expression reduces the metastatic potential of human osteosarcoma cells［J］. Clin Cancer Res, 2004, 10(23): 8114-8119.

［22］LENNARD L, RICHARDS S, CARTWRIGHT C S, et al. The thiopurine methyltransferase genetic polymorphism is associated with thioguanine-related veno-occlusive disease of the liver in children with acute lymphoblastic leukemia［J］. Clin Pharmacol Ther, 2006, 80(4): 375-383.

［23］LIVI L, SANTONI R, PAIAR F, et al. Late treatment-related complications in 214 patients with extremity soft-tissue sarcoma treated by surgery and postoperative radiation therapy［J］. Am J Surg, 2006, 191(2): 230-234.

［24］LUCCHESI C, KHALIFA E, LAIZET Y, et al. Targetable alterations in adult patients with soft-tissue sarcomas: insights for personalized therapy［J］. JAMA Oncol, 2018, 4(10): 1398-1404.

［25］MERIMSKY O, SOYFER V, KOVNER F, et al. Limb sparing approach: adjuvant radiation therapy in adults with intermediate or high-grade limb soft tissue sarcoma［J］. Radiother Oncol, 2005, 77(3): 295-300.

［26］MORCUENDE J A, GOMEZ P, STACK J, et al. Effect of chemotherapy on segmental bone healing enhanced by rhBMP-2［J］. Iowa Orthop J, 2004, 24: 36-42.

［27］OZGER H, BULBUL M, ERALP L. Complications of limb salvage surgery in childhood tumors and recommended solutions［J］. Strategies Trauma Limb Reconstr, 2010, 5(1): 11-15.

［28］PIEL B, VAIDYA S, LANCASTER D, et al. Chronic hepatotoxicity following 6-thioguanine therapy for childhood acute lymphoblastic leukaemia［J］. Br J Haematol, 2004, 125(3): 410-1; author reply 412.

［29］POSTHUMADEBOER J, WITLOX M A, KASPERS G J, et al. Molecular alterations as target for therapy in metastatic osteosarcoma: a review of literature［J］. Clin Exp Metastasis, 2011, 28(5): 493-503.

［30］RAJASEKHAR A, GEORGE T J, JR. Gemcitabine-induced reversible posterior leukoencephalopathy syndrome: a case report and review of the literature［J］. Oncologist, 2007, 12(11): 1332-1335.

［31］RODRIGUEZ-FRIAS E A, LEE W M. Cancer chemotherapy II: atypical hepatic injuries［J］. Clin Liver Dis, 2007, 11(3): 663-676, viii.

［32］SCHMELER K M, JHINGRAN A, IYER R B, et al. Pelvic fractures after radiotherapy for cervical cancer:

implications for survivors［J］. Cancer, 2010, 116(3): 625-630.

［33］SHAPEERO L G, DE VISSCHERE P J, VERSTRAETE K L, et al. Post-treatment complications of soft tissue tumours［J］. Eur J Radiol, 2009, 69(2): 209-221.

［34］SOMAIAH N, BEIRD H C, BARBO A, et al. Targeted next generation sequencing of well-differentiated/ dedifferentiated liposarcoma reveals novel gene amplifications and mutations［J］. Oncotarget, 2018, 9(28): 19891-19899.

［35］SOUSSAIN C, RICARD D, FIKE J R, et al. CNS complications of radiotherapy and chemotherapy［J］. Lancet, 2009, 374(9701): 1639-1651.

［36］TEIXEIRA M J, FONOFF E T, MONTENEGRO M C. Dorsal root entry zone lesions for treatment of pain-related to radiation-induced plexopathy［J］. Spine (Phila Pa 1976), 2007, 32(10): E316-319.

［37］VIROLAINEN P, INOUE N, NAGAO M, et al. The effect of multidrug chemotherapy on bone graft augmented prosthesis fixation［J］. J Orthop Res, 2005, 23(4): 795-801.

［38］WORTH L L, LAFLEUR E A, JIA S F, et al. Fas expression inversely correlates with metastatic potential in osteosarcoma cells［J］. Oncol Rep, 2002, 9(4): 823-827.

第二节　辅助放疗

一、概述

放射治疗是治疗恶性肿瘤的重要手段之一。它利用放射线的物理及生物学特性，抑制肿瘤细胞 DNA 的合成，从而杀灭肿瘤。在各种先进设备的支持下，提高肿瘤区域剂量的同时减少周围正常组织受量，一方面可以最大限度地杀灭肿瘤，另一方面可以有效保护正常组织，进而达到延长患者生存期、减少治疗不良反应、改善患者生活质量的目的。

现代放疗的主要工具为医用电子直线加速器、后装治疗机等，近年来各种立体定向放疗设备、质子加速器等也越来越多地应用于临床工作（图 4-2-1）。

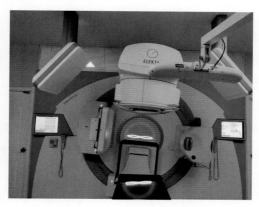

图 4-2-1　立体定向放疗设备

医用电子直线加速器是利用高功率微波（频率约 3000MHz）在加速管内将电子枪产生的约几十千电子伏的低能量电子加速成几兆电子伏（MeV）甚至几十 MeV 的高能量电子，然后打靶产生 X 线，用来治疗患者；或经散射箔散射后直接用电子射线治疗患者。按加速电子的方式分为行波加速器和驻波加速器；按电子辐射的最大能量，即最大加速能量，可分为三档，即低能、中能和高能加速器，它们既可用于常规放疗也可用于精确放疗，主要视其配置而定。

1. 低能

只提供一档 X 线，用于治疗深部肿瘤，X 线能量为 4 ~ 6MeV。一般用磁控管产生高功率微波加速电子，磁控管体积小，重量轻，可安装在旋转机架上，缩短了微波传输路径，微波传输路径不需旋转接头；采用驻波方式加速电子时加速管总长只有 30cm 左右，可直立安装于辐射头的上方，无需偏转系统，同时还可省去聚焦系统及束流导向系统；该种加速器整机结构简单，操作简便，既经济又实用，可满足大部分需放疗患者的需要。

2. 中能

除提供一档（中能 X 线能量为 6 ~ 10MeV）或两档（一档低能，一档中能）X 线用于治疗深部肿瘤外，还能提供四到五档不同能量的电子线（5 ~ 15MeV）同于治疗表浅肿瘤，扩大了其应用范围。该种机器一般利用磁控管产生高功率微波，加速管较长，需水平放置于旋转机架上方，电子束流需经偏转系统后打靶产生 X 线或直接从引出窗引出使用，因不同能量的电子经过相同的磁场后轨道半径不同，所以偏转系统还具有能量选择作用，使符合要求的电子束通过，而不符合要求的电子束则被偏转系统内的特殊装置阻挡住；不同能量的 X 线辐射对应不同的均整器和靶，不同能量的电子辐射对应不同的散射过滤器。因此，该种机器相对较复杂，但因其治疗范围扩大，目前仍是大中型肿瘤医院和综合医院的放射肿瘤科需要的主要放射治疗装置。

3. 高能

提供两档 X 线（低能和高能），商业上称为双光子方式，个别产品甚至提供三档（低、中、高）X 线，称为三光子方式，高能 X 线能量为 10 ~ 20MeV。多档设置目的是满足不同软组织厚度及不同肿瘤深度的治疗需要，同时实现 X 线深度剂量特性的调节。这种电子直线加速器可提供更高能量的电子线，一般分为 5 ~ 9 档，最高能量可达 20 ~ 25MeV，扩大了对表浅肿瘤的治疗深度范围。一般用微波源产生低功率微波，然后再用速调管进行功率放大；整机结构复杂，性能稳定，治疗范围更广，基本满足所有外照射放疗患者的需求。

（一）医用电子直线加速器的构成

1. 加速管

医用电子直线加速器有两种加速管结构：行波加速管与驻波加速管。驻波加速管具有较高的效率，加速管与电子枪较短，结构紧凑，但对脉冲调制器、自动频率控制系统、偏转系统、微波传输系统等都有较高的要求；行波加速管虽然效率较低，但能谱较好，能量调节较容易。

2. 高压脉冲调制器

在电子直线加速器中使用微波电场加速电子，为了得到尽可能高的加速电场，瞬时微波功率很大，可达到兆瓦（MW）量级，因此微波源都是脉冲工作的。脉冲调制器是向这种微波源提供脉冲功率的电源。

3. 微波系统

微波系统是构成电子直线加速器整机的基本组成部分，包括高功率微波源及微波的传输系统。

对于微波源提供加速管建立加速场所需的射频功率，绝大多数的医用电子加速器工作于 S 波段，标称频率为 2998MHz 或 2856MHz。作为微波源使用的有磁控管和速调管，磁控管本身是能发射高功率微波的自激振荡器，体积小，重量轻，设备比较简单，但至今 S 波段可调节的磁控管最高的脉冲功率约 5MW，多应用于中低能量的医用电子直线加速器。采用速调管为功率源的加速器可得到较高的微波输入功率，但设备较为庞大，且速调管是微波功率放大器，必须配置有低功率的微波激励源驱动（radiation frequency driver, RF Driver），才能输出高功率的微波。

微波传输系统是由各种无源的微波元器件组成的，主要功能是将微波源输出的功率馈送进加速管中，用以激励加速电子所需的电磁场，在传输过程中还必须能消除或隔离加速管作为负载对微波源的影响，以保证系统的稳定运行，同时提供系统运行的频率及功率的监控讯号。

在低频时，把功率从电源传输到某个负载只要两根导线即可，且对导线的形状没有任何限定。但随着频率提高，波长缩短，导线的电磁辐射效应和趋肤效应将越来越明显地表现出来，变得越来越不可忽视，结果输送到负载的能量就会减少，所以微波功率是不能用任意形状的导线来传输的。实际选择传输线不但要满足传输过程中的损耗要小、传输效率要高和传输的容量要足够大的条件，还会涉及传输系统频带特性及尺寸的合理性等问题，因此不同频段的电磁波要采用不同的传输线系统。在电子直线加速器的微波系统中用到的主要是矩形波导和圆波导，在测量及控制线路中用到同轴线及微带元件。

4. 电子枪

医用电子直线加速器用作放疗主要是应用其高能电子束和高能 X 线，而高能 X 线又是由高能电子束打靶产生的，高能电子束是低能电子经加速管利用微波加速产生的，低能电子就是由电子枪提供的。电子枪是医用加速器的心脏部件之一，加速器的使用寿命直接受电子枪寿命的制约，而电子枪的寿命又直接取决于它的阴极（电子枪分为二极枪——阴极、阳极和三极枪——阴极、阳极、栅极）。

5. 束流传输系统

束流传输系统由聚焦系统、导向系统及偏转系统组成。聚焦系统主要是为了使加速束流在加速过程中不致受射频电磁场作用以及束流内部电子之间的空间电荷作用力而散开，或因外部杂散磁场作用而偏离轨道，最终使之顺利地打靶或被引出。导向系统用于校正因安装原因或外部磁场引起的轨道偏斜，偏转系统用于改变运动的方向。

6. 辐射系统

医用电子直线加速器辐射系统的功能是把加速管直接或经偏转系统引出的电子束通过靶、散射过滤器或扫描系统转换为符合临床要求的 X 线辐射或电子辐射，经准直系统获得所需轮廓的辐射野，在经分布系统获得所需形式的剂量分布。

辐射产生系统主要包括引出窗和靶。准直系统主要包括第一、二级准直器以及多叶准直器（multileaf collimator, MLC）；辐射分布系统主要包括散射过滤器和均整器、楔形板、电子限光筒等。

7. 剂量监测系统

剂量监测系统是指医用加速器上测量和显示直接与吸收剂量有关的辐射量的装置，该装置具有达到预选值时终止辐射的功能。根据这个定义，剂量监测系统的基本功能是测量和显示加速器的辐射，测量和显示的量是辐射量，不是吸收剂量，只是与吸收剂量有直接关系，这个量称为"机器跳数"。除监测辐射量外，监测系统还监测射线束的均匀性及对称性等，当射线束的均匀性及对称性超出所设定的范围时，系统应终止辐射。剂量监测系统由剂量监测电离室和剂量监测电路组成，有两个剂量监测通道 MU1 和 MU2，当这两个通道中的任何一个达道预置的数值时机器都能停止出束。MU1 是主通道，所显示的数值应为体模中标准条件下最大吸收剂量；MU2 是后备通道，所显示的数值应与 MU1 一致。如果 MU1 发生故障不能使机器停止出束，MU2 达到预置的数值时能使机器停止出束。为了更安全，加速器都配有计时器，其预置数一般由计算机根据预置剂量和剂量率计算得出，也可以人为修改。如果 MU1 与 MU2 同时发生故障而不能停止机器出束，计时器应能够在达到预置的时间时使机器停止出束。

8. 真空系统

真空技术在医用电子直线加速器中作用主要有：①避免加速管内放电击穿；②防止电子枪阴极中毒、钨丝材料的热子或灯丝氧化；③减少电子与残余气体的碰撞损失。另外，医用电子直线加速器常用的微波功率源器件如磁控管和速调管，也都是运行在超高真空条件下的大功率真空器件。加速器真空系统的主要器件是真空泵。

9. 机械系统

医用电子直线加速器机械系统是实现肿瘤放射治疗的执行机构。从临床需求的角度出发，希望通过机器的执行机构实现：①可得到满足临床需要的任意大小和形状的辐射束；②辐射束可以从辐照靶区（肿瘤或病灶）表面的任何方向射入；③能方便地操作机器和进行患者摆位（将肿瘤置于辐照区）。按照这些基本要求，医用电子直线加速器的机械系统设计了有足够辐射屏蔽的限束系统（辐射头）、携带辐射头旋转的旋转机架和具有至少四个自由度的治疗床；辐射头、旋转机架、治疗床的旋转轴线相交于一点，这一点称为等中心，这种等中心设计可以实现辐射束从任何方向射向靶区中心。为方便摆位，医用电子直线加速器都设计有射野灯和距离灯，射野的大小有数字显示，灯光野与照射野应一致，误差不超过2mm，光距尺误差不超过2mm。

10. 控制系统

医用电子直线加速器的控制系统由控制程序、控制电路以及安全连锁装置组成，其作用是：①确保加速器给出预选的辐射类型、辐射能量、吸收剂量以及工作模式；②使加速器按辐射束对患者的预选关系进行照射；③保证加速器产生的辐射对患者、操作者、其他人员或周围环境不会造成伤害；④保证设备工作稳定可靠。

11. AFC、温控及充气系统

电子直线加速器的微波功率源的振荡频率必须与加速管的工作频率相一致，才能保证加速器稳定地工作，否则就会因为频率的偏离造成电子能量的降低和电子能谱的增宽，从而降低加速器输出剂量率，甚至导致停止出束。因此电子直线加速器中都设有自动频率控制系统（auto frequency control, AFC）。

加速管是由无氧铜制成，温度的变化会引起加速管膨胀和收缩，使尺寸发生变化，进而会导致行波加速管工作频率或驻波加速管谐振频率的变动，影响加速管的工作。温控系统的作用就是保证加速器在一个稳定的温度环境中工作，以维持机器工作稳定。

充气系统是指向传输波导管内充以一定压强的特定气体装置。充气的目的是为了增加波导内气体分子的密度，以缩短气体分子运动的平均自由程，防止微波在传输过程中打火。所充的气体，多为干燥高纯氮（N_2）、氟利昂（CCl_2F_2）或六氟化硫（SF_6）等。

（二）后装机的构成

后装机是用作内照射的放疗设备。将放射源连接在钢丝一端，平时放在密封的容器内，治疗时先将导管置入被治疗的组织内或人体天然腔内，再由电机带动钢丝将放射源沿导管置入治疗部位，这种治疗方式称为近距离照射。后装机用的放射源主要有下列几种：

1. 镭 –226 源

镭 –226 是一种天然放射性同位素，半衰期为 1590 年，在衰变过程中放出 α、β、γ 三种射线，一般应用镭的 γ 射线进行治疗，仅有少数情况应用镭的 β 射线。1mg 镭经 0.5mm 铂铱滤过后，距镭源 1cm 处每小时的照射量为 2.13×10^{-3}C/kg（8.25R）。镭 γ 射线能谱复杂，平均能量为 0.38MeV。由于镭获得困难，放射性活度低，因此只适用于近距离照射。

2. 铯 –137 源

铯 –137 是人工放射性同位素，其半衰期为 33 年，铯 –137 的 γ 射线能量是单能，为 0.662MeV，距 3.7×10^7Bq（1mCi）铯 –137 源 1cm 处每小时照射量为 8.4×10^{-4}C/kg（3.26R），因此 3.7×10^7Bq（1mCi）铯 –137 约等于 0.4mg 镭当量（mgRa）（3.26/8.25 ≈ 0.4）。

3. 钴 –60 源

钴 –60 也是一种人工放射性同位素，半衰期为 5.27 年，衰变过程中产生 1.17MeV 及 1.33MeV 两种能量的 γ 射线，平均能量为 1.25MeV。距 3.7×10^7Bq（1mCi）钴 –60 源 1cm 处每小时照射量为 33.54×10^{-4}C/kg（13.0R），因此 3.7×10^7Bq（1mCi）钴 –60 相当于 1.6mg 镭当量（mgRa）（13.0/8.25=1.6）。因其半衰期短且能量高，钴 –60 作内照射源不如铯 –137 效果好。

4. 铱 –192 源

铱 –192 也是一种人工放射性同位素，其半衰期为 74 天，能谱比较复杂，γ 射线平均能量为

360keV。因其物理特性较好，便于剂量计算，铱–192是用于高、低剂量率近距离治疗的较好选择。

（三）现代肿瘤放疗的基本步骤

1. 治疗策略的确定

对包括患者病史、体检结果、病理诊断、X线片检查结果、CT/MRI/PET检查结果、B超检查结果、SPECT检查结果在内的各项指标进行综合评价，确定患者的一般状况、病期、病理类型、肿瘤部位、肿瘤范围等，进而制定治疗策略。

2. 治疗目的和放疗方式的确定

依据上述过程确定治疗策略，确定患者放射治疗的目的，包括根治性放疗、姑息性放疗、术前放疗、术后放疗、术中放疗或放疗与化疗的不同结合方式；确定放射治疗的方式，包括体外放疗、腔内放疗、组织间插植放疗等；确定放疗实现的途径，如常规放疗、超分割放疗、立体定向放疗、三维适形放疗、调强放疗或不同实现方式的有效结合。

3. 体位固定和定位方式的确定

包括模拟机定位、CT定位、CT模拟机（CT-SIM）定位、MRI定位、PET-CT定位。依据放疗方式和实现途径的不同选择定位方式。依据不同的定位方式选择体位固定方式。

4. 治疗计划设计

包括靶区（GTV、CTV、PTV）的确定，病灶器官和靶区周围正常组织受照射剂量的限定，依据医生所确定的放疗方式，选择2DTPS、3DTPS制定放疗计划，给出布野选择、剂量分布、剂量-体积直方图等必要的参数，并对病灶器官和靶区周围正常组织的受照射剂量进行确认。由医生确定照射剂量和剂量分割方式。

5. 计划验证

在模拟定位机对放疗计划进行验证，如有不符则重复4的内容。

6. 计划执行

执行经过验证的放射治疗计划。放疗过程中每次执行严格的体位重复，并用Port Film或EPID或图像引导设备执行照射野与照射靶区验证步骤。

7. 计划修正与校正

放疗过程中，至少每周检查病人1次，必要时模拟机、CT或MRI检查，校对和修改放疗计划直到放疗结束。计划的修正与校正可以采用在线和离线两种方式。

二、常见骨肿瘤的放射治疗

（一）骨肉瘤的放射治疗

放疗曾广泛用于骨肉瘤的治疗。由于单纯放疗的局部控制率不佳，同时保肢手术的技术在逐渐进步，化疗药物的有效率也明显提升，这些均限制了放疗在骨肉瘤治疗中的应用。

联合化疗与手术，如切缘阴性，则局部控制率可达90%~98%。但如肿瘤切缘不足或阳性，局部复发的概率则会很大。骨肉瘤研究合作组（Cooperative Osteosarcoma Study Group，COSG）对1702例患者进行了多因素分析，发现新辅助化疗疗效差及手术切除不彻底是总生存不良的预测因素。Picci等也认为，如果保肢手术无法实现足够充分的阴性切缘，局部复发率则较高。另外，在难以实现完整切除的部位复发率也很高，如盆腔部位的复发率约70%、脊柱部位约68%、颅骨部位约50%。放疗可以提高这些患者的局部控制率。因此，目前加用放疗的适应证包括切缘阳性的未完整切除的肿瘤、无法切除的肿瘤或缓解症状的姑息性治疗。

1. 放疗技术

与其他肉瘤一样，患者模拟定位和治疗时的合适体位，对于实现最佳肿瘤剂量包绕及正常组织保护是至关重要的。因此，需要制作个体化的固定装置，以实现每日可重复的最优摆位。根据术前和术后影像制定三维治疗计划，界定大体肿瘤靶区和亚临床病灶。通常，肿瘤可外扩 2cm 的边界，而四肢肿瘤在长轴方向可外扩 4 ~ 5cm。在正常组织和筋膜间隙边界处，可回收相应靶区。无论应用三维适形放疗还是调强放疗技术，均应个体化设计治疗计划。未受累器官的剂量应尽可能低，以预防晚期不良反应。全身剂量也应尽量减少，防止继发肿瘤的发生。

在每分割 2Gy 的情况下，镜下受累的切缘通常给以 60Gy 的处方剂量，大体残留的病变可给以 66Gy，而无法手术的肿瘤可予 70Gy。局部放疗时不应中断化疗；放疗可与化疗同步应用，但因急性不良反应较大，多在化疗后给予。

术中放疗可直接照射受累或过近的手术切缘。可尝试应用质子治疗以提高放疗剂量，尤其适用于不可切除的肿瘤。

放射性核素治疗，如铼、锶及钐等，均可应用于广泛骨转移的姑息治疗，且效果较好。

2. 放疗的效果

在化疗前时代，Cade 探索应用了放疗技术以延迟无远处转移患者的截肢，虽然一些拒绝截肢病人的原发灶得到了控制，但总体结果并不好，大部分患者死于肿瘤转移。

加入化疗与规范的手术可明显改善预后，从而使得大多数患者减少了放疗的使用。Dincbas 等在保肢手术前的化疗中加入了术前放疗，评价了其效果。他们报道了 46 例患者，大部分都接受了总剂量 35Gy，10 次的治疗。5 年的局部控制率和总生存率分别为 97.5% 和 48.4%。虽然结果很好，但仍无法说明加用术前放疗能否提高疗效，因为如前所述，在没有辅助性放疗时，化疗联合手术也可取得较高的局部控制率。

对于不完整切除或无法切除肿瘤的患者，局部复发或进展的风险很高。所以，这些患者可能从放疗中获益。Machak 等报道了一个队列研究，187 例未转移的骨肉瘤患者均接受了诱导化疗。其中，31 例患者拒绝手术，接受了平均剂量 60Gy 的放疗。局部控制率与诱导化疗的疗效有关。放疗效果好的 11 例患者未出现局部复发。而放疗无效者的 3 年局部无进展生存率仅为 31%，5 年为 0。

Schwarz 等分析了 COSS 协作组的 100 例接受放疗患者，全组的 5 年局部控制率和总生存率分别为 30% 和 36%。手术联合放疗的局部控制明显优于单纯放疗，分别为 48% 和 22%（$P=0.002$）。原发肿瘤的局部控制率优于复发肿瘤，分别为 40% 和 17%。Sole 等对接受了新辅助化疗、手术及术后放疗的 72 例患者进行了中位 174 个月的随访，10 年的局部控制率、无病生存率及总生存率分别为 82%、58% 和 73%。DeLaney 等报告了麻省总医院的经验，41 例骨肉瘤患者因病变切缘近、切缘阳性或无法切除而接受了放疗，其中 17 例在头部、8 例在四肢、8 例在脊柱、7 例在骨盆、1 例在躯干。放疗中位剂量 66Gy（10 ~ 80Gy），约一半的患者在治疗过程中接受了质子治疗，5 年总局部控制率为 68%。接受过肿瘤完全切除或次全切除者的局部控制率接近，但显著优于仅行活检患者，5 年局部控制率分别为 78%、78% 和 40%（$P < 0.01$）。

总的来说，放疗在肿瘤负荷较小时是最有效的，在化疗疗效较好或接受了肿块完全切除 / 次全切除的患者中效果最佳。

总的放疗剂量也可能是一个很重要的因素。Gaitán-Yanguas 分析了骨肉瘤的"剂量 - 效应"关系：当剂量小于或等于 30Gy 时病灶不能得到很好控制，而当剂量大于 90Gy 时所有病灶均得到有效控制。麻省总医院报道了最佳的临床数据，放疗中位剂量 66Gy，但大约一半的患者在治疗过程中接受了质子治疗，质子放疗独特的"深度 - 剂量"特性可提高治疗剂量，而保护正常组织，因此这项研究未能明确"剂量 - 效应"关系。

3. 全肺照射

对于一些易转移至肺的儿童肿瘤来说，全肺照射已被证明是有益的。因为骨肉瘤也易发生肺转移，并且往往是在最常见的转移部位，全肺照射可能可以改善预后，因此这构成了骨肉瘤全肺照射的理论基础。两个早期的小样本随机试验显示，全肺照射有提高无病生存时间和总生存时间的趋势。之后，有学者进一步进行了 EORTC-20781/SIOP-03 III 期试验，将 240 例患者随机分为 3 组：化疗组、全肺照射组或二者联合组，全肺照射的剂量是 20Gy。4 年的无病生存率和总生存率各组间并无显著差异。然而考虑到全身治疗的其他优势，全肺照射已逐渐淡出视野。

（二）软骨肉瘤的放射治疗

与骨肉瘤类似，关于软骨肉瘤的放射治疗，目前尚没有一级证据。根据最初的治疗原则和已发表的病例研究结果，放射治疗可用于提高不完全切除或高危肿瘤的局部控制。适应证包括中高级别的肿瘤、局部复发的肿瘤及手术切除困难或未完全切除的肿瘤。根治性放疗也可用于未切除的肿瘤。

常用放疗剂量为：术前放疗为 50Gy，切缘近或阳性的术后放疗为 60 ~ 66Gy，根治性放疗需大于等于 70Gy 的剂量。

尽管传统上认为软骨肉瘤是"放射抵抗型"肿瘤，但近期的数据已展示了放疗的良好疗效。Goda 等报告了 Margaret 公主医院联合手术与放疗治疗高危颅外软骨肉瘤的经验。对 60 例患者中位随访 75 个月，R_0、R_1 及 R_2 切除患者的局部控制率分别为 100%、94% 和 42%，10 年的总生存率为 86%。根治性放射治疗也可用于难以实现完全手术切除的部位，如脊柱、颅底等。在这些部位，整块切除基本是难以实现的，而分块切除通常是不完整的，质子放疗可用于这种病例情况。质子独特的深度 - 剂量特性可提高肿瘤剂量而降低邻近重要器官的剂量。麻省总医院的一个大型病例包括 200 例颅底软骨肉瘤患者，应用了光子和质子联合放疗，中位剂量为 72 钴等效剂量，其 10 年局部控制率达 98%。其他机构应用了质子、立体定向光子及碳离子放疗等几种适形放疗技术，进而提高放射剂量，也取得了类似的局部控制率。

（三）脊索瘤的放射治疗

1. 放疗结果

关于颅底脊索瘤的最大宗病例报道来自于麻省总医院，204 例患者应用 66.6 ~ 79.2 钴等效剂量的质子放疗后，总的局部控制率达到了 69%。应用重粒子放疗也得到了类似的结果。随着技术的进步，应用调强放射治疗、立体定向放疗和立体定向放射外科等传统光子放疗技术，也可实现剂量的提升。这些技术的疗效与质子放疗的结果类似。

关于骶骨脊索瘤，与放疗效果相关的文献并不多，但报道了类似的结果。De Laney 等对 29 例骶骨脊索瘤患者中位随访了 4 年，发现放疗对骶骨脊索瘤的局部控制率达 90%。初始治疗者的 5 年实际局部控制率达 100%，而抢救性治疗者为 56%。不同的手术切除范围并没有统计学差异。

2. 放疗的晚期反应

因为脊索瘤治疗所需剂量较高，且敏感器官均较近，所以晚期不良反应并不少见，患者需密切随访、观察。对于颅底脊索瘤，放疗致垂体功能低下、记忆力减退、颅神经损伤、感觉神经性听力丧失及中枢神经系统坏死等并发症均曾被报道。对于骶骨脊索瘤，放疗致骶神经根损伤、勃起障碍、直肠出血及骶骨不全骨折等并发症也有发生。

三、软组织肉瘤的放射治疗

（一）放疗应用原则

传统观点认为软组织肉瘤对放射线不敏感。但近几十年来，随着对软组织肉瘤生长和发展规律的进一步认识，临床上逐渐改变了上述观点。通过术前或术后补充放射治疗，可以较好地控制软组织肉瘤的局部复发。目前软组织肉瘤的治疗方式，可采用较为保守的手术，合理、适当切除原发肿瘤及其周围组织，然后采用根治性的放射治疗，在较大范围内杀灭原发病灶周围的亚临床病灶，使患者避免因扩大手术范围而造成的功能障碍，从而达到根治局部肿瘤同时又保存肢体的目的。目前常用的放射治疗方式有：术前放疗，术后放疗，组织间质插入后装放射治疗和姑息性放疗。图4-2-2显示了1例术后放疗的靶区范围及调强放疗剂量分布。

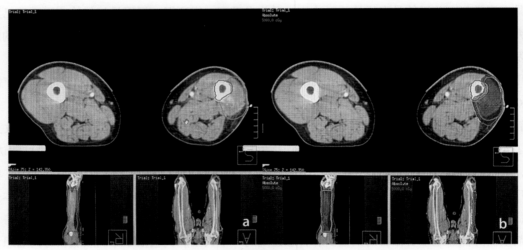

图4-2-2　术后放疗的靶区范围及调强放疗剂量分布

（二）保肢手术与放射治疗

三项已完成的随机试验确定了放疗联合保肢手术在大多数肢体及躯干高分级软组织肉瘤中标准治疗的地位。第一项研究由 Rosenberg 等在 NCI 完成，肢体的高分级软组织肉瘤患者被随机分为截肢组或保肢手术联合术后外照射放疗组（60～70Gy）。两个治疗组的患者都接受了术后多柔比星、环磷酰胺及甲氨蝶呤方案化疗；在放疗组，化疗开始于放疗前3天并与放疗同步进行。截肢组与保肢手术+放疗组的局部复发率分别为0（0/16）和15%（4/27）（P=0.06），生存率方面两组无显著差异，这个试验有助于为软组织肉瘤的保肢局部治疗制定新的标准。

之后有两个里程碑式的试验均证实加入辅助性放疗可提高局部控制。在 NCI，肢体的高级别软组织肉瘤患者被随机分到保肢手术+术后化疗（多柔比星+环磷酰胺）组或保肢手术+术后同步放化疗（放疗63Gy）组，低级别肉瘤患者被随机分为保肢手术组或保肢手术+术后外照射放疗组（63Gy）。高级别肉瘤经过保肢手术和化疗后的局部复发率为20%（9/44），而保肢手术+术后同步放化疗组为0%（0/47）（P=0.003）。低级别肉瘤经过保肢手术后的局部复发率为33%（8/24），而保肢手术+术后放疗组为4%（1/26）（P=0.016），两组的生存率并无显著差异。该试验的更新报告显示，单纯保肢手术亚组20年总生存率为 64%，而保肢手术 + 放疗亚组为 71%，二者无明显差异（*P*=0.22）。在 Sloan-Kettering 纪念肿瘤中心，肢体及躯干软组织肉瘤的患者被随机分为单纯保肢手术组及保肢手术 + 辅助性低剂量后装治疗组。将后装治疗的导管平行缝于瘤床上，导管间隔 1cm，并超出瘤床 1.5 ～ 2.0cm。将铱 -192 装入导管，4 ～ 6 天内给予 42 ～ 45Gy 的剂量。对于高分级肉瘤，单纯保肢手术的局部复发率为 30%（19/63），而保肢手术 + 后装治疗组的总生存率为 9%（5/56）（*P*=0.0025）。对于低分级肉瘤，不同治疗的局部复发率没有显著差异，保肢手术组及联合治疗组的分别为 26%（6/23）及 36%（8/22）。与前两个研究类似，生存结果也没有明显差异。因为该试验中后装治疗没能提高低分级肉瘤的局部控制率，一般不推荐低分级软组织肉瘤中应用后装治疗。

另外，对于切缘阳性的高分级肉瘤，后装治疗后的局部复发率较高。因此，仅在切缘阴性的高分级肉瘤中推荐单独应用后装治疗（在切缘阳性的情况下，倾向于联合应用外照射放疗与后装治疗或单纯外照射放疗）。

这两个试验确立了放疗联合保肢手术在高级别软组织肉瘤（以及部分高危的低级别肉瘤）治疗中的地位。目前治疗的病例，经过保肢手术和放疗，局部控制非常好，大多数文献报道的局部复发率均低于15%。需要注意的是，目前对于大部分肢体及躯干部低分级软组织肉瘤的治疗建议均是单纯广泛切除。只要能使切缘阴性，预计局部复发率即可控制在 20% 以下。对低分级肉瘤进行放疗的相对适应证包括：手术切缘阳性、广泛切除后肿瘤局部复发、肿瘤部位不适合进行后续的抢救性手术治疗。

（三）术前放疗与术后放疗

外照射放疗可在根治性手术前进行，也可在其后进行。

术前放疗适用于瘤体较大的病例，可使瘤细胞活力减弱，减少手术中的种植及远处播散风险，并可使瘤体缩小，使肿瘤与正常组织间出现反应区，便于术中分离，增加手术切除度。Suit 等报告术前放疗200 例，50 ～ 60Gy/25 ～ 30 次 /5 ～ 6 周，其局部控制率较对照组显著提高，可达 67% ～ 89%。术前放疗也有一定缺点，比如切口愈合受到影响。此外，术前放疗再经手术后可再补充放疗。

术后放疗用于为了保留肢体或重要组织结构而作保守肿瘤切除的患者，在其手术野内可能存在亚临床的肿瘤残留，或有临床肿瘤残留。放射治疗范围由残留肿瘤部位、恶性程度、残留肿瘤大小等确定。术后放疗的缺点是由于手术操作致使放射范围增大，照射部位因手术血供减少，乏氧程度增加，影响了放疗的敏感性。

根据文献报道，两种方法的局部控制率相似：术前放疗为 73% ～ 93%，而术后放疗为72% ～ 92%。加拿大 NCI 所做的对比术前与术后放疗效果的随机试验显示，二者的局部控制率分别为93% 与 92%；两种方法的 DFS 和 OS 也没有显著区别。加拿大的随机试验最初认为术前放疗组的生存情况更好，但后续的结果却发现，无论在复发率还是在生存时间方面，二者均无差异。二者的疗效类似，但毒性反应有明显差别，术前放疗会增加急性切口愈合不良的风险；而术后放疗患者发生皮下纤维化、关节僵直、水肿及骨折等晚期不良反应的风险更高。

（四）放疗的具体步骤

1. 病人定位

放疗计划的第一步是确定患者的合适定位方式。很重要的一点是让患者感到舒适，从而确保摆位的可重复性。调强放疗技术可使用多角度射野，与三维适形放疗技术相比，能提供更多的摆位选项。一般来讲患者取仰卧位，但如果仰卧位压迫肿瘤或使肿瘤形变，则选择俯卧位。

上肢病变的合适体位为仰卧位，上肢外展（远离躯干），同时根据肿瘤位置后旋或前旋上肢。另一个适用于上肢病变的好办法是"游泳者体位"，患者俯卧位，上肢伸展过头。

对于腿部病变，患侧下肢应伸直，健侧腿与之分开，两腿间留有距离。如靶区位于腿的近端，健侧腿可呈蛙腿姿势，膝盖下置支撑物。对于有大腿近端肿瘤的男性患者，生殖器应牵拉至健侧（应用网罩或其他技术）。如有生育需求，所有治疗范围接近生殖器的男性患者，均应考虑放疗前保存精子；与此类似，对于治疗范围接近卵巢（例如，大腿近端、臀部、腹壁等部位的肿瘤）的女性患者，如想保持生育能力，应在放疗开始前咨询生殖科医生。

对大腿前或后筋膜室肿瘤的固定则有一定挑战性。有时可应用仰卧、腿外旋的体位，这样可使用主要为斜野的照射野，以确保肿瘤靶区包绕充分并保护骨组织。如果无法实现，可使用俯卧位。

一旦体位确定，患者必须以可重复的方式固定。强烈建议在绝大多数情况下均应用固定于治疗床的定制体膜。对于所有下肢肿瘤患者，必须用定制体膜固定脚；而对于所有上肢肿瘤患者，必须固定手部。

2. 靶区范围和治疗射野

（1）术前放疗：

为获得较好疗效，既往肢体和躯干软组织肉瘤的治疗范围包括长轴方向至少 5cm 的外放边界，有时甚至需大于 10cm。目前术前放疗的标准靶区范围包括大体肿瘤区、临床靶区和计划靶区。

大体肿瘤区，即强化核磁 T_1WI 上的大体肿瘤，强烈建议将诊断 MRI 图像与定位 CT 图像融合，以获得最佳的靶区范围。

临床靶区为大体肿瘤区在长轴方向外扩 4cm 边界，在径向方向外扩 1.5cm 边界。如果这些边界超出筋膜室或完整的筋膜屏障、骨或皮肤，则应收回边界。在大多数情况下，建议将靶区修改至皮肤表面下 5mm 以内，以减少表面剂量（如预期行皮肤切除，须先和手术医师确认）。核磁 T_2WI 上肿瘤周围的水肿多需按照之前规定包括在临床靶区中。如果水肿过于广泛且疑有肿瘤，在放疗医师的鉴别下可增大临床靶区，包括可疑存在肿瘤的范围。值得注意的是，何种情况下需将肿瘤周围水肿全部包进临床靶区内尚需更多数据以明确。一项研究显示，15 例患者中有 10 例在大体肿瘤外存在肉瘤细胞。肿瘤细胞位于肿瘤外 1 ~ 4cm 范围内，但与核磁图像上肿瘤周围水肿的位置或范围无相关性。这种情况下，应尽量将水肿区包括在临床靶区中。

计划靶区为临床靶区摆位误差而成，不同研究的摆位误差在 5 ~ 10mm 之间，均有很好的局部控制率（约85% ~ 90%）。另外，在这些研究中大多数局部复发都发生在治疗野内，而不是治疗野边缘。

（2）术后放疗：

对于术后放疗来说，大体肿瘤区和临床靶区的命名并不固定。因为在术后，一般不存在"大体肿瘤"，"大体肿瘤区"在某种程度上仅是一个标识。勾画术前大体肿瘤存在的区域有一定益处，术后放疗有时可缩野至该区域。临床靶区也应该包括所有手术时处理过的组织，如手术切口和任何引流口。勾画手术瘤床也是有用的，核磁图像上的术后改变可帮助确定手术瘤床。

一般来说，在瘤床的长轴方向外扩 4cm 边界、在径向方向外扩 1.5cm 边界，可构成临床靶区。之前的原则同样适用：可应用强化核磁 T_1WI 的图像确定大体肿瘤区，尽可能地将定位 CT 图像与诊断 MRI 图像融合，修改临床靶区以排除骨、完整的筋膜屏障、皮肤及筋膜室外的正常组织。

计划靶区通常为临床靶区外扩 5 ~ 10mm 的摆位误差。术后放疗中通常应用二程放疗缩野。缩野后的临床靶区通常为初始大体肿瘤区外扩 2cm。根据这些术后治疗范围进行放疗，可获得非常好的局部控制率，也是目前的标准治疗模式。

应用标准的术前或术后放疗野可获得很好的局部控制率，但需注意的是，最初在设计较大射野时，界定软组织肉瘤的影像学方法较原始，尚未常规应用 CT 及核磁技术。纽约 Sloan-Kettering 纪念肿瘤中心的后装放疗经验显示：仅在瘤床外扩 1.5 ~ 2cm 的治疗范围就可获得很好的局部控制率。一些应用单纯手术的单中心研究也可获得非常好的局部控制率，复发率在 0 ~ 20% 之间。Baldini 等发现 36 例手术切缘 ≥ 1cm 的患者没有复发，而手术切缘 < 1cm 患者的 10 年局部复发率为 13%（4/38）。

根据这些结果，人们很自然地会有疑问：治疗射野面积能否缩小？以下两个研究已回答了这个问题。第一个研究是 RTOG-0630，一项针对肢体软组织肉瘤术前放疗的 II 期试验，应用了图像引导放疗及缩小的照射野。对于 2 ~ 3 级且 ≥ 8cm 的肿瘤，临床靶区为大体肿瘤区在长轴方向外扩 3cm，径向外扩 1.5cm；而对于 1 级或 8cm 的肿瘤，临床靶区为大体肿瘤区长轴方向外扩 2cm，径向外扩 1cm。临床靶区也包括核磁 T_2WI 上的可疑水肿区。79 例患者中 5 例局部复发，均发生在放射野内。他们认为，患者没有出现射野边缘复发，因此缩小的照射野是足够的。但这些结果需更长期的随访和外部验证，才能在术前放疗中广泛应用缩小的照射野。第二项研究是 VORTEX 试验。肢体软组织肉瘤患者接受了术后放疗，随机分为标准射野组，即大体肿瘤区长轴方向外扩 5cm，径向外扩 2cm 边界，或缩小射野组，即大体肿瘤区在各个方向外扩 2cm。初步试验结果以摘要形式发布，共 216 例患者，标准射野组的 5 年无局部复发生存率为 86%，缩小射野组为 84%，二者差异无显著统计学意义。但根据一个临床试验的早期结果尚不足以缩小术后放疗的靶区范围。

（3）后装治疗：

单纯后装治疗的临床靶区应包括瘤床及外放边界。美国后装治疗协会的共识为：瘤床长轴方向外扩 2cm，径向外扩 1 ~ 2cm，可构成足够的临床靶区。类似地，纽约 Sloan-Kettering 纪念肿瘤中心的随机试验定义瘤床外放 1.5 ~ 2cm 为临床靶区。本章节不对后装治疗的方法、技术、适应证等做过多讲述，可参考 2017 年美国后装治疗协会的共识指南。

3. 剂量

术前外照射放疗的标准剂量为 50Gy，每分割 2Gy。如切缘阳性，术后外照射放疗须加量 16 ~ 20Gy（每分割 1.8 ~ 2Gy）。其他加量技术包括后装放疗（低剂量率或高剂量率）及术中电子线放疗。

术后外照射放疗多在术后 4 ~ 6 周开始，应保证手术切口完全愈合。对于切缘阴性者，推荐的总剂量是 60 ~ 66Gy（每分割 1.8Gy 或 2Gy），而切缘阳性者则为 66 ~ 68Gy。治疗的第一程通常达 45 ~ 50Gy，之后缩野给予后续剂量。低剂量率后装放疗的标准剂量是 45Gy，高剂量率后装放疗的为 30 ~ 50Gy，每分割 2 ~ 4Gy，每日两次。对于联合外照射放疗与后装放疗加量者，外照射剂量通常为 45 ~ 50Gy，低剂量率后装放疗为 15 ~ 25Gy，高剂量率后装放疗为 12 ~ 20Gy（每分割 2 ~ 4Gy，每日两次），总剂量约 65Gy。

四、其他骨与软组织肿瘤的放射治疗

（一）骨纤维肉瘤

骨纤维肉瘤是一种非常罕见的肿瘤，约占所有原发骨肿瘤的 5%。它是间充质来源的恶性肿瘤，主要特点为瘤中含有大量的成纤维母细胞，而没有骨质或软骨形成；易发生于长骨，极易转移。它的主要治疗手段是完整手术切除和辅助 / 新辅助化疗。放疗可用于未完整切除或无法切除肿瘤的治疗。

（二）骨恶性纤维组织细胞瘤

骨恶性纤维组织细胞瘤在骨肿瘤中的发生率也小于 5%。特征性表现为瘤内层状分布的纺锤形成纤维母细胞、组织细胞形态的单核细胞及未分化巨细胞的混合体，没有肿瘤骨或软骨形成；其主要治疗手段是完整手术切除。与骨肉瘤类似，其有较高的转移率。因此，骨恶性纤维组织细胞瘤的治疗也与骨肉瘤非常类似，已被证实可受益于放疗。

（关勇）

参考文献

［1］SIMON M A, ASCHLIMAN M A, THOMAS N, et al. Limb-salvage treatment versus amputation for osteosarcoma of the distal end of the femur［J］. J Bone Joint Surg Am, 1986, 68(9): 1331-1337.

［2］LINDNER N J, RAMM O, HILLMANN A, et al. Limb salvage and outcome of osteosarcoma. The university of muenster experience［J］. Clin Orthop Relat Res, 1999, 358: 83-89.

［3］ROUGRAFF B T, SIMON M A, KNEISL J S, et al. Limb salvage compared with amputation for osteosarcoma of the distal end of the femur. A long-term oncological, functional, and quality-of-life study［J］. J Bone Joint Surg Am, 1994, 76(5): 649-656.

［4］BACCI G, FERRARI S, BERTONI F, et al. Long-term outcome for patients with nonmetastatic osteosarcoma of the extremity treated at the istituto ortopedico rizzoli according to the istituto ortopedico rizzoli/osteosarcoma-2 protocol: An updated report［J］. J Clin Oncol, 2000, 18(24): 4016-4027.

［5］BIELACK S S, KEMPF-BIELACK B, DELLING G, et al. Prognostic factors in high-grade osteosarcoma of the extremities or trunk: An analysis of 1,702 patients treated on neoadjuvant cooperative osteosarcoma study group protocols［J］. J Clin Oncol, 2002, 20(3): 776-790.

［6］PICCI P, SANGIORGI L, BAHAMONDE L, et al. Risk factors for local recurrences after limb-salvage surgery for high-grade osteosarcoma of the extremities［J］. Ann Oncol, 1997, 8(9): 899-903.

［7］OZAKI T, FLEGE S, KEVRIC M, et al. Osteosarcoma of the pelvis: Experience of the cooperative osteosarcoma study group［J］. J Clin Oncol, 2003, 21(2): 334-341.

［8］OZAKI T, FLEGE S, LILJENQVIST U, et al. Osteosarcoma of the spine: Experience of the cooperative osteosarcoma study group［J］. Cancer, 2002, 94(4): 1069-1077.

［9］KASSIR R R, RASSEKH C H, KINSELLA J B, et al. Osteosarcoma of the head and neck: Meta-analysis of nonrandomized studies［J］. Laryngoscope, 1997, 107(1): 56-61.

［10］OYA N, KOKUBO M, MIZOWAKI T, et al. Definitive intraoperative very high-dose radiotherapy for localized osteosarcoma in the extremities［J］. Int J Radiat Oncol Biol Phys, 2001, 51(1): 87-93.

［11］TSUBOYAMA T, TOGUCHIDA J, KOTOURA Y, et al. Intra-operative radiation therapy for osteosarcoma in the extremities［J］. Int Orthop, 2000, 24(4): 202-207.

［12］HUG E B, FITZEK M M, LIEBSCH N J, et al. Locally challenging osteo- and chondrogenic tumors of the axial skeleton: results of combined proton and photon radiation therapy using three-dimensional treatment planning［J］. Int J Radiat Oncol Biol Phys, 1995, 31(3): 467-476.

［13］DELANEY T F, PARK L, GOLDBERG S I, et al. Radiotherapy for local control of osteosarcoma［J］. Int J Radiat Oncol Biol Phys, 2005, 61(2): 492-498.

［14］SAWYER E J, CASSONI A M, WADDINGTON W, et al. Rhenium-186 hedp as a boost to external beam irradiation in osteosarcoma ［J］. Br J Radiol, 1999, 72(864): 1225-1229.

［15］GOMPAKIS N, TRIANTAFYLLOU P, SIDI B, et al. Strontium-89 for palliation of bone pain ［J］. Med Pediatr Oncol, 2003, 40(2): 136.

［16］BRULAND O S, SKRETTING A, SOLHEIM O P, et al. Targeted radiotherapy of osteosarcoma using 153 sm-edtmp. A new promising approach ［J］. Acta Oncol, 1996, 35(3): 381-384.

［17］CADE S. Osteogenic sarcoma. A study based on 133 patients. 1955［J］. Clin Orthop Relat Res, 1991, 264: 4-9.

［18］DINCBAS F O, KOCA S, MANDEL N M, et al. The role of preoperative radiotherapy in nonmetastatic high-grade osteosarcoma of the extremities for limb-sparing surgery ［J］. Int J Radiat Oncol Biol Phys, 2005, 62(3): 820-828.

［19］MACHAK G N, TKACHEV S I, SOLOVYEV Y N, et al. Neoadjuvant chemotherapy and local radiotherapy for high-grade osteosarcoma of the extremities ［J］. Mayo Clin Proc, 2003, 78(2): 147-155.

［20］SCHWARZ R, BRULAND O, CASSONI A, et al. The role of radiotherapy in osteosarcoma ［J］. Cancer Treat Res, 2009, 152: 147-164.

［21］SOLE C V, CALVO F A, ALVAREZ E, et al. Adjuvant radiation therapy in resected high-grade localized skeletal osteosarcomas treated with neoadjuvant chemotherapy: long-term outcomes ［J］. Radiother Oncol, 2016, 119(1): 30-34.

［22］GAITAN-YANGUAS M. A study of the response of osteogenic sarcoma and adjacent normal tissues to radiation ［J］. Int J Radiat Oncol Biol Phys, 1981, 7(5): 593-595.

［23］BREUR K, COHEN P, SCHWEISGUTH O, et al. Irradiation of the lungs as an adjuvant therapy in the treatment of osteosarcoma of the limbs. An e.O.R.T.C. randomized study ［J］. Eur J Cancer, 1978, 14(5): 461-471.

［24］RAB G T, IVINS J C, CHILDS D S, et al. Elective whole lung irradiation in the treatment of osteogenic sarcoma ［J］. Cancer, 1976, 38(2): 939-942.

［25］BURGERS J M, VAN GLABBEKE M, BUSSON A, et al. Osteosarcoma of the limbs. Report of the eortc-siop 03 trial 20781 investigating the value of adjuvant treatment with chemotherapy and/or prophylactic lung irradiation ［J］. Cancer, 1988, 61(5): 1024-1031.

［26］WHELAN J S, BURCOMBE R J, JANINIS J, et al. A systematic review of the role of pulmonary irradiation in the management of primary bone tumours ［J］. Ann Oncol, 2002, 13(1): 23-30.

［27］GODA J S, FERGUSON P C, O'SULLIVAN B, et al. High-risk extracranial chondrosarcoma: long-term results of surgery and radiation therapy ［J］. Cancer, 2011, 117(11): 2513-2519.

［28］YORK J E, BERK R H, FULLER G N, et al. Chondrosarcoma of the spine: 1954 to 1997 ［J］. J Neurosurg, 1999, 90(1 Suppl): 73-78.

［29］NOEL G, HABRAND J L, JAUFFRET E, et al. Radiation therapy for chordoma and chondrosarcoma of the skull base and the cervical spine. Prognostic factors and patterns of failure ［J］. Strahlenther Onkol, 2003, 179(4): 241-248.

［30］AUSTIN-SEYMOUR M, MUNZENRIDER J, GOITEIN M, et al. Fractionated proton radiation therapy of chordoma and low-grade chondrosarcoma of the base of the skull ［J］. J Neurosurg, 1989, 70(1): 13-17.

［31］HUG E B, SLATER J D. Proton radiation therapy for chordomas and chondrosarcomas of the skull base ［J］. Neurosurg Clin N Am, 2000, 11(4): 627-638.

［32］ROSENBERG A E, NIELSEN G P, KEEL S B, et al. Chondrosarcoma of the base of the skull: A clinicopathologic study of 200 cases with emphasis on its distinction from chordoma［J］. Am J Surg Pathol, 1999, 23(11): 1370-1378.

［33］ARES C, HUG E B, LOMAX A J, et al. Effectiveness and safety of spot scanning proton radiation therapy for chordomas and chondrosarcomas of the skull base: first long-term report［J］. Int J Radiat Oncol Biol Phys, 2009, 75(4): 1111-1118.

［34］SCHULZ-ERTNER D, NIKOGHOSYAN A, HOF H, et al. Carbon ion radiotherapy of skull base chondrosarcomas［J］. Int J Radiat Oncol Biol Phys, 2007, 67(1): 171-177.

［35］DEBUS J, SCHULZ-ERTNER D, SCHAD L, et al. Stereotactic fractionated radiotherapy for chordomas and chondrosarcomas of the skull base［J］. Int J Radiat Oncol Biol Phys, 2000, 47(3): 591-596.

［36］FAGUNDES M A, HUG E B, LIEBSCH N J, et al. Radiation therapy for chordomas of the base of skull and cervical spine: Patterns of failure and outcome after relapse［J］. Int J Radiat Oncol Biol Phys, 1995, 33(3): 579-584.

［37］SCHULZ-ERTNER D, KARGER C P, FEUERHAKE A, et al. Effectiveness of carbon ion radiotherapy in the treatment of skull-base chordomas［J］. Int J Radiat Oncol Biol Phys, 2007, 68(2): 449-457.

［38］NOEL G, FEUVRET L, CALUGARU V, Et al. Chordomas of the base of the skull and upper cervical spine. One hundred patients irradiated by a 3d conformal technique combining photon and proton beams［J］. Acta Oncol, 2005, 44(7): 700-708.

［39］KANO H, IQBAL F O, SHEEHAN J, et al. Stereotactic radiosurgery for chordoma: A report from the north american gamma knife consortium［J］. Neurosurgery, 2011, 68(2): 379-389.

［40］DELANEY T F, LIEBSCH N J, PEDLOW F X, et al. Phase II study of high-dose photon/proton radiotherapy in the management of spine sarcomas［J］. Int J Radiat Oncol Biol Phys, 2009, 74(3): 732-739.

［41］CATTON C, O'SULLIVAN B, BELL R, et al. Chordoma: long-term follow-up after radical photon irradiation［J］. Radiother Oncol, 1996, 41(1): 67-72.

［42］OSLER P, BREDELLA M A, HESS K A, et al. Sacral insufficiency fractures are common after high-dose radiation for sacral chordomas treated with or without surgery［J］. Clin Orthop Relat Res, 2016, 474(3): 766-772.

［43］ROSENBERG S A, TEPPER J, GLATSTEIN E, et al. The treatment of soft-tissue sarcomas of the extremities: prospective randomized evaluations of (1) limb-sparing surgery plus radiation therapy compared with amputation and (2) the role of adjuvant chemotherapy［J］. Ann Surg, 1982, 196(3): 305-315.

［44］WILLIARD W C, HAJDU S I, CASPER E S, et al. Comparison of amputation with limb-sparing operations for adult soft tissue sarcoma of the extremity［J］. Ann Surg, 1992, 215(3): 269-275.

［45］ENNEKING W F. History of orthopedic oncology in the united states: progress from the past, prospects for the future［J］. Cancer Treat Res, 2009, 152: 529-571.

［46］YANG J C, CHANG A E, BAKER A R, et al. Randomized prospective study of the benefit of adjuvant radiation therapy in the treatment of soft tissue sarcomas of the extremity［J］. J Clin Oncol, 1998, 16(1): 197-203.

［47］PISTERS P W, HARRISON L B, LEUNG D H, et al. Long-term results of a prospective randomized trial of adjuvant brachytherapy in soft tissue sarcoma［J］. J Clin Oncol, 1996, 14(3): 859-868.

［48］BEANE J D, YANG J C, WHITE D, et al. Efficacy of adjuvant radiation therapy in the treatment of soft tissue sarcoma of the extremity: 20-year follow-up of a randomized prospective trial［J］. Ann Surg Oncol, 2014, 21(8): 2484-2489.

［49］ALEKTIAR K M, LEUNG D, ZELEFSKY M J, et al. Adjuvant brachytherapy for primary high-grade soft tissue sarcoma of the extremity［J］. Ann Surg Oncol, 2002, 9(1): 48-56.

［50］GRONCHI A, CASALI P G, MARIANI L, et al. Status of surgical margins and prognosis in adult soft tissue sarcomas of the extremities: a series of patients treated at a single institution［J］. J Clin Oncol, 2005, 23(1): 96-104.

［51］FEIN D A, LEE W R, LANCIANO R M, et al. Management of extremity soft tissue sarcomas with limb-sparing surgery and postoperative irradiation: do total dose, overall treatment time, and the surgery-radiotherapy interval impact on local control?［J］. Int J Radiat Oncol Biol Phys, 1995, 32(4): 969-976.

［52］LEWIS J J, LEUNG D, HESLIN M, et al. Association of local recurrence with subsequent survival in extremity soft tissue sarcoma［J］. J Clin Oncol, 1997, 15(2): 646-652.

［53］DICKIE C I, GRIFFIN A M, PARENT A L, et al. The relationship between local recurrence and radiotherapy treatment volume for soft tissue sarcomas treated with external beam radiotherapy and function preservation surgery［J］. Int J Radiat Oncol Biol Phys, 2012, 82(4): 1528-1534.

［54］KIM B, CHEN Y L, KIRSCH D G, et al. An effective preoperative three-dimensional radiotherapy target volume for extremity soft tissue sarcoma and the effect of margin width on local control［J］. Int J Radiat Oncol Biol Phys, 2010, 77(3): 843-850.

［55］BALDINI E H, LAPIDUS M R, WANG Q, et al. Predictors for major wound complications following preoperative radiotherapy and surgery for soft-tissue sarcoma of the extremities and trunk: importance of tumor proximity to skin surface［J］. Ann Surg Oncol, 2013, 20(5): 1494-1499.

［56］MENDENHALL W M, INDELICATO D J, SCARBOROUGH M T, et al. The management of adult soft tissue sarcomas［J］. Am J Clin Oncol, 2009, 32(4): 436-442.

［57］VON MEHREN M, RANDALL R L, BENJAMIN R S, et al. Soft tissue sarcoma, version 2.2016, NCCN clinical practice guidelines in oncology［J］. J Natl Compr Canc Netw, 2016, 14(6): 758-786.

［58］CHENG E Y, DUSENBERY K E, WINTERS M R, et al. Soft tissue sarcomas: Preoperative versus postoperative radiotherapy［J］. J Surg Oncol, 1996, 61(2): 90-99.

［59］KUKLO T R, TEMPLE H T, OWENS B D, et al. Preoperative versus postoperative radiation therapy for soft-tissue sarcomas［J］. Am J Orthop (Belle Mead NJ), 2005, 34(2): 75-80.

［60］BRANT T A, PARSONS J T, MARCUS R B, et al. Preoperative irradiation for soft tissue sarcomas of the trunk and extremities in adults［J］. Int J Radiat Oncol Biol Phys, 1990, 19(4): 899-906.

［61］AL-ABSI E, FARROKHYAR F, SHARMA R, et al. A systematic review and meta-analysis of oncologic outcomes of pre- versus postoperative radiation in localized resectable soft-tissue sarcoma［J］. Ann Surg Oncol, 2010, 17(5): 1367-1374.

［62］HAAS R L, DELANEY T F, O'SULLIVAN B, et al. Radiotherapy for management of extremity soft tissue sarcomas: Why, when, and where?［J］. Int J Radiat Oncol Biol Phys, 2012, 84(3): 572-580.

［63］WHITE L M, WUNDER J S, BELL R S, et al. Histologic assessment of peritumoral edema in soft tissue sarcoma［J］. Int J Radiat Oncol Biol Phys, 2005, 61(5): 1439-1445.

［64］FOLKERT M R, SINGER S, BRENNAN M F, et al. Comparison of local recurrence with conventional and intensity-modulated radiation therapy for primary soft-tissue sarcomas of the extremity [J]. J Clin Oncol, 2014, 32(29): 3236-3241.

[65] NAGHAVI A O, FERNANDEZ D C, MESKO N, et al. American brachytherapy society consensus statement for soft tissue sarcoma brachytherapy [J]. Brachytherapy, 2017, 16(3): 466-489.

第三节　靶向治疗

DNA 测序技术的不断进展，及对肿瘤蛋白信号通路认识的不断深入，遗传学、表观遗传学和免疫学的发展，促进了肿瘤靶向治疗与免疫治疗的出现。自 1997 年利妥昔单抗作为第一个靶向治疗药物被美国食品药品监督局（FDA）批准用于临床的 20 年来，截至 2016 年，约有 100 多个针对骨肉瘤患者的临床试验，其中 63 项试验专门针对骨肉瘤的靶向治疗和免疫治疗。但是，骨肉瘤的生物学特点及其发生发展的分子机制非常复杂，主要表现在具有复杂的基因组型、极不稳定的基因图谱以及多蛋白和信号通路间复杂的相互关系，所以到本书成书时，几乎没有专门针对骨肉瘤驱动基因的靶向药物被批准用于临床。尽管如此，目前的研究已明确有多个基因与骨肉瘤相关，如视网膜母细胞瘤蛋白 1 基因可以在 20% ~ 40% 的骨肉瘤患者中检测到，并提示该患者的预后较差；如脱嘌呤 / 脱嘧啶核酸外切酶可调控蛋白水平的过表达并与于骨肉瘤的复发转移相关；如 Myc 基因与骨肉瘤细胞的发生、增殖、有丝分裂以及化疗药物的耐药有关；如原癌基因人类表皮生长因子受体 2（HER2/neu）与骨肉瘤的肺转移相关等。所以目前在与骨肉瘤相关的临床试验中，约有 55% 的试验是其他肿瘤已获 FDA 批准的靶向药，约 9% 的试验是尚未被 FDA 批准临床使用的靶向药。同样在目前的临床实践中，几乎所有的骨肉瘤靶向治疗和免疫治疗都是超适应证用药，主要用在个体化治疗、提高患者生存质量和一线治疗失败提供新的治疗方法等方面，已经见到有一部分骨肉瘤患者从这些治疗中获益。本节将集中叙述目前骨肉瘤和软组织恶性肿瘤的靶向治疗和免疫治疗的临床使用现状。

一、骨肉瘤的靶向和免疫治疗

索拉非尼是目前唯一一个在美国完成临床试验，于 2009 年被欧洲食品药品监督局批准用于临床治疗骨肉瘤的靶向药物，英文商品名为 Mifamurtide，化学名为脂质体胞壁酰三肽磷脂酰乙醇胺（muramyl tripeptide phosphatidyl ethanolamine，MTP-PE），这是一种基于自然界中存在的分枝杆菌细胞壁的组成部分合成的衍生物，可以对机体产生免疫刺激。这一应用原则早已得到认可，在 19 世纪末期，向肿瘤内注射热灭活链球菌的 Coley 毒素混合物被证明能起到有效的抗骨肉瘤作用。一般来说，感染伴随着免疫系统的激活，对骨肉瘤的进展具有抑制作用。基于这些原因，最近有关刺激免疫系统的临床骨肉瘤试验研究大幅增长。该药可以刺激单核细胞和巨噬细胞分泌白介素 6（IL-6）和肿瘤坏死因子 α（TNFα），吞噬和杀伤肿瘤细胞。在一项狗的骨肉瘤活体实验中，采用截肢 +MTP-PE 治疗后，实验组狗的无进展生存期（PFS）达 222 天，而截肢 + 安慰剂组仅为 77 天，具有明显的统计学意义。在一项美国儿童肿瘤协作组进行的 600 多例患者的临床 III 期的前瞻性、随机、组间对照研究显示：无转移的新发骨肉瘤患者 6 年的总生存率，实验组为 78%，对照组为 70%，两组比较具有统计学意义；而在有转移的骨肉瘤患者 6 年的总生存率，实验组为 53%，对照组为 40%，两组比较没有统计学意义。索拉非尼在 2009 年欧洲药监局批准用于临床，美国到目前为止未获批准，但在美国近三年的美国国立综合癌症网络（NCCN）指南中仍然提到该药。中国国家药品监督管理局 2017 年曾讨论申请该药免临床试验用于临床，但尚未被批准。可能的原因是：①前述临床研究中，有转移的骨肉瘤患者 6 年的总生存率未显示有统计学意义；

②该药在欧洲的使用已超过 10 年，未见较大病例数治疗结果的报道；③该药一个治疗周期的使用费用在欧洲约需 10 万欧元；④该药目前由日本关西制药厂生产，但在日本也未获批准用于临床；⑤目前中国仅有散在个体用药，也很难统计疗效。

来自意大利肉瘤协作组的一项 II 期临床研究，探索了多激酶抑制剂索拉非尼治疗复发和不可切除的骨肉瘤患者的疗效和安全性，35 例年龄大于 14 岁且符合试验标准的骨肉瘤患者入组该试验。研究结果显示：4 个月的 PFS 为 46%，达到试验设计的主要研究终点；中位 PFS 为 4 个月，中位总生存期（OS）为 7 个月，临床获益率为 29%，其中部分缓解（PR）8%（3/35 例）、疾病稳定（SD）34%（12/35 例），17% 的患者缓解持续时间 ≥ 6 个月。该项靶向治疗的多数不良反应事件的程度为 1 ~ 2 级，无治疗相关性死亡事件，最常见大于或等于 3 级的不良反应为贫血和手足皮肤反应。该项试验结果表明：索拉非尼在用于复发和不可切除的骨肉瘤二线或三线治疗中，显示了一定的疗效和安全性。但该研究也存在不足，在治疗有效的患者中，有较高比例的患者维持有效时间较短，有近半数的患者出现了耐药。造成上述现象的可能原因有：①骨肉瘤作为一种基因改变复杂的恶性肿瘤，仅靠单一小分子药物，即便是多靶点药物，也不可能阻断所有激活的信号通路；②可能有其他的信号通路参与了肿瘤治疗的逃逸机制。

在上一项临床试验中发现单药靶向治疗的有效时间维持较短，其原因可能是有其他的信号通路参与了肿瘤的发生发展。意大利肉瘤协作组又设计了一项非随机的 II 期临床研究，目的是探索索拉非尼联合依维莫司（mTOR 信号通路抑制剂）对标准治疗失败后进展和 / 或不可切除的高级别骨肉瘤的疗效和安全性。38 例年龄 ≥ 18 岁且符合标准的骨肉瘤患者入组，试验设计主要终点为 6 个月的 PFS ≥ 50%，次要终点为 PFS、OS 和安全性。最终 6 个月 PFS 45%，未达到主要研究终点，但显著高于历史数据（6 个月 PFS 20%）；中位 PFS 为 5 个月，中位 OS 为 11 个月；PR 5%（2/38 例），SD 53%（20/38 例）；26 例患者（66%）因药物的毒副作用而药物减量或暂停用药，这一试验结果表明：索拉非尼联合依维莫司对复发和 / 或不可切除的高级别骨肉瘤具有一定的治疗效果，尤其对 P-ERK1/2 和 P-RPS6 过表达的患者获益最大，但此方案的不良反应较大，66% 的患者需要减少药量或停药，因此 NCCN 指南 2019 第一版不再推荐索拉非尼联合依维莫司作为复发性骨肉瘤的二线治疗选择。上述关于索拉非尼的两项试验证实了该药在骨肉瘤治疗中的有效性和安全性，所以在 2020 年前，索拉非尼是唯一一个被 NCCN 指南推荐可作为骨肉瘤二线治疗的靶向药物。

2019 年的一项随机、双盲、安慰剂对照 II 期临床试验研究探索了瑞戈非尼在传统化疗后复发、转移的成人骨肉瘤患者中的有效性和安全性。43 例（29 例实验组 /14 例对照组）经组织病理确诊且符合标准的骨肉瘤患者入组（入组 3 个月内证实疾病进展，既往接受过一线或二线治疗，入组前 4 周内未接受过化疗和 / 或放疗，年龄 ≥ 10 岁，体表面积 ≥ 1.3m^2，ECOG PS 0-1；根据 RECIST 标准，病灶可测量和预期生存时间超过 3 个月）。该项试验设计的研究主要终点为 8 周的 PFS，次要研究终点为 PFS、客观缓解率（ORR）、OS、总缓解持续时间、6 个月疾病控制率（DCR）和安全性。研究结果为：实验组与安慰剂组的 8 周 PFS 率为 65% 和 0%，达到主要研究终点；中位 PFS 为 16.4 周和 4.1 周；瑞戈非尼组 12 周 PFS 率为 62%，24 周 PFS 率为 35%。10 例安慰剂组患者疾病进展后交叉进入实验组，接受瑞戈非尼治疗，其中位 PFS 为 19.4 周，说明瑞戈非尼能够明显延缓转移性骨肉瘤患者的疾病进展。试验组最常见的 ≥ 3 级不良事件为高血压，比例为 24%；其次为手足皮肤反应、疲乏、低磷酸血症及胸痛，比例为 10%；无治疗相关性死亡事件。瑞戈非尼组有 10 例患者（38%）药物减量，12 例患者（46%）暂停用药。该项试验结果表明：在传统化疗后复发、转移的成人骨肉瘤患者中，瑞戈非尼显示出具有临床意义的抗肿瘤活性，能够延缓疾病进展，安全性较好，毒性可控。

同年，另一项 II 期随机、双盲研究探讨了瑞戈非尼治疗晚期骨肉瘤的安全性和有效性。42 例年龄 ≥ 10 岁且符合标准的骨肉瘤患者入组（体表面积 ≥ 0.65m², ECOG PS 0-2，既往至少接受过一线系统治疗；根据 RECIST 标准，具有可测量病灶，入组前 6 个月内证实疾病进展）。该试验的主要研究终点为 PFS，次要研究终点为不良事件发生率、总缓解率、疾病进展时间、8 周 /12 周 PFS。该项试验结果为：试验组对比安慰剂组，中位 PFS 3.55 个月 *vs.* 1.71 个月（*HR*=0.42, *P*=0.017），达到主要研究终点；8 周 PFS 率 79% *vs.*25%，16 周 PFS 率 44.4% *vs.*10%，均具有显著差异；中位 OS 11.1 个月 *vs.*13.4 个月；瑞戈非尼组有 3 例患者达到 PR，10 例安慰剂组患者疾病进展后转而接受瑞戈非尼治疗，中位 OS 为 11 个月（95%CI: 7 ~ 35）；试验组最常见的 ≥ 3 级的不良事件有高血压（比例为 14%），手足皮肤反应（比例为 5%），腹泻（比例为 5%），斑丘疹、低磷酸血症及血小板减少症均占 9%，无治疗相关死亡事件，瑞戈非尼组有 1 例患者发生 4 级结肠穿孔事件，本组中暂停用药 13 例（比例为 59%），12 例患者药物减量。这项试验结果表明：瑞戈非尼能够有效治疗进展的转移性骨肉瘤，其毒性可控，可以考虑作为复发、转移性骨肉瘤患者的一个治疗选择。上述瑞戈非尼的两项临床试验研究证实了其在复发、转移性骨肉瘤中良好的治疗效果，基于这两项证据，NCCN 指南 2020 年第一版已将瑞戈非尼推荐为骨肉瘤二线治疗的首选靶向药物（1 类证据）。

目前在临床上骨肉瘤二线治疗缺乏有效的化疗方案，临床常用的异环磷酰胺、依托泊苷作为骨肉瘤二线方案的有效性存在争议，一项靶向药物伦伐替尼联合异环磷酰胺、依托泊苷治疗复发或难治性骨肉瘤患者的 I/II 期临床研究，目的是探讨伦伐替尼（Lenvatinib）联合化疗治疗复发和（或）难治性骨肉瘤的药物剂量、有效性和安全性。入组标准：复发和（或）难治性骨肉瘤，年龄范围 2 ~ 25 岁，具有可测量或可评价的病灶（RECIST v 1.1），兰斯基游戏 – 表现量表评分 ≥ 50%（< 16 岁）或卡式评分 ≥ 50%（≥ 16 岁），预计生存期 > 3 个月，既往未接受过 ≥ 2 线的抗血管生成药物治疗。主要研究终点为 4 个月的 PFS。试验结果为：I_b 期最终确定的伦伐替尼联合化疗的剂量为 14mg/m²；I_b/2 期接受 14mg/m² 伦伐替尼联合化疗的患者 4 个月的 PFS 率为 79.9%，ORR 为 12.5%（伦伐替尼单药 6.9%）；除气胸外，I_b 与 2 期不良反应发生率相似，19% 的患者发生气胸，高于之前伦伐替尼单药，但与骨肉瘤中其他络氨酸激酶抑制剂（TKI）观察到的结果相似；最常见的不良反应包括贫血、恶心、呕吐和腹泻，最常见的 3 级以上不良事件为贫血白细胞减少和血小板减少，伦伐替尼的毒性可以通过减少药量进行控制。该项试验的结果表明：伦伐替尼联合化疗可以用于治疗复发或难治性骨肉瘤患者，不良反应可控，但需要进一步的临床研究提供循证医学的证据。

北京大学附属人民医院骨与软组织肿瘤中心前期进行的多项基础和临床研究已经证实，高选择性抗血管内皮生长因子 2 型受体（VEGFR-2）的小分子 TKI 药物阿帕替尼是治疗进展性骨肉瘤的敏感药物，特别是针对骨肉瘤肺转移患者，具有较好的疗效；但该药与其他 TKI 药物相似，单药使用有一定比例的患者维持有效时间较短和出现耐药。造成上述现象的可能原因为：①骨肉瘤作为一种多基因改变复杂的恶性肿瘤，仅靠单一小分子药物，即便是多靶点药物，也不可能阻断所有激活的信号通路；②可能有其他的信号通路参与了肿瘤治疗的逃逸机制。根据这一特点，该中心设计 PD-1 单抗联合抗血管生成药物治疗晚期骨肉瘤，具体试验为：①入组患者是一线标准化治疗失败的不可切除的高级别骨肉瘤；② ECOG 体力状况评分为 0 ~ 1 级；③给药方案为卡瑞丽珠单抗（200mg，静脉滴注，每 2 周一次）+ 阿帕替尼（500mg，口服，每天一次）。治疗直至疾病进展或出现不可耐受的毒性，治疗的主要终点为 6 个月的 PFS 率，6 个月的临床获益率，次要终点包括 OS、ORR、DCR、疾病持续缓解时间、毒副反应、生活质量和生物标志物。研究结果为：研究总计纳入 43 例患者，其中 41 例患者最终纳入有效分析，至随访结束 39 例患者中断治疗，2 例患者继续治疗，中位随访时间为 48.3 周。该试验结果显示：卡瑞利珠单抗联合阿帕替尼治疗晚期骨肉瘤相比阿帕替尼单药在一定程度上延长了晚期高级别骨肉瘤患者的 PFS，但 6 个月的 PFS 率未达到预期的 60%，至最后一次随访，2 例患者获得持久治疗的结果。具有 PD-1 高表达和仅有肺转移的骨肉瘤患者 PFS 获益更多。

南京东部战区总医院从 2016 年 4 月—2018 年 12 月共计纳入 37 例四肢复发和转移的骨肉瘤患者，采用阿帕替尼治疗。使用剂量 500mg，根据药物不良反应的严重程度部分患者给予减量使用，停药的标准为肿瘤进展（药物耐药），本组患者没有因药物不良反应停药。其治疗结果显示：随访期内共存活 18 例（2016 年 4 例、2017 年 3 例、2018 年 11 例），死亡 19 例（2016 年 13 例、2017 年 3 例、2018 年 3 例），存活率 48%（2016 年 21%、2017 年 50%、2018 年 71%）。本组患者的 PFS 均值为 11.95 个月，其中 6 个月无进展生存率为 90.2%。12 个月无进展生存率为 68.3%。中位生存期（MST）为 13 个月。本组患者的死亡原因：复发 + 转移加重 9 例、肺转移加重 10 例，脑转移 2 例。本组患者随访结果表明：小分子血管靶向药阿帕替尼对于复发转移的四肢骨肉瘤具有一定的疗效。该药的临床特点：①肺转移疗效优于其他复发、转移部位的疗效；②肺部病灶小于 2cm、位于周边者效果更优；③本组患者没有因不良反应明显而停药，但药物减量常见；④本组耐药平均发生时间约用药后 10.76 个月；⑤反复出现气胸—胸膜转移（胸水）提示预后欠佳。

2020 年美国肿瘤年会（ASCO）报道了纳武单抗联合舒尼替尼治疗复发 / 转移性骨源性恶性肿瘤的 I/II 期欧洲多中心临床试验，47 例患者入组，其中骨肉瘤患者 17 例、去分化软骨肉瘤患者 4 例、软骨肉瘤 10 例、尤文氏肉瘤 8 例以及未分化多形性肉瘤 1 例；试验主要研究终点为 6 个月的 PFS，次要研究终点为客观缓解率（DRR）、OS 和安全性。研究结果表明该项试验达到设计研究终点，6 个月的 PFS ＞ 30%。其中 1 例未分化软骨肉瘤患者完全缓解（CR）持续时间达到 22 个月，在报道时仍在观察中，两药联合使用的不良反应可控，为免疫治疗 + 小分子血管靶向药联合治疗复发 / 转移性骨源性恶性骨肿瘤提供循证医学的证据。

2020 年 ASCO 报道了另一项由中国学者发起的多中心 II 期安罗替尼单药治疗复发 / 转移性骨源性恶性骨肿瘤的临床试验。41 例有效患者入组，年龄范围 14 ~ 70 岁，具有可测量病灶，ECOG PS 0 ~ 1 分（截肢患者除外），肿瘤类型有：骨肉瘤、软骨肉瘤、未分化多形性肉瘤、骨巨细胞瘤和尤文氏肉瘤，其中骨肉瘤患者达 29 例。试验设计的主要研究终点为 PFS，次要研究终点为 ORR、DCR、OS 和安全性。实验结果显示：总体平均 PFS 为 5.26 个月、总体平均 OS 为 11.4 个月；骨肉瘤的平均 PFS 为 4.83 个月；6 周的总体 PFS 率为 78.6%、12 周的总体 PFS 率为 71.3%。安罗替尼治疗恶性骨源性骨肿瘤 3 级以上不良事件发生率 54.76%，常见不良事件为高血压、甘油三酯升高和手足皮肤反应。与其他同类药物相似，总体不良事件发生率低于索拉非尼和瑞戈非尼。该项试验结果表明安罗替尼单药在治疗晚期恶性骨肿瘤中显示出一定的治疗效果，为晚期恶性骨肿瘤患者带来了新的治疗选择且安全性可控。

二、软组织肉瘤的靶向治疗

软组织肉瘤是一种异质性较强的罕见肿瘤，临床上约 40% 的患者在一线治疗后出现进展，出现肿瘤的反复复发和转移，使总体生存率下降到 12 ~ 19 个月，呈现出较差的预后。近年来随着肿瘤生物学、肿瘤遗传学和基因测序技术的不断进展，软组织恶性肿瘤的靶向治疗和免疫治疗的出现，增加了部分一线治疗后肿瘤进展患者的治疗选择，并让其中的一部分患者获益。从目前的基础研究看，大约有三分之一的恶性软组织肿瘤患者有特定的基因改变，仅凭此点，使得靶向治疗和免疫治疗成为一种有潜力的治疗方法或手段。最近的一项针对 584 例恶性软组织肿瘤患者的研究就是试图确定恶性软组织肿瘤患者基因组改变的特征，这项研究发现：平均每个患者有 4 个基因组的改变，其中 239 例患者（41%）中发现至少有一个靶向基因组的改变。另一项针对 5635 例恶性软组织肿瘤患者的二代测序发现约有近 10% 的患者存在可能导致种系缺陷的突变，如 BRCA 基因的突变（一种可发生乳腺癌和卵巢癌的基因）；在 16% 的患者中发现突变的基因可以有 FDA 已批准的相对应的靶向治疗药物；约有 7% 的患者的基因变化符合进入临床靶向药物试验的条件。在该项研究中，约有 30% 的患者参与了临床研究，其中存在 NTRK（一种融合型基因）、IDH_1（异柠檬酸脱氢酶 1）、BRAF（编码 RAF 家族丝氨酸 / 苏氨酸蛋白激酶）、P13K/mtor（磷脂酰肌醇 3- 激酶）和 mdm2（murine double minute2）等这些突变基因和融合基因的患者通过特定靶点的靶向治疗获得了部分或完全的治疗反应。另外，采用二代测序技术约有 5% 的患者改变了原来的病理诊断，使得针对性治疗更为准确。在另一项涉及 20 例采用二代测序技术的脂肪肉瘤患者中，有 11 例患者根据测试结果参与了抑制 mdm2 和 CDK4（周期蛋白依赖性激酶）基因的临床试验，其中 7 例患者获得了较满意的治疗效果。尽管通过相关靶向治疗获得了较好的治疗效果，但达到这种较好效果的比例尚不清楚，考虑到二代测序这项技术的成本和规范性，目前还不强烈推荐在临床上广泛使用二代测序技术。由于恶性软组织肿瘤靶向治疗和免疫治疗已成为近年来新的研究和治疗热点，不断有新的研究和新的治疗结果出现，本节将着重叙述目前在临床上有着循证医学证据的有效靶向治疗和免疫治疗的药物或药物组合。

安罗替尼和培唑帕尼两药是目前中国和美国唯一批准用于复发性软组织恶性肿瘤的小分子多靶点血管靶向药，目前已较为广泛地用于临床。安罗替尼被中国食品药品监督局批准的主要依据来自于下面这项临床试验：ALTER 0203 研究是一项随机、双盲、安慰剂对照的多中心临床试验，共纳入 233 例患者，涵盖了多种软组织肉瘤组织学类型，如滑膜肉瘤（SS）、腺泡状软组织肉瘤（ASPS）、平滑肌肉瘤（LMS）等。被纳入的患者按照 2∶1 随机入组分别接受安罗替尼（n=158）或安慰剂（n=75）治疗，主要研究终点为 PFS。研究结果显示安罗替尼组中位 PFS（平均 PFS）较安慰剂组显著延长；同时，客观缓解率及疾病控制率均优于安慰剂组（表 4-3-1）。

表 4-3-1　主要研究结果

研究结果	安罗替尼	安慰剂	HR，P
中位 PFS，月（95%CL）	6.27（4.30 ～ 8.40）	1.47（1.43 ～ 1.57）	HR=0.33，$P < 0.0001$
ORR	10.13%	1.33%	P=0.0145
DCR	55.7%	22.67%	$P < 0.0001$

依据组织学亚型，进行亚组分析，在 57 例 SS 患者、56 例 ASPS 患者以及 41 例 LMS 患者中，安罗替尼组相比安慰剂组中位无进展生存期、平均 PFS 均显著延长（表 4-3-2）。

表 4-3-2　各亚组研究结果

亚组	安罗替尼组平均 PFS	安慰剂组平均 PFS	HR，P
SS（n=57）	5.73 个月	1.43 个月	HR=0.2，$P < 0.0001$
ASPS（n=56）	18.23 个月	3.00 个月	HR=0.14，$P < 0.0001$
LMS（n=41）	5.83 个月	1.43 个月	HR=0.19，$P < 0.0001$

在安全性方面，安罗替尼耐受性良好，不良反应可控。安慰剂组与安罗替尼组比较，3级及以上不良事件中，高血压发生率（18.99% *vs.* 0, *P*=0.00），γ-谷氨酰转移酶上升发生率（4.43% *vs.* 1.33%, *P*=0.44），甘油三酯升高发生率（4.43% *vs.* 0, *P*=0.10），低密度脂蛋白上升发生率（3.16% *vs.* 2.67%, *P*=1.00），低钠血症发生率（3.16% *vs.* 1.33%, *P*=0.67）和中性粒细胞计数减少发生率（3.16% *vs.* 0, *P*=0.18）更高。目前的研究结果肯定了安罗替尼二线治疗软组织肉瘤的疗效和安全性。

在2020年ASCC年会上，又有3项安罗替尼单药治疗骨肿瘤及软组织肉瘤的临床研究成果成功入选。研究内容对安罗替尼治疗复发及远处转移的骨原发恶性肿瘤和一线化疗失败后软组织肉瘤与骨肉瘤的安全有效性进行了评估，并评价了不同年龄、性别、ECOG评分、促甲状腺素（TSH）升高、甘油三酯升高和蛋白尿对安罗替尼治疗晚期软组织肉瘤疗效的影响。具体如下：

1. 评价盐酸安罗替尼治疗一线化疗失败后软组织肉瘤与骨肉瘤的初步安全性和有效性

研究方法：本研究为单臂、前瞻性、单中心的临床研究，纳入经病理学确诊为骨与软组织肉瘤的患者接受安罗替尼治疗。患者需至少具有一个可测量病灶（RECIST 1.1），且最近6个月内一线治疗失败（腺泡状软组织肉瘤除外），主要脏器功能正常。主要研究终点为ORR，同时评估DCR和不良事件（AE）。研究结果：截至2020年1月20日，共纳入31例患者，中位年龄为38岁（8～79岁），主要的亚型包括骨肉瘤（25.8%）、未分化多型性肉瘤（19.4%）、滑膜肉瘤（16.1%）以及纤维肉瘤（12.9%）等。83.9%的患者接受安罗替尼三线及以上治疗，口服时间为1.5～15个月，平均用药时间4.34个月，ORR为29%，DCR为77.4%。10例（32.2%）接受过其他TKI药物治疗的患者在使用安罗替尼后ORR为20%，DCR为70%，但平均PFS和平均OS尚未达到。不良事件以I、II级为主，包括6例食欲不振或腹泻（19.4%）、5例疼痛（16.1%）、4例手足综合征（12.9%）、3例高血压（9.7%）、乏力（9.7%）和口腔黏膜炎（9.7%）等，出现1例III级不良事件高血压。研究结论：盐酸安罗替尼在晚期肉瘤患者治疗中疗效肯定，其他靶向治疗失败的患者中仍有部分患者能从安罗尼治疗中获益，且不良反应可以耐受。

2. TSH升高、甘油三酯升高和蛋白尿可作为预测安罗替尼治疗晚期软组织肉瘤疗效的相关因子（ALTER0203）

ALTER0203研究证实了安罗替尼单药在晚期软组织肉瘤患者中的有效性和安全性，该结果已在2018年ASCO以口头报告形式展示。在ALTER0203研究中，安罗替尼治疗组出现的常见的不良事件为高血压（62.66%）、TSH升高（56.33%）、甘油三酯升高（50%）、手足皮肤反应（48.1%）、口咽疼痛（39.24%）以及蛋白尿（36.08%）等。之前我们已经报道了抗血管生成药物常见的相关不良反应如高血压和手足皮肤反应与安罗替尼疗效的相关性，此项研究旨在评价TSH升高、甘油三酯升高和蛋白尿与安罗替尼治疗晚期软组织肉瘤患者疗效的相关性。研究方法：对ALTER0203进行回顾性分析，在接受安罗替尼治疗的患者中，分别计算了发生TSH升高、甘油三酯升高和蛋白尿和未发生相关反应的患者中位PFS，并进行对比分析。研究结果：ALTER0203研究中一共有158例晚期软组织肉瘤患者接受了安罗替尼治疗。89例（56.3%）患者TSH升高，79例（50%）患者甘油三酯升高，57例（36.08%）患者存在蛋白尿。TSH升高患者的中位PFS长于TSH未升高者（8.40个月 *vs.* 4.23个月，HR=0.64，*P*=0.015）；甘油三酯升高患者的中位PFS明显长于未发生甘油三酯升高患者（8.43个月 *vs.* 4.13个月，HR=0.59，*P*=0.002）；同样，发生蛋白尿患者的中位PFS长于未发生蛋白尿患者（8.40个月 *vs.* 4.37个月，HR=0.75，*P*=0.048）。研究结论：以上数据表明，安罗替尼治疗晚期软组织肉瘤患者时，TSH升高、甘油三酯升高和蛋白尿可能是较好的疗效预测因子。

3. 安罗替尼在不同年龄、性别和 ECOG 评分晚期软组织肉瘤人群中的疗效

ALTER0203 研究证实了安罗替尼单药在晚期软组织肉瘤患者中的有效性和安全性。该结果已在 2018 年 ASCO 以口头报告形式展示。我们评价了不同年龄（> 40 或 ≤ 40）、性别和 ECOG 评分对安罗替尼治疗晚期软组织肉瘤疗效的影响。研究方法：我们对 ALTER0203 进行回顾性分析，在接受安罗替尼治疗的患者中，分别计算了年龄 > 40 岁和 ≤ 40 岁、男性和女性、ECOG 评分分别为 0 和 1 患者的中位 PFS，并进行对比分析。研究结果：ALTER0203 研究中一共有 158 例晚期软组织肉瘤患者接受了安罗替尼的治疗。> 40 岁和 ≤ 40 岁患者各占 50%，分别为 76 例，> 40 岁患者的中位 PFS 长于年龄 ≤ 40 岁患者（7.43 个月 *vs.* 5.43 个月，*P*=0.40）；女性患者的中位 PFS 优于男性患者，两者之间具有显著的统计学差异（9.80 个月 *vs.* 4.43 个月，*P*=0.002）；安罗替尼治疗的患者中 ECOG 评分为 1 分的比例为 67.72%，中位 PFS 长于评分为 0 的患者（8.43 个月 *vs.* 4.73 个月，*P*=0.53）。研究结论：在接受安罗替尼治疗的患者中，女性患者的疗效可能要优于男性，不同的年龄、ECOG 评分对患者的疗效没有明显的差异。

在 2012 年完成的培唑帕尼治疗复发 / 转移软组织肉瘤的临床研究共入组 369 例患者。入组标准为：治疗后疾病进展、至少有一次蒽环类药物治疗失败和 WHO PS 0 ~ 1 分。该研究设计观察主要终点为 PFS，次要研究终点为 OS、RR、安全性和生活质量。该研究结果显示：培唑帕尼对接受化疗后进展的转移性非脂肪肉瘤有效，与安慰剂相比培唑帕尼延长患者的平均 PFS 3 个月，统计学上具有显著的差异。据此较大样本量的研究，FDA 在 2013 年批准了培唑帕尼用于晚期软组织肉瘤（除外脂肪肉瘤）的二线治疗，但在中国该药未开展注册临床研究。

由于培唑帕尼单药对脂肪肉瘤疗效较差，在 2020 年 ASCO 上报道了培唑帕尼联合吉西他滨治疗难治性软组织肉瘤的随机、对照 II 期临床研究，原统计计算入组样本量为 73 例患者，但由于赞助方撤资仅入组了 54 例患者，入组标准为转移 / 不可切除的软组织肉瘤、接受过 1 ~ 3 线的系统治疗，其中包括蒽环类药物治疗。研究主要观察终点为 PFS，该研究结果表明，与吉西他滨单药组相比，吉西他滨联合培唑帕尼可延长软组织肉瘤患者的 PFS，但因提前终止，样本量减少限制了研究的统计效力；吉西他滨联合培唑帕尼对脂肪肉瘤在反应力和平均 PFS 上显示了一定的疗效；两药联合治疗的 3 级以上不良事件发生率较高，常见的不良事件为中性粒细胞减少、血小板减少和血栓栓塞事件发生。

拉罗替尼（Larotrectinib）在 2016 年 7 月 13 日被 FDA 授予突破性药物资格。在 2017 年 ASCO 年会上，Larotrectinib 的初步结果引起了多方关注。2017 年 12 月底 Larotrectinib 向 FDA 提交了上市申请，用于治疗带有 NTRK 融合基因的成人或儿童实体瘤患者。2018 年 2 月权威杂志《新英格兰医学》上发表了 Larotrectinib 的关键数据：针对 NTRK 融合阳性患者的有效率 75%；用药 1 年之后，71% 的患者依然有效（在有效患者中）；治疗效果维持时间最长的超过了 2 年零 3 个月，2018 年 11 月 26 日，FDA 批准 Larotrectinib 用于治疗携带 NTRK 基因融合、不可手术切除或转移性实体肿瘤，不需要考虑癌症的区域，且患者没有已知的获得性耐药突变、没有令人满意的治疗方法。此次批准不同于基于器官或癌症的常规评审途径。Larotrectinib 是一种选择性靶向神经营养型酪氨酸激酶受体（NTRK）蛋白家族的药物，NTRK 与不相关的基因融合在一起会导致 TRK 信号通路的改变，从而导致癌症的发生。NTRK 基因融合并不常见，但是存在于多种儿童和成人的实体瘤中。LOXO Oncology 预计，美国每年有约 5000 例新的 NTRK 阳性肿瘤病例（在常见恶性肿瘤中 NTRK 基因融合率较低；在罕见恶性肿瘤中 NTRK 基因融合率较高）。

他泽司他（Tazemetostat）是 2020 年 FDA 批准的用于治疗软组织肉瘤中一少见亚型——上皮样肉瘤

的靶向药。INI1（是 SWI/SNF 复合物中重要的核心亚基）基因缺失或者低表达与多种肿瘤发生发展密切相关。INI1 缺失会诱导依赖于 EZH2 基因的肿瘤发生，EZH2 在多种类型肿瘤中高表达，其过表达与恶性肿瘤的侵袭性和发生相关。Tazemetostat 是一种潜在的特异性 EZH2 抑制剂。一组共 62 例（24 例接受过抗肿瘤治疗，38 例未接收过抗肿瘤治疗）给予他泽司他单药治疗的上皮样肉瘤患者的前瞻性临床研究结果显示：平均 PFS 14.7 周（接受过抗肿瘤治疗组）和 25.7 周（未接受过抗肿瘤治疗组），平均 OS 47.4 周（接受过抗肿瘤治疗组）（表 4-3-3）。该研究针对临床上放化疗效果不佳的上皮样肉瘤，通过靶向药他泽司他单药治疗获得了较好的治疗效果。在 2020 年 ASCO 上又报道 106 例更大样本量的他泽司他治疗上皮样肉瘤的临床研究，同样获得了较好的临床效果。

表 4-3-3　他泽司他治疗结果

主要研究终点 n（%）	前期未接受过抗肿瘤治疗 n=24	前期接受过抗肿瘤治 n=38	总体 n=62
ORR（CR+PR），90% CI	9（38）（21.2,56.3）	6（16）（7.1,28.8）	15（24）（15.5,34.8）
DCR（CR+PR+SD ≥ 32 周）90% CI	5（21）（8.6,38.9）	3（8）（2.2,19.2）	8（13）（6.6,22.1）
最佳响应			
CR	0	0	0
PR	5（21）	3（8）	8（13）
SD	16（67）	20（53）	36（58）
PD	2（8）	11（29）	13（21）
未评估，缺失或未知	1（4）	4（11）	5（8）
中位响应持续时间，90%CI	41（7.1+,48.1+）	48+（40.1,95.0+）	48+（7.1+,95.0+）
中位 PFS，90%CI	25.7（23.7，NE）	14.7（8.3，16.0）	16.1（15.1，25.3）
中位 OS，90%CI	NE	47.4（33.7，64.1）	82.4（47.7，NE）

纳武单抗 ± 伊匹单抗新辅助治疗可以切除的未分化脂肪肉瘤（DDLPS）和未分化多形性肉瘤（UPS）。在 23 例入组患者中，采用的入组标准为：初始治疗和局部复发的腹膜后 DDLPS 和四肢/躯干 UPS 及具有可手术切除的病灶。研究的主要终点为病理的玻璃样变、肿瘤坏死率和存活的肿瘤细胞，次要研究终点为 ORR（RECIST1.1）、12 个月和 24 个月 PFS 以及安全性。研究结果表明：纳武单抗 ± 伊匹单抗新辅助治疗 DDPLS 和 UPS 具有较好的安全性；联合治疗 AE 发生率高于单药纳武单抗 ± 伊匹单抗+XRT，在 UPS 治疗中具有较高的病理反应率（玻璃样变为 93%）；RECIST 评价的客观反应率与病理反应率之间没有关联。

另一项免疫联合化疗的研究于 2020 年在 ASCO 上报道：派姆单抗联合阿霉素治疗晚期或不可切除的软组织肉瘤的临床研究。30 例先前接受过蒽环类药物治疗和组织学已确诊为晚期或不可切除的软组织肉瘤的患者入组，研究的主要终点为安全性，次要研究终点为 OS、PFS、ORR 和缓解期（DOR）。该项研究结果表明：派姆单抗联合阿霉素一线治疗初步疗效可观，平均 PFS 达 6.9 个月，平均 OS 达 15 个月（阿霉素单药平均 PFS 4.6 个月，平均 OS 15 个月）；不良反应总体可控，严重不良事件（SAE）发生率为 53.3%，最常见的 3 级以上治疗期间不良事件（TEAE）包括嗜中性白血球减少症（43.3%）、白细胞减少症（36.7%）、发热性中性粒细胞减少症（16.7%）、贫血（16.7%）和恶心（13%），大多为血液相关毒性。

由于书稿篇幅的关系，关于靶向治疗和免疫治疗在软组织肿瘤中的应用通过 NCCN 指南上发表的图表和中国临床肿瘤协会（CSCO）关于软组织肿瘤治疗指南中发表的图表做清楚的展示（图4-3-1、4-3-2）。

NCCN National Comprehensive Cancer Network®

NCCN STS指南（V.6.2019）推荐的分子靶向和免疫治疗药物

病理类型	推荐药物
非特殊类型STS	培唑帕尼、瑞戈非尼、拉罗替尼、恩曲替尼
韧带样瘤（DT） 侵袭性纤维瘤病（AF）	伊马替尼、索拉非尼
色素绒毛结节性滑膜炎（PVNS）/恶性腱鞘巨细胞瘤（TGCT）	伊马替尼、培西达替尼
血管肉瘤（AS）	索拉非尼、舒尼替尼、贝伐珠单抗
孤立性纤维瘤（SFT） 血管外皮细胞瘤	贝伐珠单抗+替莫唑胺、索拉非尼、舒尼替尼、培唑帕尼
腺泡状软组织肉瘤（ASPS）	培唑帕尼、舒尼替尼（2B）、帕博利珠单抗（2B）
血管周上皮样细胞瘤（PEComa） 复发性血管平滑肌脂肪瘤/淋巴管平滑肌瘤病	西罗莫司、依维莫司、替西罗莫司
ALK易位的炎性肌纤维母细胞瘤（IMT）	克唑替尼、赛瑞替尼
腹膜后高分化/去分化脂肪肉瘤（WD-DDLS）	哌柏西利
未分化多形性肉瘤（UPS）	帕博利珠单抗（2B）
上皮样肉瘤(ES)	他泽司他

图4-3-1　NNCN STS指南（V.6.2019）推荐的分子靶向和免疫治疗药物

中国临床肿瘤学会（CSCO）软组织肉瘤诊疗指南 GUIDELINES OF CHINESE SOCIETY OF CLINICAL ONCOLOGY (CSCO) SOFT TISSUE SARCOMA

CSCO STS指南（2019）推荐的分子靶向和免疫治疗药物

◆ 晚期或不可切除软组织肉瘤的二线治疗靶向药物策略

靶向药物	Ⅰ级推荐	Ⅱ级推荐	Ⅲ级推荐
培唑帕尼（Pazopanib）		软组织肉瘤（脂肪肉瘤除外）（ⅠA类证据）	
安罗替尼（Anlotinib）			软组织肉瘤（2B类证据）
瑞戈非尼（Regorafenib）			软组织肉瘤（脂肪肉瘤除外）（2B类证据）

◆ 特殊病理亚型晚期或不可切除软组织肉瘤的靶向/免疫治疗策略

病理亚型	Ⅰ级推荐	Ⅱ级推荐	Ⅲ级推荐
血管肉瘤			贝伐珠单抗+化疗（二线治疗）（3类证据） 索拉非尼（二线证据）（3类证据）
腹膜后高分化/去分化脂肪肉瘤			哌柏西利（一线治疗）（3类证据）
腺泡状软组织肉瘤		安罗替尼（一线治疗）（2B类证据）	培唑帕尼（一线治疗）（3类证据） 舒尼替尼（一线治疗）（3类证据） 帕博利珠单抗（二线治疗）（3类证据）

图4-3-2　CSCO STS指南（2019）推荐的分子靶向和免疫治疗药物

（吴苏稼，周光新）

参考文献

［1］CHEN X, BAHRAMI A, PAPPO A, et al. Recurrent somatic structural variations contribute to tumorigenesis in pediatric osteosarcoma［J］. Cell Rep, 2014, 7(1): 104-112.

［2］CHOU A J, KLEINERMAN E S, KRAILO M D, et al. Addition of muramyl tripeptide to chemotherapy for patients with newly diagnosed metastatic osteosarcoma: a report from the children's oncology group［J］. Cancer, 2009, 115(22): 5339-5348.

［3］DAVIS L E, BOLEJACK V, RYAN C W, et al. Randomized double-blind phase II study of regorafenib in patients with metastatic osteosarcoma［J］. J Clin Oncol, 2019, 37(16): 1424-1431.

［4］DUFFAUD F, MIR O, BOUDOU-ROUQUETTE P, et al. Efficacy and safety of regorafenib in adult patients with metastatic osteosarcoma: a non-comparative, randomised, double-blind, placebo-controlled, phase 2 study ［J］. Lancet Oncol, 2019, 20(1): 120-133.

［5］ELKRIEF A, ALCINDOR T. Molecular targets and novel therapeutic avenues in soft-tissue sarcoma［J］. Curr Oncol, 2020, 27(Suppl 1): 34-40.

［6］GOLDBERG J M. Immunotherapy of sarcomas［J］. Curr Opin Oncol, 2013, 25(4): 390-397.

［7］GRIGNANI G, PALMERINI E, DILEO P, et al. A phase II trial of sorafenib in relapsed and unresectable high-grade osteosarcoma after failure of standard multimodal therapy: an italian sarcoma group study［J］. Ann Oncol, 2012, 23(2): 508-516.

［8］GRIGNANI G, PALMERINI E, FERRARESI V, et al. Sorafenib and everolimus for patients with unresectable high-grade osteosarcoma progressing after standard treatment: a non-randomised phase 2 clinical trial［J］. Lancet Oncol, 2015, 16(1): 98-107.

［9］ITALIANO A, MATHOULIN-PELISSIER S, CESNE A L, et al. Trends in survival for patients with metastatic soft-tissue sarcoma［J］. Cancer, 2011, 117(5): 1049-1054.

［10］JEYS L M, GRIMER R J, CARTER S R, et al. Post operative infection and increased survival in osteosarcoma patients: are they associated?［J］. Ann Surg Oncol, 2007, 14(10): 2887-2895.

［11］LAFLEUR E A, JIA S F, WORTH L L, et al. Interleukin (IL)-12 and IL-12 gene transfer up-regulate Fas expression in human osteosarcoma and breast cancer cells［J］. Cancer Res, 2001, 61(10): 4066-4071.

［12］LAFLEUR E A, KOSHKINA N V, STEWART J, et al. Increased Fas expression reduces the metastatic potential of human osteosarcoma cells［J］. Clin Cancer Res, 2004, 10(23): 8114-8119.

［13］LASCELLES B D, DERNELL W S, CORREA M T, et al. Improved survival associated with postoperative wound infection in dogs treated with limb-salvage surgery for osteosarcoma［J］. Ann Surg Oncol, 2005, 12(12): 1073-1083.

［14］LUCCHESI C, KHALIFA E, LAIZET Y, et al. Targetable alterations in adult patients with soft-tissue sarcomas: insights for personalized therapy［J］. JAMA Oncol, 2018, 4(10): 1398-1404.

［15］MEYERS P A, SCHWARTZ C L, KRAILO M D, et al. Osteosarcoma: the addition of muramyl tripeptide to chemotherapy improves overall survival--a report from the children's oncology group［J］. J Clin Oncol, 2008, 26(4): 633-638.

［16］MODIANO J F, BELLGRAU D, CUTTER G R, et al. Inflammation, apoptosis, and necrosis induced by neoadjuvant fas ligand gene therapy improves survival of dogs with spontaneous bone cancer［J］. Mol Ther, 2012, 20(12): 2234-2243.

［17］OMER N, LE DELEY M C, PIPERNO-NEUMANN S, et al. Phase-II trials in osteosarcoma recurrences: a systematic review of past experience［J］. Eur J Cancer, 2017, 75: 98-108.

［18］POSTHUMADEBOER J, WITLOX M A, KASPERS G J, et al. Molecular alterations as target for therapy in metastatic osteosarcoma: a review of literature［J］. Clin Exp Metastasis, 2011, 28(5): 493-503.

［19］ RICHARDSON M A, RAMIREZ T, RUSSELL N C, et al. Coley toxins immunotherapy: a retrospective review ［J］. Altern Ther Health Med, 1999, 5(3): 42-47.

［20］ SAMPSON V B, GORLICK R, KAMARA D, et al. A review of targeted therapies evaluated by the pediatric preclinical testing program for osteosarcoma［J］. Front Oncol, 2013, 3: 132.

［21］ SOMAIAH N, BEIRD H C, BARBO A, et al. Targeted next generation sequencing of well-differentiated/dedifferentiated liposarcoma reveals novel gene amplifications and mutations［J］. Oncotarget, 2018, 9(28): 19891-19899.

［22］ WORTH L L, LAFLEUR E A, JIA S F, et al. Fas expression inversely correlates with metastatic potential in osteosarcoma cells［J］. Oncol Rep, 2002, 9(4): 823-827.

第四节　肿瘤残腔的辅助处理方法

一、概述

　　侵袭性良性骨肿瘤的治疗以手术为主，手术边界要求达到边缘切除，也就是要求实施肿瘤外完整切除肿瘤骨，这必然造成一定的功能障碍。由于有些患者比较年轻，希望有一个长期良好的功能，手术多采用囊内刮除术。但是采取保证功能的单纯刮除术后，局部肿瘤的复发率高达 40% ~ 60%。如何减少其局部复发率是临床医生最为关注的问题。目前的手段主要有扩大刮除的范围和对肿瘤残腔使用物理或者化学的手段进行的辅助灭活处理，大多数学者推荐后者，包括加热或用液氮冷冻，以石炭酸、乙醇、氯化锌等化学药物浸泡，以及进行放疗等。Oh 等对 42 例侵袭性肿瘤患者采用肿瘤刮除加局部辅助处理的治疗方法，最终局部肿瘤复发率为 9.5%。但也有一些学者认为肿瘤残腔局部辅助处理并不能降低局部肿瘤的复发率。Blackley 等仅通过刮除植骨来治疗 59 例患者，复发率仅有 12%。Errani 等报告了一项病例对照研究，其中采用刮除的患者复发率为 16%，而采用刮除后石炭酸、酒精以及骨水泥填充处理的患者复发率为 12.5%，两者之间并没有统计学差异。一项来自加拿大的多中心研究报告了 148 例病例，均采用病灶内手术治疗，复发率为 18%，使用和不使用局部辅助治疗在复发率上并没有统计学的差异，因此作者认为局部辅助治疗如使用骨水泥等来减少骨巨细胞瘤复发的作用是不能完全肯定的，是有争议的。但不管怎样，目前绝大多数的作者和文献观点都支持局部辅助处理方法对于降低局部肿瘤的复发率是有效果的。我们认为对于侵袭性肿瘤局部刮除后的辅助治疗不管是否最终能被证实有效，其使用并不会影响功能结果，是值得尝试的。作为辅助治疗的代表性方法，磨钻、石炭酸、乙醇、液氮及骨水泥已经在临床上被用来进行侵袭性肿瘤刮除后局部瘤腔的灭活以减少局部肿瘤的复发率。

　　侵袭性骨肿瘤包括骨巨细胞瘤、动脉瘤样骨囊肿、成软骨细胞瘤及成骨细胞瘤等。其中骨巨细胞瘤（giant cell tumor of bone，GCT）是最多见和最典型的侵袭性肿瘤的代表，也是肿瘤刮除后局部辅助治疗报告最为多见的一种肿瘤。自 1818 年 Astlay Cooper 首次描述骨巨细胞瘤以来，肿瘤囊内刮除植骨就逐渐成为一种较为有效的治疗方法，并一直延续至今。具体方式是开窗显露瘤腔，尽量用刮匙刮尽肿瘤组织，再用自体骨或异体骨移植。该手术堪称骨巨细胞瘤的经典手术，但复发率较高，达 26% ~ 60%，目前已较少单独应用。为彻底切除肿瘤以形成安全的手术切缘，同时又要尽量少地切除正常组织，必须应用辅助治疗以减少刮除术后病灶腔内残留的肿瘤组织，以降低局部复发率。Ghert 等在 75 例肿瘤病例中采用病灶内刮除以及高速磨钻的辅助治疗，经过最少 2 年的随访，发现局部肿瘤的复发率为 13%。国内胡永成等报告一组 65 例良性侵袭性骨肿瘤刮除后局部应用高速磨钻处理瘤腔，收到良好效果。Vidal 等于 1969 年首次报告病灶内肿瘤刮除，联合应用骨水泥修复瘤腔残余骨缺损治疗骨巨细胞瘤，以期提高肿瘤局部控制率。骨水泥可通过聚合过程中产生的热效应和细胞毒性作用杀灭肿瘤细胞，同时重建结构的稳定性。国内积水潭医院报告了 125 例骨巨细胞瘤刮除骨水泥填充术的治疗情况，其中男 62 例，女 63 例，年龄 12 ~ 71 岁，平均年龄 31.5 岁，其中原发 GCT 101 例，复发 GCT 24 例，随访时间 13 ~ 194 个月，平均 96 个月。原发 GCT 者，13 例复发，复发率为 12.7%；复发组再复发率为 10.3%。

术后仅 2 例出现伤口不愈合、继发感染，随访时关节功能良好。

石炭酸、液氮等也常作为局部辅助治疗方法，目的是杀灭刮除术后残留的肿瘤细胞，增加治愈率、降低复发率，其治疗价值已被许多学者所证实。已有文献报道的可用于化学烧灼的药物有石炭酸、乙醇、过氧化氢、氯化锌等，经统计其治疗后复发率在 11% ~ 19%。Saiz 等回顾了 1985—1999 年的所有病例，得出了骨巨细胞瘤病灶刮除、瘤壁烧灼、石炭酸灭活和骨水泥填充术比其他术式的复发率都要低的结论，但仍存在一定争议。Marcove 等提出病灶刮除加用液氮冷冻治疗法可减少复发率，但并发症较多。也有学者采用边缘切刮加电钻打磨腔壁相结合的方法，大量冲洗后再用 5% 石炭酸和 70% 酒精灭活，取得了比较理想的结果。

除骨巨细胞瘤外，其他类型的侵袭性肿瘤或良性肿瘤，也在局部刮除后在肿瘤残腔应用局部辅助处理治疗的方法上取得了理想的结果。如成骨细胞瘤，在 1 期（静止期）或 2 期（活动期）有进行病灶内刮除并联合局部辅助处理方法治疗的指征，3 期侵袭性病变位于无法行边缘或广泛切除的部位时也可选择刮除术加残腔局部辅助治疗。单纯刮除术后复发率较高，因此刮除病灶时，应开足够大的骨窗，刮除后可使用石炭酸、95% 乙醇或冷冻等方法灭活囊壁，也可应用骨水泥充填瘤腔以降低复发率。病变刮除应用自体骨移植或同种异体骨、异种骨、人工骨填充也可取得同样疗效。在脊柱部位的 3 期侵袭性病变，手术相当困难且危险时，可使用扩大刮除术，结合内固定及放疗处理，疗效甚佳。骨的韧带样纤维瘤理想的手术是彻底清除肿瘤的同时又保留正常的骨结构和关节功能。在彻底刮除肿瘤组织后，可应用 95% 乙醇、石炭酸、液氮等对瘤腔内壁彻底灭活，最后应用自体骨、异体骨、人工骨或骨水泥填充瘤腔。动脉瘤样骨囊肿、内生软骨瘤甚至长骨的高分化低度恶性的软骨肉瘤由于都有侵袭性表现，复发率高。有文献报道在这些肿瘤刮除后应用局部辅助处理治疗的方法，取得了比较理想的效果。

肿瘤囊内刮除植骨作为一种较为有效的经典治疗方法，其适应证主要是那些肿瘤组织尚未"破壳"的病例。具体方式是开窗显露瘤腔，尽量用刮匙刮尽肿瘤组织，再用自体骨或异体骨移植。该手术最大限度地保全了关节功能，但复发率较高，据部分文献报道可达 27% ~ 54%。主要原因是病变的解剖部位使手术刮除难以彻底。部分病例因复发而反复刮除，可导致肉瘤变，近年来已较少单独应用。因此，理想的手术方式是降低复发率的同时，又保存正常的骨结构和关节功能。在刮除的同时，又辅以几种物理辅助治疗或化学药物局部应用来消灭残存的瘤细胞，可以使局部复发率大大降低 (10% ~ 25%)。这些措施包括：液氮冷冻、石炭酸烧灼、氯化锌烧灼、乙醇浸泡、过氧化氢烧灼、聚甲基丙烯酸甲酯（骨水泥）填充等方法。侵袭性骨肿瘤腔壁在肉眼和显微镜下均可见凸凹不平的骨嵴，常规刮匙并不能刮除骨嵴间的肿瘤细胞，残留的骨肿瘤细胞常为复发的根源。高速磨钻对骨组织具有较强的切割作用，能较易磨平凸出的骨嵴，虽然仍为病灶内手术，但应用高速磨钻后扩大了手术切除的范围，可以达到边缘切除的效果，保证手术的彻底性。近年来，有许多学者报告采用高速磨钻辅助刮除治疗骨巨细胞瘤，效果较好。Gitelis 等报告，联合应用石炭酸、磨钻或者酒精，可明显降低长骨骨巨细胞瘤术后复发率。Blackley 等报告应用高速磨钻辅助刮除治疗 59 例骨巨细胞瘤，平均随访 80 个月，复发率为 12%。化学药物烧灼疗法始于 20 世纪中期。它是在经搔刮的骨巨细胞瘤的瘤腔壁部用化学物质进行烧灼，目的是杀灭刮除术后残留的肿瘤细胞，增加治愈率，降低复发率。因其方法简便，药物便于获得，价格便宜，故被大量应用和报道。

骨水泥又称骨黏合剂，主要成分为聚甲基丙烯酸甲酯。其临床应用国外始于 20 世纪 60 年代。骨水泥既可充填缺损，又能利用其聚合热杀伤残存的肿瘤细胞。骨水泥可以与空腔壁快速牢靠地结合，即刻具有一定的强度，便于病人早期离床负重，练习关节功能，并且如果出现局部复发，影像学上能较早发现复发的透亮带。近年来此方法已广泛应用于骨肿瘤的治疗。

自 Marcove 等 1964 年首次应用液氮冷冻治疗肺癌股骨上端转移癌以来，冷冻疗法已广泛用于各种骨肿瘤的治疗。Malawer 等报告 102 例，复发率仅为 7.9%，其结果显示刮除并辅以液氮冷冻也是控制肿瘤局部复发的有效措施。冷冻治疗的基本原理是利用低温杀灭经过搔刮未能完全去除的残余肿瘤细胞，但由于冷冻温度与坏死深度难以控制，通常也会带来如感染、软组织坏死、肿瘤恶变、骨折、关节功能障碍等并发症。总之，在彻底刮除肿瘤的基础上，采用物理或化学方法杀灭残留瘤细胞，可使复发率降为 10% ~ 25%，且术后并发症少，治疗费用较低，最大限度地保留了患者的肢体功能，目前成为 GCT 治疗的首选方法。

针对刮除 + 肿瘤残腔辅助治疗灭活的方法，近些年提出了扩大刮除的概念，其核心理念是在刮除术的基础之上通过一系列手段，最终达到边缘切除的手术边界，这样既保留了长期良好的功能，又达到了满意的外科边界，复发率可以降到 10% 左右。扩大刮除，不是简单的刮除和其他物理化学方法的叠加，而是基于对肿瘤特性的深刻认识，在刮除后使用磨钻打磨、电刀烧灼、石炭酸酒精涂抹骨壳、液氮冷冻、高压冲洗枪冲洗、骨水泥填充等治疗方式。这些局部辅助治疗方法的适应证，必须因人而异，绝不是简单的"1+1"。近 10 余年来，国内外一些医疗中心采用扩大刮除术治疗肢体骨巨细胞瘤取得了初步良好的结果。扩大刮除术是应用刮除的方法得到边缘切除的效果，应用高速磨钻从囊内磨除受侵骨质，打磨周围骨壁，然后再用高压冲洗及化学制剂处理骨腔，使骨的去除范围接近边缘切除的范围，也可用冷冻灭活，加上骨水泥填充灭活。而扩大切除术要求手术医生对肿瘤残腔的处理要更加到位，以保证确实达到扩大切除的目的。扩大切除概念的提出是利用了辅助处理的方法来达到边缘切除，以降低复发的可能性。

对肿瘤残腔的辅助处理最重要的是知道采用哪种方法，怎样具体操作，以及如何联合使用。其中物理灭活的方法有：电刀灭活、高速磨钻等；化学灭活的方法有：石炭酸、酒精、氯化锌、蒸馏水等；其他的灭活方法还有冷冻治疗以及骨水泥填充等；理解了其作用原理，采用正确的操作手段，特别是正确的联合应用，必然能取得比较理想的临床效果。很多学者都认为对于各种肿瘤局部辅助治疗的方法各自单独应用对于降低肿瘤局部复发率的效果差别并没有统计学意义。然而联合应用石炭酸、酒精和骨水泥各种局部辅助治疗方法确实更能降低肿瘤局部的复发率。单独去证实一种辅助治疗的有效性是比较困难的。然而，我们通过病例资料的回顾分析，发现刮除后联合使用石炭酸、酒精和骨水泥能有效地减少侵袭性肿瘤的局部复发率。Lackman 等报告了 63 例患者，其中骨巨细胞瘤 II 级 26 例，骨巨细胞瘤 III 级 37 例。肿瘤残腔的局部辅助治疗选择在刮除后磨钻打磨，接着使用石炭酸烧灼，最后用骨水泥填充的联合使用方法。平均随访了 108 个月（25 ~ 259 个月），综合复发率为 6%，63 例患者 4 例复发。对于骨巨细胞瘤 II 级和骨巨细胞瘤 III 级，两组间的肿瘤局部复发率并没有统计学上的区别，平均 MSTS 功能评分为 27.9 分（93%），平均邻近关节活动度评分为 97%。那些术前影像学检查发现骨关节炎征象的患者，术后征象并未加重；而术前没有关节炎表现的患者，有 1 例出现了关节退变的影像学征象。没有患者发生病理性骨折。Saiz 等也报告了骨巨细胞瘤 II 级和 III 级的病例共 40 例，通过病灶内刮除后使用高速磨钻、电凝、石炭酸和骨水泥联合应用来作为辅助治疗。他们随访了平均 76 个月，报告的综合复发率为 12.5%，平均的 MSTS 功能评分为 93%。他们的报告中骨巨细胞瘤 II 级共 36 例，其中 4 例复发，局部复发率为 11%；骨巨细胞瘤 III 级 4 例，其中 1 例复发，局部复发率为 25%。骨巨细胞瘤 II 级和 III 级的局部复发率并没有统计学意义上的区别。他们所报告的局部复发率和其他学者报告的使用联合技术的辅助治疗的结果相似，都具有比较低的肿瘤局部复发率以及良好的功能评分。在亚洲，新加坡学者报告了

1993—2001 年在新加坡医院治疗的 16 例骨巨细胞瘤病例，患者的平均年龄为 33 岁，平均随访的时间是 64.4 个月（30 ~ 132 个月）。肿瘤分为 3 组。第一组是局部刮除，并用高速磨钻打磨辅助治疗，最后用骨水泥填充。第二组患者前半部分的治疗相同——局部刮除，并用高速磨钻打磨辅助治疗，在骨水泥填充之前，增加了一种辅助治疗方法——用液氮或者石炭酸灭活。第三组患者通过广泛切除治疗。第一组患者为 9 个，第二组患者为 5 个，第三组患者 2 个。所有患者都经过随访和临床及影像学资料分析。最后共有 5 个患者复发（综合复发率为 31%）。平均复发的时间是 21 个月。骨折、感染以及皮肤的损伤等并发症都没有出现，没有肺部转移的发生，没有患者死亡。第一组，即刮除加上磨钻打磨和骨水泥填充的病例，有 44% 的复发率（9 例中有 4 例出现复发）。第二组，即局部刮除，并用高速磨钻打磨辅助治疗的病例，在骨水泥填充之前，用液氮或者石炭酸灭活，没有出现局部复发。而第三组，广泛切除的病例，复发率为 50%（2 例中有 1 例复发）。所有的复发患者都是分级为 II 到 III 级的骨巨细胞瘤患者。报告显示刮除后高速磨钻打磨，加上石炭酸或液氮灭活的局部辅助方法，能显著降低肿瘤残腔的局部复发率。我们认为刮除后，高速磨钻、局部化学性的辅助治疗方法以及骨水泥的联合应用将可以最大限度地去除肿瘤残腔的残存的肿瘤细胞，降低局部肿瘤复发的可能性。

另外，近些年出现了一种新的肿瘤残腔的局部辅助治疗办法——氩电刀，但仅有少数报告。为了证实氩电刀是否是一种可行且有效的辅助治疗方法，Lewis 等对一系列骨巨细胞瘤的患者采用了刮除后使用氩电刀作为局部辅助治疗的方法，最后用骨水泥填充，并对复发率及功能结果进行评估。在 1993—2000 年间共 37 例患者被明确诊断为骨巨细胞瘤，平均年龄为 32 岁（16 ~ 64 岁），平均的随访时间是 73.7 个月（0.5 ~ 108 个月）。3 例患者出现复发，复发率为 8.3%，有 1 例出现软组织的复发。没有患者出现骨关节炎的影像学表现，平均 MSTS 评分为 28 分。在这组研究最后随访的影像学资料中，所有患者影像学的关节解剖结构正常，没有关节退变的发生。然而需要经过长期随访才能最后评估氩电刀是否会对软骨下骨、关节软骨造成影响，是否会引起关节退变性疾病的发生。为了能正确地统计这一新兴辅助治疗方法的术中并发症发生率，作者统计了所有使用氩电刀的患者，包括了 1 例术后失去随访的患者。在使用氩电刀作为局部辅助治疗方法的患者中，没有术中并发症发生。术后的并发症包括感染、伸肌腱破裂、腓总神经麻痹和术后骨折，其中术后骨折是最严重的并发症，但氩电刀的使用与骨折发生的相关性仍不明确。总的来说，氩电刀作为辅助治疗手段，其并发症少，是比较安全的，且将局部复发率控制在 10% 左右，功能结果也是理想的，是一种具有良好前景的、安全有效的肿瘤局部辅助治疗方法。

氩电刀属于电外科学。电外科学消融除了在腹部外科及妇产科广泛应用外，也逐渐应用在转移病灶或残留病灶的治疗上。氩电刀是使用了惰性气体氩气的喷雾器，能产生高频的电能量到残余组织。这个过程能引起组织瞬时的干燥、凝固和收缩。虽然目前各种局部辅助治疗的方法可以将局部复发率控制在 3% ~ 17.5%，取得了较为理想的控制复发的效果，但是这些局部辅助治疗的方法都可能引起一些并发症，有些操作有一定复杂性。比如石炭酸是一种具有腐蚀性的化学性治疗物品，能引起蛋白质的凝固，需要小心谨慎地使用防止溢出对周围软组织造成化学性灼伤。液氮（冷冻治疗）也同样需要小心操作，在文献中均提出使用液氮需要小心地监测和注意周围软组织的复温，以防止冷冻导致邻近组织结构及皮肤的坏死。另外冷冻治疗往往有骨坏死及骨折的风险，因此推荐常规使用内固定。相对于前面所描述的各种方法，氩电刀使用相对简单，能够精确、可限制地使用，避免了化学辅助治疗方法如石炭酸等可能引起的一些局部并发症和全身的损伤以及液氮可能引起的软组织及周围骨的坏死等不良反应。一系列患者使用氩电刀治疗后随访的结果显示，局部的总体复发率为 10%，骨的复发率为 8%，局部复发率控制得相当理想，与其他各种局部辅助治疗方法相似。这些患者都获得了良好的功能结果，能进行正常的日常活动。但目前仍有个别学者认为氩电刀并不属于常规的局部辅助治疗方法，其结果仍需长期随访。

总的来说，包括骨巨细胞瘤在内的如内生软骨瘤、骨韧带样纤维瘤、骨母细胞瘤等侵袭性肿瘤传统的标准治疗方法是肿瘤的刮除，用小块含有皮质和松质骨的自体髂骨填充肿瘤刮除后遗留的空腔。许多医师至今仍然认为这种自体骨移植的方法是一种可以接受的标准治疗。但是绝大多数文献已经明确这种瘤内切除方法只能达到囊内的外科边界，会在骨内遗留小的病灶。不管刮除如何仔细、彻底，都可能遗留一些微小病灶，不能令人满意地控制复发率。理想的治疗方法应是采用刮除的外科方法加辅助治疗，从而达到边缘切除或广泛切除的目的，既降低了肿瘤的复发率，又最大限度地保留了肢体的功能。

下面对最为常见的肿瘤残腔灭活方法逐一做介绍。

二、高速磨钻

（一）作用原理及机制

1. 医用磨钻

（1）用途：医用显微磨钻主要供临床磨削骨骼用。磨钻转速高达 60000r/min，钻头为金刚石制备，对骨组织具有较强的切割作用，能较易磨平凸出的骨嵴。在临床上主要应用于去除瘤腔内凹凸不平的骨嵴以及周围松质骨的打磨。

（2）组成：由控制器（一个），直流电机（一个），直、弯磨柄（各一支），电源线（一根），5 种规格磨头（φ5.2，4.2，3.2，2.2，1.5，各二支）和脚控开关等组成。

2. 作用原理

侵袭性骨肿瘤刮除后，骨肿瘤腔壁在肉眼和显微镜下均可见凹凸不平的骨嵴，因为肿瘤囊壁不规则，单纯刮除很难彻底。常规刮匙并不能刮除骨嵴间的肿瘤细胞，残留肿瘤细胞成为肿瘤复发的主要原因。高速磨钻对骨组织具有较强的切割作用，能够磨平凸出的骨嵴，直视下将瘤腔加深 2 ~ 4mm，直至肉眼看到正常的骨组织，而且深度容易掌握。虽然仍为病灶内手术，但是应用高速磨钻后扩大了手术切除的范围。高速磨钻并不是用热效应导致组织坏死，而是相当于扩大的刮除，可以达到边缘切除的效果，保证手术的彻底性。

（二）临床应用

1. 操作方法

（1）主要过程：

首先开窗刮除瘤腔内肿瘤组织，用骨凿去除瘤壁的硬化骨嵴。然后把消毒好的磨柄和磨头及插头进行连接，合上控制器上的电源开关，选择转速——手控：调节转速旋扭；脚控：控制开关，用手握住电机和磨柄进行磨削。术中充分保护软组织，需有足够大的骨窗保证能完整观察到肿瘤的周壁以便彻底刮除肿瘤。肿瘤组织彻底刮除后，直视下应用高速磨钻沿各个方向仔细磨除瘤腔内壁表面骨质，尤其是瘤腔顶部。如果磨除困难，可更换带不同角度的弯钻头。扩大瘤腔，额外磨除瘤腔皮质骨下 1 ~ 5mm 的骨组织，直至显露正常骨质。通常也需磨除部分软骨下骨，部分病变区域需至关节软骨平面。对于某些侵袭性骨肿瘤，即使病变部位骨皮质因侵蚀破坏后变薄或者已经穿破，应用高速磨钻可能钻破骨皮质，也应继续磨除残留骨皮质，直到磨除干净为止（图 4-4-1、图 4-4-2）。

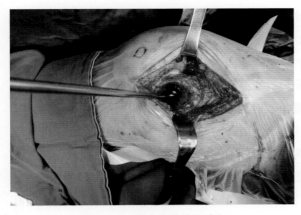

图 4-4-1　肿瘤残腔刮匙刮除

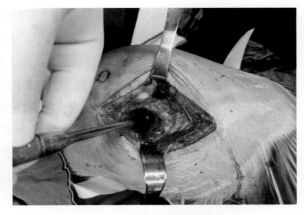

图 4-4-2　肿瘤残腔磨钻辅助治疗

（2）注意事项：

1）开窗尽可能大，先行刮除。切口暴露范围应包括反应区及周围正常骨，这些部位可以允许开窗和去除病变。通过一个如瓶颈的小骨窗刮除骨内大病灶的做法是不可取的。应开足骨窗，暴露所有骨内病变，避免因骨或软组织覆盖而使得刮除不彻底。

2）高速磨钻打磨瘤壁，边打磨边冲洗，至正常骨质，一般以磨去瘤壁 2mm 为宜。对瘤壁凸出部位及松质骨应多打磨，皮质骨部位适当少打磨。

3）反复冲洗。

4）有死角刮除困难，可扩大开窗，或用弯柄钻头打磨。

2. **临床效果**

近年来，有许多学者报道采用高速磨钻辅助刮除治疗侵袭性骨肿瘤效果较好。有文献报道，与单纯刮除相比，采用高速磨钻辅助刮除治疗骨巨细胞瘤，术后复发率由 20% 以上降低至 5% 以下。动脉瘤样骨囊肿手术后复发率达 20% 以上，而采用高速磨钻彻底刮除治疗，可大大降低其局部复发率。Malek 等作者报告了 1997—2002 年之间接受治疗的 40 例长骨骨巨细胞瘤患者，他们仅仅采用了磨钻的灭活方式，并用植骨填充，复发率为 32.5%，复发大多发生在术后的前 30 个月。Saiz 等作者报告了 40 例骨巨细胞瘤通过病灶内刮除，并采用了高速磨钻的灭活方式，平均随访 76 个月时的复发率为 12.5%，MSTS 功能评分为 93%。Blackley 等对 59 例骨巨细胞瘤患者行病灶刮除后用高速磨钻磨除的方法，平均随访 80 个月，局部复发率仅为 12%，效果令人满意。Ghert 等在对 75 例骨肿瘤患者采用病灶内刮除以及高速磨钻的辅助治疗，经过最少 2 年的随访，局部肿瘤的复发率为 13%。国内胡永成等报告一组 65 例良性侵袭性骨肿瘤刮除后局部应用高速磨钻处理瘤腔，术后平均随访时间 27 个月（7 ~ 41 个月）。结果为 3 例局部复发，无远处脏器转移；术后关节功能轻度受限 1 例，切口早期炎性反应 2 例，深部感染 1 例，病变部位远侧肿胀 1 例，未发生继发性病理骨折。Lackman 报告了 63 例患者，其中男 32 例，女 31 例，平均年龄 40 岁（范围 19 ~ 78 岁）。9 例病灶在上肢，54 例病灶在下肢。平均随访时间 108 个月（范围 25 ~ 259 个月）。术中充分保护软组织，肿瘤组织彻底刮除后，用高速磨钻打磨，如果病灶大，则使用加压钢板。术后常规进行查体及放射学检查：术后 6 周第一次复查，2 年内每 4 个月复查一次，之后每年复查一次。胸片每年复查一次直至术后 5 年，以排除肺部转移。结果为综合局部复发率为 6%，MSTS 评分平均 27.9 分。对所有患者进行术前术后影像学对比，术前就有骨关节炎的患者，术后影像学并没有加重的表现。只有一个患者术后发生了退行性骨关节炎。在另一项多中心的研究中，包括了 186 例患者，Turcotte 等发现单独使用高速磨钻或化学性灭活方法，肿瘤的局部复发率没有区别。有学者治疗了 31 个患者共 37 处病灶，其中 25 个患者是初发的骨巨细胞瘤，6 个是复发的骨巨细胞瘤，曾在其他医院行手术治疗。在初发的骨巨细胞瘤患者中，16 例女性，9 例男性，平均年龄为 31.6 岁（19 ～ 58 岁）。复发的骨巨细胞瘤患者中，4 例男性，2 例女性，平均年龄 32 岁（27 ～ 42 岁）。这些患者都接受了局部刮除，在初发的骨巨细胞瘤患者中，12 处病灶在刮除后、乙醇灭活之前，使用高速磨钻进行打磨；13 处病灶刮除后仅仅使用乙醇灭活。在复发的骨巨细胞瘤里，9 处病灶刮除后、乙醇灭活之前，使用高速磨钻进行打磨；3 处病灶刮除后仅仅使用乙醇灭活。这些患者随访时间平均为 3 年 10 个月。12 处病灶刮除后使用高速磨钻进行打磨再行乙醇灭活的复发率为 1/12（8%），而 13 处病灶刮除后仅仅使用乙醇灭活的复发率为 4/13（30%）。磨钻的应用显著地降低了肿瘤残腔的局部复发率。Prosser 等报告了 137 例病灶刮除后单独使用高速磨钻辅助治疗的患者，复发率为 19%。骨巨细胞瘤在病灶内刮除后使用高速磨钻和使用其他辅助治疗方法如化学性及温度效应的方法，局部复发率相似。尽管很多文献都支持使用各种辅助治疗的方法作用相似，但有学者系统地研究了文献上报告的各类研究结果，结果支持仔细刮除的技术以及高速磨钻的使用可能是降低骨巨细胞瘤局部复发的重要的一个步骤或方法，而对于其他辅助治疗的方法如石炭酸及骨水泥等对于降低肿瘤局部的复发率的作用实际上并不能在文献上得到真正的支持。

Gitelis 等报告磨钻联合应用石炭酸或者酒精作为辅助治疗方法，可明显降低长骨骨巨细胞瘤术后复发率。Joo 等的研究评价了高速磨钻加上无水酒精作为局部辅助治疗在骨巨细胞瘤治疗上的可行性及有效性。从 1989 年 10 月——2004 年 1 月，42 例骨巨细胞瘤患者使用磨钻联合无水乙醇溶液作为辅助治疗，平均随访了 4.1 年（范围 1 ～ 13 年）。患者的平均年龄为 34 岁（17 ～ 67 岁）。对这 42 例患者行骨巨细胞瘤病灶术中刮除后，先用高速磨钻打磨，然后使用无水乙醇溶液作为辅助治疗灭活，最后使用植骨或骨水泥填充。具体的步骤为：皮质开窗，然后通过足够大的窗口，对肿瘤彻底的刮除，然后使用高速磨钻将瘤腔内部的骨嵴磨去，再额外去除部分松质骨。剩下的肿瘤残腔使用生理盐水脉冲冲洗。将瘤腔擦干后，再用无水乙醇作为局部辅助治疗的方法灭活，最后使用自体骨 / 异体骨或骨水泥填充骨缺损。最终局部复发率为 4/42（9.5%）。国内也有类似报道。骨巨细胞瘤刮除后使用局部辅助处理措施如高速磨钻磨削并加上石炭酸等化学腐蚀剂局部烧灼，可达到安全的外科治疗边界，从而大大降低病灶刮除术后的复发率至 11.7%。Ward 等报告了骨巨细胞瘤病灶内手术，刮除后采用磨钻联合应用电凝、石炭酸、过氧化氢灭活及骨水泥填充的方法，复发率控制在 6.4%，效果非常满意。新加坡作者报告 16 例从 1993 至 2001 年在新加坡医院治疗的骨巨细胞瘤的病例，平均随访时间是 64.4 个月（范围 30 ～ 132 个月），患者的平均年龄为 33 岁。患者分为 3 组：第一组是局部刮除，并用高速磨钻打磨辅助治疗，最后用骨水泥填充；第二组患者前半部分的治疗相同，即局部刮除，并用高速磨钻打磨辅助治疗，在骨水泥填充之前增加了一种辅助治疗方法——用液氮或者石炭酸灭活；第三组患者通过广泛切除治疗。第一组、第二组和第三组病例数分别为 9 例、5 例和 2 例。所有患者都得到随访和临床及影像学资料分析。最后有 5 例患者复发（总体复发率为 31%），平均复发时间是 21 个月。无出现骨折、感染以及皮肤的损伤等并发症，无肺部转移的发生，无患者死亡。在第一组，9 例中有 4 例出现复发（44%），第二组的病例没有出现复发，第三组的 2 例中有 1 例复发（50%）。所以刮除后采用高速磨钻打磨，加上石炭酸或液氮作为局部辅助治疗的方法，能显著降低肿瘤残腔的局部复发率。

侵袭性骨肿瘤术后复发是临床医生面临的主要问题之一。磨钻的应用能够达到边缘切除的效果，是减少侵袭性骨肿瘤复发的有效手段。如果联合其他化学性局部辅助治疗的手段，复发率能够控制得更为理想。

三、化学制剂（石炭酸、乙醇、氯化锌）

（一）作用原理及机制

1. 石炭酸

临床应用时多用 1% ~ 5% 水溶液，能使细菌细胞的原生质蛋白发生凝固或变性。浓度约 0.2% 即有抑菌作用，1% 能杀死一般细菌，1.3% 溶液可杀死真菌。对肿瘤残腔灭活多用 3% ~ 5% 的浓度，可以引起细胞蛋白质凝集，DNA 结构破坏，导致细胞坏死。在瘤腔残壁应用，可产生 1 ~ 1.5mm 的骨性坏死，从而相当于扩大了手术切除的范围。石炭酸引起肿瘤坏死的机制主要是使细胞质退变、细胞内蛋白变性以及在提供肿瘤血供的小血管内引起血栓形成。

2. 乙醇

临床多采用 75% 或 95% 浓度的乙醇来灭活肿瘤残腔。无水乙醇一直作为固定剂被应用，因为它能阻止细胞的自溶和细菌的分解，使细胞和组织始终保持在一种新鲜的状态。无水乙醇通过破坏蛋白质的疏水键，引起蛋白质结构的改变。此外，无水乙醇能使细胞核质变形，使细胞质皱缩。如果固定时间较长，无水乙醇还能去除细胞核内的组织蛋白，时间更长能萃取 RNA 和 DNA，能对肿瘤组织坏死起到很大的作用。但是这块领域的基础研究仍比较缺乏。乙醇是蛋白质的强烈抑制剂。使用乙醇作为肿瘤残腔的灭活剂，阻滞了肿瘤组织的营养供给及其代谢产物的扩散。手术后第 3 ~ 4 天骨细胞和软骨细胞的琥珀酸脱氢酶活性全部丧失，7 ~ 8 天内出现组织形态上的坏死，表现为细胞核萎缩、破裂和溶解。据报道 75% 乙醇处理瘤腔作用厚度达到 2.5mm。若明确乙醇的作用机理，乙醇治疗的过程应该可实现标准化。

3. 氯化锌

50% 氯化锌渗透力非常强，可达骨质下 6mm，使蛋白质凝固，细胞死亡。它可与肿瘤细胞的蛋白质结合形成蛋白盐和游离酸，而且该蛋白盐的致密性较低，有利于药物的继续渗透。侯树勋等曾研究氯化锌烧灼对骨巨细胞瘤细胞及移植骨愈合的影响，结果表明氯化锌可杀伤肿瘤细胞而且范围广，在骨巨细胞瘤残腔骨壁的渗透深度可达 5mm，加之其对骨愈合无不良影响，因此是目前化学烧灼法比较理想的药物。

（二）临床应用

1. 操作方法

（1）主要过程：

石炭酸：首先开窗刮除瘤腔内肿瘤组织，然后用骨凿去除瘤壁之硬化骨嵴。在骨窗周围用干纱布保护软组织后。将 5% 石炭酸棉球擦骨内壁 2 ~ 3 次，先内后外，先上后下，仔细涂抹每个角落。然后用 75% 酒精纱棉球擦骨内壁 2 ~ 3 次，次序同前。最后用蒸馏水、过氧化氢、生理盐水反复冲洗干净。

无水乙醇：用干纱布擦干刮除面，将开窗外的正常组织用盐水纱布严格保护后，将刮除腔口向上，腔内注入无水乙醇，浸泡 15min。对容易外漏的残腔，采用无水乙醇纱布填塞，一边不断向纱布内注入无水乙醇，一边从残腔的低处吸去溢出的乙醇，维持 15min。然后，吸干乙醇，用生理盐水反复冲洗 3 ~ 5 次，干纱布填塞残腔待进一步处理。

氯化锌：烧灼前一定要用纱布妥善保护正常组织，用纱布团蘸取溶液，仔细涂擦骨壁 2 ~ 3 遍，以不下滴为度。涂氯化锌溶液后可见骨面变为污白色，肿瘤组织会脱落，2 ~ 3min 后用大量生理盐水冲洗。

有时骨壳不完整，烧灼时应注意勿损伤毗邻的软组织及重要血管神经。经过反复搔刮、灭活和冲洗，使局部看上去非常干净，这样才能有效减少骨巨细胞瘤的复发。

（2）注意事项：

1）为了降低复发率，刮除术中应注意病灶处骨窗要充分打开，显露出病灶上、下极，便于在直视下刮除病灶各个角落，尤其是内壁骨嵴间。开窗要能看清死角，开窗要足够大。

2）仔细涂抹每个角角落落，要按照先内后外，先上后下次序，不能留有盲区。

3）反复冲洗。

4）仔细查看骨腔内壁以保证无肿瘤组织残留。

5）要保护好周围软组织。一是防止软组织损伤，二是防止肿瘤种植。

2. 临床效果

很多文献都推荐应用化学方法如石炭酸或无水乙醇涂抹刮除后肿瘤残腔内壁的表面。近年来的一些文献报道了化学性的辅助治疗方法能够局部使用来降低骨巨细胞瘤的局部复发率，这些发现是具有极大意义的。Errani 等研究了一个单一机构的一系列患者，共 200 例，复发率为 16%。他强调了侵袭性刮除需要局部辅助治疗，即联合应用包括石炭酸、乙醇及骨水泥；而标准刮除是在局部辅助治疗中应用石炭酸和乙醇中的一种，不用骨水泥而采用植骨的方法，可以是自体骨或异体骨。该学者报告的病例侵袭性刮除组的复发率为 12.5%，而标准刮除组的复发率为 18%，没有统计学差别。

为了减少良性或侵袭性肿瘤的局部复发率，石炭酸被较多的外科医师应用，特别是作为骨巨细胞瘤刮除后对肿瘤残腔的局部辅助治疗方法。但也有部分学者提出了不同的意见，他们认为石炭酸作为肿瘤残腔的局部辅助治疗方法并不能被证实降低了局部的肿瘤复发率。因为大多数学者在使用石炭酸灭活作为辅助治疗的同时，又应用了骨水泥填充，所以石炭酸作为单独的局部辅助治疗的效果比较难判定。Klenke 等回顾分析了在 1985—2005 年之间接受治疗的 118 个骨巨细胞瘤的病例，分析了复发的危险因素。随访时间至少为 36 个月（范围 36 ~ 233 个月）。结果显示石炭酸的单独使用对于肿瘤局部复发率并没有影响。

石炭酸可以导致肿瘤细胞的坏死，且不良反应比较少；然而它也存在组织穿透力比较差，只能作用于细胞表面引起有限的细胞坏死的问题。Yun 等发现石炭酸导致肿瘤坏死的效果并不足够强大，作为骨肿瘤刮除后的局部辅助治疗效果不明显。其他学者也报告了石炭酸作为局部刮除后的肿瘤残腔的辅助治疗方法，并没有明确的减少复发的效果。Trieb 等也发现在彻底刮除局部肿瘤后使用和不使用石炭酸之间的复发率并没有明显的差异。因此 Trieb 等认为还没有明确的证据能证明石炭酸作为肿瘤残腔的辅助治疗方法能减少局部的复发。但总的来说，目前主流的观点及大多数学者还是支持石炭酸作为肿瘤残腔辅助治疗的方法具有降低肿瘤局部复发率的效果。有两个比较大的研究提供了研究数据来判定在骨巨细胞瘤的治疗中，石炭酸作为单独的灭活手段的效果。第一项研究中包括 69 例患者，应用石炭酸作为辅助治疗，局部复发率为 7%，而没有使用石炭酸灭活的局部复发率为 47%。在另一项研究中，没有辅助治疗者局部复发率为 45%，而单独使用石炭酸、液氮、骨水泥组的局部复发率之间没有明显区别，平均复发率为 17%。Durr 等的病例回顾报告认为石炭酸作为辅助治疗方法有减少肿瘤局部复发率的效果。报告中 11 例患者刮除后单独使用石炭酸来作为辅助治疗，平均随访时间 61 个月，11 个患者里只有 1 个患者复发，疗效比较满意。其他学者的数据也同样显示没有辅助治疗的复发率在 42%，而使用石炭酸灭活作为辅助治疗后复发率下降至 9%。Capanna 等在治疗 33 例患者时，采用刮除后石炭酸灭活，并使用骨水泥填充的治疗方法，随访 2 年，最后的效果非常令人振奋，局部复发率控制在 3%。

然而，石炭酸烧灼深度不易掌握，过浅不能彻底地杀灭肿瘤细胞，过深则容易透过骨皮质，引起大片骨坏死，甚至导致病理性骨折。并且有作者认为石炭酸是腐蚀性物质，有潜在的致癌性，对皮肤、黏膜、神经都会有损伤。不过也有数据已经表明局部作为辅助治疗的石炭酸并不会对人体有较大的毒性作用，但在使用的时候保护性的措施是必要的。在石炭酸使用时或使用后应避免使用电凝，否则可能会有烧伤及爆炸危险。对于骨巨细胞瘤的治疗，大多数学者都认为，刮除后无论是否进一步用骨水泥填充，都应该常规使用石炭酸灭活作为辅助治疗手段。石炭酸已经被证实对骨巨细胞瘤细胞具有细胞毒性作用，大多数文献报道使用石炭酸灭活作为辅助方法治疗骨巨细胞瘤，局部复发率可以控制在 6% ~ 18%。石炭酸作为一种有效、安全的局部辅助治疗，尤其是对于骨巨细胞瘤的辅助灭活，和其他的灭活辅助治疗的方法例如冷冻治疗相比，疗效没有明显的差异，但比冷冻治疗更为安全，发生病理骨折、退变及周围组织损伤的并发症风险更小。石炭酸可以替代液氮来作为侵袭性肿瘤局部刮除后的局部辅助治疗。因为有报告显示使用液氮冷冻作为局部辅助处理方法，术后骨折的发生率在 5.9% ~ 41.7%，而且由液氮引起的周围骨的坏死厚度有时是难以控制的。

高浓度乙醇溶液能使用在大多数的外科手术部位，使用的时候相对比较安全。Fujimoto 等将无水乙醇溶液注射入正常肝细胞、肝硬化结节、肝癌结节，能使肝细胞变性，导致凝固性坏死。Shiina 等报告无水乙醇通过使细胞质退变、细胞蛋白完全变性以及提供肿瘤血供的小血管发升不可逆的栓塞，导致肿瘤坏死。有报告显示通过经皮注射无水乙醇治疗肝细胞性肝癌可以取得良好的效果。此外，无水乙醇也被用于治疗甲状腺囊肿、甲状旁腺功能亢进、前列腺增生、肾上腺的嗜铬细胞瘤。临床上，使用无水乙醇作为骨巨细胞瘤的肿瘤残腔的辅助治疗方法也取得了满意的结果。虽然乙醇的细胞毒性作用对病灶周围骨并没有太强的杀灭作用，但是它对邻近组织的不良反应及损伤也是最低的，安全性较高。Joo 等的研究评价了无水乙醇作为局部辅助治疗在骨巨细胞瘤治疗上的可行性及有效性。在 1989 年10 月 ~ 2004 年 1 月间，42 例骨巨细胞瘤患者使用无水乙醇作为辅助治疗，平均随访了 4.1 年（1 ~ 13年）。患者的平均年龄为 34 岁（17 ~ 67 岁）。对这 42 例患者的骨巨细胞瘤病灶术中刮除后，先用磨钻将瘤腔内部的骨嵴磨去，然后使用无水乙醇作为辅助治疗，最后使用植骨或骨水泥填充。具体的步骤为：皮质开窗，通过足够大的窗口，肿瘤彻底地刮除肿瘤，然后使用高速磨钻将瘤腔内部的骨嵴磨去，再额外去除部分毫米范围的松质骨。剩下的肿瘤残腔使用生理盐水脉冲冲洗。将瘤腔擦干后，先用无水乙醇冲洗 30 ~ 60s，直到褪色。然后再将无水乙醇浸泡在瘤腔内保持与开窗口平行，注意保护周围正常的软组织。这个过程反复进行，保证无水乙醇与瘤腔接触时间累计达到 5 ~ 10min。在用尽量多的生理盐水反复冲洗后，使用自体骨／异体骨或骨水泥填充，填补骨缺损。最后的复发率为 4/42（9.5%），效果是相当满意的，而且没有乙醇相关并发症出现。Lin 等回顾了 1995—2001 年治疗的 26个肢体长骨骨巨细胞瘤患者，采用刮除、高速磨钻、石炭酸以及骨水泥填充；而 2001—2007 年治疗的另一组 35 个骨巨细胞瘤患者采用刮除、高速磨钻、95% 乙醇以及骨水泥填充。平均随访时间为 58 个月（36 ~ 156 个月）。这两组的肿瘤局部复发率是相似的，石炭酸组为 12%，而高浓度乙醇组为 11%；两组的生存率曲线也是相似的，没有统计学差异；高浓度乙醇组的平均 MSTS 功能评分为 27.3（91%），而石炭酸组为 26.9（90%）。所以对于长骨的骨巨细胞瘤，选择刮除后局部辅助治疗的方法时，考虑采用高浓度乙醇来代替石炭酸作为局部辅助治疗手段也是合理的。其他学者对 25 例初发的骨巨细胞瘤患者和 12 例复发的骨巨细胞瘤患者采用了刮除和局部肿瘤残腔使用高浓度的乙醇来灭活作为局部辅助治疗的手段，其中初发的骨巨细胞瘤患者治疗后，25 例患者中有 5 例复发，复发率为 20%，而复发的骨巨细胞瘤患者治疗后有 3 例复发，复发率为 25%。总的来说，高浓度的乙醇灭活作为对侵袭性肿瘤特别是骨巨细胞瘤的辅助治疗手段是一种安全有效的化学方法。当它联合扩大刮除或高速磨钻一起应用时，控制复发率的效果更为理想。在侵袭性刮除后是否需要使用化学辅助治疗方法，只能由很多大的肿瘤中心联合进行随机大样本病例对照研究来确定。在没有明确证据时，目前乙醇灭活还是被推荐使用的。

对伴有病理性骨折的 III 级骨巨细胞瘤，如果采用石炭酸作为局部辅助治疗的手段，可能会通过皮质微骨折的间隙漏入软组织内导致潜在的危险，引起软组织局部损伤。如果重要的解剖结构（如神经血管束）与漏出的石炭酸接触，可能会发生严重的并发症。而 Oh 等以及 Jones 等学者所报告的采用高浓度乙醇来作为辅助治疗的方法，没有任何乙醇相关并发症发生。Lin 等所报告的采用高浓度乙醇治疗的13 例骨巨细胞瘤中，有 III 级骨巨细胞瘤，高浓度乙醇被倾倒入肿瘤残腔内共放置 6min，没有任何患者出现神经血管损伤、软组织并发症或继发的骨折。因此，对有病理性骨折存在的 III 级骨巨细胞瘤，高浓度的乙醇作为局部辅助治疗的手段相较石炭酸更被推荐。

氯化锌作为局部辅助治疗的方法，没有石炭酸及乙醇的应用广泛。该药对肿瘤组织的穿透深度至少为 5mm，可以杀伤骨腔内残余瘤细胞，同时不影响骨腔内植骨的愈合，是治疗近大关节骨巨细胞瘤的一种比较简便有效的方法。国内报告采用彻底刮除肿瘤后以 50% 氯化锌水溶液烧灼骨腔壁和植骨的方法，治疗邻近大关节的 I、II 级骨巨细胞瘤，经平均 5 年的随访，治愈率为 87.5%，复发率为 12.5%。对 3 例复发者仍用同法治疗，其中 2 例治愈。总治愈率为 95.8%。但其总的肿瘤残腔局部复发率为 14%，与乙醇和石炭酸的 19% 并无统计学差异。

目前通过化学的灭活方法作为肿瘤残腔的局部辅助治疗方法仍是主流的主要手段，其减少侵袭性骨肿瘤复发的效果被大多数学者所接受。为了减少良性或侵袭性肿瘤的局部复发率，石炭酸被较多的外科医师应用，特别是骨巨细胞瘤刮除后作为局部肿瘤残腔的局部辅助治疗。高浓度的乙醇与石炭酸相比，安全性更高，在对于有病理性骨折存在以及 III 级的骨巨细胞瘤的病灶，高浓度的乙醇作为局部辅助治疗的手段相比较石炭酸更被推荐。刮除后高速磨钻打磨，加上石炭酸或液氮灭活的局部辅助方法，能显著降低肿瘤残腔的局部复发率。骨水泥的应用，对于骨巨细胞瘤的病例的治疗，除了能降低复发率外，还能得到即时的稳定性。所以在使用化学方法灭活前，目前大多数作者认为应先用磨钻进行辅助治疗，以及在灭活后使用骨水泥填充能取得更佳的效果，降低肿瘤局部复发率。

四、骨水泥

（一）作用原理及机制

1. 成分及性状

骨水泥又称骨黏合剂，主要成分为甲基丙烯酸甲酯 - 苯乙烯共聚体。骨水泥在 20 世纪 60 年代初问世。为了便于保存、运输，骨水泥由白色粉末和无色带刺激气味的液体两部分制剂组成，使用时只要按一定比例将它们调和，即可在室温下发生聚合反应。开始像砂浆，进而如同稀粥，接着变成面团一样，可以揉捏、挤压成任意形状，最后逐步固化，整个过程只有十几分钟。医生在骨水泥硬化前将其置于腔内。反应结束时，局部温度升高，摸上去发烫。此时，与优质建筑水泥同样坚固的骨水泥便被牢牢地固定了。由于骨水泥既可充填缺损，又能利用其聚合热（可达 80 ~ 90℃）杀伤残存的肿瘤细胞，近年来已被广泛应用于骨肿瘤的治疗中（图 4-4-3、图 4-4-4）。

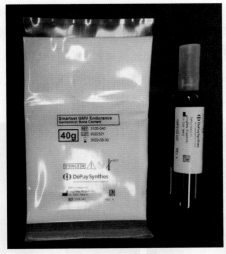

图 4-4-3　骨水泥粉末及液体

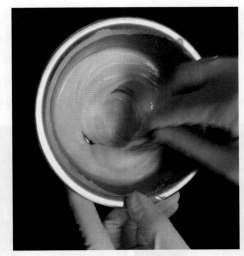

图 4-4-4　骨水泥搅拌中

2. 作用原理

骨水泥可通过聚合过程中产生的热效应和细胞毒性作用杀灭肿瘤细胞。有研究显示骨水泥聚合反应后产生的热效应可以使骨皮质深部 2 ~ 3mm 发生坏死。聚合热可产生 60℃ 以上的高温（可达 80 ~ 90℃）至少 10min，杀灭肿瘤切缘残余瘤细胞，而且温度越高，越会抑止该处细胞表现型的表达。Persson 等的实验显示骨水泥聚合热引发的骨腔壁骨坏死在松质骨深度为 1.5 ~ 2mm，而在皮质骨骨坏死深度为 0.5mm，远远小于冷冻治疗所造成的骨坏死。因而相较于冷冻治疗，使用骨水泥填充可减少因骨坏死范围过大造成的关节软骨退变、关节功能受损的风险。此外，由于骨水泥是一种化学合成物质，其成分可能对肿瘤细胞有一定的抑制和杀灭作用。

另外，填入的骨水泥很快与宿主骨结成一体，也利于早期负重活动，获得良好的关节功能。大约在手术后半年，充填的骨水泥外周出现薄层反应骨，这是由于骨水泥的聚合热致使病灶内壁发生骨质坏死——血管长入——纤维化骨化的过程。此反应骨可提示手术的病灶范围，如在反应骨以外出现破坏，即可高度怀疑复发。

（二）临床应用

1. 操作方法

（1）主要过程：

根据瘤腔大小，可采用以下办法进行填充：①单纯骨水泥填充：用于病灶小、关节软骨没有受侵、肿瘤发生在非负重骨或对负重无明显影响的部位，如上肢骨或下肢骨的小病灶；②植骨加骨水泥填充：主要用于刮除缘显露部分关节软骨的病例，多见于股骨下端和胫骨上端的骨巨细胞瘤，为维持关节面的稳定和关节软骨的存活，取自体髂骨在软骨面裸露处先行大约 10mm 厚的松质骨植入再行骨水泥填充；③内固定加骨水泥填充：用于肿瘤发生在长管状骨、病变范围大、残留皮质变薄、承重能力减低，容易造成骨折的病例，多用在肱骨和胫骨、股骨。对于股骨颈和转子间病变尤为必要。操作时，先测量残腔的纵径，取相应长度的内固定材料进行固定，保持位置稳定的状态下，再注入骨水泥，使骨水泥、内固定和残留的骨腔成为一体。广泛接受的观点是：骨远端、近端骨皮质破坏＜25%，骨的横截面破坏＜50%，髁的关节面破坏＜25%，采用病灶切刮辅助治疗骨水泥填充植骨；如果骨髁的皮质破坏在 25% ~ 50%，骨的横截面破坏在 50% ~ 80%，髁的关节面破坏在 25% ~ 50%，采用病灶切刮辅助治疗植骨、骨水泥填充，并要加内固定；如果皮质破坏＞50%，横截面破坏＞80%，髁的关节面破坏＞50%，应做广泛的切除。

而对于有病理性骨折者，不论是否存在明显移位，可以通过骨移植加内固定的方法来恢复生物力学稳定性。骨水泥在用于骨缺损方面有其一定的优点，如塑形好，容易被挤到很小的腔隙内；生物相容性较好，很少发生中毒反应及排异反应；短时间内可以变形。所以骨水泥是骨质缺损的一种很好的充填材料。另外其费用低廉，使用方便，无供体并发症，可避免异体骨移植后传染疾病的危险，能够即刻恢复重建后稳定性，还为对较大肿瘤病灶进行的刮除术提供了便利（图 4-4-5 ~ 图 4-4-15）。

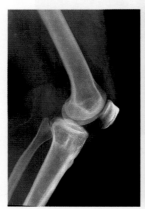
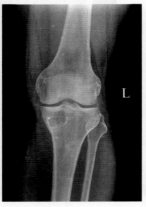

图 4-4-5　左胫骨上端肿瘤

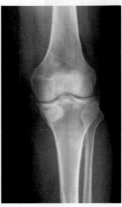
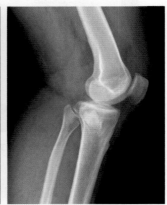

图 4-4-6　左胫骨上端肿瘤残腔骨水泥填充

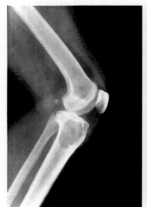
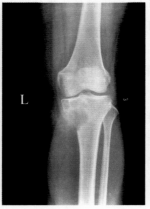

图 4-4-7　左胫骨上端肿瘤

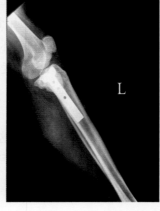
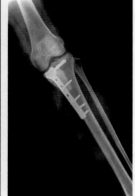

图 4-4-8　左胫骨上端肿瘤残腔骨水泥内固定

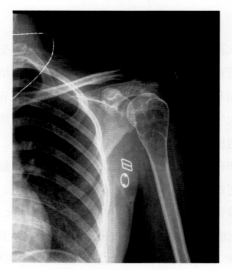

图 4-4-9　左肱骨上端肿瘤

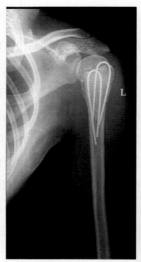
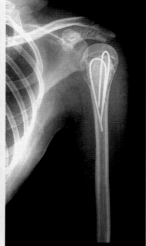

图 4-4-10　左肱骨上端肿瘤残腔骨水泥内固定

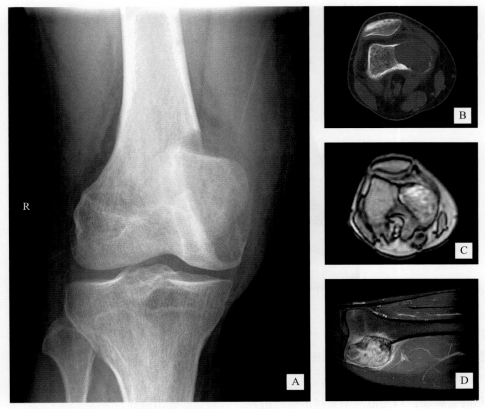

图 4-4-11 A 术前 X 线片；B 术前 CT；C、D 术前 MRI

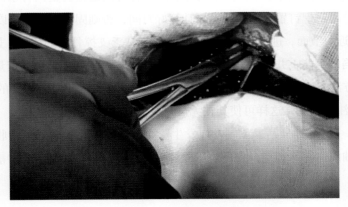

图 4-4-12 术中石炭酸灭活

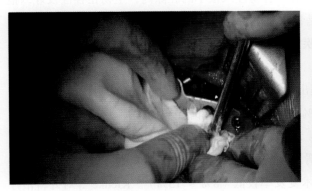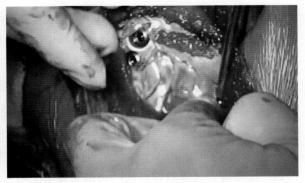

图 4-4-13 术中骨水泥填充

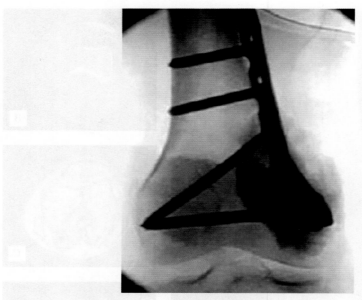

图 4-4-14　术后影像学

（2）注意事项：

1）要保护好周围软组织，避免组织被热灼伤；

2）填充时要均匀，不要留有空腔；

3）发热时会膨胀，填充范围不要超出瘤腔边界，否则会膨胀出边界；

4）使用内固定时，尽量先固定好，再注入骨水泥，有时固定物会阻挡骨水泥填充，可先将螺钉孔打好，注入骨水泥后，再将螺钉置入，但一定要计算好时间，否则固化后螺钉难以拧入；

5）对病灶过于靠近关节面，进行刮除术后关节软骨下缺乏支撑骨质的病例，如果单纯填充骨水泥，有术后发生关节面塌陷的可能，并增加关节软骨退变的概率。可采用先植入一定量自体的或异体的松质骨后再填充骨水泥的方法，以避免术后关节面塌陷现象的发生，并减少关节退变的发生率；

6）在止血带下灌注骨水泥，这样可使其在无血情况下发挥聚合作用；

7）缝合时，包盖一定要充分，避免并发症发生。应进行仔细止血，用可吸收线逐层关闭伤口，常规放置引流管。沿长轴深达切除部位，接近切口处开口，将此管接出体外，若肿瘤复发时，可将通道一并切除。

2. 临床效果

骨水泥在用于骨缺损方面有较多优点。如塑形性好，容易注入很小的腔隙内；生物相容性较好，很少发生中毒反应及排异反应；短时间内可以变形，是骨质缺损的一种很好的充填材料；骨水泥费用低廉，使用方便，无供体并发症；避免异体骨移植后传染疾病的危险；能够即刻恢复重建后稳定性，还能够早期发现复发的影像学征象。

应用骨水泥充填治疗最早是 Vidal 于 1969 年提出的，而后 O'Donnell 等报告了 60 例骨巨细胞瘤患者刮除后使用骨水泥填充的治疗方法，复发率为 25%。骨水泥作为局部辅助治疗时，它的作用被大多数学者认同，能进一步杀死残腔边界肿瘤松质骨 1.5 ~ 2mm，皮质骨 0.5mm，且其固化时热辐射及低氧与灭活肿瘤的效果有关。另一个被认可的作用是骨和骨水泥的界面很容易辨别是否复发。该疗法在国内外得到广泛开展。大多数作者认同切刮加骨水泥填充术复发率较低（8% ~ 15%）。Klenke 等对外科治疗骨巨细胞瘤后的病例进行回顾分析以找出复发的高发因素，特别是外科手术方案、局部辅助治疗、肿瘤的性状等方面。他们共回顾了 1985—2005 年接受治疗的 118 例骨巨细胞瘤的病例。平均随访时间最少是 36 个月（36 ~ 233 个月）。广泛切除比病灶内手术有更低的复发率，广泛切除病例中复发率为 5%，而病灶内手术的病例复发率为 25%。骨巨细胞瘤局部刮除后骨水泥填充与植骨相比较，骨水泥的应用降低了局部复发的风险。作者推荐对于骨巨细胞瘤的病灶采取病灶内手术应采用骨水泥的局部辅助治疗方法。肺部转移的发生率是很低的，而且对于肺部转移，采用积极的手术治疗也是非常成功的。有潜在的转移可能性并不是采用广泛切除的适应证，对于大部分的骨巨细胞瘤的患者，病灶内手术是首选的治疗方式，骨水泥填充应该常规考虑。国内积水潭医院报告了 125 例 GCT 的治疗情况，男 62 例，女 63 例，年龄 12 ~ 71 岁，平均 31.5 岁。其中原发 GCT 101 例，复发 GCT 24 例，随访时间 13 ~ 194 个月，平均 96 个月。原发 GCT 者，13 例复发，复发率为 12.7%；复发组再复发率为 10.3%。两组术后仅 2 例出现伤口不愈合，继发感染，随访时关节功能良好。

虽然骨水泥填充术在骨巨细胞瘤治疗中效果较好，但也存在骨水泥植入综合征、感染、关节退变等问题，应用骨水泥修复骨缺损也应考虑长期结果。一旦病变复发或者发生继发骨折，骨水泥取出较困难。另外如果骨水泥置于关节软骨附近时，由于骨水泥与骨的弹性模量有较大的不同，可能引起骨性关节炎。有学者报道在骨巨细胞瘤瘤腔使用骨水泥填充在软骨下骨的病例，关节软骨退变性疾病的发生率上升到 13%。在一项欧洲和美国联合进行的研究中，204 例应用骨水泥的病例中有 14 例（7%）继发关节退行性变，而 280 例应用骨移植物的病例中仅有 2 例（0.7%）继发关节退行性变，组间比较具有显著性差异。关节退行性变的发生率与肿瘤至关节软骨的距离呈负相关。有学者报告当肿瘤距离关节软骨小于 1cm 时，关节退变的发生率是肿瘤离关节软骨大于 1cm 时的 2.5 倍。但对于骨水泥填充在软骨下骨是否引起骨关节退变也是有一些不同观点的。有观点认为骨水泥填充在软骨下骨是可以接受的，因为软骨是通过关节液来获得营养的。也有学者通过犬的模型来做试验，将骨水泥填充在软骨下骨，发现并没有导致软骨的退变。一些学者在骨巨细胞瘤患者在瘤腔使用骨水泥填充在软骨下骨的病例中发现仅有个别病例出现软骨退变，那些术前就存在关节退变的患者术后并没有发现骨关节软骨退变进一步加重。Frassica 等做了软骨下骨使用骨水泥填充和植骨比较，得出的结论是在软骨下骨应用骨水泥并不会对软骨下骨处的软骨有不利影响。还有一些学者认为扩大刮除联合应用骨水泥是治疗 GCT 的优选方案。对软骨下骨受累的患者，骨水泥可能会引起关节软骨热损伤并产生早期退变，可通过在关节软骨与骨水泥之间植骨 1 ~ 2cm 来减少这种情况的发生。但是总的来讲，这些观点仍存在争议。

骨水泥对瘤腔中肿瘤细胞的作用机理尚不能完全明确。实验数据显示聚合热的作用在骨水泥和骨的交界处快速下降。Willuns 等在狗的模型上研究骨水泥的热效应，报告显示骨髓坏死发生在 60℃条件下，50 ~ 60℃时坏死程度与热的作用时间相关，在 48℃以下时没有任何坏死。他们认为骨水泥的使用能否导致外科手术中肿瘤细胞的坏死是存在疑问的，因为他们在狗的模型上，在外侧髁上填充骨水泥，松质骨界面上的最高温度没有超过 46℃。Malawer 等在具有成熟骨的狗的股骨远端肿瘤模型上试验。当瘤腔单独填充骨水泥后，邻近界面没有发现骨坏死现象。他们认为骨水泥主要是提供机械稳定作用。使用骨水泥和内固定进行结构重建是必要的，可以提供早期的支撑从而避免骨折。早期实现稳定性的重建，可以允许患者早期活动，有利于关节的恢复。骨水泥的另一个优点是通过影像学手段观察骨与骨水泥的界面，能够早期发现肿瘤复发。在斯堪的纳维亚肉瘤中心，Kivioja 等的多中心研究涉及 294 个患者，瘤腔采用骨水泥辅助治疗，取得了较好的疗效。报告显示骨水泥的使用是降低局部肿瘤复发的因素：采用骨水泥填充的病例局部肿瘤复发率为 20%，而没有采用骨水泥作为辅助治疗的病例局部肿瘤的复发率为 56%，差异具有统计学意义。另外 Kivioja 等以及 Becker 等均在 2008 年发表了多中心研究，认为应用骨水泥能够减少骨巨细胞瘤的复发。然而，这些研究并不能证实使用高速磨钻组和未使用组之间是否有区别。而且这两篇文献时间跨度较大，报告中的病例在使用高速磨钻的同时又使用了化学性的辅助治疗方法，因此没有数据能支持骨水泥单独使用能降低肿瘤的局部复发率。而加拿大的一项多中心研究涉及 186 个患者，采用骨水泥作为肿瘤刮除后瘤腔的局部辅助治疗和没有采用骨水泥作为肿瘤刮除后瘤腔的局部辅助治疗的病例组之间肿瘤局部复发率并没有统计学意义。他们认为骨水泥作为肿瘤刮除后瘤腔的辅助治疗并没有降低肿瘤局部复发率的作用，骨水泥的主要作用是重建稳定性以及便于早期发现肿瘤复发。

综上所述，骨水泥填塞的优点包括：①操作简单，能够即刻实现稳定性，利于患者早期活动，以及能够减少病理性骨折风险；②具有肿瘤杀灭作用，聚合热对细胞具有直接的细胞毒性，能够启动细胞程序化死亡，另外高温引起的血管损伤也成为肿瘤组织坏死因素之一；③利于判断局部复发，植骨后骨吸收与肿瘤复发较难鉴别，而影像上骨水泥周边出现膨胀性透光区提示复发，怀疑复发时可行 MRI 检查或病理活检。

骨水泥填塞不足之处包括：①骨水泥不能够重建，存在疲劳折断、松动、骨溶解的可能；②骨水泥与正常骨组织的弹性模量不同，软骨下骨应力改变可导致关节软骨迟发退变；③骨水泥抗扭力较差，因此为防止骨折，较大病灶刮除后须结合内固定。可选择钢板或将螺钉以适当角度、深度固定于残存健康骨质后填充骨水泥，起到类似钢筋混凝土工作原理的支撑作用。

五、冷冻治疗

（一）作用原理及机制

1. 冷冻方法的选择

冷冻的目的在于使受冻的肿瘤细胞发生最大限度的坏死，而又不至于引起邻近组织的损伤及关节功能障碍。因此要求提供最适冷冻条件，选择最佳制冷剂，采用最有效的冷冻方法。冷冻条件包括冷冻程度、冻融速度、冻融时间和次数、冷冻范围及病灶的血液供应情况等。制冷剂有液氮（-196℃）、笑气（-89℃）、干冰（-78℃）及氟利昂（-70℃）。液氮具有温度低、安全及来源广的优点，临床应用广泛，也是目前最常用的制冷剂。液氮冷冻灭活是在肿瘤刮除后在瘤腔内灌入液态氮，在 -196℃低温下冻死可能残存的肿瘤细胞。快冻慢融方式可使瘤腔周围 2.5cm 厚的凹凸不平的骨质内残存的肿瘤细胞（包括正常组织细胞）死亡，降低复发率，但也可能造成周围骨、肌腱、软组织坏死以及关节退变。

冷冻方法有接触法、喷射法、灌注法、侵入法及刺入法等，最为常用的是灌注法。Marcove 等最早描述直接倾倒的技术：-196℃的液氮通过不锈钢的漏斗倾倒入肿瘤残腔内，小心地使得液氮充满整个肿瘤残腔。热电偶被用来监测瘤腔、内壁、邻近软组织以及瘤腔周围 1 ~ 2mm 区域。周围的软组织用温的生理盐水灌洗以减少局部损伤的可能性。进行 2 个循环的冷冻和解冻，每一个循环液氮都被留在瘤腔内直到完全消失掉。每次大约持续 1 ~ 2min，时长与倾倒的液氮的量相关。自发解冻大约持续 3 ~ 5min。瘤腔的温度被一个电偶监测，一旦温度超过 0℃，就认为一个循环完全结束，结束后瘤腔用生理盐水灌洗。

2. 作用原理

冷冻治疗的基本原理是冷冻生物学多种因素综合作用的结果，利用低温杀灭经过搔刮未能完全去除的肿瘤残腔内的残余肿瘤细胞。液氮所致的深冷可导致细胞脱水、水结晶后细胞内电解质浓度升高、细胞膜破裂、细胞膜蛋白质变性、血液阻滞等而使细胞被破坏。一般认为，肿瘤细胞比正常细胞对冷冻更敏感。文献报道冷冻治疗所造成的骨腔壁骨坏死的深度可达 2cm。更有人认为冷冻还引起自身免疫反应，冷冻后局部存留的坏死肿瘤细胞可充当特异性抗原，从而促使机体产生更强的抗肿瘤能力。

低温生物学领域大量的数据显示了液氮产生细胞毒性的 5 种机制：①温度冲击；②电解质的改变；③细胞内冰晶的形成及细胞膜的破坏分解；④细胞蛋白质的变性；⑤细胞微环境的损坏。细胞内冰晶的形成被认为是造成细胞坏死的主要机制。在冷冻治疗时，快速的冷冻可以引起细胞内冰晶的形成，随后缓慢的解冻过程可以进一步引起细胞内的结晶化和膜的破坏分解。

Malawer 等强调了冷冻治疗中微血管栓塞机制的重要性，并报道了在狗的模型上使用液氮引起了 7 ~ 12mm 厚度的骨坏死。第二个循环快速冷冻和缓慢的解冻效果更为明显，因为在第一个循环使用后冷的传导性更强了。Marcove 等阐述了使用快速冷冻和缓慢的解冻三次循环可以在肿瘤残腔边缘 2cm 内杀死肿瘤细胞。

（二）临床应用

1. 操作方法

（1）主要过程：

为避免皮肤、皮下及主要神经血管被液氮冻坏，应在术前挑选适当病例。最好是四肢大的长管状骨肿瘤，骨壳比较完整，且具有 3mm 以上厚度。在手术过程中尽可能使用充气止血带，减少术中的局部出血，防止血液作为一个散热源，形成影响冷冻治疗效果的保温层。切口远离主要血管、神经干走行部位，手术时加大切口，充分松动与牵开周围组织，将软组织尽量向两侧牵开。分离保护好软组织，骨暴露后，病灶开窗选骨壁最薄处，窗口向上，并使瘤腔开口向正上方。一个足够大的皮质开窗是非常必要的，要能够足够清楚地暴露整个肿瘤病灶，以确保刮除完全。开窗要尽可能形成一个椭圆形的骨窗，椭圆形的长轴要与骨的长轴平行以减少应力造成的骨折可能性。开窗要在距离肿瘤最近、皮质最薄或皮质破坏最严重的部位，以减少骨的丢失。和肿瘤最长径尺寸相近的骨皮质开窗做好后，用多层干纱布或棉垫保护软组织，彻底刮除病变，所有肉眼可见的肿瘤必须刮除干净。充分止血，特别要把残腔内的积血清除干净。若在病灶清除时刮穿残腔骨壁，则用干纱布或棉垫填塞缺口。用灌注法将液氮经漏斗直接注入肿瘤残腔内。每次治疗需 3 个冻融期。冷冻 5 ~ 10min，间隔 20min，使其自然复温。倘若病灶腔较大，出血较多，亦可采用"冷冻—刮（切）除—冷冻"的方式进行。液氮经漏斗橡皮管倒入刮除后的瘤腔时，注意不要过快，避免液氮外溢冻伤周围软组织。如果发生，在肢体复温后可见皮肤或软组织不能转变成正常的淡红色，而呈苍白色，这时应进行清创切除。术后残腔用合适的充填物填充。

（2）注意事项：

1）无瘤术，无瘤操作；

2）妥善保护皮肤及切口内软组织。在使用液氮前，周围骨组织、软组织（尤其是重要的神经、血管）必须保护好。恰当掌握冷冻时间，一般不超过 10min，以免冻伤正常组织，延长愈合时间；

3）皮肤和邻近的血管神经束应显露较大的范围，并使用温的生理盐水反复灌洗，使其能够得到充分的保护；

4）预防病理骨折，做好切口引流，防治感染；

5）坏死的组织，必须清创彻底；

6）对于使用冷冻治疗作为肿瘤残腔的辅助治疗方法的病例，均推荐使用内固定，以减少骨折发生的可能性；

7）在手术过程中尽可能使用充气止血带，减少术中局部出血，防止血液作为一个散热源形成影响冷冻治疗效果的保温层；

8）尽可能避免关节腔的暴露，因为要降低关节腔被肿瘤细胞污染的可能性，以及避免关节软骨直接暴露于液氮而带来的损伤。

2. 临床效果

自 Marcove 等 1964 年首次应用液氮冷冻治疗肺癌肱骨上端转移癌以来，冷冻疗法已广泛用于各种骨肿瘤的治疗。在 1966 年，Gage 等发表了最早的关于冷冻治疗在骨的生物学效应的发现。他们通过实验动物模型使用液氮在股骨上造成了骨坏死，随后观察到了骨内膜和骨外膜的骨的增生。1969 年，Marcove 和 Miller 第一次使用冷冻的方法对肱骨近端转移癌进行治疗。他们采用冷冻治疗的方法治疗各种骨的良性及转移性肿瘤。Marcove 等报告了使用冷冻的方法治疗原发性恶性骨肿瘤的经验。在 1970 年，Marcove 等率先使用了冷冻的方法来治疗骨巨细胞瘤，并证明了一种通过直接倾倒液氮来冷冻刮除后肿瘤残腔的方法的有效性。具体方法为：先通过足够大的切口，对肿瘤进行完全的刮除，刮除以后的肿瘤残腔使用液氮灌注法灌注，保持温度在 –20℃以下。他们认为这种方法作为一种肿瘤刮除后肿瘤残腔的局部辅助治疗方法，能够降低肿瘤局部刮除后的局部复发率，避免了大块切除重建造成的较大创伤。随后 Marcove 又报告了骨巨细胞瘤病灶刮除后使用冷冻治疗作为辅助治疗，并采用植骨或骨水泥填充的一些经验。他们总结了两组病例的经验：一组采用当时的标准治疗——仅刮除，结果复发率高（约50%）。另一组采用冷冻治疗作为辅助治疗，复发率为 36%。此后 Marcove 又改良了外科技术，包括广泛的暴露、仔细的刮除，经过冷冻治疗的肿瘤复发率下降到了 12%。我国从 20 世纪 70 年代也开展了骨巨细胞瘤的液氮冷冻治疗。冷冻治疗的复发率较刮除法明显降低，为 7% ~ 36%。但通常也会带来一些诸如神经震荡、感染、软组织坏死、肿瘤恶变、骨折、关节功能障碍等并发症。Sloan-Kettering 纪念癌症中心的报告显示，52 个 GCT 病例在彻底刮除肿瘤后，灌注液氮，局部复发率仅 12%。但也出现了一些并发症，包括邻近骨、软骨、软组织的坏死，病理性骨折、感染以及骨关节退行性变。国内也有相关的临床报道。对冷冻治疗的并发症，术后的病理性骨折是一个发生率相对比较高而且后果严重的并发症。在冷冻治疗后的一段时间内，由于骨组织的进一步坏死和破坏分解，可以导致骨不愈合以及骨折。过度冷冻会增加病理性骨折发生的可能性，而对于肿瘤残腔冷冻不够彻底，不能完全杀灭残腔边缘的肿瘤细胞，将导致局部复发的增加。

Malawer 等报告了 1983——1993 年接受治疗的 102 个骨巨细胞瘤的病例，其中有 16 个患者是复发病例。所有的患者治疗方案都是局部肿瘤完全刮除，磨钻打磨肿瘤残腔的内壁，然后使用液氮直接倾倒的技术治疗。平均随访 6.5 年（4 ~ 15 年）。初发的骨巨细胞瘤患者共 86 例，使用液氮治疗，局部复发率是 2.3%（2/86）。所有患者的总体复发率为 7.9%（8/102）。对于复发的 8 例，其中 6 例再次使用刮除后冷冻治疗、2 例行大块切除。冷冻治疗的并发症包括 6 例病理性骨折（5.9%）、3 例部分皮肤坏死（2.9%）、2 例明显的关节退变（1.9%）。综合的功能评估结果：92.2% 的病例（94/102）功能评估是良好到优秀，6.9% 的病例（7/102）功能评估是中等，0.9% 的病例（1/102）的功能结果是差。冷冻辅助治疗保留了关节，而且局部复发率与其他辅助治疗相比要低。因此冷冻治疗是处理骨巨细胞瘤刮除后肿瘤残腔的一种有效的辅助治疗方法。

总的来说，冷冻手术具有止血、镇痛、操作简便、术后功能恢复好、细胞破坏彻底及能够促进生物（免疫）效应等优点。但也会导致皮肤坏死、感染、血肿、迟发骨折和神经麻痹等，但只要术前准备充分及严格技术操作是可以避免的。大多数学者均认可冷冻治疗作为骨巨细胞瘤刮除后残腔的辅助治疗方法是有效的。它能对刮除后的肿瘤残腔的边缘进一步杀灭，从而达到生物学上相当于广泛切除的效果。与其他的方法相比较，冷冻治疗除了保留了关节的功能外，主要是明显地降低了肿瘤局部的复发率。使用液氮作为制冷剂，被证实能够将复发率控制得较为理想，但是也可能引起骨折、皮肤坏死等并发症的发生。在冷冻治疗后推荐常规使用植骨或骨水泥并结合内固定，以减少骨折的发生。小心仔细地保护软组织和恰当的外科重建可明显地减少冷冻治疗所引起的骨折和感染等并发症的发生，但目前因为各项条件要求严格，以及操作相对复杂，其应用相对于磨钻及化学方法并不广泛。

（陶惠民，杨正明）

参考文献

［1］原银栋，梁庆威，谢林.骨巨细胞瘤的治疗［J］.中国医科大学学报，1993，22(1): 175-177.

［2］MARCOVE R C, MILLER T R. The treatment of primary and metastatic localized bone tumors by cryosurgery［J］. Surg Clin North Am, 1969, 49(2): 421-430.

［3］MARCOVE R C, WEIS L D, VAGHAIWALLA M R, et al. Cryosurgery in the treatment of giant cell tumors of bone: a report of 52 consecutive cases［J］. Clin Orthop Relat Res, 1978, 134: 275-289.

［4］MJöBERG B, PETTERSSON H, ROSENQVIST R, et al. Bone cement, thermal injury and the radiolucent zone［J］. Acta Orthop Scand, 1984, 55(6): 597-600.

［5］PERSSON B M, EKELUND L, LöVDAHL R, et al. Favourable results of acrylic cementation for giant cell tumors［J］. Acta Orthop Scand, 1984, 55(2): 209-214.

［6］JACOBS P A, CLEMENCY R E, JR. The closed cryosurgical treatment of giant cell tumor［J］. Clin Orthop Relat Res, 1985, 192: 149-158.

［7］SHAPEERO L G, POFFYN B, DE VISSCHERE P J, et al. Complications of bone tumors after multimodal therapy［J］. Eur J Radiol, 2011, 77(1): 51-67.

［8］O'DONNELL R J, SPRINGFIELD D S, MOTWANI H K, et al. Recurrence of giant-cell tumors of the long bones after curettage and packing with cement［J］. J Bone Joint Surg Am, 1994, 76(12): 1827-1833.

［9］QUINT U, MüLLER R T, MüLLER G. Characteristics of phenol. Instillation in intralesional tumor excision of chondroblastoma, osteoclastoma and enchondroma［J］. Arch Orthop Trauma Surg, 1998, 117(1-2): 43-46.

［10］SCHWARTZ H S. Update on giant cell tumor of bone［J］. Compr Ther, 1998, 24(10): 488-493.

［11］BLACKLEY H R, WUNDER J S, DAVIS A M, et al. Treatment of giant-cell tumors of long bones with curettage and bone-grafting［J］. J Bone Joint Surg Am, 1999, 81(6): 811-820.

［12］DüRR H R, MAIER M, JANSSON V, et al. Phenol as an adjuvant for local control in the treatment of giant cell tumour of the bone［J］. Eur J Surg Oncol, 1999, 25(6): 610-618.

［13］GIBBS C P, JR., HEFELE M C, PEABODY T D, et al. Aneurysmal bone cyst of the extremities. Factors related to local recurrence after curettage with a high-speed burr［J］. J Bone Joint Surg Am, 1999, 81(12): 1671-1678.

［14］MALAWER M M, BICKELS J, MELLER I, et al. Cryosurgery in the treatment of giant cell tumor. A long-term followup study［J］. Clin Orthop Relat Res, 1999, 359: 176-188.

［15］郭士方，郭万民，黄义昌，等.液氮冷冻治疗骨巨细胞瘤 48 例报告［J］.肿瘤防治研究，1999，26(1): 49-

50.

［16］胡永成，郑得志，徐宝山．高速磨钻在侵袭性骨肿瘤治疗中的应用［J］．中国矫形外科杂志，2004，12(17): 1309-1314.

［17］LACKMAN R D, HOSALKAR H S, OGILVIE C M, et al. Intralesional curettage for grades II and III giant cell tumors of bone［J］. Clin Orthop Relat Res, 2005, 438: 123-127.

［18］LIM Y W, TAN M H. Treatment of benign giant cell tumours of bone in Singapore［J］. Ann Acad Med Singapore, 2005, 34(3): 235-237.

［19］MCGOUGH R L, RUTLEDGE J, LEWIS V O, et al. Impact severity of local recurrence in giant cell tumor of bone［J］. Clin Orthop Relat Res, 2005, 438: 116-122.

［20］OH J H, YOON P W, LEE S H, et al. Surgical treatment of giant cell tumour of long bone with anhydrous alcohol adjuvant［J］. Int Orthop, 2006, 30(6): 490-494.

［21］LEWIS V O, WEI A, MENDOZA T, et al. Argon beam coagulation as an adjuvant for local control of giant cell tumor［J］. Clin Orthop Relat Res, 2007, 454: 192-197.

［22］KIVIOJA A H, BLOMQVIST C, HIETANIEMI K, et al. Cement is recommended in intralesional surgery of giant cell tumors: a scandinavian sarcoma group study of 294 patients followed for a median time of 5 years［J］. Acta Orthop, 2008, 79(1): 86-93.

［23］GORTZAK Y, KANDEL R, DEHESHI B, et al. The efficacy of chemical adjuvants on giant-cell tumour of bone. An in vitro study［J］. J Bone Joint Surg Br, 2010, 92(10): 1475-1479.

［24］SUEHARA Y, NOZAWA M, KIM S G, et al. Late recurrence of giant cell tumour of bone after curettage and adjuvant treatment: a case report［J］. J Orthop Surg (Hong Kong), 2010, 18(1): 122-125.

［25］HOU H Y, WU K, WANG C T, et al. Treatment of unicameral bone cyst: surgical technique［J］. J Bone Joint Surg Am, 2011, 93 Suppl 1: 92-99.

［26］KLENKE F M, WENGER D E, INWARDS C Y, et al. Giant cell tumor of bone: risk factors for recurrence［J］. Clin Orthop Relat Res, 2011, 469(2): 591-599.

［27］LIN W H, LAN T Y, CHEN C Y, et al. Similar local control between phenol-and ethanol-treated giant cell tumors of bone［J］. Clin Orthop Relat Res, 2011, 469(11): 3200-3208.

第五节 骨肉瘤和软骨肉瘤的常见生物学标记物

一、骨肉瘤

骨肉瘤是儿童和青少年最常见的原发恶性骨肿瘤，最近几十年其生存率并没有得到显著提升。探究可能的临床肿瘤标记物有助于骨肉瘤的诊疗，如加快诊断速度、提示治疗效果、支持临床决策及预测复发等。

（一）蛋白类

1. 碱性磷酸酶（ALP）

许多研究证实骨肉瘤的 ALP 比对照组升高，这源于骨肉瘤细胞的溶骨活性。ALP 是预后不良的独立危险因素。Han 观察了 177 例骨肉瘤的血清碱性磷酸酶水平，发现升高的 ALP 与溶骨性骨肉瘤患者的生存期较短相关。

2. 乳酸脱氢酶（LDH）

LDH 参与从丙酮酸盐到乳酸的转换过程，许多恶性肿瘤包括尤文氏肉瘤的患者常表现为 LDH 升高。在一项纳入 943 例骨肉瘤患者的 Meta 分析中，LDH 升高与预后不良相关，整体的危险比是 1.92。

3. 胰岛素生长因子 1（IGF-1）

IGF-1 的信号通路被证实与骨肉瘤的进展相关（肿瘤可以表达 IGF-1 和 IGF-1 受体）。Borinstein 测量了 224 例骨肉瘤患者的血清 IGF-1 和结合蛋白的水平，包括 IGFBP-2 和 IGFBP-3，发现年轻人的 IGF-1 和 IGFBP-3 较老年人低。

4. 血管内皮生长因子（VEGF）和内皮抑制素

血管生成是肿瘤生长的关键环节，骨肉瘤患者的 VEGF 过度表达是预后不良的标志。在一项血管因素的前瞻性研究中，Chen 等观察了 36 例骨肉瘤，发现术前 VEGF 和内皮抑制素均较对照组升高，并且于术后出现下降；术后内皮抑制素的水平仍然较高提示预后不良。研究骨肉瘤患者和对照组、以及转移患者的 VEGF 水平，发现化疗后的 VEGF 水平明显降低，血清 VEGF 水平与肿瘤组织相关，但是和肿瘤的大小和病理类型无关。

5. C 反应蛋白（CRP）

CRP 是由肝细胞产生的一种急性时相反应蛋白，其血清水平与机体炎症相关。CRP 可促进炎性细胞因子的分泌和免疫细胞吞噬病原体，通过结合在白细胞上的抑制受体，也可以起到抗炎作用。CRP 对包括骨肉瘤的许多肿瘤比较敏感，其血清水平升高提示着预后较差，但属于非特异性的炎性。

6. 同型半胱氨酸

同型半胱氨酸是一种由甲胺氨酸合成的氨基酸，在血浆中很容易检测到，其水平升高与心血管疾病和肿瘤相关。尽管癌症发生的过程不是很明确，但伴随的低叶酸水平可能带来 DNA 合成、修复、和甲基化的障碍。在一项 30 例骨肉瘤和 30 例匹配对照的研究中，Kharb 等发现骨肉瘤患者的同型半胱氨酸和叶酸水平较健康受试者升高，但维生素 B_{12} 水平较健康受试者低。

其他的蛋白类生物标志物包括半乳糖凝集素 -3、硫酸软骨素和透明质酸等。

（二）核酸

核酸是脱氧核糖核酸（DNA）和核糖核酸（RNA）的总称。Micro-RNA 也称作微 RNA、miRNA、或者小分子 RNA，是一类由内源基因编码的长度约为 22 个核苷酸的非编码单链 RNA 分子。miRNA 通过与靶信使核糖核酸（mRNA）特异结合，在转录后水平调节基因的表达。因此 miRNA 在许多方面涉及骨肉瘤的生物学行为，例如促进化疗的抗药性等。

1. MiR–34b

MiR-34b 是三个同源的 miR-34 RNA 之一，其直接由 P53 基因在 DNA 损伤反应或者致癌压力下反式激活，包括细胞凋亡、细胞周期阻滞和衰老，因此它具有肿瘤抑制作用。研究表明骨肉瘤中的肿瘤组织和血浆中的 miR-34b 水平较健康对照组更低。

2. MiR–21

MiR-21 通过靶向调控几个肿瘤抑制基因，调节骨肉瘤的生长、细胞周期进展和化疗敏感性。从骨肉瘤的切除组织中测试，MiR-21 水平明显比健康对照组高，而且与肿瘤分期、化疗敏感度相关。

3. MiR–29

MiR-29 家族包括 miR-29a，miR-29b 和 miR-29c。研究发现骨肉瘤患者的血清和肿瘤组织中的 MiR-29 表达均较健康对照组明显升高。血清中较高的 miR-29a 和 miR-29b 提示肿瘤级别更高，与肿瘤转移、整体生存期、无瘤生存期相关。

4. MiR–195

MiR-195 与肿瘤的发生有关，在体外有抑制骨肉瘤细胞迁移的活性。有学者测定了治疗前 166 例骨肉瘤患者的血清 MiR-195 水平，并与 60 例年龄性别匹配的正常人进行对照，发现骨肉瘤患者的 MiR-195 水平较低，尤其那些高级别骨肉瘤和进展期骨肉瘤的水平更低。低水平的 MiR-195 提示肿瘤预后不良和生存期较短。

5. MiR–133b 和 MiR–206

有学者研究了 100 例骨肉瘤患者的血清和标本的 MiR-133b 和 MiR-206 水平，并与年龄和性别匹配的健康受试者进行比较，发现治疗前的骨肉瘤组织和血清中的 MiR-133b 和 MiR-206 水平较低，并且和肿瘤级别、肿瘤转移和复发相关。MiR-133b 和 MiR-206 的低表达是整体生存期和无瘤生存期的独立预后因素，低水平的 MiR-133b 和化疗敏感性差相关。

骨肉瘤非常需要引导临床诊断和治疗的有效生物标记物。以上不仅介绍了非特异的生物标记物，而且介绍了一些特异性较强的标记物，另外还有很多 miRNA 引起了研究者的浓厚兴趣，如 MiR-152、MiR-199a-5p、MiR-326、MiR-221 等。

二、软骨肉瘤

软骨肉瘤是发病率第二位的原发恶性骨肿瘤，是来源于软骨的恶性肿瘤，临床表现多样，生物学行为各异。软骨肉瘤可分为原发性和继发性两大类，继发性软骨肉瘤多来源于骨软骨瘤。根据软骨肉瘤的发生特点，分为中心型软骨肉瘤（来源于髓腔）和外周型软骨肉瘤（来源于骨表面）。组织病理学分级和肿瘤的侵袭性以及疾病的预后密切相关，通过 HE 染色，光学显微镜下观察基质蛋白和核分裂相后分为 I 级（低级别）、II 级（中等）、III 级（高级别）。有时候通过 HE 染色很难区分内生软骨瘤和软骨肉瘤 I 级，可通过放射影像和临床资料整体分析。大多数软骨肉瘤缓慢生长，很少发生远处转移，对放疗和化疗不够敏感，足够的手术切缘可获得良好的预后。过去几十年来，很多恶性肿瘤发现了相关的分子水平生物标志物，并且用于疾病的诊断和靶向治疗。然而，准确预测软骨肉瘤的标记物仍然尚未发现。

不同的软骨肉瘤分级与血管形成和淋巴管形成有关，瘦素和脂联素与肿瘤分级相关。有几个 miRNA 可以调节血管内皮生长因子 A（VEGF-A）和血管内皮生长因子 C（VEGF-C）。α- 甲基酰基辅酶 a 消旋酶和骨膜蛋白（periostin）是鉴别内生软骨瘤和软骨肉瘤新的生物标志物。

（一）瘦素和脂联素

瘦素是一种脂肪细胞衍生的细胞因子，和长、短瘦素受体在许多组织中结合。它与肥胖密切相关，在几个癌症中影响肿瘤形成、血管生成和转移。长瘦素受体在软骨肉瘤中表达增加，但是短瘦素受体没有增加。瘦素 miRNA 和蛋白质表达在软骨瘤组织中也有增加。瘦素染色强度与软骨肉瘤组织学等级相关。瘦素通过促进 VEGF-A 和 VEGF-C 分泌，增强软骨瘤细胞迁移、血管生成和淋巴发生。瘦素诱导的 VEGF-C 表达和 miR-27b 是负调节关系。笔者建议依据瘦素水平对软骨肉瘤进行分级。

脂联素和瘦素一样，也是一种脂肪细胞衍生的细胞因子，有助于减少代谢紊乱。脂联素的减少会增加肥胖、结肠、乳房、子宫内膜和前列腺癌的风险。考虑到脂联素和几种癌症的发生率是负相关的，可能在软骨肉瘤中表达降低。文献报道脂联素染色强度与软骨肉瘤分期相关；还有报道脂联素像瘦素一样促进 VEGF-A 的表达和血管生成。脂联素和瘦素一样，在软骨肉瘤细胞水平抑制 miR-27b 表达和增加 VEGF-C，进一步的研究需明确瘦素和脂联素在软骨肉瘤发生中的作用以及肥胖和软骨肉瘤的关系。

（二）血管内皮生长因子 –A（VEGF–A）

VEGF-A 是肿瘤血管生成重要调控的细胞因子。VEGF-A 受瘦素、脂联素、CCL5、双调节因子在软骨肉瘤细胞水平的调控，它的表达与软骨肉瘤级别相关。miR-199a 和 miR-206 直接靶向 VEGF-A，它们在软骨肉瘤中的水平降低。尽管 VEGF-A 随着软骨肉瘤分级提升而升高，但很难作为一个生物标记物。因为血管生成在肿瘤生成中很常见，不一定是恶性肿瘤。

双调蛋白（amphiregulin）是一种表皮生长因子受体配体，在组织中的双调蛋白随着软骨肉瘤的级别升高而提升，双调蛋白促进 VEGF-A 的升高，逆向调节 miR-206 降低。双调蛋白是多种癌症的预后和治疗反应的血清生物学标志物，进一步研究双向调节蛋白与软骨肉瘤的关系很有必要。

CCL5 是一种被各种细胞（包括肿瘤细胞）分泌的炎性趋化因子，在软骨肉瘤中的表达明显增高，增高的 CCL5 通过抑制 miR-119a 提升 VEGF-A 水平。CCL5 通过激活基质金属蛋白酶 -3（MMP-3）来增强肿瘤转移，其水平的升高促进了软骨肉瘤的转移。因此，CCL5 水平升高提示患者预后不良。

（三）血管内皮生长因子 –C（VEGF–C）

VEGF-C 是淋巴细胞生成的主要因素，在人类各种癌症中表达增加。VEGF-C 水平通过瘦素、脂联素、大脑衍生的神经生长因子（BDNF）的刺激和抑制 miR-27b 和 miR-624-3p，并随着软骨肉瘤的级别升高而增高。miR-27 在软骨肉瘤组织中的表达并未得到确定。miR-27 被瘦素和脂联素抑制，并且在软骨肉瘤细胞线抑制 VEGF-C 水平。miR-27b 抑制是瘦素通过 Fak、Pi3k 和 Akt 信号通路完成，或者脂联素通过 Camk11、ampk 和 p38 信号通路完成。

BDNF 已经被证实可促进软骨肉瘤细胞的转移。通过 MEK/ERK/mTOR 级联，BDNF 负向调节 miR-624-3p 的表达，并且直接抑制 VEGF-C 软骨肉瘤在细胞线的水平。VEGF-C 很难作为生物标志物，因为像肿瘤一样的血管生成同样可促进淋巴细胞生成。尽管 VEGF-C 和 BDNF 在软骨肉瘤中出现升高，它们不是特异性细胞因子肿瘤标志物。

（四）SOX4 和 SOX9

决定性别区域 Y（SRY）基因相关的高流动性组 -BOX 基因 4（SOX4）参与各种人类肿瘤的发生发展。软骨肉瘤的 SOX4 基因过度表达，而且表达水平与肿瘤分级相关。过度表达的 SOX4 可增强软骨瘤中的细胞增殖和凋亡。miR-30a 和 miR-129-5p 直接瞄准 SOX4，他们在软骨肉瘤组织中被负向调节。SOX4 在低级别软骨肉瘤的过度表达可以作为一个预后不良的指标。

SOX9 是软骨肉瘤组织中软骨生成和增加的主要调节因子，并且被 miR-145 所调控。在软骨肉瘤组织中，miR-145 表达水平下降，SOX9 表达水平上升。也有研究证实，SOX9 表达水平在 I 级软骨肉瘤中明显降低。综上，软骨肉瘤 SOX9 也许不能作为一个预后标志物，但可以作为一个治疗指标。

（五）小结

过去几十年中，已经开发出许多生化和遗传生物学标志物。生物标志物可用于诊断、预后和治疗，但对于软骨肉瘤尚无可靠的生物标志物。瘦素、脂联素、VEGF-A、VEGF-C 在软骨肉瘤中升高，而且和肿瘤分级相关。瘦素和脂联素都可以刺激 VEGF-A 和 VEGF-C 升高，引起血管生成和淋巴发生。瘦素和脂联素通过抑制 miR-27b、miR-27b 和 miR-624-3p 调节 VEGF-C，通过抑制 miR-119a 调节 VEGF-A。VEGF-A 和 VEGF-C 在所有肿瘤中都会升高，它们是否可作为生物标志物，尚需继续研究与预后的相关性。

在许多其他肿瘤中可见升高的细胞因子 CCL5 和 BDNF，在软骨肉瘤中同样上升并且与预后相关。SOX9、BMPR（骨形态发生蛋白受体）和 RUNX2（小牛相关转录因子）参与了骨和软骨的生成，在软骨肉瘤中同样会升高并且和预后相关。

生存素抑制物、miR-23b、miR-100 和 miR-125b 的表达可加强化疗的敏感性，它们可用于治疗目标的评估。

Ki67 与细胞增殖有关，是包括软骨肉瘤的多个肿瘤的预后指标。S100、Sphk1、SOX4、双调蛋白和 HOTAIR 的表达在包括软骨肉瘤的许多肿瘤中可见升高，可见这些指标不是特异的诊断标志物，但综合评估后也许可以作为肿瘤分级的依据。

（刘艳成，乔睿琦，冯江涛，张浩）

参考文献

［1］CAI H, ZHAO H, TANG J, et al. Serum mir-195 is a diagnostic and prognostic marker for osteosarcoma［J］. J Surg Res, 2015, 194(2): 505-510.

［2］CHEN J, SUN M X, HUA Y Q, et al. Prognostic significance of serum lactate dehydrogenase level in osteosarcoma: a meta-analysis［J］. J Cancer Res Clin Oncol, 2014, 140(7): 1205-1210.

［3］CHEN Z, CHEN Q X, HOU Z Y, et al. Clinical predictive value of serum angiogenic factor in patients with osteosarcoma［J］. Asian Pac J Cancer Prev, 2012, 13(9): 4823-4826.

［4］HAN J, YONG B, LUO C, et al. High serum alkaline phosphatase cooperating with MMP-9 predicts metastasis and poor prognosis in patients with primary osteosarcoma in Southern China［J］. World J Surg Oncol, 2012, 10: 37.

［5］LEE H P, LIN C Y, SHIH J S, et al. Adiponectin promotes VEGF-A-dependent angiogenesis in human chondrosarcoma through PI3K, Akt, mTOR, and HIF-α pathway［J］. Oncotarget, 2015, 6(34): 36746-34761.

第六节　骨肿瘤介入治疗

一、概述

介入治疗学（interventional therapy），又称介入放射学 (interventional radiology)，是近年迅速发展起来的融合了影像技术和临床治疗于一体的一门新兴学科。它是在数字减影血管造影、CT、超声和磁共振等影像设备的引导和监视下，利用穿刺针、导管及其他介入器材，通过人体自然孔道或微小的创口将特定的器械导入人体病变部位进行微创治疗的一系列技术的总称。

1953 年，瑞典 Sven-Ivar Seldinger 首创了用套管针、导丝和导管经皮股动脉插管作血管造影的方法，奠定了介入放射学的基础。1967 年美国放射学家 Margulis 首次提出介入放射学的概念，他认为介入放射学的开展需要特殊的训练，具备影像专业知识、临床知识和围手术期处理患者的能力，并与外科和内科医师密切合作，明确指出这是放射领域的独立学科。1974 年 Driscoll 进一步改良了 Seldinger 法，采用不带针芯的空心金属穿刺针，不需要穿刺动脉后壁，减少了局部出血等并发症风险。1975 年 Feldman 应用血管栓塞技术减少肿瘤切除术中出血；并认为在不能手术的骨肿瘤的姑息性治疗中，肿瘤供血动脉的栓塞治疗可缓解疼痛，减小肿瘤。1976 年 Wallace 系统阐述了介入放射学，认为介入放射学是基于影像诊断学，以技术操作为基础，以临床治疗为中心的不断创新的学科。

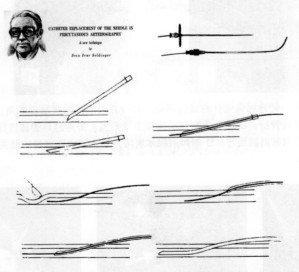

图 4-6-1　Seldinger 医生和 Seldinger 技术

随着现代医学的进步、医疗技术的提高和先进的影像引导与治疗设备的更新，肿瘤的介入治疗与微创治疗取得了前所未有的进展。肿瘤介入治疗已经成为继传统的肿瘤内科、肿瘤外科和肿瘤放疗之后的第四大肿瘤临床治疗支柱。在世界范围内，肿瘤介入治疗学凭借创伤小、恢复快、疗效确切等优势，在过去几十年中取得了飞速的发展。

在骨与软组织肿瘤治疗方面，既可以使介入治疗参与到内科、外科和放疗的治疗中，成为肿瘤综合治疗的一部分，也可以单独应用一种或联合应用几种介入治疗的方法治疗肿瘤。

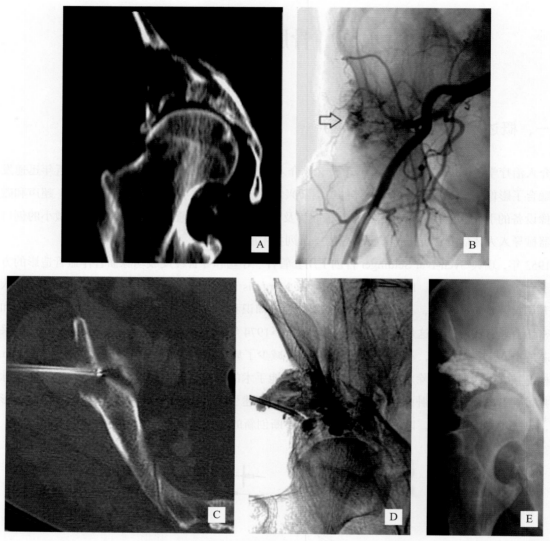

图 4-6-2　患者，男，65 岁，转移性肾癌伴右髋部疼痛，多种介入治疗方式联合应用。A 冠状位重建 CT 显示右髋臼溶骨性病损，伴累及关节的病理性骨折；B 血管造影显示为富血管病损，应用经导管超选择性动脉栓塞术闭塞供血动脉；C 髂骨病损伴复发性疼痛，应用射频消融治疗；D 射频消融术后应用骨水泥成形术稳定髋关节；E 治疗后 6 个月复查 X 线片，患者疼痛缓解，能够行走

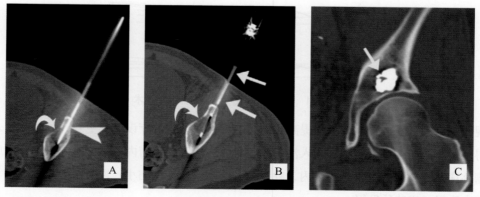

图 4-6-3　肺癌，左髋臼骨转移。A CT 引导下经皮穿刺活检，溶骨性病损位于髋臼顶；B CT 引导下插入冷冻探针行冷冻消融术；C 经皮骨水泥成形术

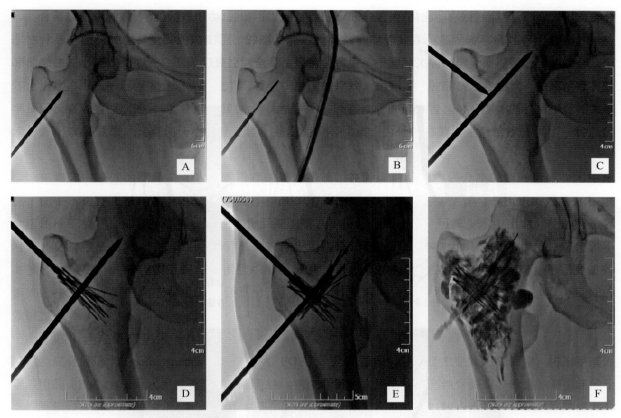

图 4-6-4 患者，女，肾癌股骨近端骨转移。A 沿股骨颈方向经皮建立骨通道；B 微波消融术治疗；C 纵向建立另一个骨通道；D、E 沿两个骨通道经皮植入多根金属细针，建立网状结构；F 经皮骨水泥成形术

介入治疗可分为血管内介入和非血管性介入。①血管内介入：主要包括肿瘤供血动脉内介入化疗、肿瘤供血动脉的栓塞治疗，肿瘤供血动脉内介入化疗与栓塞的结合称为化疗栓塞技术，经动脉导管联合载药微球栓塞技术，肿瘤切除手术中供血动脉的临时阻断技术等；②非血管介入：包括射频消融、微波消融、冷冻消融、骨转移瘤的经皮骨水泥骨成形术、放射性粒子近距离治疗等。

随着介入放射学的进展，越来越多的骨与软组织肿瘤可行微创介入治疗。一些良性骨肿瘤，如骨囊肿和骨样骨瘤等，可通过经皮微创介入治疗达到治愈的目的（详见第二章第十二节），本节介入治疗部分的内容将分别详细介绍目前已在临床广泛应用的骨与软组织肿瘤的其他各种介入治疗的方法。

二、血管内介入治疗在骨与软组织肿瘤中的应用

（一）肿瘤供血动脉内化疗

肿瘤供血动脉内化疗（intra-arterial chemotherapy），又称动脉灌注化疗，指在医学影像设备的引导下，按照 Seldinger 技术，经皮进行动脉置管血管造影，通过选择性肿瘤供血动脉给予化疗。目前，化疗使骨与软组织恶性肿瘤患者的生存率和生存期得以延长，新辅助化疗作为原发恶性骨肿瘤的治疗已成为常规。现阶段通过新辅助化疗，患者的保肢成功率和 5 年生存率明显提高。一般认为动脉灌注化疗使肿瘤局部的药物浓度较静脉内化疗提高 4 ~ 6 倍，起到大剂量化疗的作用，而全身毒副作用低于同等剂量的静脉给药，避免了静脉给药经肝脏等代谢的首过效应，首次通过肿瘤区域的化疗药物浓度明显高于非靶器官，可提高肿瘤的局部控制率，增大保肢成功率，降低局部复发率，最终使药物经静脉回流后再次进入体循环，

起到系统化疗的作用。动脉内灌注化疗利用动脉内插管至肿瘤的供血动脉进行造影,能够对肿瘤的位置、大小、轮廓及肿瘤血管情况进行详细地了解,再将导管头端放置于供血动脉最远端,确保动脉内灌注化疗能够取得更好的效果,同时多次动脉介入化疗的系列血管造影可通过观察肿瘤血管情况评估肿瘤细胞坏死情况以判断预后。

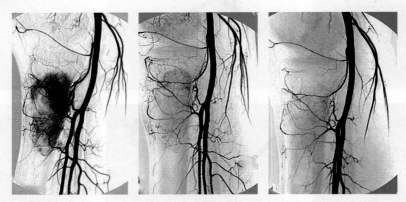

图 4-6-5　胫骨近端骨肉瘤患者,行经动脉介入化疗的系列血管造影显示肿瘤血供减少超过 90%,化疗反应好

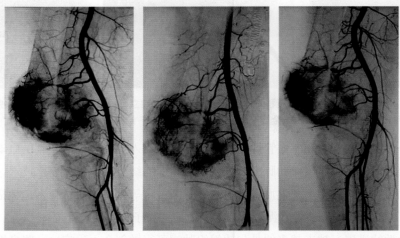

图 4-6-6　股骨远端骨肉瘤患者,行经动脉介入化疗的系列血管造影显示肿瘤血供未见明显减少,化疗反应差。终止新辅助化疗,行手术治疗,术后病理证实肿瘤细胞坏死率为 65%

动脉内介入化疗较常使用的灌注方法是大剂量冲击化疗,即一次性给药方法。这种灌注方法的实施是在影像监视下将导管插入骨肿瘤供血血管,并在一次性灌注大剂量化疗药物后拔掉导管,间隔 3 ~ 4 周后再重复实施。大剂量冲击化疗的优点在于一次插管成功就可以完成一个疗程的治疗,术后恢复时间也较短,同时通过每次进行插管,医生也可以了解肿瘤变化情况及化疗所取得的成效。动脉内化疗也可以应用皮下埋置式动脉灌注化疗装置,通过化疗泵持续给药,有利于保持肿瘤供血动脉区域的血药浓度,此方法为一次置管可建立永久性局部动脉灌注化疗通道,可行多次介入化疗,简便易行,减轻患者多次置管的痛苦,节省费用。一般来说动脉介入化疗用于下肢肿瘤效果好于上肢肿瘤,对躯干部位肿瘤则不易达到。常用于骨与软组织肿瘤动脉内化疗的药物有顺铂、阿霉素、丝裂霉素和 5- 氟尿嘧啶等,在临床中常选择一种化疗药物应用动脉内化疗,同时联合静脉内应用化疗方案中的其他药物以提高治愈率。需要注意介入化疗可能出现多种并发症,如皮肤损伤、肌肉损伤和血管损伤等。

虽然动脉介入化疗在肿瘤局部控制方面有好的表现,但对患者的生存期的评价仍存在争议。Bacci 等对比研究顺铂动脉介入化疗较静脉内化疗治疗骨肉瘤可获得更高的肿瘤细胞坏死率（78% *vs.*46%）,

但他们发现二者在生存率方面没有显著性差异。谢璐等发现顺铂动脉化疗可获得肿瘤的局部控制，但在5年生存率方面并没有提高。Hugate 等根据肿瘤的大小调整动脉介入顺铂化疗的剂量，发现局部控制率和生存率均有提高。

（二）肿瘤栓塞治疗

肿瘤栓塞治疗，即经导管动脉栓塞术（transcatheter arterial embolization，TAE），指通过超选择性肿瘤供血动脉插入导管，注射栓塞剂闭塞血管。

由于特殊部位的骨与软组织肿瘤和部分巨大的骨与软组织肿瘤，解剖结构复杂、供血来源丰富且吻合支多，导致手术过程中出血多，手术视野不清进而引起肿瘤难以彻底切除，甚至引发失血性休克，手术并发症较多，严重威胁患者生命安全和手术效果。

骨与软组织肿瘤手术前行介入栓塞可使肿瘤细胞缺血、缺氧、坏死并与周围正常组织分离，从而肿瘤易于被剥离和完整切除；同时肿瘤供血动脉栓塞是控制术中出血的方法，可有效缩短手术时间、减少术中出血，使手术视野更加清晰，进而使肿瘤的手术切除概率大大增加，减少术后复发的风险。

肿瘤供养动脉血管较正常血管粗大、迂曲，血管分支增多，在肿瘤主血管内常分出数条横行长短不规则的小血管延伸入肿瘤实质。染色期肿瘤造影中有大小不等斑点状高密度的血管湖阴影，髂骨肿瘤的染色一般较四肢肿瘤范围大。全面的血管造影可以明确肿瘤血供来源，是后续成功实施栓塞的前提。在DSA 透视下，超选择地将导管插入肿瘤的供血动脉，缓慢注射与对比剂混合的栓塞剂，直到肿瘤供血动脉血流停止；栓塞过程遵循先快后慢的原则，栓塞肿瘤血管及供血动脉的二级以下分支，栓塞完毕后再次造影评估栓塞效果。Gellad 等认为术前栓塞成功的标准是栓塞后造影显示肿瘤染色较栓塞前减少 75%或以上，且手术中失血少于 3000ml。

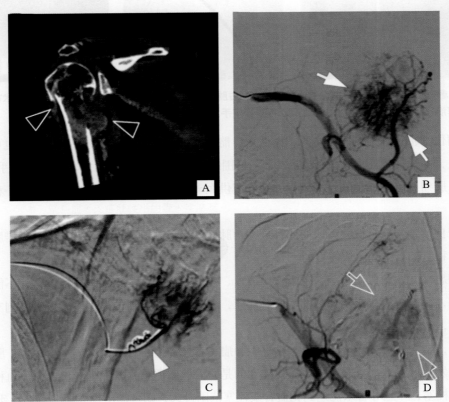

图 4-6-7 栓塞后 48h 内行外科手术治疗切除肿瘤。A 肾癌，富血管肱骨转移瘤伴病理性骨折；B 锁骨下动脉血管造影显示肿瘤多重血供；C 联合应用标准化颗粒和弹簧圈行经导管栓塞术；D 造影显示残存的肿瘤血管

常用的栓塞剂有明胶海绵、碘油、聚乙烯醇（PVA）颗粒、无水乙醇和金属弹簧圈等，其中金属弹簧圈属于永久性栓塞材料。在临床中需要根据栓塞水平（近端／远端）、颗粒大小和形状、闭塞的持续时间（永久性／暂时性）、是否容易经导管注射（液体／固体）和可能的并发症等多方面考虑选择合适的栓塞剂。

由于明胶海绵在 7 ~ 21 天内经蛋白分解酶途径降解并吸收，血管内血栓实际上于栓塞后 24h 就开始溶解，可有部分肿瘤血管再通，邻近侧支循环重建，所以手术最好在使用明胶海绵栓塞后 24h 内进行，以防血管再通和肿瘤侧支循环的重建。碘油不易吸收，颗粒小，可以栓塞微血管，阻断肿瘤组织的远端动脉延缓其侧支循环建立，中断营养供给，造成肿瘤快速坏死。

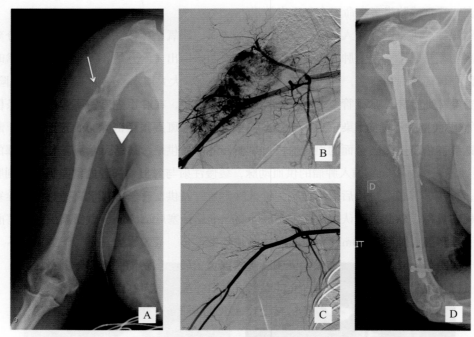

图 4-6-8　患者，女，46 岁，肾癌右肱骨转移瘤。A 右肱骨转移瘤伴无移位病理性骨折；B、C 手术前行肿瘤供血动脉高选择性栓塞治疗，以减少外科手术中出血；D 行内固定手术

骶骨肿瘤位于腰椎和两侧髂骨之间，血供来自髂内外动脉、骶正中动脉及其分支，也可由腰动脉或股深动脉供血，由于其位置较深，血供丰富，与周围组织粘连广泛，导致手术暴露困难，手术视野不清，术中出血多，肿瘤难以彻底切除。而骶骨肿瘤术前供血动脉栓塞恰好为术中出血提供了一种有效的治疗方法。

对于部分良性骨与软组织肿瘤，如血管瘤、动脉瘤样骨囊肿等，血管栓塞治疗可阻滞肿瘤的生长，减小肿瘤的体积，甚至达到治愈的目的。

许多晚期恶性肿瘤患者在不能手术时常用放疗、化疗等治疗。由于单纯放疗或化疗不能使肿瘤完全坏死，疗效差，而栓塞治疗能使肿瘤发生广泛坏死，肿瘤不能在短期内建立供养血管的侧支循环，可缓解肿瘤性疼痛，起到姑息性治疗的目的。

研究表明，介入栓塞可能会导致骨与软组织肿瘤患者局部组织缺血，造成术后疼痛、肿胀、切口延迟愈合及感染发生风险升高等并发症，需要注意的是介入栓塞严重并发症为异位栓塞、血栓形成，尤其是肢体肿瘤的栓塞，一旦导管未能达到靶血管或栓塞范围过大，则可能出现肢体缺血性坏死。

（三）经动脉化疗栓塞术

经动脉化疗栓塞术（transcatheter arterial chemoembolization，TACE）指将化疗药物通过选择性动脉插管输送到肿瘤内，然后栓塞肿瘤血管，达到使肿瘤坏死的目的。是经导管动脉栓塞术和动脉内化疗的结合，以期达到肿瘤供血动脉栓塞导致缺血和细胞毒性药物产生协同效应。栓塞导致的肿瘤缺血性坏死可造成肿瘤细胞更大程度的吸收化疗药物。另外，栓塞后动脉血流减少可使化疗药物长时间在肿瘤组织内存留。碘油具有载药和栓塞剂的双重功效，将化疗药物和含碘油的造影剂混合，超选择注射到肿瘤供血动脉内，然后再实施暂时或永久性栓塞，碘油可被肿瘤组织选择性吸收，到达肿瘤的毛细血管水平，并在肿瘤内存在数周，起到化疗和栓塞的双重目的。

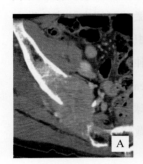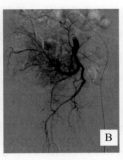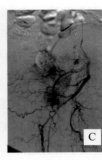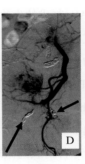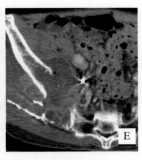

图 4-6-9　患者，男，64 岁，肝癌骨盆转移。A 右下肢疼痛，感觉异常；B 右侧髂内动脉血管造影显示肿瘤着色；C、D 分别选择性右侧臀上动脉、髂腰动脉、第四腰动脉插管，行 TACE，并以微弹簧圈进行右侧髂内动脉远端分支的栓塞；E 行两次 TACE 后 CT 显示肿瘤坏死

化疗栓塞常用的化疗药物为顺铂、多柔比星和丝裂霉素 C 等，可单独应用，也有几种药物的联合应用。目前尚缺乏某种化疗药物优于其他药物或者联合化疗优于单独疗法的证据。最常用的是碘油乳化液与化疗药物混合，然后用明胶海绵栓塞，其中碘油不仅是栓塞剂，还是化疗药物的载体，有增强化疗药物的作用。

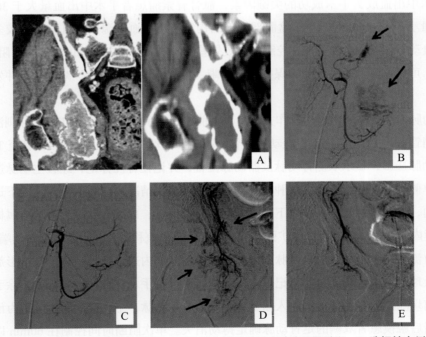

图 4-6-10　患者，男，70 岁，肾癌骨盆转移。A CT 示右侧坐骨巨大肿瘤累及髋臼；B 选择性右侧旋股内侧动脉造影显示肿瘤着色；C TACE 治疗后，选择性右侧旋股内侧动脉造影显示肿瘤着色消失；D 选择性右侧闭孔动脉造影显示肿瘤左侧半着色；E TACE 治疗后，选择性右侧闭孔动脉造影显示肿瘤着色消失

制备碘油和化疗药物混合物的时候，应先将化疗药物溶于水溶性造影剂，再通过抽吸法乳化在碘油中。碘油的用量要多于造影剂，如碘油/多柔比星的浓度比为（2～4）:1，可形成稳定的水-油乳化剂，调节溶解化疗药物造影剂的比重，使其接近碘油的比重，可进一步提高乳剂的稳定性。

（四）经动脉载药微球化疗栓塞技术

经动脉载药微球化疗栓塞技术（drug-eluting bead transarterial chemoembolization，DEB-TACE），与经动脉化疗栓塞术（TACE）不同的是，DEB-TACE 以聚酯材料微球代替碘油作为载药介质，输送化疗药物的靶向性更强，并进一步减少全身暴露。DEB-TACE 是近来兴起的一种改善 TACE 药物代谢动力学特征和治疗效果的方法，目前已应用于骨与软组织肿瘤的姑息性治疗和新辅助化疗的术前辅助治疗。载药微球（DEB）是采用 PVA 制成的生物相容性微球，可承载各种化疗药物，载药微球可闭塞肿瘤的供血动脉，同时以缓释的方式释放化疗药物，将高浓度的化疗药物持续释放到肿瘤组织中，进入体循环的药物很少，减少化疗药物的全身不良反应。DEB-TACE 目前已广泛应用于其他恶性肿瘤，如肝癌的治疗，常用的微球有：DC/LC Bead® 微球（英国 biocompitables 公司）、Hepasphere bead® 微球（美国 Merit Medical 公司）和 CalliSpheres® 等。CalliSpheres® 是由我国自主生产的首款载药微球，由聚乙烯醇构成，结构稳定。中山大学孙逸仙纪念医院许林峰团队研究证实 CalliSpheres® 载药栓塞微球对软组织肉瘤患者是安全有效的，这也是全球首篇载药微球应用于肝癌之外实体瘤的研究报告。

（五）肿瘤供血动脉的临时阻断技术

肿瘤切除手术中供血动脉的临时阻断技术，常用的是骶骨和骨盆肿瘤术中的低位腹主动脉内球囊阻断术。骨盆及骶骨肿瘤多发于较深部位，其发病隐匿，被诊断时往往瘤体已经较大，腰骶部神经根和血管、骨盆环的骨支撑、输尿管和膀胱均可能受累，手术困难大，并发症多，术后复发率高。骶骨及骨盆肿瘤切除术中最常见的并发症是大出血，影响术中视野的清晰度，增加肿瘤完整切除难度，容易造成术中失血性休克、术后肿瘤复发等严重后果。有研究认为术中出血量同患者肿瘤复发率呈正相关。控制骨盆及骶骨肿瘤术中出血成为手术成功的关键因素，骶骨脊索瘤患者手术中出血量大于 3000ml 者复发率明显高于出血量小于 3000ml 者。由于盆骶部解剖结构复杂、供血来源丰富且吻合支较多，术前供血动脉栓塞存在供血动脉阻滞不全的可能，控制出血效果差。术中低位腹主动脉内球囊临时阻断术安全性高，出血控制性好，可明显降低术中出血，保持术野清晰，使肿瘤切除更完整，减少术后并发症的发生及肿瘤复发概率。

低位腹主动脉内球囊临时阻断术操作方法：手术前于介入手术室采用 Seldinger 穿刺法穿刺股动脉，置入 11F 动脉鞘管；于 DSA 监视下，经动脉鞘管，在超滑导丝引导下送 6F 造影导管至 T12 水平，推注造影剂行腹主动脉造影，显示双侧肾动脉及髂动脉位置，并记住骨性标记；经腹主动脉造影后回撤造影导管入两侧或单侧髂内动脉造影，了解肿瘤部位、范围及血供情况；在超滑导丝引导下送入腹主动脉球囊至腹主动脉内，使球囊位于肾动脉以下、腹主动脉分叉以上，以球囊导管上下端金属标记为准；固定位置后，在球囊内注入造影剂，使球囊扩张，直至球囊不随血流移动；在阻断球囊导丝端孔注入造影剂，显示腹主动脉血流被完全阻断，双肾动脉显影良好；抽出球囊内造影剂，精确记录造影剂量，缝线确切固定动脉鞘管及球囊；透视球囊金属标记位置无误，转至骨科手术室准备行骨肿瘤切除手术。肿瘤切除术中在肿瘤分离切除前，将生理盐水注入球囊导管阻断腹主动脉，生理盐水的注入量为预先进行阻断实验时一致，阻断后触摸患者双侧的足背动脉确定搏动消失。单次阻断时间控制在 60min 以内（最多不超过 90min），若需再次阻断，则阻断的时间间隔为 15min。阻断结束时，缓慢抽出球囊内生理盐水，以避免循环血容量骤降造成一过性血压波动。所有患者球囊导管留置时间尽量少于 12h。

存在凝血功能障碍、肝肾功能不全或血管造影显示动脉粥样硬化狭窄为其禁忌证。术中腹主动脉球囊临时阻断保留了双侧髂内动脉的血供，对减少肿瘤切除术后切口并发症的发生有显著的作用。需要注意可能存在的并发症：球囊置入和阻断过程中的动脉损伤出血，阻断时球囊压力过大造成腹主动脉破裂大出血，穿刺侧的动脉血栓形成；阻断平面过高影响肾动脉血供；阻断时间过长造成下肢缺血坏死或神经麻痹引起下肢感觉运动功能障碍，缺血造成膀胱壁坏死和肠瘘等。

三、非血管介入治疗在骨与软组织肿瘤中的应用

根据病变情况和患者的状态确定根治性治疗或者姑息治疗，非血管介入治疗可以被分为消融和实变。消融技术通过急剧升高或降低肿瘤内的温度造成肿瘤坏死，从而实现减轻疼痛或根除病变的目的，实变技术通过加固骨缺损以达到减轻疼痛及防止病理性骨折的目的，同时骨水泥也可以通过阻断肿瘤血液循环、热效应及细胞毒性而产生肿瘤抑制的效果。

（一）射频消融术

射频消融术（radiofrequency ablation，RFA），射频消融通过在电极周围产生的局部高温加热组织，导致细胞发生不可逆损伤，具有创伤轻、操作简便、安全性高且可反复使用等特点，其作用原理是利用电极针产生的射频电流使瘤体周围组织内的离子在高频交流电作用下反复振动，进而摩擦生热，肿瘤组织的耐热性弱于其他正常组织，因此适当的高温能使肿瘤细胞脱水，细胞内蛋白变性，细胞发生不可逆性热变性和凝固性坏死，然后机体免疫系统激活吞噬系统，将坏死的细胞吸收并排出体外，坏死组织周围形成纤维化包膜，增强患者的免疫功能，提高治疗效果，达到消除肿瘤且保留病变器官的目的。

目前一般采用375～500kHz的电磁能进行射频消融。射频消融就像一个简单的电路，主机发出的电流通过存在于大多数生物组织中的离子通道，在两个电极之间振荡，组织类似于电路中的电阻，附近的区域产生热量局部加热，射频电流从治疗器流向远方的接地板，由于组织属于不良电导体，局部组织对电流的阻抗引起了摩擦离子搅动并产生热量，这就是所谓的"焦耳效应"。组织致热的另一个机制是组织热传导，电极周围产生的热量通过肿瘤扩散，导致额外的高温加热。正常细胞内的调节机制能够耐受组织温度小幅度升高（不超过40℃），而低温加热（42～45℃）则会使细胞发生不可逆损伤，这种状态会提高细胞对化疗和放疗的敏感性，当温度达到46℃并持续60min，可导致细胞发生不可逆损伤，而温度升高到50℃时，大多数细胞会死亡，因此，最佳消融温度应当超过50℃。细胞质、线粒体酶及核酸-组蛋白复合物的蛋白质凝固性坏死是细胞直接损伤的主要原因。

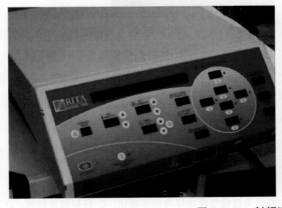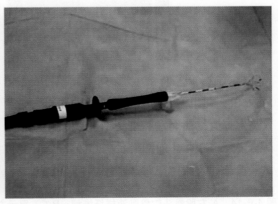

图 4-6-11　射频消融装置和电极针

　　射频消融术广泛应用于多种实体肿瘤的治疗，在骨与软组织肿瘤方面，射频消融术可用于部分良性骨肿瘤根治性治疗，如骨样骨瘤等，也可用于无法手术的恶性骨与软组织肿瘤的姑息性治疗，达到减灭肿瘤目的，并对癌性疼痛起到良好的止痛效果，提高患者的生活质量。

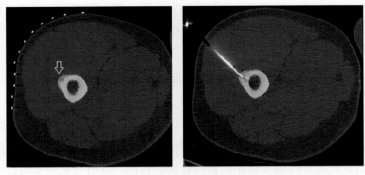

图 4-6-12　患者，男，44 岁，股骨骨样骨瘤，行射频消融术介入治疗

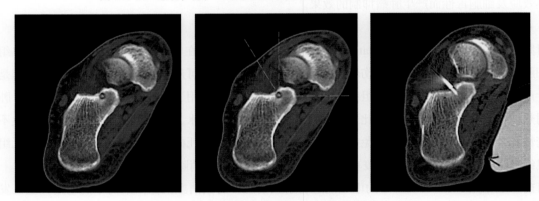

图 4-6-13　右侧跟骨骨样骨瘤的射频消融治疗

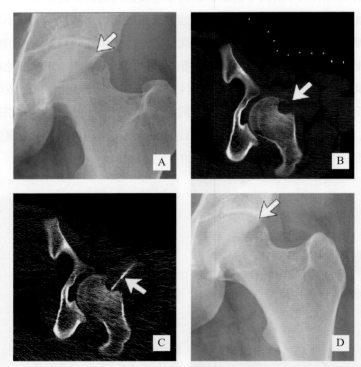

图 4-6-14　A 左股骨头软骨黏液样纤维瘤；B CT 显示左股骨头溶骨性骨破坏伴周围硬化；C 行射频消融术；D 2 年后随访，患者无症状，X 线片显示病损变小，周围骨化

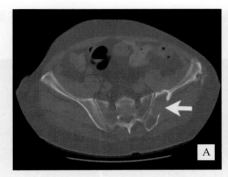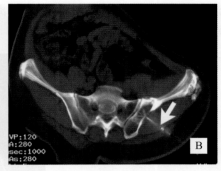

图 4-6-15　A 肾癌，左髂骨骨转移；B 经皮射频消融术

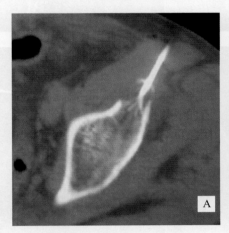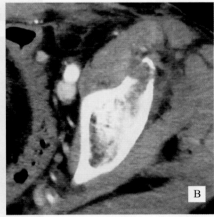

图 4-6-16　乳腺癌，左髋臼骨转移。A 射频消融术中 CT；B 射频消融术后 CT

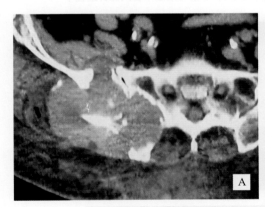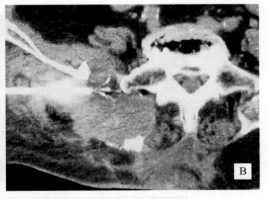

图 4-6-17　甲状腺癌，左骶髂关节转移。A、B 射频消融术中 CT

　　明确肿瘤和器官的生物物理环境对组织加热的影响是肿瘤成功消融的关键。限制肿瘤热消融的最主要因素是组织的血流量，表现在以下两个方面。一是大血管的散热效应，血流较快的大血管可起到散热器的作用，带走消融区的热量，当血管直径＜3mm 时加热更完全、散热效应低，而当血管直径＞3mm 射频消融后肿瘤存活率较高；二是微血管灌注，有研究人员先给予患者口服抗血管生成药（如索拉非尼），然后进行射频消融，结果降低了微血管密度，使射频凝固性坏死区显著增大。此外，消融前给予经动脉栓塞（TAE）或经动脉化疗栓塞（TACE），也可增加消融区。除组织灌注特性之外，局部电导率也是影响射频系统能量沉积的组织学特征。有研究证实，射频消融对骨骼的效力受电导率低和导热性差的限制，发生在骨内的肿瘤很难获得理想的消融效果，在一些电导率稍高的软组织肿瘤可获得较好的消融效果。

通常将少量高浓度的钠离子注射到消融区域，利用离子制剂改变电极周围的电环境，可在射频消融的过程中增加电导率。

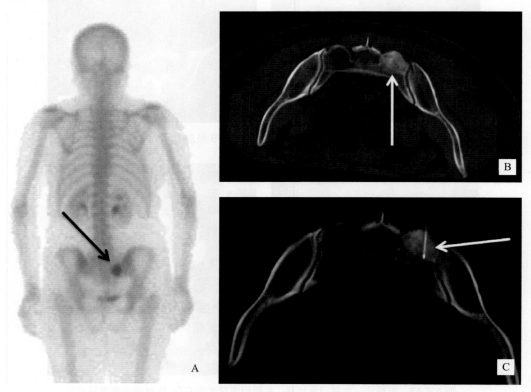

图 4-6-18　骶骨硬化性病损。A 核素骨扫描；B CT；C 射频消融术置入探针过程中

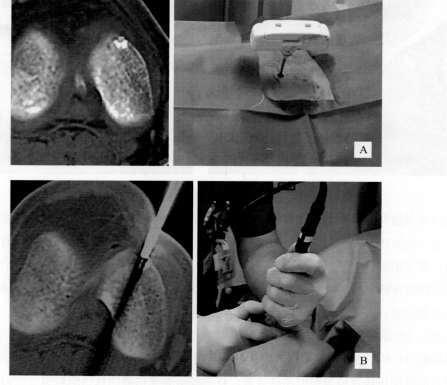

图 4-6-19　射频消融技术。A 同轴针连同套管针插入病灶；B 经过套管针插入电极到达病灶

增大消融体积最简单的方法是延长射频消融时间，这种方法会形成圆柱形的消融区域，而大多数的肿瘤呈球形，在一次治疗中多次插入射频针，既费时又增加了手术风险。所以，可将几个单极射频治疗器排列成固定的结构，每个治疗器间隔不超过1.5cm，能够形成均匀可重复的凝固组织，使治疗的凝固体积增加8倍以上。但使用上述多个探针就要建立多个穿刺部位，增加手术创伤。为了让能量空间分布更加均匀，提高加热效率，增加电极总表面积，在短时间内建立更大的消融区，新研发出了多针可扩展射频电极系统。该系统有不同数量的细弯针构成，它们以套管为中心，呈伞状或更为复杂的形状排列，克服了前面提及的难题，可轻松放置多个探针，形成更大的凝固性坏死区。

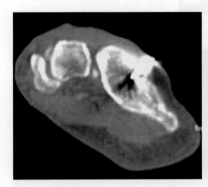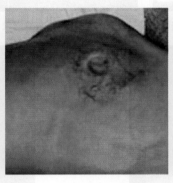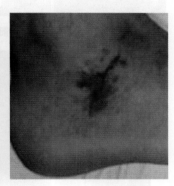

图 4-6-20　射频消融针道感染

（二）微波消融术

微波消融术（microwave ablation，MVA）是另一种局部热消融技术，具有热效率高、升温速度快、凝固区坏死彻底等特点，已在肝癌、肺癌等领域得到广泛的应用。肿瘤细胞对热损伤敏感性较正常细胞高，肿瘤内热的消散比正常组织慢，受热后瘤内温度往往比邻近组织高3～7℃，这种温差可使肿瘤处于杀伤温度，而正常组织温度仍较低而受损害较轻。相关研究显示微波可激发肿瘤中的极性水分子产生超高速振动，水分子的振动、发热可使肿瘤局部升温，肿瘤表面和中心温度快速提高，肿瘤细胞出现凝固性坏死，所以含水量较高的实体肿瘤更适合采用微波消融技术。"微波"是指300MHz～300GHz之间的电磁能，实际情况下微波消融设备使用915MHz或2450MHz的频率。最基本的微波消融系统包括主机、能量分配系统和天线，天线中还有防止操作杆过热的冷却装置，微波主机发出的能量经同轴线传输到间质内天线，然后被输送至靶区。肿瘤组织含水丰富，可快速吸收微波，具有较高的有效电导率，微波加热快速高效，能克服散热效应，以治疗更大体积的肿瘤，微波能轻松穿透各类生物组织，包括电导率较低的骨组织。微波加热组织效率比射频能量高，不需要接地板，而且可同时操作多个天线，增大消融区，天线互相靠近时可产生协同效应。

单纯热消融术后存在一定肿瘤复发的概率，细胞毒性或化疗药物同热消融联合应用可发挥协同作用，研究发现，热消融联合放疗、化疗甚至手术的方法，能够提高肿瘤的治愈率。20世纪90年代，胡永成，范清宇等将微波消融技术和手术切除联合应用于骨肿瘤的治疗，效果良好。随后该技术在骨与软组织肿瘤治疗领域得到越来越广泛的应用。相较于外科术中的微波消融治疗骨与软组织肿瘤，影像引导下的微波消融治疗创伤更小，患者恢复快。对较小的局限性肿瘤，外科消融可达到与外科手术相媲美的效果，而且对于易复发的肿瘤其手术的可重复性更强，对于骨转移瘤也可以达到较好的姑息性镇痛的效果。

微波消融介入治疗的适应证有：①良性骨肿瘤，如骨样骨瘤、软骨瘤、成软骨细胞瘤和血管瘤等；②转移性恶性骨肿瘤，如髂骨、骶骨、坐骨等部位的转移性肿瘤的姑息性治疗；③不能手术切除或切除后复发的原发性恶性骨肿瘤；④对放疗和化疗不敏感的骨与软组织肿瘤。

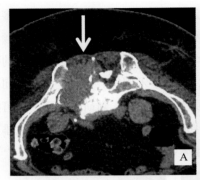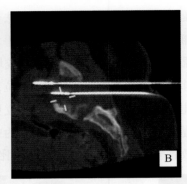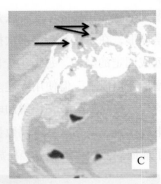

图 4-6-21　A 骶骨溶骨性病损；B 经皮微波消融术；C 微波消融术后 CT

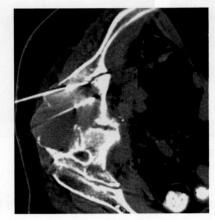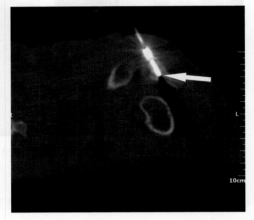

图 4-6-22　患者，男，55 岁，结直肠癌骨转移，行微波消融治疗后疼痛减轻，生活质量改善

图 4-6-23　患者，女，58 岁，肾癌伴肩胛骨转移，行 CT 引导微波消融术以控制肿瘤、减轻疼痛

　　微波消融介入治疗的禁忌证包括：①包裹重要血管和神经的肿瘤；②有严重出血倾向或凝血功能障碍的患者；③全身多发转移，预计生存期较短者；④预计消融后有较大可能发生病理性骨折者。

　　微波消融介入治疗操作注意事项：①术前仔细研究患者影像学资料，明确肿瘤位置、大小及数目，尤其注意肿瘤与周围重要血管、神经以及其他重要结构的关系，根据病灶大小和部位，选择穿刺进针路线，设定消融参数；②进针路线的设计要求既能满足消融要求，又要尽量避开邻近的重要解剖结构；③置入消融天线时应避免反复穿刺，减少局部出血或肿瘤针道转移等并发症；④对于位置表浅的肿瘤，即使应用水冷循环微波天线也应注意防止烫伤的发生；⑤穿刺时用力适当，操作轻柔缓慢，避免骨折发生；⑥为达到骨肿瘤热消融成功的目的，影像引导需精确显示病变，消融天线准确穿刺到靶点，在消融过程中或消融后即刻，以及随访过程中，能通过影像技术评价肿瘤的消融效果；⑦为保证治疗过程的安全性，必须检测靶组织内的温度分布，因为热消融技术的生物学效应主要取决于肿瘤每一部分所达到的温度。

　　影像引导下经皮穿刺微波消融治疗骨与软组织肿瘤，是一种有效的微创治疗手段，它可使肿瘤发生凝固性坏死，同时凝固了肿瘤周围的血管，减少肿瘤血供，肿瘤缩小后，即可恢复患者的肢体功能，缓解症状，又避免了截肢，保持骨的连续性和原状，利于骨的重建。影像引导穿刺治疗时间短、损伤小，减少了感染、转移及骨折等并发症的发生，提高了患者的生活质量和生存率。

　　骨骼是临床晚期恶性肿瘤常见的转移部位，微波消融治疗骨转移减轻疼痛的机制尚不明确，可能的原因有：①物理性毁损进入骨膜和骨皮质的邻近传感神经纤维，阻滞了疼痛的传导；②肿瘤容积减少后减轻了对传感神经纤维的压迫刺激；③产生神经刺激因子的肿瘤细胞被损毁；④抑制引起疼痛的破骨细胞活动。

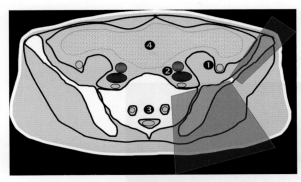

图 4-6-24　骨盆髂骨翼水平病损的经皮穿刺安全入路示意图（绿色区域），需要避开的重要结构：1.股神经，2.髂血管和腰骶干，3.骶管和骶孔，4.盆腔内脏

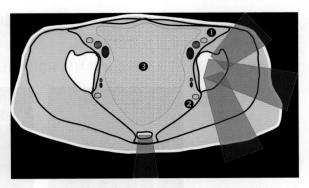

图 4-6-25　骨盆髋臼顶水平病损的经皮穿刺安全入路示意图（绿色区域），需要避开的重要结构：1.股神经和髂外血管，2.坐骨神经，3.盆腔内脏

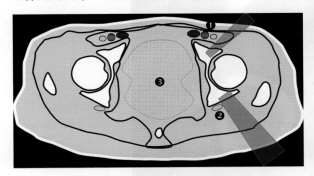

图 4-6-26　骨盆髋关节水平病损的经皮穿刺安全入路示意图（绿色区域），需要避开的重要结构：1.股血管和股神经，2.坐骨神经，3.盆腔内脏

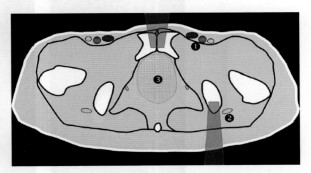

图 4-6-27　骨盆耻骨联合水平病损的经皮穿刺安全入路示意图（绿色区域），需要避开的重要结构：1.股血管和股神经，2.坐骨神经，3.盆腔脏器

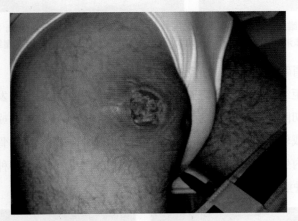

图 4-6-28　坐骨肿瘤热消融术，由于消融过程皮肤保护不够，出现皮肤软组织溃疡

　　影像引导下微波介入消融是一种治疗骨与软组织肿瘤有效的微创方法，克服了手术治疗的不足，为骨肿瘤的治疗提供了一种新的途径，值得进一步推广应用。

（三）冷冻消融术

　　冷冻消融术（cryoablation，CA）是一种纯物理性消融技术，因其示踪性好，消融范围可控，可达到适形、疗效好、安全性高等优点。低温致细胞内外冰晶形成，进而细胞内结构破坏、细胞膜破裂、细胞坏死；肿瘤组织内血管收缩、血小板凝集、血流减慢，使微血栓形成甚至血管闭塞；细胞破裂、细胞膜溶解，释放原本处于遮蔽状态的细胞内抗原，由此增强机体对肿瘤细胞免疫杀伤作用。

　　常用的冷冻技术包括以气体作为媒介的氩—氦冷冻技术和以液体作为媒介的液氮冷冻技术。氩氦刀是目前最先进的冷冻消融设备，利用氦气和氩气循环对病灶组织进行快速冷冻和复温，通过冷冻的破坏作用及肿瘤对低温的敏感性来治疗肿瘤。

影像学引导下的冷冻消融治疗骨与软组织肿瘤已得到广泛应用。

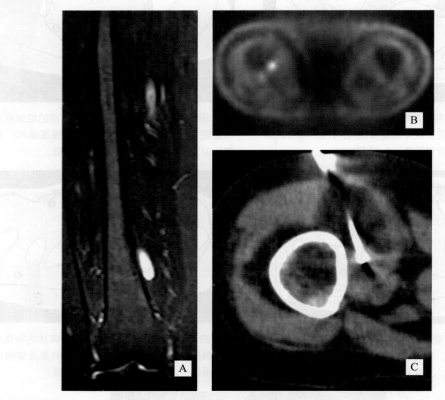

图 4-6-29 多发性神经纤维瘤病，Ⅰ型，新发股部疼痛型神经纤维瘤。A 对比增强核磁；B PET-CT 显示 FDG 摄取增强；C 活检病例显示为良性，行冷冻消融术治疗，CT 显示肿瘤区域凝固性冰球形成。术后疼痛缓解，随访 3 年无症状

骨和软组织肿瘤冷冻消融适应证及禁忌证

适应证：①不适于或拒绝外科手术的患者；②恶性骨或软组织肿瘤已经发生转移，或放、化疗及其他治疗效果欠佳；③手术切除后残留或术后复发病灶；④因高龄、基础疾病或解剖位置关系无法手术切除的局限性原发或继发骨或软组织肿瘤；⑤较局限的单纯骨囊肿、动脉瘤样骨囊肿、骨巨细胞瘤、骨嗜酸性肉芽肿、骨样骨瘤、内生软骨瘤等良性骨肿瘤或肿瘤样病变；⑥采用多种治疗方法后局部病灶稳定但不能消失的骨与软组织肿瘤。

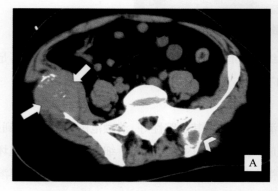
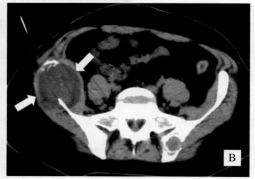

图 4-6-30 A 患者，男，48 岁。非小细胞性肺癌，双侧髂骨翼骨转移；B 冷冻消融术后，CT 显示肿瘤完全被冰球包围

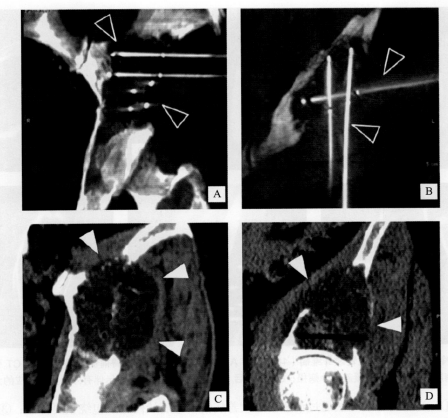

图 4-6-31　A、B CT 引导下髋臼溶骨性转移瘤的冷冻消融术；C、D 术后 CT 显示凝固性坏死冰球范围和肿瘤控制边界

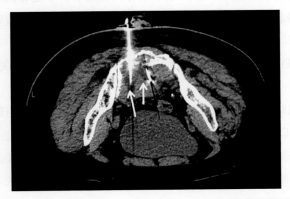

图 4-6-32　骶骨溶骨性病损，行冷冻消融术，病损周围包绕凝固性冰球

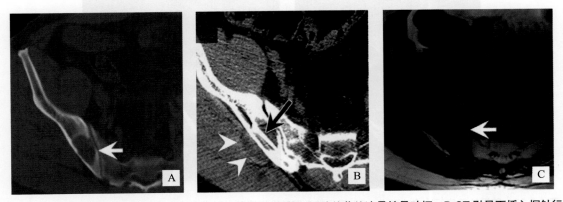

图 4-6-33　甲状腺癌伴右髂骨转移。A CT 扫描显示右髂骨近骶髂关节处溶骨性骨破坏；B CT 引导下插入探针行冷冻消融术，可见凝固性冰球包绕肿瘤；C MRI 的 T_1WI 显示坏死区延伸至右侧骶骨

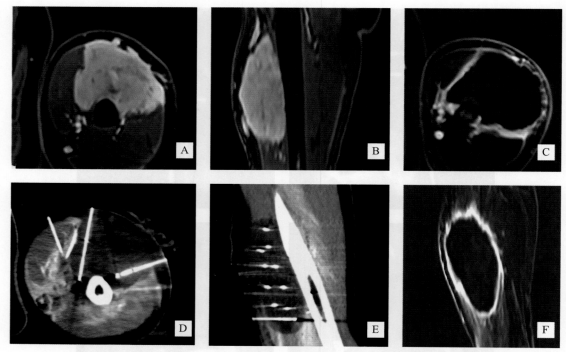

图 4-6-34 冷冻消融术治疗上臂硬纤维瘤（10cm）。A、B 强化 MRI 显示上臂前侧病损；C、D CT 引导下，16 个冷冻探针行冷冻消融术，形成冰球覆盖整个病损；E、F 术后 1 个月复查强化 MRI 显示伴有外周炎性反应的大的坏死腔

禁忌证：①广泛骨转移瘤无法通过消融治疗改善病情；②病灶侵犯或包绕重要神经；③椎体肿瘤侵犯椎管内结构，冷冻消融可能引起截瘫；④发生于颅骨、髋关节、手足骨的肿瘤谨慎使用；⑤消融治疗穿刺部位感染；⑥患者全身状况差、明显恶病质、凝血功能障碍、心肺等重要脏器功能障碍无法耐受手术或预期生命＜ 3 个月。

需要注意的是，冷冻消融可能出现以下并发症：疼痛，骨折，骨骺损伤，骨关节炎，肾功能损伤，冷休克，神经损伤，皮肤损伤等。

影像学引导下骨与软组织肿瘤冷冻消融治疗属于微创局部治疗技术。与微波、射频等肿瘤消融治疗技术相比，冷冻消融术具有以下优点：①冷冻消融本身具有一定的麻醉效果，可在局部麻醉下实施手术；②在 CT 引导下行经皮冷冻消融术时，冷冻冰球表现为边界清楚的低密度区，可精确控制消融范围；③消融治疗效果不会因骨质等组织结构不同而下降。

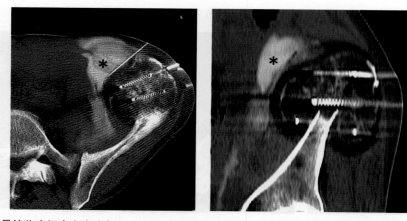

图 4-6-35 髂骨转移瘤行冷冻消融术，CT 显示数个探针进行消融，形成大的冰球包绕整个病损，图中 "*" 为水分离技术保护盆腔脏器

骨与软组织肿瘤种类繁多，部分肿瘤可以通过局部冷冻消融治疗得到有效控制甚至治愈，但对部分恶性骨与软组织肿瘤，受到肿瘤部位、肿瘤与邻近重要结构毗邻关系、多发转移病灶等因素制约，冷冻消融往往不能做到彻底冷冻灭活或控制全身性病情，术后须根据肿瘤病理学分型进行适当的综合及个体化治疗，可在一定程度上改善恶性骨与软组织肿瘤的疗效，达到控制肿瘤、改善症状、提高治疗有效率及延长患者生存期的目的。冷冻消融治疗无法手术的转移性骨肿瘤患者，对抑制骨痛和减少骨相关事件等方面效果显著，具有创伤小、疗效佳、并发症少等优点，为骨转移瘤的姑息治疗提供了一种新的方法。

在临床中冷冻治疗经常作为手术治疗的辅助措施，在肿瘤切除术中联合冷冻消融可减少术中出血，使手术边界更清晰，有利于手术操作和减少术野污染的机会。在良性骨与软组织肿瘤手术中联合应用冷冻技术，如动脉瘤样骨囊肿、骨巨细胞瘤、韧带样纤维瘤等，可减少术中出血，使肿瘤边界清晰，更易彻底切除。在恶性肿瘤手术中联合应用冷冻消融技术，肿瘤组织成固体状，肿瘤包膜不易溃破或撕破，肿瘤包膜组织与周围组织容易分离，可以直接将肿瘤从周围骨面分离，不需要进行切割，冷冻后肿瘤内黏液状组织不会流出，使手术操作更容易，减少术中污染的机会，取得良好的效果。

（四）经皮骨成形术

经皮骨成形术（percutaneous osteoplasty，POP），是在影像引导下经皮穿刺病变骨骼，将聚甲基丙烯酸甲酯（PMMA）骨水泥或磷酸钙骨水泥注入病变骨骼内，用来治疗恶性骨肿瘤、骨囊肿等引起的压缩性骨折和骨破坏的一种介入技术，其主要作用是增加骨骼强度、止痛、防止骨折等。骨转移肿瘤常使用聚甲基丙烯酸甲酯，而良性病变则多用可诱导骨生成的磷酸钙骨水泥。

1987年Galibert等介绍了经皮骨水泥椎体成形术（percutaneous vertebroplasty，PVP）能很好治疗椎体血管瘤，这项技术已广泛应用于治疗椎体良、恶性病变和骨质疏松性压缩性骨折，在缓解疼痛和预防椎体进一步压缩等方面具有良好的临床疗效。经皮骨成形术（POP）是经皮椎体成形技术的延伸与扩展，1995年Cotton等应用POP治疗髋臼转移瘤并获得良好的效果。随后，POP在非椎体骨肿瘤的应用越来越广泛，如髋臼、髂骨、股骨近端和肱骨近端等部位的恶性骨肿瘤的治疗，对某些部位的良性肿瘤如肱骨近端骨囊肿，可行经皮穿刺磷酸钙骨水泥成形术。骨成形术是利用骨水泥硬化过程中聚合反应产生热能及非聚合单体的化学毒性作用杀死肿瘤细胞、迅速缓解疼痛，同时增加消融区域骨质强度，减少病理性骨折的发生，对于易出血的富血供肿瘤，注入骨水泥还能起到凝血和栓塞的作用。

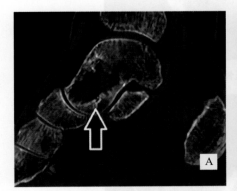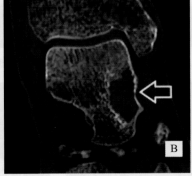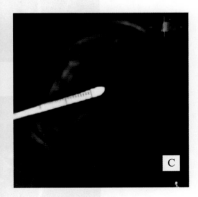

图4-6-36　A、B疼痛性转移性距骨横纹肌肉瘤；C-F CT引导下经皮骨水泥成形术

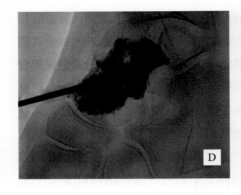
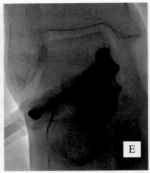
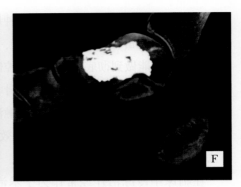

图 4-6-36 （续）

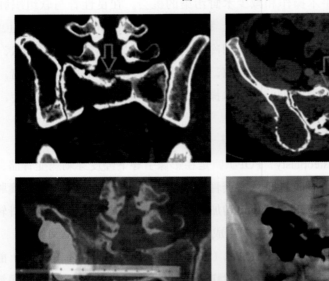

图 4-6-37 经皮螺钉联合骨水泥成形术治疗多发转移性尤文氏肉瘤

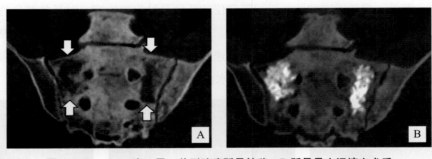

图 4-6-38 A 70 岁，男，前列腺癌骶骨转移；B 骶骨骨水泥填充术后

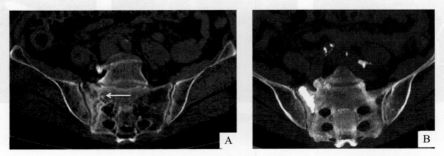

图 4-6-39 A 84 岁，女，乳腺癌，右侧骶骨翼病理性骨折；B 行骨水泥填充骶骨成形术

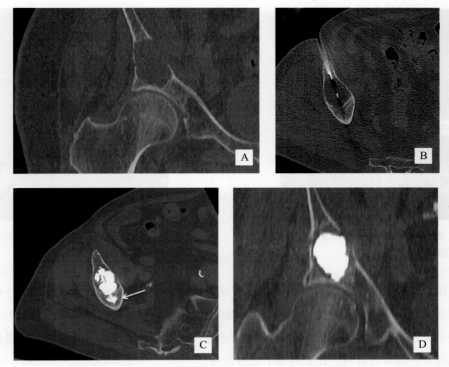

图 4-6-40 A 85 岁，男，右髋部疼痛，CT 显示髋臼溶骨性病损；B 经皮穿刺活检病理证实病变为肾癌骨转移；C、D 经皮骨水泥成形术

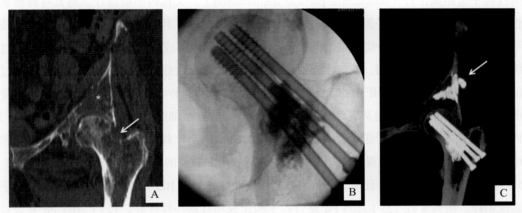

图 4-6-41 A 63 岁，女，乳腺癌，髋臼和股骨近端骨转移；B 股骨颈行空心钉内固定术，同时瘤腔内注射骨水泥；C 髋臼经皮骨水泥成形术，箭头显示无症状性小的骨水泥渗漏

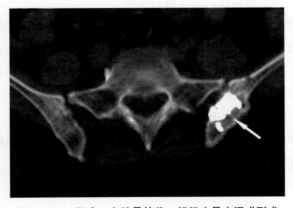

图 4-6-42 肝癌，左髂骨转移，行经皮骨水泥成形术

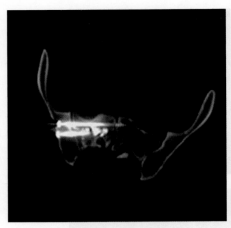

图 4-6-43 骶骨转移性肉瘤术后复发，行经皮螺钉固定加骨水泥成形术

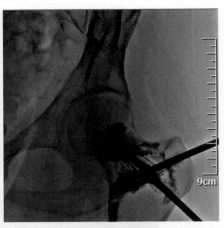

图 4-6-44 乳腺癌，左股骨近端转移瘤，经皮多个细针形成金属网栅加骨水泥成形术

但是以下情况患者不适宜应用 POP 技术：肝肾功能障碍，凝血功能障碍，骨髓炎，急性感染，对骨水泥敏感，病变大于五处，病变距重要神经、血管距离 ＜ 1cm。另外，骨皮质不完整为相对禁忌证。

POP 主要并发症有骨水泥渗漏、病理性骨折、感染、过敏及出血等。当病变部位有骨皮质破损、骨旁软组织侵犯或骨肿瘤富血管时，比较容易引起并发症。

（五）放射性粒子近距离治疗

放射性粒子近距离治疗（radioactive particle implantation），又称内照射治疗。将具有肿瘤杀伤作用的放射性核素制成粒子，根据经影像系统分析得到肿瘤立体图像，利用经皮穿刺、腔镜等微创技术，在影像引导下将放射性粒子植入肿瘤特定的部位，通常是在肿瘤内部或肿瘤组织 5cm 范围内，通过放射性核素持续释放射线杀伤肿瘤细胞。该技术是肿瘤放射治疗与介入治疗的结合，其作用机制是通过持续发射出低能量射线，直接或间接作用于肿瘤细胞的 DNA 分子链，抑制肿瘤细胞的增殖，从而治疗肿瘤。另外，射线可引起细胞组织内水分子电离，产生自由基，从而损伤肿瘤细胞。临床常用的放射性粒子为 125 I 与 103 Pd。研究证实放射性粒子组织植入术单独或联合外照射治疗骨与软组织肿瘤尤其是复发和转移性骨与软组织肿瘤，有效、安全且操作简单易行，在骨与软组织肿瘤的治疗中具有重要的临床价值。

125 I 与 103 Pd 有不同的半衰期。近年来，有研究将 125 I 与 103 Pd 构建为复合性放射粒子，用于肿瘤的临床治疗。研究发现 125 I -103 Pd 复合粒子构建成功且均一性良好，125 I -103 Pd 复合粒子杀伤肿瘤细胞的效果强于 125 I 和 103 Pd，125 I -103 Pd 复合粒子既具有 125 I 通过诱导凋亡杀灭肿瘤细胞的作用，又具有 103 Pd 通过射线直接杀伤肿瘤细胞的作用。

放射性粒子近距离治疗可用于：未经治疗的孤立的原发性骨与软组织恶性肿瘤；术前为缩小手术切除范围、降低复发率；肿瘤呈现局部或区域性扩散，手术累及重要部位或功能脏器；难以进行根治性手术的肿瘤或多发骨转移瘤，较孤立的转移性或复发性肿瘤；预防肿瘤组织局部复发或全身扩散；转移性肿瘤病灶失去手术机会；外照射失败；外照射不满意，需要局部剂量补充；术中难以切除的残存肿瘤；患者拒绝手术治疗或身体条件不宜进行手术但对放疗敏感的肿瘤患者。

放射性粒子近距离治疗的禁忌证：预计生存期不足 6 个月；肿瘤组织局部有活动性出血、破溃甚至感染；肿瘤组织侵及大血管；全身情况不宜行放射性治疗，如合并麻醉禁忌、合并血液系统疾病等。

（王伟）

参考文献

［1］ ARRIGONI F, BRUNO F, ZUGARO L, et al. Developments in the management of bone metastases with interventional radiology［J］. Acta Biomed, 2018, 89(1): 166-174.

［2］ ASTANI S A, BROWN M L, STEUSLOFF K. Comparison of procedure costs of various percutaneous tumor ablation modalities［J］. Radiol Manage, 2014, 36(4): 12-7; quiz 18-9.

［3］ BACCI G, LONGHI A, VERSARI M, et al. Prognostic factors for osteosarcoma of the extremity treated with neoadjuvant chemotherapy: 15-year experience in 789 patients treated at a single institution［J］. Cancer, 2006, 106(5): 1154-1161.

［4］ BRACE C L. Radiofrequency and microwave ablation of the liver, lung, kidney, and bone: what are the differences?［J］. Curr Probl Diagn Radiol, 2009, 38(3): 135-143.

［5］ BUY X, CATENA V, ROUBAUD G, et al. Image-guided bone consolidation in oncology［J］. Semin Intervent Radiol, 2018, 35(4): 221-228.

［6］ CAZZATO R L, GARNON J, SHAYGI B, et al. Percutaneous consolidation of bone metastases: strategies and techniques［J］. Insights Imaging, 2019, 10(1): 14.

［7］ CHU J P, CHEN W, LI J P, et al. Clinicopathologic features and results of transcatheter arterial chemoembolization for osteosarcoma［J］. Cardiovasc Intervent Radiol, 2007, 30(2): 201-206.

［8］ FELDMAN F, CASARELLA W J, DICK H M, et al. Selective intra-arterial embolization of bone tumors. A useful adjunct in the management of selected lesions［J］. Am J Roentgenol Radium Ther Nucl Med, 1975, 123(1): 130-139.

［9］ FILIPPIADIS D, TUTTON S, KELEKIS A. Pain management: the rising role of interventional oncology［J］. Diagn Interv Imaging, 2017, 98(9): 627-634.

［10］ FILIPPIADIS D K, TUTTON S, MAZIOTI A, et al. Percutaneous image-guided ablation of bone and soft tissue tumours: a review of available techniques and protective measures［J］. Insights Imaging, 2014, 5(3): 339-346.

［11］ FOSTER R C, STAVAS J M. Bone and soft tissue ablation［J］. Semin Intervent Radiol, 2014, 31(2): 167-179.

［12］ GARNON J, KOCH G, CAUDRELIER J, et al. Expanding the borders: image-guided procedures for the treatment of musculoskeletal tumors［J］. Diagn Interv Imaging, 2017, 98(9): 635-644.

［13］ GELLAD F E, SADATO N, NUMAGUCHI Y, et al. Vascular metastatic lesions of the spine: preoperative embolization［J］. Radiology, 1990, 176(3): 683-686.

［14］ GILLAMS A. Tumour ablation: current role in the kidney, lung and bone［J］. Cancer Imaging, 2009, 9 (Special issue A): 68-70.

［15］ HEIANNA J, MAKINO W, ARIGA T, et al. Concomitant radiotherapy and transarterial chemoembolization reduce skeletal-related events related to bone metastases from renal cell carcinoma［J］. Eur Radiol, 2020, 30(3): 1525-1533.

［16］ HINSHAW J L, LUBNER M G, ZIEMLEWICZ T J, et al. Percutaneous tumor ablation tools: microwave, radiofrequency, or cryoablation--what should you use and why?［J］. Radiographics, 2014, 34(5): 1344-1362.

［17］HUGATE R R, WILKINS R M, KELLY C M, et al. Intraarterial chemotherapy for extremity osteosarcoma and MFH in adults［J］. Clin Orthop Relat Res, 2008, 466(6): 1292-1301.

［18］JIANG C, WANG J, WANG Y, et al. Treatment outcome following transarterial chemoembolization in advanced bone and soft tissue sarcomas［J］. Cardiovasc Intervent Radiol, 2016, 39(10): 1420-1428.

［19］KELEKIS A, CORNELIS F H, TUTTON S, et al. Metastatic osseous pain control: bone ablation and cementoplasty［J］. Semin Intervent Radiol, 2017, 34(4): 328-336.

［20］KOIKE Y, TAKIZAWA K, OGAWA Y, et al. Transcatheter arterial chemoembolization (TACE) or embolization (TAE) for symptomatic bone metastases as a palliative treatment［J］. Cardiovasc Intervent Radiol, 2011, 34(4): 793-801.

［21］孔金海，肖建如，肖辉，等. 骶骨肿瘤选择性靶血管栓塞后切口并发症的相关性因素分析［J］. 中国骨与关节杂志, 2015, 4(10): 795-798.

［22］刘玉金，徐家华，武清. 骶骨肿瘤术前供血动脉栓塞的临床应用［J］. 介入放射学杂志, 2018, 27(5): 464-467.

［23］NATALI G L, PAOLANTONIO G, FRUHWIRTH R, et al. Paediatric musculoskeletal interventional radiology ［J］. Br J Radiol, 2016, 89(1057): 20150369.

［24］NI J Y, SUN H L, CHEN Y T, et al. Drug-eluting bead transarterial chemoembolization in the treatment for unresectable soft tissue sarcoma refractory to systemic chemotherapy: a preliminary evaluation of efficacy and safety［J］. J Cancer Res Clin Oncol, 2018, 144(1): 157-163.

［25］OñATE MIRANDA M, MOSER T P. A practical guide for planning pelvic bone percutaneous interventions (biopsy, tumour ablation and cementoplasty)［J］. Insights Imaging, 2018, 9(3): 275-285.

［26］PALADINI A, LUCATELLI P, CAPPELLI F, et al. Osteoid osteoma treated with radiofrequency ablation in non-operating room anesthesia. A different way of approaching ablative therapy on osteoid osteoma［J］. Eur Rev Med Pharmacol Sci, 2018, 22(17): 5438-5446.

［27］ROSENTHAL D, CALLSTROM M R. Critical review and state of the art in interventional oncology: benign and metastatic disease involving bone［J］. Radiology, 2012, 262(3): 765-780.

［28］唐顺，董森，郭卫，等. 腹主动脉球囊阻断控制骶骨肿瘤切除术中出血的效果［J］. 中国脊柱脊髓杂志, 2009, 19(2): 85-89.

［29］杨惠林. 靶血管栓塞后手术治疗骶骨肿瘤［J］. 中华骨科杂志, 1998, 18(11): 646-648.

［30］XIE L, XU J, DONG S, et al. Gain and loss from transcatheter intra-arterial limb infusion of cisplatin for extremity osteosarcoma: a retrospective study of 99 cases in the past six years［J］. Cancer Manag Res, 2019, 11: 7183-7195.

［31］YAN T, ZHAO Z, TANG X, et al. Improving functional outcome and quality of life for patients with metastatic lesion of acetabulum undergoing cement augmentation［J］. Medicine (Baltimore), 2019, 98(36): e17029.

［32］YEVICH S, TSELIKAS L, GRAVEL G, et al. Percutaneous cement injection for the palliative treatment of osseous metastases: a technical review［J］. Semin Intervent Radiol, 2018, 35(4): 268-280.

［33］YEVICH S, TSELIKAS L, KELEKIS A, et al. Percutaneous management of metastatic osseous disease［J］. Chin Clin Oncol, 2019, 8(6): 62.

［34］邓必勇，蔡郑东. 放射性粒子近距离治疗骨与软组织肿瘤的研究进展［J］. 实用癌症杂志, 2014, 29(6): 731-732.

［35］郭卫，尉然．中国骶骨肿瘤外科治疗的进步［J］．中华骨与关节外科杂志，2018, 11(4): 241-251.

［36］KURUP A N, SCHMIT G D, MORRIS J M, et al. Avoiding complications in bone and soft tissue ablation［J］. Cardiovasc Intervent Radiol, 2017, 40(2): 166-176.

［37］MASTIER C, GJORGJIEVSKA A, THIVOLET A, et al. Musculoskeletal metastases management: the interventional radiologist's toolbox［J］. Semin Intervent Radiol, 2018, 35(4): 281-289.

［38］卢炜，向阳，庄景义，等．腹主动脉内球囊阻断在骨盆及骶骨肿瘤切除重建术中的应用［J］．中华骨与关节外科杂志，2018, 11(8): 614-616

［39］邵培坚，周泽健，李伟科，等．肢体骨肉瘤介入性综合治疗远期疗效分析［J］．中华放射学杂志，2004, 38(10): 1034-1037.

［40］THANOS L, MYLONA S, GALANI P, et al. Radiofrequency ablation of osseous metastases for the palliation of pain［J］. Skeletal Radiol, 2008, 37(3): 189-194.

［41］WALLACE S. Interventional radiology［J］. Cancer, 1976, 37(1 suppl): 517-531.

［42］张莉，方可薇，岳茜，等．冷冻消融治疗骨转移瘤的研究进展［J］．实用肿瘤学杂志，2018, 32(4): 353-356.

［43］张啸波，肖越勇，李成利．影像学引导骨与软组织肿瘤冷冻消融治疗专家共识2018版［J］．中国介入影像与治疗学，2018, 15(12): 711-716.

附　录

四肢骨肉瘤保肢治疗指南

中华医学会骨科学分会骨肿瘤学组

通信作者：林建华，Email: jianhual@126.com；王臻，Email: wangzhen@fmmu.edu.cn；胡永成，Email: yongchenghu@126.com

【摘要】　骨肉瘤是最常见的骨原发性恶性骨肿瘤，好发于儿童和青少年，四肢为其主要发病部位。目前，保肢治疗被认为是肢体骨肉瘤的标准治疗方法以及有效的基础治疗手段。我国幅员辽阔，但技术发展不平衡，需要理论涵盖充分、技术指导性强且适用于骨肉瘤治疗领域的保肢治疗指南。因此，本指南从保肢治疗定义、手术方法、疗效评价、术后处理与并发症防治、康复指导与随访建议等方面系统介绍四肢骨肉瘤保肢治疗方法，从而规范和推进保肢手术技术发展，提高保肢治疗成功率。

DOI: 10.3760/cma.j.issn.0253-2352.2019.01.001

Guidelines for limb-salvage treatment of osteosarcoma
Chinese Medical Association Society of Orthopedics Bone Oncology Group
Corresponding author: Lin Jianhua, Email: drhsshu@jianhual@126.com; Wang Zhen, Email: wangzhen@fmmu.edu.cn;
Hu Yongcheng, Email: yongchenghu@126.com

【Abstract】　Osteosarcoma is the most common primary malignant bone tumor which usually occurs in children and adolescents, and the limbs are the main site of the disease. At present, limb-salvage therapy is considered to be the standard treatment and effective basic treatment for osteosarcoma. Due to vast territory and unbalanced development of surgical technology, the limb-salvage theoretical and technical guidelines are badly needed. Therefore, this guideline systematically introduces limb-salvage treatment methods for osteosarcoma from the aspects of limb-salvage treatment definition, surgical methods, efficacy evaluation, postoperative treatment and prevention of complications, rehabilitation guidance and follow-up recommendations, so as to standardize and promote the development of limb-salvage surgery techniques and improve the success rate of limb-salvage treatment.

DOI:10.3760/cma.j.issn.0253-2352.2019.01.001

一、概述

骨肉瘤是最常见的恶性骨肿瘤，好发于青少年，恶性程度高、致残率高，自然病程的五年生存率仅10%~20%。经典型骨肉瘤，即普通骨肉瘤，是最常见的骨肉瘤亚型，发生率占所有骨肉瘤的80%，好发于股骨远端和胫骨近端，转移方式多为血行转移，肺转移常见[1-2]。

近30年来，国内骨肉瘤的诊断与治疗技术已取得较大进步，新辅助化疗的理念、广泛切除的外科边缘原则和方法已在国内得到推广；外科手术已被认为是原发和复发转移骨肉瘤行之有效的基础治疗手段；经典型骨肉瘤的五年生存率有了显著提高，无瘤生存率可达60%~70%，总生存率达到60%~80%[3-5]；保肢治疗已成为肢体骨肉瘤的标准治疗方法之一，90%的患者可以实施保肢治疗，其保肢成功率达到60%~80%[3-6]。

对所有可疑骨肉瘤的患者，在活检前应转诊至骨肿瘤诊疗中心或具备专业骨肉瘤诊疗系统的机构，而实施保肢治疗的医院应具备骨肿瘤诊断的影像、病理、介入等多学科专家团队，具备骨肿瘤专科和具有骨肉瘤化疗经验的肿瘤内科；主诊医生负责落实患者整体治疗计划并与多学科团队协作会诊[7-8]。

我国幅员辽阔，但地区发展不平衡，需要理论涵盖充分、技术指导性强且适用于骨肉瘤治疗领域的保肢治疗指南。因此，中华医学会骨科学分会骨肿瘤学组于2018年4月组织学组委员遵循科学性、实用性和先进性原则，共同讨论制定了本指南，其目的是规范和推进骨肉瘤保肢手术技术，提高骨肉瘤保肢治疗成功率。本指南适用于四肢长骨原发经典型骨肉瘤，适用人员包括从事骨肿瘤诊疗的骨科医生、骨肿瘤科医生、肿瘤内科医生和骨肉瘤多学科诊疗团队医生等专业人员。

二、定义

（一）保肢治疗

保肢治疗指经典型骨肉瘤在多学科团队医生共同努力下完成的新辅助化疗、保肢手术和辅助化疗等一系列治疗的总称。保肢治疗的目的是在提高患者生存率的前提下,减少局部复发,尽量保留良好的肢体功能[9-11]。

(二)保肢手术

保肢手术指肢体长骨恶性骨肿瘤广泛切除后,经过重建技术恢复骨与关节功能的外科操作。

(三)新辅助化疗

新辅助化疗指恶性骨肿瘤明确诊断后,术前所做的全身化疗[10-15]。

(四)肿瘤边缘

肿瘤边缘指肿瘤及反应区以外相邻的连续完整的正常组织。外科手术切缘(外科边缘)的设计取决于肿瘤边缘,该边缘具有阻止肿瘤局部侵袭的屏障作用,是判定预后的关键因素[16-17]。

(五)肿瘤的外科边缘

肿瘤的外科边缘指恶性肿瘤切除标本的实际范围。广泛切除指切除环绕肿瘤反应层以外的正常组织区域。广泛切除后,肿瘤局部控制率可达到90%以上。保肢手术所追求的外科切除是以损失正常组织最小,且获得安全无瘤的外科边缘为目的,以期保留肢体最佳功能[17-20]。

(六)安全边缘

安全边缘指纵向和(或)横向膜内、髓腔内距离肿瘤边缘3~5 cm的正常骨组织,以及未被肿瘤侵犯的筋膜、肌腱、关节囊、关节软骨、血管神经鞘膜和外膜,镜下无肿瘤组织[21]。

三、肢体骨肉瘤诊断方法

肢体骨肉瘤的诊断主要依靠临床、影像和病理检查三结合。相对稳定的多学科团队协作参与诊断过程,可以更加准确地做出诊断与鉴别诊断。多学科团队组成与任务分工见表1。化疗前需明确诊断并对肿瘤进行分期。

(一)影像学检查

1.X线片:原发病灶摄正、侧位X线片。

2.CT(增强):病灶和胸部,胸部检查要求薄层+冠状位。

3.MR检查:T1、T2加权及增强MRI。

4.骨扫描:全身+放射浓集区断层。

需要说明的是,PET、CT、MR检查可选择使用[9]。

(二)活检

治疗前必须活检以明确诊断,提倡粗针穿刺活检[7-8]。活检时应考虑后期的保肢和重建。活检针道应尽可能靠近预计手术切口附近,并能够在最终手术时连同肿瘤组织一并整块切除,且不要穿越无瘤的解剖间室、关节和神经血管束;对青少年患者活检针道不要穿越骨骺。另外,如为多发病灶,选择容易到达的部位进行活检。

四、肢体经典型骨肉瘤保肢治疗方法

肢体经典型骨肉瘤保肢治疗方法包括新辅助化疗、保肢手术和辅助化疗,具体治疗流程见图1。

(一)新辅助化疗

1.新辅助化疗的目的

控制原发灶,尽早杀灭远处微小转移灶,缩小肿瘤及周围炎性水肿反应区,以利于后续的保肢手术;观察肿瘤对化疗的敏感性,为进一步制定个体化的术后化疗方案奠定基础[3-4,10-15,22]。

新辅助化疗也存在风险,部分患者接受新辅助化疗后病灶增大和(或)体质下降,导致无法行肿瘤根治术。

2.新辅助化疗的药物使用原则

序贯用药或联合用药,每个患者至少要选用两种以上药物,根据药物说明书,静脉或动脉给药。初次用药按照标准方案的药物剂量计算给药剂量,尽量维持总的药物剂量强度。在严密观察化疗效果的前提下,建议至少用药2个周期;根据所选用的标准方案要求间隔用药。

表1　骨肉瘤保肢治疗多学科医疗团队任务与分工

医疗团队	诊断分期	术前诊疗计划	新辅助治疗	手术	样本评估	术后治疗	辅助治疗	监护随访
肿瘤外科医生	√	√	√	√	√	√	-	√
影像医生	√	√	-	-	-	-	-	√
病理医生	√	√	-	-	√	-	-	-
肿瘤内科医生	-	-	√	-	√	√	√	√
介入或放疗医生	√	√	√	-	-	√	√	√
特定领域专业人员	-	√	-	√	-	√	√	√

注:①诊断分期:影像学评估、活检;②术前诊疗计划:边缘设计、术前栓塞、图像融合、3D打印、假体;③新辅助治疗:术前化学治疗、放疗;④手术:原发肿瘤切除、骨与关节功能重建、血管栓塞、转移病灶切除、皮肤覆盖、血管重建;⑤样本评估:外科边缘、肿瘤坏死率;⑥术后治疗:血栓预防与治疗、围手术期康复;⑦辅助治疗:化学治疗、放疗、心理治疗;⑧监护随访:肿瘤控制、手术后康复、常规监测、数据处理;⑨特定领域专业人员:图像融合、3D打印、假体设计、心理治疗、手术后康复、相关外科

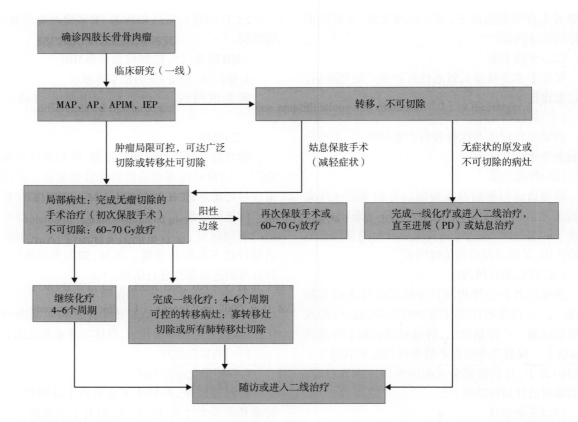

图1 肢体经典型骨肉瘤保肢治疗流程图。一线:包括初始、新辅助、辅助化疗,一般是经过循证医学验证、疗效稳定可靠、大多数专家认可的方案,一线治疗方案不是一成不变的。二线:一线治疗失败所采用的化疗方案,包括复发、难治性或转移性骨肉瘤,疗效有限。MAP、AP、APIM、IEP分别表示不同的新辅助化疗方案

3.新辅助化疗的药物

蒽环类[多柔比星(ADM)、盐酸多柔比星脂质体(PLD)、比柔比星(THP)、表柔比星(EPI)]、铂类[顺铂(DDP)、洛铂(LBP)]、甲氨蝶呤(HDMTX-CF)、异环磷酰胺(IFO)。

4.新辅助化疗的药物使用方案

常用的新辅助化疗方案:①AP(ADM 75 mg/m² d1+DDP 75 mg/m²,Q3W),②MAP(HDMTX 8~10 g/m² d1 + ADM 60 mg/m² d1 + DDP 75 mg/m²,Q3W),③APIM(ADM 60 mg/m² d1+DDP 75 mg/m² +IFO 1.8 g/m² d1~d4+HDMTX 8~10 g/m² d1,Q3W),④IEP(EPI 90 mg/m² d1 + DDP 100 mg/m² d1 + IFO 2 g/m² d2~d4,Q3W)[23]。

5.化疗后评估

完成新辅助化疗后,应结合临床症状、体征及影像学检查再次详细评估肿瘤情况;建议给药2次以上或至少1个周期后进行评估。

化疗反应好的表现:临床症状减轻、肿瘤的影像学界限较清晰、肿瘤组织出现骨化、肿块缩小[2,7-8]。化疗反应较好的高级别骨肉瘤患者,如果能达到广泛的外科边界,应首选保肢治疗,因为保肢手术可以避免致残所导致的心理冲击[6,24]。而当保肢治疗无法达到足够的外科边界时应进行截肢手术。对出现转移的患者,一般不建议截肢,因为已经达不到根治的目的。

(二)保肢手术

1.术前准备及时机选择

术前应准确分期,推荐使用 Enneking 和 AJCC/UICC 分期,目的是指出在某一病变的情况下,预期不同手术的相对危险性。

依据患者的年龄、性别、期望和生活方式,结合肿瘤分期、医生的外科操作技巧、经验和新辅助化疗的疗效,综合多学科(MDT)团队意见完成(表1)。

建议化疗停止3周内实施手术[25],化疗期间肿瘤进展超过30%最大径、肿瘤突破假包膜时应停止用药接受手术,以期局部控制肿瘤和缓解症状,外科边缘选择根治切除。

2.保肢手术适应证

保肢手术适应证:①Enneking ⅡA期、对化疗敏感的ⅡB期骨肉瘤及对化疗敏感、转移灶可控的Ⅲ期骨肉瘤;②化疗反应好的有病理骨折的四肢骨肉瘤;③可以或预期达到广泛切除的外科边缘;④主

要血管神经未受累;⑤全身情况良好,体能状态评分(Karnofsky 评分)>60;⑥有保留肢体及肢体功能的愿望强烈;⑦有良好的软组织覆盖条件[9,26-28]。

3.保肢手术肿瘤切除原则

保肢手术肿瘤切除原则是:①将包含肿瘤的骨与软组织完整广泛切除,即完整的正常肌肉软组织袖套、术中肉眼可见厚度不小于 1 cm(基于 MRI),但仍存争议;骨的安全边缘距离在 MRI 显示的肿瘤边缘以远 3 cm[16,29-31];连同活检切口与活检道周围正常组织与肿瘤作为一个整体整块切除;切除过程严格遵循肿瘤外科学的无瘤原则[24];主要神经血管束须分离保护,邻近重要血管神经束的手术切缘必须是无瘤切缘(R0,镜下阴性)。②避免局部复发是保肢手术成功的标准[18-20,32]。③骨与关节重建是在安全边缘基础上的外科治疗,允许多种重建技术联合应用;肿瘤进入骨骺或邻近关节时,关节及关节囊需要切除;需要考虑局部肌瓣转移重建,和足够的正常软组织对伤口进行覆盖。④儿童下肢可以一次性延长 1~1.5 cm,尽量顾及儿童生长发育潜能[33-35]。⑤建议应用基于数字化技术的手术前设计,有助于肿瘤的精准切除[30,36-41]。

4.保肢手术方法

保肢手术允许多种重建技术联合或单独使用,主要方法包括肿瘤型人工关节假体、自体骨或大段异体骨重建以及肿瘤切除部位的软组织重建。

(1)肿瘤型人工假体

肿瘤型人工假体是最常用的保肢手术重建方法[26,42-43]。发育成熟的青少年及成人膝关节周围肿瘤切除后建议选用旋转铰链型定制假体或组配假体。另外,应根据患者骨骼基本情况选择骨水泥或非骨水泥固定方式[43]。股骨上端假体原则上选择双动半髋置换;对于肱骨上端肿瘤,Malawer Ⅰ 型切除是较常见的外科切除方式,重建假体建议选用半肩假体;其他少见部位选择个体化设计的假体。再有,已经有关于修复性节段或块状金属 3D 打印假体用于保肢治疗的临床研究报告[36-37],建议在有条件的单位用于临床研究。文献报道,肿瘤型人工假体五年生存率,上肢为 85%~89.7%,下肢为 69%~78.0%;翻修率为 34%~40%[27,44-45]。

(2)自体骨或大段异体骨重建

利用自体和(或)同种异体骨重建肿瘤切除后的骨缺损,依靠骨与骨之间的愈合达到长期可靠的骨重建,包括保留关节的重建和关节融合术。

①长节段异体骨移植:其保肢率可达 90%,重

建成功率与重建部位相关,节段移植重建成功率可达 82%~84%[39]。但该方法存在排异反应、异体骨骨折、感染、骨不愈合等风险;54%的患者会因为并发症再次手术。目前的临床研究证明股骨下端、胫骨上端的异体骨关节移植会产生更多的并发症(60%),而下肢负重骨骨段移植更有优势[46]。

②灭活重建:指肿瘤骨段体外或体内灭活后再利用,原位回植;其从广义上被认为是自体骨移植。灭活方法很多,多数无高级别疗效证据;而相对较多的临床证据包括放射灭活和冷冻灭活,其治疗后骨端愈合率为 88%,高于同种异体骨移植,在解剖学匹配、软组织附丽方面具有优势[47]。但该方法的并发症值得关注,单中心报告感染率为 13%,局部复发率为 9.6%,放射瘤骨灭活再植的骨折发生率为 20%[48-49]。

③异体骨或灭活骨+人工关节复合体:可以减少异体骨关节移植带来的关节软骨退变的并发症,并有利于软组织附丽;在肱骨上端、股骨上端、胫骨上端的保肢重建中具有优势。该方法的并发症发生率为 23%[50-53]。

④腓骨移植:推荐带血管游离腓骨复合其他修复材料重建长节段负重骨缺损,特别是对于下肢长骨切除长度超过 15 cm、年龄超过 18 岁的患者,采用异体骨或其他生物材料节段移植时使用复合带血管游离腓骨移植可以明显减少并发症发生率[54]。异体骨复合带血管游离腓骨成功率为 93.5%,但该方法存在供区手术并发症、异体骨不愈合、异体骨骨折等风险[54]。

⑤骨搬移:适应证有限,对于儿童保留骨骺或保留关节的治疗,患者可以获益;长节段的骨搬移可能会发生针道感染、相邻关节活动受限、骨不连等并发症[46,52]。

(3)软组织重建

该方法应与骨关节重建同期进行,包括髌韧带重建和附丽、关节囊修复等关节稳定相关的组织结构,建议尽可能一期完成软组织覆盖。

(三)辅助化疗

保肢手术后的辅助化疗是骨肉瘤治疗的重要组成部分,手术联合新辅助和辅助化疗方案可提高经典型骨肉瘤患者的临床疗效[55]。

辅助化疗的目的是消灭亚临床病灶,减少或推迟远处转移和复发,提高保肢治疗疗效。术后应根据病理标本行肿瘤坏死率测定,同时评估术前化疗方案的疗效,并以此决定辅助化疗方案。需要说明

的是,肿瘤坏死率和影像学评估的结果并不完全相同,对肿瘤坏死率为Ⅲ~Ⅳ级(坏死面积≥90%)的患者,术后辅助化疗可以沿用新辅助化疗方案,而对坏死率为Ⅰ~Ⅱ级(坏死面积<90%)的患者,术后辅助化疗需要调整方案,但是否有助于提高总生存率并无定论[13]。术后辅助化疗一般不少于3周期。

五、儿童保肢手术

(一)保留骨骺保肢术

经过严格选择适应证实施的保留骨骺保肢术10年保肢率达到90%~97%,保留骨骺术后应用美国骨骼肌肉系统肿瘤协会保肢手术疗效评分(musculoskeletal tumor society, MSTS)膝关节功能可达90%以上,最新临床研究报告局部复发率约为7%[33-34,56-57]。

该方法适应于儿童骨干或干骺端骨肉瘤,且新辅助化疗有效,骺板和骨骺未被肿瘤累及的患儿。术前应基于MRI评估肿瘤边缘与骺板和骨骺的关系,目前普遍采用San Julian影像学方法判断儿童干骺端骨肿瘤的侵袭情况,其中Ⅰ型为肿瘤与骺板相邻,肿瘤边缘与骺板距离超过2 cm,为绝对适应证;Ⅱ型为肿瘤与骺板距离不足2 cm或相邻;Ⅲ型为骺板与肿瘤部分接触,距离关节端软骨下骨超过2 cm,Ⅱ、Ⅲ型是相对适应证[58-59]。另外,不建议为了平衡肢体长度而破坏健侧对应的骨骺。

(二)可延长肿瘤型人工关节假体

该方法适用于发育期儿童股骨下端或胫骨上端骨肉瘤切除后的骨缺损,预期残余生长能力<4 cm。肢体预期生长能力参照Anderson和Paley方法计算[35,47,60]。

长期回顾性研究显示,该方法有较高的并发症,最常见的是软组织并发症(46%),其次是假体结构故障(28%),感染和无菌松动分别是17%和8%;平均延长4.4次,相关并发症的处理平均2.5次[59]。

(三)半关节假体置换

该方法适用于年龄不足11岁患儿的股骨下端和胫骨上端骨肉瘤切除后的缺损重建,具有双轴运动轨迹的半膝关节假体理论上可以减少金属假体对于患儿胫骨关节软骨的磨损[59]。

六、术后处理与并发症防治

任何类型的保肢重建术并发症均不少见,总体发生率可达20%~30%[45]。慢性疾病状态、全身化疗、营养不足、凝血系统紊乱等可以增加并发症的发生率。同时,重建假体或异体骨等机械或生物学因素也会给保肢治疗带来较高的局部并发症发生率。严重的假体周围感染及肿瘤局部复发,将导致保肢治疗失败。

(一)感染

保肢术后局部感染风险长期存在,术后感染率为8%~15%,最常见的是葡萄球菌感染[45]。

1.异体骨:感染率9%~25%,近期发表的长期临床研究显示,经清创和抗生素治疗后的有效率为18%;72%的病例取出异体骨后使用人工假体重建,再次感染率为12%[61]。

2.人工关节假体:下肢肿瘤型人工假体重建后的感染率为8%~10%,大多数的感染发生在术后2年以内,70%的深部感染发生在术后12个月内。一旦发生感染,截肢率为23.5%~87%[62]。

鉴于新辅助化疗、广泛切除手术、长节段肿瘤型金属假体植入等是造成保肢术后感染的高危因素;因此建议按照Ⅱ类伤口使用抗生素。参照《抗菌药物临床应用指导原则(2015年版)》选择用药。抗生素的使用时间建议以伤口引流时间进行参照,拔除引流管后可停用。

(二)异体骨不愈合及骨折

异体骨不愈合及骨折的发生率分别是12%~63%[63]和17%~34%[59],年龄超过18岁、异体骨长度超过15 cm、放射灭菌、单纯髓内针或锁定髓内针固定、骨干部位移植等是其风险因素。复合自体带血管腓骨移植是减少和预防异体骨不愈合及骨折的有效解决途径[46,54]。

(三)假体松动与假体机械故障

假体髓针的无菌性松动是股骨下端肿瘤型人工关节置换的主要并发症,发生率为5%~11%,形成原因复杂[27,44]。新型的可旋转轴心假体、股骨髓针矢状位弧度、髓针生物固定、生物涂层等技术的应用,使肿瘤型人工假体的髓内固定松动率较单纯铰链型明显减少。

假体机械故障发生率较低,约为3%~6%;假体部件断裂、铰链装置脱位、垫片损坏等均定义为假体机械故障[27,43-44,64-65]。

(四)肿瘤局部复发

保肢治疗存在肿瘤局部复发的风险,局部复发率约为5.4%~10%。骨肉瘤保肢术后局部复发对患者总体生存率有影响,五年无瘤存活率为10%~40%;经典型高级别骨肉瘤术后2年内复发的预后不佳[19-20,32]。

多因素分析证明,局部未达到安全的外科边缘、化疗组织学反应不良和化疗期间肿瘤增大是骨肉瘤局部复发的危险因素[30-31];截肢和再次保肢手术均可作为保肢手术局部复发的治疗选项,两者长期生存率比较差异无统计学意义[18,66-67];建议复发病灶切除范围至少超过肿瘤边缘正常组织 1 cm[31];复发病灶 >5 cm 同时伴有转移病灶是预后不佳的独立因素[29]。

七、保肢治疗的疗效评价

（一）肢体功能

推荐使用美国骨骼肌肉系统肿瘤协会保肢手术疗效评分系统(MSTS)[68-69]。该评分系统使用简便,可以较全面地反映患肢和患者整体的功能水平,结果有可重复性和可信性。

（二）肿瘤控制

包括局部与全身控制,推荐使用实体肿瘤的疗效评价标准 1.1 版,目前无高级别证据。

八、康复指导

（一）功能锻炼

以主动锻炼为主,被动锻炼为辅。除肌腱重建需要局部固定外,术后 24 h 即可行功能锻炼;应根据手术部位与重建方式决定肢体功能锻炼的具体方法[70-71]。

（二）与术后化疗的关系

保肢术后的辅助化疗是经典型骨肉瘤治疗的重要组成部分,手术联合新辅助和辅助化疗方案可提高经典型骨肉瘤患者的临床疗效。伤口愈合后即可实施辅助化疗,建议化疗在术后 3 周内实施。研究显示拖延术后化疗时间,特别是对于新辅助化疗后组织学反应不好的患者,会增加局部复发的风险[23,72-76]。术后感染急性期、伤口不愈合者不应给予化疗。慢性感染迁延期是否可以实施辅助化疗目前尚无明确指导建议,但可行个体化治疗。

九、随访建议

保肢治疗后第一、二年,每 3 个月随访 1 次;第三年,每 4 个月随访 1 次;第四、五年,每 6 个月随访 1 次;第五年至治疗后十年,每年随访 1 次[2]。

四肢骨肉瘤保肢治疗指南编写组人员名单

编写组组长:林建华

编写组副组长:牛晓辉、肖建如、李建民、邵增务、胡永成

编写组成员:郭卫、王臻、沈靖南、董扬、于秀淳、吴苏稼

参与制定人员(按姓氏拼音排序):

白靖平	新疆肿瘤医院
毕文志	解放军总医院
蔡 林	武汉大学附属第一医院
蔡郑东	上海市第一人民医院
初同伟	陆军军医大学新桥医院
董 扬	上海交通大学附属第六人民医院
郭 卫	北京大学人民医院
郭 征	空军军医大学西京医院
郝永强	上海市第九人民医院
何洪波	中南大学湘雅医院
胡永成	天津医院
姜 亮	北京大学第三医院
黎志宏	中南大学湘雅二医院
李浩淼	南方医科大学附属第三医院
李甲振	郑州大学附属第一医院
李建民	山东大学齐鲁医院
李亚平	宁夏医科大学附属第一医院
林建华	福建医科大学附属第一医院
牛晓辉	北京积水潭医院
曲国蕃	黑龙江省肿瘤医院
商冠宁	辽宁省肿瘤医院
邵增务	华中科技大学协和医院
沈靖南	中山大学附属第一医院
汤小东	北京大学人民医院
屠重棋	四川大学附属华西医院
王国文	天津医科大学肿瘤医院
王 晋	中山大学附属第一医院
王 臻	空军军医大学西京医院
吴苏稼	东部战区总医院
肖建如	海军军医大学长征医院
杨志平	山东大学齐鲁医院
叶招明	浙江大学医学院附属第二医院
尹宗生	安徽医科大学附属第一医院
于秀淳	中国人民解放军九六〇医院
张春林	上海市第十人民医院
张国川	河北医科大学附属第三医院
张 清	北京积水潭医院
张伟滨	上海交通大学医学院附属瑞金医院
周 勇	空军军医大学唐都医院

编写执笔人员:王臻、林建华、吴苏稼

参 考 文 献

[1] Enneking WF. A system of staging musculoskeletal neoplasms[J]. Clin Orthop Relat Res, 1986(204): 9-24.

[2] 中国临床肿瘤学会(CSCO)骨肉瘤专家委员会, 中国抗癌协会肉瘤专业委员会. 经典型骨肉瘤临床诊疗专家共识[J]. 临床肿瘤学杂志, 2012, 17(10): 931 - 933. DOI:10.3969/j.issn.1009 - 0460.2012.10.016.
Chinese Society of Clinical Oncology (CSCO)-Osteosarcoma Expert Committee, China Anti-cancer Association-Sarcoma Specialized Committee. Expert consensus on clinical diagnosis and man-

agement of coventional osteosarcoma[J]. Chinese Clinical Oncology, 2012, 17(10): 931-933. DOI: 10.3969/j.issn.1009-0460.2012.10.016.

[3] Bielack SS, Kempf-Bielack B, Delling G, et al. Prognostic factors in high-grade osteosarcoma of the extremities or trunk: an analysis of 1,702 patients treated on neoadjuvant cooperative osteosarcoma study group protocols[J]. J Clin Oncol, 2002, 20(3): 776-790.

[4] Meyers PA, Schwartz CL, Krailo M, et al. Osteosarcoma: a randomized, prospective trial of the addition of ifosfamide and/or muramyl tripeptide to cisplatin, doxorubicin, and high-dose methotrexate[J]. J Clin Oncol, 2005, 23(9): 2004-2011.

[5] Bernthal NM, Federman N, Eilber FR, et al. Long-term results (> 25 years) of a randomized, prospective clinical trial evaluating chemotherapy in patients with high-grade, operable osteosarcoma [J]. Cancer, 2012, 118(23): 5888-5893. DOI: 10.1002/cncr.27651.

[6] Reddy KI, Wafa H, Gaston CL, et al. Does amputation offer any survival benefit over limb salvage in osteosarcoma patients with poor chemonecrosis and close margins?[J]. Bone Joint J, 2015, 97-B(1): 115-120. DOI: 10.1302/0301-620X.97B1.33924.

[7] Picci P, Vanel D, Briccoli A, et al. Computed tomography of pulmonary metastases from osteosarcoma: the less poor technique. A study of 51 patients with histological correlation[J]. Ann Oncol, 2001, 12(11): 1601-1604.

[8] Benz MR, Tchekmedyian N, Eilber FC, et al. Utilization of positron emission tomography in the management of patients with sarcoma[J]. Curr Opin Oncol, 2009, 21(4): 345-351. DOI: 10.1097/CCO.0b013e32832c95e2.

[9] Gerrand C, Athanasou N, Brennan B, et al. UK guidelines for the management of bone sarcomas[J]. Clin Sarcoma Res, 2016, 6:7. DOI: 10.1186/s13569-016-0047-1.

[10] Link MP, Goorin AM, Miser AW, et al. The effect of adjuvant chemotherapy on relapse-free survival in patients with osteosarcoma of the extremity[J]. N Engl J Med, 1986, 314(25): 1600-1606.

[11] Frisch S, Timmermann B. The Evolving Role of Proton Beam Therapy for Sarcomas[J]. Clin Oncol (R Coll Radiol), 2017, 29(8): 500-506. DOI: 10.1016/j.clon.2017.04.034.

[12] Eilber F, Giuliano A, Eckardt J, et al. Adjuvant chemotherapy for osteosarcoma: a randomized prospective trial[J]. J Clin Oncol, 1987, 5(1): 21-26.

[13] Souhami RL, Craft AW, Van der Eijken JW, et al. Randomised trial of two regimens of chemotherapy in operable osteosarcoma: a study of the European Osteosarcoma Intergroup[J]. Lancet, 1997, 350(9082): 911-917.

[14] Whelan JS, Bielack SS, Marina N, et al. EURAMOS-1, an international randomised study for osteosarcoma: results from pre-randomisation treatment[J]. Ann Oncol, 2015, 26(2): 407-414. DOI: 10.1093/annonc/mdu526.

[15] Rosen G, Murphy ML, Huvos AG, et al. Chemotherapy, en bloc resection, and prosthetic bone replacement in the treatment of osteo-

genic sarcoma[J]. Cancer, 1976, 37(1): 1-11.

[16] Farid Y, Lin PP, Lewis VO, et al. Endoprosthetic and allograft-prosthetic composite reconstruction of the proximal femur for bone neoplasms[J]. Clin Orthop Relat Res, 2006, 442: 223-229.

[17] Bacci G, Ferrari S, Lari S, et al. Osteosarcoma of the limb. Amputation or limb salvage in patients treated by neoadjuvant chemotherapy[J]. J Bone Joint Surg Br, 2002, 84(1): 88-92.

[18] Bacci G, Forni C, Longhi A, et al. Local recurrence and local control of non-metastatic osteosarcoma of the extremities: a 27-year experience in a single institution[J]. J Surg Oncol, 2007, 96(2): 118-123.

[19] Bacci G, Longhi A, Cesari M, et al. Influence of local recurrence on survival in patients with extremity osteosarcoma treated with neoadjuvant chemotherapy: the experience of a single institution with 44 patients[J]. Cancer, 2006, 106(12): 2701-2706.

[20] Takeuchi A, Lewis VO, Satcher RL, et al. What are the factors that affect survival and relapse after local recurrence of osteosarcoma?[J]. Clin Orthop Relat Res, 2014, 472(10): 3188-3195. DOI: 10.1007/s11999-014-3759-7.

[21] Kawaguchi N, Ahmed AR, Matsumoto S, et al. The concept of curative margin in surgery for bone and soft tissue sarcoma[J]. Clin Orthop Relat Res, 2004(419): 165-172.

[22] Andreopoulou E, Gaiotti D, Kim E, et al. Pegylated liposomal doxorubicin HCL (PLD; Caelyx/Doxil): experience with long-term maintenance in responding patients with recurrent epithelial ovarian cancer[J]. Ann Oncol, 2007, 18(4): 716-721.

[23] Assi H, Missenard G, Terrier P, et al. Intensive induction chemotherapy without methotrexate in adult patients with localized osteosarcoma: results of the Institut Gustave-Roussy phase II trial [J]. Curr Oncol, 2010, 17(6): 23-31.

[24] Whelan JS, Davis LE. Osteosarcoma, Chondrosarcoma, and Chordoma[J]. J Clin Oncol, 2018, 36(2): 188-193. DOI: 10.1200/JCO.2017.75.1743.

[25] Manfrini M, Gasbarrini A, Malaguti C, et al. Intraepiphyseal resection of the proximal tibia and its impact on lower limb growth [J]. Clin Orthop Relat Res, 1999(358): 111-119.

[26] Bramer JA, Abudu AA, Grimer RJ, et al. Do pathological fractures influence survival and local recurrence rate in bony sarcomas?[J]. Eur J Cancer, 2007, 43(13): 1944-1951.

[27] Jeys LM, Kulkarni A, Grimer RJ, et al. Endoprosthetic reconstruction for the treatment of musculoskeletal tumors of the appendicular skeleton and pelvis[J]. J Bone Joint Surg Am, 2008, 90(6): 1265-1271. DOI: 10.2106/JBJS.F.01324.

[28] Li Y, Liao F, Xu HR, et al. Is There a Reliable Method to Predict the Limb Length Discrepancy after Chemotherapy and Limb Salvage Surgery in Children with Osteosarcoma?[J]. Chin Med J (Engl), 2016, 129(16): 1912-1216. DOI: 10.4103/0366-6999.187849.

[29] Li X, Moretti VM, Ashana AO, et al. Impact of close surgical margin on local recurrence and survival in osteosarcoma[J]. Int Or-

thop, 2012, 36(1):131-137. DOI: 10.1007/s00264-011-1230-x.

[30] Andreou D, Bielack SS, Carrle D, et al. The influence of tumor-and treatment-related factors on the development of local recurrence in osteosarcoma after adequate surgery. An analysis of 1355 patients treated on neoadjuvant Cooperative Osteosarcoma Study Group protocols[J]. Ann Oncol, 2011, 22(5): 1228-1235. DOI: 10.1093/annonc/mdq589.

[31] Jeys LM, Thorne CJ, Parry M, et al. A Novel System for the Surgical Staging of Primary High-grade Osteosarcoma: The Birmingham Classification[J]. Clin Orthop Relat Res, 2017, 475(3): 842-850. DOI: 10.1007/s11999-016-4851-y.

[32] Loh AHP, Navid F, Wang C, et al. Management of local recurrence of pediatric osteosarcoma following limb-sparing surgery[J]. Ann Surg Oncol, 2014, 21(6): 1948-1955.

[33] Muscolo DL, Ayerza MA, Aponte-Tinao L, et al. Allograft reconstruction after sarcoma resection in children younger than 10 years old[J]. Clin Orthop Relat Res, 2008, 466(8): 1856-1862. DOI: 10.1007/s11999-008-0303-7.

[34] Schinhan M, Tiefenboeck T, Funovics P, et al. Extendible Prostheses for Children After Resection of Primary Malignant Bone Tumor: Twenty-seven Years of Experience[J]. J Bone Joint Surg Am, 2015, 97(19): 1585-1591. DOI: 10.2106/JBJS.N.00892.

[35] Anderson M, Green WT, Messner MB. Growth and predictions of growth in the lower extremities[J]. J Bone Joint Surg Am, 1963, 45: 1-14.

[36] 付军, 郭征, 范宏斌, 等. 应用3D打印假体重建下肢肿瘤性长节段骨缺损[J]. 中华骨科杂志, 2017, 37(7): 433-440. DOI: 10.3760/cma.j.issn.0253-2352.2017.07.007.
Fu J, Guo Z, Fan HB, et al. Aplication of 3D-printed prosthesis on construction of long segmental bone defect after tumor resection[J]. Chin J Orthop, 2017, 37(7): 433-440. DOI: 10.3760/cma.j.issn.0253-2352.2017.07.007.

[37] 中华医学会医学工程学分会数字骨科学组. 3D打印骨科模型技术标准专家共识[J]. 中华创伤骨科杂志, 2017, 19(1): 61-64. DOI: 10.3760/cma.j.issn.1671-7600.2017.01.010.
Digital Orthopaedics Group, Medical Engineering Society, Chinese Medical Association. Expert consensus on technical specifications for 3D printing orthopaedic models[J]. Chin J Orthop Trauma, 2017, 19(1): 61-64. DOI: 10.3760/cma.j.issn.1671-7600.2017.01.010.

[38] Cho HS, Oh JH, Han I, et al. The outcomes of navigation-assisted bone tumour surgery: minimum three-year follow-up[J]. J Bone Joint Surg Br, 2012, 94(10): 1414-1420.

[39] Muscolo DL, Ayerza MA, Aponte-Tinao LA, et al. Partial epiphyseal preservation and intercalary allograft reconstruction in high-grade metaphyseal osteosarcoma of the knee[J]. J Bone Joint Surg Am, 2004, 86(12): 2686-2693.

[40] Li J, Guo Z, Wang Z, et al. Does Microwave Ablation of the Tumor Edge Allow for Joint-sparing Surgery in Patients With Osteo-sarcoma of the Proximal Tibia?[J]. Clin Orthop Relat Res, 2015, 473(10): 3204-3211. DOI: 10.1007/s11999-015-4447-y.

[41] Rosenberg AE. WHO Classification of Soft Tissue and Bone, fourth edition: summary and commentary[J]. Curr Opin Oncol, 2013, 25(5): 571-573. DOI: 10.1097/01.cco.0000432522.16734.2d.

[42] Houdek MT, Wagner ER, Wilke BK, et al. Long term outcomes of cemented endoprosthetic reconstruction for periarticular tumors of the distal femur[J]. Knee, 2016, 23(1): 167-172. DOI: 10.1016/j.knee.2015.08.010.

[43] Chen TH, Chen WM, Huang CK. Reconstruction after intercalary resection of malignant bone tumours: comparison between segmental allograft and extracorporeally-irradiated autograft[J]. J Bone Joint Surg Br, 2005, 87(5): 704-709.

[44] Mangat KS, Jeys LM, Carter SR. Latest developments in limb-salvage surgery in osteosarcoma[J]. Expert Rev Anticancer Ther, 2011, 11(2): 205-215. DOI: 10.1586/era.10.225.

[45] Pala E, Henderson ER, Calabrò T, et al. Survival of current production tumor endoprostheses: complications, functional results, and a comparative statistical analysis[J]. J Surg Oncol, 2013, 108(6): 403-408. DOI: 10.1002/jso.23414.

[46] Fox EJ, Hau MA, Gebhardt MC, et al. Long-term followup of proximal femoral allografts[J]. Clin Orthop Relat Res, 2002(397): 106-113.

[47] Paley D, Bhave A, Herzenberg JE, et al. Multiplier method for predicting limb-length discrepancy[J]. J Bone Joint Surg Am, 2000, 82(10): 1432-1446.

[48] Puri A, Gulia A, Jambhekar N, et al. The outcome of the treatment of diaphyseal primary bone sarcoma by resection, irradiation and re-implantation of the host bone: extracorporeal irradiation as an option for reconstruction in diaphyseal bone sarcomas[J]. J Bone Joint Surg Br, 2012, 94(7): 982-988. DOI: 10.1302/0301-620X.94B7.28916.

[49] Ritacco LE, Milano FE, Farfalli GL, et al. Accuracy of 3-D planning and navigation in bone tumor resection[J]. Orthopedics, 2013, 36(7): e942-950. DOI: 10.3928/01477447-20130624-27.

[50] Benedetti MG, Bonatti E, Malfitano C, et al. Comparison of allograft-prosthetic composite reconstruction and modular prosthetic replacement in proximal femur bone tumors: functional assessment by gait analysis in 20 patients[J]. Acta Orthop, 2013, 84(2): 218-223. DOI: 10.3109/17453674.2013.773119.

[51] King JJ, Nystrom LM, Reimer NB, et al. Allograft-prosthetic composite reverse total shoulder arthroplasty for reconstruction of proximal humerus tumor resections[J]. J Shoulder Elbow Surg, 2016, 25(1): 45-54. DOI: 10.1016/j.jse.2015.06.021.

[52] Hejna MJ, Gitelis S. Allograft prosthetic composite replacement for bone tumors[J]. Semin Surg Oncol, 1997, 13(1): 18-24.

[53] Ahlmann ER, Menendez LR, Kermani C, et al. Survivorship and clinical outcome of modular endoprosthetic reconstruction for neoplastic disease of the lower limb[J]. J Bone Joint Surg Br, 2006, 88(6): 790-795.

[54] Capanna R, Campanacci DA, Belot N, et al. A new reconstructive technique for intercalary defects of long bones: the association of massive allograft with vascularized fibular autograft. Long-term results and comparison with alternative techniques[J]. Orthop Clin North Am, 2007, 38(1): 51-60, vi.

[55] Lewis IJ, Nooij MA, Whelan J, et al. Improvement in histologic response but not survival in osteosarcoma patients treated with intensified chemotherapy: a randomized phase III trial of the European Osteosarcoma Intergroup[J]. J Natl Cancer Inst, 2007, 99(2): 112-128.

[56] Janeway KA, Barkauskas DA, Krailo MD, et al. Outcome for adolescent and young adult patients with osteosarcoma: a report from the Children′s Oncology Group[J]. Cancer, 2012, 118(18): 4597-4605. DOI: 10.1002/cncr.27414.

[57] Aponte-Tinao LA, Ayerza MA, Muscolo DL, et al. What Are the Risk Factors and Management Options for Infection After Reconstruction With Massive Bone Allografts?[J]. Clin Orthop Relat Res, 2016, 474(3): 669-673. DOI: 10.1007/s11999-015-4353-3.

[58] San-Julian M, Aquerreta JD, Benito A, et al. Indications for epiphyseal preservation in metaphyseal malignant bone tumors of children: relationship between image methods and histological findings[J]. J Pediatr Orthop, 1999, 19(4): 543-548.

[59] Aponte-Tinao L, Ayerza MA, Muscolo DL, et al. Survival, recurrence, and function after epiphyseal preservation and allograft reconstruction in osteosarcoma of the knee[J]. Clin Orthop Relat Res, 2015, 473(5): 1789-1796. DOI: 10.1007/s11999-014-4028-5.

[60] 革军, 王臻, 刘鹏, 等. 具有双屈伸运动人工半膝关节假体运动参数分析及试验性临床研究[J]. 中华骨科杂志, 2012, 32(5): 482-488. DOI:10.3760/cma.j.issn.0253-2352.2012.05.019.
Ge J, Wang Z, Liu P, et al. Motion parameters analysis and pilot clinical trials of the dual mobility hemi-knee artificial prosthesis [J]. Chin J Orthop, 2012, 32(5): 482-488. DOI:10.3760/cma.j.issn.0253-2352.2012.05.019.

[61] Wong KC, Kumta SM, Sze KY, et al. Use of a patient-specific CAD/CAM surgical jig in extremity bone tumor resection and custom prosthetic reconstruction[J]. Comput Aided Surg, 2012, 17(6): 284-293. DOI: 10.3109/10929088.2012.725771.

[62] Flint MN, Griffin AM, Bell RS, et al. Two-stage revision of infected uncemented lower extremity tumor endoprostheses[J]. J Arthroplasty, 2007, 22(6): 859-865.

[63] Aponte-Tinao L, Farfalli GL, Ritacco LE, et al. Intercalary femur allografts are an acceptable alternative after tumor resection[J]. Clin Orthop Relat Res, 2012, 470(3): 728-734. DOI: 10.1007/s11999-011-1952-5.

[64] Myers GJ, Abudu AT, Carter SR, et al. Endoprosthetic replacement of the distal femur for bone tumours: long-term results[J]. J Bone Joint Surg Br, 2007, 89(4): 521-526.

[65] Kinkel S, Lehner B, Kleinhans JA, et al. Medium to long-term results after reconstruction of bone defects at the knee with tumor endoprostheses[J]. J Surg Oncol, 2010, 101(2): 166-169. DOI: 10.1002/jso.21441.

[66] Gordon N, Kleinerman ES. Aerosol therapy for the treatment of osteosarcoma lung metastases: targeting the Fas/FasL pathway and rationale for the use of gemcitabine[J]. J Aerosol Med Pulm Drug Deliv, 2010, 23(4): 189-196. DOI: 10.1089/jamp.2009.0812.

[67] Gordon N, Kleinerman ES. The role of Fas/FasL in the metastatic potential of osteosarcoma and targeting this pathway for the treatment of osteosarcoma lung metastases[J]. Cancer Treat Res, 2009, 152: 497-508. DOI: 10.1007/978-1-4419-0284-9_29.

[68] Guarch R, Cortés JM, Lawrie CH, et al. Multi-site tumor sampling (MSTS) improves the performance of histological detection of intratumor heterogeneity in clear cell renal cell carcinoma (CCRCC) [J]. Version 2. F1000Res, 2016, 5: 2020.

[69] Mortaud S, Donsez-Darcel E, Roubertoux PL, et al. Murine steroid sulfatase (mSTS): purification, characterization and measurement by ELISA[J]. J Steroid Biochem Mol Biol, 1995, 52(1): 91-96.

[70] Shehadeh A, El Dahleh M, Salem A, et al. Standardization of rehabilitation after limb salvage surgery for sarcomas improves patients′ outcome[J]. Hematol Oncol Stem Cell Ther, 2013, 6(3-4): 105-111. DOI: 10.1016/j.hemonc.2013.09.001.

[71] Enneking WF, Dunham W, Gebhardt MC, et al. A system for the functional evaluation of reconstructive procedures after surgical treatment of tumors of the musculoskeletal system[J]. Clin Orthop Relat Res, 1993(286): 241-246.

[72] Kager L, Zoubek A, Pötschger U, et al. Primary metastatic osteosarcoma: presentation and outcome of patients treated on neoadjuvant Cooperative Osteosarcoma Study Group protocols[J]. J Clin Oncol, 2003, 21(10): 2011-2018.

[73] Harris MB, Gieser P, Goorin AM, et al. Treatment of metastatic osteosarcoma at diagnosis: a Pediatric Oncology Group Study[J]. J Clin Oncol, 1998, 16(11): 3641-3648.

[74] Kempf-Bielack B, Bielack SS, Jürgens H, et al. Osteosarcoma relapse after combined modality therapy: an analysis of unselected patients in the Cooperative Osteosarcoma Study Group (COSS)[J]. J Clin Oncol, 2005, 23(3): 559-568.

[75] Lagmay JP, Krailo MD, Dang H, et al. Outcome of Patients With Recurrent Osteosarcoma Enrolled in Seven Phase II Trials Through Children′s Cancer Group, Pediatric Oncology Group, and Children′s Oncology Group: Learning From the Past to Move Forward[J]. J Clin Oncol, 2016, 34(25): 3031-3038. DOI: 10.1200/JCO.2015.65.5381.

[76] Bacci G, Balladelli A, Palmerini E, et al. Neoadjuvant chemotherapy for osteosarcoma of the extremities in preadolescent patients: the Rizzoli Institute experience[J]. J Pediatr Hematol Oncol, 2008, 30(12): 908-912. DOI: 10.1097/MPH.0b013e31817e4aee.

（收稿日期：2018-10-29）

（本文编辑：闫富宏）

中国骨巨细胞瘤临床诊疗指南

中华医学会骨科学分会骨肿瘤学组

通信作者：于秀淳，E-mail：13969132190@163.com；胡永成，E-mail：yongchenghu@126.com

DOI：10.3760/cma.j.issn.0253-2352.2018.14.001

一、概述

骨巨细胞瘤（giant cell tumor of bone，GCT）是我国临床上常见的一种局部呈侵袭性生长的原发性骨肿瘤，其发病率约占所有原发良性骨肿瘤的23.96%，占原发性骨肿瘤的11.61%，高于国外文献报道（3%~8%）[1]。GCT发病率在性别上无明显差异，但在妊娠期女性，肿瘤生长有加快的倾向[2-5]。其好发生于青壮年，20~40岁为发病高峰；罕见于骨骺闭合之前（尤其为10岁之前）[3,6-7]；>50岁患者亦不多见[8]。GCT常发生于长骨骨端，一般为单发，约50%~60%的病变位于膝关节周围，极少发生于长骨骨干。脊柱椎体和骨盆髋臼是中轴骨GCT的好发部位[9]。多发GCT的发生率极低，约占GCT的1%[10]。文献报道肿瘤刮除术后复发率为10%~40%，恶变率<1%，肺转移发生率平均为3%（1%~9%）[6,11-14]。

鉴于GCT在我国较为常见、具有较强的局部侵袭性、常发病于青壮年、肿瘤刮除术后复发率高、肺转移发生率低、患者生存时间长等特点，并且临床诊断与治疗过程中存在流程不规范、手术方式与治疗策略选择不恰当导致远期临床疗效不理想等问题，严重影响患者的临床预后与功能。为进一步规范GCT的临床诊治，指导临床选择最佳的治疗方式，改善疗效，故由中华医学会骨科学分会骨肿瘤学组共同讨论，针对目前临床诊治过程中存在的问题，遵循科学性、实用性和先进性原则制定本指南。该指南适用于从事骨肿瘤诊疗的骨科和相关学科医生。

二、定义

GCT是一种局部呈侵袭性生长的原发性骨肿瘤，其病理组织学的特点为含多核巨细胞，散在分布圆形、椭圆形或纺锤形的单核基质细胞。2013年出版的第4版《WHO骨与软组织肿瘤分类》将骨巨细胞瘤以"giant cell tumor of bone"命名，定义为中间型、局部侵袭性的肿瘤，生物学行为归为1，其ICD-O编码为9250/1[6]。

三、GCT的诊断

（一）临床症状与体征

GCT的临床症状与发病部位、肿瘤大小、病理性骨折等因素相关，主要表现为疼痛、局部肿胀或肿块、关节活动障碍等，部分患者以病理性骨折为主诉就诊。GCT如迅速增大，常因肿瘤内出血所致。压痛和局部皮温升高常存在。肿瘤穿破皮质侵入软组织时，可触及明显的肿块。发生于中轴骨的肿瘤，除疼痛外，常因压迫或侵及相邻结构而出现相应的临床症状。

（二）影像学检查

X线片检查为临床常规检查，表现为长骨骨端偏心性溶骨性破坏，多呈膨胀性改变，边界清楚，无硬化边缘，向关节骨骺方向生长的倾向、达软骨下骨质。肿瘤突破骨皮质进入周围软组织，骨膜可以被掀起并形成软组织肿块。骨膜反应一般不存在。

CT扫描可显示病变的具体部位、膨胀程度、内部结构、侵及范围及与相邻组织间的关系。CT扫描表现以偏侧性膨胀性骨质破坏或者单纯性溶骨性骨破坏为特征。必要时行强化CT检查，观察肿瘤的边界、范围、血运等。

MR检查可清晰显示肿瘤周围软组织的肿块、关节软骨下骨质破坏、关节腔及周围骨髓组织的受累范围。典型GCT的MR表现为T1WI低中信号和T2WI中高信号变化，可见病变内液化、坏死、出血形成的高低混杂信号、液液平面及含铁血黄素沉积形成的低信号等特征，对诊断有一定的提示意义[15]。

MR检查在显示骨外软组织侵犯范围及程度方面效果最佳，CT扫描可发现细微的骨皮质破坏或轻微的病理性骨折，但不能代替X线片检查。

治疗前行肺部CT扫描以排除肺部转移。ECT/PET-CT检查有助于发现原发病变以外的病灶。

（三）活检

活检类型分穿刺活检与切开活检。穿刺活检

为GCT的推荐活检方法,由于穿刺活检取得的组织较小,有时难以做出病理诊断,可再次穿刺活检。对于中轴骨GCT,在影像学引导下以提高穿刺成功率;在穿刺难以获得理想结果时可实施切开活检。

(四)鉴别诊断

即使进行了病理组织学检查,但在明确诊断时仍需要与动脉瘤样骨囊肿、软骨母细胞瘤、骨母细胞瘤、非骨化性纤维瘤、软骨粘液样纤维瘤、富含巨细胞的骨肉瘤等相鉴别。临床诊断与鉴别诊断时应该遵循临床、病理、影像学三结合原则[16]。

(五)Campanacci影像学分级系统:

1987年,Campanacci等[2]基于GCT放射学表现提出了影像学分级系统:Ⅰ级,边界清晰,骨皮质完整或骨皮质轻度变薄,反应骨较薄;Ⅱ级,边界相对清晰,骨皮质变薄、膨胀,但结构尚完整;Ⅲ级,骨皮质破坏,软组织肿块形成。依据此分级系统指导临床选择相应的手术方式[17]。鉴于上述分级仅依据X线片,而近年医学影像学技术的发展,对于评价GCT的侵袭性更加准确,有学者依病理骨折(无、简单、复杂骨折,赋0、2、3分)、骨皮质破坏程度(无、轻度但皮质完整、突破骨皮质,赋0、2、3分)、肿瘤体积(50 ml、50~100 ml、> 100 ml;赋1、2、3分)、软骨下骨与关节面受侵情况(软骨下骨受侵、关节面没被穿破、关节面被穿破,赋1、2、3分)提出GCT评分系统(giant cell tumor socring system, GCTSS),并建议1~4分行肿瘤刮除术,5~9分行肿瘤刮除内固定术,> 10分需行肿瘤瘤段切除+修复重建术[18]。

四、GCT的治疗原则

手术是GCT最主要的治疗手段,鉴于术后发生远处转移的概率很小,控制局部复发依然是目前临床治疗中急需解决的难题。

(一)手术治疗

手术治疗的目的是在彻底清除肿瘤组织的前提下,尽可能保留自身关节、恢复肢体功能。手术基本方式为肿瘤刮除术、肿瘤切除术和极少应用的截肢术。手术方法的选择需要综合考虑局部病变侵袭程度和特点,如解剖部位、有否病理骨折、病变分级、关节软骨下骨破坏程度、肿瘤大小等,以及全身因素[19]。

(1)肿瘤刮除术

肿瘤刮除术是GCT手术治疗中最常用的方法,适用于CampanacciⅠ、Ⅱ级以及软组织肿块可以切除的Ⅲ级GCT。有学者认为只要刮除肿瘤组织后对侧存在正常骨质的GCT均可应用肿瘤刮除术治疗[20]。该手术的关键是按照无瘤原则充分显露病变(开骨窗必须显露到正常骨质)。在彻底刮除肿瘤组织的基础上应用化学或物理措施处理瘤腔壁,进一步减少肿瘤组织残存以降低术后复发率[21-24]。研究证实细致的彻底刮除肿瘤组织是降低术后复发率的关键[17,25]。

填充GCT刮除术后囊性骨缺损的材料有自体骨、异体骨、人工骨、异种骨、骨水泥等。研究证实填充骨水泥可降低术后复发率,此外填充骨水泥可以达到即时支撑,有利于早期下地活动[19,26]。当刮除术致软骨下骨缺损时,在邻近关节面处植骨,其余空腔处填充骨水泥,可保护关节软骨、降低骨性关节炎的发生,但也有不同的临床随访结果[21,27]。为减少骨水泥滚动现象发生和增强骨强度,依据骨缺损大小选择螺钉内固定或者钢板螺钉内固定[28]。

(2)肿瘤切除术

单纯的瘤段切除适用于切除后对功能影响轻微部位的肿瘤,如腓骨上段、髂骨翼等部位的GCT。瘤段切除修复重建术适用于肿瘤反复复发、骨质破坏严重、软组织肿块巨大、刮除后骨质强度明显降低、难以保留关节完整结构的GCT[20]。瘤段切除修复重建术可以选择肿瘤假体、异体骨或者复合肿瘤假体修复肿瘤性骨缺损,鉴于患者生存期长,术后并发症尤其是远期并发症发生率高[29-30],可造成患者肢体功能不理想甚至丧失肢体,特别强调对于肢体GCT应严格遵循手术适应证,慎重选择瘤段切除修复重建术[20,29-30]。

(3)截肢术

截肢术临床极少应用,仅适用于肿瘤特别巨大、侵袭周围软组织极为严重、不能在安全的外科边界下进行切除和重建的患者以及恶性变者。截肢术可改善恶性GCT的预后[24]。

(二)栓塞治疗

栓塞治疗常用于脊柱、骨盆、骶骨GCT的术前,有利于控制术中出血,术前可以多次栓塞。对于难以切除的GCT,采取反复多次栓塞的方法可以达到病情稳定的目的。相关研究结果显示,动脉栓塞治疗脊柱、骶骨或骨盆的GCT效果显著[31-34]。

(三)放射治疗

放射治疗适用于反复复发、无法手术或者难以达到彻底切除的GCT[35]。随着精准放疗技术的发展,如立体定向放疗和三维适形放疗等的应用,不仅对不能完全切除的GCT能够获得良好的局部控制,而且对诱发GCT肉瘤样变的发生率极低[36-37]。

（四）药物治疗

（1）人源化的抗RANK受体单克隆抗体（Denosumab）

研究显示Denosumab对于不能切除或者复发、转移的GCT有一定的临床疗效[38]。FDA于2013年6月批准该药适用于不能切除或者切除后会引发严重并发症、成年人和骨骼发育成熟的GCT患者[39-43]。

（2）唑来膦酸

研究证实双膦酸盐通过诱导GCT的间质细胞、破骨样细胞及其前体细胞的凋亡而达到抑制肿瘤生长的作用，而应用唑来膦酸可以降低GCT术后的复发率[44-46]。

五、GCT诊治流程

为规范GCT的临床诊治行为，指导临床选择合理的诊断与治疗方法，参照NCCN指南[47]并结合我国的临床实际，制定GCT临床诊治流程（图1）。

六、躯干部位GCT的治疗

（一）脊柱GCT的治疗

发生于脊柱的GCT少见，约占脊柱肿瘤的2%~10%[48-49]。骶骨最常见，胸、腰椎次之，颈椎最少见。由于解剖复杂，位置深在，肿瘤体积一般较大，手术治疗较为困难。治疗的目的是在控制肿瘤的同时必须最大限度地保护神经功能。治疗方法主要有手术、放射治疗及动脉介入栓塞治疗等。

因为肿瘤刮除术后复发率较高，所以不建议单独应用[50]。但对于颈椎GCT的推荐治疗是瘤内刮除或者次全切除，辅以术后放疗和（或）药物治疗；对大部分胸、腰椎GCT推荐采用整块切除[50]。术前必须准确评估肿瘤范围及肿瘤与前方血管的关系后，确定合适的手术入路、椎体和附件的截骨平面。

当肿瘤难以切除或者切除不完全术后复发或者切除肿瘤会导致难以恢复或难以接受的并发症时，可行放射治疗[51]。随着现代放射治疗技术的进步，肿瘤局部控制率可达90%，同时放射治疗并发症和肿瘤恶变率也有所降低[37]。目前，多数学者认为放射治疗技术安全有效，放射剂量 > 45 Gy可以

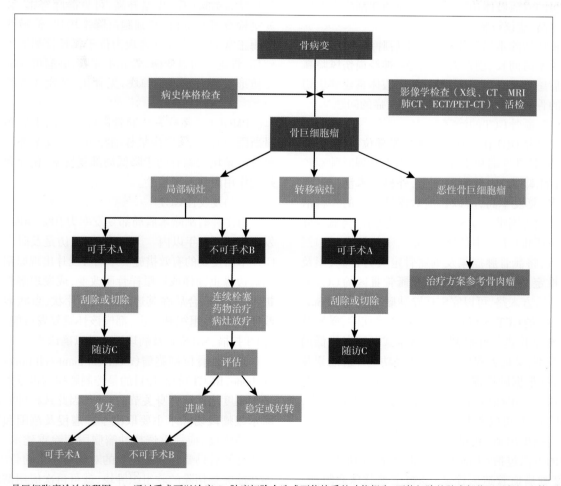

图1 骨巨细胞瘤诊治流程图。A：通过手术可以治疗；B：肿瘤切除会造成不能接受的功能损失、不能切除的肿瘤部位；C：随访，查体、病变部位摄X线片（2年内1次/3个月，3~5年1次/半年，5年后1次/年），必要时行CT扫描及MR检查；肺CT扫描（2年内1次/6个月，2年后1次/年）

有效提升肿瘤的局部控制率[36]。

脊柱血供丰富,术中易大量出血,影响手术视野及肿瘤的切除,术前有必要行动脉栓塞,但有导致栓塞脊髓供血动脉造成截瘫的风险。因此,栓塞前必须行血管造影,明确血管走行及与周围组织的毗邻关系。

唑来膦酸和Denosuamb治疗脊柱GCT有一定的临床疗效[45,52]。

(二)骨盆GCT的治疗

骨盆GCT约占所有GCT的1.5%~6.1%[53]。由于该处解剖位置深在,发现病变常较晚,肿瘤较大,且与重要的血管、神经以及脏器相毗邻,临床治疗较困难。

骨盆GCT的临床治疗主要包括:Denosuamb、干扰素药物治疗、连续血管栓塞、放射治疗、病灶内刮除术和整块切除术等[9,34,39-40,54-57]。手术切除是首选的治疗方法。一般认为对于髂骨区和耻骨区的GCT,行切除术或者刮除术可获得良好的肿瘤控制和理想的术后肢体功能;髋臼区的GCT刮除术术后复发率高,建议行整块切除术[9]。

整块切除术尽管能够降低术后肿瘤的复发,但存在手术时间长、创伤大、出血多、神经损伤风险高及术后感染率高等问题,另外使用假体重建整块切除后的骨盆结构,存在假体远期并发症的问题[9]。

(三)骶骨GCT的治疗

骶骨是GCT在全身的第四好发部位,仅次于股骨远端、胫骨近端和桡骨远端。由于发现时肿瘤较大,且周围神经血管解剖复杂,外科手术治疗时出血较多,复发率高,所以目前对骶骨GCT的外科治疗仍然较为困难。以S_{1-2}、S_{2-3}椎间盘为界,将骶骨分为上位骶椎(Ⅰ)、中位骶椎(Ⅱ)、下位骶椎(Ⅲ)三个区域;将骶骨肿瘤累及到髂骨定义为Ⅳ区,累及到腰椎定义为Ⅴ区。对于累及骶骨Ⅲ区的GCT采用单纯后方入路,可以完整切除肿瘤;对于累及S_{1-5}、S_{1-4}或S_{2-5}的GCT,S_2以远部可采用边缘切除,受累及的S_1、S_2部位进行肿瘤刮除。该术式既可以降低局部复发率,又最大程度保留骶神经功能。肿瘤累及Ⅳ区,可根据肿瘤侵入盆腔的大小而选用前、后路联合切除或单纯后路切除。当肿瘤侵袭范围较广,瘤体巨大时,可以考虑全骶骨切除术[58]。

为减少出血,获得清晰的手术视野,术中控制出血的方法包括:①前入路腹膜后分离阻断腹主动脉;②肿瘤血管造影栓塞;③腹主动脉球囊阻断。Lackman等[59]研究发现使用血管栓塞可降低肿瘤的复发率,但不同阻断方式对于复发率的影响没有差异。选择性血管栓塞不仅是减少骶骨GCT术中出血的方法,且可通过多次栓塞达到治疗目的[31-34,60]。

骶骨GCT手术的主要并发症包括大量失血、脏器损伤、切口感染、脑脊液漏等。由于骶骨周围血管神经结构复杂,且术后并发症较多,所以骶骨GCT的治疗应由多学科协作共同完成[58]。

七、GCT特殊情况的治疗

(一)原发恶性GCT

恶性GCT最初指GCT伴有不同程度的恶性间变,目前应用的恶性GCT的概念来源于Dahlin等[61]对于原发及继发恶性GCT的定义。原发性恶性GCT(primary malignant giant cell tumor, PMGCT)是和GCT相平行的一种高度恶性肉瘤,是指一种在肿瘤病变中同时可以看到高度恶性肉瘤成分和良性GCT成分的肿瘤。

恶性GCT约占GCT总数的1%~5%,临床特点为:①疼痛剧烈,肿瘤迅速长大,伴有不同程度的全身症状,局部压痛,皮温升高,可见静脉怒张;②实验室检查可有贫血,红细胞沉降率增快,但碱性磷酸酶正常;③X线片常表现为位于长骨骨端溶骨性破坏,骨皮质明显变薄,骨壳不完整,肿瘤可穿破骨皮质形成巨大软组织肿块,无骨化、钙化或骨膜反应[62-64]。

PMGCT的治疗方法同骨肉瘤[47]。由于病例数量所限,目前无法得出最佳治疗方案。安全外科边界外的整块切除有助于降低局部复发率,化疗和放疗的作用尚并不清楚[65]。

(二)复发性GCT

GCT肿瘤刮除术后局部复发率为10%~40%,多发生于术后2年以内[11-13,66]。定期随访是及时发现GCT术后复发的有效措施。术后X线片出现原刮除病灶边缘虫蚀样或针眼样骨质改变,或发现溶骨区扩大、植骨愈合后在其边缘出现小片状、点状溶骨改变、周边软组织肿物影,都应该怀疑复发可能,可行CT扫描、MR检查及病理活检予以确诊[66]。

复发性骨巨细胞瘤(recurrent giant cell tumor of the bone, RGCT)的治疗目的是控制肿瘤的再复发及最大限度地保留自身关节的功能,因此选择肿瘤刮除术或瘤段切除术主要取决于肿瘤侵及范围和周边骨质强度,应慎重选择肿瘤瘤段切除重建术[67]。GCT复发后只要肿瘤所在骨的对侧有正常的骨质,存在能完整切除的软组织肿块,就可再次应用彻底刮除、骨水泥填充内固定处理;对于骨质破坏明显、刮除后骨质强度明显降低难以保留关节结构时可以选择瘤段切除术[19]。如果肿瘤复发时肿瘤已广泛侵袭周围软组织或因术后曾行放疗发生肉瘤样变以及周围软组织条件较差难以行保肢治疗时可选择截肢治疗。

(三)合并病理性骨折的GCT

GCT合并病理性骨折发生率为9%~30%,大约5%~10%病例以病理性骨折为首发症状[68]。病理性骨折的发生导致肿瘤污染周围的软组织,增加了术后局部复发风险。

对于合并病理性骨折的患者,应根据影像学表现依据骨折部位(关节内骨折还是关节外骨折)、骨折移位程度及形态(单髁塌陷骨折、髁间骨折、单皮质骨折和关节面粉碎骨折等)其他因素(如年龄、软组织包块、肿瘤与关节面距离、肿瘤大小等)将病理性骨折分为简单骨折(无移位、关节外骨折等)和复杂骨折(严重移位、粉碎、关节面骨折),GCT合并简单骨折适用于肿瘤刮除术;合并复杂骨折依据骨质强度可选择肿瘤刮除术或者肿瘤切除术[68]。研究发现病理性骨折、软组织肿块等对肿瘤刮除术及整块切除术式选择有指导意义[8]。

肿瘤刮除术:适用于简单骨折和重建骨结构整性可恢复的复杂骨折。临床处理的方式与策略同普通的GCT。伴病理性骨折的GCT采用肿瘤刮除辅以骨水泥填充,无论肿瘤局部复发还是肢体功能保留均不亚于瘤段切除修复重建术[69-70]。

瘤段切除术:适用于肿瘤导致的广泛骨皮质破坏伴周围较大的软组织肿块、复杂骨折及局部复发、重建结构完整性不能恢复者。对于复杂骨折,重建后对肢体的功能存在一定的影响,并可能出现肢体功能重建的相关并发症[71]。

(四)GCT放疗后恶变

既往应用低压放射治疗GCT诱发肉瘤的发病率高达10%,认为放疗剂量 > 40 Gy时GCT肉瘤样变的概率为29%[72-73]。随着先进放疗技术的临床应用,因放射治疗诱发恶性变的发生率 < 1%[37]。

放射治疗诱发恶性变的预后较差,一旦确诊应按照骨肉瘤的治疗原则予以治疗[74-75]。

(五)GCT肺转移的治疗

GCT可发生远处转移,主要部位为肺部,发生率平均为3%(范围,1%~9%)[14]。从发现原发病变至肺转移的间隔时间平均为43.7个月(中位时间21.4个月;范围,3.1~335个月)[76]。发生肺转移的机制是因肿瘤组织和肺组织均血运丰富,瘤细胞侵犯

间质,破坏血管壁,通过血行转移至肺组织[14]。

研究发现GCT多次复发可增加发生肺转移的机会;Campanacci Ⅲ级、刮除术与肺转移发生有关;病变部位、术后复发与发生肺转移时间相关[76-77]。影像学多见于双肺的外带及肺底部,表现为圆形、卵圆形、密度均匀的结节,结节边缘光滑,部分结节与周围肺组织之间有一窄的透亮带[78]。

GCT的肺转移以综合治疗模式为主,能行手术切除者可能获得较好预后[79]。对肺转移灶不能手术切除者,选择化疗、放疗可使部分患者获益。化疗药物以阿霉素、异环磷酰胺为主[80-81]。

双膦酸盐和Denosumab用于治疗发生转移的GCT有一定的临床疗效[82-83]。

八、临床随访

GCT随访频率为术后2年内每3个月复查1次,2~5年每6个月复查1次,5年以后每年复查1次。随访内容包括:体格检查、手术部位的影像学检查(X线片、CT扫描及MR检查)、胸部影像学检查(术后2年内每6个月1次,2年后每年1次)。随访中发生的GCT复发(包括局部复发和远处转移)应按初次就诊时的GCT诊治流程进行诊治。

参 考 文 献

[1] 刘子君,李瑞宗,刘昌茂,等.骨肿瘤及瘤样病变12404例病理统计分析[J].中华骨科杂志,1986,6(3):162-169.
Liu ZJ, Li RZ, Liu CM, et al. Pathological analysis of 12404 cases of bone tumor and tumor like lesion[J]. Chin J Orthop, 1986, 6(3): 162-169.

[2] Campanacci M, Baldini N, Boriani S, et al. Giant-cell tumor of bone[J]. J Bone Joint Surg Am, 1987, 69(1): 106-114.

[3] Dahlin DC. Caldwell Lecture. Giant cell tumor of bone: highlights of 407 cases[J]. AJR Am J Roentgenol, 1985, 144(5): 955-960.

[4] 赵立明,徐明,胡永成,等.376例膝关节周围骨巨细胞瘤的临床特征分析[J].中华骨科杂志,2015,35(2):97-104. DOI:10.3760/cma.j.issn.0253-2352.2015.02.001.
Zhao LM, Xu M, Hu YC, et al. Clinical characteristics of giant cell tumor around knee: 376 cases report[J]. Chin J Orthop, 2015, 35(2): 97-104. DOI:10.3760/cma.j.issn.0253-2352.2015.02.001.

[5] Niu X, Zhang Q, Hao L, et al. Giant cell tumor of the extremity: retrospective analysis of 621 Chinese patients from one institution[J]. J Bone Joint Surg Am, 2012, 94(5): 461-467. DOI: 10.2106/JBJS.J.01922.

[6] Fletcher CDM, Bridge JA, Hogendoorn PCW, et al. WHO classification of tumours of soft tissue and bone[M]. Lyon: IARC Press, 2013: 321-324.

[7] Picci P, Manfrini M, Zucchi V, et al. Giant-cell tumor of bone in skeletally immature patients[J]. J Bone Joint Surg Am, 1983, 65(4): 486-490.

［8］王晗, 胡永成, 于秀淳, 等. 膝关节周围骨巨细胞瘤治疗的多中心回顾性研究[J]. 中华骨科杂志, 2012, 32(11): 1040-1047. DOI: 10.3760/cma.j.issn.0253-2352.2012.11.010.

Wang H, Hu YC, Yu XC, et al. Surgical treatment of giant cell tumor of bone around the knee: a multicenter retrospective study[J]. Chin J Orthop, 2012, 32(11): 1040-1047. DOI: 10.3760/cma.j.issn.0253-2352.2012.11.010.

［9］郑凯, 于秀淳, 胡永成, 等. 骨盆骨巨细胞瘤临床治疗的系统文献综述[J]. 中华骨科杂志, 2015, 35(2): 105-111. DOI: 10.3760/cma.j.issn.0253-2352.2015.02.002.

Zheng K, Yu XC, Hu YC, et al. A systematic review for giant cell tumor in pelvis[J]. Chin J Orthop, 2015, 35(2): 105-111. DOI: 10.3760/cma.j.issn.0253-2352.2015.02.002.

［10］Hoch B, Inwards C, Sundaram M, et al. Multicentric giant cell tumor of bone: clinicopathologic analysis of thirty cases[J]. J Bone Joint Surg Am, 2006, 88(9): 1998-2007. DOI: 10.2106/JBJS.E.01111.

［11］Blackley HR, Wunder JS, Davis AM, et al. Treatment of giant-cell tumors of long bones with curettage and bone-grafting[J]. J Bone Joint Surg Am, 1999, 81(6): 811-820.

［12］郭卫, 杨毅, 李晓, 等. 四肢骨巨细胞瘤的外科治疗[J]. 中华骨科杂志, 2007, 27(3): 177-182. DOI: 10.3760/j.issn:0253-2352.2007.03.005.

Guo W, Yang Y, Li X, et al. Surgical strategy for giant cell tumor in extremity[J]. Chin J Orthop, 2007, 27(3): 177-182. DOI: 10.3760/j.issn:0253-2352.2007.03.005.

［13］Balke M, Ahrens H, Streitbuerger A, et al. Treatment options for recurrent giant cell tumors of bone[J]. J Cancer Res Clin Oncol, 2009, 135(1): 149-158. DOI: 10.1007/s00432-008-0427-x.

［14］Muheremu A, Niu X. Pulmonary metastasis of giant cell tumor of bones[J]. World J Surg Oncol, 2014, 12: 261. DOI: 10.1186/1477-7819-12-261.

［15］Aoki J, Tanikawa H, Ishii K, et al. MR findings indicative of hemosiderin in giant-cell tumor of bone: frequency, cause, and diagnostic significance[J]. AJR Am J Roentgenol, 1996, 166(1): 145-148.

［16］刘尚礼, 何天琪. 骨巨细胞瘤 263 例临床病理分析[J]. 中山医学院学报, 1984, 5(3): 70-75.

Liu SL, He TQ. Pathological analysis of 263 cases of giant cell tumor of bone[J]. Journal of Sun Yat-sen university (medical sciences), 1984, 5(3): 70-75.

［17］Prosser GH, Baloch KG, Tillman RM, et al. Does curettage without adjuvant therapy provide low recurrence rates in giant-cell tumors of bone?[J]. Clin Orthop Relat Res, 2005, 435: 211-218.

［18］Lun DX, Hu YC, Yang XG, et al. Development and proposal of a scoring system for giant cell tumor of the bone around knee[J]. Int Orthop, 2018, 42: 203-213. DOI: 10.1007/s00264-017-3664-2.

［19］Klenke FM, Wenger DE, Inwards CY, et al. Giant cell tumor of bone: risk factors for recurrence[J]. Clin Orthop Relat Res, 2011, 469: 591-599. DOI: 10.1007/s11999-010-1501-7.

［20］胡永成. 膝关节周围骨巨细胞瘤手术治疗的相关预后因素[J]. 中华骨科杂志, 2012, 32(11): 1083-1090.

Hu YC. Prognostic factors for giant cell tumor of bone around knee[J]. Chin J Orthop, 2012, 32(11): 1083-1090.

［21］Malawer MM, Bickels J, Meller I, et al. Cryosurgery in the treatment of giant cell tumor. A long-term followup study[J]. Clin Orthop Relat Res, 1999, (359): 176-188.

［22］Abdelrahman M, Bassiony AA, Shalaby H, et al. Cryosurgery and impaction subchondral bone graft for the treatment of giant cell tumor around the knee[J]. HSS J, 2009, 5(2): 123-128. DOI: 10.1007/s11420-009-9125-8.

［23］Mjöberg B, Pettersson H, Rosenqvist R, et al. Bone cement, thermal injury and the radiolucent zone[J]. Acta Orthop Scand, 1984, 55(6): 597-600.

［24］Algawahmed H, Turcotte R, Farrokhyar F, et al. High-speed burring with and without the use of surgical adjuvants in the intralesional management of giant cell tumor of bone: a systematic review and meta-analysis[J]. Sarcoma, 2010, 2010. DOI: 10.1155/2010/586090.

［25］Trieb K, Bitzan P, Lang S, et al. Recurrence of curetted and bone-grafted giant-cell tumours with and without adjuvant phenol therapy[J]. Eur J Surg Oncol, 2001, 27(2): 200-202.

［26］Zheng K, Yu XC, Hu YC, et al. How to Fill the Cavity after Curettage of Giant Cell Tumors around the Knee? A Multicenter Analysis[J]. Chin Med J, 2017, 130: 2541-2546. DOI: 10.4103/0366-6999.217093.

［27］Xu HR, Niu XH, Zhang Q, et al. Subchondral bone grafting reduces degenerative change of knee joint in patients of giant cell tumor of bone[J]. Chin Med J, 2013, 126(16): 3053-3056.

［28］Yu X, Xu M, Xu S, et al. Clinical outcomes of giant cell tumor of bone treated with bone cement filling and internal fixation, and oral bisphosphonates[J]. Oncol Lett, 2013, 5(2): 447-451. DOI: 10.3892/ol.2012.1036.

［29］杨迪生, 严世贵, 范顺武, 等. 病损内处置与整块切除治疗邻膝关节骨巨细胞瘤的比较观察[J]. 中国矫形外科杂志, 1999, 6: 565-567.

Yang DS, Yan SG, Fan SW, et al. Intralesional Procedure Compared with en Bloc Resection for Giant-Cell Tumor Close to the Knee[J]. The Orthopedic Journal of China, 1999, 6: 565-567.

［30］Yu XC, Xu M, Song RX, et al. Long-term outcome of giant cell tumors of bone around the knee treated by en bloc resection of tumor and reconstruction with prosthesis[J]. Orthop Surg, 2010, 2(3): 211-217. DOI: 10.1111/j.1757-7861.2010.00089.x.

［31］Lin PP, Guzel VB, Moura MF, et al. Long-term follow-up of patients with giant cell tumor of the sacrum treated with selective arterial embolization[J]. Cancer, 2002, 95(6): 1317-1325.

［32］Hosalkar HS, Jones KJ, King JJ, et al. Serial arterial embolization for large sacral giant-cell tumors: mid- to long-term results[J]. Spine (Phila Pa 1976), 2007, 32(10): 1107-1115. DOI: 10.1097/01.brs.0000261558.94247.8d.

［33］Thangaraj R, Grimer RJ, Carter SR, et al. Giant cell tumour of the sacrum: a suggested algorithm for treatment[J]. Eur Spine J, 2010, 19(7): 1189-1194. DOI: 10.1007/s00586-009-1270-8.

［34］Balke M, Streitbuerger A, Budny T, et al. Treatment and outcome of giant cell tumors of the pelvis[J]. Acta Orthop, 2009, 80(5): 590-596. DOI: 10.3109/17453670903350123.

［35］Bhatia S, Miszczyk L, Roelandts M, et al. Radiotherapy for marginally resected, unresectable or recurrent giant cell tumor of the bone: a rare cancer network study[J]. Rare Tumors, 2011, 3(4): e48. DOI: 10.4081/rt.2011.e48.

［36］Roeder F, Timke C, Zwicker F, et al. Intensity modulated radiotherapy (IMRT) in benign giant cell tumors‐a single institution case series and a short review of the literature[J]. Radiat Oncol, 2010, 5: 18. DOI: 10.1186/1748-717X-5-18.

［37］Chakravarti A, Spiro IJ, Hug EB, et al. Megavoltage radiation therapy for axial and inoperable giant‐cell tumor of bone[J]. J Bone Joint Surg Am, 1999, 81(11): 1566-1573.

［38］Thornley P, Habib A, Bozzo A, et al. The role of denosumab in the modern treatment of giant cell tumor of bone[J]. JBJS Rev, 2017, 5(4): e4. DOI: 10.2106/JBJS.RVW.16.00072.

［39］Thomas D, Henshaw R, Skubitz K et al. Denosumab in patients with giant‐cell tumour of bone: an open‐label, phase 2 study[J]. Lancet Oncol, 2010, 11: 275-280. DOI: 10.1016/S1470-2045(10)70010-3.

［40］Chawla S, Henshaw R, Seeger L, et al. Safety and efficacy of denosumab for adults and skeletally mature adolescents with giant cell tumour of bone: interim analysis of an open‐label, parallel‐group, phase 2 study[J]. Lancet Oncol, 2013, 14(9): 901-908. DOI: 10.1016/S1470-2045(13)70277-8.

［41］Traub F, Singh J, Dickson BC, et al. Efficacy of denosumab in joint preservation for patients with giant cell tumour of the bone[J]. Eur J Cancer, 2016, 59: 1-12. DOI: 10.1016/j.ejca.2016.01.006.

［42］Gaston CL, Grimer RJ, Parry M, et al. Current status and unanswered questions on the use of Denosumab in giant cell tumor of bone[J]. Clin Sarcoma Res, 2016, 6(1): 15. DOI: 10.1186/s13569-016-0056-0.

［43］Palmerini E, Chawla NS, Ferrari S, et al. Denosumab in advanced/unresectable giant‐cell tumour of bone (GCTB): For how long?[J]. Eur J Cancer, 2017, 76: 118-124. DOI: 10.1016/j.ejca.2017.01.028.

［44］Chang SS, Suratwala SJ, Jung KM, et al. Bisphosphonates may reduce recurrence in giant cell tumor by inducing apoptosis[J]. Clin Orthop Relat Res, 2004, 426: 103-109.

［45］Tse LF, Wong KC, Kumta SM, et al. Bisphosphonates reduce local recurrence in extremity giant cell tumor of bone: a case‐control study[J]. Bone, 2008, 42(1): 68-73. DOI: 10.1016/j.bone.2007.08.038.

［46］Yin H, Yang X, Xu W, et al. Treatment and outcome of primary aggressive giant cell tumor in the spine[J]. Eur Spine J, 2015, 24(8): 1747-1753. DOI: 10.1007/s00586-015-3777-5.

［47］Sybil B, Warren C, Douglas RA, et al. Bone Cancer, Version 1, 2016. NCCN Clinical Practice Guidelines in Oncology[J]. J Natl Compr Canc Netw, 2016.

［48］黄承达. 骨肿瘤的早期诊断与治疗[J]. 实用肿瘤杂志, 1991, (3): 129-130.
Huang CD. Early diagnosis and treatment of bone tumor[J]. Journal of practical oncology, 1991, (3): 129-130.

［49］Sanjay BK, Frassica FJ, Frassica DA, et al. Treatment of giant cell tumor of the pelvis[J]. J Bone Joint Surg Am, 1993, 75(10): 1466-1475.

［50］王臻, 李靖. 脊柱骨巨细胞瘤的综合治疗研究进展[J]. 中国脊柱脊髓杂志, 2010, 20(8): 694-696. DOI: 10.3969/j.issn.1004-406X.2010.08.20.
Wang Z, Li J. The treatment review of giant cell tumor in the spine[J]. Chinese journal of spine and spinal cord, 2010, 20(8): 694-696. DOI: 10.3969/j.issn.1004-406X.2010.08.20.

［51］Dahlin DC. Giant-cell tumor of vertebrae above the sacrum: a review of 31 cases[J]. Cancer, 1977, 39(3): 1350-1356.

［52］Dubory A, Missenard G, Domont J, et al. Interest of denosumab for the treatment of giant-cells tumors and aneurysmal bone cysts of the spine. About nine cases[J]. Spine (Phila Pa 1976), 2016, 41(11): E654-E660. DOI: 10.1097/BRS.0000000000001350.

［53］Reid R, Banerjee SS, Sciot R. Giant cell tumour. In Fletcher CDM, Unni KK, eds: Pathology and Genetics of Tumours of Soft Tissue and Bone[M]. Lyon: IARC Press, 2002: 309-313.

［54］Branstetter DG, Nelson SD, Manivel JC, et al. Denosumab induces tumor reduction and bone formation in patients with giant-cell tumor of bone[J]. Clin Cancer Res, 2012, 18(16): 4415-4424. DOI: 10.1158/1078-0432.CCR-12-0578.

［55］Wei F, Liu X, Liu Z, et al. Interferon alfa-2b for recurrent and metastatic giant cell tumor of the spine: report of two cases[J]. Spine (Phila Pa 1976), 2010, 35(24): e1418-1422. DOI: 10.1097/BRS.0b013e3181e7bf5a.

［56］Kaiser U, Neumann K, Havemann K. Generalised giant-cell tumour of bone: Successful treatment of pulmonary metastases with interferon α, a case report[J]. J Cancer Res Clin Oncol, 1993, 119(5): 301-303.

［57］Leggon RE, Zlotecki R, Reith J, et al. Giant cell tumor of the pelvis and sacrum: 17 cases and analysis of the literature[J]. Clin Orthop Relat Res, 2004, 423: 196-207.

［58］郭卫, 杨毅, 姬涛, 等. 骶骨骨巨细胞瘤的外科治疗方法及结果评价[J]. 中国骨与关节杂志, 2016, 5(1): 9-13. DOI: 10.3969/j.issn.2095-252X.2016.01.003.
Guo W, Yang Y, Ji T, et al. Outcomes of sacral giant cell tumor treatment with intralesional surgery[J]. Chinese Journal of Bone and Joint, 2016, 5(1): 9-13. DOI: 10.3969/j.issn.2095-252X.2016.01.003.

［59］Lackman RD, Khoury LD, Esmail A, et al. The treatment of sacral giant-cell tumours by serial arterial embolisation[J]. J Bone Joint Surg Br, 2002, 84(6): 873-877.

［60］于秀淳, 刘晓平, 付志厚, 等. 反复选择性动脉栓塞及刮除术治疗高位骶骨骨巨细胞瘤的远期疗效[J]. 中华肿瘤杂志, 2013, 35(3): 233-235. DOI: 10.3760/cma.j.issn.0253-3766.2013.03.016.
Yu XC, Liu XP, Fu ZH, et al. Long-term efficacy of repeated selective arterial embolization and curettage in the treatment of giant cell tumor in sacrum[J]. Chin J Oncol, 2013, 35(3): 233-235. DOI: 10.3760/cma.j.issn.0253-3766.2013.03.016.

［61］Dahlin DC, Cupps RE, Johnson EW. Giant cell tumor: A study of

195 cases[J]. Cancer, 1970, 25(5): 1061-1070.

[62] Nascimento AG, Huvos AG, Marcove RC. Primary malignant giant cell tumor of bone: a study of eight cases and review of the literature[J]. Cancer, 1979, 44(4): 1393-1402.

[63] Kadowaki M, Yamamoto S, Uchio Y. Late malignant transformation of giant cell tumor of bone 41 years after primary surgery[J]. Orthopedics, 2012, 35(10): e1566-1570. DOI: 10.3928/01477447-20120919-32.

[64] 于秀淳, 刘晓平, 周银, 等. 原发恶性骨巨细胞瘤11例临床病理分析[J]. 临床肿瘤学杂志, 1997, (1): 25-28.
Yu XC, Liu XP, Zhou Y, et al. Primary malignant giant cell tumor of bone[J]. Chinese Clinical Oncology, 1997, (1): 25-28.

[65] Bertoni F, Bacchini P, Staals EL. Malignancy in giant cell tumor of bone[J]. Cancer, 2003, 97(10): 2520-2529.

[66] 于秀淳, 徐明, 许宋锋, 等. 复发性肢体骨巨细胞瘤的临床诊治策略[J]. 中国矫形外科杂志, 2011, 19(14): 1149-1154. DOI: 10.3977/j.issn.1005-8478.2011.14.02.
Yu XC, Xu M, Xu SF, et al. Clinical diagnosis and surgical treatment on recurrent giant cell tumor of extremity[J]. Orthopedic Journal of China, 2011, 19(14): 1149-1154. DOI: 10.3977/j.issn.1005-8478.2011.14.02.

[67] Vult von Steyern F, Bauer HC, Trovik C, et al. Treatment of local recurrences of giant cell tumour in long bones after curettage and cementing: a Scandinavian Sarcoma Group study[J]. J Bone Joint Surg Br, 2006, 88(4): 531-535.

[68] 袁斌斌, 胡永成, 王臻, 等. 膝关节周围骨巨细胞瘤病理性骨折影像学特征研究[J]. 中华骨科杂志, 2014, 34(5): 564-571. DOI: 10.3760/cma.j.issn.0253-2352.2014.05.010.
Yuan BB, Hu YC, Wang Z, et al. Radiological features about pathological fracture of giant cell tumor around the knee joint[J]. Chin J Orthop, 2014, 34(5): 564-571. DOI: 10.3760/cma.j.issn.0253-2352.2014.05.010.

[69] Dreinhfer KE, Rydholm A, Bauer HC, et al. Giant cell tumours with fracture at diagnosis. Curettage and acrylic cementing in ten cases[J]. J Bone Joint Surg Br, 1995, 77(2): 189-193.

[70] Deheshi BM, Jaffer SN, Griffin AM, et al. Joint salvage for pathologic fracture of giant cell tumor of the lower extremity[J]. Clin Orthop Relat Res, 2007, 459: 96-104. DOI: 10.1097/BLO.0b013e31805d85e4.

[71] Van der Heijden L, Van de Sande MA, Dijkstra PD. Soft tissue extension increases the risk of local recurrence after curettage with adjuvants for giant-cell tumor of the long bones: A retrospective

study of 93 patients[J]. Acta Orthop, 2012, 83(4): 401-405. DOI: 10.3109/17453674.2012.711193.

[72] Bennett CJ, Marcus RB, Million RR, et al. Radiation therapy for giant cell tumor of bone[J]. Int J Radiat Oncol Biol Phys, 1993, 26(2): 299-304.

[73] Boriani S, Sudanese A, Baldini N, et al. Sarcomatous degeneration of giant cell tumours[J]. Ital J Orthop Traumatol, 1986, 12: 191-199.

[74] Cahan WG, Woodard HQ, Higinbotham NL, et al. Sarcoma in irradiated bone. Report of eleven cases[J]. Cancer, 1948, 82(1): 8-34.

[75] Lagrange JL, Ramaioli A, Chateau MC, et al. Sarcoma after radiation therapy: retrospective multiinstitutional study of 80 histologically confirmed cases[J]. Radiology, 2000, 216(1): 197-205.

[76] Yang Y, Huang Z, Niu X, et al. Clinical characteristics and risk factors analysis of lung metastasis from benign giant cell tumor of bone[J]. J Bone Oncol, 2017, 7: 23-28. DOI: 10.1016/j.jbo.2017.04.001.

[77] Viswanathan S, Jambhekar NA. Metastatic Giant Cell Tumor of Bone: Are There Associated Factors and Best Treatment Modalities?[J]. Clin Orthop Relat Res, 2010, 468(3): 827-833. DOI: 10.1007/s11999-009-0966-8.

[78] Tubbs WS, Brown LR, Beabout JW, et al. Benign giant-cell tumor of bone with pulmonary metastases: clinical findings and radiologic appearance of metastases in 13 cases[J]. AJR Am J Roentgenol, 1992, 158(2): 331-334.

[79] Cheng JC, Johnston JO. Giant cell tumor of bone. Prognosis and treatment of pulmonary metastases[J]. Clin Orthop Relat Res, 1997, 338: 205-214.

[80] Dominkus M, Ruggieri P, Bertoni F, et al. Histologically verified lung metastases in benign giant cell tumours - 14 cases from a single institution[J]. Int Orthop, 2006, 30(6): 499-504. DOI: 10.1007/s00264-006-0204-x.

[81] Faisham WI, Zulmi W, Halim AS, et al. Aggressive giant cell tumour of bone[J]. Singapore Med J, 2006, 47(8): 679-683.

[82] Lachat MR, Weber M, Cserhati MD, et al. Giant cell tumor of bone with rapid malignant course [J]. Orthopade, 2004, 33(3): 344-348. DOI: 10.1007/s00132-003-0554-7.

[83] Kyrgidis A, Toulis K. Safety and efficacy of denosumab in giant-cell tumour of bone[J]. Lancet Oncol, 2010, 11(6): 513-514. DOI: 10.1016/S1470-2045(10)70059-0.

（收稿日期：2018-05-29）

（本文编辑：闫富宏）

参与制定人员名单

四肢骨肿瘤微波消融治疗临床指南

中国医师协会骨科医师分会

通信作者：于秀淳，Email: 13969132190@163.com；胡永成，Email: yongchenghu@126.com；

张英泽，Email: yzling_liu@163.com

【摘要】　微波消融治疗四肢骨肿瘤已有三十余年历史。近年来，随着认识水平的提高、微波设备的改进及临床应用的拓展，微波消融技术被广泛应用于骨肿瘤的治疗。为了更好地规范微波消融技术在四肢骨肿瘤临床治疗中的应用，总结微波消融治疗四肢骨肿瘤的研究成果和临床经验，特制定本临床指南。旨在通过循证医学的方法，从经皮微波消融四肢骨肿瘤和术中微波消融四肢骨肿瘤两个方面，对适应证、术前评估与决策、围手术期处理、并发症等临床问题提供可靠的依据，从而规范治疗流程，提高微波消融四肢骨肿瘤的临床疗效。指南共形成推荐意见22条，第1条至第6条为经皮微波消融治疗四肢骨肿瘤的推荐意见，具体内容包含经皮微波消融四肢骨肿瘤适应证的选择、影像引导技术、麻醉技术、微波消融参数及治疗目标；第7条至第20条为术中使用微波消融治疗四肢骨肿瘤的推荐意见，具体内容包含术中微波消融四肢骨肿瘤适应证的选择、消融原则、消融技术、消融并发症及其他需要关注的问题；第21条至第22条为微波消融设备的选择与应用。

DOI: 10.3760/cma.j.cn121113-20200429-00300

Clinical practice guideline for the microwave ablation in treating lone bone tumor
Chinese Association of Orthopaedic Surgeons
Corresponding author: Yu Xiuchun, Email: 13969132190@163.com; Hu Yongcheng, Email: yongchenghu@126.com; Zhang Yingze, Email: yzling_liu@163.com
【Abstract】　Microwave ablation has been used in the treatment of bone tumors of extremities for more than 30 years. Recently, with the improvement of recognition level in microwave equipment and its clinical application, microwave ablation technology has been widely used in treating bone tumors. In order to standardize the application of microwave ablation technology for limb bone tumors, we summarized the current evidence and clinical experience of microwave ablation in treating limb bone tumors, and developed a clinical practice guide. The purpose of the present guideline was to provide reliable recommendations about indications, preoperative evaluation, decision-making, perioperative treatment, complications and other issues via evidence-based medicine. The guideline was developed in two aspects of percutaneous microwave ablation of bone tumors in extremities and intraoperative microwave ablation of bone tumors in extremities. Thus, it could standardize the treatment process and improve the clinical effects of microwave ablation in treating bone tumors in extremities. The guidelines included a total of 22 recommendations. Recommendations 1 to 6 were used for percutaneous microwave ablation of limb bone tumors, including the selection of indications, image-guided technology, anesthesia technology, microwave ablation parameters and treatment objectives. Recommendations 7 to 20 were used for intraoperative microwave ablation of limb bone tumors, including the selection of indications, ablation principles, ablation techniques, ablation complications and other associated issues. Recommendations 21 to 22 were about the selection and application of microwave ablation equipment.

DOI: 10.3760/cma.j.cn121113-20200429-00300

微波消融是肿瘤热疗学中的一种方法，其基本原理是利用微波电磁场热效应对肿瘤产生一系列灭活作用，包括直接杀伤[1]、诱导凋亡[2-3]、破坏肿瘤血管[4]及促进免疫[5-8]等。实体脏器肿瘤的微波消融术已开展多年，具有一定的临床应用价值[9-11]。由于骨组织为硬组织，其主要组成成分——胶原和无机盐可耐受更高的温度，能较好地保持生物力学强度，因此采用微波消融技术治疗骨肿瘤有其独特的优势和特点[12]。

微波消融技术应用在骨肿瘤的治疗中已有30余年历史。在其发展历程中主要有三方面的进步：

第一，设备在改进，微波消融辐射器更加灵活高效、测温系统更加快速准确、自动化程度更加智能；第二，适用范围在增加，由初期仅用于原发恶性骨肿瘤，到目前在转移骨肿瘤、恶性软组织肿瘤和良性骨肿瘤治疗中也得到良好的应用；第三，手术和操作技术日趋规范，微波消融可作为独立的经皮微创治疗方式应用于部分良性骨肿瘤和骨转移癌[13-14]，也可作为辅助的治疗方式应用于骨肿瘤术中止血、肿瘤灭活或为肿瘤切除边界提高安全保障[15-19]。

四肢骨肿瘤的微波消融临床应用逐渐增多，新的研究和应用也被相继报道。我们通过检索相关的临床研究(PubMed 数据库 2 887 篇、Embase 数据库 2 644 篇,万方数据库 3 941 篇),汇集国内目前在开展骨肿瘤微波消融治疗的专家的临床经验,结合我国微波治疗设备研发的成果和国情制定了本指南。内容包括经皮微波消融四肢骨肿瘤推荐意见1~6、术中使用微波消融四肢骨肿瘤推荐意见7~20、产品使用推荐意见21~22,涉及微波消融术前评估与选择、微波消融术中操作、微波消融并发症等问题。目的是通过循证医学的方法,为微波消融治疗四肢骨肿瘤提供可靠的临床依据,规范治疗行为,进一步提高手术疗效。

推荐意见1:经皮微波消融治疗四肢骨样骨瘤临床疗效确切。

文献证据:骨样骨瘤是一种病因不明的四肢良性骨肿瘤,多有夜间痛,长骨皮质是好发部位,通常由位于中央的瘤巢与周围增厚的骨质构成,处理瘤巢是治疗的根本方法[20-22]。目前文献中采用经皮微波消融治疗的四肢骨样骨瘤患者共76例,股骨(41例)和胫骨(20例)是最常见的手术部位,患者平均年龄20.6岁(范围3~48岁),68例患者的平均瘤巢直径为6.8 mm,63例患者的平均随访时间为17.9个月;2例患者术后复发(2.6%,2/76),手术并发症6例(7.9%,6/76),包括皮肤麻木3例、穿刺部位感染1例、桡神经损伤并Ⅱ度皮肤烧伤1例、Ⅲ度皮肤烧伤1例[13-14,23-26]。尽管更多的四肢骨样骨瘤患者接受的是经皮射频消融治疗[27-28],但最新的观点认为微波消融骨样骨瘤具有加热快、消融时间短、可避免电极片皮肤灼伤、不受心脏起搏器影响的特点,是经皮治疗骨样骨瘤更好的选择[14,23]。

专家意见:经皮微波消融治疗骨样骨瘤有效率高、复发率低、并发症少,通过术前影像学资料评估穿刺及微波消融风险,避开重要组织结构设计穿刺路线,在良好的麻醉基础上微波消融骨样骨瘤瘤巢,可达到治愈的目标。对复发患者可再行微波消融治疗。

推荐意见2:经皮微波消融治疗四肢骨转移癌应预防病理性骨折发生。

文献证据:四肢长骨是骨转移癌常见的发生部位。流行病学研究发现因骨痛就诊的骨转移癌患者中有48.9%发生在四肢长骨[29]。除外科手术、放疗及药物治疗外,经皮微波消融是治疗四肢骨转移癌的一种有效缓解疼痛的方法,联合骨水泥成形术有助于增强骨强度,骨水泥渗漏是较常见的并发症[30-32]。四肢骨转移癌疼痛症状明显、部位局限且

穿刺路径安全被认为是经皮微波消融的良好适应证[33]。也有研究认为经皮消融恶性骨肿瘤仅适用于生长缓慢的肿瘤且需要满足两个典型特征:肿瘤部位少于3个、肿瘤最大直径小于3 cm[34]。

专家意见:对疼痛明显、定位准确、不能耐受常规手术的四肢骨转移癌患者,在综合考虑患者全身情况及局部骨骼强度的情况下,评估微波消融治疗的风险和获益,可采用经皮微波消融治疗达到缓解疼痛的目的。消融后应注意病理性骨折的发生,必要时可与经皮内固定联合使用。

推荐意见3:经皮微波消融治疗四肢骨肿瘤需在影像引导下进行。

文献证据:经皮微波消融四肢骨肿瘤最常用的影像引导方法是CT[13-14,23,25-26,30-31]。目前文献中的76例四肢骨样骨瘤患者均在影像引导下行经皮微波消融治疗,其中52例采用常规CT引导,24例采用锥束CT结合术中导航引导,两组患者治疗的有效率并无明显差异[13-14,23-26]。对比分析CT与锥束CT引导下的经皮消融治疗骨样骨瘤,两组技术成功率、临床成功率、并发症发生率均无明显差异,锥束CT组接受的放射剂量明显少于常规CT组[35]。PET-CT也被应用于引导穿刺和经皮肿瘤消融,有助于提高穿刺准确性[36]。

专家意见:经皮微波消融治疗四肢骨肿瘤需在影像引导下进行,CT、锥束CT、MRI、PET-CT等在经皮微波消融四肢骨肿瘤影像引导中各具优势,术中导航技术、机器人辅助技术均可提高穿刺的准确性与安全性。

推荐意见4:经皮微波消融治疗四肢骨样骨瘤应在良好的麻醉下进行。

文献证据:经皮微波消融肿瘤虽为微创性手术,但术中微波消融肿瘤释放高能量热辐射[37],诱发疼痛较剧烈,尤其是骨样骨瘤瘤巢刺激疼痛剧烈,单纯局部浸润麻醉通常不能满足手术的需求[38]。此外,高能量热治疗可能带来的全身体温上升、基础代谢率提高等均需严格的麻醉管理。儿童患者依从性差,可选择全身麻醉[37];对可以良好配合的患者,可选择区域阻滞麻醉并给予镇静处理[13]。文献中的76例四肢骨样骨瘤患者,采用全身麻醉55例、硬膜外麻醉8例、硬膜外麻醉联合静脉镇静镇痛7例、局部麻醉联合静脉镇静镇痛5例、单纯局部麻醉1例(因疼痛剧烈未达到既定消融时间,肿瘤复发)[13-14,23-26]。

专家意见:经皮微波消融治疗四肢骨样骨瘤往

往诱发剧烈疼痛,建议在良好的麻醉下进行。儿童患者配合能力较差,建议在全身麻醉下进行穿刺及经皮微波消融治疗。在消融过程中,患者可能因麻醉深度不够出现疼痛反应,导致微波针位置变化及其他组织热损伤。

推荐意见5:四肢骨肿瘤经皮微波消融的功率和时间应依据不同设备参数而定。

文献证据:医用微波消融设备,包括915 MHz和2 450 MHz两种频率。其中2 450 MHz功率大、产热快、消融形态好,被多数医用设备公司所采用。不同设备微波输出功率、损耗及微波针设计的差异导致微波消融范围不同[39]。文献中采用经皮微波消融的76例四肢骨样骨瘤患者采用了六家公司的微波消融设备,消融参数存在差异,但均获得了良好的临床疗效。7例患者消融参数为20 W,时间2 min;24例为30 W,时间30 s、暂停30 s(3个循环),目标温度90 ℃(如未达到则增加循环次数);13例为50~60 W,时间1~2.5 min;24例接受915 Hz微波消融,功率16 W,时间45~160 s,目标温度80 ℃;8例目标温度90 ℃,时间4~6 min[13-14,23-26]。

专家意见:经皮微波消融四肢骨肿瘤通常采用高温致肿瘤组织发生凝固性坏死。临床应用中应参考拟使用设备的具体工作参数,针对不同大小和部位的目标靶病灶,以肿瘤组织发生凝固性坏死为目标进行消融治疗。

推荐意见6:瘤巢消融是四肢骨样骨瘤微波治疗的目标,疼痛改善是评价标准。

文献证据:疼痛是四肢骨样骨瘤最常见的临床症状,仅有少于2%的患者表现为无痛[22]。采用疼痛评分是评价微波消融骨样骨瘤临床疗效常用而简单的方法[13-14,24-26]。此外,微波消融前及微波消融1个月后MRI表现的改变也被用作影像学评价微波消融治疗的客观依据。定量MRI灌注分析可以客观评价经皮微波消融骨样骨瘤的治疗效果,血浆流量和体积分布可能是热消融成功的可靠指标[23-25]。

专家意见:疼痛是骨样骨瘤患者就诊的主要原因,通过经皮微波消融改善疼痛症状是治疗的目的,使用疼痛症状改善情况评价治疗效果是切实可行的。治疗前后MRI影像改变可作为经皮微波消融四肢骨样骨瘤的客观评价依据。

推荐意见7:综合考虑肿瘤性质、体积、内部结构及部位,灵活使用微波消融技术提高手术疗效。

文献证据:微波消融肿瘤的热效应与肿瘤内物质类型密切相关,不同物质含水量的差异会导致物质间的温升差异及对微波吸收的差异[10,39]。因此,微波消融治疗成分结构复杂且瘤体巨大的肿瘤时存在消融效果的不可预测性。在微波消融肿瘤加热过程中,肿瘤内容物不断发生凝固坏死等不均匀实时改变,致使组织中微波场的结构不断改变,这种复杂的实际情况难以用数学模型进行准确评估[40]。目前,术中微波消融技术已被广泛应用于四肢良恶性肿瘤的治疗,包括骨肉瘤、尤文肉瘤、恶性纤维组织细胞瘤、软骨肉瘤、软组织肉瘤、骨巨细胞瘤及骨转移癌等[18,41-45]。

专家意见:综合考虑肿瘤良恶性、体积大小、内部物质构成及部位特点,灵活布针、设置不同的功率进行微波消融,以达到彻底消融肿瘤和保留骨骼结构的目的,是提高微波消融治疗四肢骨肿瘤临床疗效的有效方法。

推荐意见8:微波消融治疗四肢骨肿瘤原则上采用原位消融。

文献证据:微波消融肿瘤不同于其他消融方式的是其通过电磁场的作用将肿瘤细胞自身变成热源,由肿瘤内部开始产生热消融[39,46]。在临床应用过程中,不同于骨肿瘤瘤段切除体外灭活再植的方式,微波消融在保护好四肢骨肿瘤周围的正常组织后,采用在体原位消融的方式即可达到肿瘤灭活的目的[18,41]。

专家意见:原位微波消融治疗四肢骨肿瘤最大程度地保留了骨组织的自然连续性,有助于远期骨组织改建重塑,避免了瘤段切除灭活再植需要考虑的截骨愈合问题。不能充分游离并保护肿瘤周围重要组织结构时,可将四肢骨予以一端截断后再使用微波进行消融治疗。

推荐意见9:微波消融治疗四肢骨肿瘤建议在适当的温度及时间下进行。

文献证据:微波消融肿瘤需要达到一定的热损伤剂量,与温度和时间呈正相关关系,不同肿瘤细胞对热疗的敏感性存在差异[1]。骨肉瘤细胞系热疗研究结果提示:加热50 ℃、时间15 min可以杀灭骨肉瘤细胞[6]。动物实验结果提示:65 ℃热处理30~120 min,能够导致细胞完全失活,但保留了骨组织的成骨特性[47]。人体正常皮质骨微波消融后生物力学研究结果提示:微波消融温度80 ℃持续30 min会明显损害皮质骨的韧塑性,骨组织脆性增加导致骨质断裂[48]。微波加热对动物骨组织生物力学的影响研究结果显示:微波消融温度75 ℃持续30 min后骨强度明显下降,而微波消融60 ℃持续30 min后骨强度仅轻微下降[49]。回顾性病例研究结果证实：对恶性骨盆及肢体骨肿瘤采用微波消融治疗，消融温度70~80 ℃持续30 min能够获得满意的肿瘤消融效果[50]。有学者认为在体消融比体外消融情况更为复杂，骨组织被认为能对其细胞提供某种保护，骨内一些区域更能免受热疗的影响[51]。在临床实际应用过程中，通常认为肿瘤热消融温度高于60 ℃能达到临床治疗效果[52-53]。

专家意见：四肢骨肿瘤微波消融所期望的效果是在彻底杀死肿瘤细胞的同时，保留骨组织生物力学和生物学性能。无论采用何种参数的微波消融设备，消融温度和持续时间是保证治疗效果的重要因素。一般建议应将温度控制在60~80 ℃，时间持续30 min。

推荐意见10：对瘤体较大的四肢骨肿瘤，可采用多针消融。

文献证据：医用微波频率高、波长短，因此穿透深度较浅，一般为3 cm左右。当肿瘤较大时，采用多针消融安全有效[39]。四肢骨肿瘤通常形态不规则、肿瘤内成分差异大，导致微波消融肿瘤热场分布不均匀、消融形态不可预测。为了达到彻底消融肿瘤的目的，采用多针消融技术或采用辐照式微波消融技术能够获得更好的消融效果[16,39,41,54-56]。在肢体恶性或侵袭性骨肿瘤治疗中，有学者认为采用微波天线阵列的方式消融肿瘤是一种安全有效、临床效果显著的治疗方式[54]。另有学者认为可使用多根微波天线对瘤段行矩阵式微波消融，微波天线布阵间距为3 cm、每消融深度间距为4 cm[56]。

专家意见：四肢骨肿瘤瘤体较大时，单针单次难以彻底消融整个瘤体，而单针多次穿刺可能造成穿刺部位血液或肿瘤细胞溅出污染手术野，因此可采用多针消融技术或采用辐照式微波消融技术。如采用多针消融，可将微波针多个角度插入肿瘤瘤体内，避免存在消融盲点导致肿瘤灭活不彻底。

推荐意见11：微波消融富血骨肿瘤时，预处理能够减少刮除术中的肿瘤出血。

文献证据：微波消融可导致肿瘤组织包括肿瘤内血管发生凝固性坏死，有利于术野显露和减少术中出血[42,57-58]。有研究结果显示，在四肢骨转移癌切除前采用微波消融预处理能够减少术中肿瘤出血和术中输血，在闭塞血管方面微波消融可能比射频更加有效[57]。有研究证实微波消融能够使骨转移癌组织发生凝固性坏死，甚至焦化，可以封闭血管断端，减少出血，有助于提高手术的安全性、彻底

性和患者的耐受性[42]。另一项研究证实，髋臼周围骨转移癌微波消融处理有助于减少术中出血[58]。

专家意见：富血骨肿瘤微波消融容易达到更高的消融温度。四肢动脉瘤样骨囊肿、骨巨细胞瘤、肝癌骨转移、肾癌骨转移等肿瘤病灶中存在大量肿瘤性血管，直接刮除出血较多；在刮除前使用微波消融预处理能够明显减少肿瘤出血，提高手术安全性。

推荐意见12：骨肉瘤髓腔内单一跳跃病灶采用微波消融处理有助于保留更多的骨质。

文献证据：骨肉瘤髓腔内跳跃病灶的发生率为1.4%~10%[17,59-61]，其出现往往提示预后较差[17,61]。有学者报告5例股骨远端骨肉瘤合并近端髓腔内跳跃病灶（3例化疗效果好、2例化疗效果差），术中切除股骨远端骨肉瘤后经髓腔置入微波消融针消融髓腔内跳跃病灶，其后行肿瘤刮除及骨水泥肿瘤假体重建4例、大腿截肢1例。术后5例均未出现局部复发，3例于2年内死亡，2例存活。他们认为该方式避免了全股骨置换，保留了更好的肢体功能[17]。

专家意见：股骨近端是骨肉瘤髓腔内跳跃病灶最常发生的部位，广泛切除跳跃病灶势必造成更多股骨近端骨质的丧失，甚至整个股骨。骨肉瘤髓腔内跳跃病灶较小，周围皮质有轻度或无明显破坏，是微波消融的理想适应证，可采取经髓腔或经皮微波消融骨肉瘤髓腔内单一跳跃病灶（图1）。

推荐意见13：微波消融治疗四肢骨肿瘤需充分游离并保护周围的重要血管、神经及软组织。

文献证据：应用辐照式微波消融四肢骨肿瘤前，在周围软组织上铺以铜网能够防止微波穿过，但需注意及时清除肿瘤与铜网之间的积血，被微波加热的积血穿透铜网可导致软组织烫伤[41]。使用降温袋隔离微波消融瘤段与周围软组织，低温盐水流经降温袋可以实现降温保护[54]。有学者提出手术医生的手指应放在重要结构的表面，用以粗略探测组织温度，并随时以低温盐水滴于组织表面，防止过热[55]。分离肿瘤后用低温生理盐水浸泡的纱布隔离肿瘤与周围软组织是一种常用的简单方法，在消融过程中持续使用低温生理盐水降温也可达到保护周围软组织的作用[16,42,55,62]。对邻近关节面的肿瘤行微波消融时可使用循环低温生理盐水给关节腔降温，避免关节面软骨的热损伤[16,18,56]。

专家意见：四肢骨肿瘤微波消融前需对周围大血管、重要神经及正常组织进行保护。目标病灶达到热消融温度要求的同时避免周围正常组织烫伤，是减少微波消融相关并发症的有效方法。

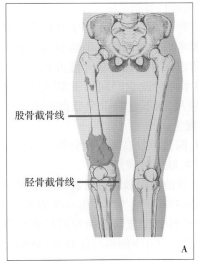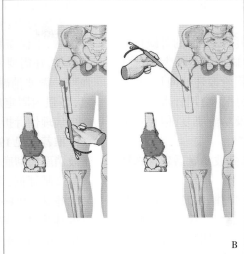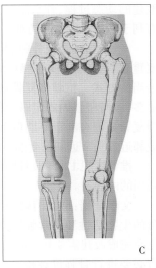

股骨截骨线

胫骨截骨线

A B C

图1 股骨远端骨肉瘤伴股骨近端髓腔内单一跳跃病灶,采用股骨远端肿瘤切除、股骨近端跳跃病灶微波消融手术示意图 **A** 遵循肿瘤切除安全边界的原则,确定股骨远端原发肿瘤切除边界 **B** 可采用两种不同路径对跳跃病灶进行微波消融:左图为切除股骨远端肿瘤后经髓腔对近端跳跃病灶进行微波消融处理,右图为切除股骨远端肿瘤后经皮穿刺对近端跳跃病灶进行微波消融处理 **C** 肿瘤处理完毕后采用常规股骨远端肿瘤型膝关节假体进行重建

推荐意见14:四肢骨肿瘤微波消融过程中,需要对瘤体内、瘤旁及周围组织进行实时多点测温。

文献证据:微波消融肿瘤术中测量肿瘤表面及周围正常组织的温度,是判断肿瘤消融效果极其重要的标志,也是对周围组织保护的安全阀[63-65]。目前,微波消融肿瘤过程中,有创测温包括热电偶和热敏电阻测温等,无创测温包括电阻抗测温、微波测温、核磁共振测温等[64-65]。有创测温响应速率高、精确可靠、误差小(±0.3 ℃)、分辨能力高(≤0.2 ℃)、受电磁和热干扰相对较小,其缺点是经皮使用时增加创伤;无创测温的问题在于反映整体均衡温度,测温精度不足[64-65]。

专家意见:热电偶或热敏电阻测温可以达到微波消融肿瘤测温的精度要求,但是仅能反映测温点的温度。当微波消融肿瘤瘤体较大时,使用多根测温针多点测温,有助于发现微波消融过程中可能存在的低温消融盲点,周围组织实时测温也有利于术中及时降低周围组织温度,避免误烫伤。

推荐意见15:微波消融治疗四肢骨肿瘤后需清理骨结构周围坏死组织。

文献证据:四肢骨肿瘤微波消融致肿瘤组织凝固坏死,术中需切除骨轮廓外的失活组织,恢复骨的自然形态,通过骨质破坏处和(或)骨质表面开窗,彻底清理骨组织内坏死的肿瘤组织[19,42,50,66]。有学者认为四肢骨肿瘤微波消融后需要切除瘤骨附着的软组织,刮除肿瘤瘤段骨内的软性瘤组织,硬化的瘤骨组织应予以保留用于重建肢体功能[41,56]。

有学者在研究微波消融四肢骨肿瘤术后感染的原因后认为,微波消融肿瘤术后坏死组织清除不充分可能是导致感染发生的原因[66]。

专家意见:四肢骨肿瘤微波消融后,应清除骨外附着的凝固性坏死软组织,显露骨性结构,对位于骨内的坏死肿瘤组织应予以彻底清理,对骨性结构周围的碎屑样组织也应予以清理,恢复骨骼自然形态用于肢体功能重建。

推荐意见16:四肢骨肿瘤微波消融后骨缺损应依据肿瘤性质、骨缺损部位及类型选择合适的修复重建方式。

文献证据:微波消融四肢骨肿瘤后通常需要对骨缺损进行合适的修复重建。有学者对四肢原发恶性骨肿瘤微波消融后的骨缺损采用自体腓骨行结构性修复,其余腔隙采用自体骨或异体骨混合骨水泥修复重建,认为此方法能够实现骨组织再生修复及生物学重建[18,54,67-68]。生物学重建需要关注骨组织修复时间,动物实验结果提示长骨微波消融处理6个月后热损伤骨再血管化出现新生骨,术后1年大部分区域死骨面积仍占50%以上[69]。股骨远端骨肉瘤微波消融术后43个月组织病理提示仍有死骨存在,再血管化没有全部完成,仍有骨折风险[70]。四肢骨转移癌微波消融后骨缺损修复可使用骨水泥填充,该方法简单实用,临床疗效满意[42]。骨水泥填充瘤腔可获得即刻稳定,有利于术后早期肢体功能康复,但邻近关节面的骨水泥填充可能导致无痛性关节炎的发生[71]。另外,相比植骨改建的动态过程,骨水泥填充后的相对静态环境更有利于术后影像学随访观察[71-72]。

专家意见:四肢骨肿瘤微波消融后的骨缺损修复重建,应依据病理类型、骨缺损类型及大小选择恰当的方式。植骨修复骨缺损骨改建时间长、并发症多,应与坚强内固定联合使用。应用骨水泥填充修复骨缺损有利于早期负重及功能康复,但存在造成邻近骨关节远期退变的可能性。

推荐意见 17:四肢骨肿瘤微波消融后建议选择适当的内固定。

文献证据:微波消融四肢骨肿瘤必然会使残存骨的生物活性和力学强度降低[48-49],骨组织再血管化及完成改建需要较长时间[69-70]。四肢骨肿瘤术前有必要进行骨强度评价[73],依据四肢骨骨强度、骨缺损修复重建及术中具体情况,对四肢负重骨使用内固定加强骨强度。有学者认为微波消融四肢恶性骨肿瘤完成骨缺损修复重建后,无论是否存在截骨,均需进行钢板螺钉内固定予以加强灭活骨段,预防病理性骨折发生[50]。也有研究证实微波消融后使用髓内固定同样能够达到预防病理性骨折的目的[56]。近年来,有学者采用3D打印技术制作个性化骨结构钛板,在微波消融膝关节周围肿瘤后予以固定,认为这种个性化定制的钢板固定可以减少病理性骨折的发生和提高患者肢体功能[74]。

专家意见:四肢骨肿瘤微波消融后如需进行骨缺损修复重建,在完成修复重建后使用钢板内固定具有操作简单、固定有效的优势。而对不需要进行骨缺损修复重建的未截骨灭活骨,也可采用髓内钉进行加强固定。

推荐意见 18:病理性骨折是微波消融四肢骨肿瘤常见的并发症。

文献证据:四肢骨肿瘤微波消融术后并发症并不少见,总体发生率为12.9%~73.3%。其中病理性骨折是最常见的并发症,发生率为2.6%~13.3%[18,41,56,66,75]。微波消融治疗四肢骨肿瘤会降低骨强度。在一项纳入89例四肢骨肿瘤微波消融治疗的回顾性研究中,5例股骨下段肿瘤患者在术后平均16.8个月(范围3~30个月)发生了病理性骨折[41];一项纳入15例下肢骨肉瘤微波消融治疗的临床研究中,6例平均于术后20.8个月(范围6~51个月)发生了病理性骨折[56];一项纳入54例四肢骨肿瘤微波消融治疗的临床研究中,4例于术后6~12个月发生了病理性骨折[66];一项纳入38例肢体恶性骨肿瘤原位微波消融治疗的临床研究中,5例于术后8~16个月发生了病理性骨折[75]。

专家意见:骨肿瘤微波消融不同于其他器官肿瘤消融,不仅需要考虑肿瘤的彻底消融和周围组织的保护,还需要考虑保存骨骼的成骨能力和生物学强度。微波消融术后骨改建时间长于单纯植骨修复,坚强内固定应用、延长患肢非负重时间有助于减少病理性骨折发生。

推荐意见 19:四肢原发高度恶性骨肿瘤应注意微波消融的彻底性,减少肿瘤复发。

文献证据:微波消融四肢恶性骨肿瘤术后肿瘤复发率为7.9%~26.7%[18,41,56,66,75]。在一项纳入469例肢体恶性骨肿瘤针式微波消融治疗的回顾性研究中,46例出现复发,其中9例再行保肢术、35例行截肢[18];一项纳入81例四肢恶性骨肿瘤辐照式微波消融治疗的临床研究中,8例出现复发,其中6例再手术,术后病理结果提示复发均来自切口近端或远端的软组织[41];一项纳入15例下肢骨肉瘤针式微波消融的临床研究中,4例干骺端骨肉瘤患者出现复发,3例为骨内复发、1例为软组织复发[56];一项采用辐照式微波消融38例肢体恶性骨肿瘤临床研究中,3例复发,其中1例可能与不恰当的术前活检有关[75]。

专家意见:微波消融四肢高度恶性骨肿瘤术后复发率差异较大,与操作流程不标准、术中消融效果对术者个人经验的依赖性大以及肿瘤形态不规则导致部分肿瘤难以彻底灭活有关。临床应用时应以彻底灭活肿瘤为前提,建议慎用。

推荐意见 20:微波消融可用于四肢骨肿瘤疑似侵蚀区域的预处理。

文献证据:四肢恶性骨肿瘤保肢手术首先应保证肿瘤局部控制,安全的外科边界是获得肿瘤局部控制的最重要因素[76-77]。四肢恶性骨肿瘤保肢术中使用微波消融肿瘤辅助治疗,应在插入微波消融针前遵循肿瘤切除原则将局部肿瘤彻底显露并隔离肿瘤与周围正常软组织[18,41,50,56,62,67]。在一项研究中,11例邻近关节面的化疗反应良好的四肢恶性骨肿瘤采用微波消融处理疑似侵蚀区域,尽管未对消融区域进行组织病理分析,但术后3年以上随访未出现局部肿瘤复发,因此认为微波消融能够提高手术边界的安全性[78]。

专家意见:微波消融四肢骨肿瘤是一种保肢手术技术,应遵循恶性肿瘤保肢原则。在保肢术显露肿瘤过程中,应遵循肿瘤外科原则。对化疗反应良好的恶性骨肿瘤,特殊情况下为保存重要骨质结构可采用微波消融疑似区域,需要注意的是实际操作难度较大,需具有娴熟的骨肿瘤外科技术,不推荐作为常规技术应用。

推荐意见21:选择合适的微波消融设备有助于骨肿瘤术中消融。

目前我国市场上存在的医用微波消融设备均为针式结构,包括尖头和圆头两种设计。多数设备功率为2 450 MHz,少数设备采用915 MHz,多源主机可供术中多个微波针同时使用。以国产常用微波消融针为例,骨肿瘤消融针为直径2.0~3.2 mm的微波冷循环针,长度150~200 mm,微波辐射天线采用立缝天线结构,消融范围54 mm×42 mm,电极单次承受最大参数为120 W、15 min。

专家意见:在使用微波消融治疗四肢骨肿瘤时应具体考虑微波消融的靶病灶特征、拟使用方式、治疗目标等因素,以保证患者治疗安全为前提,结合术者对微波消融设备的熟悉情况,选择合适的微波设备进行肿瘤消融。

推荐意见22:使用可测温针杆微波消融针能够减少经皮微波消融四肢骨肿瘤的并发症。

微波针的发展经历了三代。第一代微波消融针辐射器在尖端,穿刺时容易损坏,无降温装置以致杆温过高,杆温最高可达60 ℃,容易烫伤皮肤。2002年我国自主创新研发了第二代微波消融针即水冷微波消融针,内置冷却系统装置可降低微波能量转换成热量时天线的杆温,减少皮肤烫伤及消融灶核心处碳化,使"拖尾"现象消失,改善消融形态。第三代智能监控微波消融针,通过软件系统实时监测消融针输出功率,提供大数据实形消融数据。

专家意见:四肢骨肿瘤多较为深在,经皮使用时微波针需穿透皮肤、皮下组织及肌肉组织,采用可测温针杆的微波消融针能够提高手术安全性,减少微波消融部位软组织烫伤的发生。

指南制订人员(以姓名汉语拼音排序)

陈秉耀 段 宏 胡 勇 胡永成 李甲振
沈靖南 屠重棋 王序全 王 臻 韦 兴
韦永中 吴苏稼 吴玉仙 徐 明 叶招明
于秀淳 袁振超 张英泽 张 余 郑 凯

执笔

郑凯 胡永成 于秀淳 张英泽

英文版本刊登于:Orthopaedic Surgery, 2020, 12(4): 1036-1044.

参 考 文 献

[1] Hildebrandt B, Wust P, Ahlers O, et al. The cellular and molecular basis of hyperthermia[J]. Crit Rev Oncol Hematol, 2002, 43 (1): 33-56. DOI: 10.1016/s1040-8428(01)00179-2.

[2] Hou CH, Lin FL, Hou SM, et al. Hyperthermia induces apoptosis through endoplasmic reticulum and reactive oxygen species in human osteosarcoma cells[J]. Int J Mol Sci, 2014, 15(10): 17380-17395. DOI: 10.3390/ijms151017380.

[3] Zhao J, Wang SZ, Tang XF, et al. Analysis of thermochemotherapy-induced apoptosis and the protein expressions of Bcl-2 and Bax in maxillofacial squamous cell carcinomas[J]. Med Oncol, 2011, 28 Suppl 1: S354-S359. DOI: 10.1007/s12032-010-9736-4.

[4] Roca C, Primo L, Valdembri D, et al. Hyperthermia inhibits angiogenesis by a plasminogen activator inhibitor 1-dependent mechanism[J]. Cancer Res, 2003, 63(7): 1500-1507.

[5] Takaki H, Imai N, Thomas CT, et al. Changes in peripheral blood T-cell balance after percutaneous tumor ablation[J]. Minim Invasive Ther Allied Technol, 2017, 26(6): 331-337. DOI: 10.1080/13645706.2017.1310737.

[6] 胡永成, 卢世璧, 袁玫, 等. 骨肉瘤热疗前后热休克蛋白70表达的变化[J]. 中华骨科杂志, 2000, 20(1): 3-7. DOI: 10.3760/j.issn:0253-2352.2000.01.002.
Hu YC, Lu SB, Yuan M, et al. The Changes of HSP70 Expression in Osteosarcoma Pre and Post Hyperthemia Therapy[J]. Chin J Orthop, 2000, 20(1): 3-7. DOI: 10.3760/j.issn:0253-2352.2000.01.002.

[7] Yu Z, Geng J, Zhang M, et al. Treatment of osteosarcoma with microwave thermal ablation to induce immunogenic cell death[J]. Oncotarget, 2014, 5(15): 6526-6539. DOI: 10.18632/oncotarget.2310.

[8] 于哲, 吴家昌, 张明华, 等. 微波消融治疗骨肉瘤诱导免疫原性细胞死亡的机制研究[J]. 中华放射肿瘤学杂志, 2016, 25(6): 602-608. DOI: 10.3760/cma.j.issn.1004-4221.2016.06.013.
Yu Z, Wu JC, Zhang MH, et al. Mechanism of immunogenic cell death induced by microwave ablation in treatment of osteosarcoma [J]. Chin J Radiat Oncol, 2016, 25(6): 602-608. DOI: 10.3760/cma.j.issn.1004-4221.2016.06.013.

[9] Brace CL. Microwave ablation technology: what every user should know[J]. Curr Probl Diagn Radiol, 2009, 38(2): 61-67. DOI: 10.1067/j.cpradiol.2007.08.011.

[10] Simon CJ, Dupuy DE, Mayo-Smith WW. Microwave ablation: principles and applications[J]. Radiographics, 2005, 25(Suppl 1): S69-S83. DOI: 10.1148/rg.25si055501.

[11] Carrafiello G, Laganà D, Mangini M, et al. Microwave tumors ablation: principles, clinical applications and review of preliminary experiences[J]. Int J Surg, 2009, 6(Suppl 1): S65-S69. DOI: 10.1016/j.ijsu.2008.12.028

[12] Fan Q, Ma B, Guo A, et al. Surgical treatment of bone tumors in conjunction with microwave-induced hyperthermia and adjuvant immunotherapy. A preliminary report[J]. Chin Med J (Engl), 1996, 109(6): 425-431.

[13] Basile A, Failla G, Reforgiato A, et al. The use of microwaves ablation in the treatment of epiphyseal osteoid osteomas[J]. Cardiovasc Intervent Radiol, 2014, 37(3): 737-742. DOI: 10.1007/s00270-013-0722-z.

[14] Rinzler ES, Shivaram GM, Shaw DW, et al. Microwave ablation of

osteoid osteoma: initial experience and efficacy[J]. Pediatr Radiol, 2019, 49(4): 566-570. DOI: 10.1007/s00247-018-4327-1.

[15] Li J, Guo Z, Wang Z, et al. Does Microwave ablation of the tumor edge allow for joint-sparing surgery in patients with osteosarcoma of the proximal tibia?[J]. Clin Orthop Relat Res, 2015, 473(10): 3204-3211. DOI: 10.1007/s11999-015-4447-y.

[16] Han K, Dang P, Bian N, et al. Is limb salvage with microwave-induced hyperthermia better than amputation for osteosarcoma of the distal tibia?[J]. Clin Orthop Relat Res, 2017, 475(6): 1668-1677. DOI: 10.1007/s11999-017-5273-1.

[17] Li N, Wei X, Zhang Z, et al. Use of microwave thermal ablation in management of skip metastases in extremity osteosarcomas[J]. Cancer Manag Res, 2019, 11: 9843-9848. DOI: 10.2147/CMAR. S221967.

[18] Fan QY, Zhou Y, Zhang M, et al. Microwave ablation of malignant extremity bone tumors[J]. Springerplus, 2016, 5(1): 1373. DOI: 10.1186/s40064-016-3005-8.

[19] Fan QY, Ma BA, Zhou Y, et al. Bone tumors of the extremities or pelvis treated by microwave-induced hyperthermia[J]. Clin Orthop Relat Res, 2003(406): 165-175. DOI: 10.1097/01.blo.00000 37439.23683.9c.

[20] Gitelis S, Schajowicz F. Osteoid osteoma and osteoblastoma[J]. Orthop Clin North Am, 1989, 20(3): 313-325.

[21] Toni A, Calderoni P. Intracapsular metaphyseal osteoid osteoma of the femoral neck[J]. Ital J Orthop Traumatol, 1984, 9(4): 501-506.

[22] Hakim DN, Pelly T, Kulendran M, et al. Benign tumours of the bone: a review[J]. J Bone Oncol, 2015, 4(2): 37-41. DOI: 10.1016/j.jbo.2015.02.001.

[23] Prud'homme C, Nueffer JP, Runge M, et al. Prospective pilot study of CT-guided microwave ablation in the treatment of osteoid osteomas[J]. Skeletal Radiol, 2017, 46(3): 315-323. DOI: 10.1007/s00256-016-2558-5.

[24] Kostrzewa M, Diezler P, Michaely H, et al. Microwave ablation of osteoid osteomas using dynamic MR imaging for early treatment assessment: preliminary experience[J]. J Vasc Interv Radiol, 2014, 25(1): 106-111. DOI: 10.1016/j.jvir.2013.09.009.

[25] Kostrzewa M, Henzler T, Schoenberg SO, et al. Clinical and quantitative MRI perfusion analysis of osteoid osteomas before and after microwave ablation[J]. Anticancer Res, 2019, 39(6): 3053-3057. DOI: 10.21873/anticanres.13439.

[26] 纪经涛, 胡永成, 夏群, 等. CT引导下经皮穿刺微波热消融术治疗髋部骨样骨瘤[J]. 中华骨科杂志, 2010, 30(10): 935-940. DOI: 10.3760/cma.j.issn.0253-2352.2010.10.004.
Ji JT, Hu YC, Xia Q, et al. The clinical applications of CT-guided percutaneous microwave ablation of hip osteoid osteoma[J]. Chin J Orthop, 2010, 30(10): 935-940. DOI: 10.3760/cma.j.issn.0253-2352.2010.10.004.

[27] Sahin C, Oc Y, Ediz N, et al. The safety and the efficacy of computed tomography guided percutaneous radiofrequency ablation of osteoid osteoma[J]. Acta Orthop Traumatol Turc, 2019, 53(5): 360-365. DOI: 10.1016/j.aott.2019.06.001.

[28] Foster RC, Stavas JM. Bone and soft tissue ablation[J]. Semin Intervent Radiol, 2014, 31(2): 167-179. DOI: 10.1055/s-0034-1373791.

[29] 郑凯, 于秀淳, 胡永成, 等. 583例恶性肿瘤骨转移的临床特征分析[J]. 中华老年骨科与康复电子杂志, 2017, 3(3): 129-135. DOI: 10.3877/cma.j.issn.2096-0263.2017.03.001.
Zheng K, Yu XC, Hu YC, et al. Clinical characteristics of bone metastases: 583 cases report[J]. Chin J Geriatr Orthop Rehabil (Electronic Edition), 2017, 3(3): 129-135. DOI: 10.3877/cma.j.issn.2096-0263.2017.03.001.

[30] Pusceddu C, Sotgia B, Fele RM, et al. Combined microwave ablation and cementoplasty in patients with painful bone metastases at high risk of fracture[J]. Cardiovasc Intervent Radiol, 2016, 39 (1): 74-80. DOI: 10.1007/s00270-015-1151-y.

[31] Wei Z, Zhang K, Ye X, et al. Computed tomography-guided percutaneous microwave ablation combined with osteoplasty for palliative treatment of painful extraspinal bone metastases from lung cancer[J]. Skeletal Radiol, 2015, 44(10): 1485-1490. DOI: 10.1007/s00256-015-2195-4.

[32] Kinczewski L. Microwave ablation for palliation of bone metastases[J]. Clin J Oncol Nurs, 2016, 20(3): 249-252. DOI: 10.1188/16.CJON.249-252.

[33] Kurup AN, Callstrom MR. Ablation of skeletal metastases: current status[J]. J Vasc Interv Radiol, 2010, 21(8 Suppl): S242-S250. DOI: 10.1016/j.jvir.2010.05.001.

[34] Gangi A, Tsoumakidou G, Buy X, et al. Quality improvement guidelines for bone tumour management[J]. Cardiovasc Intervent Radiol, 2010, 33(4): 706-713. DOI: 10.1007/s00270-009-9738-9.

[35] Perry BC, Monroe EJ, McKay T, et al. Pediatric percutaneous osteoid osteoma ablation: cone-beam CT with fluoroscopic overlay versus conventional CT guidance[J]. Cardiovasc Intervent Radiol, 2017, 40(10): 1593-1599. DOI: 10.1007/s00270-017-1685-2.

[36] Cazzato RL, Garnon J, Shaygi B, et al. PET/CT-guided interventions: indications, advantages, disadvantages and the state of the art[J]. Minim Invasive Ther Allied Technol, 2018, 27(1): 27-32. DOI: 10.1080/13645706.2017.1399280.

[37] Ringe K, Panzica M, Von Falck C. Thermoablation of bone tumors [J]. Rofo, 2016, 188(6): 539-550. DOI: 10.1055/s-0042-100477.

[38] Kastler A, Alnassan H, Pereira PL, et al. Analgesic effects of microwave ablation of bone and soft tissue tumors under local anesthesia[J]. Pain Med, 2013, 14(12): 1873-1881. DOI: 10.1111/pme.12242.

[39] Lubner MG, Brace CL, Hinshaw JL, et al. Microwave tumor ablation: mechanism of action, clinical results, and devices[J]. J Vasc Interv Radiol, 2010, 21(8 Suppl): S192-S203. DOI: 10.1016/j.jvir.2010.04.007.

[40] Gersing E, Krüger W, Osypka M, et al. Problems involved in temperature measurements using EIT[J]. Physiol Meas, 1995, 16(3 Suppl A): A153-A160. DOI: 10.1088/0967-3334/16/3a/015.

[41] 胡永成, 卢世璧, 王继芳, 等. 恶性骨肿瘤微波原位热疗保留肢体的手术技术[J]. 中华骨科杂志, 2000, 20(7): 410-415. DOI: 10.3760/j.issn:0253-2352.2000.07.006.

Hu YC, Lu SB, Wang JF, et al. The technique of microwave helio-therapy for limb salvage in malignant bone tumor[J]. Chin J Orthop, 2000, 20(7): 410 - 415. DOI: 10.3760/j.issn:0253 - 2352. 2000.07.006.

[42] 李远, 马珂, 刘文生, 等. 原位微波消融术治疗骨转移癌[J]. 中国骨与关节杂志, 2014, 3(4): 277-281. DOI: 10.3969/j.issn.2095-252X.2014.04.009.

Li Y, Ma K, Liu WS, et al. In situ microwave ablation for bone metastases[J]. Chinese Journal of Bone and Joint, 2014, 3(4): 277 - 281. DOI: 10.3969/j.issn.2095-252X.2014.04.009.

[43] 任刚, 史亚民, 韦兴, 等. 重复应用微波高温灭活治疗股骨远端骨巨细胞瘤[J]. 解放军医学院学报, 2013, 34(7): 680-682. DOI: 10.3969/j.issn.2095-5227.2013.07.004.

Ren G, Shi YM, Wei X, et al. Effect of repeated microwave hyperthermia inactivation on distal femur giant cell tumor[J]. Acad J Chinese PLA Med Sch, 2013, 34(7): 680 - 682. DOI: 10.3969/j.issn.2095-5227.2013.07.004.

[44] 柯晋, 陈玲玲, 陈旭琼, 等. 微波消融在四肢骨巨细胞瘤合并病理性骨折治疗中的应用[J]. 中国骨与关节杂志, 2018, 7(5): 37-41. DOI: 10.3969/j.issn.2095-252X.2018.05.007.

Ke J, Chen LL, Chen XQ, et al. Treatment of the extremity long bone giant cell tumors with pathologic fracture by microwave hyperthermia[J]. Chinese Journal of Bone and Joint, 2018, 7(5): 37-41. DOI: 10.3969/j.issn.2095-252X.2018.05.007.

[45] 孙海滨, 杨彤涛, 张明华, 等. 微波高温灭活及自体髂骨异体骨粒复合骨水泥修复治疗长骨骨巨细胞瘤骨缺损[J]. 现代生物医学进展, 2011, (12): 120 - 123. DOI: 10.13241/j.cnki.pmb. 2011.12.045.

Sun HB, Yang TT, Zhang MH, et al. Treating methods of giant cell tumor of long bone: microwave hyperthermia and self-ilium, allogeneic bone particles and bone cement repair[J]. Progress in Modern Biomedicine, 2011, (12): 120 - 123. DOI: 10.13241/j.cnki.pmb.2011.12.045.

[46] de Baere T, Deschamps F. New tumor ablation techniques for cancer treatment (microwave, electroporation)[J]. Diagn Interv Imaging, 2014, 95(7-8): 677-682. DOI: 10.1016/j.diii.2014.04.001.

[47] Inokuchi T, Ninomiya H, Hironaka R, et al. Studies on heat treatment for immediate reimplantation of resected bone[J]. J Craniomaxillofac Surg, 1991, 19(1): 31-39. DOI: 10.1016/s1010-5182(05)80269-0.

[48] 叶军, 徐可为, 蔡和平, 等. 微波高温处理的人皮质骨生物力学性质的研究[J]. 中国生物医学工程学报, 2004, 23(1): 15-20. DOI: 10.3969/j.issn.0258-8021.2004.01.004.

Ye J, Xu KW, Cai HP, et al. Biomechanics of human cortical bone treated by microwave induced hyperthermia[J]. Chin J Biomed Eng, 2004, 23(1): 15 - 20. DOI: 10.3969/j.issn.0258-8021.2004. 01.004.

[49] 胡永成, 王继芳. 微波加热对骨组织生物力学的影响[J]. 中华骨科杂志, 1997, 17(10): 645-648.

Hu YC, Wang JF. The effects of microwave heating on the biomechanics of osseous tissue[J]. Chin J Orthop, 1997, 17(10): 645 - 648.

[50] 范清宇, 马保安, 周勇, 等. 肢体恶性骨肿瘤的微波高温原位灭活保肢技术[J]. 中国矫形外科杂志, 2009, 17(11): 801-806. DOI: CNKI:SUN:ZJXS.0.2009-11-008.

Fan QY, Ma BA, Zhou Y, et al. Applying microwave hyperthermia in limb salvage surgery for malignant bone tumor of extremities[J]. Orthopedic Journal of China, 2009, 17(11): 801-806. DOI: CNKI: SUN:ZJXS.0.2009-11-008.

[51] Böhm P, Stihler J. Intraosseous temperature during autoclaving[J]. J Bone Joint Surg Br, 1995, 77(4): 649-653.

[52] Knavel EM, Brace CL. Tumor ablation: common modalities and general practices[J]. Tech Vasc Interv Radiol, 2013, 16(4): 192-200. DOI: 10.1053/j.tvir.2013.08.002.

[53] 郑联合, 范清宇, 裴秀春, 等. 恶性骨肿瘤热疗温度初探[J]. 中华骨科杂志, 1999, 19(3): 164-166. DOI: CNKI:SUN:ZHGK.0. 1999-03-011.

Zheng LH, Fan Q,Y Qiu XC, et al. A preliminary experimental study on optimum hyperthermic temperature for the treatment of osteogenic sarcoma[J]. Chin J Orthop, 1999, 19(3): 164-166. DOI: CNKI:SUN:ZHGK.0.1999-03-011.

[54] 范清宇, 马保安, 周勇, 等. 插入式微波天线阵列诱导高温原位灭活治疗肢体恶性或侵袭性骨肿瘤[J]. 第四军医大学学报, 1999, 20(12): 1024-1028.

Fan QY, Ma BA, Zhou Y, et al. Clinical use of microwave-induced hyperthermia in the management of malignant or aggressive bone tumors of extremities[J]. J Fourth Mil Med Univ, 1999, 20(12): 1024-1028.

[55] 范清宇, 马保安, 周勇, 等. 骨盆恶性或高度侵袭性骨肿瘤微波高温灭活保肢技术[J]. 中国矫形外科杂志, 2009, 17(13): 961-964. DOI: CNKI:SUN:ZJXS.0.2009-13-005.

Fan Q, Ma B, Zhou Y, et al. Treatment of malignant or highly aggressive bone tumors of pelvis by microwave-induced hyperthermia[J]. Orthopedic Journal of China, 2009, 17(13): 961-964. DOI: CNKI:SUN:ZJXS.0.2009-13-005.

[56] 陈秉耀, 韦兴, 李南, 等. 微波消融治疗下肢长骨骨肉瘤15例随访报告[J]. 中国骨与关节杂志, 2014, 3(4): 272-276. DOI: 10. 3969/j.issn.2095-252X.2014.04.008.

Chen BY, Wei X, Li N, et al. Microwave ablation for osteosarcoma in the long bones of the lower extremity: 15 cases report[J]. Chinese Journal of Bone and Joint, 2014, 3(4): 272 - 276. DOI: 10.3969/j.issn.2095-252X.2014.04.008.

[57] Cornman-Homonoff J, Miller ZA, Smirniotopoulos J, et al. Preoperative percutaneous microwave ablation of long bone metastases using a parallel medullary approach for reduction of operative blood loss[J]. J Vasc Interv Radiol, 2017, 28(7): 1069-1071. DOI: 10.1016/j.jvir.2017.03.004.

[58] 李南, 韦兴, 陈秉耀. 微波原位灭活技术治疗髋臼周围骨转移癌[J]. 中国骨与关节杂志, 2013, 2(6): 340-344. DOI: 10.3969/j. issn.2095-252X.2013.06.009.

Li N, Wei X, Chen BY. In situ microwave ablation in the treatment of periacetabular metastases[J]. Chinese Journal of Bone and Joint, 2013, 2(6): 340-344. DOI: 10.3969/j.issn.2095-252X. 2013.06.009.

[59] Sajadi KR, Heck RK, Neel MD, et al. The incidence and prognosis of osteosarcoma skip metastases[J]. Clin Orthop Relat Res, 2004(426): 92-96. DOI: 10.1097/01.blo.0000141493.52166.69.

[60] Kager L, Zoubek A, Kastner U, et al. Skip metastases in osteosarcoma: experience of the Cooperative Osteosarcoma Study Group [J]. J Clin Oncol, 2006, 24(10): 1535-1541. DOI: 10.1200/JCO.2005.04.2978.

[61] Yang P, Gilg M, Evans S, et al. Survival of osteosarcoma patients following diagnosis of synchronous skip metastases[J]. J Orthop, 2020, 18: 121-125. DOI: 10.1016/j.jor.2019.10.003.

[62] 张余, 杨小明, 柯晋, 等. 原位微波消融与假体置换治疗四肢骨肿瘤近期临床效果比较[J]. 实用医学杂志, 2013, 29(20): 3336-3338. DOI: CNKI:SUN:SYYZ.0.2013-20-028.
Zhang Y, Yang XM, Ke J, et al. Comparison of the short-term effectiveness of microwave ablation with prosthesis replacement for limb bone tumor[J]. Journal of Practical Medicine, 2013, 29(20): 3336-3338. DOI: CNKI:SUN:SYYZ.0.2013-20-028.

[63] 王华, 汤池, 范晓宇, 等. 微波热疗中高精度测温方法的研究[J]. 中国医疗器械杂志, 2002, 26(5): 332-334. DOI: 10.3969/j.issn.1671-7104.2002.05.007.
Wang H, Tang C, Fan XY, et al. Research of high precision of temperature measurement in microwave hyperthermia therapy[J]. Chinese Journal of Medical Instrumentation, 2002, 26(5): 332-334. DOI: 10.3969/j.issn.1671-7104.2002.05.007.

[64] 艾海明, 吴水才, 赵磊, 等. 微波热疗中的关键技术及其热点问题[J]. 中国组织工程研究, 2009, 13(4): 731-734.
Ai HM, Wu SC, Zhao L, et al. Key technologies and hot issues in microwave hyperthermia[J]. Journal of Clinical Rehabilitative Tissue Engineering Research, 2009, 13(4): 731-734.

[65] Wren J. Evaluation of three temperature measurement methods used during microwave thermotherapy of prostatic enlargement[J]. Int J Hyperthermia, 2004, 20(3): 300-316. DOI: 10.1080/02656730310001619947.

[66] 杨小明, 张余, 张涛, 等. 原位微波消融术治疗骨肿瘤的常见并发症及防治策略[J]. 中国修复重建外科杂志, 2012, 26(12): 70-73. DOI: CNKI:51-1372/R.20121115.1219.013.
Yang XM, Zhang Y, Zhang T, et al. Prevention and control strategies of common post-operative complications of microwave ablation in situ in treatment of bone tumors[J]. Chinese Journal of Reparative and Reconstructive Surgery, 2012, 26(12): 70-73. DOI: CNKI:51-1372/R.20121115.1219.013.

[67] 周勇, 范清宇, 马保安, 等. 原位分离插入式微波天线阵列诱导高温治疗四肢成骨肉瘤肢体关节功能学结果评价[J]. 中国临床康复, 2002, 6(12): 1750-1751.
Zhou Y, Fan QY, Ma BA, et al. Evaluation the limb and joint function of hyperthermia induced by inserted microwave antenna arrays to treatment the limb osteosarcoma[J]. Chinese Journal of Clinical Rehabilitation, 2002, 6(12): 1750-1751.

[68] 张余, 徐亮, 黄华扬, 等. 原位微波消融在侵及骨组织的软组织肿瘤保肢手术中的初步应用[J]. 中国骨科临床与基础研究杂志, 2011, 3(4): 25-28. DOI: CNKI:SUN:ZGUY.0.2011-04-007.
Zhang Y, Xu L, Huang HY, et al. The initial application of microwave ablation in situ in limb salvage surgery for soft tissue tumors with bone invasion[J]. Chinese Orthopaedic Journal of Clinical and Basic Research, 2011, 3(4): 25-28. DOI: CNKI:SUN:ZGUY.0.2011-04-007.

[69] 刘振东, 范清宇, 马宝安, 等. 成年狗股骨微波高温灭活后的再血管化研究[J]. 中华骨科杂志, 1998, 18(11): 682-685.
Liu ZD, Fan QY, Ma BA, et al. Revascularization of the femur after microwave hyperthermic devitalization in adult dogs[J]. Chin J Orthop, 1998, 18(11): 682-685.

[70] 张余, 姚子龙, 柯晋, 等. 原位微波消融治疗骨肉瘤术后43个月病理随访报告[J]. 中国骨与关节杂志, 2014, 3(2): 147-151. DOI: 10.3969/j.issn.2095-252X.2014.02.015.
Zhang Y, Yao ZL, Ke J, et al. Pathological analysis of the microwave ablation treatment of osteosarcoma in situ: a 43-month follow-up report after the operation[J]. Chinese Journal of Bone and Joint, 2014, 3(2): 147-151. DOI: 10.3969/j.issn.2095-252X.2014.02.015.

[71] Zheng K, Yu XC, Hu YC, et al. How to fill the cavity after curettage of giant cell tumors around the knee? A multicenter analysis [J]. Chin Med J, 2017, 130(21): 2541-2546. DOI: 10.4103/0366-6999.217093.

[72] Mjöberg B, Pettersson H, Rosenqvist R, et al. Bone cement, thermal injury and the radiolucent zone[J]. Acta Orthop Scand, 1984, 55(6): 597-600. DOI: 10.3109/17453678408992403.

[73] Chen Y, Yu XC. Efficacy of a modified scoring system to facilitate surgical decision-making for diaphyseal malignancies: when is devitalized tumor-bearing autograft of value?[J]. Orthop Surg, 2019, 11(4): 586-594. DOI: 10.1111/os.12502.

[74] Ma L, Zhou Y, Zhu Y, et al. 3D printed personalized titanium plates improve clinical outcome in microwave ablation of bone tumors around the knee[J]. Sci Rep, 2017, 7(1): 7626. DOI: 10.1038/s41598-017-07243-3.

[75] 姜鹏翔, 李建民. 恶性骨肿瘤保肢手术并发症的原因及防治 [J]. 临床骨科杂志, 2005, 8(2): 116-120. DOI: 10.3969/j.issn.1008-0287.2005.02.007.
Jiang PX, Li JM. The causes, prevention and treatment for complications in the limb salvage operations for malignant bone tumors [J]. Journal of Clinical Orthopaedics, 2005, 8(2): 116-120. DOI: 10.3969/j.issn.1008-0287.2005.02.007.

[76] Enneking WF, Spanier SS, Goodman MA. A system for the surgical staging of musculoskeletal sarcoma[J]. Clin Orthop Relat Res, 1980(153): 106-120.

[77] Jeys LM, Thorne CJ, Parry M, et al. A novel system for the surgical staging of primary high-grade osteosarcoma: the birmingham classification[J]. Clin Orthop Relat Res, 2017, 475(3): 842-850. DOI: 10.1007/s11999-016-4851-y.

[78] Li J, Wang Z, Ji C, et al. What are the oncologic and functional outcomes after joint salvage resections for juxtaarticular osteosarcoma about the knee?[J]. Clin Orthop Relat Res, 2017(475): 2095-2104. DOI: 10.1007/s11999-017-5356-z.

（收稿日期：2020-04-29）

（本文编辑：马英）

四肢骨转移瘤外科治疗指南

中华医学会骨科学分会骨肿瘤学组

通信作者：林建华，Email：jianhual@126.com；李建民，Email：gkljm@163.com；

胡永成，Email：yongchenghu@126.com

【摘要】　四肢是恶性肿瘤骨转移的常见部位。四肢骨转移严重影响患者生存质量，加速死亡进程。鉴于骨转移瘤治疗理念和手段的不断进步，多学科协作的综合治疗日益完善，有必要对四肢骨转移瘤外科治疗方案进行更新与优化。因此，旨在通过循证医学的方法，从四肢骨转移瘤外科治疗的评估与决策、围手术期处理、治疗方式的选择等方面为四肢骨转移瘤的外科治疗提供可靠的临床依据，从而规范诊疗流程，进而改善四肢骨转移瘤患者的生存质量。

DOI: 10.3760/cma.j.issn.0253-2352.2019.24.001

Guidelines for the surgical treatment of lone bone metastases
Chinese Medical Association Society of Orthopaedics Bone Oncology Group
Corresponding author: Lin Jianhua, Email: jianhual@126.com; Li Jianmin, Email: gkljm@163.com;
Hu Yongcheng, Email: yongchenghu@126.com

【Abstract】　Long bone is the common site of tumor metastasis. Long bone metastasis always has worse quality of life and survival. In view of the continuous progress in the treatment concept and means of long bone metastases, and the increasingly improvement of multidisciplinary comprehensive treatment, it is necessary to update and optimize the surgical treatment plan for long bone metastases. Under the direction of evidence-based medicine process, the guideline systematically introduces the best evidence on the surgical treatments of metastatic tumors in long bone from the aspects of preoperative assessments, decision-making process, perioperative management, and surgical methods. This guideline may help standardize the treatment process and improve the quality of life in patients with lone bone metastases.

DOI: 10.3760/cma.j.issn.0253-2352.2019.24.001

骨骼是恶性肿瘤最常见的转移部位，仅次于肺和肝脏，骨转移瘤的总体发生率为32.5%，其发病率约为原发恶性骨肿瘤的35~40倍。随着恶性肿瘤诊疗水平的提高，新技术、新疗法的临床应用，患者的生存期不断延长，骨转移瘤发病率越来越高[1-3]。四肢骨是转移瘤的好发部位，常见于四肢近端骨，股骨、肱骨、骨盆和胫骨约占64%、21%、9%、3%[3]。文献报道四肢骨转移瘤主要来源于乳腺癌（28.0%~30.5%）、肺癌（11.0%~17.0%）、肾癌（12.3%~15.0%）、前列腺癌（8.0%~17.5%）[2,4]。四肢骨转移瘤可引起疼痛、活动障碍、高钙血症、甚至病理性骨折，后者是导致骨转移瘤患者死亡的重要相关事件。四肢骨转移瘤外科治疗的目的：缓解疼痛、恢复功能、提高生活质量、治疗骨相关事件[5-6]。目前四肢骨转移瘤的外科治疗还存在许多问题，如认识不统一、目的和适应证不明确、术前评估和治疗方案不规范、缺少多学科协作。研究表明对满足手术适应证的四肢骨转移患者，采用合理的手术方式可缓解疼痛、改善肢体功能、提高患者生存质量、延长生存时间[7-9]。为此，中华医学会骨科学分会骨肿瘤学组组织全国二十余位专家，在原先共识的基础上，根据近年来国内外四肢转移瘤外科治疗的最新进展，借鉴国外相关指南，遵循循证医学原则，制定本指南。

一、目的

旨在通过循证医学的方法，为四肢骨转移瘤的外科治疗措施提供可靠的临床依据，规范诊疗行为，进一步提高疗效，改善患者生存期的生活质量及预后。

二、涵盖内容及目标使用者

四肢骨转移瘤外科治疗指南的内容主要包括四肢转移瘤外科干预指征，术前评估与决策，围手术期处理，手术治疗、微创治疗及并发症等问题。其目标使用者为骨肿瘤外科医生，同时为肿瘤内科医生及放疗科医生提供参考。

三、文献的等级评定标准与推荐等级

评定标准：参照Grading of Recommendations Assessment, Development, and Evaluation（GRADE）工作组和其他工作组的相关方法来评估研究证据的质量。结合研究设计和其他证据特征综合判定研究的证据级别，使确定的证据质量级别更符合真实情况，为了易于理解，我们采用3级分类标准。

1级：①差异有统计学意义的高质量随机对照研究，或虽然差异无统计学意义、但可信区间很窄的高质量随机对照研究；②1级研究的系统综述（前提是这些纳入的研究其结果具有同质性）。

2级：①质量稍次的随机对照研究（如随访率<80%、非盲法对照、随机化分组不合适）；②前瞻性对照研究；③研究结果不同质的1级研究或2级研究的系统综述；④病例对照研究；⑤回顾性对照研究；⑥所有2级研究的系统综述。

3级：①病例系列研究；②专家意见。

推荐等级：与文献等级评定相对应，分为强度递减的3级推荐。

四、利益声明及版权归属

参与本指南编写的专家组成员在指南编写过程中均无涉及任何经济或非经济利益冲突，与医药公司无任何利益关系，获得的科研基金及临床研究项目与本指南的制定无利益冲突；编写过程中所需经费由指南编委会自筹。本指南版权归中华医学会骨科学分会骨肿瘤学组所有。

一、X线、CT和MRI在四肢骨转移瘤诊断中的作用

在骨转移瘤的检查中推荐常规行X线、CT和MR检查（2级推荐）。

X线检查诊断骨转移瘤的敏感性较低，但影像空间分辨率高，是筛查骨转移瘤的基础方法。X线表现为溶骨性、成骨性及混合性三种改变，前者最常见，表现为虫蛀样或地图状骨质破坏，边界不清，无硬化和骨膜反应；成骨性破坏可见斑点状、片状致密影，甚至象牙质样，骨小梁紊乱、增厚、粗糙，受累骨体积可增大；混合性破坏兼有溶骨和成骨特点。CT分辨率和敏感性较高，可显示早期病变以及骨破坏的细微改变。MRI有较高的敏感性和特异性，可以准确地显示转移瘤侵犯的部位和范围，尤其是髓内和周围软组织情况[10]。

二、同位素骨扫描和PET-CT在四肢骨转移瘤诊断中的作用

骨转移瘤诊断中建议行同位素骨扫描或（和）PET-CT检查以明确病灶位置和数量（2级推荐）。

同位素骨扫描和PET-CT可以协助骨转移瘤的诊断。同位素骨扫描敏感性高，但特异性较差，主要用于骨转移瘤的筛查，有助于确诊转移灶的部位和数量。PET-CT能够对原发灶和转移灶辅助定性和准确定位，可以早期诊断，敏感性、特异性较高，并可同时检查全身器官、淋巴结及软组织，全面评估肿瘤病变范围[11-21]。

三、肿瘤标志物在四肢骨转移瘤诊断中的作用

部分肿瘤标志物可作为四肢骨转移瘤诊断的辅助检查，协助判断肿瘤来源（2级推荐）。

部分标志物可以作为查找原发病灶的线索。美国临床生化委员会和欧洲肿瘤标志物专家组推荐常用的非小细胞肺癌标志物有鳞状上皮细胞癌抗原、癌胚抗原、细胞角蛋白片段19，小细胞肺癌标志物有胃泌素释放肽前体和神经元特异性烯醇化酶[22-34]。临床表现为成骨转移的男性患者，推荐行前列腺特异性抗原（PSA）检查[35-36]。甲胎蛋白对于肝癌的诊断也有一定价值[37-38]。

四、四肢骨转移瘤患者行术前活检的意义

既往无恶性肿瘤病史、肿瘤原发灶不明，或恶性肿瘤病史明确、仅出现单发骨破坏者，应考虑活检以明确诊断。对于首次穿刺活检未能明确诊断的病例，可以再次穿刺活检或切开活检（2级推荐）。

病理学检查，对明确骨转移瘤的来源十分重要，但有时还需要病史、影像学和病理三结合来综合判断。对于既往无恶性肿瘤病史、肿瘤原发灶不明，或恶性肿瘤病史明确、但仅出现单发骨破坏者，应当通过穿刺活检行病理检查来明确诊断；既往有恶性肿瘤病史，就诊时全身多发转移患者，可不行活检[5]。但对于生存期较长的恶性肿瘤患者，如果出现新发骨病灶，则建议进行穿刺活检，因约15%~18%的新发骨病灶可能是其他新发肿瘤或非肿瘤病变，而不是原发肿瘤骨转移[39-40]。研究表明骨肿瘤穿刺活检的准确率可达到80%~97%[41-44]。对于初次穿刺活检未能明确诊断的病例，有必要再次穿刺或切开活检[45]。

五、如何对四肢骨转移瘤患者进行生存期评估？

对四肢骨转移瘤患者，推荐采用Katagiri评分系统来预测患者生存期（2级推荐）。

目前有不少评估系统用来评估骨转移瘤患者的预后和生存期，如修订的Katagiri评分系统[46-47]、SSG score[3]、PATHFx model[48-49]、OPT Model[50]、Janssen nomogram[51]和SPRING nomogram[52]。考虑评分统计方便简单，本指南推荐修订的Katagiri评分系统来预测四肢骨转移瘤患者的生存期[49,53-57]（表1）。

Katagiri评分系统是对原发肿瘤类型、内脏或颅内转移、ECOG评分、前期化疗、多发骨转移5个方面分别赋值并进行累加，根据累计得分情况，评估骨

表1　修订后的Katagiri评分系统[46-47]

预后因素		评分
原发肿瘤类型		
缓慢生长	激素依赖性的乳腺癌和前列腺癌、甲状腺癌、多发骨髓瘤、恶性淋巴瘤	0
中等生长	接受靶向药物治疗的肺癌、非激素依赖型的乳腺癌和前列腺癌、肾细胞癌、子宫内膜癌、卵巢癌、肉瘤	2
快速生长	未接受靶向药物治疗的肺癌、结直肠癌、胃癌、胰腺癌、头颈部恶性肿瘤、食管癌、其他的泌尿系恶性肿瘤、黑色素瘤、肝细胞癌、膀胱癌、宫颈癌、其他未知来源的恶性肿瘤	3
内脏或颅内转移		
	结节性内脏或颅内转移	1
	播散性转移[a]	2
实验室检查		
	异常[b]	1
	严重异常[c]	2
ECOG评分	3分或4分	1
前期化疗	—	1
多发骨转移	—	1

注:[a]播散性转移:胸腔、腹腔、软脑膜转移;[b]异常:CRP≥0.4 mg/dl,LDH≥250 IU/L,血清白蛋白<3.7 g/dl;[c]严重异常:血小板<100000/μl,血清钙≥10.3 mg/dl,总胆红素≥1.4 μmol/L

转移瘤患者生存期、指导治疗[46]。2014年,Katagiri对该评分系统进行了修订,将实验室检查分为异常和严重异常两个等级,并纳入影响预后的因素中[47]。修订后的评分系统提高了骨肿瘤患者生存期评估的准确性。评分≥7分的患者,评估为短期生存,6个月的生存率为27%,1年的生存率为6%,2年的生存率为2%;评分4~6分的患者,评估为中等期生存,6个月的生存率为74%,1年的生存率为49%,2年的生存率为28%;评分≤3分的患者,评估为长期生存,6个月的生存率为98%,1年的生存率为91%,2年的生存率为78%。

六、如何评估四肢骨转移瘤患者病理性骨折风险?

推荐采用Mirels评分系统评估四肢骨转移瘤患者的病理性骨折风险(2级推荐)。

目前,评估四肢骨转移瘤患者病理性骨折风险最常用的是Mirels评分系统[58-59](表2)。该评分系统包括病灶位置(上肢、下肢、转子周围)、疼痛程度(轻度、中度、重度)、病变类型(溶骨型、成骨型、混合型)、皮质破坏程度(<1/3、1/3~2/3、>2/3)4个变量,总分12分,当评分≤7分时表明病理性骨折风险较低(<4%),不建议手术治疗,8分时骨折风险为15%,而9分时骨折风险达到33%,当评分≥9分时应进行预防性内固定。近年来,基于CT的骨质刚度分析评价方法,即对病变骨CT扫描,利用图像分析软

表2　Mirels评分[58-59]

评分变量	1	2	3
部位	上肢	下肢	转子周围
疼痛	轻度	中度	重度
病变类型	成骨性	混合性	溶骨性
病变大小	<周径1/3	周径1/3~2/3	>周径2/3

件分析计算每个骨截面的平均骨密度,通过弹性模量与骨密度计算公式计算出骨的结构刚度。具有较高的敏感性和特异性,受到学者们的关注,但仍需大数据建模并进一步临床研究加以验证[60]。

七、四肢骨转移瘤濒临骨折患者外科治疗的必要性

推荐对濒临骨折的患者进行手术干预,以缓解疼痛、维持肢体功能、改善生活质量(2级推荐)。

病理性骨折是四肢骨转移瘤的严重并发症,是导致患者死亡的重要相关事件,可缩短患者生存时间,并严重影响患者生存质量[61-62]。因此,对于四肢骨转移瘤濒临骨折患者,应综合考虑病理性骨折的风险和患者预期生存时间,积极进行预防性固定或广泛切除假体重建。对于濒临骨折患者,预防性固定能够缓解疼痛、维持肢体功能、改善生活质量[5,63-65]。同时,预防性内固定手术较广泛切除假体重建手术相对容易,手术时间较短,创伤小。但不是所有濒临骨折的患者均需要手术干预,夹板、石

膏、支具等外固定亦有一定的价值,尤其是上肢非负重骨[66-67]。

八、四肢骨转移瘤病理性骨折的手术时机

四肢骨转移瘤病理性骨折的患者,除非开放性或合并血管、神经损伤等紧急情况,推荐明确诊断后根据患者的具体情况确定不同的治疗方案(2级推荐)。

四肢骨转移瘤病理性骨折的患者,除非开放性或合并血管、神经损伤等紧急情况,一般予对症处理并完善必要的检查。明确原发灶后,根据患者一般情况、预期生存期、骨折部位、骨质条件、肿瘤包块大小、周围重要组织结构受累范围等确定不同治疗方案[68-71]并进行规范化治疗。

九、对于原发肿瘤已良好控制的单一骨转移瘤患者应彻底切除转移灶

对于原发恶性肿瘤已治愈多年、或原发肿瘤良好控制,多数学者认为孤立性转移灶应当采取彻底性切除手术(2级推荐)。

多数文献报道对于原发肿瘤已良好控制、全身单一部位骨转移的恶性肿瘤患者,骨转移灶的彻底切除可以延长患者的生存时间[72-74]。

十、不同类型骨转移瘤的手术方式选择

推荐肾癌骨转移选择相对彻底性手术,减少患者生存期内局部复发等并发症、期望延长生存时间(2级推荐);乳腺癌、前列腺癌骨转移患者,虽然尚无统计学意义的证据证实彻底手术能够延长生存时间,但是建议术式相对彻底;肺癌部分亚型应用靶向治疗明显改善预后,术式建议相对彻底(3级推荐)。

随着靶向治疗和生物治疗进展、手术技术水平提高、综合治疗措施的进步,许多恶性肿瘤的生存期均得到延长[74-81]。

对于孤立性肾癌骨转移灶应行彻底手术切除并重建或内固定,多发病变彻底切除可以减少局部复发的风险[82]。

前列腺癌骨转移推荐彻底切除以减少局部并发症[83-88]。

由于靶向治疗和生物治疗的临床应用,部分肺腺癌生存期得以延长,对于有条件且生物治疗有效的肺腺癌骨转移患者,可以尝试相对彻底性手术方式[89-90]。

十一、不同部位长骨转移瘤手术方式的选择

专家讨论推荐不同部位长骨转移瘤的手术方式选择(3级推荐,表3)。

表3　不同部位长骨转移瘤术式选择

股骨	近端	假体重建
	骨干	骨水泥填充内固定/节段假体
	远端	假体重建
肱骨	近端	假体重建
	骨干	骨水泥填充内固定/节段假体
	远端	假体重建或内固定
胫骨	近端	假体重建/钢板固定
	骨干	骨水泥填充内固定/节段假体
	远端	截肢/放疗
尺桡骨	—	假体/钢板骨水泥/放疗加支具

专家推荐,长骨骨端转移瘤一般行瘤段切除、假体重建;骨干转移瘤行骨水泥填充坚强内固定或节段假体重建。

十二、股骨骨端转移瘤濒临骨折或已发生病理性骨折的术式选择

股骨骨端转移瘤濒临骨折或已发生病理性骨折,或病变范围广泛累及关节面者,推荐肿瘤型人工假体重建术(2级推荐)。四肢长骨骨端转移瘤破坏范围较小者,推荐病灶刮除、骨水泥填充、内固定术(3级推荐)。

根据股骨骨端病变破坏的范围,选择不同的手术方法。对于病变范围广泛、关节面受累者,或者骨端已经发生病理性骨折者,选择肿瘤切除、肿瘤型人工假体重建术。病灶切除后肿瘤型人工假体重建术可提供即刻稳定性、允许早期负重、改善患肢功能;同时人工假体失效率较低,可以满足骨转移瘤患者生存期内的使用要求[5,91-111]。对于四肢长骨骨端转移瘤病变范围较小者,可选择病灶刮除、骨水泥填充、内固定手术[3]。

十三、股骨干转移瘤濒临骨折或已发生病理性骨折的术式选择

股骨干转移瘤濒临骨折或已发生病理性骨折,推荐病灶刮除骨水泥填充内固定术,但当病变破坏严重者可行病灶切除、节段型假体重建术(2级推荐)。

文献报道对于股骨干转移瘤濒临骨折或已经发生病理性骨折的患者,病灶刮除灭活、骨水泥填充、钢板或髓内钉固定术,可以缓解疼痛,提供即刻稳定[6,99,104,107,109-110]。与钢板固定相比,髓内钉固定术具有创伤小、出血少的优点,且可贯穿全骨长度,固定范围广泛,降低术后肿瘤进展导致病理性骨折的风险,机械稳定性好,可达到恶性肿瘤患者生存

期内的使用要求[111-115]。钢板固定范围应足够，以避免生存期内局部二次手术。对于股骨干病变范围较大，骨缺损严重者，可行肿瘤切除后节段型假体重建术。节段型假体一般采用骨水泥固定，以提供即刻稳定和恢复肢体功能，提高患者生存期内的生活质量[116-117]。

十四、肱骨(骨端和骨干)转移瘤濒临骨折或已发生病理性骨折的术式选择

对于肱骨骨端破坏严重者选择假体重建，肱骨近端病灶较小时可行病灶刮除骨水泥填充钢板内固定，肱骨干转移瘤濒临骨折或病理性骨折，推荐病灶刮除骨水泥填充内固定术(2级推荐)。

依据肿瘤侵犯范围、残留骨质数量和部位、关节稳定性来决定手术方式。肱骨近端病灶较小时可行病灶刮除骨水泥填充钢板内固定术[118]。骨质破坏严重的肱骨近端转移瘤倾向于半肩关节假体重建术，肱骨干的病理性骨折倾向于病灶刮除、骨水泥填充、交锁髓内钉固定[65, 119-120]或节段性假体重建术。肱骨远端病变如果骨质破坏严重，可以考虑广泛切除肱骨远端肿瘤型假体重建术[121-122]。

十五、四肢长骨转移瘤外科治疗并发症的防范措施

四肢骨转移瘤外科手术并发症发生率较高，需要临床医生严格选择适应证，防范并发症(2级推荐)。

与四肢普通骨折手术相比，长骨转移瘤手术并发症发生率较高，肱骨部位发生率为9%~22%[65, 118, 123]，股骨部位发生率为10%~30%[3, 70, 94-111]。与髓内钉内固定手术相比，假体重建手术局部复发和机械相关并发症发生率相对较低[72, 94, 97]。

十六、四肢骨转移瘤截肢手术的适应证

对于其他方法无法控制病灶进展，存在顽固性疼痛，主要神经、血管受累，软组织广泛侵犯，严重影响生活质量的四肢骨转移瘤患者，为提高生存质量，可采用截肢手术(2级推荐)。

截肢手术在四肢骨转移瘤中应用较少，但对于骨及周围软组织侵犯广泛、病灶切除后无法完成重建者，以及患肢主要血管、神经受累者，截肢术可作为一种选择[70, 124-125]。虽然截肢术不会延长患者生存时间，但对于其他方法无法控制肿瘤，且肿瘤带来严重肢体疼痛、功能障碍、出血或感染的四肢骨转移瘤患者，截肢术可以提高其生活质量[126-127]。截肢手术作为局部控制肿瘤，姑息性改善症状的治疗方式，应严格把握其适应证[128-129]。

十七、物理消融技术在四肢骨转移瘤病灶处理中的价值

物理消融技术可以减少手术中的肿瘤细胞播散和术中出血量(2级推荐)。

目前，最常用的物理消融技术为射频消融术和微波消融术。四肢长骨溶骨性转移病灶，消融结合预防性内固定可以达到缓解疼痛、减少术中出血、降低肿瘤细胞播散的目的，且未增加相关并发症的发生率[130-131]。该方法适用于血运丰富、软组织包块较大的溶骨性转移病灶。术前或术中采用消融技术破坏转移灶血运，可以达到减少术中出血的目的[132]。

十八、四肢长骨转移瘤患者术后是否配合放疗?

术后放疗对四肢骨转移瘤的治疗有一定益处，可以减轻疼痛、减少局部进展或复发，尤其对于生存期较长的患者建议请放疗专家进行评估配合放疗(2级推荐)。

四肢骨转移瘤濒临骨折或已发生病理性骨折，手术恢复稳定性后配合放疗，可以有效控制肿瘤局部进展、降低再次手术的风险、改善患者肢体功能[133-134]，减少术后复发[135-136]。

为了降低放疗对手术切口愈合的影响，放疗时机和剂量应由放疗科医师评估后决定[137]。

十九、骨吸收抑制剂在四肢骨转移瘤治疗中的作用

已经确诊恶性肿瘤骨转移者，建议应用双磷酸盐、地诺单抗治疗，以延缓、降低骨相关事件的发生(1级推荐)。双膦酸盐类药物近年来已成为溶骨性转移瘤的基础治疗，可以减轻骨疼痛、抑制肿瘤进展、预防病理性骨折[138-151]。地诺单抗可以很好地预防或延缓骨转移瘤患者骨相关事件的发生[152-158]。

四肢骨转移瘤外科治疗指南编写组人员名单
编写组组长:林建华
编写组副组长:牛晓辉、肖建如、李建民、邵增务、胡永成
参与制定人员(按姓氏拼音排序):
毕文志　　解放军301医院
蔡郑东　　上海第一人民医院
郭　卫　　北京大学人民医院
郭　征　　空军医科大学西京医院
胡永成　　天津医院
李振峰　　山东大学齐鲁医院
李建民　　山东大学齐鲁医院
林建华　　福建医科大学附属第一医院

吕　智　山西医科大学附属第二医院
牛晓辉　北京积水潭医院
邵增务　华中科技大学协和医院
沈靖南　中山大学附属第一医院
汤小东　北京大学人民医院
屠重棋　四川大学华西医院
王国文　天津医科大学肿瘤医院
吴苏稼　东部战区总医院
肖建如　海军军医大学长征医院
杨　毅　北京大学人民医院
杨志平　山东大学齐鲁医院
叶招明　浙江大学医学院附属第二医院
于秀淳　中国人民解放军九六〇医院
于胜吉　中科院肿瘤医院
张　清　北京积水潭医院
张伟滨　上海瑞金医院
张晓晶　辽宁省肿瘤医院
朱　夏　福建医科大学附属第一医院
编写执笔人员：杨志平、林建华、胡永成

参 考 文 献

[1] Allemani C, Weir HK, Carreira H, et al. Global surveillance of cancer survival 1995-2009: analysis of individual data for 25,676, 887 patients from 279 population-based registries in 67 countries (CONCORD-2)[J]. Lancet, 2015, 385(9972): 977-1010. DOI: 10.1016/S0140-6736(14)62038-9.

[2] Allemani C, Matsuda T, Di Carlo V,et al. Global surveillance of trends in cancer survival 2000-14 (CONCORD-3): analysis of individual records for 37 513 025 patients diagnosed with one of 18 cancers from 322 population-based registries in 71 countries[J]. Lancet, 2018, 391(10125): 1023-1075. DOI: 10.1016/S0140-6736(17)33326-3.

[3] Ratasvuori M, Wedin R, Keller J; et al. Insight opinion to surgically treated metastatic bone disease: Scandinavian Sarcoma Group Skeletal Metastasis Registry report of 1195 operated skeletal metastasis[J]. Surg Oncol, 2013, 22(2): 132-138. DOI: 10.1016/j.suronc.2013.02.008.

[4] Kendal JK, Abbott A, Kooner S, et al. A scoping review on the surgical management of metastatic bone disease of the extremities[J]. BMC Musculoskelet Disord, 2018, 19(1):279. DOI: 10.1186/s12891-018-2210-8.

[5] 中华医学会骨科学分会骨肿瘤学组. 骨转移瘤外科治疗专家共识[J]. 中华骨科杂志, 2009, 29(12): 1177-1184.
Chinese Medical Association Society of Orthopaedics Bone Oncology Group. Expert consensus on surgical treatment of bone metastasis[J]. Chin J Orthop, 2009, 29(12): 1177-1184.

[6] 中国抗癌协会癌症康复与姑息治疗专业委员会, 中国抗癌协会临床肿瘤学协作专业委员会. 恶性肿瘤骨转移及骨相关疾病临床诊疗专家共识[M]. 北京: 北京大学医学出版社, 2008: 1-10.
Cancer Rehabilitation and Palliative Care Committee, Society of Clinical Oncology. Common clinical guidelines of the diagnosis and treatment of malignant bone metastasis and bone related diseases[M]. Beijing: Peking University Medical Press, 2014: 1-10.

[7] Eastley N, Newey M, Ashford RU. Skeletal metastases - the role of the orthopaedic and spinal surgeon[J]. Surg Oncol, 2012, 21(3): 216-222. DOI: 10.1016/j.suronc.2012.04.001.

[8] Ward WG, Holsenbeck S, Dorey FJ, et al. Metastatic disease of the femur: surgical treatment[J]. Clin Orthop Relat Res, 2003(415 Suppl): S230-S244. DOI: 10.1097/01.blo.0000093849.72468.82.

[9] Arvinius C, Parra JL, Mateo LS, et al. Benefits of early intramedullary nailing in femoral metastases[J]. Int Orthop, 2014, 38(1): 129-132. DOI: 10.1007/s00264-013-2108-x.

[10] Yang HL, Liu T, Wang XM, et al. Diagnosis of bone metastases: a meta-analysis comparing 18FDG PET, CT, MRI and bone scintigraphy[J].Eur Radiol, 2011, 21(12):2 604 - 2617. DOI: 10.1007/s00330-011-2221-4.

[11] Beheshti M, Rezaee A, Geinitz H, et al. Evaluation of Prostate Cancer Bone Metastases with 18F-NaF and 18F-Fluorocholine PET/CT[J]. J Nucl Med, 2016, 57(Suppl 3): 55S-60S. DOI: 10.2967/jnumed.115.169730.

[12] Caglar M, Kupik O, Karabulut E, et al. Detection of bone metastases in breast cancer patients in the PET/CT era: Do we still need the bone scan?[J]. Rev Esp Med Nucl Imagen Mol, 2016, 35(1): 3-11. DOI: 10.1016/j.remn.2015.08.006.

[13] Al-Muqbel KM. Bone marrow metastasis is an early stage of bone metastasis in breast cancer detected clinically by F18-FDG-PET/CT imaging[J]. Biomed Res Int, 2017, 2017:9852632. DOI: 10.1155/2017/9852632.

[14] Qu X, Huang X, Yan W, et al. A meta-analysis of 18FDG-PET-CT, 18FDG-PET, MRI and bone scintigraphy for diagnosis of bone metastases in patients with lung cancer[J]. Eur J Radiol, 2012, 81 (5):1007-1015. DOI: 10.1016/j.ejrad.2011.01.126.

[15] Chakraborty D, Bhattacharya A, Mete UK, et al. Comparison of 18F fluoride PET/CT and 99mTc-MDP bone scan in the detection of skeletal metastases in urinary bladder carcinoma[J]. Clin Nucl Med, 2013, 38(8):616 - 621. DOI: 10.1097/RLU.0b013e31828da5cc.

[16] Fogelman I, Cook G, Israel O, et al. Positron emission tomography and bone metastases[J]. Semin Nucl Med, 2005, 35(2): 135-142. DOI: 10.1053/j.semnuclmed.2004.11.005.

[17] Gayed I, Vu T, Johnson M, et al. Comparison of bone and 2-deoxy-2-[18F]fluoro-D-glucose positron emission tomography in the evaluation of bony metastases in lung cancer[J]. Mol Imaging Biol, 2003, 5(1):26-31. DOI: 10.1016/s1536-1632(03)00036-2.

[18] Al-Muqbel KM, Yaghan RJ. Effectiveness of 18F-FDG-PET/CT vs bone scintigraphy in treatment response assessment of bone metastases in breast cancer[J]. Medicine (Baltimore), 2016, 95 (21): e3753. DOI: 10.1097/MD.0000000000003753.

[19] Qiu ZL, Xue YL, Song HJ, et al. Comparison of the diagnostic and prognostic values of 99mTc-MDP-planar bone scintigraphy, 131I-SPECT/CT and 18F-FDG-PET/CT for the detection of bone metastases from differentiated thyroid cancer[J]. Nucl Med Commun, 2012, 33(12): 1232 - 1242. DOI: 10.1097/MNM.0b013e328358d9c0.

[20] Even-Sapir E, Metser U, Mishani E, et al. The detection of bone metastases in patients with high - risk prostate cancer: 99mTc -

MDP Planar bone scintigraphy, single- and multi-field-of-view SPECT, 18F-fluoride PET, and 18F-fluoride PET/CT[J]. J Nucl Med, 2006, 47(2): 287-297.

[21] Pietrzak A, Czepczynski R, Wierzchoslawska E, et al. Metabolic activity in bone metastases of breast and prostate cancer were similar as studied by 18F-FDG PET/CT. The role of 99mTc-MDP[J]. Hell J Nucl Med, 2017, 20(3): 237-240. DOI: 10.1967/s002449910608.

[22] Molina R, Marrades RM, Augé JM, et al. Assessment of a combined panel of six serum tumor markers for lung cancer[J]. Am J Respir Crit Care Med, 2016, 193(4): 427-437. DOI: 10.1164/rccm.201404-0603OC.

[23] 倪军, 郭子健, 张力. 单独与联合检测四项肺癌血清肿瘤标志物在肺癌诊断中的价值[J]. 中华内科杂志, 2016, 55(1): 25-30. DOI: 10.3760/cma.j.issn.0578-1426.2016.01.007.
Ni J, Guo Z, Zhang L. The diagnostic significance of single or combination lung cancer-related serum biomarkers in high risk lung cancer patients[J]. Zhonghua Nei Ke Za Zhi, 2016, 55(1): 25-30. DOI: 10.3760/cma.j.issn.0578-1426.2016.01.007.

[24] Yang DW, Zhang Y, Hong QY, et al. Role of a serum-based biomarker panel in the early diagnosis of lung cancer for a cohort of high-risk patients[J]. Cancer, 2015, 121 Suppl 17: 3113-3121. DOI: 10.1002/cncr.29551.

[25] Holdenrieder S. Biomarkers along the continuum of care in lung cancer[J]. Scand J Clin Lab Invest Suppl, 2016, 245: S40-S45. DOI: 10.1080/00365513.2016.1208446.

[26] 石远凯, 孙燕, 于金明, 等. 中国晚期原发性肺癌诊治专家共识 (2016版)[J]. 中国肺癌杂志, 2016, 19(1):1-15. DOI: 10.3779/j.issn.1009-3419.2016.01.01.
Shi YK, Sun Y, Yu JM, et al. China experts consensus on the diagnosis and treatment of advanced stage primary lung cancer (2016 version)[J]. Chinese Journal of Lung Cancer, 2016, 19(1):1-15. DOI: 10.3779/j.issn.1009-3419.2016.01.01.

[27] Yu D, Du K, Liu T, et al. Prognostic value of tumor markers, NSE, CA125 and SCC, in operable NSCLC patients[J]. Int J Mol Sci, 2013, 14(6): 11145-11156. DOI: 10.3390/ijms140611145.

[28] Park SY, Lee JG, Kim J, et al. Preoperative serum CYFRA 21-1 level as a prognostic factor in surgically treated adenocarcinoma of lung[J]. Lung Cancer, 2013, 79(2): 156-160. DOI: 10.1016/j.lungcan.2012.11.006.

[29] Hanagiri T, Sugaya M, Takenaka M, et al. Preoperative CYFRA 21-1 and CEA as prognostic factors in patients with stage I non-small cell lung cancer[J]. Lung Cancer, 2011, 74(1): 112-117. DOI: 10.1016/j.lungcan.2011.02.001.

[30] Tomita M, Shimizu T, Ayabe T, et al. Prognostic significance of tumour marker index based on preoperative CEA and CYFRA 21-1 in non-small cell lung cancer[J]. 2010, 30(7): 3099-3102.

[31] Blankenburg F, Hatz R, Nagel D, et al. Preoperative CYFRA 21-1 and CEA as prognostic factors in patients with stage I non-small cell lung cancer: external validation of a prognostic score[J]. Tumour Biol, 2008, 29(4): 272-277. DOI: 10.1159/000152945.

[32] Suzuki H, Ishikawa S, Satoh H, et al. Preoperative CYFRA 21-1 levels as a prognostic factor in c-stage I non-small cell lung cancer[J]. Eur J Cardiothorac Surg, 2007, 32(4):648-652. DOI: 10.1016/

j.ejcts.2007.06.032.

[33] Lv ShP, Wang Y, Huang L, et al. Meta-analysis of serum gastrin-releasing peptide precursor as a biomarker for diagnosis of small cell lung cancer[J]. Asian Pac J Cancer Prev, 2017, 18(2):391-397. DOI: 10.22034/APJCP.2017.18.2.391.

[34] Wang H, Qian J. Serum pro-gastrin-releasing peptide in diagnosis of small cell lung cancer: A meta-analysis[J]. J Cancer Res Ther, 2016, 12(Supple ment): C260-C263. DOI: 10.4103/jcrt.JCRT_1118_16.

[35] Wymenga LF, Boomsma JH, Groenier K, et al. Routine bone scans in patients with prostate cancer related to serum prostate-specific antigen and alkaline phosphatase[J]. BJU Int, 2001, 88(3): 226-230. DOI: 10.1046/j.1464-410x.2001.02275.x.

[36] 周利群, 陈为名, 那彦群, 等. 良性前列腺增生与前列腺癌患者血清总PSA水平与游离PSA比值的比较[J]. 中华泌尿外科杂志, 2002, 23(6): 354-357.
Zhou LQ, Chen WM, Na YQ, et al. Serum total PSA and the ratio of free to total PSA in patients of benign prostatic hyperplasia and prostate cancer[J]. Chin J Urol, 2002, 23(6): 354-357.

[37] Uriel J, de Nechaud B, Birencwajg MS, et al. Embryonal antigens and cancer of the liver in man. Association of serum alpha 1-fetoprotein with primary hepatoma[J]. C R Acad Hebd Seances Acad Sci D, 1967, 265(1):75-78.

[38] Wong RJ, Ahmed A, Gish RG. Elevated alpha-fetoprotein: differential diagnosis - hepatocellular carcinoma and other disorders[J]. Clin Liver Dis, 2015, 19(2):309-323. DOI: 10.1016/j.cld.2015.01.005.

[39] Clayer M, Duncan W. Importance of biopsy of new bone lesions in patients with previous carcinoma[J]. Clin Orthop Relat Res, 2006, 451: 208-211. DOI: 10.1097/01.blo.0000229296.52216.77.

[40] Zhang L, Wang Y, Gu Y, et al. The need for bone biopsies in the diagnosis of new bone lesions in patients with a known primary malignancy: A comparative review of 117 biopsy cases[J]. J Bone Oncol, 2018, 14: 100213. DOI: 10.1016/j.jbo.2018.100213.

[41] Hodge JC. Percutaneous biopsy of the musculoskeletal system: a review of 77 cases[J]. Can Assoc Radiol J, 1999, 50(2): 121-125.

[42] Pramesh CS, Deshpande MS, Pardiwala DN, et al. Core needle biopsy for bone tumours[J]. Eur J Surg Oncol, 2001, 27(7): 668-671. DOI: 10.1053/ejso.2001.1198.

[43] Fraser-Hill MA, Renfrew DL. Percutaneous needle biopsy of musculoskeletal lesions. 1. Effective accuracy and diagnostic utility. AJR American journal of roentgenology[J]. 1992, 158(4): 809-812. DOI: 10.2214/ajr.158.4.1546597.

[44] Duda SH, Johst U, Krahmer K, et al. Technique and results of CT-guided percutaneous bone biopsy[J]. Orthopade, 2001, 30(8): 545-550. DOI: 10.1007/s001320170064.

[45] Wu JS, McMahon CJ, Lozano-Calderon S, et al. Journalclub: utility of repeat core needle biopsy of musculoskeletal lesions with initially nondiagnostic findings[J]. AJR Am J Roentgenol, 2017, 208 (3): 609-616. DOI: 10.2214/AJR.16.16220.

[46] Katagiri H, Takahashi M, Wakai K, et al. Prognostic factors and a scoring system for patients with skeletal metastasis[J]. J Bone Joint Surg Br, 2005, 87(5): 698-703. DOI: 10.1302/0301-620X.87B5.15185.

[47] Katagiri H, Okada R, Takagi T, et al. New prognostic factors and scoring system for patients with skeletal metastasis[J]. Cancer Med, 2014, 3(5): 1359-1367. DOI: 10.1002/cam4.292.

[48] Forsberg JA, Eberhardt J, Boland PJ, et al. Estimating survival in patients with operable skeletal metastases: an application of a bayesian belief network[J]. PLoS One, 2011, 6(5): e19956. DOI: 10.1371/journal.pone.0019956.

[49] Ogura K, Gokita T, Shinoda Y, et al. Can a multivariate model for survival estimation in skeletal metastases (PATHFx) be externally validated using japanese patients?[J]. Clin Orthop Relat Res, 2017, 475(9): 2263-2270. DOI: 10.1007/s11999-017-5389-3.

[50] Willeumier JJ, van der Linden YM, van der Wal CWPG, et al. An easy-to-use prognostic model for survival estimation for patients with symptomatic long bone metastases[J]. J Bone Joint Surg Am, 2018, 100(3): 196-204. DOI: 10.2106/JBJS.16.01514.

[51] Janssen SJ, van der Heijden AS, van Dijke M, et al. 2015 Marshall Urist Young Investigator Award: Prognostication in Patients With Long Bone Metastases: Does a Boosting Algorithm Improve Survival Estimates?[J]. Clin Orthop Relat Res, 2015, 473(10): 3112-3121. DOI: 10.1007/s11999-015-4446-z.

[52] Sørensen MS, Gerds TA, Hindsø K, et al. External validation and optimization of the SPRING model for prediction of survival after surgical treatment of bone metastases of the extremities[J]. Clin Orthop Relat Res, 2018, 476(8): 1591-1599. DOI: 10.1097/01. blo.0000534678.44152.ee.

[53] Forsberg JA, Sjoberg D, Chen QR, et al. Treating metastatic disease: Which survival model is best suited for the clinic?[J]. Clin Orthop Relat Res, 2013, 471(3): 843-850. DOI: 10.1007/s11999-012-2577-z.

[54] Piccioli A, Spinelli MS, Forsberg JA, et al. How do we estimate survival? External validation of a tool for survival estimation in patients with metastatic bone disease-decision analysis and comparison of three international patient populations[J]. BMC Cancer, 2015, 15: 424. DOI: 10.1186/s12885-015-1396-5.

[55] Forsberg JA, Wedin R, Bauer HC, et al. External validation of the Bayesian Estimated Tools for Survival (BETS) models in patients with surgically treated skeletal metastases[J]. BMC Cancer, 2012, 12: 493. DOI: 10.1186/1471-2407-12-493.

[56] Forsberg JA, Wedin R, Boland PJ, et al. Can we estimate short- and intermediate-term survival in patients undergoing surgery for metastatic bone disease? [J].Clin Orthop Relat Res, 2017, 475(4): 1252-1261. DOI: 10.1007/s11999-016-5187-3.

[57] Meares C, Badran A, Dewar D, et al. Prediction of survival after surgical management of femoral metastatic bone disease - A comparison of prognostic models[J]. J Bone Oncol, 2019, 15: 100225. DOI: 10.1016/j.jbo.2019.100225.

[58] Mirels H. Metastatic disease in long bones. A proposed scoring system for diagnosing impending pathologic fractures[J]. Clin Orthop Relat Res, 1989(249): 256-264.

[59] Damron TA, Morgan H, Prakash D, et al. Critical evaluation of Mirels' rating system for impending pathologic fractures[J]. Clin Orthop Relat Res, 2003(415 Suppl): S201-S207. DOI: 10.1097/01.blo.0000093842.72468.73

[60] Nazarian A, Entezari V, Zurakowski D, et al. Treatment planning and fracture prediction in patients with skeletal metastasis with ct-based rigidity analysis[J]. Clin Cancer Res, 2015, 21(11): 2514-2519. DOI: 10.1158/1078-0432.CCR-14-2668.

[61] Saad F, Lipton A, Cook R, et al. Pathologic fractures correlate with reduced survival in patients with malignant bone disease[J]. Cancer, 2007, 110(8): 1860-1867. DOI: 10.1002/cncr.22991.

[62] Tillman RM. The role of the orthopaedic surgeon in metastatic disease of the appendicular skeleton. Working Party on Metastatic Bone Disease in Breast Cancer in the UK[J]. J Bone Joint Surg Br, 1999, 81(1): 1-2. DOI: 10.1302/0301-620x.81b1.9514.

[63] Talbot M, Turcotte RE, Isler M, et al. Function and health status in surgically treated bone metastases[J]. Clin Orthop Relat Res, 2005, 438: 215-220. DOI: 10.1097/01.blo.0000170721.07088.2e.

[64] Toliusis V, Kalesinskas RJ, Kiudelis M, et al. Surgical treatment of metastatic tumors of the femur[J]. Medicina (Kaunas), 2010, 46 (5): 323-328.

[65] Wedin R, Hansen BH, Laitinen M, et al. Complications and survival after surgical treatment of 214 metastatic lesions of the humerus[J]. J Shoulder Elbow Surg, 2012, 21(8): 1049-1055. DOI: 10.1016/j.jse.2011.06.019.

[66] Johnson SK, Knobf MT. Surgical interventions for cancer patients with impending or actual pathologic fractures[J]. Orthop Nurs, 2008, 27(3): 160-173. DOI: 10.1097/01.NOR.0000320543.90115.d5.

[67] Laitinen M, Ratasvuori M, Pakarinen TK. The multi-modal approach to metastatic diseases//Bentley G, ed. European intructional lectures, vol. 12[M]. Berlin, Heidelberg: Springer, 2012: 35-44.

[68] Anract P, Biau D, Boudou-Rouquette P. Metastatic fractures of long limb bones[J]. Orthop Traumatol Surg Res, 2017, 103(1S): S41-S51. DOI: 10.1016/j.otsr.2016.11.001.

[69] Willeumier JJ, van de Sande MAJ, van der Wal RJP, et al. Trends in the surgical treatment of pathological fractures of the long bones: based on a questionnaire among members of the Dutch Orthopaedic Society and the European Musculo-Skeletal Oncology Society (EMSOS)[J]. Bone Joint J, 2018, 100-B(10): 1392-1398. DOI: 10.1302/0301-620X.100B10.BJJ-2018-0239.R1.

[70] Bickels J, Dadia S, Lidar Z. Surgical management of metastatic bone disease[J]. J Bone Joint Surg Am, 2009, 91(6): 1503-1516. DOI: 10.2106/JBJS.H.00175.

[71] Willeumier JJ, van der Linden YM, van de Sande MAJ, et al. Treatment of pathological fractures of the long bones[J]. EFORT Open Rev, 2017, 1(5): 136-145. DOI: 10.1302/2058-5241.1.000008.

[72] Ratasvuori M, Wedin R, Hansen BH, et al. Prognostic role of en-bloc resection and late onset of bone metastasis in patients with bone-seeking carcinomas of the kidney, breast, lung, and prostate: SSG study on 672 operated skeletal metastases[J]. J Surg Oncol, 2014, 110(4): 360-365. DOI: 10.1002/jso.23654.

[73] Fottner A, Szalantzy M, Wirthmann L, et al. Bone metastases from renal cell carcinoma: patient survival after surgical treatment[J]. BMC Musculoskelet Disord, 2010, 11: 145. DOI: 10.1186/1471-2474-11-145.

[74] Higuchi T, Yamamoto N, Hayashi K, et al. Long-term patient survival after the surgical treatment of bone and soft-tissue metastases from renal cell carcinoma[J]. Bone Joint J, 2018, 100-B(9):

1241-1248. DOI: 10.1302/0301-620X.100B9.BJJ-2017-1163.R3.

[75] Lin PP, Mirza AN, Lewis VO, et al. Patient survival after surgery for osseous metastases from renal cell carcinoma[J]. J Bone Joint Surg Am, 2007, 89(8): 1794-1801. DOI: 10.2106/JBJS.F.00603.

[76] Evenski A, Ramasunder S, Fox W, et al. Treatment and survival of osseous renal cell carcinoma metastases[J]. J Surg Oncol, 2012, 106(7): 850-855. DOI: 10.1002/jso.23134.

[77] Ruggieri P, Mavrogenis AF, Angelini A, et al. Metastases of the pelvis: does resection improve survival?[J]. Orthopedics, 2011, 34 (7): e236-e244. DOI: 10.3928/01477447-20110526-07.

[78] Althausen P, Althausen A, Jennings LC, et al. Prognostic factors and surgical treatment of osseous metastases secondary to renal cell carcinoma[J]. Cancer, 1997, 80(6): 1103-1109.

[79] Jung ST, Ghert MA, Harrelson JM, et al. Treatment of osseous metastases in patients with renal cell carcinoma[J]. Clin Orthop Relat Res, 2003(409): 223-231. DOI: 10.1097/01.blo.0000059580. 08469.3e.

[80] Ruatta F, Derosa L, Escudier B, et al. Prognosis of renal cell carcinoma with bone metastases: Experience from a large cancer centre[J]. Eur J Cancer, 2019, 107: 79-85. DOI: 10.1016/j.ejca.2018. 10.023.

[81] Laitinen M, Parry M, Ratasvuori M, et al. Survival and complications of skeletal reconstructions after surgical treatment of bony metastatic renal cell carcinoma[J]. Eur J Surg Oncol, 2015, 41(7): 886-892. DOI: 10.1016/j.ejso.2015.04.008.

[82] Errani C, Mavrogenis AF, Cevolani L, et al. Treatment for long bone metastases based on a systematic literature review[J]. Eur J Orthop Surg Traumatol, 2017, 27(2): 205-211. DOI: 10.1007/ s00590-016-1857-9.

[83] Harries M, Taylor A, Holmberg L, et al. Incidence of bone metastases and survival after a diagnosis of bone metastases in breast cancer patients[J]. Cancer Epidemiol, 2014, 38(4): 427-434. DOI: 10.1016/j.canep.2014.05.005.

[84] Briasoulis E, Karavasilis V, Kostadima L, et al. Metastatic breast carcinoma confined to bone: portrait of a clinical entity[J]. Cancer, 2004, 101(7): 1524-1528. DOI: 10.1002/cncr.20545.

[85] Parkes A, Clifton K, Al-Awadhi A, et al. Characterization of bone only metastasis patients with respect to tumor subtypes[J]. NPJ Breast Cancer, 2018, 4: 2. DOI: 10.1038/s41523-018-0054-x.

[86] Parkes A, Warneke CL, Clifton K, et al. Prognostic factors in patients with metastatic breast cancer with bone-only metastases[J]. Oncologist, 2018, 23(11): 1282-1288. DOI: 10.1634/theoncologist.2018-0085.

[87] Wegener B, Schlemmer M, Stemmler J, et al. Analysis of orthopedic surgery of bone metastases in breast cancer patients[J]. BMC Musculoskelet Disord, 2012, 13: 232. DOI: 10.1186/1471-2474-13 -232.

[88] Krishnan CK, Kim HS, Yun JY, et al. Factors associated with local recurrence after surgery for bone metastasis to the extremities [J]. J Surg Oncol, 2018, 117(4): 797-804. DOI: 10.1002/jso.24880.

[89] Sugiura H, Yamada K, Sugiura T, et al. Predictors of survival in patients with bone metastasis of lung cancer[J]. Clin Orthop Relat Res, 2008, 466(3): 729-736. DOI: 10.1007/s11999-007-0051-0.

[90] Gutowski CJ, Zmistowski B, Fabbri N, et al. Should the use of biologic agents in patients with renal and lung cancer affect our surgi-cal management of femoral metastases?[J]. Clin Orthop Relat Res, 2019, 477(4): 707-714. DOI: 10.1097/CORR.0000000000000434.

[91] Szendröi M, Antal I, Szendröi A, et al. Diagnostic algorithm, prognostic factors and surgical treatment of metastatic cancer diseases of the long bones and spine[J]. EFORT Open Rev, 2017, 2(9): 372-381. DOI: 10.1302/2058-5241.2.170006.

[92] Harvey N, Ahlmann ER, Allison DC, et al. Endoprostheses last longer than intramedullary devices in proximal femur metastases [J]. Clin Orthop Relat Res, 2012, 470(3): 684-691. DOI: 10.1007/ s11999-011-2038-0.

[93] Liska F, Schmitz P, Harrasser N, et al. Metastatic disease in long bones: Review of surgical treatment options[J]. Unfallchirurg, 2018, 121(1): 37-46. DOI: 10.1007/s00113-016-0282-1.

[94] Wedin R, Bauer HC. Surgical treatment of skeletal metastatic lesions of the proximal femur: endoprosthesis or reconstruction nail? [J]. J Bone Joint Surg Br, 2005, 87(12): 1653-1657. DOI: 10.1302/ 0301-620X.87B12.16629.

[95] Sarahrudi K, Greitbauer M, Platzer P, et al. Surgical treatment of metastatic fractures of the femur: a retrospective analysis of 142 patients[J]. J Trauma, 2009, 66(4): 1158-1163. DOI: 10.1097/TA. 0b013e3181622bca.

[96] Alvi HM, Damron TA. Prophylactic stabilization for bone metastases, myeloma, or lymphoma: do we need to protect the entire bone? [J]. Clin Orthop Relat Res, 2013, 471(3): 706-714. DOI: 10. 1007/s11999-012-2656-1.

[97] Harvey N, Ahlmann ER, Allison DC, et al. Endoprostheses last longer than intramedullary devices in proximal femur metastases [J]. Clin Orthop Relat Res, 2012, 470(3): 684-691. DOI: 10.1007/ s11999-011-2038-0.

[98] Steensma M, Boland PJ, Morris CD, et al. Endoprosthetic treatment is more durable for pathologic proximal femur fractures[J]. Clin Orthop Relat Res, 2012, 470(3): 920-926. DOI: 10.1007/ s11999-011-2047-z.

[99] Ruggieri P, Mavrogenis AF, Casadei R, et al. Protocol of surgical treatment of long bone pathological fractures[J]. Injury, 2010, 41 (11): 1161-1167. DOI: 10.1016/j.injury.2010.09.018.

[100] Cannon CP, Mirza AN, Lin PP, et al. Proximal femoral endoprosthesis for the treatment of metastatic[J]. Orthopedics, 2008, 31(4): 361. DOI: 10.3928/01477447-20080401-03.

[101] Chandrasekar CR, Grimer RJ, Carter SR, et al. Modular endoprosthetic replacement for tumours of the proximal femur[J]. J Bone Joint Surg Br, 2009, 91(1): 108-112. DOI: 10.1302/0301-620X. 91B1.20448.

[102] Selek H, Başarir K, Yildiz Y, et al. Cemented endoprosthetic replacement for metastatic bone disease in the proximal femur[J]. J Arthroplasty, 2008, 23(1): 112-117. DOI: 10.1016/j.arth.2006. 11.016.

[103] Park DH, Jaiswal PK, Al-Hakim W, et al. The use of massive endoprostheses for the treatment of bone metastases[J]. Sarcoma, 2007, 2007: 62151. DOI: 10.1155/2007/62151.

[104] Sarahrudi K, Greitbauer M, Platzer P, et al. Surgical treatment of metastatic fractures of the femur: a retrospective analysis of 142 patients[J]. J Trauma, 2009, 66(4): 1158-1163. DOI: 10.1097/TA. 0b013e3181622bca.

[105] Manoso MW, Frassica DA, Lietman ES, et al. Proximal femoral re-

placement for metastatic bone disease[J]. Orthopedics, 2007, 30 (5): 384-388. DOI: 10.3928/01477447-20070501-09.

[106] Guzik G. Results of the treatment of bone metastases with modular prosthetic replacement--analysis of 67 patients[J]. J Orthop Surg Res, 2016, 11: 20. DOI: 10.1186/s13018-016-0353-6.

[107] De Geeter K, Reynders P, Samson I, et al. Metastatic fractures of the tibia[J]. Acta Orthop Belg, 2001, 67(1): 54-59.

[108] 何祖胜,锡林宝勒日,白靖平,等. 股骨近端转移瘤病理性骨折20例外科治疗[J]. 中国骨肿瘤骨病, 2010, 9(6): 492-494. DOI: 10.3969/j.issn.1671-1971.2010.06.006.

He ZS, Xilin BLR, Bai JP, et al. Surgical treatment of pathological fracture in 20 patients with proximal femoral metastatic tumor [J]. Chin J Bone Tumor & Bone Disease, 2010, 9(6): 492-494. DOI: 10.3969/j.issn.1671-1971.2010.06.006.

[109] 张海波,屠重棋,段宏,等. 四肢转移性骨肿瘤的手术治疗[J]. 华西医学, 2007, 22(1): 80-82. DOI: 1002-0179 (2007) 01-0080-03.

Zhang HB, Tu ZQ, Duan H, et al. Surgical Treatments of Metastasis in Limbs[J]. West China Medical Journal, 2007, 22(1): 80-82. DOI: 1002-0179 (2007) 01-0080-03.

[110] 杨荣利,徐万鹏,郭卫,等. 61例肢体转移癌的外科治疗[J]. 中国骨肿瘤骨病, 2004, 3(6): 330-334.

Yang RL, Xu WP, Guo W, et al. Surgery of metastases in limbs of 61 patients[J]. Chin J Bone Tumor & Bone Disease, 2004, 3(6): 330-334.

[111] Henrichs MP, Krebs J, Gosheger G, et al. Modular tumor endoprostheses in surgical palliation of long-bone metastases: a reduction in tumor burden and a durable reconstruction[J]. World J Surg Oncol, 2014, 12: 330. DOI: 10.1186/1477-7819-12-330.

[112] Piccioli A, Rossi B, Scaramuzzo L et al. Intramedullary nailing for treatment of pathologic femoral fractures due to metastases[J]. Injury, 2014, 45(2): 412-417. DOI: 10.1016/j.injury.2013.09.025.

[113] van Doorn R, Stapert JW. Treatment of impending and actual pathological femoral fractures with the long Gamma nail in The Netherlands[J]. Eur J Surg, 2000, 166(3): 247-254. DOI: 10.1080/110241500750009366.

[114] Miller BJ, Soni EE, Gibbs CP, et al. Intramedullary nails for long bone metastases: why do they fail? [J].Orthopedics, 2011, 34(4). DOI: 10.3928/01477447-20110228-12.

[115] Gregory JJ, Ockendon M, Cribb GL, et al. The outcome of locking plate fixation for the treatment of periarticular metastases[J]. Acta Orthop Belg, 2011, 77(3): 362-370.

[116] Benevenia J, Kirchner R, Patterson F, et al. Outcomes of a modular intercalary endoprosthesis as treatment for segmental defects of the femur, tibia, and humerus[J]. Clin Orthop Relat Res, 2016, 474(2): 539-548. DOI: 10.1007/s11999-015-4588-z.

[117] Damron TA, Leerapun T, Hugate RR, et al. Does the second-generation intercalary humeral spacer improve on the first?[J]. Clin Orthop Relat Res, 2008, 466(6): 1309-1317. DOI: 10.1007/s11999-008-0246-z.

[118] Weiss KR, Bhumbra R, Biau DJ, et al.Fixation of pathological humeral fractures by the cemented plate technique[J]. J Bone Joint Surg Br, 2011, 93(8): 1093-1097. DOI: 10.1302/0301-620X.93B8.26194.

[119] Scotti C, Camnasio F, Peretti GM, et al. Modular prostheses in the treatment of proximal humerus metastases: review of 40 cases[J]. J Orthop Traumatol, 2008, 9(1): 5-10. DOI: 10.1007/s10195-008-0097-0.

[120] Wisanuyotin T, Sirichativapee W, Sumnanoont C, et al. Prognostic and risk factors in patients with metastatic bone disease of an upper extremity[J]. J Bone Oncol, 2018, 13: 71-75. DOI: 10.1016/j.jbo.2018.09.007.

[121] Rolf O, Gohlke F. Endoprosthetic elbow replacement in patients with solitary metastasis resulting from renal cell carcinoma[J]. J Shoulder Elbow Surg, 2004, 13(6): 656-663. DOI: 10.1016/j.jse.2004.05.001.

[122] Hanna SA, David LA, Aston WJ, et al. Endoprosthetic replacement of the distal humerus following resection of bone tumours[J]. J Bone Joint Surg Br, 2007, 89(11): 1498-1503. DOI: 10.1302/0301-620X.89B11.19577.

[123] Piccioli A, Maccauro G, Rossi B, et al. Surgical treatment of pathologic fractures of humerus[J]. Injury, 2010,41(11): 1112-1116. DOI: 10.1016/j.injury.2010.08.015.

[124] Clara-Altamirano MA, Garcia-Ortega DY, Martinez-Said H, et al. Surgical treatment in bone metastases in the appendicular skeleton[J]. Rev Esp Cir Ortop Traumatol, 2018, 62(3): 185-189. DOI: 10.1016/j.recot.2017.12.001.

[125] Morris G, Evans S, Stevenson J, et al. Bone metastases of the hand [J]. Ann R Coll Surg Engl, 2017, 99(7): 563-567. DOI: 10.1308/rcsann.2017.0096.

[126] Merimsky O, Kollender Y, Inbar M, et al. Is forequarter amputation justified for palliation of intractable cancer symptoms?[J]. Oncology, 2001, 60(1): 55-59. DOI: 10.1159/000055297.

[127] Malawer MM, Buch RG, Thompson WE, et al. Major amputations done with palliative intent in the treatment of local bony complications associated with advanced cancer[J]. J Surg Oncol, 2001, 47 (2): 121-130. DOI: 10.1002/jso.2930470212.

[128] Puhaindran ME, Chou J, Forsberg JA, et al. Major upper-limb amputations for malignant tumors[J]. J Hand Surg Am, 2012, 37(6): 1235-1241. DOI: 10.1016/j.jhsa.2012.02.004.

[129] Wittig JC, Bickels J, Kollender Y, et al. Palliative forequarter amputation for metastatic carcinoma to the shoulder girdle region: indications, preoperative evaluation, surgical technique, and results [J]. J Surg Oncol,2001, 77(2): 105-114. DOI: 10.1002/jso.1079.

[130] Ogura K, Miyake R, Shiina S, et al. Bone radiofrequency ablation combined with prophylactic internal fixation for metastatic bone tumor of the femur from hepatocellular carcinoma[J]. Int J Clin Oncol, 2012, 17(4): 417-421. DOI: 10.1007/s10147-011-0319-y.

[131] Di Francesco A, Flamini S, Zugaro L, et al. Preoperative radiofrequency ablation in painful osteolytic long bone metastases[J]. Acta Orthop Belg, 2012, 78(4): 523-530.

[132] Cornman-Homonoff J, Miller ZA, Smirniotopoulos J, et al. Preoperative percutaneous microwave ablation of long bone metastases using a parallel medullary approach for reduction of operative blood loss[J]. J Vasc Interv Radiol, 2017, 28(7): 1069-1071. DOI: 10.1016/j.jvir.2017.03.004.

[133] Townsend PW, Smalley SR, Cozad SC, et al. Role of postoperative radiation therapy after stabilization of fractures caused by metastatic disease[J]. Int J Radiat Oncol Biol Phys, 1995, 31(1): 43-49. DOI: 10.1016/0360-3016(94)E0310-G.

[134] Wolanczyk MJ, Fakhrian K, Adamietz IA. Radiotherapy, bisphos-phonates and surgical stabilization of complete or impending pathologic fractures in patients with metastatic bone disease[J]. J Cancer, 2016, 7(1): 121-124. DOI: 10.7150/jca.13377.

[135] Epstein-Peterson ZD, Sullivan A, Krishnan M, et al.Postoperative radiation therapy for osseous metastasis: Outcomes and predictors of local failure[J]. Pract Radiat Oncol, 2015, 5(5): e531 - e536. DOI: 10.1016/j.prro.2015.02.006.

[136] Drost L, Ganesh V, Wan BA, et al. Efficacy of postoperative radia-tion treatment for bone metastases in the extremities[J].Radiother Oncol, 2017, 124(1): 45-48. DOI: 10.1016/j.radonc.2017.05.010.

[137] Frassica DA. General principles of external beam radiation thera-py for skeletal metastases[J]. Clin Orthop Relat Res, 2003(415 Suppl): S158-S164. DOI: 10.1097/01.blo.0000093057.96273.fb.

[138] Terpos E, Berenson J, Raje N, et al. Management of bone disease in multiple myeloma[J]. Expert Rev Hematol, 2014, 7(1): 113 - 125. DOI: 10.1586/17474086.2013.874943.

[139] Coleman R, Body JJ, Aapro M, et al. Bone health in cancer pa-tients: ESMO Clinical Practice Guide lines[J]. Ann Oncol, 2014, 25 Suppl 3: iii124-iii137. DOI: 10.1093/annonc/mdu103.

[140] Coleman RE. Risks and benefits of bisphosphonates[J]. Br J Can-cer,2008, 98(11): 1736-1740. DOI: 10.1038/sj.bjc.6604382.

[141] Rosen LS, Gordon D, Tchekmedyian NS, et al. Long-term efficacy and safety of zoledronic acid in the treatment of skeletal metasta-ses in patients with nonsmall cell lung carcinoma and other solid tumors: a randomized, Phase III, double-blind, placebo-controlled trial[J]. Cancer, 2004, 100(12): 2613 - 2621. DOI: 10.1002/cncr. 20308.

[142] Saad F, Gleason DM, Murray R, et al. Long-term efficacy of zole-dronic acid for the prevention of skeletal complications in pa-tients with metastatic hormone - refractory prostate cancer[J]. J Natl Cancer Inst, 2004, 96(11): 879 - 882. DOI: 10.1093/jnci/ djh141.

[143] Aapro M, Abrahamsson PA, Body JJ,et al. Guidance on the use of bisphosphonates in solid tumours: recommendations of an interna-tional expert panel[J]. Ann Oncol, 2008, 19(3): 420 - 432. DOI: 10.1093/annonc/mdm442.

[144] Hortobagyi GN, Theriault RL, Lipton A, et al. Long-term preven-tion of skeletal complications of metastatic breast cancer with pamidronate. Protocol 19 Aredia Breast Cancer Study Group[J]. J Clin Oncol, 1998, 16(6): 2038-2044. DOI: 10.1200/JCO.1998.16. 6.2038.

[145] Theriault RL, Lipton A, Hortobagyi GN, et al. Pamidronate reduc-es skeletal morbidity in women with advanced breast cancer and lytic bone lesions: a randomized, placebo-controlled trial. Proto-col 18 Aredia Breast Cancer Study Group[J]. J Clin Oncol, 1999, 17(3): 846-854. DOI: 10.1200/JCO.1999.17.3.846.

[146] Berenson JR, Lichtenstein A, Porter L, et al. Efficacy of pamidro-nate in reducing skeletal events in patients with advanced multi-ple myeloma. Myeloma Aredia Study Group[J]. N Engl J Med, 1996, 334(8): 488-493. DOI: 10.1056/NEJM199602223340802.

[147] McCloskey EV, MacLennan IC, Drayson MT, et al. A randomized trial of the effect of clodronate on skeletal morbidity in multiple myeloma. MRC Working Party on Leukaemia in Adults[J]. Br J Haematol, 1998, 100(2): 317 - 325. DOI: 10.1046/j.1365 - 2141. 1998.00567.x.

[148] Body JJ, Diel IJ, Lichinitzer M, et al. Oral ibandronate reduces the risk of skeletal complications in breast cancer patients with metastatic bone disease: results from two randomised, placebo-controlled phase III studies[J]. Br J Cancer, 2004, 90(6): 1133-1137. DOI: 10.1038/sj.bjc.6601663.

[149] Barrett-Lee P, Casbard A, Abraham J, et al. Oral ibandronic acid versus intravenous zoledronic acid in treatment of bone metasta-ses from breast cancer: a randomised, open label, non-inferiority phase 3 trial[J]. Lancet Oncol, 2014, 15(1): 114 - 122. DOI: 10. 1016/S1470-2045(13)70539-4.

[150] Body JJ, Diel IJ, Lichinitser MR, et al. Intravenous ibandronate reduces the incidence of skeletal complications in patients with breast cancer and bone metastases[J]. Ann Oncol,2003, 14(9): 1399-1405. DOI: 10.1093/annonc/mdg367.

[151] O´Carrigan B, Wong MH, Willson ML, et al. Bisphosphonates and other bone agents for breast cancer[J]. Cochrane Database Syst Rev, 2017, 10: CD003474. DOI: 10.1002/14651858.CD003474. pub4.

[152] Zheng GZ, Chang B, Lin FX, et al. Meta-analysis comparing deno-sumab and zoledronic acid for treatment of bone metastases in pa-tients with advanced solid tumours[J]. Eur J Cancer Care (Engl), 2017, 26(6). DOI: 10.1111/ecc.12541.

[153] Fizazi K, Carducci M, Smith M, et al. Denosumab versus zoledron-ic acid for treatment of bone metastases in men with castration-re-sistant prostate cancer: a randomised, double-blind study[J]. Lan-cet, 2011, 377(9768): 813 - 822. DOI: 10.1016/S0140 - 6736(10) 62344-6.

[154] Stopeck AT, Lipton A, Body JJ,et al. Denosumab compared with zoledronic acid for the treatment of bone metastases in patients with advanced breast cancer: a randomized, double-blind study [J]. J Clin Oncol, 2010, 28(35): 5132-5139. DOI: 10.1200/JCO. 2010.29.7101.

[155] Henry D, Vadhan-Raj S, Hirsh V,et al. Delaying skeletal-related events in a randomized phase 3 study of denosumab versus zole-dronic acid in patients with advanced cancer: an analysis of data from patients with solid tumors[J]. Support Care Cancer, 2014, 22 (3): 679-687. DOI: 10.1007/s00520-013-2022-1.

[156] Menshawy A, Mattar O, Abdulkarim A, et al. Denosumab versus bisphosphonates in patients with advanced cancers-related bone metastasis: systematic review and meta-analysis of randomized controlled trials. Support Care Cancer, 2018, 26(4): 1029-1038. DOI: 10.1007/s00520-018-4060-1.

[157] Gül G, Sendur MA, Aksoy S, et al. A comprehensive review of de-nosumab for bone metastasis in patients with solid tumors. Curr Med Res Opin, 2016, 32(1): 133 - 145. DOI: 10.1185/03007995. 2015.1105795.

[158] Fizazi K, Lipton A, Mariette X, et al. Randomized phase II trial of denosumab in patients with bone metastases from prostate cancer, breast cancer, or other neoplasms after intravenous bisphospho-nates. J Clin Oncol, 2009, 27(10):1564-1571. DOI: 10.1200/JCO. 2008.19.2146.

（收稿日期：2019-08-31）

（本文编辑：马宏庆）

中国骨科大手术静脉血栓栓塞症预防指南

中华医学会骨科学分会

通信作者：田伟，E-mail: tianweijst@vip.163.com

DOI：10.3760/cma.j.issn.0253-2352.2016.02.001

指南背景：中华医学会骨科学分会自2004年3月开始组织50位骨科专家对骨科大手术后深静脉血栓（deep vein thrombosis，DVT）的发生率、危险因素、预防策略等16个子课题进行调查研究。2005年7月组织多位骨科专家对研究结果进行讨论，达成初步共识后邀请心内科、血管外科等相关专业专家对争议点进行讨论，将多专业观点与骨科特殊专业性相结合。2005年11月于北京召开指南发布会暨学术报告会，2006年1月发表预防骨科大手术后深静脉血栓形成的专家建议。自2006年专家建议发表后，经过3年的临床实践并结合国际研究进展于2009年1月发布指南草案。草案发布后，得到了广大学者的认可，经多次总结、讨论后于2009年6月发布了2009版《中国骨科大手术静脉血栓栓塞症预防指南》。

中华医学会骨科学分会及《中华骨科杂志》编辑部于2015年5月启动"中国骨科大手术VTE预防指南更新"项目，该项目以2009版指南为基础，经过华南、华北、华东等地多次会议，邀请国内各地区多位骨科知名专家及心内科、血管外科、血液科专家进行讨论研究，最终形成现有版本。

静脉血栓栓塞症（venous thromboembolism，VTE）是骨科大手术后发生率较高的并发症，也是患者围手术期死亡及医院内非预期死亡的重要因素之一。对骨科大手术患者施以有效的抗凝预防措施，不仅可以降低VTE的发生率、死亡率，而且可以减轻患者痛苦，降低医疗费用[1-2]。

2009版《中国骨科大手术静脉血栓栓塞症预防指南》推广应用以来，我国人工全髋关节置换（total hip arthroplasty，THA）术后深静脉血栓发生率由20.6%~47.1%[3-5]降低至2.4%~6.49%[6-7]，人工全膝关节置换（total knee arthroplasty，TKA）术后深静脉血栓发生率由30.8%~58.2%[3-5]降低至3.19%[8]。

近年来，随着新型抗凝药物的研发及应用、抗凝理论和循证医学的进展，为更好指导临床应用，中华医学会骨科学分会及《中华骨科杂志》编辑部于2015年5月启动"中国骨科大手术VTE预防指南更新"项目，该项目以2009版指南为基础，以最新发布的美国胸科医师协会（American College of Chest Physicians，ACCP）抗栓与血栓预防指南第9版（AC-CP9）和美国医师协会（American Association of Orthopaedic Surgeons，AAOS）指南为参考，收集近年来的相关循证医学证据，经骨科专家及相关领域专家讨论形成。本指南仅为学术性指导意见，临床实施方案必须依据临床具体情况制定。

一、定义

（一）骨科大手术

本指南中指THA、TKA和髋部骨折手术（hip fractures surgery，HFS，股骨颈、股骨转子间、转子下骨折的内固定手术）[9]。

因在VTE循证医学证据中，骨科大手术中的THA、TKA和HFS三种手术获得的循证医学证据较充分，故我们将骨科大手术定义为以上三种手术。

（二）静脉血栓栓塞症

指血液在静脉内不正常的凝结，使血管完全或不完全阻塞，属静脉回流障碍性疾病[10]。VTE包括两种类型：深静脉血栓（deep vein thrombosis，DVT）和肺动脉血栓栓塞症（pulmonary thromboembolism，PTE），两者相互关联，是VTE在不同部位和不同阶段的两种临床表现形式。

1.深静脉血栓形成：约占VTE的2/3，可发生于全身各部位静脉，多见于下肢深静脉，骨科大手术后常发生，一般无临床症状。根据部位，下肢DVT可分为：近端（腘静脉或其近侧部位，如股静脉）和远端（小腿肌肉静脉丛）[11-12]。近端血管直径大，此部位栓子脱落后，易出现致命性PTE。

2.肺动脉血栓栓塞症：指来自静脉系统或右心的血栓阻塞肺动脉主干或其分支导致的肺循环和呼吸功能障碍[13-14]；是导致住院患者死亡的重要原因之一。肺栓塞血栓子主要来源于下肢深静脉血栓，当下肢近端存在深静脉血栓栓子时，发生PTE的风险更高。

二、流行病学

骨科大手术VTE预防后的流行病学研究发现：欧、美洲DVT发生率为2.22%~3.29%，PTE发生率为0.87%~1.99%，致死性PTE发生率为0.30%[15-16]；亚洲DVT发生率为1.40%，PTE发生率为1.10%[17]；中国DVT发生率为1.8%~2.9%[18]。

VTE预防后THA、TKA、HFS术后欧、美洲、亚洲、中国的DVT和PTE发生率见表1，统计数据显示：欧、美洲与亚洲国家DVT和PTE发生率相仿，我国DVT发生率较其他国家偏高，但是PTE发生率稍低。这说明骨科大手术后常规进行VTE预防，可以显著降低DVT与PTE的发生率。

三、VTE的危险因素

静脉血栓形成包括三方面主要因素：静脉内膜损伤、静

项目	欧、美洲		亚洲		中国	
	DVT	PTE	DVT	PTE	DVT	PTE
THA	0.26～1.30[15-16,21-22]	0.14～2.00[15-16,21-22]	0.20～0.22[17,19-20]	0.00～0.04[17,19-20]	2.40～6.49[6-7]	0.30～0.47[6-7]
TKA	0.63～0.90[15-16,21,23]	0.27～1.90[15-16,21,23]	0.57～0.90[17,19-20]	0.70～0.80[17,19-20]	3.19[8]	0.17[8]
HFS	1.18～6.00[24-27]	0.25～4.60[24-27]	0.57～3.50[17,28-29]	0.07～2.40[17,28-29]	3.77～16.10[30-31]	0.00[30-31]

表1　文献报道VTE预防后欧、美洲、亚洲、中国THA、TKA、HFS的DVT、PTE的发生率（%）

注：THA为人工全髋关节置换，TKA为人工全膝关节置换，HFS为髋部骨折手术，DVT为深静脉血栓，PTE为肺动脉血栓栓塞症

脉血流淤滞以及高凝状态。凡涉及以上因素的临床情况均可增加静脉血栓形成风险。

静脉内膜损伤因素：创伤、手术、化学性损伤、感染性损伤等。

静脉血流淤滞：既往VTE病史、术中应用止血带、瘫痪、制动等。

高凝状态：高龄、肥胖、全身麻醉、中心静脉插管、红细胞增多症、巨球蛋白症、骨髓增生异常综合征、人工血管或血管腔内移植物等。

接受骨科大手术的患者均具有以上三方面危险因素，是VTE发生的极高危人群[9,32-33]。当骨科大手术伴有其他危险因素时，发生VTE的风险更高。

血栓危险因素评估方法包括：Caprini血栓风险因素评估（图1）[34]，Padua评分，Davison评分，Autar评分等。由于Caprini风险评估是基于临床经验和循证医学证据设计的一个有效且简单可行、经济实用的VTE风险预测工具，所以本指南采用该风险评估表。Caprini风险评估的VTE危险因素评分分为1、2、3、5分项，每分项评分可累加；临床应用时，应权衡抗凝与出血风险后进行个体化预防。根据Caprini评分情况分为低危、中危、高危和极高危四个等级（表2）[34]。骨科大手术患者评分均在5分以上，属于极高危人群。

对中危伴出血者，首选物理预防，待出血风险降低后再

A1　每个危险因素1分

○年龄40~59岁
○计划小手术
○近期大手术
○肥胖（BMI > 30 kg/m²）
○卧床的内科患者
○炎症性肠病史
○下肢水肿
○静脉曲张
○严重的肺部疾病，含肺炎（1个月内）
○肺功能异常（慢性阻塞性肺病症）
○急性心肌梗死（1个月内）
○充血性心力衰竭（1个月内）
○败血症（1个月内）
○输血（1个月内）
○下肢石膏或肢具固定
○中心静脉置管
○其他高危因素

A2　仅针对女性（每项1分）

○口服避孕药或激素替代治疗
○妊娠期或产后（1个月）
○原因不明的死胎史，复发性自然流产（≥3次），由于毒血症或发育受限原因早产

B　每个危险因素2分

○年龄60~74岁
○大手术（< 60 min）*
○腹腔镜手术（>60 min）*
○关节镜手术（>60 min）*
○既往恶性肿瘤
○肥胖（BMI > 40 kg/m²）

C　每个危险因素3分

○年龄≥75岁
○大手术持续2~3 h*
○肥胖（BMI > 50 kg/m²）
○浅静脉、深静脉血栓或肺栓塞病史
○血栓家族史
○现患恶性肿瘤或化疗
○肝素引起的血小板减少
○未列出的先天或后天血栓形成
○抗心磷脂抗体阳性
○凝血酶原20210A阳性
○因子Vleiden阳性
○狼疮抗凝物阳性
○血清同型半胱氨酸酶升高

D　每个危险因素5分

○脑卒中（1个月内）
○急性脊髓损伤（瘫痪）（1个月内）
○选择性下肢关节置换术
○髋关节、骨盆或下肢骨折
○多发性创伤（1个月内）
○大手术（超过3 h）*

危险因素总分：

注：①每个危险因素的权重取决于引起血栓事件的可能性。如癌症的评分是3分，卧床的评分是1分，前者比后者更易引起血栓。②*只能选择1个手术因素

图1　Caprini血栓风险因素评估表，根据危险因素和赋值计算总分和危险程度

表2 VTE的预防方案（Caprini评分）

危险因素总分	DVT发生风险	风险等级	预防措施
0~1分	<10%	低危	尽早活动,物理预防
2分	10%~20%	中危	药物预防+物理预防
3~4分	20%~40%	高危	药物预防+物理预防
≥5分	40%~80%,1%~5% 死亡率	极高危	药物预防+物理预防

加用药物预防;对有争议疑难的特殊病例或复杂问题请相关科室会诊。

此外,对既往有严重静脉血栓或多次发生静脉血栓的患者警惕遗传陷性疾病,如抗凝血酶缺乏症、遗传性蛋白C缺陷症等。这些疾病虽发病率低,但是风险极大。

四、预防骨科大手术DVT形成的措施

对接受骨科大手术的患者需常规进行静脉血栓预防,根据VTE危险度评分情况选择预防措施。预防措施包括基本预防、物理预防和药物预防。

(一)基本预防措施

1.手术操作规范,减少静脉内膜损伤[35-36]。

2.正确使用止血带[35-36]。

3.术后抬高患肢,促进静脉回流[35-36]。

4.注重预防静脉血栓知识宣教,指导早期康复锻炼[35-36]。

5.围手术期适度补液,避免血液浓缩[35-36]。

(二)物理预防措施

足底静脉泵、间歇充气加压装置及梯度压力弹力袜等,利用压力促使下肢静脉血流加速,减少血液淤滞,降低术后下肢DVT形成的风险,且不增加肺栓塞事件的发生率[37]。VTE风险分度中、高危患者,推荐与药物预防联合应用(表2)。单独使用物理预防仅适用于合并凝血异常疾病、有高危出血风险的患者;待出血风险降低后,仍建议与药物预防联合应用。对患侧肢体无法或不宜采用物理预防措施的患者,可在对侧肢体实施预防。应用前宜常规筛查禁忌证。

下列情况禁用或慎用物理预防措施:①充血性心力衰竭、肺水肿或下肢严重水肿;②下肢DVT形成、肺栓塞发生或血栓(性)静脉炎;③间歇充气加压装置及梯度压力弹力袜不适用于下肢局部异常(如皮炎、坏疽、近期接受皮肤移植手术);④下肢血管严重动脉硬化或狭窄、其他缺血性血管病(糖尿病性等)及下肢严重畸形等。

(三)药物预防措施

由于骨科大手术后的患者是VTE发生的极高危人群,所以应充分权衡患者的血栓风险和出血风险利弊,合理选择抗凝药物。对于出血风险高的患者,只有当预防血栓的获益大于出血风险时,才考虑使用抗凝药物。

常见的出血风险包括:①大出血病史;②严重肾功能不全;③联合应用抗血小板药物;④手术因素(既往或此次手术中出现难以控制的手术出血、手术范围大、翻修手术)。

我国现有抗凝药物包括普通肝素,低分子肝素,Xa因子抑制剂类,维生素K拮抗剂,抗血小板药物。

1.普通肝素:可以降低下肢DVT形成的风险,但目前临床已减少应用。使用时应高度重视以下问题:①常规监测活化部分凝血酶原时间,以调整剂量;②监测血小板计数变化,预防肝素诱发血小板减少症引起的血栓事件和出血事件;③治疗窗窄,有增加大出血发生的风险[38],如应用后引起严重出血,则可静脉滴注硫酸鱼精蛋白进行急救。

2.低分子肝素:采用皮下注射的方式应用,可以显著降低骨科大手术后患者DVT与PTE的发生率,且不增加大出血发生风险[38]。低分子肝素的特点:①可根据体重调整剂量;②严重出血并发症少,较安全,但仍必须注意小概率的肝素诱发血小板减少症的发生;③一般无须常规血液学监测,有出血倾向时检测血小板计数。

3.Xa因子抑制剂:治疗窗宽,剂量固定,无须常规血液学监测。Xa因子抑制剂可分为两种:①直接Xa因子抑制剂,如利伐沙班、阿哌沙班,阿哌沙班是国内最新的可用于骨科大手术后VTE预防药物;口服,应用方便,与华法林相比,药物及食物相互作用少。②间接Xa因子抑制剂,如磺达肝癸钠,安全性与依诺肝素相似[37]。对于重度肾功能不全,肌酐清除率<20 ml/min的患者,禁忌使用磺达肝癸钠;肌酐清除率<15 ml/min的患者,不建议使用直接Xa因子抑制剂。

4.维生素K拮抗剂:华法林,可降低VTE的发生风险,但有增加出血风险趋势。其价格低廉,可用于长期下肢DVT预防。维生素K拮抗剂的不足:①治疗剂量范围窄,个体差异大,需常规监测国际标准化比值(international normalized ratio, INR),调整剂量控制INR在2.0~2.5, INR > 3.0会增加出血风险;②易受药物及食物影响;③显效慢,半衰期长[38]。需注意的是,如应用该药物,则在手术前20 h必须使用。

5.抗血小板药物:阿司匹林主要通过抑制血小板聚集,发挥抗动脉血栓作用,在VTE预防上有一定作用。阿司匹林可以用于下肢静脉血栓的预防[39]。

6.药物预防的注意事项

(1)由于各种抗凝药物作用机制、分子质量、单位、剂量等存在差异,且每种药物均有其各自的使用原则、注意事项及不良反应,所以在应用时需参照说明书。

(2)对存在肾功能、肝功能损害的患者,应注意调整药物剂量。低分子肝素、磺达肝癸钠、利伐沙班、阿哌沙班等不适用于严重肾损害患者,可以选择应用普通肝素。

(3)椎管内血肿少见,但后果严重。因此,在行椎管内操作(手术、穿刺、硬膜外置管拔除等)前12 h、后2~4 h,使用抗凝药物会增加出血风险[39]。服用阿哌沙班时,需要在末次给药20~30 h后才能取出硬膜外导管;服用利伐沙班时,需要在末次给药18 h后才能取出硬膜外导管;若使用低分子肝素,应于末次给药18 h后拔管;磺达肝癸钠半衰期较长,不建议在硬膜外麻醉或镇痛前使用。

(4)佩戴心脏起搏器、冠心病需长期服用氯吡格雷或阿司匹林的患者,术前7 d停用氯吡格雷,术前5 d停用阿司匹林,停药期间桥接应用低分子肝素。

(5)对于使用口服抗凝药预防VTE的患者,需关注术后呕吐症[40]。

7.药物预防禁忌证

（1）绝对禁忌证：①近期有活动性出血及凝血功能障碍；②骨筋膜间室综合征；③严重头颅外伤或急性脊髓损伤；④血小板计数＜20×10⁹/L；⑤肝素诱发血小板减少症病史者，禁用肝素和低分子肝素；⑥华法林具有致畸性，孕妇禁用。

（2）相对禁忌证：①近期颅内出血、胃肠道出血病史；②急性颅内损害或肿物；③血小板计数减少至20×10⁹/L~100×10⁹/L；④类风湿视网膜病，有眼底出血风险者。

五、预防骨科大手术DVT形成的具体方案

（一）全髋关节置换术及全膝关节置换术

基本、物理、药物三种预防方式联合应用。基本预防措施和物理预防措施参照第四部分相关内容，以下为药物预防的具体方案。

1.手术前12 h使用低分子肝素，出血风险增大。术后12 h以后（硬膜外腔导管拔除后4 h可应用依诺肝素），可皮下注射预防剂量（参见各药物说明书）的低分子肝素[38-39]。

2.磺达肝癸钠2.5 mg，皮下注射；术后6~24 h（硬膜外腔导管拔除后4 h）开始应用[38]。

3.阿哌沙班2.5 mg，2次/d，口服；术后12~24 h（硬膜外腔导管拔除后5 h）给药[39]。

4.利伐沙班10 mg，1次/d，口服；术后6~10 h（硬膜外腔导管拔除后6 h）开始使用[38]。

对于出血风险较高或对药物和物理血栓预防具有禁忌证的患者，不建议放置下腔静脉过滤装置作为常规预防PTE的措施[39]。

有高出血风险的全髋或全膝关节置换患者，推荐采用足底静脉泵、间歇充气加压装置及梯度压力弹力袜预防，不推荐药物预防；当高出血风险下降时再采用与药物联合预防。

（二）髋部骨折手术

基本预防措施和物理预防措施参照第四部分相关内容。以下为药物预防的具体方案。

1.伤后12 h内手术患者：①术后12 h（硬膜外腔导管拔除后4 h）皮下给予常规剂量低分子肝素[39]。②磺达肝癸钠2.5 mg，术后6~24 h皮下注射[38]。

2.延迟手术患者：自入院之日开始综合预防。①术前12 h停用低分子肝素。②磺达肝癸钠半衰期长，不建议术前使用。③若术前已使用药物抗凝，则手术应尽量避免硬膜外麻醉。④术后预防用药同伤后12 h内手术者[39]。

3.高出血风险者：推荐采用足底静脉泵、间歇充气加压装置及梯度压力弹力袜，不推荐药物预防。当高出血风险下降时，可再与药物联合预防[38-39]。对于出血风险较高或对药物和物理预防具有禁忌证的患者，不建议放置下腔静脉过滤装置作为常规预防PTE的措施[39]。

（三）预防DVT形成的开始时间和时限

骨科大手术围手术期DVT形成的高发期是术后24 h内，故预防应尽早进行；而骨科大手术后初级血小板血栓形成稳定血凝块的时间约为8 h[41]，故越早进行药物预防发生出血的风险也越高。因此，确定DVT形成的药物预防开始时间应当慎重权衡风险与收益。

骨科大手术后凝血过程持续激活可达4周，术后DVT形成的危险性可持续3个月。对施行THA、TKA及HFS患者，药物预防时间最少10~14 d，THA术后患者建议延长至35 d[38-39]。

六、VTE的诊断方法

VTE的诊断包括DVT与PTE的诊断两部分。诊断手段呈多样化，精准化。多种手段相结合可以早期、快速、精准诊断DVT与PTE[42-43]。

（一）DVT辅助检查方法

1.彩色多普勒超声探查：灵敏度、准确性均较高，是DVT诊断的首选方法；但是对于腹部、盆腔DVT诊断性较差。

2.螺旋CT静脉造影：可同时检查腹部、盆腔、下肢深静脉情况。

3.血浆D-二聚体测定：反映凝血激活及继发性纤溶的特异性分子标志物，对诊断急性DVT的灵敏度较高。需要说明的是，如结果阴性则可证实无血栓，而阳性则证实纤溶亢进，但并不能证明血栓形成。

4.阻抗体积描述测定：根据下肢血流量在不同阻力下的变化判定DVT情况，操作简便，费用低，但对无症状的DVT敏感性差。

5.放射性核素血管扫描检查：利用核素在下肢深静脉血流或血块中浓度增加，通过扫描而显像，是对DVT诊断有价值的无创检查。

6.静脉造影：是DVT诊断的"金标准"；在其他检查难以确定诊断时，如无静脉造影禁忌证，则应立即进行。

（二）PTE辅助检查方法

1.心电图：因急性肺动脉堵塞、肺动脉高压、右心负荷增加、右心扩张均可引起心电图改变，故对诊断PTE无特异性。

2.胸部X线片：可观察到肺动脉栓塞引起的肺动脉高压或肺梗死。

3.血气分析：是诊断PTE的筛选指标，但其不具有特异性，约20%确诊为PTE的患者血气分析结果正常。

4.血浆D-二聚体：在血栓栓塞时，因血栓纤维蛋白溶解而使其在血液中的浓度升高，其敏感度高，但特异性低。

5.CT或增强CT：可直观判断肺动脉栓塞大小及位置，但对亚段及以远端肺动脉血栓的敏感性较差。

6.放射性核素肺通气灌注扫描：敏感度较高，与胸部X线片、CT肺动脉造影相结合可提高诊断的特异度和敏感度。

7.动脉造影：是诊断肺栓塞的"金标准"；在其他检查难以确定诊断时，如无静脉造影禁忌证，则应立即进行。

8.经胸多普勒超声心动检查：对于临床中怀疑PTE并伴有休克或低血压患者，通常无条件行肺动脉增强CT确诊，此时最有效的辅助检查为床旁经胸多普勒超声心动检查，以观察右心高负荷表现，并明确诊断。

七、本指南的补充说明

1.采用各种预防措施前应参阅药物及医疗器械生产商提供的产品说明书。

2.对VTE高危者应采用基本、物理和药物预防联合应用的综合措施。有高出血风险患者应慎用药物预防措施。

3.应考虑VTE预防和出血风险的平衡。术前需评估出血风险,如既往出血史、家族史及实验室检查[44]。术前检测凝血指标异常者,应筛查血友病、活动性肝病(肝损伤)等可导致大出血事件的合并症。应合理选择抗凝药物,术后对出血进行评估和处理[45-46]。氨甲环酸是关节置换术中较多使用的抗纤溶止血药物,研究显示使用氨甲环酸并不影响DVT发生,但我们应充分重视抗纤溶药物与抗凝药物的平衡[46]。

4.虽然未发现下肢DVT,但并不能否定PTE的存在[47]。

5.联合应用抗凝药物有增加出血并发症的可能。

按上述建议进行预防后,仍有可能发生DVT和PTE。一旦发生上述情况,应立即请有关科室会诊,及时诊断和治疗。

参 考 文 献

[1] Streiff MB, Haut ER. The CMS ruling on venous thromboembolism after total knee or hip arthroplasty: weighing risks and benefits[J]. JAMA, 2009, 301(10): 1063 - 1065. DOI: 10.1001/jama.301.10.1063.

[2] Thirugnanam S, Pinto R, Cook DJ, et al. Economic analyses of venous thromboembolism prevention strategies in hospitalized patients: a systematic review[J]. Critical Care, 2012, 16(2): R43. DOI:10.1186/cc11241.

[3] 邱贵兴, 杨庆铭, 余楠生, 等. 低分子肝素预防髋、膝关节手术后下肢深静脉血栓形成的多中心研究[J]. 中华骨科杂志, 2006, 26(12): 819-822. DOI: 10.3760/j.issn:0253-2352.2006.12.006.
Qiu GX, Yang QM, Yu NS, et al. Evaluation of safety and effectiveness of low - molecular - weight heparin in the prevention of deep venous thrombosis inpatients undergoing hip or knee operation[J]. Chin J Orthop, 2006, 26(12): 819-822. DOI: 10.3760/j.issn:0253-2352.2006.12.006.

[4] 陈东峰, 余楠生, 卢伟杰, 等. 低分子肝素联合间歇充气加压预防人工关节置换术后下肢深静脉血栓形成[J]. 中华骨科杂志, 2006, 26(12): 823-826. DOI:10.3760/j.issn:0253-2352.2006.12.007.
Chen DF, Yu NS, Lu WJ, et al. Low-molecular-weight heparinin combination with intermittent pneumatic compression on prophylaxis of deep venousthrombosis following arthroplasty[J]. Chin J Orthop, 2006, 26(12): 823 - 826. DOI:10.3760/j.issn:0253 - 2352.2006.12.007.

[5] 吕厚山, 徐斌. 人工关节置换术后下肢深静脉血栓形成[J]. 中华骨科杂志, 1999, 19(3): 155-156. DOI:10.3760/j.issn:0253-2352.1999.03.008.
Lv HS, Xu B. Incidence of deep venous thombosis after total joint arthroplasty[J]. Chin J Orthop, 1999, 19(3) : 155 - 156. DOI:10.3760/j.issn:0253-2352.1999.03.008.

[6] 钱文伟, 翁习生, 常晓, 等. 人工髋关节置换后深静脉血栓形成影响因素的回顾分析[J]. 中国组织工程研究, 2012, 16(4): 622-625. DOI: 10.3969/j.issn:1673-8225.2012.04.012.
Qian WW, Weng XS, Chang X, et al. Retrospective analysis of deep venous thrombotic risk factors in prosthetic hip surgery[J]. Chinese Journal of Tissue Engineering Research, 2012, 16(4): 622-625. DOI: 10.3969/j.issn:1673-8225.2012.04.012.

[7] 尹知训, 余楠生, 卢伟杰, 等. 初始全髋关节置换术静脉血栓栓塞症预防的临床研究[J]. 中国骨与关节外科, 2013, 6(Suppl 1): 57-60. DOI: 10.3969/j.issn:1674-1439.2013.05-011.
Yin ZX, Yu NS, Lu WJ, et al. Clinical effects on venous thromboembolism prevention in primary total hip replacement[J]. Chinese Journal of Bone and Joint Surgery, 2013, 6(Suppl 1): 57-60. DOI: 10.3969/j.issn.1674-1439.2013.05-011.

[8] 彭慧明, 翁习生, 翟吉良, 等. 初次全膝关节成形术后常规抗凝患者症状性静脉血栓症发生率的调查研究[J]. 中国骨与关节外科, 2014, 7(2): 101-104. DOI: 10.3969/j.issn.1674-1439.2014.02-003.
Peng HM, Weng XS, Zhai JL, et al. Incidenceof symptomatic venous thromboembolic events in patients undergoing Incidence of symptomatic venous thromboembolic events in patients undergoing primary total knee arthropalsty with routine anticoagulation[J]. Chinese Journal of Bone and Joint Surgery, 2014, 7(2): 101-104. DOI: 10.3969/j.issn.1674-1439.2014.02-003.

[9] Geerts WH, Pineo GF, Heit JA, et al. Prevention of venous thromboembolism: the Seventh ACCP Conference on Antithrombotic and Thrombolytic Therapy[J]. Chest, 2004, 126(3 Suppl): 338S-400S.

[10] Harris P, Nagy S, Vardaxis NJ, et al. Mosby's Dictionary of Medicine, Nursing & Health Professions[M]. 7th ed. St. Louis, MO: Mosby, 2006: 115-116, 335, 520, 1454, 1849, 1949.

[11] Piovella F, Wang CJ, Lu H, et al. Deep-vein thrombosis rates after major orthopedic surgery in Asia. An epidemiological study based on postoperative screening with centrally adjudicated bilateral venography[J]. J Thromb Haemost, 2005, 3(12): 2664-2670.

[12] Yoo MC, Kang CS, Kim YH, et al. A prospective randomized study on the use of nadroparin calcium in the prophylaxis of thromboembolism in Korean patients undergoing elective total hip replacement[J]. Int Orthop, 1997, 21(6): 399-402.

[13] 王辰. 肺栓塞[M]. 北京: 人民卫生出版社, 2003: 125-429.
Wang C. Pulmonary Embolism[M]. Beijing: People's Medical Publishing House, 2003: 125-429.

[14] 陆慰萱, 王辰. 肺循环病学[M]. 北京:人民卫生出版社, 2007: 463-490.
Lu WX, Wang C. Pulmonary Circulatory Disease[M]. Beijing: People's Medical Publishing House, 2007: 463-490.

[15] Akpinar EE, Hoşgün D, Akan B, et al. Does thromboprophylaxis prevent venous thromboembolism after major orthopedic surgery? [J]. J Bras Pneumol, 2013, 39(3): 280-286. DOI: 10.1590/S1806-37132013000300004.

[16] Dixon J, Ahn E, Zhou L, et al. Venous thromboembolism rates in patients undergoing major hip and knee joint surgery at Waitemata District Health Board: a retrospective audit[J]. Intern Med J, 2015, 45(4): 416-422. DOI: 10.1111/imj.12702.

[17] Cha SI, Lee SY, Kim CH, et al. Venous thromboembolism in Korean patients undergoing major orthopedic surgery: a prospective observational study using computed tomographic (CT) pulmonary angiography and indirect CT venography[J]. J Korean Med Sci, 2010, 25(1): 28-34. DOI: 10.3346/jkms.2010.25.1.28.

[18] 陆慧杰, 庄汝杰, 陈之青. 利伐沙班对比依诺肝素预防骨科大手术后深静脉血栓形成的疗效与安全性评价[J]. 中国临床药理学杂志, 2015, 31(9): 693-695. DOI: 10.13699/j.cnki.1001-6821.2015.09.004.
Lu HJ, Zhuang RJ, Chen ZQ. Efficacy and safety of rivaroxaban versus enoxaparin in prevention of deep vein thrombosis after major orthopedic surgery[J]. Chin J Clin Pharmacol, 2015, 31(9):

693-695. DOI：10.13699/j.cnki.1001-6821.2015.09.004.

[19] Wu PK, Chen CF, Chung LH, et al. Population-based epidemiology of postoperative venous thromboembolism in Taiwanese patients receiving hip or knee arthroplasty without pharmacological thromboprophylaxis[J]. Thromb Res, 2014, 133(5): 719-724. DOI: 10.1016/j.thromres.2014.01.039.

[20] Migita K, Bito S, Nakamura M, et al. Venous thromboembolism after total joint arthroplasty: results from a Japanese multicenter cohort study[J]. Arthritis Res Ther, 2014, 16(4): R154. DOI: 10.1186/ar4616.

[21] Markovic-Denic L, Zivkovic K, Lesic A, et al. Risk factors and distribution of symptomatic venous thromboembolism in total hip and knee replacements: prospective study[J]. Int Orthop, 2012, 36 (6): 1299-1305. DOI: 10.1007/s00264-011-1466-5.

[22] Pedersen AB, Sorensen HT, Mehnert F, et al. Risk factors for venous thromboembolism in patients undergoing total hip replacement and receiving routine thromboprophylaxis[J]. J Bone Joint Surg Am, 2010, 92(12): 2156-2164. DOI: 10.2106/JBJS.I.00882.

[23] Pedersen AB, Mehnert F, Johnsen SP, et al. Venous thromboembolism in patients having knee replacement and receiving thromboprophylaxis: a Danish population-based follow-up study[J]. J Bone Joint Surg Am, 2011, 93(14): 1281-1287. DOI: 10.2106/JB-JS.J.00676.

[24] Prevention of pulmonary embolism and deep vein thrombosis with low dose aspirin: Pulmonary Embolism Prevention (PEP) trial[J]. Lancet, 2000, 355(9212): 1295-1302.

[25] Eriksson BI, Lassen MR; PENTasaccharide in HIp-FRActure Surgery Plus Investigators. Duration of prophylaxis against venous thromboembolism with fondaparinux after hip fracture surgery: a multicenter, randomized, placebo-controlled, double-blind study [J]. Arch Intern Med, 2003, 163(11): 1337-1342.

[26] Rosencher N, Vielpeau C, Emmerich J, et al. Venous thromboembolism and mortality after hip fracture surgery: the ESCORTE study[J]. J Thromb Haemost, 2005, 3(9): 2006-2014.

[27] Westrich GH, Rana AJ, Terry MA, et al. Thromboembolic disease prophylaxis in patients with hip fracture: a multimodal approach [J]. J Orthop Trauma, 2005, 19(4): 234-240.

[28] Ji HM, Lee YK, Ha YC, et al. Little impact of antiplatelet agents on venous thromboembolism after hip fracture surgery[J]. J Korean Med Sci, 2011, 26(12): 1625-1629. DOI: 10.3346/jkms.2011. 26.12.1625.

[29] Lee CH, Lin TC, Cheng CL, et al. The incidence of symptomatic venous thromboembolism following hip fractures with or without surgery in Taiwan[J]. Clin Trials Regul Sci Cardiol, 2015, 12: 6-11.

[30] 吴歌, 李贵斌, 戴彬, 等. 利伐沙班与低分子肝素钙预防髋部骨折术后下肢深静脉血栓形成的有效性与安全性[J]. 中国临床研究, 2013, 26(1): 5-7.
Wu G, Li GB, Dai B, et al. The effectiveness and safety of rivaroxaban versus low molecular weight heparin calcium on preventing postoperative lower extremity deep vein thrombosis in elderly patients with hip fracture[J]. Chinese Journal of Clinical Research, 2013, 26(1): 5-7.

[31] 王月, 王铁铸, 吕志伟, 等. 老年髋部骨折术后下肢深静脉血栓形成的预防[J]. 中国骨与关节损伤杂志, 2013, 28(2): 137-138.

DOI：10.7531/j.issn.1672-9935.2013.02.017.
Wang Y, Wang TZ, Lv ZW, et al. Prevention of lower extremity deep venous thrombosis after surgery for hip fracture in elderly patients[J]. Chin J Bone Joint Injury, 2013, 28(2): 137-138. DOI：10.7531/j.issn.1672-9935.2013.02.017.

[32] Heit JA, O'Fallon WM, PTEtterson TM, et al. Relative impact of risk factors for deep vein thrombosis and pulmonary embolism: a population-based study[J]. Arch Intern Med, 2002, 162(11): 1245-1248.

[33] Anderson FA Jr, Spencer FA. Risk factors for venous thromboembolism[J]. Circulation, 2003, 107(23 Suppl 1): I9-16.

[34] Caprini JA. Risk assessment as a guide to thrombosis prophylaxis [J]. Curr Opin Pulm Med, 2010, 16(5): 448-452. DOI: 10.1097/ MCP.0b013e32833c3d3e.

[35] Snow V, Qaseem A, Barry P, et al. Management of venous thromboembolism: a clinical practice guideline from the American College of Physicians and the American Academy of Family Physicians[J]. Ann Intern Med, 2007, 146(3): 204-210.

[36] Segal JB, Streiff MB, Hofmann LV, et al. Management of venous thromboembolism: a systematic review for a practice guideline[J]. Ann Intern Med, 2007, 146(3): 211-222.

[37] Hou H, Yao Y, Zheng K, et al. Does intermittent pneumatic compression increase the risk of pulmonary embolism in deep venous thrombosis after joint surgery?[J]. Blood Coagul Fibrinolysis, 2015 Oct 17. [Epub ahead of print]

[38] Geerts WH, Bergqvist D, Pineo GF, et al. Prevention of venous thromboembolism: American College of Chest Physicians Evidence-Based Clinical Practice Guidelines (8th Edition)[J]. Chest, 2008, 133(6 Suppl): 381S-453S. DOI: 10.1378/chest.08-0656.

[39] Falck-Ytter Y, Francis CW, Johanson NA, et al. Prevention of VTE in orthopedic surgery patients: Antithrombotic Therapy and Prevention of Thrombosis, 9th ed: American College of Chest Physicians Evidence-Based Clinical Practice Guidelines[J]. Chest, 2012, 141(2 Suppl): e278S-325S. DOI: 10.1378/chest.11-2404.

[40] 吴新民, 罗爱伦, 田玉科, 等. 术后恶心呕吐防治专家意见(2012)[J]. 临床麻醉学杂志, 2012, 28(4): 413-416.
Wu XM, Luo AL, Tian YK, et al. The expertise of the post-operative nausea and vomiting prevention[J]. J Clin Anesthesiol, 2012, 28(4): 413-416.

[41] Rosencher N, Bonnet MP, Sessler DI. Selected new antithrombotic agents and neuraxial anaesthesia for major orthopaedic surgery: management strategies[J]. Anaesthesia, 2007, 62(11): 1154-1160.

[42] 李晓强, 王深明. 深静脉血栓形成的诊断和治疗指南(第2版)[J]. 中国医学前沿杂志(电子版), 2013, 5(3): 53-57. DOI: 10.3969/j.issn.1674-7372.2013.03.015.
Li XQ, Wang SM. Guidelines for the diagnosis and treatment of deep venous thrombosis[J]. Frontiers of Medical Science in China (Electronic Edition), 2013, 5(3): 53-57. DOI: 10.3969/j.issn.1674-7372.2013.03.015.

[43] 中华医学会心血管病学分会肺血管病学组,中国医师协会心血管内科医师分会.急性肺血栓栓塞症诊断治疗中国专家共识[J].中华内科杂志, 2010, 49(1): 74-81. DOI:10.3760/cma.j.issn.0578-1426.2010.01.026.
Pulmonary vascular disease group, Chinese society of Cardiology,

society of cardiovascular medicine, Chinese Medical Association. Chinese MedicalAssociation. Diagnosis and treatment of acute pulmonary thromboembolism: a consensus of Chinese experts[J]. Chin J Intern Med, 2010, 49(1): 74 - 81. DOI:10.3760/cma.j.issn.0578-1426.2010.01.026.

[44] Kozek-Langenecker SA, Afshari A, Albaladejo P, et al. Management of severe perioperative bleeding: guidelines from the European Society of Anaesthesiology[J]. Eur J Anaesthesiol, 2013, 30(6): 270-382. DOI: 10.1097/EJA.0b013e32835f4d5b.

[45] Crowther MA, Warkentin TE. Bleeding risk and the management of bleeding complications in patients undergoing anticoagulant therapy: focus on new anticoagulant agents[J]. Blood, 2008, 111 (10): 4871-4879. DOI: 10.1182/blood-2007-10-120543.

[46] 岳辰, 周宗科, 裴福兴, 等. 中国髋、膝关节置换术围术期抗纤溶药序贯抗凝血药应用方案的专家共识[J]. 中华骨与关节外科杂志, 2015, 8(4): 281-285. DOI: 10.3969/j.issn.2095-9958.2015.04-001.
Yue C, Zhou ZK, Pei FX, et al. The expert consensus on the application of anti fibrinolytic drugs in the perioperative period of hip and knee arthoplasty in China[J]. Chinese Journal of Bone and Joint Surgery, 2015, 8(4): 281 - 285. DOI: 10.3969/j.issn.2095 - 9958. 2015.04-001.

[47] 宋凯, 戎朕, 史冬泉, 等. 影像学证实无下肢深静脉血栓患者出现肺栓塞1例[J]. 中国骨与关节外科, 2014, 7(3): 247-248. DOI: 10.3969/j.issn.1674-1439.2014.03-016.
Song K, Rong L, Shi DQ, et al. Imaging confirmed that there were 1 cases of pulmonary embolism in patients with deep vein thrombosis[J]. Chinese Journal of Bone and Joint Surgery, 2014, 7(3): 247-248. DOI: 10.3969/j.issn.1674-1439.2014.03-016.

附 录

一、Caprini 血栓风险因素评估表

Caprini 血栓风险因素评估表由 Joseph A. Caprini 于20世纪80年代后期开始研究设计, 用于内、外科住院患者血栓风险评估, 经临床效果证实后于2005年发表, 2009年修改部分选项内容, 2010年发布了新版评估表。该评估表是一个加权风险分层、血栓风险评估工具。由于不同风险因素对血栓形成的作用大小不同, 所以不同的风险因素项有不同的分值。加权作用可以更好地体现不同影响因素的作用大小, 使结果更加精准化。Caprini 血栓风险因素评估表是临床经验与研究数据的结合, 综合了循证医学、专家共识, 并考虑到逻辑、情感与临床经验的因素。本指南选用2010版Caprini血栓风险因素评估表。

二、血小板减少症

血小板减少症是因血小板数量减少或功能减退而导致的血栓形成不良和出血, 数量低于正常范围, 即 $100×10^9$/L~$300×10^9$/L)。血小板数量减少可能源于血小板产生不足、脾脏对血小板的阻留、血小板破坏或利用增加以及被稀释。

肝素导致的血小板减少症(heparin-induced thrombocytopenia, HIT), 又称肝素导致的血小板减少症伴血栓形成(heparin-inducedthrombocy topeniaand thrombosis, HITT), 可分为HIT Ⅰ型和Ⅱ型。

HIT Ⅰ型：约10%~20%的患者在接受肝素治疗后第1~3天会出现短暂轻度的血小板减少, 但很少低于 $100×10^9$/L, 通常无临床症状, 继续肝素治疗, 血小板可恢复正常。这种肝素导致的血小板减少症称为HIT Ⅰ型。发病机制：因肝素有轻度血小板聚集效应, 并有增强血小板聚集诱导剂——二膦酸腺苷、免疫复合物和细菌及其产物的作用, 可导致体内血小板轻度聚集, 脾内血小板分裂增多或聚集的血小板被网状内皮系统清除增多, 故在肝素治疗的前几天发生血小板数量轻微下降。此型与免疫无关。

HIT Ⅱ型：常发生在肝素开始治疗后的第6~12(平均7~8)天, 为免疫介导型, 血小板计数常低于 $30×10^9$/L~$55×10^9$/L, 或下降超过50%, 可导致血栓栓塞性并发ం。发病机制：Ⅱ型HIT为免疫介导反应, 是肝素依赖性抗体诱导的Fc受体介导的血小板活化所致；肝素应用后在体内与血小板结合, 促使血小板α颗粒释放血小板因子4, 肝素与血小板因子4结合形成抗原复合物, 通过免疫介导产生抗肝素-血小板因子4复合物抗体(主要为IgG), IgG在血小板表面与抗原复合物结合, 通过Fc受体交联并活化血小板。在用肝素治疗后5~7 d, 肝素依赖性IgG抗体通常可在循环血液中被检测到, IgG与Fc受体结合可导致血小板颗粒释放, 生成血栓烷, 引起强烈的血小板聚集, 导致血小板减少和血栓形成。

三、桥接治疗

许多因VTE、机械性心脏瓣膜或房颤长期给予华法林抗凝治疗的患者在行重大外科手术或有创性操作时需停用华法林。在围手术期以治疗性剂量普通肝素或低分子肝素暂时替代维生素K拮抗剂治疗的方法称为桥接抗凝治疗。

桥接治疗指因药理作用会增加手术出血风险, 故术前在保证药用效果及安全性的同时更换其他药物继续治疗(如患者长期应用阿司匹林、氯吡格雷等药物, 术前需停用, 改为低分子肝素治疗), 两种药物衔接治疗的过程称为桥接治疗。

(收稿日期：2015-12-28)

(本文编辑：闫富宏)

参与制定人员名单

戴尅戎 戴 闽 郭晓山 胡懿郃 胡永成 金群华 姜保国 蒋协远 李建民 林剑浩 刘 军 刘 璠
吕德成 马宝通 马若凡 马信龙 裴福兴 邵增务 沈 彬 沈惠勇 史占军 唐佩福 田 伟 田晓滨
王爱民 王 飞 王黎明 王义生 翁习生 吴海山 吴立东 吴朝阳 肖增明 徐卫东 徐永清 严世贵
杨 柳 杨庆铭 余 斌 余楠生 张长青 张宏其 张英泽 郑 稼 周东生 朱振安

(以姓氏汉语拼音排序)